内 容 简 介

本书系统介绍了肺部疾病的临床和影像特点，以疾病为本、影像为辅，重点突出疾病和影像的本质联系，侧重影像的诊断和鉴别诊断。本书对疾病的病因、临床和影像表现、诊断、鉴别诊断、治疗等进行了系统阐述，并辅以大量病例进行详细分析，重点体现临床思维，力图理论联系实际，使读者对相关疾病的诊治和鉴别诊断有系统深入的了解。

本书适合呼吸与危重症科、影像科医师，临床医学研究生，进修生及相关人员阅读参考。

图书在版编目（CIP）数据

肺部疾病临床与影像解析 / 张嵩主编 . -- 2 版 . -- 北京 : 科学出版社 , 2025. 4.

ISBN 978-7-03-080877-6

Ⅰ . R563.04

中国国家版本馆 CIP 数据核字第 2024LZ5155 号

责任编辑：程晓红 / 责任校对：张　娟

责任印制：师艳茹 / 封面设计：吴朝洪

科 学 出 版 社 出版

北京东黄城根北街 16 号

邮政编码：100717

http：//www.sciencep.com

三河市春园印刷有限公司印刷

科学出版社发行　各地新华书店经销

*

2018 年 3 月第一版

2025 年 4 月第二版　　开本：889 × 1194　　1/16

2025 年 4 月第九次印刷　印张：50 1/2

字数：1635 000

定价：328.00 元

（如有印装质量问题，我社负责调换）

谨以此书献给

我的双亲

张嵩

主编简介

张嵩，博士，山东第一医科大学附属省立医院呼吸与危重症科主任医师。2015年7月起先后主编《胸部疑难病例影像解析》《肺部疾病临床与影像解析》《纵隔、肺疾病临床与影像解析》《肺部细菌感染临床与影像解析》《肺部真菌感染临床与影像解析》系列丛书。2020年和2024年主编由德国斯普林格出版社出版的*Analysis of mediastinal diseases*、*Diagnostic Imaging of Lung Cancers*系列丛书。

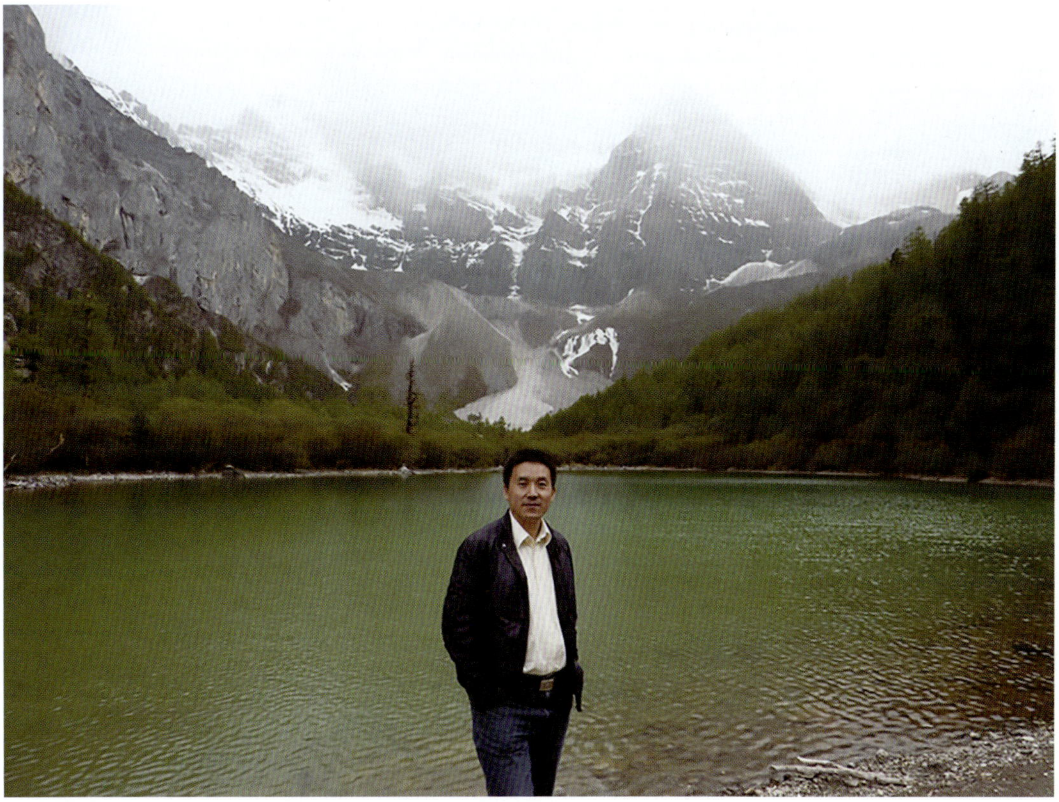

编著者名单

主　编　张　嵩　山东第一医科大学附属省立医院呼吸与危重症科

副主编　于秋杰　哈尔滨医科大学附属肿瘤医院影像中心

颜　兵　上海全景医学影像诊断中心

朱天怡　北部战区总医院呼吸与危重症科

丛中笑　湖南省益阳市大通湖区人民医院放射科

编　者　（以姓氏笔画为序）

于秋杰　哈尔滨医科大学附属肿瘤医院影像中心

王　越　山东省肿瘤医院影像科

王晓杰　潍坊市坊子区人民医院病理科

丛中笑　湖南省益阳市大通湖区人民医院放射科

朱天怡　北部战区总医院呼吸与危重症科

孙彦楠　黑龙江省监狱管理局中心医院放射科

张　嵩　山东第一医科大学附属省立医院呼吸与危重症科

郭宏琳　山东第一医科大学附属省立医院病理科

颜　兵　上海全景医学影像诊断中心

前　言

肺部疾病是临床医学中一个重要且复杂的领域，其诊断和治疗需要综合多方面的信息和技术。影像检查作为肺部疾病诊断的重要手段之一，能够为临床医师提供直观的病变信息，对于疾病的诊断、分期、治疗方案的选择及疗效评估都具有重要意义。

本书旨在将肺部疾病的临床特点与影像表现紧密结合，为读者提供一个全面、系统的学习和参考资料。本书涵盖了多种常见和罕见的肺部疾病，通过大量的临床病例和高质量的影像图片，详细阐述了各种肺部疾病的临床表现、影像特征、诊断要点和鉴别诊断方法。

本书问世6年来多次重印，共销售12 000余册，得到了广大临床医师的肯定。在第2版编写过程中，笔者关注了学科的最新进展，也更新了更多的临床病例，将最新的研究成果和临床经验融入内容里，使本书具有较强的时效性和实用性。

本书不仅适合呼吸内科、影像科等相关专业的医师阅读，也可作为医学生和其他医学工作者的参考书。希望本书能够为广大读者提供有益的帮助，提高对肺部疾病的诊断和治疗水平，为患者的健康贡献一份力量。

由于肺部疾病的复杂性和多样性，以及医学知识的不断更新，书中难免存在不足，衷心希望广大读者在阅读过程中提出宝贵的意见和建议，以便在今后修订中不断完善和提高。

张　嵩

2024年12月

目　录

第 1 章

肺部肿瘤

第一节　上皮性肿瘤

肺癌是全球癌症发病率和死亡率的最常见原因。在全球男性新发肿瘤病例中，肺癌占据第一位，在全球女性新发肿瘤病例中，肺癌仅次于乳腺癌占据第二位，在病死率方面，肺癌位居癌症死亡人数第一位，远超其他癌症类型。2018年全球肺癌发病估计为2 093 876例，占癌症总病例的11.6%；全球肺癌估计死亡1 761 007人，约占癌症总死亡人数的18.4%。2018年肺癌发病率的全球分布为亚洲（58.5%）、欧洲（22.4%）、北美（12.1%）、拉丁美洲（4.3%）、非洲（1.9%）和大洋洲（0.81%）。与其他高发病率恶性肿瘤（如乳腺癌、结直肠癌、前列腺癌、皮肤癌和胃癌）相比，肺癌在2010—2014年确诊的大多数国家中5年生存率最低（10%～20%）。2020年全球癌症统计显示，肺癌的发病率为11.4%，占全球恶性肿瘤的第二位，死亡患者约占全部肿瘤死亡患者的18%，仍然是恶性肿瘤死亡的主要原因。

【分类】 肺癌分为小细胞肺癌（small cell lung cancer，SCLC）和非小细胞肺癌（non-small cell lung cancer，NSCLC）。NSCLC约占所有肺恶性肿瘤的85%，可分为多种组织学亚型，包括腺癌、鳞状细胞癌（鳞癌）和大细胞癌。

尽管NSCLC和SCLC由于其独特的生物学和基因组异常而通常被定义为不同的疾病，但这些恶性肿瘤共享共同的起源细胞的假设已经得到证实。当对表皮生长因子受体酪氨酸激酶抑制剂（epidermal growth factor receptor tyrosine kinase inhibitor，EGFR-TKI）产生耐药性时，3%～10%的EGFR突变NSCLC患者会发生SCLC转化。美国国家综合癌症网络（NCCN）发布的NSCLC治疗指南2020年第1版中指出，EGFR突变NSCLC患者在经EGFR靶向药物治疗出现全身多发性进展时，考虑进行组织活检做病理检测以排除SCLC转化。此外，一些报道中NSCLC和SCLC的共存进一步挑战了人们普遍接受的关于其不同谱系的观点。

【病原学】 肺癌的发病率和趋势因性别、年龄、种族/民族、社会经济地位和地理位置而有所不同。吸烟是最重要的风险因素，约占男性肺癌病例的90%、女性肺癌病例的80%。在男性吸烟患者中，鳞癌是最常见的亚型。吸烟也与SCLC密切相关。所有组织学类型都与吸烟密切相关，尽管腺癌的相对风险远低于鳞癌和小细胞肺癌，这与烟雾中的固态颗粒更易沉积于大气道相关。腺癌是从不吸烟者和女性的主要亚型，发病率随着时间的推移而增加。Toh等发现，吸烟与NSCLC的预后较差有关。Sun等对391例5年内接受治疗的SCLC患者进行了分析，50例（13%）患者从不吸烟。在韩国，患有SCLC的从不吸烟者越来越普遍，并且比患有SCLC的吸烟者的预后更好。中国的女性肺癌患者，约80%从不吸烟。从不吸烟的女性患肺癌的可能性是从未吸烟男性的2倍。在不吸烟的中国女性中，二手烟暴露率高达70%左右，这部分人约占女性肺癌患者的1/4。

其他风险因素包括年龄、家族史、电离辐射、接触二手烟、矿物和金属颗粒（如砷、铬和镍）、多环芳烃或石棉。肺纤维化病史、人类免疫缺陷病毒感染和饮酒也被证实是肺癌的危险因素。

鉴于全球约2/3的肺癌患者死因归于吸烟，通过有效的烟草控制政策和法规，该疾病可以在很大程度上得到预防。用低剂量计算机断层扫描（CT）筛查高危人群（当前和以前的重度吸烟者）可以帮助早期诊断肺癌。荷兰-比利时的一项涉及高危人群的肺癌筛查试验报告称，接受容积扫描筛查患者的肺癌死亡率明显低于未接受筛查的患者。与未筛查者相比，10年随访时男性死亡率降低24%，女性死亡率降低33%。

由于吸烟的减少以及早期检测和治疗的改进，肺癌死亡率从1991—2018年的峰值持续下降，整体下降了31%。2014—2018年，肺癌死亡率的下降几乎占总死亡率下降的50%。SCLC的生存率保持在14%～15%，但

NSCLC的生存率迅速提高。例如，NSCLC的2年相对生存率从2009—2010年的34%增加到2015—2016年的42%，包括每个诊断阶段5%～6%的绝对增长。自2013年以来，肺癌生存率的提高主要来自新的治疗方法而非筛查。然而，在低收入国家，新诊断的肺癌病例较前继续增加。这些国家的戒烟公共卫生倡议落后，获得医疗保健的机会很少。低收入和中等收入国家肺癌患者每年占肺癌死亡人数的50%以上。

参考文献

de Koning HJ，van der Aalst CM，de Jong PA，et al，2020. Reduced lung-cancer mortality with volume CT screening in a randomized trial. N Engl J Med，382：503-513.

Siegel RL，Miller KD，Fuchs HE，et al，2021. Cancer Statistics，2021. CA Cancer J Clin，71：7-33.

Sun JM，Choi YL，Ji JH，et al，2015. Small-cell lung cancer detection in never-smokers：clinical characteristics and multigene mutation profiling using targeted next-generation sequencing. Ann Oncol，26：161-166.

Toh CK，Gao F，Lim WT，et al，2006. Never-smokers with lung cancer：epidemiologic evidence of a distinct disease entity. J Clin Oncol，24：2245-2251.

一、肺腺癌

肺泡表面衬覆Ⅰ型和Ⅱ型两种肺泡上皮，Ⅰ型肺泡上皮覆盖肺泡约95%的表面积，是负责气体交换的部位，无增殖能力；Ⅱ型肺泡上皮散在分布于Ⅰ型肺泡上皮之间，仅占肺泡表面积的5%。肺泡损伤后主要由具有分裂增殖能力的Ⅱ型肺泡上皮增生、分化，甚至恶变。

肺腺癌起源于位于较小气道上皮的肺泡细胞，组织学特征是出现腺体分化或产生黏液，倾向于表达TTF-1和Napsin A等免疫组织化学标志物。TTF-1的分子量为38kDa，是NKX2转录因子的家族成员，在肺腺癌组织中呈特异性高表达，可用于鉴别原发性和转移性肺腺癌；Napsin A是一种分子量为45kDa的天冬氨酸蛋白酶，主要在肺泡Ⅱ型细胞中表达，原发性肺腺癌中多数表达阳性。肺腺癌的发病率近年来呈明显上升趋势，约占所有肺癌的50%。相较于其他类型的肺癌，更常见于不吸烟的亚洲女性，但性别与吸烟史均不是影响预后的因素。由于发病率高，肺腺癌一直是肿瘤学、分子生物学、病理学、影像学和外科学的研究热点。

（一）分类

自20世纪60年代以来，世界卫生组织（World Health Organization，WHO）先后于1967年、1981年和1999年发布的肺癌分类主要由病理学家依据纯粹的形态学撰写。组织病理学是这一分类的基础，但肺癌诊断是一个多学科的过程，在2004年的修订版中，第1次介绍了相关的分子遗传学和临床信息，以肺腺癌表皮生长因子受体（epidermal growth factor receptor，EGFR）突变的发现最具划时代意义，但对肺腺癌的组织学分型仍未形成一个普遍接受的诊断标准。

1960年，Dr.Averill Liebow首次将伏（贴）壁样生长（lepidic growth）的肺腺癌称为细支气管肺泡癌（bronchioloalveolar carcinoma，BAC）。在1981年WHO对肺癌的组织学分类中，肺腺癌包括4种组织学亚型：腺泡型腺癌、乳头型腺癌、细支气管肺泡癌和含黏液的实性腺癌。Noguchi等在1995年描述了非黏液性BAC的模式，一些患者具有“肺泡结构塌陷”，其5年生存率为100%。在1999年WHO对肺和胸膜肿瘤的分类中，混合型腺癌被添加为第五大亚型。1999年后，WHO分类将BAC定义为肿瘤细胞单纯沿着肺泡呈伏壁样生长但无侵袭性。依据分泌黏液情况将其分为3种亚型：黏液型BAC、非黏液型BAC和混合型BAC。2004年WHO分类对BAC的诊断做了严格的规定，只有肿瘤细胞沿着以前存在的肺泡结构生长，且无间质、血管或胸膜浸润证据才能诊断为BAC。根据2004年WHO对肺肿瘤的组织学分类，将肺腺癌分为5个主要组织学亚型：伏壁（以前称为BAC）、腺泡、乳头、实性和混合亚型。黏液（胶样）腺癌、黏液性囊腺癌、印戒细胞癌和透明细胞癌作为肺腺癌的独立变异亚型。超过90%的腺癌都可归为混合亚型，由于混合的成分和量不同，混合型浸润性腺癌的生物学行为和预后也有很大差别，该版肺腺癌组织学分类预后意义有限。

即使在1999年和2004年WHO分类公布后，BAC一词仍包括广泛的肿瘤谱，包括小的孤立性的外周性腺癌、微浸润性腺癌、沿肺泡壁生长为主的浸润性腺癌、混合型浸润性腺癌及广泛播散性黏液腺癌等这些从低度到高度恶性的肿瘤都归为BAC，给临床诊治和研究造成很大混乱。

2011年，基于临床、肿瘤学、外科、放射学、病理学和分子技术的进展，国际癌症研究协会（International Association for the Study of Lung Cancer，IASLC）、美国胸科学会（American Thoracic Society，ATS）、欧洲呼吸学会（European Respiratory Society，ERS）提出了一种新的肺腺癌分类，BAC和混合亚型腺癌不再使用。为了澄清命名法，BAC一词在新分类中被称为“前BAC（former BAC）”，这一概念适用于新分类中的多个类别。对于切除的标本，引入了原位腺癌（adenocarcinoma in situ，AIS）和微浸润性腺癌（minimally invasive adeno-carcinoma，MIA）这两个新术语，分别显示以纯伏壁样生长和伏壁样生长为主，侵袭直径≤5mm。原来的黏液性

BAC依据沿肺泡壁生长还是浸润性生长，分类为黏液性AIS、黏液性MIA和浸润性黏液腺癌。混合型腺癌被主导亚型（predominant subtype）取代，如肿瘤内其他亚型成分＞5%，而不是以前大多数研究所采用的＞10%，也应在病理报告中注明，并报告各亚型所占百分比。浸润性腺癌根据其主要类型分为伏壁为主型、腺泡为主型、乳头为主型和伴黏液产生的实性为主型腺癌；新添加了微乳头为主型腺癌。在新的分类中，浸润性黏液腺癌、胶样腺癌、胎儿型腺癌和肠型腺癌被视为浸润性腺癌的变体。黏液性囊腺癌归入胶样腺癌，取消了印戒细胞癌和透明细胞癌。对于新增的肠型腺癌的诊断，应排除原发性胃肠道起源。该分类清楚地强调了组织学亚型对预后的重要性，也为小型活检和细胞学标本提供了指导。

2015年WHO肺腺癌分类沿袭2011年IASLC/ATS/ERS肺腺癌新分类制定肺腺癌病理分型。对AIS和MIA制定专门的诊断标准，AIS/MIA的诊断必须基于完全切除的手术标本，小的穿刺活检标本不可诊断为AIS/MIA。AIS诊断标准：①肿瘤最大径≤3cm；②单发结节；③完全沿肺泡间隔伏壁样生长；④无间质、血管或胸膜浸润；⑤未见浸润性腺癌特征；⑥肺泡内肿瘤细胞缺如；⑦非黏液性细胞为主（即Ⅱ型肺泡上皮细胞或终末细支气管的Clara细胞），黏液性细胞少；⑧无明显核异常；⑨肺泡间隔增宽伴硬化。MIA诊断标准：①肿瘤最大径≤3cm；②单发结节；③沿肺泡间隔伏壁样生长为主；④病灶中任一浸润病变的最大径≤5mm；⑤可测量的浸润成分定义包括：除伏壁样生长以外的组织学亚型（如腺泡样、乳头状、微乳头状和实性），肿瘤细胞浸润肌纤维母细胞基质；⑥若肿瘤侵犯淋巴系统、血管、胸膜或含肿瘤坏死，则排除MIA；⑦非黏液性细胞为主，黏液性细胞少。2015版肺腺癌病理分类：①伏壁样腺癌；②腺泡样腺癌；③乳头状腺癌；④微乳头状腺癌；⑤实性腺癌；⑥浸润性黏液腺癌；⑦胶样腺癌；⑧胎儿型腺癌；⑨肠型腺癌；⑩MIA：非黏液性和黏液性；⑪浸润前病变：不典型腺瘤样增生和AIS（非黏液性和黏液性）。胶样腺癌组织学特征是肿瘤组织内见大量细胞外黏液并形成黏液池；肿瘤由杯状细胞和柱状细胞组成，细胞常无明显异型，可伏壁样生长，也可漂浮在黏液池中。肿瘤细胞表达CK20、MUC2和CDX2，弱表达或局灶表达TTF-1、CK7和Napsin A。同样要注意与消化道、胰腺、卵巢和乳腺转移来的黏液腺癌区别。2015版提出必须有≥50%的肠型分化成分才能诊断肠型腺癌。肠型腺癌可有结直肠癌的免疫表型，例如表达CK20、CK7、CDX2（Villin也可表达）。由于有时肺肠型腺癌的组织学和免疫表型与结直肠腺癌无法完全区别（有少数转移性结肠癌病例可表达TTF-1），故只能在临床和影像等各类检查排除了结直肠腺癌后，才能做出肺肠型腺癌的病理诊断。

2021年WHO分类将不典型腺瘤性增生和AIS归入腺体前驱病变（precursor glandular lesions），腺癌包括MIA、浸润性黏液腺癌、浸润性非黏液腺癌、胶样腺癌、胎儿型腺癌和肠型腺癌。

（二）肺癌分子假说

胚胎在原始肺芽形成后，形态上重复分叉，最终形成中央气道（支气管）和终末呼吸单位（terminal respiratory unit，TRU）。TRU由终末细支气管、肺泡管、肺泡组成，包含Clara细胞和Ⅱ型肺上皮细胞，二者及其发生的肿瘤均可表达TTF-1，而中央气道存在基底细胞和黏液细胞，二者发生的肿瘤不表达TTF-1。正是基于表达谱的分层聚类分析将肺腺癌分为TRU型相关腺癌和非TRU型腺癌，这就是肺癌发病“两室模型”分子假说。解剖学上，肺上皮细胞位于与其特定功能相关的两个隔室：中央气道系统主要用于空气传导，而外周终末呼吸单位进行气体交换。每一隔室均已确定存在不同的干细胞小环境。不同的隔室相应触发不同类型的肺癌。吸烟可引起中央气道（SCLC和鳞癌）及外周气道（腺癌）致癌，尽管对前者的影响更大。与此相反，非吸烟患者的肺癌似乎由特异性针对外周TRU的不明原因所导致，EGFR激活与非吸烟患者有关（腺癌），而KRAS活化在吸烟者中更加频繁（腺癌）。同样存在其他引发突变的因素，该模型仅揭示了主要的途径，其他未知的小通路也可能存在。

（三）影像学表现

肺腺癌多数起源于较小的支气管上皮，多为发生在肺段以下的周围型肺癌，临床上多以干咳、胸痛、气急为胸部症状，或无症状。肺腺癌的多种生长方式决定了病变形态的多样性。肺腺癌的多形态也与其多起源性及肺内的转移播散有关。肿瘤性病变是由肿瘤细胞堆积构成，与正常肺组织之间缺少过渡区或移行带，CT图像上通常表现为边界清晰，随着肿瘤浸润性增加，边界逐渐趋于毛糙。浸润前病变或早期肺癌形态以类圆形居多，反映了病变的膨胀性生长方式；随着浸润程度的加深，肿瘤细胞在基质中浸润性生长并牵拉周围的组织，加上生长过程中受到血管或支气管的阻碍，浸润性病变逐渐变为不规则形，呈现分叶和毛刺的表现。肿瘤细胞浸润性生长、纤维化或肺泡壁的塌陷，引起胸膜牵拉，血管聚集移位，在CT上表现为胸膜凹陷征、血管集束征。胸膜凹陷征和血管集束征形成的关键病理基础是病变的纤维组织形成。肺腺癌有强烈的促结缔组织生成作用，因此浸润性病变更容易出现胸膜凹陷征和血管集束征。深分叶征、毛刺征、胸膜凹陷征和血管集束征等是诊断周围型肺癌的重要征象，但非肺癌所独有。低分化腺癌多为深分叶、硬及密集的毛刺，恶性程度高，而中高分化腺癌以浅分叶和无分叶、短毛刺较多；低分化腺癌胸膜凹陷征发生率明显高于中高分化腺癌，表明胸膜凹陷征在一定程度上可提示肿瘤的恶性程度。具体征象如下。

1.分叶征（lobulation） 系肿瘤在各个方向上生长速度不均或受肺支架（肺血管、支气管分支等间质）限制所致（在肺癌的大体标本切面上，常可见到小叶间隔的纤维增生，对肿瘤组织生长有限制作用）。另外，肿瘤突破小叶间隔向外扩展并相互合并进而形成较大的分叶。根据弧弦距与弦长比值的大小将分叶深度分为3类：弧弦距/弦长＞4/10为深分叶（图1-1-1），弧弦距/弦长＝3/10为中分叶，弧弦距/弦长＜2/10为浅分叶（图1-1-2）。深分叶对周围型肺癌诊断意义较大，但对各类型肺癌的鉴别意义不大。

2.毛刺征（spiculation sign） 是指结节或肿块边缘

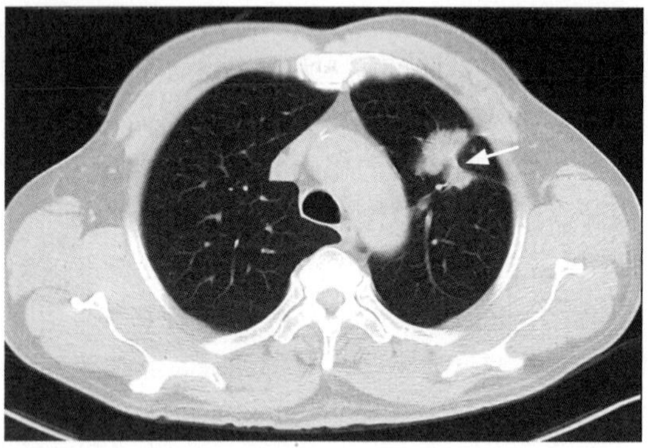

图1-1-1 深分叶

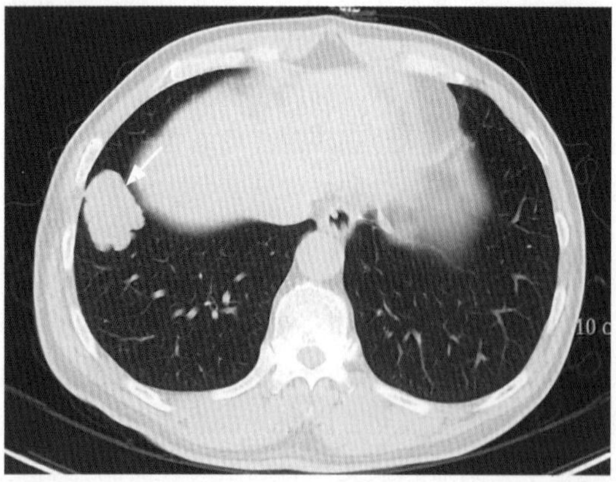

图1-1-2 浅分叶

向周围肺实质伸展、不与胸膜相粘连、放射状无分支、长短不一、远近端粗细差异不大的线条状影，典型者也称放射冠。＜5mm为短毛刺，＞5mm为长毛刺。肿瘤周围多为细短毛刺（图1-1-3），部分周围可见到不同程度的气肿带或晕轮状改变（图1-1-4）。病理基础可能为肿瘤细胞沿肺泡、腺泡或小叶间隔向各个方向浸润性生长、蔓延形成，或肿瘤刺激引起周围结缔组织增生及肿瘤周围的毛细淋巴管炎所致。也有学者认为毛刺征是肿瘤内部纤维化（上皮间质转化）对周围肺组织牵拉所致。肺腺癌的毛刺发生率极高，为多发长短不一、粗细不均的毛刺，这与腺癌恶性度高、收缩力强有关。鳞癌毛刺征少见，小细胞癌罕见。毛刺征不与胸膜相连，否则定义为胸膜凹陷征；呈放射状分布但无分支，借此与血管影相区别。炎性病变一般是长毛刺，较柔软，由增生的结缔组织组成（图1-1-5）。

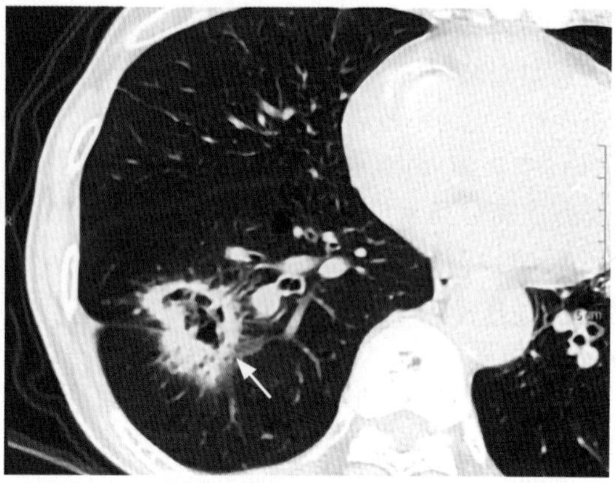

图1-1-3 毛刺征

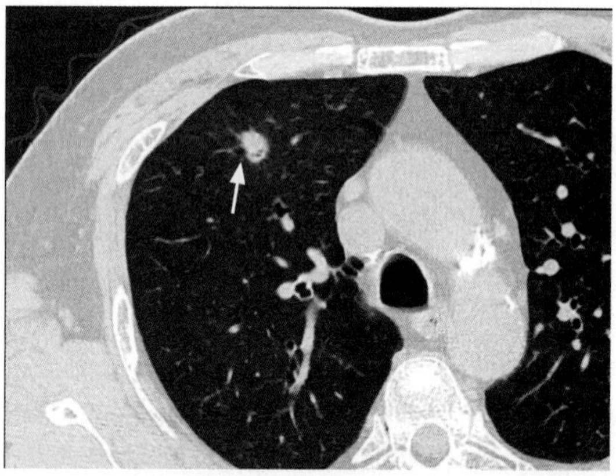

图1-1-4 毛刺周围气肿带

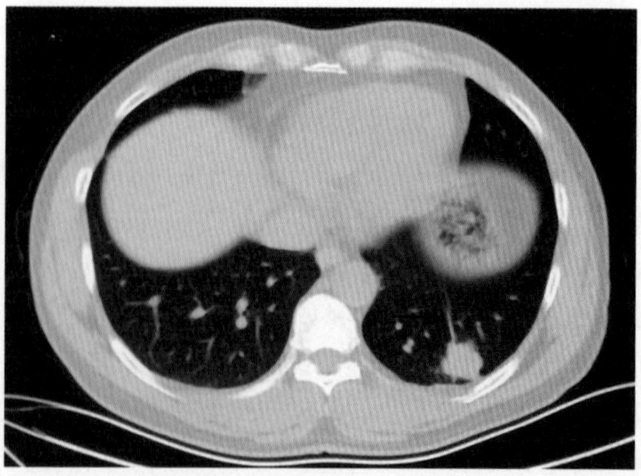

图1-1-5 隐球菌，长毛刺

3.棘突征（spine-like process）影像上是指介于分叶与毛刺之间的一种较粗大而钝的结构，呈杵状，也可以呈锯齿状、尖角状、三角形，是一种特殊的分叶（图1-1-6）。病理上为肿瘤细胞的浸润，是在分叶的基础上部分分化程度低、生长更快的肿瘤细胞亚群沿血管支气管周围的结缔组织浸润或沿淋巴管蔓延。

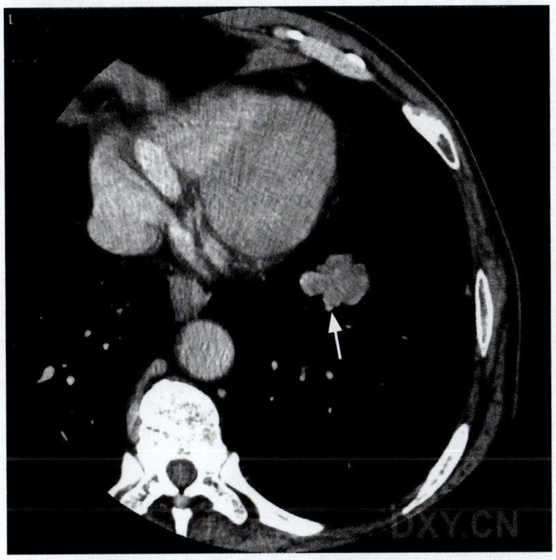

图1-1-6　棘突征

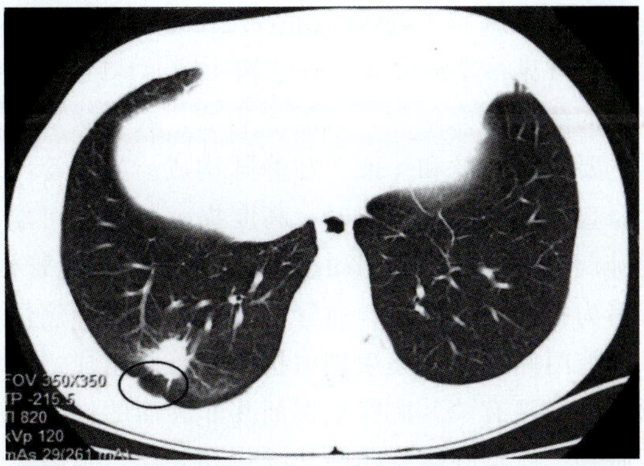

图1-1-7　腺癌，线性胸膜牵拉

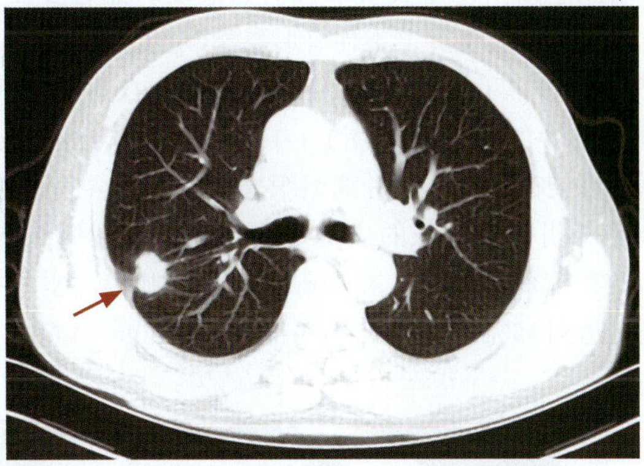

图1-1-8　伏壁型腺癌，喇叭状胸膜凹陷征

4.胸膜凹陷征（pleural indentation）又名尾征、胸膜尾征、兔耳征等。CT表现为肺内病灶边缘的1条或2条以上线状影，以小三角形（图1-1-7）或喇叭状影（图1-1-8）止于胸膜。也有文献将肺周围病灶邻近胸膜的改变统称为胸膜凹陷征。肺部良、恶性病变均可引起胸膜凹陷征，其主要病理基础是肿瘤方向的牵拉和局部胸膜无增厚粘连。肿瘤牵拉的动力来自肿瘤组织内部胶原纤维增生引起的瘢痕收缩，通过肺的纤维支架结构传导到游离的脏胸膜而引起凹陷。三角形影内的密度为水样密度，由于肿瘤的牵拉，邻近脏胸膜内凹，与壁胸膜间形成负压空间，吸引生理性液体向该处积聚。线状影为凹入的脏胸膜相粘形成。病灶近叶间胸膜时也可致叶间胸膜凹陷，仅表现为局部向病灶侧移位，无喇叭口状阴影形成。胸膜凹陷征（图1-1-9）为周围型肺癌特别是肺腺癌的常见影像学征象之一，影响胸膜凹陷征形成的主要因素依次为瘤内纤维化、肿瘤-胸壁距离、肺癌组织类型。良性胸膜凹陷征中病变与胸膜之间可见多条粗线状或索条状阴影（图1-1-10），其病理为各类炎性病变的炎症细胞沿肺小叶间隔和胸膜下淋巴管等间质向胸膜侧浸润，致使脏胸膜和壁胸膜反应性增厚，再伴有纤维素渗出粘连，引起肺组织收缩，这种胸膜凹陷的形态学改变，一般不引起瘤体界面的改变。

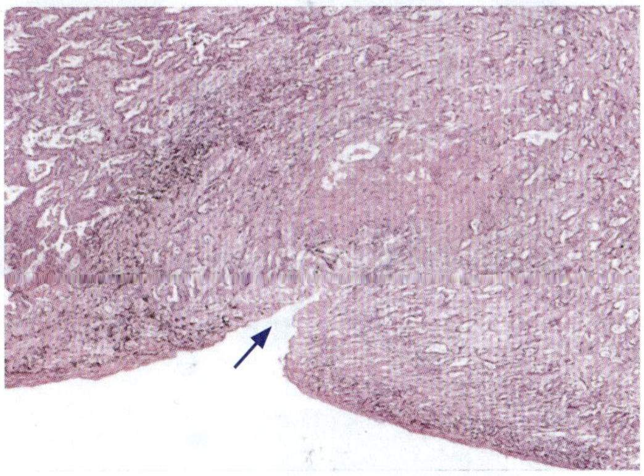

图1-1-9　浸润性腺癌，胸膜深度凹陷

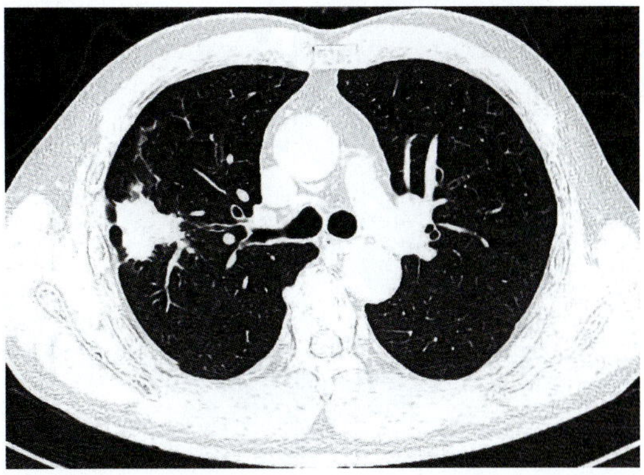

图1-1-10　肺结核，胸膜侧多条索条状阴影

5.血管集束征（vessel convergeence sign） 指肺内病灶周围可见一支或多支血管结构（图1-1-11），受病灶的牵拉向病灶方向集中，或通过病灶，或在病灶边缘截断，主要由肺动脉和（或）肺静脉构成。当血管出现扭曲、僵直，或增多、增粗时，高度提示肺腺癌可能。其中近肺门侧的血管集束多由血管或血管、支气管构成，血管多为扩张的小动脉，血管壁增厚，说明肺癌供血丰富；远肺门侧的血管集束则由扩张小静脉组成，可能与静脉回流受阻有关。血管集束征并非肿瘤的供血血管或肿瘤血管，而是肿瘤瘤体内纤维化和肿瘤增殖破坏致使肺支架结构的塌陷皱缩对周围血管的牵拉，或肿瘤对穿过血管的包绕。对于良性和浸润前病变，血管多在其内穿行或在其旁边绕行，不伴有形态学改变。

6.空泡征（bubble-like lucencies） 在肿瘤性病变内常可见含气小空泡（图1-1-12），直径＜5mm，其形成原因可能为：①未被肿瘤组织充填的正常含气肺组织；②未完全闭合或扩张的小支气管；③被肿瘤组织溶解、破坏及扩大的肺泡腔。在2cm以下的小肺癌，空泡征出现概率达到25%～50%，有些报道达到50%～60%。在早期肺腺癌，空泡征发生率更高，估计在50%。炎性病变出现空泡征的概率约为5%，因此空泡征对于肺腺癌有较高的特异性。空泡周围是早期腺癌组织，以伏壁生长方式为主，Ⅰa期肺腺癌中的空泡征或囊样透亮影多认为与肿瘤细胞的高分化及缓慢生长有关。

7.支气管充气征（air bronchogram） 支气管充气征提示病灶近段的气道通畅、无阻塞，病变区肺泡内的空气被替代（炎性渗出或肿瘤组织）或肺泡塌陷（肺不张）。该征象主要见于肺炎、肺水肿和非阻塞性肺不张，但在少数病例中，亦可见于肺腺癌和淋巴瘤。肿瘤病变内的支气管充气征表现为支气管管壁不规则增厚，凹凸不平，支气管管腔普遍性狭窄，僵硬扭曲，累及多级支气管，主要显示较大的支气管，呈枯树枝状，亦称支气管枯树枝征（图1-1-13）。病理上为肿瘤灶内残留的未被肿瘤侵袭的肺支架结构，如肺泡、扩张扭曲的细支气管及含黏液的腺腔组织等。在HRCT上可见细支气管管壁增厚、僵硬、表面不光滑，或呈轻度扩张。＜2cm肺结节出现支气管充气征（图1-1-14，图1-1-15）高度提示病变为恶性。

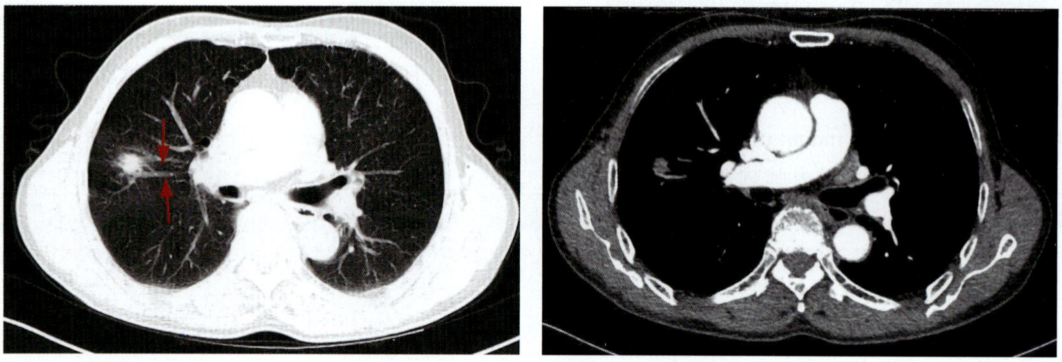

图1-1-11 男，61岁。中分化腺癌，血管集束征（红箭）

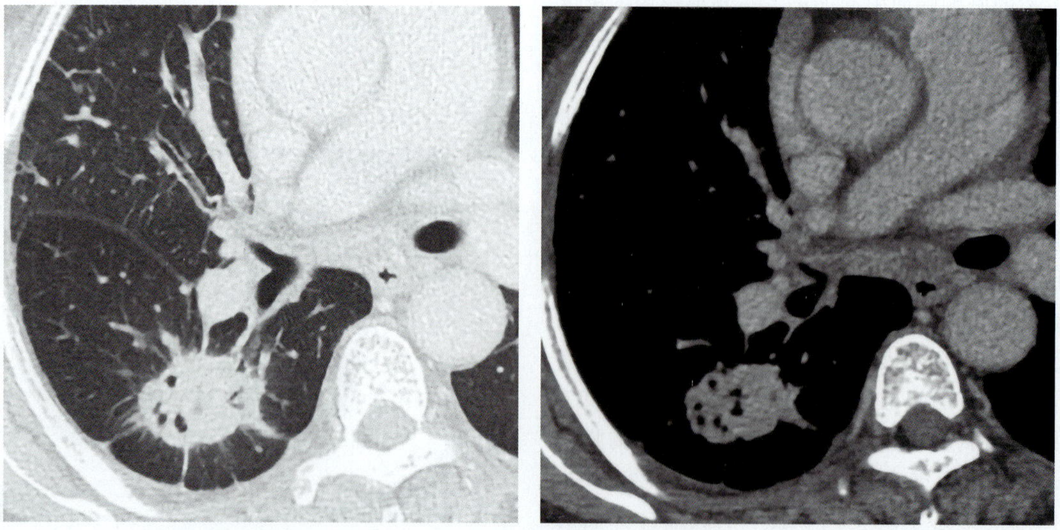

图1-1-12 腺泡型腺癌，空泡征

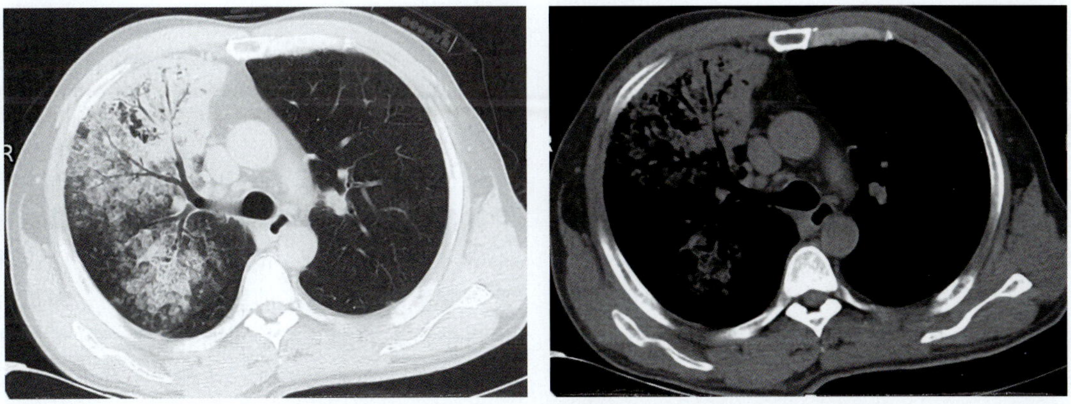

图1-1-13 男，51岁。肺炎型肺腺癌，支气管充气征明显

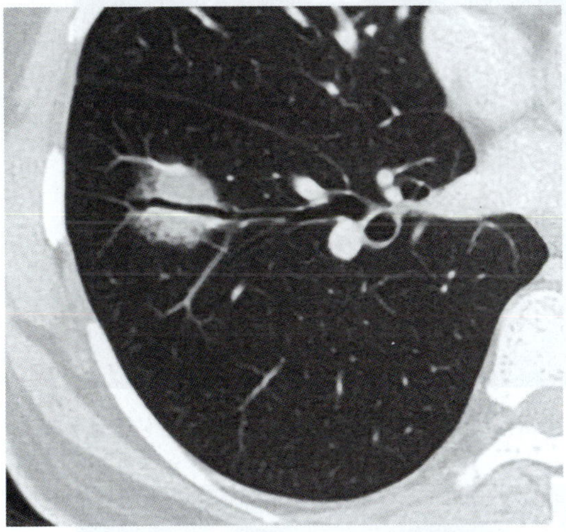

图1-1-14 黏液腺癌，支气管充气征

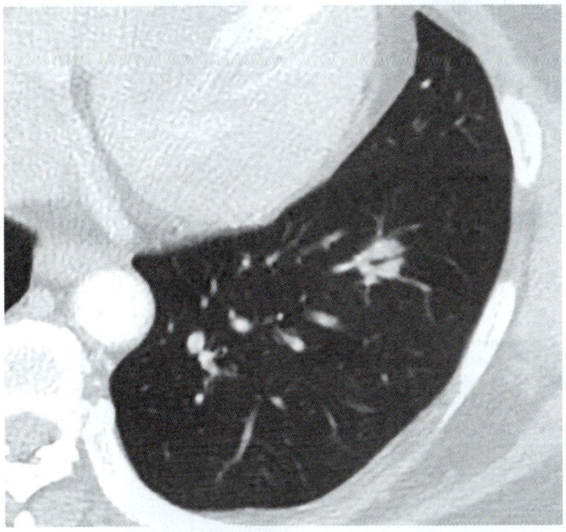

图1-1-15 浸润性腺癌，支气管充气征

8.磨玻璃影（ground-glass opacity，GGO） GGO分为纯磨玻璃密度影（pure ground-glass opacity，pGGO）和伴有实性成分的混合磨玻璃密度影（mixed ground-glass opacity，mGGO），是指高分辨率CT（HRCT）上呈模糊样密度增高影而在其内仍能见到肺血管和支气管结构，纵隔窗上病灶往往不能显示或仅能显示磨玻璃结节病灶中的实性成分。pGGO整个病灶密度浅淡，内见血管和支气管壁，完全无实性成分，仅肺窗可见（图1-1-16）；mGGO表现为磨玻璃结节影中伴有结节状、片条状、点状软组织密度影，其内部分血管或气管被遮盖，实性病变部分于纵隔窗可见（图1-1-17）。GGO按部位亦可分为局灶性和广泛性。GGO病理上是由于肺泡腔内含气量减少，为液体充填所替代，肺泡上表皮细胞增生，细胞数量增多，

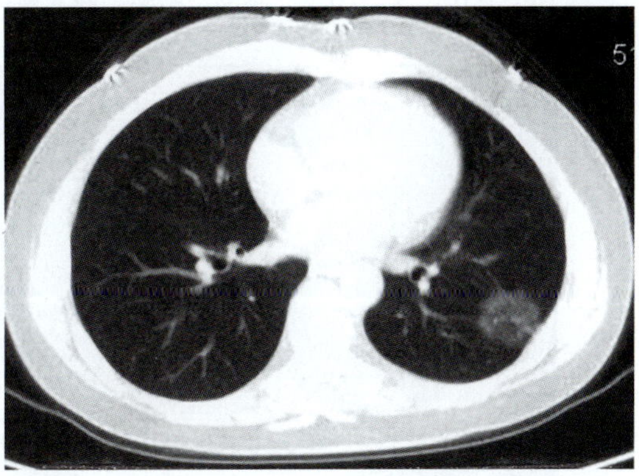

图1-1-16 纯磨玻璃密度影

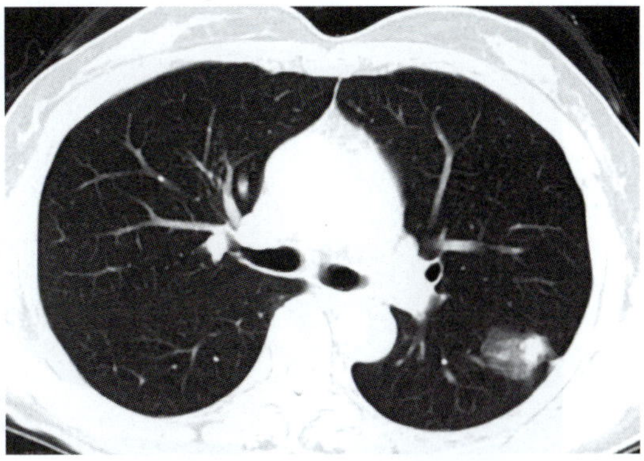

图1-1-17 混合磨玻璃密度影

肺泡间质增厚和终末气管部分充填等原因所致。GGO常为肺部疾病，特别是肺腺癌的早期表现。肺腺癌GGO的病理基础为肿瘤细胞沿肺泡间隔生长，肺泡壁增厚，但肺泡腔未完全闭塞，内可有少量黏液或脱落的肿瘤细胞。

9.血管造影征　增强CT上，肺动静脉的走行清晰显示在低密度实变影的背景下，后者的密度通常低于胸壁肌肉组织。血管造影征最初被认为是肺腺癌的特异性征象，其病理基础为充满黏液或部分黏液的肺泡密度较低，而血管的密度相对较高，形成的一种较为特异的征象，增强后可见均匀一致的低密度区内树枝状血管增强影（图1-1-18）。该征象亦可出现在其他肺部良恶性病变中，包括肺炎、肺水肿、肺淋巴瘤和胃肠道转移癌。

10.蜂窝征　表现为病灶近外带大小不等的透亮区，呈圆形及多边形，多＜0.5cm，蜂窝状分布，其内密度不均匀（图1-1-19，图1-1-20）。该征象多见于中高分化的肺腺癌，其病理基础可能为肿瘤细胞沿肺泡壁生长，但不破坏其基本结构，故气体在肺泡腔内不同程度存在；或是腺癌由于有较多的纤维组织增生，瘢痕组织收缩而使得被包裹的细支气管扭曲、扩张，并可以导致病灶周围局限性肺气肿的出现。这种征象并不是肺腺癌的特有征象，也可见于大叶性或干酪性肺炎。

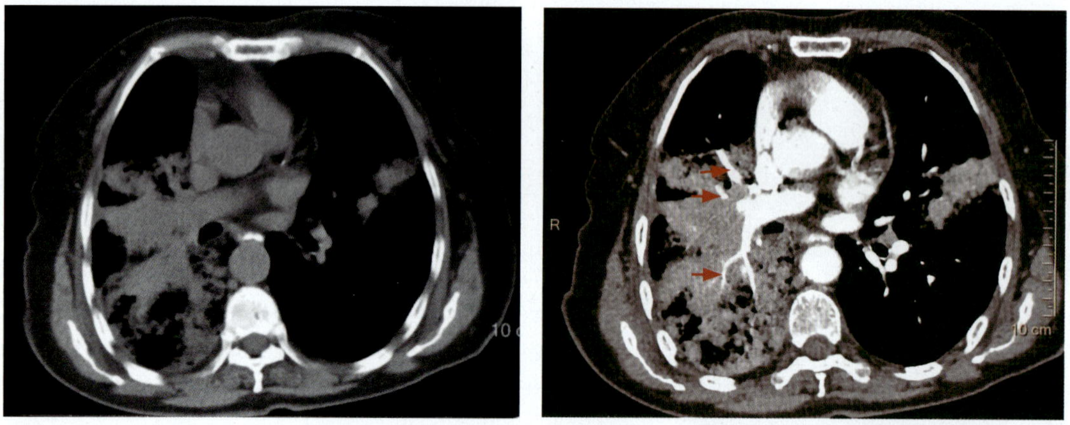

图1-1-18　女，76岁。胸闷、咳嗽、咳大量白色泡沫样痰6个月。双肺实变影，血管造影征明显（红箭）

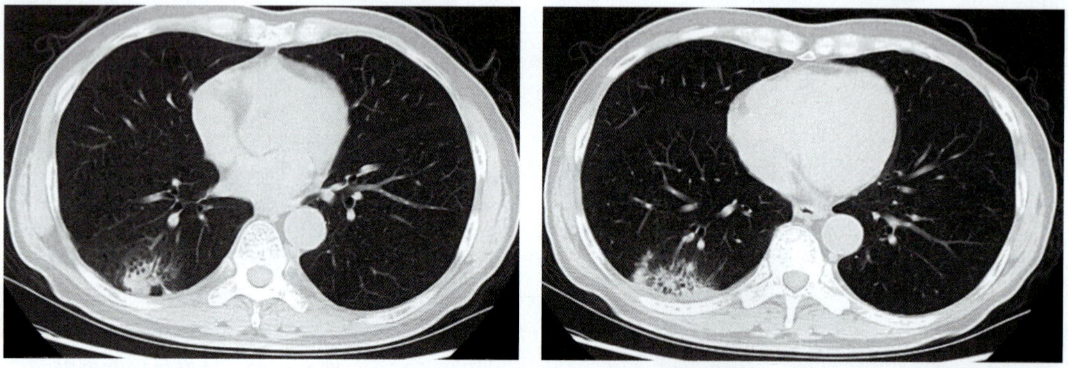

图1-1-19　男，67岁。右肺下叶实变影，呈蜂窝样改变

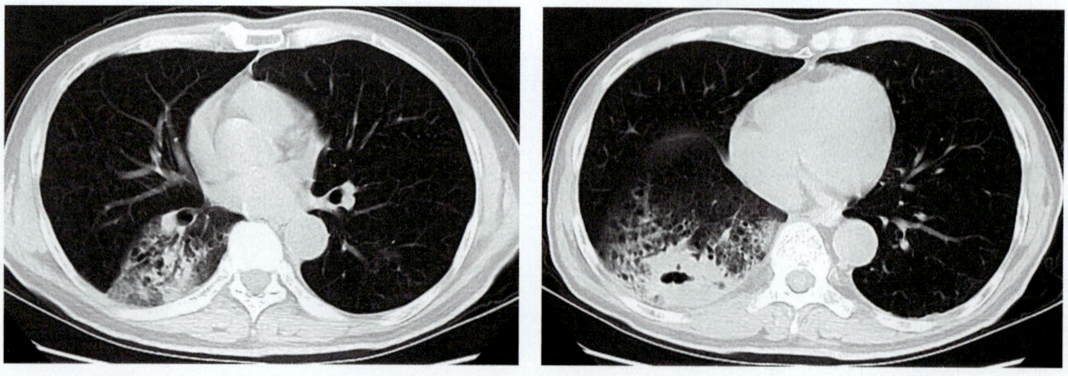

图1-1-20　与图1-1-19为同一患者。3年后，病变较前明显进展，病理为黏液腺癌

11.钙化　见于大多数良性病变如肉芽肿、结核球、错构瘤等，钙化多呈弥漫性、同心圆状、爆米花样，CT值较高，即使用普通X线也可清晰显示。而肺癌典型钙化多呈细砂粒状，无定型，分布弥散，CT值偏低，普通X线不易发现。如果X线片没有发现肿瘤钙化而CT检查时显示，常提示恶性可能性大，且钙化越小，恶性倾向越大。病灶出现偏心性钙化且数量甚少时要考虑到恶性可能（图1-1-21），针尖状钙化则被认为是肺腺癌的一个重要征象。

12.腺泡样结节　密度、大小、分布均匀，在外围肺野表现较明显，多呈簇状分布。病理基础主要为肿瘤气道播散所致肺腺泡实变（图1-1-22）。

13.叶间胸膜受累　是肺癌的一个重要特点，为肿瘤细胞沿肺泡间隔生长，延伸至叶间裂，使叶间裂受累牵拉，并且由于肿瘤组织的占位效应引发叶间裂的膨隆（图1-1-23），继而肿瘤细胞在叶间裂上生长形成小结节灶（图1-1-24），肿瘤细胞继续生长使结节灶连接成片导致受累区域的叶间裂僵硬固定。

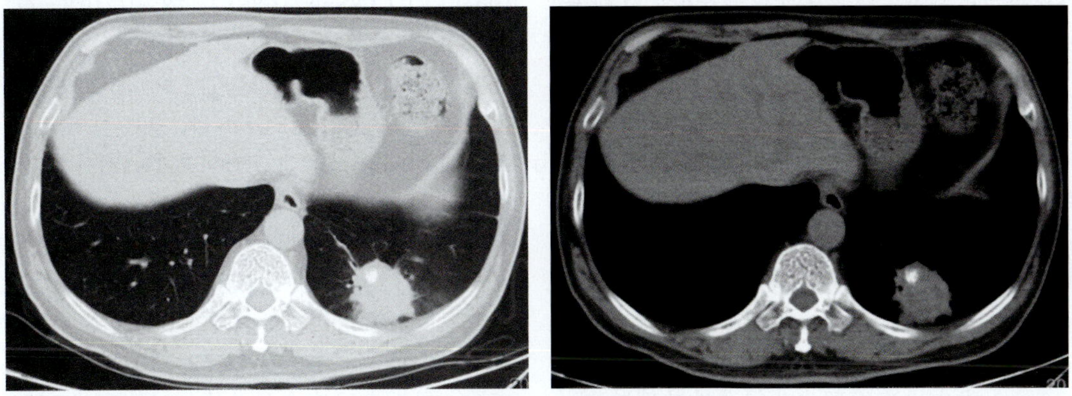

图1-1-21　男，54岁。左肺下叶团块影，内见钙化和空泡。病理示浸润性腺癌，黏液腺癌约占50%，腺泡型约占40%，乳头型约占10%，侵犯脏层胸膜

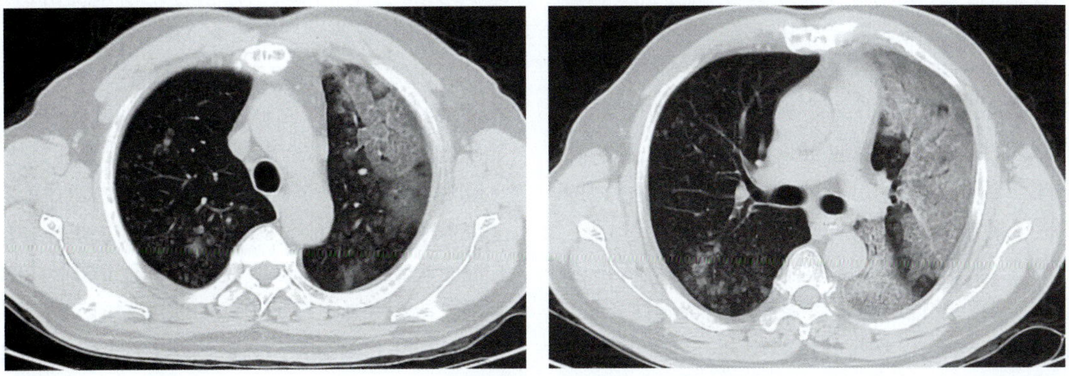

图1-1-22　男，56岁。左肺铺路石样实变并双肺多发腺泡样结节

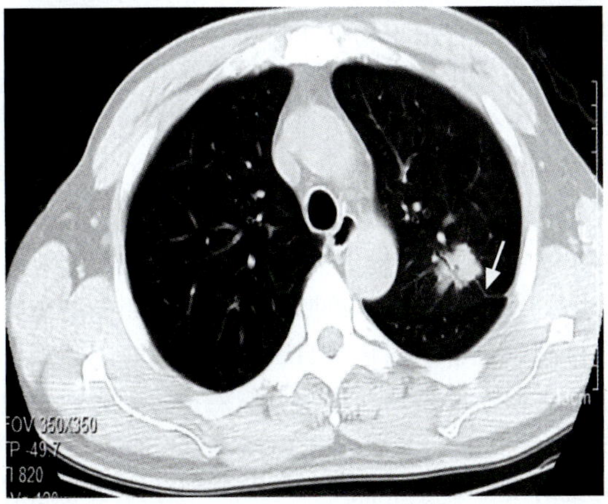

图1-1-23　叶间胸膜牵拉

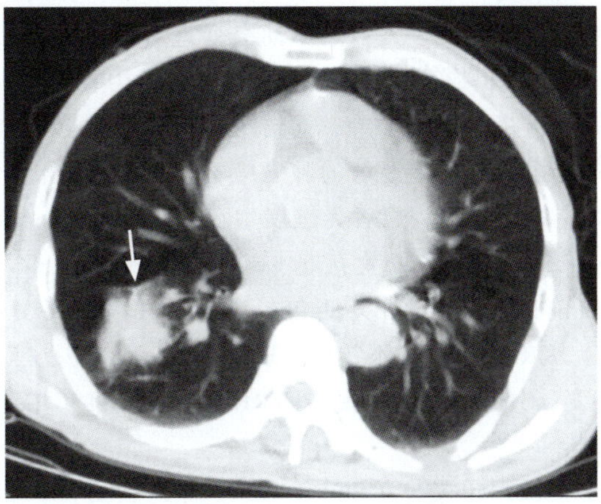

图1-1-24　叶间胸膜结节

（四）NSCLC治疗

TNM分期（tumor node metastasis classification）是目前肺癌最重要的预后指标，传统的病理分类对治疗和预后并没有指导作用，而新分类系统可以明确地评估预后。这种预后和肺癌的影像学、病理形态甚至分子标志物都有强相关性，实性浸润性成分越多，预后越差，同时也决定着治疗的选择，成为肺癌个体化治疗的基础。NSCLC以手术治疗为首选，化疗、放疗、靶向治疗、抗血管生成治疗、免疫检查点抑制剂治疗等多元化治疗模式有利于改善NSCLC患者的整体预后。

Ⅰ～ⅢA期NSCLC病例可采用手术治疗。早期NSCLC的标准治疗是根治性肺叶切除术，定义为切除出现癌变的肺叶，包括区域肺门和纵隔淋巴结。亚肺叶切除术包括肺段切除（lung segmentectomy）和楔形切除（wedge resection）。肺部结节（≤2cm）楔形切除胸外科全国专家共识（2023版）建议：胸部CT发现的肺部结节＜2cm且实性成分占比（consolidation tumor ratio，CTR）≤0.25的mGGO或pGGO可选择肺楔形切除；肺部结节（≤2cm）术中冷冻病理为非侵袭性肺部肿瘤，如微浸润性癌，可选择肺楔形切除术及伴或不伴淋巴结采样；患者全身状况无法耐受肺叶切除术或手术风险过高，经综合评估后，可选择姑息性肺楔形切除术，术后辅以其他非手术治疗方案，肿瘤已进展至中晚期无法根治切除者，可选择肺楔形切除术作为获取病理诊断的一种候选方案；pGGO肺部结节（≤2cm）楔形切除冷冻切片证实切缘阴性，无瘤切缘应至少＞5mm。含实性成分肺部结节（≤2cm）楔形切除冷冻切片证实切缘阴性，无瘤切缘应大于肿瘤最大直径。

靶向治疗是指使用靶向药物进行治疗，这些药物可以与致癌基因位点特异性结合，诱导癌细胞特异性死亡。高达60%的腺癌、50%～80%的鳞癌中具有已知的肿瘤性驱动突变。这类受体或蛋白激酶的突变可导致涉及多条信号通路的复杂级联反应。最终，导致不受调控的生长、增生及肿瘤形成。大多数驱动突变是互斥的，每个NSCLC患者体内只存在其中的一种，与它们共聚于同一细胞内信号通路，通路中单一损伤足以驱动肿瘤形成有关。靶向药物能够诱导显著的肿瘤应答，相比传统化学治疗，其应答率更高、患者无进展生存期（progression-free survival，PFS）和总生存期（overall survival，OS）更长。目前的靶向驱动突变包括常见的EGFR突变、ALK融合、KRAS突变和不常见的ROS1融合、RET重排、BRAF突变、HER2扩增/突变、NTRK融合、MET扩增或突变等。

表皮生长因子受体（EGFR）是一种跨膜受体，属于酪氨酸激酶ErbB家族，其基因位于7p1。ErbB家族包括ErbB1（EGFR）、ErbB2（HER-2）、ErbB3和ErbB4。EGFR受体位于细胞膜上，能够与表皮生长因子及其他生长因子结合，之后形成同源或异源二聚体，然后利用ATP将底物磷酸化，通过信号转导激活PI3K-AKT-mTOR、JAK-STAT、MAPK等通路，最终导致细胞增殖和肿瘤发生。亚裔人群和我国的肺腺癌患者EGFR基因敏感突变阳性率为40%～50%。EGFR突变主要包括4种类型：19外显子缺失突变、21外显子点突变、18外显子点突变和20外显子插入突变。EGFR基因敏感突变包括19del、21（L858R，L861）、18（G719X、G719）和20（S768I）。19del和21L858R最常见，也被称作EGFR经典突变，占EGFR突变的60%～80%。20外显子的T790M突变与第一、二代EGFR-TKI获得性耐药有关。多项大型Ⅲ期临床试验证实EGFR-TKI治疗EGFR突变阳性NSCLC的效果优于化疗，且3级及以上不良反应显著低于化疗，因此几乎所有的指南都推荐第一代EGFR-TKI吉非替尼、厄洛替尼、埃克替尼，第二代阿法替尼、达克替尼以及第三代奥希替尼在EGFR突变晚期NSCLC一线治疗的地位。第二代EGFR-TKI较第一代具有更优的疗效，但不良反应也显著增加。第三代EGFR-TKI奥希替尼较第一代显著延长PFS（中位18.9个月 *vs* 10.2个月）和OS（中位38.6个月 *vs* 31.8个月），但亚裔亚组分析OS无明显差异。二线治疗推荐之前未使用EGFR-TKI类药物治疗的患者进行EGFR-TKI类药物治疗。一线化疗获益的患者可进行EGFR-TKI类药物维持治疗。NSCLC患者经第一、二代EGFR-TKI靶向药物治疗8～14个月之后，一般都会出现明显耐药状况，其中T790M突变最为常见，占50%～60%。第三代EGFR-TKI可用于存在T790M突变的经第一代或者第二代EGFR-TKI治疗失败的晚期NSCLC二线治疗。其他EGFR-TKI耐药的原因还包括EGFR扩增、MET扩增、HER-2扩增、PIK3CA突变、BRAF突变及SCLC转化等，EGFR-TKI耐药后可进行再活检明确耐药原因以指导下一步治疗。药物的选择应综合考虑患者的体力状态、治疗的便利性及不良反应，如吉非替尼更易发生肝毒性反应，而阿法替尼更易发生腹泻和皮肤毒性反应。联合治疗模式，包括EGFR-TKI联合化疗或抗血管生成治疗，也是EGFR突变阳性患者一线治疗的选择。相比西方国家，中国NSCLC患者具有更高的EGFR突变率，尤其在不吸烟肺癌患者中。EGFR突变、ALK融合和ROS1融合可能发生在腺鳞癌患者中，经活检小标本诊断的鳞癌可能由于肿瘤异质性而未检测到混合的腺癌成分。因此，对于不吸烟的经活检小标本诊断的鳞癌，或混合腺癌成分的患者，建议进行EGFR突变、ALK融合和ROS1融合检测。纯鳞癌EGFR突变的发生率非常低（＜4%）。对于纯鳞癌患者，除非他们从不吸烟，或者标本很小（即非手术标本），或者组织学显示为混合性，通常不建议进行EGFR突变检测。

间变性淋巴瘤激酶（anaplastic lymphoma kinase，ALK）已被证实与多种肿瘤的发生有关，最早作为间变性大细胞淋巴瘤的一个亚型被发现，并因此得名。ALK融合占NSCLC的3%～7%，通常以年轻、EGFR和KRAS基因未突变和很少吸烟的腺癌患者为主。ALK与棘皮动物微管结合蛋白4（EML4）的融合，即EML4-ALK融合，是最常见的类型，可通过激活PI3K-AKT-mTOR、MAPK和JAK-STAT通路促使肿瘤发生。中国人群腺癌ALK融合阳性率为5.1%；EGFR和KRAS均为野生型腺癌患者，ALK融合阳性率高达30%～42%。第一代ALK抑制剂克唑替尼可作用于ALK、ROS1等多个靶点，通过抑制ALK与ATP结合及二者结合后自身磷酸化，从而减弱ALK活性，抑制肿瘤的增殖。克唑替尼显著延长ALK阳性肺癌患者的PFS，但其耐药不容忽视，最主要的耐药机制是ALK继发突变。第二代ALK抑制剂阿来替尼对L1196M、G1269A、C1156Y、F1174L、1151Tins和L1152R耐克唑替尼突变患者显示出较好的疗效，但对G1202R突变无效。色瑞替尼对多数耐药突变有显著疗效，但对G1202R及F1174C耐药突变无效。布加替尼可分别抑制ALKL119M突变和EGFR T790M突变，对17种ALK耐药性突变（包括顽固的G1202R突变）有抑制作用，在后线治疗中具有独特的优势，也可用于一线治疗。恩沙替尼是一种新型二代ALK-TKI，具有抗ALK、MET、ROS1、ABL、EphA2、AXL、SLK和LTK的活性。第三代ALK抑制剂劳拉替尼是高度选择性脑渗透性ALK/ROS1抑制剂，与前几代ALK抑制剂相比，效果更优，渗透性更强。对包括G1202R在内的所有单一ALK耐药突变有效。

大鼠肉瘤病毒癌基因（kirsten rat sarcoma viraloncogene homologue，KRAS）是RAS蛋白家族之一，因编码21kD的ras蛋白又称P21基因。当KRAS与鸟嘌呤核苷二磷酸（GDP）结合时，处于失活状态，当它与鸟嘌呤核苷三磷酸（GTP）结合时，处于激活状态，并且可以激活MAPK及其他信号通路，促进细胞增殖、分化和死亡。12号密码子点突变为最常见的KRAS突变，分别为G12C突变（39%）、G12V突变（18%～21%）及G12D突变（17%～18%）。西方人突变比例高于亚裔人，其肺腺癌患者的发生率可高达30%，亚裔肺腺癌患者发生率为10%～15%。鳞癌患者发生率约为5%。男性吸烟者更为常见，肺腺癌未吸烟者的KRAS突变率＜15%，吸烟者最常见的突变是G→T颠换突变。KRAS突变有很多不同的类型，可能刺激不同的下游通路。此外，KRAS突变与TP53、STK11、CDKN2A/B等基因突变相关，不同共突变的肿瘤具有不同的基因表达模式，比如高表达ERBB3和E-cadherin的上皮表型，或高表达波形蛋白、FGFR1和FRS2的间充质表型，不同表型的肿瘤可能需要不同的治疗。KRAS基因突变患者预后差，对顺铂＋长春瑞滨的联合化疗和EGFR-TKI治疗无获益。近年来KRAS G12C抑制剂AMG510、MRTX849的早期临床研究取得了较好的疗效。KRAS突变型NSCLC相较于野生型表达更高水平PD-L1，使用PD-1抑制剂可能获益。另外，KRAS突变患者如合并TP53突变，使用免疫检查点抑制剂治疗效果显著，表明KRAS联合TP53共突变有可能是免疫检查点抑制剂的预测因子。而STK11和（或）KEAP1共突变有可能会影响KRAS突变患者免疫治疗的临床获益。

C-ros原癌基因1（c-ros proto-oncogene 1，ROSl）属于胰岛素受体家族，ROS1基因融合在NSCLC的发生率为1%～2%，以腺癌、年轻患者、不吸烟者为主。与ROS1融合的基因包括CD74、SDC4、SLC34A2、FIG、EZR、LRIG3、TPM3、CCDC6、KDELR2等，ROS1与CD74基因融合最为常见。与其他受体酪氨酸激酶一样，ROS1作用于多个下游通路，如RAS-RAF-MEK或MAPK、JAK-STAT3、PI3K-AKT-mTOR通路。ROS1与ALK重排后ATP的结合位点存在高度同源，所以一些ALK抑制剂也可以用于治疗ROS1突变。对于ROS1重排阳性的患者，一线推荐优选恩曲替尼或克唑替尼。恩曲替尼在一线治疗中可能对脑转移患者更合适；在克唑替尼耐药后出现脑转移患者，恩曲替尼也是首选。病情进展后可以进行化疗或免疫治疗。

转染重排（rearranged during transfection，RET）原癌基因位于10号染色体，它所编码的RET蛋白是一种存在于细胞膜上的受体酪氨酸激酶，其变异类型主要包括与KIF5B、CCDC6、EPHA5、MYO5C、ERC1、CLIP1、TRIM33和NCOA4等基因的融合突变，以及M918T等位点的点突变。其在NSCLC中的发病率为2%。RET融合在年轻非吸烟肺腺癌患者中更为常见，发生率高达7%～17%。选择性RET抑制剂LOXO-292（selpercatinib）和BLU-667（pralsetinib）的出现使RET的靶向治疗有了新的进展。

间充质上皮转化因子（mesenchymal epithelial transition factor，MET）为原癌基因，其编码的跨膜受体蛋白MET具有酪氨酸激酶活性。c-MET突变多为基因扩增，在NSCLC患者中较为罕见，发生率为1%～4%，与不良预后有关。此外，c-MET的扩增突变会导致EGFR-TKI获得性耐药。NCCN指南建议克唑替尼用于MET蛋白过度表达、c-MET基因扩增或c-MET基因第14外显子跳跃突变的NSCLC患者。特泊替尼、卡马替尼和赛沃替尼是高选择性MET抑制剂，可抑制MET14外显子跳跃突变和MET扩增，是MET突变NSCLC患者的新选择。

B-raf原癌基因（B-rafproto-oncogene，BRAF）位于KRAS下游。在MAPK通路中编码丝氨酸蛋白激酶，调控MAPK-ERK信号通路，导致细胞生长、增殖和转移。BRAF突变占NSCLC患者的1.5%～3.5%，多见于老年人、不吸烟或轻度吸烟、腺癌患者。15外显子V600E是最常见的BRAF基因突变，主要选择BRAF抑制剂联合或不联合MEK抑制剂治疗。目前指南不推荐达拉非尼单药治疗，一线优选推荐为达拉非尼＋曲美替尼，巩固了双靶一线治疗的地位。二者治疗BRAF V600E突变患者，初治患者的客观缓解率（objective response rate，ORR）可以达到64%。对于达拉非尼＋曲美替尼不耐受患者可以选择维莫非尼单药治疗。BRAF V600E突变肺腺癌患者预后优于BRAF非V600E突变患者。

神经营养因子受体酪氨酸激酶（neurotrophin receptor kinase，NTRK）基因重排包括NTRK1、NTRK2和NTRK3的重排，在未检测到EGFR、KRAS、EML4-ALK和ROS1等基因突变的NSCLC患者中，发生率为2%～3%。常见与其融合的基因包括CD74、SQSTM1、MPRIP等。原肌球蛋白受体激酶（tropomyosin receptor kinase，TRK）抑制剂在NTRK基因融合阳性的实体瘤中表现出了良好的疗效和安全性。广谱TRK抑制剂拉罗替尼和恩曲替尼对NTRK基因重排患者具有疗效。

人类表皮生长因子受体2（human epidermal growth factor receptor，HER-2）突变在NSCLC患者中发生率为1%～2%。20外显子插入突变占HER-2基因突变的96%。HER-2突变多为女性、不吸烟、腺癌患者，整体预后更差。吡咯替尼和波奇替尼是口服泛HER家族TKI，可以不可逆性抑制HER1、HER-2及HER-4。Enhertu（DS-8201）是一种靶向作用于HER-2的新型抗体偶联药物，可以有效识别HER-2表达的NSCLC细胞，同时发挥细胞毒作用。

所有含腺癌成分的NSCLC，应常规进行EGFR突变、ALK融合及ROS1融合检测，EGFR突变检测应涵盖EGFR18、19、20、21外显子。女性、无吸烟患者及伴黏液产生的实性型腺癌，常伴ALK融合基因突变。对伏壁型腺癌、乳头型腺癌及微乳头型腺癌，若TTF-1阳性，可能存在EGFR基因突变；在TTF-1阴性的浸润型黏液腺癌和胶样腺癌中，可能存在KRAS基因突变；ALK、EGFR及KRAS均无突变者，又称为三阴性病例，可出现RET、ROS1突变。对于PD-L1表达≥50%的EGFR/ALK/ROS1阴性的患者，一线可以直接选用PD-1单抗可瑞达。治疗失败后可更换化疗。

血管生成是NSCLC发生、生长和转移的必经过程，调节分子包括血管内皮生长因子（vascular endothelial growth factor，VEGF）、成纤维细胞生长因子（fibroblast growth factor，FGF）、血小板衍生生长因子（platelet-derived growth factor，PDGF）。抗血管生成正是通过抑制VEGFR、FGFR、PDGFR这三条信号通路来达到协同抗肿瘤的作用，其中，VEGFR为最重要的一条通路，VEGF表达增加往往提示预后不佳。抗血管生成疗法主要是通过使癌症中异常的脉管系统正常化，改善化学药物和其他治疗肿瘤制剂从血液循环到肿瘤组织的运输，以达到增加肿瘤细胞内药物浓度、增强抗肿瘤作用的目的。目前，临床使用的抗血管生成靶向治疗药物一是抗VEGF抗体，主要有贝伐珠单抗；二是小分子多靶点的药物，其中包括了西地尼布、尼达尼布、舒尼替尼以及国产药物安罗替尼、阿帕替尼等；三是抗VEGFR的抗体，比如雷莫芦单抗。但在肺癌的临床治疗中，单独使用此类药物的治疗效果均欠佳，需与其他药物联合治疗。

免疫治疗的核心是增强机体免疫力，杀伤或抑制肿瘤细胞。肿瘤细胞则会通过过度表达免疫检查点分子，抑制人体免疫系统，从而完成免疫逃逸。免疫检查点抑制剂（immune checkpoint inhibitor，ICI）主要针对细胞毒T细胞抗原-4（cytotoxic T-lymphocyte antigen-4，CTLA-4）通路和程序性死亡受体-1（programmed death receptor 1，PD-1）或程序性死亡配体-1（programmed deathligand 1，PD-L1）通路，通过阻断上述通路，增强T细胞活性，恢复T细胞介导的抗肿瘤免疫功能。PD-1主要表达于活化的T细胞、B细胞、自然杀伤细胞等免疫细胞表面。PD-L1则主要表达于肿瘤细胞表面和肿瘤微环境中。PD-1/PD-L1的过度激活会导致机体细胞免疫活性下降，导致免疫逃逸发生，因此，阻断PD-1/PD-L1通路是一种有效的免疫靶向治疗方案。PD-1单抗或PD-L1单抗已用于治疗局部晚期或转移性NSCLC。对于驱动基因阴性PD-L1表达≥50%的晚期NSCLC患者，NCCN指南推荐两大“无化疗”方案，分别为阿替利珠单抗单药、PD-1单抗纳武单抗＋CTLA-4单抗伊匹木单抗（“O＋Y”）。其中，阿替利珠单抗一线治疗为优选推荐。PD-L1表达与免疫检查点抑制剂疗效呈正相关。ICI对于驱动基因阳性（EGFR突变、ALK融合和ROS1融合等）患者的疗效欠佳，通常不进行PD-L1检测。VEGF不仅在控制血管形成方面起着重要作用，而且还能调节肿瘤诱导的免疫抑制。抗血管生成药物可改善免疫细胞的分化和转运过程，从而影响肿瘤细胞微环境。抗血管生成药物与ICI可能存在协同作用，或VEGF信号通路可增强PD-1/PD-L1的阻断作用。PD-1/PD-L1抑制剂治疗的禁忌证包括既往和现在处于自身免疫性疾病的活跃期和（或）既往使用过免疫抑制药物或者现在存在驱动基因突变，包括：EGFR19外显子缺失或L858R突变、ALK重排等。

肿瘤突变负荷（tumor mutational burden，TMB）指肿瘤基因组编码区内的体细胞突变数量，具体定义为：每兆（百万）碱基内发生置换和插入或缺失突变的总数，与新抗原的产生及免疫应答的激活密切相关。TMB可能预测ICI疗效。高TMB的患者常具有更活跃的免疫应答并能够从免疫治疗中获益。利用NGS多基因组合估测TMB是临床可行的方法。在组织标本不足时，利用ctDNA进行TMB估测是潜在可行的技术手段。另外，EGFR突变的肺癌患者TMB越低，靶向治疗效果相对较好，反之越差；驱动基因阴性的晚期NSCLC中低TMB者较高TMB者使用传统化疗效果更优；针对早期肺癌术后，低TMB患者行辅助化疗后较高TMB患者更能使OS获益；TMB联合PD-L1能更好地预测肺腺癌靶向治疗及传统化疗，低TMB联合PD-L1阴性者接受靶向治疗和传统化疗后具有更好的预后。

参考文献

Liebow AA，1960. Bronchiolo-alveolar carcinoma. Adv Intern Med，10：329-358.

Noguchi M，Morikawa A，Kawasaki M，et al，1995. Small adenocarcinoma of the lung. Histologic characteristics and prognosis. Cancer，75：2844-2852.

Travis WD，Brambilla E，Burke AP，et al，2015. WHO Classification of tumors of the lung，pleura，thymus and heart. 4th edition. Lyon：International Agency for Research on Cancer：9-96.

Travis WD，Brambilla E，Muller-Hermelink HK，et al，2004. Pathology and Genetics. tumors of the Lung，Pleura，Thymus and Heart. Lyon，France：IARC Press.

Travis WD，Brambilla E，Noguchi M，et al，2011. International association for the study of lung cancer/american thoracic society/european respiratory society international multidisciplinary classification of lung adenocarcinoma. J Thorac Oncol，6：244-285.

Travis WD，Colby TV，Corrin B，et al，1999. Histological Typing of Lung and Pleural Tumors. Berlin：Springer.

WHO，1967. Histological Typing of Lung tumors. Geneva：World Health Organization（WHO）.

WHO，1981. Histological Typing of Lung Tumors. Geneva：World Health Organization（WHO）.

（五）病例解析

1.病例1：女，46岁。体检发现肺结节4天。

胸部CT：右肺上叶纯磨玻璃结节，直径约5mm（图1-1-25）。

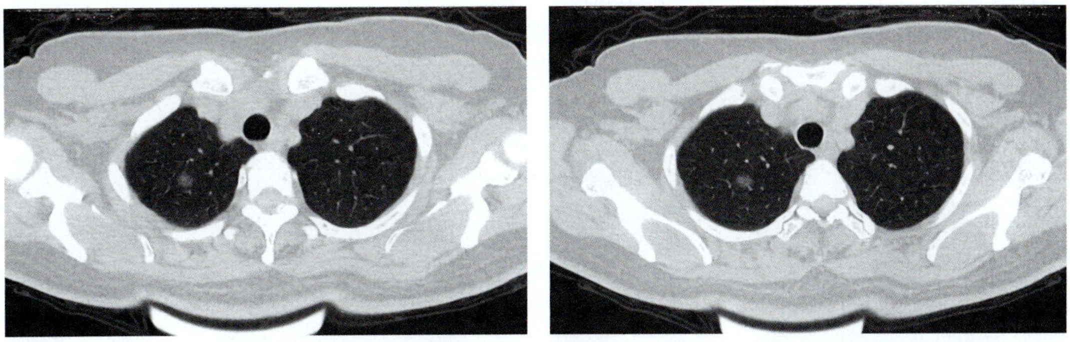

图1-1-25　胸部CT1

【诊断】　不典型腺瘤性增生。

【诊断依据】　胸部CT扫描显示右肺上叶尖段纯磨玻璃结节，边界清晰，可见血管穿行。手术标本病变大小为5mm×3mm×3mm，病理诊断为不典型腺瘤性增生。

【分析】　不典型腺瘤样增生（atypical adenomatous hyperplasia，AAH）为单排非侵犯性的不典型上皮细胞衬覆在肺泡壁的病变，肺泡上皮轻至中度不典型增生，增生细胞为Ⅱ型肺泡细胞和（或）Clara细胞，呈圆形、立方形、低柱状或钉状，有轻-中度异型性（例如核增大、核深染、多形性、核仁明显、可变的细胞结构和一般的结构混乱），衬覆肺泡壁，有时衬覆呼吸性细支气管管壁，肺泡壁增厚，但肺泡腔未闭塞，不形成实质成分。细胞间常有空隙，不互相延续（图1-1-26）。AAH要与炎症或纤维化所引起的肺泡细胞的腺样增生，或称为AAH样的反应性增生进行鉴别。AAH表现为单一的伏壁样生长方式，几乎没有纤维化和炎症反应，而反应性的AAH样增生，炎症是其主要组织学背景。AAH样的反应性增生的细胞为肺泡Ⅱ型上皮细胞，TTF-1免疫组化标记显示，反应性增生细胞分布没有规律性，疏密不等，而AAH增生的肺泡Ⅱ型上皮细胞均匀分布。AAH也需要与塌陷的肺泡细胞相鉴别。塌陷的肺泡细胞肺泡腔变狭窄，大量增生的肺泡壁发生折叠，因此低倍镜下，似乎存在AAH，但CD34免疫组化标记显示肺泡壁仍然存在，只是肺泡腔变小，肺泡壁上的血管清晰可见。

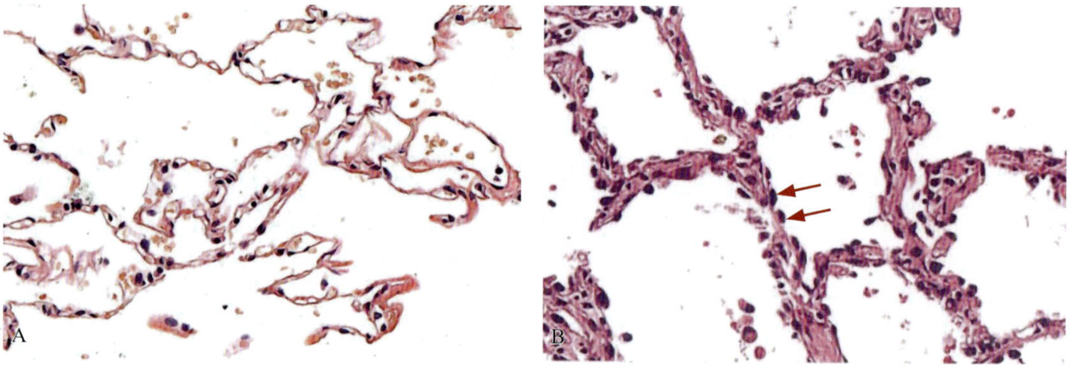

图1-1-26　正常肺泡（A）与AAH（B）

AAH通常为≤5mm的磨玻璃样结节，病变可为单个或多个。因AAH内部有大量弥漫分布充气肺泡腔存在，CT上病灶呈云雾状密度或更低密度，即为较低密度的纯磨玻璃密度影，病变内正常结构如血管都能清楚显现。

AAH主要在手术切除的肺组织中偶然发现。AAH的发病率在原发性肺癌切除病例中为9.3%～21.4%，在良性或转移性疾病患者中为4.4%～9.6%。多数AAH与肺癌同时期发生，少数为异期发生。Chapman等报道，与大细胞未分化癌（12.5%）或鳞癌（3.3%）相比，腺癌患者肺部AAH的发病率（23.2%）更高。女性腺癌患者（30.2%）患AAH的比例高于男性腺癌患者（18.8%）。由于CT在临床上的广泛应用和早期肺癌的大规模筛查，放射学检测到的AAH病灶数量一直在增加。

AAH既往被认为是肺腺癌的一种前驱病变（precursor lesion）或浸润前病变（pre-invasive lesion），现被认为是腺体前驱病变，可长期稳定不变，临床上不需要处理，可每年CT随访一次。

2.**病例2**：女，43岁。体检发现肺部病变。

胸部CT：右肺下叶背段磨玻璃结节，直径约15mm（图1-1-27）。

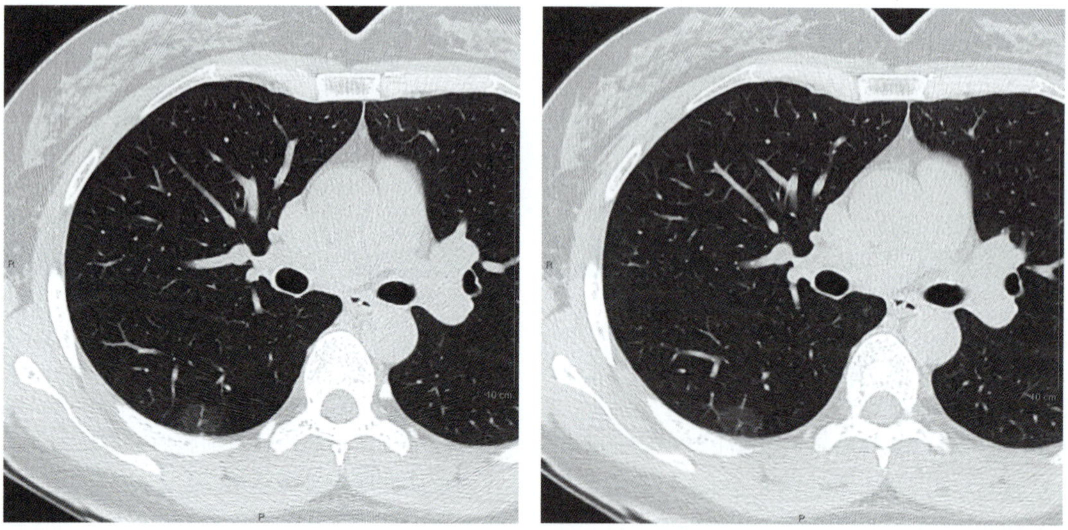

图1-1-27　胸部CT2

【诊断】　原位腺癌。

【诊断依据】　胸部CT扫描显示右肺下叶背段结节影，与肺组织边界尚清，血管走行自然，首先考虑原位腺癌或微浸润腺癌可能。患者术后病理为原位腺癌（图1-1-28），未累及胸膜，淋巴结未见癌转移。

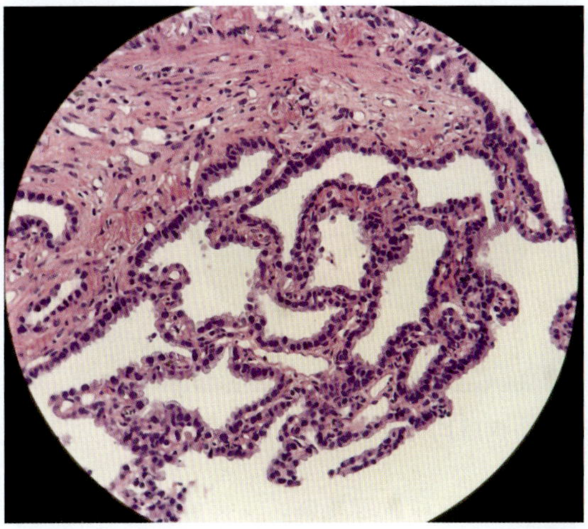

图1-1-28　细胞沿肺泡壁生长，肺泡间隔均匀增厚，基底膜完整

【分析】AIS相当于以前的单纯型BAC，是一种非侵袭性的病变，病灶局限，细胞沿肺泡壁呈伏壁样生长，无间质、血管或胸膜浸润的小腺癌（≤3cm），无乳头或微乳头结构，肺泡腔内无癌细胞聚集，肺泡间隔常因硬化或弹性纤维增生而增宽。2015年WHO肺腺癌分类还提出，对于＞3cm的肿瘤，如形态完全符合AIS的诊断标准，可做出“伏壁样生长为主的腺癌，倾向（或疑为）AIS”的诊断。

AIS分为非黏液性和黏液性变体。大多数AIS是非黏液性的，由Ⅱ型肺泡细胞和（或）Clara细胞组成。黏液性AIS罕见，由高柱状细胞组成，胞质充满黏液，有时像杯状细胞，细胞核位于基底部，异型性不明显。大多数AIS患者是非吸烟者和女性。黏液性AIS与年轻、TTF-1阴性和野生型EGFR显著相关。组织学上，AIS无真正浸润的证据，故2015年分类AIS不再考虑为恶性肿瘤，和AAH同被列入癌前病变。在2021年WHO对肺部肿瘤的分类中，它们被归类为腺体前驱病变。

影像上，AIS大多为纯磨玻璃密度结节影，边界清晰，无分叶、毛刺、胸膜凹陷征和血管增粗。AAH和AIS都由相邻肺泡衬覆的不典型细胞构成，明确区分两者非常具有挑战性。与AAH相比，AIS的伏壁样细胞更多，异型性更大，形态更为一致，细胞之间缺乏间隙，肺泡孔消失。肿瘤性肺泡形态与周围正常肺泡转换更加突然，而在AAH，两者可见渐进改变的过程。AAH通常比AIS具有更多的含气空间和更少的细胞成分，因此AIS在HRCT上比AAH的密度稍高，有时病变为部分实性结节，偶为实性结节，偶有空泡征。黏液性AIS常表现为实性结节或实变（图1-1-29），实性成分代表纤维化而非侵袭性。由于AAH不存在纤毛细胞和产生黏蛋白的细胞，杯状细胞的存在是AIS的有力诊断依据。AIS也可以根据平均CT衰减与AAH进行区分。AAH的平均CT衰减约为-700HU，明显低于AIS的约-600HU。Kitami等发现，最大直径≤10mm和CT值≤-600HU的纯磨玻璃影几乎总是浸润前病变。

AIS大小不一，可以是单个或多个（图1-1-30），生长缓慢，淋巴结转移罕见，临床上不需要立即干预。AIS切除后预后极好，5年无瘤生存率达100%。对于≤1cm的AIS通常至少每年CT随访一次，当病变增大或密度增高，提示可能进展为浸润性肺癌。

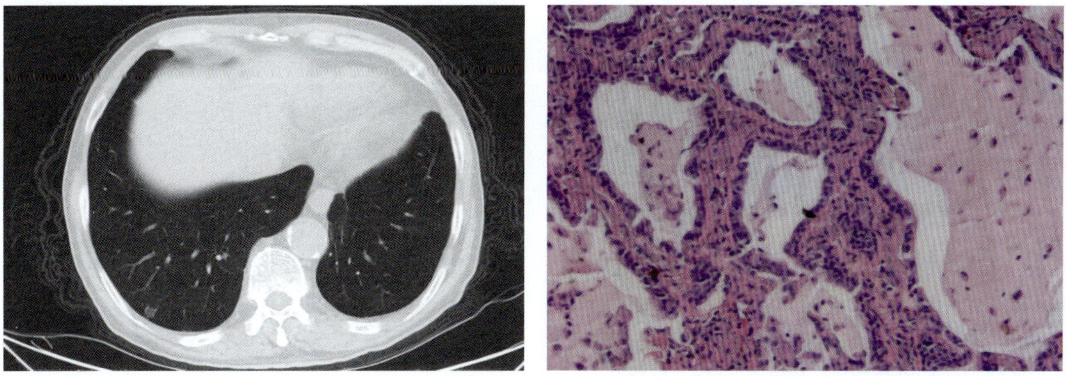

图1-1-29　男，73岁。右肺下叶部分实性结节；病理为黏液性AIS，肿瘤细胞伏壁样生长，肺泡腔内充满黏蛋白，未见基质和血管侵犯

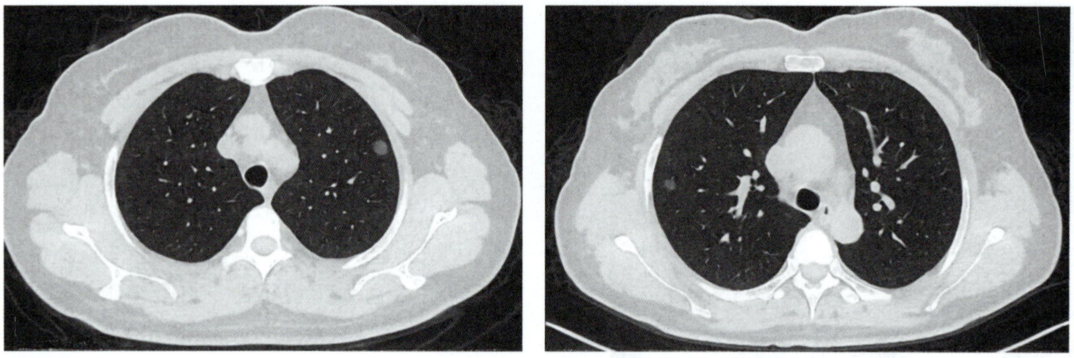

图1-1-30　女，47岁。双肺上叶结节，病理均为AIS

3.病例3：女，51岁。查体发现肺部病变。

胸部CT：右肺上叶磨玻璃密度影（图1-1-31）。

【诊断】　微浸润腺癌。

【诊断依据】　胸部CT扫描显示右肺上叶磨玻璃结节，可见空泡征和血管扭曲，支持肺腺癌诊断。患者行右肺上叶切除术，病变直径约为7mm，灰白灰褐色，质韧。病理诊断为微浸润腺癌，支气管断端未见癌（图1-1-32）。

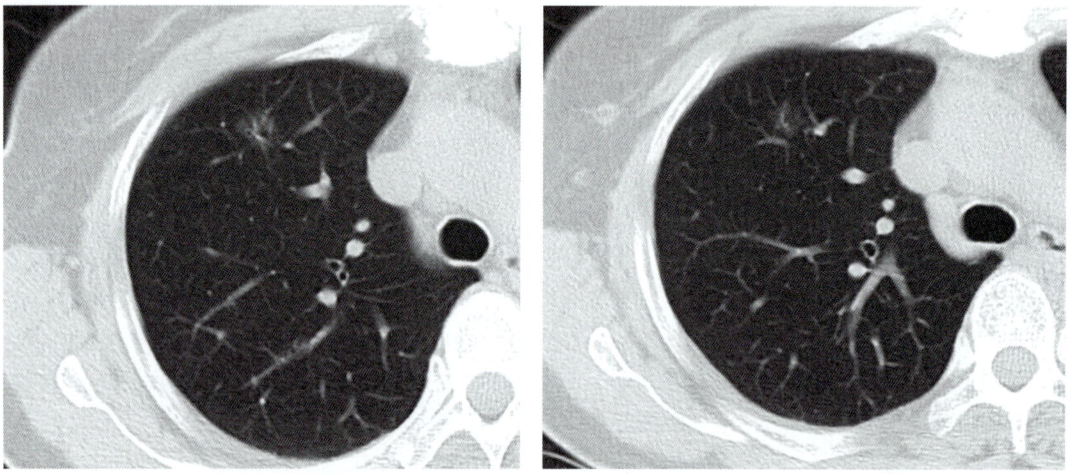

图1-1-31　胸部CT3

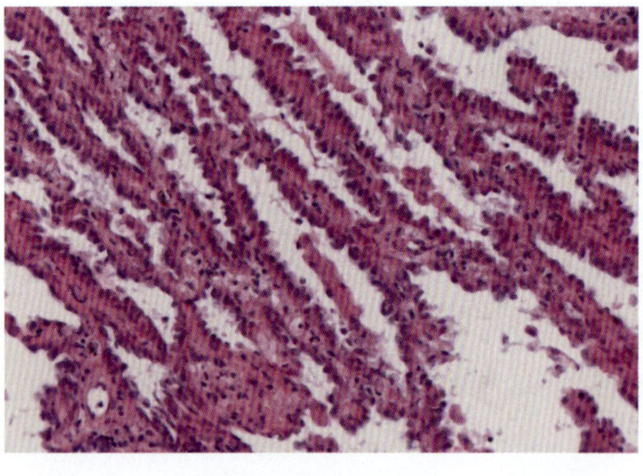

图1-1-32　肿瘤细胞异型性增大，排列较密

【分析】　MIA指一类局限性的小腺癌（≤3cm）、癌细胞以伏壁样生长方式为主，间质浸润的最大径≤5mm。多个浸润灶以直径最大者为准，而非将多个浸润灶直径相加。MIA的影像表现可以是纯磨玻璃结节（图1-1-33）或部分实性结节（图1-1-34），甚至是实性结节。非黏液性MIA通常表现为以磨玻璃样成分为主的部分实性结节，实性成分位于病变中央。黏液性MIA很少见，多表现为实性或部分实性结节。

影像定义CT上的结节其最大直径≤3cm，如病变>3cm则称为肿块。影像上结节≤3cm的阈值与病理诊断AIS或MIA最大直径一致。Lee SM等回顾性研究了52例经病理证实为MIA患者中的55个肺结节，MIA的平均直径为10.5mm±4.8mm。53.8%为纯磨玻璃结节，42.3%为部分实性结节，3.8%为实性结节。MIA和侵袭前病变在影像学上有重叠，难以区别。

Hu等对116个切除的肺结节进行了外显子测序，包括AAH（$n=22$）、AIS（$n=27$）、MIA（$n=54$）和同期浸润性腺癌（invasive adenocarcinoma，IAC）（$n=13$）。将AAH与AIS、MIA和IAC进行比较，他们在单核苷酸水平上观察到进行性基因组进化和染色体水平上

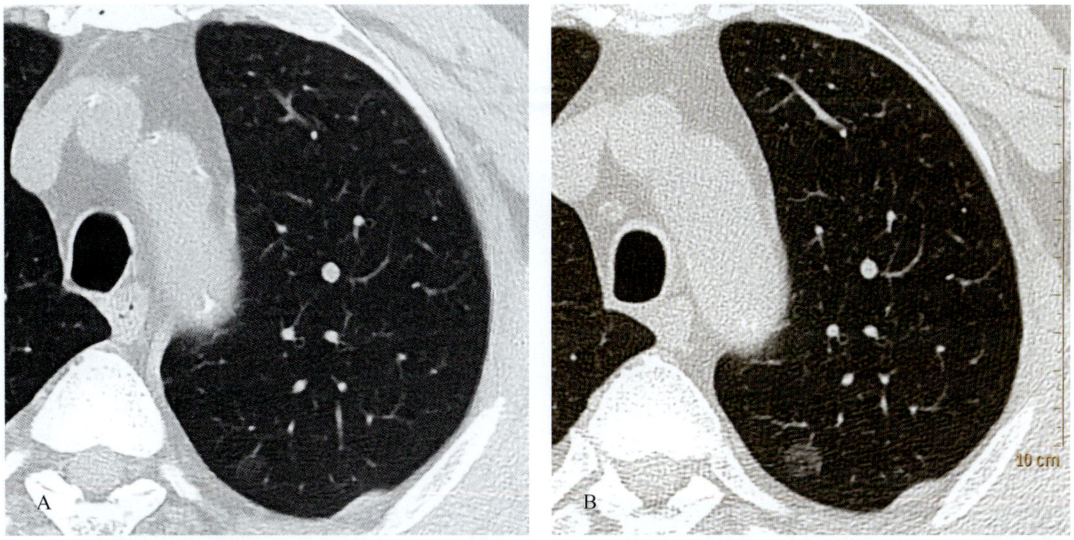

图1-1-33　男，59岁。左肺上叶磨玻璃密度影，2014年9月大小为6mm（A），2015年6月大小为9mm（B）

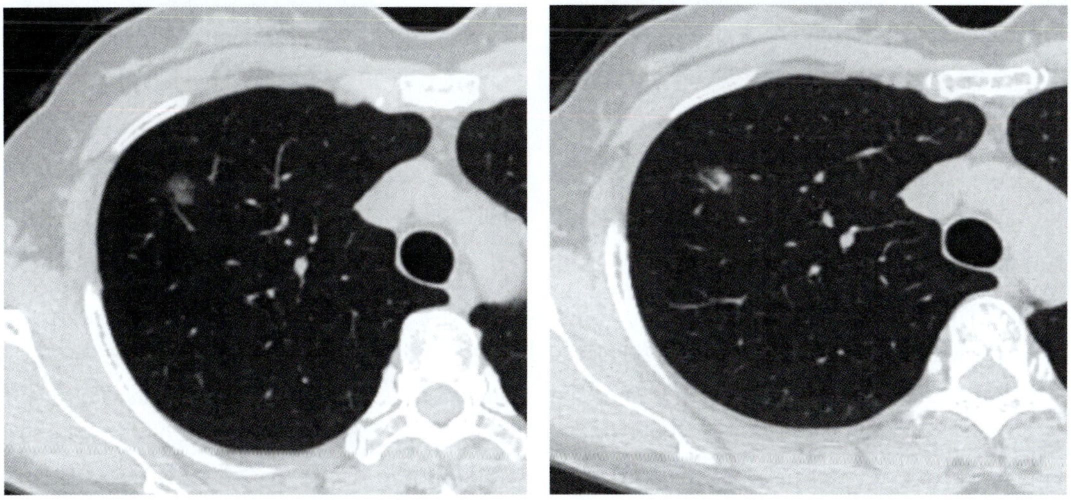

图1-1-34　女，54岁。右肺上叶混合密度磨玻璃结节，结节大小1.1cm，实性成分0.4cm

限定进化，支持从AAH到AIS、MIA和IAC的早期肺癌演变模式。

楔形切除术或肺段切除术通常是AIS和MIA的手术方法，以最大限度地保留功能性肺实质。完全切除后，5年无病生存率达到或接近100%。由于AIS和MIA没有区域淋巴结或远处转移，因此在手术中不需要进行淋巴结清扫。Yotsukura等回顾性分析了1998—2010年根治性切除的524例AIS（207例，39.5%）和MIA（317例，60.5%）患者术后5年以上的预后。AIS或MIA患者均未观察到肺癌复发。AIS和MIA患者术后10年疾病特异性生存率均为100%，总生存率分别是95.3%和97.8%。AIS和MIA术后10年异时性原发性肺癌的估计发病率分别为5.6%和7.7%，并且与EGFR突变状态无关。这一发现进一步证实了将AIS和MIA与其他肺腺癌区分开来的临床价值。

4.病例4：女，49岁。查体发现肺部结节。

胸部CT（2020.07.10）：左肺下叶磨玻璃密度影，大小6.6mm×9.9mm（图1-1-35）。

胸部CT（2022.04.22）：左肺下叶磨玻璃密度影，大小8.4mm×14.0mm（图1-1-36）。

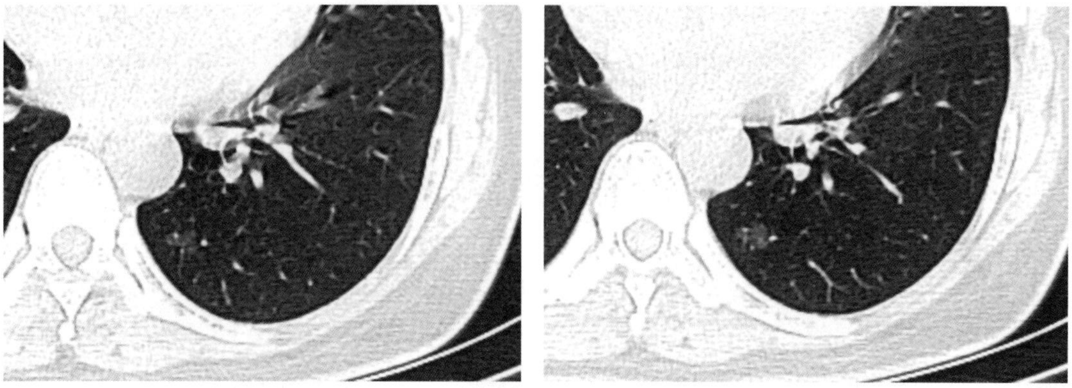

图1-1-35　胸部CT4

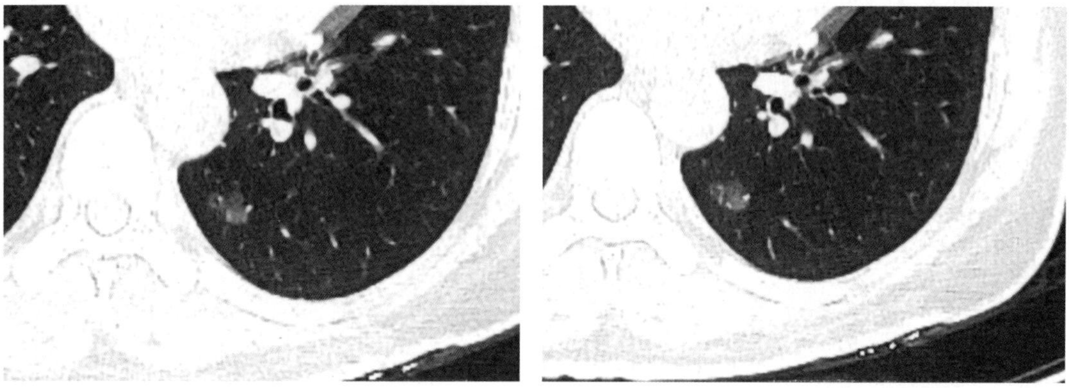

图1-1-36　胸部CT5

【诊断】 微浸润腺癌。

【诊断依据】 胸部CT显示左肺下叶磨玻璃密度影，边界清晰，边缘光整，与邻近血管关系密切，21个月后较前增大，首先考虑肺腺癌可能。患者术中肿瘤大小0.7cm，术后病理微浸润腺癌，浸润成分为腺泡亚型。

【分析】 肺部GGO或磨玻璃结节（ground glass nodule，GGN）是一种非特异性影像学表现，是肺间质或肺泡早期损害的表现，可由多种病变引起，可以是良性病变，如炎症、局灶出血、局灶性间质纤维化；或肺腺癌浸润前病变，如AAH和AIS；或是肿瘤性病变，包括MIA、浸润性腺癌、转移瘤等。在接受胸部CT检查的患者中，GGN的患病率为1.8%～2.6%，大多数GGN是短暂的。然而，在持续性病例中，尽管GGN生长缓慢，但恶性肿瘤的概率为29%～34%，高于实性结节，风险因结节大小和结节类型而异。

Henschke等将结节分为实性、部分实性或非实性（pGGO）。他们的研究显示，63%的部分实性结节和18%的非实性结节是恶性的，而实性结节的恶性率为7%。AAH、AIS和MIA沿呼吸性细支气管和肺泡壁生长，大部分为pGGO。如果存在显著的局部成纤维细胞增殖、肿瘤细胞局部积聚或肺泡壁塌陷，AAH、AIS和MIA通常表现为mGGO。Kakinuma等调查了2004—2007年7294名受试者，对其进行了CT扫描，发现439个≤5mm的孤立纯GGN。在5年以上的随访过程中，只有45个（10.3%）增大，仅有4个（0.9%，4/45）发展为腺癌（MIA和IAC各2例）。在4个腺癌病例中，从基线CT筛查到实性成分出现的平均时间为3.6年。在≤5mm孤立纯GGN中，约10%会生长，1%会发展为MIA或IAC。他们建议通过CT筛查检测到的≤5mm的孤立纯GGN应在3.5年后重新扫描，以寻找实性成分的发展。Kakinuma等另一篇文章评估肺亚实性结节（subsolid nodules，SSNs）进展的自然过程。他们将SSNs分为3类：纯磨玻璃结节（PGGNs）、异质性GGNs（heterogeneous GGNs，HGGNs）（仅在肺窗中检测到实性成分）和部分实性结节。该研究有795人参与并发现1229个结节，包括1046个PGGNs、81个HGGNs、102个部分实性结节。平均随访时间为4.3年±2.5年。在随访期间，1046个PGGNs中的13个（1.2%）发展为HGGNs，56个（5.4%）发展为部分实性结节。在81个HGGNs中，16个（19.8%）发展为部分实性结节。因此，最后随访时的SSN分类如下：977个PGGNs、78个HGGNs和174个部分实性结节。在977个PGGNs中，35个被切除（9个MIA、21个AIS和5

个AAH）。在78个HGGNs中，7个被切除（5个MIA和2个AIS）。在174个部分实性结节中，49个被切除（12个IAC，26个MIA，10个AIS，1个AAH）。PGGNs和HGGNs发展为部分实性结节的平均时间分别为3.8年±2.0年和2.1年±2.3年。IAC仅在部分实性结节中被诊断出来，相当于1229个SSN中的1%。他们建议，部分实性结节每6个月随访一次，PGGN或HGGN每年随访一次。Yankelevitz等调查了57 496名参与者，他们得出结论：任何大小的非实性结节都可以每隔12个月进行一次CT检查，以评估其向部分实性的转变。在所有病例中，无论治疗时间如何，手术治愈率均为100%。Ichinose等检查了191个GGO病变，包括114个pGGO和77个mGGO。在114个pGGO病灶中，14个（12%）被诊断为浸润性肺癌，16个（14%）被诊断为MIA。pGGO病灶应定期行胸部CT监测，当HRCT显示胸膜凹陷征或PET阳性时，建议手术切除。

10%～25%的纯GGN直径增大或实性成分增加，而其他GGN多年保持不变。英国胸科协会指南规定直径>5mm的肺结节需要定期监测。美国Fleischner Society 2017指南对于偶然发现的肺结节建议，直径<6mm的纯GGN不需要常规随访。根据结节可疑形态和患者危险因素，可以考虑每2～4年随访。对于≥6mm的纯GGN，建议在6～12个月进行随访，此后每2年随访一次，直到5年。许多报道表明，≥6mm的纯GGN可以安全随访5年，平均需要3～4年才可能进展，或者发展为浸润性肺癌。对于<6mm的孤立性部分实性结节，不建议进行常规随访。在实践中，在这种小结节中无法可靠地确定离散的实性成分，应该像治疗同等大小的纯磨玻璃病变一样对其进行治疗。对于≥6mm的部分实性GGN，若其实性成分<6mm，建议在3～6个月进行随访，之后每年随访一次、至少满5年。尽管部分实性结节有很高的恶性可能性，但实性成分<6mm的结节通常代表AIS或MIA，而不是IAC。此外，部分实性结节可能是由于短暂感染引起的，并可能在短期随访后消退。因此，建议至少进行一次随访扫描（3～6个月），以判断病灶是否仍存在或已经吸收。如果实性成分≥6mm，应考虑在3～6个月时进行短期随访CT扫描，以评估结节的性质。对于形态特别可疑的结节（如边缘分叶或含有囊性成分）、实性成分增加或>8mm的实性结节，建议应用PET/CT、活检或切除协助诊治。大量证据证实，实性成分越大，浸润和转移的风险就越大。>5mm的实性成分与局部浸润相关，这是腺癌新T分期的临界值。

已经稳定了5年的GGN的管理指南尚未确定。Lee HW等进行了一项观察性研究，以调查稳定了5年的GGN在10年后的自然病程。GGN生长被定义为直径增加≥2mm，或者直径增加与新实性成分的发展相结合。在160名参与者中共检测到208个GGN，76.4%的GGN初始直径<6mm。在136个月的随访中，发现27个（13.0%）GGN生长，包括19个（11.7%，19/162）非实性结节和8个（17.4%，8/46）部分实性结节，在8.5年内平均增长了3.2mm。3例进行了活检，分别为AIS、MIA和IAC。8例新的实性成分进展先于GGN生长，2例GGN生长先于新的实性成分进展，在其余17例中，GGN生长与新的实性成分同时进展。在多变量分析中，空泡征、癌症史（非肺癌）和新实性成分的形成是GGN生长的重要风险因素。他们认为，即使<6mm且稳定5年，GGN仍不应被忽视，尤其是那些在随访期间出现新的实性成分的GGN。

Xiang等比较薄层计算机断层扫描（TSCT）上205个直径≤10mm的GGN的形态学特征及其组织病理学结果，包括40例AAH、95例AIS和70例MIA。回归分析显示，最大直径≥6.5mm、边界清晰、表面粗糙提示为AIS或MIA，而不支持AAH。支气管充气征可区分MIA和AAH，但不能区分AIS和MIA。平均CT值<-520HU是区分MIA和浸润前病变的阈值。Ichinose等利用最大CT值预测纯GGN的组织学浸润性，180例患者接受了单纯GGN切除术，AAH、AIS、MIA和IAC的患者人数分别为9、108、56和7。IAC和MIA分别占单纯GGN病变的4%和31%。与浸润前病变（AHH和AIS）相比，浸润性病变（MIA和IAC）与更高的最大CT值相关（-404HU±113HU *vs* -216HU±125HU）。判断阈值为-300时诊断浸润性病变的敏感性和特异性分别为83%和88%。最高CT值（≥-300HU）是独立的预测纯GGN浸润的有用指标。

5.**病例5**：女，57岁。查体发现右下肺占位2个月。

胸部CT：右肺下叶结节影（图1-1-37）。

【诊断】 浸润性腺癌。

【诊断依据】 胸部CT显示右肺下叶mGGO，可见分叶、毛刺、支气管充气征和胸膜凹陷征，支持肺腺癌的诊断。肺内结节性病变需与错构瘤、硬化性肺细胞瘤、纤维瘤、结核球和转移瘤等相鉴别。错构瘤多有钙化和脂肪密度，强化不明显，内无明显血管影，本例不符。硬化性肺细胞瘤多强化明显，钙化多为砾样，多有空气新月征、贴边血管征等特征，本例不支持。结核球亦可见胸膜凹陷征，边界光整、清晰，无短细毛刺，分叶及小切迹少见，病变周围多有卫星病灶，因干酪样坏死物质经支气管排出而表现为小空泡或空洞，增强扫描强化多不明显，本例不支持。纤维瘤边界清晰，无空洞及毛刺征，分叶征少见。转移瘤有其他部位肿瘤病史，多发常见。患者行右肺下叶切除术，病变大小为3cm×2cm×1cm，病理诊断为浸润性腺癌（80%腺泡型，20%伏壁型）。

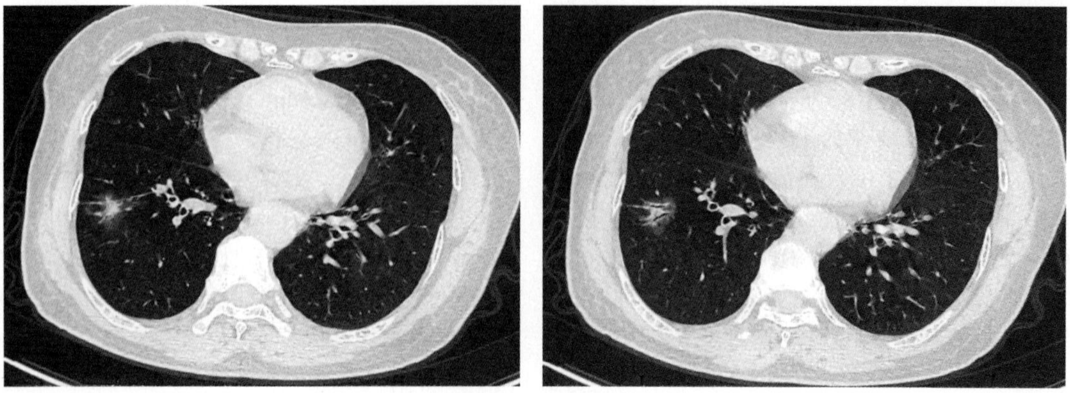

图1-1-37　胸部CT6

【分析】 浸润性腺癌（IAC）是指病灶内浸润范围>5mm的任何大小的结节灶。IAC在CT图像上伴有周围型肺癌常见征象，如分叶、毛刺、胸膜凹陷征等，通常表现为纯实性病灶，也可表现为部分实性甚至偶尔为磨玻璃样结节。恶性肿瘤的公认预测因素包括上叶、大小和毛刺。对于部分实性结节，可疑的形态学特征包括边缘分叶、支气管充气征、胸膜凹陷、血管集束征和空泡征，但没有一种特征能够可靠地区分良性和恶性结节。

IAC根据半定量分析>5%的成分按主要组织学亚型命名，伏壁型、腺泡型、乳头型、微乳头型和实性腺癌均属于IAC。肺腺癌是一类异质性较大的肿瘤，每个肺腺癌标本中通常混合有多种形态的腺癌细胞。将腺癌成分进行定量，有助于日后更好地进行不同亚型腺癌预后作用的研究。另外，将>5%的所有病理亚型记录下来而不是仅仅记录主要的病理亚型，有助于区分多个肺腺癌病灶是原发还是转移。不同亚型预后不同，伏壁为主型腺癌预后最好，腺泡为主型和乳头为主型预后中等，微乳头为主型和实性为主型预后较差。Yoshiya等分析了153例完全切除的≤20mm病理性N0 IAC患者。伏壁为主型、腺泡或乳头为主型、微乳头为主型或实性为主型腺癌的3年总生存率（overall survival，OS）和无复发生存率（recurrence-free survival，RFS）分别为98%和98%、97%和88%、85%和64%。微乳头为主型或实性为主型腺癌患者的预后最差。在多变量分析中，亚型是RFS的一个显著独立的预后因素。因此，≤20mm病理性N0实性或微乳头型IAC的患者可能是辅助化疗的候选者。Murakami等回顾性分析了347例手术切除的临床分期为ⅠA的非黏液性肺腺癌患者。根据2015年的IASLC/ATS/ERS肺腺癌分类，组织病理学亚型为AIS 56例（16.1%），MIA 15例（4.3%），伏壁为主型109例（31.4%），乳头为主型70例（20.2%），腺泡为主型61例（17.6%），实性为主型30例（8.6%），微乳头为主型6例（1.7%）。AIS和MIA的5年无病生存率（DFS）均为100%。所有复发病例均涉及IAC。伏壁为主型的5年DFS为99.0%；腺泡为主型为82.4%；乳头为主型为80.8%；实性为主型为73.6%；微乳头为主型33.3%。多因素分析表明，病理分期是DFS的独立预测因素。复发风险增加的其他独立预测因素是存在血管或淋巴浸润和比IB更晚期的病理分期，临床分期与病理分期的符合率为79.8%。超过一半（53.3%）的实性和微乳头为主（83.3%）的病例中发现了远处转移（stage migration）。Luo等纳入928例ⅠB期IACR0切除患者，旨在探讨现行肺腺癌分类系统对ⅠB期肺腺癌患者辅助化疗益处的预测价值。对于所有ⅠB期IAC患者，微乳头和实性亚组的预后最差，伏壁型亚组的5年生存率约为100%。辅助化疗与所有ⅠB期患者更好的DFS相关。在微乳头和实性亚组中，患者可以从辅助化疗中获益，从而显著改善DFS，但不能改善OS。在腺泡和乳头型亚组，辅助化疗对DFS和OS均无显著益处。

2015版采用形态结构、细胞核二选一，或将它们组合起来的方法将肺腺癌分级。伏壁型腺癌为高分化，腺泡型与乳头型腺癌为中分化，而微乳头型及实性腺癌则属于低分化。在实际工作中，主要组织学结构的确定有时非常困难。在伏壁型、腺泡型和乳头型内常会含有筛状、微乳头和实性成分。研究表明，腺泡型腺癌的筛状结构类似实性腺癌，预后不佳。总之，WHO组织学分类虽然可预测早期肺腺癌患者的临床生物学行为和预后，但在晚期肺腺癌以及含有筛状结构、微乳头和实性成分的腺癌中，还不能较好地预测肺癌患者的临床生物学行为。

为了解决WHO组织学分类系统的不足，IASLC病理小组评估了284例Ⅰ期肺腺癌病例作为训练集，以确定与患者预后和总生存率相关的组织学特征，建立肺腺癌的分级系统。最佳模型由组织学上占优势的亚型和高级别成分（实性癌、微乳头状癌、筛状癌和融合型腺癌）的组合组成，后者的临界值为20%。该模型由以下部分组成：1级，以伏壁为主的肿瘤；2级，腺泡或乳头状占优势的肿瘤，两者高级别成分＜20%；3级，任何具有≥20%高级别成分的肿瘤。该分级系统规避了采用WHO组织学分类系统可能忽略低、中级别腺癌内的高级别结构而导致分级偏低，影响手术后肺腺癌患者的临床治疗这一缺点，可以很好地区分早期肺腺癌术后的复发风险。基于该分级系统，Hou等对926例完全切除的Ⅰ期IAC患者进行了回顾性分析，并将其分为3组（1级，$n=119$；2级，$n=431$；3级，$n=376$）。新的分级系统不仅证明了Ⅰ期IAC的预后意义，而且为指导辅助化疗的治疗决策提供了临床价值。Fujikawa等基于该分类系统，分析了781例浸润性非黏液腺癌患者的临床病理、基因型和预后特征。3级腺癌与年龄较小、男性、吸烟量较高和侵袭特征（肿瘤大小、淋巴结转移、分期、淋巴血管侵袭和胸膜侵袭）有关，术后复发风险高（3年复发率超过40%）。放射学上，大多数3级腺癌为实性结节（84.7%），以PET/CTSUV3.45为阈值判断3级腺癌的敏感性和特异性分别为80.5%和74.1%。基因组学上，42.7%的3级腺癌缺乏任何驱动突变，而79%的1级或2级腺癌中检测到一种驱动突变。1级和2级腺癌均有较高的EGFR突变率（3个级别分别为66.7%、70.6%和35.1%），而3级腺癌的KRAS突变率更高（分别为0、4.6%和9.9%）。患者年龄、吸烟史、CT扫描的实性结节和较高的最大标准化摄取值（SUV_{max}）被确定为3级腺癌的重要术前预测因素，预测率＞90%。2023年公布的ADAURA最新研究结果显示，与对照组（安慰剂）相比，奥希替尼可使研究人群（ⅠB～Ⅲ期患者）死亡风险相对下降51%，5年生存率提升12.4%（85.0% *vs* 72.6%），4年无病生存期（disease-free survival，DFS）发生率分别为73%（奥西替尼）和38%（安慰剂）。在Ⅱ～ⅢA期人群中，奥希替尼组的中位DFS长达65.8个月，而安慰剂组为21.9个月，4年DFS发生率分别为70%（奥西替尼）和29%（安慰剂）。根据该分级系统，对于ⅠA3～ⅠB期的3级复发高风险早期肺腺癌患者，术后可以采用奥希替尼靶向辅助治疗，以降低术后复发的可能。总之，与WHO组织学分类系统相比，IASLC分级系统由于考虑了肺腺癌内高级别组织学结构，能更好地预测肺腺癌的临床生物学行为。由于避免了WHO组织学分类中需要观察所有组织学类型并确定百分比的主观性，IASLC分级系统更为简便，可重复性强，在临床实践中也具有更可靠的操作性。

Shao等对97例术前接受PET检查（1例AIS，14例MIA和82例IAC），并术后证实为ⅠA期肺腺癌的GGN进行回顾性分析，评估PETSUV$_{max}$与HRCT征象相结合预测肺腺癌组织病理学亚型和生长模式的价值。AIS和MIA的SUV_{max}平均值为1.1，IAC的SUV_{max}平均为2.0，SUV_{max}2.0是区分IAC和AIS-MIA的最佳临界值。伏壁型腺癌平均SUV_{max}为1.3，腺泡型腺癌平均SUV_{max}为2.1，SUV_{max}1.4是区分腺癌生长模式的最佳临界值。PET/CTSUV$_{max}$与HRCT联合应用显著提高了鉴别IAC与AIS-MIA的价值，但对预测侵袭性生长模式没有意义。鉴于该数值均远远低于以往认为的恶性肿瘤阈值SUV_{max}2.5，进一步证实肺GGN恶性程度较低。由于GGN依靠CT即可协助诊断，临床上一般不太需要PET给予其他额外的帮助。

6. **病例**6：女，35岁。查体发现肺部占位10天。

胸部CT：左肺上叶结节影（图1-1-38）。

【诊断】 伏壁为主型肺腺癌。

【诊断依据】 胸部CT显示左肺上叶混合密度结节影，内见支气管充气征，近肺门端可见一增粗血管进入病变，首先考虑浸润性肺腺癌可能。患者手术病理示浸润性腺癌（伏壁为主型）（图1-1-39），肿瘤大小1.4cm×1.2cm×1.0cm，未侵及脏胸膜，送检淋巴结未查见癌细胞。

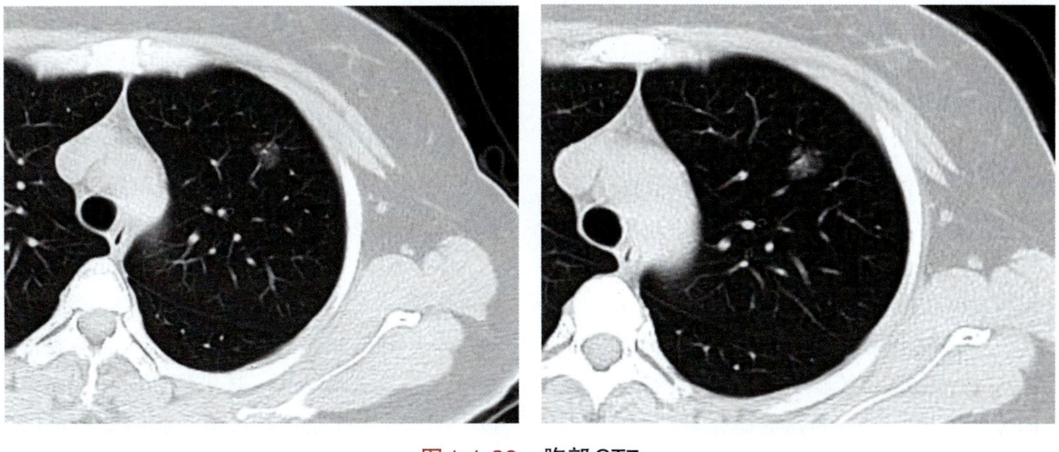

图1-1-38　胸部CT7

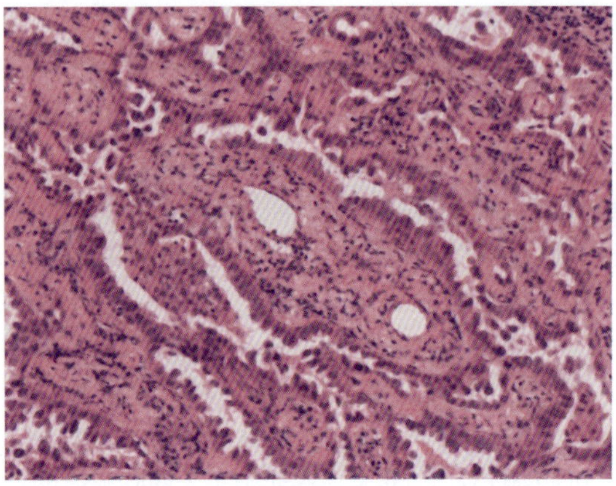

图1-1-39 肿瘤细胞沿肺泡壁表面生长

【分析】 伏壁为主型腺癌（lepidic predominant adenocarcinoma，LPA）相当于以前的非黏液型BAC，组织病理表现以伏壁样生长方式占优势，但无黏蛋白产生，形态学与MIA相似，浸润＞5mm，如果肿瘤侵犯血管、淋巴管、胸膜或者出现肿瘤性坏死，则诊断为LPA。

以伏壁样生长为主的病灶，包括AIS、MIA及LPA，较其他类型肺腺癌更常表现为圆形或类圆形。当病变以伏壁样生长为主、无浸润或浸润范围较小时，对周围结构无侵犯或侵犯程度轻，各方向生长速度接近，此时肺泡无塌陷、增生纤维牵拉不明显，故多表现为圆形或类圆形；当肿瘤细胞增殖并浸润性生长时，病灶各个部分细胞分化程度不一、生长速度不同或病灶内部纤维组织收缩不等导致肿瘤病灶的形状趋于不规则。

LPA的CT表现为实性或部分实性成分的病灶，偶可见囊性成分，较少表现为单纯磨玻璃密度结节。CT上所显示的病灶内实性成分病理上为病灶内明显增生的肿瘤细胞、增生的纤维成分及塌陷的肺泡结构等。Ko等研究表明，LPA的平均实性成分所占比例为14.5%，显著高于AIS/MIA的8.2%，但明显低于非伏壁为主型浸润性腺癌的35.4%。Lee等回顾性研究了LPA和以GGN形式出现的浸润前病变的CT特征。他们发现，LPA比浸润前病变更有可能表现出分叶和胸膜凹陷征。在纯GGN中，浸润前病变比IPA明显更小和分叶更少见。多变量分析显示，病变大小是浸润前病变与IPA的唯一显著性差异。浸润前病变的最佳截点为＜10mm。在部分实性GGN中，浸润前病变可以通过较小的病变大小、较小的实性比例、无分叶和毛刺和IPA准确区分。

LPA预后好，手术切除后生存率要比其他类型浸润性腺癌高。Yoshizawa等研究显示Ⅰ期LPA的5年无复发生存率（RFS）达90%。Yoshiya等研究显示无淋巴结转移的LPA患者3年RFS高达98%，5年RFS可达95%。Kadota等对1038例Ⅰ期肺腺癌患者进行了回顾性研究。根据IASLC/ATS/ERS分类对肿瘤进行分类：2例为AIS，34例为MIA，103例为LPA。AIS和MIA患者没有复发。LPA患者的5年复发风险为8%，低于非伏壁为主型腺癌患者（$n=899$；19%）。5年复发风险因伏壁亚型的比例而异。伏壁型＞50%的患者没有复发（$n=84$），伏壁型＞10%～50%的患者有中等复发风险（$n=344$；12%），而伏壁型≤10%的患者风险最高（$n=610$；22%）。大多数复发的LPA患者都有潜在的风险因素，包括边缘≤0.5cm的亚肺叶切除（$n=2$）、20%～30%的微乳头成分（$n=2$）及淋巴或血管侵犯（$n=2$）。

Cox等研究了临床Ⅰ期（cT1-2N0M0）LPA患者的肺切除程度、淋巴结病理评估和生存率之间的关系。在1991例患者中，1544人接受了肺叶切除术，447人接受了亚肺叶切除术。在接受肺叶切除术的患者中，6%（$n=92$）的患者因淋巴结受累而升期，中位数为7个淋巴结。在对整个队列的分析中，肺叶切除术与亚肺叶切除术相比具有显著的生存优势。然而在对接受了肺叶或亚肺叶切除术并包括淋巴结取样患者的多变量分析显示，切除范围不再与生存独立相关。他们建议：Ⅰ期LPA患者应谨慎使用亚肺叶切除术，而不是肺叶切除术，并且必须始终进行充分的淋巴结病理评估。

Maurizi等评估了98例接受了手术切除并进行了淋巴结清扫的临床Ⅰ期LPA患者淋巴结转移的发生率。肺叶切除占77.6%（76/98），亚肺叶切除占22.4%（22/98）。其中，LPA 85例，MIA 13例。78例患者（79.6%）确诊N0，12例患者（12.2%）确诊N1，8例患者（8.2%）确诊N2，共有20.4%的病例存在淋巴结转移。中位随访45.5个月时，复发率为26.5%。Ⅰ期5年无病生存率为98.6%，Ⅱ期为75%，Ⅲ期为45%。完全淋巴结清扫可揭示LPA患者的隐匿性淋巴结转移，并可提高病理分期的准确性。N1/N2是该组织学的一个负面预后因素。即使在这种情况下，也应考虑进行系统的淋巴结清扫。

7. **病例7**：男，38岁。查体发现肺部占位。

胸部CT：右肺下叶近斜裂小结节影（图1-1-40）。

【诊断】 腺泡为主型肺腺癌。

【诊断依据】 青年男性，右肺下叶斜裂旁病变，形态不规则，叶裂明显牵拉移位（红箭），首先考虑肺腺癌特别是腺泡型肺腺癌可能，并经手术病理证实。

【分析】 腺泡为主型腺癌（acinar predominant adenocarcinoma）的主要成分为具有中心管腔的圆形或卵圆形腺体。肿瘤细胞胞质和管腔内可含有黏液，有时肿瘤细胞聚集成圆形结构，核极性朝向外周而中央腺腔不明显。AIS间质胶原化时可能与腺泡结构难以鉴别，但如果出现肺泡结构消失和（或）肌纤维母细胞性间质，则支持腺泡为主型腺癌。腺泡为主型腺癌的生长结构在病理形态上最具异质性，表现出管状、筛状、融合腺体等

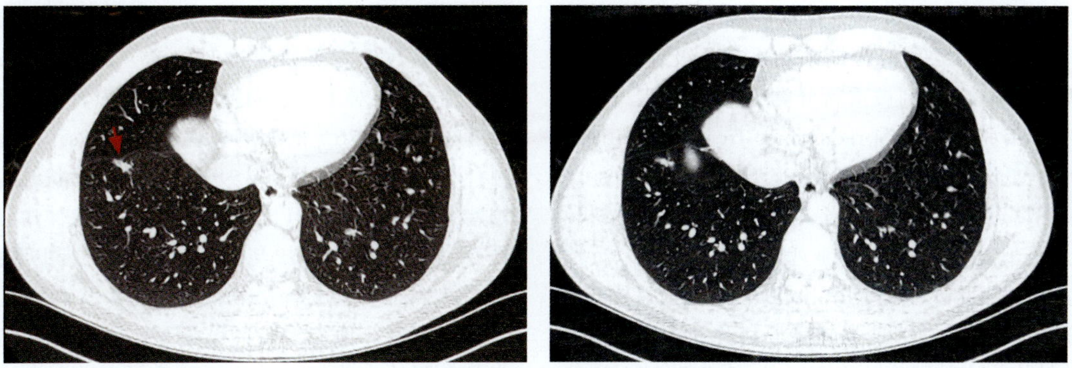

图 1-1-40 胸部CT8

多种结构（图1-1-41，图1-1-42）。筛状结构与融合腺体共存被定义为复杂腺体模式（complex glandular pattern，CGP），诊断CGP需满足两者共存且比例均≥10%。

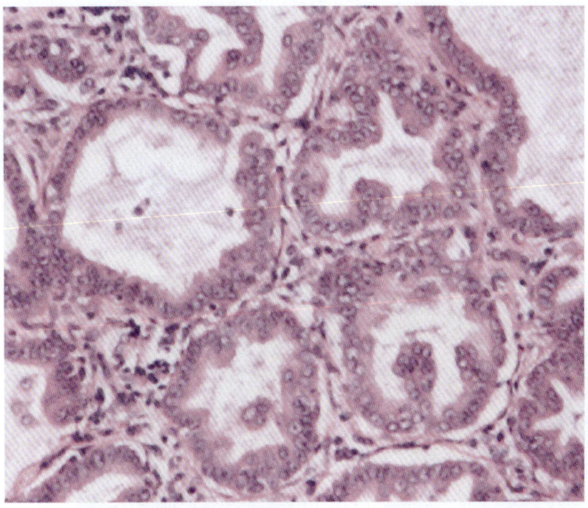

图 1-1-41 腺泡模式

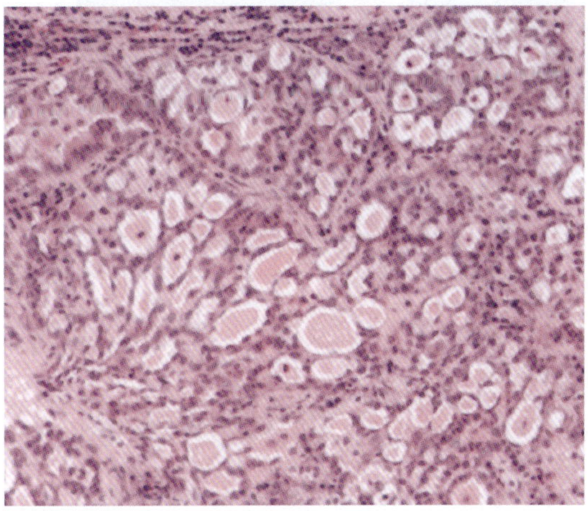

图 1-1-42 筛状模式

腺泡型腺癌是肺腺癌最常见的亚型，占所有浸润性腺癌的30%～40%。Duhig等调查了145例Ⅰ期腺癌病例。腺泡型最常见（44.4%），其次是乳头状（22.8%）和实性型（25.5%）。没有纯腺泡型模式，但存在纯伏壁型、乳头状和实性模式。

筛状结构（cribriform pattern）1978年首次在肺癌中报道。cribriform一词来源于拉丁语cribrum，意为"筛（sieve）"。肺腺癌中的筛状结构首先在2015版WHO中被正式提出，并被描述为腺泡型腺癌的一种结构亚型。在显微镜下可以观察到两种形式的筛状结构：一种是肿瘤细胞产生浸润性背靠背（back-to-back）融合性腺体，与边界清晰的单个肿瘤腺体形成的完整腺腔的常见腺泡（管状腺）模式相比，腺体间隙形成不良，缺乏间质；另一种是肿瘤细胞形成没有实性成分的筛状结构的浸润性肿瘤巢，与实性型腺癌具有实性癌巢但无腺腔形成不同。形态上，筛状结构有丝分裂计数更多，坏死面积更大，核仁更突出。Warth等评估了674例手术切除的肺腺癌病例。248例（36.8%）为实性型，207例（30.6%）腺泡型、101例（15%）乳头型、55例（8.2%）微乳头型、35例（5.2%）伏壁型和28例（4.2%）筛状结构为主型。微含量筛状结构（非筛状主导型）占所有病例的28.6%，主要分布在实性型（36.3%）、腺泡型（26.6%）和微乳头型肺腺癌（14.5%）中，很少出现在乳头（11.9%）和伏壁型肺腺癌（0%）中。

在各种浸润性肿瘤中发现了筛状结构，包括泌尿生殖系统肿瘤、乳腺癌、甲状腺癌、胃肠道肿瘤和气管肿瘤。由于在形态学上难以区分和诊断为原发性肺癌，因此应进行全面的免疫组织化学检查以确认肿瘤的起源并避免对转移的误诊。病理学实践中常用的标志物是：针对肺腺癌的TTF-1/NapsinA，针对胃肠道肿瘤的CK20/CDX2/SATB2/A33（GPA33），针对甲状腺癌的PAX-8，针对乳腺癌的GATA3，针对前列腺的PSA/PACP和泌尿系统肿瘤的GATA3/UPK。通常认为含有筛状结构的肺癌免疫组化表型为TTF-1（＋）/CK7（＋）且CK20（－）/CDX2（－）。

与常见腺泡型腺癌相比，筛状结构与预后不良的危险因素（淋巴/血管侵袭、气腔播散、黏蛋白产生和较高的病理性TNM分期）、较高比例的复发和较短的生存时间显著相关。这些特征类似于实性或微乳头状腺癌。

Kadota等回顾性分析735例Ⅰ～Ⅳ期肺腺癌患者的临床病理资料，根据第8版TNM分期系统重新分级后，90例腺泡为主型腺癌中有54例被重新分类为筛状亚型。筛状亚型患者的5年无复发率（recurrence-free probability，RFP）（51%）低于腺泡和乳头状亚型（81%和80%），但与实性亚型患者（48%）相当。筛状亚型患者的5年OS（49%）低于腺泡和乳头状亚型（90%和81%）。多变量分析显示，筛状亚型是RFP和OS的独立预后因素。Nakajima等分析了1057例日本肺腺癌切除患者的数据，以确定筛状结构为主肺腺癌的临床意义。217例（20.5%）患者中存在筛状结构，25例（2.4%）患者中诊断为筛状结构为主型肺腺癌。筛状结构与较大的肿瘤体积、胸膜侵犯、血管侵犯、淋巴侵犯和气腔播散有关。筛状结构为主型肺腺癌与年龄较轻、血管侵犯、气腔播散和ALK重排有关。筛状结构为主型肺腺癌患者的无复发生存率（RFS）与实性腺癌患者相同；OS位于乳头状腺癌和腺泡型腺癌患者之间。在10例肿瘤复发的患者中，8例患者有EGFR突变或ALK重排，其中6例患者在接受TKIs治疗后获得了相对较长的生存期。在多变量分析中，筛状结构为主型肺腺癌不是复发或死亡的独立预后因素。总之，筛状结构为主型肺腺癌与较高的复发风险有关；然而，大多数患者可以通过TKIs成功治疗。Bossé等进一步评估CGPs对Ⅰ～Ⅳ期肺腺癌切除患者的预后价值。在42.0%（284/676）的病例中观察到CGPs。以筛状结构和融合腺体为主者分别有35例和37例。筛状结构的存在与较差的RFS有关，但与OS无关。融合腺体单独或分组为具有筛状结构的CGP与OS和RFS无关。以融合腺体为主的腺癌患者的5年生存率介于乳头状和微乳头状为主的腺癌之间。他们得出的结论是：筛状结构占优势，而非融合腺体占优势，是一种预后不良的亚型，类似于实性和微乳头亚型。相反，融合腺或CGP的次要成分的存在与生存无关。单独筛状结构有益于预后分层，但不应应用CGP总结高级模式。

8.**病例**8：男，52岁。查体发现肺部占位。

胸部CT：右肺中叶结节影（图1-1-43）。

【诊断】 乳头状为主型肺腺癌。

【诊断依据】 胸部CT显示右肺中叶3.5cm×2cm实性肿块，边缘浅分叶，内部可见增粗血管（白箭），考虑周围型肺腺癌可能。术后病理为浸润性腺癌，乳头状为主型（图1-1-44）。

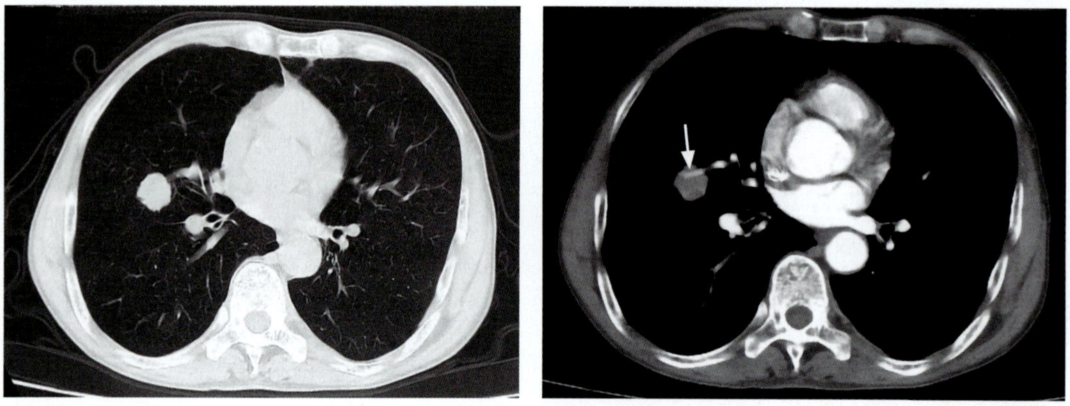

图1-1-43　胸部CT9

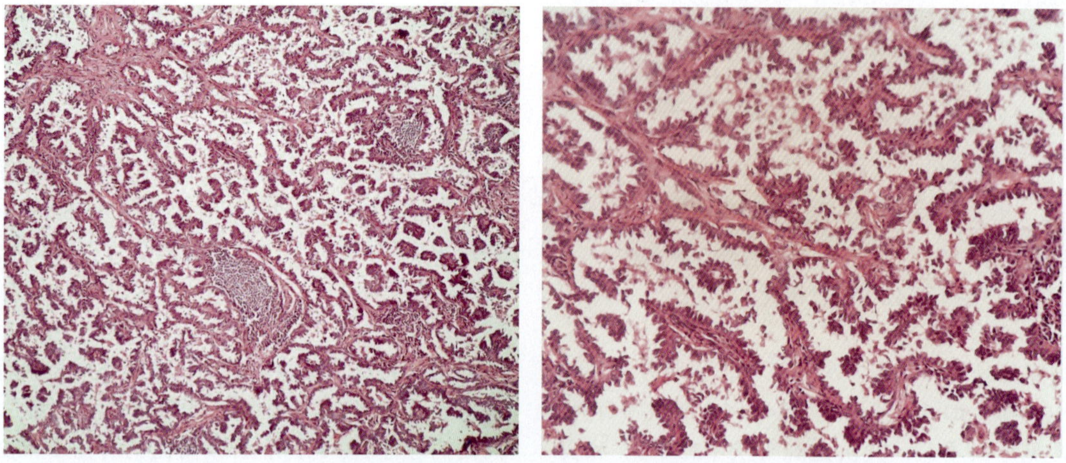

图1-1-44　肿瘤细胞呈有分支的乳头状结构，具有纤维血管轴心

【分析】 肺乳头状腺癌（papillary adenocarcinoma）约占肺腺癌的20%，发病高峰为50～60岁，女性多于男性。肿瘤组织由典型乳头状结构组成，肿瘤细胞围绕纤维血管排列。有文献报道，该肿瘤起源于Ⅱ型肺泡上皮细胞。CT上表现的结节或肿块，在组织学上为肿瘤的乳头状结构，以及破坏、扭曲的肺组织；磨玻璃样阴影和肿块影周围出现的病变代表肿瘤细胞沿肺泡壁生长或阻塞肺泡腔引起的阻塞性肺炎、支气管炎、细支气管脓肿等改变。空洞、钙化在肺乳头状腺癌中较少见到。空泡征、支气管充气征在肺乳头状腺癌病例中多见。

肺乳头状腺癌生物学行为较伏壁型和腺泡型肺腺癌差，术后复发率和淋巴结转移率较高，易发生包括中枢神经系统在内的远处转移。Dong等对226例中国乳头状腺癌患者的分析显示，其5年生存率为61.50%。Sakurai等对2004例乳头状腺癌患者进行了回顾性分析，5年总生存率为72.9%。虽然乳头状为主的肺腺癌通常被认为是中等复发风险的病理类型，但并非所有研究都得出了相同的结论，也有研究报道其5年无复发的概率较低，只有38%。Warth等根据乳头状肺腺癌的结构和细胞学特征，将其分为3组：1型具有中小型乳头和轻微核异型的"伪伏壁"样生长；2型具有甲状腺乳头状癌样生长的中度异型和中等大小乳头；3型具有显著异型的高度可变大小乳头。3型乳头状腺癌病例与肺泡间隙的气腔播散、高增殖（Ki-67）、高分期、低EGFR突变率和吸烟有关，而1型乳头状腺癌则表现出相反的相关性。乳头状生长的亚类化揭示了总生存率和无病生存率的类型特异性关联（无病生存期1型：67.1个月，2型：56.8个月，3型：49.9个月）。3型较1型和2型预后差，具有高复发风险。Kim等对手术切除的301例Ⅰ～Ⅲ期浸润性肺非黏液腺癌进行了分类。腺泡/乳头型共193例（64.1%）。腺泡/乳突型与伏壁型和微乳头/实性型相比显示中等生存率。在腺泡/乳头型的单变量生存分析中，分期、年龄、淋巴血管侵犯、气腔播散、微乳头状细胞或实性模式的存在以及PD-L1阳性与较差的无复发生存率和总生存率相关。在多变量分析中，在腺泡/乳头型队列中，气腔播散和PD-L1表达均是无复发生存率和总生存率的独立不良预后因素。评估气腔播散和PD-L1表达可能有助于对腺泡/乳头型肺腺癌患者的预后进行分层。Zhang等回顾性分析了3391例原发性肺乳头状腺癌患者的临床特征和影响预后的因素。年龄较大、病变较大、远处转移、淋巴结浸润和病理分化差与预后不良相关。手术干预有利于获得良好的预后。放疗或化疗对患者的生存没有显著影响。

9. **病例**9：女，60岁。查体发现肺部占位2天。

胸部CT：右肺上叶不规则结节影（图1-1-45）。

【诊断】 微乳头为主型腺癌。

【诊断依据】 胸部CT显示右肺上叶条片状高密度灶，大小约2.5cm×1.9cm，形状不规则，分叶明显，有空泡征、胸膜凹陷征，内部血管增粗、扭曲，首先考虑浸润性肺腺癌。术后病理显示（右肺上叶）浸润性腺癌，肺泡为主型（70%），伴浸润性黏液腺癌（20%）及微乳头状腺癌（10%），侵犯脏胸膜。支气管断端未见癌。支气管周围淋巴结转移（2/2）。

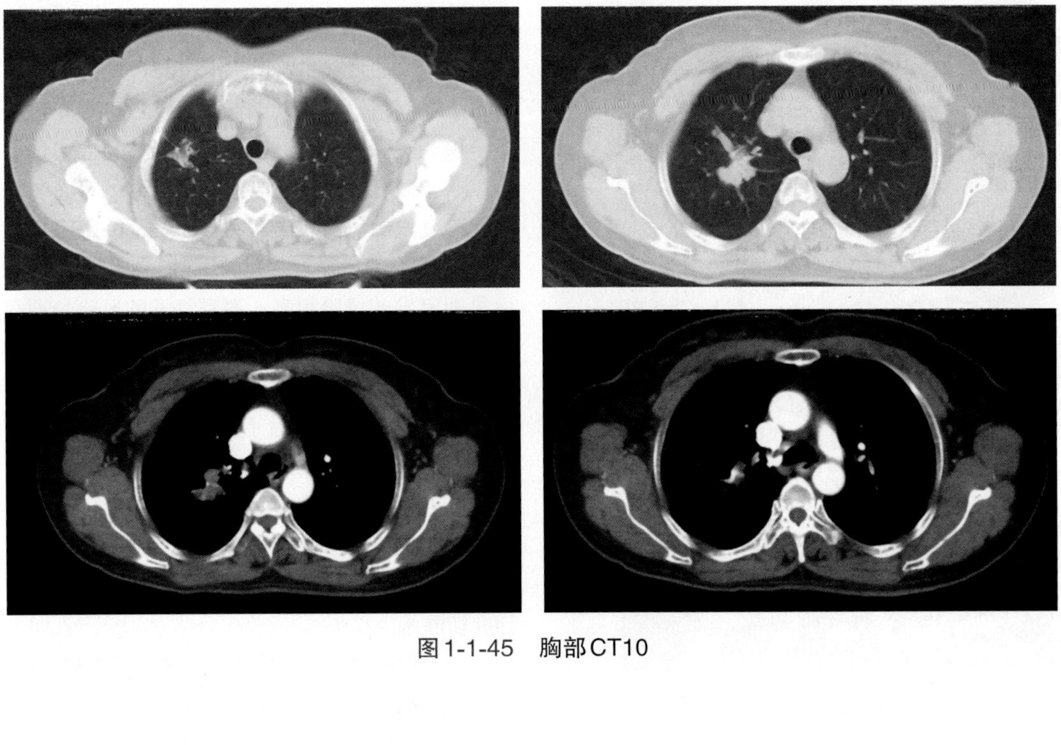

图1-1-45　胸部CT10

【分析】 肺腺癌病理形态中可见两种乳头状结构：一是真性乳头，二是微乳头，两者区别的关键在于有无纤维血管轴心结构。微乳头结构（micropapillary pattern，MPP）即肿瘤细胞形成无纤维血管轴心的乳头状细胞簇，形如花蕾。微乳头状腺癌指肿瘤细胞形成乳头状细胞簇，中央缺乏纤维血管轴心，与肺泡壁连接或分离；瘤细胞可形成环样腺样结构，"漂浮"在肺泡间隙内。常有血管、淋巴管、间质侵犯和气腔播撒（图1-1-46，图1-1-47）。与乳头状腺癌不同之处在于后者腺样肿瘤细胞沿中央纤维血管束生长，无须间质浸润便可诊断。MPP通常与乳头、腺泡、伏壁和实性等结构混合存在，肺泡腔内有微乳头存在，应被诊断为微乳头型。少数情况下肿瘤可以几乎完全由微乳头结构组成。Kondo等根据簇的大小将MPP分为两种类型：典型的小花MPP，具有小到中等大小簇（1～20个肿瘤细胞）的肿瘤；和大巢MPP，具有大簇的肿瘤（＞20个肿瘤细胞），具有大巢MPP的肿瘤显示出更高的淋巴结转移频率和更差的预后。Emoto等观察到一种新的结构，称之为丝状MPP。其定义为肿瘤细胞生长在没有纤维血管核心的纤细、花边状、狭窄的细胞堆中，附着在肺泡壁上，在横切面上经常可见。肿瘤细胞堆由至少3个肿瘤细胞堆积在肺泡壁表面的基底层之上，最多有3个细胞的宽度。免疫表型方面，微乳头型腺癌常常弥漫性表达TTF-1，提示肿瘤具有终末呼吸单元分化特征。分子学方面，大多数研究显示EGFR突变是微乳头型腺癌最常见的驱动基因改变，其他包括KRAS和BRAF等基因突变及ALK融合基因。

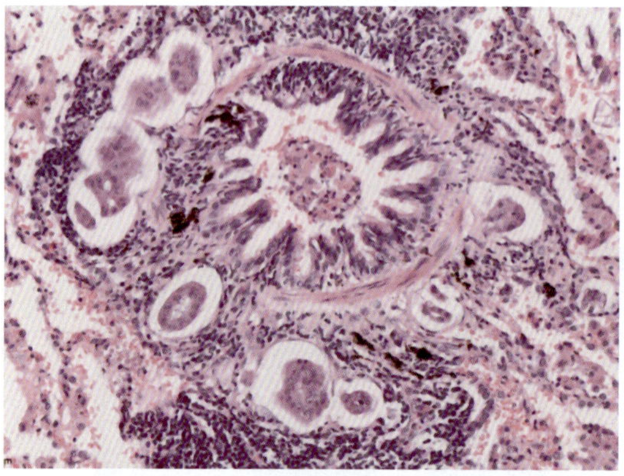

图1-1-46　小支气管周围的微乳头成分

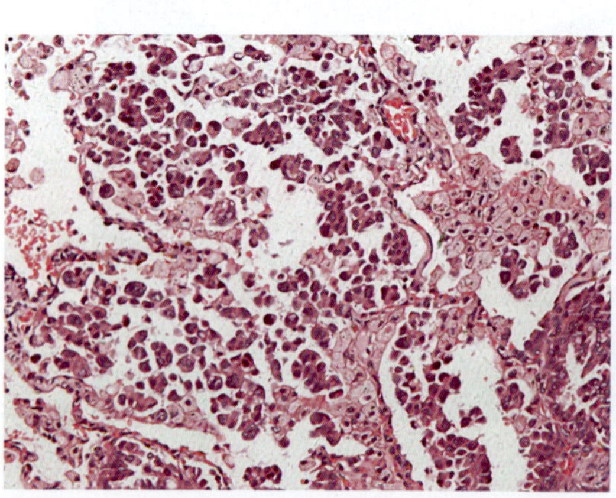

图1-1-47　癌细胞体积小，呈簇状、微乳头状生长，缺乏纤维血管轴心，悬浮于肺泡腔内

McDivitt等于1982年首次在乳腺癌中报道了MPP，此后在包括膀胱和卵巢在内的其他几个器官中也报道了MPP。Silver和Askin于1997年首次在肺腺癌中报道了MPP。他们指出，74%的乳头状腺癌显示MPP。2002年，Amin等研究了35例含有微乳头成分的原发性肺腺癌。他们发现MPP与肺腺癌的任何特定组织学亚型无关。共有33例（94%）患者发生转移，主要发生在淋巴结（26例）和肺（17例）。无论原发性肺肿瘤中微乳头成分程度如何，大多数转移瘤都有显著的微乳头成分。他们强调了识别这种组织学成分的重要性，因为这些患者可能有更高的复发风险，需要更密切的随访。一些研究进一步证实，在MPP组织学亚型中，吸烟、淋巴血管侵犯、脏胸膜侵犯及淋巴结和肺内转移的存在更为常见。

微乳头为主型肺腺癌预后不佳，有复发和转移的趋势。Tsubokawa等回顾性研究了347例接受完全切除的临床ⅠA期肺腺癌患者。MPP或乳头状成分比例较高的患者生存率较差。Nitadori等报道，局限性切除术后微乳头组织学亚型是≤2cm肺腺癌复发的危险因素。大多数复发（63.4%）为局部复发；当手术边缘＜1cm时，≥5%的微乳头成分与局部复发风险的增加具有统计学意义。Yoshida等发现，在HRCT中，实性结节（17.8%）的MPP发生率高于磨玻璃结节（1.5%）或部分实性结节（5.3%）。在多变量分析中，HRCT发现是唯一与微乳头成分相关的术前因素。Dai等研究了淋巴结微转移之间的关系及腺癌的组织学模式。微乳头成分被证实是微转移频率增加的独立预测因素。微乳头阳性患者中，微转移的存在与局部复发而非远处复发的风险较高相关。Watanabe等利用危险曲线研究了MPP对术后复发时间的影响。他们发现，MPP患者术后早期复发的风险很高，而且复发的风险长期存在。即使在Ⅰ期肺腺癌患者完全切除后，微乳头成分仍与不良预后相关。MPP阳性的肺腺癌患者预后明显低于MPP阴性患者，即使早期诊断仍然预后不良，可能与其独特"由内而外"的生长方式（inside-out growth pattern），使肿瘤细胞反向生长，破坏血管基膜和间质金属蛋白酶，导致肿瘤细胞簇向四周扩散，发生脉管转移有关。由于肺部分切除与微乳头成分腺癌的预后不良有关，建议在进行辅助化疗后进行肺叶切除术。

10.病例10：女，57岁。查体发现左肺下叶结节1周。

胸部CT：左肺下叶结节影，双肺散在实性微结节（图1-1-48）。

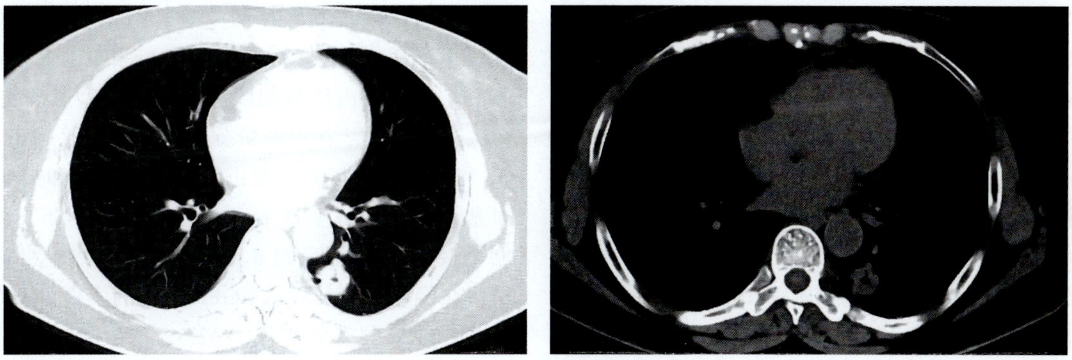

图1-1-48 胸部CT11

【诊断】 浸润性腺癌。

【诊断依据】 胸部CT显示左肺下叶2.4cm×2.2cm实性结节，内见空洞，分叶明显，首先考虑浸润性腺癌。患者行单孔胸腔镜左肺下叶切除术，淋巴结清扫术，胸膜粘连松解术。病理：（左肺下叶）浸润性腺癌（图1-1-49～图1-1-51），实性生长为主型（约80%），部分为腺泡型（约20%），肿瘤大小2.2cm×1.5cm，个别脉管内及支气管腔内查见癌细胞，小灶性并气腔内播散，紧邻脏胸膜（PL0）；肺组织切缘未查见癌；“第4L组”淋巴结（1/1枚）、“第7组”淋巴结（1/1枚）、“第11组”淋巴结（1/1枚）查见转移癌；肺门淋巴结（1枚）、“第5组”淋巴结（1枚）、“第6组”淋巴结（1枚）、“第9组”淋巴结（1枚）、“第10组”淋巴结（1枚）未查见癌。免疫组化：肺，TTF1（+），NapsinA（+），CK7（+），CgA（-），Syn（小灶性+），P40（-）；“第7组”淋巴结，CK（AE1/AE3）（+）；特殊染色结果，Elastic（+）（图1-1-52）。

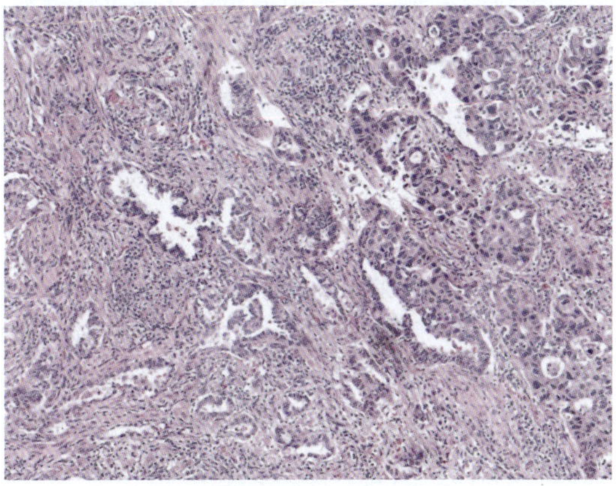

图1-1-49 肿瘤细胞呈实性癌巢和腺管样排列

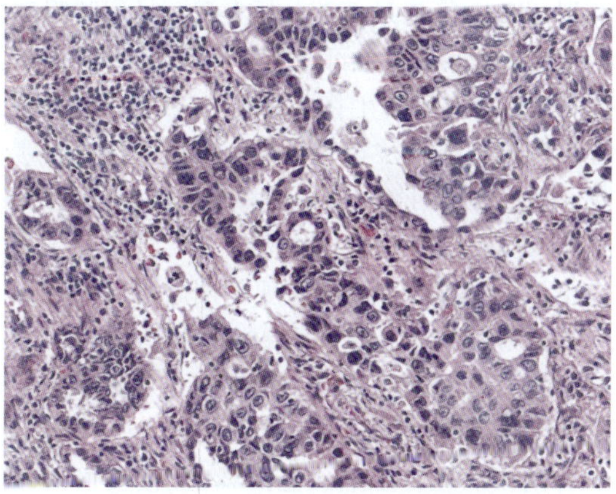

图1-1-51 腺管样肿瘤细胞

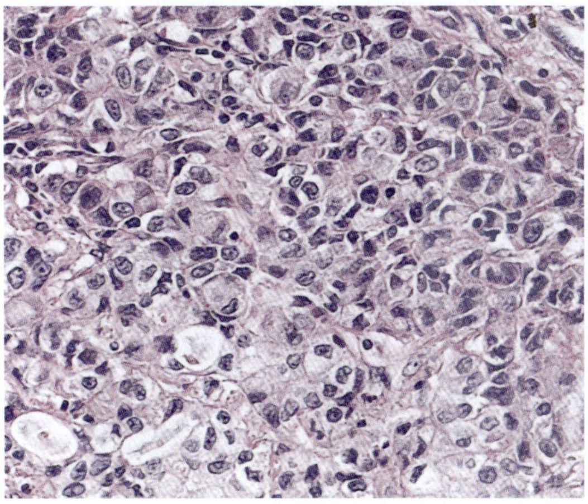

图1-1-50 多边形肿瘤细胞，构成实性癌巢

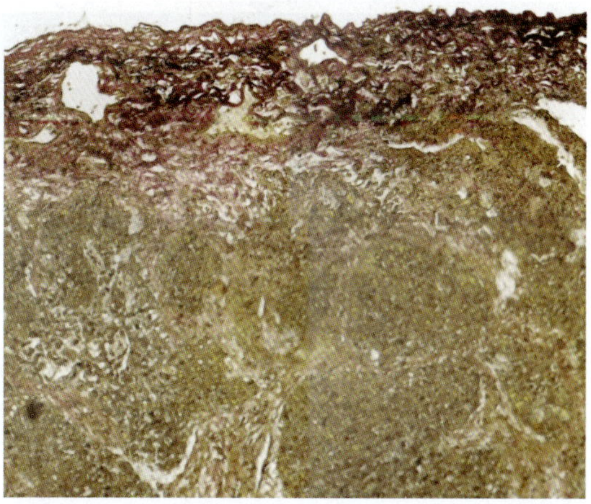

图1-1-52 弹性纤维染色，紧邻胸膜，肿瘤细胞（底部）和胸膜表面（顶部）之间存在完整的弹性层

【分析】 实性腺癌（solid adenocarcinoma）主要由多边形肿瘤细胞构成的实性癌巢，肿瘤细胞分化较差，异型性较明显、核分裂象较多，缺乏可辨认的腺癌结构，如腺泡、乳头、微乳头或伏壁样生长结构。少部分细胞会产生黏液分泌，是含黏液较少的一类黏液腺癌。2015年WHO腺癌分类将有肺细胞标志物［TTF-1和（或）NapsinA］表达的大细胞癌归为实性腺癌，即使没有黏蛋白的表达。实性腺癌必须与鳞癌和大细胞癌相鉴别，两者都可能显示出罕见的细胞内黏蛋白。若肿瘤为100%实性，则需在2个高倍视野的任意一个中至少有5个肿瘤细胞存在细胞内黏蛋白，并经黏蛋白的组织化学染色证实。TTF-1和（或）NapsinA不仅能诊断实性腺癌，还能排除鳞癌的诊断。透明细胞和印戒细胞常与实性结构密切相关。

实性腺癌具有较强的侵袭性，与局限性切除后的淋巴结转移和局部复发有关。Luo等分析了136例完全切除后出现肿瘤复发的Ⅰ期肺腺癌患者的数据。实性为主的组织学亚型和＜12个月的无复发间隔预测了更差的复发后生存率（postrecurrence survival，PRS）。实性腺癌较易发生远处转移，并且在发生远处转移的肿瘤中50%可为实性型。Zhao等通过荟萃分析发现，早期肺腺癌中非优势型微乳头或实性成分可分别高达60.4%和41.8%。微乳头或实性成分与无病生存期或总生存期显著缩短相关。非优势型微乳头或实性模式是一个负面的预后因素，也是有限切除术后早期复发的指标。Choi等的研究也发现，即使在ⅠA期患者中，最小微乳头或实性成分（≤5%）的存在也是术后预后不良的重要预测因素。微乳头或实性成分亚型比ⅠA/ⅠB期分类更好地定义了亚组预后。

实性腺癌对辅助性化疗不敏感。该类型的ALK重排相对较常见，但EGFR突变较低。Zhang等评估了1039例Ⅰ～Ⅲ期浸润性肺腺癌，包括186例接受根治性切除的实性腺癌患者的临床病理特征、常见驱动突变的状态、复发模式、无复发生存期（RFS）、总生存期（OS），复发后生存率（PRS）以及辅助化疗和EGFR-TKIs的预测价值。实性型占优势的腺癌比非实性型腺癌更容易发生初次远处复发。在单变量分析中，实性腺癌患者的RFS、OS和PRS明显较差。校正临床病理变量和突变状态的多因素分析显示，实性亚型是一个独立的不良预后因素，也是接受辅助化疗的Ⅱ～Ⅲ期患者的独立阴性预测因子。在经历疾病复发的EGFR突变的实性肺腺癌患者中，EGFR-TKIs的有效率仅为37.5%。在彻底切除的浸润性肺腺癌中，实性亚型是一个独立的不良预后因素，也是辅助化疗的阴性预测因素。Li等回顾性分析了675例在单一机构接受根治性切除术的肺腺癌患者。在75例和312例患者中分别检测到ALK重排和EGFR突变，其中5例两者同时存在。与EGFR突变患者相比，ALK重排在年轻患者、晚期肿瘤、淋巴结转移患者和术后辅助治疗率较高的患者中更常见。组织学上，EGFR突变在腺泡型和伏壁型患者中比ALK重排更常见，而ALK重排在产生黏蛋白的实性型和浸润性黏液腺癌中更常见。ALK阳性患者的无病生存期明显比EGFR突变患者和野生型患者差。Dong等研究发现，实性腺癌PD-L1的表达增加，肿瘤突变负荷显著增加，具有较高细胞毒性，并增加了与免疫原性相关的基因突变的发生率。实性腺癌患者可能从免疫治疗获益。

11.**病例11**：男，51岁。查体发现肺部占位。

胸部CT：右肺下叶结节影（图1-1-53）。

【诊断】 浸润性腺癌。

【诊断依据】 胸部CT显示右肺下叶规则结节，内有空洞，内外壁皆光滑。患者行右肺下叶切除术。病变大小约2.5cm×1.8cm×1.5cm，病理诊断为浸润性腺癌，有微乳头（50%）、实性（40%）和腺泡（10%）成分，可见坏死、气腔播散和淋巴结转移。

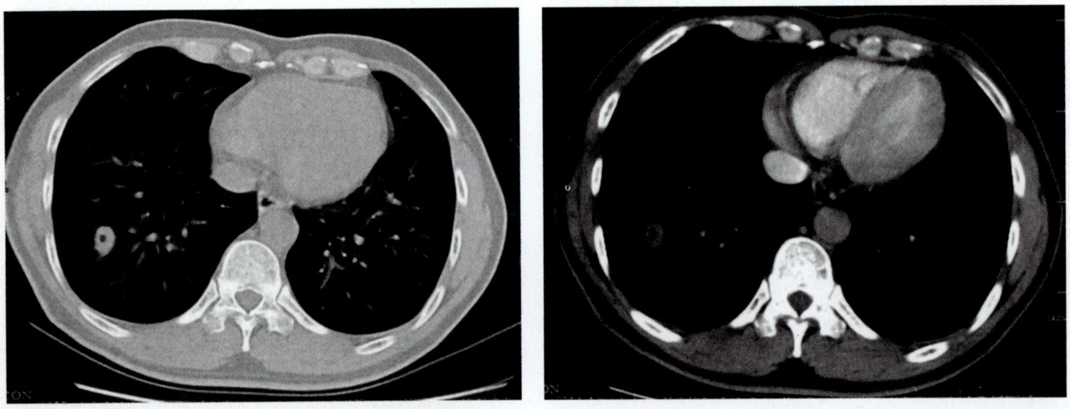

图1-1-53 胸部CT12

【分析】 肺腺癌的肿瘤浸润是指间质、血管或胸膜的浸润。2015年WHO分类将肿瘤气腔播散（spread through air spaces，STAS）确定为一种新的腺癌侵袭模式，定义为微乳头簇、实性肿瘤巢和（或）单个肿瘤细胞在主瘤灶边缘以外的肺泡腔内扩散（图1-1-54，图1-1-55）。微乳头簇由缺少纤维血管轴心的微乳头结构组成，偶尔在气道中形成环状结构；实性巢，由肿瘤细胞组成实性团巢；单个肿瘤细胞由散在的、松散的单个肿瘤细胞组成。主瘤灶的边缘定义为肿瘤的平滑表面，可在大体标本和低倍视野检查中进行识别。当具有上述特征的肺癌细胞被确定在主瘤灶边界之外时才被识别为STAS。

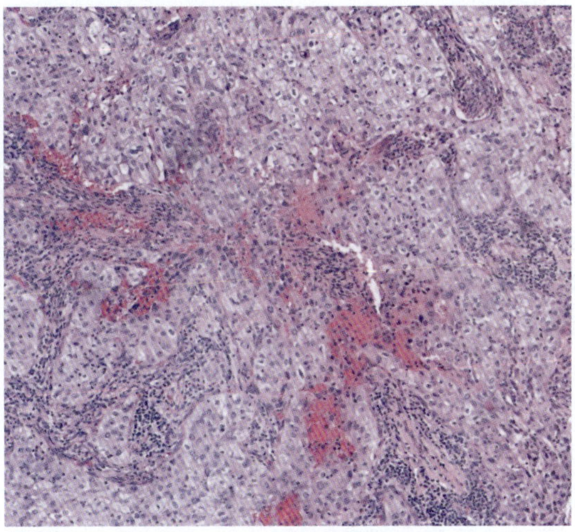

图1-1-54 实性腺癌成分

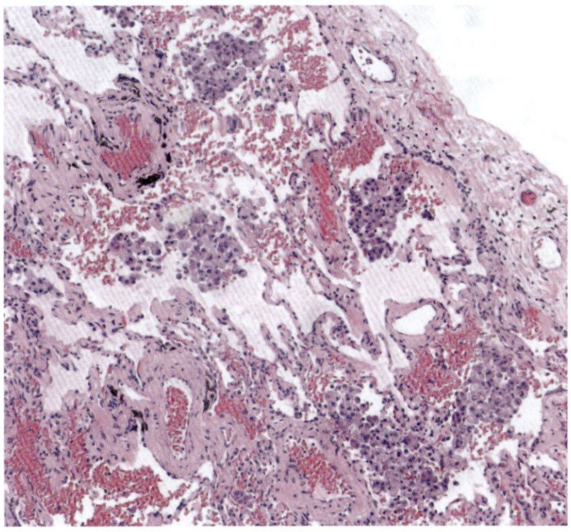

图1-1-55 肿瘤气腔播散

在定义STAS之前，Kodama等在1980年报道了1例独特的肺腺癌，尽管原发灶是常见的浸润性细支气管肺泡癌，但肿瘤细胞是游离的，漂浮并充满原发肿瘤周围的肺泡间隙、细支气管和小支气管，以及其他肺叶的每个受累区域，表现为气源性播散。这是对STAS的首次描述，在当时并未引起人们的关注，病理医师认为这可能是制作冷冻切片时刀片切割所致，也有学者认为是在外科手术时外科处理或吻合器挤压所致。Shiono等于2005年指出，在结直肠癌肺转移患者中，漂浮的癌细胞簇（floating cancer cell clusters，ASFC）存在气源性播散，ASFC是不良的预后特征。2013年，Onozato等提出了肿瘤岛的概念，肿瘤岛被定义为肺泡间隙内孤立的、大量聚集的肿瘤细胞，以缺乏明显边界的微乳头样成分为特点，与主肿瘤灶相隔至少几个肺泡的距离。不同于肺腺癌的微乳头模式，CT三维重建显示它们仍与主肿瘤灶相连。他们分析了肿瘤岛对Ⅰ～Ⅱ期肺腺癌临床病理、分子特征和预后的影响。具有肿瘤岛的肺腺癌更有可能发生在吸烟患者，表现出更高的细胞核等级和实性或微乳头生长模式，并携带KRAS突变。相比之下，没有肿瘤岛的肺腺癌更有可能表现为微浸润腺癌，表现出伏壁样生长模式，并携带EGFR突变。尽管病理分期与胸膜脉管浸润无显著性差异，但有肿瘤岛的肺腺癌的预后较差，有肿瘤岛和无肿瘤岛患者的5年无复发生存率分别为44.6%和74.4%。多变量分析显示，肿瘤岛的存在与复发风险增加近2倍有关。即使在ⅠA期队列中，超过50%的肿瘤岛患者在5年内复发。肿瘤岛似乎是通过STAS到主要肿瘤周围的肿瘤细胞簇的形象描述。如果STAS是肿瘤细胞播散的动态过程，那么肿瘤岛可以被视为肿瘤细胞通过STAS的直观表现。

一些研究对STAS和（或）相关形态学特征进行了不同定义。越来越多的研究结果表明伴有STAS的肺腺癌预后不佳，且与手术类型的选择相关。2015年，Kadota等首次将其命名为“气腔播散”，并认为这是一种新型的肺癌侵袭模式。从形态学上看，这些肿瘤细胞位于肺泡腔中，包括微乳头簇、实性巢或与肺泡壁分离的单个肿瘤细胞3种病理学形态，这与肿瘤细胞沿肺泡壁表面呈线性的伏壁样生长不同；肿瘤细胞对肺泡腔的填充程度不同，从大量的细胞浸润到非常不明显的单个细胞或微乳头簇，有时很难与肺泡巨噬细胞进行区分。吸烟者气腔中的巨噬细胞胞质中常含有淡褐色色素和黑色碳颗粒，而不吸烟者巨噬细胞胞质中缺乏色素且有时呈现泡沫状，细胞核偏小，分布均匀规则，常出现核重叠，核仁不明显或缺失，无核异型性。相反，STAS的肿瘤细胞通常缺乏细胞质色素或泡沫细胞质，常以团簇状生长，核异型性伴色素深染，核仁数多且体积大。此外，亦可通过免疫组化，如角蛋白、巨噬细胞标志物如CD68等来进行鉴别。他们回顾了411例≤2cm的Ⅰ期肺腺癌病例，按照病灶距主瘤体的距离中位数1.5mm（范围0.2～8.5mm）或间隔的肺泡数中位数7个（范围1～58个）对STAS进行定量。在155例（38%）中观察到STAS，并且在距离肿瘤边缘1cm以上的地方观察到肿瘤细胞。STAS通常在靠近肿瘤边缘的第1个肺泡间隙中发现，但偶尔可以在距离主肿瘤50多个肺泡间隙中发现。STAS在上述3种病理形态学模式中的发生率分别为61%、34%和5%。在STAS阳性肿瘤中，淋巴血管浸润和主要肿瘤的高级形态学模式比在STAS阴性肿瘤中更常见，并且STAS的存在是有限切除治疗的小肺癌复发的重要风险因素。Warth等根据STAS的扩散范围将其分为局限型和广泛型，前者指离开主瘤体经由气腔播散的肿瘤细胞簇（至少5个肿瘤细胞）距离主瘤体＜3个肺泡腔，距离主要瘤块＞3个肺泡腔的肿瘤细胞巢则为广泛型。在569例切除的肺腺癌中，约50%的腺癌存在局限型（21.6%）或广泛型（29%）STAS。STAS在男性、淋巴结和远处转移、肿瘤分期和高级别组织学模式中更为普遍，并且显示出较低的EGFR突变和较高的BRAF突变。STAS的存在与任何阶段的无复发生存期和总生存期显著降低有关。根据Kadota等和Warth等的临床试验结果，2015年WHO分类正式制定了STAS概念。2016年，Morimoto等提出了游离肿瘤簇（free tumorclusters，FTCs）的概念。他们将其定义为一组3个以上的肿瘤细胞簇，每个细胞簇包含＜20个不在一个整体的微乳头细胞，这些细胞在气腔内扩散，距离主肿瘤＞3mm。FTCs不包含实性巢或单个细胞。在微乳头成分阳性腺癌中，FTCs的共存对术后预后产生了进一步的负面影响。同年，Shiono等将STAS定义为距离主肿瘤边缘＞0.5mm的游离在肺泡内的肿瘤细胞簇。该研究显示了很低的STAS阳性率，在318例手术切除的Ⅰ期肺腺癌患者中，仅有47例（14.8%）显示STAS阳性。STAS阳性与男性、吸烟和影像上表现的实性结节显著相关。47例STAS阳性患者中有11例（23.4%）发生局部复发，271例STAS阴性患者中仅有10例（3.7%）发生局部复发。单变量分析显示，有和无STAS病例的总5年生存率分别为62.7%和91.1%，无复发5年生存率分别为54.4%和87.8%。多因素分析证实，STAS与预后不良和复发密切相关。2017年，Uruga等首次对≤2cm的Ⅰ期肺腺癌的STAS成分进行了半定量评估，手术切除最突出的区域分为无STAS、低STAS（1～4个单细胞或STAS簇）或高STAS（≥5个单细胞或STAS簇）。他们发现，1/3切除的小腺癌具有高STAS，这预示着无复发生存率更差。Dai等根据STAS和肿瘤大小衡量预后。STAS阳性的直径2～3cm的ⅠA期肺腺癌患者的预后已经类似于STAS阴性的ⅠB期患者，但对直径＜2cm的肺腺癌的预后影响较小。Masai等发现STAS的存在和STAS阳性患者手术切缘＜1.0cm是早期肺癌有限切除后局部复发的重要危险因素。2018年，Shiono等对514临床ⅠA期接受肺叶切除术或亚肺叶切除术的NSCLC患者进行了调查，发现STAS是亚肺叶切除术患者预后不良的预后因素，对接受肺叶切除术的患者没有影响。Shiono等的另一篇文章评估了217例临床ⅠA期的NSCLC患者，比较接受楔形切除术或肺段切除术患者中STAS对预后的影响。STAS是接受楔形切除术的临床分期ⅠA期NSCLC患者的一个重要预后因素，但在肺段切除术病例中则不然。他们通过肺段切除术获得了更宽的手术范围，从而使他们的结果合理化，有可能防止肿瘤细胞的扩散。他们还在胸部CT上确定了1.7cm的实体瘤大小作为预测STAS阳性的阈值，当CT上的实体瘤直径＞1.7cm时，他们主张肺段或肺叶切除术是合理的方法。Terada等研究表明，即使在Ⅲ期（N2）腺癌中，STAS侵袭模式也是复发的重要风险因素。Eguchi等发现，在患有STAS的T1肺腺癌患者中，肺叶切除术比亚肺叶切除术有更好的疗效。病理学家可以在冷冻切片上识别STAS，在手术中根据冷冻切片结果在有限切除和肺叶切除术之间做出选择。Yagi等通过对HE染色、免疫组化及免疫荧光染色病理切片进行三维重建，从空间角度揭示了STAS病灶与肺泡组织的相连机制，STAS肿瘤细胞可以附着在肺泡壁上，而不是像二维切片上看到的那样看起来自由漂浮。这表明肿瘤细胞从主肿瘤分离，通过气腔迁移，并通过血管选定（vessel co-option）重新附着在肺泡壁上，使其能够存活和生长。这可能解释了接受有限切除的STAS阳性肿瘤患者比接受肺叶切除术的患者复发率更高，生存率更差。在2021年WHO肺癌分类中明确提出，STAS是原位腺癌和微浸润性腺癌的排除标准。Gutierrez-Sainz等评估了73例手术切除肺腺癌病例STAS状态与其他临床病理变量之间的相关性，并评估STAS的预后影响以及从肿瘤边缘到最远STAS的距离。52例（71.2%）发现了STAS。组织学分级3级和伏壁型生长方式的缺失与STAS的存在独立相关。中位RFS为48.06个月。与STAS阴性患者相比，STAS阳性患者的中位RFS更短（39.23个月）。从肿瘤边缘到最远STAS≥1.5mm的STAS阳性病例的中位RFS更短（37.63个月）。距离每增加1mm，死亡率增加1.26倍。

STAS是一种独立的病理实体，还是病理切片过程中，肿瘤细胞通过刀片的机械力产生的伪影，仍然存在争议。通过刀面传播（spread through a knife surface，STAKS）的概念最早由Thunnisen等提出，即在病理切除过程中，肿瘤细胞可以通过刀面医源性地扩散到肺泡间隙。Blaauwgeers等前瞻性地研究了病理标本中的肿瘤簇。他们在切取瘤体组织时，在第1刀与第2刀之间未对刀进行清洁，观察两次切取所制成标本间的差异。他们发现，后者含气空间中松散组织碎片的存在更为频繁。约93%的病例发现的肿瘤岛或疏松的肿瘤细胞可以用与组织处理相关的机械力来解释。然而，Kadota等和Warth

等证明了STAS不是伪影，并提供了区分伪影和真实STAS的标准。随机散布在组织上和（或）组织切片边缘处的细胞簇；锯齿状边缘或线性条带的存在表明肿瘤碎片或STAKS，而不是STAS。STAS的肿瘤细胞与主肿瘤之间有连续性，与主肿瘤无连续性肺泡腔相连而又远离主肿瘤的肿瘤细胞被认为是人工假象。2021年，Metovic等收集了51例外科肺部标本（35例腺癌，68.6%；13例鳞癌，25.5%；2例大细胞神经内分泌癌，3.9%；1例非典型类癌，2%）。用新的干净刀片沿固定方向切割新鲜肿瘤标本，并将切割后的肿瘤组织分为刀片接触肿瘤前的肺实质成分，与刀片接触肿瘤后的肺实质成分，这个切片被切成两半，分别制作了甲醛浸泡的新鲜组织切片及石蜡包埋切片。在33例（64.7%）中发现STAS，刀片切割对STAS分布没有影响，表明STAS不是一个与病理学家相关的人为事件。

STAS更容易发生在组织学存在高级别生长方式如筛状、实性或微乳头状生长方式为主的肺腺癌中，尤其与微乳头状生长模式显著相关。Lee等回顾性分析了316例经手术切除的肺腺癌病例。160例（50.6%）观察到STAS。STAS与淋巴血管侵袭、淋巴结转移、高分期和高级别组织学亚型显著相关。STAS常见于具有野生型EGFR或ALK重排的肿瘤中。Logistic回归分析显示，STAS与伏壁样生长组分的缺失、微乳头组分的存在、筛状占优势型、淋巴血管侵袭和野生型EGFR显著相关。STAS与较短的RFS独立相关，也与肿瘤复发有关。大多数研究还认为STAS的发生还和性别、吸烟史、胸膜侵袭、淋巴管侵袭、血管侵袭、肿瘤坏死、T分期、N分期等相关。但也有研究否认性别、吸烟史、T分期、胸膜侵袭、血管侵袭与STAS的关联性。

一些研究表明肺癌的某些CT形态特征与STAS相关。Kim等发现肺腺癌的实性成分百分比与STAS独立相关，随着实性成分百分比增加，STAS阳性概率成比例增加，实性成分百分比每增加20%，STAS的概率增加3.2倍。他们认为STAS与肿瘤直径无相关性。然而，其他研究证实肿瘤直径大小与STAS密切相关。Toyokawa等对327例肺腺癌切除患者进行STAS和术前CT检查，191例（58.4%）STAS阳性。单变量分析表明，与STAS阴性腺癌相比，STAS阳性腺癌与较大的肿瘤直径、血管集聚、分叶、胸膜凹陷、毛刺和GGO缺失显著相关。多变量分析显示，分叶和缺乏GGO与STAS现象独立相关。de Margerie Mellon等也发现STAS阳性结节的总平均直径显著大于STAS阴性结节，STAS发生与肿瘤大小及实性成分含量有关。不同研究结果中，STAS发生率显著增加的病灶直径阈值不同，但总体而言，直径越大，STAS发生率越高。PET/CT在STAS的预测中也有一定价值，STAS阳性结节的摄取率明显高于STAS阴性结节。Nishimori等回顾性分析了^{18}F-FDG PET/CT在预测临床Ⅰ期肺腺癌的STAS中的实用性。最大标准化摄取值（SUV_{max}）而不是代谢肿瘤体积和总病变糖酵解被证明是预测临床Ⅰ期肺腺癌STAS的有价值的指标。尽管STAS检测和诊断的金标准是基于组织病理学的方法，但术前CT和^{18}F-FDG PET/CT在预测STAS状态、帮助临床医师选择最佳手术方法和术后治疗方面具有一定价值。基于影像组学和机器学习模型的STAS预测可以代表未来的研究方向。

STAS亦可发生在其他原发性肺癌，最常见的是鳞癌（SCC）。Lu等通过分析445例切除的Ⅰ～Ⅲ期肺SCC，首次证明了STAS不仅限于腺癌，而且是SCC的一个重要预后参数。30%的病例中存在STAS，其频率随分期增加而增加。STAS患者的复发和肺癌特异性死亡的累积发生率均显著高于无STAS患者，而总生存率无统计学差异。在多变量模型中，STAS是复发和肺癌特异性死亡率的独立预测因子。Kadota等在手术切除的肺SCC（$n=216$）的肿瘤切片中发现87例（40%）STAS，其发生率随着淋巴结转移、病理分期升高和淋巴浸润而增加。所有STAS病例均呈实性肿瘤细胞巢。STAS是切除肺SCC患者无复发生存率的独立预测指标，并与侵袭性肿瘤行为有关。Yanagawa等在2018年回顾性审查了220例肺SCC患者。他们发现19.1%的外科切除SCC中检测到STAS，在Ⅰ期SCC中，STAS与复发和较差的生存率有关，但在Ⅱ期和Ⅲ期SCC中未发现显著性差异。因此，他们认为STAS是Ⅰ期肺SCC复发和预后的有用预测指标。Dagher等评估了肺SCC患者的形态学组织病理学预后因素。86例（35.7%）患者存在STAS。STAS的存在与肿瘤部位、病理分期、肿瘤分化、坏死百分比、血管和（或）淋巴管受累、出芽、单细胞侵袭和肿瘤巢大小相关。在多变量分析中，只有STAS＞3个肺泡与总生存率相关。总之，广泛的STAS是肺SCC预后不良的一个独立因素。STAS与其他不良预后因素（如瘤栓和胸膜侵犯）的存在相关，并反映出更大的肿瘤侵袭性。Yokoyama等发现，多形性癌患者的肿瘤STAS与手术切除后的高复发率和低生存率有关，存在STAS的病例更容易出现肿瘤坏死等病理现象。Aly等进一步研究了STAS在肺神经内分泌肿瘤（NETs）中的预后重要性。26%的NETs（16%的典型类癌、37%的不典型类癌、43%的大细胞神经内分泌癌和46%的小细胞肺癌）中发现了STAS。STAS与早期远处转移和肺癌特异性死亡明显相关。在大细胞神经内分泌癌或小细胞肺癌患者中，STAS是一个独立的不良预后因素。Toyokawa等单独对手术切除的小细胞肺癌患者进行STAS分析，STAS阳性率高达83%，但STAS是否阳性在复发和总生存率方面没有观察到显著性差异。Altinay等对91例手术切除的不典型类癌进行了回顾性研究，同时对191例典型类癌和高级别小细胞和大细胞神经内分泌癌的对照病例进行了研究。在48%的不典型类癌（44/91）中发现了STAS，相比之下，在20.5%的典型类癌和71%～88%的高级别大细胞神经内分泌癌和小细胞肺癌中发现了STAS。在类癌组中，STAS的存在与不利参数显著相关，如高肿瘤分期、阳性淋巴结状态、高Ki-67指数、血管侵袭的存在，以及与不良疾病结果、较短的总生存期和进展时间。STAS的存在是肺不典型类癌的一个额外的相关不良预后因素。这些研究表明气腔播散可见于多种组织学类型的肺内肿瘤，由于肺器官具有特殊的气腔解剖学特点，气腔播散可能是一种器官特异性的侵袭模式。

Chen等对STAS进行了首次系统综述和荟萃分析。汇总结果表明，STAS的存在与NSCLC较差的RFS和OS有关。按组织学类型进行的亚组分析表明，在切除的肺腺癌、肺SCC和肺多形性癌中，STAS的存在与较低的RFS显著相关。OS在STAS阳性的腺癌患者中较差。然而，其他STAS阳性亚组的OS没有显著性差异。在日本和中国，STAS的存在被确定为OS的一个显著的负面预后因素，在德国也是显著因素，但在美国是非显著因素。一个可能的原因是STAS的存在与较低的EGFR突变有关，并且肺腺癌中EGFR突变在亚洲患者中比在白种人患者中更常见。此外，腺癌无复发生存时间的风险比似乎高于SCC。STAS也被发现是腺癌总生存率的一个显著的负面预后因素，但在SCC中不是。原因可以用肿瘤进展的差异解释。肿瘤巢保留肺泡结构的肺泡填充型的肺SCC比肿瘤巢破坏肺泡结构的扩张型的肺SCC有更好的无复发生存率。与腺癌相比，一些具有STAS样结构的肺泡间隙填充型SCC的预后可能更好。Liu等通过荟萃分析进一步阐明，STAS的存在可能是NSCLC患者的不利预后因素。上皮间充质转化（EMT）是一种促进肿瘤细胞迁移和侵袭的生物学过程。肿瘤分为3种EMT表型：上皮型、中间型和间充质型。Ikeda等发现，在切除的NSCLC患者中，具有上皮表型的肿瘤中STAS的发生率低于非上皮表型的患者，并且β-连环蛋白的核转位与较高的STAS发生率有关。间充质状态是STAS患者高复发风险的独立预测因素。

总之，有大量令人信服的证据将STAS的存在与较低的生存率联系起来，并表明STAS是一个独立的预后因素。无论肿瘤大小和淋巴结转移如何，肺腺癌合并STAS的治疗标准可能是肺叶切除术，而不是亚肺叶切除术，因为有局部复发的风险。

12. 病例12：男，57岁。查体发现肺部占位。

胸部CT：右肺上叶结节影（图1-1-56）。

【诊断】 浸润性腺癌。

【诊断依据】 胸部CT显示右肺上叶结节，可见毛刺、血管集束征和胸膜牵拉。患者行右上肺叶切除术。病变大小约1.5cm×1.5cm×1.5cm，术后病理诊断为浸润性腺癌，包含腺泡（85%）、乳头状（5%）和微乳头状（5%）成分，并伴有脏胸膜侵犯。

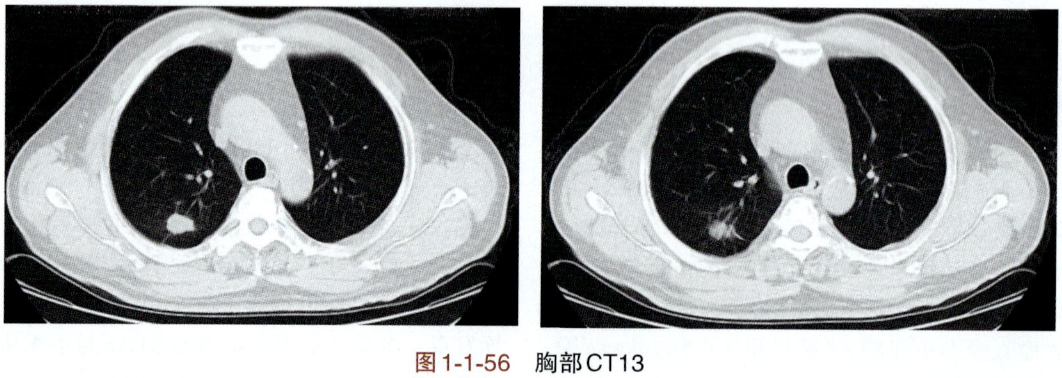

图1-1-56 胸部CT13

【分析】 脏胸膜从外到内依次由位于基底膜上的单层间皮细胞、间皮下结缔组织层、弹性纤维层和将弹力层与肺实质分隔开的结缔组织层组成。弹力层由较宽的外弹力层和更靠近肺实质的纤细的内弹力层组成，内、外弹力层之间会有数量不等的血管、淋巴管和纤维结缔组织。肺实质则再由一层贴靠在薄基底膜上的肺泡上皮细胞与结缔组织层划分开。肺癌脏胸膜侵犯（visceral pleural invasion，VPI）定义为肿瘤侵犯超出脏胸膜弹性纤维层（图1-1-57，图1-1-58）。肺癌胸膜侵犯根据病理结果分为4组：PL0定义为胸膜下肺实质内的肿瘤或弹力层下结缔组织的浅表浸润，肿瘤细胞侵犯未超出脏胸膜弹力层；PL1为肿瘤细胞侵犯超过弹力层，但未侵犯间皮层，即脏胸膜表面（推荐当HE染色不能明确PL0或PL1时，建议使用弹性纤维染色诊断）；PL2为肿瘤细胞侵犯间皮层，即脏胸膜表面；PL3为肿瘤侵犯壁胸膜和（或）胸壁。

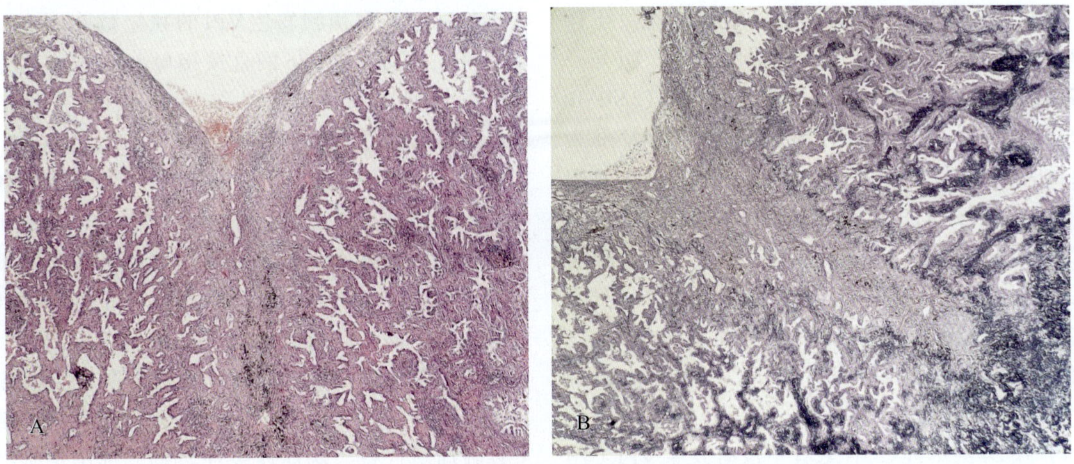

图 1-1-57　腺癌脏胸膜侵犯（B为弹性纤维染色）

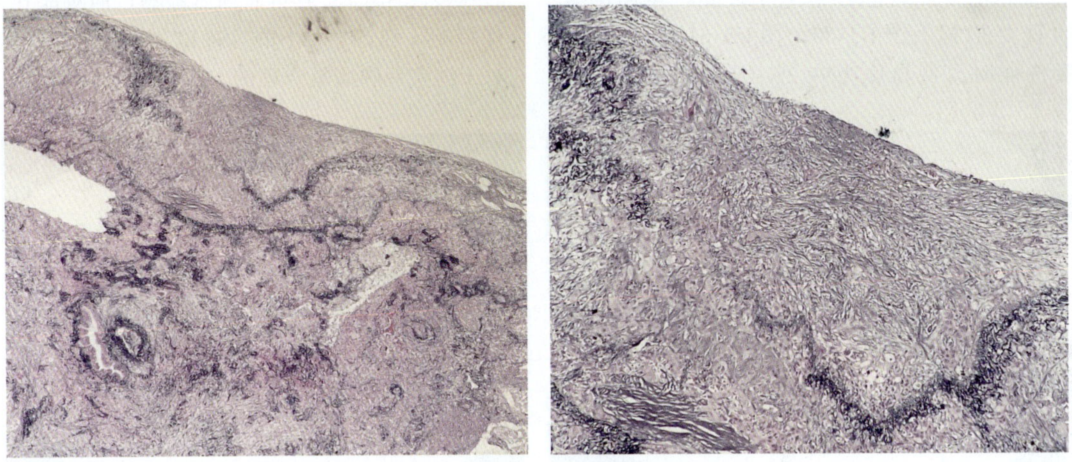

图 1-1-58　鳞癌脏胸膜侵犯

VPI是NSCLC患者预后不良的因素，原因可能是脏胸膜有非常丰富的淋巴管，在肺表面形成相互连通的网络，并穿透肺实质引流至肺门淋巴结。作为肿瘤细胞的转移通路，VPI侵犯胸膜下淋巴管，进入肺门淋巴结，再转移到纵隔淋巴结。因此，VPI与局部复发和全身转移的风险增加有关。Oyama等根据修订的TNM分类（第7版）验证胸膜侵犯对手术切除的NSCLC患者预后的影响。PL0、PL1、PL2和PL3肿瘤患者的5年总生存率分别为80%、60%、55%和52%。PL0肿瘤患者和PL1-3肿瘤患者的总生存率差异显著。PL0腺癌患者的总生存率显著高于鳞癌患者。无淋巴结转移的PL0患者的总存活率显著高于有淋巴结转移的患者。Dziedzic等在14 578例患者中研究了NSCLC手术治疗后局部和远处复发的风险因素。共有2816例（19.3%）经历了原发性肿瘤的复发。局部或远处复发的患者分别为20.5%和79.5%。在该系列中，6.3%（917/14 578）的患者出现VPI。复发组中VPI阳性率为16%（450/2816），而无复发组仅4.4%（521/11 762）。多因素分析表明，VPI的存在是一个独立的预后因素（HR＝1.17）。

根据第8版TNM分类标准，T1N0M0的肺腺癌发生病理性VPI时，T分期从T1期提升至T2期，TNM分期从ⅠA期提升至ⅠB期。PL0为T1期，PL1和PL2为T2期，PL3为T3期。胸膜侵犯的患者应进行肺叶切除术，而不是亚肺叶切除术。Moon等回顾性分析271例Ⅰ期≤2cm NSCLC根治性切除患者的预后。他们发现，无论是亚肺叶切除术还是肺叶切除术，VPI或淋巴血管侵犯对≤2cm NSCLC患者的5年无病生存率无显著影响。虽然该研究是一项单中心回顾性研究，临床意义可能有限，但仍提示完全性肺叶切除术对于较小的NSCLC患者是不必要的。

VPI对于肺癌患者术后预后的影响可能与肿瘤大小有关。Jiang等在涉及27 171例患者的13项相关研究中荟萃分析了VPI在淋巴结阴性NSCLC中的作用。VPI患者人数为5821人（21%）。VPI是一个显著的不良预后因素，可降低总生存率。在ⅠB期NSCLC患者中，3～5cm不伴VPI者较≤3cm伴VPI者更具侵袭性，但5年整体生存率无明显差异；若同时伴VPI，3～5cm肿瘤5年整体生存率明显≤3cm者，提示肿瘤越大，恶性程度越高，伴VPI者预后更差。VPI与肿瘤大小对淋巴结阴性NSCLC

的生存率具有协同作用。ⅠB期NSCLC和较大肿瘤伴VPI的患者可考虑在手术切除后进行辅助化疗。Qi等一项基于SEER数据库的4005例3.1～5.0cm的pT2N0M0期NSCLC患者数据的回顾性分析指出，肿瘤大小为3.1～4.0cm时，VPI阴性患者的5年OS明显优于VPI阳性患者，而VPI阳性的pT2aN0M0期NSCLC患者与VPI阴性的pT2bN0M0期NSCLC患者相比，总生存率无显著性差异。Logistic回归分析表明，年龄越大、女性、分化程度越差、肿瘤直径越大，VPI的发生率越高。

肿瘤的实性成分亦与VPI相关。Ahn等研究了188例手术切除T1大小的周围型肺腺癌。共有36例（19.1%）发生了VPI，在24例单纯GGN患者中没有发生VPI（图1-1-59）。在部分实性结节中，胸膜接触、胸膜增厚、实性比例＞50%和结节＞20mm的CT特征是T1型周围型腺癌VPI的重要指标（图1-1-60，图1-1-61）。同时具有上述4项特征时，特异度为99.2%（127/128）。实性成分＞50%是预测发生VPI的独立危险因素。Heidinger等对手术切除的286例直接接触胸膜表面的腺癌患者的回顾性研究发现，实性结节中VPI的发生率（24.6%，44/179）明显高于亚实性结节（4.7%，5/107），这也侧面印证了组织学上表现为实性结节的肺腺癌较亚实性结节肺腺癌更具侵袭性这一事实（图1-1-62）。肺癌磨玻璃成分的病理基础是肿瘤细胞取代肺泡内正常细胞呈伏壁样生长，并未侵犯肺间质。因此依据这种生长方式，肿瘤细胞不能突破胸膜弹性纤维而侵犯胸膜。而病灶与胸膜相贴处为实性成分，可能意味着肺泡内肿瘤细胞的浸润，肺泡腔及周围支架结构的肺间质破坏，正常肺组织被肿瘤所代替，病灶侵袭性增加，周围正常组织更易被侵犯。Okada等研究发现，VPI对实性成分≤3cm（cT1）的纯实性NSCLC有负面预后影响，但对部分实性肿瘤没有影响。在cT1大小的NSCLC中，通过VPI升级T类别对于纯实性肿瘤是合理的。

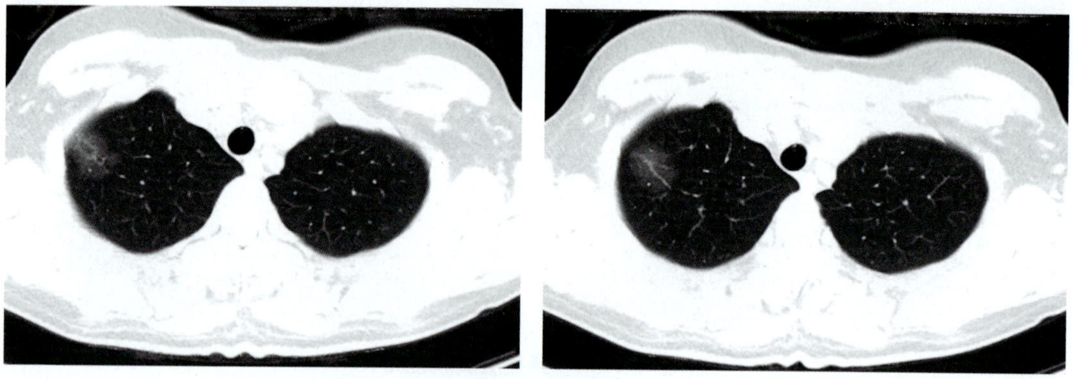

图1-1-59　女，56岁。浸润性腺癌（乳头型60%，腺泡型30%，伏壁型10%）。肿瘤大小1.7cm×1.5cm×1.5cm，紧邻脏胸膜，未侵及脏胸膜

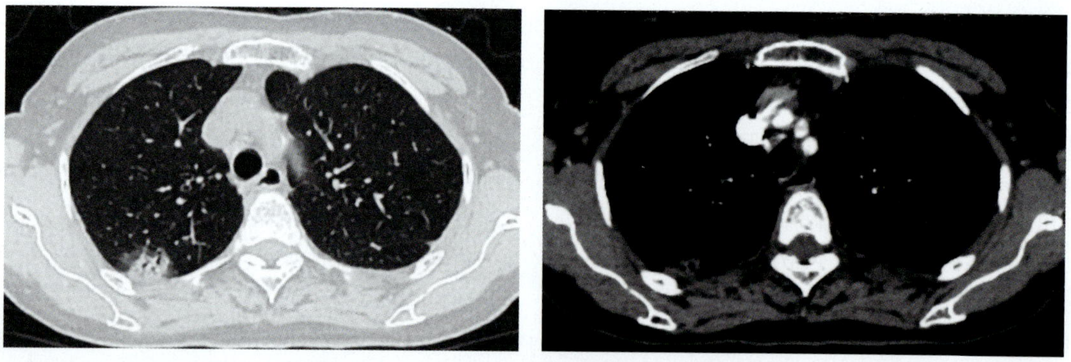

图1-1-60　男，50岁。浸润性腺癌（腺泡型为主，局部为乳头型和实性型）。肿瘤大小2.5cm×2.3cm×2.0cm，侵及脏胸膜（病变具有与胸膜相贴、胸膜增厚、实性成分＞50%、病灶＞2cm所有4项特征）

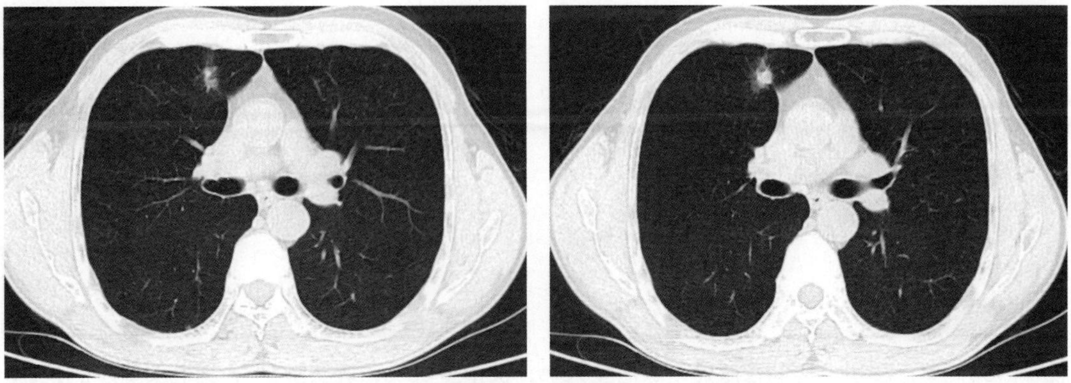

图1-1-61　**男，62岁。浸润性腺癌（腺泡型60%，伏壁型40%）。肿瘤大小1.6cm×1.5cm×1.3cm，肿物处被膜皱缩，未侵及脏胸膜（病变不与胸膜相贴、病灶＜2cm）**

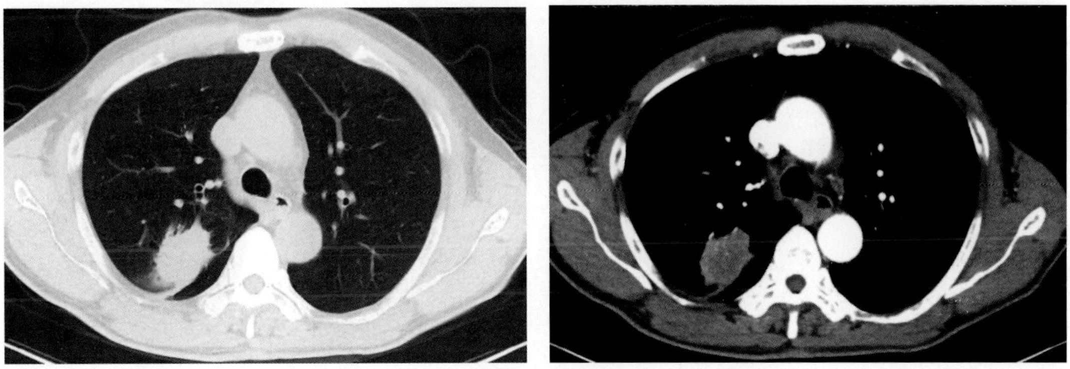

图1-1-62　**男，60岁。浸润性腺癌（腺泡型80%，黏液型15%，微乳头型5%）。肿瘤大小4.0cm×3.0cm×2.5cm，肺门淋巴结1/3见淋巴结转移，侵及脏胸膜**

尽管在临床分期时，VPI可以通过一些影像特征来推断，包括肿瘤的直接胸膜接触（pleural contact）、胸膜增厚（pleural thickening）、胸膜牵拉（pleural retraction）和胸膜尾征（pleural tags）等，但VPI仍然是一个病理学描述。Hsu等评估了胸膜尾征与不毗邻胸膜表面的NSCLC VPI的相关性。141例患者中，44例（31.2%）经病理分析证实为VPI。他们将胸膜尾征分为3种类型：1型，一个或多个线性胸膜标识（图1-1-63，图1-1-64）；2型，一个或多个在胸膜侧具有软组织成分的线性胸膜标识（图1-1-65）；3型，一个或多个软组织索状胸膜标识（图1-1-66）。在没有胸膜尾征的情况下，没有发现胸膜侵犯。2型胸膜尾征的存在与VPI中度相关，但不能用于区分PL1和PL2。1型胸膜尾征提供了微弱的证据来排除VPI。3型胸膜尾征的存在可最低限度地增加VPI的可能性，部分原因可能和3型胸膜尾征与亚段肺不张相关。肿瘤与胸膜之间存在索条线并不是肿瘤侵犯胸膜的可靠征象，而相应的胸膜凹陷则提示VPI可能。Onoda等分析了221例手术切除的实体瘤直径≤3cm且不接触胸膜表面NSCLC病例。他们重点研究了CT上肿瘤和胸膜或叶间裂之间的拱形线性标识引起的肿瘤扁平变形，并将其命名为桥形征（bridge tag sign）（图1-1-67）。共发现48例（20.8%）桥形征。VPI阳性者9例（4.1%），其中，8例桥形征阳性。多变量分析显示桥形征与VPI显著相关。桥形征与胸膜与肿瘤的接触长度较长和梯形胸膜回缩有关。桥形征诊断VPI的敏感度、特异度、准确率、阳性预测值和阴性预测值分别为88.9%、83.5%、83.7%、18.6%和99.4%。肺癌是否发生VPI亦与影像学所示肿瘤-胸膜间距离明显相关。Deng等观察403例≤3cm的NSCLC，发现非VPI组肿瘤明显＜VPI组（1.6 *vs* 2.1cm）。有VPI的NSCLC更靠近脏胸膜（0.8 *vs* 1.3cm），VPI阳性肿瘤距邻近胸膜≤1 cm的占比（69.8%）明显高于VPI阴性组（48.5%），胸膜凹陷率（86.8% *vs* 45.6%）和毛刺率（59.7% *vs* 34.7%）高于无VPI组。除了距离脏胸膜较近和有胸膜凹陷征外，老年人、腺癌和肿瘤分化差是早期NSCLC中与VPI相关的生物学因素，这可能解释了为什么VPI是早期NSCLC的不利预后因素。综合文献所述，胸膜凹陷征的形态结合肿瘤距离胸膜的距离，可进一步提高诊断准确率（图1-1-68～图1-1-70）。

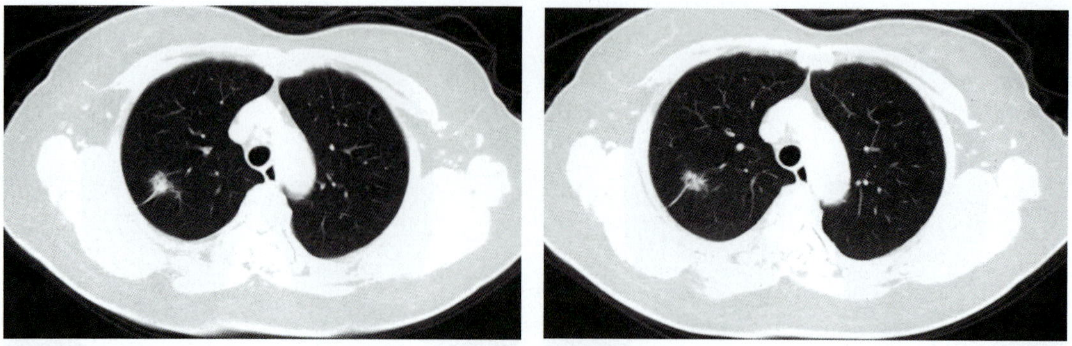

图1-1-63　女，73岁。浸润性腺癌（腺泡型70%，伏壁型20%，乳头型5%，微乳头型5%），1型胸膜尾征，未侵及脏胸膜

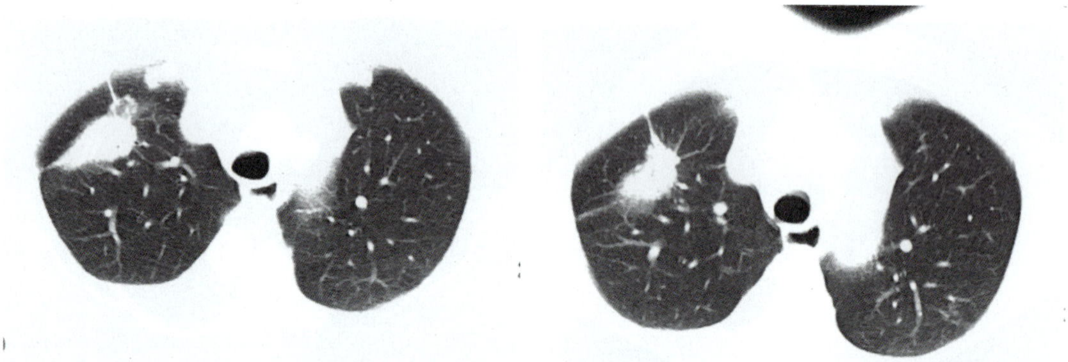

图1-1-64　女，60岁。浸润性腺癌（腺泡型40%，伏壁型60%），1型胸膜尾征，未侵及脏胸膜

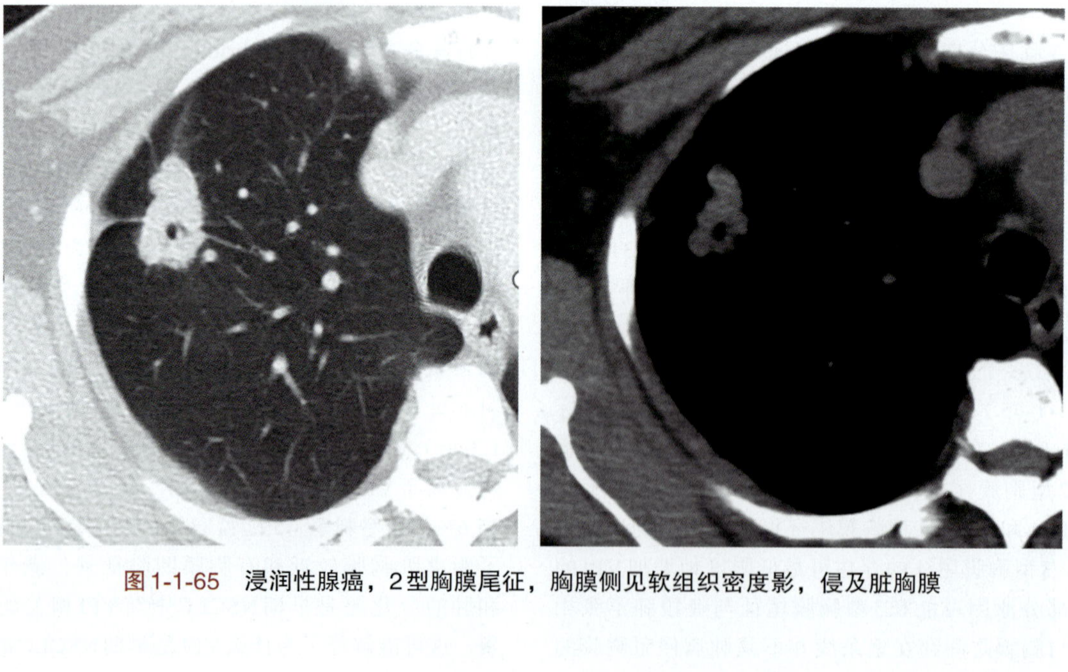

图1-1-65　浸润性腺癌，2型胸膜尾征，胸膜侧见软组织密度影，侵及脏胸膜

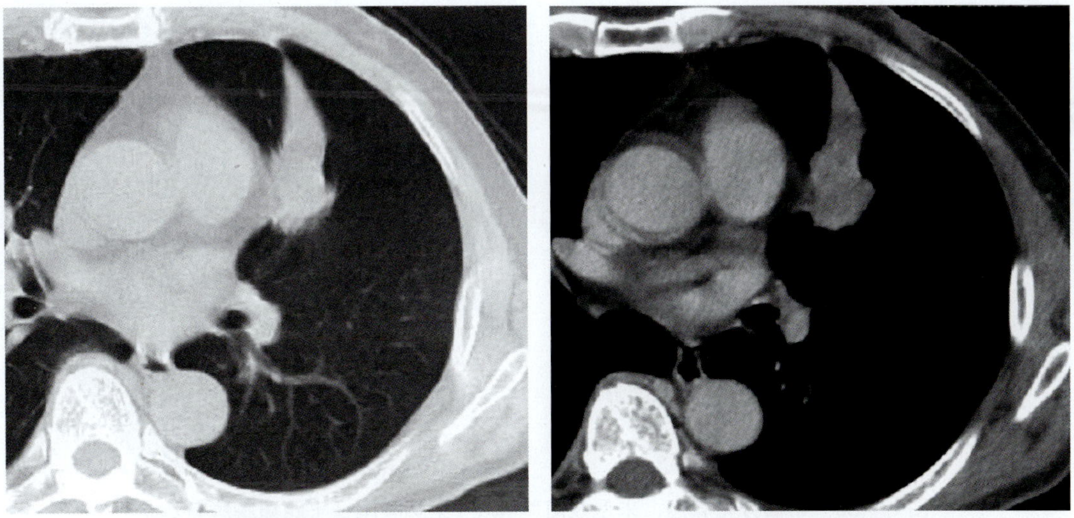

图1-1-66　中低分化腺癌，3型胸膜尾征，病变与胸膜间索状影相连，侵及脏胸膜

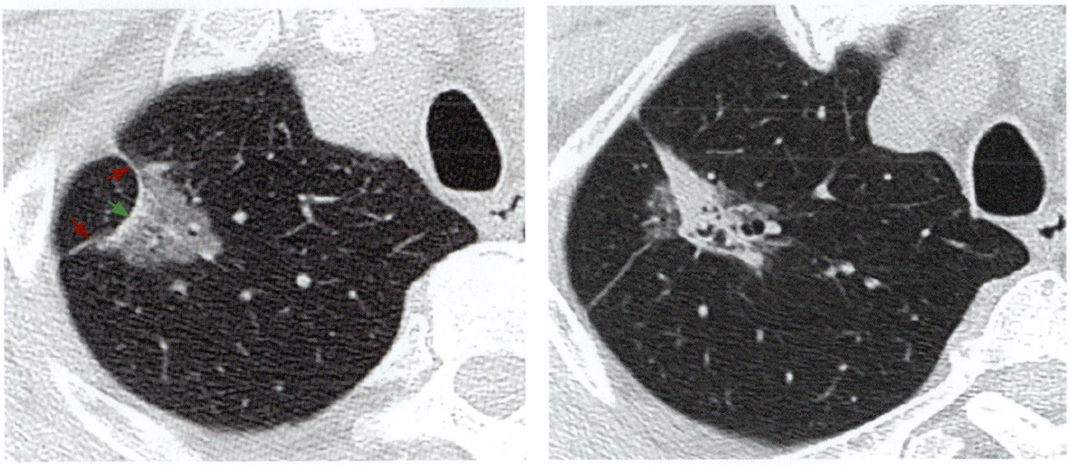

图1-1-67　腺泡为主型伴伏壁型腺癌，侵及脏胸膜。胸部CT显示在肿瘤和胸膜之间观察到的拱形线性标识（红箭）和该标识导致的扁平变形的肿瘤（绿箭）

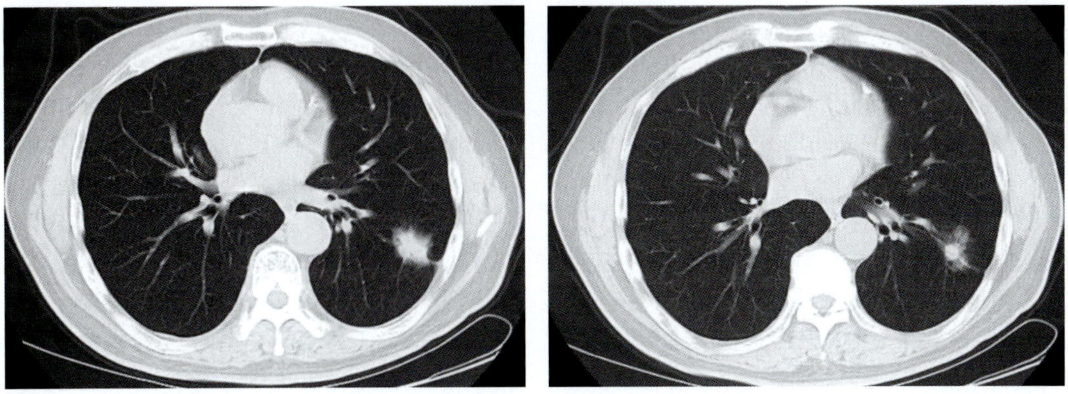

图1-1-68　男，60岁。浸润性腺癌，腺泡型80%，乳头型20%。肿瘤大小3.5cm×2.0cm×2.0cm，边界不清，侵及脏胸膜（1型胸膜尾征＋距离胸膜较近）

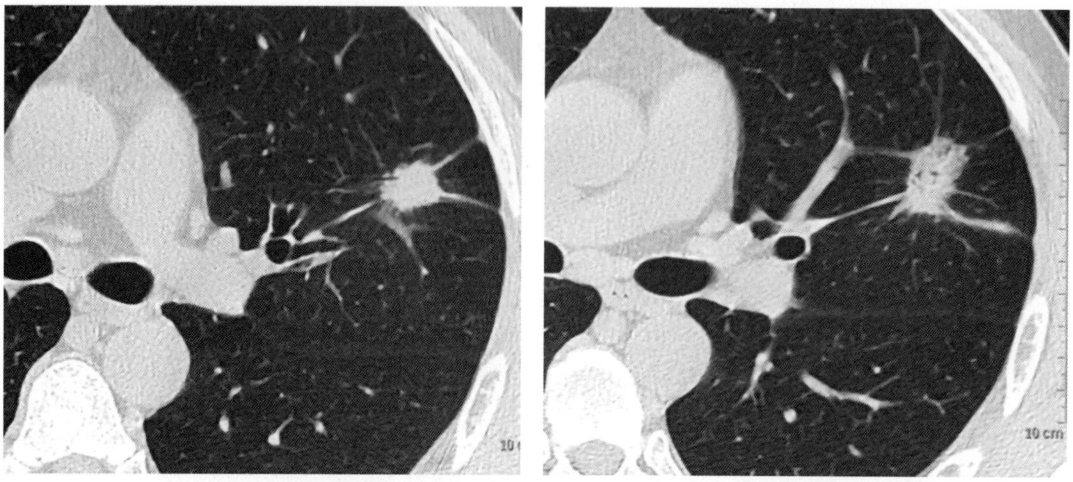

图1-1-69　中高分化腺癌，未侵及脏胸膜（1型胸膜尾征＋距离胸膜较远）

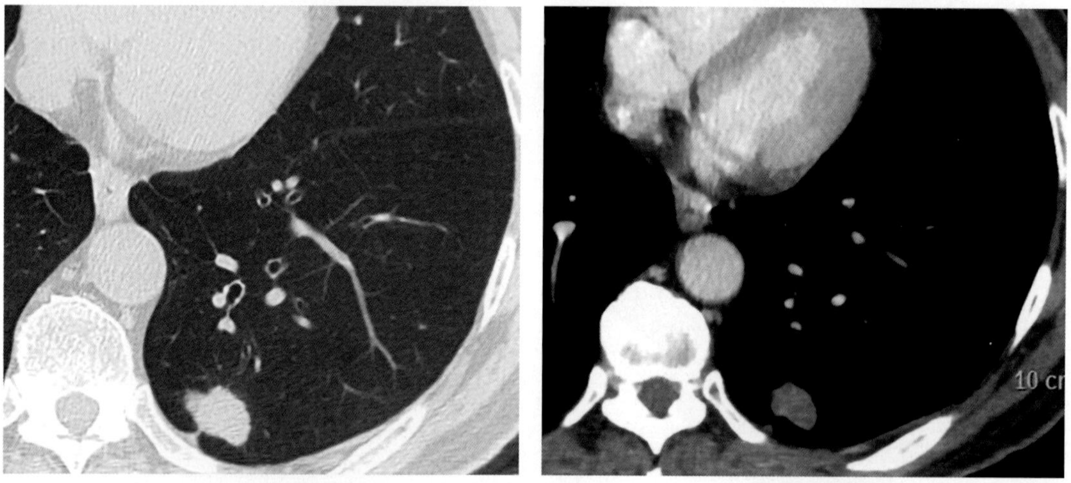

图1-1-70　中低分化鳞癌伴坏死，侵及脏胸膜（2型胸膜尾征＋距离胸膜较近）

Kim等回顾性研究了695例临床T1期肺腺癌患者。他们发现病理性脏胸膜侵犯（pVPI）的CT特征的准确率为62.7%～72.3%，提示pVPI的CT特征不是临床T1期肺腺癌无病生存的独立预后因素。他们反对将VPI的CT特征作为T2临床分期的依据。Yip等分析了VPI和实质浸润（parenchymal invasion，PAI）［血管淋巴管和（或）血管］对最大直径≤30mm的NSCLC存活率的长期影响。部分实性结节VPI和PAI发生率显著低于实性结节，且前者生存率明显高于后者。多变量Cox回归显示，只有肿瘤直径和PAI有统计学意义，而VPI不显著。当临床和CT扫描结果与病理结果结合时，Cox回归显示，只有实性结节、中重度肺气肿和肿瘤直径增加有统计学意义，PAI无统计学意义。与部分实性结节患者相比，实性结节患者死于癌症的风险增加了10倍；中重度肺气肿患者的死亡率增加了2倍以上，并且随着肿瘤直径的增加，死于癌症的风险增加。与PAI或VPI相比，CT扫描中结节的密实度是一个更重要的预后指标。他们不建议将VPI和最大肿瘤直径≤30mm的NSCLC患者重新分类为T2。

目前的国际指南建议对T2aN0 ⅠB期患者中具有高危特征的肿瘤进行辅助化疗。这些高风险特征包括VPI、血管侵犯、低分化肿瘤、楔形切除和未知淋巴结状态。单独的单因子可能不是辅助化疗的合适适应证，而是一种考虑因素。Park等招募了89例ⅠB期NSCLC患者，旨在分析ⅠB期NSCLC预后的预测因素，并确定辅助化疗对复发和生存的疗效。他们发现，VPI是ⅠB期NSCLC的一个强有力的预后因素，但即使在高危患者中，辅助化疗也不会影响ⅠB期NSCLC的预后。Xie等分析了2915例≤4cm ⅠB期NSCLC术后患者，VPI患者1096例（37.6%），其中145例（13.2%）接受了辅助化疗。ⅠB期NSCLC没有从辅助化疗中获益，即使在VPI患者中也是如此。虽然很多研究表明，辅助化疗对于＜3cm的NSCLC没有显示出显著的总生存率改善，但上述研究有一个共同的局限是纳入的样本量较少。Wightman等分析了61 454例＜4cm的NSCLC患者，并根据肿瘤大小及VPI和辅助化疗进行分组。研究表明，与未进行辅助化疗的患者相比，接受辅助化疗的VPI患者的5年OS有所改善。当根据肿瘤大小分析时，辅助化疗与VPI阳性且肿瘤大小为3～4cm患者的5年OS显著延长相关。鉴于观察到的5年总生存率优势，对于VPI阳性且肿瘤大小在3～4cm的NSCLC患者，应该考虑辅助化疗。术后辅助化疗是否能改善有VPI的早期NSCLC患者预后，需要大样本、多中心随机对照试验进一步评估。

临床评估的VPI可能会出现假阳性或假阴性。未来，新技术和更合理的实验设计可能为预测胸膜侵犯提供更准确的信息，并可能提高肺癌患者的诊断准确性和临床结局。

13.**病例**13：男，60岁。查体发现肺部占位。

胸部CT：右肺下叶结节影（图1-1-71）。

【诊断】浸润性黏液腺癌。

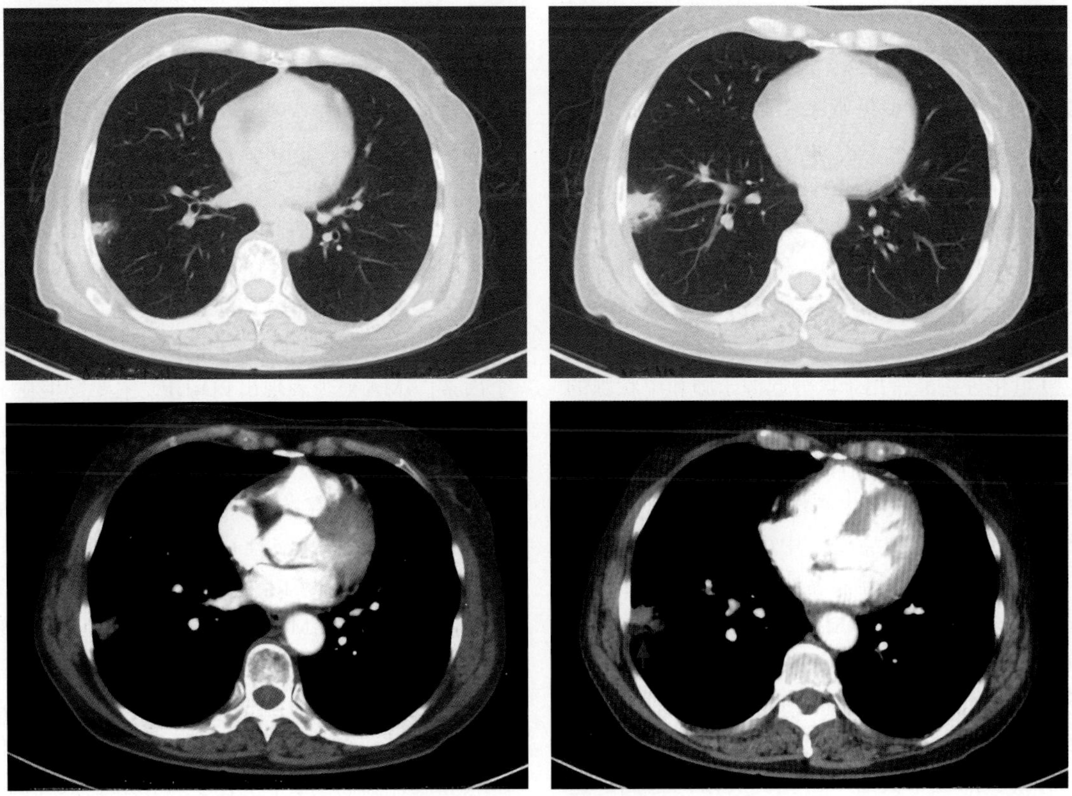

图1-1-71　胸部CT14

【诊断依据】胸部CT显示右肺下叶混合性GGN，边缘分叶，可见毛刺征和空泡征，提示肺腺癌可能。结节下缘可见一密度低于肌肉组织的低密度区（红箭），考虑浸润性黏液腺癌诊断。患者行右肺下叶切除术。病变大小约2.5cm×2.0cm×1.8cm，病理诊断为浸润性黏液腺癌伴脏层胸膜侵犯。免疫组化：CK7（＋），CK5（＋），TTF-1（＋），P63（＋），Ki-67（＋20%），NapsinA（＋），CK20（－），CDX-2（－），Villin（－）。特殊染色：弹性纤维染色示癌组织累及肺膜。

【分析】2011年2月国际肺癌研究学会等多学科联合发表肺腺癌的新分类中，对肺腺癌的分类做了重大改进，其中含黏液的腺癌分为原位型黏液腺癌、微浸润型黏液腺癌、浸润型黏液腺癌、实性为主伴黏液分泌型腺癌、胶样癌。黏液型腺癌起源于柱状上皮细胞或杯状细胞，分泌大量黏液并聚集在肺泡内而命名；非黏液型腺癌起源于Ⅱ型肺泡细胞或Clara细胞，易发生EGFR突变。浸润性黏液腺癌（invasive mucinous adenocarcinoma，IMA）相当于以前的黏液型BAC，组织病理学表现为由高脚杯状或柱状、胞质内富含黏液的肿瘤细胞组成，沿肺泡壁伏壁状生长为主，瘤细胞核位于基底部，细胞异型性不明显。如果肿瘤中混有伏壁型、腺泡型、乳头型和微乳头型等非黏液腺癌成分，且非黏液腺癌成分≥10%时，则诊断为混合性浸润性黏液型和非黏液型腺癌，并要注明非黏液腺癌成分的组织类型。各类非黏液浸润性腺癌可产生黏液，但缺少富有黏液的杯状细胞和柱状细胞。

IMA占肺腺癌的2%～10%。与其他肺腺癌亚型相比，IMA表现出不同的临床、免疫组化和分子特征。IMA患者50%以上无临床症状，常见的临床症状包括咳嗽、咳大量黏液痰、胸痛、呼吸困难及体重下降等。IMA在女性和非吸烟者中发生的频率更高。IMA显示不同于原发性非黏液性肺腺癌的免疫组化特征，包括缺乏TTF-1和

Napsin A的表达，以及表达CK7（88%～94.7%）、CK20（25%～89%）和CDX2。TTF-1表达的缺失与不良预后有关。原发性肺非黏液腺癌CK7阳性，TTF-1阳性比例为75%～94%，CDX2和CK20通常为阴性；而IMA的TTF-1阳性比例仅为11%～27.5%。IMA选择性表达肝细胞核因子4α（HNF4α），这是一种存在于正常和恶性胃肠道黏膜中的转录因子，可以将IMA与其他产生黏蛋白的腺癌区分开来，如携带EGFR或ALK突变的腺癌。多项报道表明IMA与KRAS突变有关，但与EGFR突变无关。Kadota等发现IMA与KRAS突变相关，在纯黏液型比混合黏液型/非黏液型更常见。与非黏液性肿瘤相比，表现为转换突变（G→A）而不是颠换突变（G→T或G→C）。IMA与转录因子NK2同源框1（NKX2-1；也称为TTF-1）的表达减少或缺失有关。NKX2-1编码一种含有同源盒的转录因子，在肺发育和功能中具有生理作用。NKX2-1蛋白产物TTF-1（同源盒蛋白Nkx-2.1）的表达是器官特异性的，仅限于肺、甲状腺和大脑区域，并且TTF-1免疫组化分析经常用于区分起源于肺和甲状腺的癌。Maeda等证明NKX2-1抑制KRAS（G12D）驱动的黏液性肺腺癌。Hwang等通过下一代测序和Sanger测序发现，NKX2-1的移码或无义突变发生在约19%（4/21）的IMA中，并支持NKX2-1作为肺癌发生中的谱系特异性肿瘤抑制基因。另一方面，浸润性非黏液腺癌（invasive non-mucinous adenocarcinomas，INMA）表达野生型NKX2-1，其蛋白产物（TTF-1）抑制FOXA3、SPDEF和HNF4A的表达，从而抑制黏蛋白相关基因MUC5AC、MUC5B和MUC3的表达。在IMA中，由于NKX2-1突变导致的TTF-1表达的减少降低了其对下游基因转录的抑制，这解释了HNF4α和MUC5AC在这些肿瘤中的存在。MUC2和MUC5AC是报道较多的黏蛋白标志物，前者主要表达于肠道上皮的杯状细胞，后者主要表达于胃黏膜上皮和呼吸道上皮。MUC2是与CDX2表达相关的一种黏蛋白，在结肠腺癌中表达阳性率较高，但也会出现在以杯状细胞为主的浸润性黏液腺癌中，这可能与这种类型的肿瘤TTF-1的调控基因下调从而使CDX2基因上调有关。NKX2-1突变似乎对肺IMA具有特异性，如果存在，可能有助于区分原发性黏液性肺肿瘤和转移性黏液性肿瘤（来自胰腺、卵巢、结肠等）。TTF-1、NapsinA和CK7联合用于肺原发肿瘤的鉴别诊断；而CK20、CDX2对于胃肠道来源的肿瘤具有高度特异性和敏感性。胰腺黏液腺癌表达CK20和MUC2；结肠黏液腺癌表达CK20和CDX2，很少表达CK7，但在极少情况下可表达TTF-1。

Shim等收集了72例来自美国和韩国的黏液腺癌。KRAS突变最常见（63%），NRG1融合第二常见，占7%。当所有融合病例合并时，它们占所有病例的13%。G12D（42%）和G12V（31%）是在黏液性肿瘤中观察到的最常见的变体，而G12C在INMA最常见。KRAS突变G12D和G12V在黏液性结直肠癌或胰胆管肿瘤中经常观察到，这表明肺IMA在生物学上可能与胰胆管癌和肠道癌更相似。在KRAS阴性病例中，他们发现了许多潜在的靶向基因融合和突变，包括CD74-NRG1、VAMP2-NRG1、TRIM4-BRAF、TPM3-NTRK1和EML4-ALK基因融合以及ERBB2、BRAF和PIK3CA突变。Chang等通过410个基因DNA NGS（$n=136$）或热点8癌基因分型（$n=64$）对总共200个IMA进行分析。96%的IMA中发现了相互排斥的驱动因素改变，包括KRAS突变（76%）、NRG1融合（7%）、ERBB2改变（6%）和其他不太常见的事件。此外，全转录组测序鉴定了一种新的NRG2融合体（F11R-NRG2）。与KRAS突变型IMA相比，NRG1重排肿瘤表现出几个更具侵袭性的特征，包括更差的无复发生存率。IMA很少表达TP53突变，这可能反映出与INMA相比，IMA的突变负荷较低。Kawai等认为，纯杯状细胞型IMA可发展为少黏液性腺癌，TP53突变可能是这种进展的一个因素。IMA很少表现出PD-L1，主要发生在不重度吸烟者中。相比之下，KRAS突变的INMA具有较高的T53突变和PD-L1表达，主要发生在重度吸烟者中。

IMA的预后存在争议。几项研究表明，黏液性BAC患者的预后比非黏液性BAC的患者差。Russell等根据2011年IASLC/ATS/ERS分类方案对肺腺癌进行了分类。他们证实，AIS、MIA和LPA的5年生存率接近100%，微乳头腺癌和实性为主伴黏液分泌型腺癌的生存率特别低，为38%和39%，乳头为主和腺泡为主的腺癌预后中等，为71%和68%。这种影响在控制分期后仍然存在。IMA和胶样腺癌的5年生存率为51%。Yoshizawa等用包括514例Ⅰ期肺腺癌的北美数据集验证了新的腺癌分类。他们发现AIS和MIA的5年无病生存率为100%；非黏液性伏壁为主型、乳头状为主型和腺泡状为主型腺癌的5年无病生存率分别为90%、83%和84%；IMA、胶样为主型、实性为主型和微乳头为主型腺癌的5年无病生存率分别为75%、71%、70%和67%。相反，Warth等报道，IMA显示出比传统的非黏液腺癌更好的预后。Watanabe等根据薄层计算机断层扫描结果将IMA分为“孤立型”和“肺炎型”。孤立型患者的5年总生存率和无复发生存率分别为83.3%和88.8%，肺炎型患者分别为20.0%和0%。存活患者的中位随访时间为81个月。Lee等研究了81例肺部孤立型IMA患者，并将IMA的预后与非黏液性腺癌的预后进行了比较。他们发现，IMA患者的无病生存期（DFS）比非黏液性腺癌患者长，而总生存期（OS）没有显著性差异。IMA患者的DFS介于伏壁为主型和腺泡/乳头状为主型腺癌患者之间。就OS而言，IMA的生存曲线与腺泡/乳头状占优势的腺癌的生存曲线相似。只有5%的IMA患者有淋巴结转移。多因素分析显示，肿瘤大小和最大标准化摄取值是DFS的独立不良预后预测因素。而肿瘤大小是OS减少的唯一预测因素。Watanabe等和Lee等的研究还表明，孤立型IMA远比肺炎型IMA更常见。Cha等研究了Ⅳ期IMA的临床过程，并将其结果与Ⅳ期INMA的结果进行了比较。在60%的IMA中发现KRAS突变。未治疗的IMA患者的OS明显好于未治疗的INMA患者。与未经治疗的IMA患者相比，接受非TKI铂类常规化疗的IMA患者的OS没有改善。在INMA患者中，具有可靶向突变的患者中，TKI靶向治疗的OS最佳，其次是非TKI化疗。非TKI化疗的IMA和INMA患者具有相似的无进展生存期。KRAS是位于EGFR信号途径下游的一个分子，与EGFR突变相反，KRAS突变的出现意味着接受TKIs治疗的患者产生耐药。因此，浸润型黏液腺癌不能从TKIs药物的靶向治疗中获益。在Shimizu等的研究中，切除的肺IMA的预后相对较好，因为肺IMA与淋巴结转移无关。然而，肺炎型IMA的肺内转移率较高，预后较差。

总之，IMA患者的生存结果与INMA患者相当，在所有浸润性腺癌中，IMA被归类为中等级别肿瘤组。因为仅在0～5%的IMA病例中报道过EGFR突变，IMA患者接受靶向治疗的机会很低。多项研究表明，阿法替尼对NRG1融合的肺腺癌患者有效。手术可能是孤立型IMA的首选治疗方法。

14.病例14：女，68岁。咳嗽、咳白痰6个月。6个月前在外院行CT检查，考虑右中叶肺炎，抗感染治疗，6个月后复查，右肺中叶病灶较前略增大。

胸部CT：右肺中叶外侧段实变影，内见支气管充气征（绿箭），增强扫描见血管造影征（红箭）（图1-1-72）。

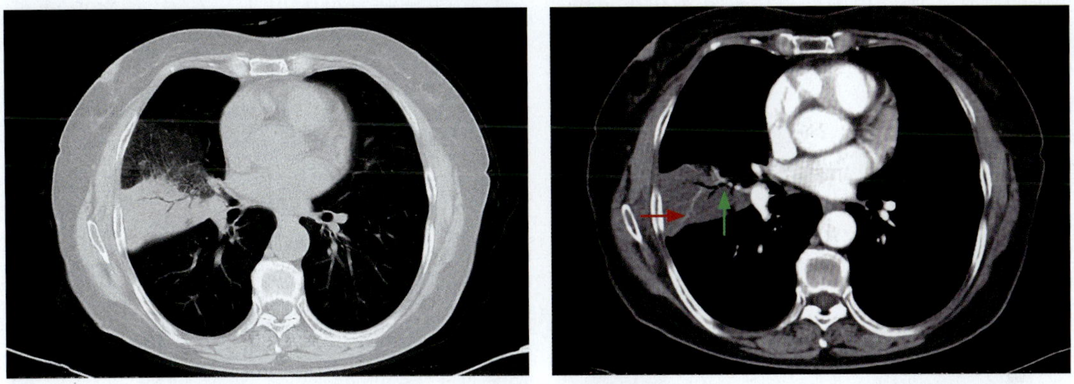

图1-1-72　**胸部CT15**

【诊断】浸润性黏液腺癌。

【诊断依据】老年女性，病史较长，抗感染治疗无效，不考虑社区获得性肺炎或机化性肺炎可能。病变以实变为主，下缘受限于斜裂，上缘可见磨玻璃影，边界清晰，病变内可见支气管充气征和血管造影征，支持浸润性腺癌诊断。患者手术病理为浸润性黏液腺癌（图1-1-73），未侵犯脏胸膜，支气管断端未见癌。

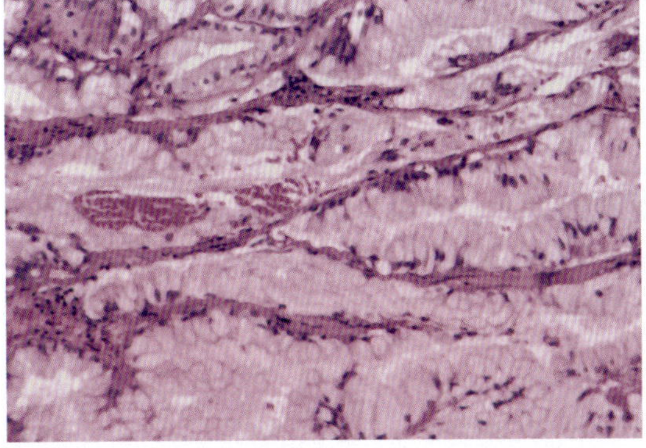

图1-1-73　**肿瘤细胞呈柱状，胞质富含黏液，呈腺管状排列，细胞核位于基底**

【分析】IMA可能起源于发生黏液（杯状细胞）化生的细支气管衬里细胞。多中心、多叶和双侧肺受累的趋势可能反映了气源性播散。Ichinokawa等从2228例手术切除的原发性肺腺癌中选择了46例杯状细胞成分≥90%的腺癌病例，具有左侧、下叶和病理分期Ⅰ期的特点。下叶多见可能是因为杯状细胞分泌黏液，黏液因人体重力的作用向下集聚所致。此外，IMA显示出较低频率的中心纤维化、多发性侵袭、胸膜浸润、淋巴播散和血管侵袭。46例中有2例（4.3%）局部复发，无远处转移。Sawada等认为，就清除支气管树上的异物而言，人在直立和仰卧时由于重力作用会对抗清除系统，下叶在黏液纤毛清除中起着更重要的作用，因此，下叶杯状细胞的数量更多，或者下叶对外界刺激的反应更敏感，更容易诱导杯状细胞增生或化生，这是IMA倾向于影响下叶的原因之一。IMA与临床少见的产黏液AIS及MIA的鉴别要点是：病灶＞3cm、浸润病灶＞5mm、多发结节、边界不清、播散至邻近肺实质形成粟粒样结节等。

孤立型IMA可以表现为混合密度结节影（图1-1-74），磨玻璃影反映了IMA伏壁样生长方式，正常肺泡上皮部分被肿瘤细胞取代，肺泡腔未完全填充，小叶间隔阻挡病灶扩散所致。当病灶较小时，黏液分泌少，细胞成分多，故多呈实性密度；随着病灶增大，其内黏液成分增多，呈混合密度。部分孤立型IMA瘤-肺界面模糊，其原因为黏液分泌到肺泡间隙，巨噬细胞聚集并沿着肺泡壁和肺泡间孔迁移到远离结节的区域，导致界面模糊且不规则。结节或肿块性IMA常见支气管充气征和空泡征（或假性空洞）（图1-1-75）。病理学上，这些CT特点对应结节内的未闭支气管和细支气管；黏蛋白积聚引起的肺泡间隙扩张；肿瘤沿末端气道生长并分泌黏液，使管腔形成活瓣样阻塞，空气易进难出，导致过度充气后肺泡破裂形成的气腔；正常肺泡间隙组成的无瘤区域的形成；肿瘤内水解酶的降解导致由正常肺泡间质弹性纤维形成的气孔的破坏。肿瘤周围的反应性纤维化也可能导致周围空气间隙和（或）瘢痕旁肺气肿区域的扩张，这些扩张可能表现为假性空洞。部分病例因肿瘤坏死形成真性空洞（图1-1-76）。IMA偏向于肺周边生长，当病灶较大时可表现为紧贴胸膜及叶间胸膜塑形生长；当病灶较小且邻近胸膜时，可见线状影或三角形影与脏胸膜粘连，因肿瘤恶性程度低，以黏液成分为主，质地较软，缺乏纤维收缩，故胸膜凹陷征及胸膜受累少见（图1-1-77）。孤立型IMA亦可见分叶征、毛刺征等周围型腺癌的典型特征。毛刺细软，与肿瘤细胞分化相对较好，上皮间质转化少，肿瘤内黏液有一定张力，病灶收缩力较弱有关（图1-1-78）。通常，正常软组织显示的衰减值约为40HU。由于肿瘤内黏液成分高，黏蛋白显示的CT衰减低于肿瘤细胞和软组织，导致IMA显示的平均衰减值相对较低，CT增强肿瘤无或轻度强化，CT上可表现为类似水样密度，随着时间推移，水分逐渐重吸收而蛋白成分含量升高，在CT上浓缩黏蛋白的CT值高于20HU，甚至可达到100HU以上，但实变密度常低于肌肉的密度。

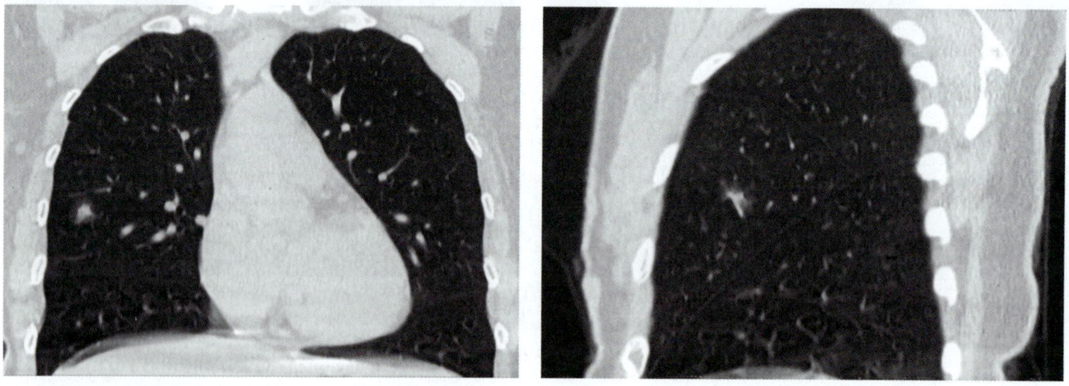

图1-1-74　女，45岁。咳嗽、咳痰20天。右肺中叶混合密度结节，直径约0.6cm，未侵犯脏胸膜

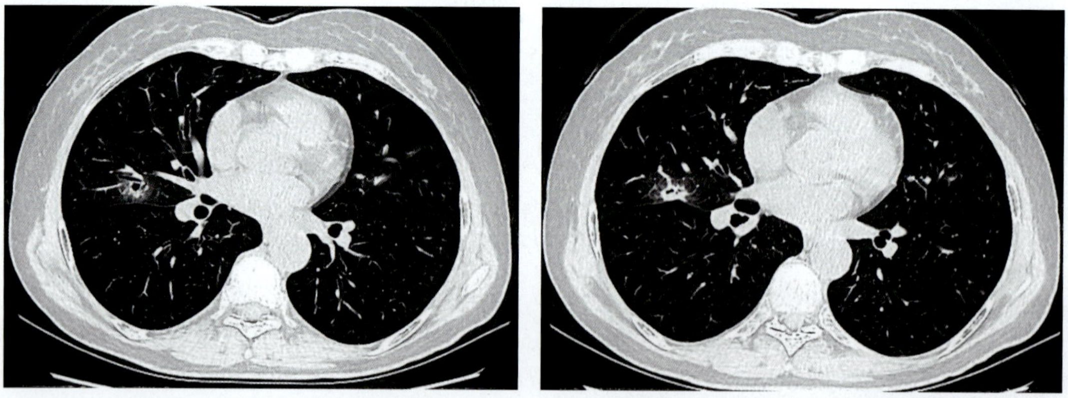

图1-1-75　女，59岁。查体发现肺部阴影1年。胸部CT显示右肺中叶紧邻斜裂混合密度结节影，边缘模糊，病灶内见支气管充气征、空洞征和多个空泡

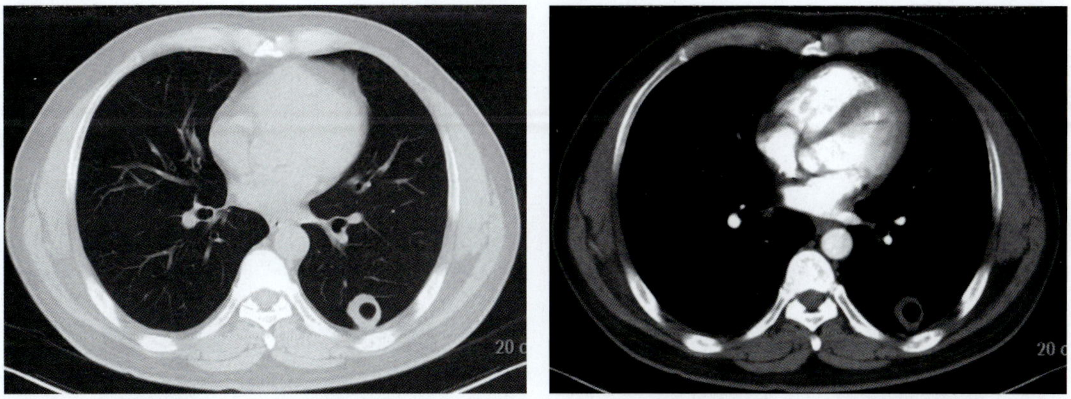

图1-1-76　男，43岁。发现左肺占位1年。胸部CT显示左肺下叶边缘清晰厚壁空洞影，直径2.5cm，侵犯脏胸膜

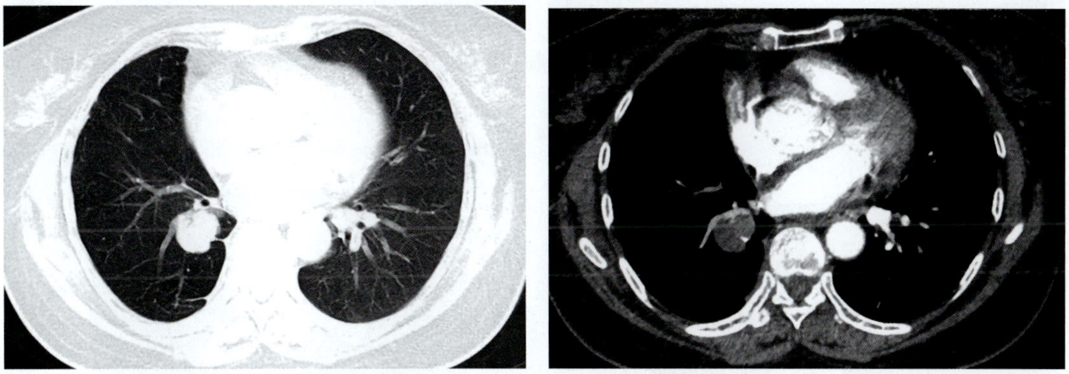

图1-1-77　女，60岁。右中肺黏液腺癌，边缘光滑，直径2cm，可见胸膜牵拉，未侵犯脏胸膜

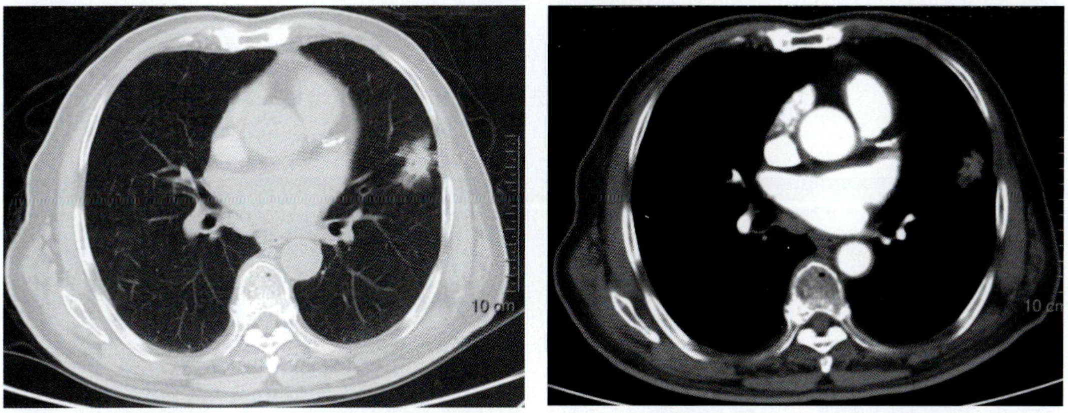

图1-1-78　男，70岁。左肺舌叶不规则肿块影，可见分叶、长毛刺、胸膜牵拉和空泡征，未侵犯脏胸膜

肺炎型IMA可表现为单肺或多肺叶受累，病灶在CT上多呈片状实变影伴周围磨玻璃密度影，由于肿瘤细胞的转移特征，可能出现同侧或对侧肺的转移性结节，尤其是多发磨玻璃结节（图1-1-79，图1-1-80）。多发病灶除病变经气管或淋巴管肺内播散外，也可能并非皆为肺内转移，而是多克隆起源、独立生长。IMA很少破坏肺部的原始结构，肿瘤细胞沿支气管壁、肺泡壁伏壁样生长，远端细小支气管被肿瘤或分泌黏液填塞，形成分支减少的空气支气管征；随着肿瘤增大，支气管扭曲变形，管腔不规则狭窄，走行僵直，又因较多的黏液使部分细支气管完全填充堵塞而无法从气道排出，进一步使分支减少，呈枯树枝样改变，此表现可与炎性病变支气管充气征相鉴别（图1-1-81）。叶间裂膨隆是IMA的特征性表现之一，可能是由于肿瘤中产生黏蛋白，导致肺叶体积肿胀（图1-1-82）。CT血管造影征是在实变内看到正常肺血管系统的能力。在良性和恶性实体中都可见，

包括IMA、肺炎、肺水肿、由中心肺肿瘤引起的阻塞性肺炎、淋巴瘤，以及胃肠道肿瘤的转移。CT增强扫描所见血管造影征与IMA破坏力较弱、对血管破坏较少的病理特征相吻合（图1-1-83）。实变增强后常呈不均匀强化，其内见片状低密度无强化区，考虑肿瘤细胞分泌黏液所致，可与感染性肺炎相鉴别。

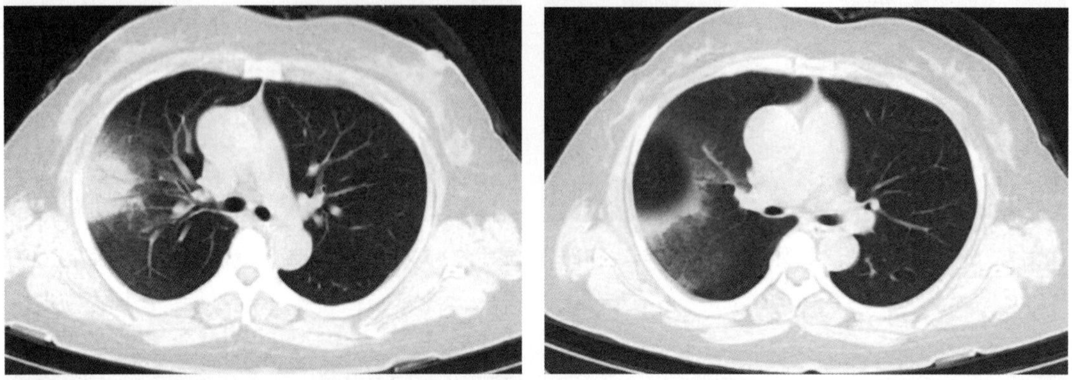

图1-1-79　女，52岁。发热、咳嗽5天。右肺上叶实变影，边缘模糊，支气管充气征明显

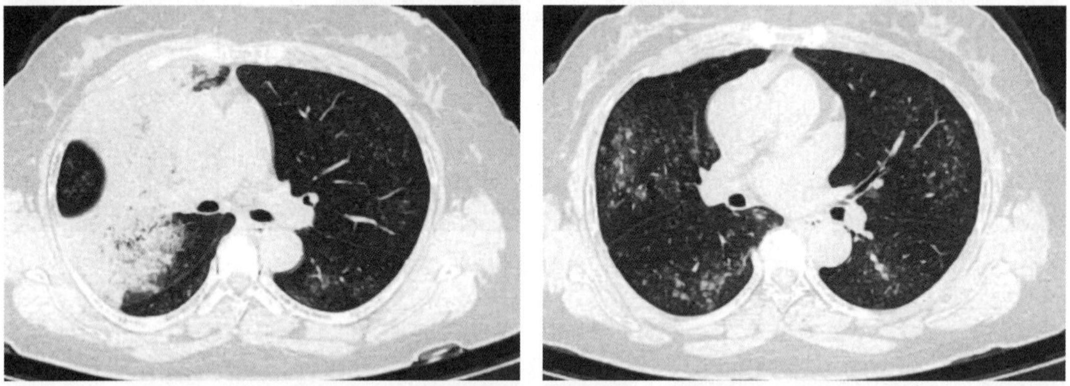

图1-1-80　1年后实变较前进展，双肺多发磨玻璃结节影

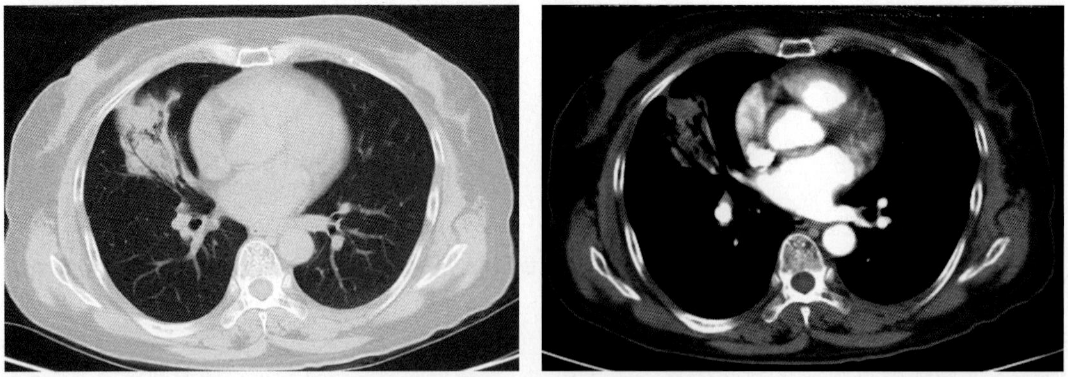

图1-1-81　女，55岁。右肺中叶及部分右肺上叶实变影，内见支气管充气征和血管造影征，手术病理浸润性黏液腺癌，未见明确脉管内癌栓

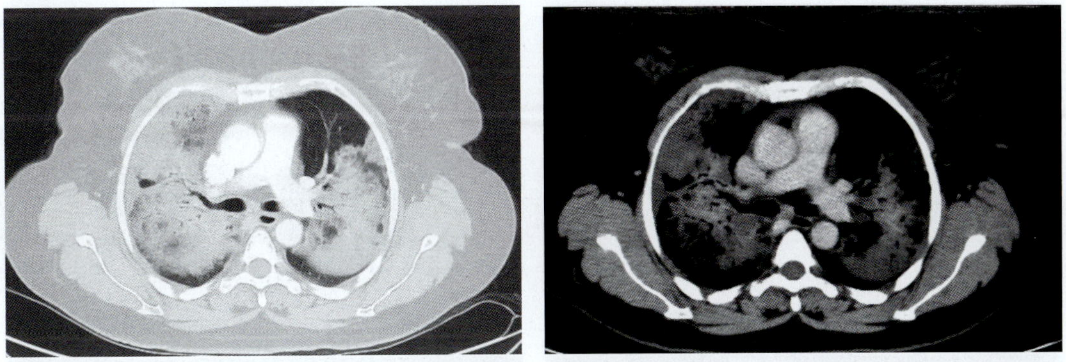

图1-1-82　女，48岁。双肺上叶实变影，叶间裂膨隆，增强扫描密度不均

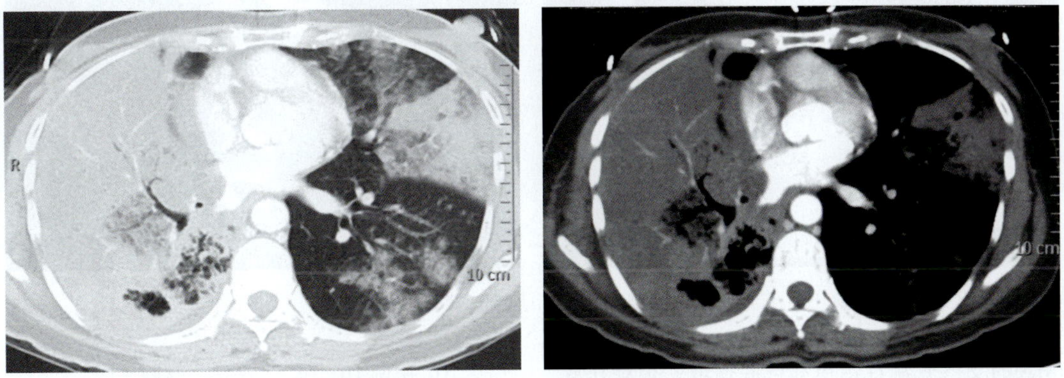

图1-1-83　女，40岁。憋闷伴黏液痰6个月余。右肺实变影伴双肺气腔播散，增强扫描强化不明显，可见假空洞、枯树枝征和血管造影征

15.病例15：男，60岁。咳嗽、咳痰6个月。

胸部CT：双侧肺多发实变、结节和磨玻璃影（图1-1-84）。

【诊断】浸润性黏液腺癌。

【诊断依据】CT扫描显示双侧肺实变和结节，有磨玻璃样衰减、空泡征、支气管充气征和血管造影征，考虑浸润性黏液腺癌。肺活检显示肺源性黏液腺癌。

【分析】与其他亚型的肺腺癌相比，IMA血管侵袭少见，亦较少发生淋巴结转移和远处转移，气腔播散较多见，导致其多有肺内转移，而少有肺外转移。Yang等通过比较基因组图谱评估了这些病变之间的克隆关系。在24例IMA患者中，19例患者有对侧病变。除1例患者外，所有患者的肿瘤都有匹配的驱动因素改变，包括KRAS（$n=19$）、NRG1（$n=2$）、ERBB2（$n=1$）或BRAF（$n=1$）。此外，在NGS分析的配对肿瘤患者（$n=12$）中，共享驱动因素的改变伴随着多达4个（平均2.6个）其他相同的突变，这进一步支持了肿瘤之间的克隆关系。只有在1例患者中，单独的IMA具有完全不重叠的突变谱，支持与克隆无关的不同的原发性肿瘤。值得注意的是，在一部分患者（$n=3$）中，分子测试证实了原始切除的IMA和随后在超长潜伏期后出现的对侧IMA之间的克隆关系。比较分子图谱支持几乎所有单独的肺部IMA病变都代表由单个肿瘤引起的肺内扩散，并记录了一个具有显著延长的肺内进展过程的亚群。Kim等对7例同步多灶性肺IMA患者（共24个区域）的2～5个区域的样本进行了全外显子组测序。早期启动的克隆突变，如KRAS、NKX2-1、TP53或ARID1A突变，存在于每个患者的所有IMA病灶中。多灶IMA的肿瘤突变负荷较低，但进一步的分析表明肿瘤内存在异质性。突变特征分析发现，IMA主要与内源性突变过程、APOBEC活性和缺陷DNA错配修复有关，但与吸烟无关。两例背景为普通型间质性肺炎患者双侧下叶同步定位的IMA具有不同的突变类型，表明它们是双原发性的。他们认为，弥漫性肺炎型或多灶性IMA存在克隆性肺内传播，尽管它们可能在普通型间质性肺炎背景下表现为多中心起源。

Detterbeck等定义肺炎型腺癌（pneumonic-type adenocarcinoma，P-ADC）为具有肺炎样浸润/实变区的肺腺癌，既往未诊断为肺部或肺外腺癌。组织学上，以伏壁样生长为主，黏液或肿瘤细胞部分填充肺泡气隙。因此，大多数P-ADC是IMA。相反，一些研究报告称，肺炎型肺癌约由45%（26%～57%）黏液性、40%（29%～53%）非黏液性和15%（12%～21%）混合型腺癌组成。

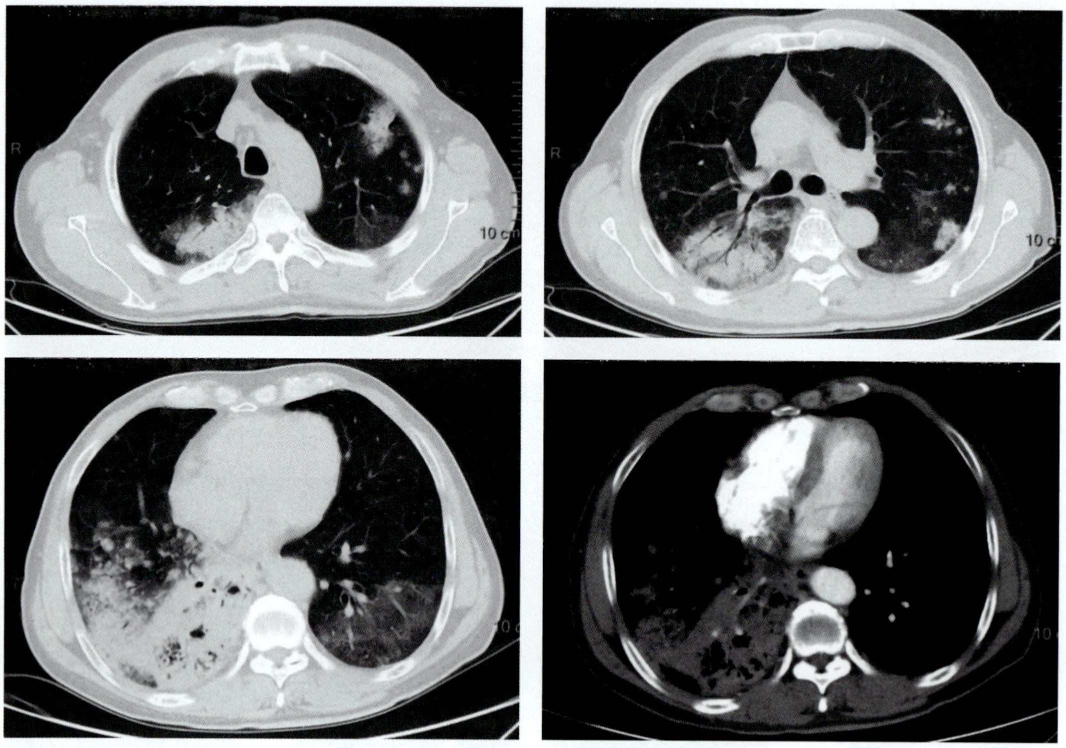

图 1-1-84　胸部CT16

由于IMA的支气管源性传播和气腔播散，很难在放射学上与肺炎区分开来。反复和长期的感染症状，如咳嗽、咳痰和呼吸困难等，表明可能存在P-ADC。与孤立型IMA相比，肺炎型IMA患者咳嗽和咳大量白痰更常见。这可能是因为肺炎型IMA与肿瘤细胞的高分期和不受控制的生长有关，导致黏液过多并通过上呼吸道排出。

Wislez等报道，诊断后P-ADC的中位生存时间为10.5个月（1～150个月）。P-ADC最有效的治疗方案是手术切除。手术治疗的P-ADC患者和非手术治疗的患者的5年生存率为30%～68%和14%～60%。

16.**病例**16：女，26岁。咳嗽1周。

胸部CT：左肺下叶巨大类圆形肿块影，其内密度不均，增强后不均匀强化（图1-1-85）。

【诊断】 胎儿型腺癌。

【诊断依据】 患者手术病理见原始的类圆形腺样及管状结构，细胞呈柱状排列，无纤毛（橙箭），背靠背排列紧密（绿箭），肿瘤细胞一致，核染色深，核浆比例高，具有独特的β-catenin突变，符合肺低级别胎儿型腺癌（图1-1-86，图1-1-87）。免疫组化：TTF-1（+）、β-catenin（+）、Syn（+）、CgA（-）、ER（-）、PR（-）。

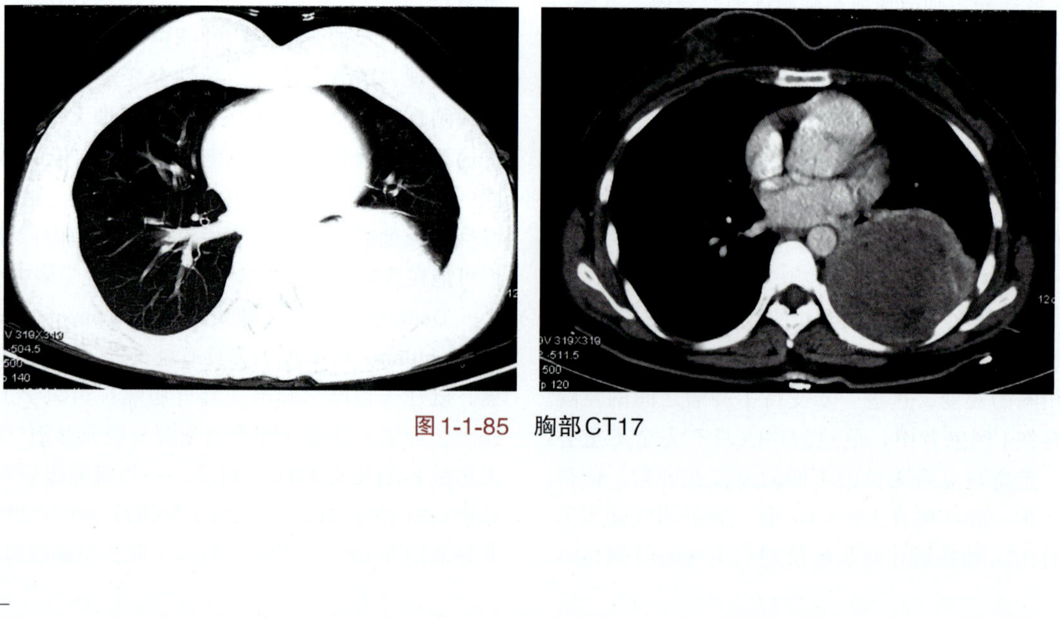

图 1-1-85　胸部CT17

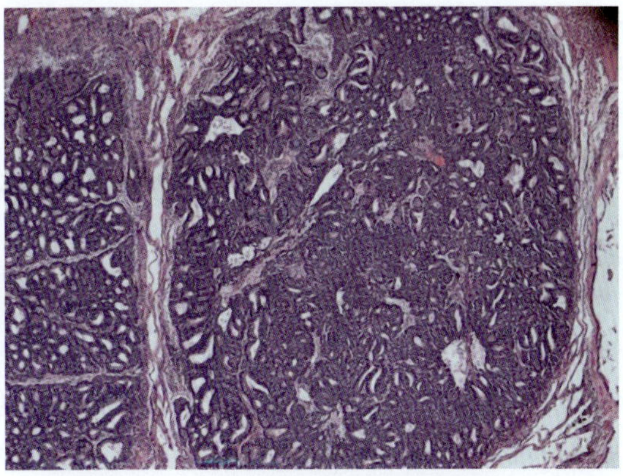

图1-1-86　肺低级别胎儿型腺癌10×

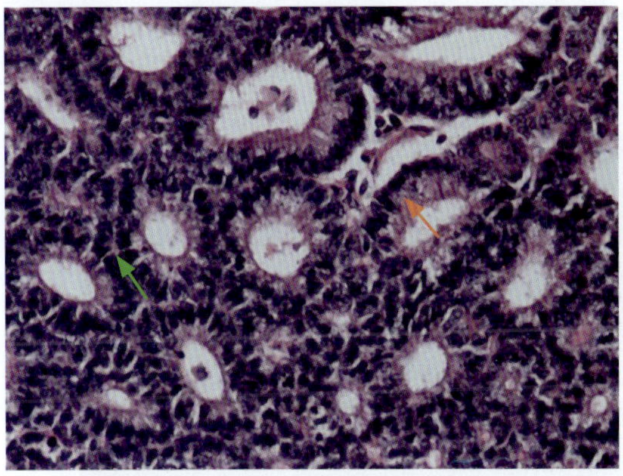

图1-1-87　肺低级别胎儿型腺癌40×

【分析】 胎儿型肺腺癌（fetal lung adenocarcinoma，FLAC）极为罕见，占所有原发性肺肿瘤的0.1%～0.5%。早在1945年，Barrett和Barnard和报道了一类由间充质成分包绕上皮成分构成的、形似胎儿肺组织的肿瘤。1952年，Barnard首次将"肺内胚胎瘤"一词应用于这种肿瘤。1961年，Spencer引入了"肺母细胞瘤（pulmonary blastoma，PB）"一词，因为它是一种双相肺肿瘤，类似于儿童肾母细胞瘤（Wilms'tumor）。1982年，Kradin等发现该肿瘤缺乏母细胞瘤概念中不可或缺的肉瘤区域，因此，他们建议用类似胎儿肺的肺内胚层肿瘤来更好地描述这种肿瘤。1984年，Kodama等引入了术语"高分化胎儿型肺腺癌（well-differentiated fetal adenocarcinoma，WDFA）"来对这种肿瘤进行分类，因为它是一种罕见的富含糖原的肿瘤，与妊娠8～16周的胎儿肺组织非常相似，具有神经内分泌分化。这种类型的腺癌被认为具有类似于PB的组织发生，但缺乏间充质成分，仅显示上皮成分。1981年WHO分类和1995年AFIP（美军病理研究所）分类中，将FLAC命名为上皮型PB，归为PB的一个特殊亚型，其预后较经典的双向型肺母细胞瘤好，且缺少P53的突变；1999年，WHO和IASLC将该肿瘤从PB分类中删除，并被归类为肺腺癌的一个少见变异型；2004年WHO呼吸系统肿瘤分类以及2011年IASLC/ATS/ERS肺腺癌国际多学科新分类将FLAC归类为浸润性肺腺癌的独立亚型，定义为一种由类似胎儿肺小管，富于糖原的无纤毛的柱状或立方状细胞组成的复杂的、多分支的管状腺体而成的特殊类型腺癌，细胞内常有特征性的核上或核下空泡，腺腔内可见鳞状桑葚体。新分类将FLAC分为低度恶性（FLAC-L）和高度恶性（FLAC-H）两类，当与其他的组织学亚型混合发生时，肿瘤应根据主要成分进行分类。

FLAC镜下瘤组织的特征是只有恶性上皮成分，而缺乏肉瘤成分。FLAC-L以低度核异型性和桑葚体的形成为特征，间质为疏松的纤维黏液样组织，通常具有纯组织学模式。桑葚体是指在腺体基底部或腔面上，由鳞状细胞样细胞形成的实性球体。FLAC-H缺乏桑葚体形成，具有明显的核异型性，核仁明显，核分裂象多见。FLAC-H通常显示至少50%的胎儿形态，并且通常与其他传统类型的肺腺癌（伏壁、腺泡、乳头、微乳头和实性型）一起显示。偶尔，FLAC-H与其他癌症成分混合发生。Suzuki等分析了53例FLAC-H，合并常规型腺癌41例、鳞癌5例、大细胞神经内分泌癌5例、肠型腺癌2例和小细胞肺癌1例。

免疫组化方面，FLAC-L肿瘤细胞均表达TTF-1和CK7，肿瘤内桑葚体样结构常表达Syn、CD56及CgA等神经内分泌标记，神经内分泌标志物的阳性程度取决于肿瘤中胎儿肺样成分的百分比。FLAC-L瘤细胞TTF-1阳性提示FLAC-L可能起源于Clara细胞或Ⅱ型肺泡上皮。β-catenin是一种细胞骨架蛋白，具有信号传导和细胞黏附功能，其异常激活导致肿瘤干细胞更新与调节功能失调，促成了肿瘤的发生发展。FLAC-L显示β-catenin在细胞质/细胞核中的异常分布和频繁的β-catenin基因突变。相反，FLAC Ⅱ显示β-catenin的膜染色，缺乏β-catenin基因突变。Wnt信号通路在胚胎发生过程中很重要，而β-catenin是经典Wnt信号通路中重要因子，当细胞中β-catenin不能正常降解，稳定积累的β-catenin进入核内，启动下游靶基因的转录，导致肿瘤形成。Nakatani等发现，Wnt信号通路的上调紊乱，包括β-catenin基因的突变，是FLAC-L发生的基础。FLAC-H病例β-catenin基因均未突变。此外，β-catenin的突变在普通肺癌中少见。FLAC-L表现出较低的P53表达，相比之下，P53通常在FLAC-H中过度表达。P53高表达与肺腺癌患者分化不良、吸烟史、晚期和低生存率有关。FLAC-L与FLAC-H的P53基因差异表达是鉴别两者的重要依据。Morita等和Suzuki等已经报道了甲胎蛋白、磷脂酰肌醇蛋白聚糖3和SALL4在FLAC-H中频繁表达，在非胎儿样成分中具有更显著的表达谱。EGFR和KRAS基因改变与肺腺癌的发生发展相关，但FLAC-L多表现为高频率的CTNNB1突变和低频率的EGFR、KRAS、BRAF和

PIK3CA突变，提示FLAC是一种具有独特分子特征的、独立的肺腺癌亚型。FLAC-H中可检测到KRAS和EGFR基因的突变，推测高级别与低级别FLAC可能在分子遗传学上存在差异。FLAC需与双相型PB相鉴别。后者由两种成分构成，一种为原始上皮成分，与FLAC尤其是FLAC-L相似，上皮成分示CK、EMA阳性。另一种为原始间叶成分，即肉瘤成分，SMA、vimentin、desmin阳性。而FLAC间质为良性，可与之鉴别。

FLAC多数为FLAC-L，30～40岁为发病高峰，10岁以下很少发生。FLAC-L属低度恶性肿瘤，多见于无吸烟史的中青年女性，确诊时常处于Ⅰ～Ⅱ期。FLAC-H多见于有重度吸烟史的60～70岁中老年男性患者。25%～40%的患者无症状。临床表现无特异性，以咳嗽、咳痰、咯血、胸痛、胸闷为主。影像缺乏特异性，肿瘤大多位于肺外周胸膜下，少数可见支气管腔内生长，常表现为类圆形膨胀性肿块，与周围肺组织分界清晰（图1-1-88），伴有或不伴有空洞形成，其内可见液化坏死灶，周围肺实质很少受累，胸腔积液或纵隔淋巴结肿大罕见，很少见到空气支气管征。动态增强CT扫描肿瘤中度不均匀强化。

FLAC-L患者临床分期较低，淋巴结及远处转移比较少见，生长缓慢，对放、化疗不敏感，首选手术治疗，以肺叶切除加淋巴结清扫术为主，5年生存率＞80%。FLAC-H临床分期相对较高，淋巴结及远处转移常见，多数选择以铂类为基础的化疗方案。Suzuki等研究表明FLAC-H的总生存率与微乳头状腺癌相当，明显低于其他组织学亚型。胸部淋巴结病、诊断时的转移和肿瘤复发是FLAC的不良预后因素。FLAC的10年生存率估计为75%。

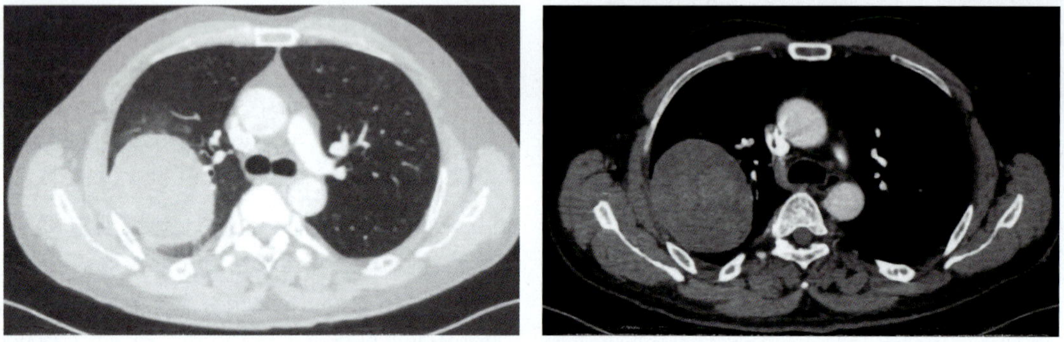

图1-1-88　男，46岁。间断咳嗽、咳痰、咯血1个月余

（永康市人民医院放射科　李　挺　提供）

17.**病例**17：男67岁。右侧季肋部疼痛2天。

胸部CT：右肺下叶结节影（图1-1-89）。

【诊断】 肠型腺癌。

【诊断依据】 CT扫描显示右肺下叶结节影，边缘可见分叶、毛刺、血管集束征和胸膜牵拉，考虑肺腺癌可能。患者在全身麻醉下行胸腔镜下右肺下叶切除加纵隔淋巴结清扫术，病变直径约2.0cm，灰白灰褐质粗，病理显示结直肠癌样成分，纵隔淋巴结未见转移。免疫组化显示，肿瘤细胞TTF-1、Napsin A、Villin、CEA和CK7阳性，CK-20和CDX2阴性。最终诊断为原发性肺肠型腺癌。

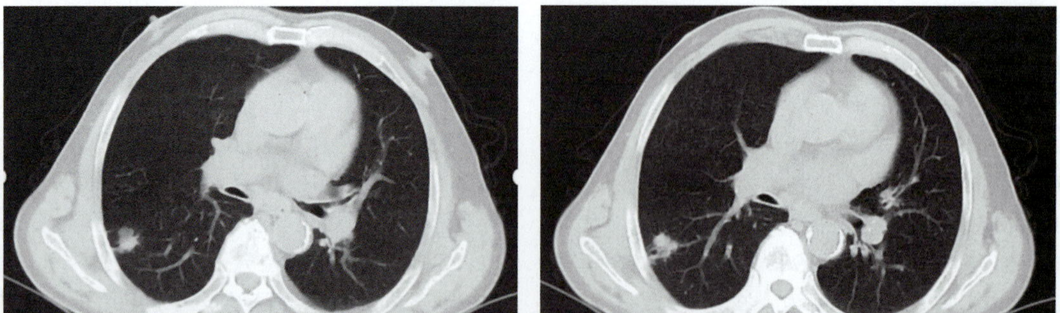

图1-1-89　胸部CT18

【分析】 肺肠型腺癌（pulmonary enteric adenocarcinoma，PEAC）于1991年由Tsao和Frasein首次描述，他们在对一名40岁男子右上叶切除的肺结节进行组织学检查后报告了一种“具有肠分化的原发性高分化肺腺癌”。2011年IASLC/ATS/ERS发布的国际多学科肺腺癌分类，正式将PEAC列为浸润性肺腺癌的变异型。因与结直肠癌相似的组织学形态及免疫组织化学特征，当肠分化成分超过50%，至少表达一种胃肠道肿瘤免疫组化标志物（如CDX2、CK20或MUC2等），同时排除消化道来源的腺癌时，可诊断为PEAC。

2015年WHO肺肿瘤组织学分类中，诊断原发性PEAC需要满足至少3个要求：①肠分化成分超过50%，即具有嗜酸性细胞质的高柱状细胞，形成不规则形状的腺体，一些腺体含有坏死物质；②肿瘤必须表达至少一种肠道分化标志物；③应排除转移性结直肠癌和原发性肺腺癌。此外，如果肿瘤细胞对任何肠道蛋白质标志物呈阴性，则应将其称为“具有肠道形态的肺腺癌”，而不是PEAC。

PEAC在NSCLC和原发性肺腺癌中的总体患病率分别是0.5%和0.68%，发病年龄集中在60～72岁中老年患者中，中位年龄为65岁。PEAC患者的主要临床症状是呼吸困难、咳嗽、咯血和胸背痛，无胃肠道症状，易发生早期转移。血清肿瘤标志物CEA和CA19-9的表达在PEAC中明显高于CYFRA21-1和NSE，且与原发性PEAC密切相关。监测CEA和CA19-9的水平，有助于诊断患有PEAC或复发的患者。PEAC影像多表现为多实性或部分实性的结节或团块影，主要分布在右肺，尤其是右肺上叶，少数呈多肺叶分布。

PEAC在组织学上是异质性的，常混合有其他肺腺癌组织学亚型成分。Nottegar等的一项文献综述分析了46例PEAC患者，除了肠型外，还存在其他成分，包括实性（18/46，39.1%）、黏液型（10/46，21.7%）、腺泡型（6/46，13%）、乳头型（2/46，4.4%）、微乳头型（1/46，2.2%）、伏壁型（1/46，2.2%），以及纯肠型（8/46，17.4%）。此外，肺间质纤维化也经常出现在PEAC患者中。PEAC由不规则腺管状、筛状或乳头状结构组成，具有广泛的中央坏死，癌细胞呈高柱状、假复层排列，胞质丰富，嗜酸性，可见刷状缘；胞核呈柱状或卵圆形，深染或空泡状，核仁明显，核分裂象易见。分化较差时呈实性巢团状。尽管PEAC有其自身的病理特征，但仅凭组织病理学难以与肺转移性结直肠癌（metastatic colorectal cancer，MCC）区别。免疫组化标志物在区分PEAC与其他组织学亚型肺腺癌和MCC方面发挥着重要作用。PEAC表达CK20、CDX2、MUC2和Villin，这些通常不在肺腺癌中表达，但在MCC中常见。MCC中CK7、TTF-1、NapsinA等免疫标记通常呈阴性。Wang等发现，PEAC对CK20、CDX2、MUC2和Villin的阳性率分别为22.2%、66.7%、44.4%和66.7%。Zhao等发现，89.28%（25/28）的PEAC病例中Villin阳性，CK20和CDX2双阴性表达的病例中，80%为Villin阳性。他们还发现，PEAC有较高的KRAS突变（63%）和较低的EGFR突变（3.3%），KRAS突变在CK7阴性的PEAC中发生频率较高。Lin等证实CDX2高表达（90.0%），其次是Villin（80.0%）、CK20（70.0%）、CK7（30.0%）、TTF-1（30.0%）和Napsin A（25%）。Villin是胃肠道腺癌的一种非常敏感和相对特异的标志物，被证明是PEAC和其他肺腺癌鉴别诊断中非常敏感和有用的标志物。CK7和TTF-1的阳性染色也有助于区分MCC，但是，在高达17%的结直肠癌病例中发现了CK7的表达。Chen等发现CK7/CDX2双阳性组合在PEAC与结直肠癌的鉴别诊断中获得了高灵敏度（71.3%）和特异度（82%）。此外，与传统肺腺癌相比，原发性PEAC具有更高的非同义肿瘤突变负荷和更频繁的DNA错配修复突变。2018年，Miyaoka等首次报道了CK7/CK20双阴性的PEAC病例，组织学上，肿瘤由PEAC和传统肺腺癌成分组成。他们考虑PEAC可能由传统肺腺癌转化形成。

Palmirotta等从58篇发表的文章中总结了295例患者，发现最具代表性的免疫组化标志物是CEA（93.5%）、CK7（81.8%）、CDX2（80.7%）和Villin（76.6%），其次为MUC5A5（47.8%）、CK20（47.0%）、SP-A（42.1%）、MUC2（37.4%）、TTF1（35.4%）和Napsin A（28.7%）。他们还记录了KRAS（38.5%，$n=148$）、MMR（32.4%，$n=34$）、ERBB2（22.5%，$n=40$）和EGFR（13.3%，$n=184$）基因突变，在9.4%的病例中检测到EML4-ALK易位（$n=117$）。不太常见的是BRAF（2.0%，$n=102$）和NRAS（2.0%，$n=49$）突变。他们进一步分析了亚洲和欧洲/北美国家诊断的PAEC之间的潜在差异。大多数PAEC病例（185/295）发生在亚洲国家。两组在TTF1、MUC2、MUC5A5、Villin、Napsin a和SP-A表达方面具有高度相似性。亚洲人群中CK20阳性表达更常见，而CK7和CDX2在欧洲和北美的PAEC样本中的表达明显更高。

最近，人们探索了鉴别PEAC和MCC的替代方法。Cadherin-17（CDH17）、特异性AT序列蛋白2（special AT-rich sequence binding protein 2，SATB2）和β-catenin的免疫表达已在结直肠癌中得到证实。Bian等发现CDH17和SATB2在MCC中高表达，但在PEAC中很少表达，CDH17与SATB2的组合可以作为区分PEAC与MCC的最佳标记。Matsushima等通过8份PEAC样本发现β-catenin和SATB2是区分PEAC和MCC的有用的免疫组化标记。免疫组化结果显示，每种抗体的PEAC阳性率分别为：CK7，88%（7/8）；CK20，88%（7/8）；TTF-1，13%（1/8）；β-catenin，0（0/8，强核表达）；SATB2为13%（1/8）。MCC对这些抗体的阳性率分别为

10%、95%、5%、55%和100%。总之，与MCC相比，PEAC具有更高的CK7表达和更低的CDX2、β-catenin、cadherin-17和SATB2表达，β-catenin、Cadherin-17和SATB2联合应用或可作为PEAC和MCC鉴别诊断的潜在最佳标志物。分子学方面，Jurmeister等报道DNA甲基化图谱可以有效区分PEAC与MCC。

PEAC目前的治疗策略与NSCLC相似。根据不同的临床分期，应采用以手术治疗为主，辅以化疗、放疗和靶向治疗的综合治疗方案。NSCLC化疗方案可以控制PEAC，最常用的方案是卡铂联合紫杉醇，尽管这是PEAC最常见的化疗方案，但培美曲塞联合卡铂的治疗方案似乎疗效更好。结直肠癌化疗方案（包括奥沙利铂、伊立替康和氟尿嘧啶）对PEAC患者无效。PEAC的KRAS和HER-2突变率高，EGFR和BRAF突变率低。尽管PEAC患者检测到不同的基因突变，但采用靶向治疗目前是不合理的。2019年《中国临床肿瘤学会（CSCO）原发性肺癌诊疗指南》推荐免疫抑制剂如帕博利珠单抗作为Ⅳ期无驱动基因、非鳞癌NSCLC的一线治疗方案，PD-1、TMB、MMR突变是与检查点阻断免疫治疗反应相关的预测标志物，高PD-1、TMB的NSCLC患者更易受益于免疫抑制剂治疗。虽然有学者研究发现PEAC高表达PD-1，且TMB水平明显高于传统型肺腺癌，然而免疫抑制剂治疗是否对PEAC患者安全、有效，还需要更多的临床试验证实其可行性。

PEAC预后主要由分期决定，Ⅰ～Ⅱ期接受手术的患者具有更好的预后。文献综述显示，Ⅲ期或Ⅳ期PEAC患者的生存时间为0～9个月，Ⅰ期或Ⅱ期患者的生存时间可能达到1～27个月。

18. **病例**18：51岁，男性。查体发现右肺占位4天。

胸部CT：右肺下叶不规则囊腔影（图1-1-90）。

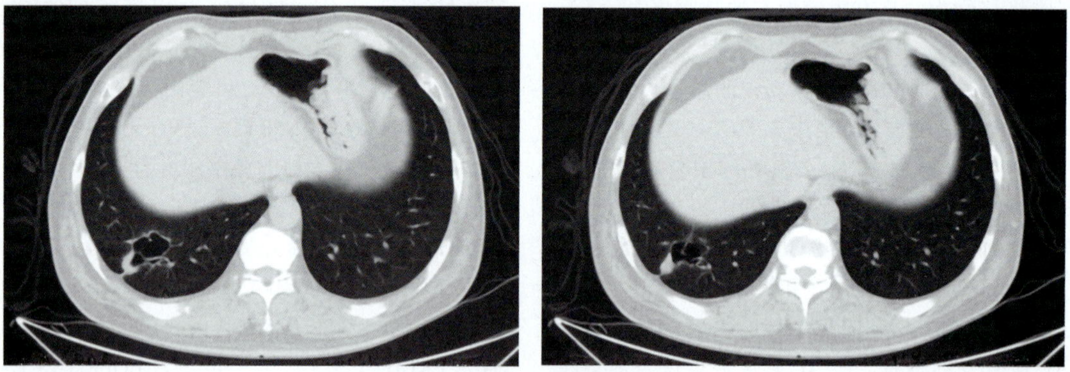

图1-1-90 胸部CT19

【诊断】 囊腔性肺腺癌。

【诊断依据】 胸部CT显示右肺下叶薄壁、边缘不规则的囊性病变，符合囊腔性腺癌。术中见肿瘤位于右肺下叶，切面见肿物体积2.5cm×2cm×1.2cm，灰白色，质粗。水平裂发育不完全。病理示浸润性黏液腺癌，未侵犯脏胸膜，未见明确神经侵犯及脉管内癌栓。支气管断端未见癌。

【分析】 囊性空腔（cystic airspace）指肺组织中的空气填充区域，包括先天性肺囊肿、肺大疱、胸膜下大疱和小肺癌阻塞导致的远端气道囊性扩张。囊腔（cyst）被定义为薄壁（＜2mm）含气空间，是生理性腔隙的病理性扩大。囊腔性肺癌（lung cancer associated with cystic airspaces，LC-CAS）是一类以形态特征命名的特殊类型周围型肺癌，以肺腺癌居多。

1941年，Womack等首次描述了LC-CAS。他们将LC-CAS的病因归因于先前存在的先天性畸形。Anderson和Pierce于1954年描述了6例支气管肺癌，其放射学外观为薄壁空洞或囊腔。他们认为，当一层薄薄的恶性细胞生长到预先存在的空腔并内衬在空腔中时，可能会出现这种类型的支气管癌，该空腔可能由小结节对支气管的瓣膜阻塞引起的压力变化形成的，或是由肿瘤附近的炎症变化形成的。Bass和Singer于1951年首次报道与大疱性肺病相关的肺癌。Goldstein等于1968年描述了18例与巨大大疱病相关的支气管肺癌患者的临床和X线特征。大疱性癌的发病率为3.8%（18/411）。他们推测体质因素可能导致大疱性疾病，同时也可能使患者易患肺癌。Maki等在2006年回顾了20例支气管肺癌伴大疱性肺病的CT表现。它们可分为3类；大疱壁外的结节或肿块，局限在大疱腔内的结节或团块，以及沿着大疱壁延伸的软组织密度。Lantuejoul等在2007年回顾了7例1型先天性囊性腺瘤样畸形（CCAM）伴腺癌的病例。1型CCAM黏液细胞与相应的黏液性BAC具有相同的分化特征，与共同的支气管起源一致。Kaneda等在2010年对545例原发性肺癌患者进行了回顾性研究，发现19例肺癌病灶与肺大疱相邻，发病率为3.5%。他们回顾了1974年以来日本的95例病例，其中大多数是重度吸烟者。吸烟是导致肺大疱和肺癌的常见因素。他们推测，肺大疱周围压缩的薄壁组织和结缔组织区域的有限空气流动可能会导致微生物沉积在肺大疱壁上，并导致反复感染。反复的炎症过程可能导致大疱周围形成纤维瘢痕。这可能会导致大疱中致癌物质的积聚。Farooqi等在2012年筛查出26例（3.7%）毗邻或位于囊性空腔壁中肺癌患者。CT扫描显示，最初的囊性空腔壁薄（中值直径1.0mm），随后变厚，最终形成结节，诊断为肺癌。26例患者中有19例（73%）出现肺气肿，表明肺气肿是肺癌的一个独立危险因素，肺气肿使肺癌发生的可能性增加4～5倍，可能是恶性肿瘤发生的一个因素。Mascalchi等于2015年根据Maki的最初分类，使用4型分类来描述LC-CAS的形态学CT特征（图1-1-91～图1-1-93）。Ⅰ型对应于囊壁外结节；Ⅱ型对应于局限在囊腔内的结节；Ⅲ型对应于沿着囊壁延伸的软组织密度；Ⅳ型对应于混合在多个囊腔内的实性或非实性成分。Ⅲ型和Ⅳ型最常见，Ⅱ型发生频率较低。在该系列中，24个病变中有6个显示囊腔的大小增加，这可能是由与囊腔相连的远端气道上的瓣膜机制引起的。Fintelmann等2017年的研究显示，1%的NSCLC病例（12例男性和18例女性；中位年龄66岁）与囊性空腔有关，病变主要分布在外周，97%的相关病例有吸烟史。30例中有20例表现出软组织增加，原因是壁增厚、囊腔增大、壁结节增大和（或）密度增加，或被肿块替代。CT上的囊性空腔与活瓣机制阻碍了小气道、肺气肿区域腺癌的伏壁生长、肿瘤变性导致的囊肿化或腺癌沿着先前存在的大疱壁生长有关。

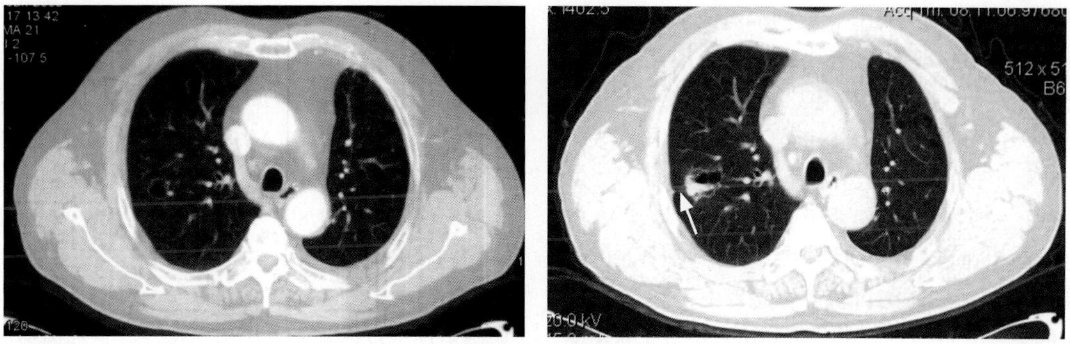

图1-1-91　男，61岁。右肺上叶腺癌，23个月后病变由囊性（Ⅰ型）进展为囊实性，可见胸膜牵拉（白箭）

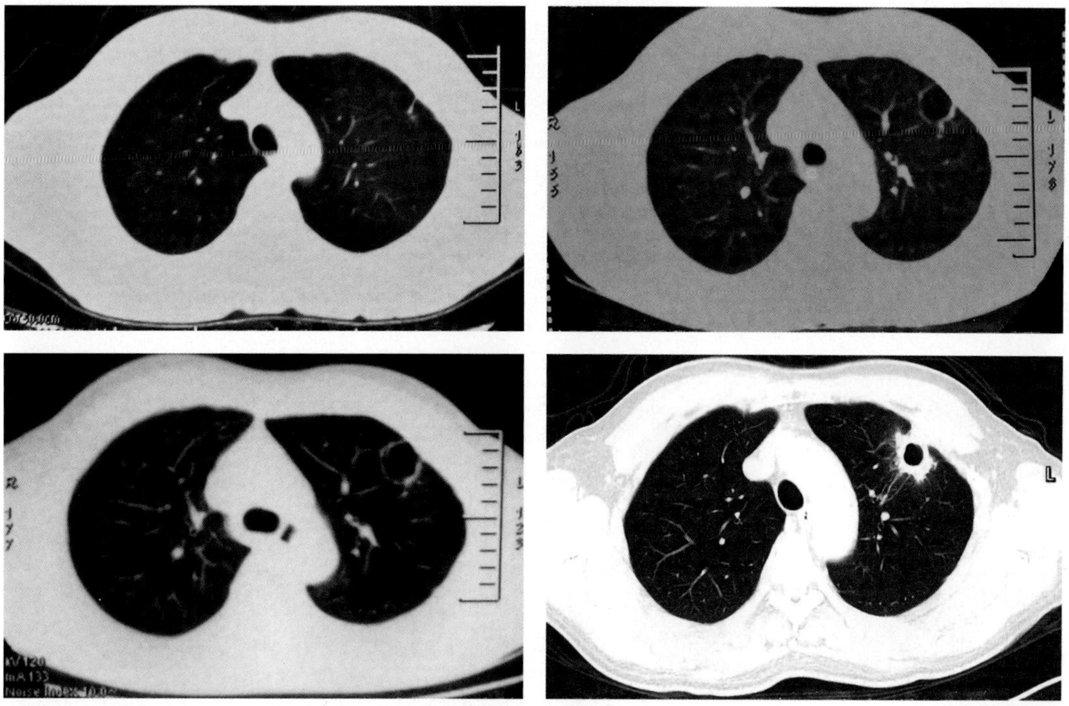

图1-1-92　男，61岁。Ⅲ型囊腔性肺腺癌演变过程，时间顺序为2011.11.21、2016.04.25、2017.02.17、2017.03.05

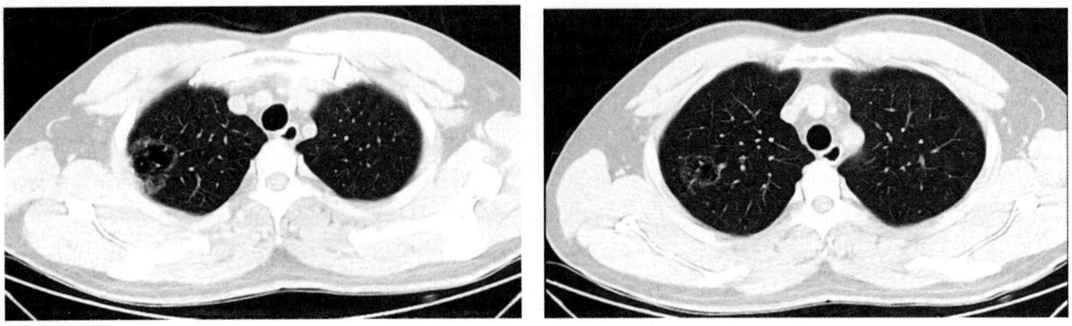

图1-1-93　男，42岁。Ⅳ型囊腔性肺腺癌

腺癌是LC-CAS的主要组织学类型，在最大的研究中（Fintelmann和Farooqi），腺癌分别占80%和88%。在Farooqi的研究中，腺癌23例，鳞癌1例，NSCLC 1例，非典型类癌1例。在Fintelmann的研究中，24例为腺癌，4例为鳞癌，2例为低分化癌。64%的腺癌病例检测出KRAS突变。Guo等对15例亚裔患者的小系列研究的组织学分析显示，11例为腺癌，2例为鳞癌，1例为腺鳞癌，1例为大细胞癌。8例进行了EGFR和KRAS突变检测。3例显示EGFR突变，两例为19外显子缺失，1例为21外显子突变（L858R）。所有8例患者均未出现KRAS突变。在Snoeckx等的研究中，组织病理学分析显示11例腺癌和2例鳞癌。在11例腺癌患者中，有10例患者（91%）的突变分析信息可用。10例患者中有5例表现出不同的分子变化：EGFR18外显子突变、ROS1重排和BRAF突变各1例。2例患者出现KRAS突变。Toyokawa等研究了PD-L1在"肺气肿相关肺腺癌"中的表达。他们发现，与没有肺气肿的肺腺癌相比，肺气肿相关肺腺癌更频繁地表达PD-L1蛋白。在Haider等的研究中，所有患者（$n=11$）都有吸烟史。9例患者（81.8%）为腺癌，以伏壁、乳头和腺泡型为主，2例患者在组织学上表现为鳞癌。在Mendoza等的荟萃分析中，大多数患者是当前或以前的吸烟者（127/192，66.1%）。最常见的组织学是腺癌（289/328，88.1%），其次是鳞癌（30/328，9.1%）。最常见的驱动突变是EGFR（46/122，37.7%）和KRAS（21/122，17.2%）。

LC-CAS的形态分类由Maki于2006年提出，Mascalchi于2015年进行了更新。Mendoza等回顾性分析了341例LC-CAS的影像学特征。LC-CAS中的囊腔通常具有不均匀的（104/114，91.2%）和厚的壁（83/222，37.4%）、不规则边缘（53/142，37.3%）和单腔（173/272，63.6%）。大多数LC-CAS具有结节成分（210/328，64.0%）。随着时间的推移，大多数LC-CAS的结节成分进展或增大（61/89，68.5%），约一半（43/89，48.3%）有壁增厚，少数发展为完全实性病变（11/89，12.4%）。囊性成分在大小上可增加（36/89，40.4%）、减少（28/89，31.5）或保持稳定（24/89，27.0%）。18F-FDG-PET很难区分良性和恶性囊性空腔，因为感染性（包括真菌）疾病、炎性异常和肉芽肿性疾病也可以表现出高摄取。

LC-CAS需与癌性空洞相鉴别。空洞是指病变组织液化坏死后经支气管排出后，空气进入而形成。活体空洞型肺癌的发生率为2%～15%，尸检为12%～29%，肺癌空洞多位于病灶中央，可呈偏心性，且厚薄不均，空洞内为气体或气液平面，很少出现分隔或血管结构穿行。LC-CAS囊腔多位于病灶一侧，实性病灶具有典型的恶性征象，且囊腔内可见细小分隔及肺血管分支结构。

19.病例19：男，53岁。检查发现右肺下叶占位半个月。

胸部CT：右肺下叶空洞影（图1-1-94）。

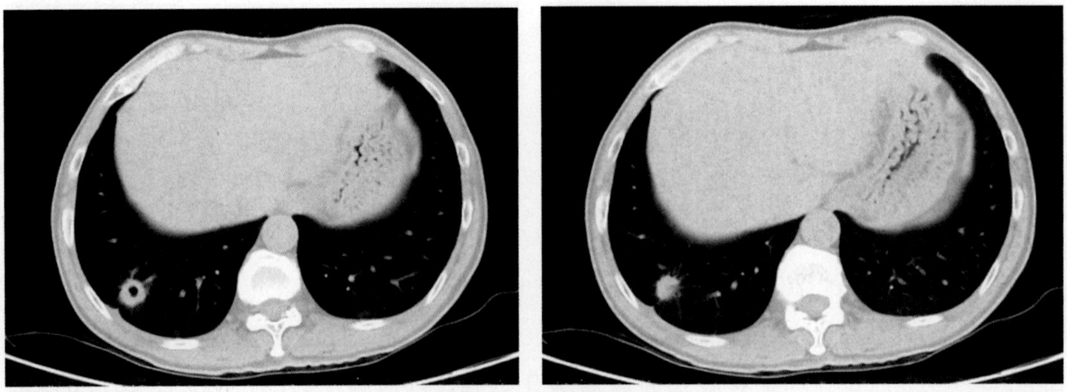

图1-1-94　胸部CT20

【诊断】 空洞型肺腺癌。

【诊断依据】 右肺下叶外基底段胸膜下见大小约2cm×1.7cm的类圆形结节，边界清，内见空洞，可见毛刺及胸膜凹陷征，符合空洞型肺腺癌诊断。手术病理示右肺下叶腺泡为主型浸润性腺癌，侵犯脏层胸膜。支气管断端未见癌。“7组”（2/4）、“11组”（1/7）和“11s组”（1/6）淋巴结转移。

【分析】 放射学上，空洞被定义为肺实变、肿块或结节区域内的含气空间。由于其病因和病理生理学重叠，通常难以准确区分空洞和囊腔。空洞型肺癌最常见于鳞状细胞癌，其次是腺癌；小细胞肺癌中未发现空洞。随着肺腺癌患病率的增加，空洞型肺腺癌也有所增加，发病率为5.7%～14.9%。

Woodring等分析了65例孤立性肺空洞病变，洞壁最大厚度为区分良、恶性病变提供了更可靠的提示。壁最厚部分为1mm的所有病变都是良性的。最厚壁≤4mm的病变中，92%是良性的。在5～15mm的病变中，51%为良性，49%为恶性。在＞15mm的患者中，95%为恶性。Watanabe等在2015年研究了2316例原发性肺腺癌手术切除患者。在这些病例中，143例（6.2%）根据HRCT扫描被诊断为空洞型腺癌。空洞型腺癌最常见的组织学亚型是乳头型59例（41.3%），其次是实性型30例（21.0%），伏壁型15例（10.5%），腺泡型15例（10.5%），微乳头型10例（7.0%）。与非空洞型腺癌相比，空洞型肿瘤往往更大，并与预后较差、男性、吸烟史、下叶肿瘤、淋巴结转移、肿瘤晚期和术后复发显著相关。Watanabe等在2016年根据洞壁厚度4mm的临界值将手术切除的腺癌患者分为两组。厚壁组（＞4mm）发生实体瘤、血管侵袭、淋巴侵袭、坏死、阻塞性肺炎、脓肿和细支气管阻塞的频率更高。薄壁组（≤4mm）以伏壁为主和乳头状为主的模式更常见。多变量分析显示，壁厚是一个独立的预后因素，特别是对于早期肺癌。薄壁和厚壁Ⅰ期患者的5年总生存率分别为91.5%和70.1%，Shigefuku等报道，在单变量分析中，整个肿瘤大小和淋巴结转移都不是有空洞形成的NSCLC总生存率的预后因素。多变量分析显示，只有最大空洞壁厚度是一个重要的预后因素。

腺癌空洞的形成可能是由于肿瘤内的供血血管或传导支气管的球阀机制阻塞，导致原发性肿瘤发生自身缺血性坏死，或起源于先前存在的囊性病变的壁，或由于肿瘤细胞分泌的特定酶系统导致肿瘤细胞自噬而形成。此外，Zhang等报道，NSCLC中肿瘤血管的数量随着肿瘤大小的增加而减少，因此血管形成不足可能是肺癌空洞形成的部分原因。

总之，空洞型腺癌的预后特征比非空洞型腺癌差。出现以下征象需要考虑空洞型肺癌：空洞壁的不均匀增厚；壁结节的形成；空洞中存在间隔；SUV摄取值升高；空洞伴有纵隔淋巴结或远处器官转移；长期观察下空洞增大。

20. **病例**20：男，77岁。查体发现肺部占位。

胸部CT：右肺上叶肿块影（图1-1-95）。

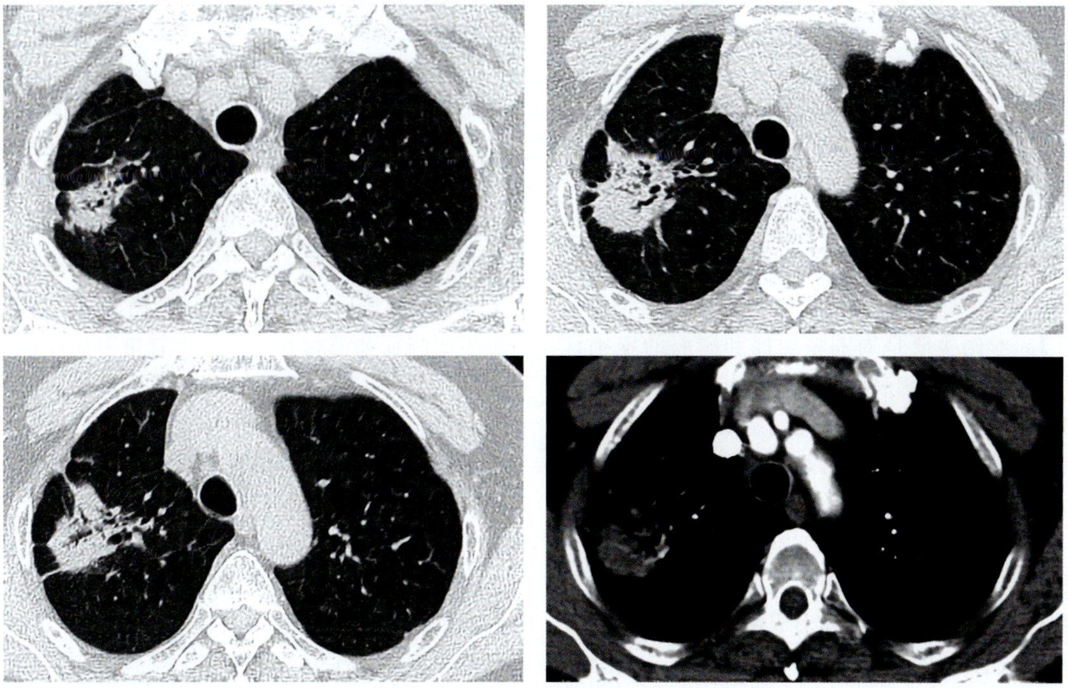

图1-1-95 胸部CT21

【诊断】 浸润性肺腺癌。

【诊断依据】 胸部CT显示右上叶病变，伴有假性空洞、支气管充气征、血管造影征和胸膜凹陷征，符合浸润性肺腺癌影像特点并经病理证实。

【分析】 Fleischner学会将假性空洞定义为肺结节、肿块或实变区域中衰减较低的椭圆形或圆形区域，代表残存的薄壁组织（spared parenchyma）、正常或扩张性支气管或局灶性肺气肿，而不是空洞。假性空洞的直径通常＜1cm。假性空洞可以出现在腺癌患者，以及肺内良性病变如感染性肺炎，肺部肉芽肿性病变中。

Tailor等发现，CT上的假性空洞在原发性肺腺癌中比在其他类型的NSCLC中更常见。在腺癌中，假性空洞在伏壁样生长为主的肿瘤中比在非伏壁样生长为主的肿瘤中更常见［10/24（41.7%）*vs* 9/62（14.5%）］，提示假性空洞的影像发现与伏壁样生长的病理学发现之间存在相关性。Utrera Pérez等分析了假性空洞的存在是否与肿瘤的组织学类型、大小或EGFR阳性以及患者的年龄或性别有关。他们发现，假性空洞存在于15%的肿瘤中，在腺癌中更常见（24.1%），尽管在9.8%的表皮样癌和3%的微细胞癌（microcytic carcinomas）中也观察到了假性空洞。在切除的腺癌中，65%的假性空洞肿瘤具有伏壁生长模式；在伏壁样生长为主的肿瘤中，假性空洞的发生率为40.6%，腺泡生长为主的肿瘤为31.5%，乳头状生长为主的肿瘤则为33%。假性空洞在女性中更为常见（29%）；在年龄、大小或EGFR阳性方面没有发现差异。

总之，假性空洞在伏壁样生长为主的腺癌和女性中更为常见。

21.**病例**21：男，65岁。查体发现左肺上叶占位20余天。

胸部CT：左肺上叶空洞影（图1-1-96）。

【诊断】 周围型浸润性肺腺癌。

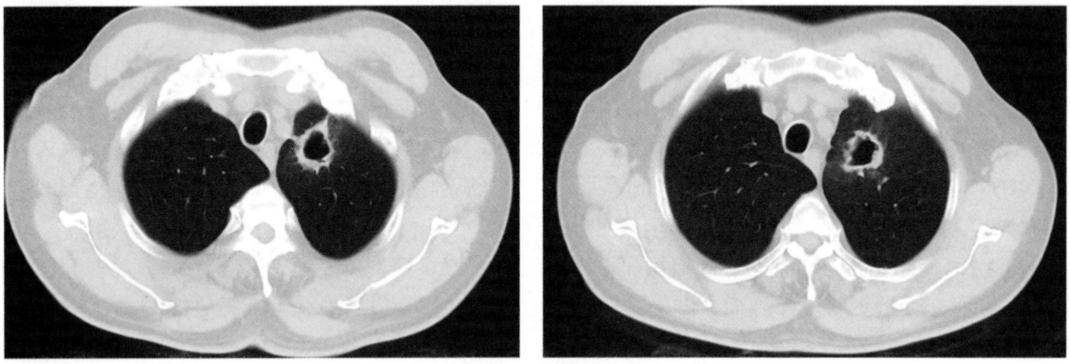

图1-1-96 胸部CT22

【诊断依据】 胸部CT显示左肺上叶空洞影，可见分叶、毛刺、胸膜凹陷征，空洞壁厚不均，首先考虑周围型浸润性肺腺癌诊断。患者在全身麻醉下行左上肺切除＋纵隔淋巴结清扫术，术后病理：低分化腺癌，侵犯脏层胸膜，侵犯神经。区域淋巴结状态：支气管周（1/6）、“6组”（1/1）。

【分析】 本例主要是周围型腺癌和鳞癌的鉴别诊断。分叶征、短毛刺、胸膜凹陷征、棘状突起、空泡征和支气管充气征是诊断周围型肺癌的重要征象，以上征象在鳞癌和腺癌中的显示率均有显著性差异。出现上述征象的差异与以下因素有关：①腺癌具有复杂的组织学特点，一个腺癌瘤体可能有多种细胞来源和多种不同组织学结构的混合体，细胞分化程度差异更大，肿瘤生长时边缘各部的速度差别明显，易形成深分叶征。②通常腺癌细胞沿支气管上皮和肺泡上皮下生长蔓延，易保留相对正常的肺泡腔和细支气管，故瘤内空泡征和支气管充气征在肺腺癌多见，尤其是伏壁样生长为主型腺癌和早期肺腺癌。肺鳞癌细胞生长时以原位癌的形式在上皮内蔓延，取代了支气管上皮，并逐渐填塞支气管，出现支气管铸形征；支气管截断更常见于鳞状细胞癌。③肿瘤组织内部的炭末沉积与成纤维化反应关系密切，纤维化反应是肿瘤形成胸膜凹陷征的直接原因，也是深分叶、毛刺等征象的病理学基础之一。总体上腺癌组织内部炭末沉积和致密胶原纤维反应较鳞癌显著，易形成深分叶、胸膜凹陷征和毛刺等征象。血管集束征在腺癌中的出现率高于鳞癌，当血管集束征与其他征象一起出现时，对周围型肺腺癌具有较大的诊断价值。周围空洞型肺癌多见于鳞癌和腺癌，小细胞癌几乎不形成空洞。空洞伴分隔常见于腺癌，尤其是伏壁样生长的腺癌。

总之，周围型肺鳞癌较肺腺癌瘤体大，以肿块为主要表现，瘤体边界多数清晰并易出现浅分叶，瘤体内多有坏死；周围型肺腺癌瘤体较小，以结节为主要表现，瘤体边缘多见深分叶、毛刺、棘状突起、胸膜凹陷征和血管集束征，早期腺癌瘤体内易见空泡征。由于周围型肺鳞癌与肺腺癌不同的组织学特点和生物学行为决定了其CT表现的差异，再结合临床资料如性别、年龄和有无吸烟史等，可资鉴别。

22.**病例**22：男，58岁。外院术后病理为低分化鳞癌。

胸部CT：右肺上叶占位性病变，右侧叶间裂多发结节影（图1-1-97）。

【诊断】 右肺腺癌伴叶间裂转移。

【诊断依据】 胸部CT显示右肺上叶病变，体积较大，内有空洞，空洞下缘可见坏死（白箭），叶间裂可见多发结节影（黑箭），考虑转移可能性大，而叶间裂转移几乎均见于肺腺癌，少数为腺鳞癌，虽然该例外院术后病理为低分化鳞癌，仍考虑肺腺癌并叶间裂转移可能。病理经山东省肿瘤医院会诊，加做免疫组化最终诊断为低分化腺癌。

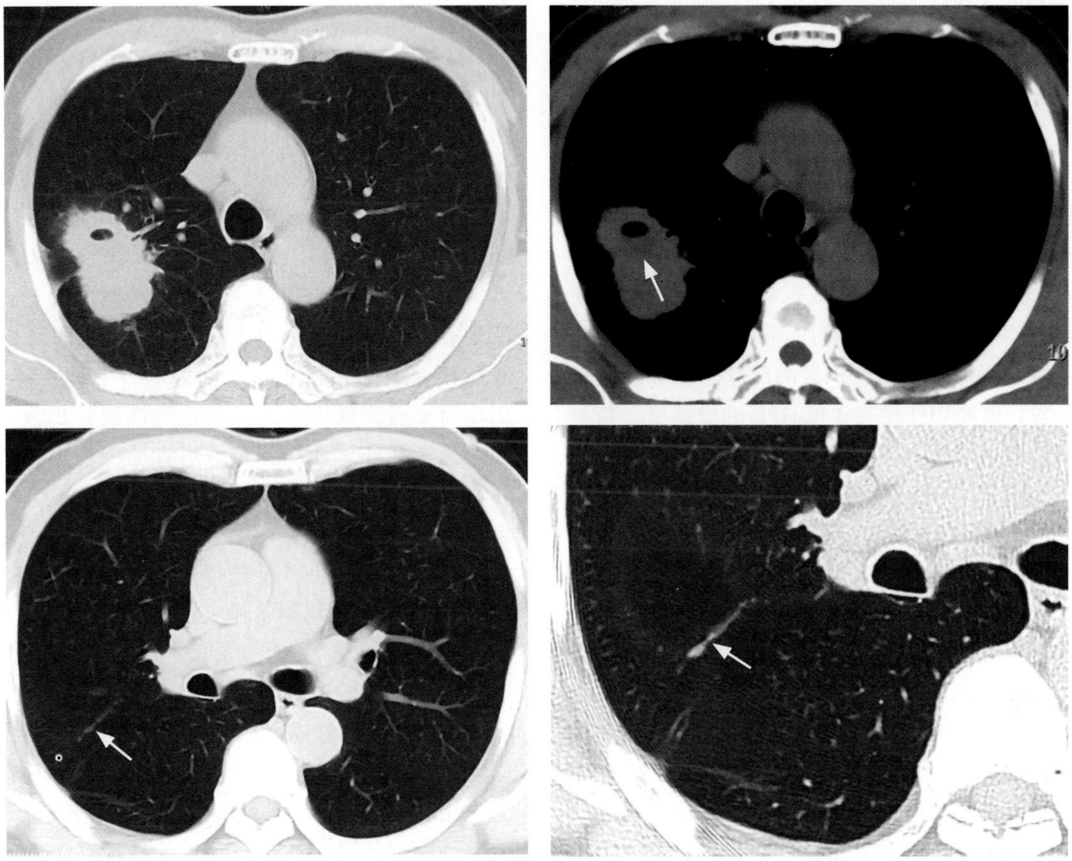

图1-1-97　胸部CT23

【分析】 肺癌侵袭性较强，NSCLC胸膜转移的发生率较高，分为湿性胸膜转移（wet pleural dissemination，WPD）和干性胸膜转移（dry pleural dissemination，DPD）。研究表明，40%的NSCLC患者存在恶性胸腔积液；而在晚期NSCLC患者初次诊断时，其患病率约为16%。恶性胸腔积液提示存在WPD。NSCLC的DPD是胸膜播散的相对早期阶段，定义为无胸膜恶性积液的实性胸膜转移，是发生在M1a期的一种情况。伴有M1a转移的NSCLC患者预后不佳，中位生存时间为11.5个月，M1a转移通常被认为是治疗性主肿瘤切除的禁忌证，原则上不建议进行手术干预，应以全身治疗为主要治疗手段。但因DPD不伴有胸腔积液，所以术前可能漏诊而导致不必要的手术。

胸膜转移的机制包括血行扩散、邻近肿瘤的直接侵袭和纵隔的逆行淋巴扩散。脏胸膜的转移率要显著高于壁胸膜。DPD好发于原发病灶与胸膜或叶间胸膜相贴或有胸膜凹陷征的肺癌，大多数患者病理类型为腺癌。干性胸膜转移常见于同侧，影像学表现为胸膜结节及胸膜增厚，以前者较为常见，而胸膜结节又以叶间胸膜结节多见，这可能与叶间胸膜结节因含气肺组织的衬托更易被观察到有关。叶间胸膜结节通常仅能在肺窗发现，但当其呈大结节型，部分可在纵隔窗显示，增强扫描可见强化。DPD的胸膜结节影像学表现为：①非叶间胸膜结节，大小不一，以大结节（长径＞5mm）多见。②叶间胸膜结节（结节数量均＞6个）：大结节（长径＞5mm）较少见，可表现为孤立性或沿叶间胸膜排列，部分周围可见数个小结节；小结节（长径＜5mm）较常见，可表现为沿叶间胸膜呈串珠样排列或在叶间胸膜周围呈簇状分布。肺内淋巴结、矽肺结节、肉芽肿及肺纤维灶与DPD影像学表现相似，详细的病史及接触史有助于鉴别。

叶间胸膜单发结节常为良性（图1-1-98）。

DPD的CT表现包括沿叶间、纵隔或膈胸膜表面分布的大小不一的小结节或不均匀、带状增厚。Mori等发现，在评估肺癌胸膜转移时，薄层CT比厚层CT提供了更有用的信息。Shim等回顾性分析了172例周围型肺腺癌患者中8例经病理证实的DPD的CT表现。DPD的CT表现为胸膜小结节（$n=8$）和不均匀（$n=4$）或带状（$n=3$）叶间裂增厚。Kim YK等比较了NSCLC患者DPD和WPD之间的预后差异，并回顾了DPD的CT表现对诊断该疾病的适用性。DPD患者首次出现后的中位生存期明显长于WPD患者；DPD患者为38个月，WPD患者为13个月。在经病理证实的DPD患者中，CT有助于识别90%（18/20）的DPD。20例患者中有16例（80%）在CT图像上发现多发胸膜或叶间裂结节。15例（75%）患者发现胸膜不均匀或带状增厚。CT有助于提示术前DPD的存在。在患者初诊时检出DPD尤为重要，有助于临床医师采取较为积极的治疗手段和选择合适的治疗方案。单纯PET检查诊断DPD的敏感度、特异度和准确率分别为25%（2/8）、90%（147/164）和87%（149/172）；PET加CT检查的结果分别为100%（8/8）、100%（164/164）和100%（172/172）。他们还发现，伴有EGFR突变以及EML4-ALK1重排的腺癌患者更容易发生胸膜转移。

恶性胸膜转移通常被认为是手术的禁忌证。DPD可以进展为恶性胸腔积液。M1a转移患者表现出不同的严重程度，从只有一个小的胸膜播散且没有恶性胸腔积液的轻微疾病到多个大的胸膜结节和大量恶性胸腔积液。术中偶然发现并诊断的胸膜播散通常是局部和小的结节，逃避术前成像的检测。因此，一些研究报道了术中诊断为DPD的患者相对较好的预后。Li等对43例在手术中意外诊断为胸膜转移的肺腺癌患者进行了前瞻性评估。30例患者（肿瘤切除组）行主要肿瘤及可见胸膜结节切除术。其余13例患者仅仅接受胸膜结节活检（活检组）。活检组的临床T分期高于肿瘤切除组。肿瘤切除组患者的无进展生存率和总生存率均高于活检组。3年随访期内发生恶性胸腔积液的比例为18.6%。Yun等回顾性分析了3975例接受手术治疗的NSCLC患者的资料。在这些病例中，78例（2.0%）患者在手术中发现了意外的胸膜播散。其中42例（探查组）进行了胸膜活检探查，36例（切除组）进行了包括主要肿瘤在内的肺切除。腺癌是探查组和切除组的主要组织学类型（分别为88.1%和86.1%）。探查组的3年和5年总生存率分别为41.1%和15.2%，中位生存时间为33个月，而切除组的3年和5年总生存率分别为66.7%和42.7%，中位生存时间为52个月。在多变量生存分析中，手术切除是唯一显著的预后因素。Kim W等在2020年回顾性回顾了104例经手术证实的NSCLC和DPD患者。95例（91.3%）患者的组织学类型为腺癌。中位随访时间为65.5个月，中位生存时间为37.7个月。51例（49%）患者出现恶性胸腔积液，中位无积液间隔期为41.9个月。14.4%的患者出现需要侵入性手术的症状性恶性胸腔积液。恶性胸腔积液患者和非恶性胸腔积液患者的中位生存时间没有差异。DPD患者的恶性胸腔积液不影响NSCLC患者的生存率。Park等收集了130例手术中意外发现胸膜转移患者的数据。90例患者仅进行了诊断性胸膜和（或）肺活检，而40例患者切除了肺实质肿块。切除组的5年生存率（34.7%±9.4%）优于活检组（15.9%±4.3%）。多因素Cox回归分析表明，原发性肿瘤切除、全身治疗、临床N分期较低和腺癌组织学是良好结果的重要预测因素。原发性肿瘤切除仅对接受全身治疗的患者具有重要的预后作用。总之，对于术中偶然发现的恶性胸膜结节患者，原发性肿瘤切除可能是一种治疗选择，无论切除范围如何，都可以提高手术中首次发现局部胸膜播散的NSCLC患者的长期生存率，其原因与切除原发病灶可能会局部控制疾病进展，同时辅以化疗或靶向治疗可延缓疾病的进展，因此患者生存期显著延长。

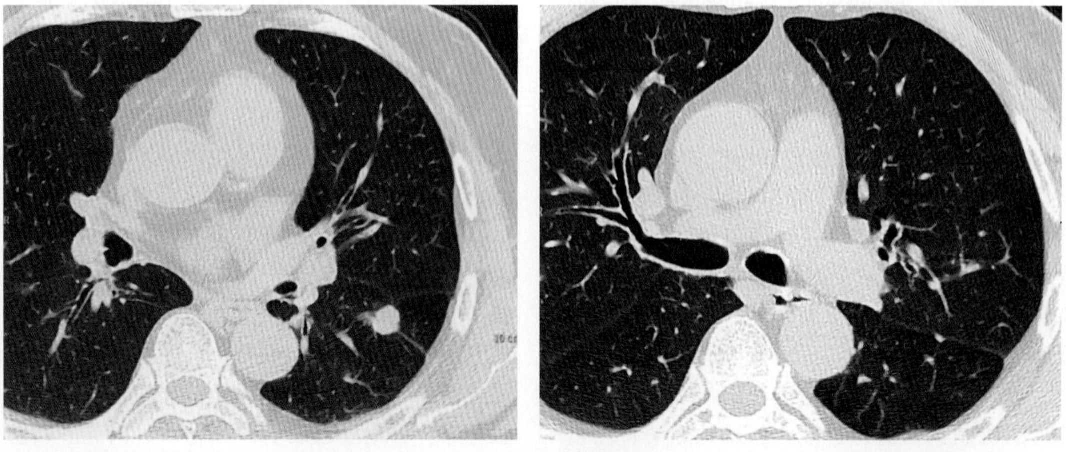

图1-1-98　左肺下叶中分化腺癌，叶间裂单发结节经手术证实为肺内淋巴结（红箭）

当NSCLC患者的CT影像学表现为胸膜结节（尤其是多发叶间胸膜结节）或（和）胸膜增厚时，影像医师要警惕DPD的可能，以免造成漏诊。

23. **病例**23：女，62岁。查体发现肺部结节。

胸部CT（2020.06.24）：右肺中叶结节影，大小4.7mm×8.6mm（图1-1-99）。

胸部CT（2021.05.21）：右肺中叶结节较前进展，大小6.3mm×12.4mm（图1-1-100）。

【诊断】 微浸润腺癌。

【诊断依据】 胸部CT显示右肺中叶混合密度结节影，1年后较前增大，首先考虑肺腺癌可能。术中肿瘤大小0.8cm×0.6cm×0.5cm，术后病理微浸润腺癌，浸润成分为腺泡亚型。

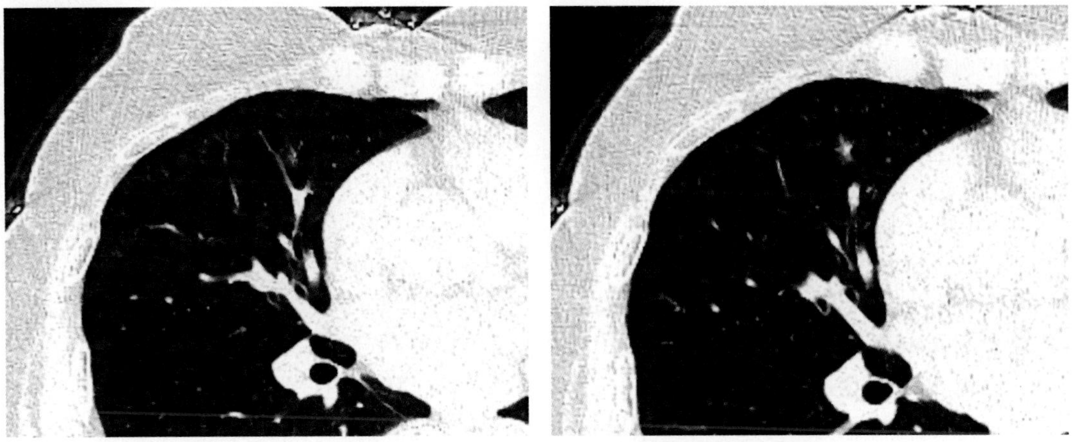

图1-1-99　胸部CT（2020.06.24）

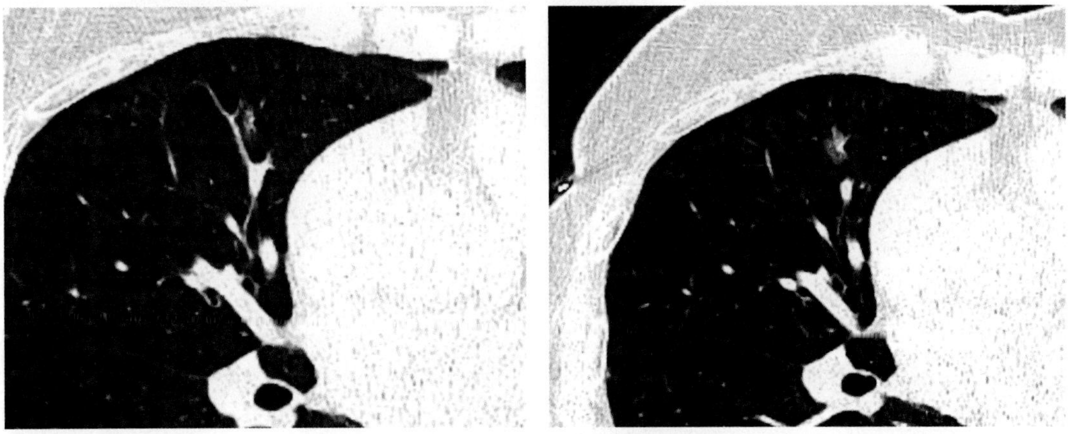

图1-1-100　胸部CT（2021.05.21）

【分析】 肿瘤的体积倍增时间（volume doubling times，VDT）指体积增加1倍所需要的时间，理论上反映了肿瘤细胞的指数增长，是区分侵袭性肿瘤和缓慢生长肿瘤的关键参数，有助于预测肺部病变中恶性肿瘤的可能性。一般而言，当结节直径增加26%时，其体积增加1倍。

2003年12月，荷兰-比利时NELSON试验启动，其目的是研究在第1年、第2年和第4年使用16排多层螺旋CT筛查肺癌是否会使高危受试者的肺癌死亡率比未接受筛查的对照组降低至少25%。在NELSON筛查试验中，VDT＞600天、400～600天和＜400天的结节恶性概率分别为0.8%、4%和9.9%。恶性结节的VDT通常为20～400天，而VDT＜20天通常提示病灶为感染。Revel等评估软件计算的VDT用于识别恶性和良性结节的可靠性。良性结节的中位VDT为947天，恶性结节的中位VDT为117天。当VDT超过500天时，恶性肿瘤的阴性预测值为98%。英国胸科协会指南已将VDT纳入了直径＞6mm的肺结节管理的一部分。

Henschke等证明，肿瘤的VDT因肿瘤亚型和CT特征而异。腺癌是最常见的细胞类型（50%），其次是鳞状细胞癌（19%）、小细胞肺癌（19%）和其他细胞类型的肺癌（13%）。VDT根据细胞类型的分布如下：小细胞肺癌（中位时间43天）、大细胞/神经内分泌癌（82天）、鳞状细胞癌（88天）、表现为实性结节的腺癌（140天）

和表现为亚实性结节的腺癌（251天）。Obayashi等研究发现，腺癌、鳞状细胞癌和其他肺癌（大细胞神经内分泌癌、小细胞肺癌、肺多形性癌和大细胞癌）的VDT中位时间分别为261天、70天和70天。所有伴有GGO的原发性肺癌均为腺癌。无论是基于整个肿瘤直径还是实性成分直径计算，具有GGO成分的腺癌的VDT明显长于不具有GGO成分的腺癌。Park等研究了原发性肺腺癌主要组织学亚型之间VDT的差异，并评估了VDT与预后之间的相关性。在268例患者中，伏壁型30例、腺泡型87例、乳头型109例和实性或微乳头型42例。肺腺癌的VDT中位时间为529天。VDT在不同亚型之间存在差异，并且在实性或微乳头型的VDT最短（229天）。实性病变（248天）的VDT比亚实性病变短（部分实性病变，665天；非实性病变，648天）。VDT（＜400天）是无病生存率较差和TNM分期较高的独立危险因素。

一些因素可影响肺癌的生长速度。Kim等评估特发性间质性肺炎（idiopathic interstitial pneumonia，IIP）与COPD患者合并肺癌的VDT。IIP组肺癌VDT中位天数（78.2天）明显短于COPD组（126.1天）。在IIP组，鳞状细胞癌是最常见的亚型，其次是小细胞肺癌。在COPD组，鳞状细胞癌也是最常见的亚型，其次是腺癌。在20例IIP和9例COPD肺癌患者中观察到肿瘤快速生长。小细胞肺癌与肿瘤快速生长显著相关。多变量分析显示，IIP的存在是肿瘤快速生长的唯一独立预测因素。IIP中的肺癌生长更快，VDT中位天数＜90天。因此，当考虑对疑似肺癌的IIP患者进行CT监测时，可能需要缩短随访间隔（＜90天）。Mackintosh等发现，NSCLC的生长率似乎是高度可变的，与组织学亚型和吸烟史有关，腺癌的中位生长速率明显慢于鳞状细胞癌。吸烟者的NSCLC在短短2个月内即可检测到显著的生长。生长相对缓慢的腺癌可以发生转移。

24.**病例24**：男，57岁。查体发现肺占位1周。

胸部CT：左肺上叶空洞影，右肺上叶混合密度结节影（图1-1-101）。

【诊断】 双原发肺癌。

【诊断依据】 患者手术病理示左上鳞状细胞癌，支气管旁淋巴结2枚未见癌。右上肺腺泡型腺癌，支气管切线未查见癌。

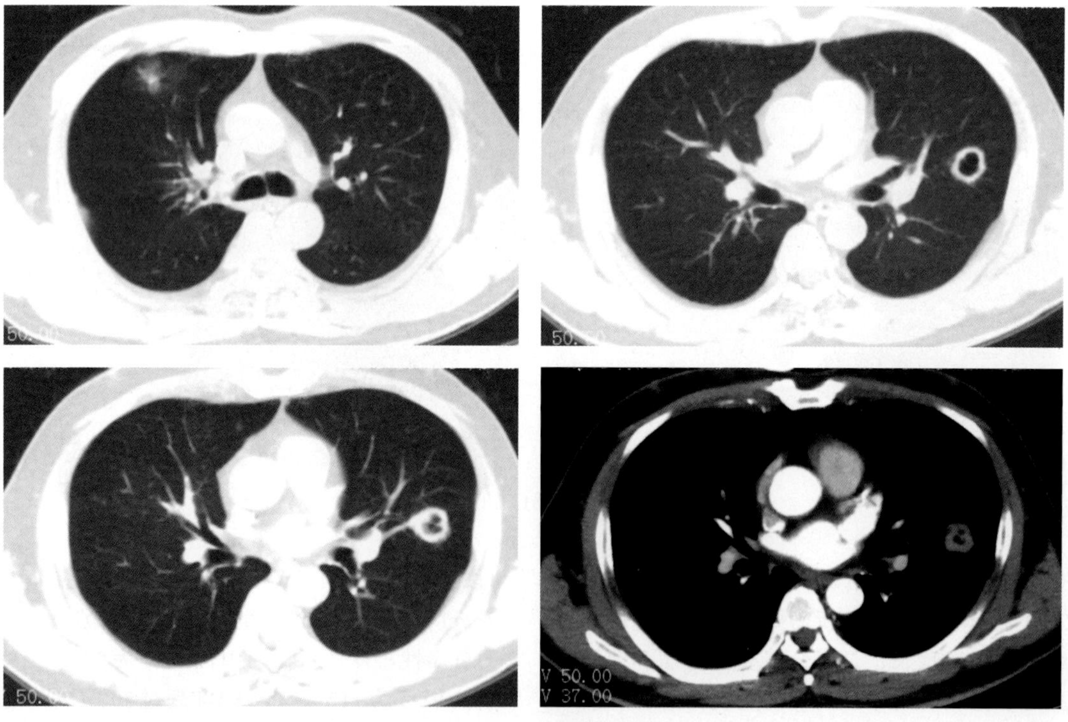

图1-1-101 胸部CT24

【分析】 多原发肺癌（multiple primary lung cancer，MPLC）是一种特殊类型的肺癌，其特征是在同一患者肺部同时或先后发生2个或2个以上的原发性恶性肿瘤，这些病灶不仅在解剖上是分离的，在起源上也是独立的。

1924年，Beyreuther首次提出了MPLC的概念，1975年，Martini和Melamed根据术前影像资料及手术结果并按病灶发生时间间隔将MPLC分为同时性多原发肺癌（synchronous MPLC，sMPLC）和异时性多原发肺癌（metachronous MPLC，mMPLC）。他们首次提出了MPLC的临床病理标准（简称M-M标准）：①各病灶组织学类型不同，且均为恶性；②组织学类型相同时分两种情况。a.sMPLC：起源于原位癌；发生于不同肺叶或肺段；在共同的淋巴引流部位和肺外均无转移。b.mMPLC：肿瘤起源于原位癌；肿瘤之间有2年的无瘤间隔；位于不同肺叶且无共同的淋巴结转移及肺外转移。

1995年，Antakli等提出了一套改良的标准：①组织学不同。②组织学相同，且符合以下2条或2条以上标准：a.解剖独立（不同肺叶）；b.相关性癌前病变；c.没有全身转移；d.没有纵隔内扩散；e.不同的DNA倍体数。Antakli标准相删去了无瘤间隔至少2年的要求，加入了DNA倍体数标准，但受限于当时的医疗水平，DNA检测技术未普及，该标准没有得到广泛的应用。

随着分子生物学和二代测序（next generationsequencing，NGS）技术的发展，美国胸科医师协会（Americancollege of Chest Physicians，ACCP）将分子遗传特征纳入MPLC的诊断标准（2003年，2007年，2013年）：①组织学相同且解剖独立，位于不同肺叶且没有N2、N3淋巴结转移、没有全身转移。②组织学相同且诊断时间分离，而且诊断时间间隔≥4年、没有全身转移。③组织学不同，包括以下3个方面：a.不同组织学类型；b.不同的分子遗传学特征；c.都起源于原位癌。

2016年，IASLC建议结合肿瘤影像学表现、组织亚型、细胞形态、生长方式、转移情况及分子遗传学特征等进行综合分析。IASLC标准分为术前临床标准与术后病理标准两部分。临床标准：①如果肿瘤明显属于不同的组织类型（如鳞癌和腺癌），则可将其视为独立的原发性肿瘤。②如果通过比较基因组杂交确定相同的匹配断点，则肿瘤可能被认为单一肿瘤来源。③支持独立的原发肿瘤的相关论据：a.不同的影像表现或代谢吸收；b.不同的生物标志物模式（驱动基因突变）；c.不同的生长速率（如果以前的影像可用）；d.无淋巴结或全身转移。④支持单一肿瘤来源的相关论据：a.相同的影像学表现；b.相似的生长模式（如果以前的影像可用）；c.有意义的淋巴结转移或全身转移；d.相同的生物标志物模式（和相同的组织类型）。病理标准：①可将其视为独立的原发肿瘤的条件：a.肿瘤明显属于不同的组织类型（如鳞癌和腺癌）；b.通过综合组织学评估，存在显著不同；c.原位鳞癌引起的鳞状细胞癌。②如果通过比较基因组杂交鉴定出完全相同匹配断点，肿瘤可能被认为来自单一来源。③支持独立的原发肿瘤的相关论据（与临床因素一起考虑）：a.不同的生物标志物模式；b.无淋巴结转移或全身转移。④支持单一肿瘤来源的相关论据（与临床因素一起考虑）：a.在综合组织学评估中相似的表现；b.相同的生物标志物模式；c.有意义的淋巴结转移或全身转移。

2016年，IASLC在第8版肺癌分期中将多发性肺结节分为4类：第二原发性肺癌、肺癌伴肺内转移、具有磨玻璃/伏壁样生长特征的多灶性肺腺癌和肺炎型肺腺癌。大多数临床医师将第二原发性肺癌和具有磨玻璃/伏壁样生长特征的多灶性肺腺癌归类为MPLC，同时原发性肺癌按每种肿瘤的T、N和M分类。肺癌肺内转移根据结节相对于原发肿瘤部位的位置进行分类。如果在同一叶，肿瘤被指定为T3；如果在相同肺的不同的肺叶，则为T4；如果在对侧肺中，则为M1a。对于具有磨玻璃/伏壁样生长特征的多灶性肺腺癌，IASLC建议根据最高T分期和适用于所有病灶的N和M进行分期。

MPLC需与肺癌肺内转移相鉴别。MPLC的影像特征与原发性肺癌相似。多数结节为不规则状或类圆形磨玻璃影，可见分叶和毛刺征，常伴支气管充气征或血管造影征，肿瘤进展较缓慢，如果两侧肺组织同时出现孤立的结节阴影，并且未见淋巴结转移和远处转移，应考虑MPLC的可能性。转移性结节常表现为边缘光滑、密度较均匀的圆形或椭圆形阴影，少见分叶及毛刺征，病灶进展相对较快。

分子生物学、组织病理学和影像学的联合，将是未来鉴别诊断MPLC的新趋势，且需要多学科团队进行讨论。积极的手术切除依然是治疗MPLC最有效的方法。MPLC患者的预后因素包括年龄、性别、FEV_1、吸烟、肿瘤大小、淋巴结转移情况、远处转移情况、合并症、并发症等。若患者不能进行手术，可考虑射频消融、放化疗、分子靶向治疗和免疫治疗。虽然目前MPLC的治疗方案很多，但仍需要进一步的研究来探索更具个体化的治疗方案。

二、肺鳞状细胞癌

肺鳞状细胞癌（简称鳞癌）是原发性肺癌中第二常见的组织学类型，占NSCLC的20%～30%，在男性中比女性更常见，以50岁以上男性多见，80%以上有长期吸烟史。鳞癌具有生长较慢，病程较长，发生转移较晚，早期手术5年生存率较高等特点。其恶性程度较低，预后较腺癌好，故早期诊断、早期治疗对于提高本病的5年及5年以上生存率显得尤为重要。

（一）病理生理学

肺鳞癌起源于气道鳞状细胞的转化。鳞状细胞是薄而扁平的细胞，分布在人体的许多器官中。肺鳞癌癌前过程包括：基底细胞增生（basal cell hyperplasia，BCH）、鳞状化生（squamous metaplasia，SM）、Ⅰ～Ⅲ级不典型增生（dysplasia）和原位癌（carcinoma in situ，CIS）。当出现纤毛细胞和3层或3层以上的基底细胞而没有杯状细胞时，诊断为BCH。SM定义为由鳞状上皮取代圆柱形纤毛上皮。不典型增生等级被定义为Ⅰ级（轻度）、Ⅱ级（中度）和Ⅲ级（重度）。轻度不典型增生的特征是轻微异常、细胞略增大、细胞核垂直定向和罕见的有丝分裂。中度不典型增生表现出更明显的异常，细胞中度增大，有丝分裂局限于下1/3。重度不典型增生的特征是细胞多形性，基底带扩张，细胞拥挤到上1/3，有丝裂局限于下2/3。

BCH和SM被认为是生理上正常（反应性、可逆性）的过程，是对暴露于外部因素（烟草烟雾、感染等）和炎症引起的呼吸道上皮损伤的反应。烟草烟雾含有300多种有害物质和40多种潜在致癌物质。从化生到不典型增生的转变被认为是致癌阶段。不典型增生和CIS是真正的癌前病变，与肺癌的高风险相关。由于在BCH和SM中经常观察到遗传异常，特别是在吸烟者中，它们也被认为是潜在的癌前病变。支气管上皮的变化不仅可以逐渐发生（从正常上皮到BCH、SM、不典型增生和CIS），而且可以不连续发生，肺鳞癌之前的每个病变都可以进展，保持不变，并部分或完全消退。转化的鳞状细胞以角化和（或）细胞间桥为特征，并且通常表现出高度的突变频率。当切除样本中至少10%的肿瘤体积表现出角化或细胞间桥等转化特征时，可以确认鳞癌的诊断。

（二）分类

2004年WHO分类中，肺鳞癌的分类主要包括乳头状癌、透明细胞癌、小细胞癌和基底细胞样癌。然而，这种分类意义不大，因为乳头状癌、透明细胞癌和小细胞癌这几种亚型并不十分常见。传统上，肺鳞癌根据角化程度分为高分化、中分化和低分化。在高分化鳞癌中，肿瘤巢由分化的角化细胞样肿瘤细胞组成，具有显著的角质化（层状和细胞质角蛋白）和细胞间桥（相邻细胞间胞质的直接连接）。在低分化鳞癌中，鳞状结构仅在肿瘤的一小部分可见。中分化鳞癌显示中等程度的鳞状细胞分化，介于高分化和低分化肿瘤之间。

2005年WHO头颈部肿瘤中鼻咽癌的组织学分型将鳞癌分为非角化、角化和基底样鳞状细胞癌。当整个肿瘤的角化模式≥5%时，肿瘤被分类为角化亚型，而非角化亚型被定义为角化模式＜5%。基底细胞样模式被定义为肿瘤巢显示出明显的周围栅栏样肿瘤细胞，细胞质稀少（核/质比例高），细胞核大量深染。

2015年WHO将鳞癌重新分类，以往的小细胞变异性鳞状细胞癌这一术语并不实用，因为临床上可能与小细胞肺癌混淆，故将这个亚型删除。透明细胞样改变被视为一种细胞学特征，在角化或非角化鳞癌中均可发生，因此不再将透明细胞亚型视为一个正式分类，但可在诊断中被描述成“伴透明细胞特征”，并描述其所占百分比，即使其所占比例很小。此外，基底样细胞癌实际上表达鳞状细胞标志物，故从大细胞癌中划分到鳞癌亚型中。基因组学数据同样支持其归为鳞癌亚型。综上，除侵袭前病变（原位鳞状细胞癌）外，依据有无角化珠（图1-1-102）和细胞间桥（图1-1-103）等典型特征将肺鳞癌分为三大类：角化型（可见任意比例的角化珠形成）、非角化型和基底细胞样鳞癌（基底细胞比例＞50%）。无论所占比例多少，若出现角化则归类为角化型，但如果基底样细胞成分＞50%，无论有没有出现角化细胞，都归类为基底样细胞型。在基底样细胞成分≤50%的情况下，要在诊断中说明基底细胞样特征。在没有明确角化的情况下，需要具有阳性鳞状标志物的免疫组织化学来证明鳞状细胞分化，从而诊断非角化鳞癌，类似于WHO对鼻咽癌的分类。区分角化型和非角化型鳞癌似乎并没有预后意义。

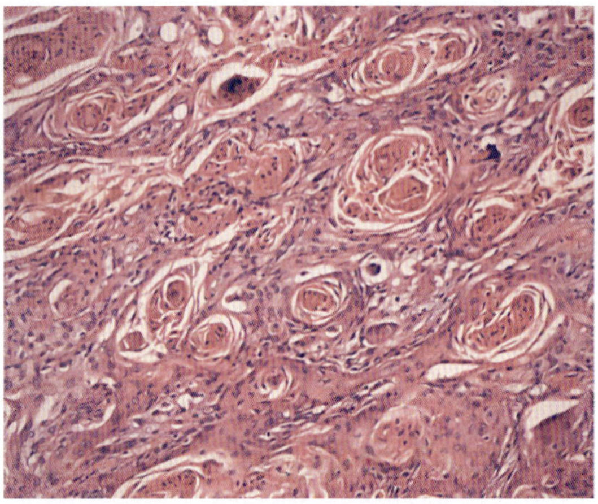

图1-1-102　**角化珠，200×**

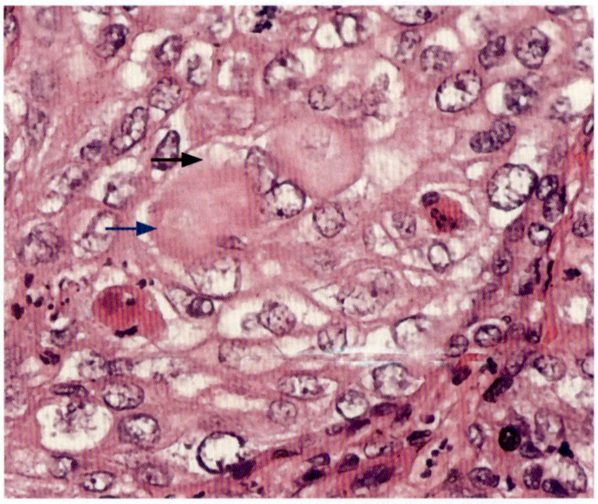

图1-1-103　**细胞间桥（黑箭）和角化不良细胞（蓝箭）**

目前，肺癌的分子靶向治疗要求更精确的组织学分类，对腺癌、鳞癌的区分尤为重要。诊断腺癌公认的标志物为TTF-1和NapsinA，鳞癌常见的标志物为P40、CK5/6和P63，P63也可表达于部分肺腺癌中，相对而言，P40、CK5/6对鳞癌更特异。小活检和（或）细胞学标本难以进一步分型，尤其分化差的NSCLC，过去常诊断为非特指性NSCLC（NSCLC-NOS），新要求需要借助于免疫组织化学（TTF-1、P63等）尽可能将NSCLC区分为倾向腺癌（图1-1-104）和倾向鳞癌（图1-1-105），以提供药物治疗的选择。诊断肺鳞癌时需注意与转移性鳞癌相鉴别，如与发生在头颈部、食管、子宫颈部位的鳞癌鉴别需要比较本次肺部肿瘤和先前肿瘤P53、P11免疫组化的表达、微卫星杂合性缺失情况和人乳头状瘤病毒（HPV）检测等，与转移性尿路上皮癌的鉴别是后者CK7、P40、P13阳性，但还表达GATA3、uroplakin3、CK20。肺鳞癌累及前纵隔还需与胸腺鳞癌相鉴别，除了胸腺鳞癌可表达CD5和CD117外，还需要综合手术所见和影像特点。弥漫性肺泡损伤伴鳞状上皮化生及细胞不典型增生时需与鳞癌相鉴别。

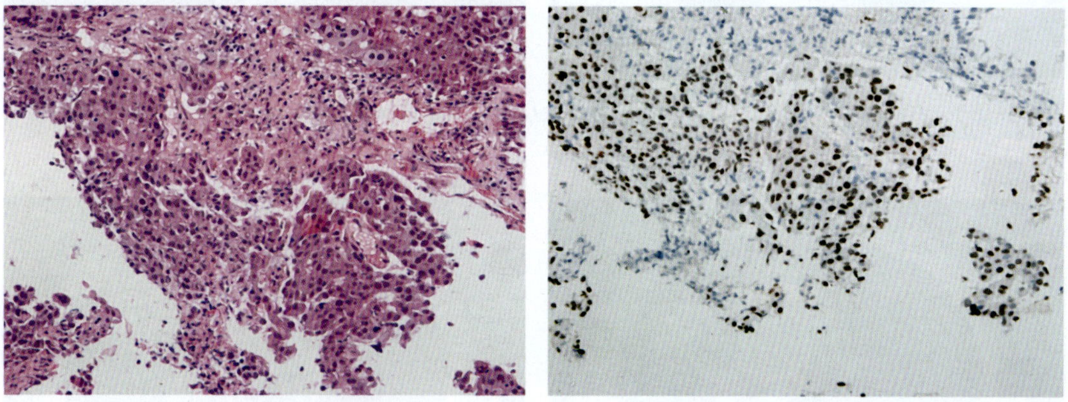

图1-1-104　分化差鳞癌　　P63阳性

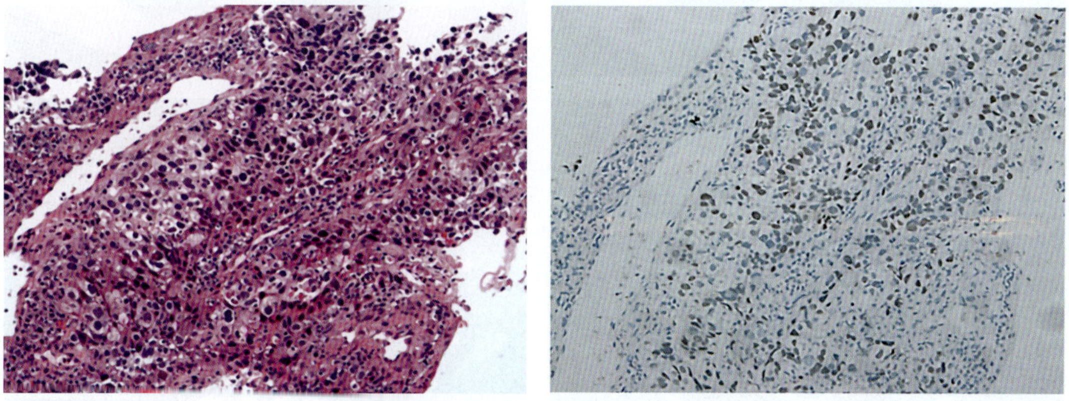

图1-1-105　分化差腺癌　　TTF-1阳性

在2021年WHO分类中，淋巴上皮样癌被重新命名为淋巴上皮癌，并被分类为一种鳞癌亚型，CK5/6、P40、P63呈弥漫阳性染色，具有独特的合胞体生长模式，淋巴浆细胞浸润多变，且常与EB病毒相关。

（三）影像学表现

肺鳞癌影像学上分为中央型和周围型，中央型有向管腔内生长、癌组织易变性、坏死形成空洞或发生出血的特点，可形成腔内息肉状肿块和（或）透过支气管壁向周围组织浸润（图1-1-106），也可阻塞支气管管腔导致支气管分泌物潴积、肺不张、支气管扩张、阻塞性脂质性肺炎和感染性支气管肺炎（图1-1-107）。部分肺鳞癌组织沿支气管浸润并填充支气管，形成蟹足状或蚯蚓状，有文献将其称之为支气管铸型征（图1-1-108）。支气管铸型征与肺鳞癌细胞侵犯支气管时通常以原位癌的形式在上皮内蔓延，并取代支气管上皮，导致管腔阻塞的特点相符。因鳞癌侵袭性较强，可破坏或压迫闭塞瘤内正常肺动、静脉，故病变内常见细小杂乱的瘤血管，而鳞癌造成的阻塞性肺不张内可见正常的血管影，借此特征可区分瘤体边界（图1-1-109）。另外，肺癌主要由支气管动脉供血，肿瘤迅速生长刺激供血动脉扩张，血流量增加，肺癌的供血支气管动脉亦会增粗，而支气管动脉增粗在中央型肺癌中较周围型肺癌常见。

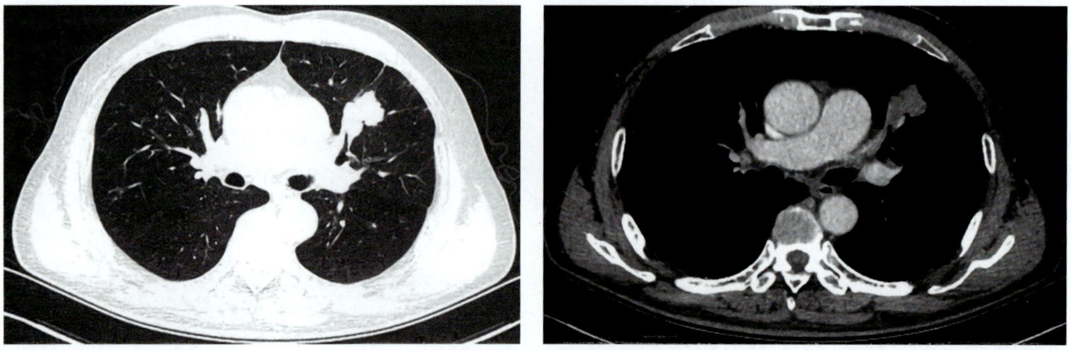

图1-1-106　右肺上叶中-低分化鳞状细胞癌，大小4cm×3cm×2.5cm，侵及肺膜及支气管，支气管切缘未见癌累及，未见淋巴结转移

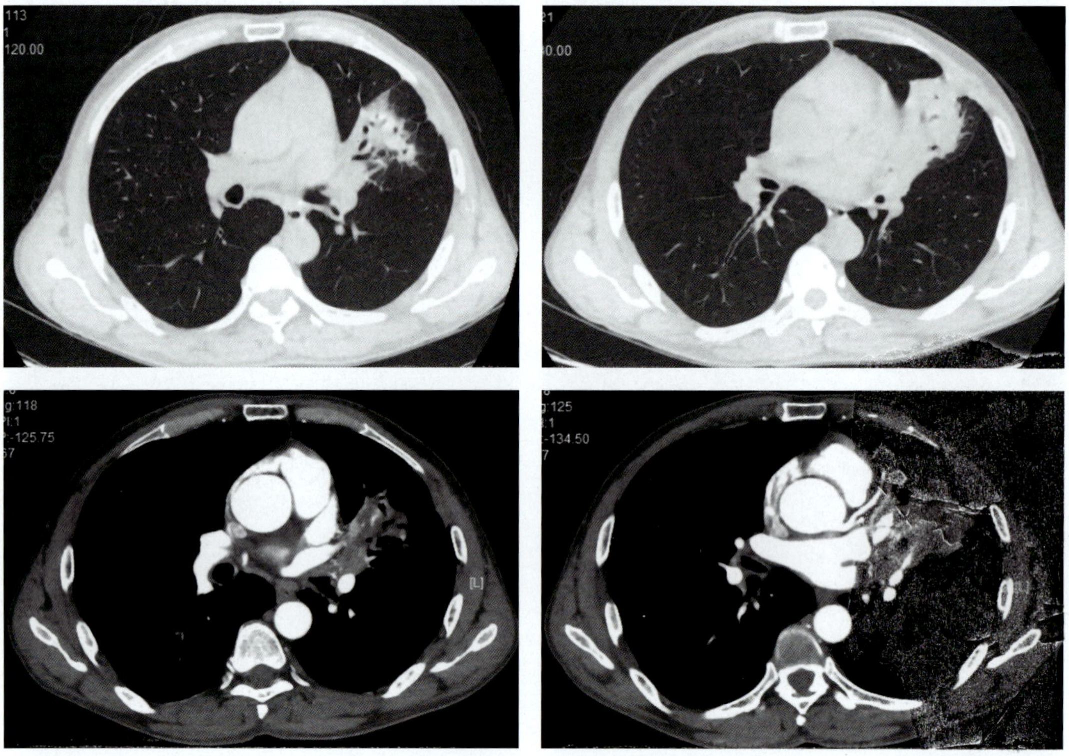

图1-1-107　男，52岁。咳嗽、痰中带血5天。左肺舌叶中央型鳞癌并阻塞性肺炎、肺不张

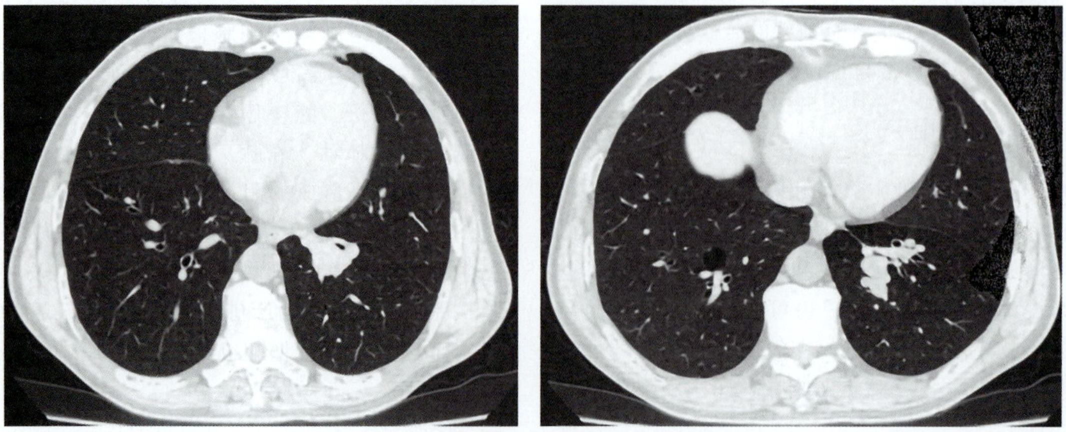

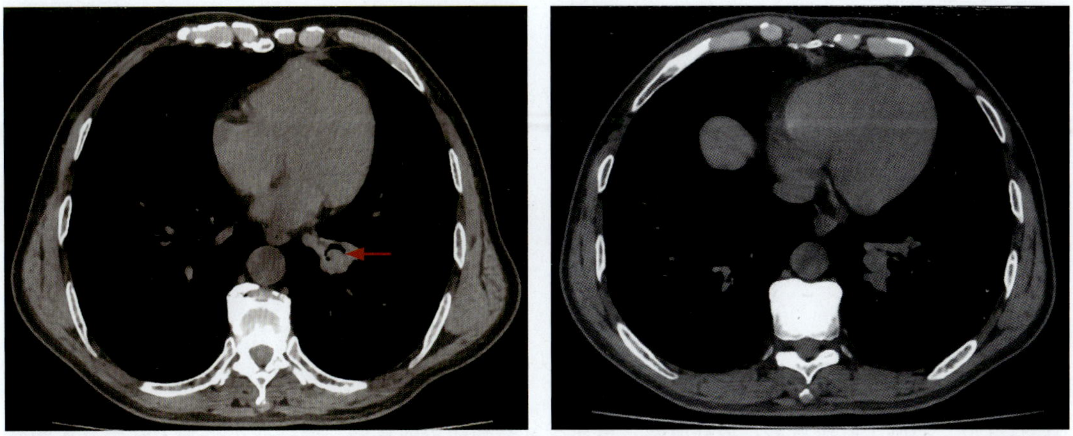

图1-1-108 男，60岁。咳嗽、咳痰带血半个月。左肺下叶中央型鳞癌（红箭）并支气管铸型征改变

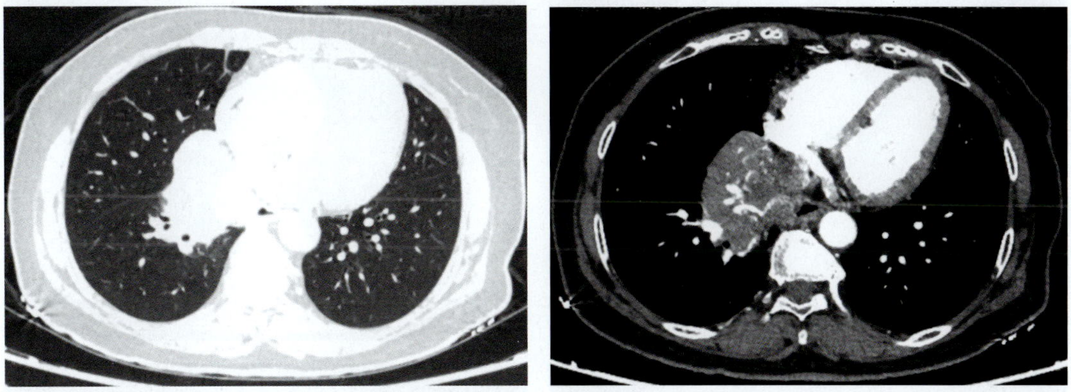

图1-1-109 女，62岁。反复咯血2年。右肺中央型低分化鳞状细胞癌，血管影明显

周围型肺鳞癌瘤体较大，以肿块为主要表现（图1-1-110），瘤体边界多数清晰（图1-1-111），边缘易出现浅分叶和短毛刺（图1-1-112），可能与周围型肺鳞癌肿瘤细胞的肺泡填充型病理亚型及肿瘤的生长方式密切相关。瘤体内多有坏死和空洞，可能与肿瘤细胞生长迅速有关，增强模式以不均匀或环形增强为主（图1-1-113）。坏死空洞常为偏心性、壁厚薄不均匀，内壁凹凸不平或呈结节状，外壁呈分叶状改变（图1-1-114）。肺鳞癌空洞形成提示预后不良，是影响预后的独立因素（图1-1-115）。周围型肺鳞癌常见血管（图1-1-116）、胸膜侵犯，可直接透过胸膜侵犯胸壁或横膈。与腺癌或其他原发性肺癌组织类型相比，鳞癌较少发生远处器官转移。直径＜2cm的周围型鳞癌较少发生局部淋巴结转移。分化差的鳞癌可在病变早期转移全脑、肝脏、肾上腺、下消化道和淋巴结。鳞癌不但本身易形成坏死区不均匀强化，而且其转移淋巴结亦易变性、坏死，增强扫描出现不均匀强化或典型的环形强化现象（图1-1-117）。手术切除后局部复发在鳞癌中比其他类型的肺癌更常见。

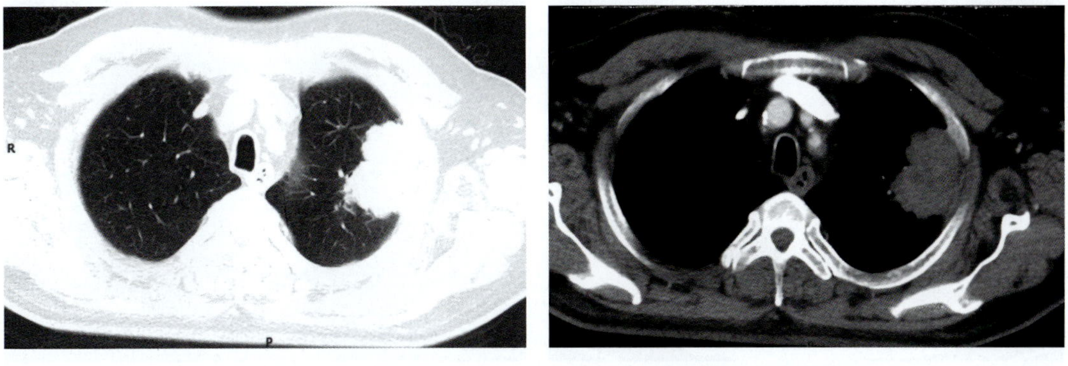

图1-1-110 左肺上叶肿块影。病理显示左肺上叶中分化鳞状细胞癌，大小6cm×5cm×4cm，侵及肺膜，支气管切缘未见癌累及

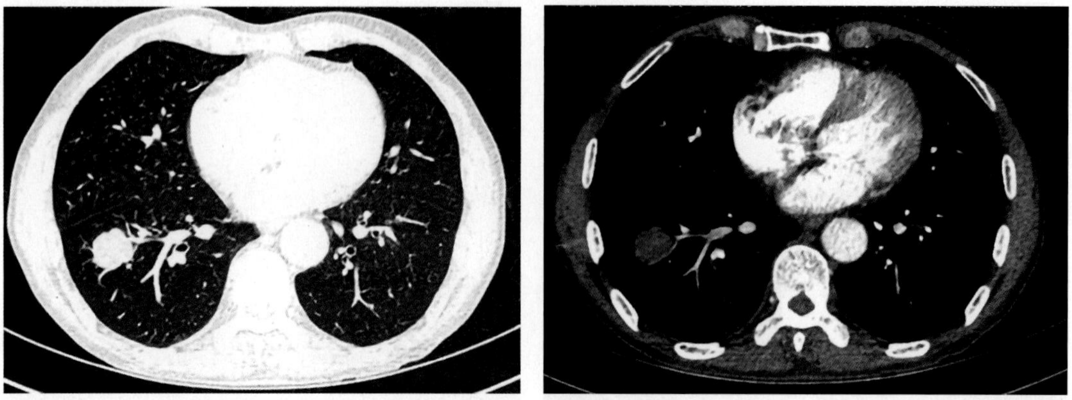

图1-1-111　右肺下叶肿块影，边界清晰，可见浅分叶和贴边血管影。病理显示右肺下叶中分化鳞状细胞癌伴坏死，大小3.5cm×1.5cm，未侵及肺膜，支气管切缘未见癌累及

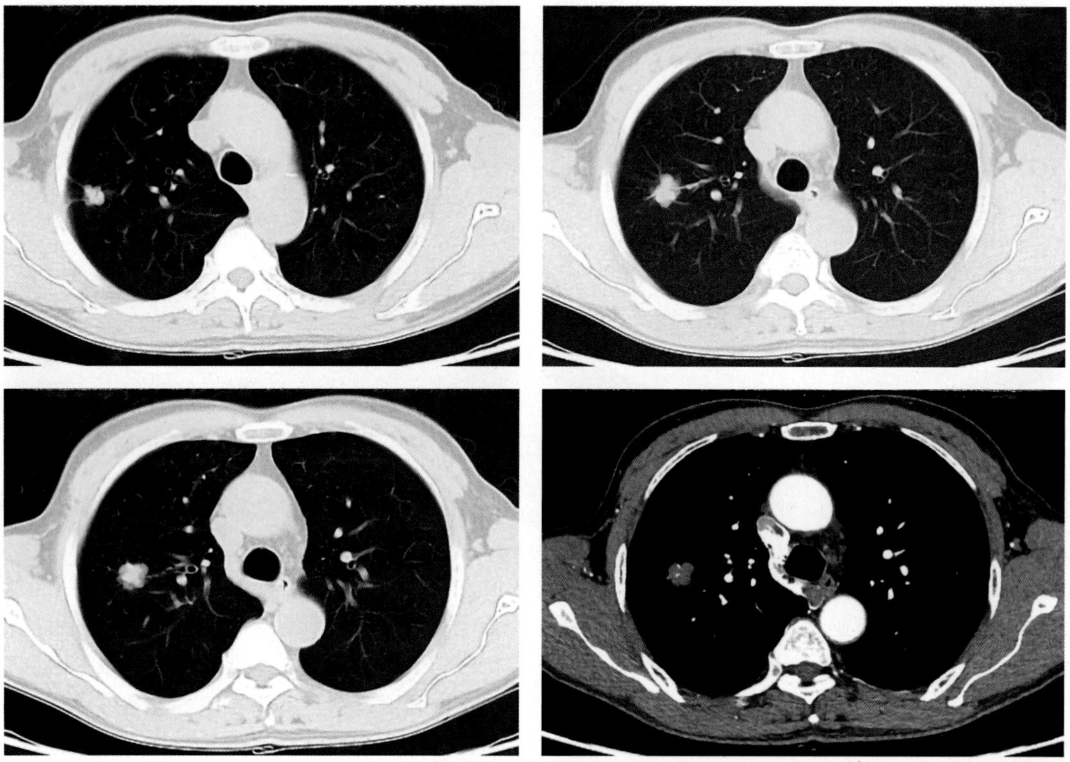

图1-1-112　右肺上叶中分化鳞状细胞癌，可见分叶、毛刺和胸膜牵拉

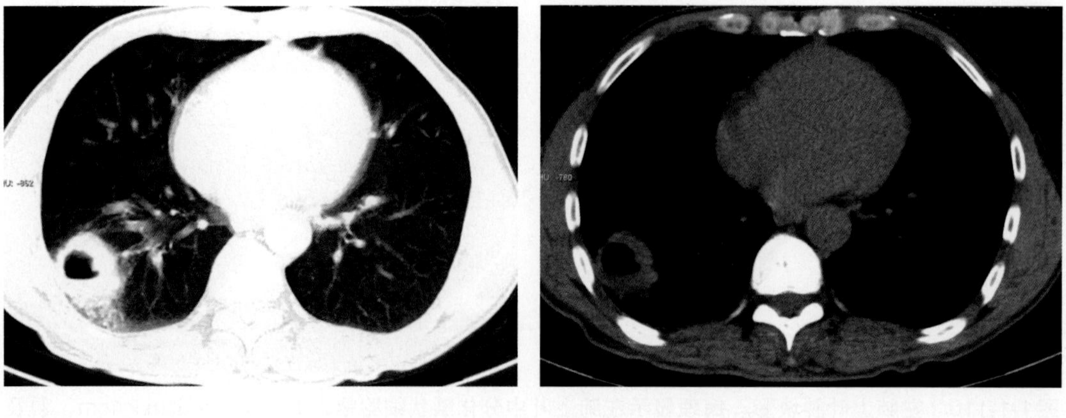

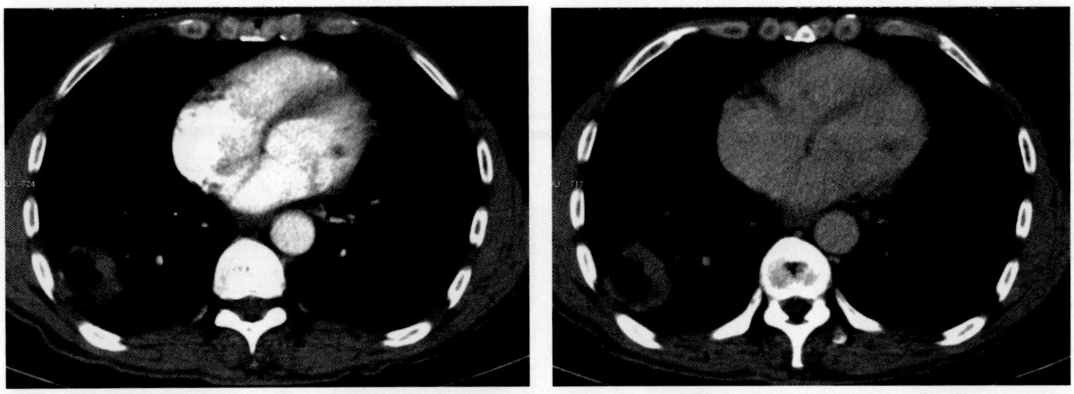

图1-1-113　男，57岁。咯血50天。右肺下叶近胸膜偏心、厚壁空洞，内外壁尚光滑，大小约4.5cm×3.7cm，CT值约34HU，增强扫描轻度强化和延迟强化

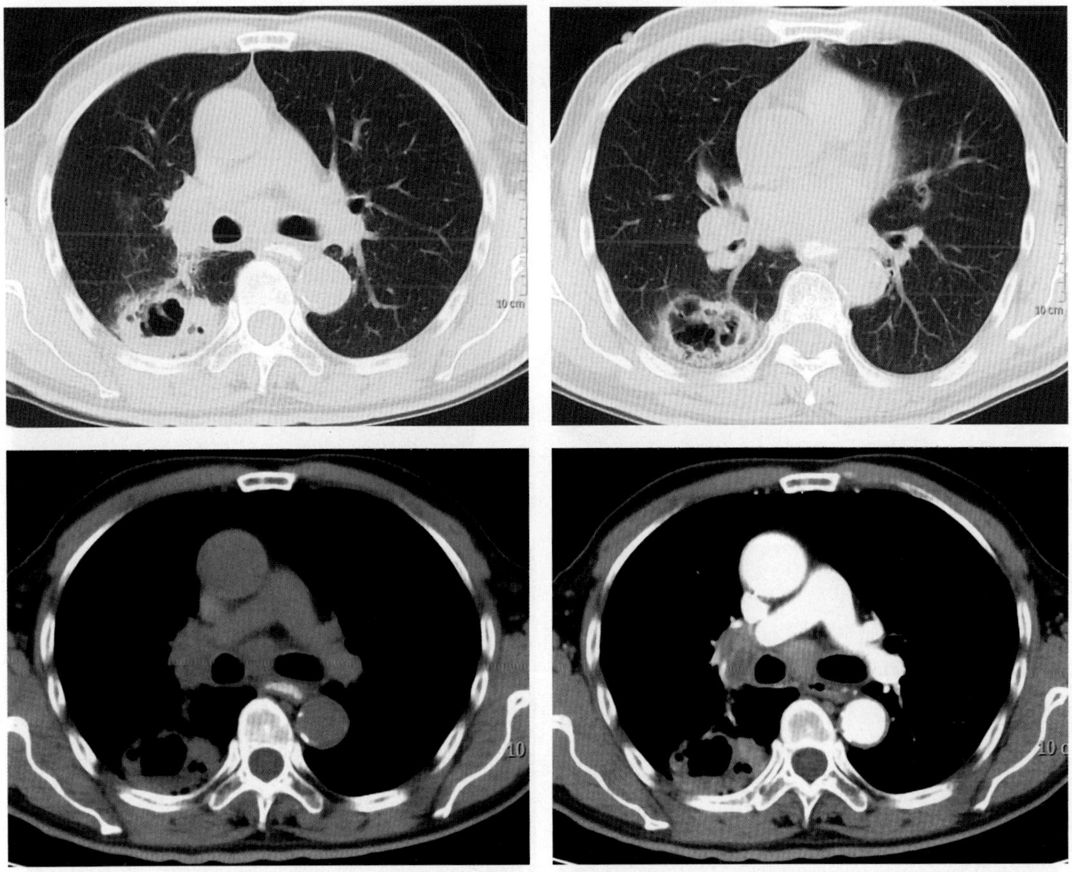

图1-1-114　男，71岁。右肺下叶空洞型肺鳞癌，壁厚薄不均，空洞内可见壁结节和分隔，纵隔淋巴结肿大，增强扫描洞壁不均匀强化，洞壁可见小的坏死空洞

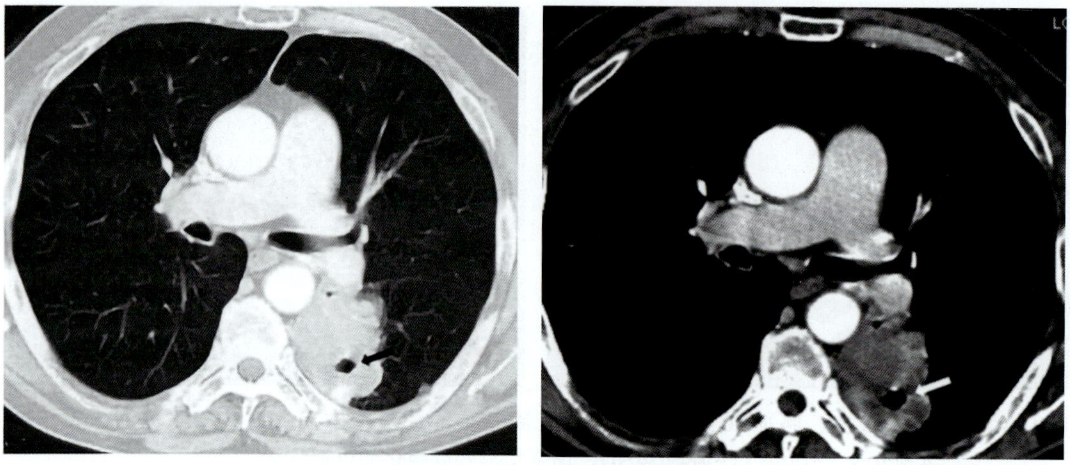

图1-1-115　空洞型鳞癌术后脑转移，生存期6.5个月

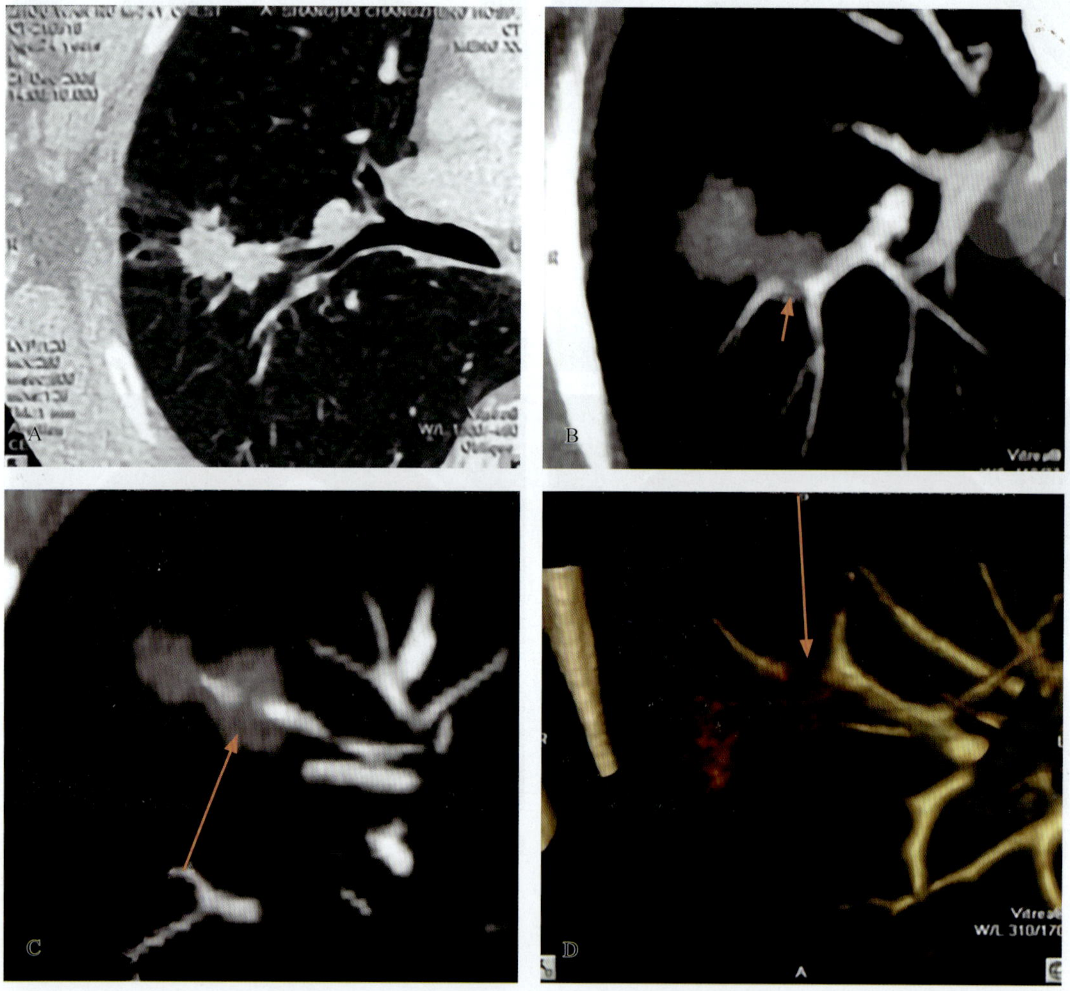

图1-1-116　男，74岁。鳞癌。A.右上叶哑铃形结节灶，远侧局限性肺气肿；B、C.横断面MIP显示结节灶内肺血管截断（橙箭）；D.血管长轴面MIP显示肺血管截断征（上海新华医院放射科　李惠民　提供）

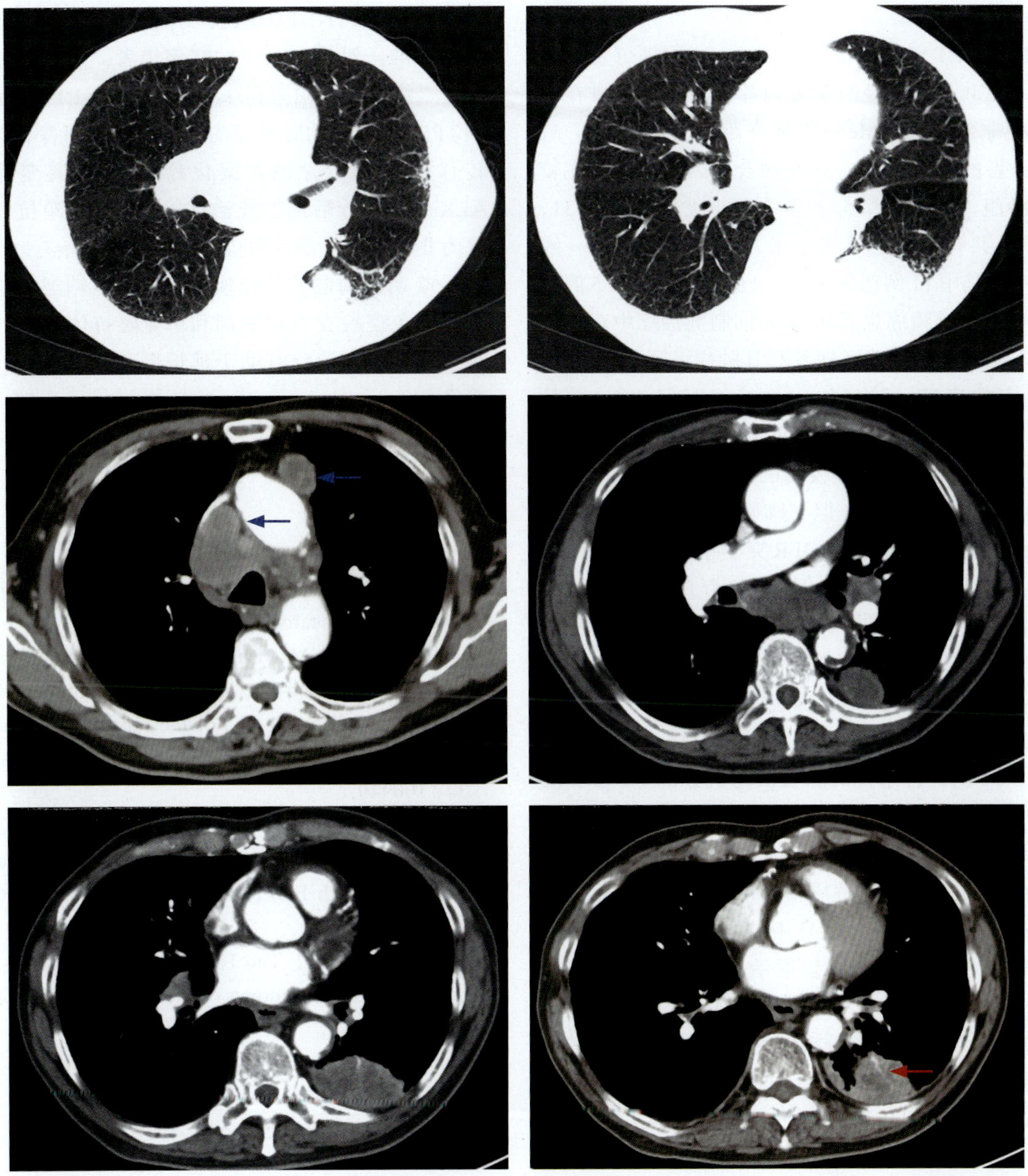

图1-1-117　男，74岁。咳嗽、咳痰、胸闷、气喘1周。左肺下叶肿块影，边界清晰，广基底与胸膜相贴，增强扫描坏死明显，血管侵袭、破坏（红箭），肺门、纵隔淋巴结肿大，融合明显，部分可见环形强化（蓝箭）

（四）治疗

现今，对于不同亚型鳞癌，暂无发现其有意义的预后或预测作用，对于无驱动基因、Ⅳ期肺鳞癌患者，当PS＝0～1时，顺铂或卡铂与第三代细胞毒性药物如紫杉醇、脂质体紫杉醇、多西他赛或吉西他滨或奈达铂联合多西他赛双药化疗仍是首选的标准治疗。不适合铂类的选择非铂双药方案：吉西他滨＋多西他赛或吉西他滨＋长春瑞滨。化疗周期数为4～6个周期。对于吉西他滨联合铂类治疗4个周期疾病无进展，不良反应能耐受且KPS＞80分的患者，推荐吉西他滨维持治疗。当PS＝2时，可应用吉西他滨、紫杉醇、长春瑞滨或多西他赛单药化疗。对于一线或维持治疗后进展的患者，多西他赛可用于二线或三线单药化疗。基于化疗的晚期鳞癌的中位总生存期（OS）为9～11个月。

肺腺癌对多靶点抗叶酸药物培美曲塞和抗血管内皮生成药物贝伐珠单抗治疗有效，而鳞癌对培美曲塞治疗效果不如腺癌，用贝伐珠单抗治疗可引起威胁生命的大出血，故培美曲塞和贝伐珠单抗不推荐用于鳞癌。安罗替尼是口服酪氨酸激酶抑制剂，同时靶向血管内皮生长因子受体、成纤维细胞生长因子受体、血小板源生长因子受体和干细胞因子受体（C-kit），可作为晚期外周型鳞癌患者的三线治疗方案。

EGFR和MET突变以及ALK或ROS1重排可发生在肺鳞癌中，尤其是在年轻的非吸烟者中。ALK重排在是鳞癌患者中非常罕见。Meng等从文献检索中确定了31例肺鳞癌患者的ALK重排。这些融合基因通常出现在较年轻的年龄组（平均年龄55.6年）和非吸烟者（18/31，58.1%）中。共有20例患者接受了ALK抑制剂作为一线或二线治疗，其中11例部分缓解，4例病情稳定，5例病情进展。ALK重排鳞癌患者从ALK抑制剂治疗中获得了临床益处，尤其是那些非吸烟者和其肿瘤已通过IHC＋/FISH＋鉴定的患者，治疗的中位持续时间为6.4个月±4.4个月。Lewis等发现EGFR或ALK改变可以发生在肺鳞癌患者中，尤其是从不吸烟的女性。TKI治疗在疾病控制方面具有临床益处，但与肺腺癌的历史观察结果相比，持续时间大大缩短，EGFR突变型和ALK重排型的无进展生存期分别为4.9个月和2.9个月。LUX-Lung 8是一项随机、对照的三期研究，首次比较了阿法替尼和埃洛替尼作为晚期肺鳞癌患者的二线治疗方法。符合条件的患者患有ⅢB或Ⅳ期肺鳞癌，并且在至少4个周期的铂类化疗后取得进展，而且之前没有接受过EGFR-TKI治疗。795例符合条件的患者被随机分配（1∶1）接受阿法替尼（每日40mg）或埃洛替尼（每日150mg）治疗，直到疾病进展。Goss等报道了LUX-Lung 8的最终OS和安全性分析。与埃洛替尼相比，阿法替尼显著延长OS（中位7.8个月 *vs* 6.8个月）。接受阿法替尼治疗的20例（5.3%）患者和接受埃洛替尼治疗13例（3.3%）患者获得了长期益处，中位OS分别为34.6个月和20.1个月。在132例接受肿瘤基因分析的阿法替尼治疗患者中，ERBB家族突变在长期受益患者中比在总体人群中更常见（50% *vs* 21%）。阿法替尼可用于含铂化疗失败后的局部晚期或转移性肺鳞癌患者的治疗。

PD-1/PD-L1抑制剂免疫治疗已成为Ⅳ期肺鳞癌的一线标准治疗方案。中国临床肿瘤学会原发性非小细胞肺癌诊疗指南2022版推荐帕博利珠单抗可单药治疗PD-L1肿瘤细胞阳性比例分数（tumor proportion score，TPS）≥50%（1A类证据）和PD-L1 TPS 1～49%（2A类证据）的患者。帕博利珠单抗联合紫杉醇/白蛋白紫杉醇和铂类亦为Ⅰ级推荐。阿替利珠单抗用于一线治疗PD-L1TC（tumor cell）≥50%或IC（immune cell）≥10%的鳞癌患者。紫杉醇/白蛋白紫杉醇＋铂类联合替雷利珠单抗作为Ⅰ级推荐。吉西他滨＋铂类联合信迪利单抗作为Ⅰ级推荐。紫杉醇＋铂类联合卡瑞利珠单抗作为Ⅱ级推荐。纳武单抗和伊匹木单抗联合2个周期紫杉醇＋铂类作为Ⅲ级推荐。PD-1/PD-L1抑制剂免疫治疗已成为二线治疗新标准。对于PS＝2的鳞癌患者，纳武单抗Ⅰ级推荐用于二线治疗；帕博利珠单抗用于PD-L1表达阳性（PD-L1TPS≥1%）的肺鳞癌的二线治疗；阿替利珠单抗用于转移性NSCLC含铂方案化疗后/敏感突变患者EGFR/ALK TKI治疗后的二线治疗。替雷利珠单抗和信迪利单抗为Ⅱ级推荐。纳武单抗亦可用于三线治疗。

晚期肺鳞癌的治疗模式已经从以铂类为基础的化疗发展到免疫检查点抑制剂和单克隆抗体等多种方案的新时代，个体化治疗有助于延长患者的生存期，提高生活质量。

参 考 文 献

Barnes L，Eveson JW，Reichart P，et al，2005. Pathology and geneticsof head and neck tumours. Lyon：International Agency for Research on Cancer.

Goss GD，Cobo M，Lu S，et al，2021. Afatinib versus erlotinib as second-line treatment of patients with advanced squamous cell carcinoma of the lung：Final analysis of the randomised phase 3 LUX-Lung 8 trial. EClinicalMedicine，37：100940.

Lewis WE，Hong L，Mott FE，et al，2021. Efficacy of targeted inhibitors in metastatic lung squamous cell carcinoma with EGFR or ALK alterations. JTO Clin Res Rep，2：100237.

Meng Q，Dong Y，Tao H，et al，2021. ALK-rearranged squamous cell carcinoma of the lung. Thorac Cancer，12：1106-1114.

Nicholson AG，Tsao MS，Beasley MB，et al，2022. The 2021 WHO classification of lung tumors：impact of advances since 2015. J Thorac Oncol，17：362-387.

（五）病例解析

1.病例1：男，60岁。间断咳嗽1年，加重20天。

胸部CT：右肺门占位，呈指套样改变（图1-1-118）。

【诊断】 中央型鳞状细胞癌。

【诊断依据】 胸部CT显示右肺门占位性病变（白箭），侵及管腔，肿瘤形态不规则，沿支气管走行呈铸型性改变（黑箭），增强扫描可见强化，病变周围无明显肿大淋巴结，不支持小细胞肺癌而更符合中央型肺鳞癌诊断。支气管镜检查显示右上叶支气管被息肉样肿块完全阻塞，活检标本病理为鳞状细胞肺癌。

【分析】 肺肿瘤根据原发部位的位置分为中央型和

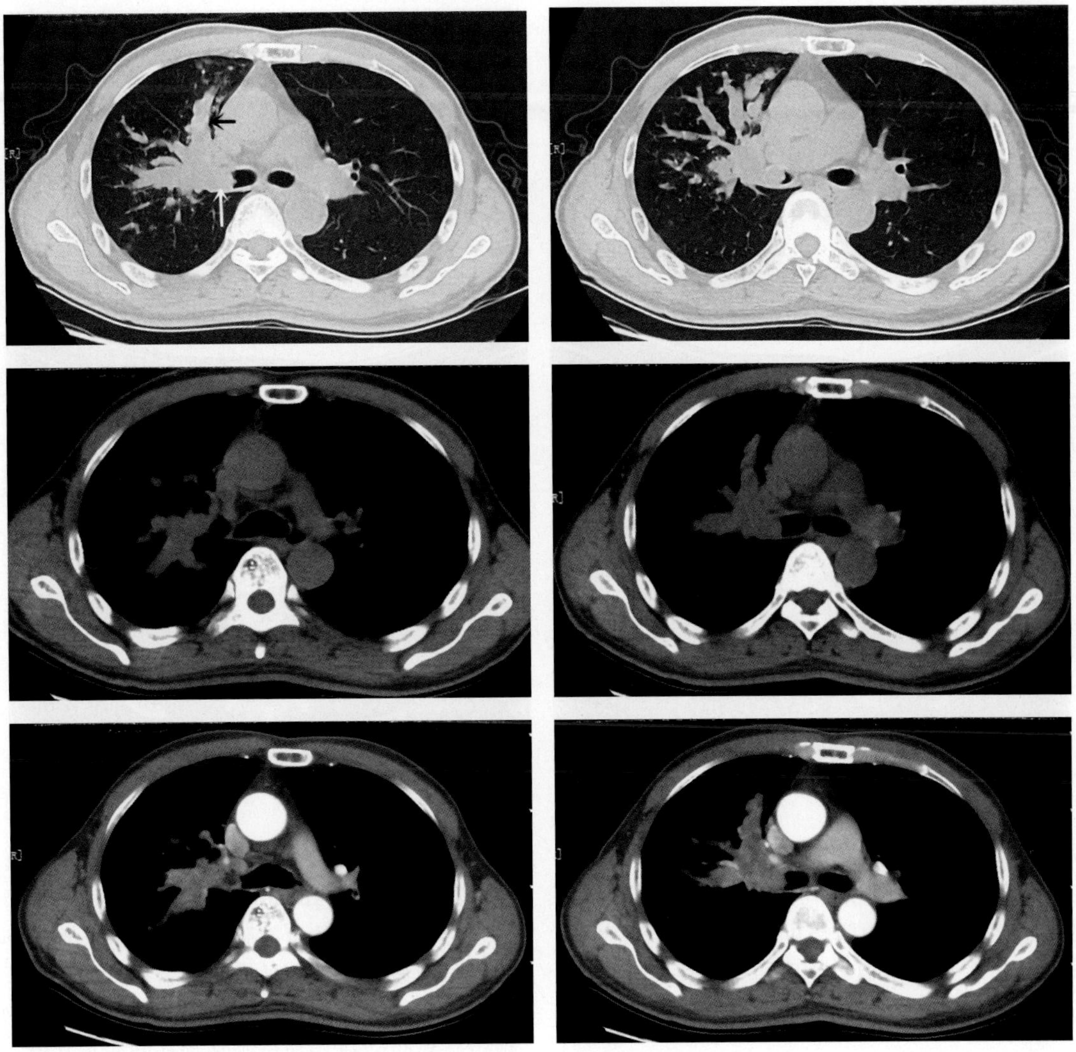

图1-1-118　胸部CT25

周围型。一般来说，当CT扫描中肿瘤位于肺野的内1/3时，被认为是中央型，而当肿瘤位于外2/3时，被认为是周围型。中央型肺癌也被定义为经支气管镜检查证实位于主支气管和叶支气管之间的肿瘤。中央型鳞癌被认为是一种从正常黏膜到癌前病变，再到原位癌和浸润性病变的渐进性上皮变化。一些连续的分子异常，如杂合性3p缺失、杂合性9p缺失、端粒酶激活、抑癌基因甲基化和杂合性5q缺失，都有助于侵袭性肺癌的发展。

中央型鳞癌常为累及肺叶或肺段支气管的病变，伴有阻塞性肺炎或肺不张。该病例显示了肺鳞癌患者黏液嵌塞的证据。黏液嵌塞（mucoid impaction）是一种临床放射学综合征，被定义为黏液分泌物填充气道，通常伴有支气管扩张。Glazer等认为，这一过程可能与支气管纤毛运动异常和黏液生成过多有关。它可以发生在许多支气管阻塞性或非阻塞性疾病中，最常见于炎症性疾病患者，如过敏性支气管肺曲霉病（ABPA）/真菌病（ABPM）；先天性疾病，如支气管闭锁或囊性纤维化；也见于导致气道阻塞的良性和恶性疾病。Mintzer等于1978年首次使用“指套征（finger-in-glove）”一词来描述一例ABPA。指套征被定义为从肺门方向向外延伸的分支管状阴影。多见于良性支气管内膜病变，如黏液嵌塞，偶尔意味着肿瘤性疾病。中央型肺癌指套征的发生率与病理类型有明显相关性，在鳞癌患者中常见。原因可能与鳞癌通常起源于支气管上皮并倾向于管腔内息肉样生长或浸润生长有关，增强扫描可见强化。支气管结核可以侵犯各级支气管，表现为局限性管壁增厚，但指套征少见，CT增强亦并无明显强化，可资鉴别。

2.**病例2**：男，58岁。发热1个月。

胸部CT：右肺下叶肿块影（图1-1-119）。

【诊断】　右肺下叶周围型鳞状细胞癌。

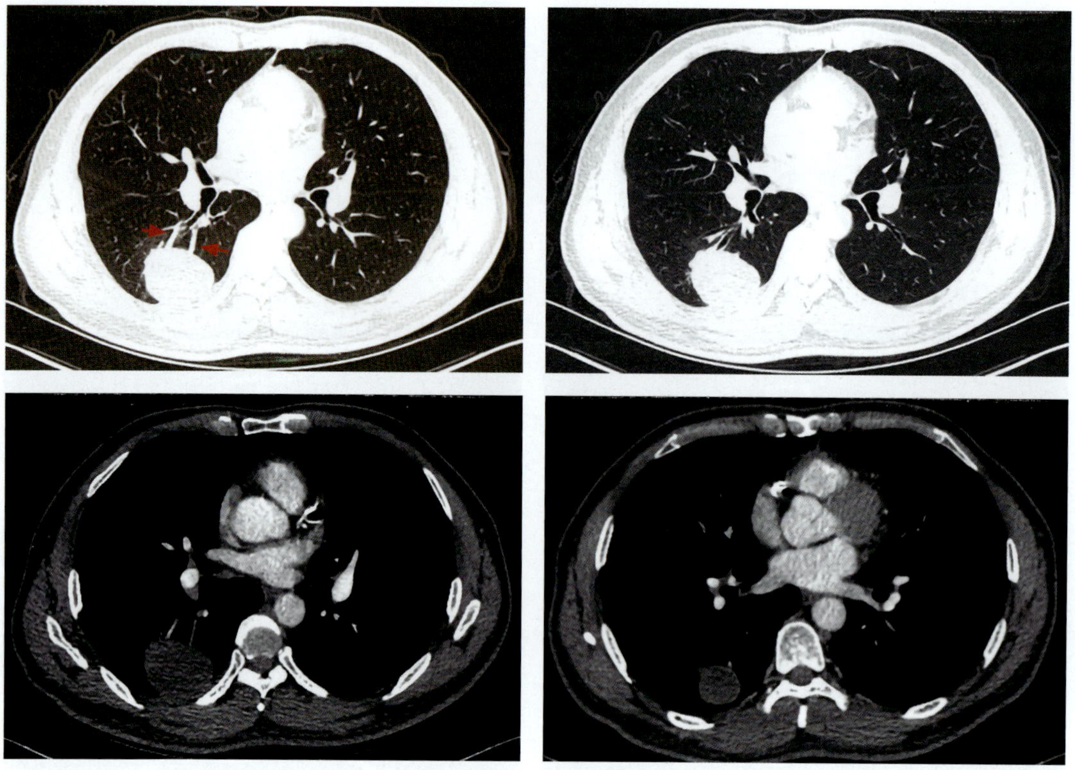

图1-1-119　胸部CT26

【诊断依据】 胸部CT显示右肺下叶肿块影，边缘光滑，可见血管集束征（红箭）和支气管截断征（白箭），内见低密度区，提示为鳞癌可能。术中病变大小4cm×4cm×3.5cm，切面灰白、质脆，中央坏死、囊性变。病理诊断为中、低分化鳞状细胞癌伴坏死，未侵及肺膜。

【分析】 传统上，约70%的鳞癌为中央型，30%为周围型。近年来，周围型肺鳞癌的发病率呈上升趋势，在一些报道中占所有肺鳞癌的50%以上。中央型和周围型鳞癌具有不同的临床病理和生物学特征。

2003年，Funai等对204例经手术切除的肺鳞癌进行了回顾，首次评估了周围型肺鳞癌的临床病理因素。中央型和周围型分别为95例和109例。尽管周围型患者年龄较大，病理分期较低，淋巴管受累和淋巴结转移较低，但无淋巴结转移的中央型和周围型肺鳞癌患者5年生存率没有显著性差异。当两者均出现N1区域淋巴结转移时，中央型肺鳞癌患者5年生存率高于周围型肺鳞癌，推测这可能是由于中央型肺鳞癌的原发灶不用通过淋巴管转移便可直接侵犯N1淋巴结，而周围型肺鳞癌直接侵犯N1淋巴结比较少见，往往先侵入淋巴管再转移到区域淋巴结（包括N1在内的其他多组淋巴结），因此恶性程度比中央型肺鳞癌更高。根据组织学生长模式和弹性纤维状态，他们将周围型肺鳞癌分为3个亚组。①肺泡填充型：肿瘤细胞生长于肺泡腔内，肿瘤细胞巢被原先存在的肺泡间隔相隔，通过一个肺泡生长到另一个肺泡，在肿瘤簇中，可以看到腺体结构，肺泡间隔弹性纤维完整。②扩张型（expanding type）：肿瘤局限于一个肺叶内且边界清晰，肿瘤细胞呈实性生长并形成不规则的细胞巢与间质相混合，破坏和压迫周围肺实质，有明显的弹性纤维破坏，没有肺泡填充特征。③混合型：肿瘤表现出肺泡间隙填充和扩张类型的共同生长模式，肺泡间隙充满肿瘤细胞并可见肺泡间隔弹性纤维的破坏也归为该组。肺泡填充型的发生率约为4.6%，既没有淋巴管浸润，也没有淋巴结转移，预后最好，5年生存率100%，类似于中央型肺鳞癌中的原位癌，为周围型肺鳞癌的0期，治疗上可行单纯限制性切除。扩张型和混合型都有淋巴结转移和淋巴管侵犯，混合型可能是肺泡填充型鳞癌的晚期。他们认为中央型和周围型肺鳞癌具有不同的临床病理特征，应分为不同的类别。周围型肺鳞癌独特的增殖模式，为评估周围型肺鳞癌的组织学预后提供理论方向，使周围型肺鳞癌在预后评估方面实现相对个体化、精准化成为可能。

2006年，Maeshima等评估了101例直径≤30mm周围型肺鳞癌患者的各种临床病理参数。周围型肺鳞癌被定义为位于第四分支支气管周围或更外周的肿瘤。多变量分析显示，最小肿瘤细胞巢（minimal tumor nest，MTN）的大小、普通间质性肺炎（UIP）的背景和淋巴结转移是重要的预后因素。MTN按大小被定义为大（＞6个肿瘤细胞）、小（2～5个肿瘤细胞）或单个肿瘤细胞巢三种类型。单个肿瘤细胞巢患者的5年无病生存率（50例，

69.5%）明显低于小肿瘤细胞巢患者（42例，94.1%）。大细胞巢亚型的肿瘤没有复发、血管转移和淋巴结转移，预后最好。MTN大小对病理分期ⅠA期和直径≤20mm的肿瘤患者的生存率有显著影响，具有单细胞侵袭成分的肿瘤似乎具有高度恶性，应与恶性潜能低的侵袭性肺癌（具有大或小肿瘤巢成分的肿瘤）区分开来。UIP的背景与单细胞侵袭性成分的存在和胸膜受累相关，也是一个不良的预后因素，这表明即使肿瘤很小，UIP中的周围型肺鳞癌也是高度恶性的。Saijo等通过免疫组织化学分析研究了T1期周围型（第5分支支气管以下）和中央型肺鳞癌（局限在叶支气管）的性质和表型之间的差异。临床病理研究结果显示，周围型肺鳞癌患者的年龄明显大于中央型肺鳞癌患者，且鳞状上皮化生在中央型肺鳞癌中占主导地位。CK7在周围型肺鳞癌中的表达高于中央型，CK19在中央型肺鳞癌中表达高于周围型。周围型肺鳞癌患者年龄、胸膜侵犯、血管转移发生率高于中央型肺鳞癌，但中央型肺鳞癌的鳞状上皮化生和淋巴结转移高于周围型肺鳞癌。

2009年，Yousem根据肿瘤浸润边缘生长模式将周围型肺鳞癌分成4种亚型。①推动模式（Pushing pattern）：鳞癌的小叶有清晰的扩张边界，压迫、破坏周围肺实质。②浸润模式：鳞状细胞癌巢最初浸润到单个肺泡间隔，通常保留间隔结缔组织胶原和弹力层，保留肺泡上皮细胞层，随着浸润的进行，肺泡弹性层和基底膜变得破碎和溶解。③肺泡填充模式：鳞状上皮癌的黏性聚集物充满了完整的无中断肺泡间隔，肺泡上皮细胞（alveolar pneumocytes）形成完整的、扁平的、连续的TTF-1和CK7阳性的内衬细胞层，当这种生长模式占肿瘤直径的20%时，它被解释为具有潜在的临床意义，并用于“校正”粗略测量的肿瘤的直径。④假肺泡填充模式：与肺泡填充模式相似，但需要免疫过氧化物酶染色显示，内衬上皮细胞不连续，伴有碎裂的肺泡间隔弹力层。在周围型肺鳞癌中发现了肺泡填充模式的优势，24.2%的肺鳞癌病例含有这种成分。该研究证实了周围型肺鳞癌可能具有多种边缘生长模式，对评估NSCLC的组织学预后因素具有重要意义。

2011年，Watanabe等评估了81例直径≤30mm的周围型肺鳞癌患者的各种临床病理参数。周围型肺鳞癌被定义为位于第3分支支气管周围或以远的肿瘤。在单变量分析中，肺泡间隙填充（alveolar space filling，ASF）面积与肿瘤面积之比≥70%，浸润区最大直径≤10mm的患者未观察到复发。共有19例（23.5%）患者的ASF比率≥70%。多变量分析显示，ASF比率≥70%对患者的预后有显著影响，但浸润区的最大直径对预后没有影响。ASF比率≥70%的肿瘤表现为女性偏好，肿瘤侵袭或血管侵袭的最大直径较小，单细胞模式较少，炎症较少。此外，与纯ASF型周围型肺鳞癌（ASF比率100%））相同，这些肿瘤患者没有复发或死亡。ASF%是小的周围型肺鳞癌的一个显著有利的预后因素。ASF比率≥70%的局灶性浸润性肿瘤可被归类为肺周围型鳞癌的“微浸润性癌”，ASF比率为100%的肿瘤可被分类为非侵袭性癌。

2013年，Hayashi等首次比较了中央型和周围型肺鳞癌的免疫表型。大多数组织学发现没有将中央和周围型肺鳞癌分开，但是周围型肺鳞癌中陷在肿瘤灶当中的肺泡上皮细胞CK7阳性率较高；只有肺气肿、间质纤维化和肿瘤内截留的肺泡细胞在周围型鳞癌中显示出统计学优势。

2017年，Zhang等研究了周围型与中央型肺鳞癌的临床病理特征、常见驱动突变状态和免疫表型。他们发现，与中央型相比，周围型肺鳞癌与腺癌有一些共同特征，包括周围肿瘤位置、女性、从不吸烟状态、TTF-1和CK7的阳性表达。周围型肺鳞癌具有较高的表面活性蛋白A（surfactant protein A，SPA）基因表达，中央型肺鳞癌具有更高的TP63基因表达。

基于上述研究，周围型肺鳞癌的生长模式分为两种：肺泡间隙填充性生长（ASF）和肺泡间隙破坏性生长（alveolar space-destructive，ASD）。ASD型的生长模式没有ASF型的形态学表现；相反，它的特点是基质反应，如炎症细胞浸润和成纤维细胞募集。ASF型似乎显示出“攻击性较低的表型”。2019年，Omori等进一步研究了显示ASF和ASD生长的肿瘤细胞之间的临床病理差异。他们分析了155例直径≤30mm的周围型肺鳞癌患者。使用数字图像分析确定了ASF在肿瘤总面积中的比例（%ASF）。高%ASF肿瘤的病例（＞30%）显示淋巴血管侵袭的频率显著降低。免疫组化染色显示，侵袭相关标志物laminin-5在ASF区肿瘤细胞中的表达水平显著低于ASD区。此外，ASD面积较大（＞1.0cm^2）的患者的5年生存率明显低于ASD面积较小（≤1.0cm^2）的患者。这些结果表明，ASD区域的肿瘤细胞比ASF区域的肿瘤细胞具有更高的侵袭潜能。出现ASF的肿瘤细胞在周围型鳞癌中表现为“侵袭性较小的表型”。

2020年，Sung等发现周围型鳞癌的分期明显低于中央型鳞癌。肿块的囊性改变、间质纤维化的存在以及背景肺中的炭末沉着与周围型鳞癌显著相关。较低的分期是生存的有利因素，但更频繁的间质纤维化和年龄较大是周围型鳞癌的不利因素。临界值分别为10%和50%时，周围型鳞癌CK7的阳性率也较中央型鳞癌高。在10%的临界值下，47.5%的周围型肺鳞癌CK7阳性。在评估的72例病例中，只有一例观察到EGFR和KRAS的致病性突变。多因素Cox分析显示周围型肺鳞癌与更好的无病生存率相关。

总之，肺鳞癌可能具有不同的组织学模式，并表现出不同的生长行为［中央病变中的息肉状和（或）浸润性生长，周围病变中的扩张和（或）肺泡间隙填充］，即使在相同的T分期下，不同组织类型的肺肿瘤因其内部肿瘤生长模式的不同，其所带来的预后效应可能有极大不同。中央型和周围型肺鳞癌的不同临床病理和生物学特征需要进一步研究。

3.病例3：男，60岁。咳嗽、咳痰3个月。

胸部CT：左肺下叶背段不规则块状影，增强扫描强化明显。病变周围呈局限性肺气肿（图1-1-120）。

【诊断】 肺鳞状细胞癌。

【诊断依据】 本例基本具备了肿瘤的所有影像特征，包括支气管截断（黑箭）、深分叶、毛刺、胸膜凹陷征、偏心性小空洞、空泡和斑点状钙化，病变周围局限性肺气肿，病变侵及左下肺动脉，狭窄明显。病变边缘尚光滑，瘤肺界面清晰，病变有明显多结节融合趋势，结合患者为老年男性，首先考虑肺鳞癌可能。患者穿刺病理证实该诊断。

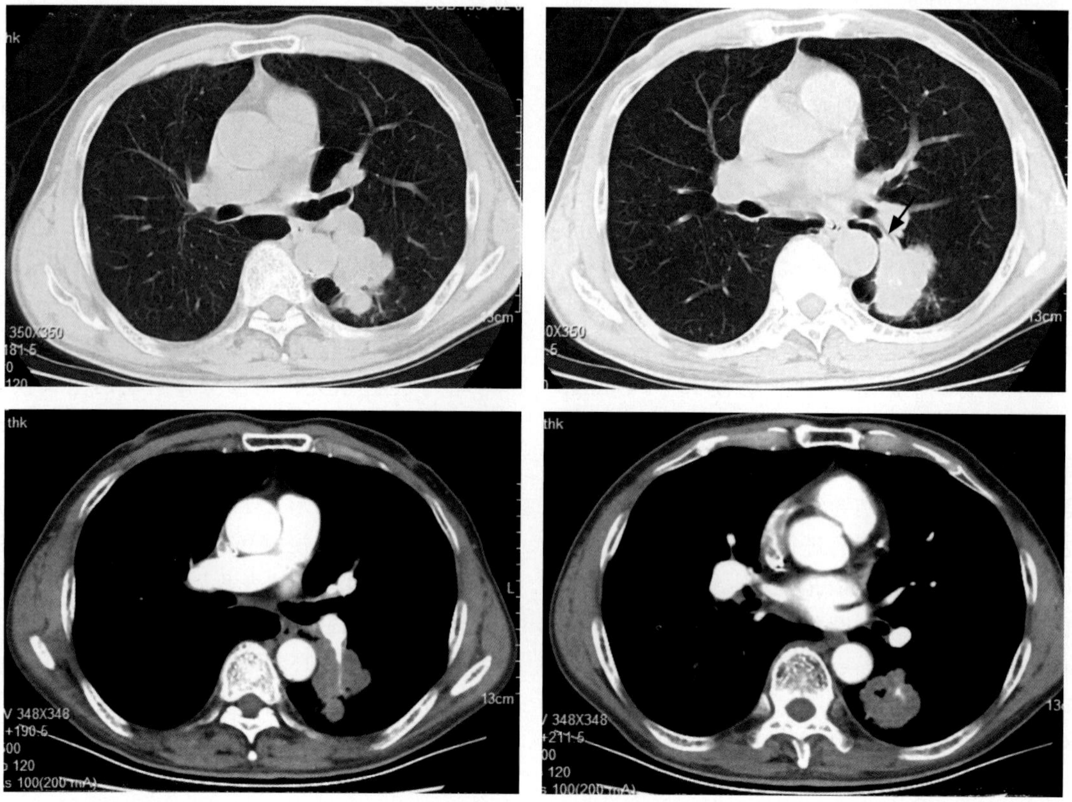

图1-1-120 胸部CT27

【分析】 Tsuboi等首次将肿瘤与支气管的关系分为4种类型：Ⅰ型，支气管管腔延伸至肿块；在肿瘤-支气管交界处，肿瘤组织替代支气管内膜；Ⅱ型，支气管包含在肿块中；Ⅲ型，支气管被肿瘤压迫并变窄，但支气管黏膜完好无损；Ⅳ型，近端支气管树因肿瘤的支气管周围或黏膜下扩散或淋巴结肿大而变窄，内镜活检仪器无法到达病变部位。Qiang等研究了孤立性肺结节（solitary pulmonary nodule，SPN）与支气管之间的关系及其在预测SPN性质方面的价值。他们基于Tsuboi等的分类确定了5种类型的肿瘤与支气管的关系：Ⅰ型，支气管突然被SPN阻塞（图1-1-121，图1-1-122）；Ⅱ型，支气管穿透SPN，呈锥形变窄、间断（图1-1-123）；Ⅲ型：SPN内显示的支气管管腔通畅且完整；Ⅳ型，支气管环绕SPN周围，管腔完整；Ⅴ型，SPN使支气管移位、压迫、变窄。恶性结节最常见为Ⅰ型（58.5%），其次为Ⅳ型（26.4%），Ⅱ型和Ⅲ型（均为15.1%），很少为Ⅴ型（1.9%）。良性结节最常见于Ⅴ型（36.0%），其次是Ⅲ型（20.0%）、Ⅰ型（16.0%），Ⅳ型（4.0%），没有Ⅱ型。在Ⅲ型方面，两组之间没有统计学上的显著性差异。

支气管截断征是指支气管肺癌沿支气管纵轴浸润蔓延，因癌肿的侵蚀、破坏和占位，使支气管壁不同程度地出现不规则增厚，管壁局限性不规则狭窄甚至截断。CT扫描上的支气管截断征表现为肺叶、段支气管不规则狭窄或闭塞，常伴管壁增厚，管腔内面凹凸不平，开口处较明显，在肺鳞癌病例中比在腺癌病例中更常见。肺结核在CT扫描上显示引流支气管（图1-1-124），大多数没有明显的支气管截断征象，可以与肿瘤区分开来。

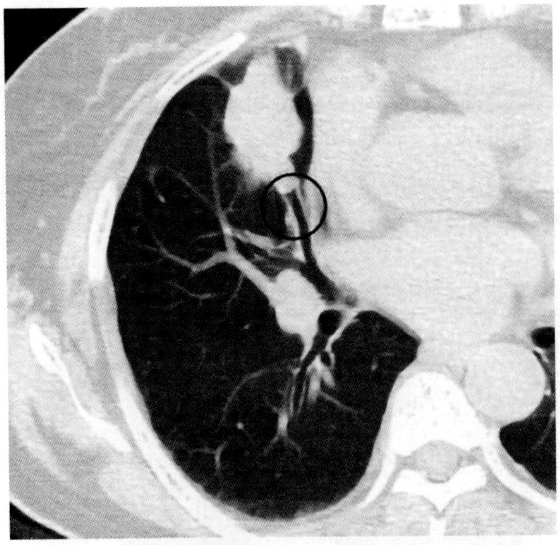

图1-1-121 鳞癌，Ⅰ型支气管截断（黑圈）

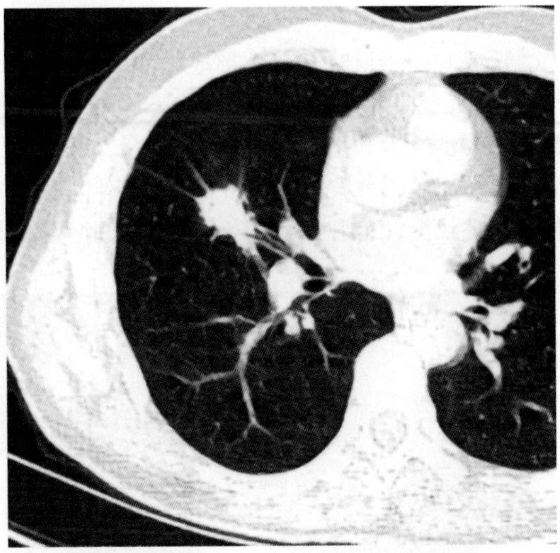

图1-1-122 腺癌，Ⅰ型支气管截断

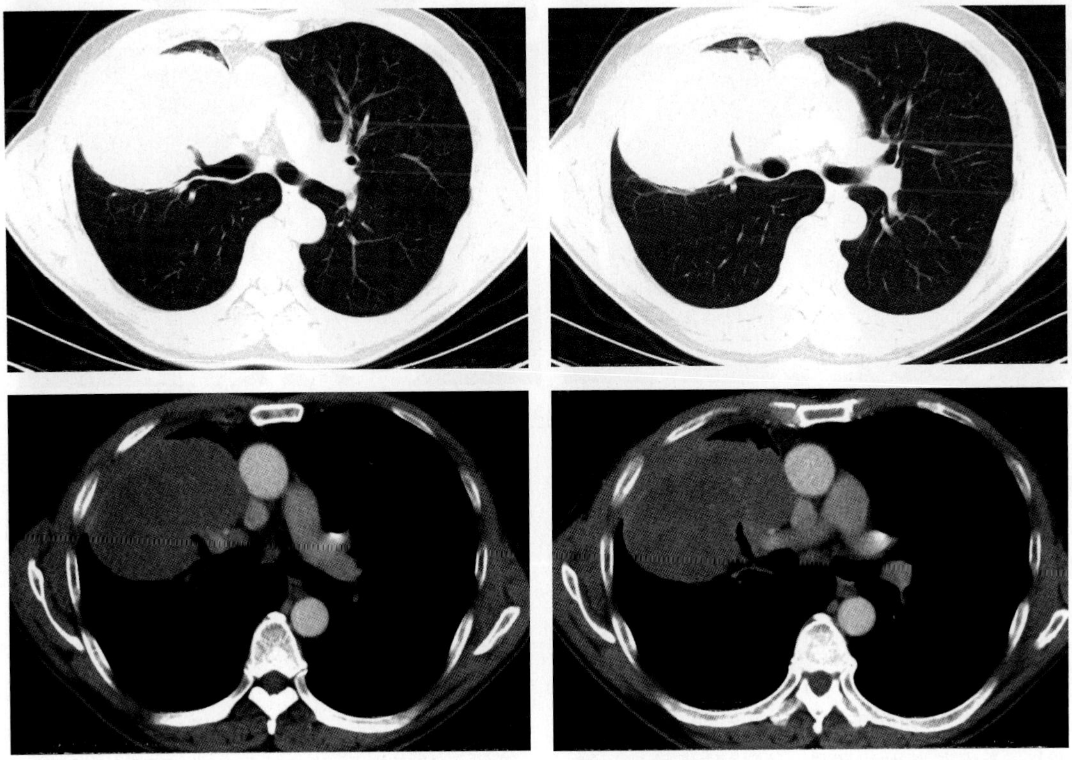

图1-1-123 鳞癌，Ⅱ型支气管截断

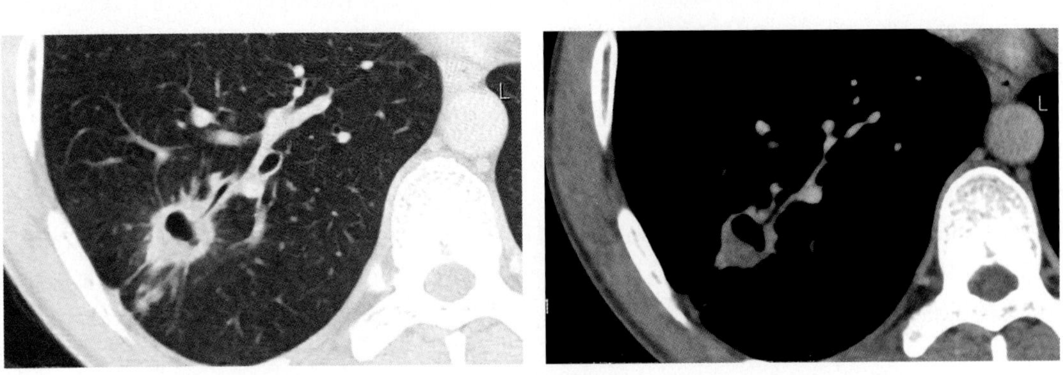

图1-1-124 肺结核，引流支气管

多结节堆积融合或梅花瓣样改变的原因考虑与肿瘤的多中央生长或肿瘤倍增时间较短形成深分叶有关（图1-1-125）。边缘光整可能是由于鳞癌细胞来源相对单一，各部位细胞生物学行为和生长速度差别不大，易形成无分叶结节。当肿瘤生长并突破肺小叶后由于小叶间隔结构的限制而出现浅分叶；肿瘤继续生长成较大肿块，周边细胞的生长速度差别和周围结构对肿瘤组织的限制作用会更明显而出现深分叶。肺癌合并局限性肺气肿、肺大疱亦较常见，究其原因可能与肺气肿、肺大疱好发于吸烟者有关，而吸烟是肺癌和肺气肿、肺大疱的共同高危因素，肺癌本身也可导致肺气肿、肺大疱的形成，临床需足够重视。

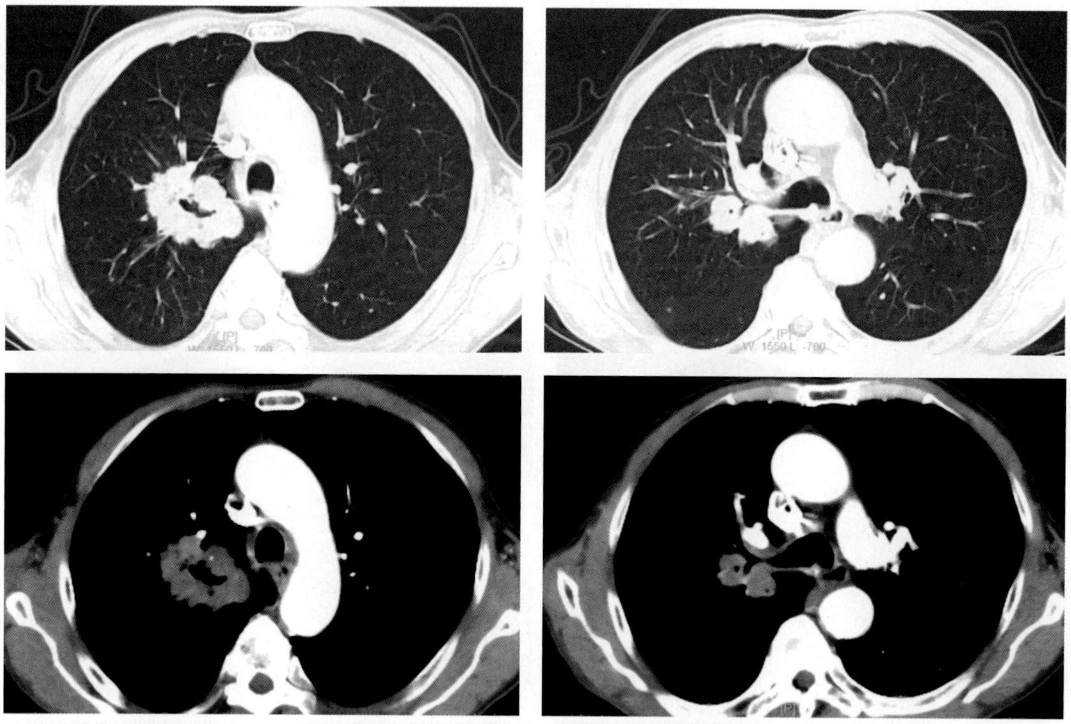

图1-1-125　鳞癌，深分叶，梅花瓣样改变

4.**病例4**：男，53岁。间断咳嗽、咳痰、气短6个月，加重半个月。

胸部CT：右肺下叶空洞并右侧胸腔积液（图1-1-126）。

【诊断】 右肺下叶鳞状细胞癌。

【诊断依据】 胸部CT显示右肺下叶空洞性病变，有分叶、支气管截断征和胸膜凹陷征，空洞内见分隔，右侧胸腔积液，考虑肺部肿瘤可能。经皮肺活检显示鳞状细胞癌。

【分析】 空洞发生在10%～22%的肺癌诊断病例中。空洞在鳞癌中比腺癌和其他类型的肺癌更常见。空洞性病变的肺癌患者通常预后较差。鳞癌中的空洞主要由于支气管阻塞和肿瘤细胞血管受累导致缺血引起。肺鳞癌倍增时间较短，病灶一般较大，形成空洞时空洞壁往往相对较厚。Usui等研究了肺癌血管受累（vascular invasion，VI）的临床病理学意义的差异。他们发现VI阳性和阴性患者的无癌生存率差异在腺癌方面具有统计学意义，但对鳞癌无明显影响。VI在具有伏壁、腺泡或乳头状成分的腺癌中是独立的预后因素，而在具有实性成分的腺癌中则不是独立的预后因素。他们进一步将鳞癌分为两组：大血管侵犯（LVI；1000μm或以上）和小血管侵犯（SVI；＜1000μm）。尽管LVI组和SVI组之间的生存曲线没有差异，但LVI组空洞形成和远处转移的发生率明显较高。止回阀机制（check-valve mechanism）可能是肺癌空洞形成的另一个原因，在腺癌和鳞癌中都可以观察到。Koenigkam等描述了接受切除治疗的肺鳞癌的CT形态学特征。空洞与总体、疾病特异性和无病生存率呈负相关，与年龄、性别、肿瘤病理分期、大小和位置无关。与腺癌相比，周围型鳞癌表现出不同的形状、边缘、衰减、增强，有更多的空洞、内部罕见支气管充气征和较少的胸膜凹陷征。Kunihiro等回顾性评估了60例患者中伴有空洞的肿瘤的高分辨率CT表现。他们发现鳞癌的洞壁往往比腺癌厚，磨玻璃密度影和瘤内支气管充气征强烈提示腺癌。

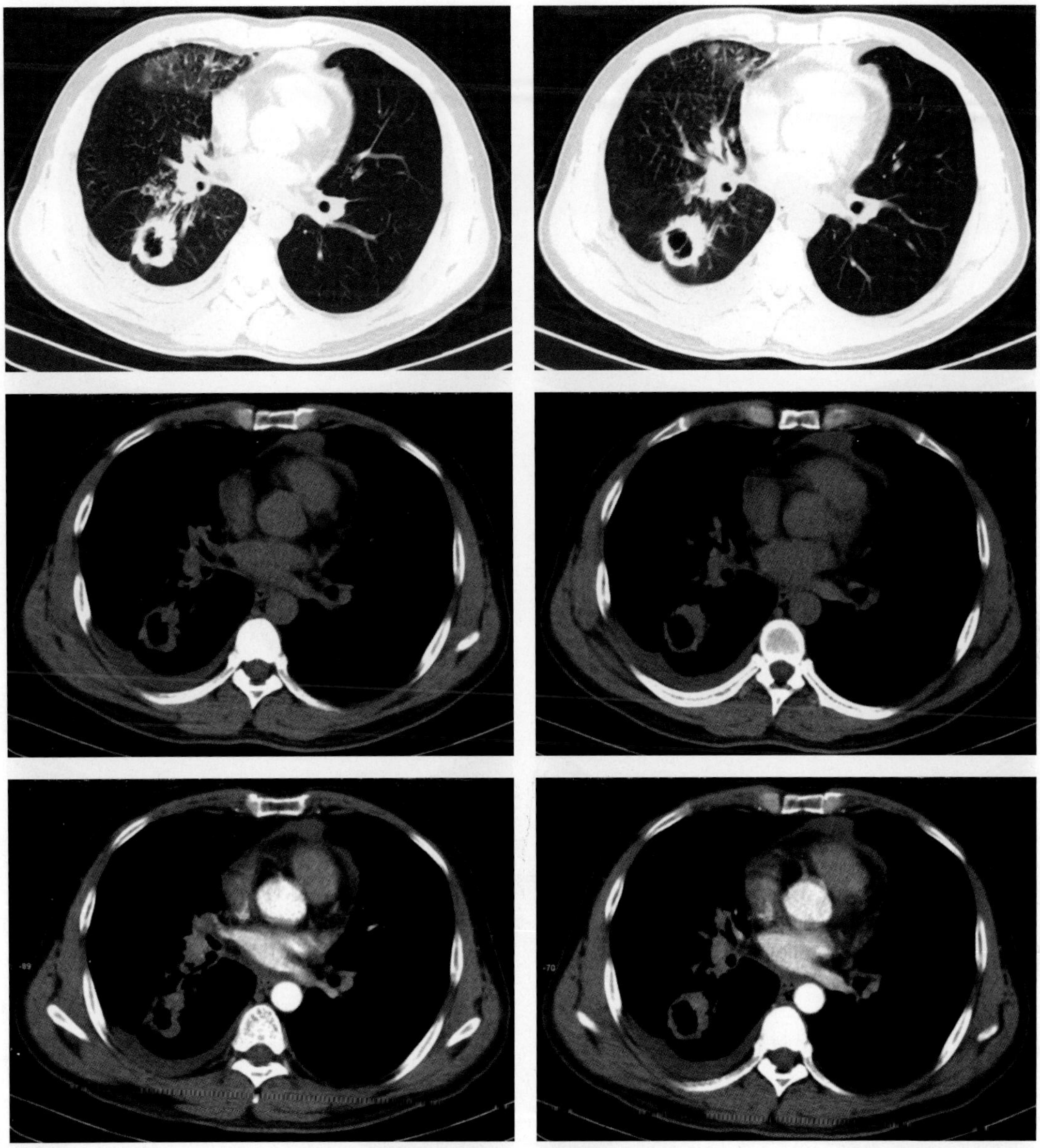

图1-1-126 胸部CT28

空洞病灶周边磨玻璃影是空洞型肺腺癌的一个重要影像学特征（图1-1-127）。空洞型肺腺癌病灶内更易显示与支气管走行一致的、略扩张、扭曲的细管状含气低密度影（支气管充气征）及空洞内条状不规则间隔和病灶内未被破坏的血管结构。此表现也间接佐证肺腺癌主要是沿肺泡壁匍匐生长，早期肺支架结构很少受累及和侵犯。而肺鳞癌空洞由于肿瘤组织内部发生坏死，支气管、血管及肺内支架结构遭到破坏，因此极少显示上述征象。

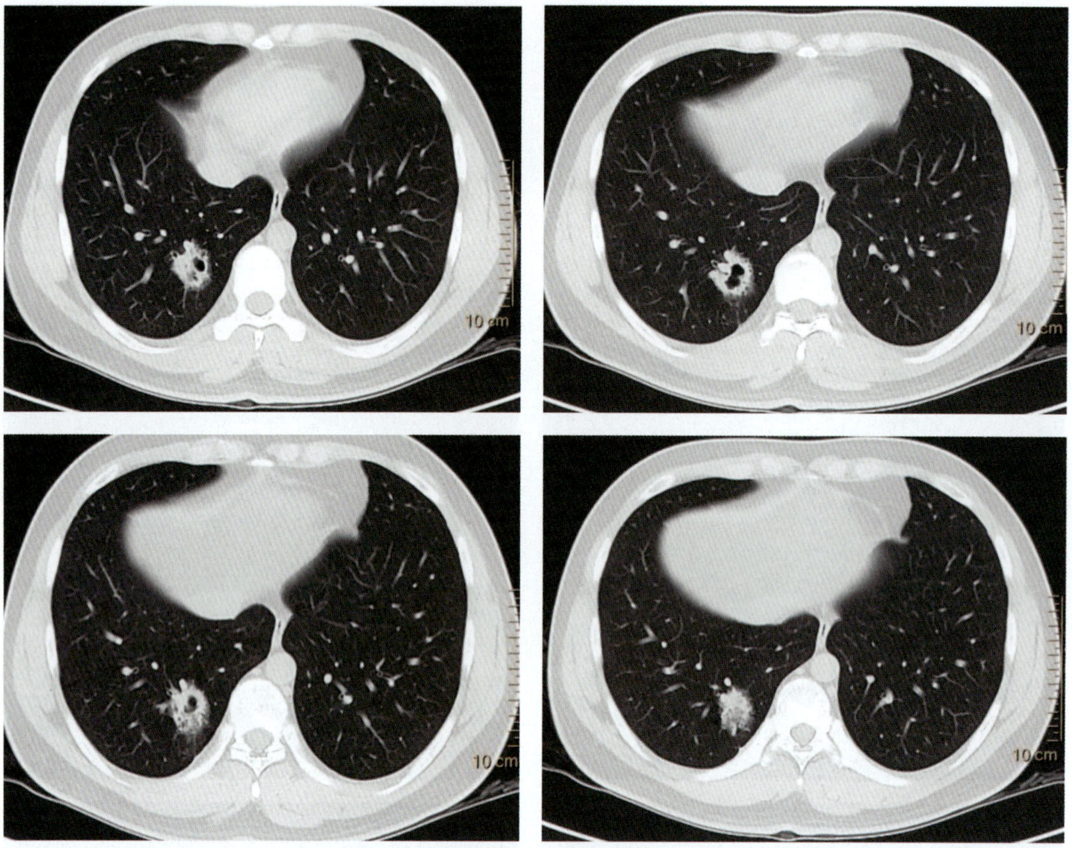

图1-1-127 男，21岁。右肺下叶后基底段空洞性病变，周围可见磨玻璃密度影，大小约3.0cm×2.0cm×2.0cm，手术病理示浸润性黏液腺癌，未侵犯脏胸膜

5.**病例5**：男，78岁。咳嗽、咳痰、消瘦2个月，咳痰带血1个月。

胸部CT：右肺下叶空洞影（图1-1-128）。

【诊断】 右肺下叶鳞状细胞癌。

【诊断依据】 胸部CT显示右肺下叶空洞及胸腔积液，双肺气肿。经皮肺活检显示鳞状细胞肺癌。

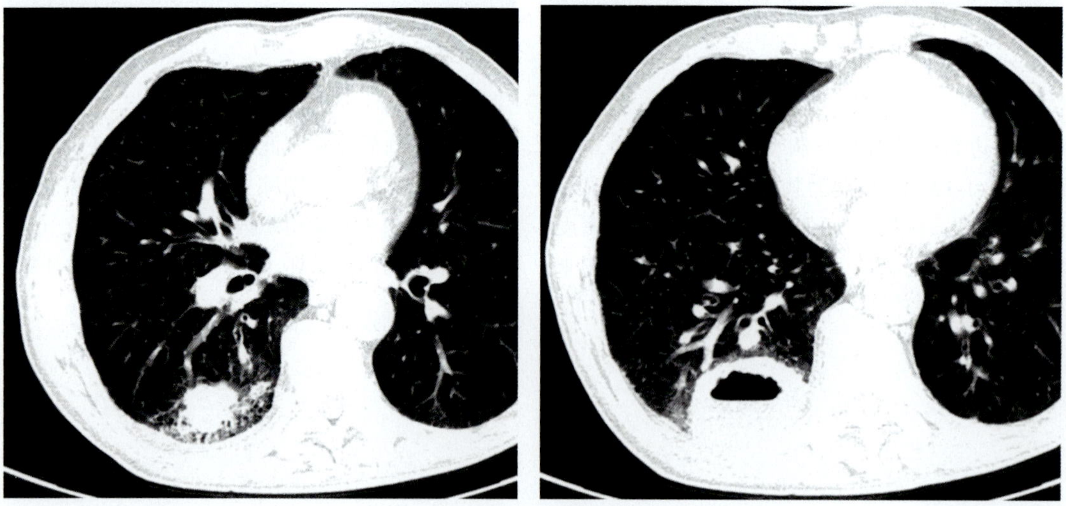

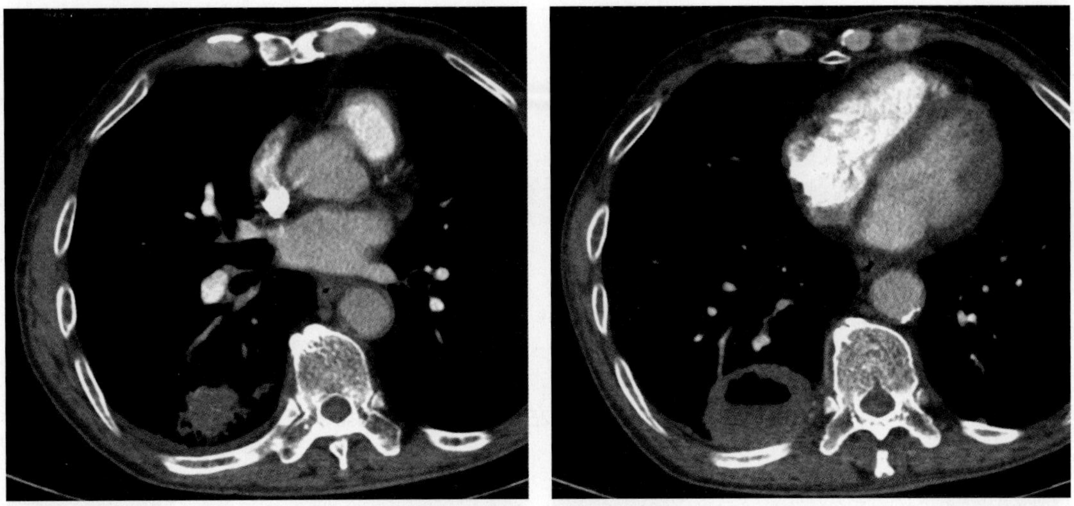

图1-1-128　胸部CT29

【分析】 吸烟是慢性阻塞性肺疾病（COPD）和肺癌的共同高危因素。在大多数吸烟者中，吸烟的负担可能由身体的防御机制来处理：抗氧化剂（如超氧化物歧化酶）、抗蛋白酶和DNA修复机制。然而，如果发生突变，会导致肺癌，如果细胞和蛋白质损伤太大，则会导致COPD。另外，COPD可能通过增加氧化应激和由此产生的DNA损伤、长期接触促炎细胞因子、抑制DNA修复机制和增加细胞增殖，成为肺癌的驱动因素。与没有COPD的吸烟者相比，患有COPD的患者罹患肺癌的风险高5倍。COPD是肺癌的独立危险因素。Young等发现，在控制重要变量后，新诊断的肺癌患者中COPD的患病率是匹配吸烟者的6倍。Yi等发现，337例晚期NSCLC患者中，170例（50.5%）患有COPD。COPD组的总中位生存期短于非COPD组（中位生存时间，224天*vs* 339天）。我国台湾地区的一项大样本研究显示，合并COPD的男性和女性群体罹患鳞癌的风险分别增加了1.66倍和1.44倍。多项研究表明，COPD合并肺癌患者中，鳞癌所占的比例最高，达40%以上。de Torres等研究了2507例没有初始临床或放射学肺癌证据的COPD患者。共有215例发展为肺癌，发病率为16.7/1000人年。最常见的类型是鳞癌（44%）。气流阻塞严重程度较重的患者中，肺癌的发病率较低。Smith等分析定了肺气肿在胸部CT上与肺癌组织学相关的程度。他们发现，在调整年龄、性别、COPD和吸烟史后，肺气肿与鳞癌相关，但与其他常见亚型无关。Shin等进一步证明，肺气肿区域的周围型肺癌与鳞癌相关，腺癌是无肺气肿区域周围型肺癌最可能的组织学亚型。Kim等发现，CT肺气肿评分与晚期鳞癌患者的不良预后显著相关。

鳞癌患者合并肺气肿预后不良的一个可能机制是肿瘤微环境与肺癌临床病理侵袭性之间的关系。基质金属蛋白酶（matrix metalloproteinases，MMPs）在肿瘤生长和侵袭转移的多步骤过程中发挥重要作用，从而促进肿瘤进展。MMPs的产生和激活在肺气肿的发病机制中也起着重要作用。Murakami等分析了48例完全切除并经病理证实的Ⅰ期NSCLC患者中肺气肿和MMP的关系。在48例肿瘤中，17例（35%）肿瘤内基质细胞MMP-9染色阳性。这17例肿瘤患者与高微血管密度（microvessel density，MVD）、频繁的淋巴血管侵袭、高增殖活性和高术后复发率有关。大多数肿瘤（13/17）合并肺气肿。他们认为，肿瘤内基质细胞中MMP-9的表达与肺癌的临床病理侵袭性相关，并且主要在肺气肿性肺肿瘤中发现。

6.**病例**6：男，57岁。咳嗽、咳痰、食欲缺乏、乏力3个月。

胸部CT：左肺上叶后段空洞型病变（图1-1-129），3个月后病变较前增大（图1-1-130），呈实性肿块，边缘毛糙，内见低密度区。

【诊断】 周围型肺鳞癌。

【诊断依据】 老年男性，左肺上叶空洞性病变，广基底与斜裂相贴，斜裂增厚、牵拉明显，空洞偏心，内凸凹不平，壁厚薄不均，壁结节明显（白箭）。患者经抗炎治疗，病变无明显吸收。3个月后病变较前增大为实性肿块，广基底与胸膜相连，内坏死明显，首先考虑周围型肺鳞癌可能。最终穿刺病理为中分化鳞癌。

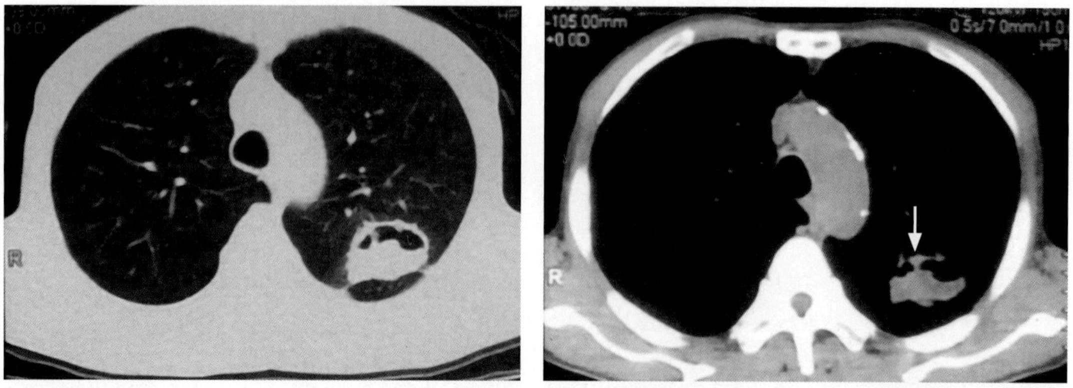

图1-1-129　胸部CT：左肺上叶后段空洞型病变

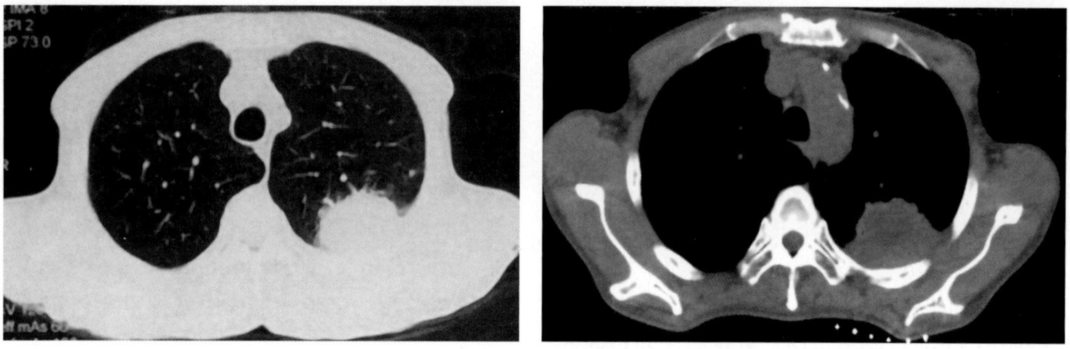

图1-1-130　3个月后病变较前增大，呈实性肿块，边缘毛糙，内见低密度区

【分析】 癌性空洞的发生通常认为是肿瘤生长速度过快，超过新生血管的生长速度，供血不足导致肿瘤坏死，坏死组织经支气管排出后形成空洞。也有研究认为空洞形成是由于肿瘤血管受压或破坏而非血管不足所致。癌性空洞形成还与肿瘤组织类型和生长方式有关，鳞癌和瘤体较大者多见。癌性空洞的CT表现通常为内壁凹凸不平的单发偏心空洞，少数形成多房空洞，空洞壁厚薄不均匀，出现壁结节并强化为恶性征象（图1-1-131，图1-1-132）。癌性空洞需与结核空洞、肺脓肿等相鉴别。结核性空洞壁多较薄，内壁一般光滑，可以合并钙化，内壁也可以出现壁结节，但增强无强化，为干酪性坏死物质附着所致。因为是慢性炎症，同一病例常存在多种病灶，如渗出、增殖灶、钙化、纤维化等。肺脓肿周围往往炎症广泛，外壁显示不清，内壁光滑，常有明显液平面。临床上可有高热、咳大量脓臭痰等表现，抗炎治疗后可见病灶明显吸收。癌性空洞可由小变大，由多房性变为单房性；亦可由大变小，甚至完全闭塞（图1-1-133，图1-1-134）。前者是由于坏死组织进一步脱落排出，形成薄壁癌性空洞，偶有少数鳞癌几乎完全坏死溶解，形成壁厚只有1～2mm的囊肿样空洞或洞壁部分缺如的不完整空洞，但多能发现洞壁局部增厚或壁结节样改变。后者常见于坏死物排出后肿瘤继续向洞内生长，使空洞缩小或完全闭塞。

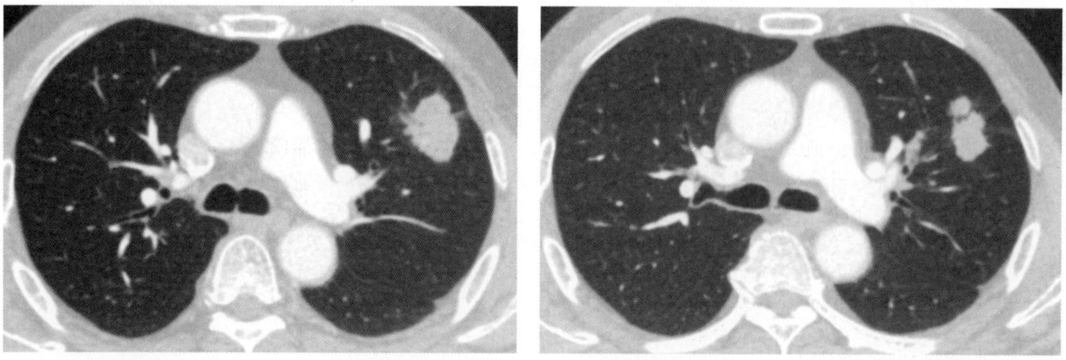

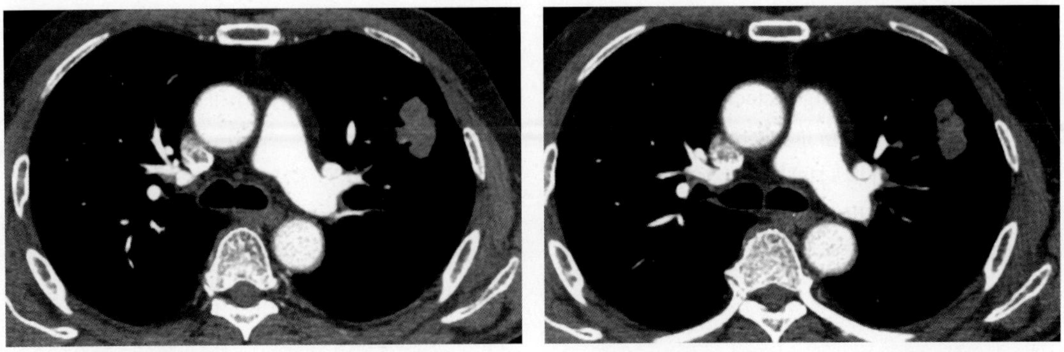

图1-1-131　男，61岁。咳嗽、咳痰3个月余，加重10天。左肺上叶病变，可见分叶、胸膜牵拉和局灶性坏死（2019.07.16）

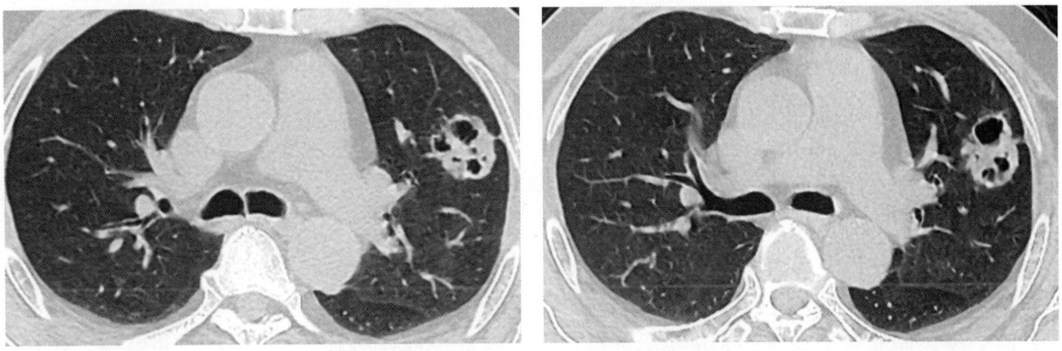

图1-1-132　半个月后病灶出现多发空洞（2019.07.31），穿刺病理示低分化鳞状细胞癌

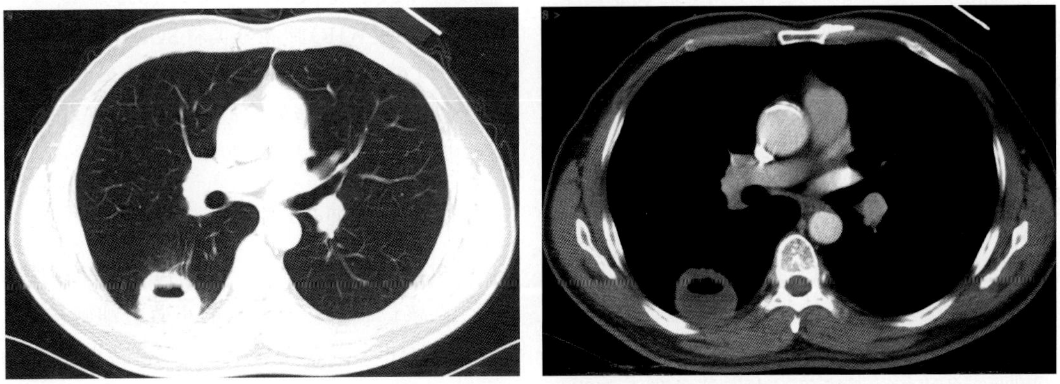

图1-1-133　右肺下叶肿块影，内见坏死、囊变，内外壁均光滑

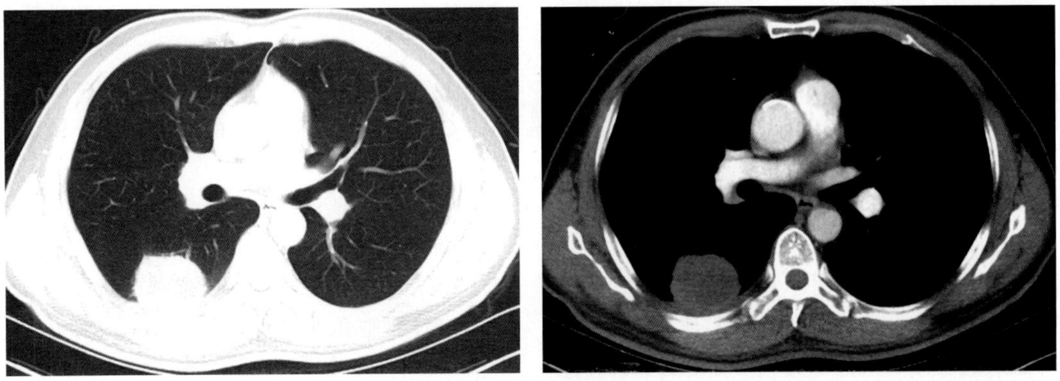

图1-1-134　25天后肿块变大，空洞闭合。手术病理显示中低分化鳞状细胞癌伴坏死，肿物大小4cm×4cm×3.5cm，未侵及肺膜，支气管周围淋巴结未见转移癌

三、小细胞肺癌

小细胞肺癌（small cell lung cancer，SCLC）是一种低分化高度恶性肿瘤，占肺癌总数的12%～25%。与NSCLC相比，SCLC具有倍增时间快、增殖快、高侵袭性、预后差、早期易通过淋巴与血行转移、对化疗药物敏感但易产生耐药等临床特点。

（一）起源

一般认为SCLC起源于支气管黏膜或腺上皮内的Kulchitsky细胞（嗜银细胞），属高级别神经内分泌癌，也有学者认为其起源于支气管黏膜上皮中可向神经内分泌分化的干细胞。支持前一种观点的证据有：SCLC形态学上与类癌相似，HE切片很难与非典型类癌区分；电镜下SCLC细胞突起和胞膜下出现直径100～200nm的具有电子致密核心的分泌颗粒，与神经内分泌颗粒相似；临床上SCLC可伴随各种内分泌相关综合征，如异常分泌抗利尿激素、Cushing综合征、类癌综合征等；免疫组化染色，SCLC对神经内分泌标志物，如CgA、Syn、NSE、Leu-7等呈不同程度的阳性反应；存在着SCLC与类癌之间的过渡类型，即非典型类癌；大量实验证据表明，人SCLC具有许多神经元所具有的分子和亚细胞的特征。后一种观点则认为，SCLC起源于支气管黏膜的干细胞，在肿瘤的发生过程中向神经内分泌细胞分化。有资料表明，在正常细胞向恶性细胞转化的过程中，存在巨大的原动力以决定分子和细胞的异常。肿瘤细胞在基因活化后调节蛋白表达各异，分化方向和分化程度有所不同，构成了肿瘤的异质性和多样性，导致免疫组化标记表现不一致。因此，神经内分泌肿瘤可以有上皮样分化，上皮性肿瘤也可以有神经内分泌分化，两者之间可能存在共同抗原。免疫组化染色结果显示，SCLC既可表达神经内分泌标记又可表达上皮标记，部分SCLC神经内分泌标记阴性，支持SCLC起源于支气管黏膜干细胞，在肿瘤的发生过程中向神经内分泌细胞分化。

（二）病因学

吸烟是SCLC发展的主要风险因素，95%的SCLC病例源于吸烟，尽管非吸烟者的发病率也在增加。年轻时即开始吸烟的女性更容易患SCLC。与非吸烟者相比，吸烟者年龄较大，脑转移发生率较高，体细胞突变（RB1、CDKN2A和CEBPA突变）发生率较高。过去几十年中，尽管SCLC的总体发病率和死亡率有所下降，女性的发病率不断增加，目前男女发病率是1∶1。吸烟率的下降（尤其是白种人男性）、香烟增加过滤装置降低焦油的吸入量和清淡型香烟（“light” cigarettes）的替代，以及SCLC病理标准的变化，都是这一趋势的合理解释。SCLC患者应大力提倡戒烟。

SCLC发病的其他风险因素包括接触氡、砷、卤代醚、铬、石棉、多环芳烃和氯乙烯等。

（三）分类

SCLC于1879年由Harting和Hesse首次描述，并被归类为淋巴肉瘤。1926年，它被归类为肺燕麦细胞癌。1960年，WHO第1版肿瘤分型将肺癌分为SCLC和NSCLC两大类，这是人类肺癌组织学分类的里程碑。1981年WHO分类中，SCLC被分为3类，包括燕麦细胞型、中间型和复合型。1988年，国际癌症研究协会（IASLC）将SCLC分为单纯小细胞、非单纯小细胞/大细胞和复合型。在1999年WHO对肺和胸膜肿瘤的分类中，保留了复合型和删除的非单纯小细胞/大细胞型，SCLC包括单纯小细胞型和复合型亚群。

复合型小细胞肺癌（combined small cell lung carcinoma，C-SCLC）被定义为SCLC与NSCLC的任何成分相结合，NSCLC成分通常由腺癌、鳞状细胞癌（SCC）、大细胞癌（LCC）、大细胞神经内分泌癌（LCNEC）或不太常见的梭形细胞癌或巨细胞癌组成，混合的成分可以是一种或多种。当SCLC合并腺癌、SCC或肉瘤样癌时，无论细胞数量如何，都可以诊断出C-SCLC，但大细胞成分（LCC或LCNEC）应＞10%。

2015版WHO肺癌分类将SCLC、C-SCLC、LCNEC、复合型LCNEC（C-LCNEC）、不典型类癌、典型类癌及弥漫性特发性肺神经内分泌细胞增生（作为浸润前病变）集中归为神经内分泌肿瘤。

（四）病理和标志物

SCLC由胞质稀少、细胞边界不清、细颗粒核染色体、无核仁或核仁不明显的小蓝色细胞构成。细胞大小通常＜3个小的静息（初始）淋巴细胞（small-resting lymphocytes）。SCLC细胞呈圆形、卵圆形或纺锤形，胞核显著、有丝分裂数多，＞10个/$2mm^2$（中位数80个/$2mm^2$），并常伴有神经内分泌颗粒，常见坏死（通常大面积坏死）。巢状、梁状、周围栅栏状排列和菊形团等在神经内分泌肿瘤中常见的组织学结构在SCLC中不常见。SCLC的高核质比和核仁的缺乏是区分SCLC和LCNEC最有用的特征。

SCLC具有上皮及神经内分泌标记阳性的特点，这两类标志物的免疫组化染色对确诊SCLC具有十分重要的作用，且广泛应用于临床病理诊断过程中。几乎所有的SCLC细胞角蛋白（cytokeratin，CK）、上皮膜抗原（epithelial membrane antigen，EMA）和甲状腺转录因子-1（TTF-1）均呈阳性，Napsin A呈阴性。广谱CK在小细胞癌细胞中的表达特点是在核旁呈逗点样或于胞质内弥漫表达，是区分SCLC和淋巴肿瘤所必需，尤其是当样本来源于纵隔肿块时。

SCLC表现出神经内分泌分化标志物的可变表达，如神经元特异性烯醇化酶（neuron-specific enolase，NSE）、嗜铬粒蛋白A（chromogranin A，CgA）、突触素（synaptophysin，Syn）、神经细胞黏附分子（NCAM；CD56）和胰岛素相关蛋白1（insulinoma associated protein 1 INSM1），并且通常表现出比中低级别神经内分泌肿瘤更低的蛋白水平。NSE敏感性高但特异性不强，其表达与SCLC预后呈正相关，多提示预后不良。CD56敏感性强于CgA和Syn（90%的SCLC呈阳性），但特异性低于CgA和Syn。CgA和Syn特异性尚可，但敏感性较低。INSM1通常在SCLC的两种最常见的亚型SCLC-A和SCLC-N中呈阳性表达。单独应用这些标志物不能鉴别SCLC和NSCLC，因为约10%的NSCLC也对这些神经内分泌标志物中至少一种存在免疫反应，而只有不到10%的SCLC对所有神经内分泌标志物呈阴性，故常将NSE、CgA、Syn和CD56联合标记。免疫组织化学在区分LCNEC和SCLC方面的作用有限。一个潜在的有用特征是局灶性和弱的napsin A免疫反应性，尽管灵敏度较低，但在高达15%的LCNEC中可以看到，而SCLC对该标志物始终呈阴性。TTF-1在近90%的SCLC中表达，这可用于区分SCLC和非源于肺的神经内分泌癌。TTF-1也高表达于肺腺癌，目前已成为肺腺癌及SCLC高敏感性和特异性的分子标志物。SCLC的Ki-67增殖指数在50%～100%，通常为80%～100%，当其＜25%时，可排除SCLC的诊断。用于表征SCLC的其他标志物有：BCL-2（经常表达）、p16核染色（在95%～100%的病例中表达）、CD117（在约60%的病例中表达），视网膜母细胞瘤蛋白（retinoblastoma protein，pRB）和螺旋转录因子（homeobox protein orthopedia，OTP）均为阴性。

（五）分子发病机制

尽管SCLC是一种异质性疾病，但涉及肿瘤抑制基因的功能缺失突变普遍存在于SCLC中。SCLC中常见的基因改变包括肿瘤抑制基因TP53和视网膜母细胞瘤基因（retinoblastomal，RB1）失活、MYC家族拷贝数增加、表观遗传学改变及NOTCH家族成员的失活突变等。

pRB、p16和细胞周期蛋白D1（cyclin D1）是控制细胞周期G1检查点的RB途径的主要成分。RB1基因的双等位基因失活导致侵袭性实体瘤中的增殖失控。Yuan等应用免疫组织化学技术研究了161例原发性SCLC和20例NSCLC中pRB、p16和cyclin D1的表达。161例SCLC中pRB和cyclin D1染色均为阴性，153例表达p16。20例NSCLC中有16例表达pRB，15例表达cyclin D1，但仅在5例样本中非常弱的表达p16。这些观察结果有助于SCLC和NSCLC的鉴别，也暗示了SCLC和NSCLC肿瘤发生的不同机制。双等位基因TP53和RB1基因失活与SCLC始终相关，导致几乎所有SCLC中pRB缺失和P53过度表达。用特异性单克隆抗体进行IHC染色可以很容易地评估pRB和P53。

MYC家族成员（MYC、MYCL1和MYCN）在约20%的SCLC中以相互排斥的方式扩增，与生存期的缩短相关。MYCL1驱动的SCLC表达高水平的神经母细胞特异性转录因子（achaete-scute homolog 1，ASCL1）。ASCL1是一种参与神经内分泌分化的转录因子，在神经内分泌细胞和神经内分泌肿瘤中大部分呈阳性表达。MYC驱动的肿瘤表达高水平的神经分化因子1（neuronal differentiation 1，NEUROD1）。NEUROD1是神经发育的主要转录调节因子，激活后可促进肿瘤的存活和转移。

NOTCH信号传导通路是决定细胞命运的最重要的通路之一，在细胞分化、增殖、干细胞更新以及发育、决定细胞命运等方面发挥重要作用，可调节多种组织的正常胚胎发育和体内平衡，并与癌症发生和疾病进展有关。Notch通路具有癌症异质性，根据组织环境中Notch成员不同发挥致癌或抑癌功效。Notch通路对于调节气道上皮的发育非常关键，特别是可决定细胞神经内分泌或非神经内分泌的分化。Notch受体的过表达可导致细胞周期停滞及SCLC的生长抑制。研究显示85%的SCLC中表达Notch抑制性配体DLL3，导致Notch通路活性缺失，但Notch在低分化和侵袭性NSCLC中过度表达，发挥明显的致癌因子作用。激活Notch信号通路可能是一项有效的治疗SCLC的策略。

SCLC发生的其他机制包括PIK3CA、AKT2、AKT3、RICTOR和mTOR的功能获得突变，这些突变导致PI3K/AKT/mTOR通路的组成性激活。在日本的一项研究中，在51例SCLC标本中，36%的标本检测到PI3K/AKT/mTOR通路的遗传改变（PIK3CA，6%；PTEN，4%；AKT2，9%；AKT3，4%；RICTOR，9%；mTOR，4%）。BRAF和KIT的突变更为罕见。

表观遗传是指在不改变基因序列的前提下，对基因进行修饰而影响基因表达，从而导致表型的改变，其可以从DNA甲基化、组蛋白的修饰（乙酰化、去乙酰化、磷酸化等）、染色质重塑、非编码RNA等多个水平上调控基因表达。表观遗传学沉默也被证明在SCLC肿瘤发生中发挥作用。转化生长因子β（transforming growth factor β，TGF-β）是一种多功能细胞因子，通过与Ⅰ型和Ⅱ型TGF-β受体结合，促进细胞凋亡和细胞周期停滞。TGF-β受体Ⅱ的表观遗传学沉默受果蝇Zeste基因增强子同源物2（enhancer of zeste homolog 2，EZH2）调节，EZH2编码组蛋白甲基化酶，导致受体Ⅱ的表达减少，随后抑制细胞凋亡。TGF-β表达与SCLC的发生、发展和化疗耐药相关。肿瘤抑制基因Ras关联结构域家族1A（RASSF1A）启动子区的高甲基化也已被观察到通过表观遗传学沉默诱导SCLC的发生。

尽管95%的小细胞癌起源于肺，但它们也可能来自肺外部位，主要原发部位集中在消化系统、泌尿系统、女性生殖系统及头颈部。肺内和肺外小细胞癌的临床和生物学行为相似，导致潜在的广泛转移。但是，与SCLC不同，肺外小细胞癌患者的恶性细胞未表现出大分子3p缺失，这一发现提示了不同的发病机制。

（六）临床表现

SCLC多见于成年患者，60～70岁多见。最初典型的临床表现为由增大的肺门肿块和巨大的纵隔淋巴结引起的咳嗽和呼吸困难等。原发性肿瘤浸润或区域淋巴转移的患者可能会出现特定症状。例如，10%的患者与上腔静脉综合征有关，这是由于纵隔的局部侵犯或右气管旁区域的淋巴结肿大所致。侵犯食管、左声带和膈神经可分别导致吞咽困难、声音嘶哑和单侧膈肌抬高。胸外（血行）转移可表现为骨痛、瘙痒、黄疸、癫痫发作、精神状态变化和（或）共济失调。骨、肝脏、淋巴结、中枢神经系统、肾上腺、皮下组织和胸膜是常见的转移部位。

实验室检查显示70%患者血液NSE升高，SCLC患者的NSE水平被认为具有良好的特异性，而其敏感性取决于疾病的分期。大多数广泛期（extensive-stage SCLC，ES-SCLC）的NSE水平升高，而局限期（limited-stage SCLC，LS-SCLC）的比例较低。NSE与肿瘤的转移程度和预后有关，NSE水平高的患者比低的患者显示出更短的总生存期，提示预后较差。血液胃泌素释放肽前体（ProGRP）（正常值0～50pg/ml）是一种参与多种生理机制的神经肽，在SCLC早期即可升高，在不伴随肾功能不全的其他恶性肿瘤患者也常出现ProGRP浓度轻度升高，但99.7%的患者浓度＜100pg/ml；＞150pg/ml时，提示SCLC可能性＞93%。除NSE、ProGRP外，LDH的升高常提示预后不良；广泛期但LDH正常提示预后良好。

许多副肿瘤性神经和内分泌综合征通常与SCLC有关。神经系统副肿瘤综合征，包括Lambert-Eaton肌无力综合征（Lambert-Eaton myasthenicsyndrome，LEMS）、脑脊髓炎和感觉神经病变，通过抗体与SCLC和中枢神经系统结合的自身免疫机制发生。LEMS属于一种罕见的自身免疫神经-肌肉接头功能障碍性疾病，分为副肿瘤性（T-LEMS）和非肿瘤性（NT-LEMS）。T-LEMS合并恶性肿瘤主要为SCLC，还有前列腺癌、胸腺瘤和淋巴细胞增生性疾病；NT-LEMS常伴随自身免疫病，如甲状腺疾病、系统性红斑狼疮、类风湿关节炎及干燥综合征等。LEMS患者表现为下肢和上肢近端肌肉无力、自主神经功能障碍和腱反射减弱，这是由针对电压门控钙通道的抗体引起的。典型的神经电生理表现是LEMS诊断的金标准。副肿瘤性脑脊髓炎和感觉神经病变是由抗-Hu抗体（抗神经元抗体）和抗浦肯野细胞抗体（小脑变性）的产生引起的，它们与SCLC抗原和人神经元RNA结合蛋白交叉反应，导致多种神经功能缺损。神经系统副肿瘤综合征通常是进行性的，与癌症和癌症治疗的结果无关。SCLC中罕见的神经系统疾病包括小脑变性、眼阵挛-肌阵挛综合征和僵人综合征等。SCLC细胞有时产生多肽激素，包括抗利尿激素和促肾上腺皮质激素，分别引起恶性肿瘤低钠血症和库欣综合征。与肿瘤产生肽有关的副肿瘤内分泌综合征通常随着癌症的有效治疗而减轻。

（七）分期

1957年，美国退伍军人管理局肺癌研究组（Veteran's Administration Lung Cancer Study Group，VALSG）首次提出SCLC的简易分期法，将其分为LS-SCLC和ES-SCLC，其判定主要根据病变能纳入在一个安全放疗野内。局限期为肿瘤位于一侧胸腔，即便发生局部转移或同侧锁骨上淋巴结转移，只要这些病灶和原发病灶能够在一个放射野里进行有效治疗，也属于局限期。广泛期为病变超出一个安全放疗野及已发生远处转移，包括恶性胸膜或心包积液，对侧肺门或锁骨上淋巴结和血行转移。鉴于累及对侧淋巴结及伴有同侧胸腔积液患者的预后优于有远处转移患者而类似于局限期患者，1989年，国际癌症协会（IASLC）修改了VALSG分期系统，建议将对侧纵隔及锁骨上淋巴结及同侧胸腔积液（无论良性或恶性）都归为局限期，只有远处转移的患者被认为是广泛期患者。Micke等回顾性分析了109例SCLC患者，发现SCLC患者的IASLC分期标准比VALSG系统具有更精准的预后影响。

2014年美国国立综合癌症网络（NCCN）专家组同时采用了由IASLC修订并通过的美国癌症联合委员会（AJCC）第7版TNM分期和VALSG分期对SCLC进行分期。局限期被定义为Ⅰ～Ⅲ期（任何T，任何N，M0）可以安全采用根治性（definitive）放射治疗，除外T3～T4因肺内多发结节或肿瘤体积过大而无法纳入1个放射野。广泛期被定义为Ⅳ期（任何T，任何N，M1a/b）或T3～T4肺内多发结节；或者瘤体/结节体积过大而不能够纳入到一个放射野计划中完成。SCLC患者的准确分期有助于指导个体化治疗策略。

（八）影像学表现

SCLC按部位可分为中央型和周围型。大多数SCLC

来源于主支气管或肺叶支气管，肿瘤倾向于生长在支气管黏膜下层，较少向管腔内突破，形成与支气管长轴一致的茄形或纺锤形肿块（图1-1-135），因不侵犯黏膜，故早期发生阻塞较少，血供相对丰富，肿瘤密度均匀，坏死较少。随后转移到肺门和纵隔淋巴结（图1-1-136），且大部分融合成团，占据纵隔大部分脂肪间隙，包绕血管，使纵隔固定，形成所谓的"冰冻纵隔"（图1-1-137），并有原发灶小，纵隔转移灶大的特点（图1-1-138）。亦有原发灶不明显，仅表现为肺门（图1-1-139）、纵隔淋巴结融合的肿块影（图1-1-140）或纵隔转移灶与原发灶融合在一起，无法分辨原发病灶与转移灶的界线。SCLC因其侵袭性强，淋巴结转移早，肿块和肿大的淋巴结常包埋并侵犯肺静脉干、肺动脉干、上腔静脉等肺门、纵隔大血管，使其变形、狭窄（图1-1-141），造成肺瘀血（肺静脉）、肺缺血（肺动脉）及上腔静脉综合征等改变（图1-1-142）。增强CT扫描可以显示纵隔侵犯的程度，包括气管、食管（图1-1-143）、心脏和血管。中心型SCLC可以截断支气管，但大气道的狭窄主要由于淋巴结压迫所致，并非腔内的阻塞，故病变远端常无阻塞性肺炎或肺不张（图1-1-144）；少部分病例晚期突破气管后可造成黏膜破坏，进而向气管腔内生长，导致阻塞性肺炎或肺不张（图1-1-145）。

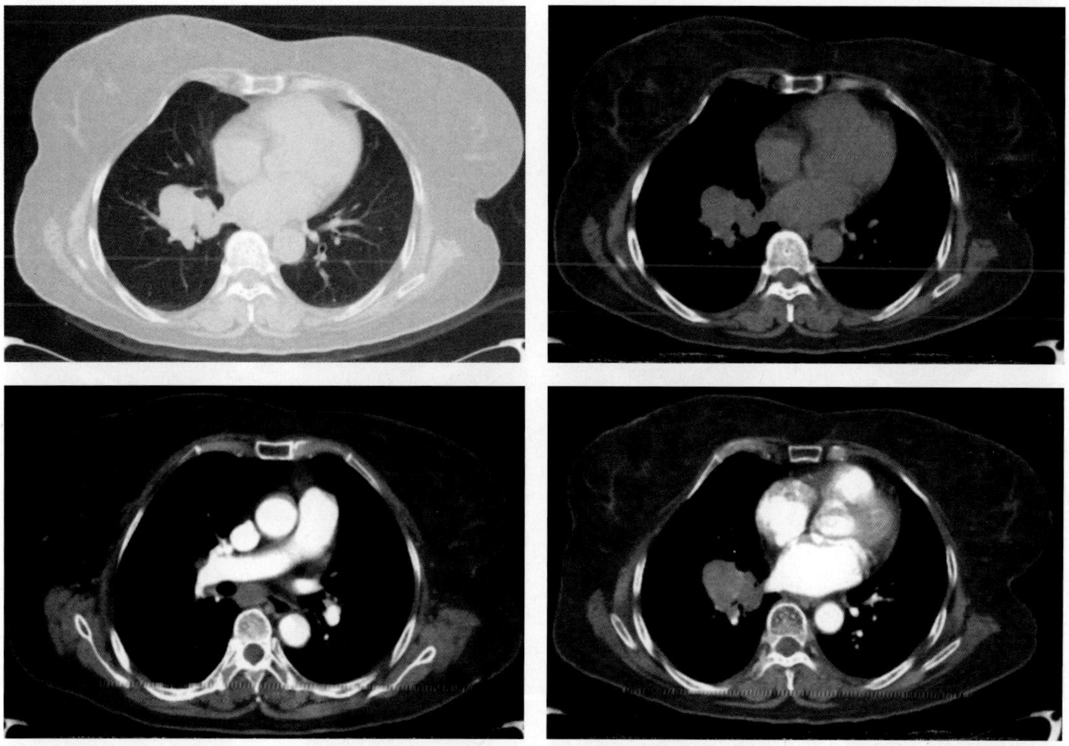

图1-1-135　女，67岁。右肺C-SCLC（SCLC＋LCNEC），淋巴结：支气管周（2/2），2、3A、7、9、11组（0/1、1/1、4/4、0/1、3/3）

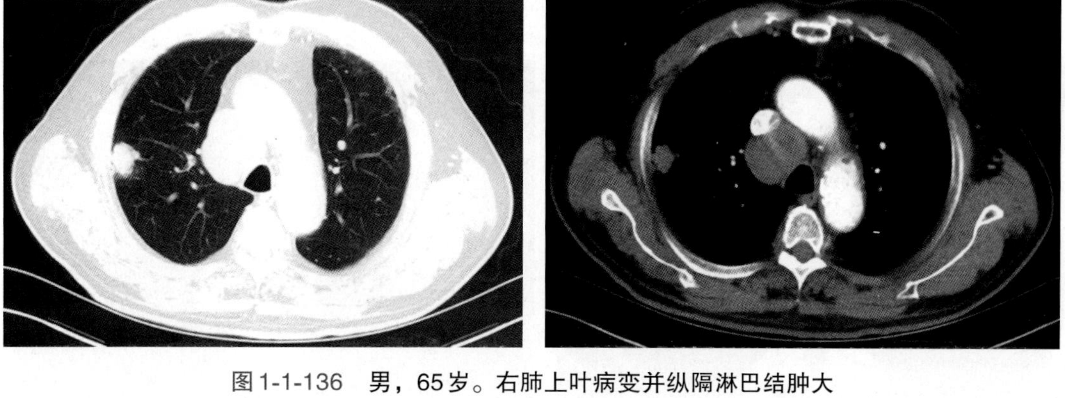

图1-1-136　男，65岁。右肺上叶病变并纵隔淋巴结肿大

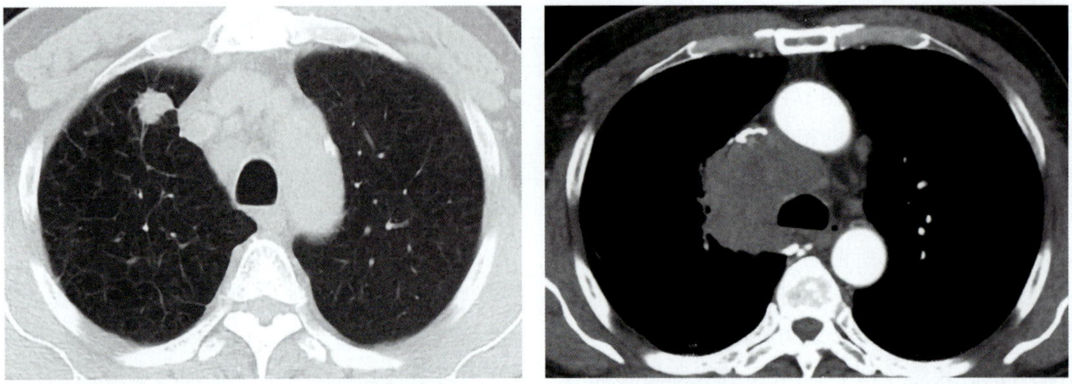

图1-1-137　男，65岁。颜面部肿胀1天。右肺上叶病变并纵隔淋巴结肿大、融合

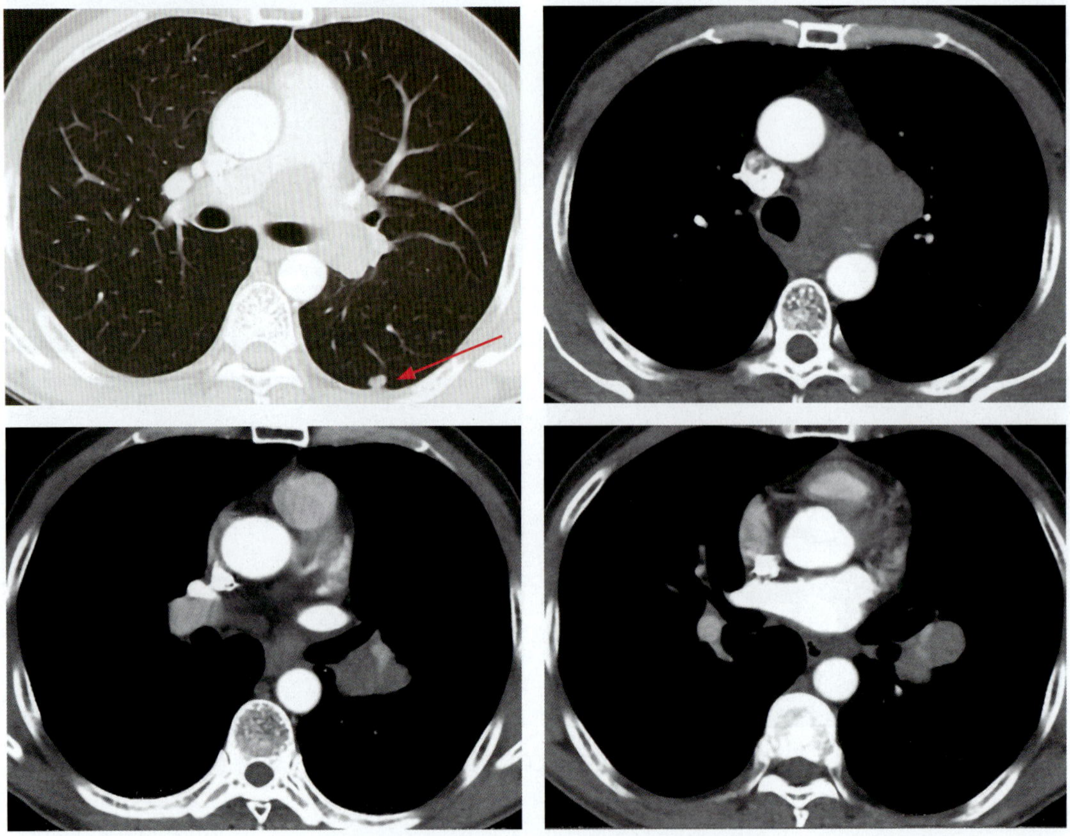

图1-1-138　男，52岁。较小的SCLC病灶（箭），肺门、纵隔淋巴结肿大明显

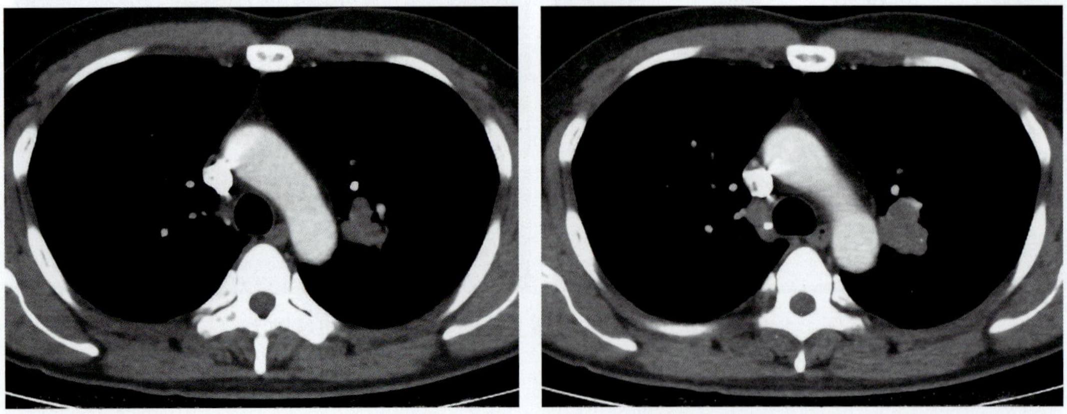

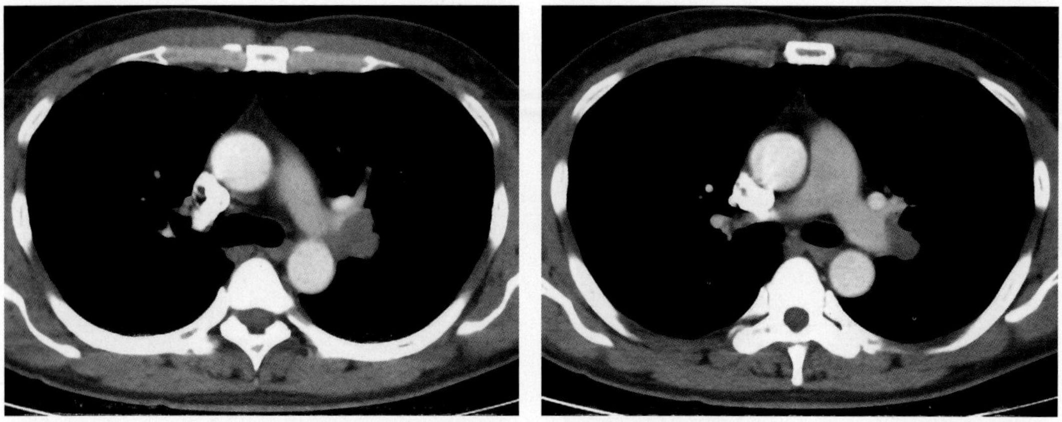

图1-1-139　男，44岁。仅肺门淋巴结增大

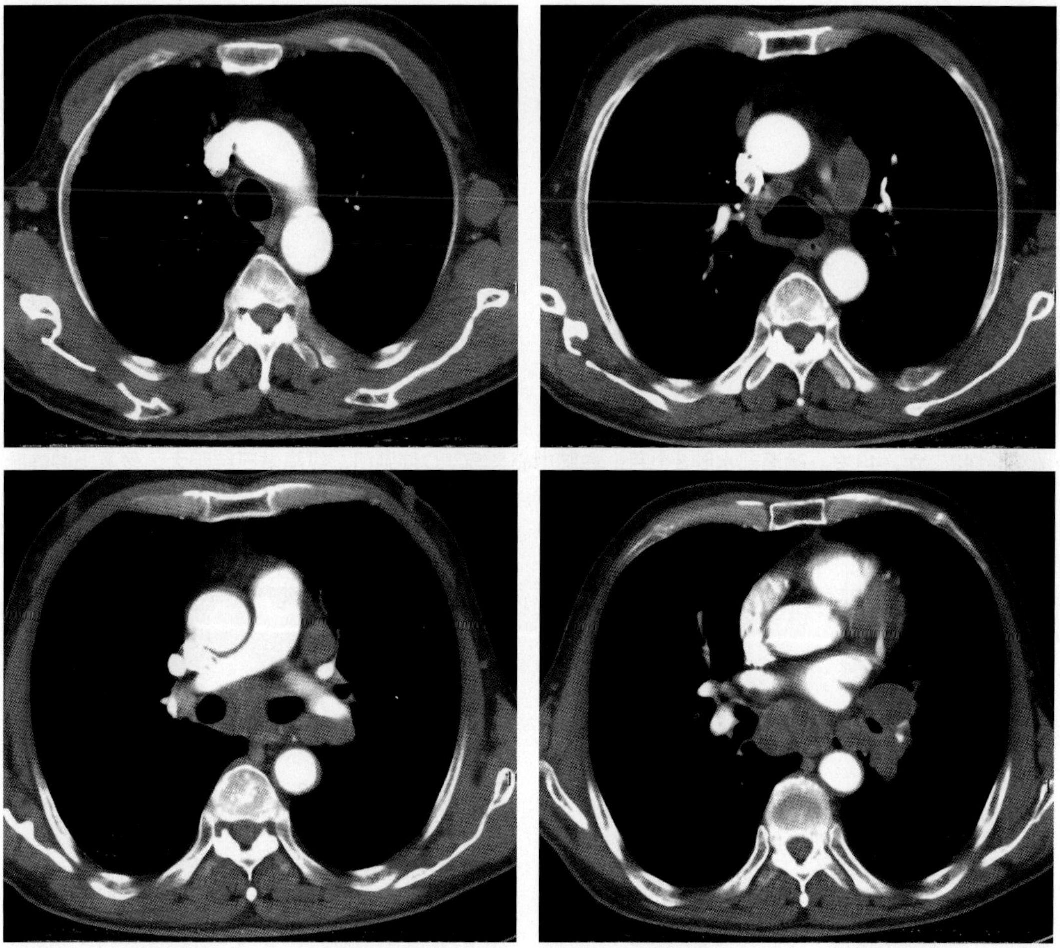

图1-1-140　男，61岁。肺门、纵隔、腋窝淋巴结肿大

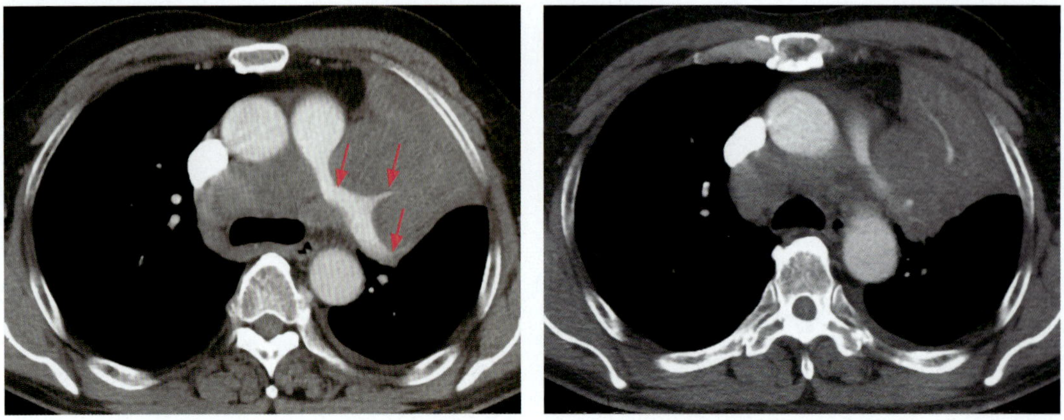

图 1-1-141　男，63 岁。SCLC 伴纵隔淋巴结肿大，血管挤压、狭窄（箭）

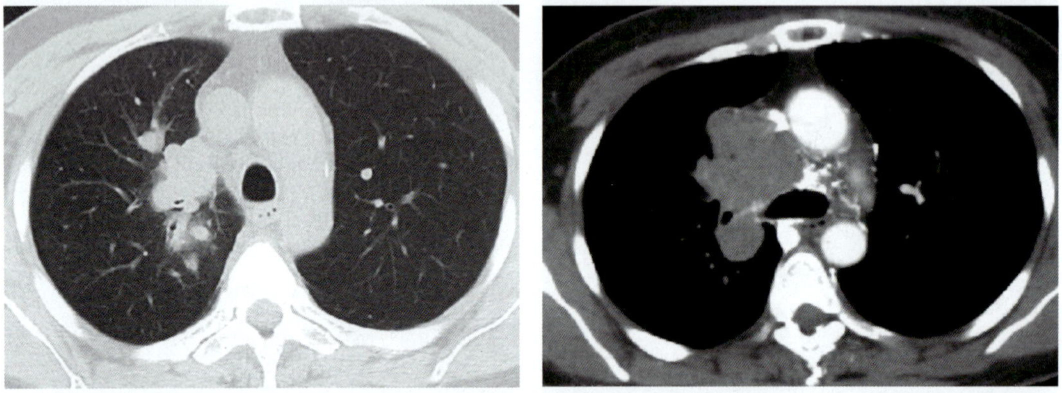

图 1-1-142　女，43岁。颜面部水肿3个月。右肺中心型SCLC伴肺门、纵隔淋巴结肿大，侵及上腔静脉

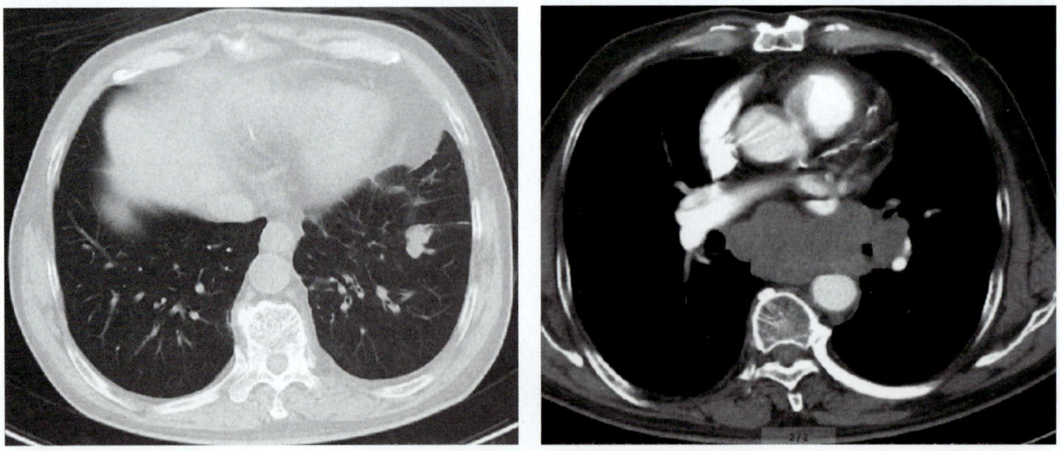

图 1-1-143　男，73 岁。吞咽困难 1 周。左肺下叶病变并中后纵隔淋巴结肿大，侵犯心脏和食管

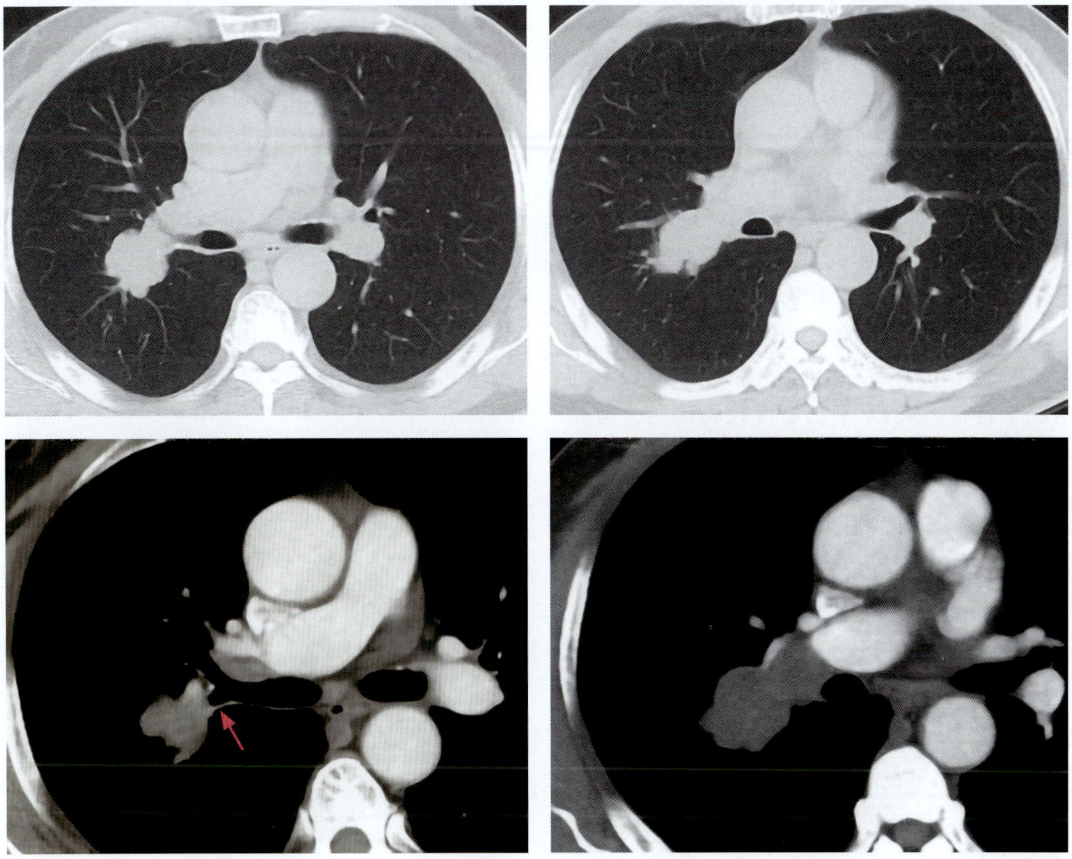

图1-1-144　男，64岁。右肺中心型SCLC，可见支气管截断征（箭）

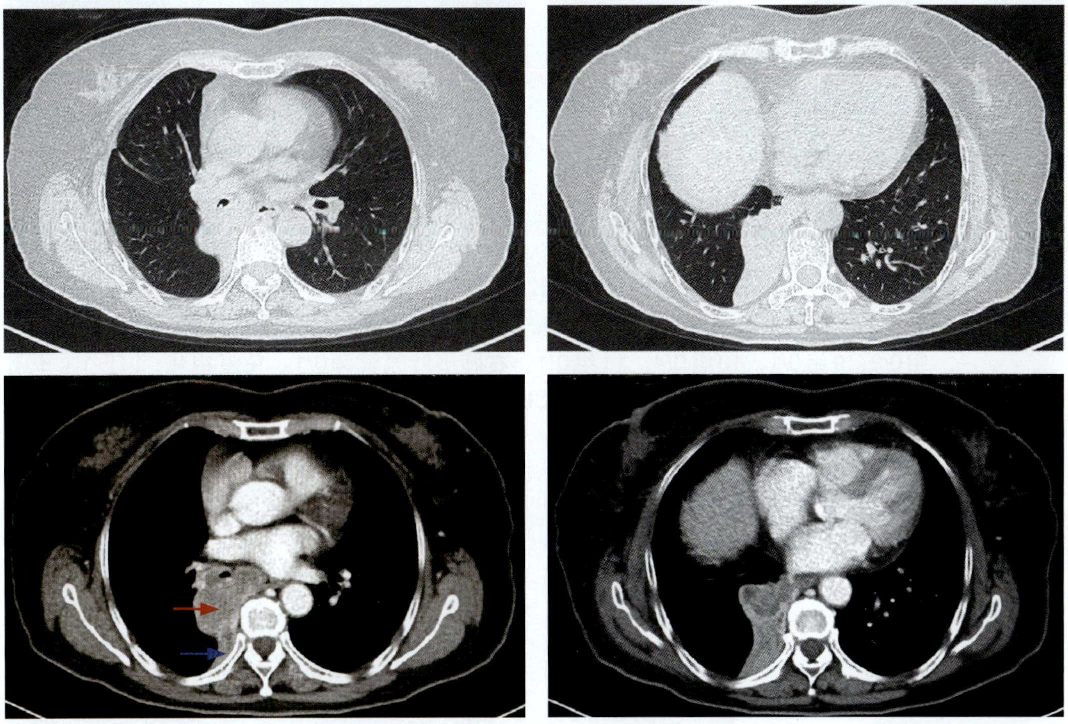

图1-1-145　女，64岁。后纵隔SCLC（红箭）并右肺下叶不张（蓝箭）

大多数周围型SCLC呈圆形或卵圆形（图1-1-146），有些呈条状（图1-1-147）、分支状、尾状（图1-1-148）、纺锤形、腊肠样（图1-1-149）、葡萄样或蠕虫样改变（图1-1-150），病灶与支气管长径平行，考虑为肿瘤沿支气管黏膜下淋巴组织、支气管旁淋巴管向肺门蔓延所致。SCLC内聚力强、纤维成分较少，几乎没有毛刺征、血管集束征、胸膜凹陷征和内部坏死。SCLC对血管破坏力较差，常可见完整小血管穿行于肿块内部（图1-1-151）。周围型SCLC可出现尖端指向肺门或与支气管长径一致的“尖角状突起”（图1-1-152），充分体现SCLC极易间质浸润的生物学特性。SCLC平扫密度较为均匀，增强扫描多为轻中度强化（图1-1-153）。SCLC生长侵袭性强且广泛，但在一定程度上可被胸膜阻断，故位于胸膜下的周围型SCLC可沿着胸膜塑形成长，表现为长轴贴于胸膜面，一侧或双侧与胸膜交为钝角，可不侵及相邻肋骨（图1-1-154），而NSCLC局部破坏力较强，易侵犯邻近胸壁、骨质。除纵隔及肺门淋巴结转移外，SCLC尚可发生肺内和胸膜转移（图1-1-155）及远处器官转移，主要转移到骨、肝脏（图1-1-156）、肾上腺和脑。SCLC可发生远处淋巴结转移，PET/CT检查对淋巴结转移的高度敏感性是SCLC的诊断和分期的重要依据和补充（图1-1-157）。

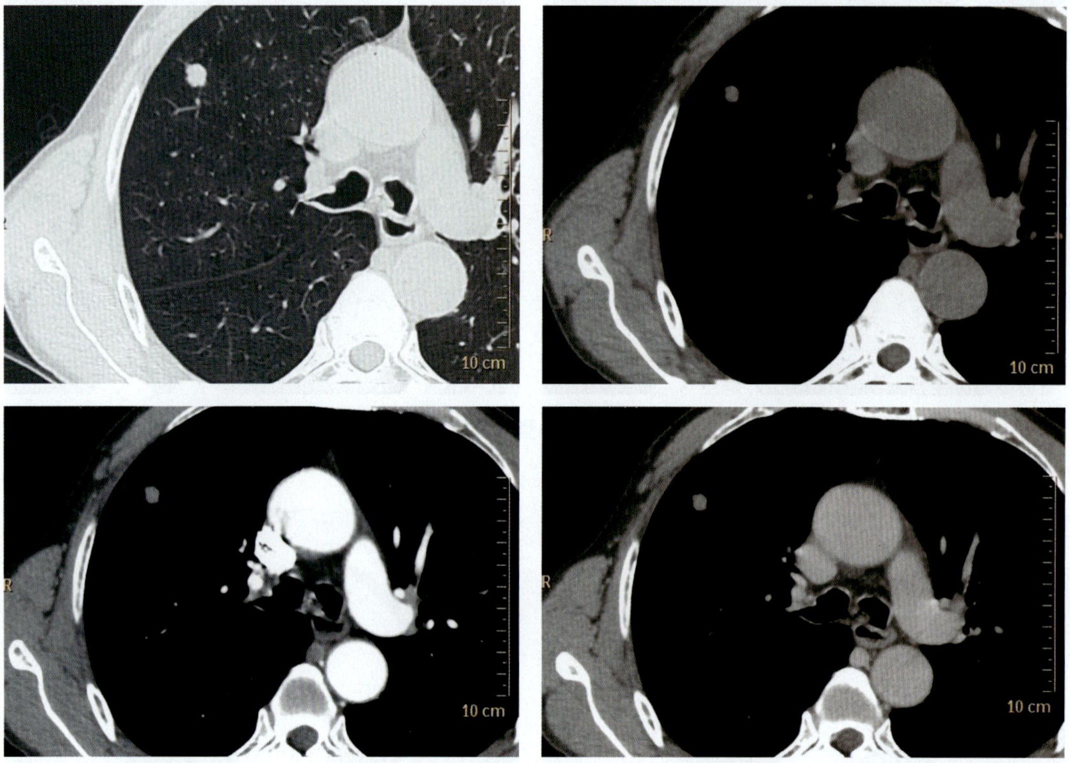

图1-1-146　男，67岁。右肺上叶结节影，平扫、动脉期和静脉期CT值分别为32HU、58HU和56HU。术后病理：小细胞癌，支气管断端未见癌。淋巴结：支气管周0/4，2组0/3，4组0/3，9组0/1，10组0/4，11组0/1，右肺下叶气管旁0/1。免疫组化：TTF-1（＋），Syn（＋），CgA（＋），CK7（－），CK5/6（－），P63（－），Ki-67（＋）约80%

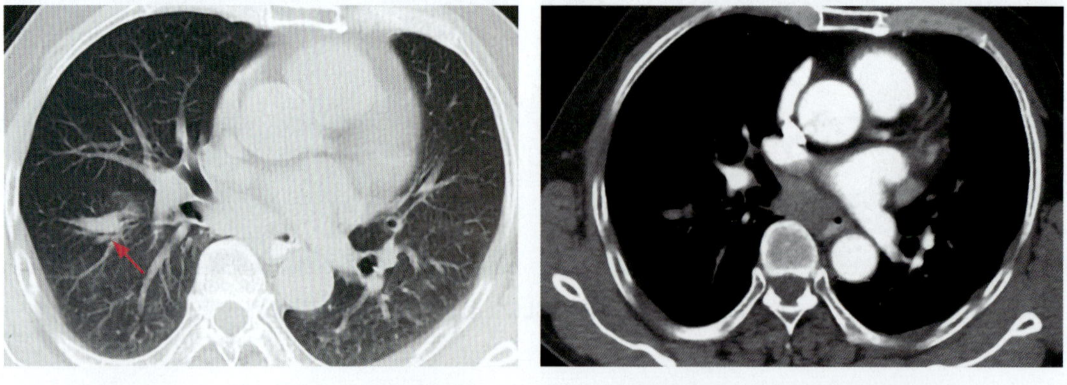

图1-1-147　男，70岁。痰中带血9个月。右下肺周围型SCLC伴纵隔淋巴结肿大

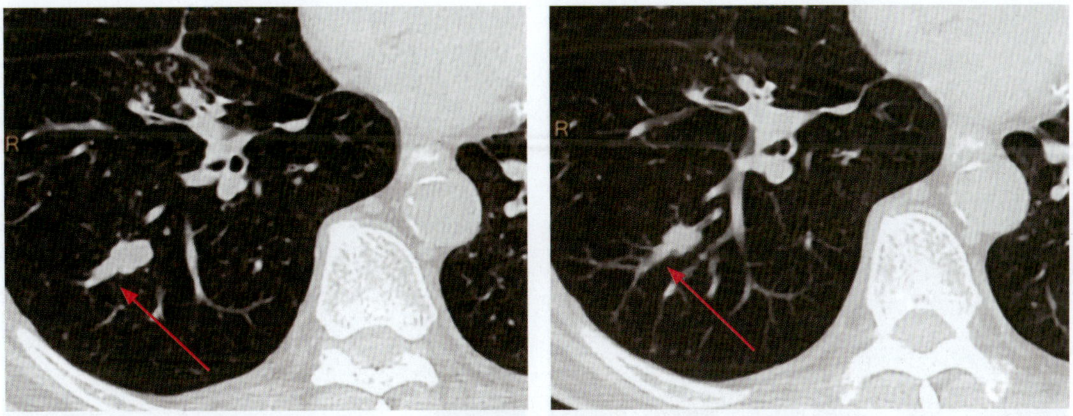

图1-1-148　男，76岁。顽固性低钠血症半个月。右下肺结节伴尾征（箭）

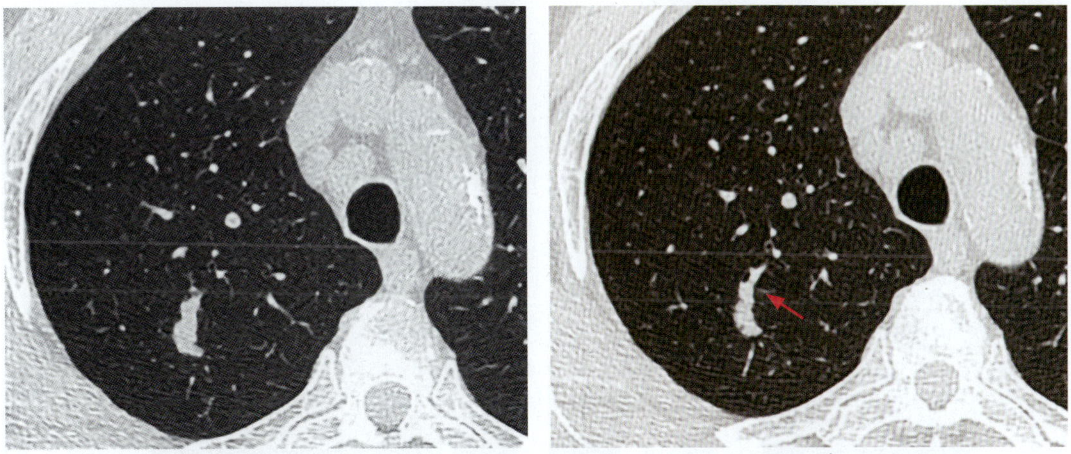

图1-1-149　男，65岁。右肺上叶沿支气管长轴走行腊肠样病变伴纵隔淋巴结肿大

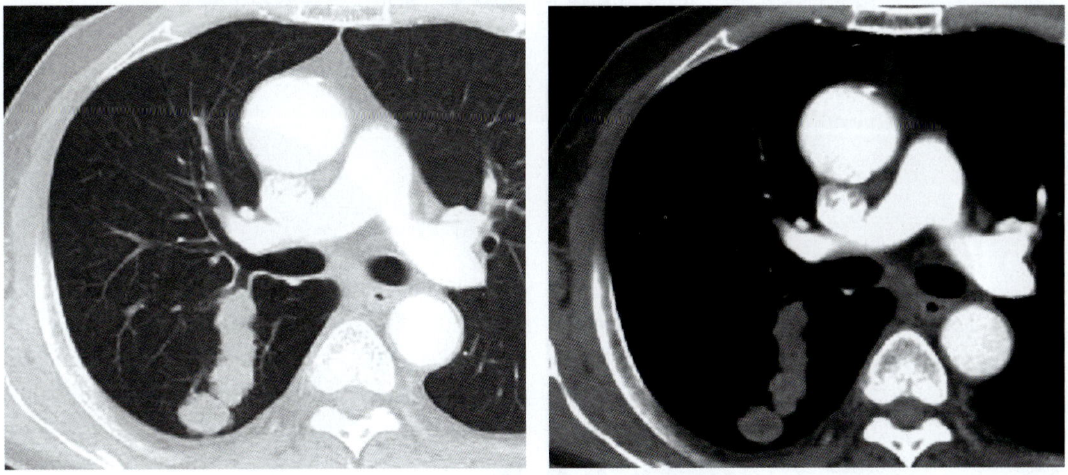

图1-1-150　男，64岁。右肺下叶蠕虫样软组织密度肿块伴纵隔淋巴结肿大

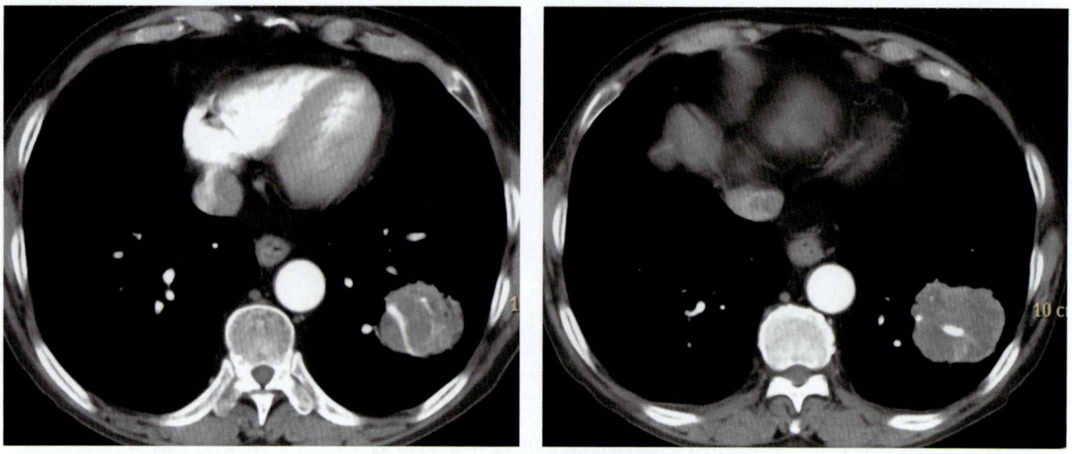

图1-1-151　男，75岁。左肺下叶肿块影，内见血管穿行，走行自然

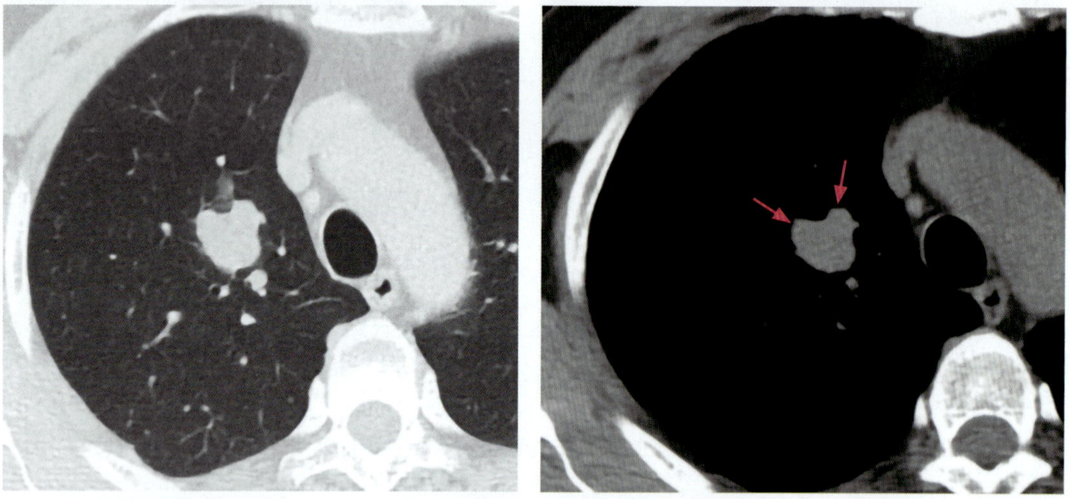

图1-1-152　男，53岁。右肺上叶肿块影，可见尖角状突起（箭）

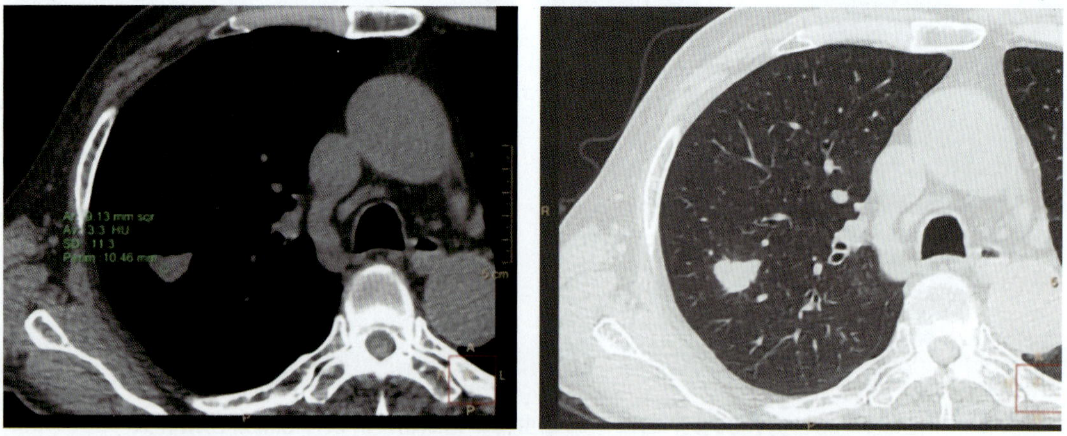

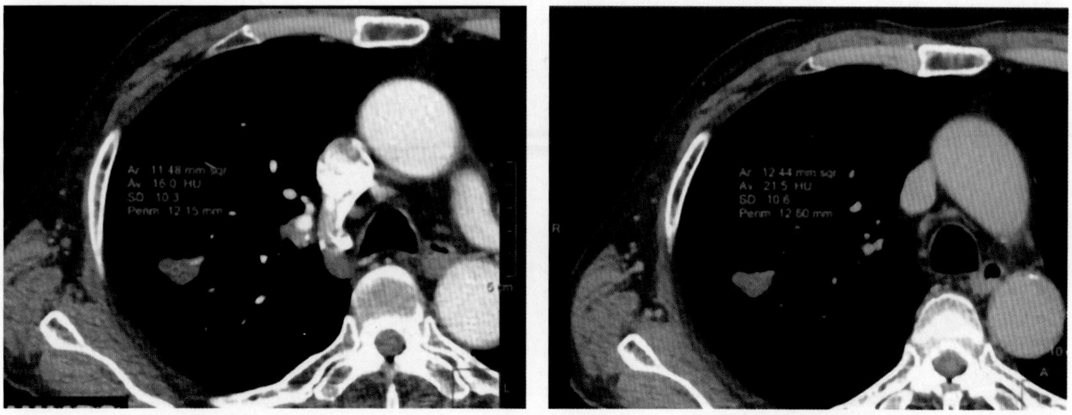

图1-1-153　男，67岁。右肺上叶病变，增强扫描轻度强化，平扫、动脉期、静脉期CT值分别为3.3HU、16.0HU和21.5HU

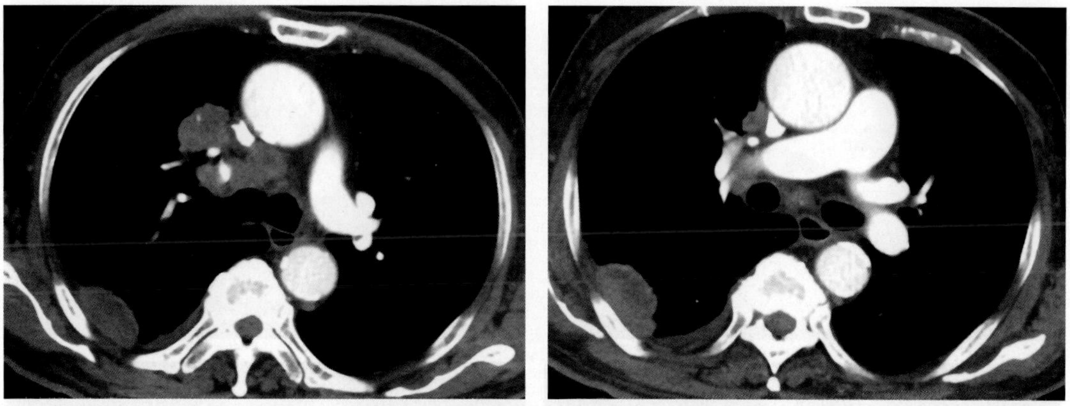

图1-1-154　男，81岁。右肺胸膜下SCLC并纵隔淋巴结肿大

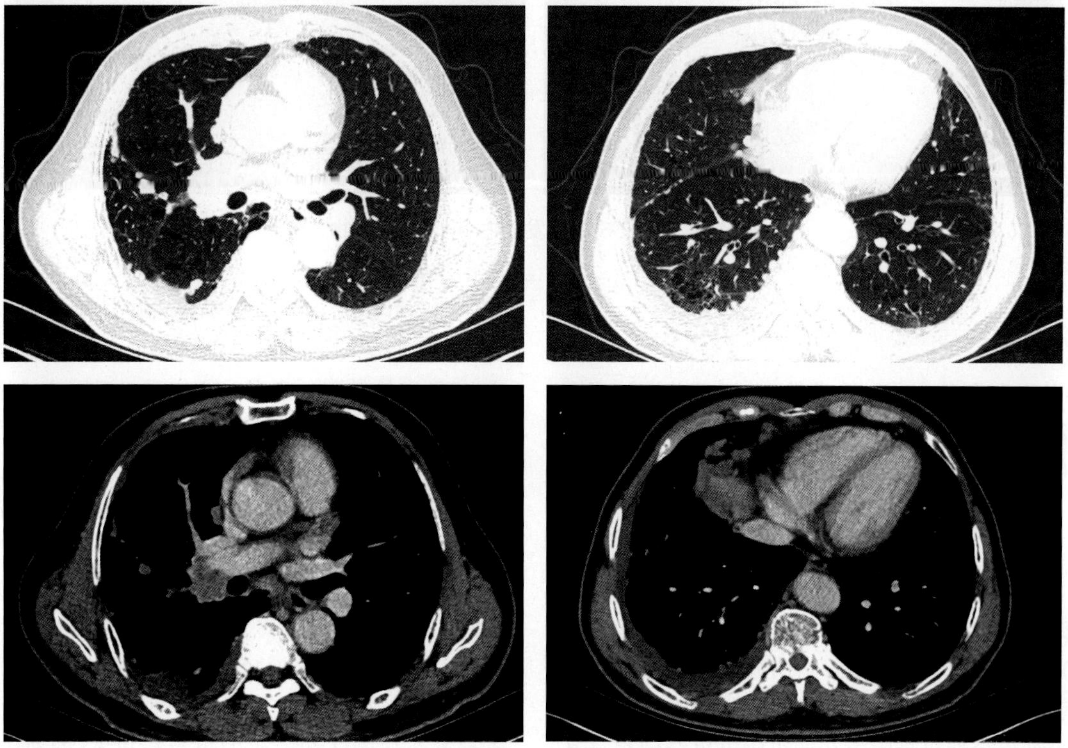

图1-1-155　SCLC并胸膜、叶间裂广泛转移

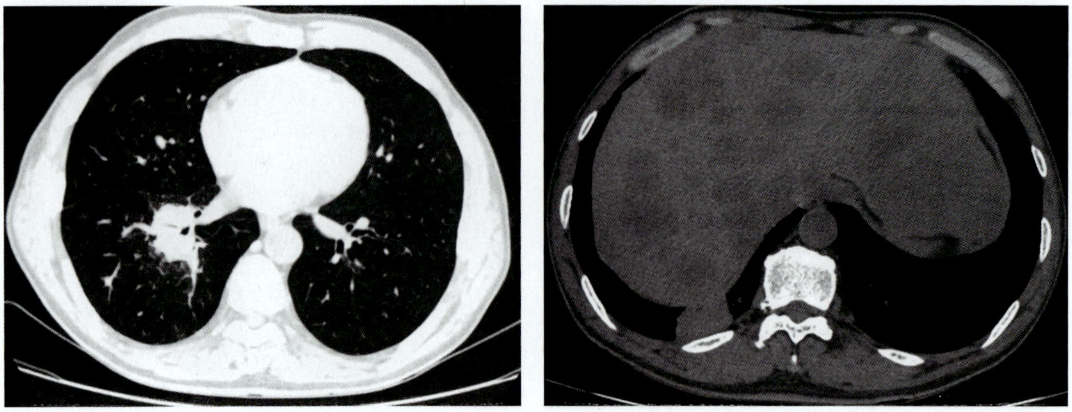

图1-1-156　男，56岁，咳嗽30天。右肺中央型SCLC并肝转移（分布密集的弥漫性肝转移多见于SCLC）

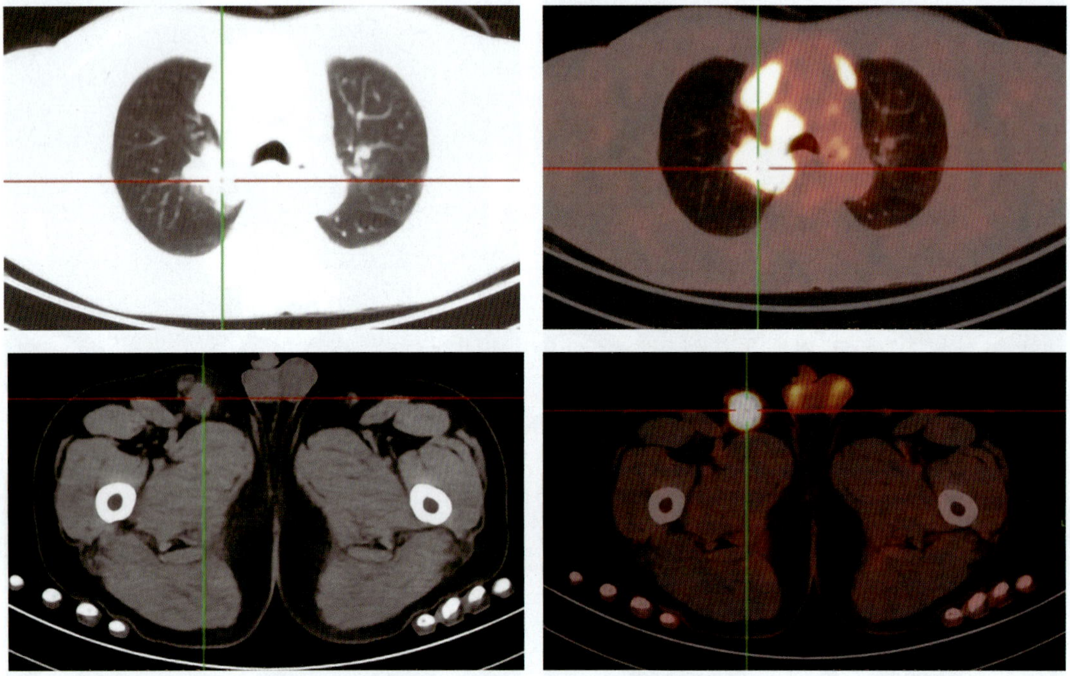

图1-1-157　男，56岁。发现右侧腹股沟肿物1个月

（九）治疗

在20世纪70年代以前，手术是SCLC的首选治疗手段，但疗效极差，5年生存率仅为2%。大多数SCLC患者被发现时处于疾病的晚期，只有约1/3的SCLC患者局限于胸内。目前，手术并不是大多数SCLC患者的主要治疗方法。SCLC患者中，Ⅰ期比例＜5%。临床分期为Ⅰ期（T1～T2，N0）的SCLC，并经过标准分期评估（包括胸部和上腹部CT、全身骨ECT、颅脑影像学检查甚至PET）后可考虑手术切除。临床分期超出Ⅰ期的患者不能从手术中获益。术前所有患者均应做纵隔镜或其他外科手段纵隔分期以排除潜在的纵隔淋巴结转移，其中也包括内镜分期方法。患者接受完全手术切除（最好为一侧肺叶切除术和双侧纵隔淋巴结清扫术或取样）应于术后进行化疗。无淋巴结转移的患者应单纯化疗，N2或N3淋巴结转移的患者，应接受术后同步或序贯系统性治疗和纵隔放疗；N1淋巴结转移的患者，术后可考虑行纵隔放疗。既往认为预防性全脑放射治疗（prophylactic cranial irradiation，PCI）可延长达到完全或部分缓解患者的PFS和OS，因此推荐根治性切除术后的患者接受完辅助化疗后行PCI。但目前研究显示，PCI治疗虽然能够降低3年累积的脑转移发生率，但是却没有转化为生存获益。因此，NCCN 2023年指南中对LS-SCLC PCI的推荐修改为PCI或头部MRI监测。不推荐体力状态较差或有神经功能认知障碍的患者行PCI。另外有约20%的SCLC中含有NSCLC成分，如腺癌、鳞癌或大细胞癌，

目前认为肿瘤细胞灭活后残余的NSCLC成分为复发的根源之一，故对于常规放、化疗后未获得完全缓解或复发的局限期的SCLC，仍可考虑手术切除原发病灶。

化疗是所有SCLC患者都适用的一种主要方法。对于那些成功行外科切除术的患者，推荐行辅助化疗。对大多数LS-SCLC和功能状态好PS（0～2）的患者，治疗的目标是用化疗联合胸部放疗尽可能达到治愈。对广泛期患者，单独化疗能使大多数患者缓解症状和延长生存期，但是长生存期很少。ES-SCLC胸部放疗可用于对化疗敏感的患者。LS-SCLC的标准治疗方法是用顺铂（或卡铂）和依托泊苷进行4～6个周期的化疗，在第1个周期化疗的早期开始胸部放射治疗。建议对初始治疗反应良好的患者进行预防性颅脑放射治疗。约25%的LS-SCLC患者可以通过放化疗治愈。目前ES-SCLC的一线治疗是以铂为基础的双联化疗。对初次治疗有良好反应且表现良好的患者可考虑PCI和（或）胸部放疗。企图通过增加更多药物或运用剂量增强化疗方案、维持治疗或交替使用无交叉耐药的化疗方案来延长SCLC患者长期生存率，与标准方案相比都没有发现有显著的优点。尽管一线标准治疗有60%～80%的良好初次反应率，但由于治疗后不久复发，预后较差，总生存期为10～12个月。在临床实践中，根据化疗初始缓解持续时间＜90天和≥90天分为耐药性复发和敏感性复发，对于初始治疗无效的患者被认为是难治性SCLC。唯一被批准用于复发性SCLC患者的二线治疗是拓扑替康，在耐药性复发患者中的有效率为6%～12%，在敏感度复发中为15%～37%，推荐用于一线治疗缓解后6个月内复发或进展的SCLC患者。二线及以上的其他化疗药物包括紫杉醇、多西他赛、伊立替康、吉西他滨、替莫唑胺、长春瑞滨和苯达莫司汀。

目前，传统化疗药物在SCLC中无明显进展，而多聚ADP核糖聚合酶（poly-ADP-ribose polymerase，PARP）抑制剂、DLL3靶向抗体-药物偶联物Rova-T（Rovalpituzumab tesirine）、RNA聚合酶Ⅱ抑制剂芦比替定（lurbinectedin）、Aurora激酶抑制剂、抗血管生成药物（贝伐珠单抗、安罗替尼、阿帕替尼）及CDK4/6抑制剂Trilacilib等在SCLC的治疗中崭露头角。

与NSCLC不同，SCLC的靶向治疗尚未确定。免疫检查点途径涉及细胞毒性T淋巴细胞相关蛋白4（CTLA-4）和程序性细胞死亡蛋白-1（PD-1）受体及其配体（PD-L1），抑制T细胞免疫反应，并在不同肿瘤类型中代表重要的生物标志物，用于预后和治疗目的。PD-1又称CD279，是一种含有268个氨基酸的Ⅰ型膜蛋白。PD-1是免疫受体CD28/CTLA-4家族的成员之一，主要有PD-L1和PD-L2两个配体，介导调节免疫应答的信号通路。它主要在T细胞上表达，可以通过下调免疫系统和抑制T细胞炎症活性来促进自身耐受性，进而在调节免疫系统对人体细胞的反应中起作用。PD-L1也称为CD274或B7同源体（B7 homolog 1，B7-H1），是大小为40kDa的Ⅰ型跨膜蛋白，主要在肿瘤细胞上表达，与PD-1结合后，导致T细胞无法识别肿瘤细胞，实现肿瘤免疫逃逸。免疫检查点抑制剂（immune checkpointinhibitor，ICI）在ES-SCLC的治疗中显示出了前景。IMpower133试验发现，在ES-SCLC的一线治疗中，阿替利珠单抗（atezolizumab）联合化疗可显著延长总生存期和无进展生存期（mOS 12.3个月 *vs* 10.3个月，mPFS 5.2个月 *vs* 4.3个月）。阿替利珠单抗组患者死亡风险下降30%，疾病进展风险降低了23%。34.0%的患者存活时间超过18个月，而对照组只有21.0%患者存活超过18个月。安全性分析结果显示，两组不良反应发生率无显著性差异。这项试验是里程碑式的成就，因为它是自20世纪80年代出现含铂组合以来未经治疗的SCLC系统治疗的首次显著改善。CASPIAN试验评估了度伐利尤单抗（durvalumab）联合依托泊苷加顺铂或卡铂治疗早期ES-SCLC患者的疗效。与单独化疗组相比，度伐利尤单抗联合化疗显著延长了ES-SCLC患者的中位OS（13.0个月 *vs* 10.3个月），18个月后的存活率分别为33.9%和24.7%。CheckMate 032试验是一项针对先前接受一种或多种铂类化疗的SCLC或其他晚期/转移性实体瘤的PD-1单抗纳武单抗（nivolumab）单独或联合CTLA-4单抗伊匹木单抗（ipilimumab）的Ⅰ～Ⅱ期、多中心、开放性研究。Ready等报道了三线或后线纳武单抗单药治疗SCLC的结果。客观缓解率为11.9%，中位缓解时间为17.9个月。6个月时，17.2%的患者无进展。12个月和18个月的总生存率分别为28.3%和20.0%。这些结果表明，对于该患者群体，纳武单抗单药治疗是一种有效的三线或后线治疗的选择。Cope等对该实验的分析显示，对于复发性SCLC，与化疗（拓扑替康联合安柔比星）相比，纳武单抗±伊匹木单抗具有更持久的肿瘤反应和更有利的长期生存率。KEYNOTE-028研究和Ⅱ期KEYNOTE-158研究表明，无论PD-L1表达如何，帕博利珠单抗（pembrolizumab）在既往接受过2种或2种以上治疗的复发性或转移性SCLC患者亚群中都表现出持久的抗肿瘤活性，83例患者的客观缓解率（ORR）为19.3%，中位PFS为2个月，中位OS为7.7个月，12个月时无进展生存率为17%，总生存率为34%。但是，KEYNOTE-604作为一项随机、双盲、Ⅲ期、对照研究评估了帕博利珠单抗联合依托泊苷和铂类对既往未经治疗的ES-SCLC患者的疗效显示，尽管帕博利珠单抗联合含铂化疗一线治疗延长了总生存期，但未达到显著性阈值。Yu等对4项随机试验（IMpower133、CASPIAN、KEYNOTE-604和EA5161）共1553名参与者数据进行荟萃分析。直接比较显示，与单独化疗相比，无论PD-L1＋化疗还是PD-1＋化疗均显著延长患者PFS和OS。但是，就ORR而言，联合治疗并不优于单独化疗。间接比较显示，PD-L1＋化疗与PD-1＋化疗的OS、PFS、ORR均相当。总之，PD-1抑制剂（度伐利尤单抗、帕博利珠单抗、纳武单抗）和PD-L1抑制剂（阿替利珠单抗）被批准用于复发性或转移性SCLC。

如何筛选优势人群是免疫治疗研究的重点。在IMpower133和CheckMate 032中，PD-L1的表达不能预测ICI联合化疗的疗效。Goodman等将肿瘤突变负荷（TMB）定义为体细胞错义突变的总数，并将患者分为3组：低组，0～143个突变；中组，143～247个突变；高组，≥248个突变。他们发现较高的TMB是预测不同肿瘤的PD-1/PD-L1阻断的有利结果。双重检查点封锁的益处并没有显示出对TMB的强烈依赖。Hellmann等使用全外显子组测序来评估TMB对来自CheckMate 032的非随机或随机队列的SCLC患者的纳武单抗±伊匹木单抗疗效的影响。研究表明TMB可以作为SCLC的预测性生物标志物。高TMB组患者联合治疗似乎比纳武单抗单药治疗获益最大，其反应率分别为46.2%和21.3%。高TMB组的1年生存率为62.4%，而中、低组分别为19.6%和23.4%。KEYNOTE-158研究中高TMB的患者有更高的ORR，但在IMpower133试验中，基于血液的TMB测量与添加阿替利珠单抗的结果无关，TMB未能预测免疫联合化疗的疗效。综上所述，虽然SCLC是一种高TMB的肿瘤，理论上对免疫治疗的反应更佳，但与其他高TMB的肿瘤相比，免疫治疗在SCLC中的疗效并未达到预期。同时，SCLC患者中PD-L1的表达水平并不高，且在局限期SCLC和广泛期SCLC中并无明显差异，SCLC的疗效并未随着PD-L1表达水平的升高而提高。表明免疫治疗在SCLC中还存在其他作用机制，值得进一步深入探索。

（十）分子分型

既往，SCLC被普遍认为是单一类型的同质化疾病，SCLC通常仅根据疾病的临床分期及复发情况来选择治疗方案，缺乏可靠的分子标志物指导分型和治疗。近年来随着对SCLC细胞、动物模型及肿瘤组织研究的深入，转录数据揭示了SCLC的肿瘤间异质性，不同亚型的SCLC被逐渐识别和鉴定出来。Rudin等首先提出一个根据转录调节因子ASCL1、NEUROD1、POU2F3、YAP1的差异表达对SCLC进行分类的命名法，分别对应SCLC-A、SCLC-N、SCLC-P、SCLC-Y4种分子亚型。SCLC-A和SCLC-N亚型为神经内分泌亚型，SCLC-P和SCLC-Y亚型为非神经内分泌亚型。POU2F3是一种在簇细胞中选择性表达的转录因子，簇细胞是呼吸道中一种罕见的化学感受细胞类型。SCLC-P亚型肿瘤中缺乏经典神经内分泌标志物的表达，而高表达SOX9、ASCL2等一系列簇细胞标志物。YAP1是一种转录共激活剂，其活性受Hippo信号通路控制。除了在正常组织内环境稳定和再生方面的重要功能外，YAP1在癌症的发生、侵袭性、转移和治疗抵抗方面也具有显著的功能。在SCLC-Y亚型中，YAP1可通过Notch依赖性或非依赖性途径发出信号，通过诱导Rest表达促进SCLC从神经内分泌向非神经内分泌肿瘤细胞的命运转换，YAP1的激活还可增强SCLC肿瘤细胞的化疗耐药性。

Baine等采用免疫组织化学方法检测174例SCLC患者血清ASCL1、NEUROD1、POU2F3和YAP1的表达。这些标志物定义的亚型与组织学特征、经典神经内分泌标志物（Syn、CgA、CD56、INSM1）和其他SCLC标志物的表达相关，包括神经内分泌表型相关标志物TTF-1和DLL3。69%的病例表达ASCL1，17%的病例表达NEUROD1。POU2F3在7%的SCLC中表达，并且与ASCL1和NEUROD1相互排斥。YAP1表达水平较低，主要在C-SCLC中表达，与其他亚型不冲突。ASCL1和NEUROD1显性亚型均与神经内分泌标志物TTF-1和DLL3高表达相关，而POU2F3和ASCL1/NERUROD1双阴性肿瘤与TTF-1和DLL3低表达相关。他们证实ASCL1/NEUROD1双阴性肿瘤代表了SCLC的一种独特的低神经内分泌亚型。Owonikoko等发现SCLC-YAP1亚型与干扰素-γ反应基因的高表达、经验证的18基因T细胞炎症基因表达谱评分的最高加权评分和HLA和T细胞受体基因的高表达有关。YAP1蛋白表达在LS-SCLC比ES-SCLC中更普遍且更强烈（30.6% *vs* 8.5%），表明SCLC-Y亚型预后良好。但是，Wang等研究发现，YAP1在C-SCLC中的表达明显高于单纯型SCLC（52.2% *vs* 29.1%）。YAP1的表达与较差的OS相关，并且仅在C-SCLC中是OS的独立危险因素。一些研究发现，YAP1亚型不是一个单独的群体，而是与其他3个亚型重叠。Qu等发现ASCL1、NEUROD1、POU2F3和YAP1分别占78.2%、5.6%、7%和2.8%；6.3%的肿瘤对所有4种亚型标志物均呈阴性。值得注意的是，有3例呈YAP1独特阳性。观察到实质性肿瘤内异质性，分别有17.6%和2.8%的肿瘤对2种和3种亚型标志物呈阳性。非ASCL1/NEROUD1肿瘤具有更多的$CD8^+$T细胞，并且更频繁地表现为“炎症”免疫表型。L-MYC和MYC分别与ASCL1/NEROUD1亚型和非ASCL1/NELOUD1亚类型相关。Gay等确定了4种SCLC亚型，主要由转录因子ASCL1、NEUROD1和POU2F3的差异表达或所有3种转录因子信号的低表达伴炎症基因信号（分别为SCLC-A、N、P和I）定义。炎症亚型SCLC（SCLC-inflamed，SCLC-I）并非受某特定转录因子调控，而是表达许多免疫检查点和人类白细胞抗原相关基因，故而在ICI治疗下有更好的预后。其他亚型各有不同的治疗上的弱点（vulnerability），包括对PARP、Aurora激酶或BCL-2抑制剂的反应。SCLC-A患者来源的异种移植物的顺铂治疗诱导肿瘤向SCLC-I转化，支持亚型转换作为获得性铂耐药性的机制。关于SCLC-Y亚型的矛盾结果可以归因为其本身相对少见，在样本量少的情况下较难被捕捉到；YAP1的表达还与肿瘤阶段相关，如Owonikoko等提出YAP1更加在LS-SCLC中富集，而此前未发现SCLC-Y亚型的研究所选样本均来源于进展期SCLC。SCLC-Y与SCLC-I亚型都显示出独特的免疫浸润环境，并可能提示更好的免疫治疗反应。

SCLC肿瘤内可能同时存在多种亚型，且亚型之间会发生相互转化。一些研究显示SCLC-A亚型是SCLC-N亚型的必要前体，各SCLC亚型之间存在层级关系。准确定义SCLC亚型并了解不同亚型的生物学和临床特征，找到亚型特有的治疗靶点，可以为SCLC的精准治疗提供基础。

（十一）预后和管理

70%～75%的新诊断SCLC患者存在远处转移。ES-SCLC患者的中位OS为10～12个月，而LS-SCLC患者的中位OS约为17个月。患者5年生存率＜7%，大部分患者在明确诊断后生存期≤1年，存在远处转移的患者的预后更差，5年生存率仅为2.9%。SCLC预后较差的独立预测因子包括年龄较大、男性、白种人、广泛期、肿瘤增大、远处淋巴结转移，而放射治疗和手术是预后改善的独立预测因素。

对于SCLC和其他高级别神经内分泌癌患者，强烈建议戒烟。SCLC患者持续吸烟增加了治疗期间的毒性并导致更短的存活时间。通过行为辅导和FDA批准的药物促进戒烟是非常有效的。

参考文献

Baine MK，Hsieh MS，Lai WV，et al，2020. SCLC subtypes defined by ASCL1，NEUROD1，POU2F3，and YAP1：a comprehensive immunohistochemical and histopathologic characterization. J Thorac Oncol，15：1823-1835.

Chung HC，Piha-Paul SA，Lopez-Martin J，et al，2019. Pembrolizumab after two or more lines of prior therapy in patients with advanced small-cell lung cancer（SCLC）：results from the KEYNOTE-028 and KEYNOTE-158 studies. J Thorac Oncol，15：618-627.

Cope S，Keeping ST，Goldgrub R，et al，2019. Indirect comparison of nivolumab±ipilimumab（CheckMate 032）versus other treatments for recurrent small-cell lung cancer. J Comp Eff Res，8：733-751.

Gay CM，Stewart CA，Park EM，et al，2021. Patterns of transcription factor programs and immune pathway activation define four major subtypes of SCLC with distinct therapeutic vulnerabilities. Cancer Cell，39：346-360，e7.

Goodman AM，Kato S，Bazhenova L，et al，2017. Tumor mutational burden as an independent predictor of response to immunotherapy in diverse cancers. Mol Cancer Ther，16：2598-2608.

Hellmann MD，Callahan HK，Awad MM，et al，2018. Tumor mutational burden and efficacy of nivolumab monotherapy and in combination with ipilimumab in small-cell lung cancer. Cancer Cell，33：853-861. e4.

Horn L，Mansfield AS，Szczęsna A，et al，2018. First-line atezolizumab plus chemotherapy in extensive-stage small-cell lung cancer. N Engl J Med，379：2220-2229.

Micke P，Faldum A，Metz T，et al，2002. Staging small cell lung cancer：veterans administration lung study group versus international association for the study of lung cancer-what limits limited disease? Lung Cancer，37：271-276.

Ott PA，Elez E，Hiret S，et al，2017. Pembrolizumab in patients with extensive-stage small-cell lung cancer：results from the phase Ib KEYNOTE-028 study. J Clin Oncol，35：3823-3829.

Owonikoko TK，Dwivedi B，Chen Z，et al，2021. YAP1 expression in SCLC defines a distinct subtype with t-cell-inflamed phenotype. J Thorac Oncol，16：464-476.

Paz-Ares L，Dvorkin M，Chen Y，Reinmuth N，et al，2019. Durvalumab plus platinum-etoposide versus platinum-etoposide in first-line treatment of extensive-stage small-cell lung cancer（CASPIAN）：a randomised，controlled，open-label，phase 3 trial. Lancet，394：1929-1939.

Qu S，Fetsch P，Thomas A，et al，2022. Molecular subtypes of primary SCLC tumors and their associations with neuroendocrine and therapeutic markers. J Thorac Oncol，17：141-153.

Ready N，Farago AF，de Braud F，et al，2019. Third-Line Nivolumab Monotherapy in Recurrent SCLC：CheckMate 032. J Thorac Oncol，14：237-244.

Rudin CM，Awad MM，Navarro A，et al，2020. Pembrolizumab or placebo plus etoposide and platinum as first-line therapy for extensive-stage small-cell lung cancer：randomized，double-blind，phase III KEYNOTE-604 Study. J Clin Oncol，38：2369-2379.

Rudin CM，Poirier JT，Byers LA，et al，2019. Molecular subtypes of small cell lung cancer：a synthesis of human and mouse model data. Nat Rev Cancer，19：289-297.

Stahel RA，Ginsberg R，Havemann K，et al，1989. Staging and prognostic factors in small cell lung cancer：a consensus report. Lung Cancer，5：119-126.

Wang X，Guo Y，Liu L，et al. 2021，YAP1 protein expression has variantprognostic significance in small cell

lung cancer（SCLC）stratified byhistological subtypes. Lung Cancer，160：166-174.
Yu H，Chen P，CaiXY，et al，2022. Efficacy and safety of PD L1 inhibitors versus PD 1 inhibitors in first line treatment with chemotherapy for extensive stage small cell lung cancer. Cancer Immunol Immunother，71：637-644.
Yuan J，Knorr J，Altmannsberger M，et al，1999. Expression of p16 and lack of pRB in primary small cell lung cancer. J Pathol，189：358-362.

（十二）病例解析

1.病例1：男，54岁。背痛、咳嗽、咳痰2个月余。

胸部CT：左肺下叶肿块伴肺门和纵隔淋巴结肿大（图1-1-158）。

【诊断】 小细胞肺癌。

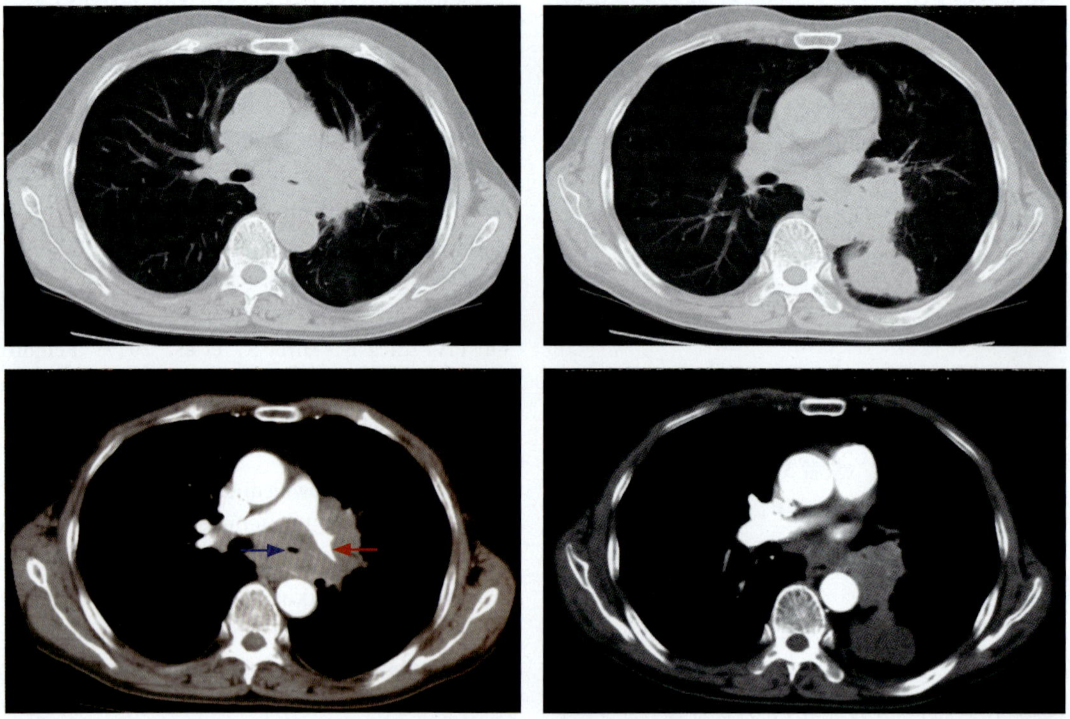

图1-1-158　胸部CT30

【诊断依据】 胸部CT显示左肺下叶肿块伴同侧肺门、纵隔融合的肿大淋巴结，包绕左主支气管（蓝箭），挤压左肺动脉（红箭），提示诊断为小细胞肺癌并经病理证实（图1-1-159）。

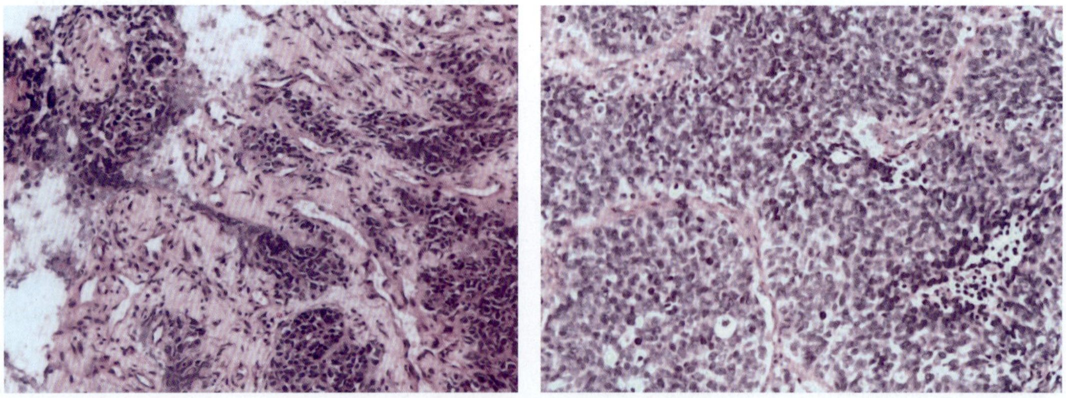

图1-1-159　小细胞肺癌病理示意图

【分析】 一些研究报道了SCLC的CT特征。1999年，Hashimoto等回顾性分析了38例经病理证实的SCLC患者的CT表现。23例（61%）为中央型，15例（39%）为周围型。SCLC最典型的影像学表现是巨大的中心肿块，代表着向肺门和（或）纵隔淋巴结转移（22个中央型，5个周围型）。2006年，Kazawa等通过CT成像将SCLC的传播模式分为8种不同类型：中央肺门型、中央肺门型＋纵隔延伸型、周围型、周围型＋纵隔延伸型、淋巴管播散型、胸膜播散型、肺叶置换型（lobar replacement type）和气腔实变型。最常见的是中央肺门型＋纵隔延伸型（29.4%），其次是中央肺门型（17.6%）、周围型＋纵隔延伸型（20.6%）和周围型（10.3%）。支气管周围延伸和大血管壁受累，如上腔静脉、肺主动脉和心周/心内扩张，在晚期常见。2016年，Lee等对142例经病理证实的SCLC患者进行了回顾性分析。SCLC分为肺门肿块（Ⅰ型）、肺门肿块伴同侧纵隔淋巴结肿大（Ⅱ型）、肺门肿块伴双侧纵隔淋巴结肿大（Ⅲ型）和周围型肿块伴或不伴纵隔淋巴结肿大（Ⅳ型）。当纵隔淋巴结肿大与肺门肿块无法区分时，他们将其定义为纵隔融合肿块（mediastinal conglomerate mass，m-CM）。其中，Ⅰ型8例（5.6%），Ⅱ型58例（40.8%），Ⅲ型55例（38.8%），Ⅳ型21例（14.8%）。中央型病例占85.2%，68例患者（47.9%）同时出现肺门肿块和m-CM。120例患者（84.5%）有支气管狭窄/阻塞。95例患者（67.0%）有血管侵犯，包括主肺动脉/肺叶动脉和上腔静脉。55例患者（38.7%）有胸腔积液和（或）胸膜结节。92例患者（64.8%）伴有实质性发现：连续实变/结节（$n=45$）、血源性扩散（$n=32$）、淋巴扩散（$n=21$）、阻塞性肺炎（$n=22$）和阻塞性肺不张（$n=14$）。总之，SCLC可识别的CT特征是肺门肿块伴m-CM。大多数肺门肿块显示2个或2个以上支气管狭窄/阻塞。大多数外周SCLC表现为分叶性肿块，而不是毛刺性肿块。血管侵犯和伴发的实质性病变较为常见。

SCLC的CT特征有助于早期诊断，以预测SCLC并对患者进行管理。

2. **病例**2：男，50岁。咳嗽、咳痰1周。吸烟900年支（30×30）。

胸部CT：右肺下叶结节影并肺门、纵隔淋巴结肿大、阻塞性肺炎（图1-1-160）。

【诊断】 小细胞肺癌。

【诊断依据】 中年男性，有长期吸烟史。胸部CT显示右肺下叶梭形结节并肺门、纵隔淋巴结肿大、融合，邻近血管受压变形、狭窄，伴右肺中叶外侧段阻塞性肺炎，增强扫描强化不明显，无明显坏死，支持小细胞肺癌诊断。患者行气管镜检查：右中叶支气管开口狭窄，见黄色脓性分泌物溢出，外侧段开口完全阻塞，开口黏膜凸凹不平，活检病理示小细胞肺癌（图1-1-161）。免疫组化：CK（＋），TTF-1（＋），CD56（＋），Syn部分（＋），CgA（－），Ki-67约60%。

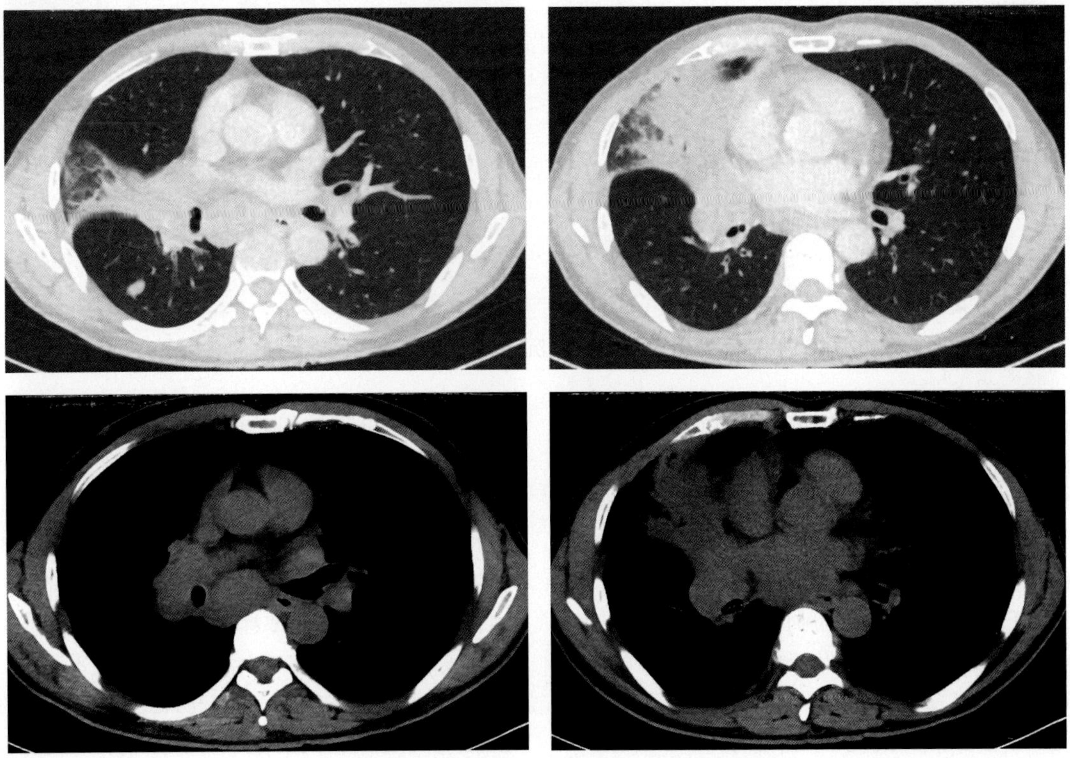

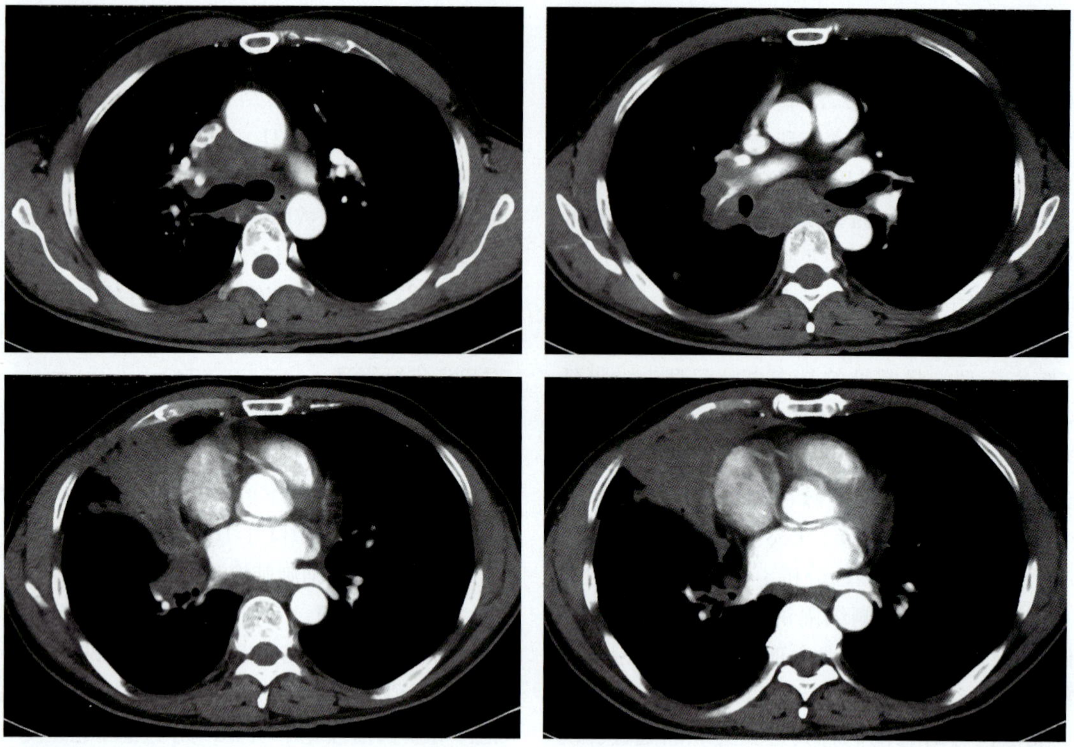

图 1-1-160　胸部CT31

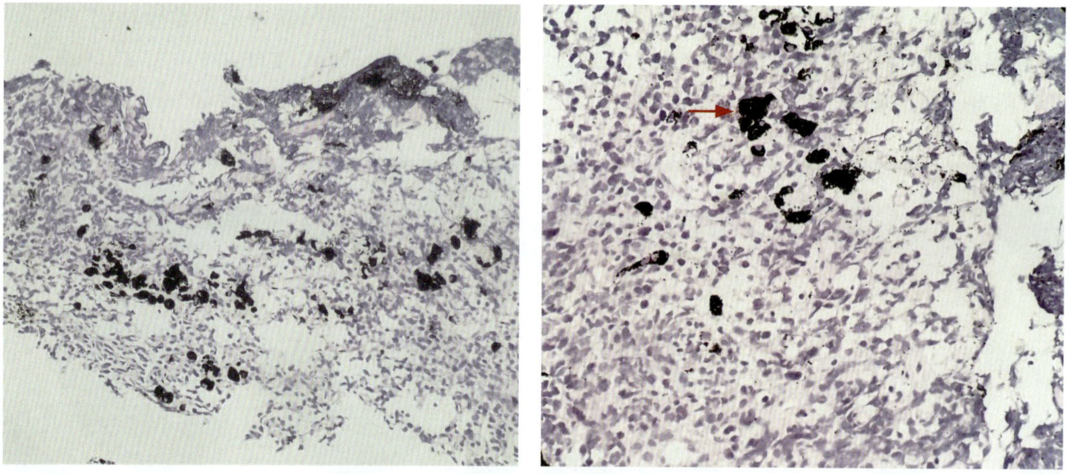

图 1-1-161　肿瘤细胞内可见炭末沉积和吞噬炭末的巨噬细胞（红箭）

【分析】 SCLC细胞小而呈短梭形，胞质少，癌细胞排列密集，因此形成的肿块密度较大，瘤体密实，内聚力强，纤维成分少，血供相对丰富，肿块各方向生长的速度也较均衡，使得SCLC肿块不容易形成较深的分叶、毛刺、空洞和坏死。肿瘤细胞向管腔外沿黏膜下浸润生长（图1-1-162），侵袭力强，易伴有肺门、纵隔多发淋巴结的转移，并侵袭周边的脂肪间隙及疏松结缔组织之间的微小间隙（图1-1-163），故而患者的纵隔及肺门易于较其他类型的肺癌紧密填充，肺门和纵隔肿大的淋巴结可融合一起，包绕大血管形成“冰冻纵隔”，并有原发灶小、纵隔转移灶大的特点。SCLC淋巴结坏死相对少见，鳞癌及腺癌所致肿大淋巴结相对较小，低密度坏死相对常见（图1-1-164），淋巴结融合相对少见（图1-1-165）。少部分SCLC病例突破气管后可造成黏膜破坏，进而向气管腔内生长，从而导致相邻节段的肺叶形成阻塞性肺炎或阻塞性肺不张，但SCLC侵入支气管壁后主要以侵袭组织间隙为主，故多数情况下阻塞性肺炎及阻塞性肺不张较轻，增强后密度均匀，坏死相对少见，与阻塞或不张的肺组织分界清晰（图1-1-166），此特点与NSCLC有明显的不同，大多NSCLC与不张的肺组织分界不清，坏死常见（图1-1-167，图1-1-168）。当中央型SCLC和其他肿瘤不易鉴别时，可结合肿瘤标志物进行鉴别（图1-1-169）。

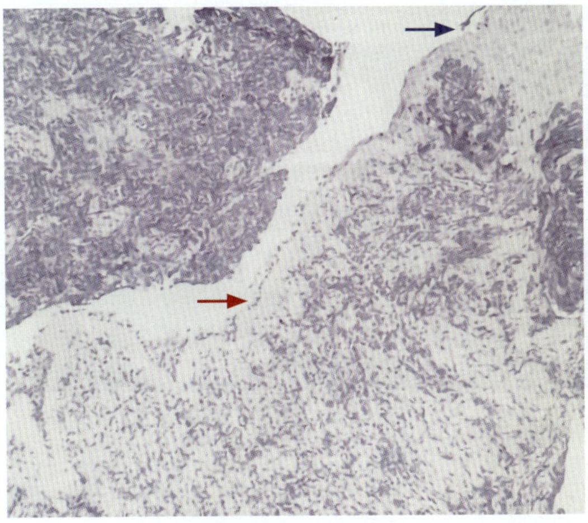

图1-1-162　肿瘤细胞在黏膜上皮（红箭）下浸润性生长，边缘可见鳞状上皮化生（蓝箭）

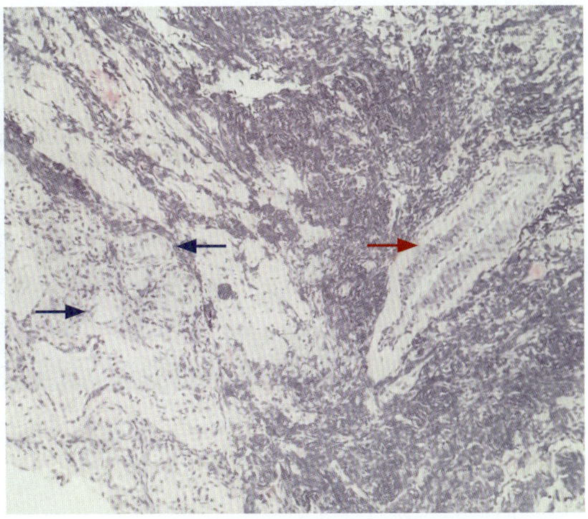

图1-1-163　肿瘤细胞在组织间隙和腺体间浸润性生长，可见支气管（红箭）和腺体（蓝箭）结构

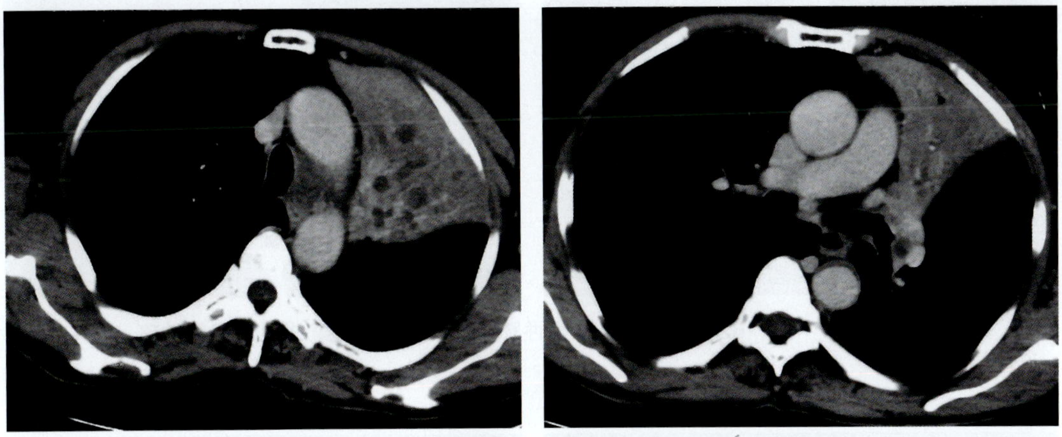

图1-1-164　男，66岁。鳞癌伴阻塞性肺炎，4L区淋巴结转移伴坏死

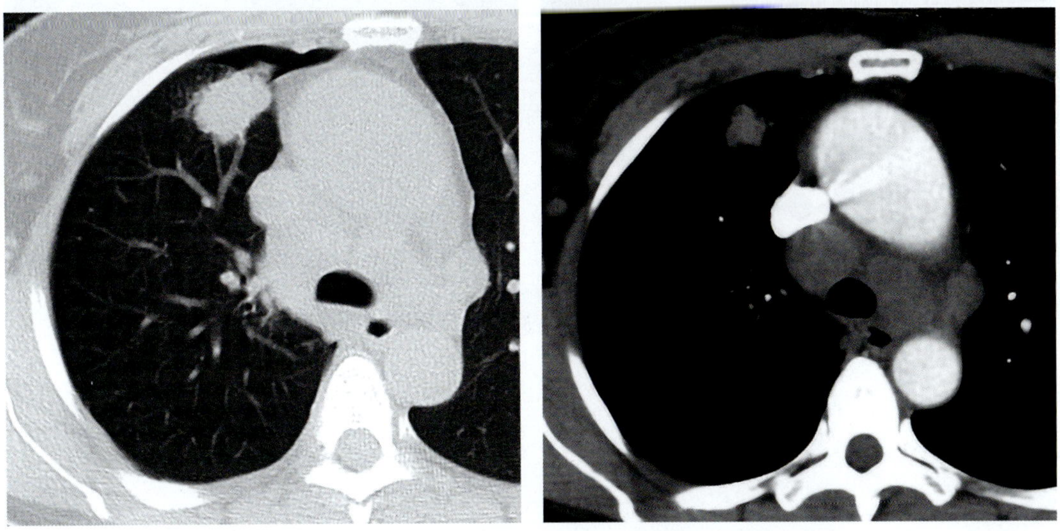

图1-1-165　女，55岁。腺癌伴纵隔淋巴结转移，融合不明显

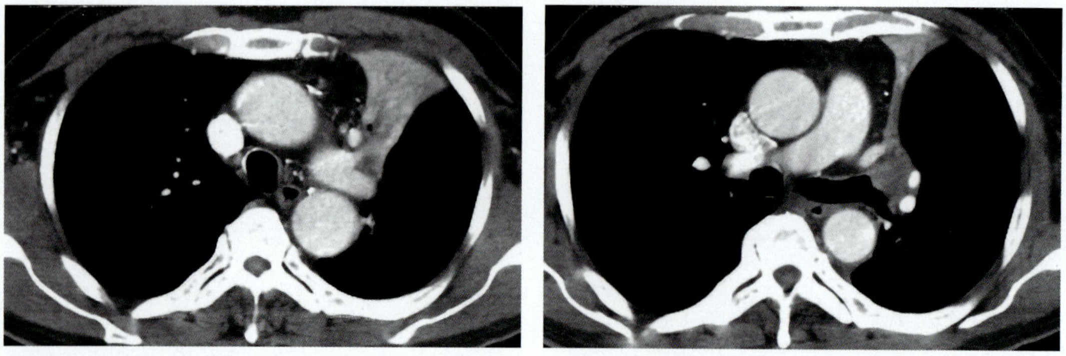

图1-1-166　男，54岁。SCLC伴阻塞性肺不张，10组淋巴结转移

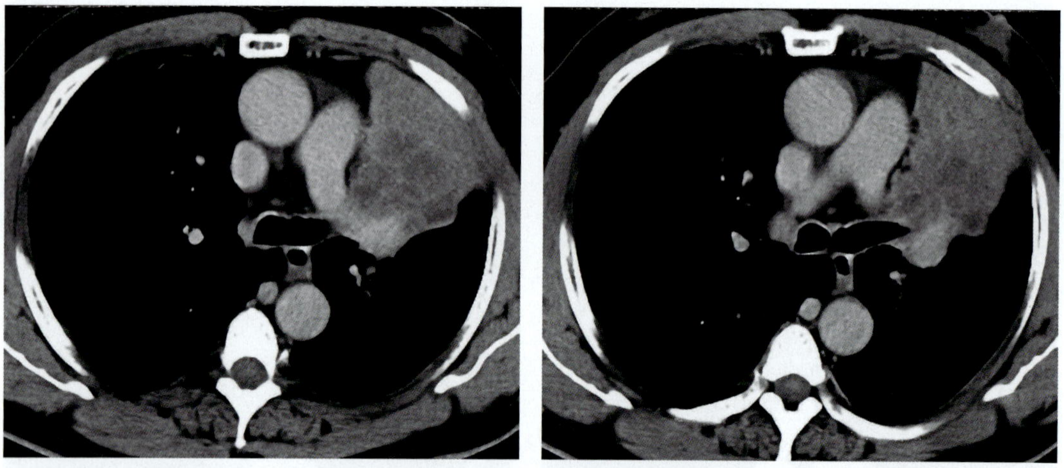

图1-1-167　男，62岁。鳞癌伴阻塞性肺炎，内坏死明显，未见淋巴结转移

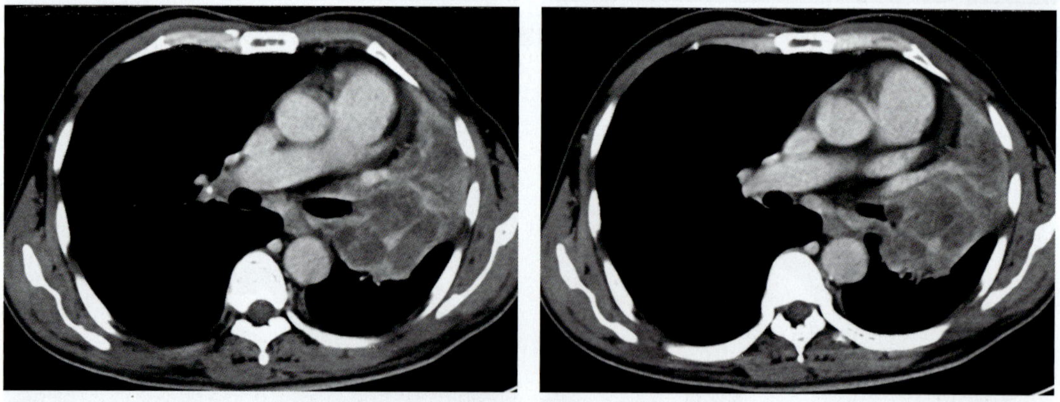

图1-1-168　男，53岁。腺癌伴肺不张，坏死明显

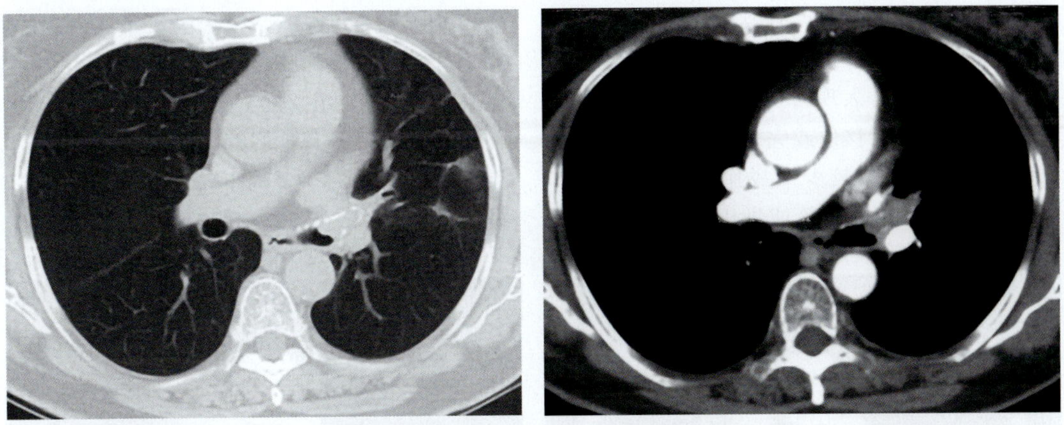

图1-1-169　女，78岁。左侧中央型SCLC。肿瘤标志物：CEA 8.30ng/ml（↑）、NSE 14.82ng/ml、ProGRP 392.70pg/ml（↑）

3. **病例**3：男，75岁。咳嗽、咳痰6个月，喘憋伴食欲缺乏2个月，声音嘶哑1个月。

胸部CT：右肺下叶块状影并纵隔淋巴结肿大（图1-1-170）。

【诊断】 小细胞肺癌。

【诊断依据】 胸部CT显示右肺下叶不规则肿块影，可见浅分叶和血管穿行（白箭），淋巴结肿大、融合，挤压气道和邻近血管（红圈），增强扫描强化均匀，坏死不明显，支持小细胞肺癌诊断并经病理证实。

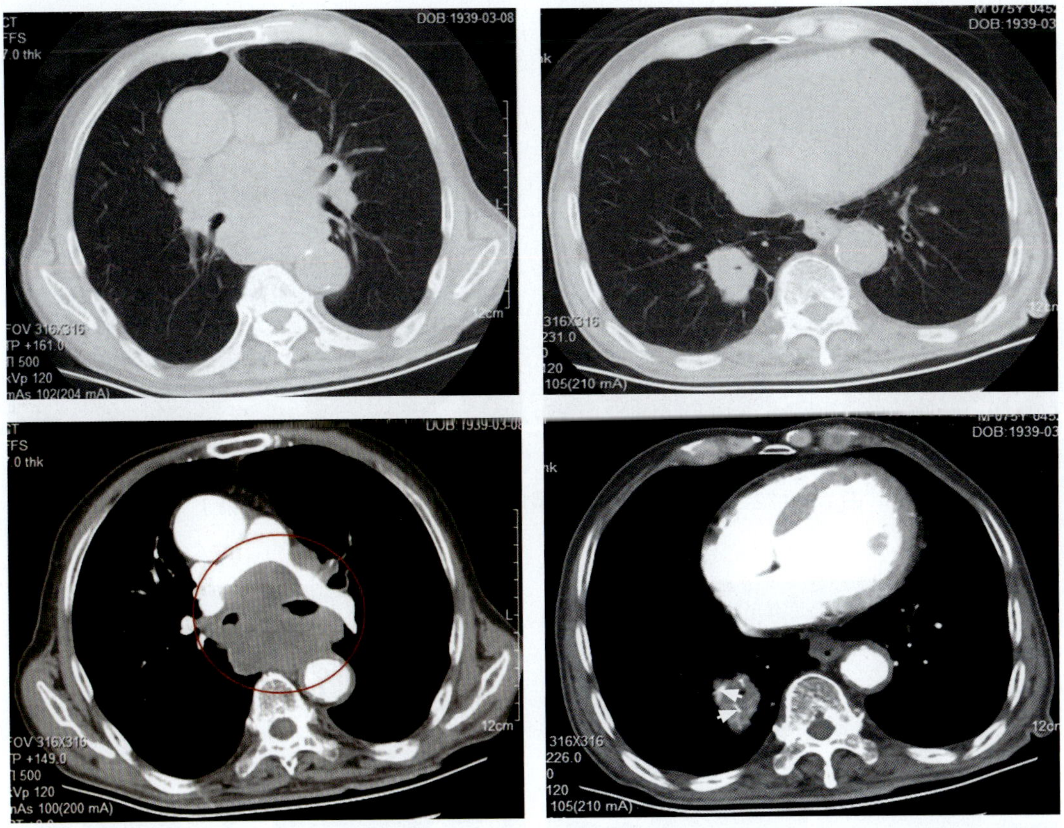

图1-1-170　胸部CT32

【分析】 SCLC的侵袭性高，但破坏力较弱，虽然早期迅速填充脂肪间隙及结缔组织的间隙，但由于肿瘤质地柔软，对肺门区血管常表现为挤压、包埋，血管受挤压变形、变细，推压血管移位或完全闭塞血管相对少见，形成“血管包埋征”而较少形成血管内癌栓（图1-1-171）。鳞癌等常直接闭塞血管或推压血管移位，可资鉴别（图1-1-172）。位于隆突下、后纵隔的大肿块，其病理常为小细胞肺癌，多伴中纵隔、肺门或颈部淋巴结转移，多有7组（隆突下）淋巴结受累（图1-1-173），而位于该位置的其他肿瘤如腺鳞癌（图1-1-174）、浆细胞瘤（图1-1-175）等均不伴中纵隔、肺门或颈部淋巴结转移，且位置较低（7组淋巴结不受累）。

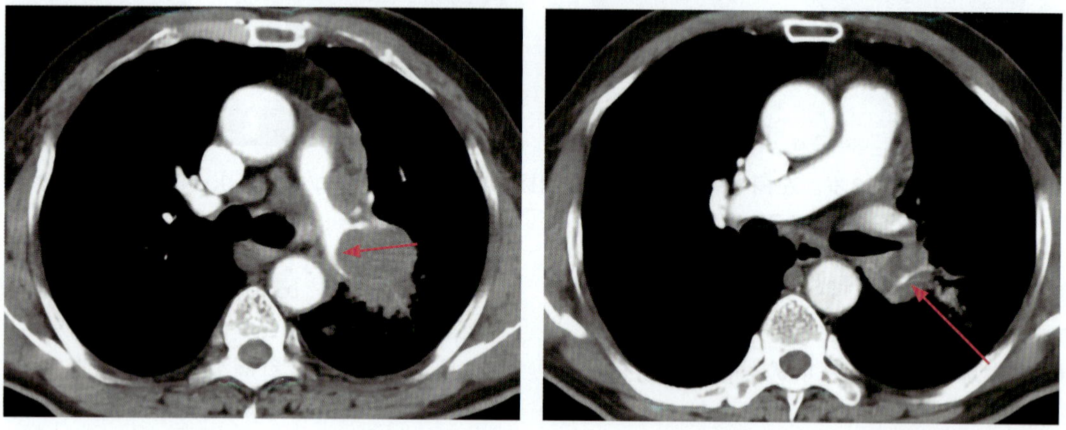

图1-1-171　男，57岁。左肺SCLC，左肺动脉受压变窄（箭）

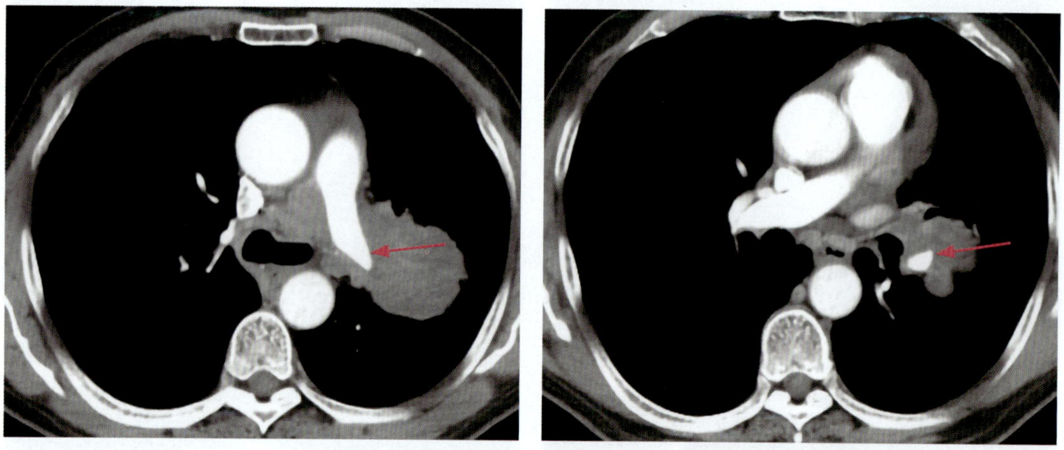

图1-1-172　男，64岁。左肺鳞癌，血管受累闭塞、截断（箭）

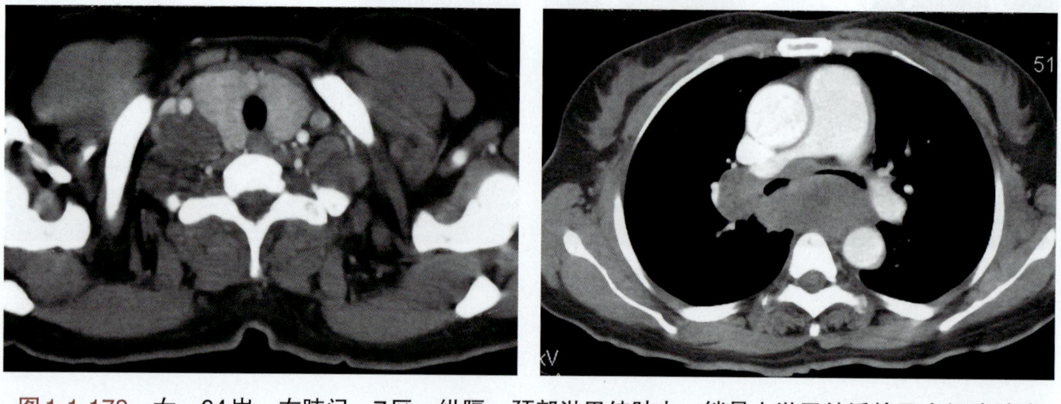

图1-1-173　女，64岁。右肺门、7区、纵隔、颈部淋巴结肿大，锁骨上淋巴结活检示小细胞肺癌

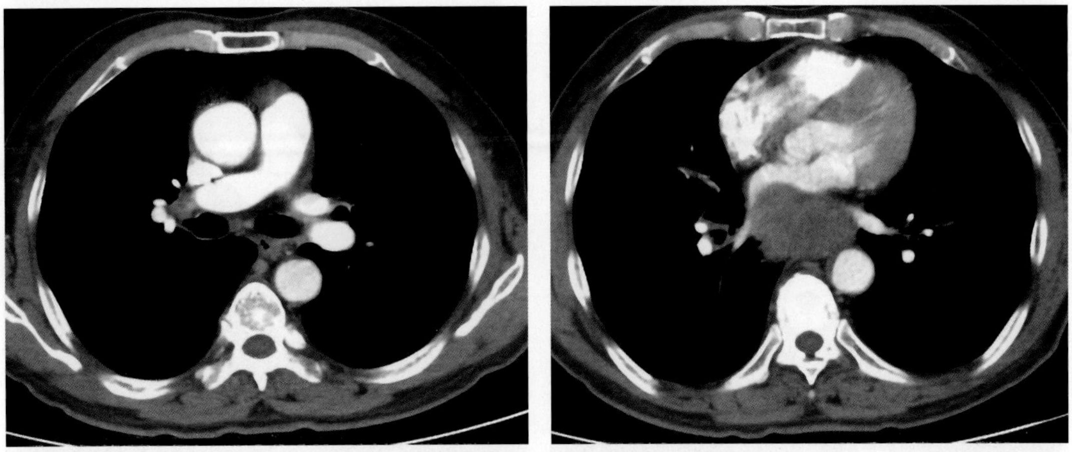

图1-1-174 男，59岁。后纵隔腺鳞癌，淋巴结肿大不明显

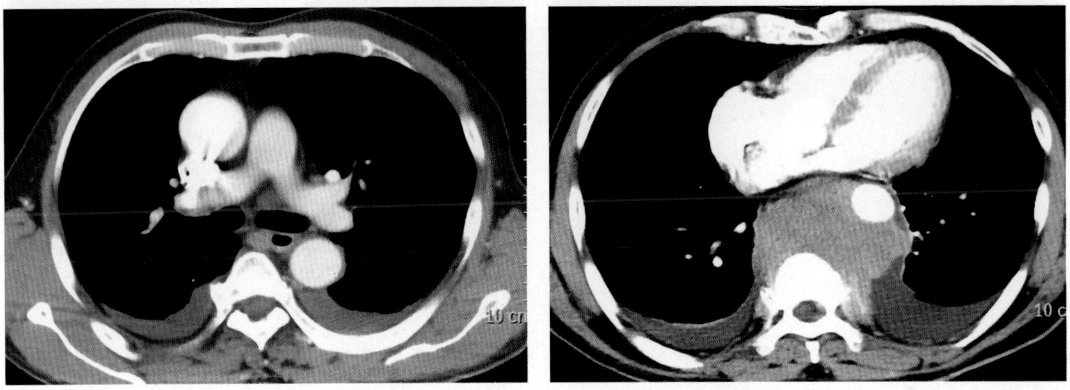

图1-1-175 男，62岁。后纵隔浆细胞瘤，淋巴结肿大不明显

（山东省德州市人民医院放射科 李子浩 提供）

4.**病例4**：男，73岁。咳嗽、咳痰伴咯血1个月余，加重2天。

胸部CT：左肺下叶肿块影（图1-1-176）。

【诊断】 小细胞肺癌。

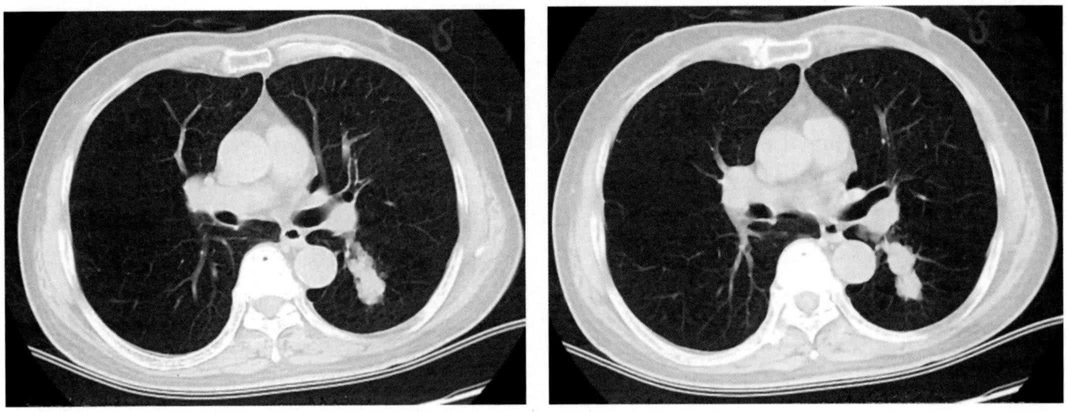

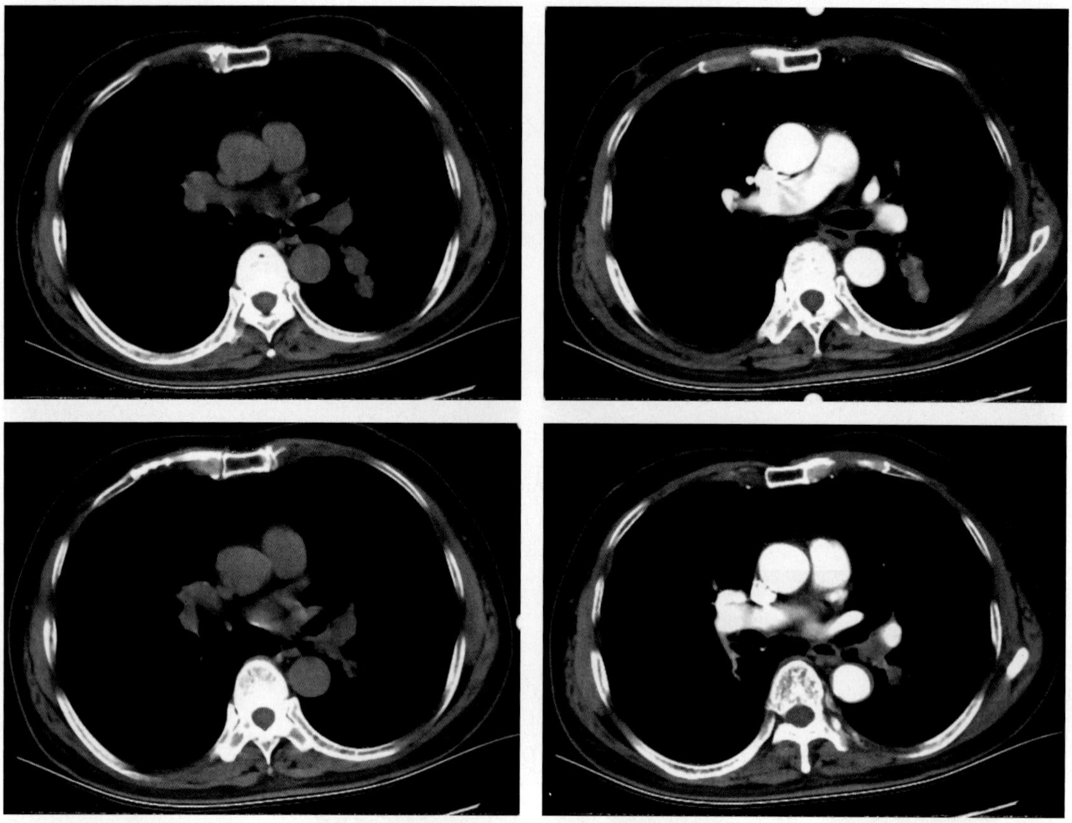

图1-1-176　胸部CT33

【诊断依据】 胸部CT显示左下肺蠕虫状软组织密度肿块伴肺门淋巴结肿大，沿支气管血管束方向走行，提示为小细胞肺癌并经肺活检标本证实。

【分析】 周围型SCLC通常表现出与其他肺癌不同的CT特征。1999年，Yabuuchi等研究了12例经手术切除并经组织学证实的周围型SCLC患者的CT特征。在CT上，无坏死的同质肿块是周围型SCLC最具特征的表现，大多数肿瘤有明确的边缘和分叶。2007年，Sone等发现，小的的纺锤形或金字塔形病变是周围型SCLC特征性的CT表现，不规则形状（蠕虫状、松果状或串联状）的结节性病变在更晚期出现。上述表现可能与肿瘤沿肺外周支气管壁长轴生长所致。2015年，Kobayashi等回顾性分析了33例≤30mm周围型SCLC患者的HRCT表现。常见表现包括边界清晰（97.0%）、分叶（78.8%）、支气管血管束增厚（57.6%）和不均匀增强（64.0%）。在33.3%和21.2%的病例中分别观察到蠕虫状/分枝状和多边形表现。支气管充气征（15.2%）和边缘磨玻璃影（3.0%）较少见。与Ⅰ期肿瘤相比，在非Ⅰ期肿瘤中更频繁地观察到支气管血管束蠕虫状/分支状表现。病理结果显示肿瘤沿着淋巴管膨胀性生长，肿瘤巢之间有少量坏死。蠕虫状/分支状表现可能对应于肿瘤沿支气管壁的延伸，表明存在相对晚期的疾病，包括肺门和纵隔淋巴结转移。

综上所述，当周围型SCLC沿着支气管/血管壁生长时，它受到周围组织的压迫，生长不平衡，这可能是周围型SCLC可表现为多结节或蠕虫状的原因。肺内淋巴结沿支气管血管束分布，包括亚段淋巴结、段淋巴结、叶淋巴结、叶间淋巴结、肺门淋巴结。SCLC的淋巴结转移遵循由肺内经肺门向纵隔依次转移的规律，不规则形状的结节性病变由肺内原发灶、肺内及肺门肿大淋巴结组成，为肿瘤沿支气管血管束依次转移形成。SCLC胸内淋巴结亦可存在跳跃性转移。Riquet等对360具成人尸体解剖发现，20%～40%肺内淋巴循环跨过肺内淋巴结直接进入纵隔淋巴结，由于部分淋巴引流没有经过肺内淋巴结而直接引流到肺门、纵隔淋巴结，这可能解释了部分病例并没有出现不规则形状的结节性病变的原因。

5.**病例5**：男，60岁。痰中带血5个月。

胸部CT：左肺上叶肿块影（图1-1-177）。

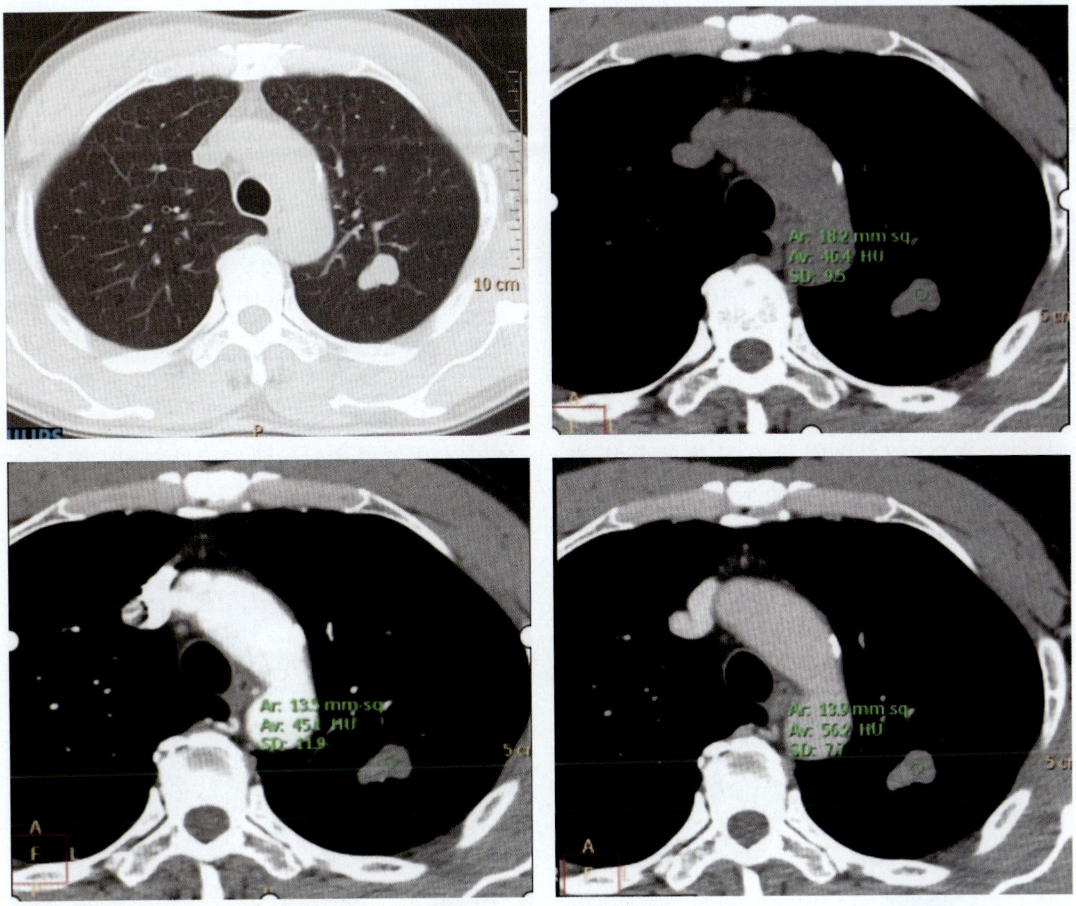

图1-1-177　胸部CT34

【诊断】 复合型小细胞肺癌。

【诊断依据】 胸部CT显示左肺上叶梭形软组织密度影，增强扫描强化不明显，提示小细胞肺癌可能。患者肿瘤标志物水平正常，经皮肺活检病理为分化差的癌，结合免疫组化，考虑为复合型小细胞癌（小细胞癌＋腺癌）。免疫组化：TTF-1（＋），CgA部分（＋），Syn部分（＋），CK5/6局部（＋），CK7［部分区域强（＋），部分区域弱（＋）］，Ki-67（部分区域高达70%，部分区域低表达约10%），Naspin A（－），P63（－）。患者接受了2个周期的化疗，病变明显缩小（图1-1-178）。

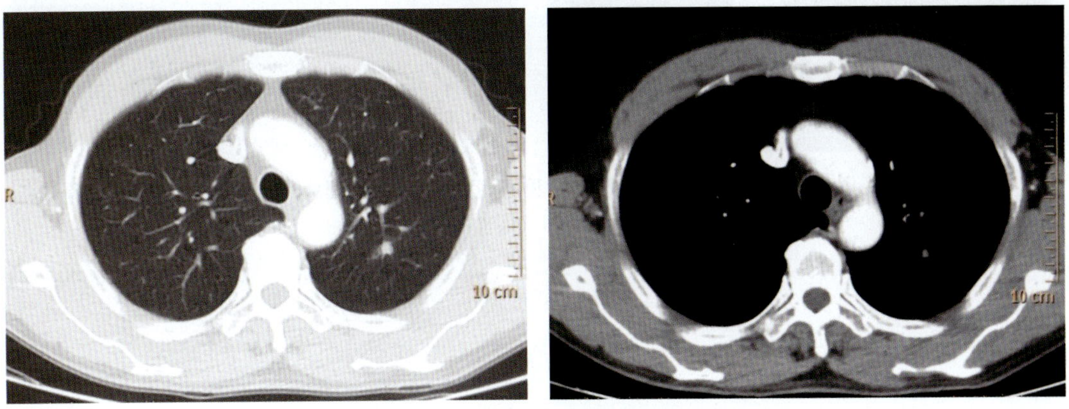

图1-1-178　2个周期化疗后，病变明显缩小

【分析】C-SCLC在外科切除的原发性肺癌中占0.2%～1.6%，在包括手术和活检病例中为14.6%～28%。C-SCLC发病机制存在以下几种可能：多能干细胞（pluripotent tumor cell）在增殖和分裂过程中由于某些未知因素影响沿不同发展方向生长，进而不断分化所形成的单一实体肿瘤；由原发于肺内的2种或多种不同组织类型肿瘤结合而成，即是一种碰撞癌（collision carcinoma）；不同病理亚型之间的肿瘤细胞可能存在相互转换机制，例如应用EGFR-TKI药物治疗耐药后，有小部分EFGR驱动基因阳性患者出现NSCLC向SCLC转换。

单纯型SCLC和C-SCLC之间没有显著的临床或病理差异，C-SCLC中NSCLC成分的生物学特性很少表达或不表达，与小细胞成分有较为相似的免疫表型和基因表型。大多数C-SCLC患者为男性，约70%的C-SCLC患者有吸烟史。与单纯型SCLC相比，周围型C-SCLC比例更高。Men等研究了114例C-SCLC的临床特征。80.7%（$n=92$）病例发生在中心部位。最常见的合并成分是鳞癌（$n=60$，52.6%），其次是腺癌（$n=37$，32.5%）和LCC（$n=13$，11.4%）。Babakoohi等分析了1628例连续的肺癌病例（1200例NSLC和428例SCLC），确定了22例C-SCLC患者。最常见的病理是SCLC和LCNEC合并（16例），其次是鳞癌（3例），非特定NSCLC（2例）和腺癌（1例）。SCLC空洞罕见。少数C-SCLC患者，当NSCLC比例较高时，偶尔可见空洞（图1-1-179，图1-1-180）。

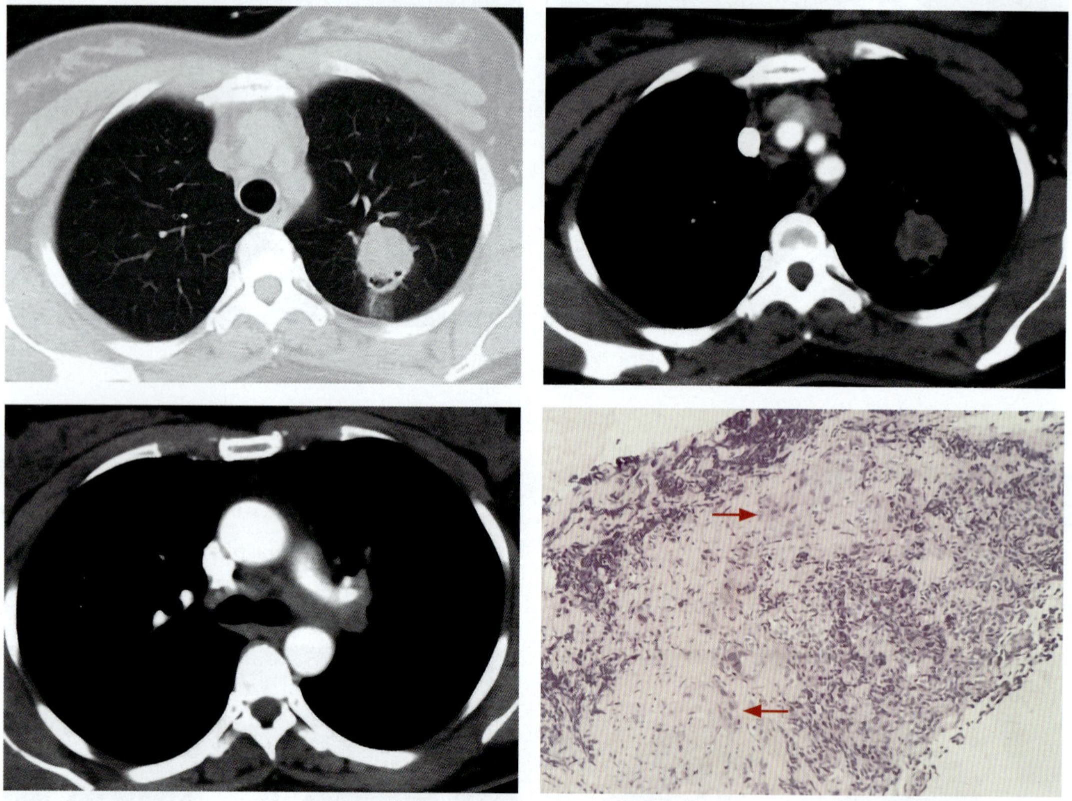

图1-1-179　女，43岁。左肺下叶团块影，内见坏死、空洞。病理为小细胞癌＋鳞癌（红箭）

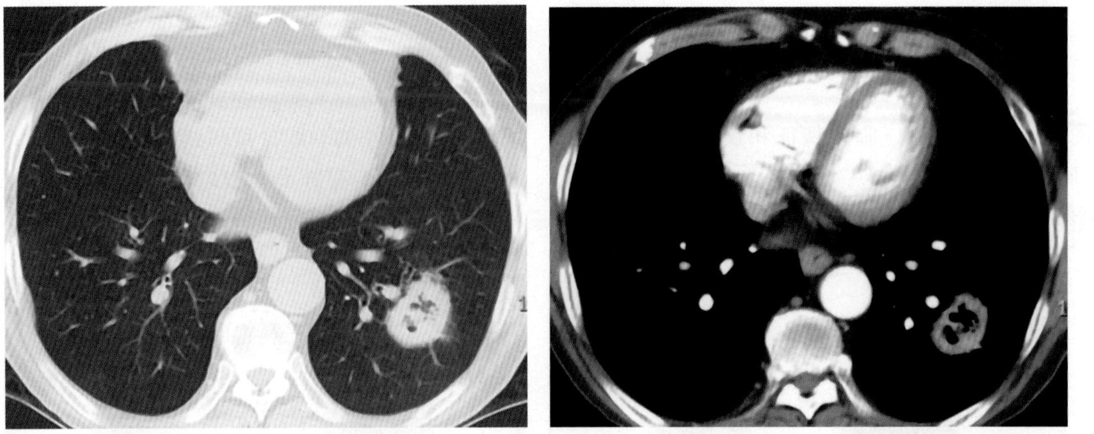

图1-1-180 男，75岁。左肺下叶空洞性病变。病理：（左肺下叶）复合性小细胞癌（小细胞癌＋大细胞癌），伴大量坏死。支气管断端未见癌。区域淋巴结状态：支气管周（0/1）、"7组"（0/1）、"9组"（0/1）、"10组"（0/1）、"11组"为少许肺组织。免疫组化：CD56（＋），Syn（＋），TTF-1（＋），CgA（－），CKpan（－），CK5/6（－），P63（－），NapsinA（－），CK7（－），Ki-67（＋）约90%

C-SCLC尚无明确及统一的治疗方案，目前对于C-SCLC的治疗主要是以基于SCLC治疗基础上的综合模式为主，即以化疗为基础，同时联合手术、放疗、靶向治疗、免疫治疗等治疗手段。由于NSCLC组分的存在，C-SCLC对化疗的反应性降低。Lei等分析了2009—2018年在上海胸科医院接受R0根治性手术的181例Ⅰ～Ⅲa期C-SCLC患者的数据。SCLC合并LCNEC最常见，为58.0%（$n=105$），其次为腺癌（13.8%，$n=25$）和鳞癌（13.3%，$n=24$）。接受根治性手术的C-SCLC患者的中位DFS和OS分别为32.5个月和49.7个月。SCLC/LCNEC患者的DFS和OS比其他复合型更长，分别为44.1个月 *vs* 20.4个月和62.1个月 *vs* 33.2个月。辅助化疗仍是手术切除后的C-SCLC的主要治疗方法。Xu等从SEER数据库中提取2004—2015年1010例原发性C-SCLC患者的临床数据。OS和肿瘤特异性生存期（cancer-specific survival，CSS）的中位时间分别为9个月和10个月。年龄≤65岁、女性且处于早期阶段的个体是OS和CSS改善的独立预测因素。对于Ⅰ期患者，单独手术显著改善了OS和CSS。对于Ⅱ期患者，手术联合放疗显著改善了OS。对于Ⅲ期患者，单独放疗是OS和CSS的独立预测因子。对于Ⅳ期患者，手术结合放疗显著改善OS和CSS，单独手术也改善了OS和CSS。接受化疗也是Ⅲ期患者OS改善以及Ⅳ期患者OS和CSS改善的独立预测因素。

C-SCLC预后尚缺乏大样本研究报告和多中心前瞻性队列研究。Babakoohi等报道，C-SCLC在早期（Ⅰ期和Ⅱ期）的发生率（32%）明显高于单纯型SCLC（5%，19/406）。C-SCLC患者的预后比单纯型SCLC患者更好（中位OS为15个月 *vs* 10.8个月），更容易接受手术（与单纯型SCLC组相比为45% *vs* 3%）。未接受手术的C-SCLC和单纯型SCLC患者的总存活率没有差异。Men等研究显示，局限期（LS）病例占比为72.8%（83/114），Ⅰ、Ⅱ、Ⅲ和Ⅳ期患者分别占9.6%、19.3%、46.5%和24.6%。吸烟、晚期TNM分期、切缘阳性和淋巴结阳性率＞10%是不良预后因素。70.2%的患者接受了包括化疗、放疗和手术在内的3种方式中的至少2种。中位OS为26.2个月。LS组C-SCLC手术后5年OS为48.9%，与非手术组（36.6%）相比显著提高。他们也认为C-SCLC具有相对早期和良好的预后。He等从SEER数据库中确定2004—2016年的所有C-SCLC病例。C-SCLC占所有SCLC病例的2.1%（784/37 639）。C-SCLC队列的平均年龄为67.3岁±9.9岁。男性和白种人患者所占比例较大（55.7%和80.4%）。在ⅠA～ⅢA期，C-SCLC的预后优于SCLC，但低于NSCLC。在ⅢB～Ⅳ中未观察到差异。手术对ⅠA～ⅠB期C-SCLC是有益的。辅助化疗似乎对早期患者没有什么影响。化疗是晚期患者的主要选择。这些研究表明，C-SCLC在诊断时处于相对早期的阶段，可能受益于手术。然而，Zhao等研究表明，单纯型SCLC和C-SCLC患者的中位生存时间分别为58个月和26个月。与单纯型SCLC相比，C-SCLC与总生存率下降有关，且对化学疗法的反应较弱。Li等分析了357例单纯型SCLC患者和223例C-SCLC患者。C-SCLC患者的预后比单纯型SCLC患者差。LCNEC是C-SCLC最常见的附加成分，患有该成分的患者的DFS和OS似乎比其他复合成分更长。辅助化疗有利于提高Ⅰ期单纯型SCLC和C-SCLC DFS和OS，而辅助放射治疗没有出现类似的结果。Yang等通过SEER数据库分析了326 695例肺癌患者，其中871例为C-SCLC，280 391例为NSCLC，45 433例为单纯型SCLC。C-SCLC患者的预后明显比NSCLC患者差，但与匹配队列中的单纯型SCLC患者相比，两者预后相当。

C-SCLC的发病机制、临床特征和预后需要进一步的研究来阐明。

6. **病例6**：男，50岁。咳嗽、咳痰伴痰中带血6个月。伴胸痛及消瘦。

胸部CT：左肺门及纵隔融合性软组织肿块，左上叶胸膜下多发斑片状影。左肺动脉干受侵显著变窄，心包、胸膜受累，左侧胸腔少量积液（图1-1-181）。

【诊断】 左肺上叶中央型小细胞肺癌并左肺门及纵隔淋巴结转移、远端肺梗死。

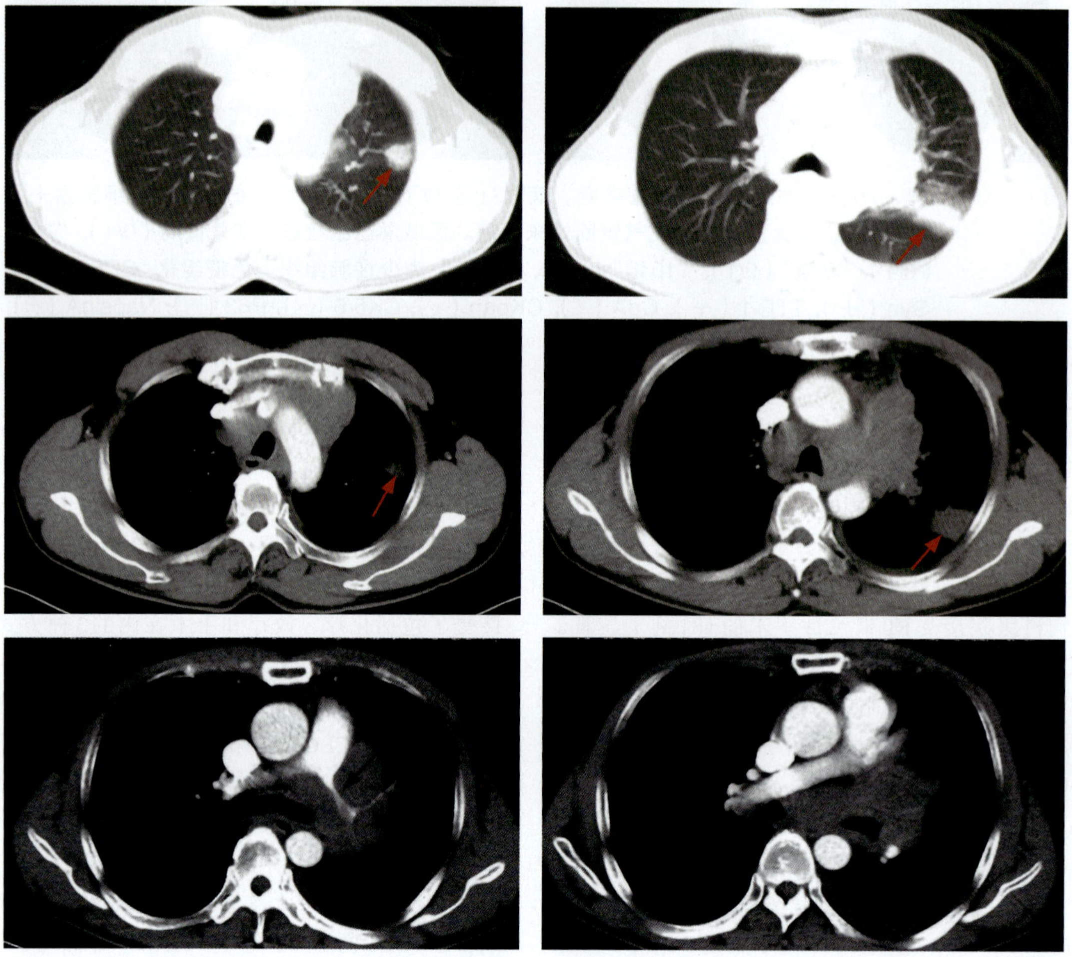

图1-1-181　胸部CT35

【诊断依据】 中年男性，有呼吸道症状并消瘦，胸部CT可见左上叶主支气管内软组织肿物，主支气管明显截断，左上叶多发斑片影（红箭），左肺门及纵隔多发融合性肿大淋巴结，影像学为典型的中心型肺癌表现，患者纵隔肿大淋巴结与左上叶主支气管内原发灶融合在一起，无法分辨两者的界线，此为中央型SCLC特征之一。左肺动脉干及其分支（黑箭）、心包及胸膜受侵，也强烈支持中央型SCLC诊断。SCLC也可以出现阻塞性肺炎与肺不张，程度相对较轻，阻塞性肺炎和肺不张呈多段分布的CT特点对诊断SCLC具有重要的参考价值。患者最终病理证实为SCLC。

【分析】 本例见胸膜下多发的斑片状影，考虑SCLC侵及左肺动脉及其分支后导致的肺梗死可能性大。肺癌伴肺梗死具备以下特点：①病理常为小细胞肺癌，为肿瘤或淋巴结侵犯、压迫肺门区血管导致远端肺组织血供中断所致。②肺癌伴有的肺梗死常位于胸膜下，而肺癌伴阻塞性炎症近肺门侧多，胸膜下较少见，近肺门侧无炎症而胸膜下有病变者少见。③阻塞性炎症其血供是正常的，因此增强后实变的肺组织有强化，而肺梗死无血供，增强后无强化。④小细胞肺癌伴阻塞性炎症，化疗后一般原发病变缩小，气管通畅，吸收较快；但肺梗死常持续较长时间，即使化疗后原发灶完全消失后仍可存在，其吸收需要较长时间（图1-1-182，图1-1-183）。Yu等总结了肺门部肿瘤性肺梗死的临床表现。58例患者共有122处肺梗死。肺门肿块主要与SCLC相关（64%），其次是腺癌（16%）和鳞癌（10%）。最常见的临床表现是咳嗽（64%）和咯血（36%）。大多数（62%）患者有多发性肺梗死。肺梗死的CT表现包括汉普顿驼峰征（Hampton hump）（48%）和斑片状实变（52%）。梗死的密度包括“泡状实变”（61%）和“均匀实变”。25例（43%）患者发现肺静脉受累，22例（38%）患者发现胸腔积液，8例（14%）患者发现胸膜曲线征。

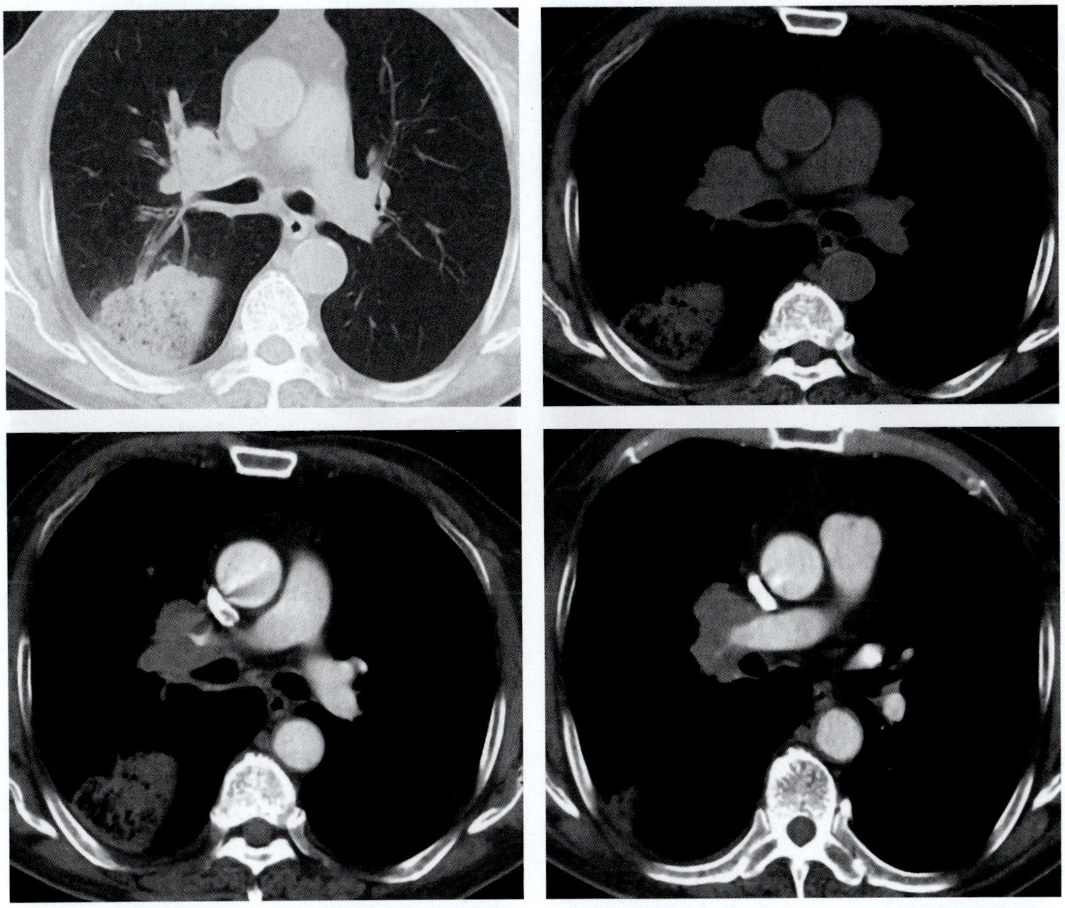

图1-1-182　男，67岁。右肺SCLC伴肺梗死（2015.11.17）

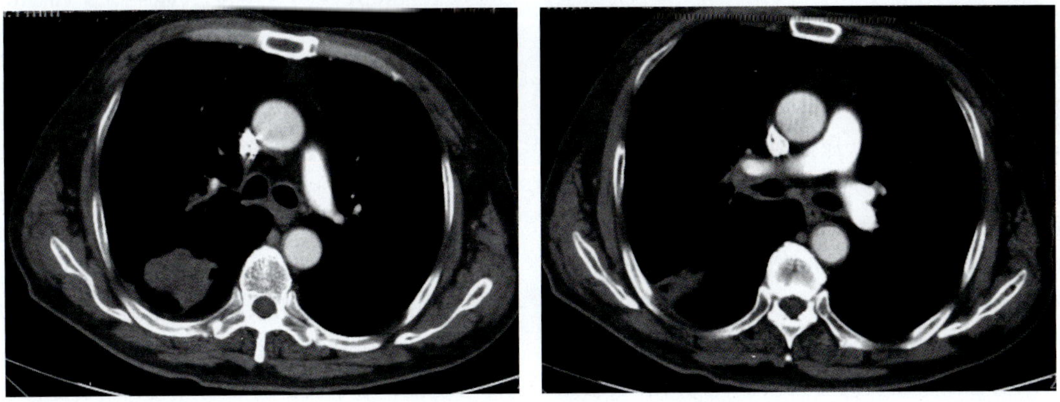

图1-1-183　同上患者化疗后（2015.12.17）肿瘤明显缩小，外周病变致密、无强化，支持肺梗死

（上饶市肿瘤医院影像科　苏青青　提供）

本例需与中央型NSCLC和淋巴瘤相鉴别。中央型NSCLC早期即发生阻塞性改变，且一般没有多段性肺不张特点，病理组织学类型多为鳞癌，鳞癌发生转移较晚，少见原发灶小转移灶大特点，增强扫描可以发现原发灶与转移灶之间的界线。淋巴瘤临床多有发热、贫血及肝脾大，本例明显累及后纵隔，而淋巴瘤一般以侵及两侧前上纵隔气管旁淋巴结及血管前间隙淋巴结肿大为主，肺门淋巴结肿大较轻，淋巴瘤少见侵蚀心脏大血管，大支气管内较少侵及，一般不出现阻塞性肺炎和肺不张。

7.**病例**7：女，63岁。查体发现左肺下叶占位6天。近2个月体重下降10kg。生化：Na^+ 121mmol/L，K^+ 3.30mmol/L，Cl^- 86mmol/L。

胸部CT：左肺下叶支气管开口处占位（图1-1-184）。

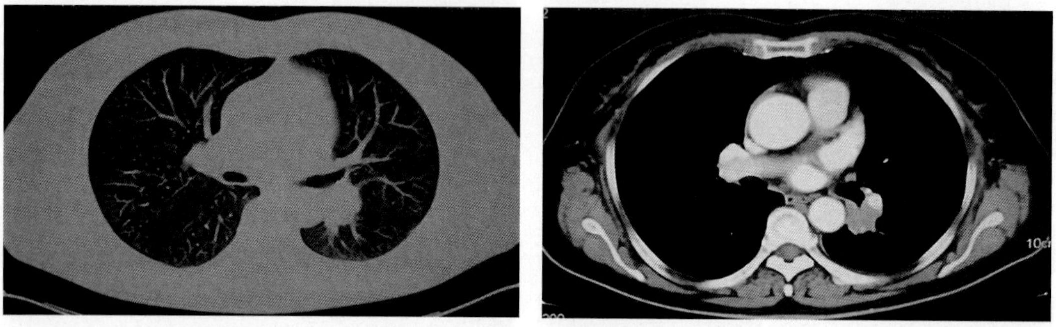

图1-1-184　胸部CT36

【诊断】小细胞肺癌并低钠血症。

【诊断依据】小细胞肺癌是顽固性低钠血症的常见原因，患者为老年女性，症状轻，消瘦明显，结合影像学表现，首先考虑该诊断。患者病理示左下叶小细胞肺癌（3cm×3cm）；支气管切缘未见癌；肺门淋巴结查见癌（3/8）；9组、5组、10组淋巴结均未见转移（0/1，0/1，0/1）；7组淋巴结查见转移癌（1/4）。免疫组化：TTF-1（+）、Syn（+）、CD56（+）、P63（+）、CK5/6（−）、LCA（−）。

【分析】SCLC能够产生大量的多肽激素，包括抗利尿激素（ADH）和促肾上腺皮质激素（ACTH），分别能够引起抗利尿激素分泌异常综合征（syndrome of inappropriate secretion of antidiuretic hormone，SIADH）和库欣综合征。SCLC患者中，SIADH发生率比库欣综合征更高。

SIADH于1957年首先由Schwartz等报道，其特点为低钠血症、低血浆渗透压、尿钠增高、尿渗透压升高。低钠血症是实体瘤最常见的并发症，发病率高达18.9%。SCLC患者合并低钠血症主要与以下因素有关：①恶性肿瘤细胞异常分泌ADH，导致水分潴留，尿钠排出增多，引起稀释性低钠血症。最常见的恶性肿瘤即为SCLC。②肿瘤治疗相关的低钠血症：SCLC患者在接受化疗或放疗过程中所致的肾小管上皮的直接损伤，同时肿瘤细胞被大量破坏，释放ADH或引起溶瘤综合征；还有一些抗肿瘤、姑息治疗药物也有同样作用。抗肿瘤药物包括长春碱类、铂类、烷化剂（环磷酰胺、异环磷酰胺）；姑息治疗药物包括吗啡等阿片类镇痛药。③其他因素：与吸烟、肿瘤所引起的疼痛、紧张、焦虑、抑郁等情绪状态引起胃纳减退有关，以及手术应激也会导致ADH的异常分泌。

低钠血症的临床表现包括疲乏等非特异性症状和恶心、呕吐等消化道症状，严重的可因脑细胞水肿出现精神神经症状，甚至致死。低钠血症不但因机体的电生理改变引起一系列的临床症状，还能加重肿瘤患者的放疗及化疗反应，缩短患者的生存期。低钠血症的顽固存在反映了化疗无效和（或）疾病的进展，低钠血症可作为预测化疗疗效的独立因子。

SIADH诊断的必要诊断标准如下：①血浆渗透压＜270mOsm/kg；②尿渗透压＞100mOsm/kg；③血容量正常；④正常摄入盐时尿钠浓度升高＞30mmol/L；⑤肾脏、甲状腺功能及肾上腺功能正常。此外，若满足以下条件可协助诊断：①未使用利尿剂；②血清尿酸下降（＜238μmol/L）；③血BUN降低（＜3.63mmol/L）；④肾脏钠排泄分数升高（＜1%）；⑤尿素排泄分数升高（＞55%）。

SIADH治疗包括抗肿瘤治疗、限制液体摄入、静脉补充高渗盐水、地美环素或垂体后叶加压素受体抑制剂（如考尼伐坦、托伐普坦）。SCLC成功治疗后通常会改善ADH水平和低钠血症。

临床上出现不明原因的低钠血症，尤其以低钠血症和低渗透压的症状为主要首发临床表现时，应考虑肺癌的可能性，尽早安排肿瘤的筛查，密切随访血肿瘤标志物的水平，避免漏诊或误诊。并且低钠血症作为SCLC的不良预测因子和治疗的预测因素要给予足够的重视。

8.**病例**8：女，73岁。痰中带血2个月。血清肿瘤标志物CEA、CA19-9、CA724升高。

胸部CT（2020.01.02）：左肺下叶肿块影（图1-1-185）。

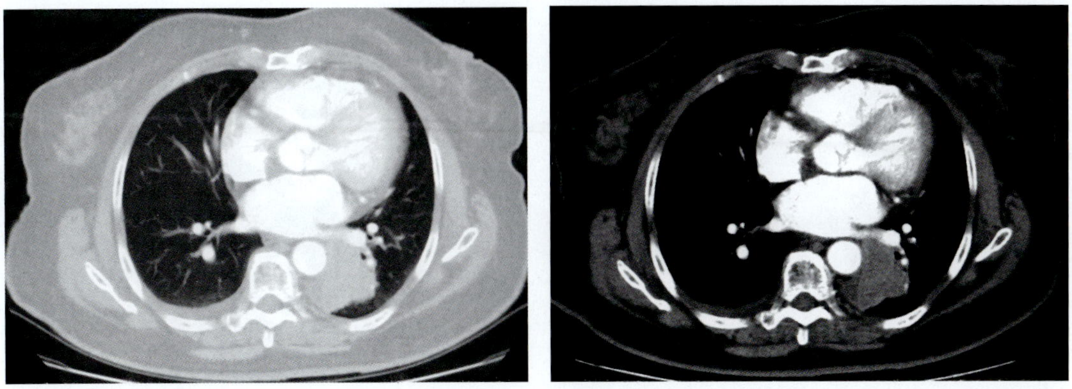

图1-1-185 胸部CT37

【诊断】 肺癌。

【诊断依据】 老年女性，左肺下叶肿块影，大小46mm×37mm，血清肿瘤标志物水平高于正常值，支持肺癌诊断。患者肺穿刺活检提示中分化腺癌（图1-1-186），免疫组化：TTF-1（＋），Napsin A（＋），PD-L1-22C3（－）（图1-1-187）。基因检测提示EGFR19外显子Del阳性突变。分期为T2N2M1a Ⅳ期。依据基因检测结果给予吉非替尼（易瑞沙）靶向治疗。9个月后患者入院行疗效评估，血清CEA、CA19-9、CA724水平均较前下降，行肺部CT检查（2020.10.28）提示左肺下叶病变较前缩小（图1-1-188）。因患者临床症状较前明显加重，虽影像学较入院时缩小，但对比前次评价疾病进展，不除外靶向药物耐药可能。患者于2020年11月2日行第2次肺穿刺活检提示中分化腺癌，基因检测提示EGFR19外显子Del突变，20外显子T790M突变。因出现T790M耐药基因，改用奥希替尼（泰瑞沙）继续行靶向治疗。后患者因咳嗽症状加重入院，复查血清肿瘤标志物ProGRP、CEA、NSE、Cyfra21 1均高于正常值。复查胸部CT（2021.05.12）提示左肺下叶占位较前明显增大（图1-1-189）。行第3次肺穿刺活检提示肺小细胞癌（图1-1-190），免疫组化：CK（＋），TTF-1（＋），CD56灶（＋），Ki-67阳性率约60%，Syn（＋）（图1-1-191）。因出现小细胞表型转化，故在奥希替尼靶向治疗的基础上，联合针对SCLC的EP（依托泊苷＋卡铂）化疗方案，共6个周期。其间患者出现脑转移，予以脑部21Gy放疗及安罗替尼治疗，共4个周期。后因患者出现消瘦、无力症状，因患者不能耐受肺穿刺活检的风险，遂进行了外周血样本的采集，行高通量基因检测。结果显示EGFR19外显子Del突变、RB1突变和TP53突变。后患者仅接受支持性治疗。

【分析】 EGFR-TKIs继发性耐药大多发生在接受靶向治疗后的12～18个月，其机制主要有T790M突变、C-Met基因扩增、K-ras基因突变、BRAF基因突变、小细胞肺癌转化、上皮-间充质转化等。2006年，Zakowski等首次报道1例无吸烟史的EGFR19外显子缺失突变的中年女性肺腺癌患者接受EGFR-TKIs治疗后发生了耐药，再次活检提示为SCLC，基因检测发现原先的EGFR19外显子缺失仍存在。从此，SCLC转化逐渐被认识。3%～10%的EGFR突变型NSCLC转化为SCLC。SCLC转化被认为是化疗、靶向治疗、免疫治疗等产生耐药的机制之一。

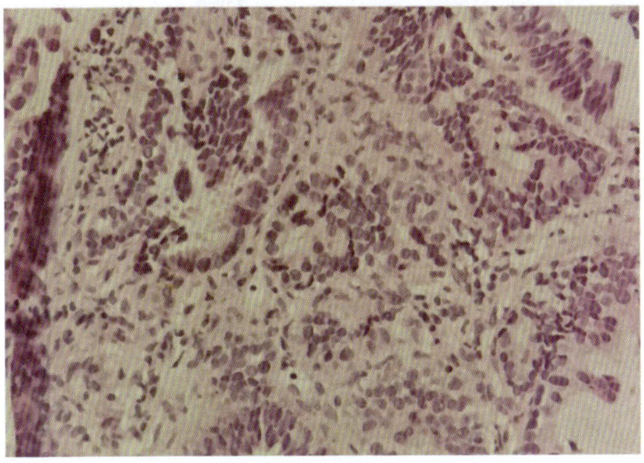

图1-1-186 肺腺癌（HE，40×）

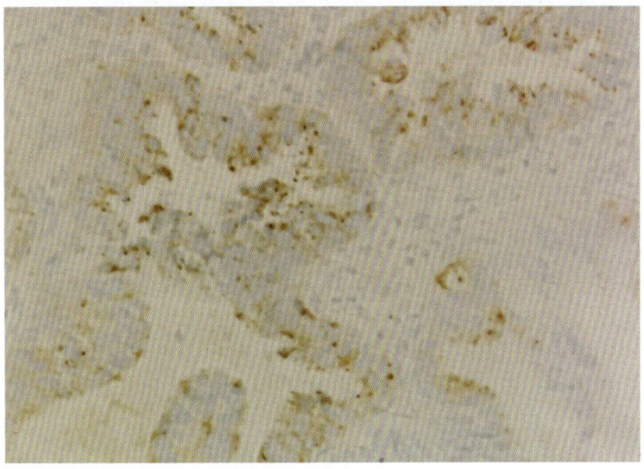

图1-1-187 Napsin A（40×）

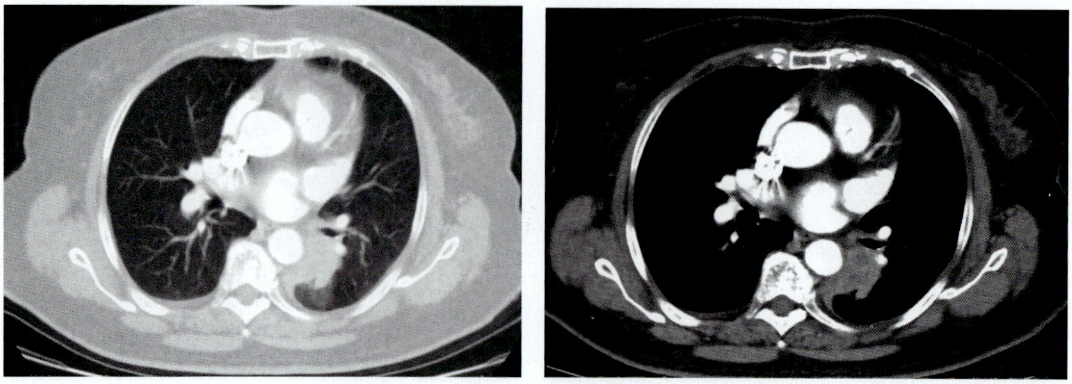

图1-1-188 吉非替尼靶向治疗后，病变较前缩小，大小39mm×31mm

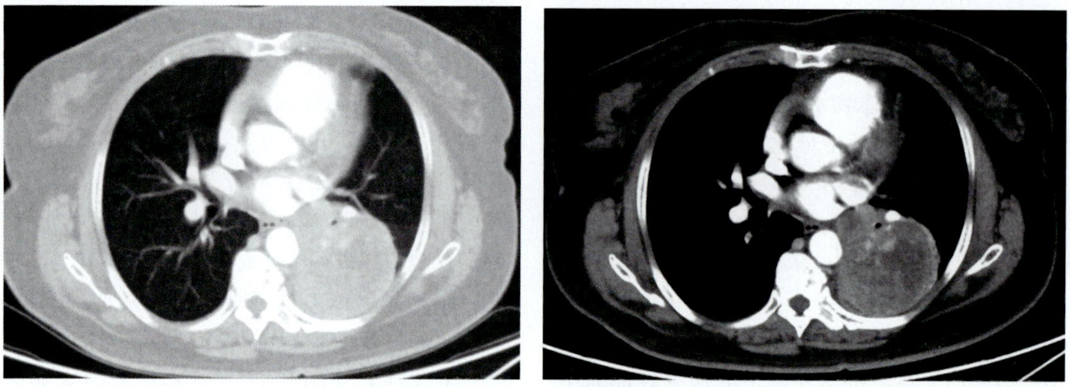

图1-1-189 奥希替尼治疗6个月后，病变较前增大，大小77mm×81mm

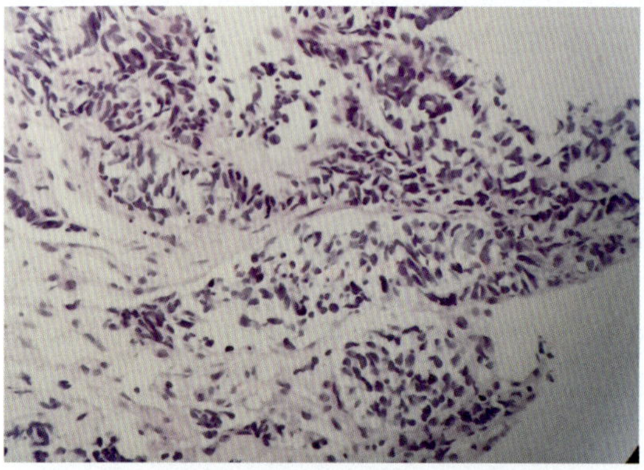

图1-1-190 小细胞肺癌（HE，40×）

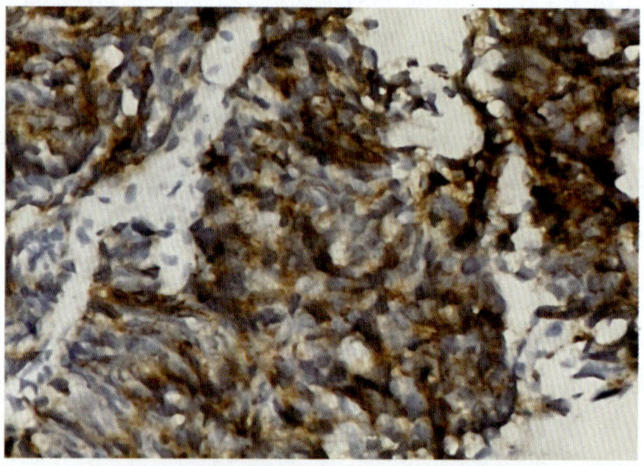

图1-1-191 Syn（40×）

EGFR突变NSCLC发生SCLC转化的机制目前有3种假说。①肿瘤异质性：原始肿瘤即存在两种混合成分，在EGFR靶向治疗前，病理诊断仅取材部分肿瘤组织，只检出占主导优势的NSCLC成分，而未能检出少量SCLC成分。这一类多见于有吸烟史的男性患者。②干细胞分化：在肿瘤干细胞增殖分化的某个阶段，肿瘤干细胞先向NSCLC细胞定向分化，在NSCLC细胞增殖发展的过程中，在压力选择下，转化为SCLC。③肺泡Ⅱ型细胞的转化：肺泡Ⅱ型上皮细胞有转化为SCLC及EGFR突变肺腺癌的潜能。肺泡Ⅱ型细胞在EGFR突变基因作用下向肺腺癌细胞增殖分化，而EGFR-TKIs则阻碍了这一过程，再加上RB1及TP53的失活可能导致Ⅱ型肺泡上皮细胞向SCLC发展，SCLC成分仍携带EGFR突变，但EGFR蛋白表达减少。这一类多见于不吸烟的女性患者。该例外周血基因突变检测结果也证实在原来基因突变类型的基础上出现了RB1和TP53突变。Offin等发现EGFR/RB1/TP53突变型肺癌患者占EGFR突变型肺癌的5%（43/863），但具有独特的转化风险（18%，7/39）。载脂蛋白B mRNA编辑酶催化多肽（apolipoprotein B mRNA editing enzymecatalytic polypeptide，APOBEC）在发生SCLC转化前的腺癌样本中的富集程度显著高于不发生SCLC转化的腺癌样本，这说明APOBEC可能有易化SCLC转化的作用。Lee等发现EGFR-TKI耐药性腺癌和SCLC具有共同的克隆起源，并经历分支进化轨迹。SCLC祖先与腺癌细胞的克隆分化发生在第1次EGFR-TKI治疗之前，并且在测序肿瘤的早期腺癌阶段观察到RB1和TP53的完全失活。携带完全失活的Rb和P53的EGFR突变型腺癌的SCLC转化风险增加了43倍。他们进一步比较了含有T790M突变的腺癌样本与转化后的SCLC样本的突变频谱，结果显示APOBEC在SCLC样本中更常见。他们认为，初始腺癌样本中存在多种亚克隆。在TKI的选择压力下大多数亚克隆死亡，少部分亚克隆通过转变为“persisiter”而低增殖或不增殖从而得以幸存，并在APOBEC介导的体细胞突变作用下积累遗传物质的改变，如TP53或RB1抑癌基因失活或Notch信号通路改变。当遗传物质的改变积累到一定程度时，这些“persisiter”最终成为SCLC。也有研究显示，仅存在RB1和TP53的突变并不足以引起SCLC转化，SCLC转化的发生是多种信号通路异常和分子突变，如PI3K/AKT通路、Notch信号下调、SOX家族突变、MYC扩增及AURKA扩增等作用的结果。

Roca等对39例患者接受EGFR-TKI后转化为SCLC的汇总分析中（其中26例是接受一线EGFR-TKI治疗后转化），转化后仍存在EGFR基因突变者有37例，从最初诊断为肺腺癌到转变为SCLC的中位时间为19个月。SCLC诊断后的中位生存期为6个月。女性生存期显著优于男性。在诊断为SCLC后，吸烟状态似乎与预后较差有关。Marcoux等回顾性研究了67例EGFR突变型SCLC和其他高级别神经内分泌癌患者的资料。EGFR突变包括19外显子缺失（69%）、L858R（25%）和其他（6%）。58例（86.6%）患者初诊时为NSCLC，9例患者为SCLC或含SCLC成分的混合型病理类型。58例初诊为NSCLC患者经TKI治疗后97%转化为经典型SCLC，2例转化为大细胞神经内分泌癌。转化的中位时间为17.8个月。转化后，铂类-依托泊苷和紫杉烷治疗都产生了高反应率，但中位无进展生存期仅为3.4个月。接受免疫治疗的17例患者均无疗效。自诊断以来的中位总生存期为31.5个月，而自SCLC转变以来的中位生存期为10.9个月。59例患者在首次出现SCLC症状时进行了组织基因分型。所有人都保持了其先前的EGFR突变，19例先前EGFR T790M阳性的患者中有15例在转化时为T790野生型（T790M突变消失）。其他复发性突变包括TP53、Rb1和PIK3CA。在一些病例中发现了NSCLC克隆的再次出现。转化后中枢神经系统转移频繁。总之，肺腺癌患者一旦发生SCLC转化，疾病进展迅速，有效治疗手段少，生存期短，预后较差，生存时间为6.0～10.9个月。

定期检测血清肿瘤标志物对监测EGFR-TKIs耐药有一定的帮助作用。临床上肺腺癌患者出现疾病进展，同时SCLC相关的指标如NSE、ProGRP等较前明显升高时，需要考虑出现SCLC转化的可能，须及时进行二次活检进行明确。

（青岛大学附属医院呼吸与危重症医学科 吴洁琼 王红梅 提供）

四、肺类癌

（一）典型类癌和不典型类癌

类癌肿瘤是源于神经内分泌细胞的生长缓慢的肿瘤，能够分泌多种肽和神经胺，常见于胃、肠、肺、胰腺和胸腺。肺神经内分泌肿瘤（neuroendocrine neoplasms）起源于被称为肠嗜铬细胞或Kulchitsky细胞的支气管黏膜细胞，目前分为低级别典型类癌（typical carcinoid，TC）、中级别不典型类癌（atypical carcinoid，AC）及高级别大细胞神经内分泌癌（LCNEC）和小细胞肺癌（SCLC）。TC和AC根据有丝分裂和坏死的存在进行分类。LCNEC和SCLC根据细胞学标准（细胞大小、细胞核特征）进行区分。

1.分类　Theodor Langhans在1867年首次描述了类癌的组织学，Otto Lubarsch于1888年首次报道了2例在尸检中发现的回肠类癌病例。1907年，慕尼黑大学的德国病理学家Siegfried Obendorfer创造了“karzinoide”或“carcinoma-like”一词，以描述一种独特的肠道肿瘤，具有在显微镜下与癌症相似，但表现得像良性肿瘤的独特特征。随着时间的推移，Oberndorfer认识到这类肿瘤的潜在恶性性质，并修改了他关于其“良性”行为的早期立场。Kramer在1930年将发生于肺部的这种肿瘤归类为支气管腺瘤，以表明其相对惰性的行为。1937年，Hamperl等发现所谓支气管腺瘤与已经报道的胃肠类癌相似，故同样命名为类癌，首次将支气管类癌与其他支气管肿瘤区分开来。类癌肿瘤传统上根据胚胎起源部位、形态学模式和嗜银性进行分类。该分类系统最初由Williams和Sandler于1963年提出，他们将类癌细分为前肠（呼吸道、胸腺、胃）、中肠（小肠、阑尾、近端结肠）和后肠（远端结肠、直肠、泌尿生殖道）的肿瘤。自1967年以来，WHO发布的所有分类中都保留了“类癌”一词。

1970年，肺神经内分泌肿瘤被分为3类：TC、AC和SCLC。1991年，Travis等提出了4类肺神经内分泌肿瘤：TC、AC、LCNEC和SCLC。在1999年WHO分类中，引入了区分TC和AC的诊断标准，从而对TC和AC以及AC和LCNEC进行清晰的形态学定义。将LCNEC定义为大细胞癌的变体，还引入了被视为癌前病变的弥漫性特发性神经内分泌细胞增生（DIPNECH）。在2004

年WHO分类中，TC和AC被归入类癌；LCNEC被保留为大细胞癌的一个亚型，SCLC被保留为一个独立的类别。所有4种肿瘤在组织学上均具有不同程度的神经内分泌形态学特征。2015版WHO分类将LCNEC从2004版WHO大细胞癌分类中分离出来，根据细胞起源，将其与TC、AC、SCLC一起，统归入神经内分泌肿瘤。在2021年WHO分类中，肺神经内分泌肿瘤包括前驱病变（DIPNECH）、神经内分泌肿瘤（neuroendocrine tumour）（类癌肿瘤，NOS/神经内分泌肿瘤，NOS、TC/神经内分泌肿瘤，1级、AC/神经内分泌肿瘤，2级）和神经内分泌癌（neuroendocrine carcinoma）（SCLC和LCNEC）。高达25%的手术切除的SCLC和LCNEC具有其他NSCLC（如腺癌或鳞癌）的组织学成分，这些肿瘤分别分类为C-SCLC或C-LCNEC。与SCLC和LCNEC相比，类癌的特征在于不具有NSCLC的成分。

2.病理　肺类癌（pulmonary carcinoid，PC）的组织学表现为肿瘤细胞具有嗜酸性细胞质、细颗粒染色质和不明显或缺失的核仁。这些细胞具有特征性的神经内分泌形态和生长模式，包括器官样、小梁状、岛状、栅栏状、带状或菊形团状排列。与胃肠道神经内分泌肿瘤不同，真性腺腔结构和黏液分泌在PC中罕见。间质内含丰富的窦状隙样血管，有时可伴明显的硬化或纤维化，偶见钙化或骨样化生。血管侵犯罕见，仅出现在AC中。TC（图1-1-192）镜下见形态大小一致的小细胞呈条索或巢状排列，细胞核少或无有丝分裂，而AC（图1-1-193）肿块较大，镜下瘤细胞形态不规则，排列紊乱，坏死区域增多，细胞内核浆比例失调，核有丝分裂明显增多。Syn、CgA、NSE是一组特异性和敏感性较高的神经内分泌标志物，大部分类癌患者均呈强阳性，少数AC可仅局灶或部分表达上述标志物。与肺腺癌和SCLC通常弥漫强表达TTF-1不同，仅50%左右的类癌表达TTF-1，且通常为局灶或弱表达，周围型类癌与中央型类癌相比更常见表达TTF-1。

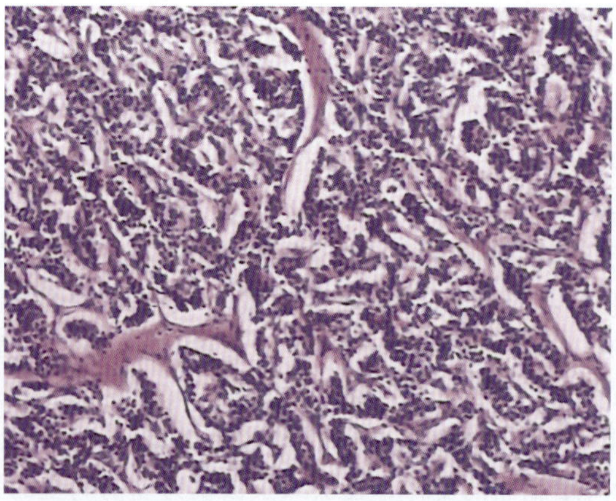

图1-1-192　**典型类癌**

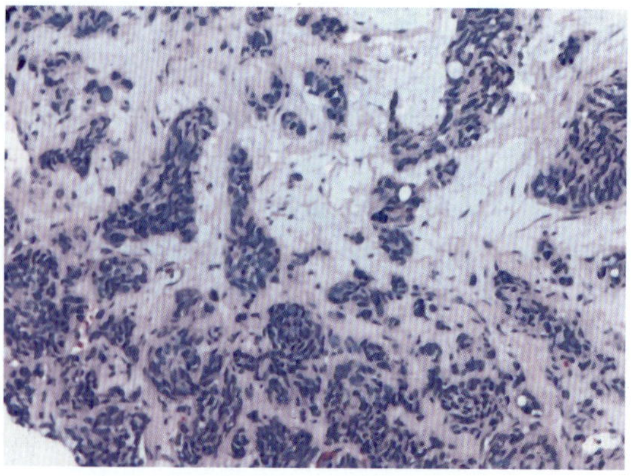

图1-1-193　**不典型类癌**

类癌的鉴别包括与其他神经内分泌肿瘤的区分，LCNEC、SCLC通过核分裂象的增多来进行鉴别。有时类癌中出现假腺样或类似腺样的排列可能误诊为腺癌、黏液表皮样癌和腺样囊性癌。但是腺癌通常显示明显的细胞异型性和黏液产物，神经内分泌标记染色比类癌少。梭形细胞类癌要注意与间叶性肿瘤进行鉴别，通过识别颗粒状染色质和器官样巢状结构的排列、形态学和适当的免疫组化染色，鉴别较为容易。

其他部位神经内分泌肿瘤的转移，特别是低级别的神经内分泌肿瘤，可以模拟PC。对于低级别神经内分泌肿瘤来说，TTF-1、CDX-2和PDX-1分别被认为是肺、胃肠道和胰腺来源的位点特异性转录因子，可用于相互区分。PAX8在胰腺、胃肠道和胸腺来源的神经内分泌肿瘤亚群中表达，但很少在PC中表达。考虑到特定部位的行为和临床管理，区分原发性肺神经内分泌肿瘤和转移是很重要的。

在2004年WHO分类中，TC被定义为神经内分泌肿瘤，每$2mm^2$（10个高倍视野）有不到2个核分裂，≥5mm，并且没有任何坏死迹象；AC被定义为每$2mm^2$具有2～10个核分裂或伴有坏死的神经内分泌肿瘤，镜下常见点状或斑点状坏死灶。与LCNEC和SCLC相比，PC不会与其他类型的癌症合并发生。在小的活检标本上，有时不可能将PC准确地分为TC和AC，因为有丝分裂活性和坏死可能仅在特定肿瘤内局部存在。

在2015年WHO分类中，建议有丝分裂应在活性最高的区域进行计数，采用每$2mm^2$，而不是10个高倍视野，以避免因显微镜不同而产生差异。在有丝分裂计数介于2～10个/$2mm^2$临界值的肿瘤中，应至少计算3组$2mm^2$的有丝分裂，并使用平均值来确定有丝分裂率，而不是单个最高速率。对于TC和AC，病理报告中应包括有丝分裂率和坏死状态。当Ki-67指数≤5%，为TC；5%～20%，为AC。类癌需≥5mm，如肿瘤＜5mm，则归入微瘤型类癌（carcinoid tumorlet）。

在2021年WHO分类中，DIPNECH根据病理和临床标准定义：组织学上，它是与肺瘤和缩窄性细支气管炎相关的肺神经内分泌细胞的多灶性增生。需要将其与继发于各种非肿瘤性疾病的局限性反应性神经内分泌细胞增生区分开来。在小的活检或细胞学标本中，准确的有丝分裂计数和坏死的识别通常是困难的，因为有丝分裂的计数可能是异质的。因此，建议对原发性或转移性神经内分泌肿瘤的小样本使用“未另行说明的类癌（not otherwise specified，NOS）”一词，并记录有丝分裂计数和任何坏死灶的存在。

根据有丝分裂、Ki-67指数和（或）坏死的存在，神经内分泌肿瘤在许多器官系统中被分级为G1、G2或G3。TC和AC分别与G1和G2胃肠胰腺神经内分泌肿瘤最为接近。肺部G3级AC不是一个经验证的实体，也未在2015年WHO分类中得到认可。Ki-67在肺神经内分泌肿瘤中的作用主要是将PC与高级别LCNEC和SCLC区分，特别是在肿瘤细胞破碎和（或）坏死的小活检中。Ki-67＞30%通常表示高级别LCNEC或SCLC。在2015年WHO分类中，不建议使用Ki-67来区分TC和AC。

一些神经内分泌肿瘤的特征是分化良好的器官样形态，有丝分裂计数＞10个/2mm^2，Ki-67指数高（＞20%～30%），表明其增殖活性升高，符合诊断LCNEC而非类癌的标准。目前建议将此类肿瘤标记为LCNEC（基于高有丝分裂数），但需添加说明类癌形态和Ki-67指数（如果可用）的注释。Ki-67＞20%，有丝分裂指数较小（＜10个/2mm^2）的这些肿瘤被描述为高度增殖类癌。

总之，在小活检样本和细胞学检查中区分TC和AC是困难的，诊断标准仍然依赖于组织学，需要手术标本。

3.流行病学　PC占所有神经内分泌肿瘤的20%～30%，占所有肺癌的1%～2%。TC比AC更常见，约占PC的90%。在西半球，PC的年龄调整发病率为（0.2～2）/10万人年。一些研究显示，肺神经内分泌肿瘤的发病率呈线性增加，每年增加6%～7%，这归因于认识的提高和免疫组织化学技术的发展，而不是类癌发病率的真正增长。在美国，肺神经内分泌肿瘤的年发病率在过去30年中大幅度增加，从1973年的0.3/10万人年上升到2004年的1.35/10万人年，多由于类癌的增加而不是LCNEC和SCLC的增加。

女性的PC发病率略高于男性，白种人的PC患病率略高于其他种族，包括西班牙裔和亚洲人。与其他癌症患者相比，他们的诊断年龄要年轻10岁左右，TC患者40～50岁年龄段发病率最高，AC更易发生于老年患者，发病年龄为50～60岁。在30岁以下患者中，AC不足10%。PC是儿童和青少年中最常见的原发性肺部肿瘤，TC远远超过AC。

吸烟一直是支气管肺肿瘤的一个重要诱因。与LCNEC和SCLC相比，大多数PC患者在轻度吸烟者或非吸烟者中更常见，尽管AC患者在吸烟者中似乎更常见。

4.分子特征　与LCNEC、SCLC和NSCLC相比，PC有自己独特的分子特征。高通量下一代测序（NGS）技术的引入为研究PC的基因组提供了一种手段。

PC基因组研究的荟萃分析表明，与其他类型的肺神经内分泌肿瘤相比，＞10Mb的染色体改变很罕见，频率也低得多。11q染色体（含有MEN1肿瘤抑制基因）的缺失是唯一一种在PC中显著发生的染色体改变。Fernandez-Cuesta等发现染色质重塑（40%）是PC中最常见的突变途径。参与染色质重塑的基因分为两大类：编码共价组蛋白修饰复合物（乙酰化、甲基化、磷酸化和泛素化）成分的基因和编码三磷酸腺苷依赖性染色质重塑复合物的基因（如SWI/SNF）。SWI/SNF复合物的共价组蛋白修饰物和亚基分别在40%和22.2%的病例中发生突变，MEN1、PSIP1和ARID1AMEN1反复受到影响。与LCNEC和SCLC相比，TP53和RB1突变是罕见事件，表明这些基因不是PC的主要驱动因素。他们在494个基因中检测到529个非同义突变，这意味着平均体细胞突变率为每兆碱基0.4个突变（0.4个/Mb），远低于在其他肺部肿瘤中观察到的突变率。与SCLC相反，它们不富含G：C＞A：T颠换，这是吸烟暴露的特征，烟草中的致癌物苯并芘可以诱导DNA合成阻断，导致中心体异常扩增，增强染色体的不稳定性。染色体3p缺失是高级别肺神经内分泌肿瘤的标志，与吸烟习惯高度相关，这可以解释为什么PC在非吸烟者中更常见。Swarts等发现13%的PC携带MEN1突变，与mRNA表达减少和预后不良有关。在突变阴性肿瘤中，低MEN1基因表达也与不良疾病结果相关。MEN1甲基化与mRNA表达水平无关。在多变量分析中，分期和MEN1等位基因缺失是预后的独立预测因素。Simbolo等对148个肺神经内分泌肿瘤进行了测序，包括53个TC、35个AC、27个LCNLC和33个SCLC。类癌和癌共享大多数改变的基因，但患病率不同。当突变和拷贝数变化相结合时，MEN1的改变几乎是类癌独有的，而TP53和RB1细胞周期调节基因以及PI3K/AKT/mTOR通路基因的改变在癌中显著富集。相反，染色质重塑基因的突变，包括编码组蛋白修饰物和SWI/SNF复合物成员的基因，在类癌（45.5%）和癌（55.0%）中发现的突变率相似，表明其在肺神经内分泌肿瘤的发病机制中起着重要作用。此外，MEN1突变与AC的不良预后有关。

总之，MEN1是类癌中最常见的体细胞突变基因（11%～22%），通常伴有杂合性丧失（LOH）。MEN1基因座的等位基因缺失比MEN1突变更常见，约36%的散发性PCs中存在这些突变。MEN1突变源于蛋白质功能的丧失。MEN1缺失在AC中（70%）比在TC中

（47%）更常见。MEN1基因编码的蛋白质Menin调节基因转录、细胞增殖、细胞凋亡和基因组稳定性。Menin与β-连环蛋白（β-catenin）相互作用，β-连环蛋白作为一种转录因子，其失调与许多实体瘤的发展和进展有关，包括几种类型的内分泌肿瘤。MEN1是一种组蛋白修饰剂，作为组装MEN1-MLL-PSIP1三元复合物的支架蛋白。有趣的是，PSIP1也被发现以与MEN1互斥的方式在类癌中反复突变（5%）。MEN1复合物促进CDKN1B和CDKN2C的表达，这两种基因都是细胞周期抑制剂基因。MEN1基因突变和基因表达减少与PC预后不良和生存期缩短有关。属于染色质重塑途径的其他基因包括共价组蛋白修饰物KMT2（MLL）家族的基因，其突变率高达14%。SWI/SNF复合体的基因在22%的类癌中发生突变，主要影响ARID1家族的基因，但也影响BCL11A、SMARCA1/2/4、SMARCB1和SMARCC2。最后，其他突变基因包括参与DNA复制的姐妹染色单体内聚基因（如DICER1、STAG1、ERCC6L和NIPBL），以及E3-Ub连接酶。

5.临床表现　由于PC来源于Kulchitsky细胞，而Kulchitsky细胞散在支气管上皮和黏液腺中，较多见于大支气管和其分叉处，而少见于小支气管黏膜，所以类癌好发于主支气管、叶支气管和段支气管，以中央型较多，肺实质中相对少见。约80%的PC位于中央，20%位于外周。PC临床表现缺乏特异性，主要与肿瘤部位、大小、扩散程度有关。周围型肿瘤常无症状，多为偶然体检时发现；中央型患者通常会引起与气道阻塞相关的症状，包括咳嗽、咯血、呼吸困难、胸痛、喘息和复发性肺炎。在丹麦的一项基于人群的研究中，24%的TC和7%的AC在尸检中被偶然发现。所有的PC都是恶性的，有转移的可能性。

绝大多数PC是非家族性的散发的孤立性病灶，但它也可以出现在家族遗传综合征多发性内分泌肿瘤1型（multiple endocrine neoplasia type 1，MEN1）中。MEN1是一种常染色体显性遗传综合征，与垂体、胰腺、甲状旁腺和前肠神经内分泌组织的肿瘤相关。一项关于129例MEN1的病例研究中，约5%的患者发展为支气管类癌，多为TC。MEN1通过家族史、临床检查和实验室筛查进行调查，包括电离钙、完整的甲状旁腺激素和泌乳素。如果家族史提示MEN1综合征或存在第二个MEN1特征，则应进行MEN1基因突变筛查。

类癌与SCLC、LCNEC都具有神经内分泌功能，具有合成、储存、分泌肽激素及神经胺的能力，如5-羟色胺（5-HT）、促肾上腺皮质激素（ACTH）等脑-肠肽物质，可诱发类癌综合征，出现皮肤潮红、腹泻、哮喘、心动过速、血压波动等症状。类癌综合征在临床上比较罕见，其发生与肿瘤所在部位、大小及肝脏灭活功能有关，常发生于肝转移或肝功能异常者，是因为肿瘤产生的激素水平超过了肝脏的降解能力所致。与消化系统神经内分泌肿瘤相比，PCs患者出现类癌综合征的表现较少（约1%），约80%的类癌肝转移患者有类癌综合征表现，且类癌综合征在AC中更为常见，与其易发生转移的生物学特性一致。对疑似类癌综合征的患者进行24小时尿5-羟吲哚乙酸（5-HIAA）水平测定，如5-HIAA升高对类癌诊断有一定帮助。库欣综合征发生于1%～6%的PC，由ACTH的异位分泌所引起，建议测量包括血清皮质醇、24小时尿液游离皮质醇和ACTH。其他罕见的内分泌表现包括肢端肥大症、高钙血症和低血糖。

6.影像学表现　影像学检查仍然是PC的主要诊断依据。特征性表现是孤立的、边界清晰的结节（图1-1-194）或肿块影（图1-1-195），密度可均匀或不均匀，边缘多清楚锐利，部分病例可见分叶（浅分叶为主）（图1-1-196）及毛刺，个别可有胸膜凹陷征（图1-1-197），酷似肺腺癌。类癌生长缓慢，少有囊变坏死（图1-1-198），空洞形成及不规则边缘少见，胸膜渗出不常见，部分肿瘤内可见钙化灶（图1-1-199），其钙化多呈偏心型、结节型、沙砾样或爆米花样钙化，偶见病灶全部钙化。由于多数类癌由支气管动脉供血且血供丰富，增强扫描常有明显或中等程度均匀强化，尤以中央型为著（图1-1-200）。

中央型PC需与中央型肺癌相鉴别。中央型肺癌好发于中老年男性，侵及的支气管壁不规则增厚，与正常管壁分界欠清，支气管腔呈向心性或“鼠尾”状狭窄、截断，侵出支气管腔外的肿块往往形态不规则，较大肿块常出现液化坏死导致密度不均，增强后呈不均匀性强化，易出现肺门、纵隔淋巴结转移，胸膜腔转移；而类癌侵及的支气管局部管壁增厚，与正常的管壁分界清晰（图1-1-201），局部呈乳头状突起，表面光滑。肺门旁肿块往往边缘光整、轮廓清楚、密度均匀。增强后大多呈均匀明显强化，可有持续强化或延迟强化（图1-1-202）。TC很少发生肺门、纵隔淋巴结转移及胸膜腔转移。中心型且有淋巴结肿大的类癌中约50%病例被证实是AC。另外，中央型肺类癌可引起支气管壁局限性增厚，形成轮廓光滑的管壁结节，并与腔外大病灶形成冰山征（图1-1-203）。少数病例可沿支气管腔内长轴生长，呈指套样改变，类似部分鳞癌的表现，但较鳞癌血供丰富。两者最终需借助支气管镜检查鉴别。中央型肺类癌亦需与黏液表皮样癌相鉴别。二者共同点是多位于叶或段支气管管腔内，多有瘤内钙化和气道阻塞表现。不同点是后者多起源于支气管黏膜下腺体，增强CT多呈轻中度强化，而类癌是显著强化，病灶最长径与支气管长径平行。

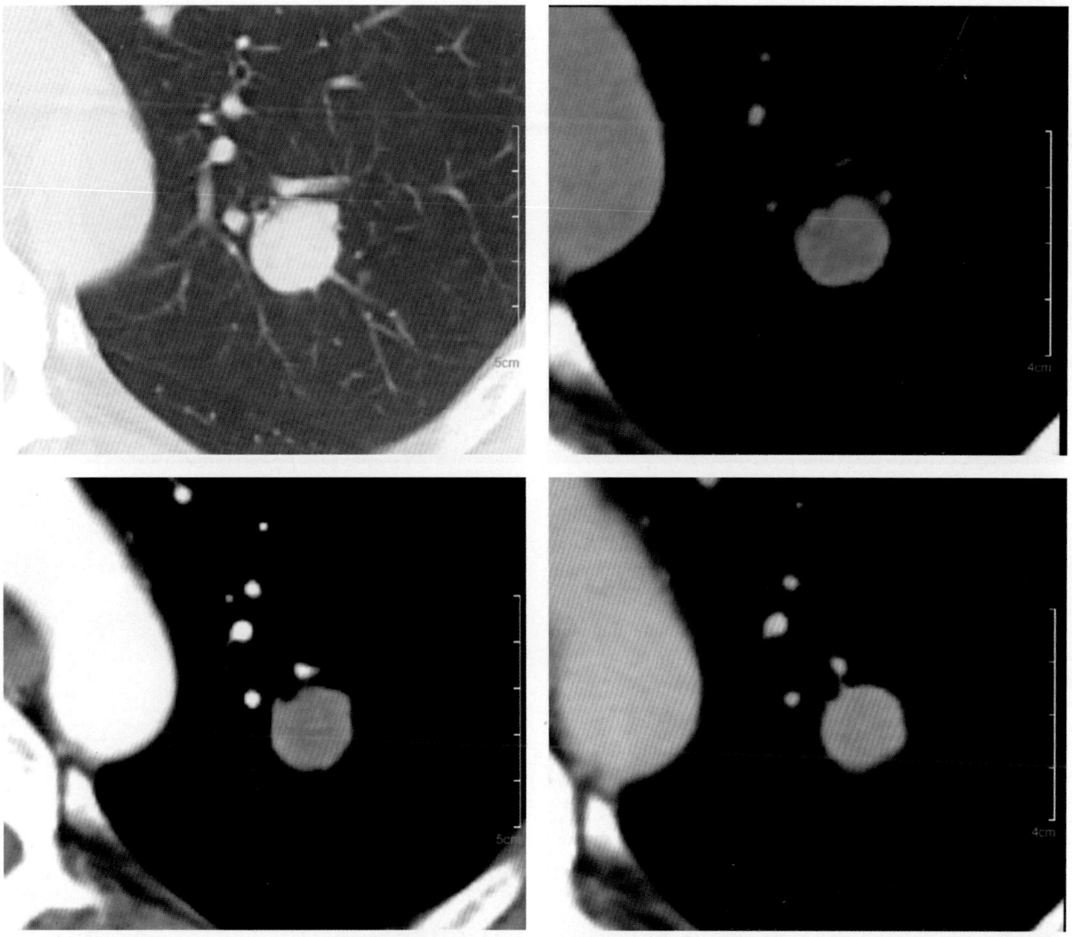

图1-1-194　男，50岁。左肺上叶边缘光滑结节影，大小2.5cm×2.3cm×1.8cm，三期CT值分别为26.33HU、41.14HU和64.31HU。手术病理为不典型类癌

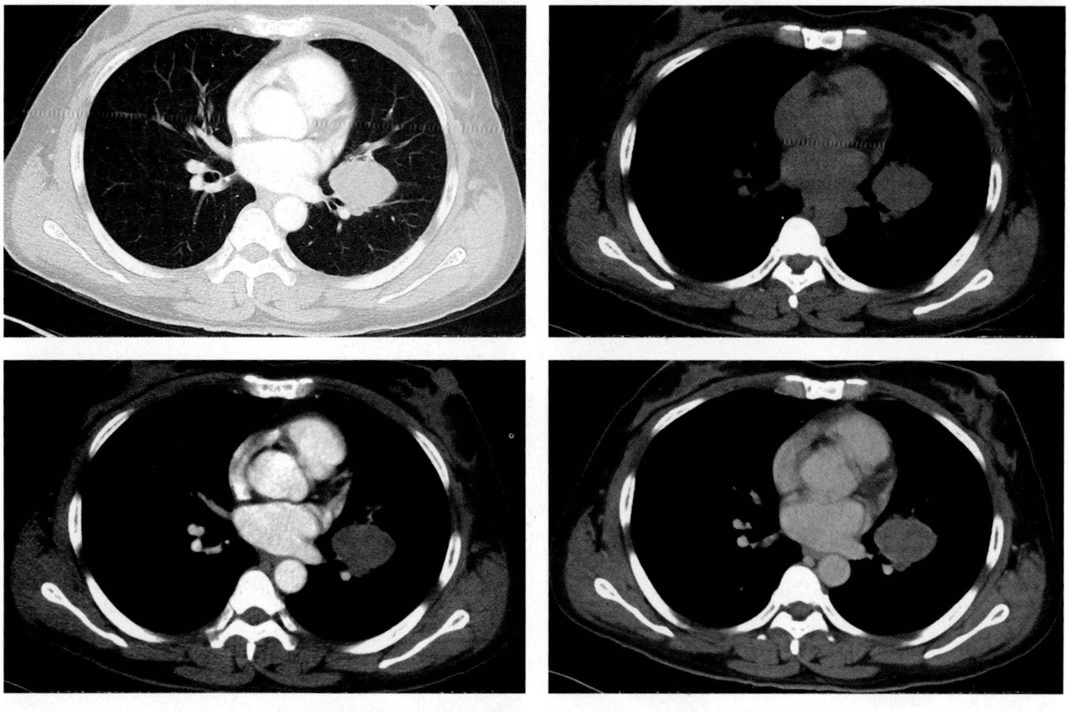

图1-1-195　女，44岁。刺激性干咳3个月，加重1个月。左肺叶间裂及左肺下叶大小2.6cm×3.4cm的不规则团块影，边缘光滑。术后病理为不典型类癌，侵及脏胸膜，无区域淋巴结转移

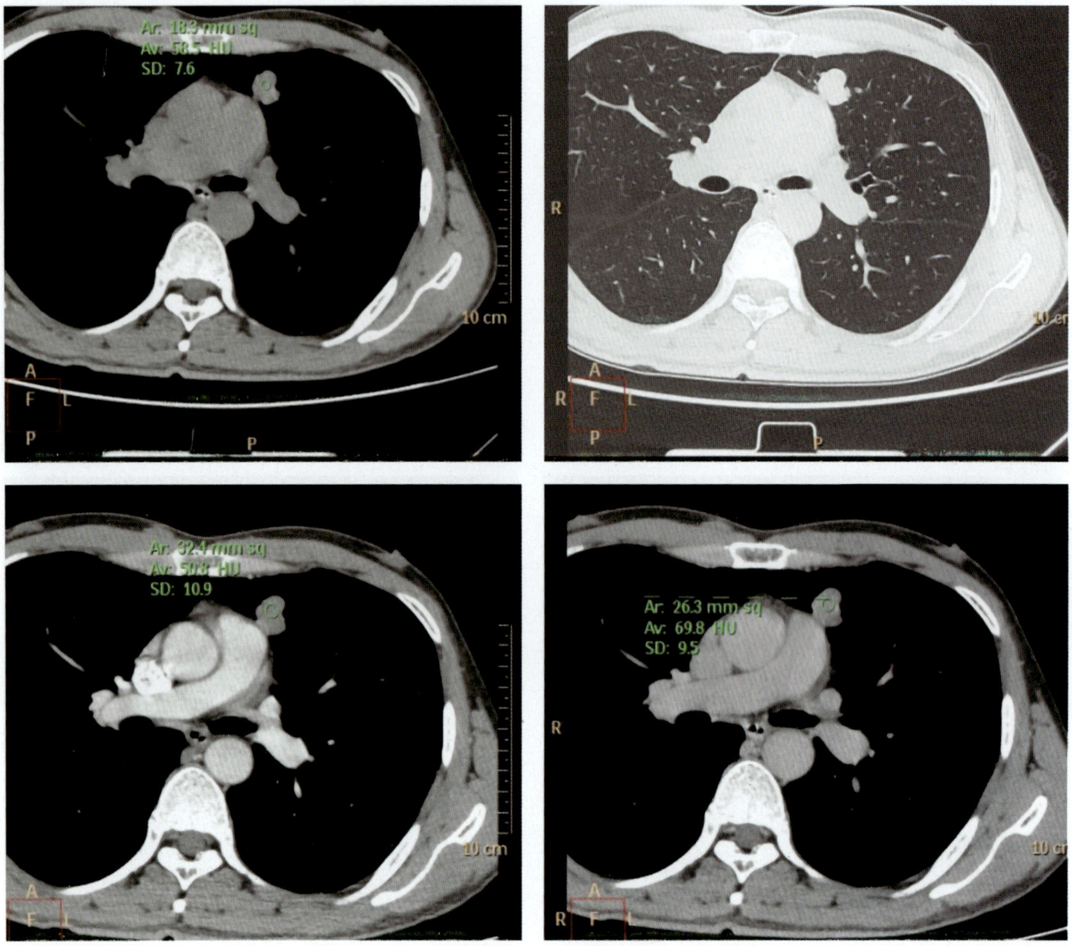

图1-1-196　女，40岁。不典型类癌，分叶明显

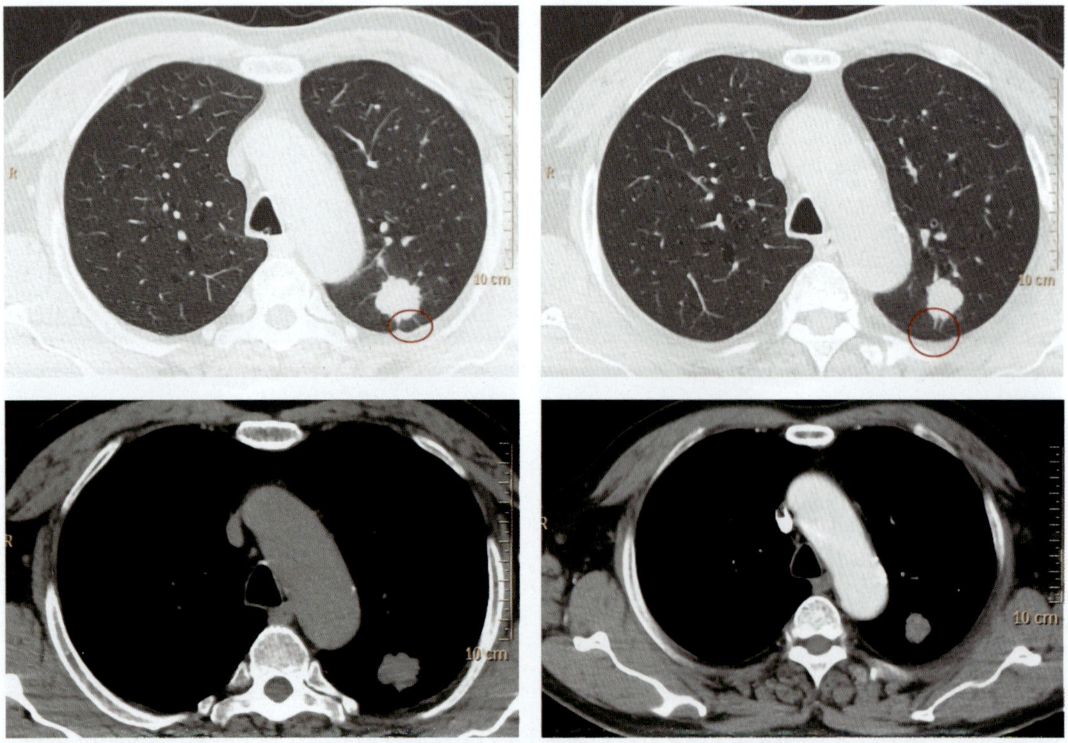

图1-1-197　男，60岁。左胸隐痛1周。不典型类癌，可见分叶、毛刺和胸膜凹陷征（红圈）

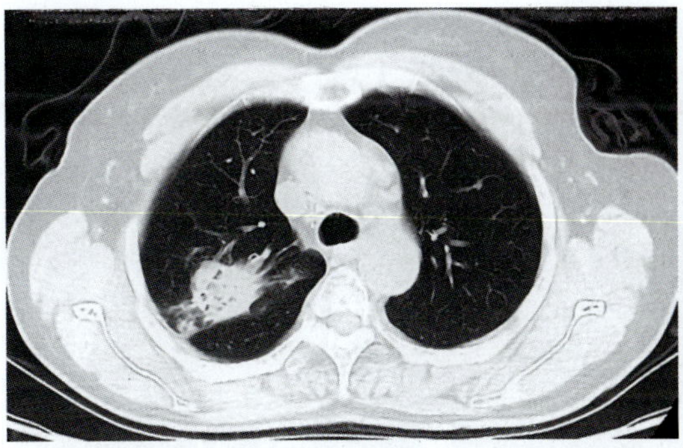

图1-1-198　女，75岁。头晕、乏力、多汗1年。不典型类癌，内坏死明显

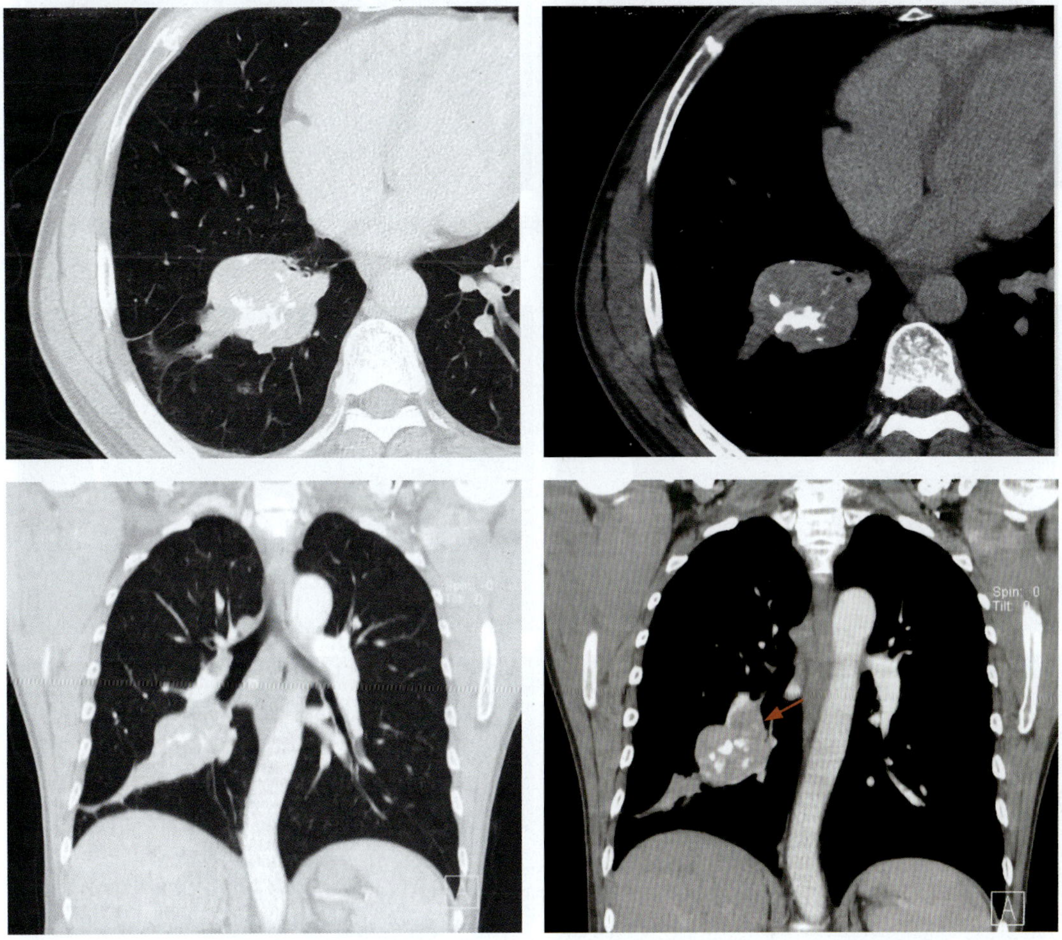

图1-1-199　男，46岁。咳嗽、痰中带血2周。右肺类癌，可见冰山征并钙化、阻塞性肺不张

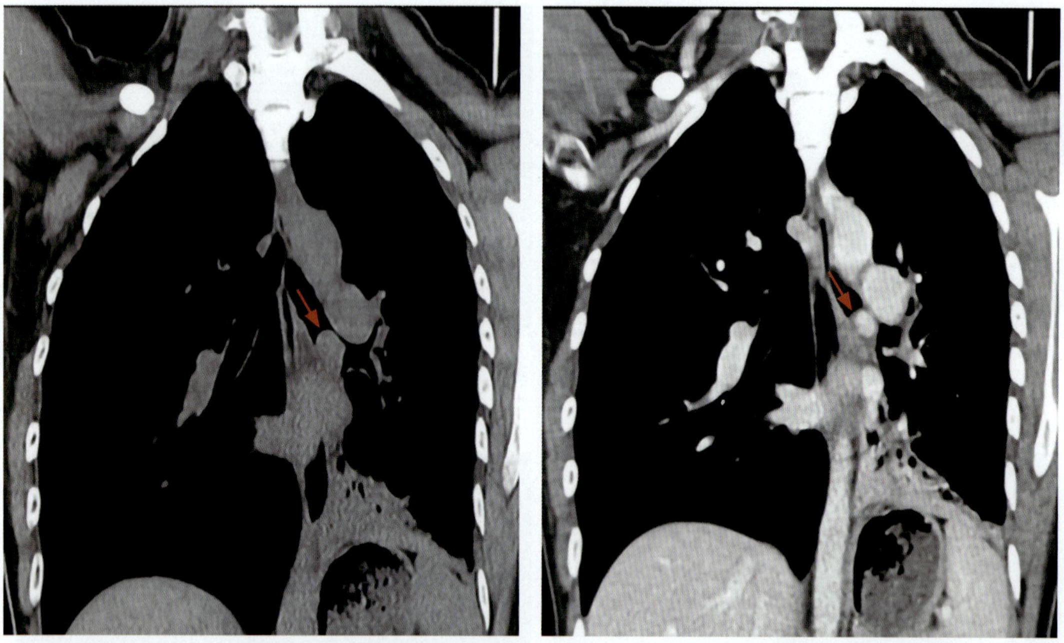

图 1-1-200　女，20 岁。中央型典型类癌，强化明显，平扫和增强 CT 值分别为 29HU 和 122HU

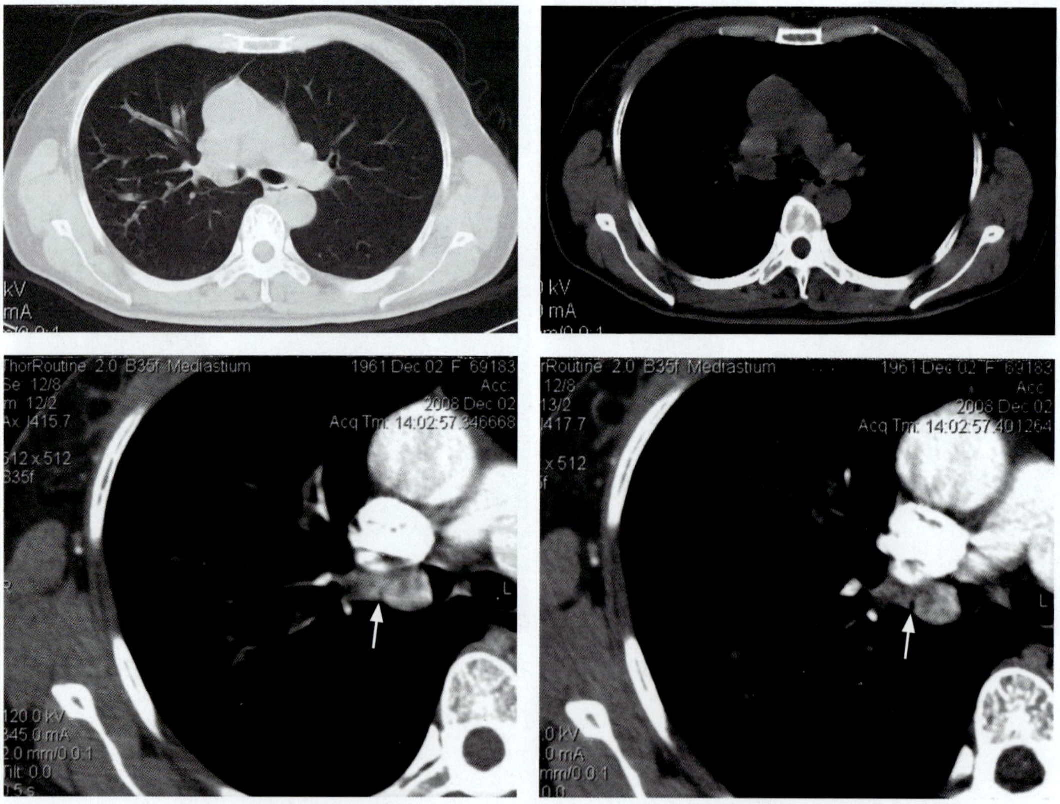

图 1-1-201　女，47 岁。中央型肺类癌，与管壁分界清晰（白箭）

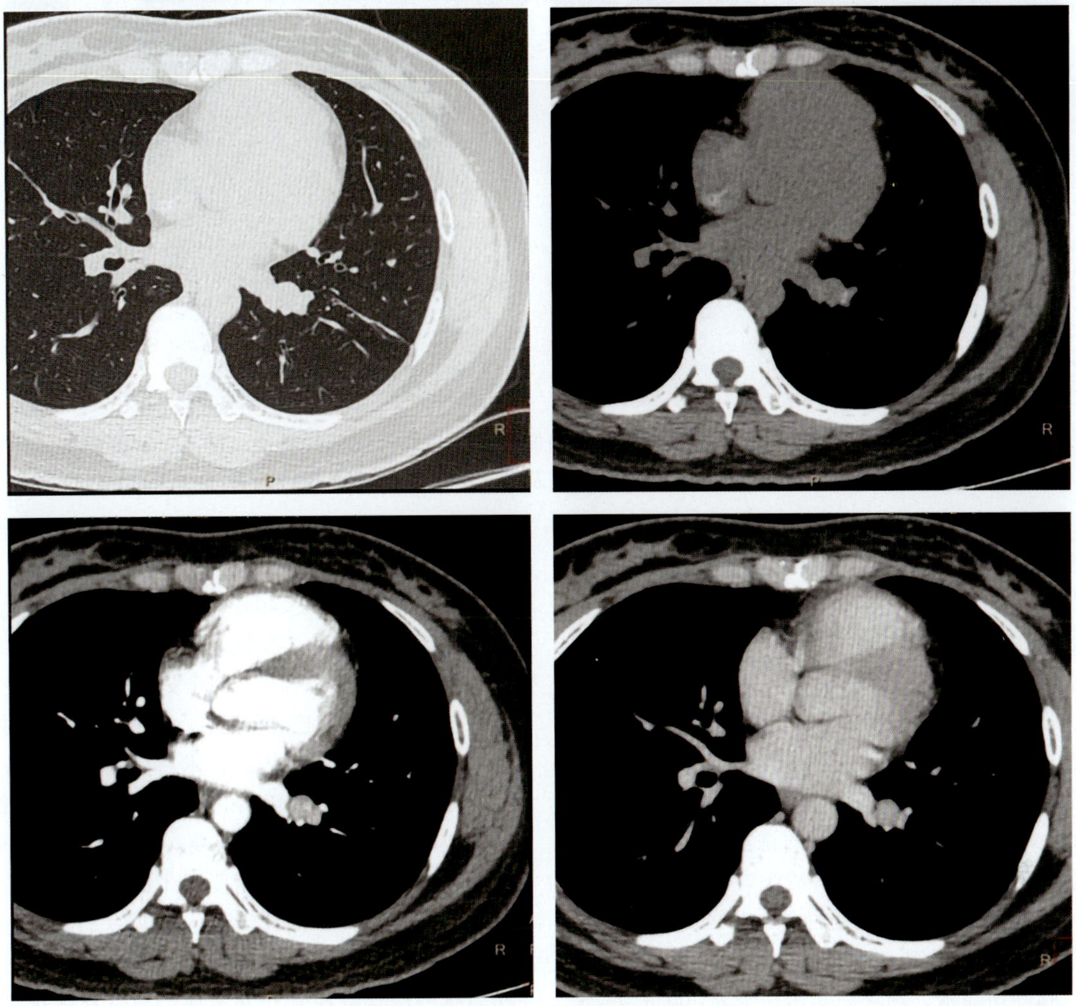

图1-1-202 女，46岁。间断性咯血2年余。左肺下叶基底段支气管开口圆形肿物，三期CT值分别为47.3HU、147.9HU和123.5HU。气管镜下见肿块表面糜烂出血，完全阻塞管腔。术后肿块大小约3.0cm×2.0cm×2.0cm，病理为类癌，无区域淋巴结转移

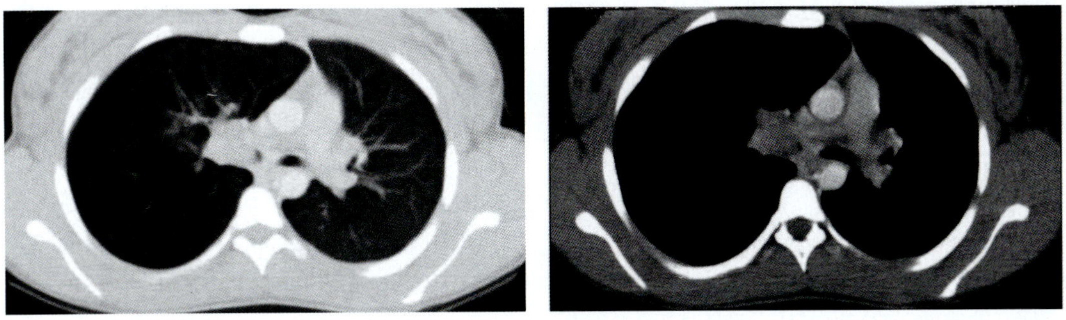

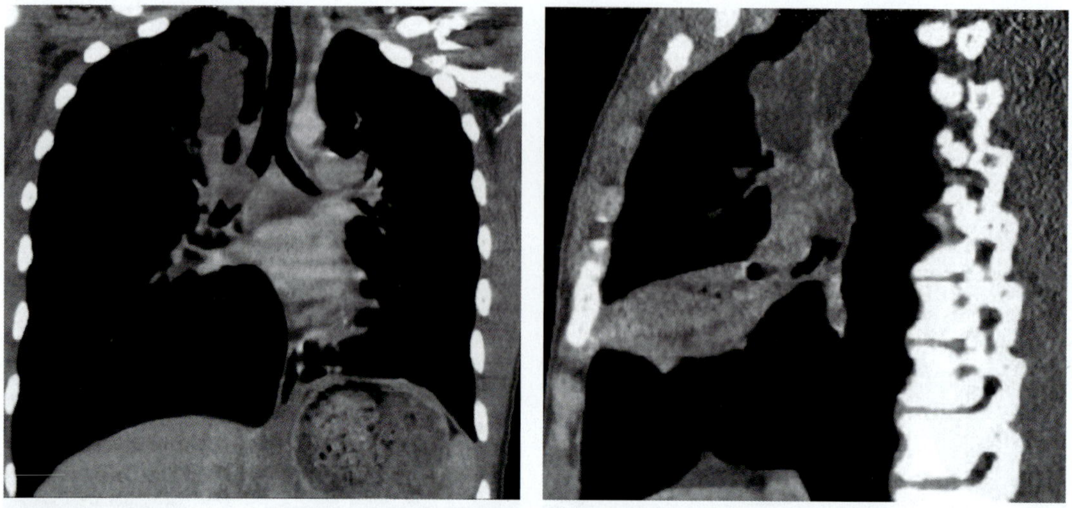

图1-1-203 女，27岁。咳嗽2年。右主支气管内椭圆形肿块影伴阻塞性肺炎、肺不张，呈典型冰山征表现。病理示支气管典型类癌（累及右主支气管及右上支气管）

周围型PC需与周围型肺癌相鉴别。前者边缘较后者光滑，少见深分叶及长毛刺。前者可见较为独特的钙化特点，后者罕见钙化。类癌也需与硬化性肺细胞瘤相鉴别。硬化性肺细胞瘤多见于中年女性，两者多边缘光滑、密度均匀、强化明显，但硬化性肺细胞瘤好发于胸膜下，与周围血管关系密切，多可见贴边血管征，而与支气管关系不密切，这些CT表现有助于鉴别诊断。

7.*治疗* 外科手术是治疗PC的主要手段，切除范围取决于肿瘤大小、部位、浸润情况、受累支气管情况、淋巴结转移情况及手术耐受性等。目的是切除肿瘤并保留尽可能多的肺组织。标准技术是解剖切除术（肺段切除术、肺叶切除术、袖状切除术、全肺切除术），建议所有患者进行淋巴结清扫术。肺叶切除术和全肺切除术是AC最常见的选择。支气管袖状切除术适用于TC，因为它们不像AC那样具有侵袭性。只要有可能，就应考虑切除转移瘤，以达到治疗目的。Caplin等建议根据UICC 7th TNM分类对患者进行分期，生长抑素闪烁扫描SPECT/CT有助于确定术前N和M分期，尤其是在分化良好的类癌中；FDG-PET/CT可能对中分化或低分化肿瘤有用。此外，只要有条件，^{68}Gallium DOTA-PET应优先进行，因为在排查可能的转移时，它比闪烁扫描更敏感。Purandare等评估Ga-DOTA-NOC-PET/CT在PC的肿瘤检测、病理和基线分期中的应用，并研究其对治疗决策的影响。大多数肿瘤位于支气管内（74.7%），并显示出TC的组织病理学特征（82.3%）。Ga-NOC PET显示出92.4%的检测率/敏感度。TC的SUV_{max}明显高于AC（中位SUV_{max} 38.4 *vs*. 15.7）。Ga-NOC PET在14例（11.7%）患者检测到无症状的远处转移，主要发生在肝脏和骨骼，因此将治疗目的从手术改为全身治疗。

局部治疗包括手术（原发和转移）、经导管栓塞或射频治疗。AC具有淋巴道与血行转移等特点，患者的局部淋巴结转移率可达40%～48%，远处转移为20%，转移至肝脏、肾上腺、骨骼、颅脑及皮肤等处常见，TC则少有此特点，仅15%的TC可发生转移，一般局限于支气管壁内。伴有淋巴结转移的AC患者如果单纯行手术切除，肿瘤复发转移率较高，术后应辅助放化疗。对于伴随淋巴结转移及不可切除的类癌患者，放疗可缓解症状，但单纯放疗并不能提高生存期。局部消融术（射频消融、冷冻消融）适用于无法耐受手术的患者，或作为术后复发病灶/残余病灶的治疗手段，肝脏、骨、肺脏等肿瘤转移灶亦可作为消融治疗的靶点。肝转移灶的血供来源为肝动脉，经导管血管栓塞术或经导管动脉化疗栓塞术可使症状缓解，且提高病灶对放化疗的反应。对于进展期肿瘤，局部治疗常作为手术或全身治疗的辅助手段以提高整体疗效。

在晚期和不可切除的PC中，以控制肿瘤生长和缓解内分泌相关症状为目的的全身治疗包括生长抑素类似物（somatostatin analogs，SSAs）、依维莫司、肽受体放射性核素治疗（peptide receptor radionuclide therapy，PRRT）、化疗和分子靶向治疗。生长抑素受体（somatostatin receptor，SSTR）在低级别肺神经内分泌肿瘤中经常表现出过度表达。SSAs（如奥曲肽、兰瑞肽、帕瑞肽）与SSTR结合，阻断肽和胺的释放，有助于控制症状。诸多指南推荐SSAs作为晚期PC患者的一线系统性抗肿瘤增殖治疗用药，尤其针对低Ki-67、SSTR表达阳性的患者。肺神经内分泌肿瘤显示雷帕霉素靶蛋白（mammalian target of rapamycin，mTOR）信号通路的激活增加。依维莫司是一种雷帕霉素类似物，可抑制哺乳动物mTOR，从而抑制细胞增殖、生长和血管生成，是PC患者的潜在治疗方法。PRRT将放射性标记剂递送到特定靶点（如SSTRs），并且在具有SSTR强表达的患者中是一种选择。PRRT是一种特殊的定向放疗，其中最常见的联合核素为^{177}Lu与^{90}Y。PRRT用于治疗不能手术或合并转移的PCs患者，其毒性反应相对较小。全身化疗适用于晚期不可切除进行性PC。最常见的细胞毒性方案是顺铂-依托泊苷或卡铂-依托泊苷，其效果有限。替莫唑胺显示出最大的临床益处。在表现出侵袭性特征、SSTRs阴性表达和Ki-67低于15%的AC病例中，以替莫唑胺为基础的化疗是推荐的最后一种治疗方法。转移性PC应考虑局部或放射治疗。

8.*预后*　TC具有惰性，平均倍增时间约为7年。TC患者预后较好，手术切除后的5年生存率可达90%～95%，10年生存率约80%；AC预后相对较差，手术后5年生存率约为70%，10年生存率约为50%。已知有几个临床因素会影响预后，包括年龄、性别、既往恶性肿瘤、外周肿瘤、TNM分期和ECOG-PS评分。而Georgakopoulou等研究发现，非典型的组织学类型、肿瘤的大小（＞3.7cm）、肿瘤晚期和淋巴结侵犯是手术切除后PC患者的不良预后因素。其他因素，如手术年龄、性别和Ki-67指数，对这些患者的生存率没有影响。肿瘤气腔播散（STAS）是近年来被报道的一种新的肺癌转移方式，出现STAS的肺癌患者其预后欠佳。Altinay等对91例手术切除的AC进行了回顾性研究，同时对191例TC和高级别LCNEC和SCLC的对照病例进行了研究，以评估STAS的存在和潜在的预后作用。STAS在48%的AC中被发现（44/91），而对照组中TC和高级别大、小细胞癌的STAS分别为20.5%和71%～88%。STAS的存在是肺AC的一个额外的相关不良预后因素。

参考文献

AltinayS，MetovicJ，MassaF，et al，2019. Spread through air spaces（STAS）is a predictor of poor outcome in atypical carcinoids of the lung. Virchows Arch，475：325-334.

Caplin ME，Baudin E，Ferolla P，et al，2015. Pulmonary neuroendocrine（carcinoid）tumors：European Neuroendocrine Tumor Society expert consensus and recommendations for best practice for typical and atypical pulmonary carcinoids. Annals of Oncology，26：1604-1620.

Fernandez-Cuesta L，Peifer M，Lu X，et al，2014. Frequent mutations in chromatin-remodelling genes in pulmonary carcinoids. Nat Commun，27：3518.

Filosso PL，Guerrera F，Evangelista A，et al，2015. Prognostic model of survival for typical bronchial carcinoid tumours：analysis of 1109 patients on behalf of the European Association of Thoracic Surgeons（ESTS）Neuroendocrine tumours working group. Eur J Cardiothorac Surg，48：441-447.

Georgakopoulou VE，Zygouris E，Nikokiris C，et al，2020. Predictive indicators of survival in patients with surgically resected lung carcinoid tumors at a greek medical center. Cureus，12：e10300.

Purandare NC，Puranik A，Agrawal A，et al，2020. Does 68Ga-DOTA-NOC-PET/CT impact staging and therapeutic decision making in pulmonary carcinoid tumors?Nucl Med Commun，41：1040-1046.

Simbolo M，Mafficini A，Sikora KO，et al，2017. Lung neuroendocrine tumors：deep sequencing of the four World Health Organization histotypes reveals chromatin-remodelling genes as major players and a prognostic role for TERT，RB1，MEN1 and KMT2D. J Pathol，241：488-500.

Skuladottir H，Hirsch FR，Hansen HH，et al，2002. Pulmonary neuroendocrine tumors：incidence and prognosis of histological subtypes. A population-based study in Denmark. Lung Cancer，37：127-135.

Swarts DR，Scarpa A，Corbo V et al，2014. MEN1 gene mutation and reduced expression are associated with poor prognosis in pulmonary carcinoids. J Clin Endocrinol Metab，99：E374-E378.

Travis WD，Linnoila RI，Tsokos MG，et al，1991. Neuroendocrine tumors of the lung with proposed criteria for largecell neuroendocrine carcinoma. An ultrastructural，immunohistochemical，and flow cytometric study of 35 cases. Am J Surg Pathol，15：529-553.

Williams ED，Sandler M，1963. The classification of carcinoid tumors. Lancet，1：238-239.

9.*病例解析*

（1）**病例1**：女，27岁。间断咯血2年。

胸部CT：左侧中间段支气管内不规则肿块，增强后明显强化，与周围管壁边界尚清（图1-1-204）。

【诊断】 中央型类癌。

【诊断依据】 青年女性，左侧中间段支气管类圆形病变，边缘光滑，邻近基底膜侵袭不明显，首先考虑良性或低度恶性肿瘤。病变强化明显，结合患者年轻，首先考虑类癌，特别是典型类癌可能。患者行气管镜检查见左侧中间段支气管背侧光滑新生物，触之易出血。手术病理肿瘤细胞呈菊形团样排列，考虑类癌（2cm×1cm）；隆突下淋巴结4枚、腋间淋巴结7枚均未查见癌。支气管、近、远端切线均未查见癌。

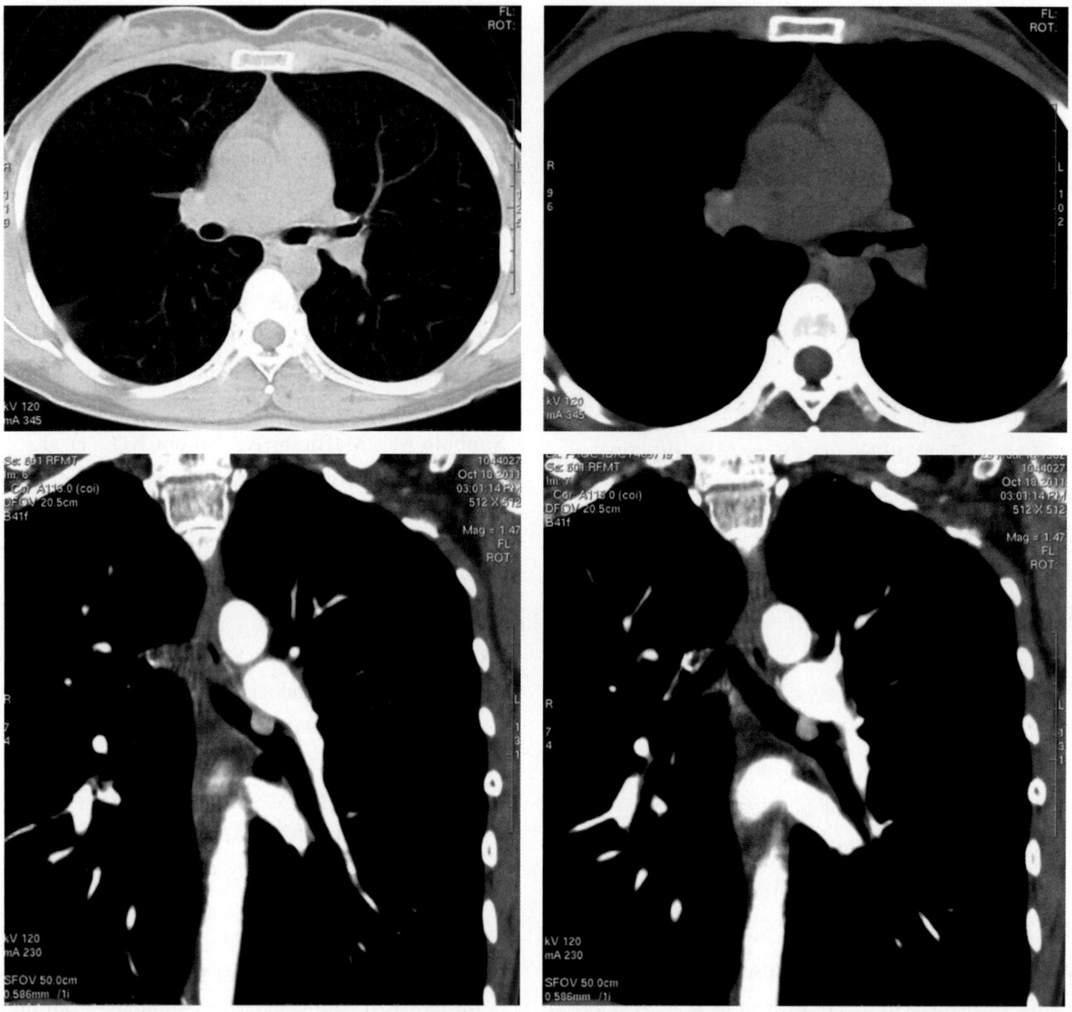

图 1-1-204　胸部CT38

【分析】 中央型PC多表现为气管或肺门区单发类圆形肿块，轮廓光滑、锐利，少见分叶或毛刺。中央型病变引起的临床症状与其导致的支气管管腔狭窄程度和富血供的生物学特性有关，至少50%的患者会出现咯血，本例即以咯血为主要症状。多数类癌呈明显均匀强化，尤以中央型为著。AC和其他类型的肺癌增强后常呈不均匀强化。支气管镜检查使得术前获得准确组织病理诊断成为可能，因为75%的PC起源于三级支气管开口。中央型类癌支气管镜检查通常表现为表面光滑的樱桃红色支气管内结节或肿块，通过宽基底附着在支气管上，可具有息肉样外观，阻塞管腔，表面被覆完整黏膜（图1-1-205）。一些小的中心型类癌完全位于支气管腔内，没有管腔外成分。肿瘤通常是一个明确的圆形或卵圆形结节。支气管内膜类癌的辅助CT特征包括阻塞性肺炎、分泌物充盈的支气管（黏液嵌塞）、肺不张和球阀机制引起的空气滞留（图1-1-206）。由于类癌肿瘤组织富血供特点，既往有镜下活检后出血需转行开胸止血的报道，但发生率非常低。对于没有支气管壁受累或可疑淋巴结病证据的完全管腔内类癌患者，支气管镜切除可能是一种可行的选择。选择支气管成形袖式切除是最佳选择。术中应行切缘冷冻病理检查以确定肿瘤切除彻底。虽然文献报道切缘阳性的病例仍可能获得长期生存，但术中病理证实的切缘阳性病例还是应当进行充分的手术切除，比如联合肺叶切除或全肺切除。TC术后可有较长的生存，只有3% ～ 5%的病例术后复发。AC的生存明显较差，25%的病例会术后复发，而且大多病例死于复发。

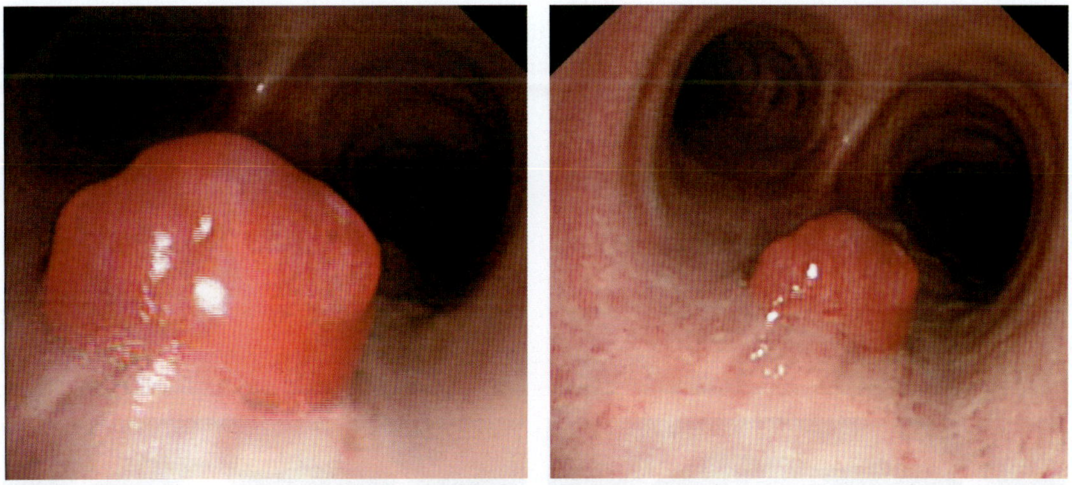

图1-1-205 中央型类癌，息肉样，表面光滑、血管丰富

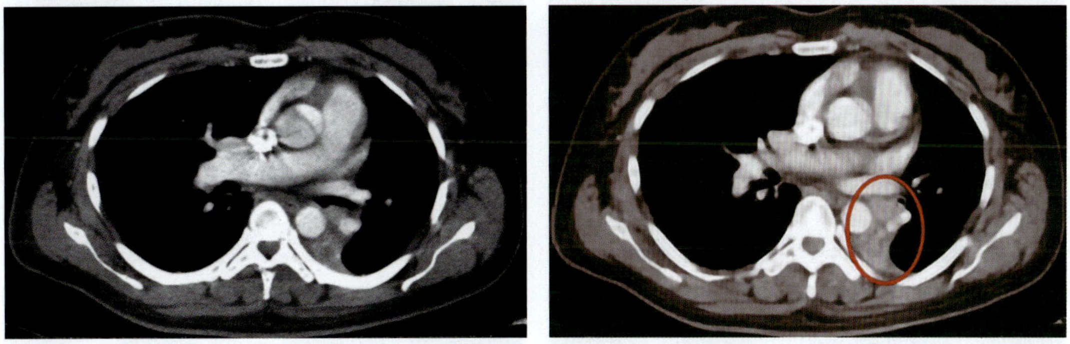

图1-1-206 女，42岁。左下肺中央型类癌伴肺不张（红圈）

（2）**病例**2：男，48岁。咳嗽、咳痰、痰中带血半个月。

胸部CT：右下肺圆形肿块影，密度均匀，边缘光整，无毛刺，周围支气管血管受压推移改变，未见阻塞性肺炎及肺不张改变，平扫、动脉期、静脉期、延迟期分别为33.0HU、40.8HU、59.35HU、59.5HU（图1-1-207）。

【诊断】 右肺中叶中央型类癌。

【诊断依据】 本例为右肺门处病变，跨叶裂（橙箭），无分叶征、毛刺征、胸膜凹陷征，不支持肺腺癌诊断。病灶密度均匀，边界光滑，首先考虑良性病变或低度恶性肿瘤可能。病变周围无卫星病灶，强化明显，不考虑结核诊断。病灶内未见脂肪密度和爆米花样钙化，增强扫描显示强化和延迟强化，错构瘤可能性小。增强扫描显示静脉期强化更明显，且有延迟强化，边缘可见贴边血管征（红箭）、肺动脉为主征（绿箭），需考虑硬化性肺细胞瘤（PSP）可能。但PSP多发生与青年女性，本例为中年男性，性别上不符合。病变下缘气管受压移位（黑圈），但没有阻塞支气管（粉箭），MPR重建提示病变主体位于管腔外（黄箭），包绕支气管，管腔阻塞、狭窄（蓝箭），病变远端气管通畅、可见正常血管影，提示病变与气管关系密切，亦不支持PSP诊断。病变内可见多条连续血管影（紫箭），该征象PSP少见，综合考虑该影像更符合肺类癌诊断。患者术后病理为右肺中叶神经内分泌癌，结合免疫组化及镜下形态，符合中心型类癌，嗜酸细胞亚型，支气管断端未见癌。免疫组化：CAM5.2（+），Syn（+），CgA（+），广谱CK个别细胞阳性，CK7灶状阳性，CK5/6，P63个别细胞阳性，Napsin A（-），CD117（-），AFP（-），GPC-3灶状阳性，Ki-67＜1%。

【分析】 类癌和PSP病变的密度、形态、边缘、钙化特点、发生部位和增强特点等都很相似，肺类癌病灶周围血管也多表现为受压推移，可见贴边血管征，肺类癌病变因富血管也可出现动脉为主征。本例影像学诊断需重视病变下缘气管受压移位、狭窄。病变下方支气管清晰可见，无阻塞性肺炎、肺不张，考虑肿块与支气管关系密切且主要向支气管腔外生长，PSP与气管关系不密切，腔内生长者少见。PSP影像上一般没有可分辨的发育良好的肺血管，本例清晰可见血管进入肿块内（紫箭），不支持PSP；类癌血供丰富，影像或病理（图1-1-208）均可见明显血管影，可作为两者鉴别点之一。本例静脉期强化程度高于动脉期，且显示出了延迟强化的特征，其原因与癌巢之间丰富的血管有关。

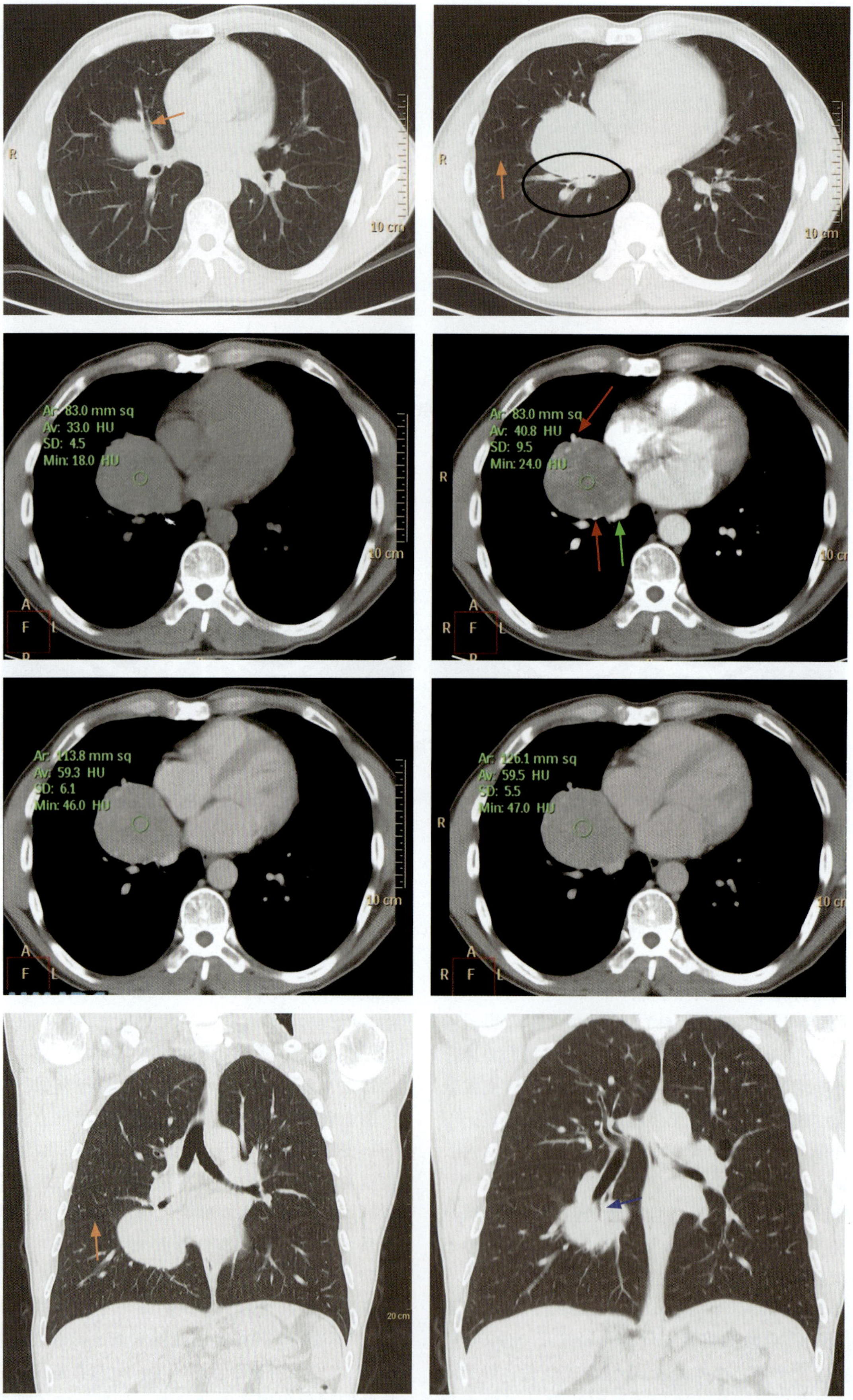
R
10 cm
R
10 cm
Ar: 83.0 mm sq
Av: 33.0 HU
SD: 4.5
Min: 18.0 HU
10 cm
A
F
L
Ar: 83.0 mm sq
Av: 40.8 HU
SD: 9.5
Min: 24.0 HU
R
R
F
Ar: 113.8 mm sq
Av: 59.3 HU
SD: 6.1
Min: 46.0 HU
10 cm
A
F
L
Ar: 126.1 mm sq
Av: 59.5 HU
SD: 5.5
Min: 47.0 HU
R
R
F
20 cm

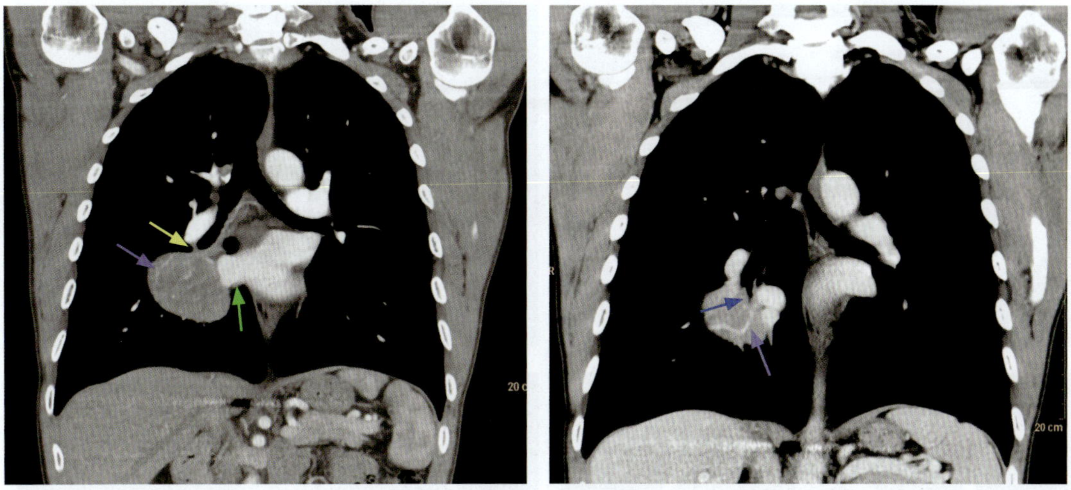

图1-1-207 胸部CT39

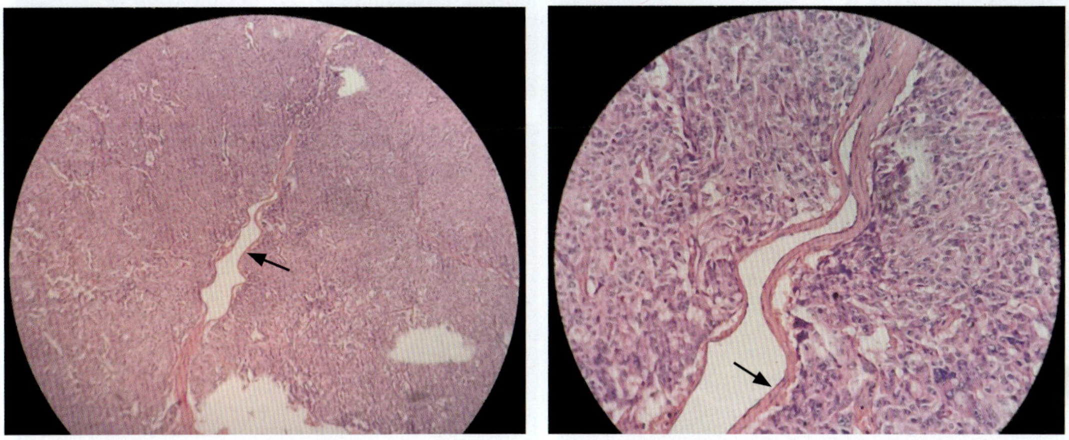

图1-1-208 不典型类癌，血管影明显（舟山市肺癌研究中心 王兆宇 提供）

（3）**病例3**：男，33岁。咳嗽、咳痰半个月。超声检查显示右侧锁骨上多发低回声结节。

胸部CT：右肺下叶占位并纵隔、右肺门淋巴结增大、阻塞性肺炎（图1-1-209）。

【诊断】 右肺下叶中央型类癌。

【诊断依据】 青年男性，右肺下叶光滑肿块影，呈冰山征表现，肿块内钙化明显，同侧肺门、纵隔淋巴结肿大，支持中央型类癌诊断。患者行经支气管肺活检（TBLB）和经支气管针吸（TBNA），支气管镜检查显示右下叶支气管管腔外压性狭窄，程度为90%。右肺下叶TBLB标本的组织病理为神经内分泌肿瘤，部分组织挤压变形，考虑为典型类癌；免疫组化：CK（+）、Syn（+）、CD56（+）、CgA弱（+）、CK7（-）、TTF-1（-）、Napsin A(-)、CK5/6(-)、P40(-)、Ki-67(+）约2%。（4R组淋巴结TBNA）送检少许支气管黏膜组织及纤维素样渗出物。超声引导下右锁骨上低回声结节穿刺活检标本：淋巴组织增生，考虑为淋巴组织反应性增生，可见较多浆细胞浸润。免疫组化：CK（-）、Syn（-）。

【分析】 肺神经内分泌肿瘤被认为是由支气管和细支气管中的正常神经内分泌细胞（Kulchitsky细胞）发展而来，在那里它们可以形成神经内分泌体（neuroendocrine bodies，NEBs）。神经内分泌肿瘤在肺部的位置不是随机的，即观察到从气管到肺泡腔的近端到远端分布。SCLC和TC通常位于中央（支气管），AC位于中央和外周，LCNEC通常位于外周。起源细胞的多样性可以解释解剖位置的这些差异。

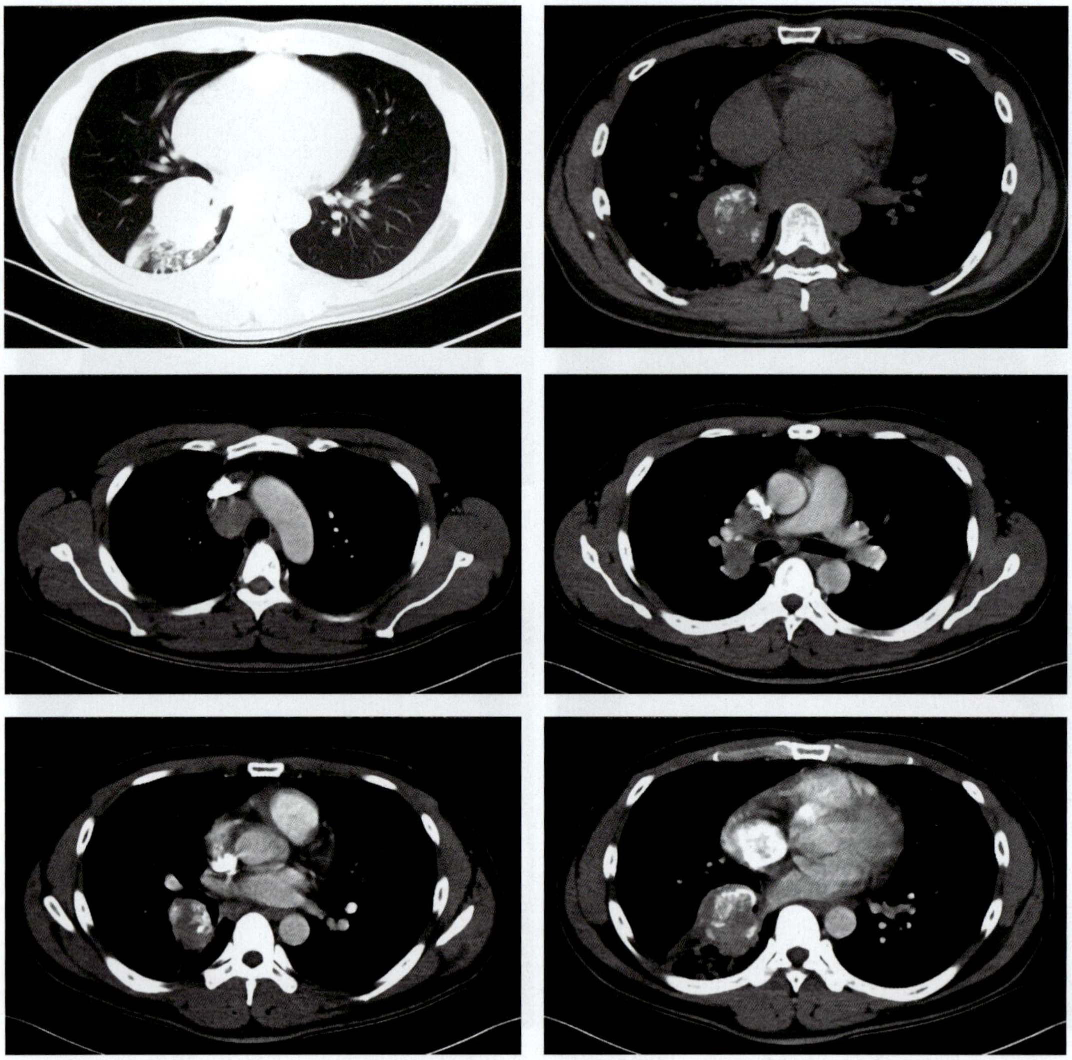

图1-1-209　胸部CT40

TC发生在45岁左右患者中（甚至可能发生在儿童和青少年中），早于AC（55岁）和LCNEC/SCLC（65岁）。绝大多数TC患者不吸烟，而AC在吸烟者中的发生率似乎略高一些。相反，LCNEC和SCLC几乎完全与吸烟有关，超过90%的患者是重度吸烟者。基因组研究表明，类癌通常含有较低的突变负荷和很少的复发突变基因。大多数报道的突变发生在染色质重塑基因（如MEN1）中，很少影响PI3K-AKT-mTOR通路的基因。AC可能比TC携带更多的PIK3CA和MEN1基因改变：在分析的TC中检测到PIK3CA突变和拷贝数增加的比例分别为13%和3.8%，而在AC中分别为39%和23%。类似地，发现MEN1突变的频率在AC中为20%～22%，在TC中为6%。此外，MYCL、SRC和BCL-2扩增仅见于AC。这些差异可以解释这两种类癌亚型之间侵袭性的差异。

TC和AC具有相似的放射学特征。诊断依赖于增强CT扫描来显示支气管内结节、肺门或肺门周围肿块、纵隔淋巴结肿大、肿瘤与支气管的关系及亚段支气管病变以外的较小结节。支气管镜是组织诊断的最佳选择。虽然肺门和纵隔淋巴结是TC最常见的转移部位，但大多数淋巴结肿大是由反应性增生引起。这可以解释为什么该例患者纵隔和锁骨上淋巴结的组织病理学呈阴性。

PC预后好于其他类型的原发性肺癌。根据分化程度和淋巴结转移情况，TC的预后优于AC。尽管总体生存率很高，但TC的转移率为10%～15%，AC高达50%，在初次治疗完成后多年仍可能复发。转移通常发生在纵隔淋巴结，其次是肝脏和骨骼。Mineo等回顾性分析了PC中淋巴结微转移的临床和预后相关性。肿瘤微转移是指恶性肿瘤在发展过程中播散并存活于血液循环、淋巴道、骨髓及各组织器官中的肿瘤细胞，尚未形成转移结节，无临床表现，只有在各种机体组织、体液及细胞移植物中才能检测到的亚显微水平的肿瘤残留。55例患者接受了标准解剖切除术（肺叶切除术或全肺切除术）和系统的常规（肺门和纵隔）淋巴结清扫。组织学检查显示47例（85.5%）为TC，8例（14.5%）为AC。微转移在AC中更常见。只有组织学模式和淋巴结状态显著影响无病生存率和总生存率。即使是位于气管支气管树周围的小肿瘤也可能发生转移，这表明淋巴结微转移与肿瘤大小和分期无关。微转移使5年和10年的无病生存率和总生存率更差。

PC患者术后需要随访。TC患者可以在术后3个月和6个月时进行胸部CT检查，然后每年进行一次检查。AC患者建议在3个月和6个月时复查，然后每隔6个月复查一次。

对于晚期患者，随访和成像必须根据患者的基线状态、新症状和既往治疗及是否考虑改变治疗制订个性化方案。CgA的测量可用于监测疾病进展。需要更详细的指导方针来指导PC患者的随访。

（4）**病例**4：男，70岁。胸痛3天。辅助检查：白细胞7.96×10^9/L，单核细胞0.79×10^9/L，嗜酸细胞0.12×10^9/L；肿瘤标志物：NSE 49.16ng/ml（0～24ng/ml）；红细胞沉降率61mm/h。心脏超声：左心房增大，二尖瓣反流，左心室收缩功能正常。

胸部CT：左肺下叶团块影，坏死明显，平扫CT值中心区域17HU，周边区域41HU；三期增强CT值中心区域17HU、20HU、21HU，周边区域65HU、63HU、63HU（图1-1-210）。

【诊断】 周围型类癌。

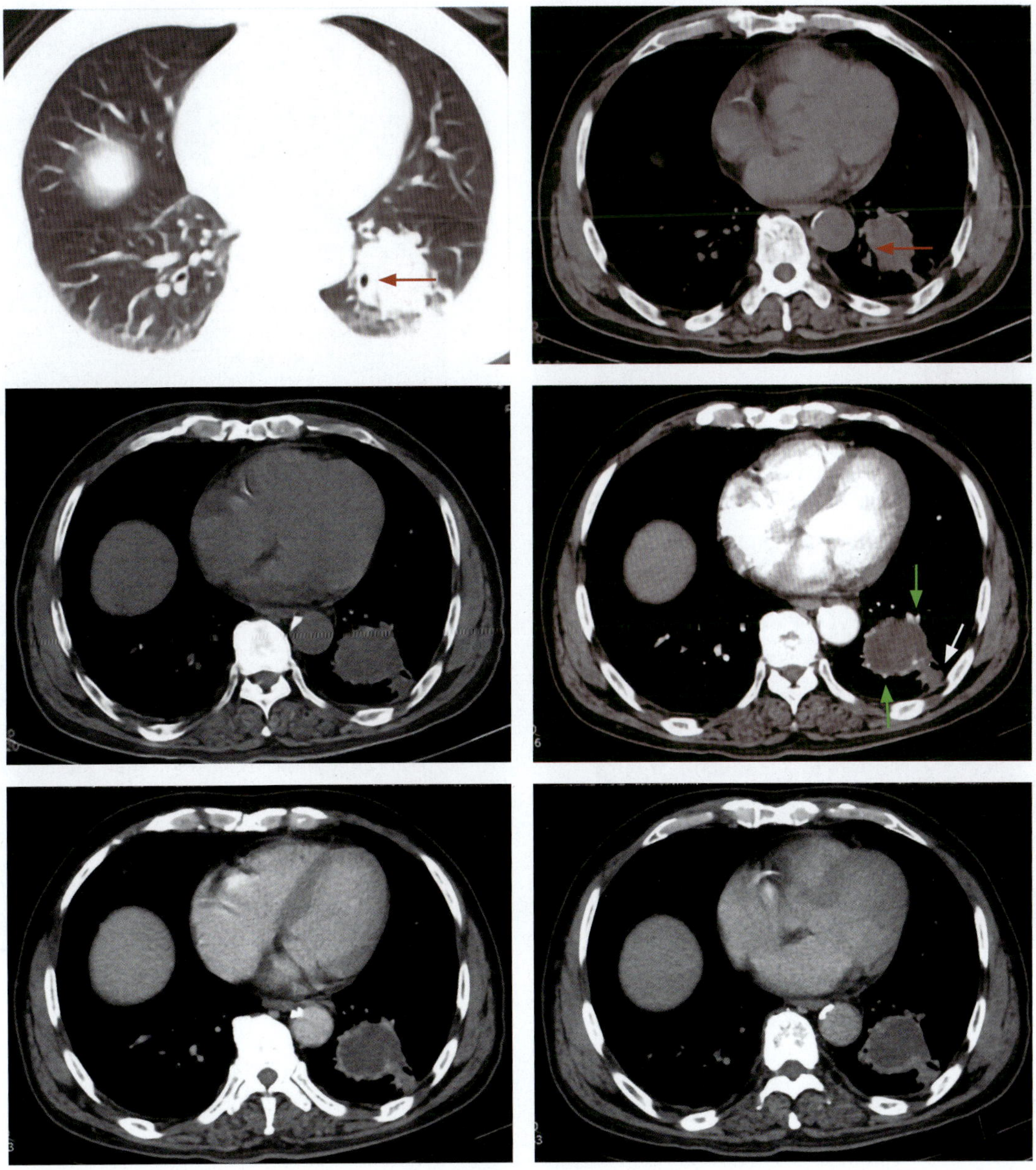

图1-1-210　胸部CT41

【诊断依据】 老年男性，左肺下叶团块影，病变外侧可见阻塞性肺炎（白箭）。病史较短，无明显发热，病灶较大，范围较广，临床症状较轻，不支持社区获得性肺炎诊断。结核球可无明显临床症状，可有边缘环形强化，但多无贴边血管征（绿箭）表现。肺脓肿中央出现大面积坏死时，多有发热等感染症状，厚壁居多，本例不符合。外周边界尚可，有贴边血管征，需考虑PSP和类癌可能。PSP多有明显强化和延迟强化，明显坏死少见，本例强化方式和坏死程度不支持该诊断。左肺下叶后基底段支气管受压明显（红箭），提示病变与气管关系密切，结合病变周围血管丰富，类癌需考虑。患者系统抗炎半个月后复查示左下肺肿块影较前略有缩小，远处阻塞性炎症有所好转，肿块内密度变化不大，CT值较前略增高，抗炎效果一般，更需考虑肿瘤可能。患者行手术切除病变：肿物位于左肺下叶距离支气管断端1.5cm处，支气管内见一隆起型肿物，大小约5.0cm×4.0cm×2.2cm，剖开肿物，无完整包膜，切面淡黄色，质软，大部分为坏死，累及脏胸膜，无种植转移，肺门及纵隔淋巴结无明显增大。病理（图1-1-211，图1-1-212）：左下肺不典型类癌伴大片梗死，周围肺泡上皮增生伴机化，局部肺泡上皮增生并化生。支气管断端未见癌。免疫组化（图1-1-213，图1-1-214）：CD56（＋），CK（＋），CgA（＋），Ki-67约（＋）2%，NSE（＋），Syn（＋）。淋巴结均未见累及。

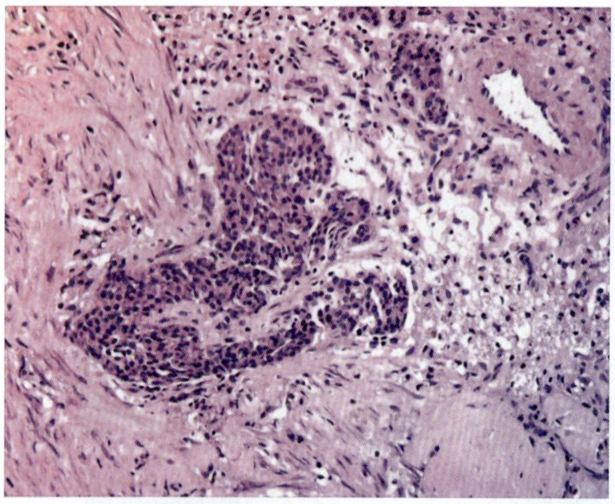

图1-1-211 肿瘤细胞形态较为一致，呈巢状分布（HE，20×）

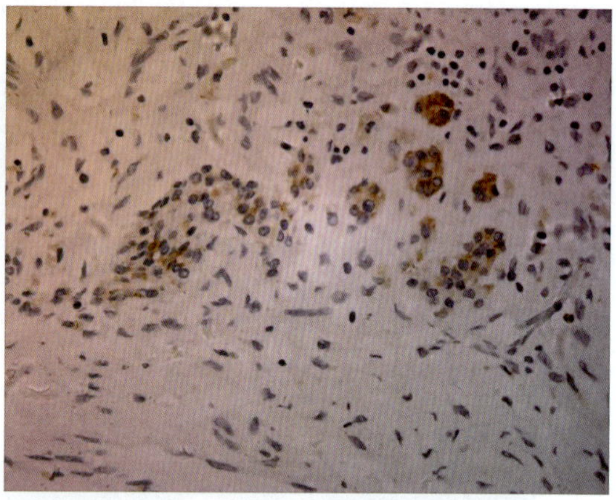

图1-1-213 CgA呈胞质颗粒状阳性

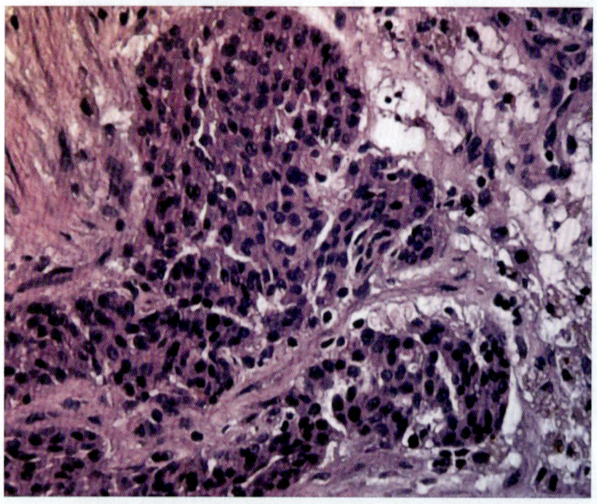

图1-1-212 肿瘤细胞轻度异型，胞质较丰富，细胞核染色质增多（HE，40×）

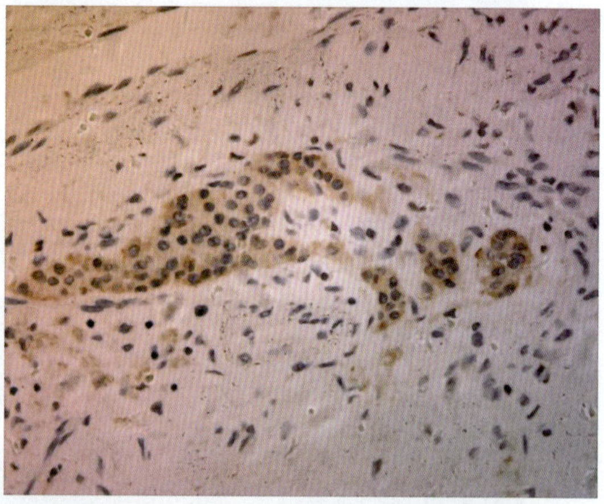

图1-1-214 Syn呈胞质阳性

【分析】 类癌主要起自支气管上皮的基底部或支气管壁的深层，表面覆盖黏膜多完整，因此CT表现缺少肺癌瘤周常有的细小毛刺或浸润，亦较少有囊变、坏死，多强化明显，少数AC患者强化不均匀或不强化，可能提示恶性倾向。本例即坏死明显，无明显强化，符合该病影像学特征。

许多研究已经证实，TC和AC是不同的疾病实体，并据此进行治疗。Thakur等对澳大利亚墨尔本多个机构接受肺部类癌手术切除的241例患者进行了回顾性分析。中位年龄为57.7岁，大多数患者为女性（58.9% *vs*

41.1%)。77.1%的患者存在TC。AC更可能有较大的肿瘤大小和淋巴结受累。TC的5年、10年和15年的总生存率分别为98%、95%和84%，AC分别为88%、82%和62%。非典型组织学和淋巴结受累是重要的预后因素，具有上述任何一种特征的患者都不应考虑亚肺叶切除。无淋巴结受累的TC可能适合进行亚肺叶切除。Walters等评估了816例18岁或18岁以上的AC患者和5688例TC患者。AC患者往往年龄较大，肿瘤较大，病情较晚期。AC患者Ⅰ、Ⅱ、Ⅲ和Ⅳ期未经调整的总5年生存率分别为84%、74%、52%和51%。TC的Ⅰ、Ⅱ、Ⅲ和Ⅳ期未经调整的5年生存率分别为93%、93%、89%和87%。16%的AC和7%的TC患者分期升高（即在临床分期N0患者的手术标本中发现的淋巴结转移）。多变量分析显示，年龄、合并症和分期的增加被确定为AC患者死亡率的重要预测因素。手术切除的程度（肺叶切除术与亚肺叶切除术）未被确定为AC生存率的预测因素。

与TC相比，AC的侵袭性明显更强，淋巴结（50%）和远处（20%）转移的频率更高。在非典型类癌中，高达21%的患者出现同侧纵隔淋巴结转移（N2）。对侧纵隔淋巴结（N3）在PC中极为罕见。

（大连医科大学附属第一医院放射科 李智勇 提供）

（二）弥漫性特发性肺神经内分泌细胞增生

1.概述 弥漫性特发性肺神经内分泌细胞增生（diffuse idiopathic pulmonary neuroendocrine cell hyperplasia，DIPNECH）是一种散在的单个细胞、小结节（神经内分泌小体）的弥漫性增生，或肺神经内分泌细胞（PNEC）的线性增生，是类癌及微小瘤的侵袭前病变。DIPNECH可见于以下3种情况：①慢性肺损伤，很少进展为类癌；②可进展为TC、AC，主要见于女性；③DIPNECH和微瘤共存，常见于类癌肿瘤切除者。作为侵袭前损害，DIPNECH可能进展为类癌，但不会进展为高级别神经内分泌肿瘤（LCNEC或SCLC）。

Aguaya等在1992年首次描述了6例DIPNECH。DIPNECH可局限于支气管和细支气管气道上皮，随病情发展增生的PNEC可完全取代气管上皮细胞，导致气道狭窄或阻塞，但病变不超过基底膜；当PNEC继续增生突破上皮基膜并形成巢状或发展成明显纤维化结节，结节大小＜5mm即诊断为肺微瘤型类癌，若结节大小≥5mm则诊断为类癌。DIPNECH镜下表现为在支气管扩张、慢性炎症细胞浸润、肺间质弥漫纤维化的基础上出现灶性神经内分泌细胞增生（直径＜5mm），增生的细胞可局限于支气管和细支气管上皮或突破基膜向间质生长。细胞相对一致，呈短梭形或椭圆形；胞质嗜酸性，少到中等；核染色质细腻或呈细颗粒状，核仁不明显，核分裂象罕见。免疫组化：神经内分泌标记Syn、CgA、CD56强阳性；上皮标记CK（广谱）、CK-L、CK-H阳性；增殖指数Ki-67较低，P63、Vim等阴性。DIPNECH、肺微瘤型类癌与TC是PNEC连续增生时的不同病理组织学表现，三者具有一定的相关性及连续性。

据统计，40%的DIPNECH患者伴有类癌，70%伴有微瘤型类癌。在70%以上的周围型类癌患者中发现有PNEC增生。Marchevsky等对肺切除标本进行分析，他们将多灶性神经内分泌细胞增生的存在定义为至少3个独立小气道中存在5个或更多的PNEC，并伴有3个或更多类癌。在诊断时，53%的DIPNECH患者表现为同步类癌，24%的患者表现为闭塞性细支气管炎。只有1例患者在DIPNECH诊断后被诊断为类癌，DIPNECH与高级神经内分泌肿瘤的发病率增加无关。

DIPNECH属阻塞性肺病，可发生于任何年龄，以中老年女性居多，典型地出现在51～70岁（中位年龄58岁），且绝大部分为非吸烟者，临床多表现为隐匿性咳嗽或缓慢进展的呼吸困难，与细胞增殖和神经内分泌肽释放有关，易误诊为轻度支气管哮喘。体检常无明显体征，肺功能检查多表现为与闭塞性细支气管纤维化或支气管扩张患者相似的伴有弥散功能减退的阻塞性或混合性（阻塞性/限制性）肺功能损害。影像学表现无特异性，HRCT表现可有双肺斑片影、磨玻璃密度影、马赛克灌注、闭塞性细支气管炎、支气管壁增厚、支气管扩张、多发性小结节影等（图1-1-215）。Little等评估

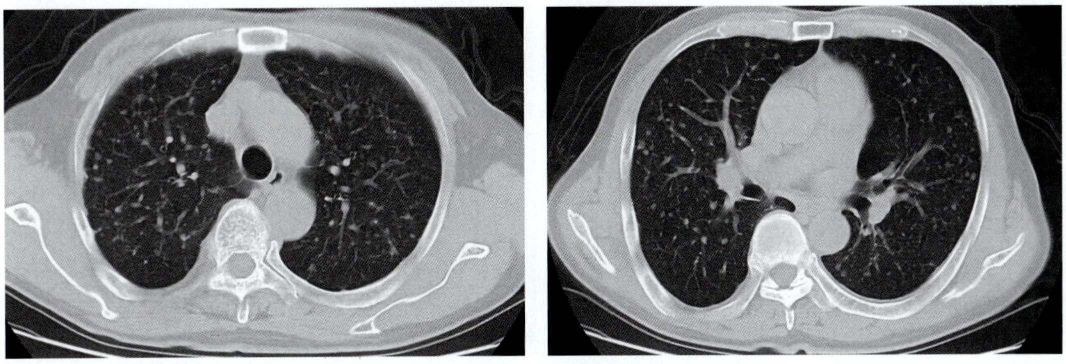

图1-1-215 男，57岁。双上肺小叶间隔增厚，双肺弥漫性小结节影

了32例DIPNECH患者的CT特征、临床表现及放射学和临床诊断的延迟。所有32例患者均为女性，大多数患者（69%）从未吸烟。诊断时的平均年龄为61岁。症状包括慢性咳嗽（59%）或呼吸困难（28%），41%的患者最初临床诊断为哮喘。DIPNECH在临床上只有1例被怀疑，只有31%的病例被放射科医师提及。CT特征包括大量下肺和细支气管周围占优势的结节、马赛克衰减、结节性支气管壁增厚。在随访≥3年的病例中，85%的患者显示最大结节的大小增加，70%的患者显示多个结节的大小增大。

Hayes等回顾性评估了311例高分化肺神经内分泌肿瘤（NET）人群中DIPNECH的患病率和临床病理特征，并研究进展时间（TTP）和总生存期（OS）的预测因素。共有61例（20%）患有DIPNECH，77%为TC，13%为AC，10%为TC和AC（多中心）。基线人口统计数据显示95%为女性，59%从不吸烟。在就诊时，54%的患者无症状。7例（11%）患者出现转移，首次转移时的中位OS为37个月。AC组织病理学和NET TNM分期≥ⅡA与TTP和OS较差有关。在DIPNECH队列中，15年生存率为86%。尽管DIPNECH主要是一种与TC相关的惰性疾病，但23%的患者发生了AC，这些患者可能需要更仔细地观察。Prieto等评估了DIPNECH对PC根治性治疗患者的特征和预后的影响。在172例切除的类癌病例中，25例（14.5%）具有DIPNECH的病理标准和放射学特征，如马赛克衰减（92.0%）、＜5mm的多发结节（76.0%）和黏液样阻塞（32%）。在DIPNECH患者中，通常进行大的肺部切除（92.0%），切除的肿瘤大多归类为pT1（92%）。Ki-67染色平均值为3.7%±5.2%。术后早期大部分病情稳定（96.0%），5年生存率为92.9%±6.9%。与非DIPNECH病例相比，DIPNECH患者年龄较大，女性多见（84.0% *vs* 56.5%），并合并糖尿病或高血压。AC在DIPNECH患者中的发生率显著较高（40.0% *vs* 19.9%）。在多变量分析中，只有DIPNECH模式和非典型组织学是pN2侵袭的独立因素。

DIPNECH疾病进展较慢，大部分患者预后良好。目前尚无有效的治疗方法。体积较大的肿瘤可行手术切除，症状进行性加重的患者可考虑给予生长抑素类似物治疗，以达到病情稳定。部分患者可根据其病情及症状给予化疗、激素或移植治疗。

参考文献

Aguayo SM，Miller YE，Waldron JA，et al，1992. Brief report：idiopathic diffuse hyperplasia of pulmonary neuroendocrine cells and airways disease. N Engl J Med，327：1285-1288.

Hayes AR，Luong TV，Banks J，et al，2022. Diffuse idiopathic pulmonary neuroendocrine cell hyperplasia（DIPNECH）：Prevalence，clinicopathological characteristics and survival outcome in a cohort of 311 patients with well-differentiated lung neuroendocrine tumours. J Neuroendocrinol，34：e13184.

Little BP，Junn JC，Zheng KS，et al，2020. Diffuse idiopathic pulmonary neuroendocrine cell hyperplasia：imaging and clinical features of a frequently delayed diagnosis. AJR Am J Roentgenol，215：1312-1320.

Marchevsky AM，Walts AE，2015. Diffuse idiopathic pulmonary neuroendocrine cell hyperplasia（DIPNECH）. Semin Diagn Pathol，32：438-444.

Prieto M，Chassagnon G，Lupo A，et al，2021. Lung carcinoid tumors with Diffuse Idiopathic Pulmonary NeuroEndocrine Cell Hyperplasia（DIPNECH）exhibit pejorative pathological features. Lung Cancer，156：117-121.

2.病例解析

病史：女，69岁。心悸、胸痛、呼吸困难2个月。

胸部CT：双肺磨玻璃样阴影，右肺中叶结节影（图1-1-216）。

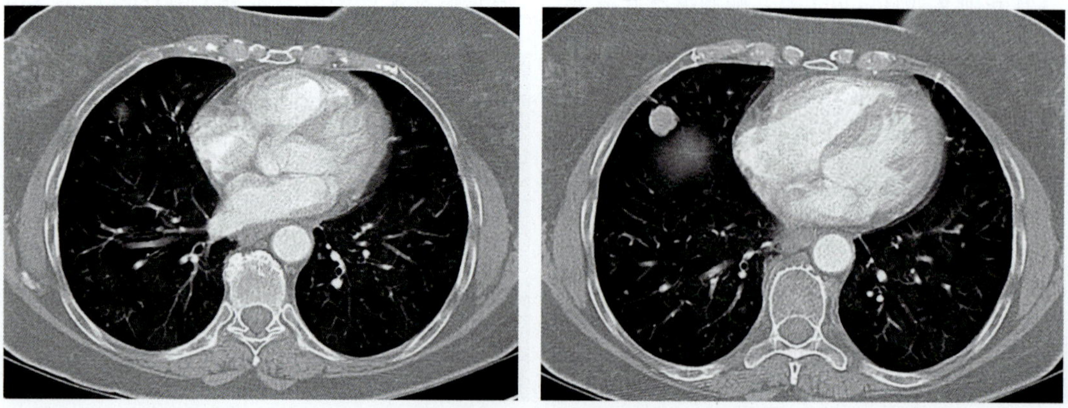

图1-1-216　胸部CT42

【诊断】 弥漫性特发性肺神经内分泌细胞增生。

【诊断依据】 老年女性，右肺中叶见类圆形病变，呈实性结节影，有胸膜牵拉和浅分叶，内见血管穿行，首先考虑周围型肺癌可能。胸部CT显示马赛克征表现，考虑患者有气道痉挛，符合哮喘和哮喘样改变，结合患者为老年女性，有心悸、胸痛、呼吸困难症状，考虑类癌综合征可能（多有皮肤潮红、腹泻、哮喘、心动过速、血压波动等症状）。患者穿刺病理为弥漫性特发性肺神经内分泌细胞增生（图1-1-217），淋巴结均未见累及。免疫组化（图1-1-218，图1-1-219）：CD56（＋），Syn（＋），CgA（＋），CK（＋）（弱），TTF-1（＋）（弱），Ki-67（＋）约2%。

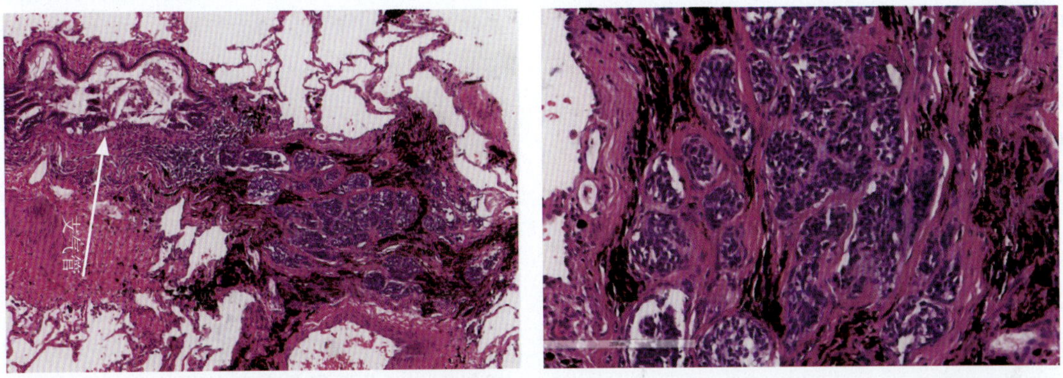

图1-1-217　支气管上皮（白箭）几乎全部被增生的神经内分泌细胞取代。神经内分泌细胞形态较一致，呈短梭形或椭圆形，胞质嗜酸性；核染色质细腻，核仁不明显，核分裂象罕见；呈结节状排列

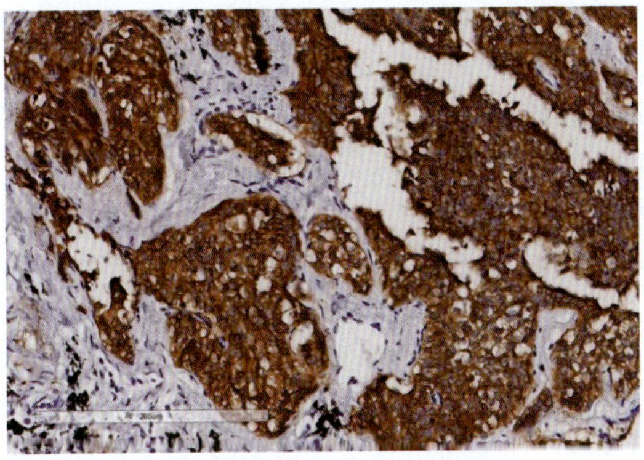

图1-1-218　CD56阳性

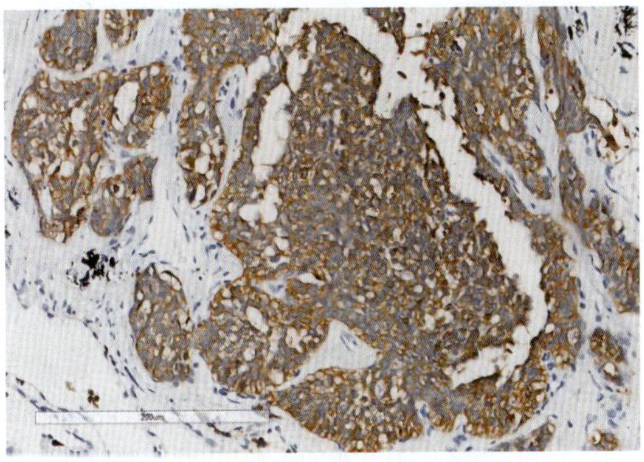

图1-1-219　Syn阳性

【分析】 神经内分泌细胞构成肺上皮细胞的1%，正常情况下呈小簇状或单个散在分布于支气管和细支气管周的黏膜上皮内。神经内分泌细胞增生在组织学上表现为在支气管黏膜纤毛上皮和基底膜之间神经内分泌细胞呈线状或微小结节状聚集或增生。孤立性的神经内分泌细胞增生和肺微瘤型类癌相当常见，通常是其他肺疾病活检或切除标本中的一个偶然的组织学发现，如慢性炎症、纤维化、肺脓肿或肺结核等。弥漫性的神经内分泌细胞增生相对少见，大多数情况下是继发于慢性肺损伤如支气管扩张症或肺脓肿的一种反应性改变，但在罕见情况下可发生在无基础疾病的肺组织内，此时称为DIPNECH。DIPNECH是一种罕见的疾病，该病的特点是从气管到终末气道的整个呼吸道内出现肺神经内分泌细胞的原发性增生。许多DIPNECH患者常被误诊为支气管哮喘和其他呼吸系统疾病而接受治疗。当患者肺部出现结节时，又容易被认为是转移瘤。影像学上弥漫性马赛克征和散在非钙化结节高度提示DIPNECH可能。很多疾病都可导致马赛克征的出现，其中小气道病变占1/3。其余2/3往往是由于肺实质病变或肺血管病变所致。呼气相影像学检查有助于马赛克征病因的鉴别诊断。小气道阻塞性病变，呼气相时，马赛克征颜色较深区域（与气体陷闭的影像学表现一致）不会发生明显改变，仍保持高亮状态。若马赛克征区域随着呼吸颜色发生改变，则提示为肺血管或肺实质病变。若马赛克征沿血管走向分布，则提示肺实质性病变可能。对于慢性肺部血栓性疾病，低衰减区域提示为病变部位，血管直径也较正常偏小。

Samhouri等对梅奥诊所44例DIPNECH患者进行了

分析。91%患者为女性，中位年龄为65岁，73%的患者从不吸烟。38例患者（86%）出现呼吸道症状，包括咳嗽（68%）和呼吸困难（30%）；45%以前被诊断患有哮喘或慢性阻塞性肺疾病。肺功能检查显示梗阻型占52%，限制型占11%，混合型占9%，非特异性型占23%，正常型占5%。在胸部CT扫描中，95%表现为弥漫性结节，77%表现为马赛克衰减。在管理方面，25%的患者未接受药物治疗，55%接受吸入性支气管扩张剂，41%接受吸入性皮质类固醇，32%接受奥曲肽；4例（9%）患者采用全身类固醇、阿奇霉素或联合化疗。在24名可进行后续肺功能测试的患者中，50%的患者病情稳定，33%的患者病情恶化，17%的患者病情好转，中位时间间隔为21.3个月。他们认为，DIPNECH通常与闭塞性细支气管炎引起的气流阻塞有关，这对目前的药物治疗反应有限。

对于无吸烟史、有肺部多发结节、阻塞性通气功能障碍的患者，应考虑DIPNECH可能。

五、肺大细胞神经内分泌癌

肺大细胞神经内分泌癌（lung large cell neuroendocrine carcinoma，LCNEC）是一种相对罕见的肺癌亚群，属于高级别神经内分泌癌，占神经内分泌肿瘤的15%，占肺癌手术标本的2.4%～3.1%。目前WHO的分类将LCNEC定义为具有神经内分泌形态学和神经内分泌标志物表达的NSCLC。

（一）分类

1991年，Travis等首次提出了LCNEC的概念，将LCNEC描述为低分化的高级别肿瘤，在形态学上与SCLC不同，并通过免疫组织化学或电子显微镜保持明显的神经内分泌分化。在1999年和2004年WHO分类中，LCNEC被归类为大细胞癌（LCC）的一种变体，属于NSCLC的一种亚型。在2015年WHO肺部肿瘤分类中，首次将神经内分泌肿瘤归为一类，包括TC、AC、LCNEC和SCLC。在2021年WHO分类中，肺神经内分泌肿瘤被分类为神经内分泌肿瘤（包括低级别TC和中级别AC）和高级别神经内分泌癌（包括LCNEC和SCLC）。

LCNEC可包含腺癌、鳞癌、巨细胞癌或梭形细胞癌的成分，称为复合型LCNEC（combined LCNEC，C-LCNEC）。腺癌是C-LCNEC最常见的组织学类型。LCNEC也可与SCLC共同存在，并被归类为“复合型SCLC和LCNEC”，即使LCNEC含量＞10%，仍归入C-SCLC。肺部复合型肿瘤通常发生在高级别肺癌中，而不是发生在类癌患者，这与消化道和胰腺神经内分泌肿瘤不同，在消化道和胰神经内分泌肿瘤中，所有肿瘤都可能含有外分泌腺成分，称为“复合型神经内分泌/非神经内分泌肿瘤”（MiNEN）。

（二）病理

LCNEC的诊断需要通过光学显微镜观察神经内分泌特征，并通过免疫组织化学染色确认神经内分泌标志物。LCNEC具有NSCLC的细胞学特点，如细胞增大（直径大于3个静息淋巴细胞），核质比降低，核空泡状，染色质粗细不等和（或）常伴核仁。有时染色质纤细并缺乏核仁，但由于体积硕大、胞质丰富而貌似NSCLC。肿瘤具有神经内分泌癌的形态特点，呈器官样、巢状、栅栏样、菊形团、小梁状排列。有丝分裂率高，＞10个/2mm^2，多为60～80个/2mm^2。坏死明显，通常为大面积坏死。至少表达一种神经内分泌标志物（不包括NSE），如CgA、Syn和CD56。TTF-1在约50%的LCNEC病例中存在，Napsin A很少表达。电镜下可见神经内分泌颗粒。

LCNEC与AC在组织结构和细胞形态上具有明显的相似性，区分两者最重要的指标为核分裂象的多少和坏死程度，AC中的坏死一般为点灶状的粉刺样坏死，而LCNEC的坏死通常为大片的融合性坏死。Ki-67标记指数被用作高级恶性肿瘤的指标，LCNEC一般＞50%，在小活检标本中因为组织较少难以评估核分裂象和坏死时，可用于与AC的鉴别诊断。LCNEC与SCLC最重要的鉴别点是细胞大小、核浆比、核仁是否存在。前者肿瘤细胞较大、胞质丰富、玫瑰花结构形成、呈多角形（SCLC为梭形）、核多形、明显的核仁和较少的核溶解等。后者肿瘤细胞小，核浆比例高，染色质粉尘状，一般无核仁。

NSCLC可通过缺乏神经内分泌形态和免疫组化表达而与LCNEC区分开来。基底样鳞状细胞癌呈巢状生长模式，具有外围栅栏样排列和大面积坏死，类似于LCNEC。尽管P40是区分LCNEC和基底样鳞状细胞癌的有用鳞状上皮标志物，但应注意一些LCNEC也可能显示局灶性染色（＜10%肿瘤细胞标记）。弥漫性强P40阳性是基底样鳞状细胞癌的特征。

（三）分子亚型

LCNEC有独特的基因组图谱和转录图谱，具有高突变负荷（8.5～10.5个突变/Mb），大部分突变基因为抑癌基因，常见的包括TP53（64%～92%）、RB1（19%～47%）。参与LCNEC转录特征的主要基因是KEAP1（18%～38%）和STK11（10%～34%）。Kelch样ECH相关蛋白1（Kelch-like ECH-associated protein 1，KEAP1）形成蛋白质复合物并泛素化NRF2的N-末端结构域，NRF2是一种氧化应激反应转录因子。NRF2的主要转录目标是还原型辅酶Ⅱ（NADPH）。KEAP1不仅是抑癌基因，也是转移抑制基因。丝氨酸/苏氨酸激酶11（Serine/threonine kinase 11，STK11）编码肝激酶B1（liver kinase B1，

LKB1）是一种常见的肿瘤抑制因子，经常发生在NSCLC中。KEAP1突变与STK11突变同时发生，与肺腺癌对免疫检查点阻断反应不佳有关。因此，STK11/KEAP1突变有望作为抗PD-1/PD-L1治疗的预测生物标志物。ASCL1是一种转录因子，在正常胎儿肺神经内分泌细胞中选择性表达。ASCL1在SCLC和LCNEC中高度表达，其作用是维持神经内分泌特征。ASCL1既激活Notch信号又被它抑制。驱动基因中最常见的变化是KRAS突变（4%～28%），EGFR、ALK、RET的频率要低得多，并且没有其他与NSCLC相关的驱动突变，如BRAF和ROS1。在LCNECs中发现了与PI3K-AKT-mTOR途径相关的基因组突变，包括PTEN（4%～5%）、PIK3CA（3%）、AKT2（4%）、PICTOR（5%）、mTOR（1%）、NF1（5%）、INSR（3%）、TSC2（2%）和PRCTR（2%）。突变类型包括基因融合、无义突变、移码突变和拷贝数变异等。

Rekhtman等开创性地根据基因组图谱将45个LCNEC分为2个主要亚群和1个次要亚群：SCLC样（40%，n＝18），以TP53＋RB1共突变/缺失和其他SCLC类型改变为特征，包括MYCL、SOX2、FGFR1扩增和PTEN突变或缺失；NSCLC样（56%，n＝25），其特征是缺乏TP53＋RB1的共突变/缺失，并且几乎普遍存在NSCLC型突变（STK11、KRAS和KEAP1）；类癌样（n＝2），以MEN1突变和低突变负荷为特征。SCLC样和NSCLC样亚群显示了一些临床病理差异，包括在SCLC样肿瘤中具有较高的增殖活性，在NSCLC样肿瘤中腺癌类型分化标志物的表达。虽然与肺腺癌表现出显著的相似性，但NSCLC样LCNEC具有几种独特的基因组改变，包括更频繁的NOTCH家族基因突变（28%）。他们得出结论：LCNEC是一组生物学异质性肿瘤，包括具有SCLC、NSCLC（主要是腺癌）和罕见的高度增殖类癌基因组特征的不同亚群。对这些亚群的识别可以为LCNEC患者的分类和管理提供信息。多项其他研究也发现RB1突变与STK11、KRAS和KEAP1突变互斥，从而将LCNEC大致分为RB1野生型和RB1突变型。

George等通过全基因组（n＝60）和转录组学（n＝69）测序分析75个LCNECs，并确定2个分子亚群：具有双等位基因TP53和STK11/KEAP1改变的Ⅰ型LCNECs（37%），或者称为NSCLC型，以及TP53和RB1双等位基因突变失活的Ⅱ型LCNECs（42%），或者称为SCLC型。尽管Ⅰ型LCNEC与腺癌和鳞癌有相同的基因组改变，但没有发现转录关系；相反，LCNECs形成与SCLC最相似的不同转录亚群。Ⅰ型LCNECs表现出与SCLC相似的ASCL1/DLL3高表达和NOTCH通路失活的神经内分泌特征；Ⅱ型LCNECs具有TP53和RB1改变，但与大多数SCLC肿瘤不同，具有神经内分泌标志物减少、ASCL1/DLL3低表达和NOTCH通路激活及免疫相关途径上调。因此，Ⅰ型和Ⅱ型LCNECs与SCLC的区别对于评估患者对治疗方案的反应非常重要。

（四）临床和影像学表现

LCNEC恶性程度高、发病率极低且误诊率高，其生物学特性、临床特性及预后与SCLC相似。随着对LCNEC认识的不断积累和病理诊断标志物的不断明确，LCNEC的检出率从2004年的0.26/10万上升到2015年的0.39/10万。

肺LCNEC发病率一般与老年（平均年龄65岁）重度吸烟男性人群密切相关。LCNEC患者常缺乏特异性症状，因多位于外周，咳嗽、咯血、难治性阻塞性肺炎少见，有时患者以无症状结节或胸痛、类似流感症状、呼吸困难、盗汗及良性肿瘤综合征等非特异性症状就诊，副肿瘤综合征亦少见。

LCNEC影像学无特异性表现，中央型LCNEC常表现为肺门区巨大肿块伴有支气管的狭窄、截断及肺门血管、纵隔的侵犯（图1-1-220），阻塞性肺炎及远端肺不张少见（图1-1-221）。周围型LCNEC多为体积较大、边界清晰的分叶肿块（图1-1-222），以浅分叶为主，与肿瘤细胞呈堆积膨胀式生长，各向生长速度不均并受周围间质限制有关。肿瘤内部缺乏纤维组织，内聚作用弱，深分叶及毛刺少见，多无支气管充气征和空洞。CT增强影像以轻中度强化为主，不均匀增强多由肿瘤内坏死引起，且与病灶较大相关（图1-1-223）。肿瘤可伴钙化，多为细点状或偏心钙化，原因为营养不良性钙化。大片坏死和钙化可作为鉴别诊断的重要依据。

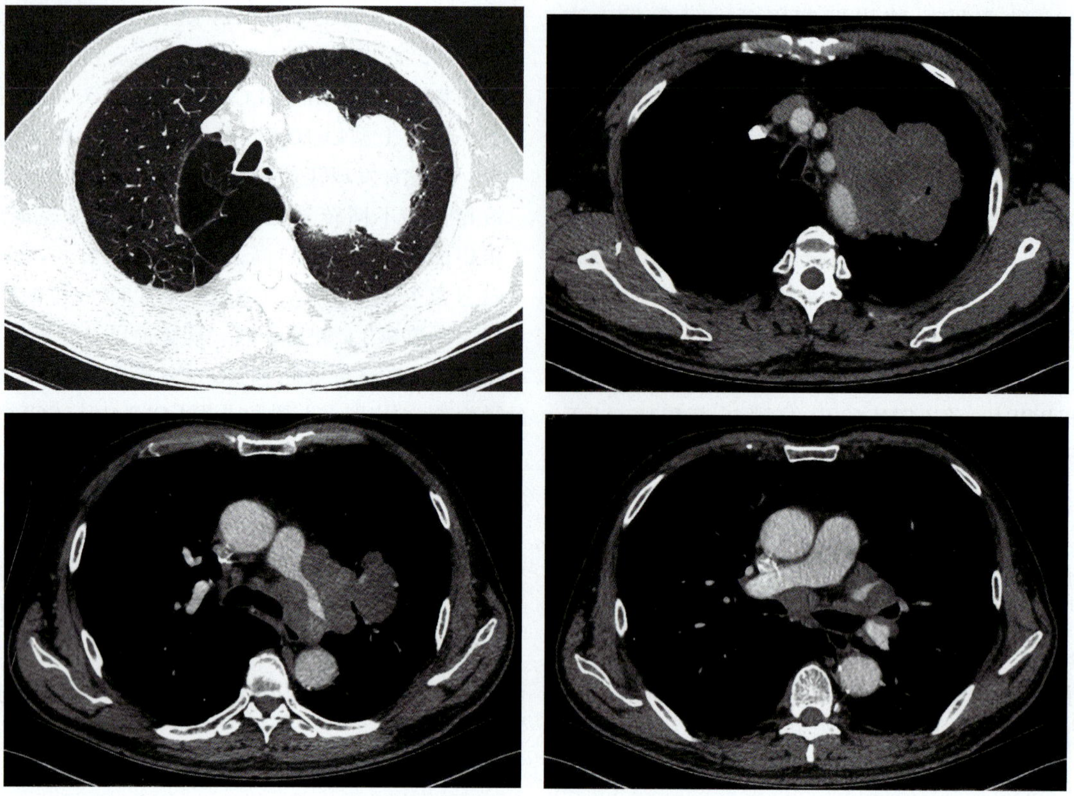

图1-1-220　左肺上叶肿块影，包绕、压迫邻近血管，纵隔淋巴结肿大

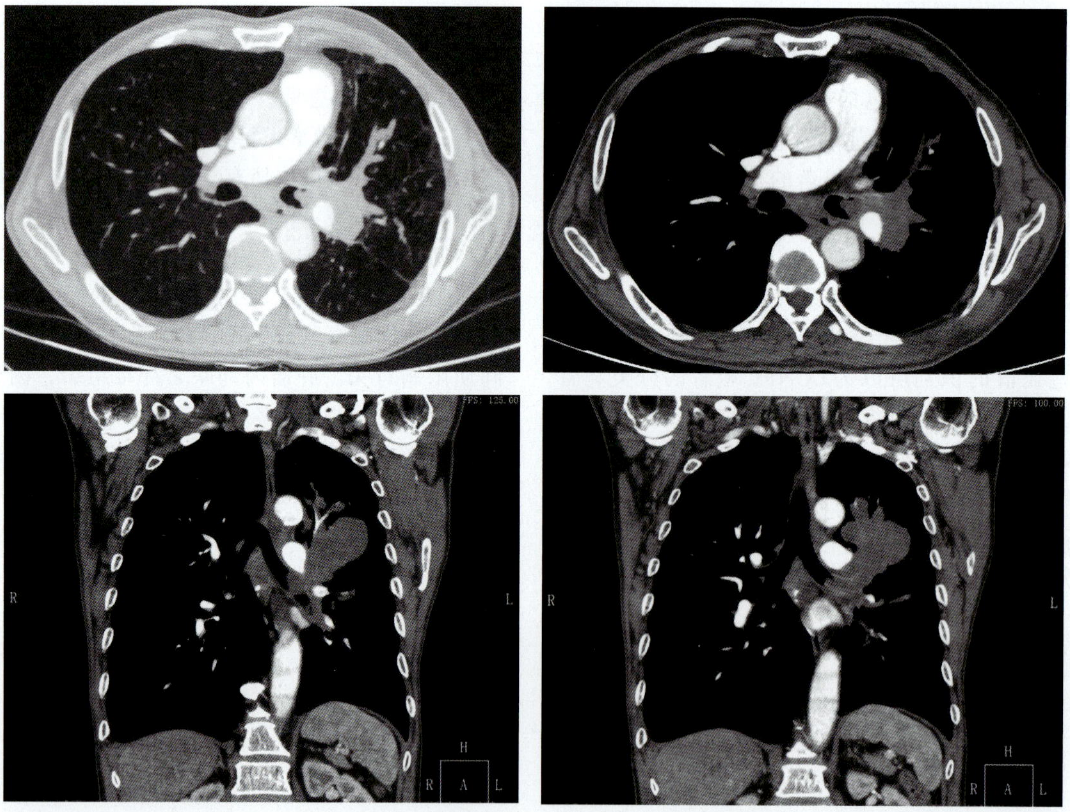

图1-1-221　男，67岁。左主支气管肿块影，呈冰山征特点，阻塞性改变不明显

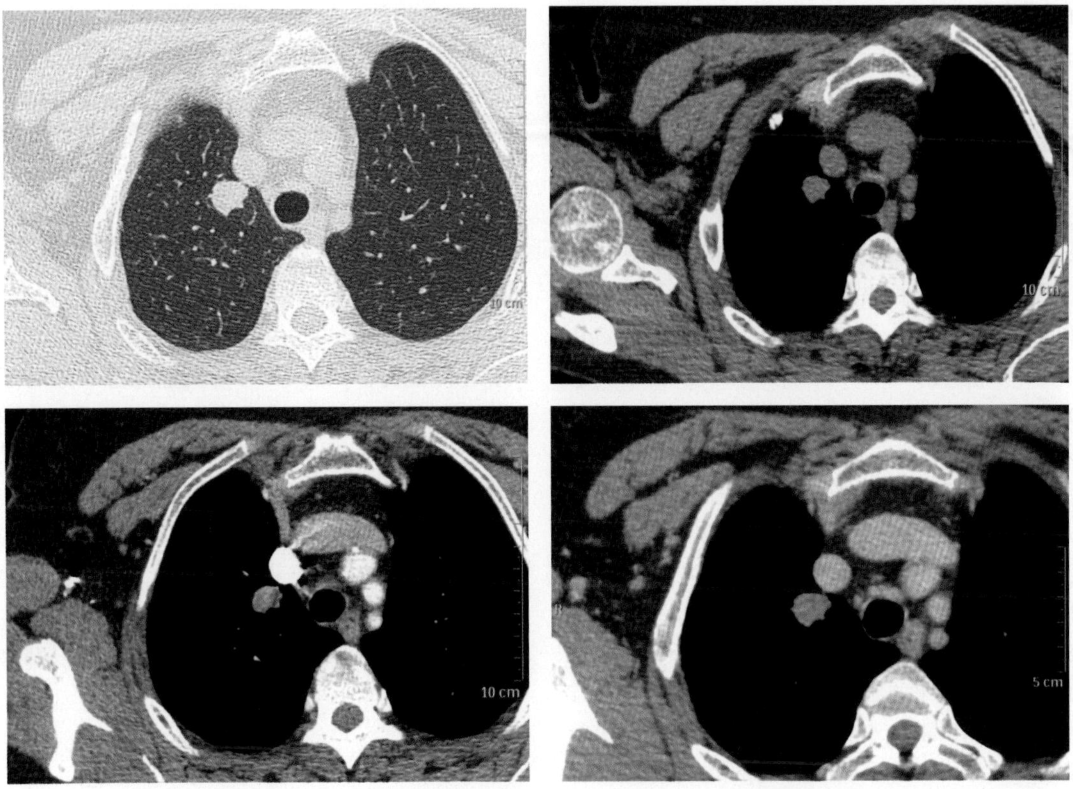

图1-1-222　女，61岁。右肺上叶结节影，边缘光滑，增强扫描不均匀强化

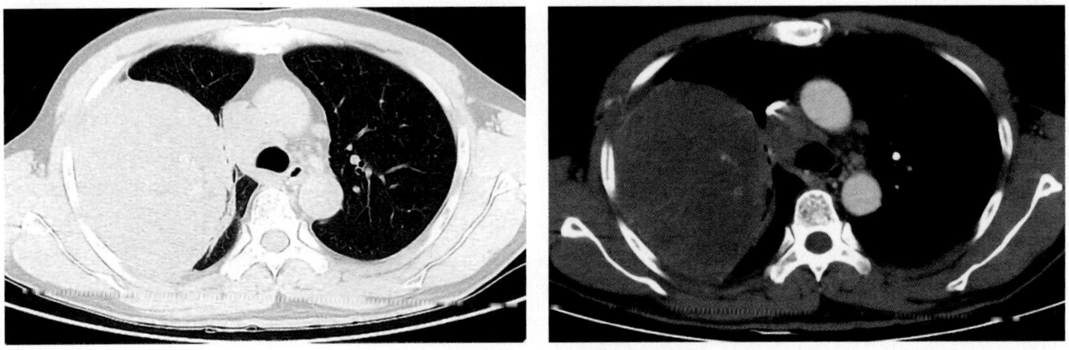

图1-1-223　男，49岁。反复咳嗽3年，加重伴胸闷半个月。右肺上叶巨大肿块影，边缘光滑，压迫肺组织。病变内见钙化和大面积坏死，增强扫描呈不均匀强化

（五）治疗

目前，LCNEC还没有标准的治疗指南。主要推荐的治疗模式同NSCLC，早期以手术为主，中、晚期需要多学科综合治疗。一些报道表明，辅助化疗可能对生存有有益影响。Filosso等回顾性收集了1992—2014年在全球14家胸外科机构接受手术的400例LCNEC患者的资料。他们发现接受辅助化疗的患者总体生存率较高的证据不足。Kujtan等评估了全身化疗对接受手术切除的Ⅰ期LCNEC患者的影响。在ⅠA期和ⅠB期LCNEC中接受化疗的患者的生存率都有所提高。Ramanet等报道接受手术的患者的分期生存率通常比腺癌患者差，但与SCLC患者相比生存率有所提高。病理Ⅱ～ⅢA期疾病的围手术期化疗可提高生存率。应为身体健康的早期和局部晚期LCNEC患者提供手术，并采用与指南一致的诱导或辅助治疗。

对于晚期患者，由于LCNEC表现出NSCLC和SCLC的临床病理特征，LCNEC的最佳化疗治疗尚不清楚。由于LCNEC与SCLC的临床相似性，在2015年美国临床肿瘤协会（ASCO）发布的Ⅳ期NSCLC系统治疗指南中推荐给予铂类加依托泊苷或与其他非鳞癌患者相同的治疗方案（类型：非正式共识；证据质量：低；推荐强度：弱）。然而，国家癌症综合网络（NCCN）建议采用与NSCLC相同的治疗指南。

LCNEC不同分子亚型可能对化疗方案有不同的反应，依托泊苷对SCLC样亚型更有利，而吉西他滨/紫杉烷N对NSCLC样亚型更有效。Derks等发现携带野生型RB1基因或表达RB1蛋白的LCNEC肿瘤患者接受NSCLC-GEM/TAX（铂类＋吉西他滨或紫杉烷）治疗的无进展生存期和OS明显优于接受SCLC-PE（铂类＋依托泊苷）治疗的患者（6.1个月 *vs* 5.7个月；9.6个月 *vs* 5.8个月）。RB1突变或蛋白表达缺失的患者行3种化疗方案后没有观察到差异。Zhuo等根据循环游离DNA（cell-free DNA，cfDNA）将63例LCNEC受试者分为类SCLC组（RB1突变型）和类NSCLC组（RB1野生型），尽管化疗的有效率（RR）较高，但类SCLC组患者的总生存期比类NSCLC组的患者短。此外，与培美曲塞＋铂类和吉西他滨/紫杉烷＋铂类相比，依托泊苷＋铂类治疗与类SCLC组较好的反应和生存率相关，而在类NSCLC组中，与依托泊苷＋铂类或培美曲赛＋铂类相比，吉西他宾/紫杉烷＋铂类治疗的生存率较短。目前还不清楚上述研究产生了相互矛盾结果的原因。患者的基线特征和放疗联合治疗可能是影响因素。未来需要在更大的队列中进行研究，以确定不同分子亚型LCNEC患者的最佳化疗方案。

放疗在治疗局部或晚期肺部LCNEC中的作用尚不清楚，但根据NSCLC指南对LCNEC患者进行放疗似乎是合理的。Limonnik等比较了接受化疗和放化疗患者的结果。接受化疗的患者的1、3和5年的总生存率分别为50%、20%和13%，而接受放化疗的患者分别为60%、27%和18%。精准的放化疗是局部晚期肺部LCNEC患者总生存率增加的独立预测因素。May等报道，放疗与Ⅰ期和Ⅱ期非手术患者的生存率提高有关，但对于那些接受手术的患者则不然。对于Ⅲ期疾病的患者，放疗与手术和非手术患者的生存率提高有关。

LCNEC患者中存在STK11、KEAP1、EGFR、KIT、RAS通路、PI3K/AKT/mTOR通路等突变，提示可能有部分患者从靶向治疗中获益。但其突变率均较低，需要大样本研究进一步指导治疗。一些研究报道称，类似NSCLC的LCNEC有望对细胞表面Notch配体δ样3（delta-like ligand 3，DLL3）抑制剂产生反应，而类似SCLC的LCNEC则有望对免疫治疗产生反应。Notch信号通路与肿瘤发生、发展密切相关。DLL3是NOTCH受体配体家族的非典型成员，位于高尔基体，可抑制NOTCH信号传导，与ASCL1和神经内分泌标志物的表达相关。DLL3在正常肺组织中不表达，在SCLC样和NSCLC样LCNEC亚型中均有表达，DLL3表达阴性的LCNEC患者中，铂类辅助化疗显著改善了总生存期和无复发生存时间，而在DLL3表达阳性LCNEC患者中并未改善，由此可见DLL3可能是LCNEC对铂类辅助化疗敏感性的预测标志物。DLL3在不同亚型的表达为LCNEC的分型治疗展现了希望。10% ～ 22%的LCNEC研究病例表达PD-L1。LCNEC的肿瘤浸润淋巴细胞中PD-L1的高表达提示预后好，免疫治疗在LCNEC的应用还有待进一步开展。

（六）预后

LCNEC是最具侵袭性的肺癌之一，其特征是广泛转移和预后不良。先前的研究报道称，5年的总生存率为15% ～ 57%。Kinslow等对2010—2015年SEER数据库进行查询，共对195 148例癌症患者进行了分析，包括1681例（0.9%）LCNEC。诊断后的中位生存时间为9.7个月，54.6%的患者在诊断时患有Ⅳ期LCNEC。Ⅰ～Ⅲ期LCNEC的表现与NSCLC相似，而Ⅳ期更类似于SCLC。Lowczak等报道，切除率为阴性、临床分期较低、无淋巴结转移、原发肿瘤大小≤4cm的患者显示出明显更好的总生存率和无进展生存期（PFS）。影响生存率的主要危险因素是晚期临床分期和阳性切除率。

参考文献

Derks JL，Leblay N，Thunnissen E，et al，2018. Molecular subtypes of pulmonary large-cell neuroendocrine carcinoma predict chemotherapy treatment outcome. Clin Cancer Res，24：33-42.

Filosso PL，Guerrera F，Evangelista A，et al，2017. Adjuvant chemotherapy for large-cell neuroendocrine lung carcinoma：results from the European Society for Thoracic Surgeons Lung Neuroendocrine tumors Retrospective Database. Eur J Cardiothorac Surg，52：339-345.

George J，Walter V，Peifer M，et al. 2018，Integrative genomic profiling of large-cell neuroendocrine carcinomas reveals distinct subtypes of high-grade neuroendocrine lung tumors. Nat Commun，9：1048.

Kinslow CJ，May MS，Saqi A，et al，2020. Large-cell neuroendocrine carcinoma of the lung：a population-based study. Clin Lung Cancer，21：e99-e113.

Kujtan L，Muthukumar V，Kennedy KF，et al. 2018，The role of systemic therapy in the management of stage Ⅰ large cell neuroendocrine carcinoma of the lung. J Thorac Oncol，13：707-714.

Limonnik V，Abel S，Finley GG，et al，2020. Factors associated with treatment receipt and overall survival for patients with locally advanced large cell neuroendocrine carcinoma of the lung：A National Cancer Database analysis. Lung Cancer，150：107-113.

Lowczak A，Kolasinska-Cwikla A，Osowiecka K，et al，2021. Outcomes of patients with pulmonary large cell neuroendocrine carcinoma in I-IV stage. Medicina（Kaunas），57：118.

May MS, Kinslow CJ, Adams C, et al, 2021. Outcomes for localized treatment of large cell neuroendocrine carcinoma of the lung in the united states. Transl Lung Cancer Res, 10: 71-79.

Raman V, Jawitz OK, Yang CJ, et al, 2019. Outcomes for surgery in large cell lung neuroendocrine cancer. J Thorac Oncol, 14: 2143-2151.

Rekhtman N, Pietanza MC, Hellmann MD, et al, 2016. Next-generation sequencing of pulmonary large cell neuroendocrine carcinoma reveals small cell carcinoma-like and non-small cell carcinoma-like subsets. Clin Cancer Res, 22: 3618-3629.

Travis WD, Linnoila RI, Tsokos MG, et al, 1991. Neuroendocrine tumors of the lung with proposed criteria for large-cell neuroendocrine carcinoma. An ultrastructural, immunohistochemical, and flow cytometric study of 35 cases. Am J Surg Pathol, 15: 529-553.

Zhuo M, Guan Y, Yang X, et al, 2020. The prognostic and therapeutic role of genomic subtyping by sequencing tumor or cell-free DNA in pulmonary large-cell neuroendocrine carcinoma. Clin Cancer Res, 26: 892-901.

（七）病例解析

病史：男，61岁。咳嗽、咳痰2个月。吸烟50年，40支/日。

胸部CT：左肺占位性病变，纵隔淋巴结肿大（图1-1-224）。

【诊断】 大细胞神经内分泌癌。

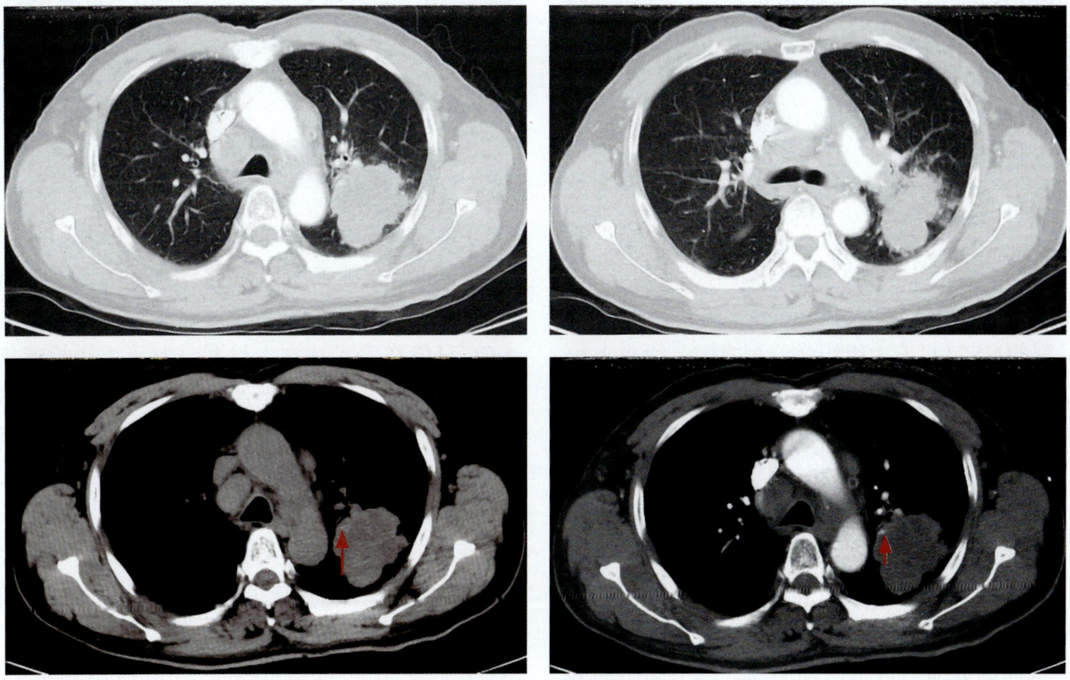

图1-1-224 胸部CT43

【诊断依据】 病变跨叶裂，边界尚清晰，无毛刺、空洞、胸膜凹陷征和血管集束征等表现，不符合腺癌诊断。纵隔淋巴结肿大明显，肉瘤较少合并淋巴结转移，多易合并胸膜转移，本例不符合。病变较大，纵隔淋巴结无明显融合趋势，不符合小细胞肺癌特点。老年男性，有长期吸烟史，病变内坏死明显，可见钙化（箭），需考虑鳞癌和大细胞神经内分泌癌可能。该例增强扫描强化不明显，内有坏死但无明显空洞，更符合大细胞神经内分泌癌诊断。患者穿刺病理见癌细胞排列疏松，呈圆形、椭圆形、梭形，大小较一致，异型性明显。免疫组化：CK、EMA、CEA、CD45、CD3、CD43、Vim、CD20、CD45RO、CK5/6均阴性，Syn、CgA、NSE均阳性，Ki-67（+）约70%，诊断为大细胞神经内分泌癌。

【分析】 LCNEC因其罕见、恶性程度高、诊断治疗棘手、生存预后差及与SCLC存在许多相同特性而引起了多数学者们的关注。LCNEC和AC间的区别是有丝分裂的频度更高和更低的核质比。其与其他肺神经内分泌肿瘤鉴别点包括：TC发病年龄较轻，非吸烟者多见，多表现为支气管腔内外结节或肿块，边界清晰，钙化较LCNEC常见，增强扫描显著均匀强化。SCLC具有原发灶较小即可伴有广泛的肺门、纵隔淋巴结和远处转移特点。中心型SCLC多与肿大淋巴结融合，形成冰冻纵隔。与SCLC不同，LCNEC更常见于外周，CT显示边界清晰且分叶，较少发生肺门/纵隔淋巴结肿大。

Lee等评估了CT和FDG-PET检查结果是否有助于预测临床结果。平均肿瘤直径为3.8cm±2.1cm。8个（25.8%）肿瘤位于肺中央，23个（74.2%）肿瘤位于肺外周。平均SUV_{max}为9.0±3.8。5年无病生存率为46.3%。女性、肿瘤直径较大、无分叶边缘和SUV_{max}较高是不良预后因素。

Minami等发现，三种神经内分泌标志物（CgA、Syn和CD56）均阳性的手术及切除的小尺寸（≤30mm）LCNEC与预后差和淋巴结转移率高有关，其临床病理特征与SCLC相似。他们认为，这些发现可能为LCNEC的治疗策略提供新的见解，如手术指征和辅助化疗。

通过穿刺活检或冷冻病理很难诊断LCNEC，而确切的诊断依赖于术后石蜡包埋的病理切片和免疫组化染色，没有完全敏感和特异的免疫组化标志物来区分LCNEC和SCLC。Napsin A是潜在的有用标志物之一。Rekhtman等发现Napsin A在15%的LCNEC中表达，而所有类癌和SCLC均为阴性。Napsin A在LCNEC中的反应性在12/17例中为局灶性，在所有病例中均为弱或中等强度，其范围和强度显著低于腺癌。因此，弱Napsin A标记可作为诊断LCNEC的有用线索。

六、肺大细胞癌

肺大细胞癌（large cell carcinoma，LCC）是与腺癌和鳞癌并列的NSCLC三大组织学亚型之一，历史上约占NSCLC的10%。随着病理学、基因组学和临床进展的发展，LCC被重新分类为更具体的病理实体，使其成为NSCLC最罕见的亚型之一。

（一）分类

1967年，WHO公布了第1版肺肿瘤分类，并将肺癌分为4类：腺癌、鳞癌、SCLC和LCC。LCC包括缺乏其他癌症类型特征的肿瘤，包括巨细胞癌、透明细胞癌和伴或不伴黏液的实性癌。

在1981年WHO分类中，将伴黏液的实性癌归为腺癌，即伴有黏液形成的实性癌。LCC只包括巨细胞癌和透明细胞癌。

在1999年WHO分类中，将巨细胞癌归为肉瘤样癌，又增加了新的亚型，LCC包括大细胞神经内分泌癌（LCNEC）、复合型LCNEC、淋巴上皮瘤样癌（LELC）、透明细胞癌、基底细胞样癌和伴横纹肌样表型的LCC。

在2004年WHO分类中，延续了1999年版组织学分类的思路，但明确将LCC定义为一种低分化或未分化的肺癌，缺乏SCLC和腺或鳞状分化的细胞学形态和结构特征的NSCLC。2004版突出强调形态学特征对肺肿瘤分类诊断的重要性，但没有强调免疫组化的作用。

2015年WHO分类强调了免疫组化特征在肿瘤分类中的重要性，LCC被重新定义为缺乏腺癌、鳞癌或SCLC的形态学、结构及免疫表型的未分化NSCLC，且仅在手术切除后的肺肿瘤标本中诊断。LCC亚型被重新分类：将LCNEC移至神经内分泌肿瘤组；基底细胞癌作为鳞癌的一个亚型；LELC移至其他和未分类癌的范畴；透明细胞癌和横纹肌样表型被认为是一种细胞学特征，而不是一种特定的组织学亚型，因为它们可以出现在多种组织学类型中，包括腺癌或鳞癌。只有免疫表型阴性或不明确的NSCLC才被归类为LCC-null。最新的2021年版并未更改肺LCC的诊断标准。

（二）病理

肺LCC肿瘤细胞由片状或巢状的多角形大细胞所构成，核呈空泡状，具有突出的核仁及中等量的细胞质，核分裂象易见，可见坏死，形态学上缺乏鳞癌（角化珠、细胞间桥）、腺癌（腺管状结构、胞质内黏液等）、神经内分泌癌（菊形团、栅栏状排列）的结构特点。实体LCC只能在手术标本上诊断，鉴于小活检或细胞学标本保存不良时，细胞形态及免疫组化特征可能会消失；低分化腺癌或鳞癌组织中可能存在灶区未分化且免疫标志物及黏蛋白缺失；小活检或细胞学标本不能代表组织全貌，取样的可能不是真正的未分化癌等情况，该术语不适用于小活检或细胞学标本，没有明确的腺癌、鳞癌和SCLC的形态学及免疫组化特征的小活检或细胞学标本只能诊断为NSCLC-NOS。

免疫组化和黏液染色对诊断LCC是必要的（图1-1-225～图1-1-228），肿瘤细胞表达CK，但不表达mucin。诊断LCC的先决条件是肺腺癌免疫标志物（TTF-1、Napsin A）和鳞癌标志物（P40、P63、CK5/6）及黏液染色均为阴性，诊断时需与腺癌实性亚型（TTF-1、Napsin A、黏液染色阳性；P40、P63、CK5/6阴性）、非角化性鳞癌（TTF-1、Napsin A、黏液染色阴性；P40、P63、CK5/6阳性）和腺鳞癌（不同区域有腺癌和鳞癌，且每一种成分要＞10%）相鉴别。

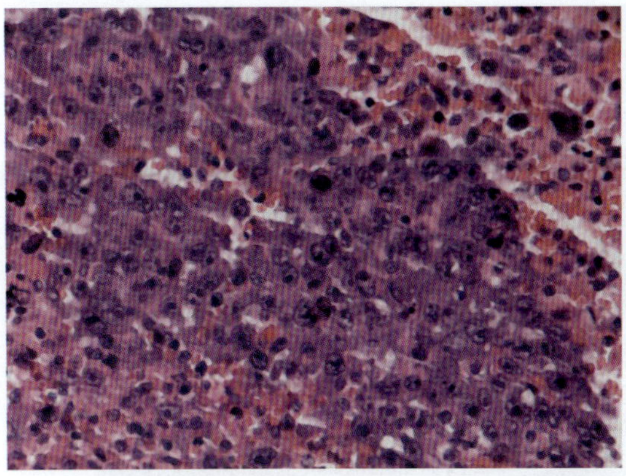

图1-1-225　癌细胞呈大多角形，伴有明显的核仁和中等量的胞质

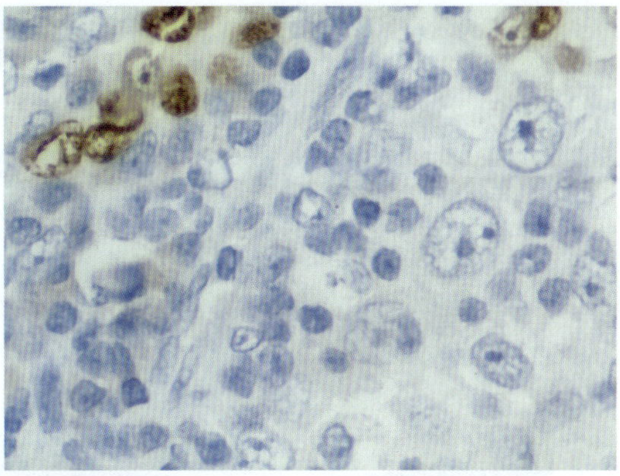

图1-1-227　TTF-1阴性

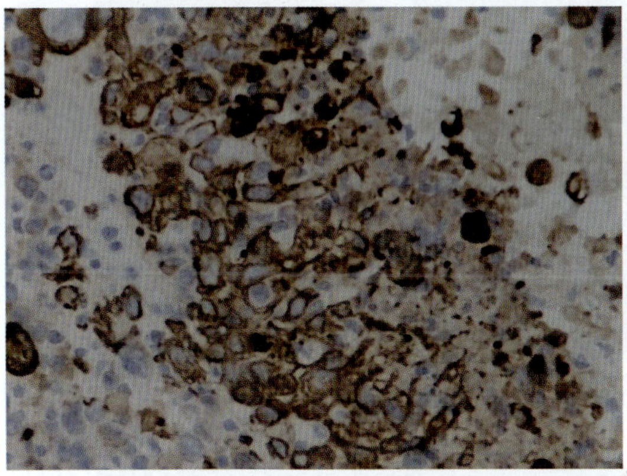

图1-1-226　CK阳性

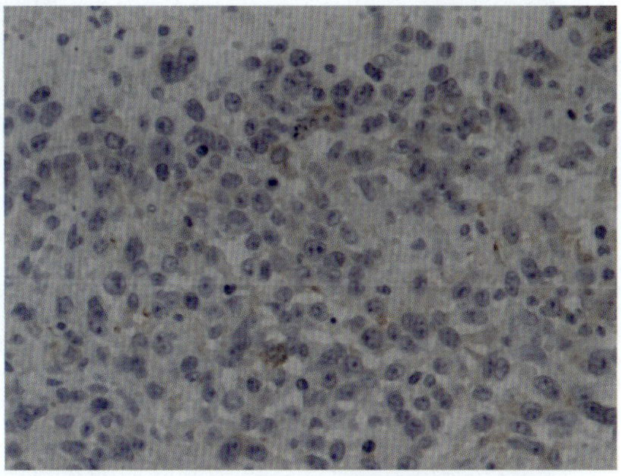

图1-1-228　Syn阴性

（三）临床表现

根据2015年WHO分类的诊断标准，LCC的发病率急剧下降。肺LCC常见于60岁以上老年人，绝大多数为男性患者，多有长期吸烟史，平均吸烟指数显著高于其他NSCLC中吸烟患者所占的比例。其临床表现不特异，主要以咳嗽、咳痰为首发症状，有时为痰中带血或咯血、胸痛或背痛、胸闷或呼吸困难、发热、杵状指等症状。

（四）影像学表现

与其他常见的NSCLC相似，LCC常表现为结节和肿块影，肿瘤直径显著大于肺腺癌，但与肺鳞癌相比无显著性差异。多位于肺外周，呈圆形、类圆形或轻度分叶的较大软组织肿块（图1-1-229），病灶多见于肺上叶，边缘多较光滑（图1-1-230），可有毛刺（图1-1-231），少见钙化和空洞，无空泡征，增强后可见轻中度强化，常伴液化坏死区（图1-1-232）。肺LCC易发生坏死与其分化程度低、生长迅速有密切关系，也可能与其周围肺组织肺气肿、间质增生及间质性炎症导致肿瘤供血血管变形、中心供血不足有关（图1-1-233）。部分患者可侵犯胸壁，可出现区域淋巴结（图1-1-234）和远处转移。肺LCC恶性程度高，增殖迅速（图1-1-235），早期易出现淋巴结和血行转移。

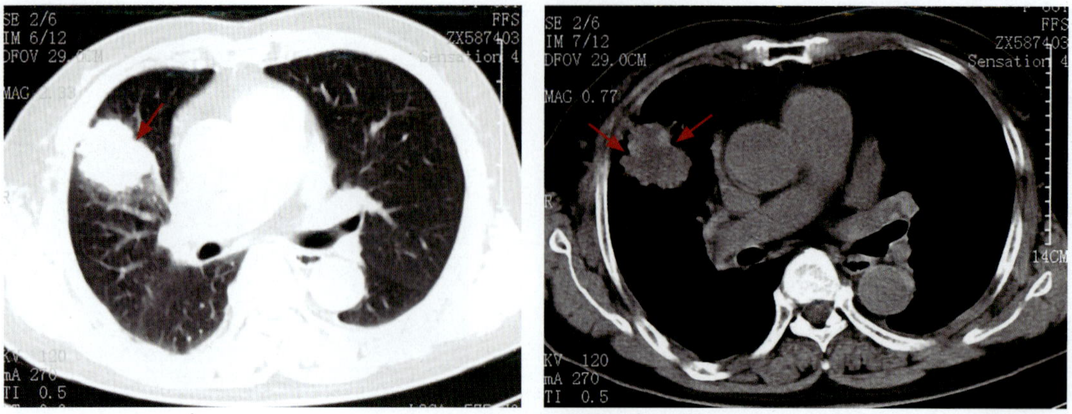

图1-1-229　男，68岁。右肺上叶肿块影，可见分叶（红箭）

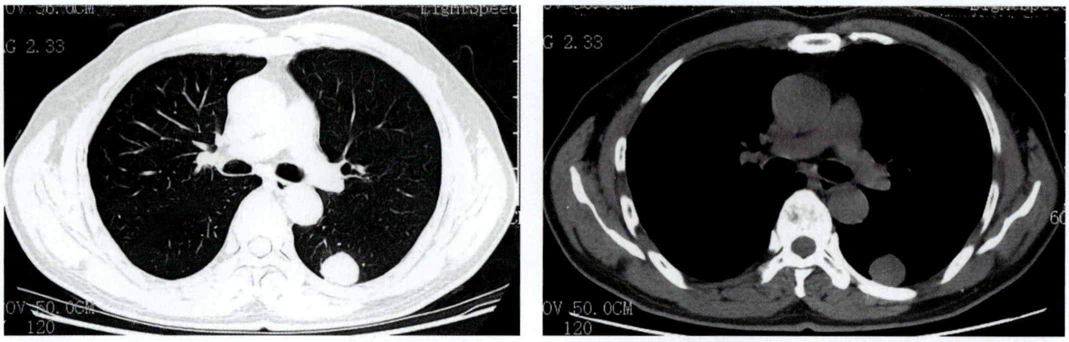

图1-1-230　男，60岁。左肺下叶边缘光滑肿块影

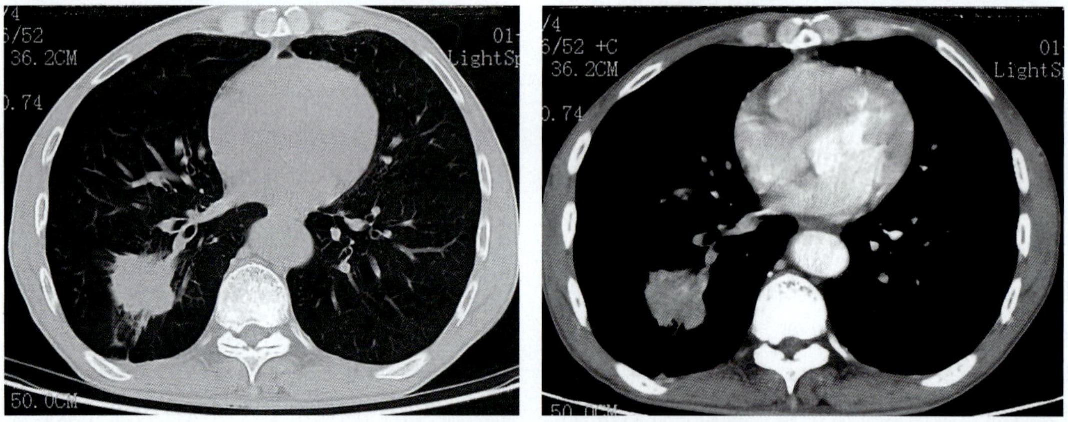

图1-1-231　男，65岁。右肺下叶肿块影，毛刺明显

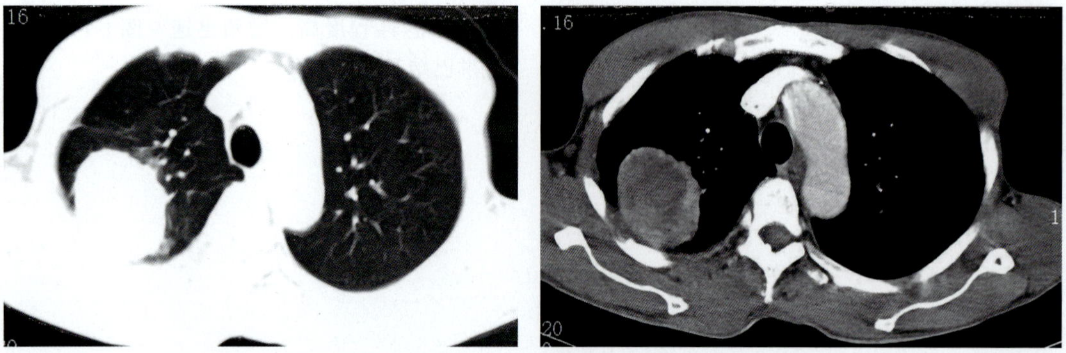

图1-1-232　男，53岁。右肺上叶边缘光滑软组织肿块伴坏死

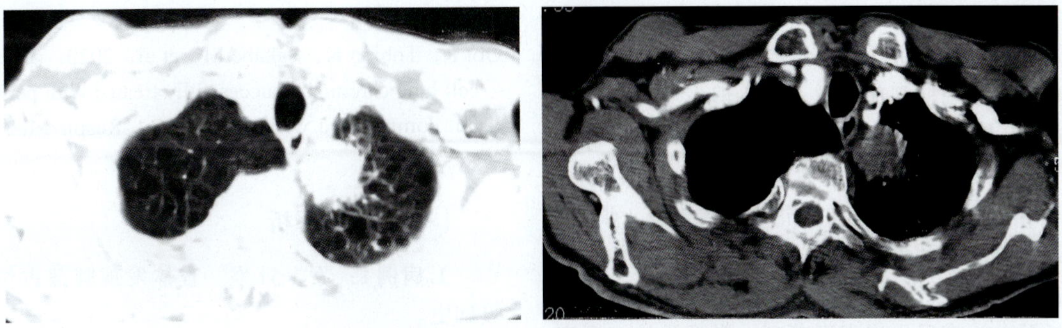

图1-1-233　男，71岁。左肺上叶肿块影，双肺肺气肿表现

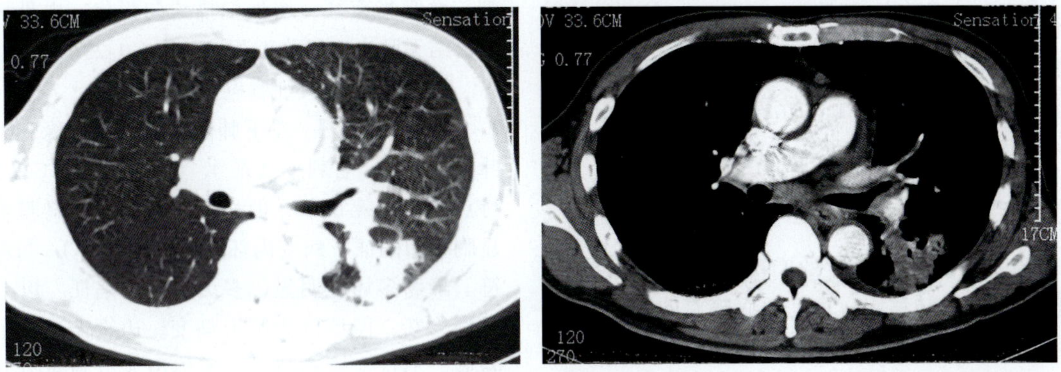

图1-1-234　男，54岁。左肺下叶不规则肿块影并同侧少量胸腔积液、隆突下淋巴结肿大

（舟山市肺癌研究中心　王兆宇　提供上述影像图片）

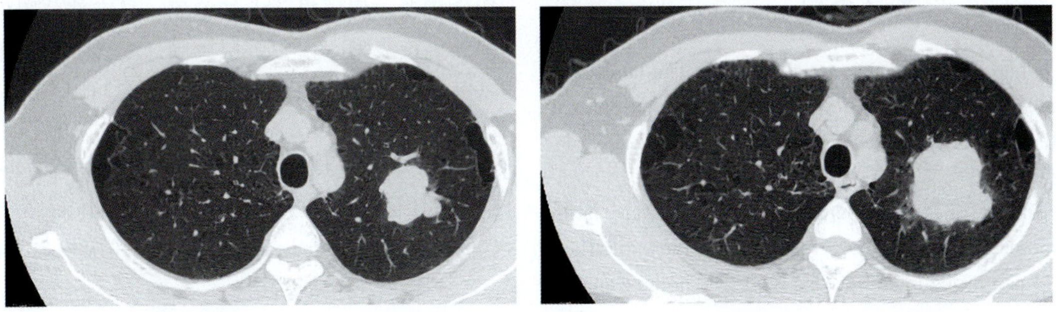

图1-1-235　男，48岁。左肺上叶肿块影，病变进展迅速，时间分别为2009.04.24（左）和2009.05.20（右）

（五）治疗

目前，LCC没有标准的治疗指南。其选择通常基于NSCLC的治疗经验，包括早期手术、放疗、化疗、靶向治疗和免疫治疗等。早期LCC首选手术治疗。LCC对化疗不敏感。到目前为止，NSCLC治疗指南中还没有推荐针对LCC的特定或标准化疗方案。2021版中国临床肿瘤学会（CSCO）NSCLC诊疗指南推荐LCC的化疗方案一般采用肺腺癌的以铂类为基础的双药化疗。

近期研究汇总显示，LCC中最常见的靶向突变是KRAS突变，突变率约为11.6%，从G12C和G12V突变为主。EGFR突变和ALK重排是肺癌靶向治疗的常见突变，但它们在LCC中发生率相对较低。一种解释可能是大多数肺LCC患者是老年男性吸烟者有关。Chan等回顾性分析了789例手术切除的NSCLC病例，根据2015年WHO肺肿瘤分类，确定了59例缺乏形态分化的NSCLC病例，占所有切除NSCLC的7.5%。根据免疫组化，20例（33.9%）被重新归类为腺癌（LCC-AD），14例（23.7%）被重新分类为鳞癌（LCC-SqCC），25例（42.4%）被重新划分为LCC-Null。在LCC-AD亚组中检测到腺癌特征性的改变（EGFR、KRAS、ALK、ROS1和STK11），但在LCC-SqCC中未检测到上述特征；而鳞状细胞谱系改变（PIK3CA、SOX2、FGFR1和AKT1）　在LCC-SqCC亚组中检测到，但在LCC-AD组中未检测到。尽管一些LCC-Null肿瘤显示出与腺癌或鳞癌相似的遗传图谱，但超过50%的LCC-Null完全没有可识别的谱系特异性遗传图谱。在LCC-Null组中发现了高PD-L1表达和高频率的细胞周期调控基因改变，为靶向治疗提供了替代选择。

一些研究发现，免疫检查点抑制剂（ICIs）可能对LCC有效。Ooi等报道了一例患有肺LCC的80岁女性，她成功接受了帕博利珠单抗治疗，但发展为硬化性胆管炎，这是一种免疫相关的不良事件。Okabe等报道了一例被诊断为LCC的58岁男性吸烟患者，术后分期为T3N2M0。在术后辅助化疗（顺铂＋长春瑞滨）期间，观察到锁骨上淋巴结肿大，患者被诊断为复发。他接受了两种常规化疗方案（顺铂＋培美曲塞＋贝伐珠单抗、顺铂＋紫杉醇）治疗后出现声音嘶哑，影像学检查证实肺门和纵隔淋巴结肿大，考虑疾病进展。先前的手术标本免疫染色显示PD-L1阳性表达，决定开始使用帕博利珠单抗治疗。治疗后声音嘶哑很快缓解，肺门和纵隔淋巴结迅速消退，并在至少24个治疗周期内保持无进展。ICIs治疗可能是PD-L1阳性LCC患者的一种选择。

（六）预后

LCC的预后取决于诊断时的TNM分期。LCC易发生区域淋巴结和远处转移，一直是预后较差的组织学类型。根据新的诊断标准，LCC患者的生存率明显低于其他组织学亚型的NSCLC患者。

参考文献

Chan AW, Chau SL, Tong JH, et al, 2019. The landscape of actionable molecular alterations in immunomarker defined large-cell carcinoma of the lung. J Thorac Oncol, 14: 1213-1222.

Okabe N, Mine H, Takagi H, et al, 2021. Pulmonary large cell carcinoma, highly positive for PD-L1, shows marked response to pembrolizumab: A case report. Thorac Cancer, 1141-1144.

Ooi R, Tobino K, Sakabe M, et al, 2020. A case of large-cell lung carcinoma successfully treated with pembrolizumab but complicated with cholangitis. Respir Med Case Rep, 31: 101197.

（七）病例解析

1.病例1：女，51岁。查体发现肺部占位。患者有吸烟史。

胸部CT：左肺下叶肿块影，边缘光滑，有分叶、毛刺、血管集束征，增强扫描均匀强化，内见坏死，纵隔淋巴结无肿大，无胸腔积液（图1-1-236）。

【诊断】 肺大细胞癌。

【诊断依据】 左下肺球形肿块，边缘光滑，有浅分叶（白箭）、毛刺（红箭）、血管集束征（绿箭）。以上特点支持腺癌诊断，但病变邻近胸膜，胸膜增厚，无明显胸膜凹陷征，病变内坏死明显（橙箭），与腺癌特点不符。鳞癌多坏死明显，多无胸膜凹陷征。以上特点符合鳞癌诊断，但该例为圆形病变，边缘光滑，血管集束征明显，不符合鳞癌特点。实体型光滑肿瘤多见于腺癌或大细胞癌，结合患者为老年女性，有明显吸烟史，病变周围见明显气肿带，需考虑大细胞癌可能。患者行手术切除病变，病理提示大细胞癌，具有部分腺癌及鳞状细胞癌免疫表型。侵犯脏层胸膜。支气管断端未见癌。区域淋巴结状态：支气管周（0/4）、“3a组”（0/3）、“6组”（0/2）、“7组”（0/2）、“9组”（0/1）、“10组”（0/1）、“11组”（0/7）。免疫组化：CKpan（＋）、CK7部分（＋）、CK5/6灶状（＋）、P63灶状（＋）、NapsinA（－）、TTF-1（－）、CgA（－）、Syn（－）、Ki-67（＋）70%～80%。

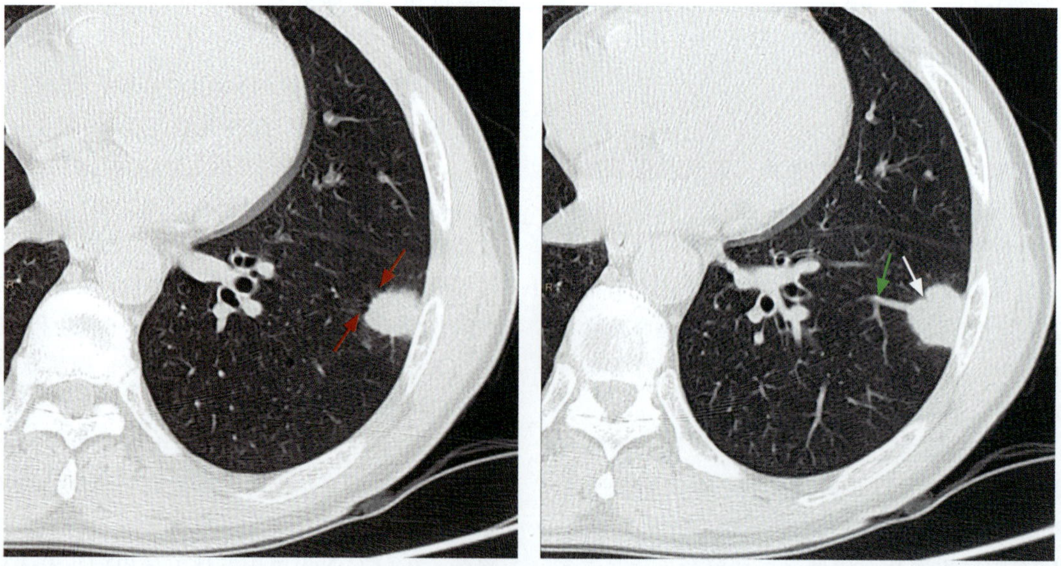

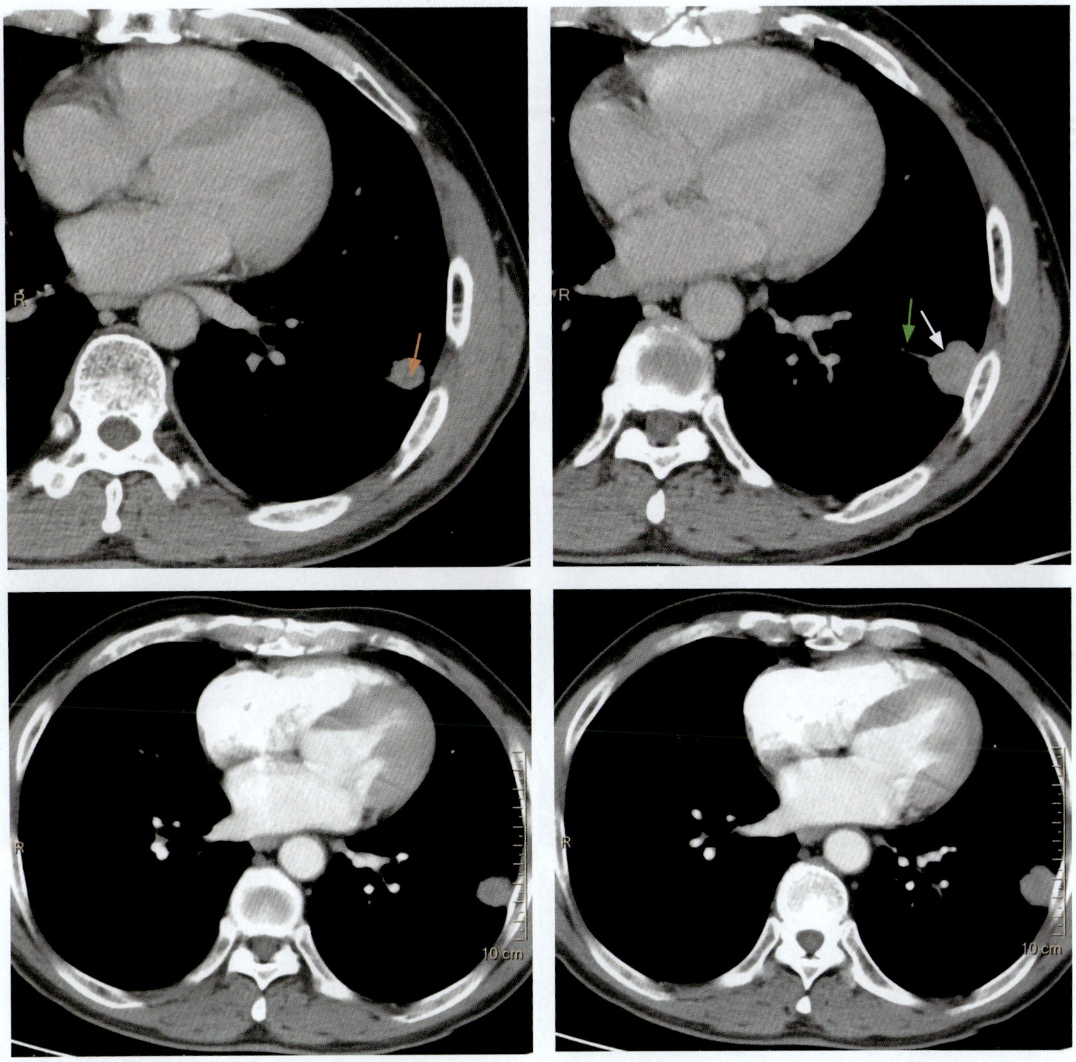

图1-1-236 胸部CT44

【分析】 LCC是一个单独的实体，还是仅仅是一组NSCLC（腺癌和鳞癌）低分化谱系中的极端，仍存在争议。早在2013年，Rekhtman等通过免疫组化分析了102例LCC。他们发现，80%的LCC可以通过免疫标志物分类为腺癌（60%）或鳞癌（20%）的变体，腺癌的所有分子改变特征（EGFR、KRAS、BRAF、MEKI和ALK）都发生在具有腺癌免疫特征或标志物缺失的LCC肿瘤中，但不发生在具有鳞状免疫特征的肿瘤中（上述腺癌标志物组在腺癌、LCC和鳞癌中的综合突变率分别为50%、30%和0），而唯一的PIK3CA突变发生在具有鳞状特征的肿瘤（5%）。基于其相似的基因突变谱和突变频率及相近的无病生存率，推测LCLC-null是TTF-1阴性腺癌的变体。但是，Chan等的研究显示，仅44%的LCLC-null显示出与腺癌（28%）或鳞癌（16%）相似的基因突变谱，而超过50%的病例没有谱系特异性基因改变。

从临床角度来看，大多数LCC可能与肺腺癌的相关性高于肺鳞癌，关于LCC是否是一个单独的实体还需要更多深入研究。

2.**病例2**：男，67岁。咯血1个月。患者1个月前无明显诱因出现咯血，量约5ml/次，晨起明显。

胸部CT（2016.01.12）：左肺上叶结节影，大小1.68cm×1.87cm，周围见明显磨玻璃影，平扫、动脉期、静脉期CT值分别为38.8HU、27.3HU、36.6HU，纵隔、腋窝多发肿大小淋巴结（图1-1-237）。

胸部CT（2016.03.30）：左肺上叶病灶明显增大，大小约3.4cm×3.5cm，边缘较光整，可见明显分叶（图1-1-238）。

【诊断】 肺大细胞癌。

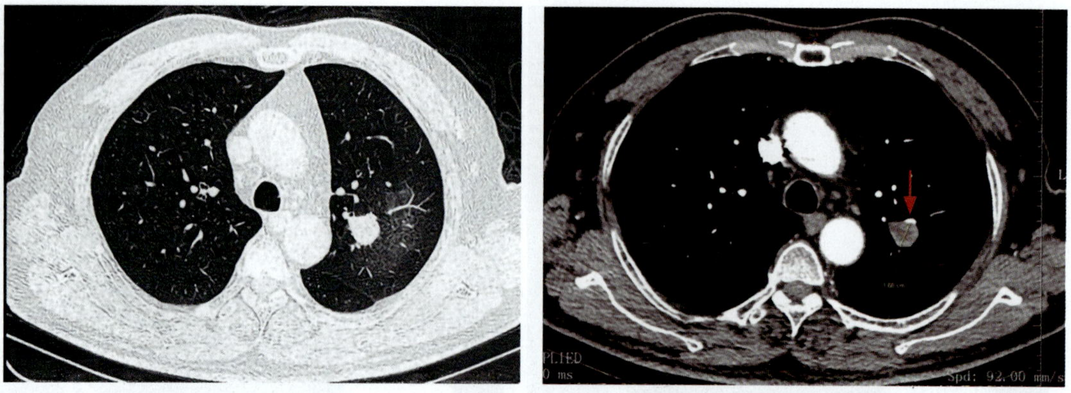

图 1-1-237　胸部 CT（2016.01.12）

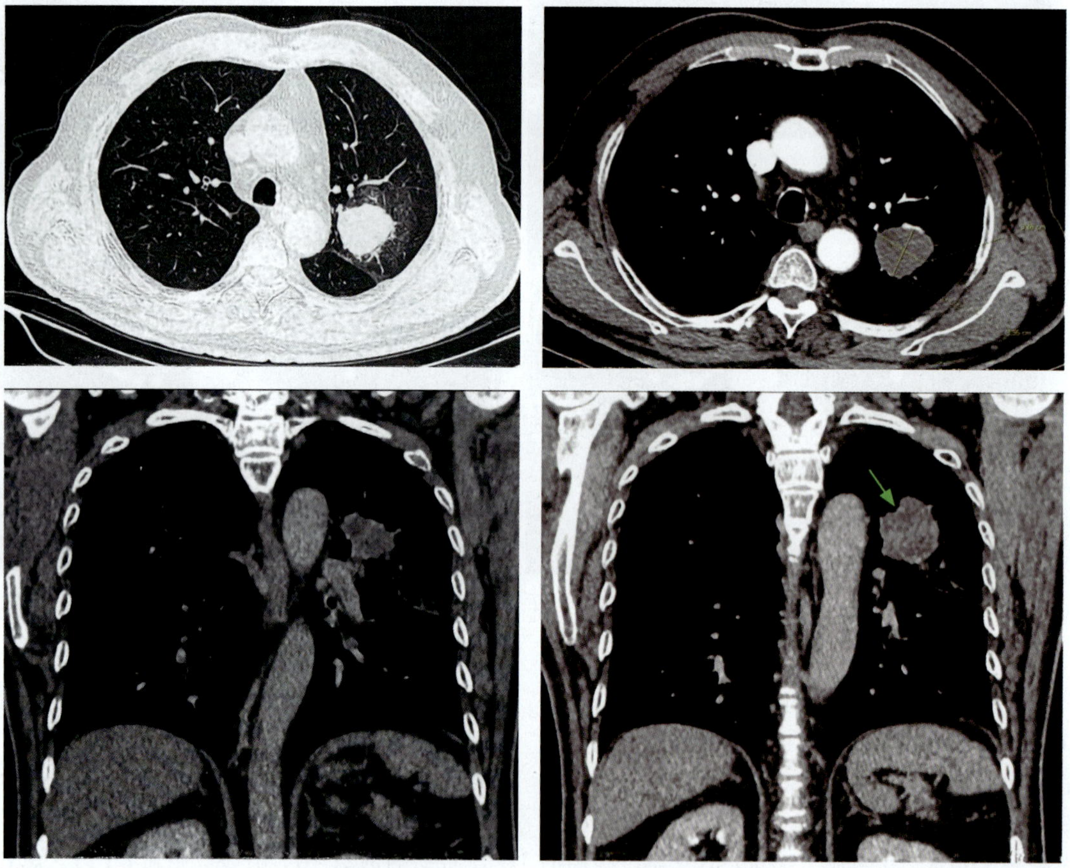

图 1-1-238　胸部 CT（2016.03.30）

【诊断依据】 老年男性，左肺上叶结节影，周围可见明显磨玻璃影，面积较大，结合有咯血病史，考虑为病变周围出血。病变边缘光滑，周围无卫星灶和树芽征，不支持结核诊断；增强扫描强化不明显，无钙化和脂肪密度，不支持错构瘤诊断；虽有贴边血管征（红箭），但患者年龄较大，且为男性，增强扫描强化不明显，不支持硬化性肺细胞瘤诊断；短时间内病变增大明显，出现明显分叶（绿箭），首先考虑肺癌可能。病变无明显血管集束征、胸膜凹陷征，倍增时间较短，不符合腺癌特点；病变内可见明显低密度区，考虑为坏死，但无明显空洞，不符合鳞癌特点；肉瘤坏死明显，少有空洞形成，需考虑该诊断，但该例可见纵隔、腋窝淋巴结肿大，不符合肉瘤特点；肉瘤样癌多有纵隔淋巴结肿大，但易形成空洞，不首先考虑该诊断；病变倍增时间较短，说明恶性程度较高，需考虑小细胞肺癌或肺大细胞癌可能。小细胞肺癌多在早期既有纵隔淋巴结转移，且融合明显，典型者有冰冻纵隔，本例虽病变明显增大，但淋巴结变化不大，不考虑该诊断；肺大细胞癌多发生在老年男性，多位于肺外周，上叶为主，表面光滑，少见钙化和空洞，常伴液化坏死区，恶性程度高，增殖迅速，早期易出现淋巴和血行转移，以上特点与本例完全符合，故首先考虑该诊断。患者术后病理结合免疫组化符合大细胞癌。

【分析】LCC被认为是一种快速生长的肿瘤。Kanashiki等发现，LCC患者的平均体积倍增时间（volume doubling time，VDT）为134天（中位天数为89天）。Henschke等研究显示，LCC或LCNEC患者的VDT中位天数为82天，根据2015年WHO肺肿瘤分类标准，LCC的VDT较短。

Liu等根据2015年WHO分类标准对中国24例LCC患者的临床病理特征和基因突变状况进行研究并重新分类。8例患者被重新定义为LCC，16例患者被定义为非LCC。所有LCC患者均为男性，7例患者为吸烟者。LCC和非LCC患者在年龄、性别、吸烟状况、原发部位、TNM分期和总生存率方面没有观察到显著性差异。8例LCC患者中有4例出现TP53突变，其他4例患者未检测到体细胞突变。对于16例非LCC，不仅观察到TP53和KRAS突变，还观察到EGFR、KIT、PIK3CA、PTEN、IDH1、APC、ATM和BRAF突变。此外，根据2004年或2015年的WHO标准，没有TP53突变的LCC没有出现任何基因突变。重要的是，TP53突变患者在随访时表现出生存结果较差的趋势。新的WHO诊断标准在LCC患者的精确分子分类方面具有优越的性能。

Liu Xiaochuan等通过SEER数据库对3197例LCC患者进行了回顾性分析。LCC在60岁以上的男性和上叶更常见。共有73.6%的患者为Ⅲ/Ⅳ期。385例Ⅳ期患者有完整的转移信息。骨转移率最高，为36.4%，其次是脑转移，30.1%，肺转移，27.5%，肝转移，19.0%。与其他NSCLC相比，LCC的总生存率（OS）较差。Ⅰ～Ⅳ期患者的中位OS分别为42个月、22个月、11个月和3个月。老年人、男性、晚期、主支气管位置或跨叶病变（overlapping lesions）是影响生存预后的危险因素。在Ⅰ～Ⅲ期患者中，与不接受治疗患者相比，包括手术在内的治疗可以显著降低60%的死亡风险。手术对Ⅳ期患者仍然是有益的。以手术为基础的综合治疗对LCC是有效的。

（滦南县医院　高生江　燕力强　提供）

七、肺腺鳞癌

肺腺鳞癌（adenosquamous carcinoma，ASC）是NSCLC的一种亚型，含有腺癌和鳞癌两种成分，占全部肺癌病例的0.4%～4%。

（一）分类

1967年，ASC首次以病例报告的形式报道。研究人员已经就ASC中腺癌（ADC）和鳞癌（SCC）的定义成分达成了共识，但他们对每个成分的比例的临界值一直存在分歧。1978年，日本癌症协会发布了ASC的第一个诊断标准，ASC被定义为SCC和ADC任何一种成分至少占全部肿瘤的20%。在1981年发布的第2版WHO肺肿瘤分类中，没有明确ASC两种成分之间的比例和分化。1985年，Fitzgibbons和Kern提出，ASC的SCC成分应观察到角化珠或细胞间桥形式的细胞内角化；对于ADC成分，应在肿瘤内观察到腺状、乳头状或管状结构。他们回顾性研究了1125例肺癌。根据这一严格的分类，在最初诊断为ASC的21例患者中，只有7例（0.6%）被确定为ASC。Naunheimet等在1987年进行的另一项大型回顾性研究显示，ASC的发病率略高，为2.3%（20/873）。两个系列的诊断标准相似。两个系列之间的一个主要区别是，前者几乎完全由切除的标本组成，而后者来自小活检标本。Takamori等报道，在手术切除的2160例原发性肺癌中，ASC的发生率为2.6%（56/2160）。这些研究都不依赖于辅助研究对诊断的应用，尤其是免疫组化。

1999年，WHO将ASC定义为同时含有SCC和ADC成分的癌，在光学显微镜下，当每个成分至少占肿瘤的10%时，即可诊断为ASC。该诊断标准最终发表在2015年第5版WHO肺癌分类中。

（二）病理

ASC只能在手术切除标本且肿瘤充分取材的基础上方可诊断。细胞学或穿刺活检标本的诊断准确性较低。Damadoğlu等回顾性评估了13例经病理证实的ASC患者。术前病理诊断为SCC 8例，NSCLC 4例，ACC 1例。Shimoji等根据TTF-1和P63的免疫组化染色结果，将21例术后ASC分为4个亚组：TTF-1（+）和P63（+）（10例）、TTF-1（-）和P63（-）（6例）、TTF-1（+）和P63（-）（3例）、TTF-1（ ）和P63（-）（2例），该研究支持ASC是一种异质性肿瘤。

一些研究证实，原发性和转移性部位显示出两种组织学成分，即使是彻底的取样也无法证实双相组织学。Shelton等报道了一例通过支气管刷检和灌洗液细胞学、支气管活检和胸腔积液细胞学评估的孤立性肺癌。该患者为71岁男性，有吸烟史（50包/年）。胸部CT显示单个直径4cm的软组织肿块延伸至右侧主支气管，伴有远端实变、纵隔淋巴结肿大和中度右侧胸腔积液。胸部或腹部未发现其他肿瘤。胸腔积液的细胞学评估显示NSCLC，免疫组化染色证实为转移性肺ADC。然而，支气管刷检和灌洗液标本显示了SCC的细胞形态学特征，支气管活检证实了这一点。虽然不能完全排除两个独立的原发性肿瘤的可能性，但1个孤立性肿瘤的影像学发现与胸腔积液中腺癌细胞的免疫组化特征相结合，使肺ASC成为最有可能的解释。Burkart等报道了1例43岁男性"轻度"前吸烟患者，最初患有带有EGFR

敏感突变的左肺上叶局限性ASC（pT4N0）。他接受了4个周期的辅助化疗（顺铂和多西他赛）。辅助化疗完成6个月后，患者出现头痛和精神状态改变。颅脑MRI显示7cm×5cm不规则的额叶病变。开颅切除术病理为转移性低分化SCC，与原始肿瘤具有相同的EGFR突变。患者接受了术后局部放射治疗。鉴于没有系统性复发，没有进行额外的化疗或EGFR指导的治疗。在脑转移性肿瘤切除18个月后，胸部CT显示新的左肺和肺门结节。患者接受了左肺切除术。组织学显示浸润性黏液腺癌，再次出现相同的外显子19del的EGFR突变。一些研究描述了相同组织学变化（从ASC到纯SCC再到纯ADC），但这是第1例在没有EGFR-TKI治疗的情况下出现该情况，这消除了小分子TKI诱导的组织学类型变化的可能性。该病例显示了肺癌EGFR突变的组织学“灵活性”，以及在任何组织学类型的非吸烟肺癌患者中进行适当分子检测的重要性。

ASC含有不同的病理亚型，增加了诊断的难度。ASC需与高级别黏液表皮样癌（MEC）相鉴别。后者肿瘤内的黏液上皮成分与黏液腺癌无法区别，而表皮样细胞和中间细胞则易误诊为是SCC。Yamatani等研究了30例ASC病例，其中8例含有不同程度的MEC样成分，免疫组化检查显示P63阳性，TTF-1阴性。FISH分析显示8例患者均未发现MAML2基因重排。这些独特的ASC与普通ASC具有相同的临床特征，但在临床病理学上与肺部普通MEC不同，可能是一种源自支气管上皮的新ASC亚型，也可能是变异型MEC。White等对文献进行了系统回顾，以确定MEC和ASC的分子变化是否有足够的差异。66.6%的MEC（1337/2009）发生了MAML2基因重排，而检测的110例ASC均未发现MAML2基因重排。MAML2重排支持MEC诊断。ASC中的EGFR突变在数量和种类上与肺ADC相似。尽管检索到大量的研究，没有发现足够的证据证明MEC或ASC的独特分子特征可以明确帮助其分类，特别是在MAML2重排阴性的组织学困难病例中。

ASC病理分型根据镜下生长方式不同可分为独立生长型和混合生长型，前者肿瘤内ADC、SCC成分之间有分隔，后者SCC、ADC成分常混合存在且无明显界限。根据两种成分的不同比例，Gawrychowski等将ASC细分为3组：ADC占优势（60%～90%）组，SCC占优势（60%～90%）组和结构平衡（ADC和SCC的比例在40%～60%）组。Gawrychowski等和Zhao等发现结构平衡的ASC与更好的预后相关。

（三）分子特征

ASC不是ADC和SCC的简单混合，而是一种具有不同分子表型的更复杂的癌症。

几项研究证实，ASC患者在两种成分中都存在EGFR和KRAS突变。Tochigi等分析了23例ASC患者的EGFR和KRAS突变。在3例（13%）中存在EGFR突变，其中2例在ADC和SCC中具有相同的突变。在3例（13%）中，两种组织学成分均存在KRAS突变。两种组织学成分的EGFR扩增率存在很大的异质性。EGFR突变在ASC中的发生率与西方人群中传统ADC的发生率相同。KRAS突变不太常见。

一些研究发现，纯SCC（不含可检测的ADC成分的SCC）的活检缺乏EGFR突变。Ohtsuka等的研究发现，EGFR-酪氨酸激酶结构域（tyrosine kinase domain，TKD）突变在7例（14%）含有ADC成分的SCC和4例（50%）ASC中分别检测到1例和2例。相反，在24例纯SCC、7例LCC和6种NSCLC细胞系中未发现EGFR-TKD突变。在诊断为SCC的小样本中检测到EGFR突变可能是ASC采样不完整的结果。

Bastide等对氡暴露诱导的大鼠中的9个ASC、5个ADC和5个SCC进行了比较转录组分析。ASC的一些基因表达与ADC或SCC相似。就基因表达而言，ASC可以被认为是ADC和SCC的混合体，两者都有不同的比例。然而，ASC也显示出一些肿瘤相关基因的独特表达，特别是神经内分泌分化和ERK增殖途径基因分别优先失调，这可以部分解释ASC的高临床侵袭性。

已知胸苷酸合成酶（thymidylate synthase，TS）在肺SCC中的表达高于肺ADC。Shu等通过免疫组化方法回顾性研究了手术切除ASC病例中TS的表达。他们发现，TS在ASC中的表达与SCC大致相似，但显著超过ADC，而不是介于SCC和ADC之间。鉴于肿瘤中TS的高表达使肿瘤对培美曲塞产生耐药性，他们推断培美曲酶在ASC中也可能具有较差的临床活性。

Lin等通过下一代测序评估了28例手术切除ASC中的1021个癌症相关基因。最常见的改变包括EGFR（79%）、TP53（68%）、MAP3K1（14%）突变、EGFR扩增（32%）和MDM2扩增（18%）。27例（96%）患者ADC和SCC有共同的变异，在这些患者的转移淋巴结中未发现纯SCC转移。组分间异质性是ACC和SCC常见的遗传事件。通过靶向测序的基因组ASC图谱看起来更像经典的ADC而不是SCC。

（四）起源

目前有3种理论假设ASC的起源：ADC和SCC之间的“碰撞”“共同前体”理论及ADC和SCC相互转化。

碰撞理论认为ASC是ADC和SCC的独立病灶之间碰撞的产物（碰撞瘤）。Hammond等在仓鼠肺癌模型的研究表明，ADC和SCC可以在空间上分离成小结节（＜3.0mm），但可以碰撞并形成合并两个组分的较大病变，每种成分都具有不同的生物学特征。Yazawa等报道了1例极为罕见的原发性肺癌病例，通过对人雄激素受体（AR）和磷酸甘油酸激酶（PGK-1）基因的杂合性缺失（LOH）分析，显示了各种组织学因素，诊断为ASC和大细胞神经内分泌癌的碰撞。肿瘤在手术前18个月显示出微小的磨玻璃样不透明阴影，提示为不典型腺瘤样增生。此后，肿瘤生长迅速，切除的肿瘤由两个位置紧密的结节组成。较大的结节由高分化ADC和中-低分化SCC组成，而较小的结节由具有部分鳞状分化的大细胞神经内分泌癌成分组成，与ADC成分具有局灶连续性。ADC和SCC成分都显示了AR和PGK-1基因的LOH，而大细胞神经内分泌癌成分显示单克隆模式，但同时具有AR和PGK-1基因等位基因。两个结节的组织学形态差异很大，LOH检测进一步证实这两个结节不是单一的克隆来源。

"共同前体"理论是ASC起源于多潜能干细胞，并向ADC和SCC分化。一些研究通过分析染色体连锁多态性标记、LOH检测或EGFR/KRAS突变特征来支持这一理论。Niho等在4例肺ASC的X染色体连锁多态性标志物中发现，ADC和SCC成分具有单克隆性的特点，这两种成分来源于相同的前体。ASC是包含SCC（CK5）和ADC（CK7）表型的混合体。Mather等分离出共表达$CK5^+CK7^+$的ASC特异性癌症干细胞（cancer stem-like cells，CSLC），经体外培养后移植到免疫缺陷小鼠中。这些细胞可以在小鼠体内成功分化为SCC和ADC样成分，并具有分化为气管、肺泡或神经内分泌细胞的潜力，且只有不到10%的细胞保持双阳性。因此，ASC可能来源于原始肺干细胞，而不是支气管肺泡（ADC起源）或基底干细胞（SCC起源）。Vassella等通过下一代测序（NGS）、荧光原位杂交（FISH）和激光捕获显微切割（laser capture microdissection，LCM）技术评估来自高加索人群的16例ASC样本的每个成分的突变谱。两种成分之间的几种分子突变表型相似，肺ASC的EGFR突变率与纯ADC相似，但KRAS的突变率则明显低。驱动突变主要发生在干细胞中，提示ASC的单克隆起源。该假说目前获得了最广泛的支持和认可。

转化理论（transition theory）认为ASC是ADC和SCC的过渡阶段。Tsuhako等发现，在冲绳外科切除的ASC样本中，人乳头瘤病毒（HPV）DNA表达比例很高（78.3%），该地区的HPV先前已被证明在肺SCC中普遍存在。SCC成分附近的ADC细胞增大，且HPV、高分子量细胞角蛋白（HMC）和外皮蛋白（involucrin）阳性，表明从ADC向SCC的转变。Kanazawa等比较了12例ASC中P53蛋白的表达和KRAS基因的改变、9p21和9q31-32的染色体异常以及的每个成分之间的免疫组化图谱。他们发现P53基因在ASC的两种成分及过渡区都过表达。在所检查的任何肿瘤中均未检测到KRAS突变。此外，两组成分中还存在9p21和9q31-32的染色体异常。在ADC组分中发现SCC相关抗原的高表达和Mucin 1(一种主要在ADC中表达的抗原）的低表达。这些结果表明肺ASC中从SCC向ADC的单克隆转化。Han等证明，在小鼠模型中，Lkb1缺陷的ADC可以逐渐转化为SCC，提示ASC是肺ADC向SCC的中间步骤。Krause等首次应用全外显子组测序（whole exome sequencing，WES）来阐明ASC的克隆进化。已鉴定的干细胞突变包括肿瘤抑制基因TP53，但也包括EGFR、BRAF和MET，这是ADC的特征，但在SCC中不常见。没有发现经典SCC驱动突变的躯干突变（truncal mutation）。所有ASC共有的染色体拷贝数畸变包括3p、15q和19p的缺失，以及5p的扩增区。此外，他们检测到ASC中STK11和SOX2扩增的缺失，此前已被证明在临床前小鼠模型中驱动ADC向SCC的转化。这项研究提供了强有力的证据，证明ASC的两个成分有共同的来源，ADC成分似乎可转化为SCC。

（五）临床特征

ASC是一种相对罕见的肺癌亚型，通常发生在60岁以上男性，其发生与吸烟相关。其临床和生物学行为也可能取决于主要的组织学成分。主要表现为咳嗽、咯血、胸痛及气促等；亦可以上腹痛、头痛及肩胛区疼痛等为首发症状。

（六）影像学表现

ASC的影像学缺乏特异性。ASC包含ADC和SCC两种成分，依肿瘤具体成分所占比例不同而有倾向性生长。起源于较小支气管的ASC（周围型）更易向ADC方向分化，而起源于较大支气管的ASC（中央型）更容易向SCC方向分化（图1-1-239）。病变多发生于外周。以ADC表现为主，影像学表现为胸膜凹陷征、血管集束征、毛刺征、空泡征等（图1-1-240），易累及邻近胸膜，引起胸膜增厚，可合并胸腔积液；以SCC表现为主，可表现为空洞、坏死（图1-1-241）等。ASC密度多不均匀，或偶有细沙粒样钙化（图1-1-242），CT增强扫描均表现为不均匀强化（图1-1-243）。可发生区域淋巴结和远处转移（图1-1-244）。

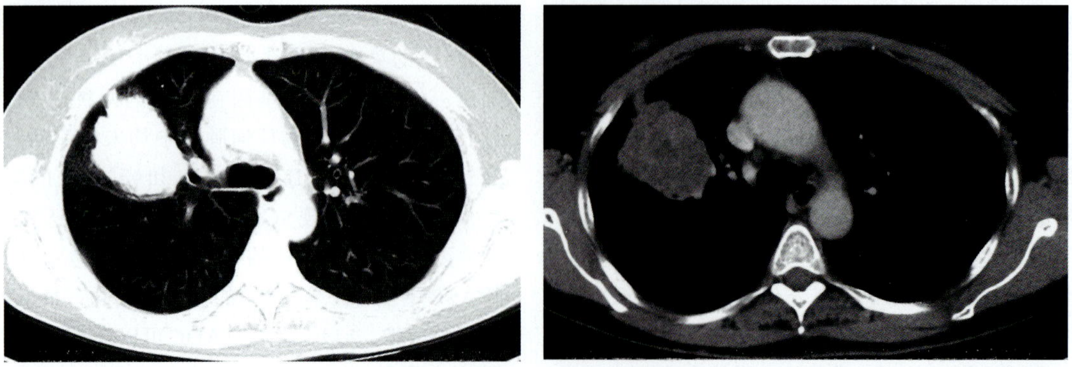

图1-1-239　女，55岁。右肺上叶ASC，腺癌成分约占70%，鳞癌约占30%

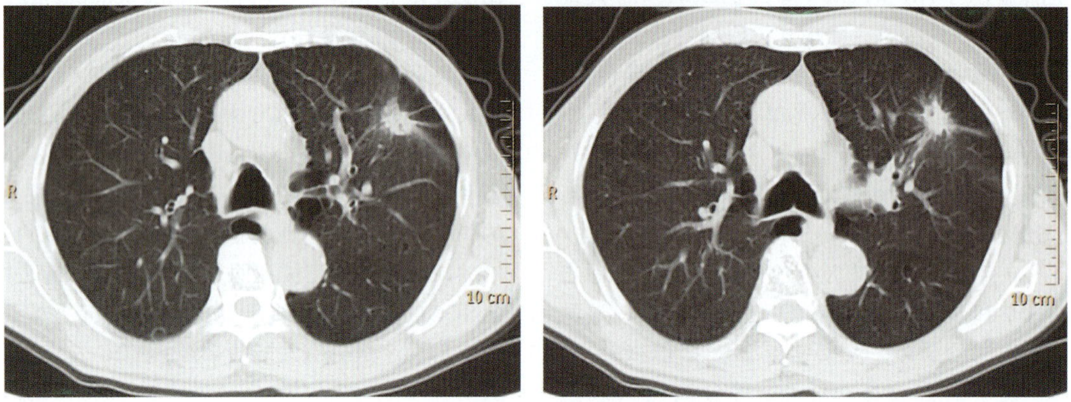

图1-1-240　男，68岁。左肺上叶ASC，侵及脏胸膜，支气管断端未见癌

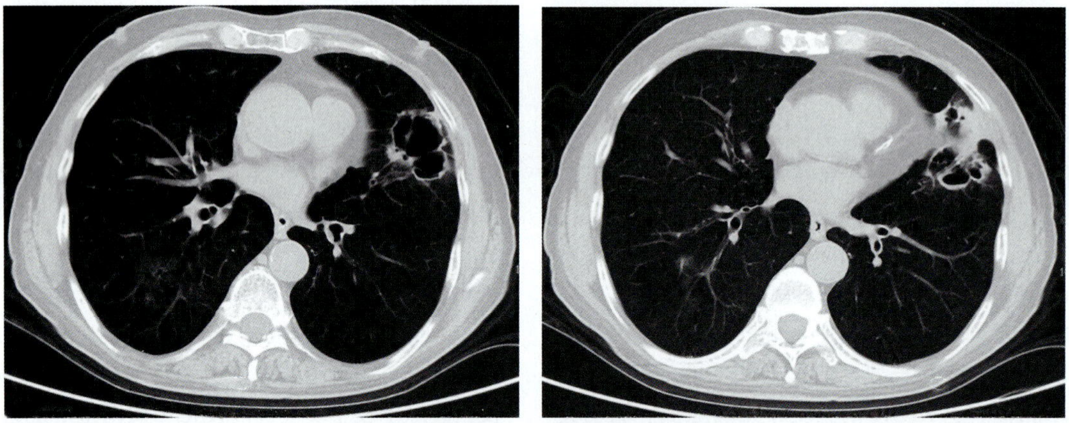

图1-1-241　男，73岁。胸闷、痰中带血2个月。左肺上叶空洞型ASC，侵犯脏胸膜

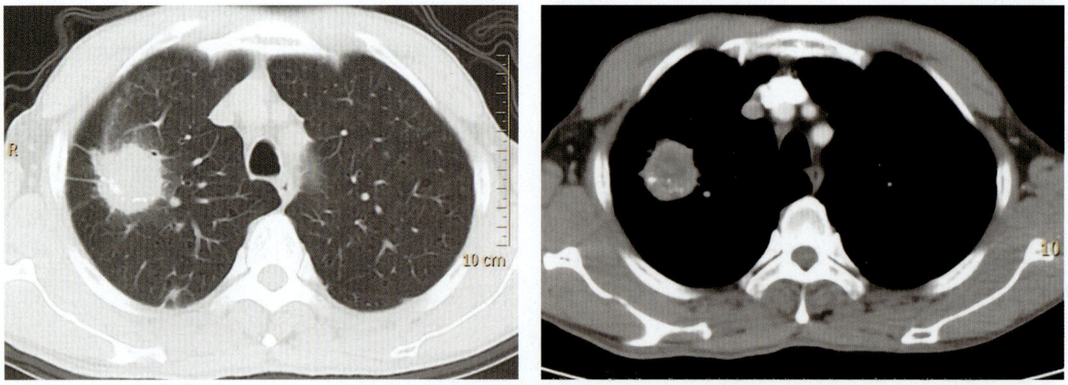

图1-1-242　男，62岁。咳嗽、咳痰、痰中带血15天。右肺上叶软组织肿块，大小约5.0cm×4.0cm×4.0cm，周围磨玻璃影，可见分叶、毛刺、胸膜凹陷征、钙化和坏死

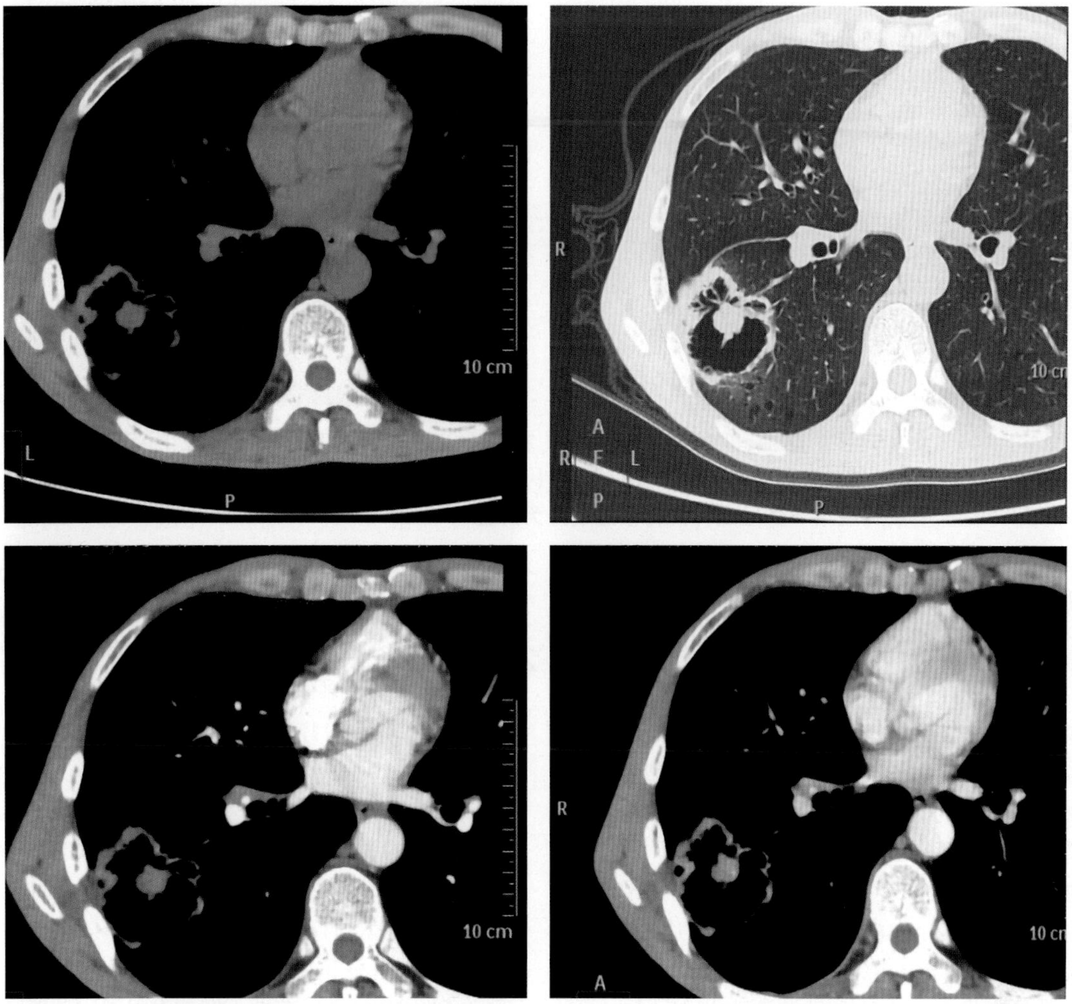

图1-1-243　男，62岁。咳嗽、咳痰、痰中带血2个月。右肺下叶空洞影，内见分隔，增强扫描三期CT值为19.0HU、34.9HU、70.4HU

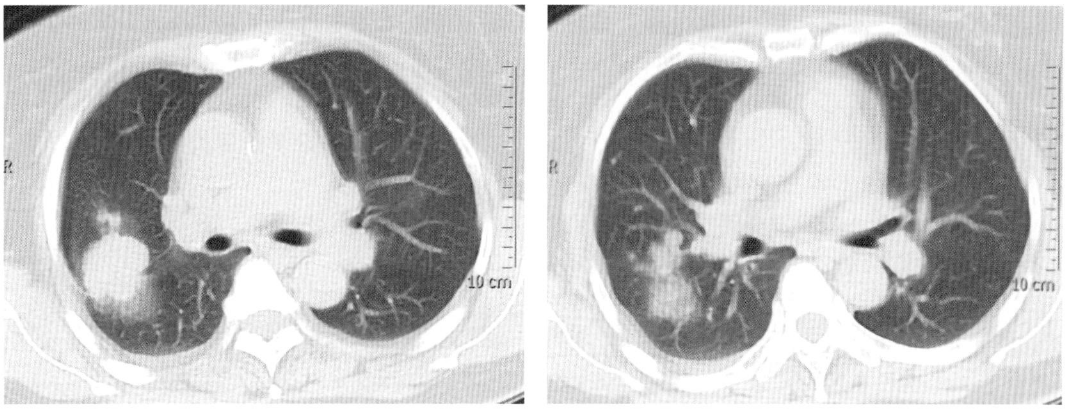

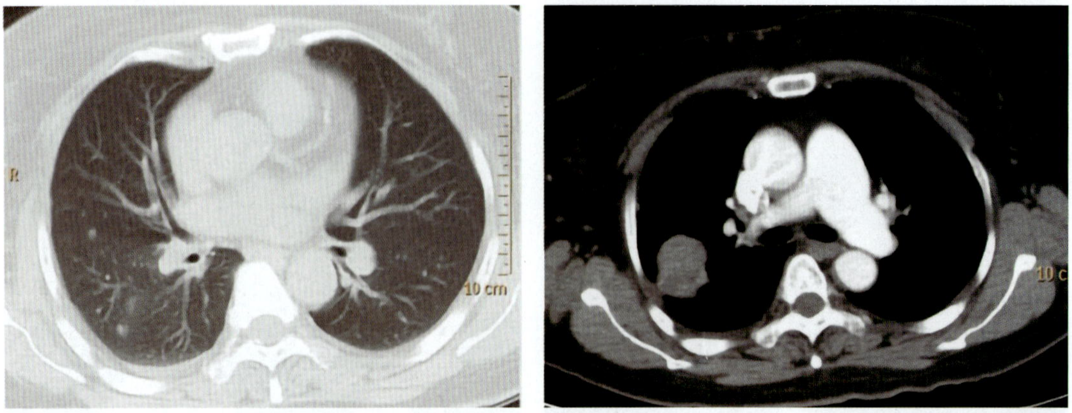

图1-1-244 女，57岁。咯血、胸闷不适20天。（右肺上叶、右肺中叶及下叶背段）ASC，侵犯脏胸膜。区域淋巴结状态：支气管周（1/2）、“7a”（1/1）、“10组”（1/2），右肺下叶结节及胸膜结节查见癌，其转移癌成分为腺癌

（七）治疗

外科手术是治疗ASC的主要手段，ⅠA～ⅢB期患者首选术后铂类双药化疗，以提高患者生存率并降低远处转移的风险。ASC没有特定或标准的化疗方案，目前的治疗方案依赖于NSCLC指南。靶向治疗被视为晚期EGFR突变或ALK重排ASC的一线治疗。免疫检查点阻断治疗近年来为治疗恶性肿瘤提供了一种新的手段。Shi等使用免疫组化和原位杂交技术评估了PD-L1在ASC患者中的表达。PD-L1在ASCs中的阳性率可达39.22%，在鳞状细胞成分和肺SCC中的表达率相似（38.89% *vs* 28.92%），在腺癌成分的表达和肺腺癌也相似（11.11% *vs* 13.53%）。PDL-1在鳞状成分中的表达高于腺状成分。PD-L1的表达与淋巴血管侵袭显著相关，但与肺ASCs中EGFR、KRAS和ALK突变无关。对化疗和分子靶向治疗不敏感的患者，尤其是以SCC为主的ASC患者进行PD-L1检测并分层治疗可能是一个新的选择。

（八）预后

ASC的预后与病理、手术治疗、辅助化疗方案的选择及患者的基本状况有关。ASC发展迅速，具有高度侵袭性，据报道，ASC的预后比单独的ADC或SCC更差，特别是在Ⅰ期和Ⅱ期患者，所有患者5年总生存率为6%～33%。

Cooke等报道，Ⅰ期和Ⅱ期ASC患者在肺叶切除术后的5年生存率为59.4%。Filosso等回顾性分析了48例完成了肿瘤完全切除和淋巴结清扫的ASC患者的资料。ASC患者的3年和5年生存率分别仅为25%和15%，总生存率低于ADC或SCC患者。ASC Ⅰ期的3年和5年生存率与ⅢA期ADC或SCC相似。超过50%的ASC患者发生了远处转移或局部复发，远处转移以脑转移最常见。多变量分析显示，远处转移、肿瘤周围神经浸润和肿瘤分期是预后不良的相关因素。辅助化疗是一个显著的阳性预后因素，即使在Ⅰ期彻底切除的肿瘤中也应给予辅助化疗。Maeda等回顾性队列研究了日本国立医院组织癌症研究小组制作的前瞻性数据库（1997—2003年），包括接受手术治疗的114例ASC（2.4%）、2993例ADC（64.2%）和1369例SCC（29.3%）患者。当肿瘤样本中SCC和ADC各占至少20%时，该病例被归类为ASC，男性与女性的比例为3.38∶1。ASC、ADC和SCC患者的5年生存率分别为23.3%、58%和40.8%。pⅠA阶段三者的生存率分别为42.0%、81.8%和63.4%，pⅠB阶段三者的生存率分别为19.3%、65.3%和46.8%。肺ASC比ADC和SCC更具侵袭性，即使在早期，其预后也比ADC或SCC更差，与ADC差距更大。多变量分析显示，性别、年龄、工作状态、组织学、肿瘤大小、p分期、手术方法和新辅助/辅助治疗是独立的预后因素。Liang等对4600例ASC患者进行回顾性分析，发现年龄、性别、肿瘤原发部位、组织学分级、肿瘤TNM分期、肿瘤原发灶手术和化疗是ASC患者的独立危险因素。

未来，需要更多的研究来提高ASC的治疗效果和预后。

参考文献

Bastide K，Ugolin N，Levalois C，et al，2010. Are adenosquamous lung carcinomas a simple mix of adenocarcinomas and squamous cell carcinomas，or more complex at the molecular level? Lung Cancer，68：1-9.

Burkart J，Shilo K，Zhao W，et al，2015. Metastatic squamous cell carcinoma component from an adenosquamous carcinoma of the lung with identical epidermal growth factor receptor mutations. Case Rep Pulmonol，2015：283875.

Cooke DT，Nguyen DV，Yang Y，et al，2010. Survival comparison of adenosquamous，squamous cell，and adenocarcinoma of the lung after lobectomy. Ann Thorac Surg, 9: 943-948.

Damadoğlu E, Aybatli A, Yalçinsoy M, et al, 2005. Adenosquamous carcinoma of the lung (an analysis of 13 cases). Tuberk Toraks, 53: 161-166.

Filosso PL, Ruffini E, Asioli S, et al, 2011. Adenosquamous lung carcinomas: a histologic subtype with poor prognosis. Lung Cancer, 74: 25-29.

Fitzgibbons PL, Kern WH, 1985. Adenosquamous carcinoma of the lung: a clinical and pathologic study of seven cases. Hum Pathol, 16: 463-466.

Gawrychowski J, Brulinski K, Malinowski E, et al, 2005. Prognosis and survival after radical resection of primary adenosquamous lung carcinoma. Eur J Cardiothorac Surg, 27: 686-692.

Hammond WG, Tesluk H, Benfield JR, 1995. Histogenesis of adenosquamous bronchogenic carcinoma. Cancer Lett, 96: 163-168.

Han X, Li F, Fang Z, et al, 2014. Transdifferentiation of lung adenocarcinoma in mice with Lkb1 deficiency to squamous cell carcinoma. Nat Commun, 5: 3261.

Kanazawa H, Ebina M, Ino-Oka N, et al, 2000. Transition from squamous cell carcinoma to adenocarcinoma in adenosquamous carcinoma of the lung. Am J Pathol, 156: 1289-1298.

Krause A, Roma L, Lorber T, et al, 2020. Deciphering the clonal relationship between glandular and squamous components in adenosquamous carcinoma of the lung using whole exome sequencing. Lung Cancer, 150: 132-138.

Liang J, Sui Q, Zheng Y, et al, 2020. A nomogram to predict prognosis of patients with lung adenosquamous carcinoma: a population-based study. J Thorac Dis, 12: 2288-2303.

Lin G, Li C, Li PS, et al, 2020. Genomic origin and EGFR-TKI treatments of pulmonary adenosquamous carcinoma. Ann Oncol, 31: 517-524.

Maeda H, Matsumura A, Kawabata T, et al, 2012. Adenosquamous carcinoma of the lung: surgical results as compared with squamous cell and adenocarcinoma cases. Eur J Cardiothorac Surg, 41: 357-361.

Mather JP, Roberts PE, Pan Z, et al, 2013. Isolation of cancer stem like cells from human adenosquamous carcinoma of the lung supports a monoclonal origin from a multipotential tissue stem cell. PLoS One, 8: e79456.

Naunheim KS, Taylor JR, Skosey C, et al, 1987. Adenosquamous lung carcinoma: clinical characteristics, treatment, and prognosis. Ann Thorac Surg, 44: 462-466.

Niho S, Yokose T, Kodama T, et al, 1999. Clonal analysis of adenosquamous carcinoma of the lung. Jpn J Cancer Res, 90: 1244-1247.

Ohtsuka K, Ohnishi H, Fujiwara M, et al, 2007. Abnormalities of epidermal growth factor receptor in lung squamous-cell carcinomas, adenosquamous carcinomas, and large-cell carcinomas: tyrosine kinase domain mutations are not rare in tumors with an adenocarcinoma component. Cancer, 109: 741-750.

Shelton DA, Rana DN, Holbrook M, et al, 2012. Adenosquamous carcinoma of the lung diagnosed by cytology? A diagnostic dilemma. Diagn Cytopathol, 40: 830-833.

Shi X, Wu S, Sun J, et al, 2017. PD-L1 expression in lung adenosquamous carcinomas compared with the more common variants of non-small cell lung cancer. Sci Rep, 7: 46209.

Shimoji M, Nakajima T, Yamatani C, et al. 2011, A clinicopathological and immunohistological re-evaluation of adenosquamous carcinoma of the lung. Pathol Int, 61: 717-722.

Shu C, Cheng H, Wang A, et al, 2013. Thymidylate synthase expression and molecular alterations in adenosquamous carcinoma of the lung. Mod Pathol, 26: 239-246.

Takamori S, Noguchi M, Morinaga S, et al, 1991. Clinicopathologic characteristics of adenosquamous carcinoma of the lung. Cancer, 67: 649-654.

Tochigi N, Dacic S, Nikiforova M, et al, 2011. Adenosquamous carcinoma of the lung: a microdissection study of KRAS and EGFR mutational and amplification status in a western patient population. Am J Clin Pathol, 135: 783-789.

Tsuhako K, Nakazato I, Hirayasu T, et al, 1998. Human papillomavirus DNA in adenosquamous carcinoma of the lung. J Clin Pathol, 51: 741-749.

Vassella E, Langsch S, Dettmer MS, et al, 2015. Molecular profiling of lung adenosquamous carcinoma: hybrid or genuine type? Oncotarget, 6: 23905-23916.

White VA, Hyrcza MD, Lennerz JK, et al, 2022. Mucoepidermoid carcinoma (MEC) and adenosquamous carcinoma (ASC), the same or different entities?Mod Pathol, 35: 1484-1493.

Yamatani C, Abe M, Shimoji M, et al, 2014. Pulmonary adenosquamous carcinoma with mucoepidermoid carcinoma-like component with characteristic P63 staining pattern: either a novel subtype originating from bronchial epithelium or variant mucoepidermoid carcinoma. Lung Cancer, 84: 45-50.

Yazawa T, Ishii H, Ito T, et al, 2003. Colliding primary lung cancers of adenosquamous carcinoma and large cell neuroendocrine carcinoma. Pathol Int, 53: 58-65.

Zhao H, Yang H, Yao F, et al, 2016. Improved survival associated with a balanced structure between adenomatous and squamous components in patients with adenosquamous carcinoma of the lung. Eur J Surg Oncol, 42 (11): 1699-1706.

（九）病例解析

病史：男，71岁。咳嗽3个月，痰中带血1周。

胸部CT：右肺上叶不规则肿块影（图1-1-245）。

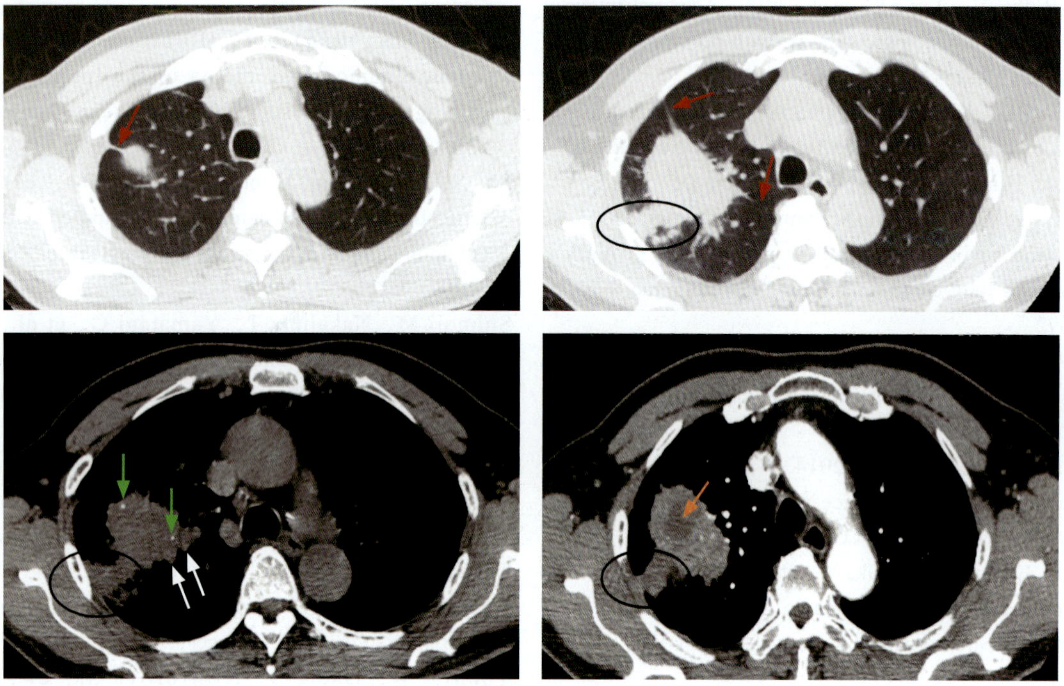

图1-1-245 胸部CT45

【诊断】 周围型肺腺鳞癌。

【诊断依据】 老年男性，有咳嗽、痰中带血病史。病变为较大不规则肿块，内可见点状钙化（绿箭）、不均匀强化和明显坏死（橙箭），背心侧可见阻塞性肺炎（黑圈），整体符合鳞癌特征。病变尚有浅分叶、毛刺、棘状突起（白箭）和胸膜牵拉（红箭），符合腺癌特征，故考虑肺鳞癌或腺鳞癌可能。患者术后病理为腺鳞癌（腺癌成分约占20%，鳞癌成分约占80%），癌组织侵犯支气管、肺被膜，肿物大小5.5cm×4.5cm×3.5cm。肺周淋巴结1枚，见癌转移；第2～4组淋巴结2/10和第9组淋巴结2/2见癌转移；第7、8、10组淋巴结未见癌转移（0/17、0/1、0/1）。免疫组化：CK-P、E-cad、EGFR阳性，TTF-1、CK5/6、CK7、SPB、NapsinA、P40灶性阳性，Ki-67阳性指数约60%。

【分析】 由于ASC包含ADC和SCC两种成分，本例以SCC成分为主，呈膨胀性生长，因肿瘤生长较快，中央部分病灶血供不足，易发生缺血、坏死及液化。另外，由于周围型ASC发生于较小支气管，癌细胞增殖堆积，充满肺泡，并沿肺泡壁向周围蔓延，形成实体性肿块。因肿瘤位于肺外周，细支气管因癌细胞浸润变狭窄或受阻，导致肿瘤内部坏死物不易排出并发感染，引起患者出现以发热、咳嗽、咳痰伴有胸痛等为主的急性临床症状。

胸部CT扫描显示ASC多为周围型，而非中央型。Yu等探讨29例ASC的CT形态特征与组织病理表现的相关性。21例（72%）为周围型，8例（28%）为中央型。最常见的CT表现为分叶27例（93%），胸膜尾征22例（76%），毛刺17例（59%），坏死15例（52%）和血管集聚13例（45%）。外周肿瘤表现出较高比例的瘤内坏死和不均匀软组织衰减。Lee等评估了26例接受ASC手术切除患者的CT和FDG-PET特征。肿瘤直径3.8cm±1.9cm，更常见于外周（80.8%）而非中央（19.2%），表现为内部低和不均匀衰减，CT上具有分叶（92%）、毛刺或周围磨玻璃影（92%）。中央型ASC大于周围型ASC，平均直径分别为5.7cm和3.4cm。除肿瘤大小外，中央型ASC和周围型ASC在病理学、FDG PET和生存率方面没有显著性差异。SUV_{max}为8.3±3.9，只有SUV_{max}＞6.3是不良预后因素。Watanabe等在4923例原发性肺癌切除患者中，发现53例（1.1%）ASC。ASC患者表现为典型的SCC中心性阻塞性肺炎和典型的伏壁样ADC外周磨玻璃影。外周磨玻璃影可能是ADC占主导地位的ASC的预测标志之一。肿瘤大小超过5cm和肿瘤周围炎症变化的CT表现是预后不良的有力预测因素。

总之，ASC在影像上兼具ADC和SCC两种特征，多表现为直径较大、边界不清的肿块。周围型ASC边缘毛刺及胸膜牵拉更常见；中央型体积更大，易发生囊变坏死，更易伴远端阻塞性改变及胸腔积液。

（广西中医药大学第一附属医院心胸外科　赵德发　提供）

八、肺肉瘤样癌

肺肉瘤样癌（pulmonary sarcomatoid carcinoma，PSC）是一种异质性恶性肿瘤，占所有原发性肺癌的不到1%。它由恶性上皮成分和肉瘤或肉瘤样成分混合而成，可分为5种类型：多形性癌、梭形细胞癌、巨细胞癌、癌肉瘤和肺母细胞瘤。

（一）分类

Nash和Stout于1958年提出了巨细胞癌一词，他们描述了5例尸检病例。1981年WHO对肺肿瘤的分类认为，这些显示梭形细胞或巨细胞占优势的肿瘤分别是鳞癌和大细胞癌的形态学变体，并将癌肉瘤定义为由癌和肉瘤紧密混合组成的双相肿瘤，与软组织中出现的肿瘤相似。

1994年，Fishback等首次引入了“多形性（梭形/巨细胞）癌”一词，以表示特定的肿瘤类别，而不仅仅是含有奇异细胞的肿瘤。他们还以至少含有10%巨细胞（或梭形肿瘤细胞）作为最低阈值用于区分多形性癌和偶尔表达巨细胞的传统NSCLC。他们通过光学显微镜和免疫组化研究了78例多形性［梭形和（或）巨细胞］肺癌，以确定临床、大体和组织学参数。组织学上，鳞癌占8%，大细胞癌占25%，腺癌占45%。只有22%的肿瘤是完全梭形和（或）巨细胞癌。38%的患者同时发现梭形细胞癌和巨细胞癌。淋巴结转移是最重要的单一预后因素，而鳞状或腺癌分化的存在对生存期没有影响。因此，他们用多形性癌命名梭形细胞癌和巨细胞癌。

1999年WHO对肺和胸膜肿瘤的分类表明，存在“一组含有肉瘤或肉瘤样成分的低分化NSCLC”，包括5种不同的组织学亚型，分为3个独立的诊断类别：梭形和（或）巨细胞癌（多形性癌、梭形细胞癌和巨细胞癌）、癌肉瘤和肺母细胞瘤。之前使用的所有其他术语都被取消，不鼓励使用，而SCLC或LCNEC成分的存在被认为是PSC诊断的排除标准，与过去系列中对同一问题的立场不同。

2004年WHO对肺肿瘤的分类中，采用了更通用的肉瘤样癌名称，以涵盖上述所有5种病理模式，并将其定义为组织学外观提示间充质分化的低分化NSCLC。这个统一的术语旨在反映PSC家族不同成员之间相似的临床表现、行为和预后。根据这一标准，伴有肉瘤或肉瘤样成分的SCLC或LCNEC的发生被认为是神经内分泌肿瘤的复合变体，而不是含有SCLC和（或）LCNEC成分的PSC。

2015年WHO对肺肿瘤的分类中，PSC的诊断标准/术语没有变化，但建议对组织学结果进行分子检测。2015版将多形性癌、梭形细胞癌和巨细胞癌归于一个章节，癌肉瘤及肺母细胞瘤各归为独立章节，反映了三类肿瘤在发生部位、患者群及组织形态和分子遗传学方面确有不同。

（二）病理学

PSC组织学上一般均有上皮和肉瘤样间质两种成分，并常以肉瘤样成分占优势。标本内含有50%以上肉瘤样组织才能诊断为PSC，否则应诊断为癌。诊断依赖于病理检查。小活检或细胞学检测无法诊断多形性癌、梭形细胞癌或巨细胞癌，诊断癌肉瘤和肺母细胞瘤亦十分困难。PSC的诊断需要手术标本，可以辅以免疫组化和电子显微镜。

临床上针对PSC患者常用的免疫组化指标主要包括两大类：一类是上皮细胞标志物，包括细胞角质蛋白（cytokeratin，CK）、上皮细胞膜抗原（epithelial membrane antigen，EMA）、抗细胞角蛋白单克隆抗体（anti-pan cytokeratin antibody，AE1/AE3）、癌胚抗原（carcinoembryonic antigen，CEA）等；另一类是间质细胞标志物，包括波形蛋白（vimentin）、结蛋白（desmin）、CD68和胶原蛋白Ⅳ（collagen Ⅳ）等。免疫组化检查发现大多数肉瘤样癌病例也保留了一定程度的CK表达，这有助于与真正的肉瘤进行鉴别诊断。肉瘤样成分中也可能保留肺腺癌或鳞癌典型的免疫组化标志物的表达，如TTF-1或P40。癌成分也可表达间叶性标志物。有研究显示上皮型肿瘤标志物（如CK、EMA等）可以用于区分肉瘤样癌和肉瘤。而TTF-1和CK7对于诊断肺原发的肉瘤样癌具有指导意义。上皮标志物和间质标志物在PSC上皮和肉瘤两种成分区域均可呈阳性表达，提示PSC中的两种肿瘤成分有可能来自相同起源的细胞。

多形性癌（pleomorphic carcinoma，PC）被定义为低分化的NSCLC，至少含有10%梭形细胞和（或）巨细胞，或者全部由梭形细胞和巨细胞组成。恶性上皮成分可以是腺癌、鳞癌、腺鳞癌或大细胞癌。少许鳞癌出现血管肉瘤样成分，被称为假血管肉瘤样癌，表现为相互吻合的腔隙衬覆间变的上皮样细胞，这些上皮样细胞常局部聚集成假乳头并形成充满红细胞的裂隙。超过90%的PC患者为重度吸烟者，一些病例可能与石棉暴露有关。通常倾向于侵犯胸壁的大的周围型肿瘤。KRAS（高达38%病例中出现）和EGFR突变（25%病例中出现）部分反映了肿瘤成分、患者种族和吸烟状况。

梭形细胞癌（spindle cell carcinoma，SCC）定义为仅由梭形肿瘤细胞构成的癌，但纯梭形细胞癌罕见。镜检肿瘤主要或仅由恶性梭形细胞组成，呈肉瘤样图像，可混有巨细胞癌成分。梭形细胞黏附成细胞巢或呈不规则的束状排列，核呈多形性，深染，可见许多不典型核分裂象，部分可见明显的核仁。血管浸润在梭形细胞癌中很常见。若瘤细胞呈上皮样形态可能是癌分化的线索。临床上，单纯的梭形细胞癌与肉瘤鉴别非常困难，需要联合CK、Vimentin、CEA和平滑肌标志物共同诊断。此外，由于该类肿瘤分化差，AEl/AE3和EMA常用来鉴别肉瘤成分的上皮样分化。

巨细胞癌（giant cell carcinoma，GCC）由多形的多核和（或）单核肿瘤性巨细胞构成的NSCLC，纯巨细胞癌极其罕见。细胞体积大，形态奇异，肿瘤细胞失去黏附性，相互分离，间质可见丰富的炎症细胞浸润。与梭形细胞癌相比，巨细胞癌有明显的核仁。这些巨细胞具有丰富的嗜酸性细胞质，具有较多核分裂象，经常伴有淋巴（巨核）细胞穿入现象（emperipolesis）。emperipolesis一词来源于希腊词语“em”表示向内、“peri”表示周围、“polemai”表示逗留，是1956年Humble等发现在组织培养时淋巴细胞进入恶性肿瘤细胞内部，即描述一种行为或淋巴细胞与巨核细胞、肿瘤细胞、有丝分裂造血细胞之间的联系。

癌肉瘤（carcinosarcoma）是混有NSCLC（典型的鳞癌和腺癌）和真正的肉瘤成分（横纹肌肉瘤、骨肉瘤、软骨肉瘤、平滑肌肉瘤、脂肪肉瘤、血管肉瘤或这些成分的组合）的一种恶性肿瘤，是克隆肿瘤通过癌的肉瘤样变发展而来的。癌肉瘤显示双向分化，两者之间可有明显分界，也可混杂存在。癌肉瘤最常见的上皮细胞组织学类型是鳞癌，其次是腺癌和腺鳞癌；横纹肌肉瘤是最常见的间充质成分，其次是骨肉瘤和软骨肉瘤。肉瘤成分可能占主导地位并掩盖癌成分。TP53经常在癌肉瘤中出现，KRAS发生频率较低，EGFR突变极少出现。

肺母细胞瘤（pulmonary blastoma，PB）又称肺胚胎瘤，或胚胎性癌肉瘤，最初由Barrett和Barnard于1945年第1次报道，1961年正式将其归类为PB。该病起源于多能肺细胞，形态学类似胎儿肺组织，由未成熟上皮和（或）间叶组织构成的双相性恶性肿瘤，两种组织成分源自共同的前体细胞，镜检可见原始上皮成分和原始胚基成分双相分化图像，两种成分以不同比例组合。原始上皮成分主要为低级别胎儿型腺癌，局灶可出现高级别胎儿型腺癌或分化成熟的腺癌。43%～60%病例中可见桑葚样结构；散在神经内分泌细胞及小细胞癌成分见于个别报道。原始间叶组织为在黏液或纤维性背景中紧密排列的圆形细胞，并有向成熟纤维母细胞分化的趋势，异源性成分如骨肉瘤、软骨肉瘤、横纹肌肉瘤见于25%的病例，卵黄囊瘤、畸胎瘤、精原细胞瘤、胚胎性癌及恶性黑色素瘤成分亦可在少数病例见到。免疫组化显示原始上皮成分广谱CK、EMA、TTF1、β-catenin阳性，原始间叶成分Vimentin阳性，桑葚体结构CgA和Syn阳性。EGFR基因突变检测显示EGFR基因18-21号外显子无突变，均为野生型。

（三）分子特征

一些研究证明，PSC表现出与高级别肺腺癌相似的突变特征，包括TP53和KRAS的高突变率，STK11、NRAS、PIK3CA和NOTCH1的偶发突变，以及ALK和EGFR的罕见突变。

2015年，Fallet等首先使用质谱法对81例PSC患者的114份手术标本进行了检测。常见突变包括KRAS（27.2%）、EGFR（22.2%）和TP53（22.2%），少见突变包括STK11（7.4%）、NOTCH1（4.9%）、NRAS（4.9%）和PI3KCA（4.9%）。尽管PSC表现出高度的组织学异质性，但发现了一些肿瘤内分子的同质性。Pécuchet等对15例有吸烟史的PSC患者进行了全外显子组测序。他们根据突变特征将这些患者分为两组：一组具有烟草相关突变，包括RAS/MAP2K1突变和强PD-L1表达，另一组具有APOBEC酶和同源重组缺陷，不仅与MET有关，还与EGFR、BRCA1/BRCA2和IDH1突变有关。具有烟草相关特征的患者的总体生存率较差。Zhou等研究了中国人群中58例纯PSC（梭形细胞癌和巨细胞癌）的基因组和免疫谱。45%的纯PSC患者至少有一种可“治疗”的改变（actionable alteration）。TP53是最常见的突变（74.1%），其次是KRAS（24%）、SMARCA4（14%）、MET（12%）、EGFR（10%）、MLL4（10%）、NF1（10%）、NOTCH4（10%）和TERT（10%）。超过60%的患者（65.5%，38/58）有高度微卫星不稳定性（microsatellite instability-high，MSI-H）、PD-L1阳性或高TMB，这些患者可能从免疫检查点抑制剂中获得生存益处。Yang等的研究发现，上皮-间质转化（epithelial mesenchymal transition，EMT）在PSC的癌变过程中起着重要作用。TP53是最常见的突变基因（78.6%），其次是CDKN2A（28.6%）和MYC（25.0%）。肿瘤全基因组分析显示PSC的肿瘤突变负荷和白细胞分数（leukocyte fraction）较高。Schrock等在73.6%的病例中发现了TP53基因组改变，其次是KRAS（34.4%）、MET（13.6%）、EGFR（8.8%）、BRAF（7.2%）、HER2（1.6%）和RET（0.8%）。MET改变最常见的是外显子14跳跃突变（15例，包括1例同时存在行MET扩增），其次是单独的MET扩增（1例）和H1094L（1例）。与非PSC NSCLC（3%）相比，PSC中MET外显子14的跳跃突变（12%，15/125）更常见，并且在具有腺癌成分的PSC病例中更为普遍。PSC的基因突变模式与NSCLC不同，观察到的主要是MET外显子14突变，EGFR和ALK突变不太常见。

大多数含有癌和肉瘤或肉瘤样成分的肿瘤的组织

起源有两种相反的假说，即融合假说（convergence hypothesis）和分化假说（divergence hypothesis）。融合假说认为该肿瘤是异源性的，由上皮和间叶两种组织共同起源，来源于两个或多个干细胞（多克隆假说）。分化假说认为该肿瘤是同源性的，来源于一类未分化的单一的全能干细胞（单克隆假说），在生长过程中形成了明确的癌组织，但在某一阶段，癌细胞发生了转化，出现了梭形细胞或巨细胞，大部分学者支持这个观点。PSC可能来源于EMT，特别是由梭形细胞和巨细胞组成的肿瘤。EMT是上皮细胞由于失去细胞间黏附和极性而获得梭形细胞形态的过程。PSC的肉瘤或肉瘤样成分被认为是在致癌过程中通过激活EMT导致癌细胞向肉瘤转化或化生所致，即PSC是一组起源于相同原始上皮，经EMT及完全的间充质表型关闭（switch off）后形成的一组转化性癌。Arshi等首次报道了一例67岁男性肺鳞癌患者在新辅助治疗后的组织病理学肉瘤样转化，证实了EMT过程。

超过50%的PSC患者表达PD-L1。Shimoji等发现，PD-L1在22%的肺腺癌和60%的鳞癌中表达。PD-L1的表达与腺癌的高增殖活性和EMT表型有关，但与肺鳞癌无关。PD-L1表达是肺腺癌患者预后不良的一个重要因素。Vieira等发现PD-L1在PSC中的表达高于NSCLC，$CD3^+$肿瘤浸润淋巴细胞和$CD163^+$肿瘤相关巨噬细胞在PSC中比NSCLC更重要。KRAS突变、血管侵袭和$CD163^+$巨噬细胞浸润的存在与PSC中PD-L1表达相关。PD-L1表达与KRAS突变之间的相关性可以通过PSC患者吸烟次数增加来解释。多变量分析显示，只有$CD163^+$巨噬细胞和血管侵袭与肿瘤PD-L1表达相关。高水平的肿瘤浸润淋巴细胞（$CD3^+$或$CD4^+$而不是$CD8^+$）构成了预后良好的生存因素。一种可能的解释是PD-L1的表达与淋巴细胞的耗竭有关，并且PD-L1的激活是肿瘤对产生细胞因子的肿瘤浸润性淋巴细胞抵抗的一种适应性方法，而不是异常的细胞信号。Dix等发现与从未吸烟的患者相比，有吸烟史的患者更有可能在肿瘤细胞中表达PD-L1，而肿瘤内免疫细胞中PD-L1阳性的可能性较小。

（四）临床表现

除了儿童肺母细胞瘤外，PSC常见于60岁以上老年男性，多有重度吸烟史。一些研究表明，PSC在高加索人中发生的频率比在其他种族中更高。临床症状与肿瘤发生部位有关，周围型患者多无症状，发现较晚，较易侵犯胸膜及胸壁而引起胸痛或合并胸腔积液。中央型患者可造成阻塞性肺炎、肺不张，引起咳嗽、咳痰、咯血和呼吸困难等症状。

（五）影像学表现

PSC的影像学表现缺乏特异性，可为中央型（图1-1-246），也可为周围型，但以周围型多见。周围型PSC病变部位以上叶略多，多为孤立性圆形或类圆形肿块（图1-1-247），因肿瘤呈膨胀性生长且生长速度较快，边缘可形成假包膜，故肿块边缘常光整。肿瘤直径多＞5cm（图1-1-248），肿块体积较大，可见坏死及空洞（图1-1-249）。肿瘤外观多呈分叶状，密度不均匀，多数无毛刺及胸膜凹陷征，极少钙化。增强扫描肿瘤实质明显不均匀强化，边缘多为不规则片状强化或环形强化，而中央强化较弱。强化区域为肿瘤细胞或胶原组织，低密度区为黏液样变性或出血坏死灶。增强CT对PSC与普通肺癌的鉴别有一定的价值。普通型NSCLC增强后常为瘤体均匀强化，或瘤体内点线状、斑片状强化。中央型PSC肿块多较大，边界较光整，伴有阻塞性肺炎或肺不张，与常见类型肺癌不易鉴别。

PSC常侵及胸膜、胸壁（图1-1-250），可伴肺门及纵隔淋巴结的转移，脑、肾上腺、肝脏、骨转移，极少出现肺内转移。

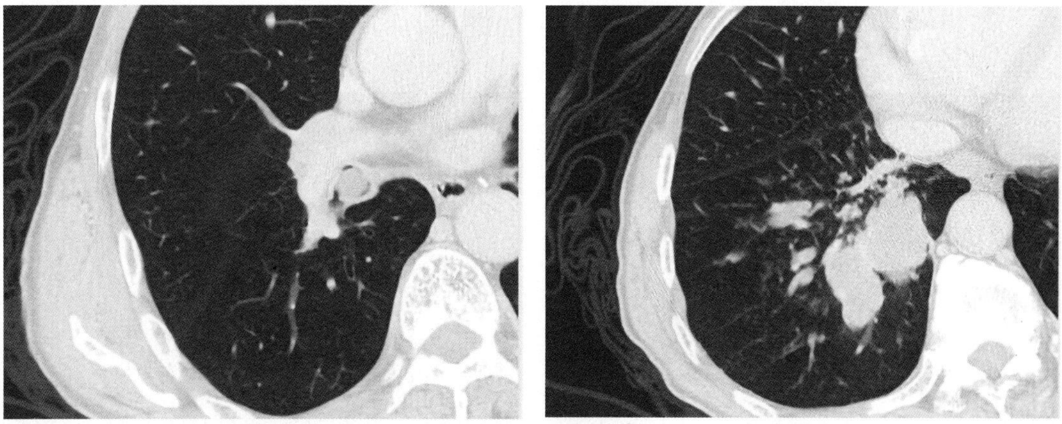

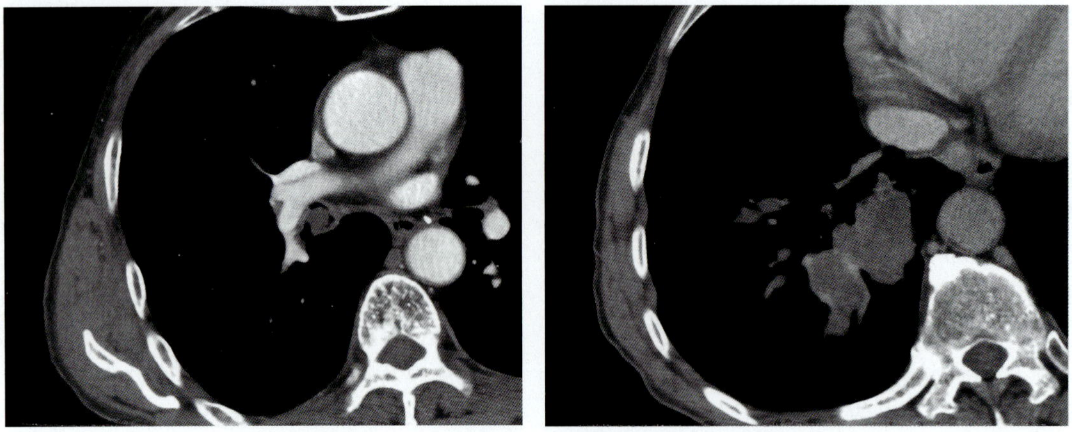

图1-1-246　男，70岁。右肺中央型PSC

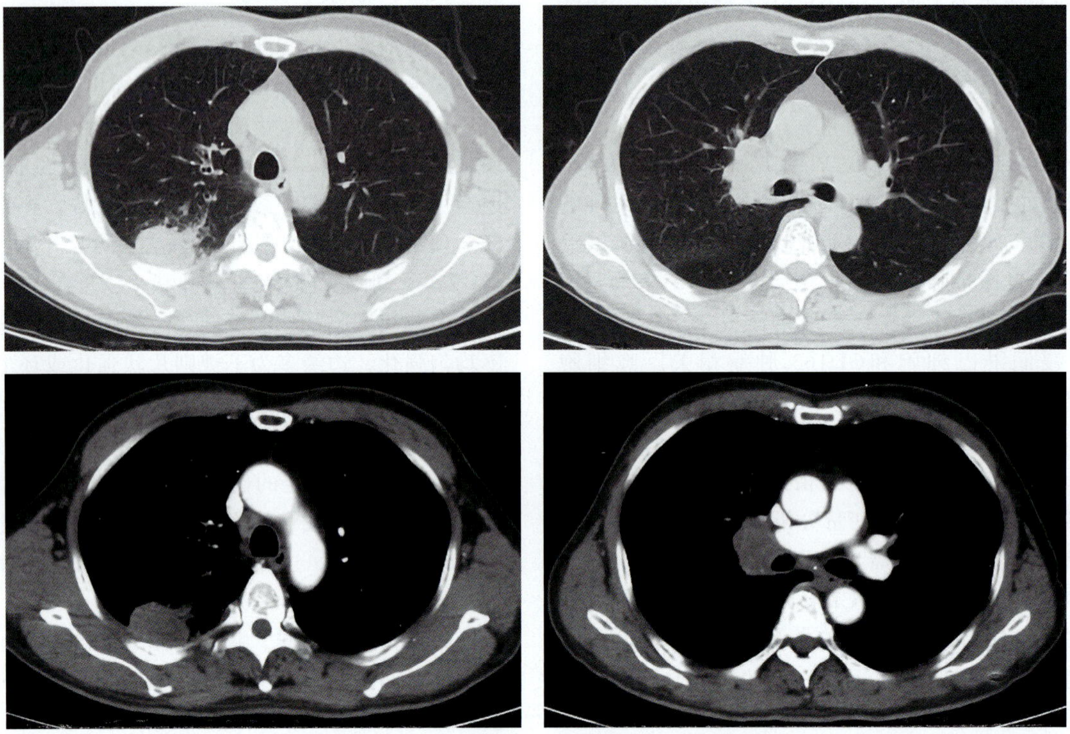

图1-1-247　男，66岁。痰中带血1个月。右肺上叶肉瘤样癌，侵犯壁胸膜，支气管断端未见癌。淋巴结：支气管周4/8，4组2/9，7组0/5，9组0/1，11组2/3

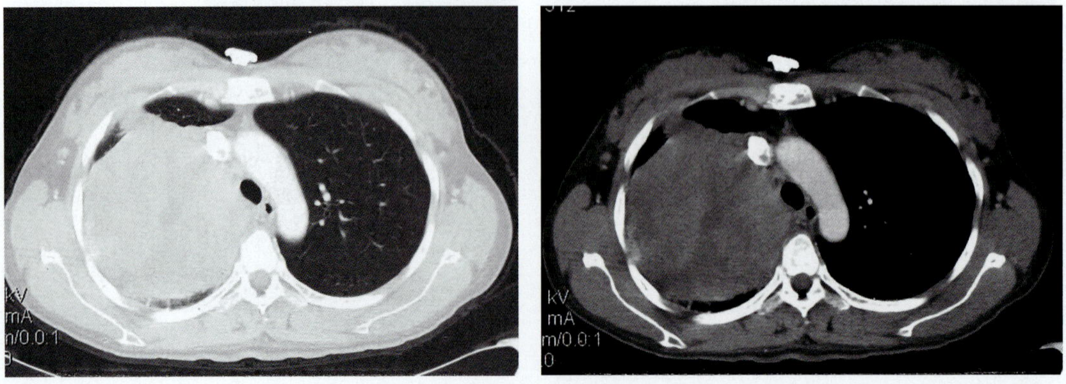

图1-1-248　女，33岁。右肺上叶巨大肿块影，坏死明显

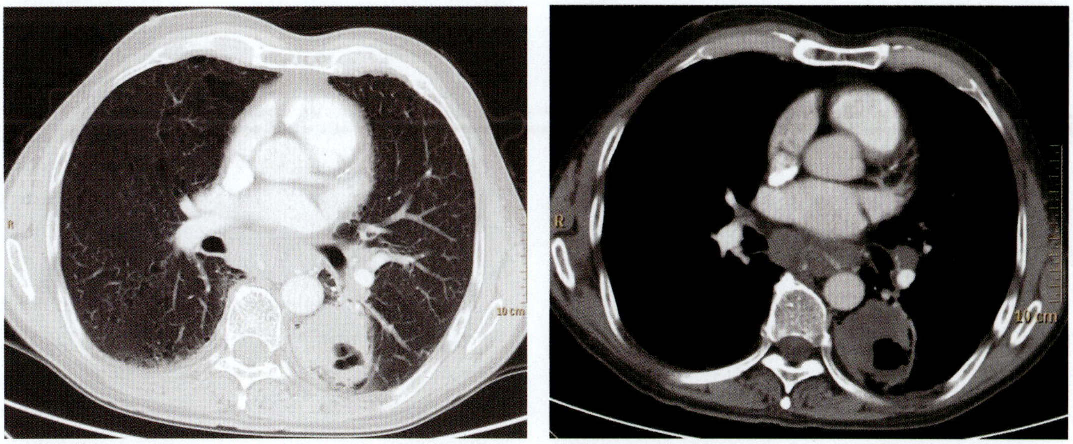

图1-1-249　男，62岁。咳嗽、咳痰1个月。左肺下叶肿块影伴空洞形成和纵隔淋巴结肿大

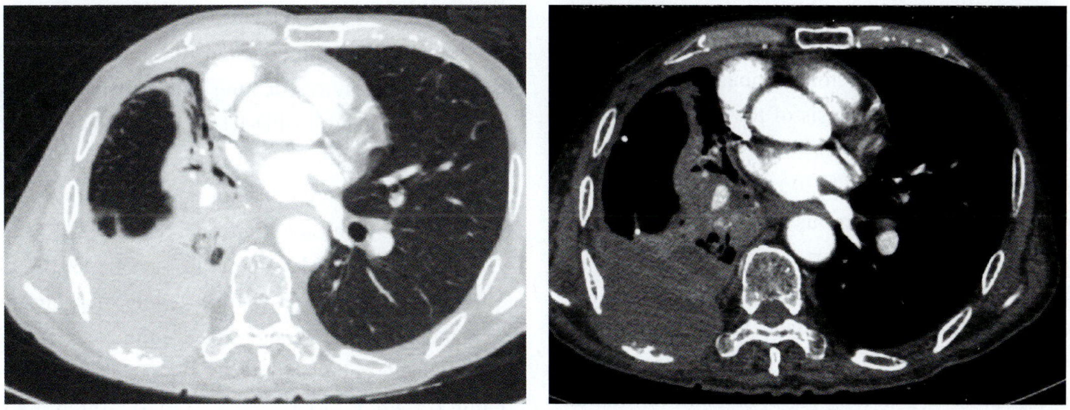

图1-1-250　男，77岁。右肺下叶肿块影，侵及胸壁和肋骨

（六）治疗

手术是PSC的主要治疗手段。术后辅助放、化疗可能改善预后。Abdallah等对2004—2015年国家癌症数据库中1497例手术切除的PSC患者资料进行了回顾性研究。PSC的辅助化疗似乎与Ⅱ期和Ⅲ期患者的生存率提高有关，但与Ⅰ期患者无关。新辅助或辅助化疗可能对手术切除的PSC患者有益。化疗方案主要参照NSCLC用药，但2/3的患者对传统化疗不敏感，化疗的有效率在0～17%。PSC比普通肺癌更具有侵袭性，且放、化疗效果均不甚理想，容易出现早期复发和转移。转移性PSC患者大多对化疗具有耐药性。在晚期PSC患者中，基于铂的双药化疗方案优于其他化疗方案。

靶向治疗和免疫治疗是PSC的新的治疗方向。晚期PSC中最常见的突变基因是TP53和KRAS，而经典的EGFR突变很少见。因此，大多数患者不太可能从抗EGFR治疗中受益。MET是肝细胞生长因子的受体，参与生长、肿瘤细胞的侵袭和转移，从而导致预后不良。MET突变，特别是MET外显子14突变是PSC中的常见事件。几项研究表明，MET外显子14突变可能是晚期PSC的一种有前途的靶向基因突变，并可能受益于靶向治疗，包括克唑替尼、卡马替尼、赛沃替尼和特泊替尼。与其他肺癌相比，PSC通常可能与更高的PD-L1表达和更高的TMB有关，这表明一些PSC患者在接受免疫检查点抑制剂（ICIs）治疗时可能会有更好的结果。Kim等通过一项非随机、开放的Ⅱ期研究评估了度伐利尤单抗（一种PD-L1抑制剂）联合替西木单抗（tremelimumab）（一种抗CTLA-4抗体）治疗复发性或转移性PSC的安全性和有效性。PFS、OS、ORR和疾病控制率（disease control rate，DCR）分别为5.9个月、15.4个月、26.7%和60%。两者联用具有延长OS和可控毒性的临床益处。

目前，PSC的治疗应继续遵循NSCLC的治疗模式，根据患者的驱动突变状态使用适当的靶向药物和免疫抑制剂。鉴于血管侵袭是PSC的一个特征，早期使用抗血管生成药物（如安罗替尼和阿帕替尼）可能会改善患者对治疗的反应。

（七）预后

PSC的预后比其他形式的NSCLC差。PSC的5年总生存率为11%～25%，而其他类型的NSCLC为46%。

Steuer等的研究发现，PSC患者的中位年龄为70岁，59%为男性，89%为白种人。在发病时，18%的患者患有Ⅰ期疾病，10%的患者患有Ⅱ期疾病，24%的患者患有Ⅲ期疾病，48%的患者患有Ⅳ期疾病。Ⅰ～Ⅱ期PSC的中位OS为16.9个月，Ⅲ期为5.8个月，Ⅳ期为5.4个月。Maneenil等在一系列127例PSC中报道了9.9个月的中位生存时间。1年、2年和5年生存率分别为42%、23%和15%。多因素分析显示，T分期、M分期和手术加新辅助化疗或手术加辅助治疗是独立的预后因素。肿瘤＜5cm、淋巴结阴性、无壁胸膜转移、无血管浸润，以及无鳞癌成分为预后较好的相关因素。

参考文献

Abdallah HM, Martinez-Meehan D, Lutfi W, et al, 2022. Adjuvant chemotherapy for pulmonary sarcomatoid carcinoma: A retrospective analysis of the National Cancer Database. J Thorac Cardiovasc Surg, 163: 1669-1681.

Arshi J, Sauer M and Yin F, 2020. Rapid sarcomatoid transformation of lung squamous cell carcinoma after neoadjuvant therapy: a case report. Anticancer Res, 40: 1625-1629.

Dix JunqueiraPinto G, de Souza Viana L, Scapulatempo Neto C, et al, 2016. Evaluation of PD-L1 expression in tumor tissue of patients with lung carcinoma and correlation with clinical and demographic data. J Immunol Res, 2016: 9839685.

Fallet V, Saffroy R, Girard N, et al, 2015. High-throughput somatic mutation profiling in pulmonary sarcomatoid carcinomas using the LungCarta TM panel: exploring therapeutic targets. Ann Oncol, 26: 1748-1753.

Fishback NF, Travis WD, Moran CA, et al, 1994. Pleomorphic (spindle/giant cell) carcinoma of the lung. A clinicopathologic correlation of 78 cases. Cancer, 73: 2936-2945.

Kim M, Keam B, Ock CY, et al, 2020. Phase II study of durvalumab and tremelimumab in pulmonary sarcomatoid carcinoma: KCSG-LU16-07. Thorac Cancer, 11: 3482-3489.

Maneenil K, Xue Z, Liu M, et al, 2017. Sarcomatoid carcinoma of the lung: the Mayo clinic experience in 127 patients. Clin Lung Cancer, 19: e323-e333.

Nash AD, Stout AP, 1958. Giant cell carcinoma of the lung; report of 5 cases. Cancer, 11: 369-376.

Pécuchet N, Vieira T, Rabbe N et al, 2017. Molecular classification of pulmonary sarcomatoid carcinomas suggests new therapeutic opportunities. Ann Oncol, 28: 1597-1604.

Schrock AB, Li SD, Frampton GM, et al, 2017. Pulmonary sarcomatoid carcinomas commonly harbor either potentially targetable genomicalterations or high tumor mutational burden as observed by comprehensive genomic profiling. J Thorac Oncol, 12: 932-942.

Shimoji M, Shimizu S, Sato K, et al, 2016. Clinical and pathologic features of lung cancer expressing programmed cell death ligand 1 (PD-L1). Lung Cancer, 98: 69-75.

Steuer CE, Behera M, Liu Y, et al, 2017. Pulmonary sarcomatoid carcinoma: an analysis of the national cancer data base. Clin Lung Cancer, 18: 286-292.

Vieira T, Antoine M, Hamard C, et al, 2016. Sarcomatoid lung carcinomas show high levels of programmed death ligand-1 (PD-L1) and strong immune-cell infiltration by TCD3 cells and macrophages. Lung Cancer, 98: 51-58.

Yang Z, Xu J, Li L, et al, 2020. Integrated molecular characterization reveals potential therapeutic strategies for pulmonary sarcomatoid carcinoma. Nat Commun, 11: 4878.

Zhou F, Huang Y, Cai W, et al, 2021. The genomic and immunologic profiles of pure pulmonary sarcomatoid carcinoma in Chinese patients. Lung Cancer, 153: 66-72.

（八）病例解析

1.病例1：男，72岁。反复咳嗽伴痰中带血1个月。

胸部CT：右肺上叶后段团块影，边缘光滑，增强扫描不均匀强化，坏死明显（图1-1-251）。

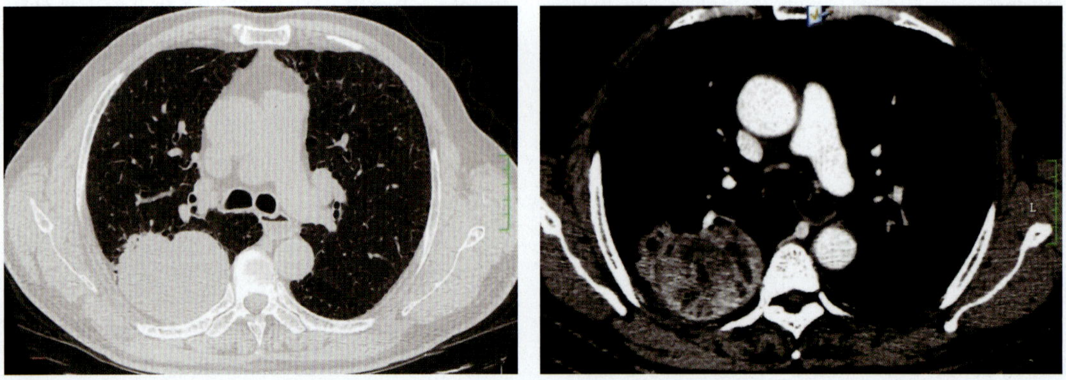

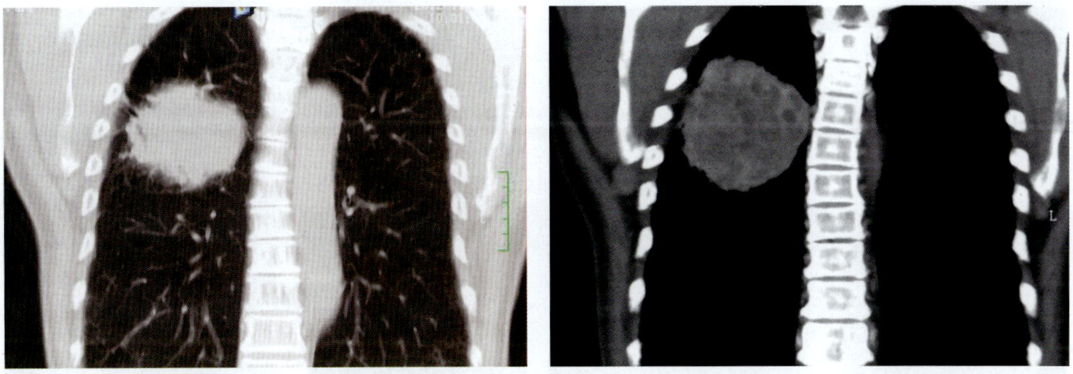

图1-1-251　胸部CT46

【诊断】 右肺上叶肉瘤样癌。

【诊断依据】 老年男性，临床表现为咳嗽、痰中带血，病灶为巨大肿块影，表面光滑，无明显分叶、毛刺、胸膜凹陷征等表现，内坏死明显，不符合肺腺癌特征。病变广基底与胸膜相连，邻近胸膜增厚，胸膜外脂肪层清晰，比较符合肺鳞癌特点，但肺鳞癌病灶邻近胸膜时多直接侵犯胸膜，并引起骨质破坏，本例鳞癌不作为首选。病灶增强扫描呈不规则环状强化，大片状坏死灶内见斑片状强化灶，病变侧无胸腔积液，结合患者年龄、性别、症状和影像学特征，首先考虑肉瘤样癌可能。该例也需与肺肉瘤和胸膜间皮瘤相鉴别。肺肉瘤因其有假包膜形成，所以病灶边缘多清楚光滑，增强扫描一般为迅速而持久的均匀或不均匀强化，肿瘤瘤体较大者表现为肿块边缘及肿块内斑片状强化，有的仅为边缘强化，中心表现为密度较低的坏死区，边缘厚薄不均，一般可形成偏心型空洞，空洞壁不光整，病灶易侵犯胸膜引起胸腔积液，本例不符合。局限性胸膜间皮瘤生长较大时与肺肉瘤样癌不好鉴别，前者肿瘤呈圆形或椭圆形，长轴与胸膜走向一致，可突向肺内，平扫及增强密度较均匀，囊变坏死少见。患者行手术治疗，送检标本内见直径6.5cm肿物。镜下：肿瘤组织呈两种结构，部分区域呈肉瘤样，肿瘤细胞弥漫分布，呈短梭或卵圆形细胞，细胞异型性明显，核分裂多见，瘤细胞间见软骨样基质；部分区域肿瘤细胞呈团巢状排列，少数团巢中央可见角化，呈低分化鳞状细胞癌。免疫组化：鳞状细胞癌区域，CK（＋）、CK5/6（＋）、P63（＋）、Vimentin（－）、CK7(－)、TTF-1(－)。梭形细胞及卵圆形细胞区域，CK(＋)、CK5/6（＋）、Vimentin（＋）、P63（＋）、CK7-、TTF-1（－）。结合HE形态及免疫组化，病变符合肺肉瘤样癌。4组淋巴结转移（1/4），转移成分为鳞状细胞癌成分。

【分析】 PSC可以原发于全身多个脏器，如甲状腺、骨骼、皮肤、乳房、胰腺、肝脏、泌尿道和肺。PSC多发生于上叶胸膜下，肿瘤大小在某种程度上对良恶性鉴别具有一定意义，直径＞5cm多考虑为恶性肿瘤，反映了肿瘤生长速度。肿瘤分叶状改变、边缘细毛刺征是诊断肺恶性肿瘤的重要依据，反映了肿瘤侵袭性生长特点。PSC虽为恶性度较高的肿瘤，却具有肺肉瘤的生长特征，故较少出现分叶及细毛刺等特征。肺部恶性肿瘤强化程度与其血供丰富程度相关，血供丰富多强化明显，反之则较差，PSC周边实性部分富血供及内部黏液变性、坏死，符合其周边环形强化特殊方式。PSC的CT表现虽有一定的特点，但特异性不高，容易与晚期普通肺癌混淆，鉴别较困难。PSC也需要与肺肉瘤进行鉴别。肺肉瘤也表现为肺内实质性肿块，一般＞5cm，增强后不规则强化，常累及脏胸膜，出现胸腔积液，晚期也常出现远处转移及局部组织破坏，但肺肉瘤表面常有包膜或假包膜，故边缘光滑，病灶多伴钙化，远处转移以血行转移为主，较少出现淋巴结转移。PSC影像学表现有胸膜及胸壁累及时应与恶性间皮瘤相鉴别，CK7、TTF-1、P63阳性及CR阴性对于区别两者很有帮助。PSC还需与肺脓肿和结核相鉴别。肺脓肿患者多有咳脓臭痰病史，实验室检查显示白细胞数目明显升高，CT表现多为厚壁空洞影，空洞内见气-液平面，增强扫描肺脓肿壁强化更明显，坏死更彻底，坏死区边缘清楚，抗炎治疗后病灶可以缩小、消失。结核性肉芽肿中央大片状坏死为干酪样坏死物，坏死边缘与非坏死区分界较清，符合炎性特点，周围多有卫星灶，肺门纵隔多有钙化性淋巴结。

（广东陆丰市人民医院放射科　陈华文　提供）

2.病例2：女，66岁。发现肺部肿块5天。

胸部CT：右肺中叶肿块影，边界清晰，广泛坏死（图1-1-252）。

【诊断】 肺多形性癌。

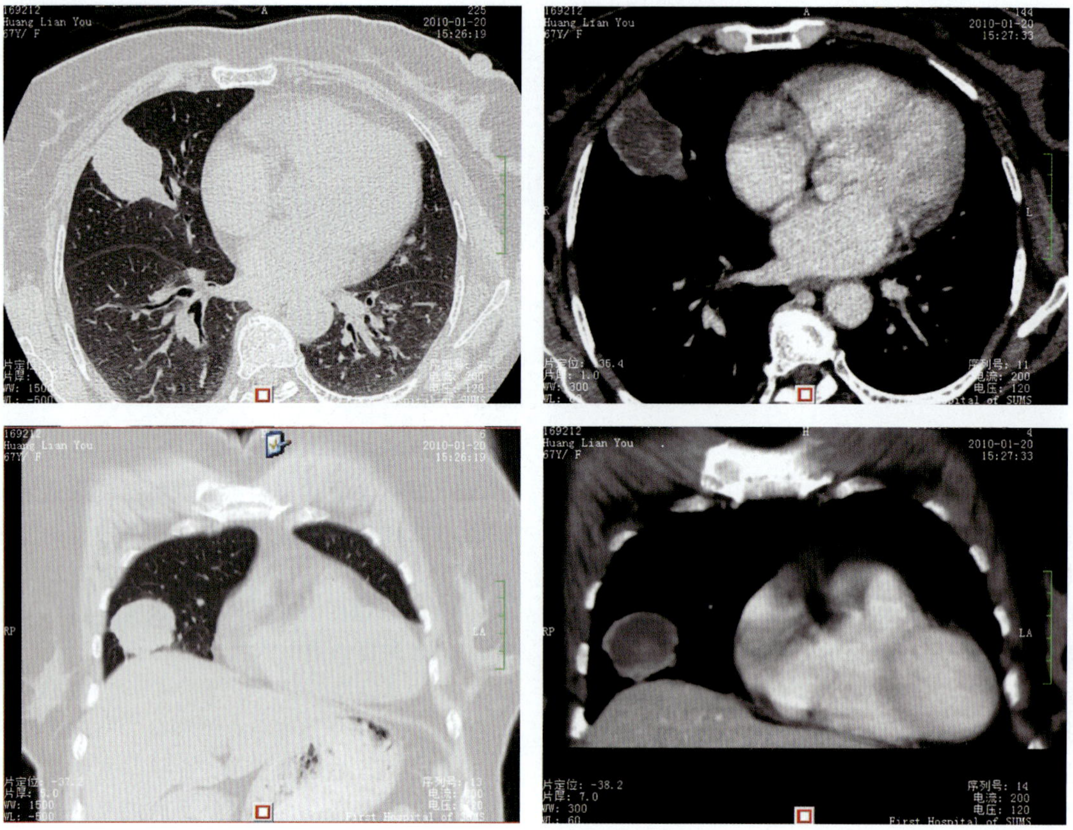

图1-1-252 胸部CT47

【诊断依据】 患者行右肺中叶切除及淋巴结清扫术。病变边界清晰，大小4cm×4cm×3cm，切面呈黄褐色，坏死明显。镜下：肺组织局部见梭形细胞增生构成的肿瘤，细胞有异型性，可见瘤巨细胞，并见大片坏死，部分瘤细胞排列呈腺样结构。免疫组化：瘤细胞TTF-1、CK和vimentin阳性。组织学和免疫组化结果支持多形性癌的诊断。

【分析】 肺多形性癌（PPC）是PSC最常见的亚型（＞50%），以中-低分化腺癌或鳞癌合并梭形细胞成分最常见。Nakanishi等回顾性分析了2007—2017年连续22例接受手术切除PPC患者的数据。腺癌是上皮成分的主要组织类型（68%，$n=15$），该成分患者的3年无病生存率优于其他成分的患者（40.0% *vs* 17.1%）。但Iijima等研究显示，具有腺癌成分和N2病理状态的PPC患者可能比其他患者更早复发，预后较差。这些相反的研究结果可能与患者数据来源于单中心，且样本量小有关。免疫组化可以很好地标记各类型的成分。在梭形细胞区域的瘤细胞中，除Vimentin阳性表达外，部分病例可见CK和EMA等呈不同程度表达。恶性上皮成分均阳性表达CK，不表达Vimentin，CK和Vimentin的联合标记有助于PPC的确切诊断。

PPC侵袭性强，早期切除原发病灶后也可复发或远处转移。目前对晚期PPC的化疗策略多为个案报道，尚无指南可循。对于放化疗反应差的PPC患者，可行基因检测和PD-1/PD-L1检测，为临床治疗提供新的思路。Nagano等通过下一代测序技术分析PPC的基因组和转录组谱。KRAS突变（27%）是最常见的驱动突变，其次是EGFR（8%）和MET（8%）。上皮和肉瘤样成分共享激活驱动突变。两种成分之间的CD274表达或TMB没有显著性差异。与上皮成分相比，PD-L1在一些病例的肉瘤样成分中高表达，使用免疫检查点抑制剂（ICI）治疗可能会根除被认为对化疗耐药的肉瘤样成分。一些研究证实了包括肺腺癌在内的各种类型癌症中EMT状态与PD-L1表达之间的相关性。Hisakane等通过免疫组化方法对16例接受手术切除的PPC患者的PD-L1和EMT标志物的表达进行了评估。他们发现PD-L1的表达在癌区和肉瘤区之间存在差异。肉瘤区PD-L1和ZEB-1的高表达预示着生存率低。c-Met激活参与间充质细胞和上皮细胞之间的联系。该研究未观察到c-Met和PD-L1表达之间的相关性，提示肉瘤成分中的c-Met不是通过PD-L1而是其他机制促进PPC的肿瘤侵袭性。Lee等对49例接受ICI治疗的PPC患者的数据进行了分析。高PD-L1表达（$n=41$）与低/阴性/未知PD-L1表达相比（$n=8$），具有更长的PFS（7.2个月 *vs* 1.5个月）和总生存期（22.2个月 *vs* 3.5个月）。一些研究显示，PPC患者的PD-L1表达范围为53%～91%，高于NSCLC患者（38%）。

Noguchi等性分析回顾了46例PPC患者的临床病理特征和PD-L1的表达。大多数PPC患者表达PD-L1（80.4%），并且PD-L1在肉瘤成分中的表达（77.7%）显著高于癌成分（47.5%）。在单变量分析中，高p分期（Ⅲ）、病理学表现的坏死和癌组织中PD-L1的高表达（≥50%）是影响总生存率的不良预后因素。在多变量分析中，癌组织中PD-L1的高表达与术后的不良预后显著相关。因此，有必要对癌和肉瘤成分的单个PD-L1表达进行进一步评估，以指导治疗。

3.**病例**3：男，57岁。查体发现占位性病变。

胸部CT：右肺上叶团块影，边缘光滑，增强扫描不均匀强化，内坏死明显（图1-1-253）。

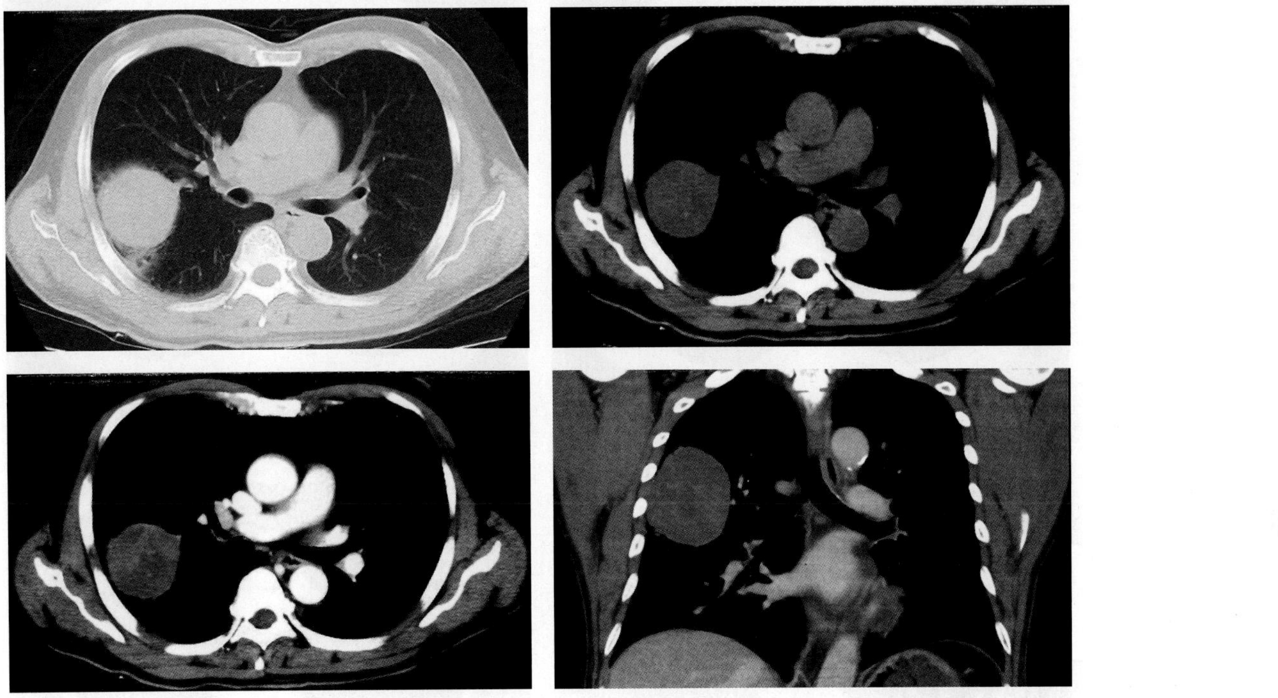

图1-1-253　胸部CT48

【诊断】 肺癌肉瘤。

【诊断依据】 老年男性，右肺上叶巨大圆形肿块影，无分叶、毛刺、钙化、胸膜凹陷征，增强扫描明显不均匀强化，坏死明显，无胸膜受累，无胸腔积液和肺门、纵隔淋巴结转移，首先考虑肉瘤样癌可能。患者手术标本示肿块直径9cm，病灶中可见两种成分，一种不规则分布异形团巢状结构，免疫组化显示CK（＋）、CK5/6部分（＋）、CK8/18（＋）、CK7部分（＋）、Vimentin（－）、P63（－）、TTF-1（－）、M-CEA（－）；另一部分为弥漫分布的梭形细胞，呈编织样排列，核分裂易见，免疫组化显示Vimentin（＋）、CK（－）、CK7（－）、CK8/18（－），病理符合癌肉瘤。2、3、4、7、10组淋巴结未见癌。

【分析】 癌肉瘤更常见于子宫、阴道、皮肤、肺和下咽部。肺癌肉瘤（pulmonary carcinosarcoma，PCS）占所有肺肿瘤的0.3%～1%。1908年，由Kika等首先报道。其定义为存在上皮成分（鳞癌或腺癌）并伴有间质成分，如横纹肌肉瘤、骨肉瘤或软骨肉瘤。研究表明，PCS是一种单克隆肿瘤，可以使正常细胞癌变，然后通过癌的肉瘤样变发展。TP53、KRAS、EGFR和MET外显子14跳跃突变是PCS中最常见的遗传改变。Spagnoli等报道了一名54岁男性PCS小肠转移病例，并尝试使用NGS方法阐明PCS中肉瘤样转化的分子基础。患者接受了手术、化放疗和免疫治疗的积极多模式治疗，总生存期为37个月。他们发现51%的体细胞突变在癌细胞和肉瘤细胞之间共享。具体而言，在所有样本中，他们检测到影响TP53、PIK3CA、ERBB2和MSH6的常见突变。在肉瘤样或癌性成分特异性的体细胞突变中，肉瘤样成分显示CDH1、PTEN、KIT、HRAS、ATM和IDH2突变，而上皮成分则以EGFR突变为特征。这一结果提供了强有力的证据，证明这些成分来源于一个共同的克隆祖先，通过从先前存在的癌性成分去分化的过程产生。在进化过程中，肉瘤样成分很早就从分化良好的上皮成分分支出来，并独立积累突变，与原始病变形成了深刻的差异，这可能是EMT的结果。P53的改变可能将EMT途径与肉瘤样转化联系起来，因为P53的缺失可以减少miR-200c的表达，而miR-200c有助于EMT。另一方面，通常仅在肺和肠部位的肉瘤成分（即CDH1、PTEN、KIT、HRAS、ATM、IDH2）中突变的基因是肿瘤进展过程中EMT的主要调节因子，增加了肿瘤的侵袭性和转移性。

（广东陆丰市人民医院放射科　陈华文　提供）

4.**病例4**：男，68岁。阵发性咳嗽、咳痰1个月余。患者1个月前无明显诱因出现阵发性咳嗽，咳白色黏痰，伴发热，体温最高37.5℃，行胸部CT检查显示左肺病变，建议抗炎治疗后复查定性。CT定位下肺穿刺活检，脱落细胞学：查到癌细胞。病理：镜下见一团深染小细胞，请结合临床。有吸烟史40余年，20支/日，偶饮酒，量不定。

胸部CT：左肺下叶支气管占位性病变并阻塞性肺炎、肺不张，左肺门、纵隔淋巴结肿大，左侧胸膜略增厚（图1-1-254）。

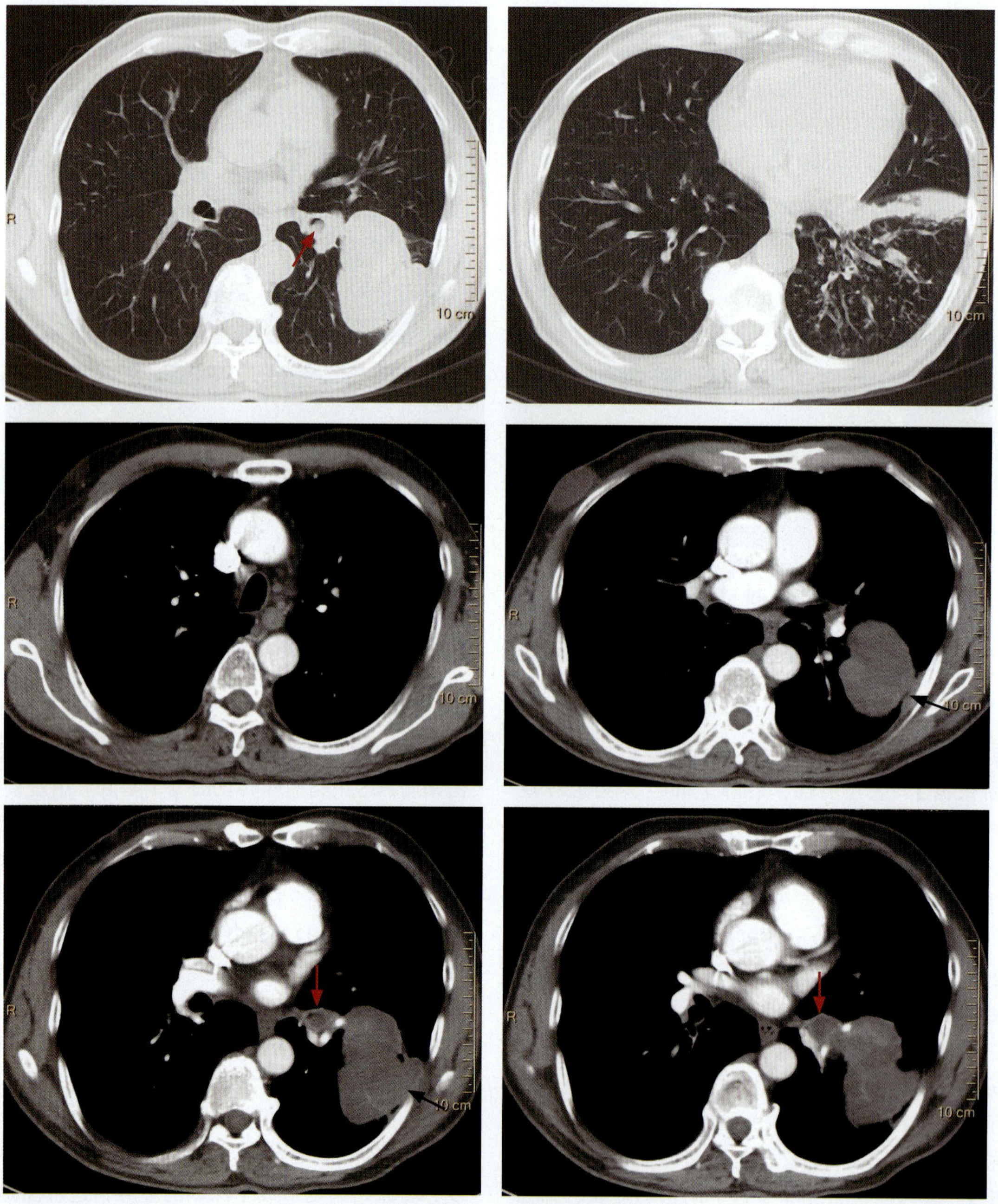

图1-1-254 胸部CT49

【诊断】 肉瘤样癌。

【诊断依据】 老年男性，有吸烟史，左肺下叶巨大占位性病变，病变侵及管腔（红箭），内坏死明显，需考虑鳞癌、肉瘤样癌、肉瘤可能。左肺门、纵隔淋巴结肿大，不支持肉瘤诊断；病变边缘光滑，有分叶，邻近胸膜增厚（黑箭），未见骨质破坏，坏死明显但无明显空洞形成，不支持鳞癌诊断，首先考虑肉瘤样癌诊断。患者行气管镜检查：左肺下叶基底段开口见较多坏死物堵塞管腔（图1-1-255），不易吸出，活检示恶性肿瘤，结合免疫组化，符合癌肉瘤。免疫组化：CK5、P63、P40、

CKpan均上皮细胞（+），CK7（-），TTF-1（-），CgA（-），Syn（-），CD56部分（+），CD34部分（+），SMA（-），S-100（-），Desmin（-），Ki-67（+）约60%。患者行手术治疗，术中见胸腔广泛粘连，肿瘤位于左肺下叶，大小约10.0cm×9.0cm×8.0cm，质韧，侵及脏胸膜，局部与胸腔粘连，斜裂发育完全，无胸腔积液及胸膜结节。术后病理示（左肺下叶）癌肉瘤（图1-1-256），部分癌的成分为低分化鳞状细胞癌，累及脏胸膜。支气管断端未见癌。区域淋巴结状态：支气管周（0/7）、4组（0/6）、5组（0/1）、7组（0/12）、9组（0/3）、10组（0/3）、11组（0/1）、左肺舌段支气管旁（0/3）。免疫组化：2号蜡块：CKpan灶状（+）、CD56灶状（+）、Syn（-）。5号蜡块：CKpan灶状（+）、CK7（-）、TTF-1（-）、NapsinA（-）、CK5灶状（+）、P63灶状（+）、P40灶状（+）、vimentin灶状（+）、SMA（-）、S-100（-）、CD31（-）、CD34灶状（+）。

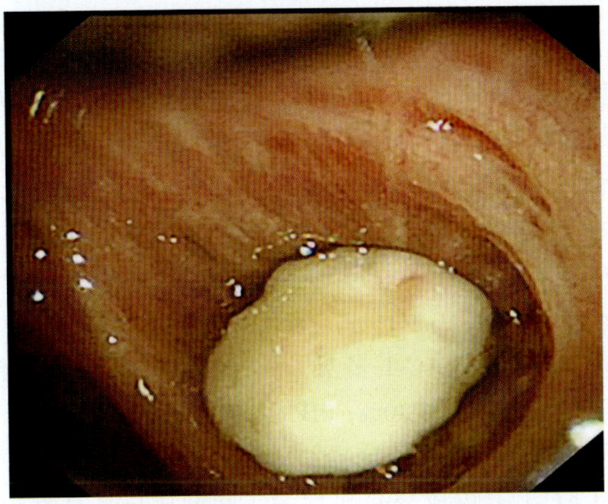

图1-1-255 左肺下叶基底段开口见较多坏死物堵塞管腔

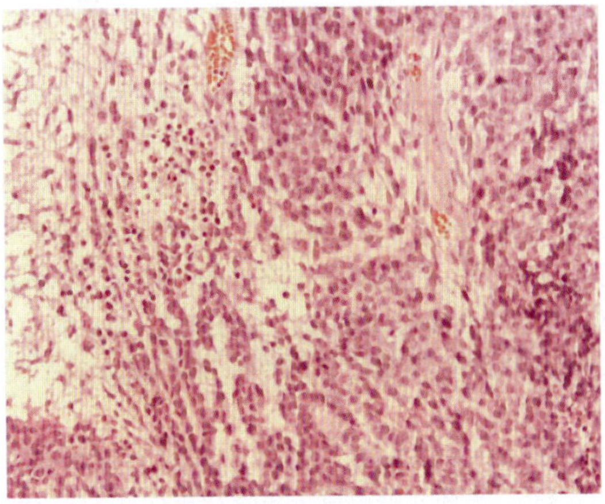

图1-1-256 癌肉瘤，图显示部分癌的成分为低分化鳞状细胞癌

【分析】 诊断PCS必须在光镜检查中仔细辨认上皮组织和间叶组织两种成分，该两种成分均是恶性成分，并且可以以任意比例组成。免疫组化的作用仅仅证实是否为PCS。上皮组织可用CK、TTF-1、CEA、Villin、EMA标记，间叶组织可用CD34、S-100、Myogenin、Desmin、Vimentin标记。其他PSC含有同源的恶性间充质成分，而PCS的间充质组分应包括恶性异源成分。PCS需与肺母细胞瘤（双相型）、梭形细胞癌和双相型滑膜肉瘤相鉴别。肺母细胞瘤上皮组织和间叶组织都提示胚胎性结构中不成熟或原始的腺体或间质成分，梭形细胞成分可以完全未分化或显示普通肉瘤的特征。而PCS上皮及间叶虽都为恶性，但有分化性，缺乏肺母细胞瘤所见胚胎性或子宫内膜样腺体、胚胎性间质和桑椹样结构。梭形细胞癌仅由上皮性恶性梭形细胞构成，CKpan、EMA阳性，缺乏典型间叶性肉瘤成分。双相型滑膜肉瘤上皮样细胞形成裂隙样腺腔结构，腺腔内常可见嗜伊红色的分泌样物质，免疫组织化学TTF1、Napsin A染色阴性，CKpan染色不均匀，CD99、EMA、Bcl-2阳性，并且存在SS18-SSX融合基因。

手术是治疗PCS的主要手段，因为新辅助/辅助放化疗对肿瘤进展的影响有限。PCS患者的预后相较NSCLC更差，易于复发或转移，复发大多发生在手术后1年内。免疫治疗已被证明可以提高患者的生存率。约40%的患者在诊断时表现为局部侵袭性和远处转移。肿瘤的大小、生长部位、有无淋巴结转移及治疗方式是预后的主要影响因素。中央型PCS比周围型病例预后更好，因为它们会更早地引起症状。预后不良的最重要预测因素是肿瘤直径大于5cm和横纹肌肉瘤成分的存在，该成分被认为在血液转移的发展中起作用。中位生存期为6～9个月，5年生存率为6%～21%。

5.**病例5**：男，69岁。胸闷、胸痛6个月余。

胸部CT：左肺上叶巨大团块影（图1-1-257）。

【诊断】 肉瘤样癌。

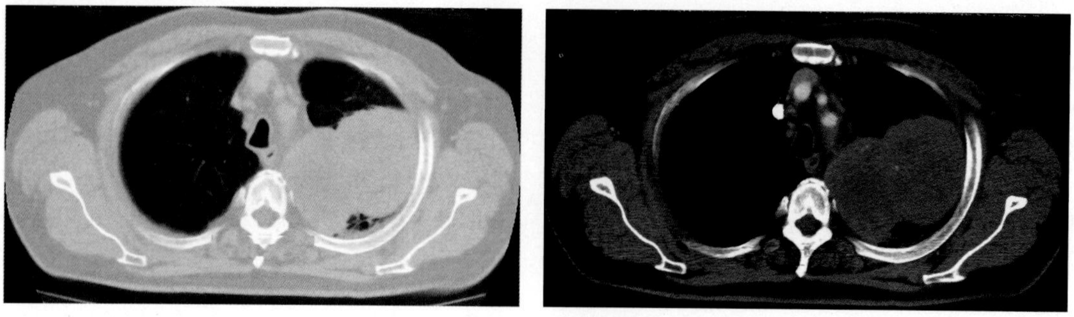

图1-1-257 胸部CT50

【诊断依据】 老年男性，左肺上叶见较大葫芦样肿块，边缘清晰，深分叶，无明显毛刺，病变密度不均，增强扫描强化不明显，内有点状钙化，坏死明显，与实性部分边界不清。病变未累及胸膜，无胸腔积液，肺门、纵隔无肿大淋巴结，符合肉瘤样癌影像学表现。穿刺活检组织学形态符合肺母细胞瘤。免疫组化：CK（+）、S-100（+）、P63（+）（部分）、CD99（+）、MyoD1（-）、TTF-1（-）、Vimentin（-）。

【分析】 肺母细胞瘤（PB）占肺部恶性肿瘤的0.25%～0.5%，由胎儿型腺癌（通常分化良好）和原始间叶成分组成。镜下可以见到由不同分化程度的恶性上皮细胞构成的腺体存在于富含细胞的原始无分化的间叶组织中。少数病例可出现分化良好的软骨、出血坏死区。肿瘤的主体表现为幼稚性或胚胎性特征。特殊的间充质分化灶（骨肉瘤，软骨肉瘤或横纹肌肉瘤）也可以存在，但不是诊断所必需的。PB和分化良好的胎儿型腺癌经常与CTNNB1的3号外显子的错义突变相关，CTNNB1的3号外显子通过位于细胞核或细胞质的异常β-连环蛋白激活Wnt通路。β-连环蛋白突变在肺部肿瘤中很少见，这有助于从免疫表型上将PB与癌肉瘤区分开来。TP53突变和P53、MDM2蛋白积聚偶尔发生于PB。Zhao等分析和总结典型双相PB的临床病理和分子特征，在56个基因中检测到9个突变，包括BRCA2、ERBB4、ALK、MET、BRAF、RAF1、PTEN、EGFR和PIK3CA。

有学者把低级别胎儿型腺癌（FLAC-L）即高分化胎儿型腺癌（WDFA）视为单相性PB。2004年WHO呼吸系统肿瘤分类以及2011年IASLC/ATS/ERS肺腺癌国际多学科新分类将FLAC归类为浸润性肺腺癌的独立亚型。2021年WHO组织分类中，PB被认为是一种罕见的肉瘤样NSCLC变体，具有双相模式。两者鉴别点包括：①发病年龄。FLAC-L的最小年龄12岁；PB有8%患者年龄＜10岁，平均年龄为14岁。②发病率。一般认为PB比FLAC-L多见。③预后。FLAC-L预后好，5年生存率超过80%；PB的5年生存率为10%～25%。④P53。FLAC-L无变异；PB常有P53突变。⑤组织结构。FLAC-L上皮成分是恶性的，间叶成分是良性的；PB间叶成分为肉瘤。

既往研究显示，PB的预后非常差，5年和10年生存率分别只有16%～25%和8%。然而，Bu等分析了美国人群的监测、流行病学和最终结果（SEER）数据库，177例PB患者的中位生存期为108个月，5年和10年生存率分别为58.2%和48.5%。5年和10年疾病特异性死亡率分别为33.5%和38.6%。在发病率和预后方面未观察到性别或种族差异。PB的死亡风险与诊断时的年龄、临床分期、组织学亚型和手术治疗显著相关。

6.**病例6**：男，39岁。刺激性干咳10天。吸烟20年，20支/日。

胸部CT：右上叶支气管开口处软组织肿物，向内侵及右主支气管，向下侵及中间段，向外上沿支气管走行分布。纵隔内无明显肿大淋巴结。增强扫描随时间延长病变明显强化。冠状位重建病变呈指套状（图1-1-258）。

【诊断】 肺母细胞瘤。

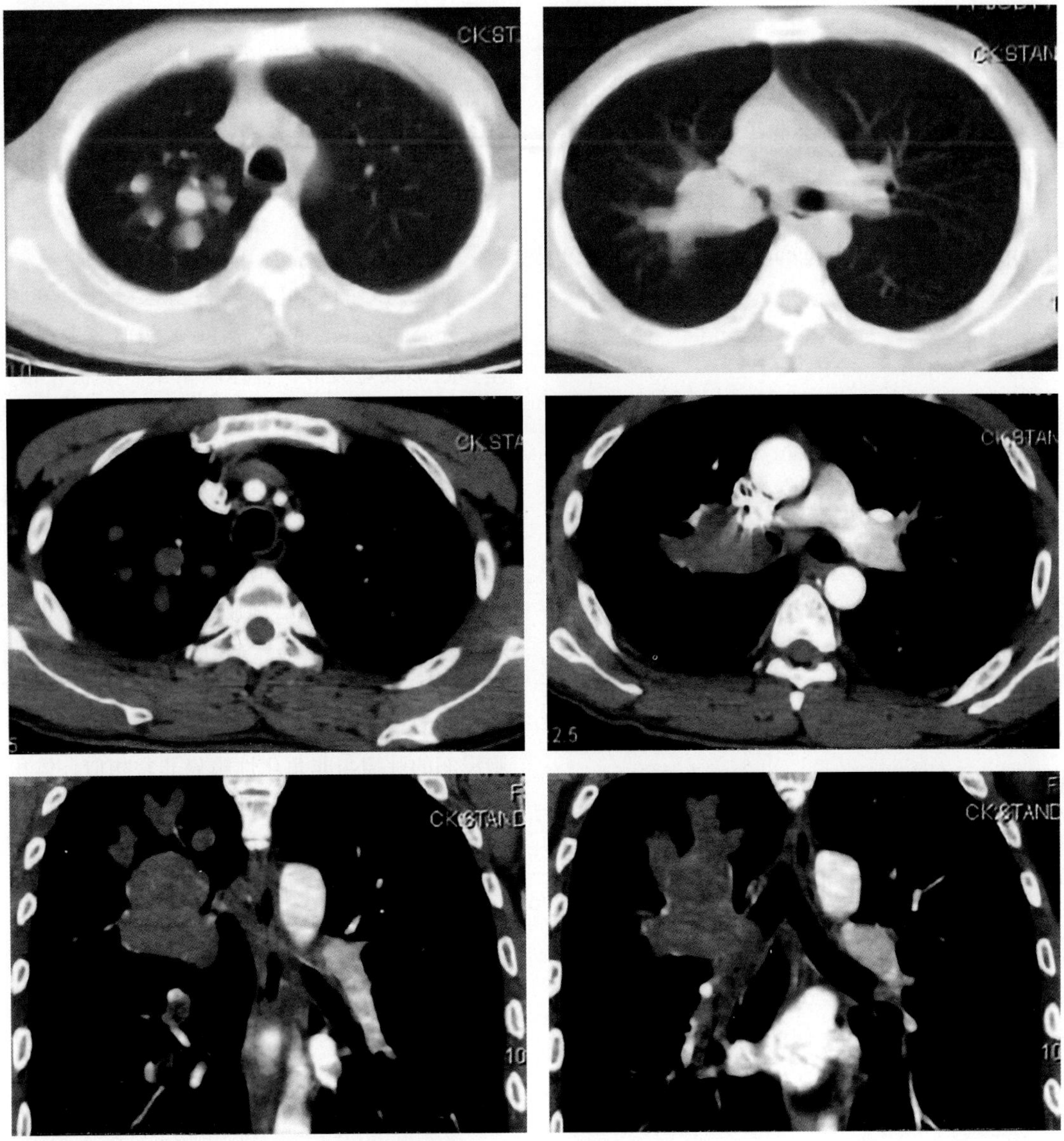

图1-1-258　胸部CT51

【诊断依据】 患者手术病理提示肺母细胞瘤，区域淋巴结未见转移。

【分析】 PB可发生于任何年龄，约80%的患者发生于成年人，82%的患者有吸烟史。临床表现无特异性。多数患者以咳嗽、胸痛、胸闷、血痰、发热为主要症状，个别可无任何症状。诊断时的平均年龄为40岁。近40%的患者无症状，仅在偶然的影像学检查中发现。约25%的患者病灶会侵犯到支气管内。临床表现与影像学表现不平衡，偶有双肺多发者。中央型PB与中央型肺癌的临床和影像学表现有很大的相似性，较难鉴别。

PB需与胸膜肺母细胞瘤相鉴别。胸膜肺母细胞瘤临床病理特征与PB不同，为独立的肿瘤，仅含原始间叶组织成分，属于肺肉瘤，上皮成分是化生的、良性的囊壁。它不仅发生于肺，也可发生于肺外组织（如胸膜和纵隔）。PB多见于成人嗜烟者，平均发病年龄43岁；胸膜肺母细胞瘤多见于1～4岁婴幼儿，10岁以下者占90%。PB为实性肿块；胸膜肺母细胞瘤可呈囊性，亦可为实性，切除送检的标本囊性多于实性。两者肉瘤区对波形蛋白、结合蛋白、肌红蛋白、S-100蛋白有不同程度的表达。上皮区，PB的CgA和NSE的阳性表达率较高，对降钙素（calcitonin）亦有少量瘤细胞呈阳性表达。而胸膜肺母细胞瘤只是肉瘤区有少量瘤细胞对NSE呈阳性表达。胸膜肺母细胞瘤预后好于PB。PB和肺癌肉瘤同属双相分化的肺恶性肿瘤，但两者亦有不同：肺癌肉瘤镜下是NSCLC与异源性肉瘤。NSCLC属低分化癌，且多数呈混合性；肉瘤也多属于变性的横纹肌肉瘤、骨肉瘤等。而PB上皮部分为高分化胎儿性腺癌，呈单一性；肉瘤可以是分化性或间变性的横纹肌肉瘤、骨肉瘤或纤维肉瘤。

九、淋巴上皮样癌

淋巴上皮样癌（lymphoepithelioma-like carcinoma，LELC）是一种好发于鼻咽部的未分化癌，也可发生于全身多个器官，如涎腺、肺脏、皮肤、胸腺、胃、肝脏、泌尿系统和子宫颈等。原发性肺LELC（primary pulmonary lymphoepithelioma-like carcinoma，PPLELC）占肺癌的0.25%～0.9%。

（一）分类

Regaud和Schmincke于20世纪20年代首次在亚洲人的头颈部发现了淋巴上皮瘤。Bégin等于1987年首次在一名40岁的东南亚非吸烟女性中描述并命名了PPLELC。该病与鼻咽部未分化癌发病机制相似，与EB病毒（EBV）感染密切相关。2004年WHO分类将该病归为肺大细胞癌的一个亚型。2015版将其划为其他未分类癌。2021年WHO胸部肿瘤分类将其更名为淋巴上皮癌（lymphoepithelial carcinoma），并将其归为鳞癌的一个亚型。

（二）EBV检查

PPLELC是一种罕见的EBV相关癌。几乎所有的亚洲患者都有EBV阳性结果，而大多数非亚洲患者的EBV阴性。Han等研究了32例中国南方地区（广州）的PPLELC，结果显示EBV编码的小RNA（EBV-encoded small RNA，EBER）的阳性率为94%（30/32）。在30例EBER阳性病例中，分别有16例和7例表达潜伏膜蛋白1（latent membrane protein 1，LMP1）和病毒衣壳抗原（viral capsid antigen，VCA）。与LELC相比，19例非LELC肺癌的癌细胞中没有一例显示出EBER、LMP1或VCA阳性信号。结果表明，EBV感染可能在肺LELC的肿瘤发生中起重要作用。Castro等回顾性研究了6例西方PPLELC患者的数据。所有6例病例的EBV均为阴性，表明在西方白种人群中EBV和LELC之间没有关联。Chen等通过原位杂交技术显示PPLELC肿瘤组织中EBER的阳性比例为78.6%（33/42），在33例EBER原位杂交阳性病例中，27例患者外周血中检测到EBV-DNA，这表明除了EBV驱动之外，LELC的发生可能还有其他机制。

Kobayashi等报道了一例67岁日本女性同时发生PPLELC和原发性乳头状肺腺癌。通过原位杂交，在LELC的恶性上皮细胞中检测到EBV基因组，而在乳头状腺癌中没有检测到。LELC中的肿瘤浸润淋巴细胞主要是$CD8^+$和T细胞胞质内抗原（T cell intracytoplasmic antigen，TIA-1）＋细胞毒性T细胞，通过双重免疫染色与HLA-DR阳性的LELC细胞密切相关。EB病毒感染的癌细胞及其周围淋巴浸润的增加可能代表肿瘤免疫增强，表明有更好的预后。循环血清EBV-DNA可以作为疾病和治疗监测的潜在标志物，尤其是在亚洲患者中。

（三）病理

PPLELC的癌组织形态与未分化的鼻咽癌（nasopharyngeal carcinomas，NPC）相似，表现为癌细胞大，呈多边形或短梭形，合体状聚集、巢状分布，胞质中等量，淡染或弱嗜酸性，核体积较大，呈空泡状，核仁明显，核分裂象易见，癌组织中无腺、鳞癌分化的特征，癌细胞间及间质内有不同程度淋巴细胞、浆细胞浸润及纤维性间质包绕，部分区域可见出血及坏死（图1-1-259，图1-1-260）。PPLELC也可以表现出非经典形态，并且缺乏显著的淋巴细胞浸润。Yeh等对61例PPLELC患者进行了全面的临床病理分析。他们证明PPLELC具有形态连续谱，从具有强烈淋巴细胞浸润的典型低分化肿瘤到具有少量淋巴细胞浸润的非经典形态。低淋巴细胞浸润的肿瘤与非角化性鳞癌非常相似，体积往往更大，复发时间也比高淋巴细胞浸润的短。他们在PPLELC中观察到了几个明显的形态学特征，包括肉芽肿性炎症、局灶性角化、气腔播散和伏壁样播散模式。由于这些“LELC”中的大多数与未分化的NPC或淋巴上皮瘤不同，他们建议使用另一个术语，即EBV相关的肺癌，来涵盖这种独特疾病的整个形态谱。

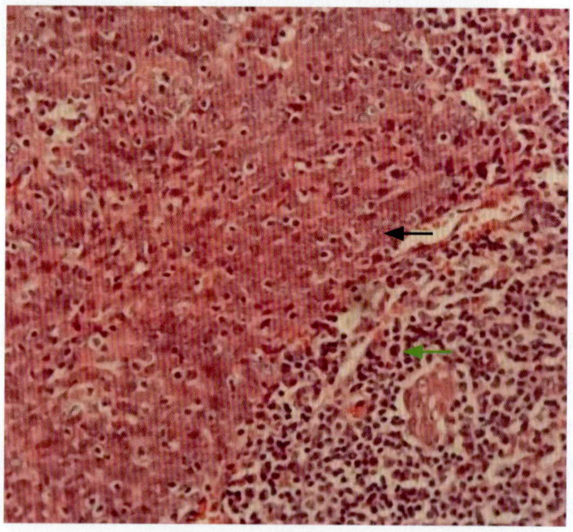

图1-1-259　肿瘤细胞成团分布（黑箭），细胞体积大，胞界不清晰，呈合体状，细胞核空泡状，核仁明显，淋巴细胞丰富（绿箭），癌巢中也散在较多淋巴细胞

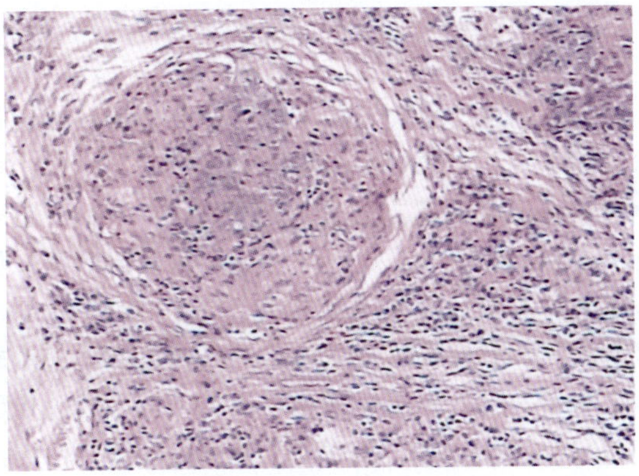

图1-1-260 癌巢与周围间质界线清晰，周围有大量淋巴细胞和浆细胞

由于LELC与EBV感染密切相关，2015年WHO的分类要求肿瘤细胞细胞核内存在EBV，以诊断PPLELC。EBV的存在可以通过EBER的原位杂交来检测。EBER表达模式可以是内膜、核周、扩散或混合。免疫组化显示肿瘤细胞通常表达CK、EMA、CK5/6、P63和P40，提示PPLELC本质是低分化鳞癌。TTF-1、CK7、Syn、CA和CD56多为阴性。由于在组织学上无法区分PPLELC与NPC肺转移，所有患者必须通过临床体检、影像学检查及鼻咽镜检查排除鼻咽部肿瘤后，方可考虑该诊断。

（四）分子特征

很少有关于肺LELC（PLELC）肿瘤驱动基因突变的报道，如P53、EGFR、KRAS、ALK、BRAF、ROS1和MET。Chang等通过46例PLELC来评估P53和EGFR变异。在3例（6.5%）患者中发现P53突变，均发生在外显子8。8例（17.4%）检测到EGFR突变，其中大多数为外显子21突变，但没有L858R。只有1例出现典型的EGFR突变（外显子19缺失）。EGFR突变在肿瘤≤3cm的患者中更常见。此外，女性（22/30）的EGFR过表达比男性（7/16）更常见。P53和EGFR突变在LELC中并不常见，这表明这些基因不是该肿瘤亚型致癌的重要事件。在Chang等的另一项研究中，EGFR突变的频率为12.1%，未检测到KRAS、BRAF、ALK或ROS1突变。Ose等在一名76岁无吸烟史日本女性PLELC患者术后标本中首次发现ALK重排，其EGFR突变为野生型。Yin等回顾性分析了2008年1月1日至2018年12月30日在广东省癌症研究所收治的330例PLELC患者的基因图谱和治疗过程。他们发现EGFR和ALK的突变率分别为2.9%（5/175）和2.1%（3/140）。他们检索和分析了15篇相关文献，1071例PLELC病例提到了驱动突变。在15例患者和1例患者中分别检测到EGFR突变和ALK重排。总共有4名EGFR/ALK突变型PLELC患者接受了靶向治疗作为姑息治疗。然而，在使用TKIs治疗1个月后，所有病例都出现了疾病进展。PLELC患者EGFR、P53、KRAS突变不常见和低EML4-ALK阳性率，表明这些基因在该肿瘤的发生过程中不是关键机制。

2015年，Fang等和Chang等的研究发现PLELC中PD-L1过度表达的频率分别为74.3%和75.8%，PD-L1表达与驱动突变无关。Xie等研究了29例不同阶段中国PLELC患者的基因组图谱和PD-L1表达。除了在2例患者中检测到ERBB2扩增和KRAS突变（KRAS G12D）外，未检测到其他典型的肺癌驱动突变。78%（21/27）的患者表观遗传学调节因子发生突变，表明包括DNA甲基化、组蛋白翻译后修饰和染色质重塑在内的表观遗传机制参与PLELC的发展。52%（14/27）的患者中检测到拷贝数变化。69%（20/29）的患者PD-L1表达阳性，其中3例患者接受了PD-1抑制剂治疗并从中受益。PD-L1高表达和缺乏任何典型的药物驱动突变的检测提高了PLELC免疫疗法的潜力。

Hong等使用全外显子测序、靶向深度测序和单核苷酸多态性阵列技术首次报道了91例PLELC患者的基因组景观。他们发现，Ⅰ型干扰素相关基因的频繁缺失和AID/APOBEC家族基因的过度激活在PLELC中普遍存在。APOBEC家族基因的过度激活可能是对EBV感染的反应，并参与PLELC的肿瘤发生。包括NF-κB、JAK/STAT和细胞周期信号通路在内的关键途径也发生了改变。他们还证实了低程度的典型驱动突变，包括EGFR、KRAS和BRAF。尽管在2例患者中检测到MET错义突变，但它们都不属于典型的MET外显子14跳跃突变。

Chau等对57例EBV阳性PLELC患者的测序研究发现，TP53突变率低（11%），RTK/RAS/RAF（11%）和PI3K/AKT/mTOR（7%）途径中已知驱动因素的发生率低，但NF-κB途径的多种负调控因子中的功能缺失突变富集。在肿瘤比例评分≥50%和≥1%时，分别有47%和79%的病例显示PD-L1免疫反应阳性。具有成纤维细胞生长因子受体3（fibroblast growth factor receptor 3，FGFR3）畸变（4%）和错配修复缺陷（4%）的患者亚群有可能接受精准药物治疗。

总之，PLELC显示出独特的基因组景观，与主要的NSCLC亚型不同，但与EBV相关的NPC相似。

（五）流行病学

PLELC的发病率具有特定的种族和地区偏好。大多数报告病例分布在东亚，近2/3来自中国的南方地区，包括广东、香港和台湾。PPLELC主要影响年轻患者（51～55岁）和非吸烟者，没有明显的性别偏好。Tay等评估了新加坡PPLELC的临床特征、诊断、治疗和预后。所有28例患者均为中国人，67.9%为女性，中位年龄为58岁（37～76岁）。绝大多数（89.3%）从不吸烟。西方患者报道的病例很少，西方人群的流行病学特征可能与亚洲患者不同。He等根据美国SEER的数据分析了62例PLELC患者。诊断时的中位年龄为65岁（从15岁到86岁不等），高于亚洲患者年龄。大多数是男性（64.4%，36/62），性别比为1.33∶1。白种人患者的比例最高（64.4%），这与西方人口的种族分布一致。

（六）临床表现

大多数PPLELC患者在诊断时缺乏特异性症状，最常见的临床表现是咳嗽、咯血和胸痛。其他临床表现包括轻微发热、体重减轻、劳力性呼吸困难、盗汗、关节疼痛和胸腔积液。

（七）影像学表现

PPLELC的成像缺乏特异性。中央型的肿瘤比周围型的肿瘤大。PPLELC多边界清晰（图1-1-261），可见分叶、毛刺、血管或支气管包绕（图1-1-262）、阻塞性肺炎（图1-1-263）、支气管充气征和胸膜凹陷征。偶尔会出现空洞（图1-1-264）和钙化（图1-1-265）。坏死也可发生，常见于5cm以上的肿块。CT增强扫描显示轻度至中度增强，通常为延迟强化。不均匀增强的肿瘤明显大于均匀增强的肿瘤，其病理学基础为肿瘤是由癌细胞及大量淋巴细胞组成的，间质成分较多，实质成分较少，故而强化不显著和不均匀（图1-1-266）。肿瘤早期一般不侵犯支气管，但较易侵犯胸膜，淋巴结受累常见。晚期病变易侵及大血管及支气管。

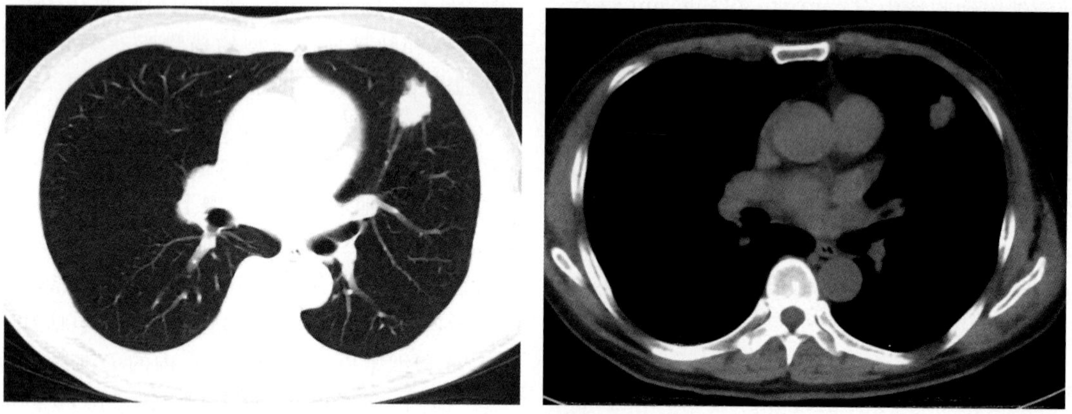

图1-1-261　男，55岁。左上叶病变，边界清晰，分叶明显

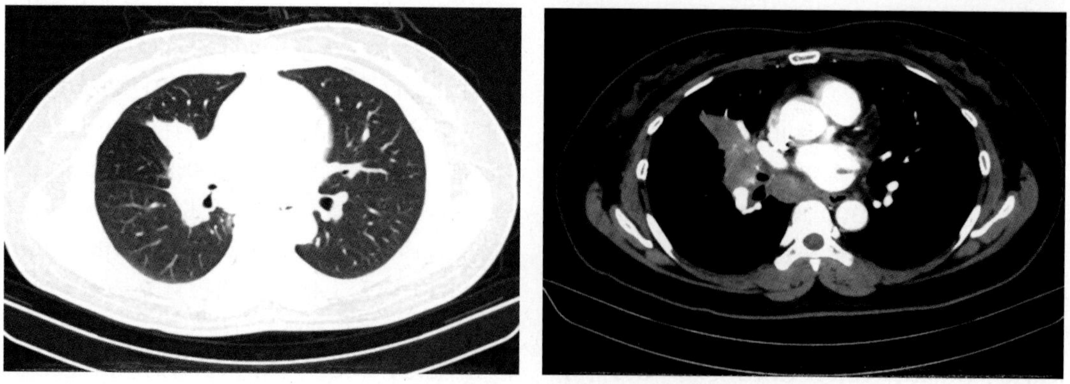

图1-1-262　女，47岁。右肺中叶病变，伴血管包裹和淋巴结肿大

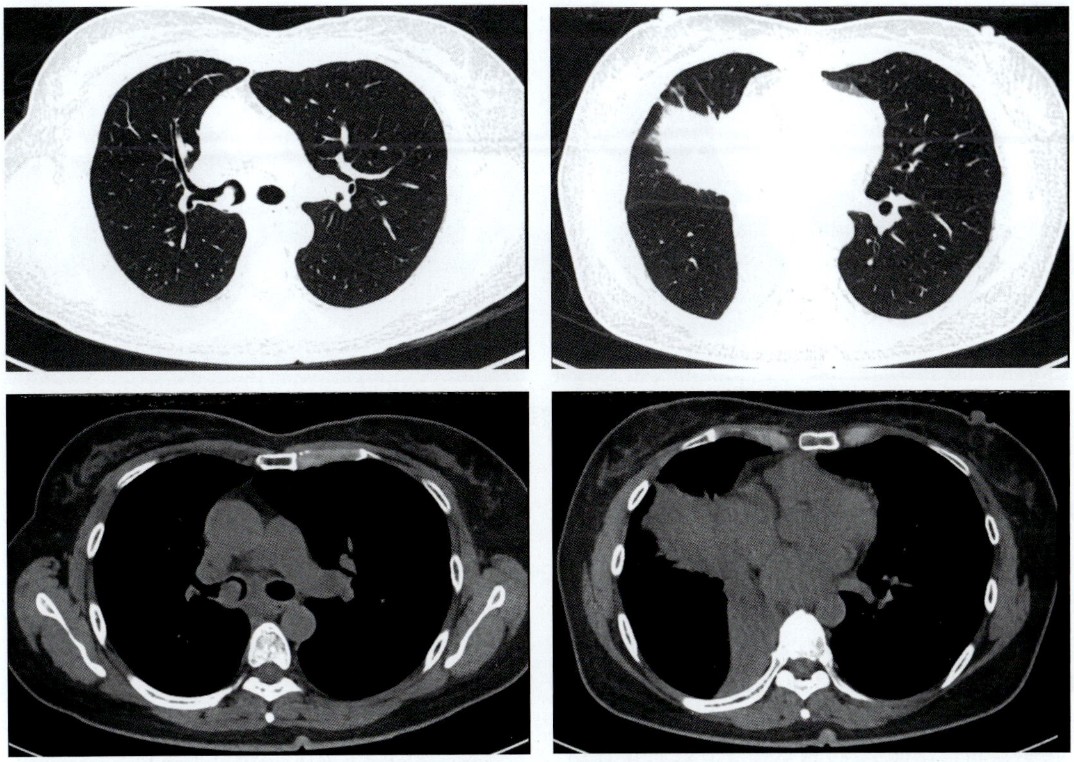

图1-1-263　女，54岁。右主支气管软组织病变伴阻塞性肺炎和肺不张

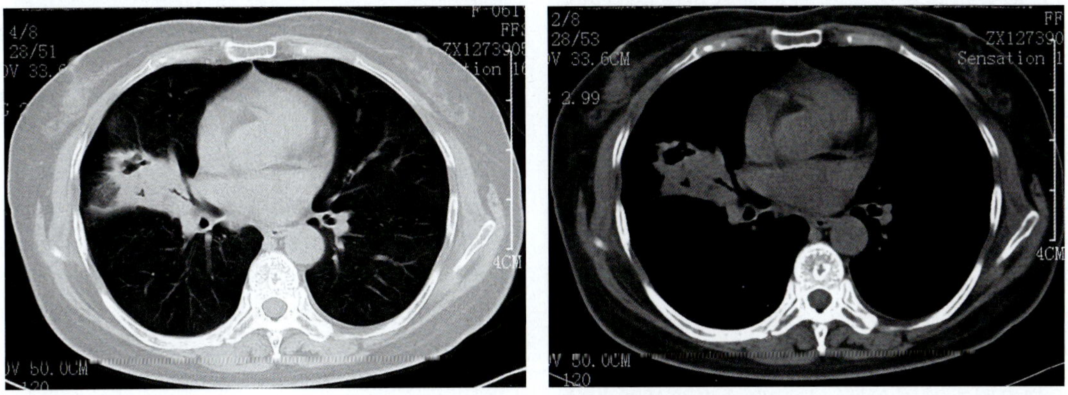

图1-1-264　女，61岁。右中叶肿块，伴支气管充气征和空洞

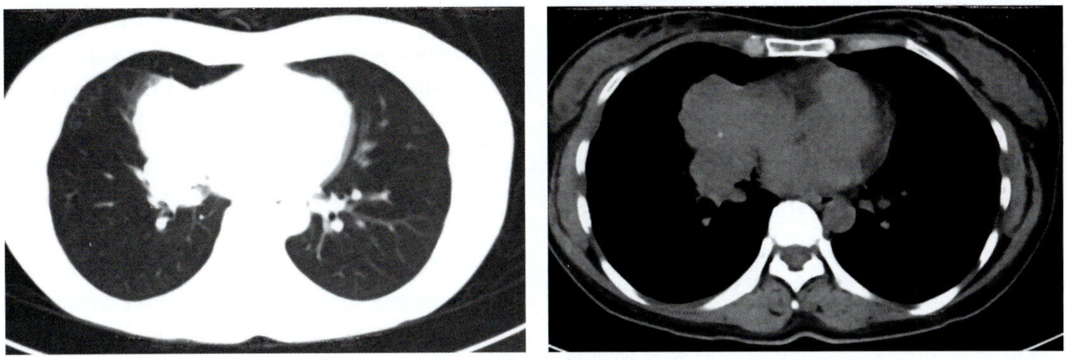

图1-1-265　女，47岁。右中叶软组织肿块，内见点状钙化

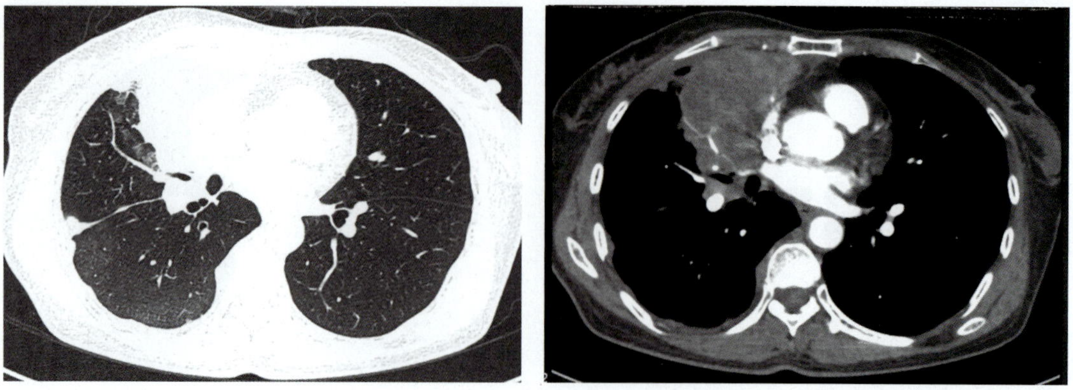

图1-1-266　女，53岁。右中叶肿块，增强扫描肿块内可见不均匀强化和新生血管

（八）治疗

超过50%的患者出现在早期，手术切除是早期和可切除阶段PPLELC的首选方法。无法切除的患者通常接受多模式治疗，包括化疗和放疗。PPLELC对放、化疗敏感，以铂类为基础的方案是晚期PPLELC的首选。手术和辅助化疗可改善早期LELC患者的预后，而晚期LELC对化疗和放疗更敏感。Lin等发现，与紫杉烷加铂类和培美曲塞加铂类相比，以吉西他滨为基础的化疗在晚期PPLELC患者中获得了最高的有效率和最长的PFS（8.8个月）。姑息性胸部放疗对PLELC也有效。

由于缺乏EGFR、ALK和KRAS突变，晚期PPLELC患者不太可能从靶向治疗中获益。由于PPLELC中PD-L1的阳性表达，免疫疗法已成为PPLELC治疗的热点。Kumar等报道了2例晚期LELC病例，尽管进行了多种化疗，病情仍进展，但对PD-1抑制剂纳武单抗反应良好。Xiao等研究了来自中国两个中心的68例晚期PLELC患者不同治疗方案的有效性和安全性。结果显示，化疗组的中位PFS为6.9个月，免疫治疗组为11.0个月，化疗联合免疫治疗组则为11.8个月。化疗联合免疫治疗组的2年PFS最高，可能是晚期PLELC患者的最佳一线治疗方案。

（九）预后

与其他类型的肺癌相比，PLELC患者的预后更好。Jiang等对43例LELC患者数据的研究发现，LELC患者的2年和5年OS分别为90%和74%；无病生存率（DFS）分别为87%和47%。大肿瘤、伴淋巴结转移或晚期患者OS最差，淋巴结转移和晚期患者的DFS最差。Wu等发现，早期（Ⅰ期和Ⅱ期）患者的PFS较高，而含有明显间质纤维化的肿瘤患者的预后往往较差。只有分期是独立的预后因素。Tang等荟萃分析13项回顾性研究中的1294例患者。PPLELC中PD-L1表达为63.3%～75.8%。与PD-L1阴性表达相比，PD-L1阳性表达更可能在60岁以下的患者中发现，并且与较差的DFS相关。分期是OS和DFS的预后因素。此外，男性和接受放射治疗患者的预后明显更好。

参考文献

Bégin LR，Eskandari J，Joncas J，et al，1987．Epstein-Barr virus related lymphoepithelioma-like carcinoma of lung．J Surg Oncol，36：280-283．

Castro CY，Ostrowski ML，Barrios R，et al，2001．Relationship between Epstein-Barr virus and lymphoepithelioma-like carcinoma of the lung：a clinicopathologic study of 6 cases and review of the literature．Hum Pathol，32：863-872．

Chang YL，Wu CT，Shih JY，et al，2011．Unique P53 and epidermal growth factor receptor gene mutation status in 46 pulmonary lymphoepithelioma-like carcinomas．Cancer Sci，102：282-287．

Chang YL，Yang CY，Lin MW，et al，2015．PD-L1 is highly expressed in lung lymphoepithelioma-like carcinoma：a potential rationale for immunotherapy．Lung Cancer，88：254-259．

Chau SL，Tong JH，Chow C，et al，2020．Distinct molecular landscape of epstein-barr virus associated pulmonary lymphoepithelioma-like carcinoma revealed by genomic sequencing．Cancers（Basel），12：2065．

Chen B，Chen X，Zhou P，et al，2019．Primary pulmonary lymphoepithelioma-like carcinoma：a rare type of lung cancer with a favorable outcome in comparison to squamous carcinoma．Respir Res，20：262．

Fang W，Hong S，Chen N，et al，2015．PD-L1 is remarkably over-expressed in EBV-associated pulmonary lymphoepithelioma-like carcinoma and related to poor disease-free survival．Oncotarget，6：33019-33032．

Han AJ，Xiong M，Zong YS，et al，2000．Association of Epstein-Barr virus with lymphoepithelioma-like carcinoma of the lung in southern China．Am J Clin Pathol，114：220-

226.
He J, Shen J, Pan H, et al, 2015. Pulmonary lymphoepithelioma-like carcinoma: a Surveillance, Epidemiology, and End Results database analysis. J Thorac Dis, 7: 2330-2338.
Hong S, Liu D, Luo S, et al, 2019. The genomic landscape of Epstein-Barr virus-associated pulmonary lymphoepithelioma-like carcinoma. Nat Commun, 10: 3108.
Jiang WY, Wang R, Pan XF, et al, 2016. Clinicopathological features and prognosis of primary pulmonary lymphoepithelioma-like carcinoma. J Thorac Dis, 8: 2610-2616.
Kobayashi M, Ito M, Sano K, et al, 2004. Pulmonary lymphoepithelioma-like carcinoma: predominant infiltration of tumor-associated cytotoxic T lymphocytes might represent the enhanced tumor immunity. Int Med, 43: 323-326.
Kumar V, Dave V, Harris J, et al, 2017. Response of advanced stage recurrent lymphoepithelioma-like carcinoma to nivolumab. Immunotherapy, 9: 955-961.
Lin Z, Fu S, Zhou Y, et al, 2019. First-line platinum-based chemotherapy and survival outcomes in locally advanced or metastatic pulmonary lymphoepithelioma-like carcinoma. Lung Cancer, 137: 100-107.
Ose N, Kawai T, Ishida D, et al, 2016. Pulmonary lymphoepithelioma-like carcinoma with echinoderm microtubule-associated protein-like 4-anaplastic lymphoma kinase (EML4-ALK) fusion gene. Respirol Case Rep, 4: e00200.
Tang L, Chen N, He W, et al, 2020. The clinicopathological features and prognosis of primary pulmonary lymphoepithelioma-like carcinoma: A systematic review and meta-analysis. PLoS One, 15: e0240729.
Tay CK, Chua YC, Takano A, et al, 2018. Primary pulmonary lymphoepithelioma-like carcinoma in Singapore. Ann Thorac Med, 1330-1335.
Wu Q, Wang W, Zhou P, et al, 2020. Primary pulmonary lymphoepithelioma-like carcinoma is characterized by high PD-L1 expression, but low tumor mutation burden. Pathol Res Pract, 216: 153043.
Xiao Y, He J, Luo S, et al, 2022. Comparison of immunotherapy, chemotherapy, and chemoimmunotherapy in advanced pulmonary lymphoepithelioma-like carcinoma: a retrospective study. Front Oncol, 12: 820302.
Xie Z, Liu L, Lin X, et al, 2020. A multicenter analysis of genomic profiles and PD-L1 expression of primary lymphoepithelioma-like carcinoma of the lung. Mod Pathol, 33: 626-638.
Yeh YC, Kao HL, Lee KL, et al, 2019. Epstein-Barr Virus-associated pulmonary carcinoma proposing an alternative term and expanding the histologic spectrum of lymphoepithelioma-like carcinoma of the lung. Am J Surg Pathol, 43: 211-219.
Yin K, Feng HB, Li LL, et al, 2020. Low frequency of mutation of epidermal growth factor receptor (EGFR) and arrangement of anaplastic lymphoma kinase (ALK) in primary pulmonary lymphoepithelioma-like carcinoma. Thorac Cancer, 11: 346-352.

（十）病例解析

病史：女，39岁。咳嗽、咳白痰1周。

胸部CT：右肺中叶内侧段右心缘旁肿块影，紧贴水平裂和纵隔，病灶边缘清楚，密度均匀，浅分叶，平扫、动脉期、静脉期CT值分别约为43HU、82HU、70HU（图1-1-267）。

【诊断】 右肺中叶肺癌。

【诊断依据】 中青年女性，右肺中叶边缘光滑肿块影，呈不均匀中度强化，外侧可见粗大伴随血管（绿箭），需考虑硬化性肺细胞瘤可能。但硬化性肺细胞瘤病变多为圆形或类圆形，典型者可见空气新月征、尾征等，强化程度取决于内部成分，可有延迟强化，一般无胸膜牵拉（红箭），病变内血管影（橙箭）少见，本例不符合。炎性肌纤维母细胞瘤有收缩形态，即病灶有平直征、向心性弓形凹陷征、桃尖征等，本例亦不符合。肿块外侧和内部强化的血管影说明肿块富血供，诊断需考虑类癌，但类癌多与气管关系密切，出现特征性钙化及冰山征有利于类癌诊断。肿块无明显毛刺，浅分叶，呈明显不均匀强化，内血管影明显（橙箭），且有明显叶间裂胸膜牵拉（红箭），病变周围明显气肿带（黑箭），支持肺癌诊断。患者手术切除肿块，肿块大小5.3cm×4.5cm×3.1cm，病理显示右肺中叶淋巴组织显著增生，其内见灶、片状分布的异型上皮细胞，呈合体样，核分裂象易见，局灶区域见肉芽肿形成。免疫组化：CK-P、CK5/6、P40、CK19、CyclinD1阳性，P53阳性率约为60%，Ki-67阳性指数约为40%，CD21、CD23、CD5、CD20、PAX-5、CD3、TdT、CD68、CD163、Bcl-2、Bcl-6、CD10、TTF-1、CK7、IgG、IgG4阴性，CD31、CD34显示脉管内见癌栓。原位杂交检测：肿瘤细胞EBER阳性。特染：PAS、D-PAS、抗酸染色阴性。结合组织形态、免疫组化、原位杂交和特染，考虑为淋巴上皮样癌，脉管内癌栓，神经未见癌组织侵犯。3A、9、7、10组淋巴结均见癌组织转移（1/2、2/2、4/4、2/3），右肺中叶支气管残端未见癌组织残留。最后临床诊断为原发性右肺中叶淋巴上皮样癌（T2N2M0 ⅢA期）。

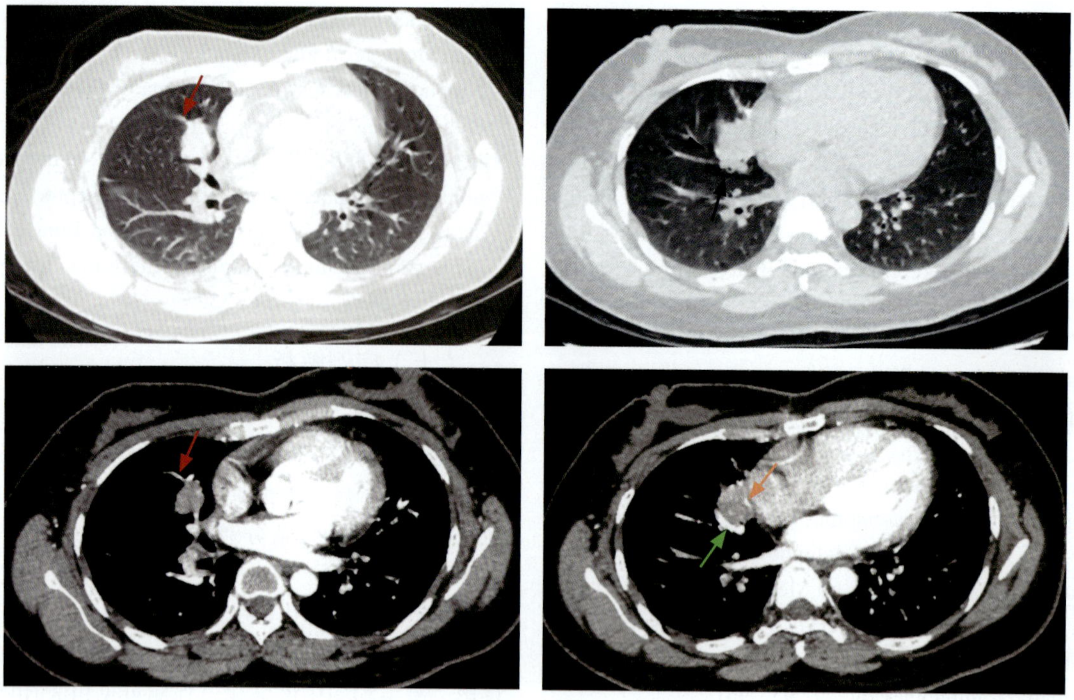

图1-1-267 胸部CT52

【分析】 PLELC是一种非常少见的恶性肿瘤，其最主要的特点是肿瘤背景中存在大量的肿瘤浸润淋巴细胞。本例无鼻咽癌病史，考虑为PPLELC。本例患者发生区域淋巴结转移，瘤体侵及血管，提示PLELC具有较高侵袭性。PLELC具有血管包绕的特征性表现，本例可见贴边血管征（绿箭）和血管漂浮/包埋征（橙箭）。贴边血管征为紧贴瘤体边缘的点状或条状明显强化血管影，发生机制认为是肿瘤推压周围血管所致，但不累及血管。血管漂浮/包埋征则为肿瘤内可见肺动脉或肺静脉穿行。

LELC的发生与病毒感染密切相关，最常见的是EBV感染，头颈、唾液腺、肺部、胃部的LELC与EBV感染关系尤为密切。发生于肝脏的LELC大部分与肝炎病毒感染关系密切，少部分与EBV感染关系密切。泌尿生殖系统如膀胱、肾脏、前列腺、子宫颈及子宫内膜等部位的LELC与EBV感染并无明显相关性。子宫颈的LELC和人类乳头瘤病毒有较强的相关性。

Lei等对215例PLELC患者的影像学进行了回顾性分析。所有病例EBER均为阳性，188例（87%）为孤立性结节/肿块，12例（6%）为多发性结节/团块，15例（7%）为叶或节段性实变。肿瘤边缘清晰（80%），肺门或纵隔淋巴结肿大（74%），支气管受累（72%），可见分叶征（82%）和毛刺征（42%）。血管包埋是PPLELC的影像学特征之一。在本研究中，该征的发生率约为66%（105/158）。嵌入的血管可以是肺血管，也可以是肿瘤本身的新生血管。前者显示为边界清晰的连续血管阴影，而后者显示为不连续的小血管。组织病理学显示肿瘤细胞生长在血管影周围，CD34染色高表达，这证实了这些不连续的血管影可能是肿瘤中未成熟的新血管，而不是简单地嵌入肺血管。肿瘤的进行性增强也与肿瘤中新生血管的丰富程度密切相关。

Chen等比较了42例PPLELC和134例鳞癌的特征和预后。与鳞癌相比，PPLELC在中位年龄较小、吸烟较少的女性中更常见。在CT扫描中，LELC的直径似乎比鳞癌小，很少有毛刺和血管集聚迹象。LELC患者的中位PFS优于鳞癌。只有阳性血清EBV-DNA是独立的PFS预测因子。

Lee等比较了LELC和SCLC的初始CT特征和随后的生存结果。LELC在增强CT扫描中表现出明显更高的衰减百分比。LELC组的血管或支气管包绕、背景肺气肿变化和肿瘤位于上叶的发生率明显较低。女性、年龄较小、无吸烟史是LELC组中更常见的因素。LELC患者的预后更好，中位生存期明显长于SCLC患者（23.4个月 *vs* 17.3个月）。

（广西中医药大学第一附属医院心胸外科　赵德发　提供）

十、NUT癌

睾丸核蛋白（nuclear protein in testis，NUT）癌（NUT carcinoma，NC）是指位于染色体15q14上的NUT中线癌家族成员1（NUT midline carcinoma family member 1，NUTM1）基因（也称为NUT基因）重排的一种罕见的极低分化高度恶性肿瘤。该肿瘤通常起源于胸部、头部和颈部的中线结构，并表现出不同程度的鳞状分化。最常见的染色体易位是t（15；19），因此又称NUT中线癌、t（15；19）癌。

（一）分类

1991年，两篇独立文章报道了以t（15；19）易位为特征的这种实体肿瘤。Kubonishi等首次报道了日本一例22岁快速致死的女性胸腺癌患者，肿瘤细胞有染色体t（15；19）（q15；p13）易位。Kees等报道了一例11岁女孩有罕见的胸内未分化癌，细胞遗传学分析发现t（15；19）（p12；q13）易位。随后十余年中的相似个案报道提示伴有t（15；19）易位的癌是一种独立肿瘤实体。2003年，French等首次发现t（15；19）（q13；p13.1）易位的发生导致6.4kb溴结构域蛋白4（bromodomain-containing protein 4，BRD4）-NUT融合基因的形成。作为溴结构域和末端外结构域（bromodomain and extraterminal domain，BET）家族的成员，BRD4是一种转录和表观遗传调节因子，在胚胎发生和癌症发展过程中起着关键作用。2004年，French等使用双色荧光原位杂交对98例年轻癌症患者的NUT和BRD4重排进行了进一步研究。他们发现11例肿瘤存在NUT基因重排，其中8例具有BRD4-NUT融合，3例具有新的重排，被确定为NUT变体。所有的NUT重排癌（NUT-rearranged carcinomas，NRCs）均起源于中线上皮结构，例如头部、颈部和纵隔。他们将这些癌（无论是具有BRD4-NUT还是NUT变体重排）定义为具有NUT重排的中线癌。

在2004年WHO分类中，这种肿瘤在胸腺中被认为是具有t（15；19）易位的癌，也被称为NUT中线癌（NUT midline carcinoma）。然而，越来越多的研究证实，该肿瘤不仅发生在中线结构中，也可发生在肺脏、胰腺、肾脏、膀胱、子宫内膜、唾液腺、骨、卵巢和其他器官或软组织中。因此，2015年WHO分类从该肿瘤的名称中删除了“中线”一词，将其重新定义为NUT癌，归类为“其他未分类癌”。2021年WH0胸部肿瘤定义NC为“具有NUTM1基因重排的低分化癌”，并扩展其融合伴侣基因谱。

（二）病理

病理学上，NC由小至中等大小圆形或卵圆形细胞呈片状或巢状浸润性生长。肿瘤细胞形态相对单一，细胞间黏附性较差，无明显多形性。瘤细胞坏死易见，常表现为单个肿瘤细胞坏死或成片的地图状坏死。部分细胞核轮廓不规则，有泡状染色质和明显的核仁。在约30%的病例中可以观察到局灶性鳞状分化或突然角化（abrupt keratinization），与未分化细胞之间无过渡的形态，这是该肿瘤的特征性表现。具体表现为不成熟、分化较差的细胞突然过度为分化较好的成熟鳞状上皮细胞巢，而没有出现鳞状上皮层次的逐渐分化：细胞巢中央可有角化物形成，有时会出现类似胸腺小体的结构。该形态学特征在HPV相关基底样鳞状细胞癌中也可见。间质中可见明显的中性粒细胞浸润是其显著特点。

免疫组化显示，大多数NC病例的细胞角蛋白（AE1/AE3、CAM5.2、CK7、CK20）、P63、P40和NUT呈阳性。TTF-1和神经内分泌标志物通常为阴性。EMA和C-MYC在某些情况下呈阳性。兔抗人NUT单克隆抗体是目前诊断NC最为重要的免疫标记。

NUT蛋白通常只在睾丸中表达，所以检测到在睾丸外表达的NUT蛋白即可诊断为NC。因有部分肿瘤NUT免疫表型阴性，对形态学可疑但免疫组化NUT阴性的病例，可通过分子技术（如反转录聚合酶链式反应、FISH、NGS或细胞遗传学分析）对NUT重排进行检测。目前推荐所有头颈部和胸部单一形态的小蓝细胞肿瘤，不管有无鳞状分化都应该行NUT免疫组化观察。若肿瘤细胞核点状着色比例＞50%，则判读为阳性，高度提示为NC，建议进一步行分子病理检测确诊。生殖细胞肿瘤，尤其是精原细胞瘤、无性细胞瘤和胚胎癌和罕见的低分化癌也可以染色，但只能是局部染色（＜10%）。

误诊通常是由NC的组织病理学特征引起的，这些特征与其他低分化/未分化肿瘤重叠或类似于几种常见的病理。NC在形态上具有局灶性鳞状分化，常表达CK、P63和P40，易被误诊为鳞癌，免疫组化NUT阳性支持NC诊断。淋巴上皮样癌也表达鳞状细胞的标志物，但形态无鳞状分化，伴有大量的淋巴细胞、浆细胞浸润。大细胞癌无鳞状分化的形态，免疫组化NUT及鳞状细胞标志物均阴性。大细胞神经内分泌癌同时有神经内分泌的组织形态和免疫表型未分化肉瘤免疫组化NUT、AEl/AE3及鳞状细胞标志物阴性。SCLC和NC均表现为细胞质稀缺和高Ki-67增殖指数，但SCLC没有明显的核仁和局灶性鳞状细胞分化，免疫组化神经内分泌标志物阳性，NUT阴性。

（三）分子特征

体细胞遗传学异常是NC的基础。分子遗传学分析显示NC的致癌基因为NUT基因与一系列伴侣基因重排形成新的融合基因。这些伴侣基因主要是编码BET蛋白的同源基因，包括BRD2、BRD3、BDR4和BRDT。BRD2、BRD3、BRD4在各种器官中广泛表达，而BRDT仅在睾丸中表达。所有成员的单个蛋白质分子都包含两个串联溴结构域和一个末端外（extraterminal，ET）结构域。BET家族主要通过结合到组蛋白尾部，在调控基因转录、调节细胞生长、细胞周期和染色质结构等方面发挥着重要作用，它的功能失调与NC、淋巴瘤、急性白血病、乳腺癌等多种肿瘤密切相关。在70%～80%的病例中NUT基因与BRD4基因（19p13.12）发生平衡易位，产生BRD4-NUT融合基因，其次与BRD3（15%～20%）和核受体结合SET结构域蛋白3（nuclear receptor binding SET domain protein 3，NSD3）（6%）基因融合等。其他罕见的NUT融合变体包括含锌指蛋白编码基因ZNF532和ZNF592、MXD4、MXD1、BCORL1、CIC、MGA和其他未知基因。

NC的发病机制以阻断细胞分化和促进细胞生长的易位相关融合癌蛋白为特征。这种独特的单染色体易位特征类似于造血和间充质恶性肿瘤，并将NC与其他上皮肿瘤区分开来，在其他上皮肿瘤中，肿瘤发生需要多个连续突变。

NUT蛋白包含两个酸性结构域，其中一个可以特异性招募并激活组蛋白乙酰转移酶p300的活性，促进生精细胞基因组组蛋白H4的第5位（H4K5）和第8位赖氨酸（H4K8）的乙酰化，这对生精细胞的成熟有着至关重要的作用。BRD4的两个关键结构域保留在BRD4-NUT融合癌蛋白中。一种是与乙酰化组蛋白结合的溴结构域，另一种是与染色质修饰蛋白结合的ET结构域。融合蛋白中NUT的酸性结构域与组蛋白乙酰转移酶p300结合可导致组蛋白乙酰化。此外，BRD4-NUT融合癌蛋白、乙酰化染色质和p300形成了几个巨大的区域，通过异常的组蛋白乙酰化和MYC、SOX2和TP63的激活来促进细胞生长和阻断细胞分化，诱导侵袭性肿瘤生长。

NSD3编码组蛋白赖氨酸甲基转移酶，属于含有SET结构域的甲基转移酶（即NSD1、NSD2、NSD3）的哺乳动物NSD蛋白家族。已知NSD3和NSD2都与BRD4的ET结构域结合。NSD3可以通过调节H3K36甲基化，导致特定基因表达的激活，或通过与组蛋白变体macroH2A1的相互作用，抑制或激活特定基因的转录，从而阻断表达BRD4-NUT的NC细胞的分化。此外，NSD3-NUT融合癌基因编码一种蛋白质，该蛋白质对于阻断NC中的分化是必要和充分的。

ZNF532、ZNF592、ZNF687和ZMYND8被统称为“Z4”蛋白因子，其中一些已被证明在癌症发病机制中发挥作用，无论是作为致癌基因还是肿瘤抑制基因。这些锌指蛋白已被证明与大结构域区域内的BRD4/BRD4-NUT染色质复合物蛋白共定位（co-localize）。ZNF532-NUT和ZNF592-NUT产生的融合蛋白形成了高乙酰化染色质的大结构域，类似于BRD4-NUT形成的大结构区，这表明ZNF532和ZNF592基因参与了大结构域形成的共同前馈（feed-forward）调节机制，该机制驱动致癌染色质复合体在BRD4-NUT细胞中的传播。此外，BRD4-NUT驱动的Z4因子的病灶形成表明了一种病理性隔离机制，该机制可能改变Z4蛋白的正常功能，同时增强BRD4-NUT的正常功能。

（四）流行病学

NC的起源细胞尚不清楚，可能来源于原始神经嵴衍生细胞或多能干细胞。尽管NC通常起源于头部、颈部和胸部的中线结构，但确切的起源解剖位置尚不清楚。据报道，许多病例发生在中线外，包括肺、唾液腺、膀胱、肾脏、胰腺、肾上腺、骨和各种软组织。它可以影响所有年龄段（0～81.7岁）的患者，多见于年轻或青少年患者，中位年龄为16～24岁。Chau等分析了141例NC患者的数据。中位诊断年龄为23.6岁。51%的患者起源于胸部，41%为头颈部，6%为骨或软组织，1%为其他部位。没有发现明显的性别偏好和环境因素。人类乳头状瘤病毒和EB病毒等病毒感染与NC无关。

（五）影像学表现

在CT扫描中，原发性肺NC多位于肺叶中央，尤以右肺和下叶多见。通常表现为一个巨大的异质性肿块，经常与同侧肺门和纵隔淋巴结融合（图1-1-268），肿块内可发现钙化和坏死。可有同侧胸腔积液，伴或不伴胸膜结节，对侧肺多不受累。肿瘤的肺外转移很常见，主要以骨转移及淋巴结转移为主，也可出现肝脏、肾上腺和软组织转移。

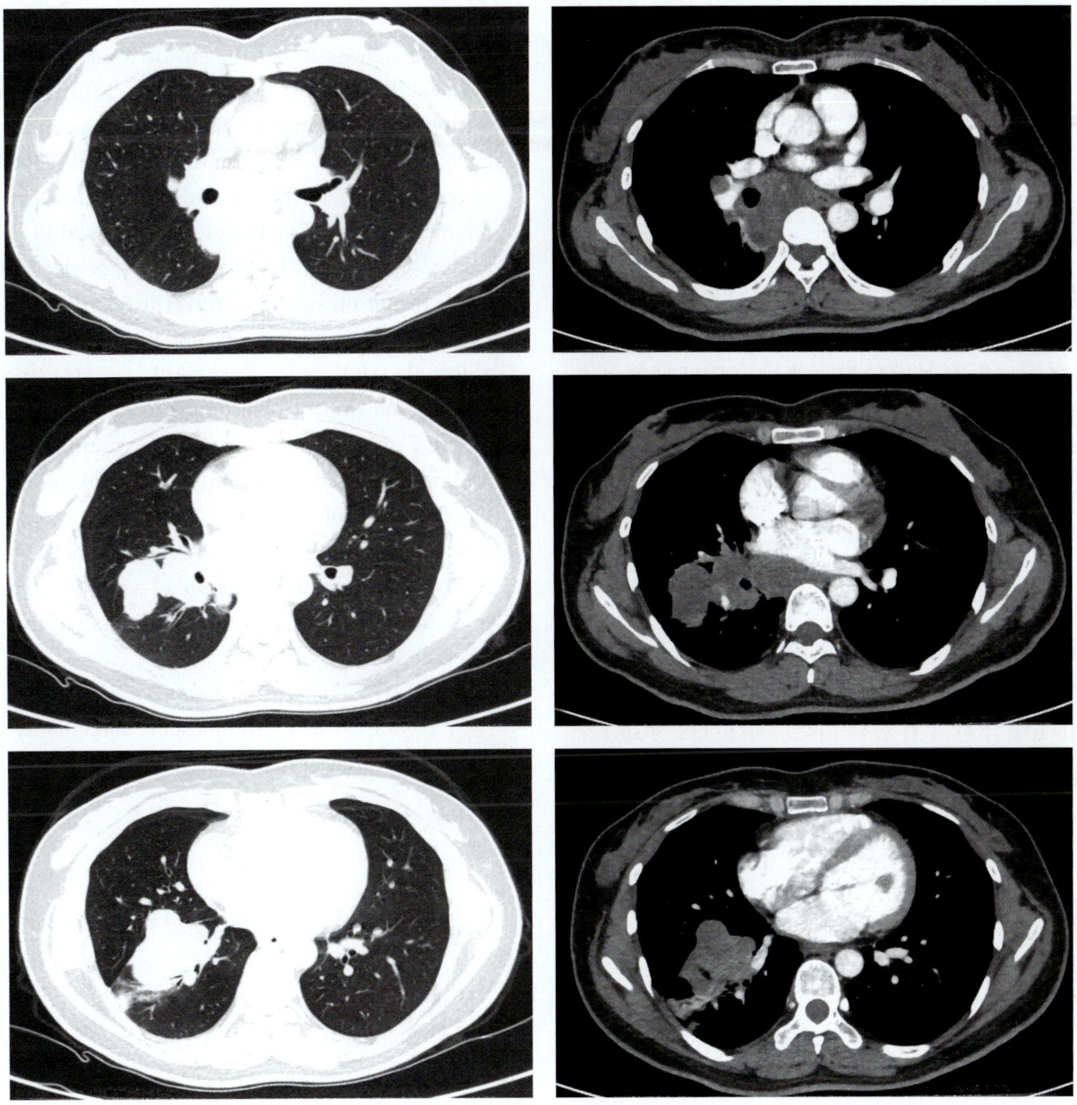

图1-1-268 女，33岁。右肺中下叶软组织肿块，伴右肺门、纵隔淋巴结肿大

（六）治疗

目前，NC还没有有效的治疗策略。建议采用包括手术、放化疗在内的多模式综合治疗。尽管手术是治疗早期原发性肺NC有效的方法，但由于NC的侵袭性，大多数患者被诊断时多为晚期阶段，因此失去了手术治疗的机会。NC对传统放、化疗不敏感，治疗成功仅限于个别病例。放疗后进行完全手术切除可以提高生存率。NC对顺铂-依托泊苷方案具有不稳定的敏感性。已经提出了几种方案，包括烷化剂、基于铂和蒽环类药物的化疗，或顺铂、吉西他滨和多西他赛＋/-放疗的组合。有文献报道基于异环磷酰胺的治疗方案可以获得较好疗效。

近年来，抗血管生成治疗、靶向治疗和免疫疗法也有报道。新型靶向药物如BET抑制剂（BETi）和组蛋白去乙酰化酶（histone deacetylase，HDAC）抑制剂（HDACi）在体外和体内都被证明可以消除生长失调并诱导NC的鳞状分化。一些研究显示，HDACi治疗的患者比BETi治疗的更有可能出现毒副作用，并且BETi治疗患者的OS相对较长，但不能排除有效放化疗的因素。HDAC/PI3K双重抑制剂协同降低C-MYC蛋白水平和MYC转录，对MYC驱动的肿瘤（包括NC异种移植物模型）有效，也被认为是潜在的治疗方法。CDK9抑制剂和mTOR抑制剂在药物筛选中被证明是体外抗NC的敏感药物。上述靶向药物都显示出显著的抑制NC细胞增殖的功效。肺NC显示低PD-L1表达，免疫检查点抑制剂在NC中需要进一步探索。

（七）预后

NC预后极差，约70%的患者在诊断时出现远处转移（淋巴结、胸膜、骨和骨髓），大多数患者在诊断后1年内死亡。

2012年，Bauer等对63例NC患者进行的一项回顾性研究显示，NC患者的中位总生存期（OS）为6.7个月（6～9个月），1年OS为30%，2年OS为19%。2年无进展生存期（PFS）为9%。多因素分析表明，手术切除和初次放疗的程度是PFS和OS的独立预测因素。Giridhar等从64篇文献中检索了119例患者的数据进行统计分析。中位OS仅为5个月，1年和5年OS分别为24.99%和7.09%。在单变量分析中，初级治疗中的放疗和化疗对总生存率有显著影响，手术对生存率没有显著影响。分子易位类型，即NUT-BRD4、NUT-BRD3或其他变体，对总OS无影响。没有足够的数据来确定BET抑制剂和HDAC抑制剂对PFS和OS的影响。由于明显缺乏相关数据，手术、化疗或放疗对NC患者预后的影响尚不清楚。虽然部分NC患者对化疗或放疗有反应，但大多数情况下缓解时间短，然后患者复发并很快死亡。

Chau等基于141例NC患者的数据提出生存结果的预后风险分类模型。所有患者的中位OS为6.5个月。大多数患者为BRD4-NUTM1融合（78%），其次是BRD3-NUT（15%）和NSD3-NUT（6%）。非胸部原发性、BRD3-或NSD3-NUT融合患者有最佳预后，中位OS为36.5个月，2年生存率为64%，其次是BRD4-NUT融合的非胸部原发性肿瘤，中位OS为10个月，2年生存率为28%。胸部NC患者，无论NUT融合类型如何，生存率最差，中位OS为4.4个月，2年生存率为5%。

参考文献

Bauer DE, Mitchell CM, Strait KM, et al, 2012. Clinicopathologic features and long-term outcomes of NUT midline carcinoma. Clin Cancer Res, 18: 5773-5779.

Chau NG, Ma C, Danga K, et al, 2019. An Anatomical Site and Genetic-Based Prognostic Model for Patients With Nuclear Protein in Testis (NUT) Midline Carcinoma: Analysis of 124 Patients. JNCI Cancer Spectr, 4: pkz094.

French CA, Kutok JL, Faquin WC, et al, 2004. Midline carcinoma of children and young adults with NUT rearrangement. J Clin Oncol, 22: 4135-4139.

French CA, Miyoshi I, Kubonishi I, et al, 2003. BRD4-NUT fusion oncogene: a novel mechanism in aggressive carcinoma. Cancer Res, 63: 304-307.

Giridhar P, Mallick S, Kashyap L, et al, 2018. Patterns of care and impact of prognostic factors in the outcome of NUT midline carcinoma: a systematic review and individual patient data analysis of 119 cases. Eur Arch Otorhinolaryngol, 275: 815-821.

Kees UR, Mulcahy MT, Willoughby ML, 1991. Intrathoracic carcinoma in an 11-year-old girl showing a translocation t (15; 19). Am J Pediatr Hematol Oncol, 13: 459-464.

Kubonishi I, Takehara N, Iwata J, et al, 1991. Novel t (15; 19) (q15; p13) chromosome abnormality in a thymic carcinoma. Cancer Res, 51: 3327-3328.

（八）病例解析

病史：男，35岁。乏力、体重减轻8个月。

胸部CT：右上叶病变伴纵隔淋巴结肿大（图1-1-269）。

【诊断】 NUT癌。

【诊断依据】 患者支气管镜下行纵隔4R淋巴结活检。病理学显示低分化癌（图1-1-270）。免疫组化显示P40、P53、P63、PD-L1和NUT阳性（图1-1-271）。

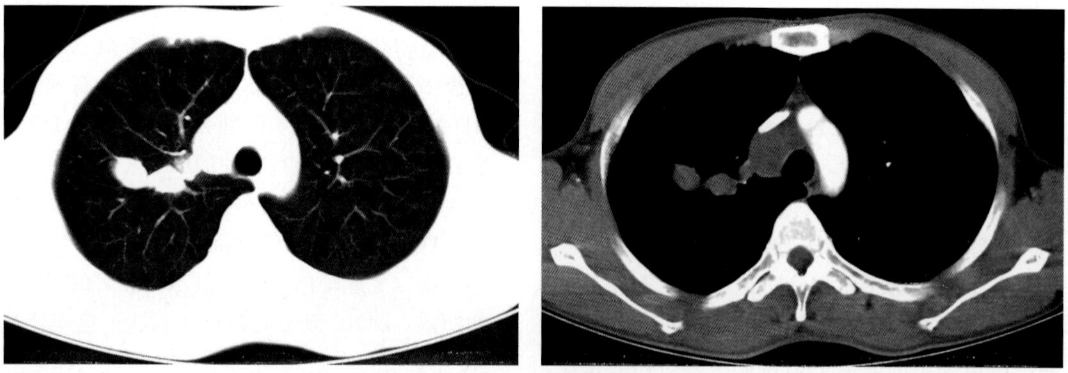

图1-1-269 胸部CT53

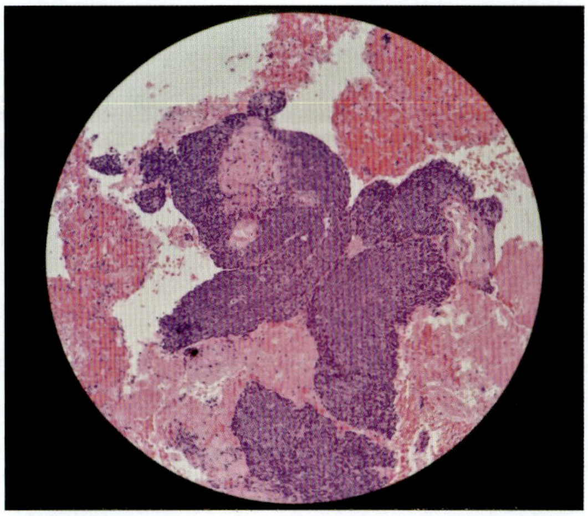

图1-1-270　HE染色10×

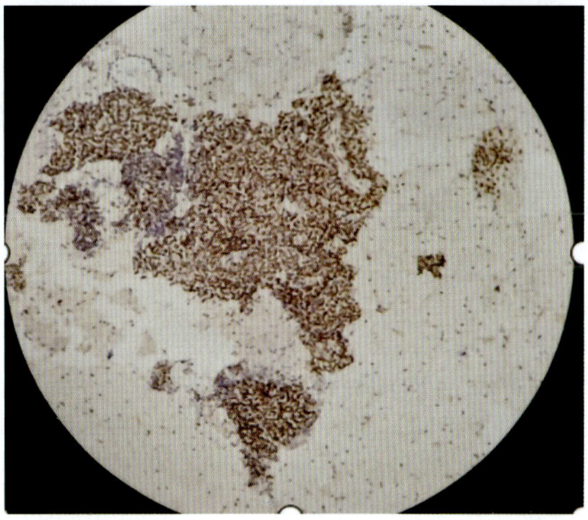

图1-1-271　NUT的阳性表达

【分析】 原发性肺NC非常罕见，常伴有较大的肿瘤负荷和转移。Dutta等对10例原发性肺NC患者进行检索和回顾。5例发生在肺门附近，大多数病例在诊断时显示纵隔受累。因为很难确定确切的起源部位，这些病例被指定为胸部NC。Sholl等确定了8例原发性肺NC。诊断时的中位年龄为30岁（范围21～68岁）。6例患者几乎没有吸烟史。胸部CT显示位于中央的大的原发性肿块，伴纵隔淋巴结、胸膜受累，对侧多不受累。溶骨性骨转移常见，所有病例都没有脑转移。中位总生存期仅为2.2个月。Numakura等报道了一名82岁的男性肺NC，使用NUT单克隆抗体、荧光原位杂交和RNA-seq最终诊断为具有BRD4-NUT融合的NC。未检测到P63和P40蛋白的表达。这是第一例P63阴性的病例，也是先前报道的病例中年龄最大的一例。因此，无论年龄、临床症状、肿瘤位置或P63表达如何，当没有谱系特异性分化的小细胞呈单形态生长形态时，都应该怀疑NC。

原发性肺NC没有标准治疗方案。2021年国家癌症综合网络（NCCN）NSCLC指南建议在所有缺乏腺分化或特定病因的低分化肺癌中检测NUT重排，尤其是在非吸烟或年轻患者中。

十一、肺唾液腺型肿瘤

唾液腺肿瘤，也称为涎腺肿瘤，主要发生于腮腺、下颌下腺等唾液腺。原发性肺唾液腺型肿瘤（pulmonary salivary gland-type tumor，PSGT）是一类罕见的原发于气管树的腺源性肿瘤，多起源于气管、支气管黏膜或黏膜下腺体，占所有肺癌的比例小于0.5%。

（一）分类

2015年版WHO肺肿瘤分类SGT包括黏液表皮样癌（mucoepidermoid carcinoma，MEC）、腺样囊性癌（adenoid cystic carcinoma，ACC）、上皮-肌上皮癌（epithelial-myoepithelial carcinoma，EMC）和多形性腺瘤（pleomorphic adenoma，PA）4种类型。在2021年WHO分类中，肺玻璃样变透明细胞癌（hyalinizing clear cell carcinoma，HCCC）被添加到SGT组中。

（二）病理

组织学上，肺MEC由黏蛋白分泌细胞（黏液细胞）、鳞状细胞（表皮样细胞）和中间型细胞组成，三种细胞混合存在，排列成腺状、管状、囊性、嵌套或实体结构模式（图1-1-272）。黏液细胞具有立方体、柱状、透明细胞或嗜酸细胞特征。鳞状细胞的特征是细胞间桥，但与鳞癌相反，角化或被覆上皮的原位成分明显缺失。中间细胞呈多边形，含有居中或偏心排列的细胞核和丰富的嗜酸性或双嗜性细胞质。间质由纤维结缔组织带组成，在某些情况下可导致广泛的硬化性改变（所谓的硬化性MEC）。根据其细胞组成和细胞学特征，肺MEC分为高级别（高度恶性）和低级别（低度恶性）两种类型。超

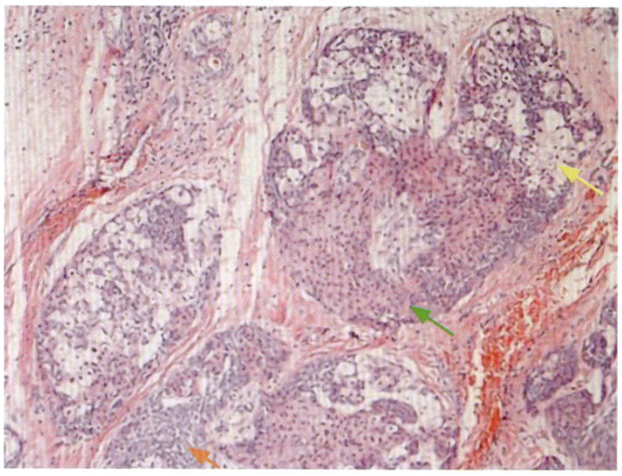

图1-1-272　**肿瘤细胞有三种类型，即鳞状细胞（绿箭）、黏液细胞（黄箭）和中间型细胞（橙箭），三者混合存在，呈实性巢状排列**

过80%的患者为低级别MEC，以囊性成分为主，主要由分泌黏液细胞构成，形成大小不等的腺体和囊腔，之间有少量中间型细胞和鳞状细胞，细胞温和，异形性不明显，肿瘤多无坏死区域，可有钙化，易于确诊。高级别者罕见，其组成细胞大部分为中间型细胞和鳞状细胞，伴有少量的黏液成分。具有显著的核异型性，有丝分裂计数＞4个/10HPF，坏死灶易见，常见淋巴血管或神经浸润。免疫组化显示，MEC通常显示CK7和CK5/6、P63和P40阳性染色，CK20、TTF-1和Napsin A阴性染色，黏液细胞阿新兰-过碘酸雪夫反应（AB-PAS）阳性。

肺ACC有三种主要的结构生长模式（图1-1-273）。筛状或柱状模式最常见，其特征是肿瘤细胞排列成巢状和岛状，管腔内含有黏液或基底膜样物质。管状模式的肿瘤细胞形成小的分散的腺状间隙，管腔宽，内衬2～3层立方细胞。实性变体由细胞巢组成，只有罕见的细胞间隙，没有囊性区域，基质有限。细胞学上，肿瘤细胞由圆形细胞核、致密染色质、嗜酸性或双嗜性细胞质稀少的温和细胞组成。没有明显的多形性或有丝分裂活性，坏死或出血区域很少。免疫组化显示，CKpan、CK7和P63染色阳性，平滑肌肌动蛋白（SMA）和S-100表达不同，Syn和TTF-1染色阴性。CD117（c-kit蛋白）在肺ACC中表达率是89%～100%，可用于区别其他SGT。

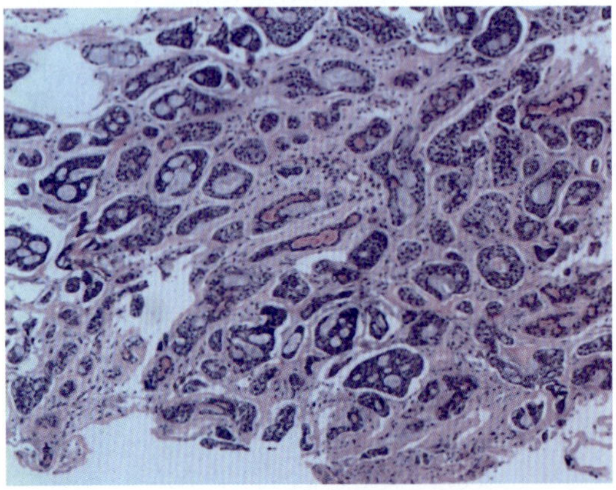

图1-1-273 肿瘤细胞呈小巢状、管状或筛片状，腔内含有黏液或嗜酸性物质

肺EMC具有由内层上皮细胞和外层肌上皮细胞形成的管状结构。上皮细胞呈扁平、立方体或柱状，含有嗜酸性细胞质和圆形至椭圆形细胞核。肌上皮层由多边形细胞组成，细胞核偏心，细胞质清晰，细胞边界模糊。免疫组化显示，上皮细胞CKpan阳性，SMA、S-100、HMB45、CD117、胶质纤维酸性蛋白（GFAP）和TTF-1阴性。肌上皮细胞表达S-100和SMA，CK、CD117和GFAP局灶性阳性，TTF-1和HMB45阴性。

肺PA是一种具有上皮和结缔组织分化的肿瘤。片状、小梁状或岛状的上皮细胞和（或）肌上皮细胞分布在黏液样、透明软骨样基质或透明变性间质中。可以伴有灶性鳞状上皮化生和纤维化，间质中也可见脂肪组织及脂肪母细胞。出现坏死和病理核分裂常提示有恶变的可能，但很少见。免疫组化显示，CKpan、S-100、SMA、GFAP、calponin和SMA呈不同的阳性。

肺HCCC组织学特征为透明细胞在玻璃样变的间质中呈片状、巢状、条索状排列，缺乏真性腺管及鳞状分化。肿瘤细胞小到中等大小，核呈椭圆形，核轮廓不规则。细胞质丰富、透明，有丝分裂活性低。虽然称为透明细胞癌，但只有少数病例表现为明显优势的透明细胞，多数病例肿瘤细胞胞质表现为淡嗜酸性。肿瘤通常被淋巴细胞浸润所包围。偶尔有病例出现高级别转化（坏死、高核分裂指数、病理性核分裂象、核多形性）。黏液细胞可见，但并不是诊断性特征。肿瘤细胞对CKpan、CK7、P63和P40呈阳性反应，对肌上皮标志物、神经内分泌标志物、TTF-1和Napsin A呈阴性反应。HCCC的特征是EWSR1-ATF1基因融合。

（三）分子特征

SGT的独特分子事件已逐渐被发现，如ACC的MYB-NFIB融合，PA的8q12异常、PLAG1基因重排和高迁移率族蛋白2（high mobility group AT-hook 2，HMGA2）基因扩增。大多数MEC中存在t（11；19）（q21；p13）染色体易位，产生CRTC1（CREB regulated transcription coactivator 1）-MAML2（Master mind-like gene 2）基因融合，导致19p13处CRTC1基因的外显子1与MAML2基因的2～5外显子结合的融合转录物。约5%的MEC存在t（11；15）（q21；q26）易位，导致CRTC3-MAML2基因融合。作为Notch和CREB调控途径上的转录因子，CRTC1-MAML2癌基因破坏正常细胞周期和分化，参与肿瘤的发展。Pérez de Oliveira等研究了10篇已发表的文章，这些文章评估了CRTC1-AML2易位与MEC患者生存率之间的关系。易位的发生率为33.7%～69.7%。7项研究观察到该易位的存在与有利的临床结果之间存在显著关联，可以提高无病生存率、疾病特异性生存率或总生存率。CRTC1-AML2易位的检测似乎是MEC的一个有用的预后因素。

Kato等分析了117例SGT患者的分子畸变。最常见的异常涉及TP53基因（30.8%）、细胞周期蛋白途径（CCND1、CDK4/6或CDKN2A/B）（26.5%）和PI3K途径（PIK3CA、PIK3R1、PTEN或AKT1/3）（23.9%）。SGT的特征是包括多种不同的畸变，这些畸变大多因患者而异。TP53和ERBB2、细胞周期蛋白途径和MDM2、HRAS和PI3K途径的畸变之间存在显著关联。

Kang等对MEC进行了系统的基因组分析，TP53是最常见的突变基因（28%），仅在中、高级肿瘤中发现突变。具有TP53突变的肿瘤总体上比不具有TP53基因突变的肿瘤具有更多的突变。POU6F2是第二常见的突变基因，在3例具有相同的框内缺失突变的低级别MEC中发现。FISH分析证实，88%（15/17）的MEC存在MECT1-MAML2易位。因此，MECT1-MAL2易位以及体细胞TP53和POU6FF突变似乎是MEC的主要驱动因素。

Wang等通过靶向NGS描述了肺SGT的分子改变。在32例患者中，25例患有MEC，7例患有ACC。80.0%（20/25）的MEC和71.4%（5/7）的ACC患者分别检测到MAML2和MYB重排。在MEC患者中，10例（40.0%）具有≥1个突变，其中6例具有11个丰度＞5%的分离突变，即NFE2L2、MYOD1、INPP4B、CCND2、SNTG1、HSPD1、TGFBR1、RBM10、NOTCH4、ASXL1和PTPRD突变。其余4例患者有9个突变，丰度＜5%，即KMT2A、PDCD11、FLT1、BRCA2、APC、SLX4、FOXP1、FGFR1和HRAS突变。本研究未检测到TP53突变，表明肺MEC和其他部位MEC的TP53变异不同。所有ACC患者都有突变，在5个途径中富集，包括PI3K和NOTCH途径、染色质和细胞骨架重塑及DNA损伤。这些结果解释了肺SGT具有MAML2或MYB重排的不同驱动因素特征，并伴有广泛的突变多样性和极低的体细胞突变率。几个重要的途径，包括NOTCH和PI3K途径，以及染色质重塑，可以作为提高ACC患者生存率的靶点。

（四）流行病学

MEC和ACC是最常见的亚型，占PSGT的90%。肺SGT倾向于发生在成年人群中，在50～60岁时发病率最高。与其他类型的肺癌相比，更具有惰性。PSGT的性别分布因肿瘤亚型而异。ACC在男性中略占优势，而MEC和EMC没有表现性别差异。

（五）影像学表现

PSGT起源于支气管黏膜下腺，通常表现为气管或主干支气管中的支气管内肿块。CT扫描通常显示支气管内边界清楚的病变，导致支气管壁增厚和（或）管腔内息肉样生长。管腔内成分可以是广基、息肉样或有蒂。支气管内膜肿块通常与阻塞性肺炎和（或）肺不张有关。偶尔，PSGT可能在外周肺中表现为孤立结节。

（六）治疗

手术切除是PSGT的标准治疗方法。尽管卡铂和紫杉醇的联合用药在一些报道中可能有效，PSGT的化疗疗效仍缺乏证据和指南支持。

Kim BG等分析了181例PSGT患者的数据。在181例患者中，包括104例（57.5%）ACC患者，71例（39.2%）MEC患者，6例（3.3%）EMC患者。手术组的OS和PFS最好。然而，手术组和支气管镜介入组之间的OS没有显著性差异。支气管镜介入治疗可能有助于作为临床高阶段患者的初始治疗和手术前的桥接治疗。

（七）预后

PSGT患者通常具有良好的长期预后。Molina等分析了1972—2002年在梅奥诊所诊断的62例PSGT患者。接受完全手术切除患者的3年、5年和10年生存率分别为82%、70%和63%。对于手术切除的MEC和ACC患者，3年、5年和10年的生存率分别为94%、87%、87%和73%、57%、45%。未接受手术的ACC患者的3年、5年和10年的生存率分别为74%、53%和31%。手术和非手术患者的生存率差异具有统计学意义。虽然MEC和ACC患者通常具有良好的长期预后，但并不总是保持惰性。如果不能完全手术切除，则可能出现局部复发。ACC比MEC转移的可能性更高。总的来说，MEC患者比ACC患者预后更好。

Qin等使用1988—2013年SEER数据库检索了462例原发性PSGT患者的数据进行人群队列研究，包括315例MEC、139例ACC和8例EMC。PSGT患者的1年、5年、10年和20年OS发生率分别为79.6%、68.5%、62.7%和56.3%。配对队列的对数秩分析显示，PSGT患者的预后明显好于非SGT肺腺癌患者。手术治疗显著改善了中位OS。放射治疗并没有延长OS。多因素Cox分析显示，年龄较大（＞58岁）、病变较大、转移和分化差是生存率较差的独立预后因素，而肿瘤定向手术是一个独立的保护因素。与ACC患者相比，MEC患者更年轻，肿瘤更小，淋巴结或远处转移率更低，分期更早，两者的生存率没有显著性差异。

Garg等系统回顾了5项研究，包括233例患者。PSGT患者的平均年龄为41岁（6～80岁），男性占优势（1.3∶1）。常见病理类型为MEC（56.6%）、ACC（39.5%）和EMC（3.8%），43.3%的肿瘤位于中央气道（气管和主支气管）。82.4%的患者以手术为主，15.9%和9.4%的患者分别采用放疗和化疗。15.2%的患者可见淋巴结受累。21.1%的患者出现疾病复发（MEC和ACC分别为12.9%和37.5%）。3年、5年和10年加权总生存率分别为86.4%、81.4%和73.6%（MEC分别为93.8%、90.0%和85.0%，ACC分别为76.7%、62.8%和50.5%）。手术是PSGT获得长期生存的主要治疗方法。化疗和放疗在PSGT治疗中的作用值得进一步研究。

参考文献

Garg PK, Sharma G, Rai S, et al, 2019. Primary salivary gland-type tumors of the lung: A systematic review and pooled analysis. Lung India, 36: 118-122.

Kang H, Tan M, Bishop JA, et al, 2017. Whole-exome sequencing of salivary gland mucoepidermoid carcinoma. Clin Cancer Res, 23: 283-288.

Kato S, Elkin SK, Schwaederle M, et al, 2015. Genomic landscape of salivary gland tumors. Oncotarget, 6: 25631-25645.

Kim BG, Lee K, Um SW, et al, 2020. Clinical outcomes and the role of bronchoscopic intervention in patients with primary pulmonary salivary gland-type tumors. Lung Cancer, 146: 58-65.

Molina JR, Aubry MC, Lewis JE, et al, 2007. Primary salivary gland-type lung cancer: spectrum of clinical presentation, histopathologic and prognostic factors. Cancer, 110: 2253-2259.

Pérez-de-Oliveira ME, Wagner VP, Araújo ALD, et al, 2020. Prognostic value of CRTC1-MAML2 translocation in salivary mucoepidermoid carcinoma: Systematic review and meta-analysis. J Oral Pathol Med, 49: 386-394.

Qin BD, Jiao XD, Liu K, et al, 2018. Clinical, pathological and treatment factors associated with the survival of patients with primary pulmonary salivary gland-type tumors. Lung Cancer, 126: 174-181.

Wang F, Xi SY, Hao WW, et al, 2021. Mutational landscape of primary pulmonary salivary gland-type tumors through targeted next-generation sequencing. Lung Cancer, 160: 1-7.

（八）病例解析

1.病例1：男，72岁。咳嗽1个月。

胸部CT：左肺下叶支气管内的椭圆形肿块（图1-1-274）。

【诊断】 原发性肺黏液表皮样癌。

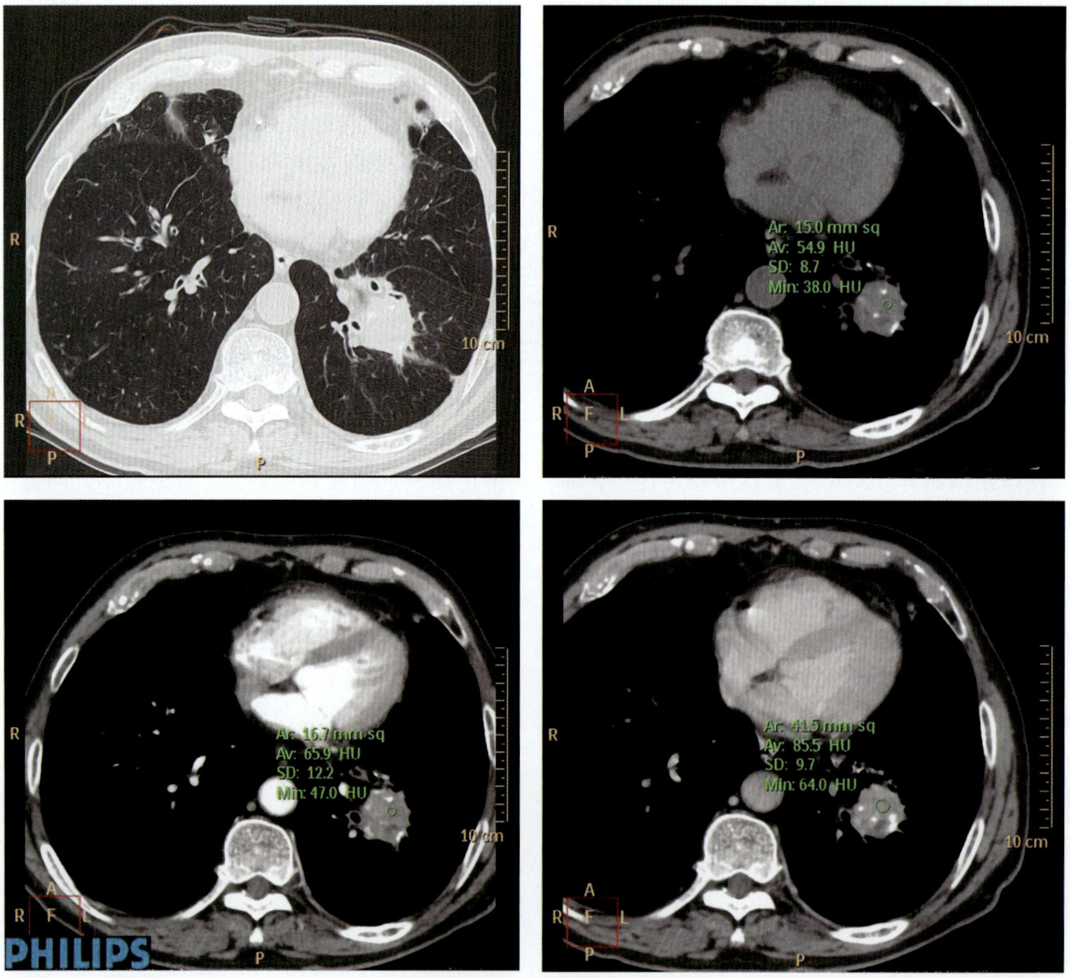

图1-1-274 胸部CT54

【诊断依据】 胸部CT显示支气管内椭圆形实性结节，伴有钙化和阻塞性肺炎。三期动态扫描的CT衰减分别为54.9HU、65.9HU和85.5HU。纤维支气管镜活检病理为黏液表皮样癌。

【分析】 Smetana等于1952年首次描述了肺黏液表皮样癌（PMEC），将其列为支气管腺瘤的一种亚型。它起源于气管支气管树的黏膜下腺体，占所有原发性肺部恶性肿瘤的0.1%～0.2%，在肺叶支气管中比在气管或主支气管中更常见，并且很少出现孤立的外周肺结节。PMEC通常发生在平均年龄＜50岁的年轻人中，约50%患者＜30岁，大多数在30～40岁，且与吸烟无关。

PMEC在CT上显示边界清晰的椭圆形或分叶肿块，伴有点状或颗粒样钙化，有时合并阻塞性肺炎。PMEC钙化的发生率为9.1%～50%，明显高于其他肺癌。瘤内钙化可能是由于病程长，局部血供少导致营养不良性钙化；也可能与黏液细胞分泌的黏液吸收不良致钙盐沉积有关。González-Arriagada等发现钙化区域对PAS和黏液卡红呈阳性反应，支持了它们起源于黏液分泌沉淀的假说。

一些研究评估了PMEC的治疗和预后。Hsieh等回顾性分析了接受手术切除的41例PMEC患者（平均年龄61.4岁）的预后因素。16例（39.0%）患者出现肿瘤复发，其中13例（81.3%）患者在2年内复发。5年无病生存率和总生存率分别为57.9%和57.0%，肿瘤分级不影响无病生存率或总生存率。年龄、肿瘤大小、病理T状态和病理N2状态是总生存率的独立预测因素。在老年（＞65岁）患者中，5年无病生存率和总生存率分别为41.4%和41.5%。病理性T状态是老年患者无病生存率和总生存率的唯一独立预测因素。Qiu等通过基于SEER的分析评估了585例PMEC患者的临床特征和预后因素。Ⅰ～Ⅱ期PMEC患者5年和10年癌症特异性生存率（cancer-specific survival，CSS）分别为91.4%和88.9%。Ⅲ～Ⅳ期PMEC的1年、3年和5年CSS发生率分别为56.5%、39.45%和32.1%。生存曲线显示，年龄较大、肿瘤较大、分化差和TNM分期高与预后较差显著相关。接受手术治疗［单独手术、手术加放疗和（或）化疗］的患者的CSS结果明显更好。接受放疗和（或）化疗的患者预后最差。年龄、双侧肿瘤、肿瘤大小、病理分化程度、淋巴结转移、远处转移、TNM分期和治疗是PMEC患者的独立预后因素。

2. **病例**2：女，39岁。咳嗽、咳痰、咯血3个月。

胸部CT：右肺下叶支气管内椭圆形肿块（图1-1-275）。

【诊断】 原发性肺黏液表皮样癌。

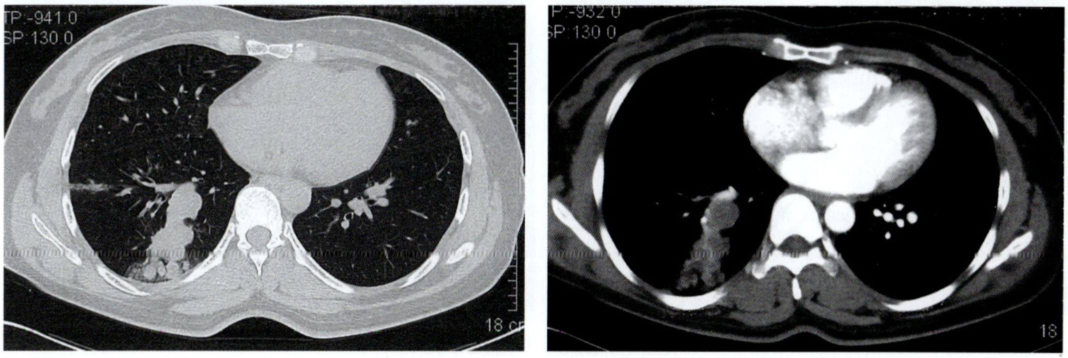

图1-1-275　胸部CT55

【诊断依据】 胸部CT显示右肺下叶支气管内椭圆形实性肿块，伴指套征，增强扫描显示强化和延迟强化。患者行右肺下叶切除术。管腔内见边界清晰的灰白色肿块，大小5.6cm×2.8cm×3.0cm，局部向肺内生长。周围肺组织见支气管扩张和黏液嵌塞。病理学显示高级别黏液表皮样癌，侵及脏层胸膜。周围肺组织局灶呈脂性肺炎改变。支气管残端未见癌。淋巴结未见转移。免疫组化：CK5/6 4（＋）、P63 3（＋）、EMA 2（＋）、CK7（－）、TTF-1（－）、Actin（－）、Vim（－）、Syn（－）、CEA（－）、CD56（－）。

【分析】 MEC是最常见的唾液腺肿瘤，占所有唾液腺肿瘤的10%～15%。虽然MEC最常见的部位是头部和颈部，但它可以发生在身体的许多部位，包括皮肤、乳房、肺脏和胸腺。组织学上，高级别PMEC通常表现为活跃的有丝分裂、细胞核多形性、坏死表现和区域淋巴结转移。与低级别PMEC相比，由于分化不良，黏液分泌减少，囊性病变不太常见。在胸部CT上，一些高级别PMEC表现出常见的肺癌特征，如毛刺、胸膜浸润、淋巴结肿大，甚至远处转移。

Wang等描述了11例低级别和6例高级别PMEC的CT特征和临床表现。高级别PMEC往往是周围型的，而低级别PMEC倾向于中央生长。低级别PMEC（46.90HU±20.44HU）强化幅度高于高级别PMEC（22.50HU±8.38HU）。明显增强的均质中央支气管内结节或肿块可能提示低级别MEC。

Cheng等研究发现，高级别PMEC在40岁以上患者中发生率更高，在男性中更为常见。低级别PMEC在年轻女性中更常见。MSCT显示椭圆形或分叶状肿块，轻度增强，可见钙化和黏液湖，这可能提示PMEC。高级别PMEC往往是周围型的，并与淋巴结转移有关。低级别和高级别PMEC患者的平均生存期分别为59.2个月和20.4个月；3年生存率分别为55%和14%。病理分级、淋巴结转移和TNM分期与PMEC患者的生存相关。

完全手术切除仍然是PMEC的标准治疗方法。近年来，该手术常采用电视胸腔镜手术，以及基于支气管成形术或袖状肺叶切除术以保留肺功能。辅助化疗可能对高级别PMEC患者有益，尤其是在淋巴结受累或胸内侵袭的情况下，通常使用顺铂和长春瑞滨或多西他赛的组合。不建议对低级别PMEC进行辅助治疗。已在亚洲人群中发现了一些具有轻微EGFR突变（例如L861Q）的PMEC病例据报道，但大多数研究发现，EGFR突变在西方PMEC人群中并不存在。分子靶向治疗可能改善进展性高级别和复发性MEC患者的预后。

3. **病例3**：男，33岁。间断咯血3年。

胸部CT：左主支气管结节影（图1-1-276）。

【诊断】 原发性肺黏液表皮样癌。

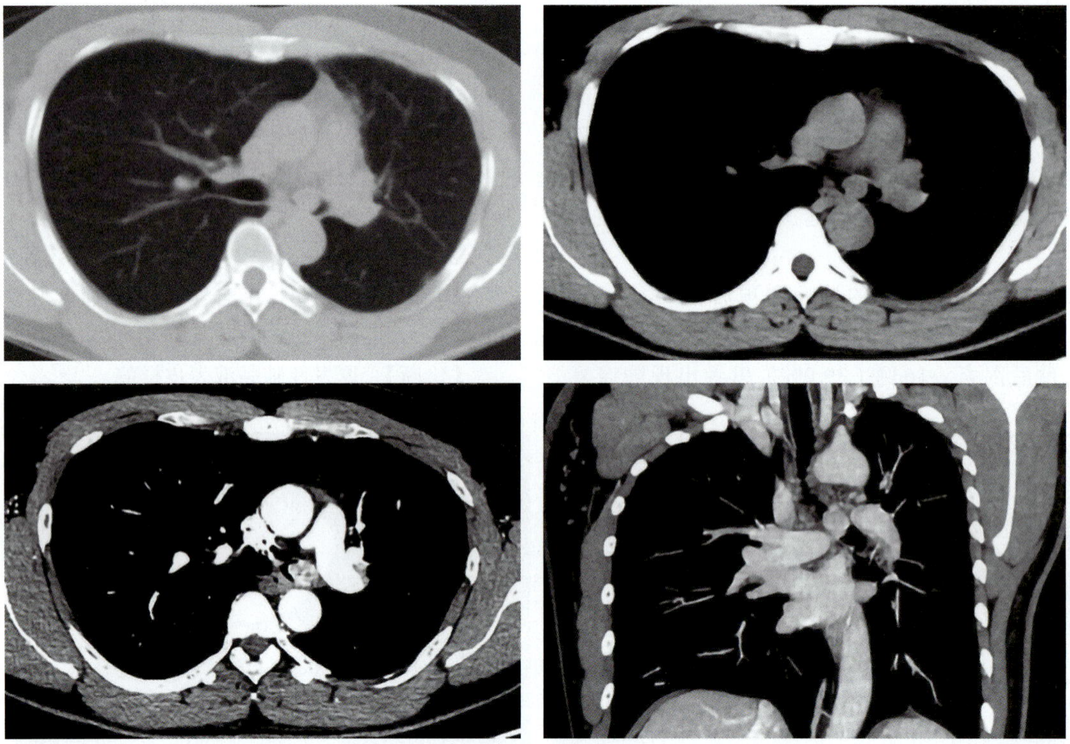

图1-1-276 胸部CT56

【诊断依据】 胸部CT显示左主支气管内椭圆形实性结节，CT衰减分别为45HU和130HU。术后病理显示：肿瘤内见大量腺上皮样细胞形成实体巢样结构及较多量腺腔结构，见明显黏液样细胞及中间型细胞，瘤细胞异型性较轻，肿瘤表面见黏膜柱状上皮，手术切端见部分瘤组织，呈分化较好的腺腔样结构，符合黏液表皮样癌。

【分析】 PMEC起源于支气管树的腺体，因为混合腺体和透明软骨存在于3级以上的支气管黏膜下层，小气道几乎无混合腺体和透明软骨，故其主要位于左右主支气管、叶或段以上支气管腔内。Kim等回顾性分析了12例经组织病理学证实的MEC的影像学表现和临床特征。10%的PMEC发生于主支气管，75%发生于叶或段以上支气管，15%发生于外周分支支气管。CT表现为光滑的椭圆形或分叶状气道肿块，适应气道的分支特征。6例患者肿瘤内可见点状钙化。手术切除后未发现转移和复发。PMEC通常表现出均匀和不均匀的增强，强化方式的多样性可能与肿瘤内部黏液分泌区与非黏液分泌区血管成分比例不同、分布不均有关。因肿瘤血管丰富，可表现出中度和明显强化。PMEC的成像特征有时与类癌相似。^{68}Ga-DOTATOC PET/CT有助于区别两者，典型类癌呈阳性反应，PMEC为阴性反应。

中央气道的PMEC很难与支气管肺癌区分开来。Ban等回顾性分析了PMEC、鳞癌和腺癌的CT影像学特征。原发性肺肿瘤为中央型或肺门型，形状规则，边界清晰，增强明显，提示为PMEC。Li等回顾性分析24例PMEC和30例PACC的CT表现。他们将这些病例分为3种类型：中央型、肺门型和周围型。PMEC中，中央型7例，肺门型14例，周围型3例。肺门型PMEC患者中57.1%伴有远端支气管扩张伴黏液嵌塞。在79.2%的PMEC病例中观察到零星的低密度区域。大多数病变的实性部分表现为中度（37.5%）或重度（45.8%）增强。PACC中，24例为中央型，3例为肺门型，3例为周围型。62.5%的中央型PACC患者的纵向范围＞3cm，而95.8%的中央型PACC患者的管腔周长浸润超过1/2周长。76.7%的PACC病变实性部分显示轻微增强。在PMEC中可以观察到空洞性病变，但在PACC中没有发现。

中央气道的PMEC也需要与类癌和其他良性肿瘤相鉴别。中央型典型类癌亦强化明显，但发病年龄相对较大。典型者表现为较小腔内结节与较大腔外病灶融合的“冰山征”，与本病鉴别不难，但部分局限于气道腔内的较小类癌与本病鉴别困难。平滑肌瘤、乳头状瘤、腺瘤等气道内良性肿瘤多呈窄基底相连于气管壁的较小病变，而本病多为宽基底，可沿气道轴生长。

4. **病例4**：女，17岁。咳嗽、咳痰10余天，胸痛3天。

胸部CT：左肺下叶支气管内卵圆形肿块影。增强扫描肿块强化较明显，远侧可见支气管黏液栓（图1-1-277）。

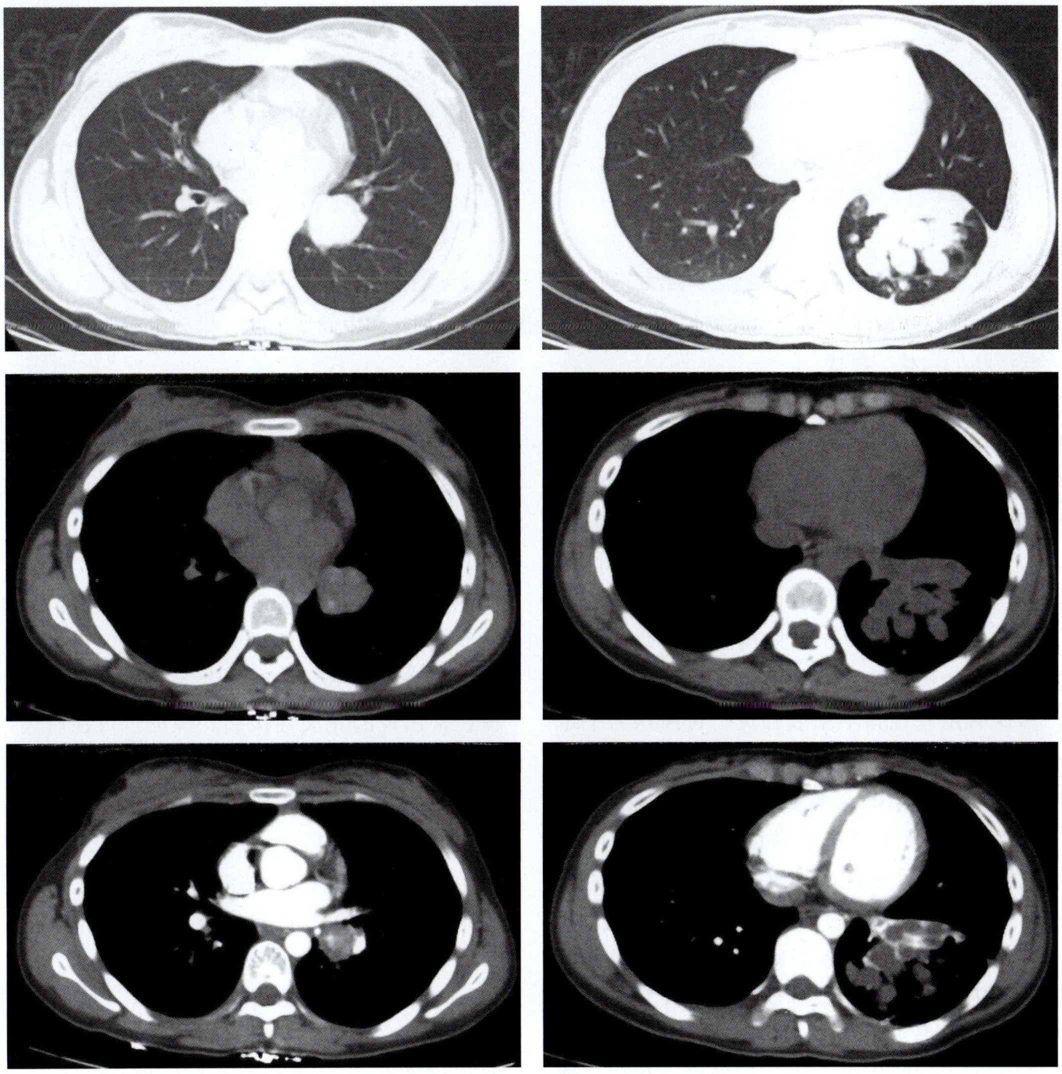

图1-1-277　胸部CT57

【诊断】 左肺下叶黏液表皮样癌。

【诊断依据】 青年女性，左肺下叶支气管腔内可见卵圆形实性肿块，形态规则，边界清晰，其内可见斑片状钙化，增强扫描肿块强化明显，远侧可见多发支气管黏液嵌塞及阻塞性肺炎改变，肺门、纵隔未见肿大淋巴结，结合患者年轻，首先考虑肺黏液表皮样癌诊断。本例需与腺样囊性癌、硬化性肺细胞瘤、类癌和支气管结核相鉴别。腺样囊性癌发病年龄较大，发生位置更倾向于中央气道，多腔内外浸润性生长，表现为沿气管长轴方向的气管壁弥漫、环状增厚，累及范围较长，易向气管外蔓延，钙化少见，增强后强化不明显。硬化性肺细胞瘤多表现为圆形、类圆形结节影，边界清晰，无分叶或浅分叶，密度较均匀，偶见边缘性点状非坏死性跃样钙化灶，增强扫描多强化明显。硬化性肺细胞瘤也可以侵及支气管内，但一般不呈支气管腔内生长。另外，本例远端可见支气管黏液栓，不支持硬化肺细胞瘤的诊断。类癌发病年龄偏大，部分可出现类癌综合征，多为支气管腔内外生长，少见阻塞性改变，一般无黏液嵌塞，CT增强扫描可见明显强化。支气管结核可引起支气管狭窄，常有多个支气管同时受累，多数患者肺内伴有不同程度支气管播散，支气管狭窄阻塞，不伴有肺门肿块，增强扫描无明显强化，本例不符。患者胸腔镜探查示胸腔少量粘连，左下肺肿块，直径约4cm，质地韧。遂行左下肺叶切除术，术后病理为低度恶性（中至高分化）黏液表皮样癌（图1-1-278）。肿瘤未累及脏胸膜，支气管切缘阴性，9（0/3）、10（0/1）、11组（0/5）淋巴结无癌转移。

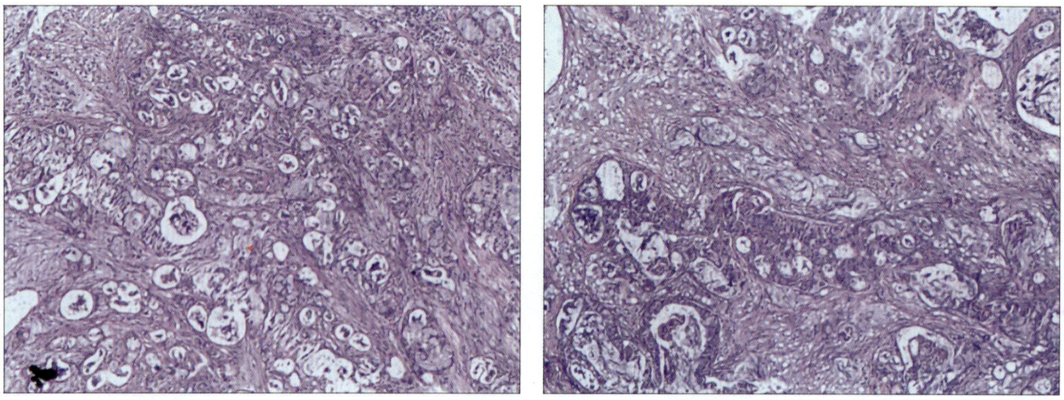

图1-1-278 组织学可见三种肿瘤细胞，即鳞状细胞、黏液细胞和中间型细胞，排列呈实性巢状或筛状、囊状

【分析】 肺MEC最显著的特征是发病年龄明显偏小，特别是相较于其他类型NSCLC。不同性别及不同种族之间尚未发现MEC发病率的差异。大气道MEC好发于中青年，瘤灶密度均一，强化明显。发生位置不同则形态学不同，位于气管、主支气管的瘤灶较小，表现为向腔内突入的宽基底息肉样结节，肺内阻塞性改变不明显；叶、段支气管的瘤灶较大，呈腔内外膨胀性生长的球形病灶，多伴有阻塞性肺不张或肺炎。目前认为手术是治疗PMEC的唯一有效方法，放、化疗对其无明显效果。对位于肺叶、段的MEC，原则上做肺叶切除为宜，同时依据其生物学行为作系统的淋巴结清扫。低级别MEC比高级别MEC预后更好，即便是姑息性切除也能带瘤生存多年。高级别MEC的预后与NSCLC相似，应引起足够重视。完全切除的低级别MEC，若切缘及淋巴结阴性，则规律随访即可，无须其他辅助治疗，复发少见。切缘阳性或复发者，可行再次手术治疗。对于肿瘤级别较高、无法手术切除患者可施行辅助放、化疗，部分患者（EGFR突变或存在特定染色体易位突变的患者）可能对靶向药物敏感。

气道腔内病灶远端支气管扩张伴黏液栓形成是PMEC的特征性改变，病理证实为气道黏液细胞分泌大量黏液物质所致。本例胸部CT显示明显的指套征。1951年，Shaw描述了5例出现喘息、咳嗽和过敏史的患者的扩张性支气管黏液嵌塞。1978年，Mintzer等首次使用指套征来描述一例变应性支气管肺曲霉菌病（ABPA）。2008年，Martinez等根据特定疾病过程的起源（先天性或后天性）和性质（炎症性、感染性或肿瘤性）对指套征进行了分类。节段性支气管闭锁和囊性纤维化是该征最常出现的先天性疾病。该征也可在后天性疾病中观察到，包括炎症和感染性疾病（ABPA、支气管结石和异物吸入）、良性肿瘤过程（支气管错构瘤、脂肪瘤和乳头状瘤病）和恶性肿瘤（支气管肺癌、类癌和转移瘤）。胸部CT在区分黏液嵌塞和其他疾病过程（如动静脉畸形）方面非常有价值，并用于指导进一步的诊断评估。

（武警浙江总队嘉兴医院　刘　辉　提供）

5.**病例5**：男，46岁。憋喘、声音嘶哑6个月。查体：双肺呼吸音粗，吸气相可闻及干啰音。肺功能示重度混合性通气功能障碍，小气道功能减低。

胸部CT：主动脉上水平气管内见结节样密度增高影，CT值30HU，气管壁外缘亦见结节影（图1-1-279）。

【诊断】 腺样囊性癌。

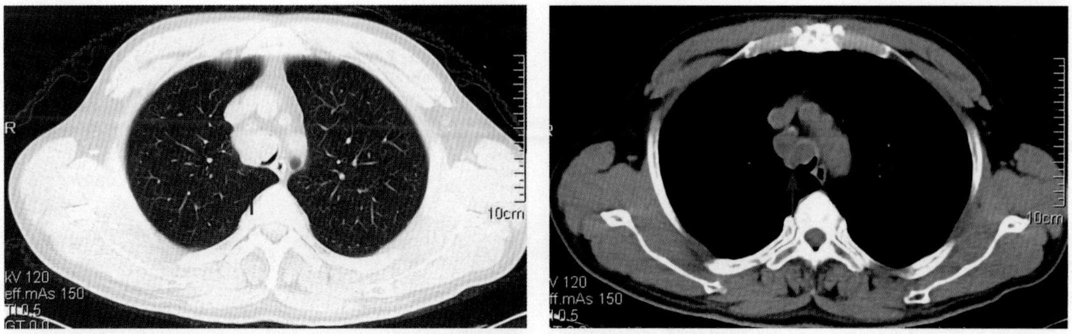

图1-1-279　胸部CT58

【诊断依据】 患者行纤维支气管镜检查见肿瘤位于气管中下段，表面光滑，血管清楚，阻塞大部分管腔，组织较硬，活检病理示支气管黏膜组织伴腺上皮增生。转胸外科行气管肿瘤切除术，术中见肿瘤位于隆突上方2cm处，肿瘤基底部位于右气管壁，向腔内生长，大小约3.0cm×3.0cm×2.0cm，向气管外膨出约1.0cm×1.2cm，肿瘤表面光滑、质硬，气管旁及纵隔旁见肿大淋巴结；距肿瘤上下缘0.5cm处分别切断。术后病理:（气管）腺样囊性癌，侵透气管壁，支气管残端未见累及，送检2、4组及支气管旁淋巴结未见转移；免疫组化：CK（＋），S-100（-/＋），SMA（-/＋），Vim（-）。

【分析】 原发性气管肿瘤较少见，早期症状无特异性，多有咳嗽、咳痰、胸闷、痰中带血、声音嘶哑等表现，常被误诊为肺部感染、支气管哮喘、慢性气管炎等。当肿瘤堵塞管腔≥70%或管腔直径＜1.0cm时，常有明显呼吸道阻塞症状，听诊有吸气相干啰音。成人原发性气管肿瘤以恶性肿瘤多见，鳞癌是最常见的类型，占气管肿瘤的50%～66%，其次是腺样囊性癌（ACC），所占比例为10%～15%。鳞癌多发于气管中下段后壁，以管壁浸润性生长为主；ACC好发于气管下段后侧壁，常沿管壁浸润生长，造成管壁增厚、管腔狭窄；也可呈息肉状或结节状向腔内生长，可穿过软骨壁扩展到周围组织，可转移至气管旁淋巴结或远处器官。支气管镜直视下可观察肿瘤的形态、大小、基底及气管阻塞情况，并视情况取活检，但对于肿瘤表面血管丰富或管腔极度狭窄者不宜常规行组织活检，以免发生大出血，导致窒息。

ACC是大气道最常见的唾液型肿瘤，占所有原发性肺部肿瘤的0.04%～0.2%。患者通常表现为支气管阻塞，导致咳嗽和呼吸困难。在CT上，ACC有明显的黏膜下扩展趋势，通常表现为轴向增厚或管腔内和管腔外扩展，甚至超过50%的气道周长，可以根据其频繁的管腔外扩张与MEC区分。ACC病灶中未见钙化。根据分化程度，原发性PSGT的FDG摄取在PET图像上是可变的。Elnayal等评估了连续30例原发性PSGT患者的CT特征和FDG摄取。与MEC相比，ACC直径更大（平均值分别为3.5cm和2.2cm），更频繁地累及中央气道（94% *vs* 63%），中位FDG摄取值更高，提示ACC更具侵袭性。ACC和MEC患者的中位总生存时间分别为7.7年和4.0年，这与其他研究显示ACC患者比MEC患者有更差的OS不同，可能与样本量较小有关。显著影响总生存率的影像学特征包括纵隔或肺门淋巴结肿大的存在、疑似转移性疾病和原发性肿瘤异质性。在原发性PSGT患者中，FDG摄取较高与淋巴结肿大相关，但不能预测生存率，而提示晚期疾病的CT特征与较差的预后相关。

原发性气管肿瘤的临床表现不典型，漏诊、误诊率较高。临床医师需提高对本病的认识，对于长期顽固性咳嗽伴咯血、胸闷，尤其是经常规治疗无效的病例，应警惕气管肿瘤的可能，及早行胸部CT和支气管镜检查可明确诊断。一旦明确诊断，综合病理分期评估，争取尽早手术切除，解除气道梗阻，是最有效的治疗方法。

（金乡县人民医院呼吸内二科　丁雁启　提供）

6. **病例6**：男，33岁。咳嗽、咳痰半个月。

胸部CT：右侧中间支气管结节影（图1-1-280）。

【诊断】 腺样囊性癌。

【诊断依据】 胸部CT显示右侧中间支气管广基底结节影，大小1.24cm×0.69cm，三期动态扫描的CT衰减分别为41.00HU、43.5HU和60.75HU。支气管镜检查显示右侧中间支气管开口处可见新生物，堵塞了80%的管腔。活检病理结合免疫组化考虑腺样囊性癌，可见神经系统侵犯，未见脉管内瘤栓。免疫组化：P63（＋）、CD117（＋）、CKpan（＋）、SMA（＋）、Cplponin（＋）、CK5/6（＋）、CK8/18（＋）、Ki-67约10%（＋）。

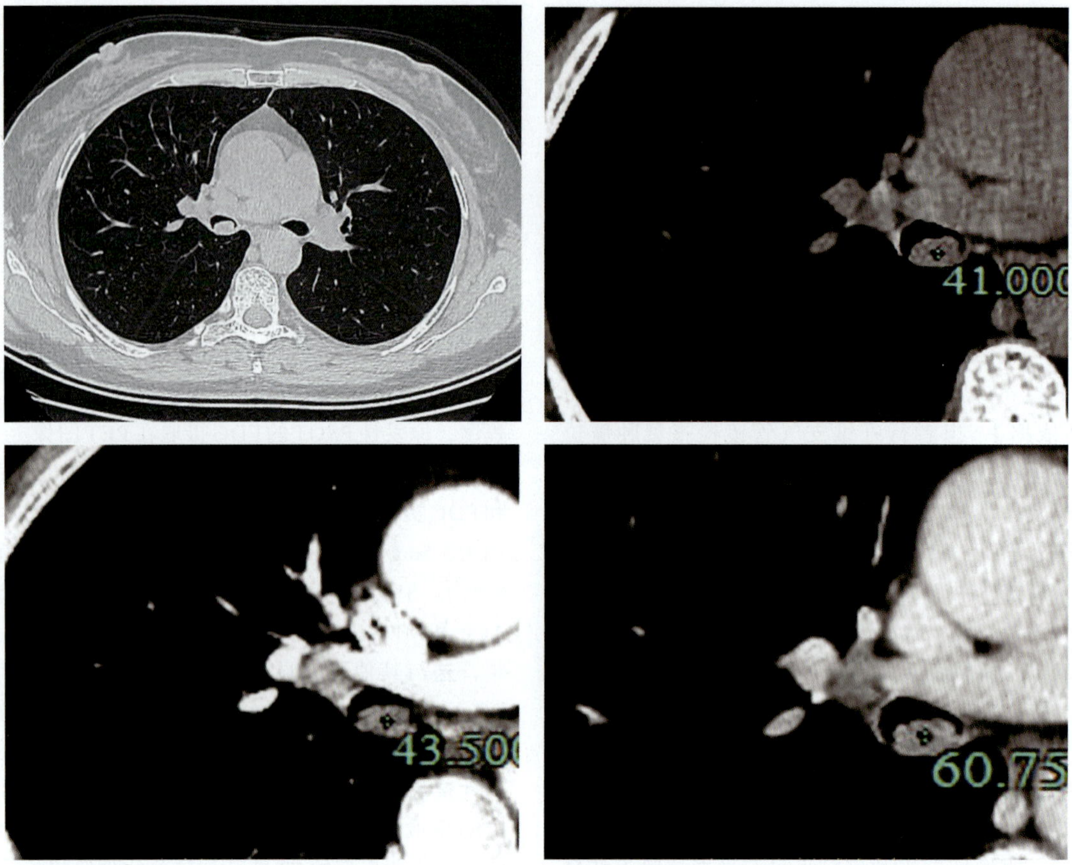

图 1-1-280　胸部 CT59

【分析】 ACC由导管细胞和肌上皮细胞组成，表现出三种主要的组织学生长模式：筛状、管状和实性型。管状模式表现出更良性的行为，实性型的临床过程和早期远处转移更具破坏性。淋巴结转移和血管栓塞不常见，但神经性侵犯的报道比较多，这与我们的病例一致。免疫组化显示，导管细胞主要显示EMA、CEA、CK7和CD117阳性；肌上皮细胞主要对P63、SMA、S-100、Calponin、CK5/6和SMA呈阳性反应。CD117是由c-kit原癌基因编码的Ⅲ型跨膜酪氨酸激酶受体蛋白。CD117在正常细胞和肿瘤中均有表达，通常在ACC和EMC中呈阳性反应，但在其他类型的SGT中不表达。

外科手术是PACC的主要治疗方法。ACC的临床病程延长，伴有浸润性生长和神经侵袭，并倾向于远处转移。Kumar等分析了1032例PSGT患者（546例PMEC和486例PACC）的人口统计学、临床和生存数据。在美国，肺PSGT的发病率为7/1000万，从1973年到2014年变化了-32%，呈下降趋势。PMEC的发生率略高于PACC，但在年龄和性别分布上没有差异。PACC（55%）较多见于气管和主支气管，PMEC在肺外周更常见（85%）。与PMEC相比，接受根治性手术并接受辅助放射治疗的PACC患者数量显著增加。PSG患者1年和5年病因特异性生存率分别为76.6%和62.8%。在多变量分析中，生存率受诊断时的年龄、肿瘤分期、组织学分级、诊断时间段（1973—1999年，2000—2014年）和手术切除的影响。组织学显示，PACC患者与时间有很强的相互作用，仅在5年后，PMEC患者的生存期优于PACC。PACC的长期疗效不佳归因于微侵袭的存在，导致肿瘤边缘阳性率较高，这反过来又增加了复发和转移的机会。

7.**病例7**：男，65岁。咳嗽、咳痰伴胸闷1个月余。

胸部CT：右肺下叶椭圆形结节影，平扫、动脉期、静脉期CT值分别为60.2HU、116.1HU、88.9HU（图1-1-281）。

【诊断】 肺上皮-肌上皮癌。

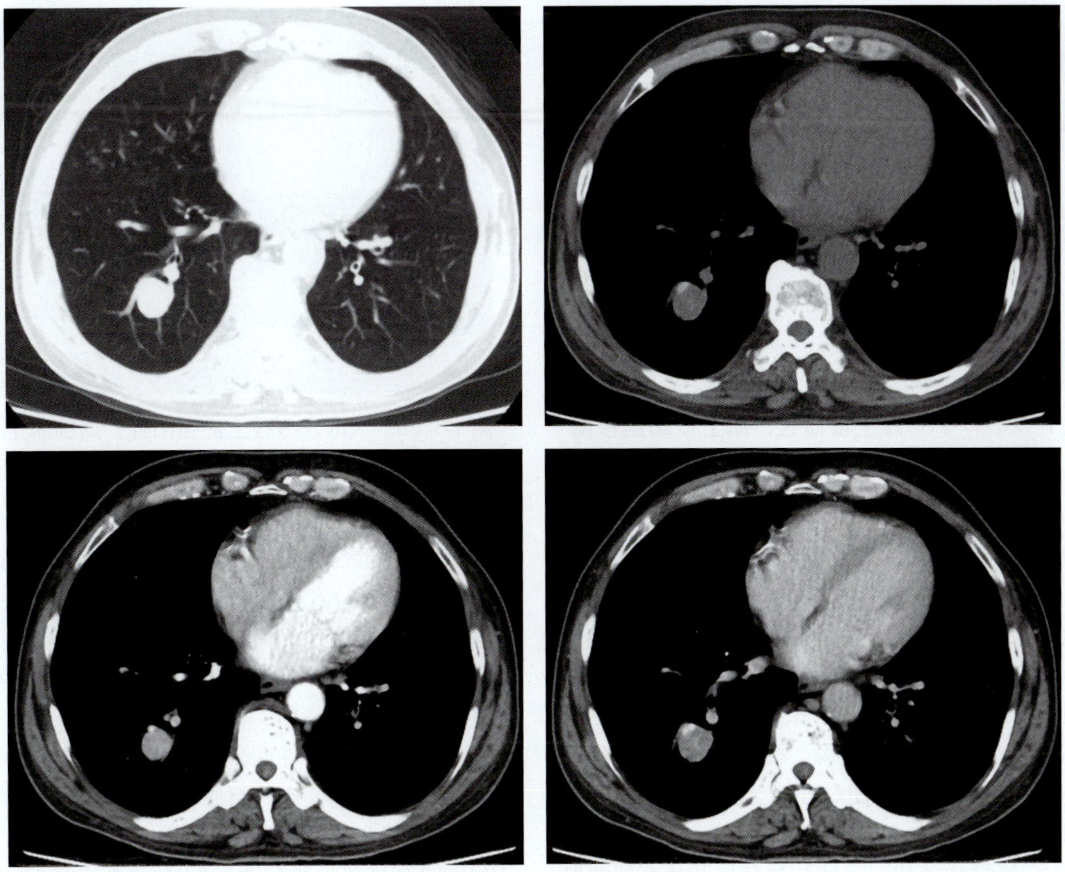

图1-1-281　胸部CT60

【诊断依据】老年男性，右肺下叶椭圆形结节影，边缘光滑，与气管关系密切，增强扫描强化明显，首先考虑低度恶性肿瘤。手术切除病灶，肿瘤大小2.5cm×2cm。术后病理：右肺下叶低度恶性肿瘤，胞质嗜酸性红染，考虑为上皮-肌上皮癌（图1-1-282，图1-1-283）。支气管切缘未见癌；多组淋巴结清扫均未见癌。免疫组化：TTF-1（-）、Syn（-）、CgA（-）、Cd56（-）、CK7灶（+）、P63弱（+）（图1-1-284）、CK18/8（+）（图1-1-285）、S-100（-）、Ki-67约10%。特殊染色：PAS（-）。

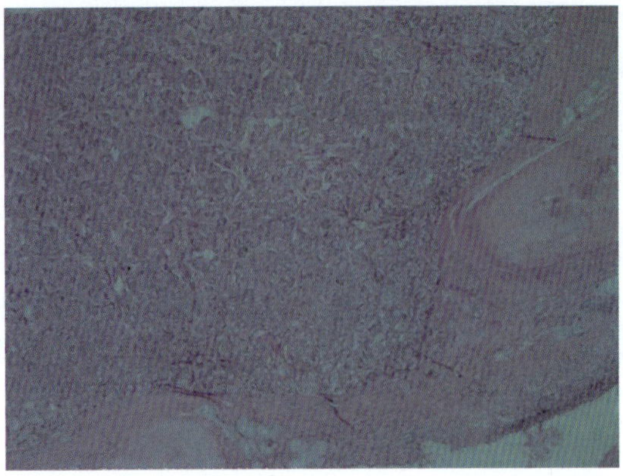

图1-1-282　肿瘤浸润生长，左下方可见支气管（40×）

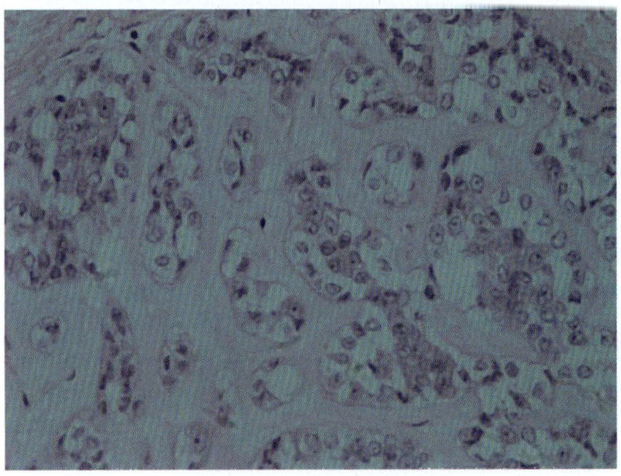

图1-1-283　肿瘤细胞呈巢状排列，有两种成分，外层为胞质透亮的肌上皮，内层为胞质红染的腺上皮，异型较小（400×）

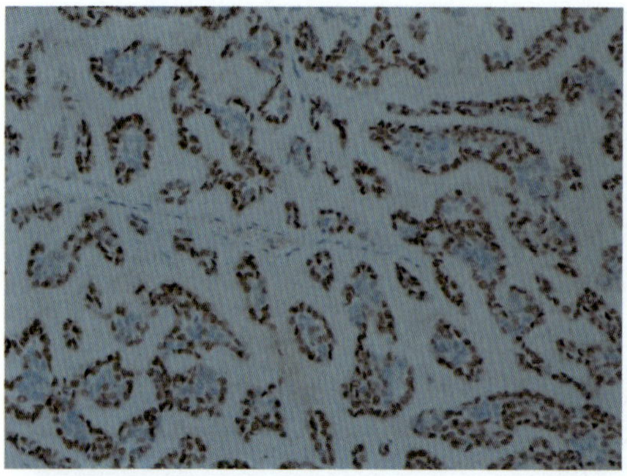

图 1-1-284 P63腺上皮阴性，肌上皮细胞核阳性（200×）

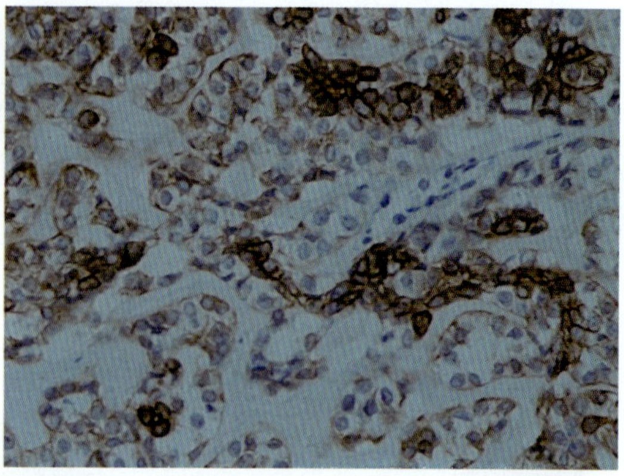

图 1-1-285 CK18/8腺上皮强阳性，周围肌上皮弱阳性或阴性（400×）

【分析】 上皮-肌上皮癌（EMC）于1972年由Donath等首次在唾液腺肿瘤中描述。它占所有唾液腺肿瘤的1%和所有唾液腺恶性肿瘤的2%。EMC多见于50～60岁人群，无性别差异或女性略多于男性。EMC的组织学特征是由内层嗜酸性导管上皮细胞和外层透明肌上皮细胞组成的双层管状结构。在这两种类型的细胞中，肌上皮细胞的数量通常超过导管上皮细胞，肌上皮/上皮细胞比率在1.8～4.3。PEMC主要有三种组织学改变：特征性双层管状结构，实性片状结构和伴有间变肌上皮型。免疫组化显示上皮细胞对CKpan（AE1/AE3）、低分子量CK（CAM5.2）和CK7呈强阳性，而肌上皮细胞对这些标志物呈阴性或弱阳性。在各种肌上皮标志物中，α-SMA对肌上皮细胞高度敏感和特异，S-100蛋白和P63/P40的特异性较低，Ki-67标记指数因病例而异，平均为16.9%～20.5%。

在唾液腺的EMC中检测到了几种基因突变。Urano等研究了87例发生在鼻腔或支气管的大、小唾液腺和黏液腺的EMC的关键致癌基因的组织学特征和突变状态。经典EMC占所有病例的40.2%。其他病例表现出不同的生长模式和细胞学特征；筛状形态、基底细胞样外观和皮脂腺分化相对常见（17.2%～18.4%），嗜酸细胞/顶泌细胞、乳头状囊腺样、双重透明、鳞状、砂粒型、Verocay小体和高级别转化罕见。在82.7%的EMC中发现HRAS突变，并且集中在第3号外显子第61位密码子（HRAS Q61R）。3例支气管EMC均检测到HRAS突变。HRAS突变状态与组织学无显著相关性。PIK3CA和（或）AKT1突变是第二常见的突变（分别为20.7%和6.5%），几乎总与HRAS突变共存。在任何表现出EMC样特征的唾液腺肿瘤中均未发现HRAS突变，包括腺样囊性癌（ACC）、多形性腺瘤（PA）、基底细胞腺瘤/腺癌和肌上皮癌，提示HRAS基因突变在EMC诊断与鉴别诊断中有较高的应用价值。

EMC应与PA、ACC、MEC和肌上皮癌等相鉴别。①PA：肿瘤边界清晰，镜下结构表现为多形性，除上皮、肌上皮成分外，常可见黏液软骨样基质成分，肌上皮细胞常融入基质中，透明胞质罕见。软骨黏液样基质的缺失和透明肌上皮细胞的优势有助于诊断EMC。PLAG1和HMGA2重排的检测有助于PA的诊断。②ACC：具有更明显的浸润性边界，神经侵犯多见，常见特征性筛状结构，分支状腺腔罕见，外层细胞呈基底细胞样，透明胞质罕见。伴嗜碱性黏液的筛状结构常见。MYB或MYBL1重排可用于诊断ACC，HRAS热点突变的检测可以帮助确认EMC的诊断。③MEC：肿瘤细胞既向腺上皮分化，又向鳞状上皮分化，腺腔顶端有微绒毛突起。肿瘤细胞主要由黏液细胞、鳞状细胞和中间型细胞组成。此外尚可见呈片状的透明细胞，免疫组化染色肌上皮标记阴性，黏液细胞分泌的黏液PAS染色阳性，可与EMC鉴别。④EMC与肌上皮癌的区别主要基于是否存在真正的导管形成。肌上皮癌相较于EMC缺乏导管样结构。

PEMC通常被认为是一种预后良好的低级别肿瘤，但偶尔会发生远处转移和复发。不完全切除可能是预后不良的因素。尽管肺叶切除术、淋巴结解剖、袖状肺叶切除术或肺切除术是常规的完全切除术，但仍需要进一步研究以确定最佳治疗策略。

8.**病例**8：女，26岁。咳嗽1个月余，咯血半个月，发热1天。

胸部CT：左主支气管圆形结节影（图1-1-286）。

【诊断】 多形性腺瘤。

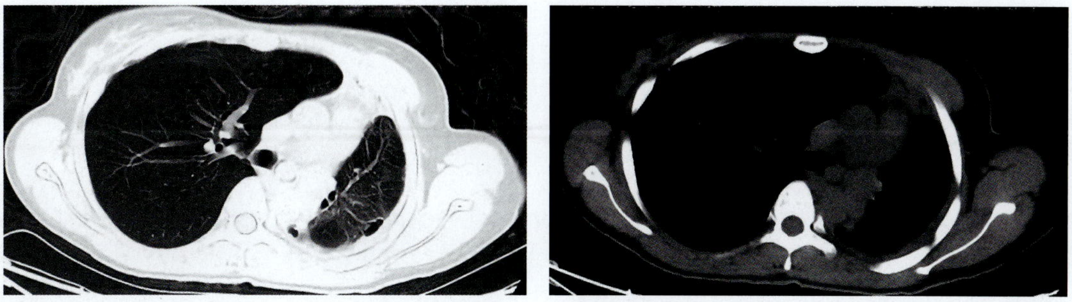

图1-1-286 胸部CT61

【诊断依据】 青年女性，左侧主支气管内见占位性病变，对周围组织侵袭不明显，未突破气管，考虑低度恶性气管内肿瘤。患者行气管镜检查，左主支气管开口处见球形新生物，完全阻塞支气管，血供丰富，触之易出血（图1-1-287）。于手术室行硬质支气管镜下肿物切除术（图1-1-288，图1-1-289）。病理：左主支气管小涎腺来源肿瘤，部分生长活跃，部分包膜不清，符合多形性腺瘤（图1-1-290，图1-1-291）。免疫组化：CK、P63、CK8/18、CK5/6、CD138、Vimentin均阳性（图1-1-292～图1-1-295），Calponin、TTF-1、NapsinA、CD117、Syn、CgA均阴性，Ki-67（+）（2%）。复查胸部CT（图1-1-296）和支气管镜检查，病情稳定，出院随访。

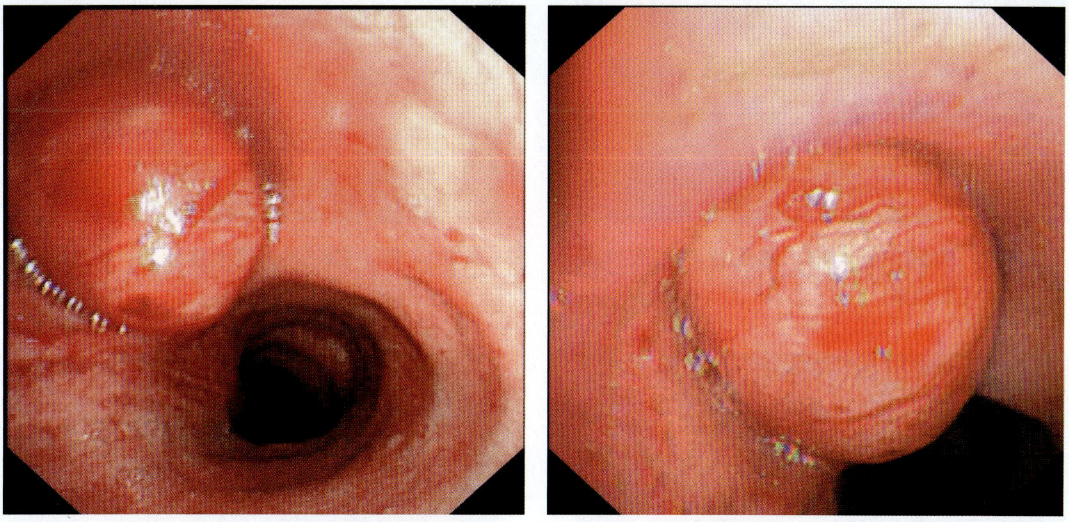

图1-1-287 左主支气管开口处见球形新生物，完全阻塞支气管，触之易出血

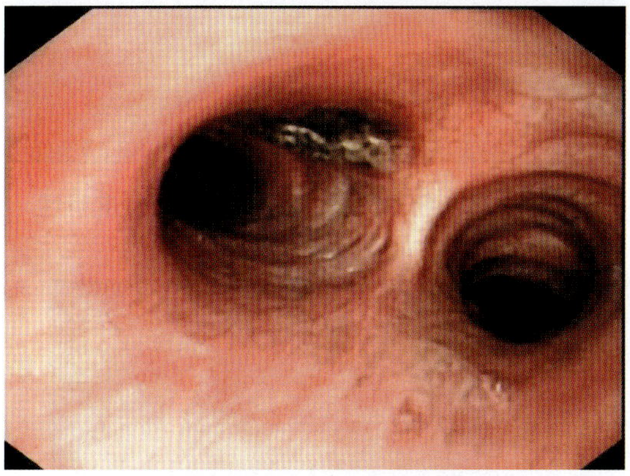

图1-1-288 肿物切除后管腔

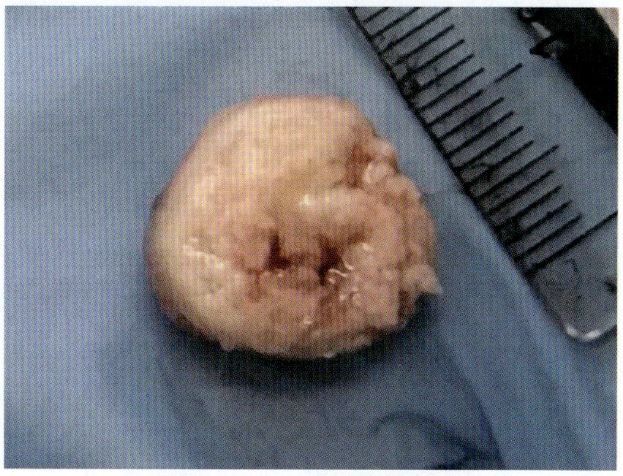

图1-1-289 大体标本

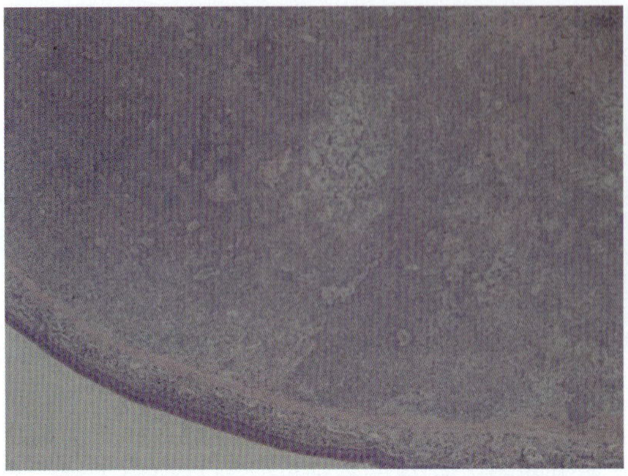

图 1-1-290　多形性腺瘤，肿瘤界线较清

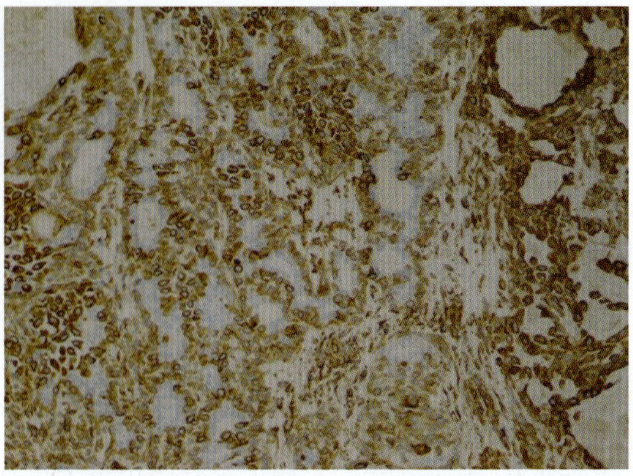

图 1-1-293　Vim，腺上皮和肌上皮均阳性

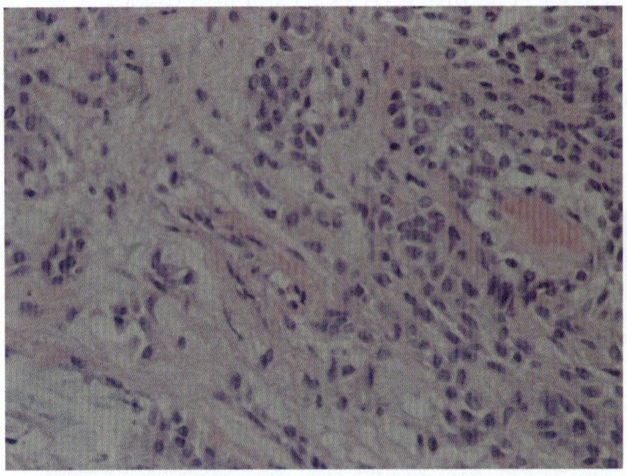

图 1-1-291　肿瘤由肌上皮、腺上皮和黏液样间质组成

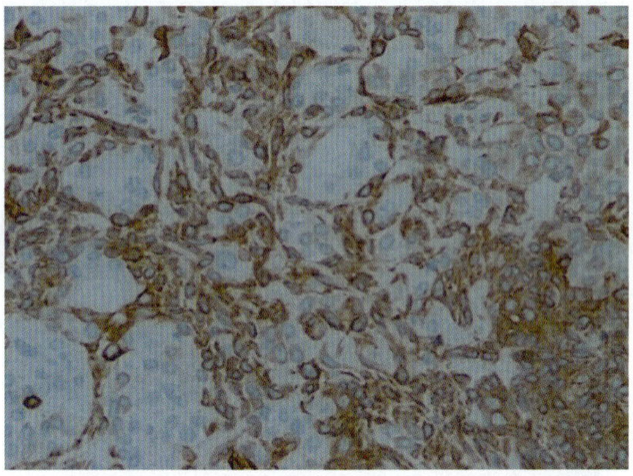

图 1-1-294　CK5/6，肌上皮阳性，腺上皮阴性

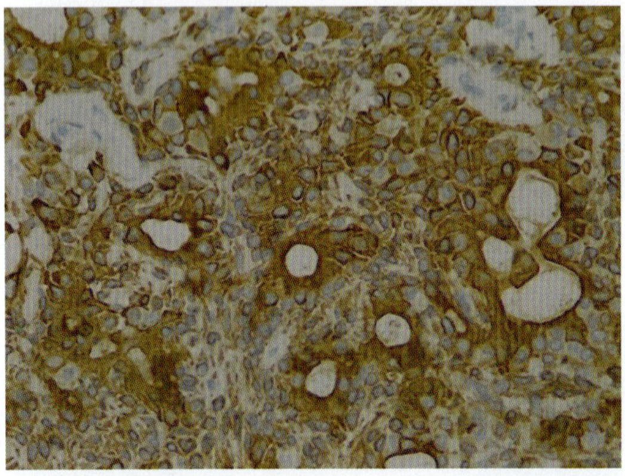

图 1-1-292　CK，腺上皮和肌上皮均阳性

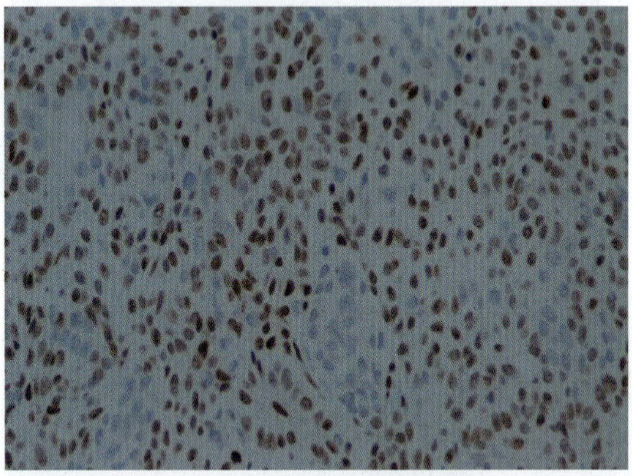

图 1-1-295　P63，肌上皮阳性，腺上皮阴性

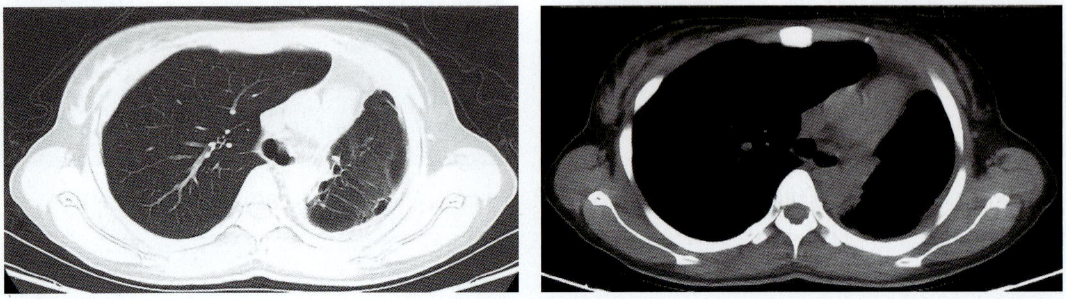

图 1-1-296　术后管腔通畅

【分析】 多形性腺瘤（PA）是唾液腺最常见的良性肿瘤，可发生在其他部位，如腭、舌、鼻咽、喉、乳房、皮肤和软组织，发生于气管者罕见。原发性肺多形性腺瘤（PPPA）极为罕见，在主支气管内比在肺实质内更常见。此瘤起源于呼吸道小支气管的腺上皮，多位于气管下1/3和隆突附近。多数无蒂，呈息肉样。气管多形性腺瘤临床表现与气管其他肿瘤相似，早期可无任何症状，或出现间断性咯血、哮喘，肿瘤增大引起气管阻塞可出现憋气、气喘、呼吸困难和肺内感染。与气管恶性肿瘤不同的是其生长缓慢，通常经过数月甚至数年都未被发现，常被漏诊及误诊。位于肺实质内的病变通常不累及气道，因此多无临床症状，常在查体时发现。PPA的组织学特征是导管上皮细胞、肌上皮组织和具有黏液软骨样、黏液样或软骨样外观组织的混合。免疫组化显示上皮成分CK阳性，肌上皮细胞Vimentin、actin及S-100阳性。本例P63表达阳性，提示该病例以肌上皮样细胞分化为主。同时Ki-67阳性率<5%，显示较低的增殖活性。

多形性腺瘤基因1（PLAG1）的重排是唾液腺PA中最常见的遗传事件。2020年，Asahina等首次报道了一例54岁男性患者具有CTNNB1-PLAG1融合和PLAG1表达的PPA。PPA一般表现为边界清晰的圆形或椭圆形肿块，有完整或不完整包膜，常伴有不同程度的气道狭窄，易与肺癌等其他占位性病变混淆。该肿瘤一般血供比较丰富，行纤维支气管镜活检存在一定风险，但纤维支气管镜活检加免疫组化分析仍是目前确诊的主要手段。PPA虽为良性肿瘤，但存在恶变可能，可能会恶化为多形性腺瘤癌变（carcinoma ex-pleomorphic adenoma）。转移性多形性腺瘤（MPA）很罕见，发生在最初诊断PA数年后，并与多次局部复发有关。组织学上，MPA表现出良性性质，但表现出恶性行为。

肿瘤切除和气管重建是目前治疗PA的主要方法。对于各种原因不能接受外科手术的患者，可采取经支气管镜介入治疗，可有效切除肿瘤，改善通气，缓解患者痛苦，并发症较少。PPPA生长缓慢，由于可能有恶性行为，建议进行长期随访。

十二、乳头状瘤

乳头状瘤是上皮组织高度增生的乳头状良性肿瘤，可发生在呼吸系、外耳道、消化系、泌尿生殖系等。呼吸道乳头状瘤（respiratory papilloma，RP）以喉为界，分为上呼吸道乳头状瘤和下呼吸道乳头状瘤，生长在鼻腔、咽部、喉部为上呼吸道乳头状瘤，生长在气管、支气管、细支气管、肺实质处为下呼吸道乳头状瘤。RP以喉部多见，气管或远端气道少见，占所有肺部肿瘤的不足0.5%，占所有良性肺部肿瘤的7%～8%。其生长方式有3种：表皮下生长（内生性生长）、突出表皮向外生长（外生性生长）和形成发育不全的腔隙（囊性生长）。RP按照临床特点可分为多发性呼吸道乳头状瘤（multiple RP，MRP）和孤立性呼吸道乳头状瘤（solitary RP，SRP），MRP容易演变为复发性呼吸道乳头状瘤病（recurrent respiratory papillomatosis，RRP）。

（一）分类

1981年WHO对肺肿瘤的分类将其细分为鳞状细胞乳头状瘤和“移行细胞”乳头状瘤。1985年，Maxwell等将乳头状瘤的分类扩展为4组，包括多发性乳头状瘤（鳞状）、炎性息肉（柱状）、孤立性乳头状瘤（柱状/立方状）和孤立性乳头瘤（鳞状）。在2015年WHO分类中，乳头状瘤根据组织学特征分为3组：鳞状细胞乳头状瘤（外生；内翻）、腺性乳头状瘤、混合性鳞状细胞和腺性乳头状瘤（mixed squamous cell and glandular papilloma，MSGP）。在2021年WHO分类中，乳头状瘤分为鳞状细胞乳头状瘤（NOS）、鳞状细胞乳头瘤（内翻）、腺性乳头状瘤和MSGP。

（二）病理

RP典型病理表现为肿瘤组织呈指突样、乳头状生长，以纤维血管为轴心，表面被覆鳞状、立方或柱状上皮细胞。

1998年，Flider等将孤立性肺乳头状瘤分为3种组织学亚型：鳞状细胞乳头状瘤、腺性乳头状瘤及MSGP。

鳞状细胞乳头状瘤为角化的复层鳞状上皮增生，上皮增生形成大小不等乳头状结构，轴心为富含血管的疏松纤维性间质，表面覆盖角化或未角化的成熟鳞状上皮，无核异形性和有丝分裂。

腺性乳头状瘤，亦称柱状细胞乳头状瘤，特征是由支气管黏膜表面的纤毛或非纤毛单层或复层柱状上皮或立方上皮细胞增生形成乳头状团块，可伴有杯状细胞，轴心为含血管的纤维组织。纤毛细胞的存在被认为是排除其他恶性肿瘤的重要因素。无核异型性、有丝分裂和坏死。

MSGP的特征是鳞状和腺性成分的双相分化，呈复层或假复层，通常以腺上皮为主，鳞状上皮细胞主要位于腺上皮下方，没有恶性特征，并且至少1/3区域是腺上皮。肿瘤乳头状间质轴心内可呈炎症改变，有时甚至出现大量淋巴细胞、浆细胞浸润，部分病例周围可见黏液脓性细胞碎屑，可能与肿瘤阻塞支气管及肺泡引发的炎性改变有关。

（三）流行病学

Tryfon等的一项包含69例SRP患者的回顾性研究显示，SRP的年发病率估计为3.95/10万，在男性中更常见（男：女为3：1）。鳞状细胞乳头状瘤是最常见的气道良性肿瘤，占SRP的65.6%，腺性乳头状瘤占18.75%，MSGP占15.6%。5例（15.7%）患者发生恶性转化。鳞状细胞乳头状瘤患者的发病高峰50～60岁，腺性乳头状瘤为60岁左右，MSGP发病高峰期为30～60岁，后者多见。与鳞状细胞乳头状瘤相比，腺性乳头状瘤出现在年龄较大的人群中，与吸烟的关系较小，并且与人类乳头瘤病毒（human papilloma virus，HPV）感染无关。MSGP的特征包括与男性、吸烟习惯潜在关联、对中央气道的偏好及与HPV感染无关，不与其他肿瘤关联，如不典型增生。

RRP在儿童和男性中的发病率较高，根据发病年龄可分为幼年型复发性呼吸道乳头瘤病（juvenile-onset RPP，JoRRP）和成年型复发性呼吸道乳头瘤病（adult-onset RRP，AoRRP）。JoRRP在12岁之前发病，发病高峰通常在5岁之前。JoRRP更具侵袭性，复发率更高，多为垂直传播。AoRRP更为惰性，尽管可能会发生侵袭性变异，多为性传播获得。JoRRP的估计发病率约为4.3/10万；AoRRP的发病率约为1.8/10万。RRP的病例数因地理区域而异，AoRRP与欧洲和南美洲有关，JoRRP在非洲更常见。RRP发病年龄的分布通常是双峰型的，峰值约在5岁和30岁。San Giorgi等对639例RRP患者进行了研究，RRP发病年龄分布呈现3个峰值，分别为7岁、35岁和64岁。RRP在发达国家和发展中国家的发病率相似，疾病严重程度通常不受社会经济因素的影响。

RP的发生与HPV感染密切相关。HPV是一种无包膜双链环状DNA病毒，可在人类广泛传播，具有高度组织特异性，可感染皮肤和黏膜上皮（生殖系、呼吸系、消化系），尤其是鳞状上皮与柱状上皮交界区，与肿瘤发生关系密切。HPV据其致癌风险高低分为低风险组（HPV6、HPV11）、中风险组（HPV31、HPV33、HPV35）和高风险组（HPV16、HPV18）。HPV蛋白E6、E7与肿瘤抑制基因P53和视网膜母细胞瘤（Rb）蛋白的结合被认为在诱导细胞增殖和异型性中起着核心作用。低风险HPV的E6、E7蛋白的作用与高风险HPV不同，它们与细胞蛋白的相互作用也不同。高风险HPV的E6、E7蛋白可增强DNA与宿主基因组的整合，这可能是由于高风险HPV感染细胞中染色体重排增强，导致病毒和宿主基因突变或（和）缺失。此外，高风险HPV的E6、E7蛋白可以改变DNA修复途径。虽然低风险和高风险HPV的E6蛋白都与P53结合，但只有高风险E6蛋白与P53核心结构域相互作用，导致P53降解。同样，低风险和高风险HPV的E7蛋白也能够与Rb蛋白协同作用。高风险HPV的E7蛋白对Rb具有更高的亲和力，这会中断Rb和E2F的相互作用。高风险HPV的E6、E7蛋白在致癌中起着因果作用。低风险HPV6或HPV11型的有效感染（productive infection）需要上皮分化，这与附加型病毒基因组拷贝数的增加和HPV基因表达的增加有关。HPV感染导致各种抗病毒宿主防御途径的激活。低风险HPV能够逃脱先天免疫和适应性免疫，在某些个体中建立慢性感染。HPV6或HPV11型与RRP发病密切相关。高风险HPV感染也会导致RRP。Oh等的研究发现，低风险HPV11的E6、E7在其基因组的附加型维持中的作用与高风险E6、E7蛋白相似。在RRP感染的个体中，HPV-DNA通常是游离型（HPV感染基底细胞并发展为长期感染），而不是与宿主DNA融合或整合。另一项研究证实，E6和E7参与了低风险HPV引起的RRP；E6和E7转录水平较高与疾病的侵袭性增加相关。

HPV可引起AoRRP，但AoRRP的患病率远低于HPV的患病率。因此，HPV感染是必要的，但不足以单独导致AoRRP。除HPV外，单纯疱疹病毒2型、巨细胞病毒、EBV感染可能与RRP的发病有关。Chantre Justino等通过聚合酶链式反应测定法调查了40例RRP患者中EBV感染的流行率。11例患者检测到EBV-DNA，54.5%的EBV阳性患者病情严重。儿童时期RRP的发展增加了对疾病严重程度的易感性，而EBV感染对RRP的侵袭性过程没有直接影响。然而，Formánek等对AoRRP的发病机制的研究发现，EBV似乎与HPV相互作用，增强细胞增殖，并参与AoRRP的发病机制和进展。

（四）临床表现

RP有3种临床表现：MRP、炎性息肉或SRP。MRP通常见于儿童，影响喉、气管和支气管。炎性息肉是由支气管黏膜的慢性炎症引起的。SRP最罕见，通常以支气管内肿块的形式出现在节段性支气管中。因气管腔适应性较大，通气代偿功能较强，RP早期常缺乏特异性临床表现。随着肿瘤不断增大，可出现多种不同的症状，临床症状的发生与病灶大小、类型及部位紧密相关。SRP的症状通常较MRP轻，且大部分病灶位于气管内。随着病变范围的扩大和下移，可出现不同程度的阻塞性病变表现，可出现声嘶、咳嗽、咳痰、咯血、反复上呼吸道感染、肺炎、呼吸困难、支气管哮喘甚至呼吸衰竭等多种表现。

（五）影像学表现

RP肺部受累的CT表现包括单个或多个实性结节或息肉样病变，沿气管走行分布，主要位于基底部和后部。结节可融合、增大，可发生囊性变，形成多发薄壁空洞（图1-1-297）。结节及空洞边缘光整清晰，周围无炎性浸润病灶；空洞内壁光滑，且可见部分空洞与支气管相通，提示肺内结节有液化坏死倾向，并可由支气管引流排出，此为RP支气管末端及肺内播散病灶特征性表现。

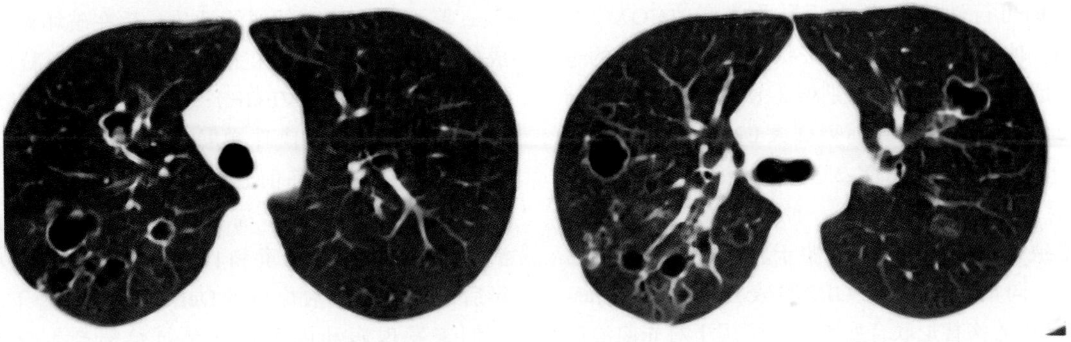

图1-1-297　**男，22岁。有喉乳头状瘤病史，双侧多发薄壁气囊，形态不规则，囊内小结节影。镜检：支气管肺多发乳头状瘤伴囊状气腔**

由于肿瘤阻塞气管、支气管管腔，亦可形成空洞，类似囊状支气管扩张。动态观察有助于RP与支气管扩张尤其是囊性支气管扩张相鉴别。后者通常有反复脓性痰、杵状指，胸部CT表现囊状、柱状扩张、轨道征等。RP亦应与肺癌空洞鉴别。RP所致的空洞多为薄壁囊性改变，而癌性空洞为偏心、厚壁、不规则，最终依赖病理确诊。

（六）治疗

由于RP临床为少见病，目前没有统一的治疗指南可供遵循，治疗方法的选择主要基于RP的类型、数量、严重程度及病变部位，以手术治疗为主。因为可能发生恶性转化，SRP建议完全切除。腺性乳头状瘤和MSGP没有恶性转化的报道，可行保留组织的支气管内切除。

目前，还没有治愈RRP的方法，也缺乏预测疾病进程、复发或恶变风险的可靠标志物。RRP复发率高，通常需手术联合辅助治疗，手术的目的是解除呼吸道梗阻，辅助治疗是为了减少复发。近年来随着气管镜检查技术及支气管腔内介入治疗技术的不断发展，经支气管腔内介入治疗越来越受到重视，特别是一些体积较小的良性肿瘤，介入治疗不仅痛苦小，花费少，而且安全性高，长期随访疗效显著。有多种技术可以切除腔内肿瘤，包括氩离子凝固术、锐性分离、低温等离子消融术、CO_2或YAG激光、微型切割器和冷冻切除等。气道阻塞重，需快速解除压迫的患者可以选择氩气刀、激光、高频电刀。氩气刀可预防病灶在治疗后因水肿、出血而堵塞气道所致的窒息。高频电切割有助于获取完整组织标本，但癌变多发生在肿瘤的基底部，常因出血导致手术视野模糊，有漏检潜在癌变风险可能。激光烧灼可使整个病变组织破坏，不能获取组织标本行病理检查，也可造成基底部癌变病灶的漏诊。对于有HPV感染的RRP，激光烧灼可能因气化HPV而造成RRP播散。冷冻和微波治疗起效相对慢，适合气道阻塞较轻患者。光动力疗法也用于RRP治疗。它刺激病变组织逐渐坏死，导致HPV癌蛋白（E6和E7）的释放，从而允许抗原的呈递和IL-10和IFN-γ介导的短期免疫病毒清除。

即使所有临床上明显的乳头状瘤都被切除，但潜伏的病毒仍保留在邻近组织中。因此，约20%的病例需要辅助治疗。佐剂的作用仅限于增加手术间隔时间。辅助治疗的主要适应证包括每年4次以上的手术、切除的乳头状瘤的快速再生或转移。低风险HPV是一种编码8种蛋白质的DNA病毒，其中只有一种是酶（E1）。因此，HPV依赖于宿主（受感染细胞）机制来获得复制所需的酶，这就是为什么没有对HPV具有选择性或特异性的抗病毒药物的主要原因，因为几乎没有HPV特异性蛋白质可以抑制。辅助治疗原理为抗病毒、免疫调节、干扰肿瘤血管生成等，包括使用干扰素（IFN）、抗病毒治疗（阿昔洛韦、西多福韦、利巴韦林）、维甲酸以及COX-2抑制剂。

IFN是最早用于治疗RRP的系统性辅助治疗方法之一。IFN是白细胞在各种刺激（包括病毒感染）下释放的蛋白质，用以上调抗原产生并激活免疫细胞，通过增强蛋白激酶和核酸内切酶来抑制病毒RNA和DNA复制。尽管有一些积极的证据支持应用IFN辅助治疗，但由于出现了病变内佐剂，如西多福韦和贝伐珠单抗，其局部和全身副作用较少，因此IFN目前很少使用。

西多福韦（cidofovir）是一种胞嘧啶核苷酸类似物，通过抑制DNA聚合酶来抑制HPV复制，可以在病变部位进行局部注射应用，是RRP医学辅助治疗中最常用的抗病毒药物。Gazia等回顾了20份报告，其中纳入了185例AoRRP患者和85例JoRRP患者，评估西多福韦治疗喉乳头状瘤病的疗效和安全性。与JoRRP56.5%的完全反应率相比，西多福韦对AoRRP的反应更好，完全反应率为74%。病变内使用西多福韦对RRP有很好的辅助作用，可以增加疾病的完全缓解。该治疗不会增加喉部不典型增生发生的风险。Hoesli等的研究也证实，病灶内辅助西多福韦注射治疗似乎不会导致严重并发症或增加不典型增生和癌症的发生率。

一些研究探索靶向治疗、免疫检查点和VEGF抑制剂治疗RRP的可行性。Wu等发现乳头状瘤中COX-2水平显著升高。体外研究表明，乳头状瘤中的COX-2的过度表达似乎是EGFR--＞磷脂酰肌醇3-激酶信号增强的结果。COX-2的过度表达导致前列腺素E2（prostaglandin E2，PGE2）合成增强，COX-2进一步表达，刺激乳头状瘤细胞生长；而塞来昔布，一种选择性COX-2抑制剂，抑制增殖并诱导细胞凋亡。鉴于乳头状瘤细胞过度表达EGFR，同时COX-2和PGE2的表达增加，Rojas-Lechuga等认为埃洛替尼联合塞来昔布可用于对先前治疗反应不佳的患者。

由于RRP是慢性感染的结果，因此可以将其视为一种免疫病。RRP患者存在局部（乳头状瘤内）和全身免疫抑制及T细胞功能障碍。RRP患者的乳头状瘤细胞似乎缺乏（但似乎可以挽救）抗原处理和T细胞抗原提呈，乳头状瘤充满免疫抑制细胞和细胞因子，最终导致HPV特异性CD4和CD8 T细胞功能障碍。乳头状瘤微环境诱导T细胞功能障碍有许多机制，这可能导致T细胞无法检测和消除HPV感染的细胞。HPV感染的上皮细胞逃避T细胞检测和消除的另一种机制是免疫检查点的表达，其中最常见的是程序性死亡（PD）途径的组成部分。当T细胞被启动和激活（例如对抗HPV抗原）时，它们表达PD-1抑制性受体。活化的T细胞也产生干扰素，干扰素有效上调上皮细胞和基质细胞上PD-1配体（PD-L1）的表达。这种防止不受控制的T细胞激活的负反馈回路导致T细胞活性的抑制。治疗性PD-1或PD-L1单克隆抗体可以破坏这种免疫检查点轴，并"释放"现有T细胞的活性。Ahn等的研究发现，大多数RRP样本中，T细胞表达PD-1，并且PD-L1表达存在于乳头状瘤细胞和其他浸润性免疫细胞上。这种检查点途径可能有助于RRP的局部免疫抑制。Creelan等首次使用PD-1抑制剂纳武单抗治疗2例难治性JoRRP患者，在治疗后的乳头状瘤组织中检测到更高数量的上皮内T细胞和PD-L1表达。纳武单抗似乎在JoRRP中具有良好的活性。Allen等进行了一项Ⅱ期研究，以研究阿维单抗（avelumab）阻断PD-L1在RRP患者中的临床活性和安全性。共治疗了12例患者（4例JoRRP和8例AoRRP），包括8例喉部疾病患者，3例肺部疾病患者和1例喉部和肺部疾病患者。所有喉RRP患者的疾病负担均有改善，9例患者中有5例（56%）出现部分缓解。4例肺部RRP患者均无反应。部分反应者在乳头状瘤浸润性T细胞中产生HPV特异性反应，这与HPV病毒载量减少和组织炎症信号增加有关。阿维单抗在喉RRP患者中显示出安全性和临床活性。由于免疫检查点阻断只会激活现有的T细胞，因此，大多数患者单独使用免疫检查点抑制剂并不能治愈。需要设计用于激活新的HPV特异性T细胞反应的免疫疗法来消除HPV感染的细胞并治愈RRP。

鉴于RRP病变的血管性质，旨在破坏血管密度或形成的生物制剂已在临床上使用。贝伐珠单抗是一种与血管内皮生长因子（VEGF）结合的重组单克隆抗体。通过抑制VEGF，贝伐珠单抗减少了肿瘤血管生成，也是RRP的一种很有前途的辅助治疗方法。Ablanedo-Terrazas等比较了西多福韦与贝伐珠单抗作为RRP辅助治疗的疗效。5例儿童和11名成人参与了这项研究。1年后，西多福韦治疗组的Derkay评分显著下降。然而，他们未发现病灶内贝伐珠单抗给药产生疗效的证据。Pogoda等荟萃分析了15项研究中64例RRP患者应用贝伐珠单抗局部（病灶内注射）和（或）全身治疗后的疗效。95%接受全身性贝伐珠单抗治疗的患者手术后的间隔期显著延长。在平均21.6个月的随访中，超过50%的患者不需要任何手术干预。62%病灶内应用贝伐珠单抗治疗的患者手术后的间隔时间（平均随访1.8个月）亦延长。贝伐珠单抗局部或全身给药是治疗严重RRP的有效选择。但是，因为VEGF单独阻断并不能从本质上激活HPV免疫，如果由于任何原因不得不停药，VEGF中和作用停止后，疾病可能会复发。

（七）预防

HPV疫苗已被用于抑制RRP的侵袭性，并对RRP的发病率产生深远影响。3种预防性疫苗，即Cervarix（二价HPV疫苗）、Gardasil（四价HPV疫苗）和Gardasil-9（九价HPV疫苗），可诱导B淋巴细胞（体液）反应，从而产生抗体，HPV特异性抗体可以与HPV病毒粒子结合，从而被免疫系统的其他分支清除。这些疫苗由源自HPV主要衣壳蛋白（L1）的病毒样颗粒（virus-like particles，VLP）组成。尽管疫苗由VLP组成，但它们不具有传染性，已被美国食品药品监督管理局（FDA）批准用于预防HPV感染。

Novakovic等报道了澳大利亚在实施系统性HPV疫苗接种计划后进行的一项为期5年的研究。年发病率从2012年的0.16/10万下降到2016年的0.02/10万。这是国际上第一份记录四价HPV疫苗接种计划后儿童JoRRP发病率下降的报道。靶向HPV6、HPV11、HPV16和HPV18的四价HPV疫苗Gardasil和靶向HPV6、HPV11、HPV16、HPV18、HPV31、HPV33、HPV45、HPV52和HPV58的九价HPV疫苗Gardasil-9已被试验性用于RRP治疗。Rosenberg等对来自5项研究的63例患者进行荟萃分析。与接种前相比，接种HPV疫苗后每月的手术次数显著减少（估计平均值为0.06 *vs* 0.35）。平均手术间隔从接种前的7.02个月增加到接种后的34.45个月。Matsuzaki等回顾了HPV疫苗接种对RRP的疗效。24例RRP患者接受了手术和3次四价HPV疫苗联合治疗。在23例（52.2%）HPV-DNA阳性的RRP患者中，12例在联合治疗后转为阴性。术后平均手术间隔从6.85个月±4.49个月显著延长至30.5个月±27.6个月。因此，包括手术和HPV疫苗接种在内的联合治疗可以推迟复发并减轻RRP的严重程度。

接种Gardasil或Gardasil-9HPV疫苗既可以通过儿童疫苗接种降低发病率作为一级预防，也可以通过治疗活动性RRP疾病作为二级预防。需要多机构随机临床试验来更好地评估其作为活动性疾病治疗效果。

参考文献

Ablanedo-Terrazas Y, Estrada-Camacho O, Alvarado-de la Barrera C, et al, 2022. Efficacy of cidofovir versus bevacizumab in recurrent respiratory papillomatosis: A randomized, double-blind, placebo-controlled pilot study. Acta Otorrinolaringol Esp (Engl Ed), 73: 82-88.

Ahn J, Bishop JA, Roden RBS, et al, 2018. The PD-1 and PD-L1 pathway in recurrent respiratory papillomatosis. Laryngoscope, 128: E27-E32.

Allen CT, Lee S, Norberg SM, et al, 2019. Safety and clinical activity of PD-L1 blockade in patients with aggressive recurrent respiratory papillomatosis. J Immunother Cancer, 7: 119.

Chantre-Justino M, Figueiredo MC, Alves G, et al, 2022. Prevalence of epstein-barr virus infection in recurrent respiratory papillomatosis and the influence on disease severity. Diagn Microbiol Infect Dis, 103: 115655.

Creelan BC, Ahmad MU, Kaszuba FJ, et al, 2019. Clinical activity of nivolumab for human papilloma virus-related juvenile-onset recurrent respiratory papillomatosis. Oncologist, 24: 829-835.

Flieder DB, Koss MN, Nicholson A, et al, 1998. Solitary pulmonary papillomas in adults: A clinicopathologic and in situ hybridization study of 14 cases combined with 27 cases in the literature. Am J Surg Pathol, 22: 1328-1342.

Formánek M, Formánková D, Hurník P, et al, 2021. Epstein-Barr virus may contribute to the pathogenesis of adult-onset recurrent respiratory papillomatosis: A preliminary study. Clin Otolaryngol, 46: 373-379.

Gazia F, Galletti B, Freni F, et al, 2020. Use of intralesional cidofovir in the recurrent respiratory papillomatosis: a review of the literature. Eur Rev Med Pharmacol Sci, 24: 956-962.

Hoesli RC, Thatcher AL, Hogikyan ND, et al, 2020. Evaluation of safety of intralesional cidofovir for adjuvant treatment of recurrent respiratory papillomatosis. JAMA Otolaryngol Head Neck Surg, 146: 231-236.

Matsuzaki H, Makiyama K, Hasegawa H, et al, 2024. Human papillomavirus vaccination as an adjuvant therapy for recurrent respiratory papillomatosis: additional case series. J Voice. 38: 204-209.

Maxwell RJ, Gibbons JR, O'Hara MD, 1985. Solitary squamous papilloma of the bronchus. Thorax, 40: 68-71.

Novakovic D, Cheng ATL, Zurynski Y, et al, 2018. A prospective study of the incidence of juvenile-onset recurrent respiratory papillomatosis after implementation of a National HPV Vaccination Program. J Infect Dis, 217: 208-212.

Oh ST, Longworth MS, Laimins LA, et al, 2004. Roles of the E6 and E7 proteins in the life cycle of low-risk human papillomavirus type 11. J Virol, 78: 2620-2626.

Pogoda L, Ziylan F, Smeeing DPJ, et al, 2022. Bevacizumab as treatment option for recurrent respiratory papillomatosis: a systematic review. Eur Arch Otorhinolaryngol, 279: 4229-4240.

Rojas-Lechuga MJ, Remacha J, González-Sánchez N, et al, 2020. Juvenile recurrent respiratory papillomatosis treated with combined erlotinib and celecoxib: Initial report. Int J Pediatr Otorhinolaryngol, 137: 110194.

Rosenberg T, Philipsen BB, Mehlum CS, et al, 2019. Therapeutic use of the human papillomavirus vaccine on recurrent respiratory papillomatosis: a systematic review and meta-analysis. J Infect Dis, 219: 1016-1025.

San Giorgi MR, van den Heuvel ER, Tjon Pian Gi RE, et al, 2016. Age of onset of recurrent respiratory papillomatosis: a distribution analysis. Clin Otolaryngol, 41: 448-453.

Tryfon S, Dramba V, Zoglopitis F, et al, 2012. Solitary papillomas of the lower airways: epidemiological, clinical, and therapeutic data during a 22-year period and review of the literature. J Thorac Oncol, 7: 643-648.

Wu R, Abramson AL, Shikowitz MJ, et al, 2005. Epidermal growth factor-induced cyclooxygenase-2 expression is mediated through phosphatidylinositol-3 kinase, not mitogen-activated protein/extracellular signal-regulated kinase kinase, in recurrent respiratory papillomas. Clin Cancer Res, 11: 6155-6161.

（八）病例解析

1.病例1：女，26。咳嗽咳痰2个月，发热1个月。

胸部CT：左肺下叶支气管孤立性肿块伴阻塞性肺炎（图1-1-298）。

【诊断】 孤立性乳头状瘤。

【诊断依据】 支气管镜检查显示左肺下叶支气管开口处有菜花样肿瘤，完全堵塞管腔（图1-1-299）。活检病理提示鳞状细胞乳头状瘤（图1-1-300）。

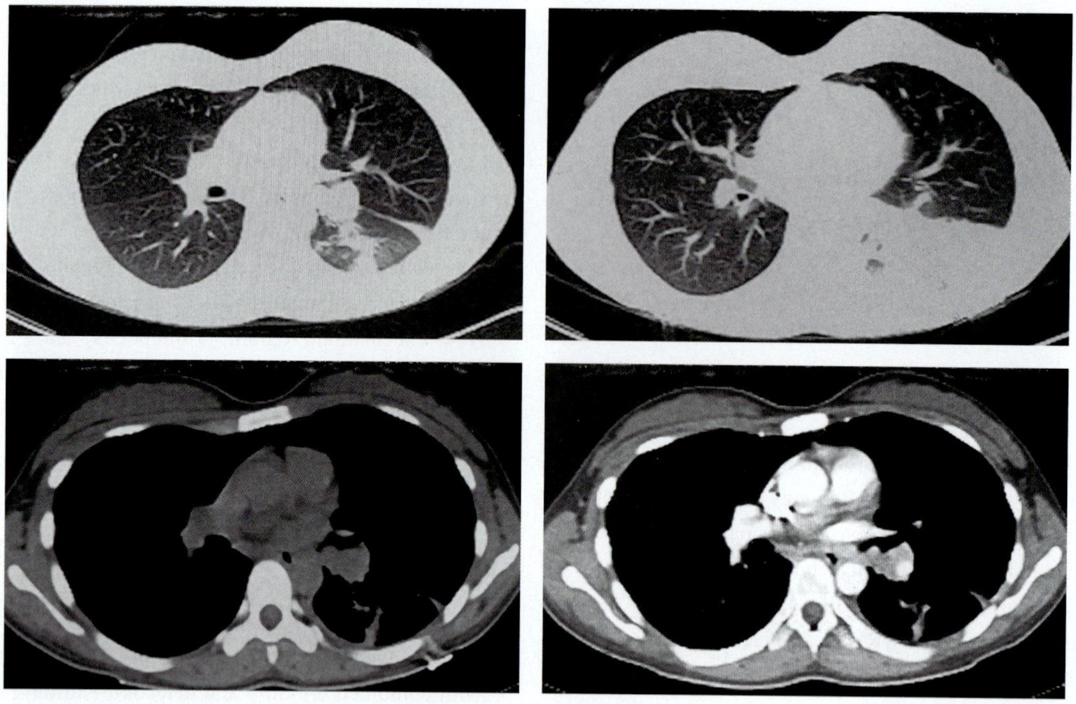

图 1-1-298　胸部CT62

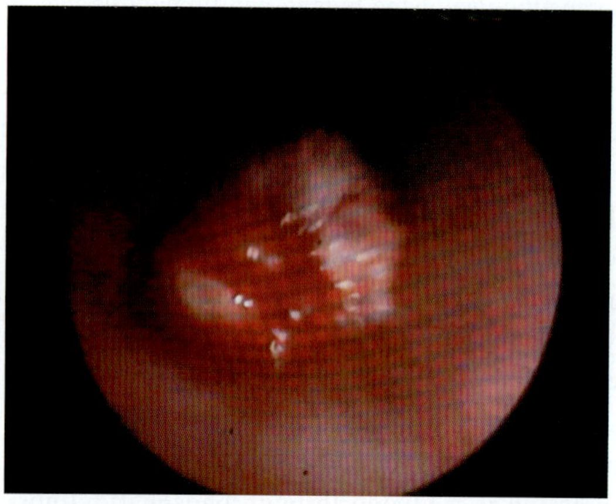

图 1-1-299　左肺下叶支气管的支气管镜检查图

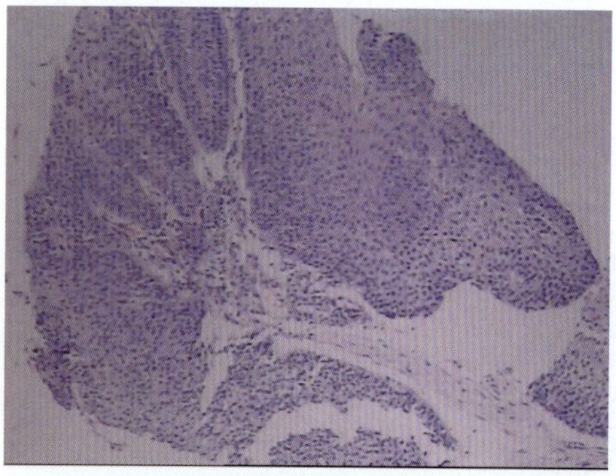

图 1-1-300　乳头状结构被复层鳞状上皮覆盖，细胞异型不明显，乳头中央为纤维血管轴心

【分析】 孤立性支气管鳞状细胞乳头状瘤（squamous cell papilloma，SCP）是一种起源于鳞状上皮细胞的良性肿瘤，于1954年被首次报道。1985年，Maxwell等对孤立性支气管SCP进行回顾性分析时，在英文文献中只收集到11个病例。孤立性支气管SCP倾向于扩散到支气管树的多个部位，这类良性肿瘤具有恶变的潜力，恶性潜能为8% ～ 40%。孤立性支气管SCP的标准治疗是内镜或手术切除。1993年，Naka等报道了1例孤立性气管SCP，并回顾了其他55例先前报道的病例，内镜治疗组和手术治疗组的预后似乎没有显著性差异。他们对孤立性气管支气管SCP的外科治疗提出了以下适应证：广基底的肿瘤；内镜下肿瘤显示不佳；怀疑是恶性肿瘤；患者不适合长期随访。

1994年，Popper等通过原位杂交（ISH）和聚合酶链反应（PCR）研究了孤立性支气管SCP患者中是否存在HPV-DNA。他们发现良性SCP与HPV11相关，很少与HPV6相关。表现出HPV16或HPV18阳性的SCP患者发展为鳞癌的风险很高。病毒分型似乎是比不典型增生或年龄关系分级更好的预后指标。2013年，Syrjänen等对支气管SCP中HPV检测的文献进行了系统综述和荟萃分析。在来自不同地理区域的89例支气管SCP中，38例（42.7%）检测出HPV阳性。支气管SCP中报告的HPV检测率的变异性并不能通过HPV检测方法或地理来源来解释。

乳头状瘤通常涉及从喉部到肺实质的气道多个部位。下呼吸道乳头状瘤亦可能由上呼吸道乳头状瘤扩散所致，频繁的支气管镜手术治疗及反复气管插管、气管切开、放置气管套管可使潜伏于呼吸道上皮的HPV大量繁殖，支气管镜下激光烧灼等产生的HPV烟雾亦可向周围扩散，促使呼吸道乳头状瘤再发和远处播散。2000年，Harada等报道了一例罕见的RRP病例，该例为40岁日本女性，从1岁起就患有RRP，首先由HPV-6诱导，然后在青春期与HPV16共转染。39岁后，肺实质出现SCP。气管和主支气管完好无损，未发现恶变。

HPV感染通常与SCP有关，HPV疫苗可能会抑制疾病的发生和发展。

2.**病例**2：女，10岁。反复呼吸困难、咳嗽、咳痰10年，加重1个月。患儿出生后1个月无明显诱因出现气促，哭闹时加重，伴声音嘶哑、咳嗽、咳痰，给予抗感染等治疗后，患儿发热、咳嗽、气促等症状好转，出院后症状仍反复发作。1个月前患儿再次出现咳嗽、咳较多黄黏痰，抗感染治疗疗效差而入院。患儿早产1个月，否认窒息史及产伤史，母乳喂养，生长发育同于同龄儿。查体：喉部可闻及喘鸣音。

胸部CT（2006.04）：主支气管占位性病变，右肺多发结节、空洞影（图1-1-301）。

胸部CT（2015.08）：双肺多发团块、结节、空洞、空腔影，右下肺树芽征明显（图1-1-302）。

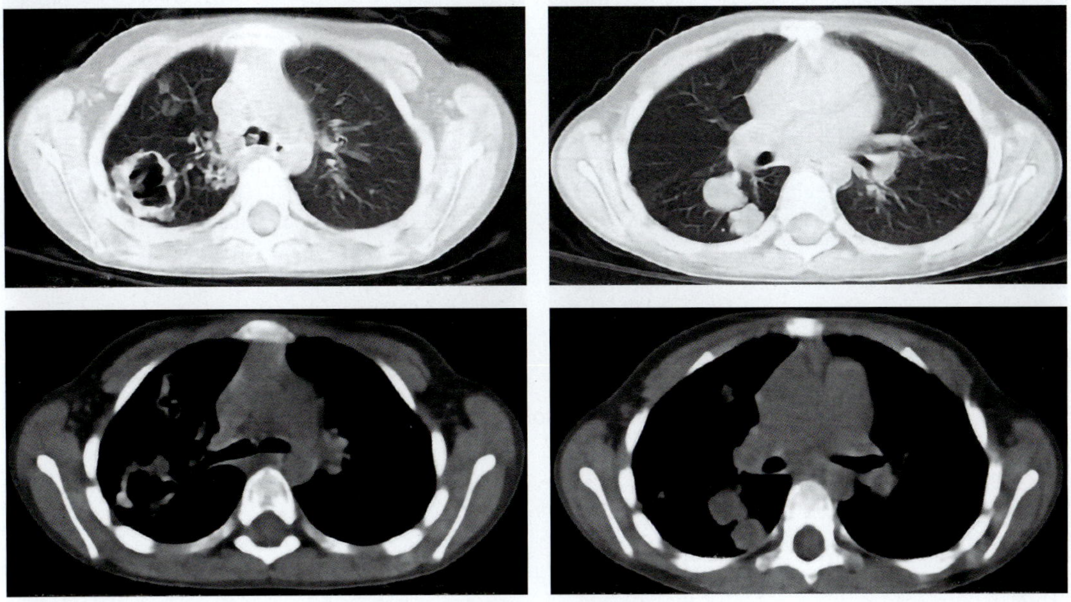

图1-1-301　胸部CT（2006.04）

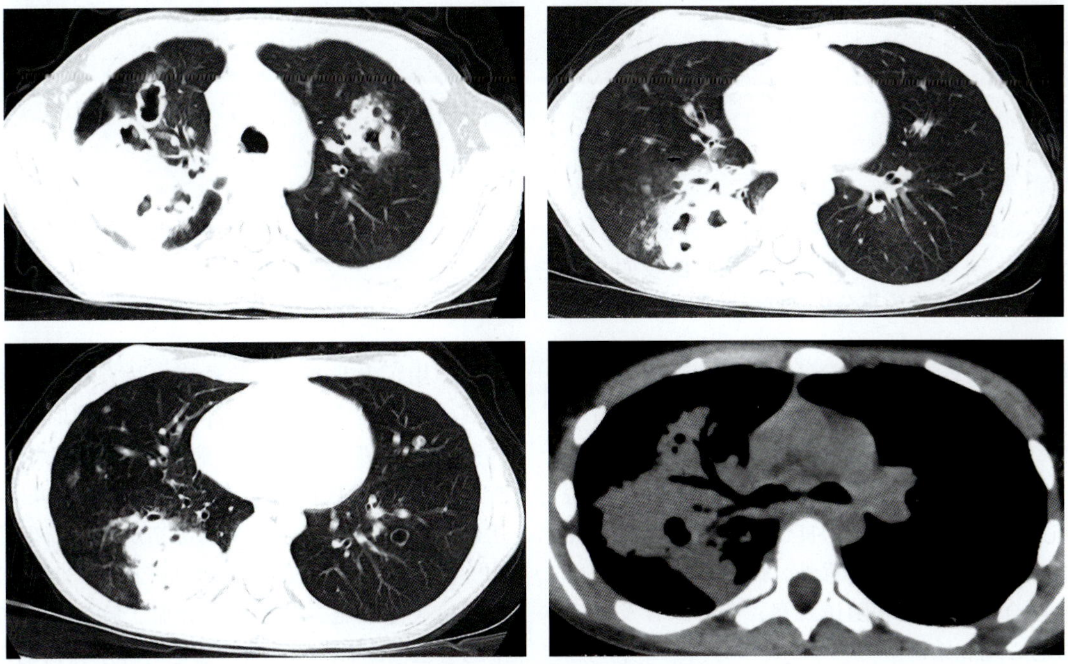

图1-1-302　胸部CT（2015.08）

【诊断】 幼年型复发性呼吸道乳头状瘤病。

【诊断依据】 患儿1个月时即出现呼吸困难、咳嗽、咳痰、声音嘶哑，胸部CT显示主支气管占位性病变，需考虑气管肿瘤可能。幼年型呼吸道乳头状瘤病为人乳头状瘤病毒感染引起的常见呼吸道良性肿瘤，是引起儿童声音嘶哑的第二大原因，故首先考虑该诊断。此病易复发、病程长、临床行为难以预测。患儿病情反复发作，9年后病变较前明显进展，经抗感染治疗后双肺仍有团块、结节、空洞、空腔、树芽征共存，符合该病的演变特点。患儿行电子喉镜示会厌无红肿，喉前庭充满乳头状肿物，声门窥不见（图1-1-303）；双侧梨状窝光滑，未见新生物，镜下符合幼年型复发性乳头状瘤病伴上皮细胞不典型增生。胸腔镜下行右下肺肿块活检术，病理显示乳头状瘤癌变-高分化鳞状细胞癌（图1-1-304，图1-1-305）。

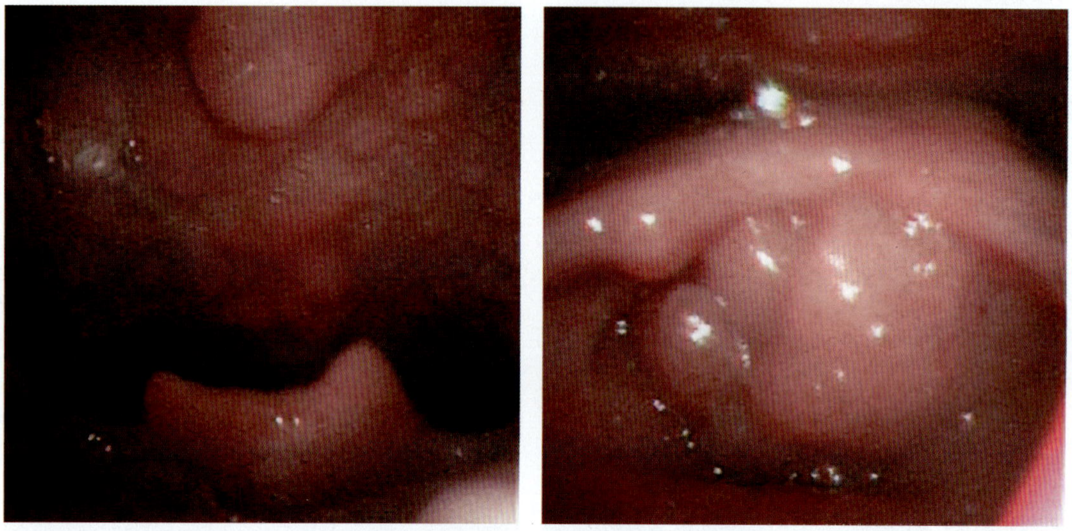

图1-1-303 JoRRP喉部表现

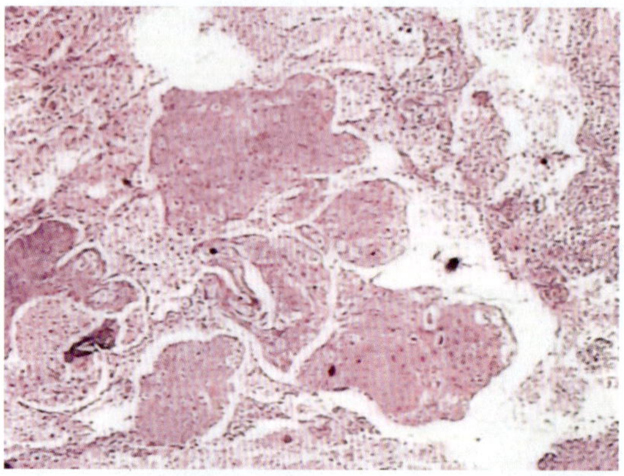

图1-1-304 鳞状上皮乳头状增生，部分细胞体积变大，核深染，异型性较明显，恶变为高分化鳞状细胞癌

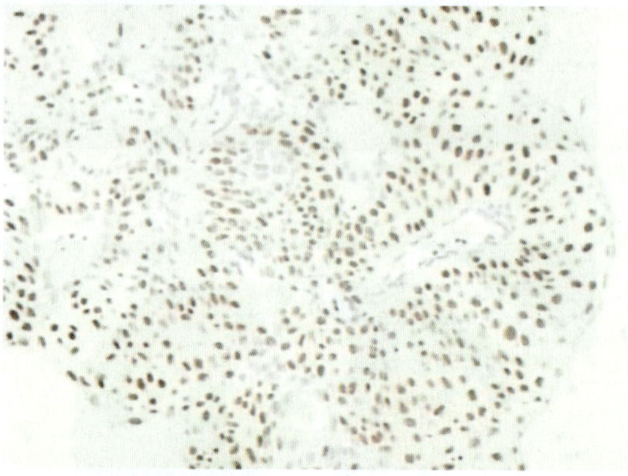

图1-1-305 P40阳性

【分析】 JoRRP是儿童最常见的增生性呼吸道上皮组织良性病变之一，主要由HPV6和HPV11引起，占小儿喉部肿瘤80%，也可波及整个呼吸道，多发生于10岁以下儿童，发病年龄一般在2～6岁，声音嘶哑和喘鸣是最常见的临床症状。该肿瘤虽为良性但有可能恶变，并且可能造成呼吸道狭窄、麻醉意外。该病需要反复进行手术治疗、联合药物治疗和随访观察，会对患者及其家庭造成严重的心理和精神负担。

遗传、免疫和一些临床因素在JoRRP过程中起着重要作用。患儿多为头胎顺产，故有学者认为垂直传播是其主要传播途径，患儿经过母体产道时，吞咽了产道内潜伏或活跃存在的HPV病毒颗粒而致病。约0.7%患有HPV尖锐湿疣的母亲会将这种疾病传染给婴儿。高达80%的患有生殖器HPV的母亲所生的新生儿中检测到HPV-DNA。母婴之间传播包括产前和产时两种途径，产妇阴道脱落细胞、羊水、静脉血、脐静脉及新生咽下物中均可检测到HPV-DNA，这也解释了为何剖宫产胎儿也会罹患乳头状瘤。另外，初次分娩的妇女会有较长的第二产程，延长了暴露于HPV的时间，增加了HPV感染的概率，因此第一胎孩子患病的概率更大。也有研究认为HPV感染垂直传播率并不高。HPV存在于男性生殖道和精液中，有研究发现父亲的HPV亚临床感染也可能导致新生儿发生RRP，可能是在受精期间传播。目前研究表明巨细胞病毒与单纯疱疹病毒与HPV有协同作用，共同导致RRP的发生。由于成人的HPV感染率要明显高于儿童，因此并不建议对这些产妇进行预防性剖宫产。成人患有HPV大多是由于儿童时期所患疾病复发或经性传播而得。Li等总结了影响JoRRP患者病程的相关因素。他们发现垂直传播是最重要的疾病传播方式。从基因上讲，DRB1*0301和HPV 6/11、E6/E7的存在与更严重的疾病有关。在免疫方面，患者具有增强的Th2样反应。此外，调节性T细胞在肿瘤中富集，可能成为有效的预后指标之一。就临床特征而言，感染HPV11的患者更具侵袭性。与HPV类型相比，首次发病的年龄是与JoRRP侵袭性相关的更重要因素。此外，社会经济地位也可能影响疾病进程。

Amiling等分析了JoRRP患儿的流行病学和HPV类型。2015—2020年美国的JoRRP标本HPV感染检出率为96.9%。JoRRP儿童通常是第一胎，并通过阴道分娩；大多数母亲报告在分娩前没有接种HPV疫苗。在所有可检测到HPV的标本中都发现了疫苗可预防的HPV。在美国，暴露前HPV疫苗接种可以显著减少或消除JoRRP。

Armstrong等描述了美国JoRRP的发病谱。诊断时的平均年龄为3.8岁（范围0.1～16.3岁），平均病程为4.4年（范围0.03～18.9岁）。每个患儿每年的平均手术次数为4.4次。在对性别、种族和治疗年限进行调整后，年龄较小（＜3岁）诊断为RRP患儿每年进行4次以上手术的可能性是年龄较大（≥3岁）诊断为RRP患儿的3.6倍，2个或2个以上解剖部位受影响的可能性几乎是年龄较晚（≥3.3岁）被诊为RRP患儿的2倍。从平均手术次数和受影响的解剖部位数量来看，3岁前诊断出疾病的儿童比≥3岁的儿童更有可能患上更严重的疾病。

JoRRP的病程是可变的，有的甚至可以自行消退（图1-1-306，图1-1-307），多在诊断后1～10年可出现肺部病变，发病越早症状越严重，后期肿物倾向于逐渐消退，但也可能因为妊娠而加重症状。JoRRP恶性转化的风险＜1%。

（解放军175医院影像科　欧阳林　提供）

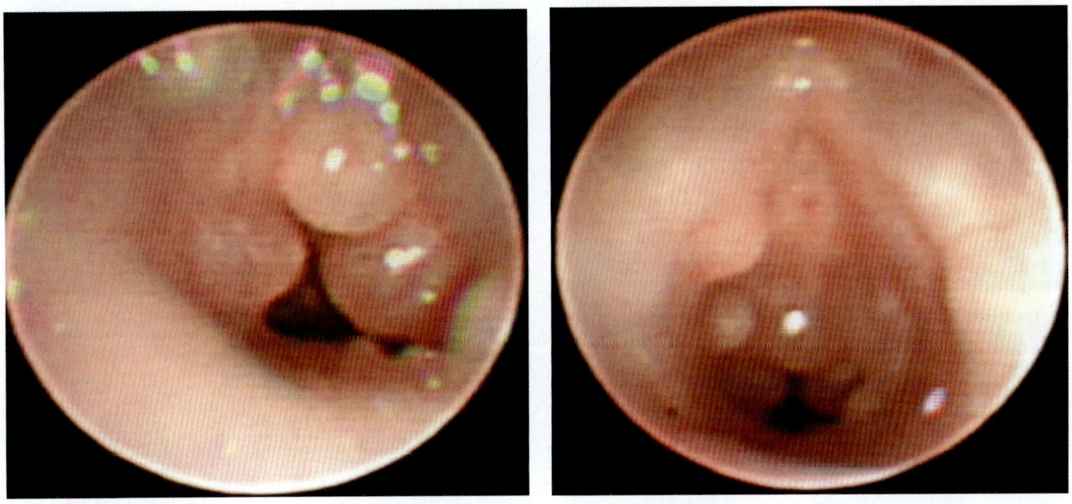

图1-1-306　男，7个月（2015.09）

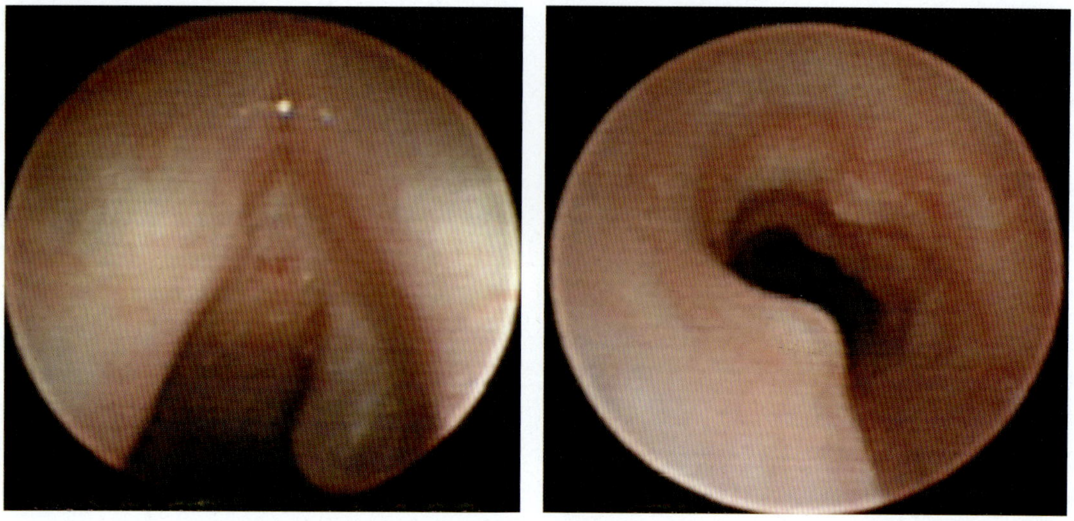

图1-1-307 与图1-1-306为同一患儿，17个月后（2016.12）复查，病变较前消退

（中山市博爱医院小儿呼吸科 王桂兰 提供图片）

3.**病例3**：女，48岁。咳嗽、咳痰16年，加重10天。患者16年前无明显诱因出现咳嗽、咳白色黏痰，晨起和转动体位时尤著，时有胸闷、喘憋及痰中带血。3年前上述症状加重，于当地医院行胸部CT检查诊断为“支气管扩张”，治疗后好转。此后上述症状反复发作，10天前受凉后出现咳嗽、咳黄脓痰，抗生素治疗欠佳而入院。

胸部CT：主支气管开口处管腔阻塞，双肺多发结节、空洞影。树芽征明显（图1-1-308）。

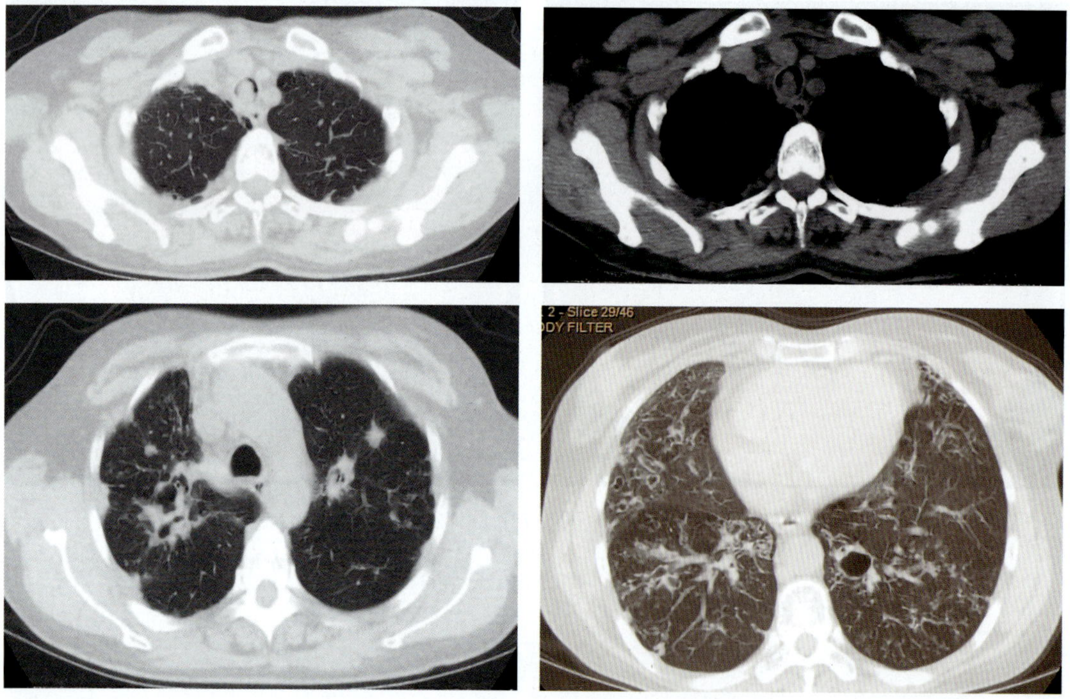

图1-1-308 胸部CT63

【诊断】 呼吸道乳头状瘤伴鳞状细胞癌。

【诊断依据】 中年女性，病史较长。主支气管开口处占位性病变，边缘光滑，与气管宽基底相连，气管侵袭不明显，考虑良性或低度恶性肿瘤。双肺多发空洞、树芽征，考虑长期气管阻塞所致。以上特点符合乳头状瘤诊断。肺内多发结节，毛刺明显，不除外恶变可能。入院后行支气管镜检查病理示鳞状细胞乳头状瘤恶变-中分化鳞状细胞癌（图1-1-309，图1-1-310）。

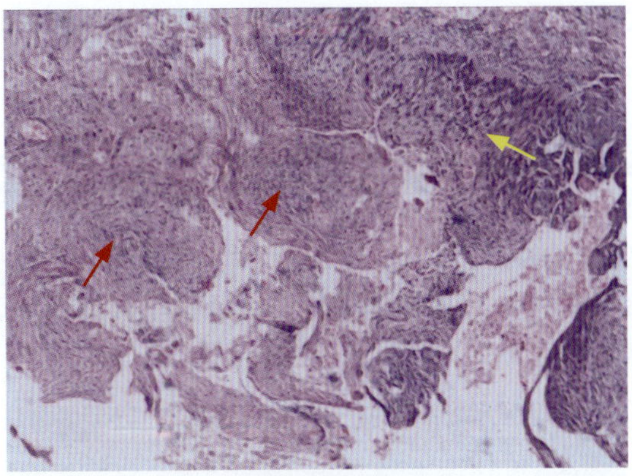

图1-1-309 乳头状瘤-鳞状细胞癌，红箭为乳头状瘤，可见纤维血管轴心，上皮细胞异型轻微；黄箭示鳞状上皮异型明显，为原位癌

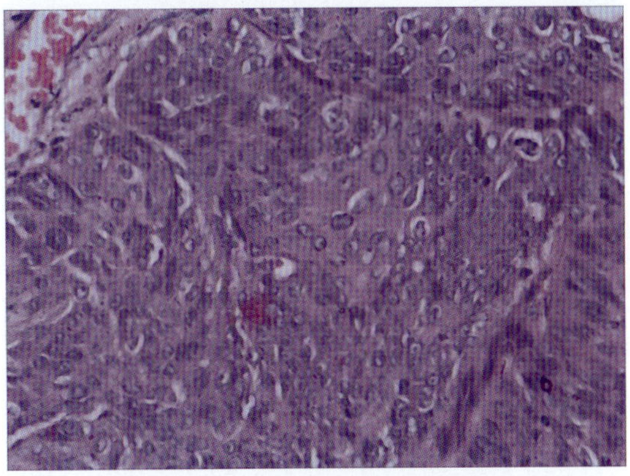

图1-1-310 鳞状细胞癌区域

【分析】1978年，DiMarco等首次报道了气管支气管乳头状瘤伴有恶变。RRP很少与恶性转化相关，因为其与低风险HPV6和（或）HPV11相关。高达8.9%的HPV相关RRP患者有肺部受累。与整个RRP人群相比，RRP肺部受累患者一生恶性转化的风险增加了32倍。3%～7%的AoRRP有恶变的风险。

Gélinas等回顾性分析了101项研究，确定了161例RRP肺部受累病例，评估出RRP肺部受累的发病率为3.3%。16%（9/55）的肺部受累患者发展为肺癌，主要是鳞状细胞癌。恶性转化很罕见，并且可能发生在呼吸道中的任何位置，气管内转化则更为罕见。

RP恶性转化为鳞状细胞癌的机制尚不清楚。吸烟、40岁以上及感染HPV16或HPV18是良性RP恶性转化的危险因素。Go等研究了7例RRP恶性转化为鳞状细胞癌的组织学和分子特征。他们发现RRP自发转化为鳞状细胞癌的特征不是随着时间的推移从鳞状细胞乳头状瘤到不典型增生再到鳞状细胞癌的组织学进展。转化可导致HPV表达的丧失。HVP16、HVP18、HVP31、HVP35和HVP51在RRP和RRP相关肺癌的病例中很少被发现。P53的表达不被认为是恶性转化的分子标记，其表达在乳头状瘤和癌中是可变的。

RP为良性生物学行为，但有复发及恶变倾向，在治疗过程中，须动态监测纤维支气管镜下及胸部CT变化，警惕恶性病变的发生。

（日照市中医院呼吸科 王 蕾 提供）

十三、硬化性肺细胞瘤

硬化性肺细胞瘤（pulmonary sclerosing pneumocytoma，PSP）原名肺硬化性血管瘤（pulmonary sclerosing hemangioma，PSH），是一种起源于原始未分化的呼吸道上皮细胞，最有可能是Ⅱ型肺泡上皮细胞的良性肿瘤，其主要组成为上皮细胞，这些细胞在肺内呈不同程度、不同方向的分化。

（一）分类

1956年，Liebow和Hubbell首次将PSP描述为肺部硬化性血管瘤（sclerosing hemangioma，SH），因为组织的明显硬化和血管化，并认为其起源于血管内皮细胞，其形态与皮肤SH相似。1972年Hill和Eggleston等对SH血管起源提出质疑，并通过电镜研究提出其是上皮起源。在1981年WHO的肺肿瘤分类中，PSH被归类为肿瘤样病变。1982年Chan等通过对肿瘤的组织化学和超微结构研究表明其起源于上皮，认为良性硬化性肺细胞瘤（benign sclerosing pneumocytoma）一词更适合于这种不寻常的肿瘤。1998年，Niho等证明PSH是由单克隆细胞扩增引起的，证实它是一种肿瘤。因此，在1999年和2004年WHO分类中，它都被归为肺杂类肿瘤，但其组织学起源和分化没有描述。Devouasoux-Shisheboran等通过免疫组化研究该肿瘤的组织发生。他们发现，90%以上病例的表面细胞和圆形细胞均表达EMA和TTF-1，证实其来源于原始呼吸道上皮。在2015年WHO分类中，PSH一词改为PSP，并将该肿瘤重新分类为腺瘤。2021年WHO胸部肿瘤分类将PSP定义为起源于肺上皮细胞（pneumocyte）的腺瘤。

（二）病理

病理上，PSP可用“两种细胞，四种结构”来描述。两种细胞为立方形的表面细胞和基质圆形细胞，四种结构分别为乳头状区、实性区、血管瘤样区（出血区）、硬化区。表面细胞排列在肿瘤表面，在形态上类似于Ⅱ型肺泡上皮细胞被称为衬里细胞。圆形细胞分布在间质中，中等大小，椭圆形或多边形，胞质透明或淡染，核卵圆形，偶见小核仁。两种细胞都很少表现出细胞学异型性。

乳头状区表面为表面细胞，覆盖圆形间质细胞，乳头轴心内间质可出现硬化，少部分区域可有黏液样改变。

实性区为圆形间质细胞呈片状分布，其内可见呈小管状排列的立方形表面细胞及毛细血管散在分布。血管瘤样区为充满血液的大腔隙被覆表面细胞，并可见含铁血黄素沉积、泡沫样巨噬细胞及裂隙状胆固醇结晶，通常慢性炎症细胞浸润不可见。血管瘤样成分不是真正的血管结构，PSP中没有发现正常的肺血管和支气管结构。硬化区在血管瘤样区域周围、乳头轴心和实性区域内的透明胶原组织形成。PSP通常包含3～4种不同比例的结构模式，真正以一种区域形式表现的极少（图1-1-311，图1-1-312）。

免疫组化对PSP的诊断具有帮助。两种细胞均表达TTF-1和EMA。表面细胞还表达CKpan（AE1/AE3）、表面活性蛋白A和B及clara细胞抗原，表明它们分化程度更高，来源于Ⅱ型肺泡上皮细胞。圆形细胞AE1/AE3表达阴性，局灶性表达CK7和CAM 5.2，表明它们来源于原始呼吸道上皮（图1-1-313～图1-1-316）。

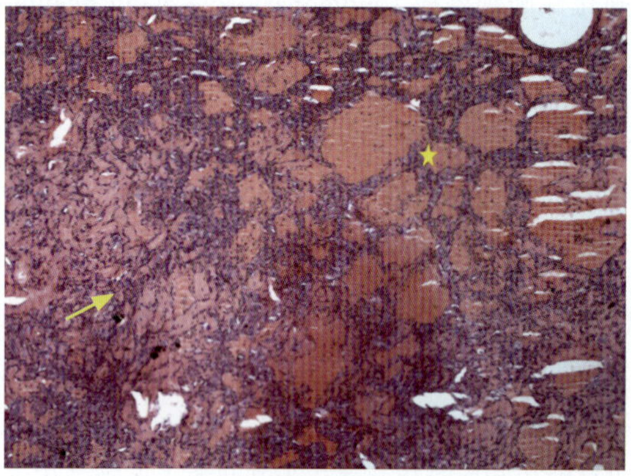

图1-1-311　HE染色显示硬化（箭头）和血管瘤样（五角星形）区

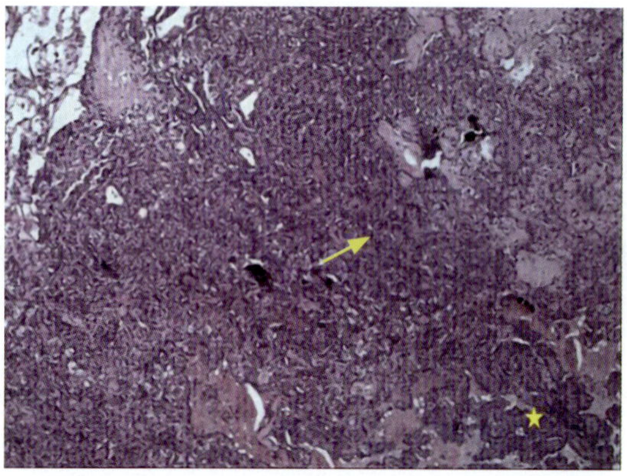

图1-1-312　HE染色显示实性（箭头）和乳头状（五角星形）区

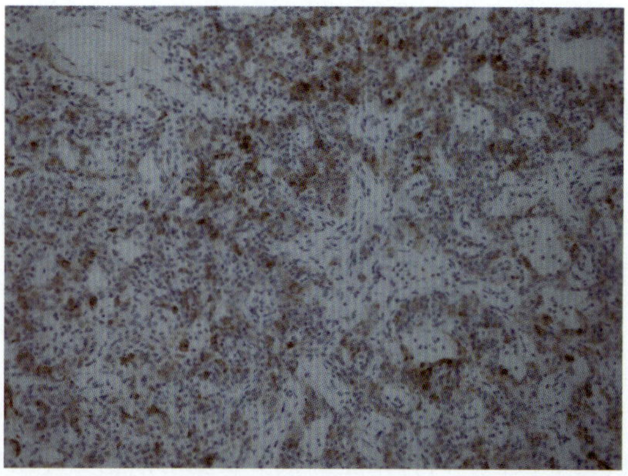

图1-1-313　CK染色显示表面细胞阳性，圆形间质细胞阴性

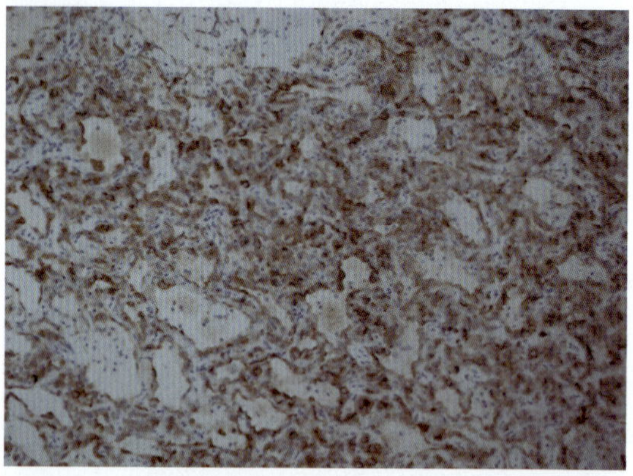

图1-1-314　表面细胞和圆形间质细胞均显示EMA阳性

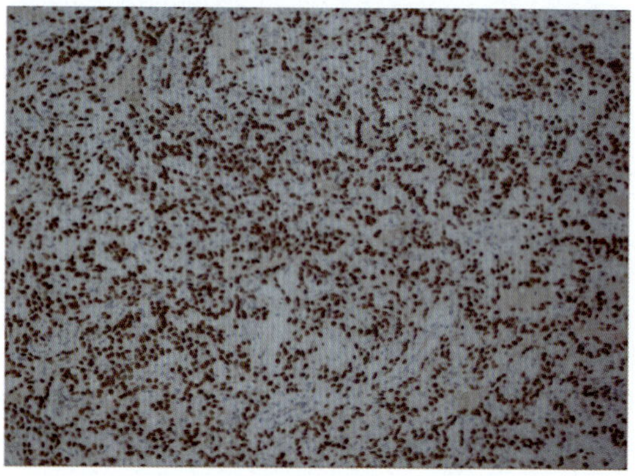

图1-1-315　表面细胞和圆形间质细胞均显示TTF-1阳性

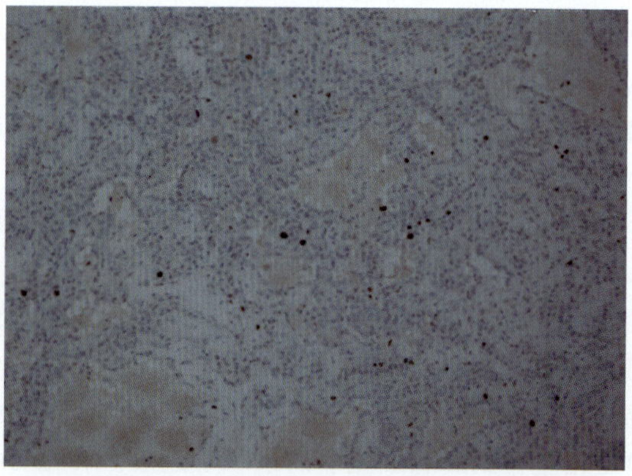

图1-1-316　肿瘤细胞增殖指数Ki-67低表达

（三）流行病学

PSP通常影响亚洲中年女性，女性与男性的比例为5∶1或更高。PSP在西方国家的发病率很低。Lovrenski等对10年内6例PSP进行了回顾性研究。PSP在女性中更常见（83.34%）。患者年龄多为38～61岁。大多数（66.66%）患者无症状。女性发病率较高表明该肿瘤与女性性激素之间存在一定关系。雌激素受体可能参与PSP的生长、分化和表面活性物质的产生。Wu等研究显示，91.9%的PSH患者发现雌激素受体β过度表达，明显高于NSCLC中的45.8%。PSP的肿瘤细胞的染色模式与Ⅱ型肺泡上皮细胞类似，但与NSCLC截然不同。Trabucco等发现，立方形上皮细胞对CK和TTF-1呈强阳性，对孕激素受体呈局灶性阳性表达。圆形和梭形细胞表达vimentin和TTF-1，局灶表达孕激素受体。

（四）临床表现

大多数患者无症状。也可能出现咳嗽、咳痰、疲劳、胸痛、呼吸困难和咯血等症状。这些症状可能与肿瘤大小无关。Kuo等回顾性分析了44例PSP患者（7例男性和37例女性）的数据，发病年龄多为50岁以上，72.7%的患者无症状。

（五）影像学表现

影像学上，PSP通常是孤立的、边界清晰的、圆形或椭圆形结节或肿块（图1-1-317），无毛刺，部分可见浅分叶。多发性病变少见，不超过5%。PSP多位于肺内，但也可以位于胸膜或叶间裂旁，为肺内病变向叶间裂生长所致（图1-1-318）。增强表现为均匀强化和延迟强化，部分结节强化不明显。PSP增强程度及方式取决于组织成分和病灶大小，小病灶以血管型和乳突型为主，血管密度高，强化明显；随着病灶增大，实性和硬化性结构逐渐增多，而且分布不均匀，血管数目相对减少，因此强化程度较低。低密度区基本不强化，高密度区强化明显，易出现混杂密度，对诊断有提示意义。钙化常见（图1-1-319），可见囊性改变（图1-1-320），无空洞表现。钙化灶可位于周边或中心，表现为斑片状、砂砾状及点状钙化，个别为粗大钙化，其原因是硬化区钙盐沉着所致。囊变、坏死表现为相对低密度影，是由于PSP为富血供肿瘤，且易出血，当出血较多，而邻近支气管阻塞，不能将血排出，便产生囊变区域。其他体征包括假包膜征（图1-1-321）、肺动脉为主征（图1-1-322）、贴边血管征（图1-1-323，图1-1-324）、空气新月征（图1-1-325）、尾征（图1-1-326）和晕征。边缘假

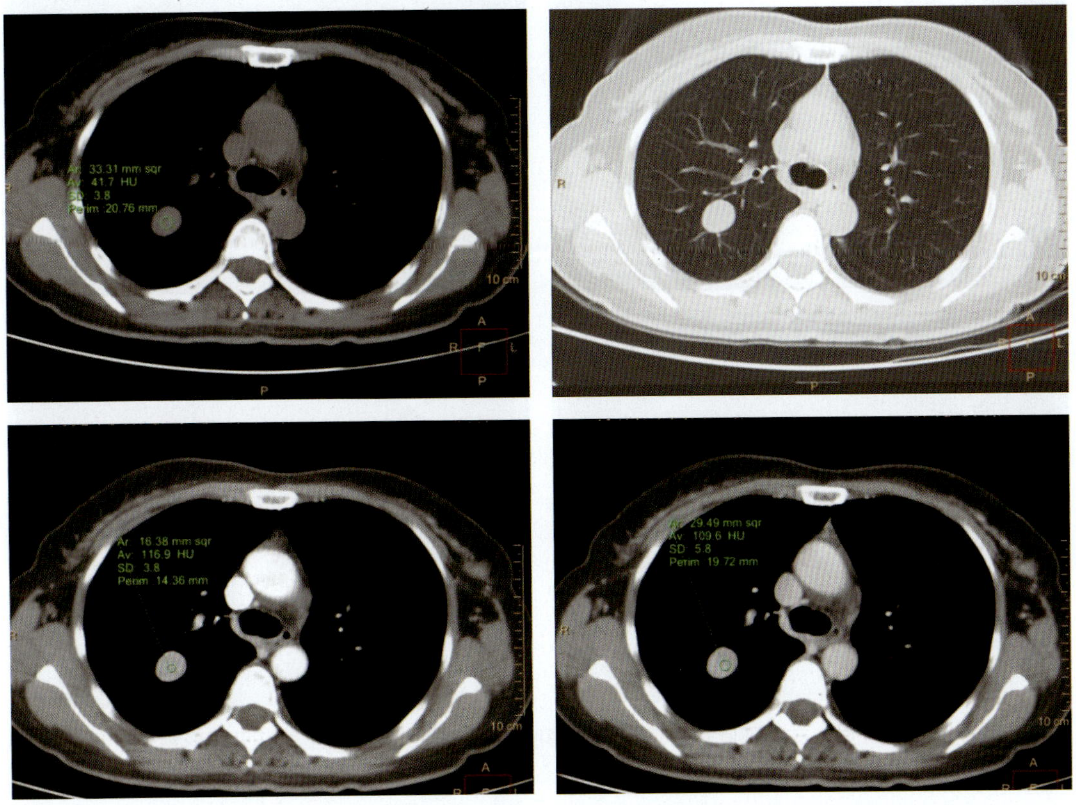

图1-1-317　女，46岁。右肺上叶边界清楚圆形结节。三期动态扫描的CT衰减分别为41.7HU、116.9HU和109.6HU

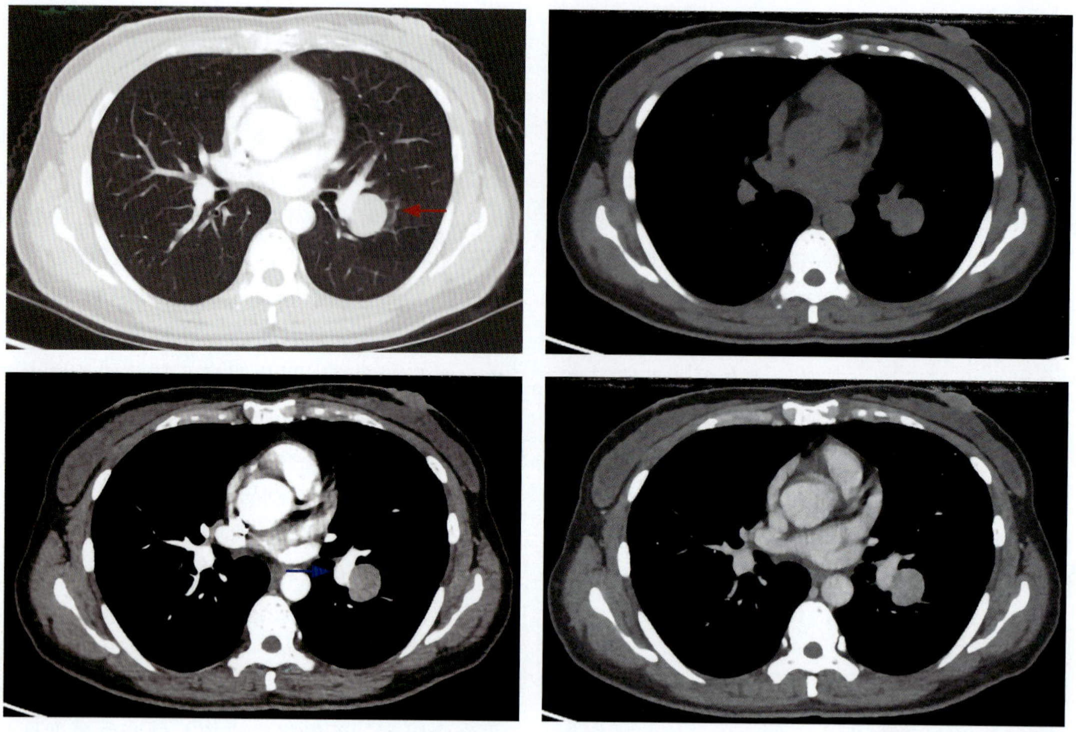

图1-1-318　女，43岁。左肺下叶叶间裂附近边界清晰圆形结节。增强扫描显示明显强化，可见晕征（红箭）和肺动脉征为主征（蓝箭）

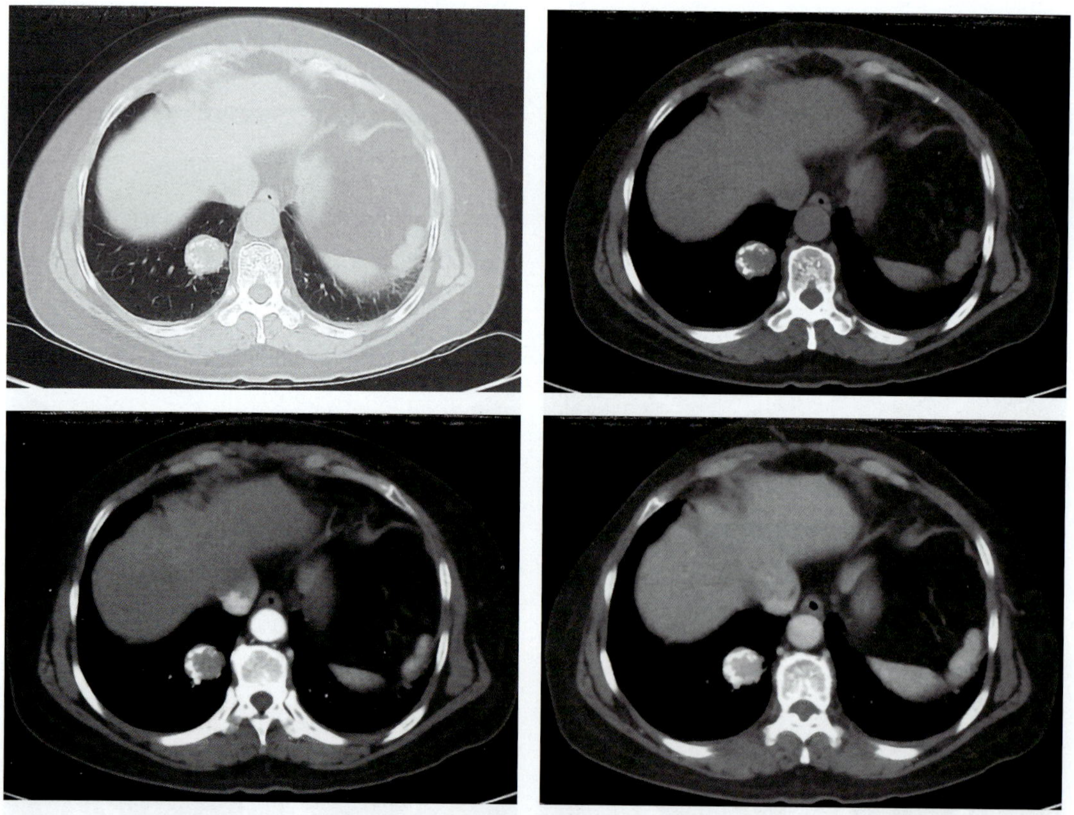

图1-1-319　女，54岁。右肺下叶边界清晰的圆形肿块，直径3.1cm，外周可见环形钙化，增强扫描显示明显强化

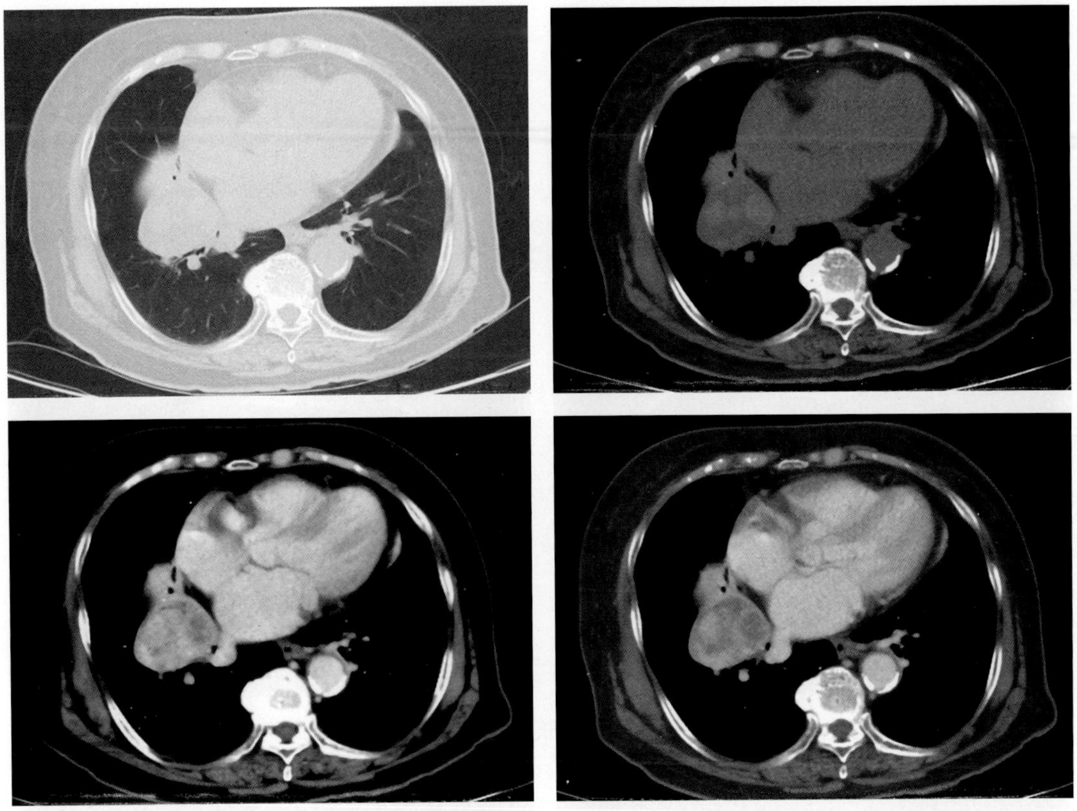

图1-1-320　女，79岁。右肺下叶边界清晰的圆形肿块，强化明显伴囊性改变

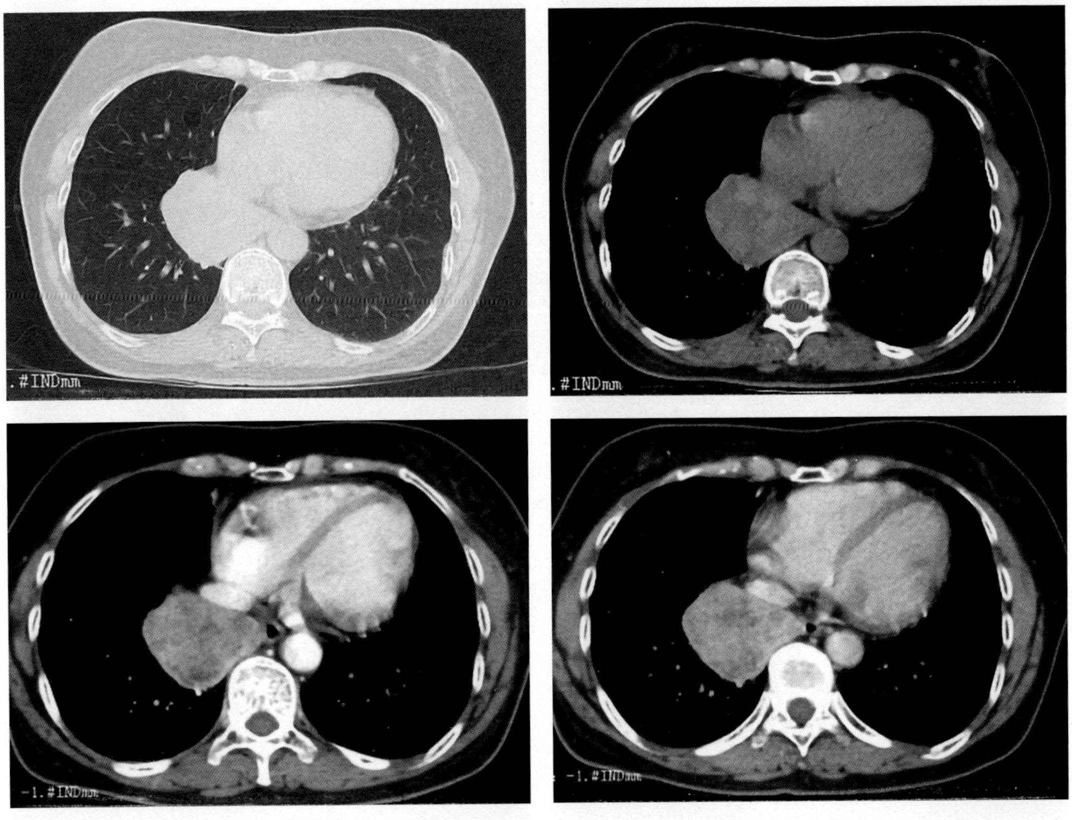

图1-1-321　女，62岁。右肺下叶边界清晰的圆形肿块。增强扫描显示明显强化，可见边缘假包膜征和囊性改变

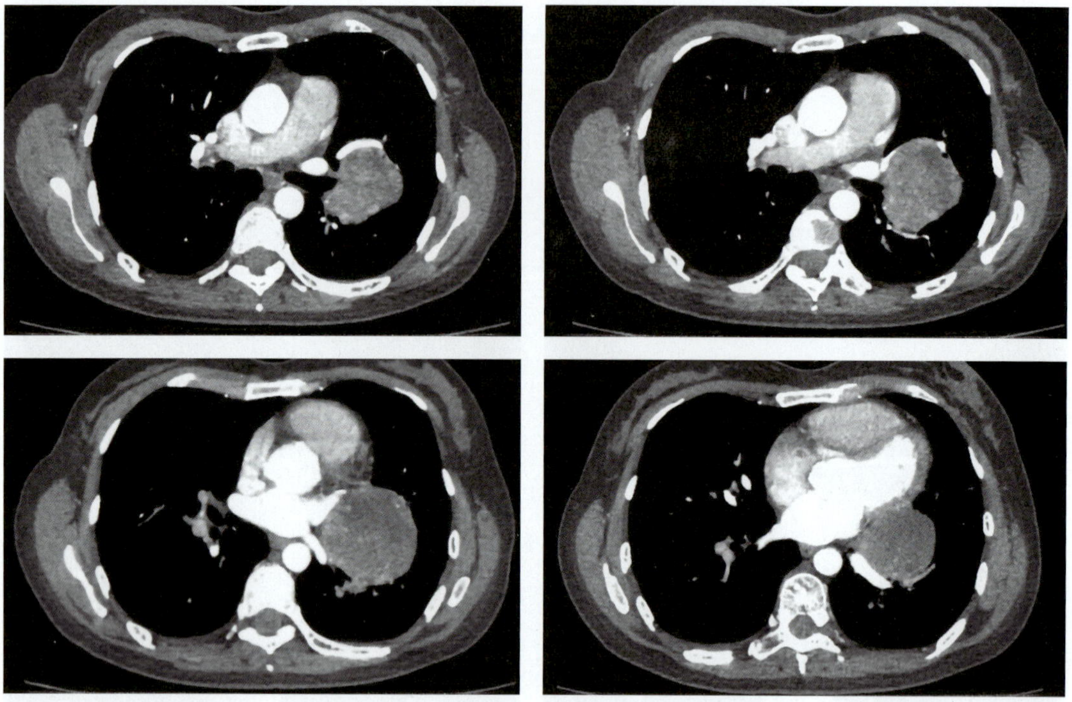

图 1-1-322　女，44 岁。左肺下叶边界清晰的圆形肿块。增强扫描显示周围血管明显增粗，肿块呈不均匀强化，内见囊性改变

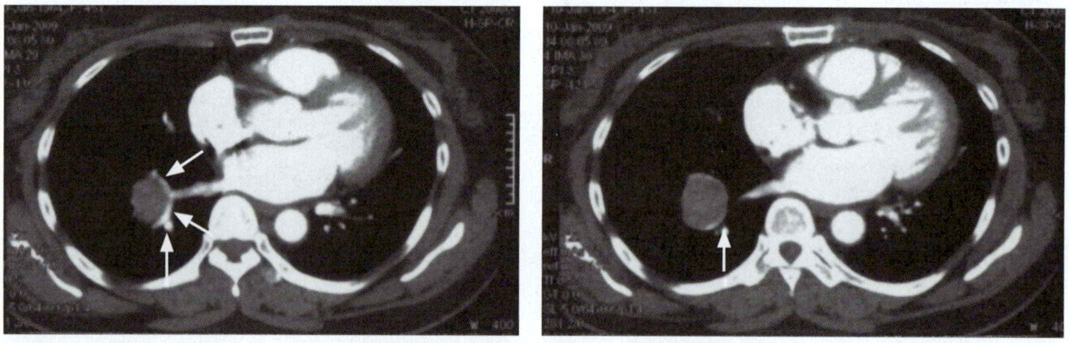

图 1-1-323　女，45 岁。右肺下叶结节影伴贴边血管征（白箭）

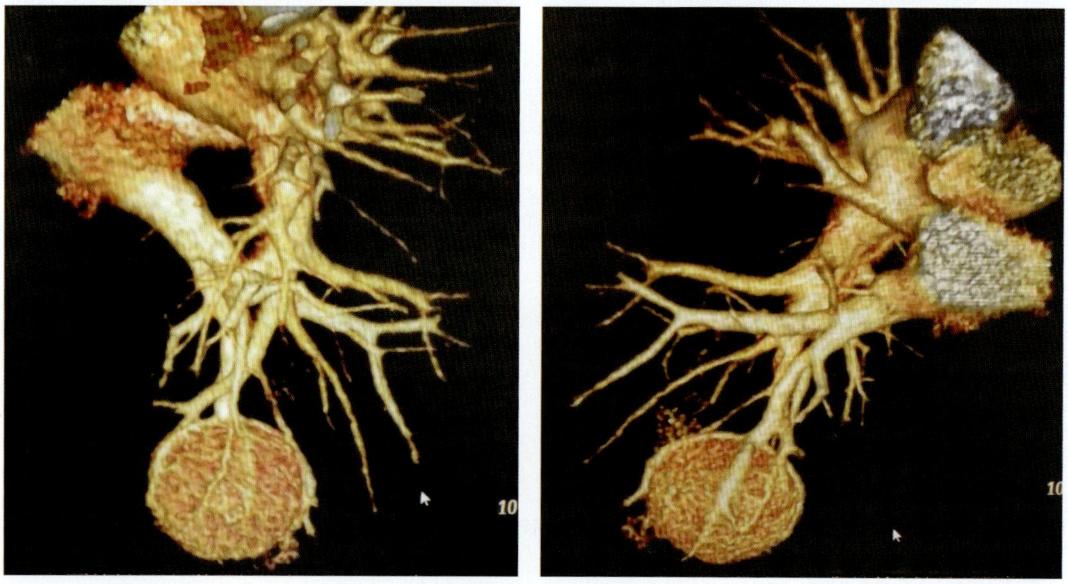

图 1-1-324　三维重建，贴边血管征

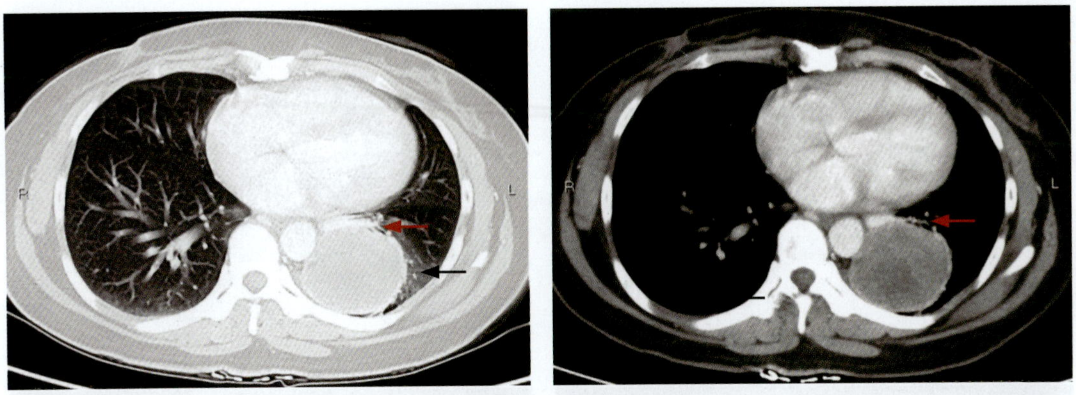

图1-1-325　男，40岁。左肺下叶边界清晰的圆形肿块，伴有空气新月征（红箭）和晕征（黑箭）

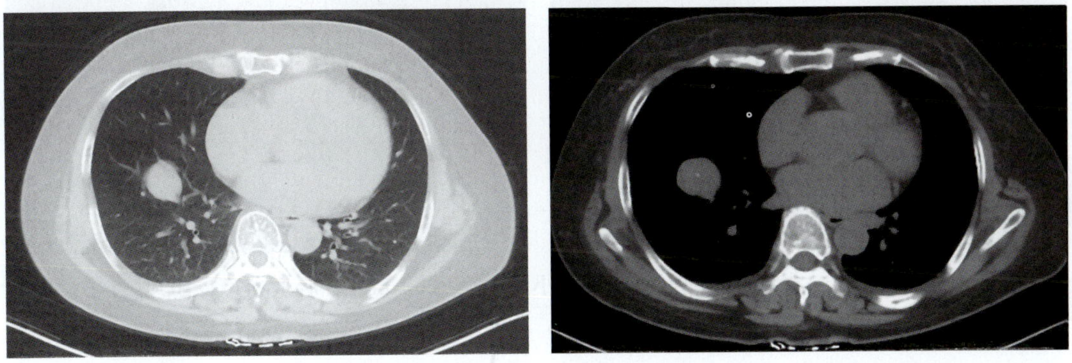

图1-1-326　男，53岁。右肺下叶边界清晰的圆形结节，伴有点状钙化和尾征

包膜征是肿瘤附近受压的肺实质，并在肿瘤周围表现为环形增强。肺动脉为主征表现为与健侧相同位置肺动脉比较，病灶周围近肺门端的肺动脉管径增粗，且与病灶分界欠清，推测可能与该类富血供肿瘤在生长过程中需要更多的肺动脉供血有关。该征象虽然不是PSP的常见表现，但一旦出现，则对该病的诊断极有帮助，同时也有助于与其他良性病变的鉴别。重叠血管或贴边血管标志对应于邻近肿瘤的引流血管，其形成原因可能为PSP的组织结构中增生扩张的毛细血管，但也有学者认为PSP推挤、压迫周围的血管等结构，从而产生聚拢、包绕等现象，CT和术后病理均显示病灶边缘强化点状血管与肺门血管分支相延续。空气新月征表现为肿瘤周围新月形或半月形之无肺纹理的透亮区域，可能是由瘤体血管破裂出血与气管相通或瘤体毛细血管增生使气道变形后形成肿瘤与包膜间的游离气腔。尾征是一个小的线性投影，是从病灶周围发出偏向肺门的尾状结构，其发生与PSP对肺门血管有生长趋向性有关。晕征是指围绕病灶周围的斑片状磨玻璃密度影，病理可能为肿瘤出血导致病灶周围肺泡内可见红细胞及含铁血黄素沉着。晕征伴空气新月征同时发生可被认为是PSP特征性表现。位于胸膜下的肿块，随着瘤体增大，瘤内小血管粗大硬化并破裂出血易造成感染，由此引起周围胸膜粘连、增厚。

在PET/CT上，大多数PSP表现出轻至中度FDG摄取，肿瘤大小与最大标准摄取值（SUV_{max}）呈正相关（图1-1-327）。

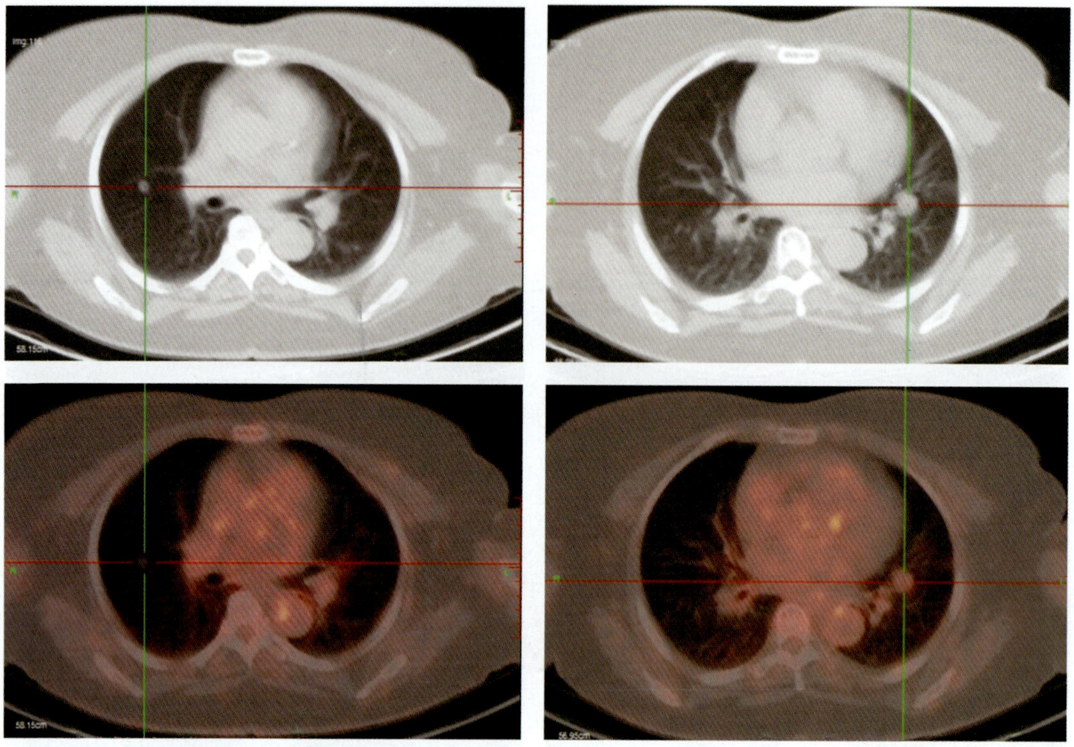

图1-1-327 女，62岁。左肺上叶圆形结节，大小约2.0cm×1.5cm，轻度摄取，SUV_{max}2.5；右肺上叶小结节，大小约1.0cm×0.8cm，无摄取

（六）治疗

目前，手术完整切除是治疗PSP的唯一有效方法，按肿瘤的大小、部位，可行肺段、肺叶或全肺叶切除术，或胸腔镜微创手术治疗。PSP占手术切除良性肿瘤的5.8%，没有证据支持辅助治疗的有效性。在SH较大或可能因转移引起的淋巴结肿大的情况下，可能需要进行淋巴结清扫以检测淋巴结转移。Zhang等通过文献检索鉴定出46例具有恶性肿瘤特征的PSP病例。东亚地区年轻（≤41岁）、肿瘤较大（≥36mm）、淋巴结转移和分布特点与PSP具有恶性潜能有关。此类患者应进行肺段切除或肺叶切除术，并结合必要的淋巴结清扫或活检。

（七）预后

PSP为良性肿瘤，生长缓慢，预后良好。部分PSP表现为侵袭性生长，少数PSP可发生周围淋巴结转移、局部复发及胸膜转移，但发生周围淋巴结与胸膜转移的PSP并不影响其预后，与局部复发者一样，再次手术切除仍可取得满意的治疗效果。Kim等从355项研究中确定了3469例PSP患者。这些患者中只有1.33%报告有转移和复发。在这些出现转移或复发的患者中，只有1例死于PSP，这表明即使发生转移或复发，PSP对预后也没有显著影响。通过对107例PSP患者（手术∶非手术为80∶27）和520名匹配的对照组的研究发现，无论是否接受手术，PSP患者的全因死亡率没有差异。

参考文献

Chan KW, Gibbs AR, Lo WS, et al, 1982. Benign sclerosing pneumocytoma of lung (sclerosing haemangioma). Thorax, 37: 404-412.

Devouassoux-Shisheboran M, Hayashi T, Linnoila RI, et al, 2000. A clinicopathologic study of 100 cases of pulmonary sclerosing hemangioma with immunohistochemical studies: TTF-1 is expressed in both round and surface cells, suggesting an origin from primitive respiratory epithelium. Am J Surg Pathol, 24: 906-916.

Hill GS, Eggleston JC, 1972. Electron microscopic study of so-called "pulmonary sclerosing hemangioma". Report of a case suggesting epithelial origin. Cancer, 30: 1092-1106.

Kim SJ, Kang HR, Lee CG, et al, 2022. Pulmonary sclerosing pneumocytoma and mortality risk. BMC Pulm Med, 22: 404.

Kuo KT, Hsu WH, Wu YC, et al, 2003. Sclerosing hemangioma of the lung: an analysis of 44 cases. J Chin Med Assoc, 66: 33-38.

Liebow AA, Hubbell S, 1956. Sclerosing haemangioma (histiocytoma, xanthoma) of the lung. Cancer, 9: 53-75.

Lovrenski A, Vasilijević M, Panjković M, et al, 2019. Sclerosing pneumocytoma: a ten-year experience at a

western balkan university hospital. Medicina, 55: 27.
Niho S, Suzuki K, Yokose T, et al, 1998. Monoclonality of both pale cells and cuboidal cells of sclerosing hemangioma. Am J Pathol, 152: 1065-1069.
Trabucco SMR, Brascia D, Cazzato G, et al, 2021. Pulmonary sclerosing pneumocytoma: a pre and intraoperative diagnostic challenge. Report of two cases and review of the literature. Medicina (Kaunas), 57: 524.
Wu CT, Chang YL, Lee YC, 2005. Expression of the estrogen receptor beta in 37 surgically treated pulmonary sclerosing hemangiomas in comparison with non-small cell lung carcinomas. Hum Pathol, 36: 1108-1112.
Zhang W, Cui D, Liu Y, et al, 2022. Clinical Characteristics of Malignant Pulmonary Sclerosing Pneumocytoma Based on a Study of 46 Cases Worldwide. Cancer Manag Res, 14: 2459-2467.

（八）病例解析

1.病例1：女，48岁。查体发现左肺占位5天。

胸部CT：左肺下叶结节影，三期动态扫描的CT衰减分别为48.0HU、75.4HU和95.4HU；PET/CT FDG摄取SUV_{max} 4.9（图1-1-328）。

【诊断】 硬化性肺细胞瘤。

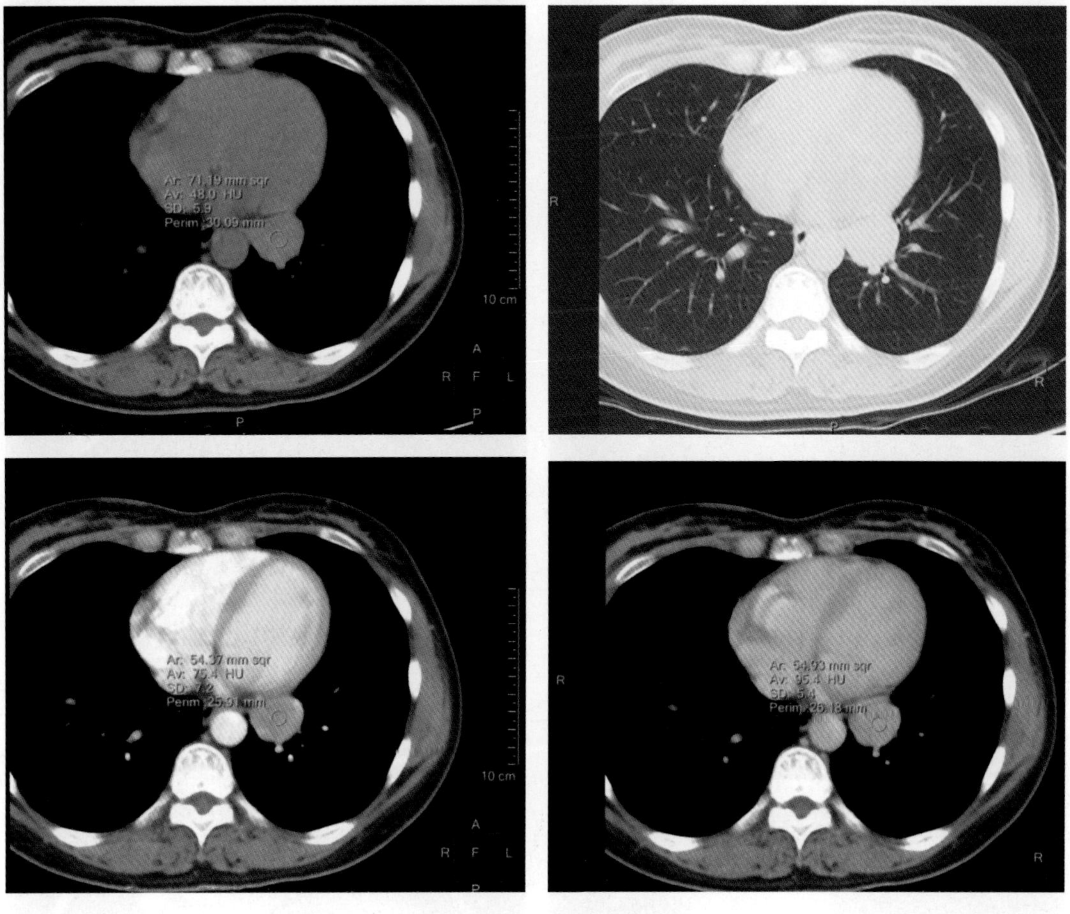

图1-1-328　胸部CT64

【诊断依据】 中年女性，查体发现左肺下叶心包旁结节，大小约2.9cm×2.8cm，边缘光滑，未见明显分叶及毛刺，可见贴边血管，增强扫描显示强化和延迟强化，PET/CT呈异常不均质放射性摄取增高，符合硬化性肺细胞瘤影像学表现。患者行左肺下叶切除术。肿瘤大体标本边界清晰，灰红灰紫色，伴有局灶性出血，似有包膜。病理诊断为硬化性肺细胞瘤。免疫组化：间质成分TTF-1和EMA（+），CKpan灶状（+）；上皮成分CKpan、TTF-1和EMA（+）、Napsin A个别（+）。Ki-67指数约3%。

【分析】 PET/CT检查有助于良恶性肿瘤的鉴别诊断。良性或生长缓慢的肿瘤通常具有低葡萄糖代谢。几项研究表明，较大的PSP病变可能具有更活跃的细胞增殖或含有更多的细胞成分，这两者都可能是FDG摄取增加的主要原因。

2011年，Lin等报道了6例PSP的FDG-PET检查结果。肿瘤的平均直径为2.9cm。PSP在FDG-PET成像中表现出低至中等摄取，平均标准摄取值为2.45（范围1.8～3.93），FDG摄取的最大标准摄取值与肿瘤大小呈正相关，较大的PSP摄取量较高，可能被误认为是恶性肿瘤。在解释孤立性肺结节的FDG-PET图像时，应考虑PSP引起假阳性结果的可能性。Lee等评估了10个PSP的 ^{18}F-FDG PET特征与放射学和组织病理学特征之间的相关性。大多数PSP表现出FDG摄取增加，其 SUV_{max} 值与其肿瘤大小显著相关。75%的≥2cm的PSP表现出强烈的FDG摄取，其 SUV_{max} 值＞2.5。PSP≥2cm在FDG-PET/CT中常被误诊为恶性肿瘤。GLUT-1、GLUT-4和Ki-67的免疫组织化学结果及其他病理特征与肿瘤的FDG摄取无关。Xu等进一步发现，典型PSP的 SUV_{max} 值与肿瘤大小呈正相关，但与非典型PSP的肿瘤大小无显著相关性。大多数（90%）非典型PSP发生在男性中。有症状患者的 SUV_{max} 高于无症状组。他们认为，形态学差异可能影响PSP中肿瘤大小与 SUV_{max} 的相关性。

总之，中年女性的PET/CT图像显示轻至中度FDG摄取的单个圆形或卵圆形软组织病变，需除外PSP诊断。

2. **病例**2：女，55岁。查体发现左肺占位1天。

胸部CT：左肺下叶软组织肿块（图1-1-329）。

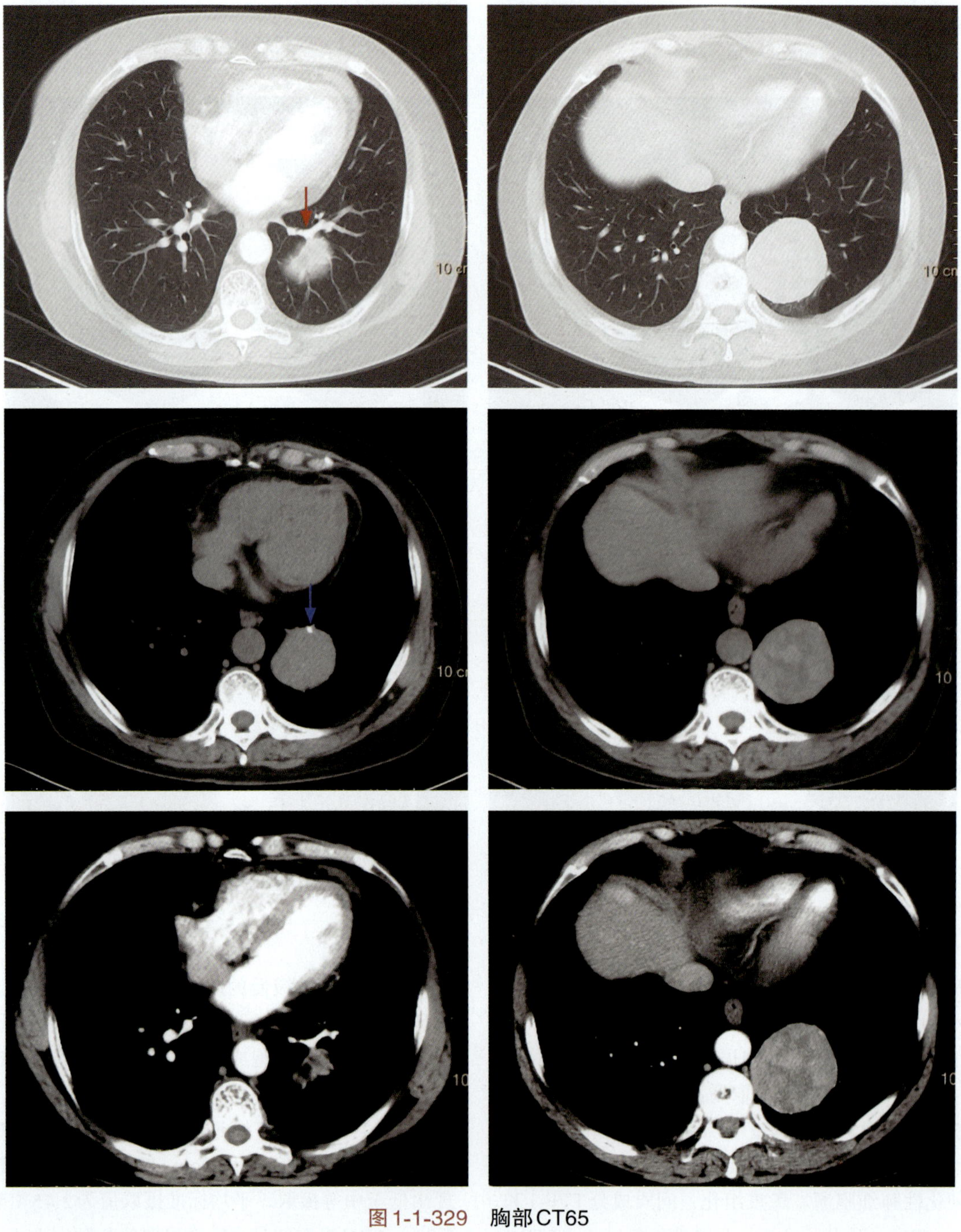

图1-1-329　胸部CT65

【诊断】 硬化性肺细胞瘤。

【诊断依据】 中年女性，左肺下叶边界清晰圆形肿块。胸部CT显示点状钙化（蓝箭）、囊性改变、不均匀增强和贴边血管征（红箭），符合PSP诊断。患者行左肺下叶切除术。大体上，切面灰红灰褐色，质粗。病理为硬化性肺细胞瘤，区域淋巴结均为慢性炎症。免疫组化显示，上皮成分CKpan、CK7、TTF-1、EMA和Napsin A阳性，基质成分TTF-1和EMA阳性，Ki-67指数＜1%。

【分析】 1994年，Im等对8例PSP患者的CT表现进行了回顾性研究。PSP的CT表现为明确的胸膜旁病变，增强扫描强化明显，增强密度在96～157HU。部分病例伴有低衰减区域和钙化。在CT病理相关性上，高、同等和低衰减区域分别对应血管瘤样、实性和硬化、囊性区域。2003年，Cheung等提出PSP的不均匀增强取决于肿瘤的各种成分，尤其是硬化型和乳头状占主导地位的肿瘤。尾征、肿瘤内囊性区域和肺动脉为主征是常见特征。PSP中的囊性区域对应于组织病理学中显示的出血区域，在错构瘤或肺癌中罕见。Chung等还报道了PSP在动态CT上的强烈快速增强在组织病理学上归因于肿瘤中存在血管瘤样或乳头状成分。Wang等回顾性分析了16例经病理证实的PSP患者的CT检查结果。相对特征性的CT表现包括明显增强的胸膜旁肿块（94%），较小肿瘤（＜3cm）均匀增强，较大肿瘤（＞3cm）不均匀增强。少见表现包括钙化（13%）、空气新月征（13%）和肺动脉为主征（25%）。

PSP需与肺部良性肿瘤如透明细胞瘤、错构瘤和血管瘤等相鉴别。透明细胞瘤具有糖原丰富的透明至嗜酸性颗粒细胞质，细胞边界清晰，Melan A、HMB45和S-100阳性。错构瘤中，除了支气管上皮外，还可以发现成熟的软骨和脂肪组织。肺血管瘤中，存在真正的充满血液并衬有CD31和CD34阳性内皮细胞的血管间隙。

3.**病例**3：女，54岁。咳嗽、咳黄痰1周。

胸部CT：右肺上叶占位性病变（图1-1-330）。

【诊断】 硬化性肺细胞瘤。

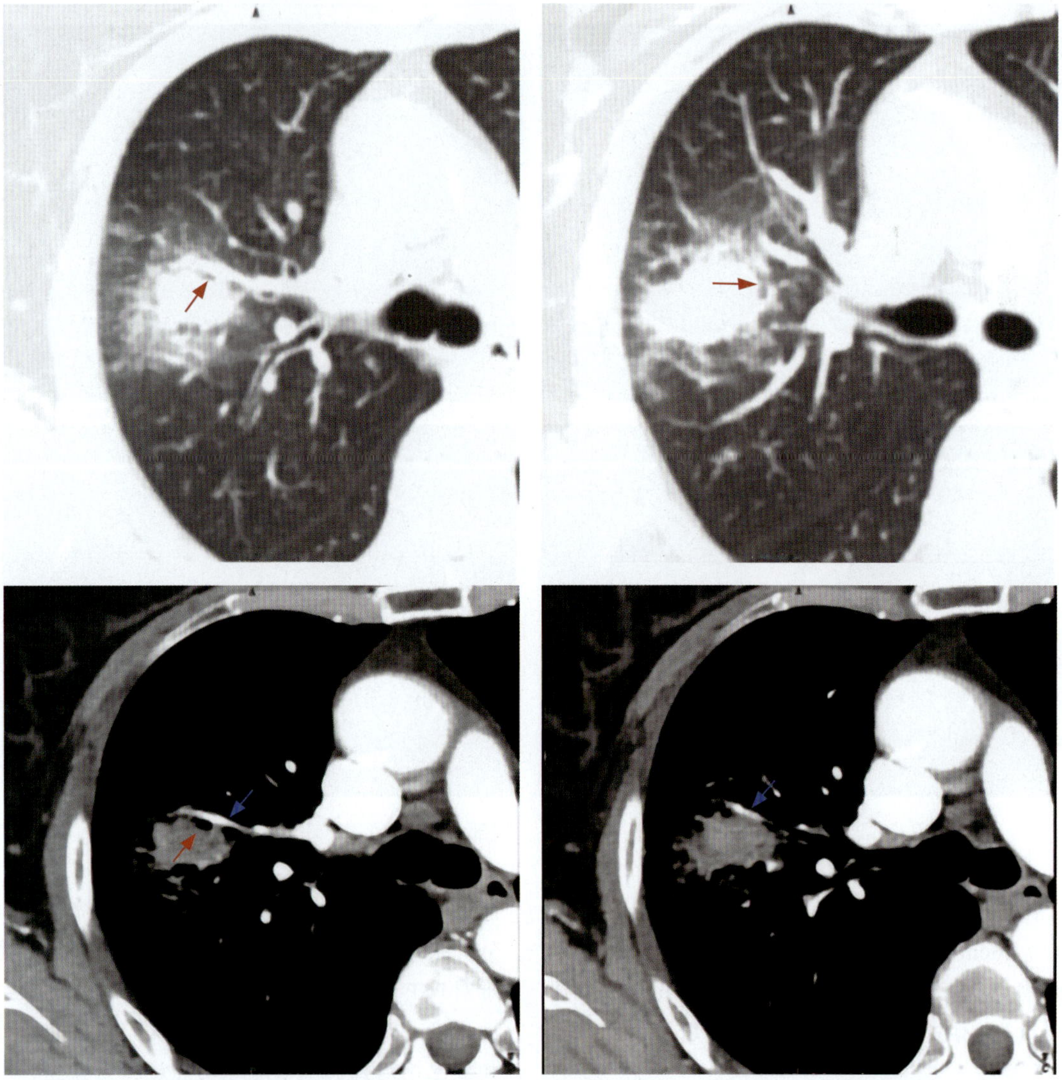

图1-1-330　胸部CT66

【诊断依据】 中年女性，右肺上叶前段不规则肿块，上缘可见贴边血管征（蓝箭）和空气新月征（红箭），周围渗出明显，外缘可见炎性改变，胸膜粘连，考虑硬化性肺细胞瘤。患者术中见右上肺与胸壁、叶间裂有部分粘连，病灶位于右肺上叶前段，大小约5.5cm×5cm×3cm，质韧，活动度差，术后病理为硬化性肺细胞瘤。

【分析】 空气新月征代表肿瘤周围的空气驻留区（air-trapping zone），可见于曲霉病、类癌、错构瘤、血管瘤、恶性畸胎瘤、动静脉畸形和炎性病变等。1978年，Bahk等首次在PSP中发现该征象。Nam等认为，PSP周围空气新月征的一种可能机制是富血管性肿瘤出血，然后与气道相通而清除，最终形成瘤周空气间隙。尽管空气新月征不常见，但它有助于对PSP的可靠诊断，并将其与其他肺部良性肿瘤区分开来。Shin等分析了76例PSP患者的CT表现和征象。92.1%的患者有单一病变，肿瘤多边界光滑（65.8%）和椭圆形（65.8%），平均直径22.7mm。CT征象包括边缘假包膜征（50%）、贴边血管征（26.3%）、空气新月征（2.6%）和晕征（17.1%）。晕征多与病灶边缘出血有关，也可能与肿瘤沿Ⅱ型肺泡上皮播散有关。Xu等分析了34例PSP，92%的病灶位于右肺中叶和双肺下叶。46%的病变（16/34）附着在胸膜上，62%（21/34）位于0～5mm处，92%（31/34）位于距胸膜20mm以内。病变直径大部分为20～40mm。增强扫描所有病变均有强化，97%（33/34）的病变强化不均匀。PSP体积与总强化程度呈负相关。病灶内血管样增强区与病灶外贴边血管无明显相关性，无支气管进入病灶。

PSP具有特征性的影像学表现，可用于提高PSP诊断的准确率。

（贵州医科大学附属医院影像科　张　燕　提供）

4.**病例4**：女，40岁。查体发现肺部占位2年。

胸部CT：右肺下叶不规则结节影（图1-1-331）。

【诊断】 硬化性肺细胞瘤。

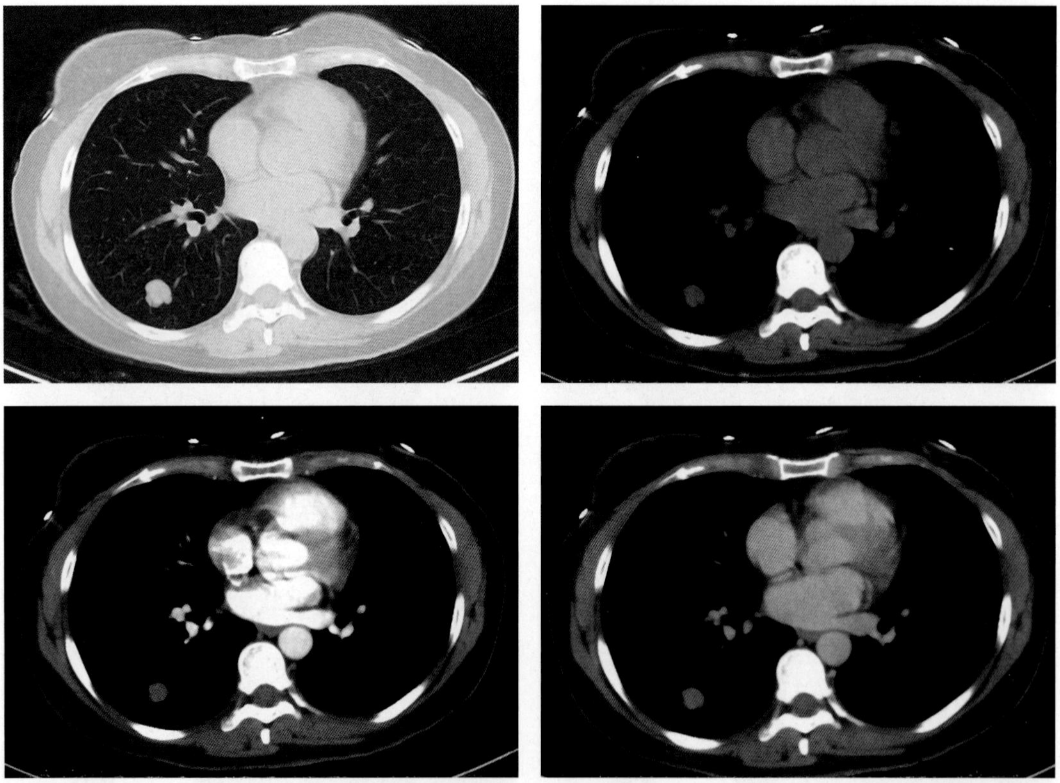

图1-1-331　胸部CT67

【诊断依据】 患者行右肺下叶楔形切除术。肿瘤大小为1.2cm×1.6cm×1.3cm，切面为灰白色。病理为硬化性肺细胞瘤。免疫组化：上皮成分CK7和Napsin A阳性，基质成分PR阳性，两种细胞均表达TTF-1和EMA。Ki-67指数<2%。

【分析】 由于PSP可以通过完整的手术切除达到治疗目的，因此，将该肿瘤与其他实体瘤，特别是腺癌区分开来是很重要的。然而，无论是术前还是术中，都很难对PSP做出正确诊断。Kocaman等报道了一例25岁女性患者，左肺上叶有4cm的肿块。她接受了肺叶切除术和淋巴结清扫，术中冷冻切片诊断为腺癌，术后病理诊断为伴有淋巴结转移的PSP。鉴别要点是PSP的乳头状区具有多角形基质细胞，而不是腺癌的典型纤维血管结构。Yang等回顾性分析了59例术中进行冷冻切片检查的PSP。冷冻切片的准确诊断率为44.1%，延期诊断率为15.3%，10例（16.9%）被误诊为恶性肿瘤。实性为主的生长模式比其他模式更容易被误诊。他们总结了5个主要的误诊原因，包括细胞过多、腺体间隙、结缔组织增生样硬化、细胞异型性和凝固性坏死，避免误诊的关键是识别肿瘤中的两种细胞，即立方形的表面细胞和基质圆形细胞。Maleki等认为PSP的细胞形态学表现与分化良好的肺腺癌之间存在重叠，应防止误诊和积极治疗。

PSP复杂的病理特征决定了其影像学表现的多样性。一些PSP的影像学特征如分叶和液化坏死，容易与周围型肺癌混淆。病灶的强化程度可用于和其他肺癌区别。

5.**病例**5：女，58岁，咳嗽、咳痰6个月，加重10天。胸部CT：双肺多发结节、肿块影（图1-1-332）

【诊断】 硬化性肺细胞瘤。

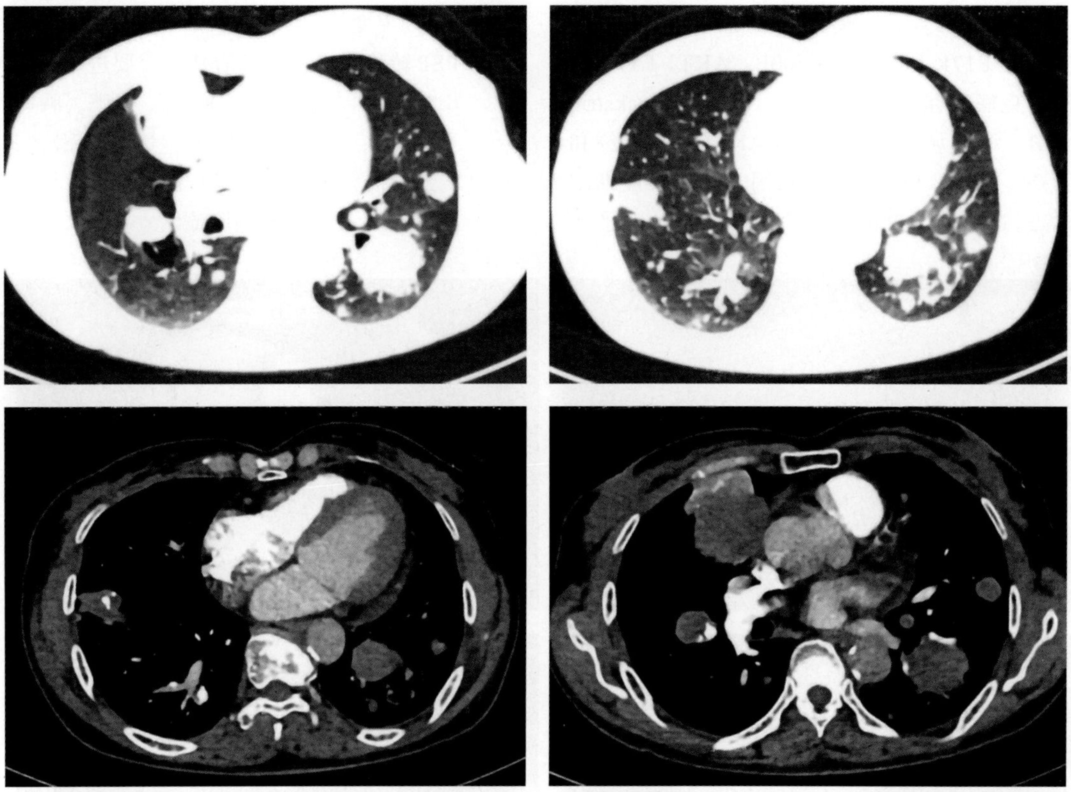

图1-1-332　**胸部CT68**

【诊断依据】 患者行肺穿刺活检，病理示纤维间质内见异型腺体，结合免疫组化，符合硬化性肺细胞瘤。免疫组化：TTF-1（＋）、Vimentin（＋）、Ki-67约2%。

【分析】 PSP具有淋巴结转移、肺外转移、多发性病变和复发的潜力，因此，PSP被认为是一种良性或低度恶性的原发性肺肿瘤。PSP表现为多发性肺结节相对罕见，占所有病例的4%～5%，常位于同一肺叶。一些学者认为多发性病变是肺内转移，但其扩散机制尚不清楚。气腔播散（STAS）是解释传播模式的最新提议，但尚未得到验证。

1986年，Tanaka等首次报道了一例22岁的男性患者被诊断为PSP伴淋巴结转移。Wang等报道了一例26岁的女性经手术证实PSP伴有纵隔和区域淋巴结转移。他们推测转移的潜在机制可能与上皮-间充质转化有关。Teng等首次报道了一例64岁男性PSP患者病变中立方形表面细胞和基质圆形细胞同时恶性转化的病例。患者胸部CT显示右肺下叶实质浸润伴囊性改变并右肺门淋巴结肿大。患者行肺叶切除术和全身淋巴结清扫术。显微镜下，立方形表面细胞转化为腺癌。基质圆形细胞也发生了恶性转化。恶性立方形表面细胞和基质圆形细胞的Ki-67增殖指数分别为70%和55%。此外，E-钙黏蛋白在原发性肿瘤中呈阴性，但在转移性淋巴结中呈阳性，这表明上皮-间充质转化可能在淋巴结转移中发挥重要作用。

Jung等研究发现，PSP基因组中存在高频率的AKT1突变，且上皮细胞和基质细胞均存在AKT1突变。他们在一例患者的两个单独的PSP中观察到不同的AKT1突变，表明它们不是播散性的，而是独立产生的肿瘤。Fan等报道了一例极为罕见的右肺弥漫性结节性PSP病例。患者为31岁女性，胸部CT显示右肺弥漫性圆形结节影。

右肺切除术后病理具有典型的PSP特征。术后随访83个月，左肺和其他器官中没有发现新的病变。全外显子组测序鉴定了15个体细胞突变基因（MEGF6、DNAH5、AKT1、GPRIN2、PIK3AP1、FBXO40、HERC1、VPS16、MORN1、ZNF474、CTNNB1、ZNF251、TSC1、ATM、KDR）。PI3K/AKT信号中的CTNNB1，AKT1和TSC1突变成分，VEGF信号通路中的AKT1、KDR和ATM，以及AKT1激活似乎是PSP出现恶性生物学行为的分子基础。Jiang等报道了一例17岁女性PSP患者的基因突变结果。通过NGS和sanger测序，在肿瘤组织中发现了两个突变：AKT1 E17K和BRAF V600E。AKT1 E17K突变定位于普利克底物蛋白（pleckstrin）同源（pleckstrin homology，PH）结构域，该结构域对AKT1的膜定位和下游激活至关重要，已知可促进生长因子非依赖性细胞增殖。Yeh等通过对44个PSP样本的分析发现，几乎所有的PSP样本中都检测到了AKT1突变，表明AKT1突变是PSP的遗传标志。尽管如此，很少报道恶性进展，表明AKT1基因PH结构域上的单个E17K变异可能不足以启动肿瘤的恶性转化。Wang等报道了一例23岁伴有颈部淋巴结和肝转移的PSP患者具有PSP特异性AKT1 E17K体细胞突变伴TP53 C176Y种系突变。AKT1突变与其他癌基因的组合可能加速良性PSP的恶性进展。Dantis等报道了一例涉及右肺下叶粘连食管的巨大原发性PSP病例。组织病理学显示PSP乳头状变体同时存在BRAF V600E和PTEN基因突变。

PSP转移的机制尚不清楚，需要进一步研究。

6. **病例**6：男，37岁。咳嗽、咳痰、胸痛1个月余。

胸部CT：右下肺圆形影，边缘光滑，其内可见钙化，增强扫描轻度强化（图1-1-333）。

【诊断】 硬化性肺细胞瘤。

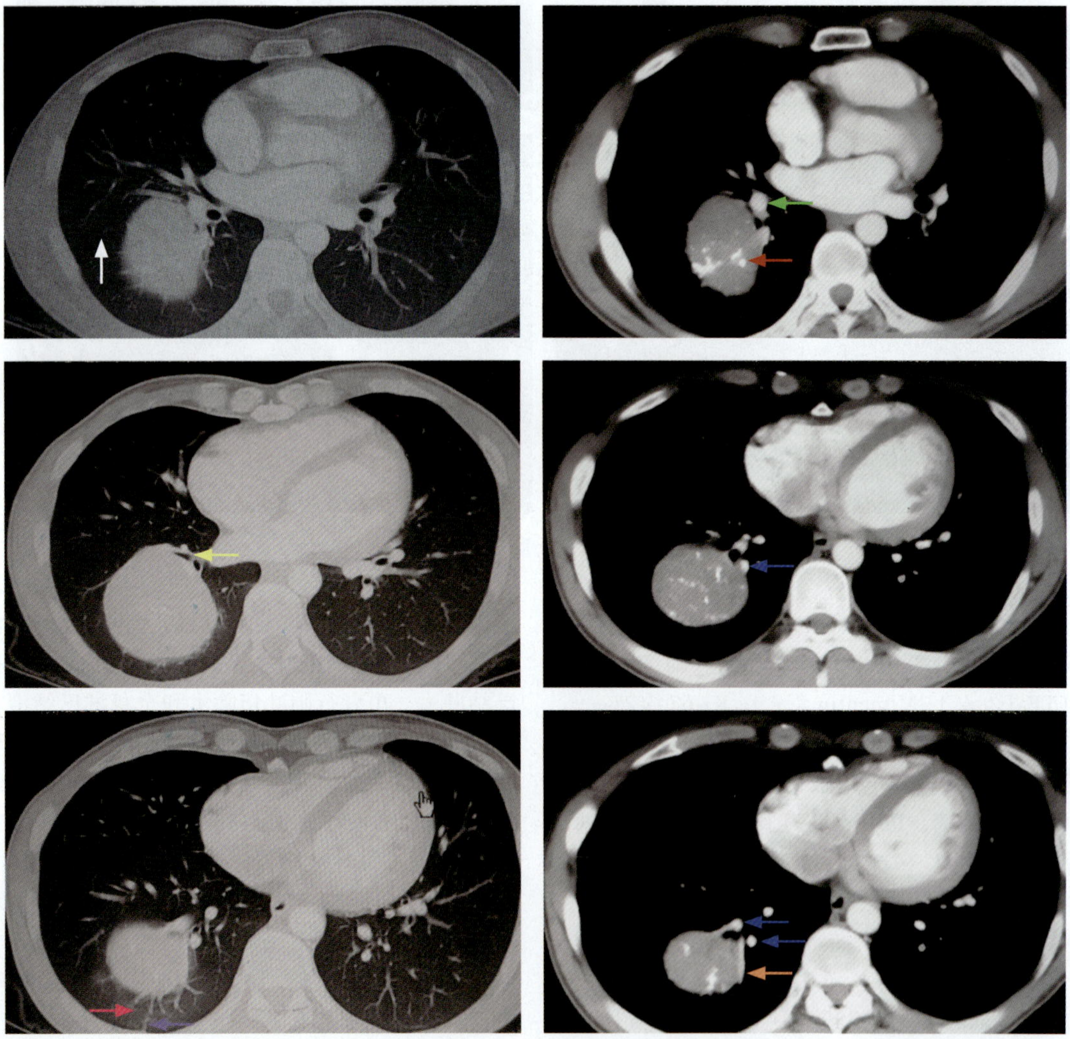

图1-1-333　胸部CT69

【诊断依据】 该例为PSP典型影像学表现，包括空气新月征（黄箭）、晕征（粉箭）、贴边血管征（蓝箭）、血管包绕征（橙箭）、肺动脉为主征（绿箭）、钙化（红箭）、胸膜增厚、粘连（紫箭）等。本例还向叶间裂胸膜生长（白箭），几乎囊括了PSP所有的影像学特征。结合患者为男性，实属罕见。

（青海大学附属医院心胸外科　王　伟　提供）

十四、肺癌TNM分期

肺癌精准的治疗前分期对选择最佳治疗方案和判断患者预后至关重要。国际肺癌研究学会（International Association for the Study of Lung Cancer，IASLC）于2015年对肺癌分期系统进行了更新，制定了第8版国际肺癌TNM分期标准，该版TNM分期建立在对国际肺癌研究协会回顾性和前瞻性新数据分析基础上，其修订稿发表于*Journal of Thoracic Oncology*，新版分期于2017年1月正式颁布实施。肺癌TNM分期详见表1-1-1～表1-1-3，该分期系统适用于非小细胞肺癌、小细胞肺癌和支气管肺类癌，但不适用于肺肉瘤和肺部其他罕见肿瘤。其中，小细胞肺癌可按照上述TNM分期系统进行分期，也可以使用“局限期和广泛期”的分期系统进行分期。

表1-1-1　肺癌T分期

T分类	T标准
TX	原发肿瘤无法评估，或通过痰细胞学或支气管灌洗发现癌细胞，但影像学和支气管镜检查无法发现
T0	无原发肿瘤的证据
Tis	原位癌 ● 原位鳞状细胞癌（SCIS） ● 原位腺癌（AIS）：纯的鳞屑样生长模式的腺癌，最大径≤3cm
T1	肿瘤最大径≤3cm，被肺或脏胸膜包绕，支气管镜检查未侵及叶以上支气管（即不在主支气管内）
T1mi	微浸润腺癌：腺癌（最大径≤3cm），以鳞屑样生长为主及浸润成分最大径≤5mm
T1a	肿瘤最大径≤1cm。不常见的表浅扩散型肿瘤：无论其体积大小，侵犯限于支气管壁、虽可能侵犯主支气管，仍为T1a
T1b	1cm＜最大径≤2cm
T1c	2cm＜最大径≤3cm
T2	3cm＜最大径≤5cm或有任何以下特征 ● 累及主支气管，但未累及隆突 ● 侵及脏层胸膜（PL1或PL2） ● 扩展到肺门的肺不张或阻塞性肺炎，累及部分肺或全肺 具有这些特征的T2肿瘤若≤4cm或大小无法确定，分类为T2a；若＞4cm但≤5cm分类为T2b
T2a	3cm＜最大径≤4cm
T2b	4cm＜最大径≤5cm
T3	5cm＜最大径≤7cm或直接侵及任何以下部位：壁胸膜（PL3）、胸壁（包括肺上沟瘤）、膈神经、心包或同一肺叶内出现病理类型相同的一个或多个瘤结节
T4	肿瘤最大径＞7cm或任何大小的肿瘤侵及以下部位：膈肌、纵隔、心脏、大血管、气管、隆突、喉返神经、食管、椎体或同侧的不同肺叶内出现病理类型相同的一个或多个瘤结节

表1-1-2　肺癌N分期

N分类	N标准
NX	区域淋巴结无法评估
N0	无区域淋巴结转移
N1	同侧支气管周围和（或）同侧肺门淋巴结和肺内淋巴结转移，包括通过直接侵犯累及
N2	同侧纵隔和（或）隆突下淋巴结转移
N3	对侧纵隔、对侧肺门、同侧或对侧斜角肌或锁骨上淋巴结转移

表1-1-3　肺癌M分期

M分类	M标准
M0	无远处转移
M1	有远处转移
M1a	对侧肺叶出现癌结节；肿瘤伴胸膜、心包结节或恶性胸腔、心包积液 （注：多数胸腔、心包积液是肿瘤性的，但在少数患者中，胸腔、心包积液的多次病理检查均为阴性，且液体是非血性、非渗出性的，如果综合临床判断其与肿瘤不相关，该积液不作为分期指标）
M1b	单一胸外转移灶，位于单一器官（包括单个非区域淋巴结转移）
M1c	多个胸外转移灶，位于一个或多个器官

1. T分期　T分期是指肿瘤原发灶的情况。原发肿瘤最大径和是否侵犯主支气管、脏胸膜、胸壁、纵隔、膈肌等结构是肺癌T分期的重要依据。T分期的影像学诊断要点如下。

（1）肿瘤最大径是指横轴位、冠状位和矢状位肺窗上肿瘤的最大径，应避免横轴位二维测量（图1-1-334）和纵隔窗测量（图1-1-335），因为二维测量和纵隔窗测量均容易导致肿瘤T分期被低估。

（2）脏胸膜受侵（T2）的判断：脏胸膜受侵的CT判断主要依据胸膜凹陷征的分型和伴胸膜凹陷征的肺癌与胸膜的距离。胸膜凹陷征的分型与T分期：1型，胸膜凹陷征表现为线状，脏胸膜受侵的概率约为20%（T1）；2型，胸膜凹陷征表现为三角状，脏胸膜受侵的概率约为70%（T2）；3型，胸膜凹陷征表现为喇叭口状，脏层胸膜受侵的概率接近100%（T2）（图1-1-336）。伴胸膜凹陷征的肺癌与胸膜的距离≤5mm者，胸膜受侵的概率约为60%；伴胸膜凹陷征的肺癌与胸膜的距离＞5mm者，胸膜受侵的概率约为32%。纯磨玻璃密度肺癌伴胸膜凹陷征或与胸膜相贴时几乎不会侵及脏胸膜（图1-1-337A）。混合性磨玻璃密度肺癌伴胸膜凹陷征或与胸膜相贴时，判断脏胸膜是否受侵只需观察实性成分与胸膜的关系，当实性成分牵拉胸膜凹陷或与胸膜直接相贴时多提示脏胸膜受侵（图1-1-337B）。肺癌跨越叶间胸膜时等同于侵犯两层脏胸膜，分期为T2，不按照同侧肺不同叶的结节分为T4（图1-1-338）。

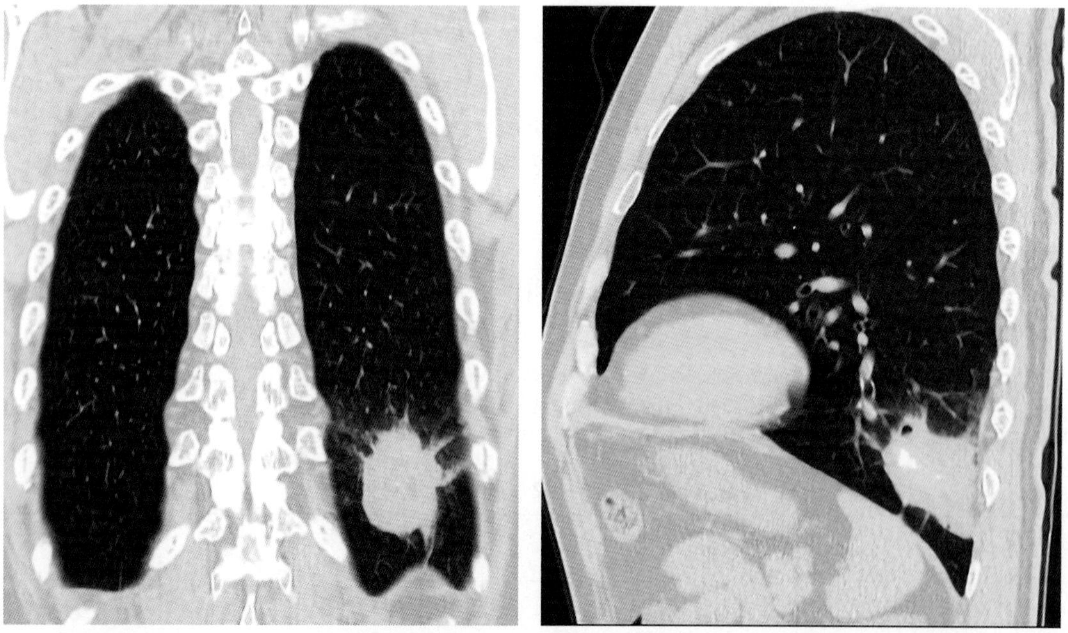

图1-1-334　左肺下叶癌，应在三维重建肺窗条件下得出肿瘤最大径。横轴位肿瘤最大径为4.9cm（T2b），三维重建肿瘤最大径为6.5cm（T3），肿瘤T分期为T3，而非T2b

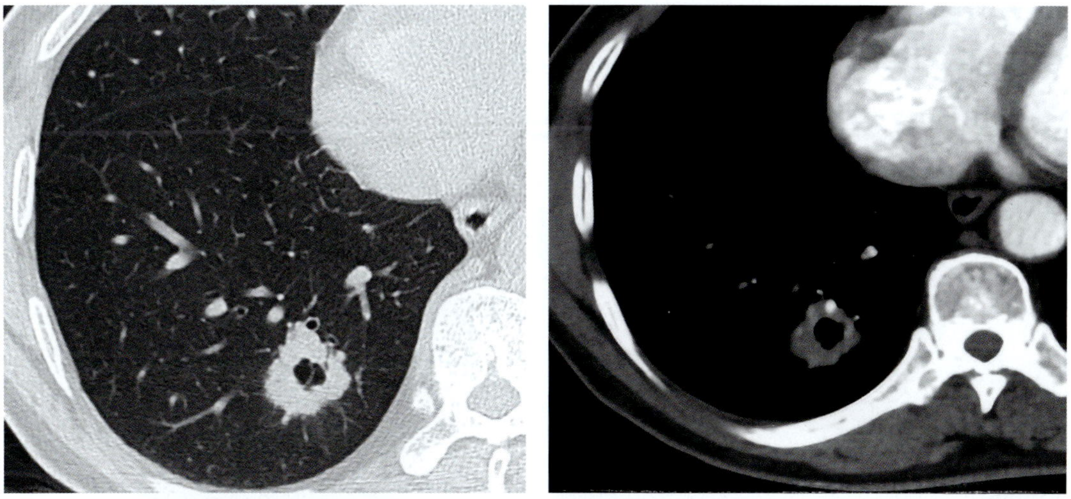

图 1-1-335　右肺下叶癌，应在肺窗条件下测量肿瘤最大径。肺窗最大径为3.2cm（T2a），纵隔窗最大径为2.6cm（T1c），肿瘤T分期为T2a，而非T1c

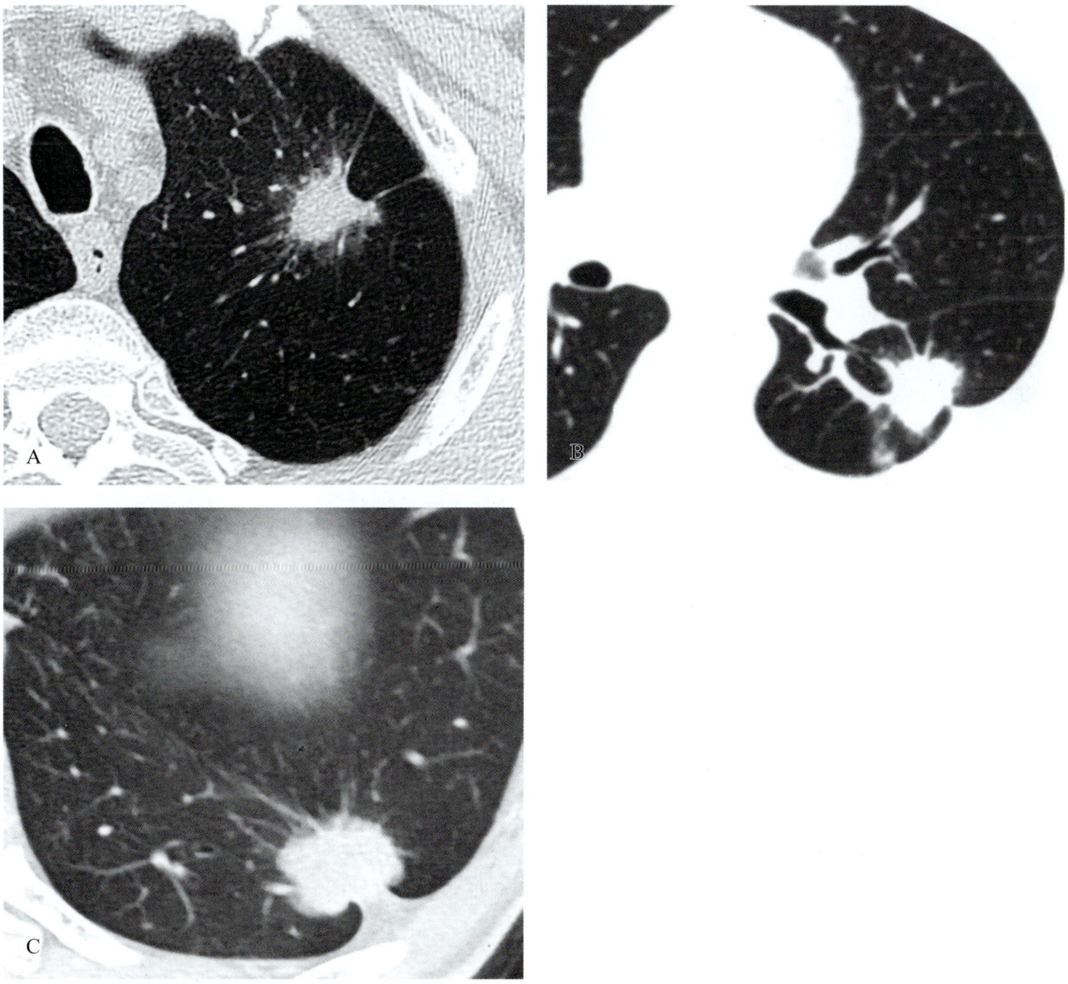

图 1-1-336　胸膜凹陷征的分型可用于脏胸膜是否受侵的判断。A.1型：胸膜凹陷征表现为线状，脏胸膜受侵的概率约为20%（T1）；B.2型：胸膜凹陷征表现为三角状，脏胸膜受侵的概率约为70%（T2）；C.3型：胸膜凹陷征表现为喇叭口状，脏胸膜受侵的概率接近100%（T2）

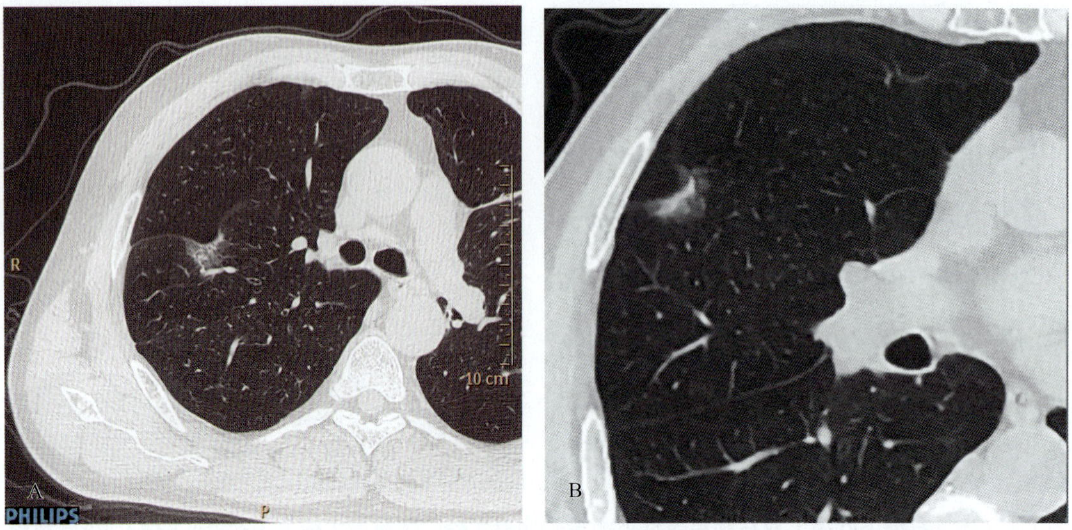

图1-1-337　A.男，63岁，伏壁为主型腺癌（pGGO，最大径3.2cm），病理显示肿瘤紧邻脏胸膜，T分期为T1；B.男，76岁，腺泡为主型腺癌（mGGO，最大径2.8cm；实性成分最大径为1.2cm），病理显示肿瘤侵犯脏胸膜，T分期为T2

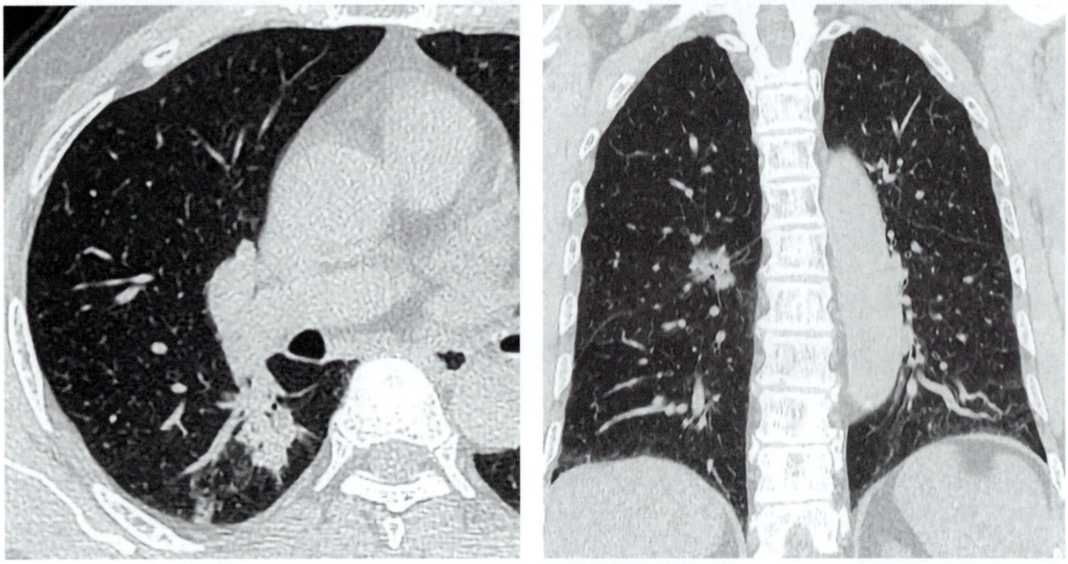

图1-1-338　右肺癌跨越叶间胸膜时等同于侵犯两层脏胸膜，T分期为T2，不按照同侧肺不同叶的结节分为T4

（3）肺癌累及主支气管但未累及气管隆突时为T2（图1-1-339），肺癌累及气管隆突时T分期上升为T4（图1-1-340），中央型肺癌伴延伸至肺门区的阻塞性肺炎或肺不张时，T分期为T2（图1-1-341）。

（4）胸壁受侵（T3）的判断：胸壁是指壁胸膜、胸膜外间隙、肋骨和胸壁软组织。胸膜外间隙是指壁胸膜和肋骨之间的间隙，内含脂肪组织。肺癌一旦突破胸膜外间隙的脂肪，可判断胸膜外间隙受侵，T分期为T3（图1-1-342）。此外，胸壁的肋骨或软组织受侵时，提示为T3。

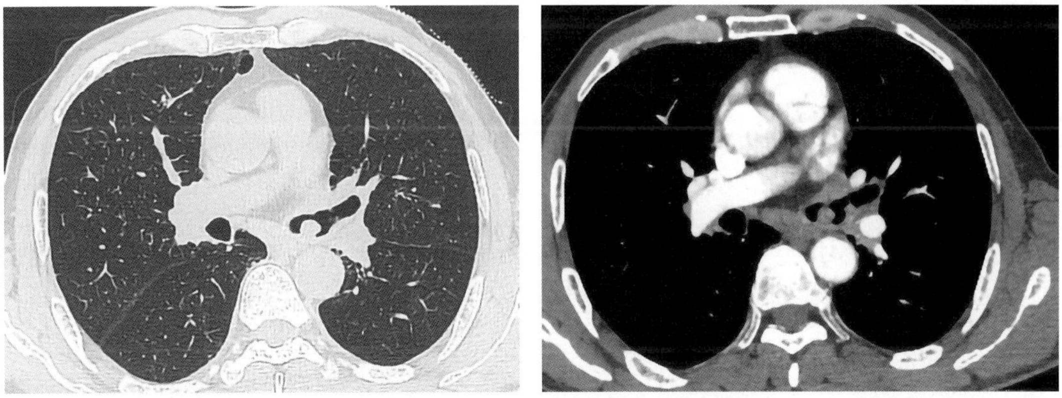

图1-1-339　男，65岁。左肺上叶中央型鳞癌累及主支气管，T分期为T2

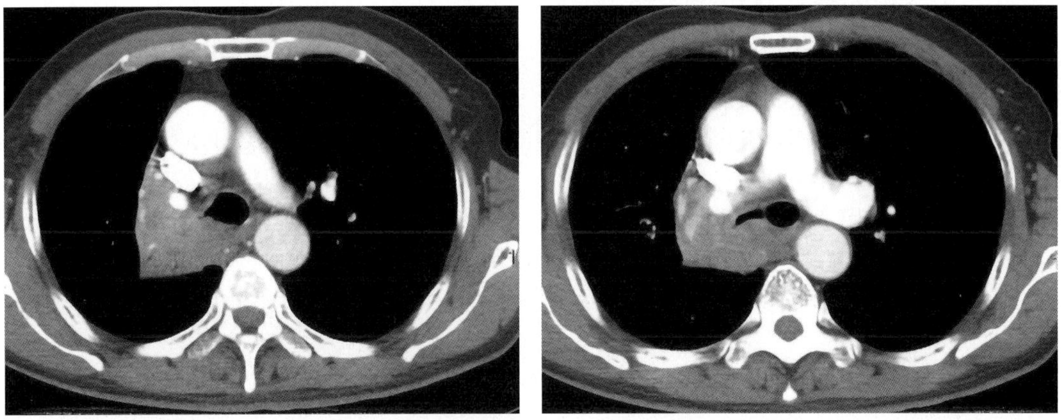

图1-1-340　男，63岁。右肺上叶中心型鳞癌累及主支气管的同时并侵及气管隆突，T分期为T4

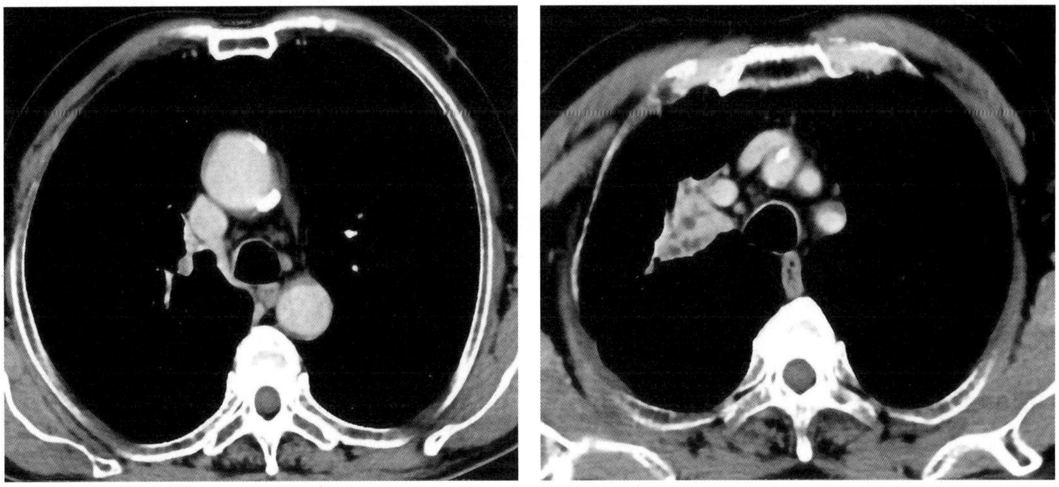

图1-1-341　男，59岁。右肺上叶中央型鳞癌伴延伸至肺门的阻塞性肺不张，T分期为T2

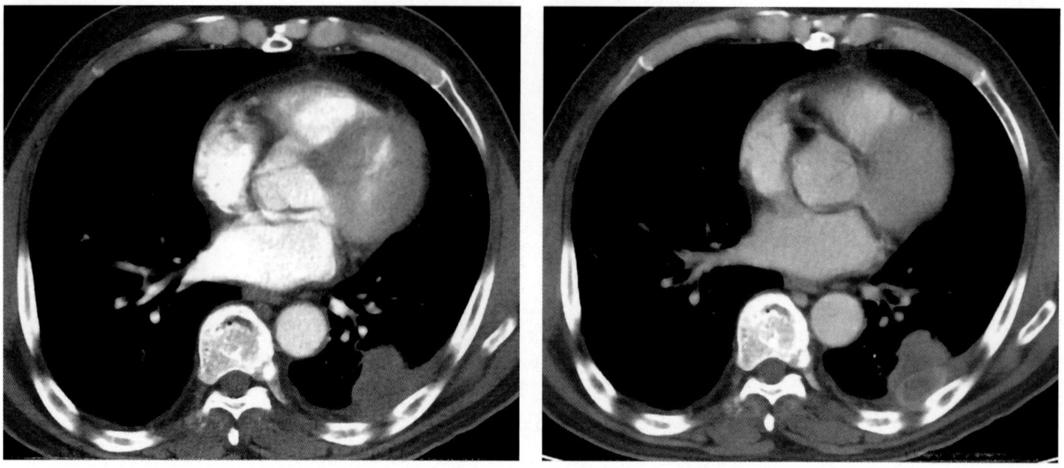

图1-1-342　胸膜外间隙是指壁层胸膜和肋骨之间的间隙，内含脂肪组织。CT显示肺癌侵犯胸膜外间隙的脂肪，故T分期为T3

（5）膈神经受侵（T3）表现为同侧膈肌升高、麻痹（图1-1-343）。由于膈神经位于纵隔脂肪内，当肺癌侵犯膈神经时，常同时侵犯纵隔内脂肪组织，故T分期上升为T4。

（6）心包受侵（T3）表现为肿瘤与心包相贴，心包增厚、强化，心包内脂肪间隙变窄或消失，可同时合并心包积液。

（7）喉返神经受侵（T4）表现为患者声音嘶哑、声带麻痹。

（8）膈肌受侵（T4）的诊断标准为肿瘤至少侵犯至膈肌肌层，横轴位CT图像在诊断膈肌受侵方面价值有限，侵犯膈肌的判断必须结合冠状位或矢状位，表现为原发肿瘤与膈肌相贴，严重者可突向膈下生长（图1-1-344）。

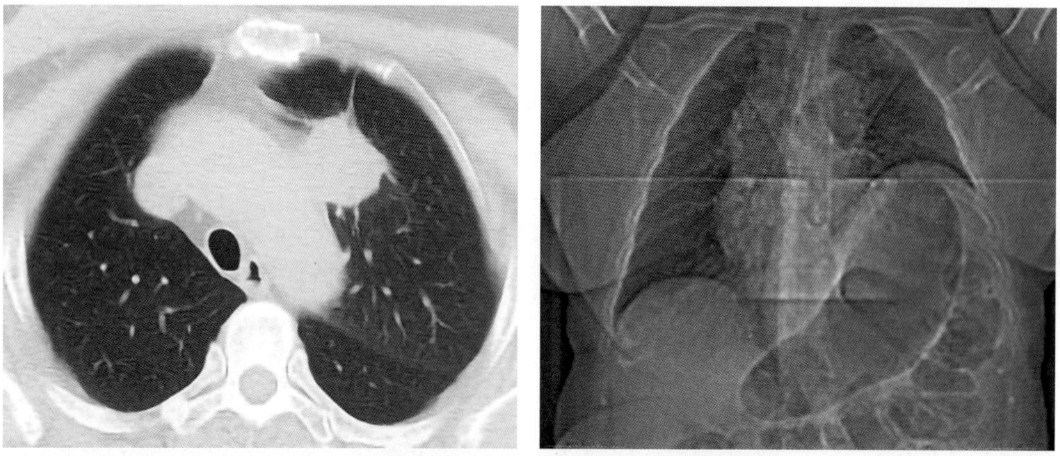

图1-1-343　左侧膈肌麻痹、升高提示左肺上叶癌侵犯左侧膈神经

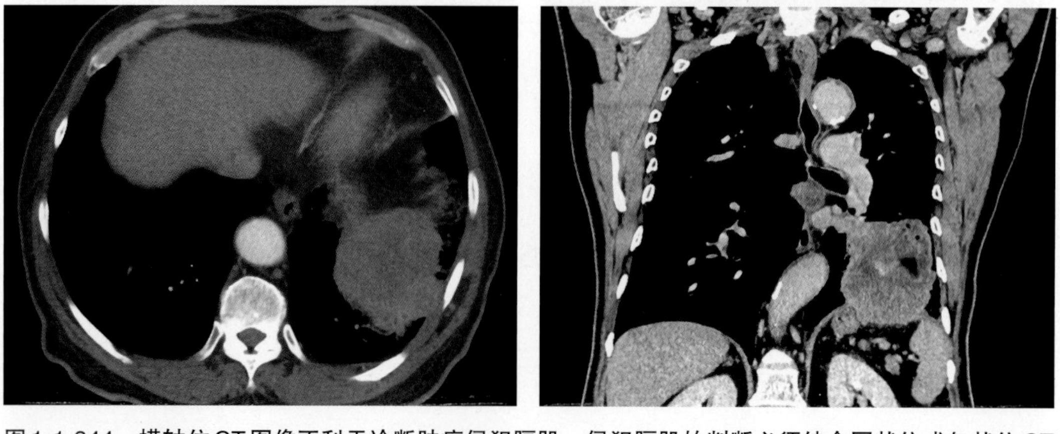

图1-1-344　横轴位CT图像不利于诊断肿瘤侵犯膈肌，侵犯膈肌的判断必须结合冠状位或矢状位CT图像

（9）肺癌侵及大血管（T4）的判断：大血管是指主动脉、上腔静脉、下腔静脉、肺动脉主干、心包内的肺动脉及肺静脉。其中，肺动脉及肺静脉受侵的判断是临床分期的难点，在诊断过程中应重点观察双肺动脉及双肺静脉受累的部分是位于心包内还是心包外，只有累及心包内的肺动脉及肺静脉时分期为T4。双肺动脉心包内段与心包外段的判断：左、右肺动脉出心包后走行一段发出上肺动脉，上肺静脉位于上肺动脉和心包之间，上肺静脉位于心包外，上肺静脉与心包之间常存在纵隔内脂肪，故当肺癌侵犯肺动脉并同时侵及上肺静脉时多提示为T4（图1-1-345）。双下肺静脉心包内段与心包外段的判断可依据双下肺静脉的形态做出判断，双侧下肺静脉出心包后突然变细，当下肺静脉根部即管径相对较粗的部分受累时多提示为T4（图1-1-346）。

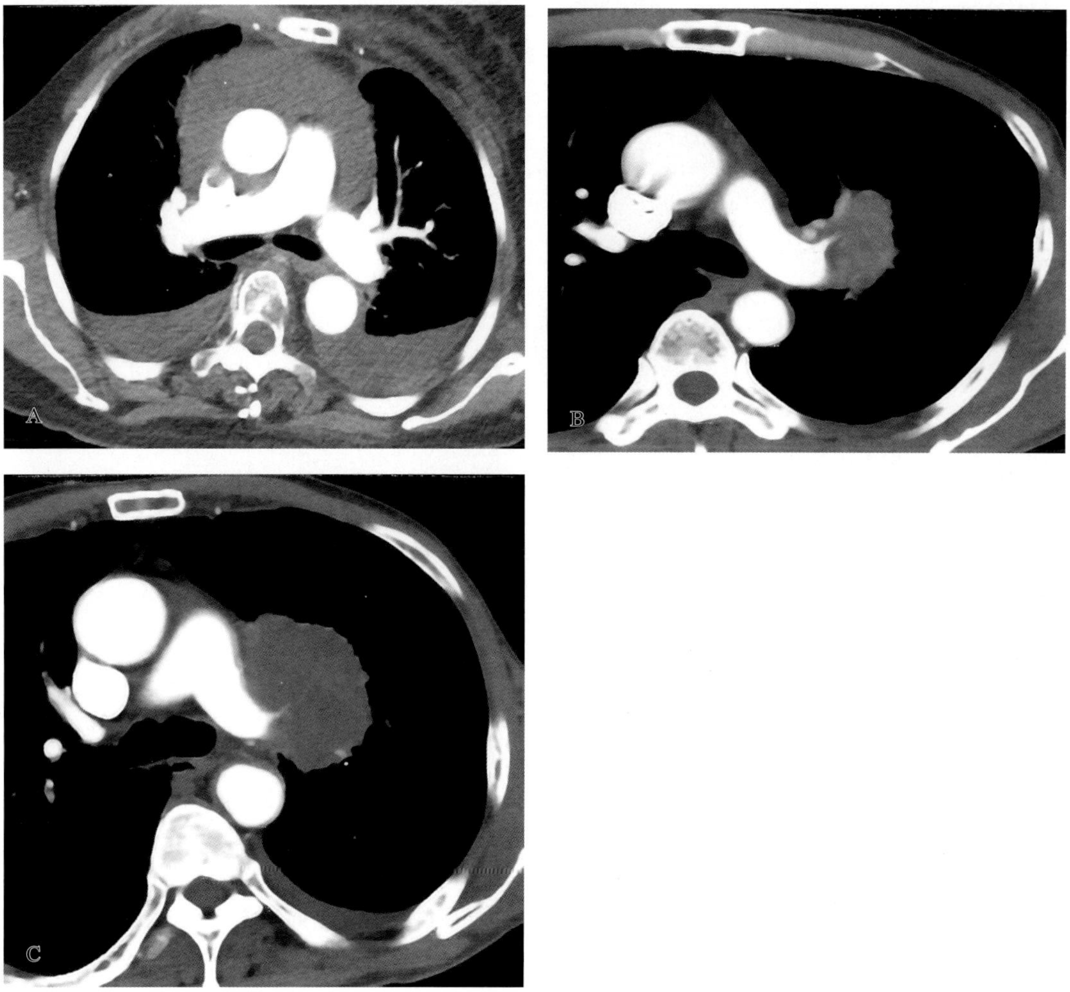

图1-1-345　A.双肺动脉心包内段与心包外段的判断：左右肺动脉出心包后走行一段发出上肺动脉，上肺静脉位于上肺动脉和心包之间，上肺静脉位于心包外，上肺静脉与心包之间常存在纵隔内脂肪，上肺静脉受侵常多提示侵及肺动脉心包内段，T分期为T4；B.左肺上叶癌侵犯左上肺动脉，左上肺静脉未受侵，最大径为4.0cm，T分期为T2a；C.左肺上叶癌侵犯左上肺动脉，同时侵及左上肺静脉，最大径为5.9cm，T分期为T4

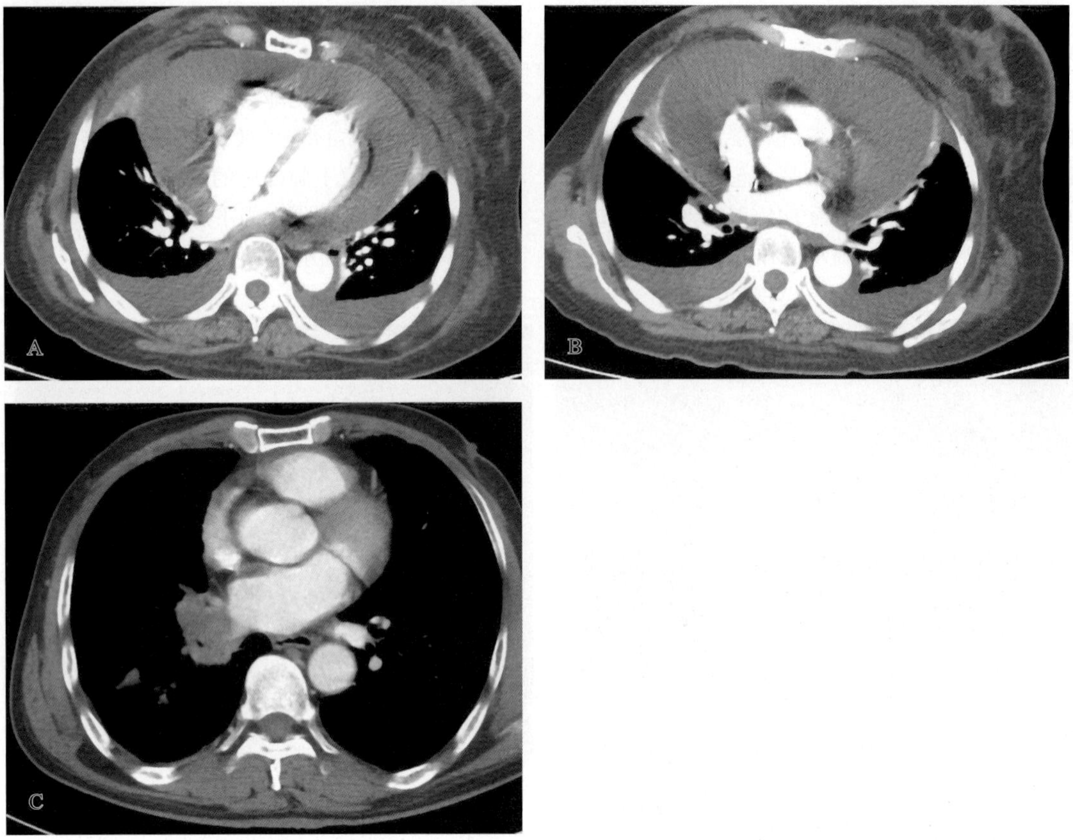

图1-1-346 A、B.双下肺静脉心包内段与心包外段的判断可依据双下肺静脉的形态做出判断，双侧下肺静脉出心包后突然变细，当下肺静脉根部即管径相对较粗的部分受累时多提示为T4；C.肺癌侵犯心包内段的下肺静脉，T分期为T4

（10）此外，当临床分期如果出现疑似分期，则按照其较低的分期进行，以便为患者采取更积极的治疗策略。

2.特殊情况下肺癌的T分期

（1）磨玻璃密度肺癌：直径介于0.6～3.0cm的纯磨玻璃密度肺癌临床分期为原位腺癌（Tis）（图1-1-347A），直径＞3.0cm的纯磨玻璃密度肺癌临床分期为T1a（图1-1-347B）。混合性磨玻璃密度肺癌患者的预后主要与病变内实性成分的大小有关，故混合性磨玻璃密度肺癌由病变内实性成分的最大径决定T分期，而非整个病灶的大小（图1-1-347C），对于混合性磨玻璃密度结节，规范的影像报告应描述病变内部实性成分的最大径。多灶性肺腺癌的T分期应选最高的T分期，其中T分期由病变内实性成分的最大径决定，N和M分期适用于所有部位的病灶。

（2）肺炎型肺癌：当病变仅位于同一肺叶且大小可测量时，根据病变的最大径决定T分期；当病变无法测量时，如病变仅累及一个肺叶者为T3（图1-1-348），累及同侧2个及2个以上肺叶者为T4，双侧肺受累时为M1a（图1-1-349）。

（3）肺癌伴有相同病理学类型的瘤结节（即肺内转移）：若瘤结节与原发肿瘤位于同一肺叶则为T3；若瘤结节与原发肿瘤位于同侧肺不同肺叶则为T4，若瘤结节与原发肿瘤位于不同肺则为M1a。

（4）肺癌伴癌性淋巴管炎：依据癌性淋巴管炎的程度可分为：cLy0，无癌性淋巴管炎；cLy1，癌性淋巴管炎局限于原发灶周围，但局限于同一叶肺；cLy2，癌性淋巴管炎远离原发灶，但局限于同一叶肺（图1-1-350）；cLy3，癌性淋巴管炎累及同侧肺、不同肺叶；cLy4，癌性淋巴管炎累及双肺。癌性淋巴管炎不参与肺癌的T分期，但临床中应警惕肺癌合并癌性淋巴管炎者常伴叶间胸膜转移，其分期可能上升至M1a。

（5）第二原发肿瘤：肺内存在2个及2个以上同时或异时原发性肿瘤应分别进行分期，即每一个原发肿瘤均应有一个独立的肿瘤分期。

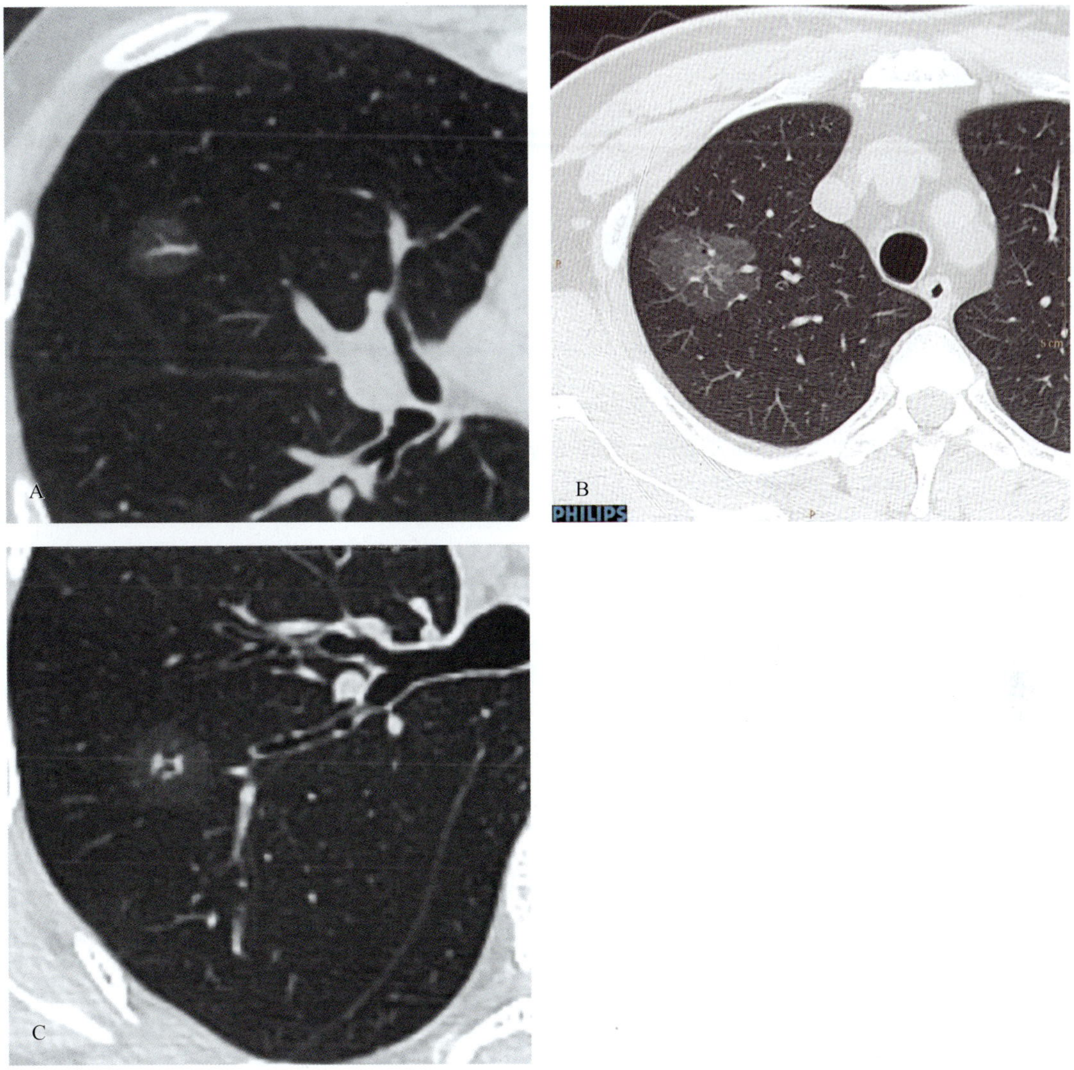

图1-1-347　A.纯磨玻璃密度肺癌的最大径为1.8cm，故T分期为Tis；B.纯磨玻璃密度肺癌的最大径为3.9cm，故T分期为T1a；C.混合性磨玻璃密度肺癌由病变内实性成分的最大径决定T分期，不是整个病灶的大小，病变最大径为1.9cm（T1b），病变内实性成分最大径为0.7cm（T1a），肿瘤T分期为T1a

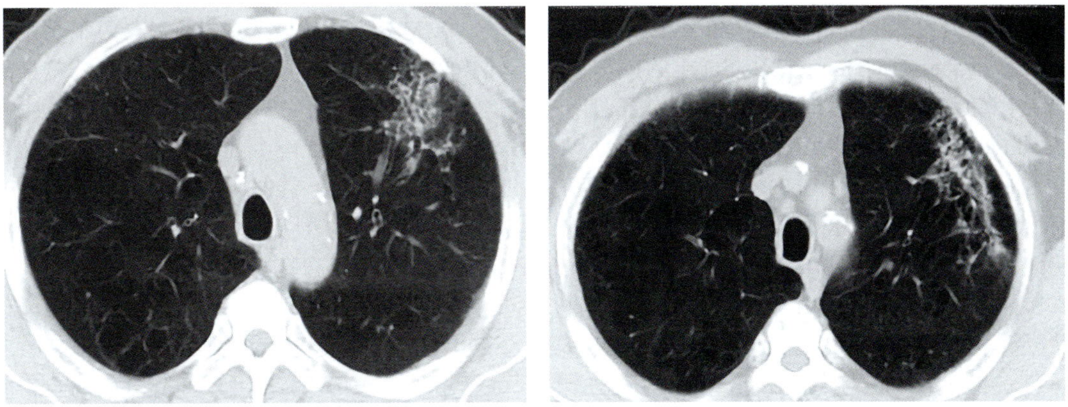

图1-1-348　男，61岁。肺炎型肺癌。病变表现为左肺上叶多发斑片影，大小不易测量，仅累及1个肺叶，T分期为T3

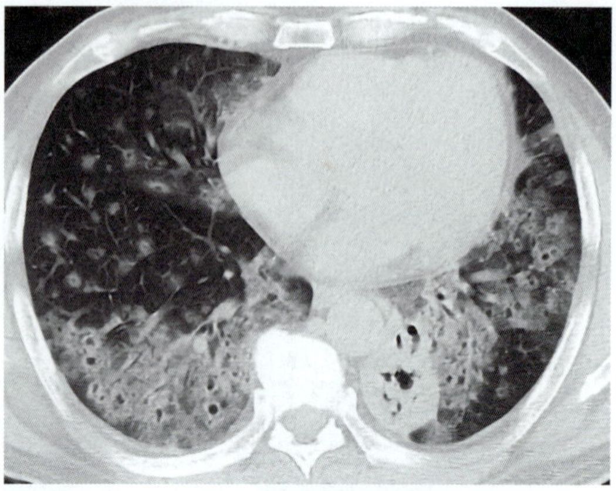

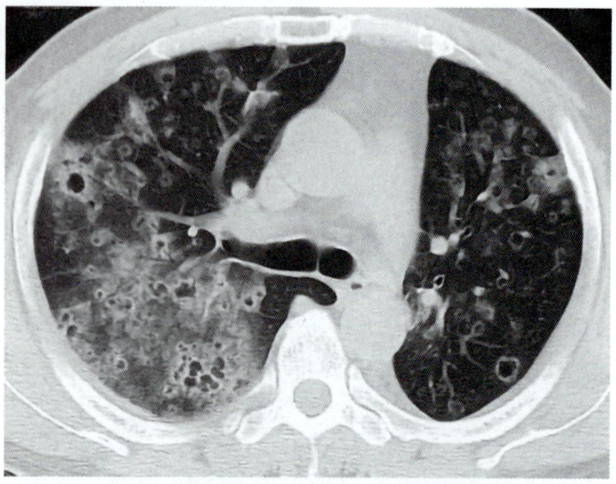

图1-1-349　男，48岁。双肺黏液腺癌。双肺均存在病变，先确定主病变并由主病变确定T分期，主病变位于左肺下叶，左肺上下叶均有病变，故T分期为T4，右肺也有多发病变，为M1a，故分期为T4NxM1a

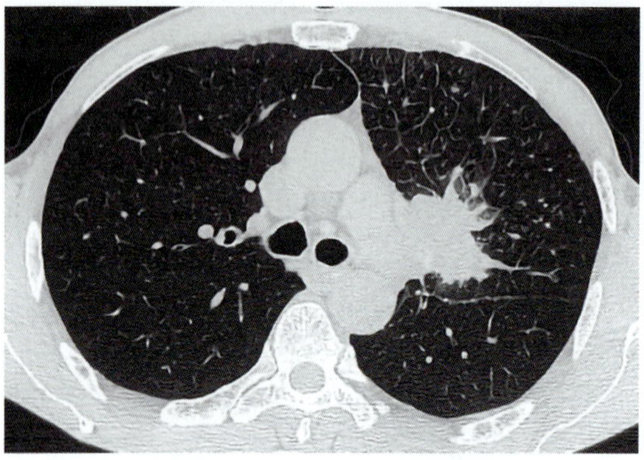

图1-1-350　男，54岁。左肺上叶鳞癌。原发灶最大径为5.2cm，伴左肺上叶癌性淋巴管炎，其标准分期为：cT3NxMx（Ly2）

3.区域淋巴结与N分期　淋巴结受累的精准评估是肺癌管理的重要组成部分。世界上第一张肺癌淋巴结图谱是由日本学者Naruke在20世纪60年代提出，并且在日本、北美和欧洲得到了广泛的认可和使用。随后，美国胸科学会（American Thoracic Society，ATS）对Naruke淋巴结图的解剖描述进行了改进，并对其进行了所谓的Mountain Dresler修改，即MD-ATS图谱，该图谱试图将Naruke淋巴结图和ATS图统一到同一个图谱中。然而，MD-ATS图谱仅在北美被完全接受，但欧洲和日本仍继续使用日本肺癌协会倡导的Naruke图谱。MD-ATS图和Naruke图在1、2、3、4、7、10等多个淋巴结分区存在差异，同一患者使用两种图谱进行分期时，会得到不同的分期结果。正是由于国际上使用的淋巴结图谱的不同阻碍了对肺癌治疗结果的分析。为了实现一致性并促进未来对计划中的前瞻性国际数据库的分析，国际癌症研究协会（IASLC）于2009年提出了一种新的淋巴结图，该图解决了之前使用的MD-ATS图和Naruke图之间的差异，并为所有淋巴结站提供了精确的解剖学定义。第7版和第8版肺癌TNM分期系统均采用了国际肺癌研究协会（IASLC）于2009年提出的肺癌区域淋巴结图谱，范围从肺内/肺门、纵隔到锁骨上和下颈部，总共包含14站淋巴结，详见表1-1-4。

N分期是指肺癌区域淋巴结转移的情况，N分期由转移淋巴结的位置所决定。区域淋巴结转移是肺癌的重要伴发征象，常见淋巴结转移规律为原发肿瘤转移至同侧肺内、肺门、纵隔及锁骨上区淋巴结，也有少数患者可出现“跳跃式转移”，如患者存在纵隔淋巴结转移，但无肺内或肺门淋巴结转移。

淋巴结转移的判断主要依据大小、形态、密度及强化方式等。良性淋巴结短径多＜1cm，形态扁平，中心可见脂肪密度，边缘平直或内收，可伴有钙化或呈稍高密度（CT值＞50HU）。转移淋巴结短径多≥1cm，圆形或类圆形，呈稍低密度，密度均匀或不均，边缘膨隆，增强扫描与原发肿瘤相仿，呈中等或显著强化，部分呈环形或不均匀强化，内部可见坏死。

4. M分期　M分期是指远处转移的情况，存在远处转移时为M1，没有则为M0。依据远处转移的器官及转移灶的个数，可进一步分为M1a、M1b、M1c。

肺癌可转移至全身任何器官，常见的转移部位有胸膜、脑、肾上腺、骨骼、肺、肝脏等。因此，在分期过程中应该重点关注上述常见的转移部位是否合并转移。肺腺癌容易发生胸膜转移，早期可仅表现为胸腔积液或叶间胸膜多发粟粒样微小结节，临床极易漏诊，高分辨率CT有助于胸膜结节显示，后期可表现为胸膜结节样或线样增厚、强化，多合并不同程度的胸腔积液。出现脑转移时常多发，位于皮髓质交界区，大小不一，呈结节样或环形强化，瘤周常合并明显水肿。肾上腺转移表现为肾上腺区软组织结节或肿块，单侧或双侧受累，边缘模糊，增强扫描多不均匀强化。

表1-1-4 2009年国际肺癌研究协会（IASLC）淋巴结图谱

淋巴结站	解剖界线
1站（下颈、锁骨上和胸骨切迹淋巴结）	上界：环状软骨下缘 下界：两侧为锁骨，中间为胸骨柄上缘 1R和1L以气管中线为界，右侧区域为1R，左侧区域为1L
2站（上气管旁淋巴结）	2R： 上界：右肺尖和胸膜腔顶，中间为胸骨柄上缘 下界：无名静脉尾缘与气管的交叉 2L： 上界：左肺尖和胸膜腔顶，中间为胸骨柄上缘 下界：主动脉弓上缘 2R和2L以气管左侧缘为界
3站（血管前和气管后淋巴结）	3A：血管前 上界：胸膜腔顶部 下界：隆突 前缘：胸骨后方 后缘：右侧为上腔静脉前缘，左侧为左颈动脉 3P：气管后 上界：胸膜腔顶部 下界：隆突
4站（下气管旁淋巴结）	4R：包括右侧气管旁和延伸至气管左侧缘的气管前淋巴结 上界：头臂静脉尾缘与气管的交叉 下界：奇静脉下缘 4L：包括气管左侧缘左侧、动脉韧带内侧淋巴结 上界：主动脉弓上缘 下界：左肺动脉上缘 4R和4L以气管左侧缘为界
5站（主动脉下/主肺动脉窗淋巴结）	动脉韧带外侧的主动脉下淋巴结 上界：主动脉弓下缘 下界：左肺动脉上缘
6站（主动脉旁淋巴结）	升主动脉和主动脉弓前外侧的淋巴结 上界：主动脉弓上缘的切线 下界：主动脉弓下缘
7站（隆突下淋巴结）	上界：隆突 下界：右侧为中间段支气管下缘，左侧为左肺下叶支气管上缘
8站（食管旁淋巴结）	食管邻近淋巴结和中线右侧或左侧淋巴结，不包括隆突下淋巴结 上界：右侧为中间段支气管下缘，左侧为左肺下叶支气管上缘 下界：膈肌
9站（肺韧带淋巴结）	肺韧带内的淋巴结 上界：下肺静脉 下界：膈肌
10站（肺门淋巴结）	紧邻主支气管和肺门血管（包括肺静脉近端和肺动脉）的淋巴结 上界：右侧为奇静脉下缘，左侧为肺动脉上缘 下界：双侧叶间区域
11站（叶间淋巴结）	叶间支气管起始处之间 11s：右肺上叶支气管和中间段支气管之间 11i：右肺中叶和下叶支气管之间
12站（叶淋巴结）	毗邻叶支气管
13站（段淋巴结）	毗邻段支气管
14站（亚段淋巴结）	毗邻亚段支气管

第二节　间叶来源肿瘤

一、肺错构瘤

错构瘤（hamartoma）是成人最常见的肺部良性肿瘤，占所有肺部良性肿瘤的75%。根据组成成分不同分为软骨型和纤维型，以软骨型最常见。软骨型的主要成分为软骨及被覆纤毛柱状上皮裂隙。纤维型为肺泡及呼吸性细支气管的发育异常，其主要成分为纤维组织及被覆立方上皮的裂隙或囊腔。根据发生部位不同可分为中央型（支气管内型）和周围型（肺内型），以周围型多见，多位于胸膜下，约占90%。

（一）分类

错构瘤一词来源于“hamartia”（希腊语中“错误”或“有缺陷”的意思）和“oma”（肿瘤），最初由德国病理学家Eugen Albrecht于1904年提出，用以描述器官内正常组织可能因发育异常而导致的某种肿瘤样畸形。Goldsworthy在1934年将错构瘤定义为起源于肺部的包含软骨和脂肪组织成分的良性间叶肿瘤，包含正常的肺组织成分，但其组织成分的数量和结构没有规律。肺错构瘤曾被称为软骨瘤性错构瘤、错构软骨瘤、纤维软骨脂肪瘤及间质瘤等。

尽管身体其他部位的错构瘤通常不被认为是肿瘤，但研究人员已证实，肺错构瘤是一种起自支气管未分化间质细胞的真正的间叶性肿瘤，而不是单纯的发育异常。在2015年WHO分类中，诊断术语是肺错构瘤，而不仅仅是错构瘤。

（二）病理学

组织学上，肺错构瘤主要由不同数量的至少两种间充质成分（如软骨、脂肪、结缔组织和平滑肌）和内陷的呼吸上皮组成（图1-2-1～图1-2-4）。错构瘤与软骨瘤或脂肪瘤等其他良性肿瘤的区别在于存在至少两种间充质成分，软骨瘤或脂肪瘤只有一种间充质成分，即软骨或脂肪。根据主要成分，错构瘤可分为软骨瘤、平滑肌瘤、淋巴管肌瘤、腺纤维瘤和纤维平滑肌瘤等亚组。

免疫组化染色对间叶组织标记和类固醇激素受体呈阳性反应，但免疫组化并不是诊断所必需的。肺错构瘤的组织成分分化成熟，间叶及上皮组织表达各自正常免疫表型，Ki-67指数普遍偏低（＜3%），提示其惰性的生物学行为和良好预后。

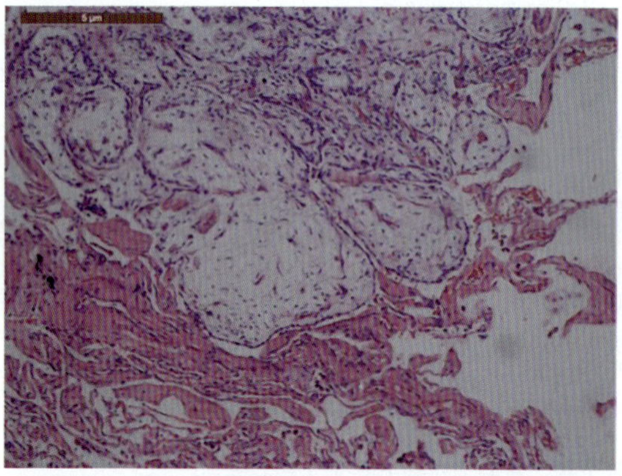

图1-2-1　错构瘤全景图，肿瘤与肺组织界线清晰

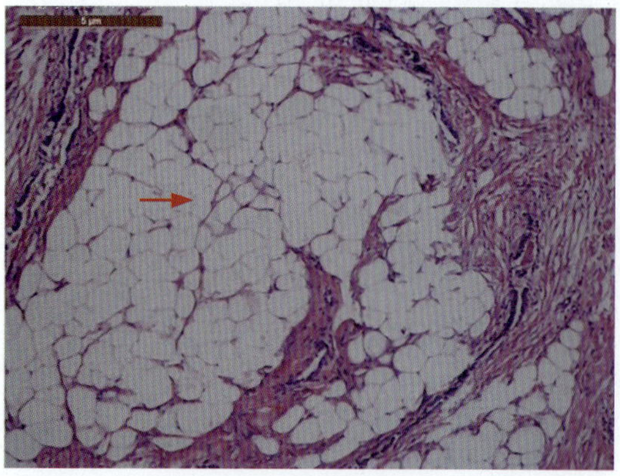

图1-2-2　脂肪成分

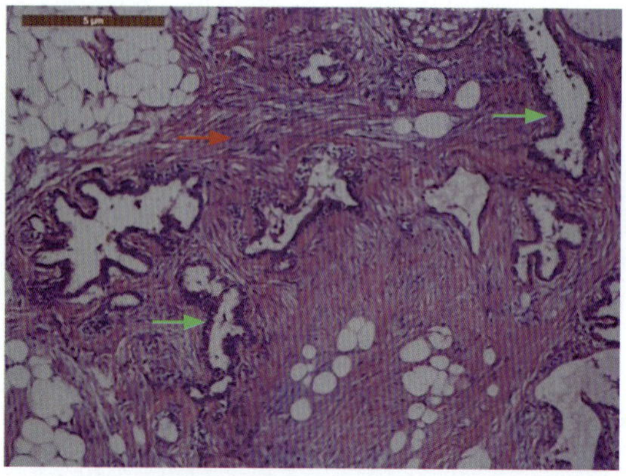

图1-2-3　平滑肌（红箭）和支气管黏膜（绿箭）

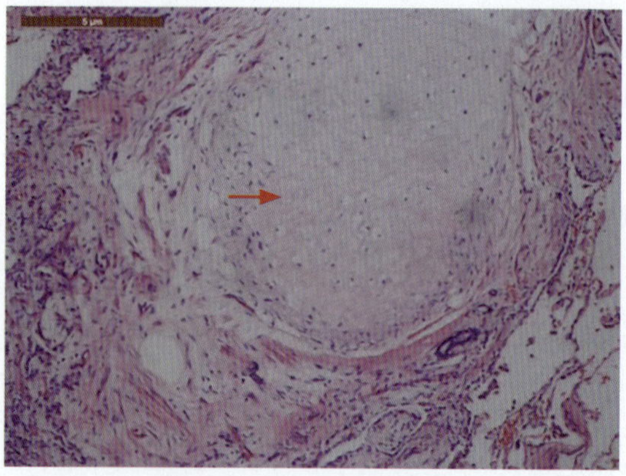

图1-2-4　软骨成分

（舟山市肺癌研究中心　王兆宇　提供）

（三）分子特征

肺错构瘤的确切病因尚不清楚。涉及12q14-q15区域的染色体畸变似乎是与人类间充质肿瘤起始相关的最常见的染色体异常之一。一些研究已经通过细胞遗传学分析确定了肺软骨性错构瘤（pulmonary chondroid hamartoma，PCH）中至少包括以6p21或12q14-q15异常为特征的亚组。Dal Clin等发现inv（12）（p13q14-15）是PCH的唯一异常。12q14-15区域可能非随机参与PCH的发病机制。Fletcher等鉴定了PCH中间充质细胞的克隆性染色体畸变。染色体带12q15重排最频繁（$n=4$），一例患者的t（12；14）（q15；q24）在细胞遗传学上与子宫平滑肌瘤的特征性易位相同。组织学检查显示，在大多数PCH中，存在不同的间充质群体，包括未分化细胞、软骨、脂肪组织和平滑肌。这些发现表明，PCH是由原始间充质细胞的肿瘤转化引起的，该细胞沿软骨样、脂肪和平滑肌途径分化。染色体带6p21高迁移率组基因HMGI（Y）编码具有染色质结构和基因调控作用的DNA结合蛋白。HMGI（Y）的表达与肿瘤转化有关。Xiao等报道了PCH在HMGI（Y）100kb范围内的染色体重排。Kazmierczak等报道了他们对191例PCH病例的细胞遗传学和分子细胞遗传学（FISH）研究。70.2%的PCH（134/191）显示染色体带异常，包括6p21（21例）、12q14-15（95例）和其他异常（18例）。两例同时具有6p21和12q14-15畸变。最常见的易位是t（12；14）（q15；q24）（19例）和t（6；14）（p21.3；q24）（18例）。HMGI-C和HMGI（Y）蛋白表达分别是6p21和12q15重排的结果。在PCH中发现HMGI（Y）基因的高频率重排，表明PCH具有肿瘤性质。Gregori-Romero等进一步揭示了12q14-15的两种不同重排。其中一个具有独特的易位t（12；14）（q14-15；q24），存在两条正常染色体12和一个der（14），但缺少der（12）。另一个显示10号和12号染色体之间有两种不同衍生物的复杂重排。

HMGA2基因的重排已经在各种良性肿瘤中被发现。肺错构瘤具有高频率的易位t（3；12）（q27-28；q14-15），导致高迁移率组蛋白基因HMGA2和LPP基因融合。HMGA2-LPP融合基因通常由HMGA2的第1～3外显子和LPP的第9～11外显子组成，这种异位似乎存在于所有肺错构瘤中。

（四）流行病学

1945年，McDonald等报道，在梅奥诊所的一系列大型尸检中，肺错构瘤的发生率为0.025%（2/7972）。1991年，Murray等报道，在1975—1988年对南部非洲矿工进行的尸检研究中，外周肺错构瘤的发生率为0.32%（152/47 635）。患病率随着年龄的增长而增加，从第三个十年的0.8/1000上升到第八个十年中的12.0/1000。白种人和黑种人矿工的患病率和年龄分布没有显著性差异。

肺错构瘤可发生于任何年龄，以40～70岁居多，高峰年龄为50～60岁，儿童患者罕见。在性别分布上，男性多于女性，男女比例为（2～4）∶1，可能与男性呼吸系统疾病的发生率较高进而接受检查的机会较多有关。

（五）临床表现

肺错构瘤患者通常无症状，大多在体检时X线胸片上偶然发现，当肺错构瘤发展到一定大小，足以刺激支气管或压迫支气管造成支气管狭窄或阻塞时，可出现咳嗽、胸痛、发热、气短、血痰，甚至咯血等临床症状。

（六）影像学表现

周围型肺错构瘤的典型影像学特征是孤立、光滑、轮廓分明、圆形或分叶结节或肿块，伴脂肪或钙化（图1-2-5），很少位于肺门附近（图1-2-6）。肿瘤大小多为2～3cm，很少超过10cm（图1-2-7）。部分病变可能会增大，但通常生长缓慢（图1-2-8）。肺门及纵隔多无肿大淋巴结。部分病灶如靠近胸膜可伴有局限性胸膜增厚（图1-2-9），少数病例可与胸膜粘连，但极少出现胸膜凹陷征，出现血管集束征及胸膜凹陷征时，与肺癌鉴别困难。多发性（图1-2-10）或囊性肺错构瘤（图1-2-11）偶见报道。肺错构瘤钙化出现率为15%～65%，中心型钙化多见。“爆米花”样钙化为肺错构瘤的特征性表现（图1-2-12），比例仅占10%～15%，肺错构瘤尚有点状、块状、环状或弧线状等其他形式的钙化，钙化主要是软骨内钙盐沉积而成。钙化的发生与肿瘤大小有关，肿瘤越大钙化发生率越高，典型的“爆米花”样钙化发生率亦高。约50%的错构瘤中含有脂肪（图1-2-13），使得肿块的离散度极大，像素检测分析中至少有8个像素以上的区域CT值在−40～−140HU，即可以诊断有脂肪成分。孤立性肺结节中出现脂肪成分一般仅见于错构瘤、脂质性肺炎和脂肪瘤，后两者一般无钙化。CT上软骨或脂肪组织密度的缺失并不容易排除肺错构瘤的诊断。中央或支气管内错构瘤的发生率＜10%（图1-2-14）。

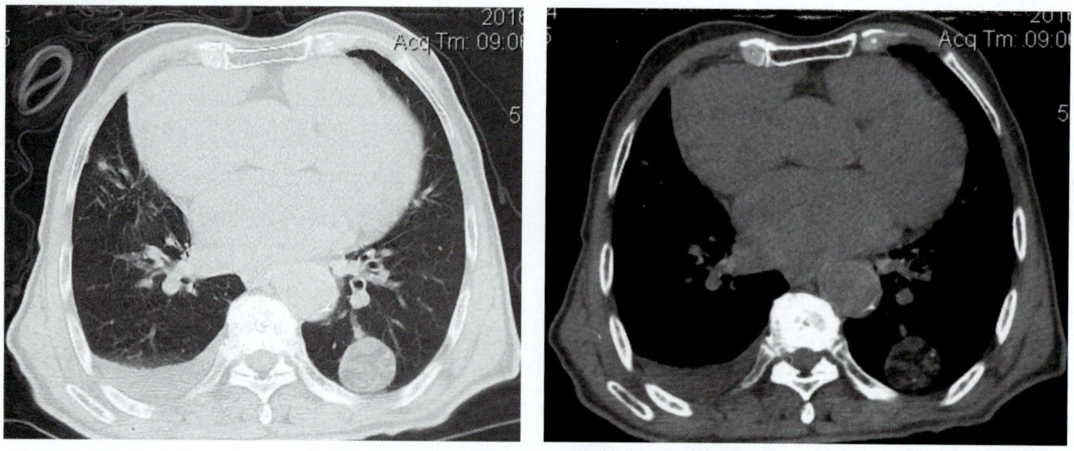

图 1-2-5　男，86 岁。左肺下叶错构瘤，内可见钙化和脂肪成分

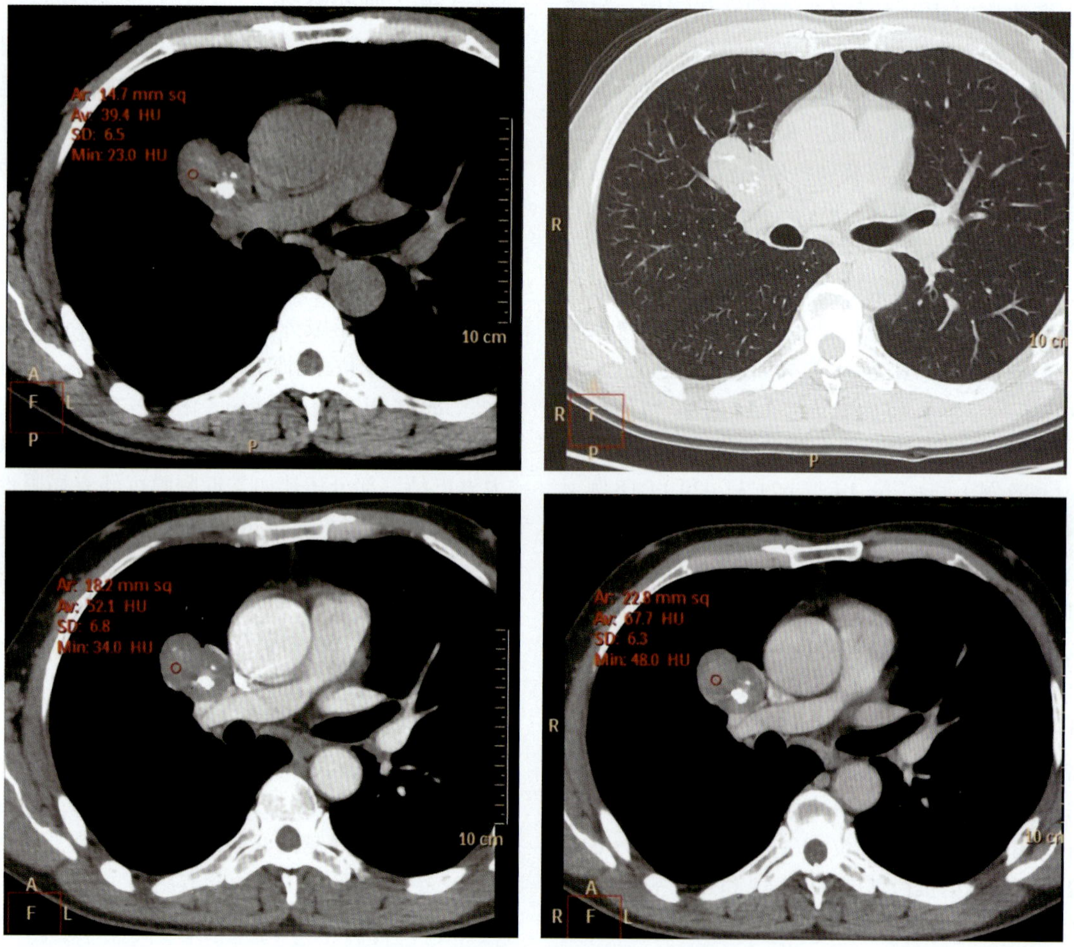

图 1-2-6　男，58 岁。右肺门肿块影，内见脂肪和钙化

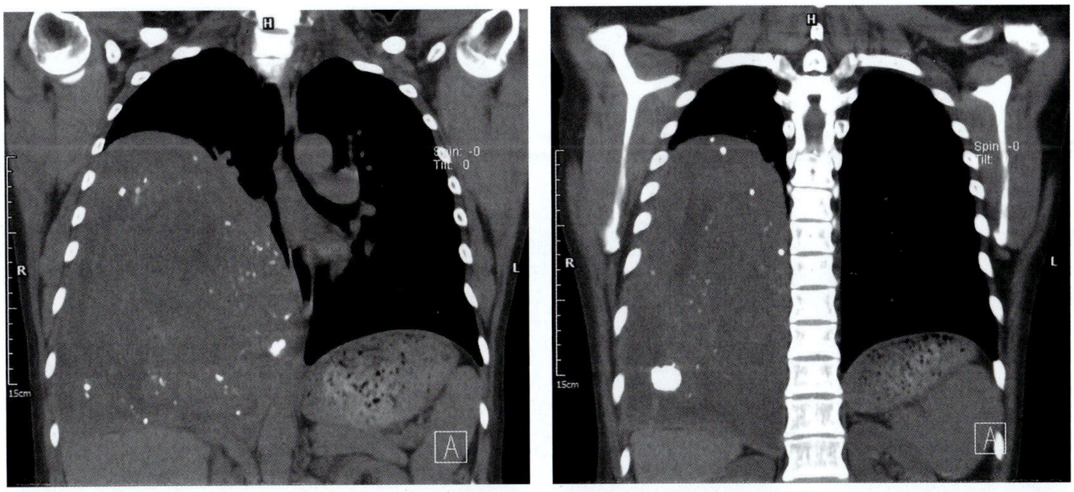

图1-2-7　女，39岁。右侧胸腔巨大错构瘤

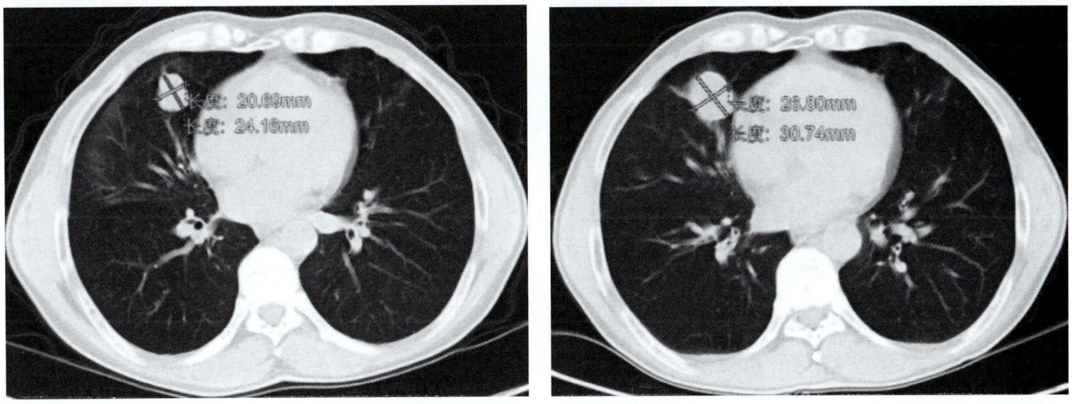

图1-2-8　男，48岁。2008.04.17和2010.06.15胸部CT比较，病变缓慢增大

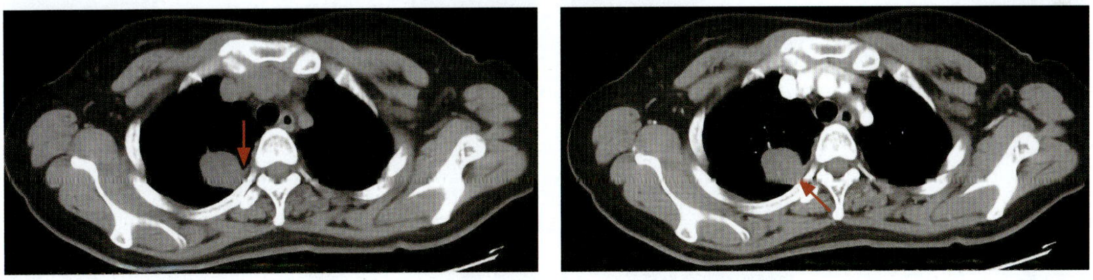

图1-2-9　女，48岁。右肺软骨性错构瘤，邻近胸膜增厚（红箭）

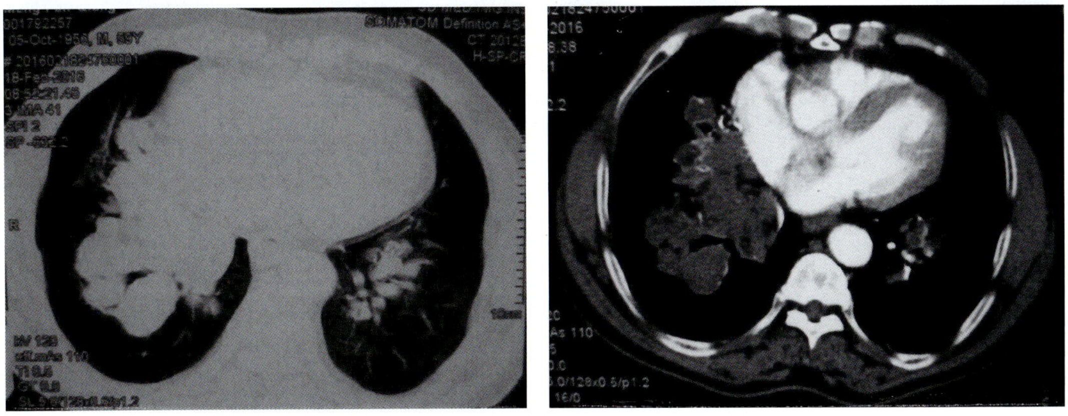

图1-2-10　男，59岁。双肺多发错构瘤

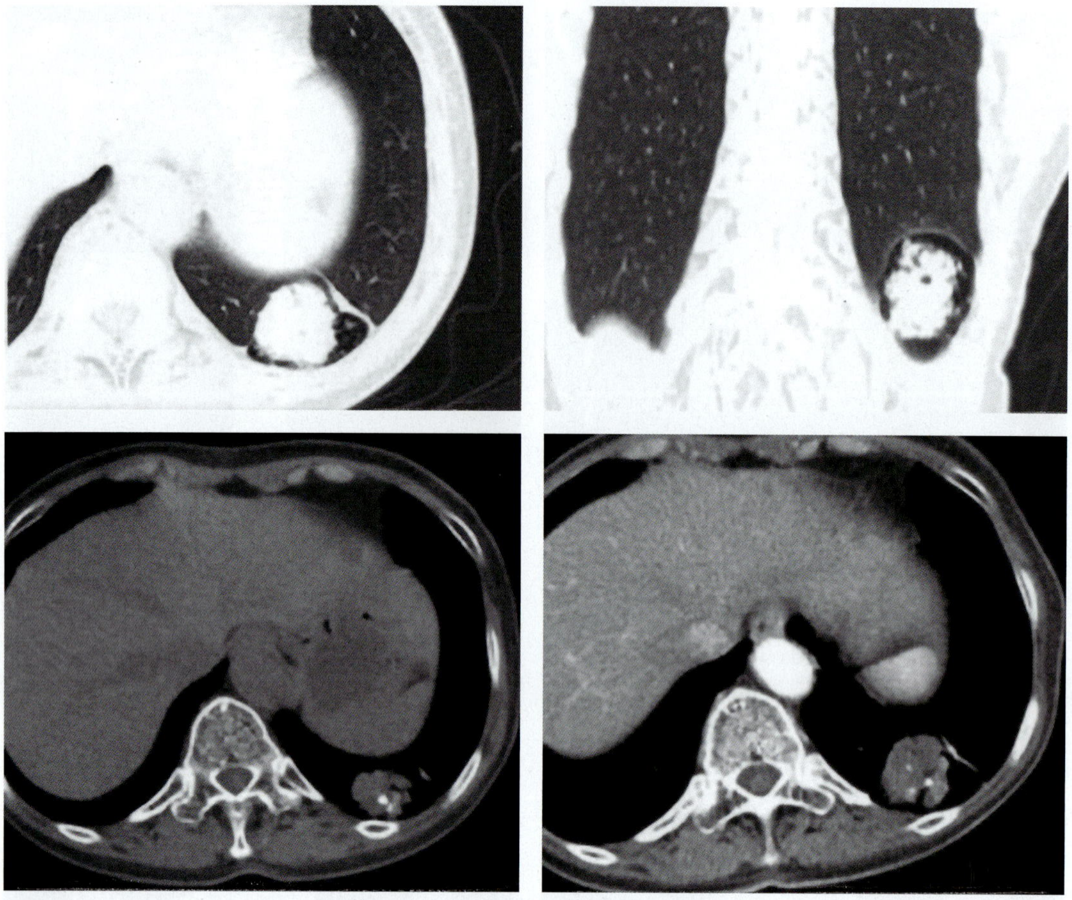

图1-2-11　女，64岁。囊性错构瘤。平扫和强化CT值分别为-18～39HU和19～56HU

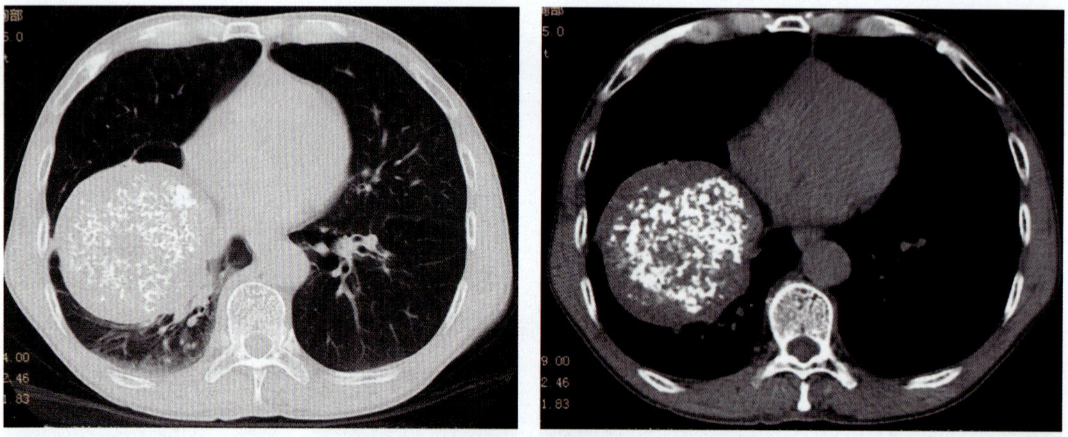

图1-2-12　男，57岁。右肺巨大错构瘤，内见“爆米花”样钙化

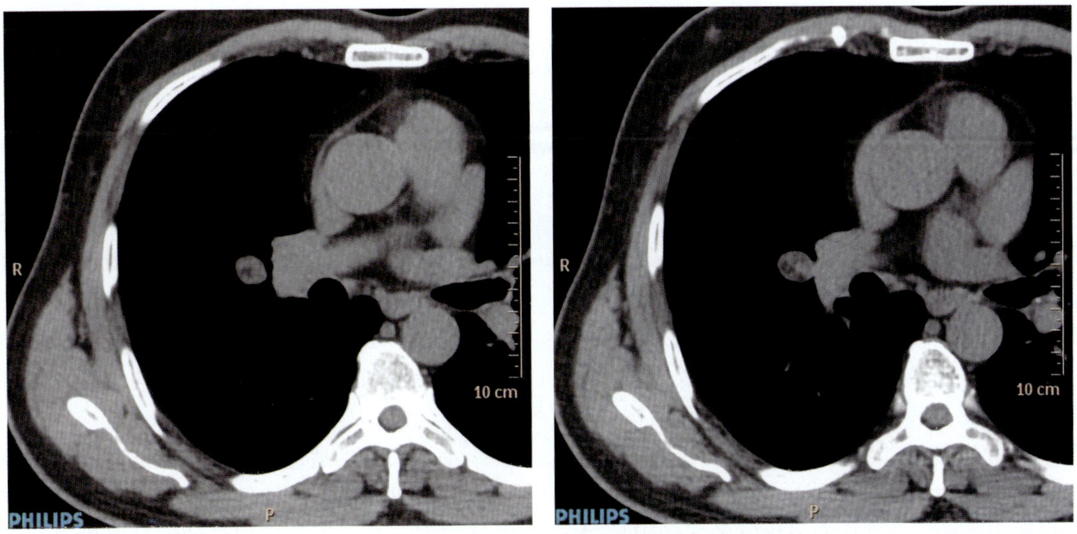

图1-2-13　男，68岁。右肺错构瘤，内见脂肪成分

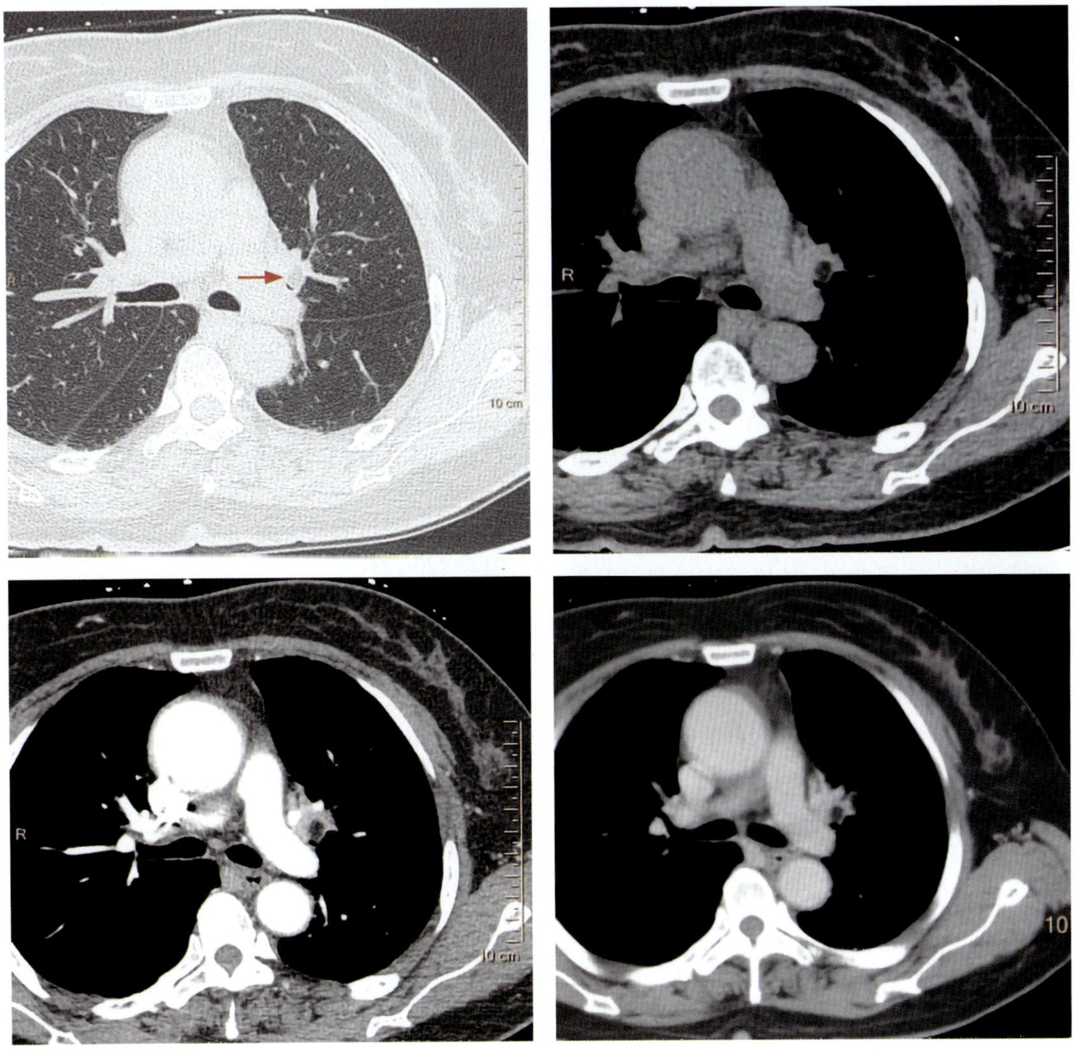

图1-2-14　女，54岁。咳嗽、憋闷4个月。左肺上叶支气管内软组织密度阴影（红箭）

由于结节的强化程度取决于对比剂进入血管外间隙的数量及结节的富血管程度，肺错构瘤强化不明显或呈轻度强化，这可能与肺错构瘤大部分由软骨成分构成，肿瘤组织内的微血管密度低和肿瘤血管间质较少、血管壁更易纤维化的组织特点等有关。通常纤维组织为主型肺错构瘤平扫边缘密度高而中心密度低，增强扫描则边缘和中心呈等密度；脂肪为主型肺错构瘤增强扫描边缘密度更高、中心密度更低；软骨和钙化为主型肺错构瘤增强扫描CT值与平扫无变化。少数病灶强化明显或呈间隔样强化，其病理基础是由于肿瘤软骨成分较少，软骨间的结缔组织间隙宽，其内血管含量丰富。肺错构瘤强化方式符合良性肿瘤特征，与肺癌及炎性病变的强化方式不同。目前认为肺内病灶强化值＜20HU多提示良性，20～60HU提示为恶性，炎性病变强化值多＞60HU。大部分肺错构瘤以软骨样成分为主，缺乏血管结构，增强扫描病灶强化值多＜20HU，可与炎性肉芽肿、肺癌等相鉴别。

（七）鉴别诊断

肺内型错构瘤需要与结核球相鉴别。肺错构瘤边缘光滑，钙化多呈环状、点状，或典型“爆米花”样钙化，部分CT可显示脂肪样密度，无卫星灶；而结核球通常有结核病史，其钙化多呈斑片状或不规则钙化，周围常有卫星灶。肺错构瘤还应与周围型肺癌区别。肺错构瘤边界清晰，无毛刺，肿块内混杂密度，无胸膜凹陷征及血管集束征，增强扫描无明显强化或轻度强化，均有别于肺癌的CT表现。转移瘤若为肺内孤立结节影易与本病混淆，转移瘤有原发肿瘤病史，一般密度均匀，无脂肪组织，少见钙化，增强扫描一般有强化，而肺错构瘤无明显强化。周围型腺瘤亦表现为肺实质内的圆形或类圆形软组织密度结节阴影，轮廓光滑，边缘清晰锐利，但腺瘤密度均匀一致，瘤灶内也可见小点状钙化，而肺错构瘤的钙化是“爆米花”样，腺瘤增强扫描呈均匀性显著强化，女性好发，而错构瘤好发于40岁以上的男性。支气管内型肺错构瘤影像学表现多为支气管阻塞后的继发性改变，与其他病变引起支气管阻塞后的改变极为相似，应注意与支气管肺癌、支气管结核、异物等相鉴别，确诊靠纤维支气管镜病理明确。

（八）治疗

肺错构瘤是一种良性肿瘤，具有生长潜力，恶性仅占0.5%左右。手术或随访可基于肿瘤的大小和位置来确定。Guo等回顾了39例肺错构瘤患者的手术治疗史。39例患者接受了40次手术：楔形切除术（23次）、剜除术（10次）、肺段切除术（3次）、肺叶切除术（3次）和全肺切除术（1次）。没有发生术后死亡。一例患者因局部复发接受了3次手术。手术中快速冷冻切片是获得准确病理诊断的关键。由于存在复发或恶性肿瘤的潜在趋势，肺错构瘤患者应接受全面评估和定期随访。Wang等回顾性分析了226例接受手术切除的肺错构瘤患者的资料，手术类型包括肿瘤剜除术（$n=103$）、楔形切除术（$n=103$）和肺叶切除术（$n=20$）。术后随访时间5～22年。对于术前无法确认肺错构瘤患者，他们建议进行肿瘤摘除或楔形切除。Esme等的一项10年回顾性研究得出结论，剜除术是本系列的主要选择，在长期随访中没有发现恶性转化和复发。因此，肺错构瘤的剜除术是足够安全的。

手术切除的适应证包括有症状的肿瘤快速生长、疑似原发性或继发性恶性肿瘤或有阻塞后并发症的支气管内错构瘤。对于不选择切除的大肿瘤患者，可建议进行长期随访。

参 考 文 献

Albrecht D, 1904. Ueber hamartome. Verh Dtsch Ges Pathol, 7: 153-157.

Dal Clin P, Kools P, De Jonge I, et al, 1993. Rearrangement of 12q14-15 in pulmonary chondroid hamartoma. Genes Chromosomes Cancer, 8: 131-137.

Esme H, Duran FM, Unlu Y. 2019. Surgical treatment and outcome of pulmonary hamartoma: a retrospective study of 10-year experience. Indian J Thorac Cardiovasc Surg, 35: 31-35.

FletcherJA, Longtine J, Wallace K, et al, 1995. Cytogenetic and histologic findings in 17 pulmonary chondroid hamartomas: evidence for a pathogenetic relationship with lipomas and leiomyomas. Genes Chromosomes Cancer, 12: 220-223.

Goldsworthy NE, 1934. Chondroma of lung (hamartoma chondromatosum pulmonis) with report of case. J Pathol Bacteriol, 39: 291-298.

Gregori-Romero MA, Lopez-Gines C, Cerda-Nicolas M, et al, 2003. Recombinations of chromosomal bands 10q24, 12q14-q15, and 14q24 in two cases of pulmonary chondroid hamartoma studied by fluorescence in situ hybridization. Cancer Genet Cytogenet, 142: 153-157.

Guo W, Zhao YP, Jiang YG, et al, 2008. Surgical treatment and outcome of pulmonary hamartoma: a retrospective study of 20-year experience. J Exp Clin Cancer Res, 27: 8.

Kazmierczak B, Meyer-Bolte K, Tran KH, et al, 1999. A high frequency of tumors with rearrangements of genes of the HMGI (Y) family in a series of 191 pulmonary chondroid hamartomas. Genes Chromosomes Cancer, 26: 125-133.

McDonald JR, Harrington SW, Clagett OT, 1945.

Hamartoma (often called chondroma) of the lung. J Thorac Surg, 14: 128-143.
Murray J, Kielkowski D, Leiman G, 1991. The prevalence and age distribution of peripheral pulmonary hamartomas in adult males: an autopsy-based study. S Afr Med J, 79: 247-249.
Wang T, Liu Y. 2016. Outcomes of surgical treatments of pulmonary hamartoma. J Cancer Res Ther, 12 (Supplement): 116-119.
Xiao S, Lux ML, Reeves R, et al, 1997. HMGI (Y) activation by chromosome 6p21 rearrangements in multilineage mesenchymal cells from pulmonary hamartoma. Am J Pathol, 150: 901-910.

（九）病例解析

1.**病例1**：男，66岁。查体发现肺部病变。

胸部CT：左肺下叶结节影（图1-2-15）。

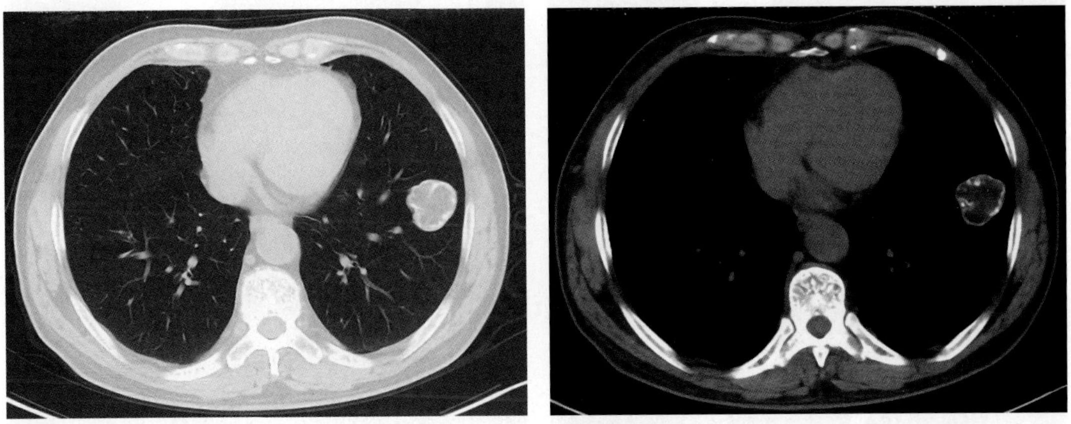

图1-2-15　胸部CT 1

【诊断】 肺错构瘤。

【诊断依据】 胸部CT显示左肺下叶边界清晰结节影，可见分叶，伴有钙化和脂肪成分，符合错构瘤影像学特征。患者接受了手术切除。切面为灰白灰黄，质韧。病理检诊断为肺错构瘤。

【分析】 以肺内孤立性结节为特征的周围型肺错构瘤是孤立性肺结节中除肉芽肿和肺癌的第三常见病因，占5%～10%。

结节内脂肪和钙化是肺错构瘤常见的影像学特征。Siegelman等通过薄层CT分析了47例经病理证实（$n=31$）或疑似（$n=16$）肺错构瘤患者的资料。根据脂肪或钙化的存在，将结节分为4类：无脂肪或钙化（17例）、有脂肪和钙化（10例）、仅脂肪（18例）和仅钙化（2例），至少8个体素（voxel）报告局灶区域中的脂肪（-40～-120HU）或致密钙化（＞175HU）。Gleeson等评估了CT像素分析对肺错构瘤脂肪衰减的准确性。肉眼可见脂肪成分是诊断肺错构瘤最可靠的方法。结合病变内部2/3的脂肪衰减像素百分比，将特异度提高到100%。孤立的平均衰减或像素分析对病变特征没有帮助。

Hochhogger等对55例经组织学确诊为肺错构瘤并接受64层胸部MDCT检查的患者的数据进行回顾性评估。组织学分析确定了78.2%（43/55）手术标本中的脂肪含量。在-40HU的密度阈值下，脂肪检测的准确率、敏感度和特异度分别为83.7%、100%和87.2%。-33HU的阈值产生更好的结果（分别为95.3%、100%和96.3%）。“爆米花”样钙化仅在21.8%（12/55）的肺错构瘤中发现，并且是7.2%病例中唯一提示PH的影像学特征。大多数（66%）具有“爆米花”样钙化的病变也含有脂肪。他们认为，采用新的脂肪含量阈值（＜-33HU）可以进一步提高CT检测肺错构瘤的整体能力。Takumi等提出，双能CT分析可以通过检测病变内脂肪组织来帮助诊断肺错构瘤。

2.**病例2**：男，54岁。右侧胸痛2个月。

胸部CT：右肺下叶结节影（图1-2-16）。

【诊断】 肺错构瘤。

【诊断依据】 胸部CT显示右肺下叶病变，三期动态扫描的CT衰减分别为33.5HU、39.3HU和55.0HU。术后病理为肺错构瘤。

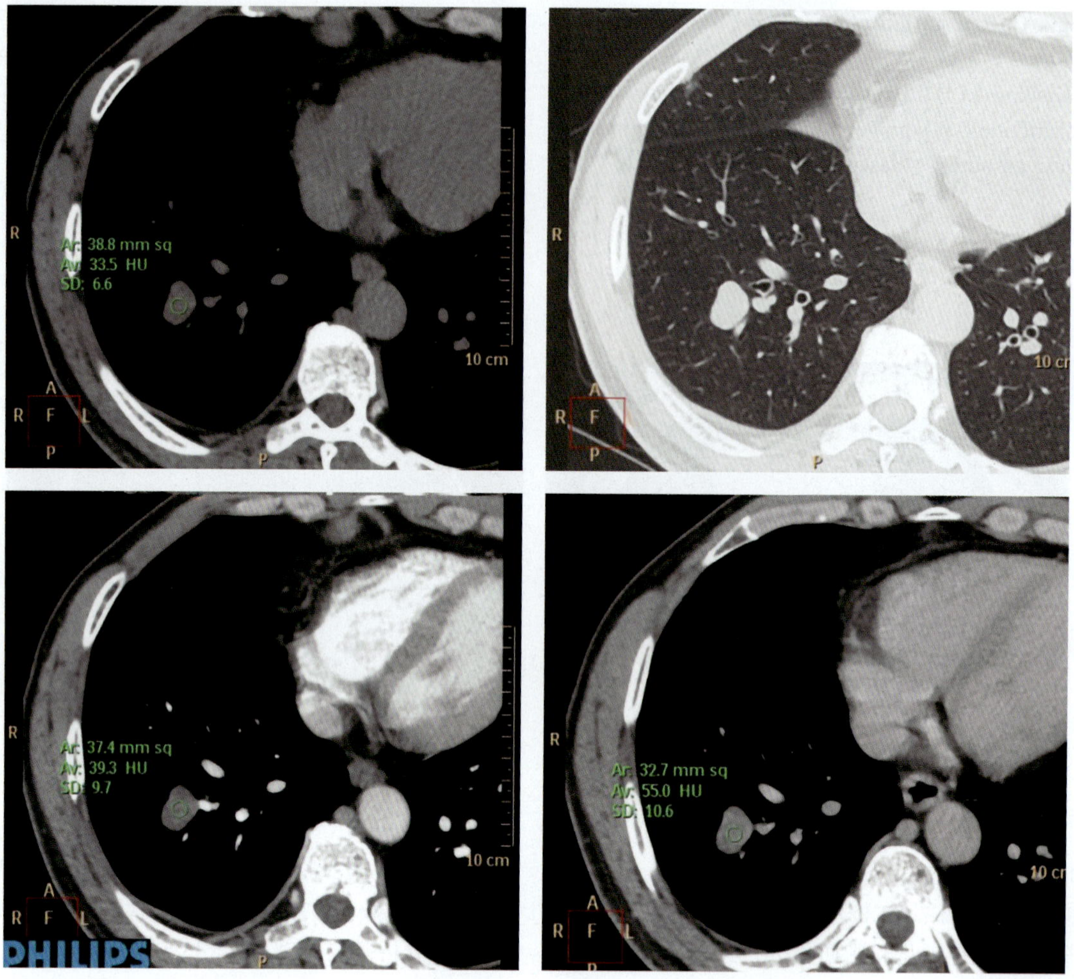

图1-2-16　胸部CT2

【分析】 肺错构瘤是由原始间充质细胞的肿瘤转化引起的，该细胞沿软骨样、脂肪和平滑肌途径分化。当肺错构瘤既不含脂肪也不含钙化时，CT成像不能可靠地诊断肺错构瘤，也很难与原发性或继发性肺癌或结核瘤区分开来，通常建议手术切除或活检。Park等发现，当离散的肺结节在CT上既没有显示脂肪也没有钙化时，传统磁共振成像（MRI）研究是一种有用的诊断工具，可以检测肺错构瘤中非常典型的裂隙状结构（cleftlike structure），在T_2WI上很明显，具有可变但更常见的T_2高信号强度，这与沿呼吸上皮细胞衬里裂隙排列的可变间充质组织成分和数量有关，且血管比主要部分丰富。带或不带边缘强化的裂隙状结构证明了肺错构瘤的诊断可信度。

Hansen等研究了89例肺错构瘤。共有51例男性和38例女性，平均年龄57.5岁（14～76岁）。诊断时的平均横径为21.7mm±16.2mm。肿瘤大小与解剖定位无关，但与患者年龄相关。31例随访患者中有15例（45%）出现肿瘤生长；在平均4.1年（1～20年）的观察时间内，横向直径的平均扩张为每年3.2mm±2.6mm。35例患者（39%）出现肺部症状。鉴于大多数肺错构瘤是非侵袭性或生长缓慢的肿瘤，他们认为，只有在年轻或中年患者及有肺部症状患者中观察到进展时，才有必要进行手术。

在某些情况下，肺错构瘤可能表现为快速增大。Itoga等报道了一例65岁男性，其左肺S9区有病变。结节的大小从1.2cm×1.5cm增加至1.5cm×2.0cm。计算出的肿瘤倍增时间（TDT）约为132.2天。基于快速生长，强烈怀疑是恶性肿瘤，但术后病理显示为肺错构瘤。

肺错构瘤通常表现出缓慢的年生长，对于性质不明的肺结节，手术切除是一种选择。

3.**病例**3：男，70岁。查体发现肺部肿块。

胸部CT：左肺下叶肿块影（图1-2-17）。

【诊断】 肺错构瘤。

【诊断依据】 胸部CT显示左肺下叶巨大肿块，伴有“爆米花”样钙化和脂肪（−74.78HU）成分，符合错构瘤的诊断。患者行手术切除。肿瘤直径11cm，切面灰白质硬，有砂粒感（图1-2-18）。病理示肺错构瘤（图1-2-19）。

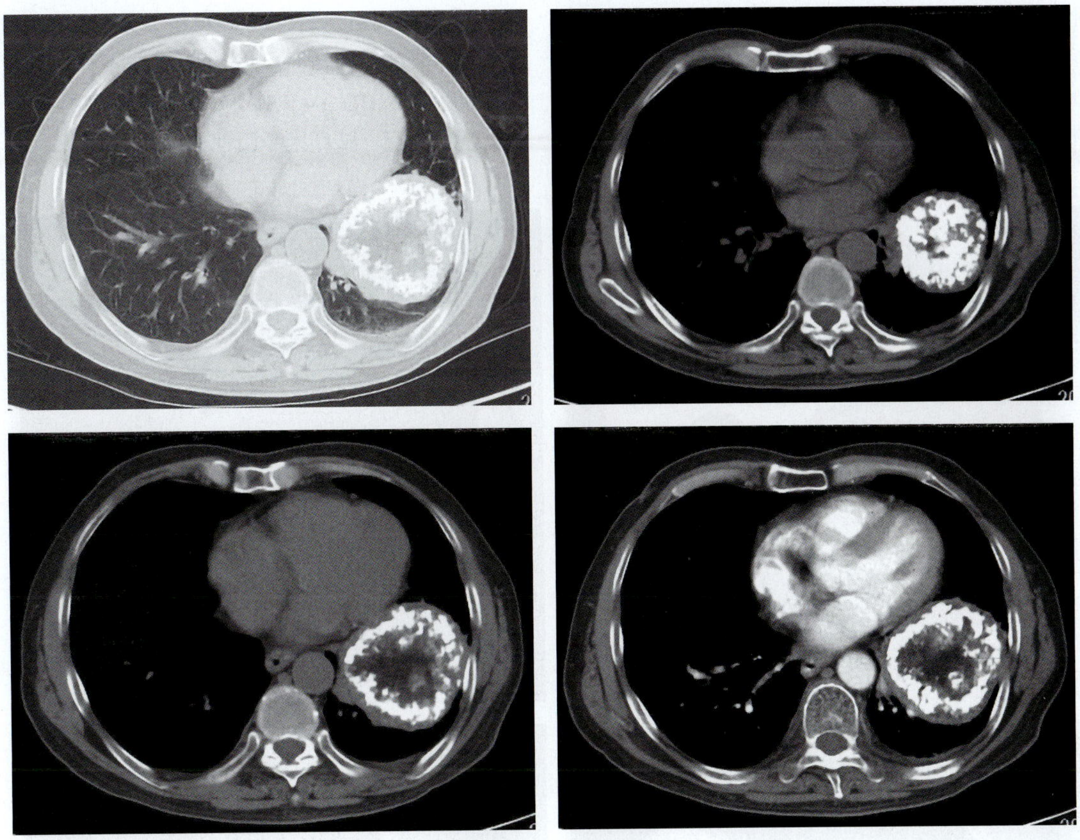

图1-2-17　胸部CT3

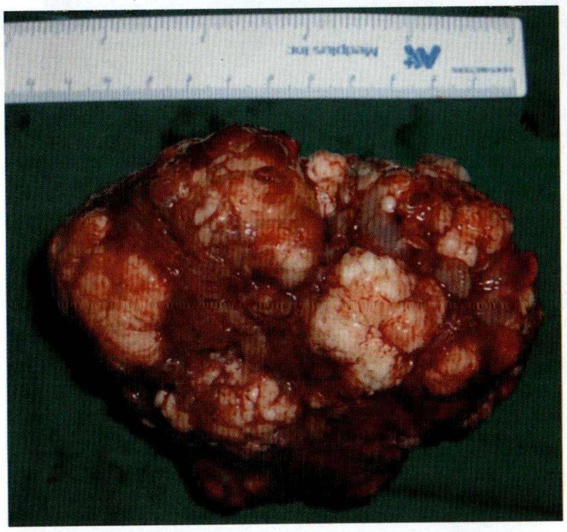

图1-2-18　错构瘤大体标本，肿瘤边界清晰，分叶状

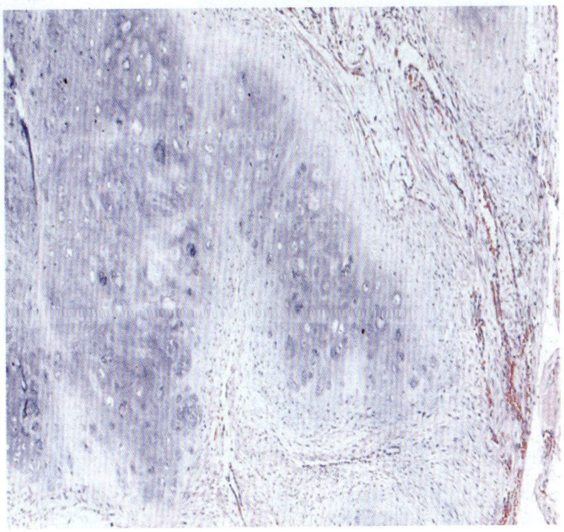

图1-2-19　软骨呈岛状（HE染色，400×）

【分析】 肺错构瘤占孤立性肺结节的6%～8%，90%位于外周，平均直径为2cm，8cm以上的肺错构瘤极为罕见，有时也有症状。Hutter等报道了一例63岁女性患者在运动中表现出耐力下降，胸部X线片显示左胸肿瘤，并通过侧胸切开术进行了肿瘤根治性切除。切除的肿瘤大小约26cm×25cm，重3.2kg。Joshi等描述了一例59岁女性患者，右肺下叶巨大软骨样错构瘤，表现为急性右心衰竭。Miyaoka等报道了一例44岁的日本女性具有独特的CD34阳性平滑肌细胞成分的右肺巨大肺错构瘤。切除的组织中有一个13cm×10cm×8cm大小的实性肿块，并有一个明显的单房囊肿，大小为8cm×6.5cm×5cm。肿瘤由一种占优势的平滑肌细胞成分组成，其内有腺样呼吸上皮，几乎没有软骨或脂肪组织。Hindaria等报道了一例33岁女性患者，左肺有一个巨大的肺错构瘤，起源于内侧边界，几乎延伸到整个左半胸，部分延伸到前纵隔，无局部侵犯。大小为25.5cm×17.5cm×15.5cm，重约

2200g。组织病理报告显示主要为脂肪组织和软骨分化。还有一些含有血管成分的乳头状突起病灶，类似于未成熟的胎盘绒毛，提示肿块的胎盘变性。

有症状的巨大肺错构瘤首选手术切除。

4. **病例4**：男，52岁。检查发现右肺占位10天。

胸部CT：右肺上叶肿块，三期动态扫描的CT衰减分别为-12.2HU、4.3HU和-0.4HU（图1-2-20）。

【诊断】 肺纤维平滑肌瘤性错构瘤。

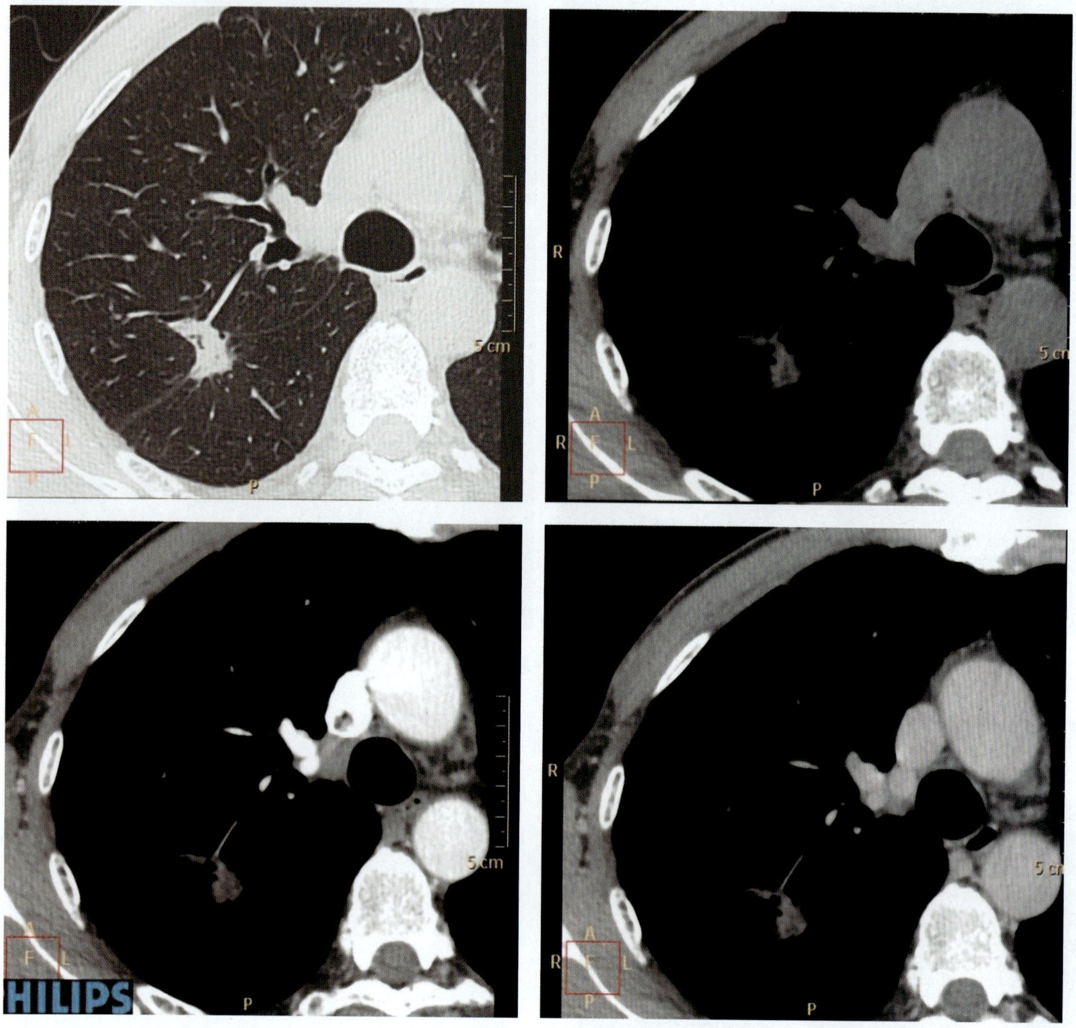

图1-2-20 胸部CT4

【诊断依据】 患者行右肺上叶楔形切除术。肿块累及右肺上叶后段和下叶背段，大小约3.0cm×2.0cm，质韧，未侵及脏胸膜。组织学切片显示局灶性纤维组织、平滑肌和细支气管增生，少许炎症细胞浸润，无细胞异型性和有丝分裂象（图1-2-21）。免疫组化：平滑肌肌动蛋白（SMA）、HHF-35和desmin阳性，雌激素受体、孕激素受体、MelanA和HMB-45呈阴性。最终诊断为纤维平滑肌瘤性错构瘤。

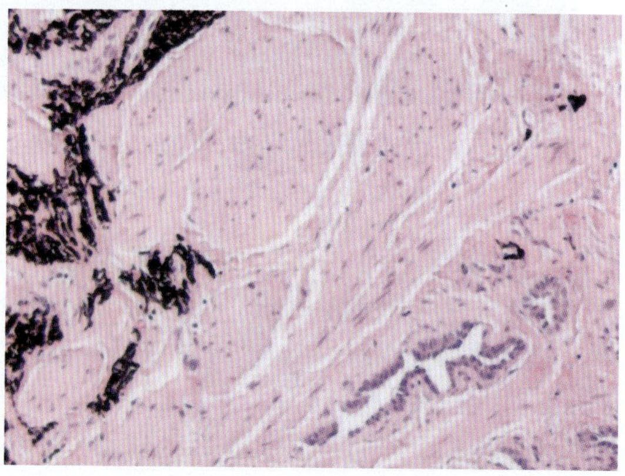

图1-2-21 病理示梭形细胞和管状或裂隙状包埋的呼吸道上皮成分

【分析】 肺纤维平滑肌瘤性错构瘤（pulmonary fibroleiomyomatous hamartoma，PLH）是一种较为罕见的肺部良性肿瘤，仅由纤维及平滑肌组织构成，可见内陷的支气管-肺泡上皮，肿瘤常紧邻小支气管或厚壁血管。该病由Cruickshank和Harrison于1953年首次描述，是一种不含软骨、脂肪，只含有纤维平滑肌组织，并夹杂着衬覆呼吸上皮裂隙状结构的肿瘤，并称之为弥漫性纤维平滑肌性错构瘤病。1965年Logan等正式将其命名为PLH。

PLH具有一定的增生活性，但没有侵袭性，可发生于肺部任何部位。患者临床常无症状或者有轻微症状，一般体检时发现。PLH女性多见，发病年龄大多为30～55岁，最初认为其只发生于育龄期女性，常合并子宫肌瘤，后来陆续有男性病例报道，男女患者在组织学上并无差异。

组织学上PLH主要是由梭形的成熟平滑肌细胞增生形成，平滑肌组织可交织呈束状或旋涡状，细胞核细长，胞质略嗜伊红，梭形细胞间可见少量大小不等的上皮细胞和纤维细胞。除了经典的肺错构瘤内陷的呼吸道上皮外，PLH内还可见呈腺管或裂隙状排列的腺上皮散在分布，上皮为单层立方或假复层纤毛柱状上皮，偶尔可见杯状细胞化生，腺上皮细胞无异型性，未见核分裂象。结节边界清晰，可有部分纤维包膜，未见出血、坏死、囊性变等。肿瘤内没有其他间叶成分如软骨、黏液或脂肪组织等。免疫组化染色显示：肿瘤梭形细胞表达波形蛋白、平滑肌肌动蛋白及结蛋白，不表达广谱细胞角蛋白、上皮膜抗原及S-100蛋白，提示梭形细胞起源于平滑肌细胞和肌纤维母细胞；腺上皮细胞表达CK7、TTF-1及上皮膜抗原，且可见周围增生的肺泡上皮向瘤组织中延伸，提示腺管状结构是由肺泡上皮增生内陷所致。

PLH的影像学常表现为单发或多发结节影，单发性PLH几乎均为男性患者，多发性的病例大多数为女性患者。病变边缘光整，大多数位于外周肺实质内，少数可发生在支气管内，形成息肉样肿物。CT值通常为20～30HU，增强扫描可出现轻、中度强化，病灶内一般无脂肪、软骨及钙化，影像学常误诊为转移性肿瘤。PLH可与支气管囊肿、肺囊肿等其他肺部疾病并存。

PLH的发病机制存在争议。有学者认为，它代表良性平滑肌瘤或低级别平滑肌肉瘤的转移，最常见于子宫。Tietze等通过比较基因组杂交和X染色体失活分析发现子宫平滑肌瘤与肺部肿瘤来自同一克隆，作者认为这部分病例并非真正的原发PLH，而是子宫平滑肌肿瘤转移至肺，其发生可能与体内雌激素水平相关，绝经后或卵巢切除后的患者发生率降低。一些患者先前并没有平滑肌肿瘤病史，所以有学者认为PLH可能是由肺内大血管或支气管壁的肌层增生而形成。Papla和Malinowski于1991年报道了两例罕见的男性肺部错构瘤（纤维平滑肌瘤性错构瘤）手术切除病例。病变位于大支气管区域，导致其变窄。笔者认为，大血管或支气管壁的肌肉层可能是增殖的起点。Tsuji等报道一例50岁女性，肺部多发结节，行电视胸腔镜手术切除其中一个结节，病理特征为梭形平滑肌细胞组成的肿块，位于细支气管壁附近，与细支气管平滑肌相连。此外，肿块的囊性间隙仅覆盖单层细支气管上皮。因此，肿块被认为是细支气管平滑肌的错构瘤性增生，而不是子宫平滑肌瘤的转移瘤。也有学者认为PLH是原发性肺内平滑肌增生而形成的良性肿瘤，即错构瘤。Itoh等在一例53岁男性的左肺下叶发现一个界线清晰的孤立肿瘤，术后病理显示纤维平滑肌瘤性错构瘤。患者无肿瘤病史，因此，他们将该肿瘤诊断为“真正的”纤维平滑肌瘤状错构瘤，与所谓的纤维平滑肌瘤样错构瘤或良性转移性平滑肌瘤不同，后者通常在子宫切除术后的女性肺部发现，为多发性纤维肌性结节。本例为男性患者，既往无平滑肌瘤病史，是真正的PLH。

PLH是一种特殊的错构瘤，以纤维平滑肌成分为主，因此需与其他包含平滑肌成分的一系列原发或转移肿瘤进行鉴别诊断。主要进行鉴别诊断的肿瘤包括肺部良性转移性平滑肌瘤、肺原发性平滑肌瘤、淋巴管平滑肌瘤病、肺软骨瘤性错构瘤、肺纤维腺瘤和炎性肌纤维母细胞瘤等。肺部多发结节的女性患者，如既往有子宫肌瘤病史，且肿瘤组织内仅见到增生的平滑肌细胞，考虑为肺良性转移性平滑肌瘤；如肿瘤组织中除增生的平滑肌细胞、肌纤维母细胞外，还可见衬覆立方上皮的管状或裂隙状结构，则诊断为PLH。免疫组化染色可辅助诊断，良性转移性平滑肌瘤表达雌激素受体和孕激素受体，而PLH不表达雌激素受体和孕激素受体。对于有平滑肌瘤病史但雌激素受体阴性，或者无平滑肌瘤病史而雌激素受体阳性时，需要仔细询问病史，必要时行妇科和超声检查并通过染色体分析以排除子宫平滑肌瘤转移。本例既往无子宫肌瘤病史，肿瘤组织由增生的平滑肌细胞及内陷的腺管和裂隙状结构组成，肿瘤细胞不表达雌激素受体和孕激素受体，梭形细胞弥漫表达平滑肌肌动蛋白和结蛋白，上述特征支持诊断为PLH。肺原发性平滑肌瘤组织学上缺乏周围增生的肺泡上皮向瘤组织内延伸，逐渐形成不规则裂隙及腺管状结构的趋势。淋巴管平滑肌瘤病好发于生育期女性，表现为大小不等的囊性腔隙被覆斑块样或结节性增生的平滑肌样梭形细胞。肿瘤细胞不仅表达平滑肌肌动蛋白及结蛋白，还可表达HMB45、雌激素受体及孕激素受体。肺软骨瘤性错构瘤的肿瘤组织由多种间叶成分构成，包括黏液、脂肪组织及不同成熟阶段的骨与软骨，软骨组织占主要成分，从而与其他肿瘤类型进行鉴别。肺纤维腺瘤形态与乳腺的纤维腺瘤极其相似，细胞呈梭形，分化成熟，无异型性，表面被覆支气管上皮，肿瘤细胞缺乏肌源性表达。炎性肌纤维母细胞瘤好发于年轻人，组织学上主要由肌纤维母细胞及纤维母细胞构成，缺乏不规则的裂隙及腺管状结构。

PLH治疗以手术切除为主，大多数患者手术切除后，均未出现复发或转移，生物学过程呈良性，预后好。

5. **病例5**：女，67岁。查体发现左肺上叶占位1天。

胸部CT：左肺上叶软组织密度肿块，大小约3.2cm×3.2cm，平扫CT值约20HU，增强CT值约66HU。左肺下叶肺外带结节影，大小约0.6cm×0.7cm（图1-2-22）。

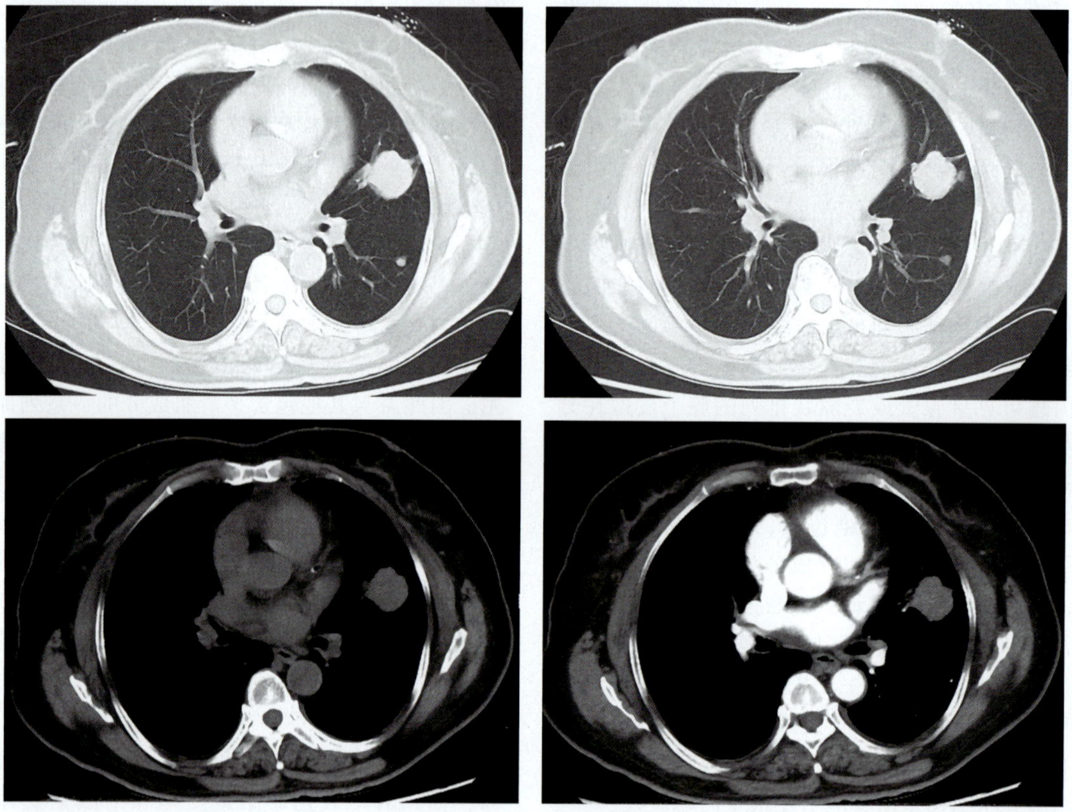

图1-2-22　胸部CT5

【诊断】 腺癌；肺错构瘤。

【诊断依据】 胸部CT显示左肺上叶不规则软组织肿块，浅分叶，有毛刺、胸膜牵拉，呈不均匀强化，与肺腺癌的CT表现一致。左肺下叶点状结节，边界清晰，不排除转移的可能性。患者行手术切除，显示斜裂发育不全，左肺上叶舌段可见直径约3cm的结节。左肺下叶可见直径约0.6cm的小结节。病理：（左肺上叶）浸润性腺癌，腺泡生长为主型，累及脏胸膜；左肺下叶结节符合错构瘤；“第Ⅺ组”淋巴结（1/1枚）查见转移癌。肺门淋巴结（2枚），Ⅳ组（1枚）、Ⅴ组（3枚），Ⅶ组（4枚）及Ⅹ组淋巴结（3枚）均未查见癌。

【分析】 转移瘤若为肺内孤立结节影易与肺错构瘤混淆。单发肺转移瘤的形态、密度与增强表现多数与原发恶性肿瘤有关，多为圆形结节，边界光滑，瘤内可出现钙化（如成骨肉瘤、软骨肉瘤转移）、空洞，结节伴出血时出现晕征，增强扫描轻度或明显强化，可同时伴有肺门、纵隔淋巴结肿大，胸腔积液等征象。鉴别诊断困难时应结合临床、短期随访复查。值得重视的是，肺内型肺错构瘤患者可同时合并周围型肺癌。Karasik等首次研究了肺错构瘤与支气管肺癌的关系。在1960—1975年，以色列一家医疗中心对52例肺部软骨瘤性错构瘤（CHL）患者进行了手术治疗，随访至1976年底。在该组中观察到4例肺癌，CHL患者患肺癌的风险估计是以色列普通人群的6.3倍。Ribet等分析了65例因肺部（60例）或支气管内（5例）错构瘤接受手术的患者。8例与肺癌有关，其中3例为支气管肺癌。错构瘤患者患支气管肺癌的风险是法国北部普通人群的6.66倍。

肺错构瘤患者中肺癌的发病率较高并不意味着肺错构瘤是肺癌发展的真正危险因素。Gjevre等回顾性分析了梅奥诊所17年来经组织学证实的215例肺错构瘤患者的数据。发病率最高的时期是70岁左右。63例（29.3%）患者同时患有肿瘤（最常见的是肺癌）。肺错构瘤和癌症可能是相互独立的，没有发现恶性转化或与其他肺部肿瘤有不明原因的关联的证据。Fiorelli等分析了20年来接受手术切除的肺错构瘤患者的数据，旨在评估错构瘤的特征、结果以及错构瘤与癌症之间的关系。这项多中心研究包括540例患者，76例（14%）患者患有相关的肺癌，9例患者同步（12%），67例患者异时（88%）。只有年龄＞70岁和吸烟者＞20支香烟/天是患肺癌的重要危险因素。肺错构瘤的存在不会增加肺癌的发展，两种肿瘤的共存是由于暴露于相同的吸烟和高龄的危险因素所致。

周围型肺癌的患者其他肺野出现小结节时，不一定都是转移瘤，需要进一步分析小结节的影像学征象，特别是当发现钙化或脂肪密度时，需要考虑肺错构瘤的诊断。

6.**病例**6：男，60岁。咳嗽、咳痰伴痰中带血20余天。

胸部CT：右肺上叶肺不张，纵隔窗见气管内钙化影（图1-2-23）。

【诊断】 支气管内型肺错构瘤。

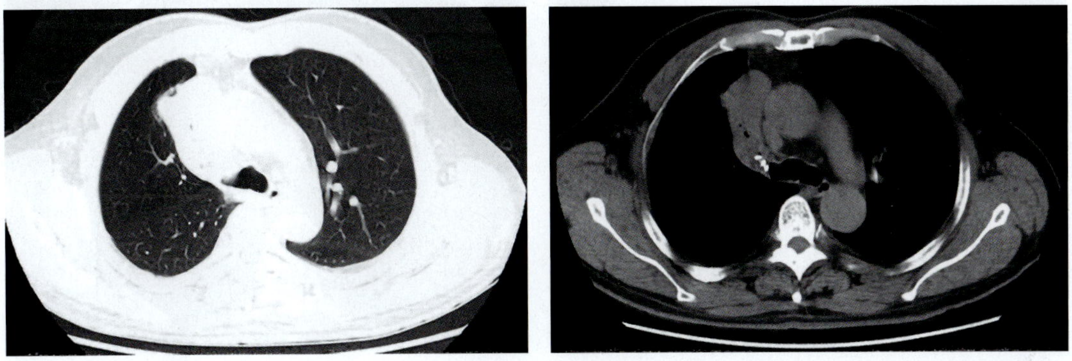

图1-2-23　**胸部CT6**

【诊断依据】 患者见阻塞性肺不张，支气管腔内见钙化影，管腔无明显狭窄。纵隔无淋巴结肿大，肺内无播散灶，可除外气管支气管结核。钙化缺乏连续性，不符合支气管异物，首先考虑支气管内型肺错构瘤。患者纤维支气管镜检查见右肺上叶息肉样病变（图1-2-24），完全阻塞管腔。气管镜活检示错构瘤，术后病理为右肺软骨性错构瘤（图1-2-25），局部支气管黏膜上皮轻度不典型增生。

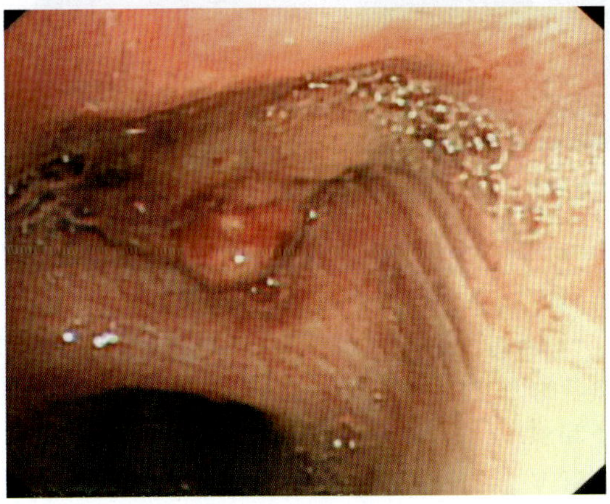

图1-2-24　**右肺上叶息肉样病变**

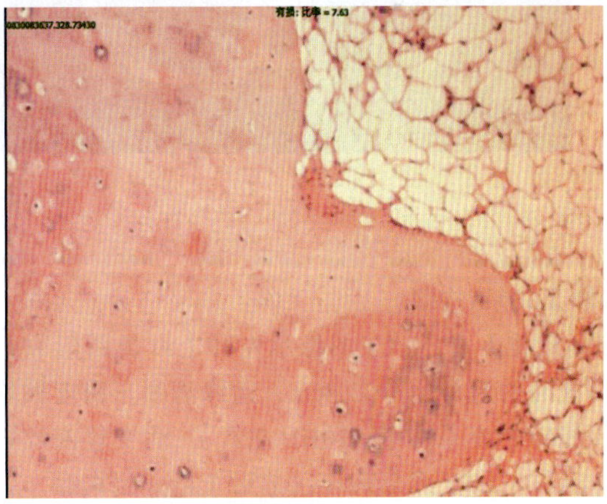

图1-2-25　**软骨性错构瘤，镜下见岛状软骨和脂肪组织**

【分析】 气管支气管内肿瘤罕见，占全身肿瘤的比例仅约为0.4%。支气管内型错构瘤（endobronchial hamartoma，EH）约占所有肺错构瘤的10%。EH的临床表现多种多样。患者可以无任何症状，尤其在早期阶段，但随后可出现气道易激或阻塞的症状。气道易激可引起多种症状，从持续性咳嗽到咯血。气道阻塞表现为呼吸困难、肺不张和反复肺部感染。在支气管镜检查中，EH表现为局限性良好的多形性病变，无蒂或有蒂，表面光滑，呈黄色，无黏膜下层浸润。EH会出血或引起气道阻塞，因此，即使患者无症状，也必须予以治疗。对此类患者必须根据肿瘤的部位、大小、范围及患者的合并症，来制订个体化的治疗方案。由于侵入性较小和能够得到令人满意的结果，内镜切除包括EH在内的良性肿瘤为首选。支气管内切除的方法多种多样，如激光、电灼、冷冻疗法和氩离子凝固术。这些内镜切除方法可根据病变的大小和复杂程度来决定采用纤维支气管镜或硬质支气管镜来实施。直接在肿瘤根部进行切除能够减少复发。可能的并发症包括出血、穿孔及瘘管形成。非内镜手术包括手术方式包括肺叶切除术、肺段切除术、支气管切除术和全肺切除术，这些手术方式仅在病变不适用于内镜手术时采用。继发于长期气道阻塞和反复感染的阻塞部位远端的不可逆性肺损害也是非内镜下手术的适应证。Abdel Hady等的一项荟萃分析表明，支气管镜治疗应是首选，除非是需要手术切除的末期肺损伤患者。支气管内错构瘤预后良好，复发风险低。

7. 病例7：女，56岁。查体发现肺部肿块。

PET/CT：左肺上叶肿块影（图1-2-26）。

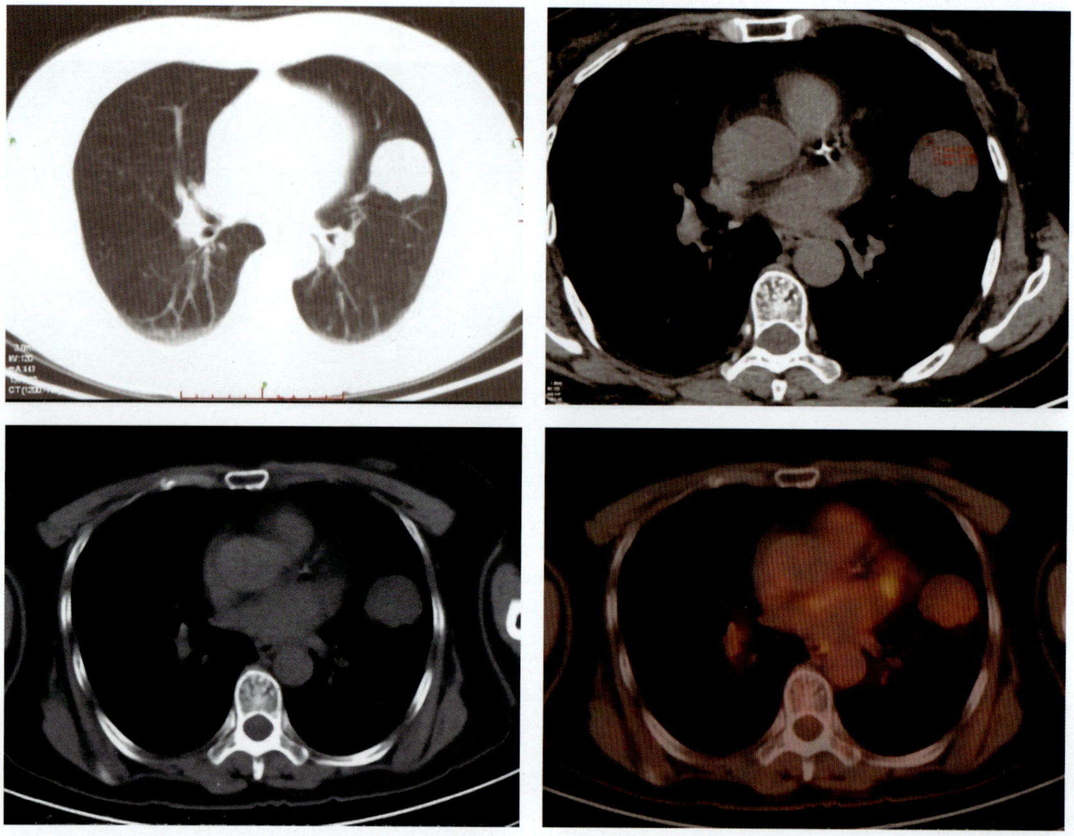

图1-2-26　PET/CT

【诊断】 肺错构瘤。

【诊断依据】 PET/CT图像示左肺上叶类圆形软组织肿块，截面约为3.8cm×3.4cm，边缘清晰，密度较均匀，内示脂肪密度（CT值-20HU左右），病变轻度放射性摄取，SUV_{max}2.5。术后病理:（左肺上叶）错构瘤。

【分析】 肺错构瘤在CT上通常表现为边界清晰、周围孤立的肺结节或肿块，伴有钙化和脂肪成分。它需要与其他良性或低度恶性结节相鉴别，如硬化性肺细胞瘤（PSP）或类癌。类癌和小气道之间的关系有助于区分类癌和错构瘤。

^{18}F-FDG PET/CT对肺良、恶性结节的鉴别诊断灵敏度高、特异性低。Ergonul等评估了106例最初被诊断为肺部恶性病变，后来被归类为病理良性病变患者的^{18}F-FDG PET/CT表现。病变的平均直径和SUV_{max}分别为2cm±2.14（0.5～13）cm和3.55±4.35（0～22.2）。本研究包含19例（17.9%）错构瘤患者。错构瘤的SUV_{max}为0～4.5，显著低于其他组，而肉芽肿性疾病组的SUV_{max}显著高于其他组。

Jiang等回顾性分析了12例PSP患者和14例肺错构瘤患者的^{18}F-FDG PET/CT特征性表现。肺错构瘤的平均直径和SUV_{max}分别为1.7cm±0.8cm和1.5±0.6，病变大小与SUV_{max}之间存在显著相关性。PSP的SUV_{max}（2.6±1.0）显著高于肺错构瘤，平均直径为1.9cm±0.7cm，病变大小与SUV_{max}无显著相关性。当以1.95的SUV_{max}作为PSP诊断的临界值时，PET/CT区分PSP和肺错构瘤的敏感度和特异度分别为83.3%和78.6%。当肺结节或肿块的SUV_{max}超过2.5时，通常被解释为可能的恶性肿瘤。在本研究中，50%PSP的SUV_{max}超过2.5。

Uhlén等发现，肺类癌的SUV_{max}（平均3.9）高于错构瘤（平均1.4）。不典型类癌和典型类癌的SUV_{max}相似，分别为5.0和3.8。通过^{18}F-FDG摄取的PET测量可以区分类癌和错构瘤，但不能区分不典型类癌和典型类癌。Tatc等发现，不典型类癌（5.97±3.7）和典型类癌（4.22±1.7）的平均SUV_{max}高于错构瘤（1.65±0.9）。

^{18}F-FDG PET/CT的SUV_{max}可能有助于鉴别良性和恶性孤立性肺结节。

8.**病例8**：女，52岁。查体发现左肺占位3天。

胸部CT：左肺上叶舌段囊实性病变，实性病变内可见低密度区（图1-2-27）。

【诊断】 囊性肺错构瘤。

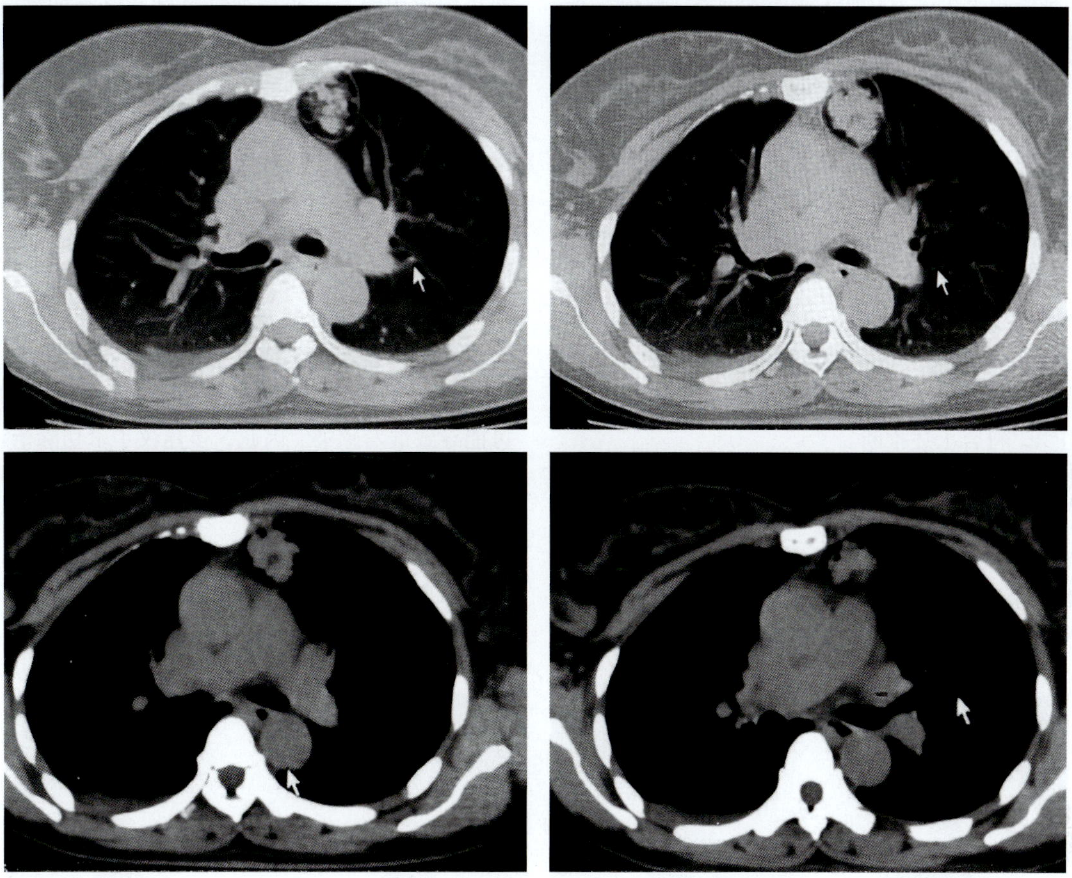

图1-2-27　胸部CT7

【诊断依据】 中年女性，左肺上叶囊实性病变，实性成分位于囊腔内，边缘不规则，内见低密度区，考虑为脂肪密度，首先考虑囊性肺错构瘤可能。患者行VATS左肺上叶楔形切除术，胸腔镜下见胸腔内少量淡黄色积液，肺裂发育良好，无胸膜粘连，病变位于左肺上叶舌段，约4cm×3cm×3cm大小（图1-2-28），术后病理为间充质囊性错构瘤，囊壁为正常肺组织（图1-2-29）。

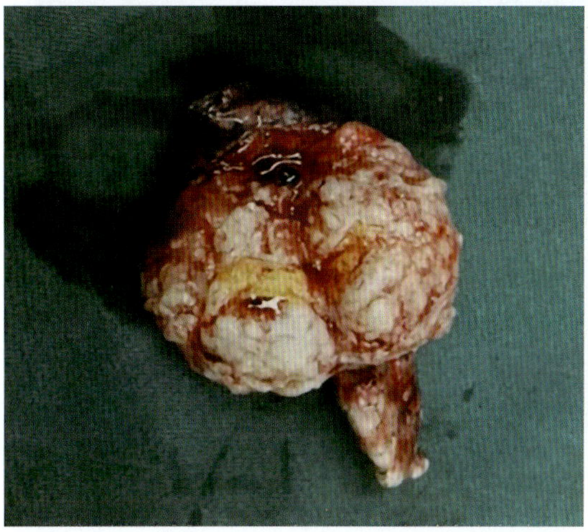

图1-2-28　肿瘤分叶状，可见软骨和少量脂肪成分

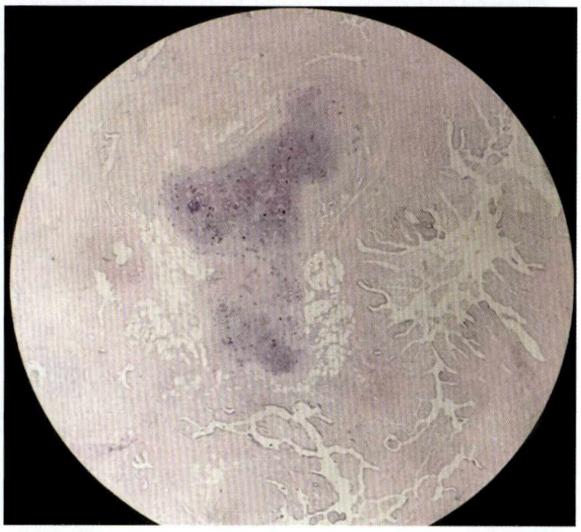

图1-2-29　肿瘤由增生的纤维平滑肌、岛状的软骨和被覆呼吸道上皮的裂隙组成

【分析】 肺间充质囊性错构瘤（mesenchymal cystic hamartoma，MCH）是一种罕见的疾病，大多数病例病程缓慢，可以是单灶或多灶，由原始间充质细胞与囊性间隙混合组成。镜下呈结节状伴大小不等的囊性腔隙，界线清晰，结节主要由幼稚的原始间叶细胞构成，被覆以正常或化生的呼吸上皮的小气道成分形成乳头状结构并形成囊腔。免疫组化标记原始间叶组织vimentin阳性。主要由纤维组织和平滑肌组成，较少出现囊性成分，可资鉴别。

囊实性肺错构瘤囊腔形成的机制尚不清楚。一些作者假设，随着错构瘤的增大，变为囊性的趋势也会增加。退行性变化加上生长导致形成裂隙状间隙，最终扩展为囊腔。一些学者认为，囊内积气可能为肺错构瘤周围小的腺样上皮小管与细支气管末梢连接时，由于肿瘤压迫形成活瓣，使其产生囊腔。本例再次病理阅片证实囊壁为正常肺组织，符合上述推断。

Erber等回顾了47例非上皮性肿瘤的肺部手术标本（主要来自肉瘤），了解病变内上皮包埋的频率和模式。他们在49%（23/47）的病例中观察到呼吸道上皮包埋（15例弥漫，8例外周）。被包埋的腺体经常表现出明显的再生和反应性变化，类似于肿瘤腺体。腺体大小和类型差异很大，从腺泡型小腺体或由扁平上皮细胞衬里并含有黏液分泌的微囊腔到分支状的小叶状乳头间隙。上述所有因素导致了上皮分泌功能的差异。因此，囊实性肺错构瘤中的囊腔可能充气良好，或者部分甚至完全充满液体。通过文献回顾，Guo等发现，囊实性肺错构瘤的CT图像密度可以根据实性部分的比例从磨玻璃密度到实性密度不等。在某些情况下，囊实性肺错构瘤中实性成分的比例非常低，表现出极端的CT影像，即磨玻璃结节，与肺腺癌较难鉴别。另一种极端情况是，如果囊实性肺错构瘤以实性部分为主，则囊性部分可能无法在CT成像中观察到。

较大的肺间充质囊性错构瘤通常位于胸膜下，与胸腔仅隔一薄层胸膜，因此囊性部分容易破裂，并可导致继发性肺气肿。此外，囊腔内的分泌物很难从肺部排出，可能导致继发感染。因此，多建议手术切除治疗。

（邢台医专二附院影像科　崔　刚　提供）

9. **病例**9：女，52岁。左背部疼痛6个月余。

胸部CT：左侧后肋骨皮质部见团块状软组织影，内密度不均匀，钙化明显（图1-2-30）。

【诊断】 胸壁错构瘤。

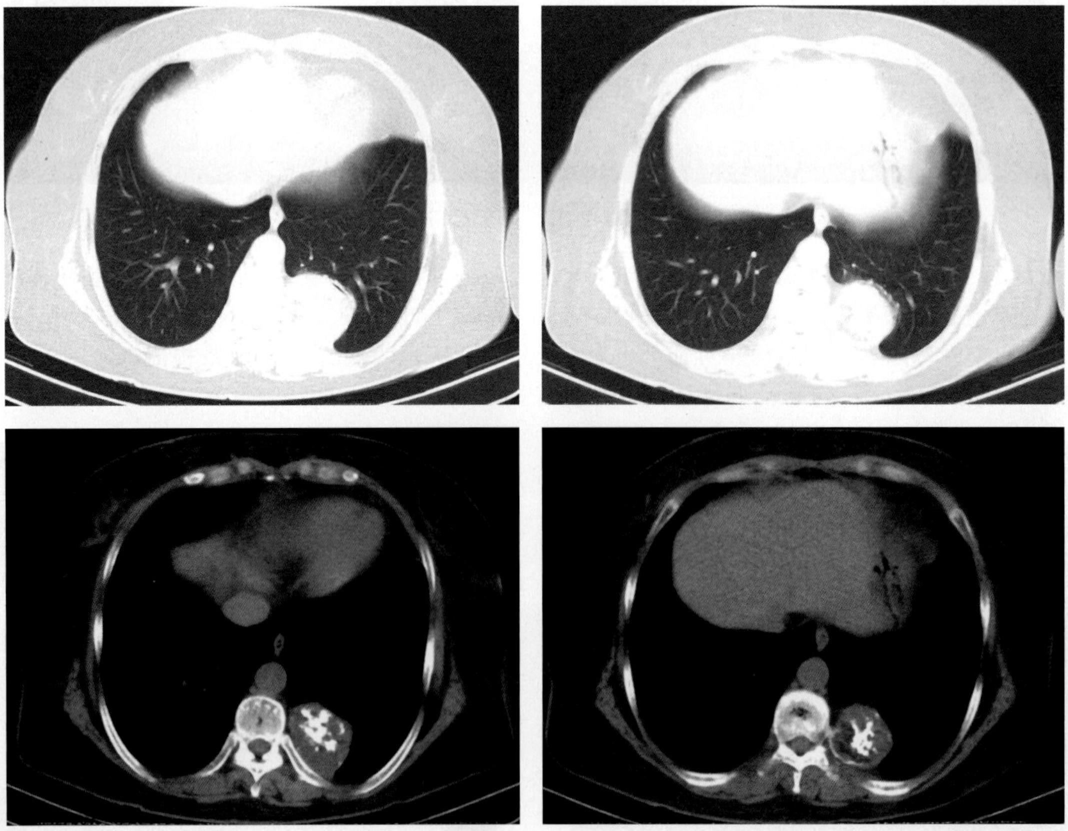

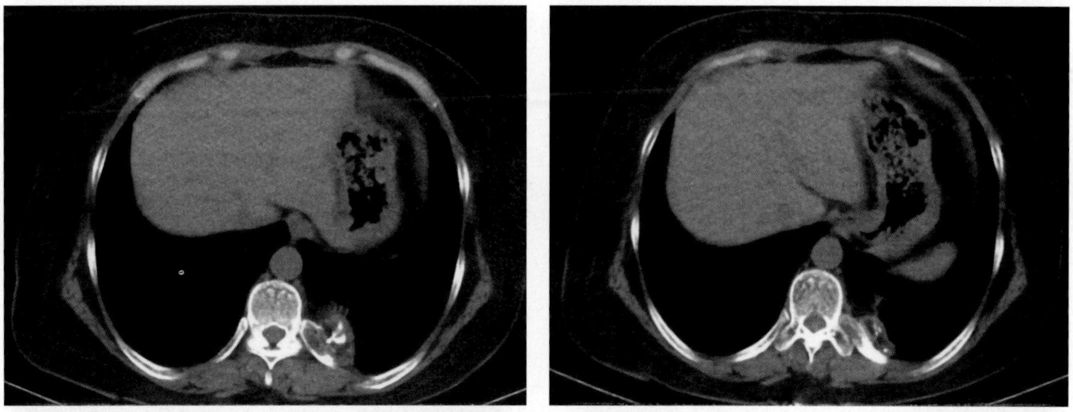

图1-2-30　胸部CT8

【诊断依据】 患者胸部CT显示左后侧脊柱旁沿肋骨走行不规则软组织密度影，边界清晰，病灶内部密度不均匀，可见脂性密度影及钙化灶，邻近肋骨膨胀变形，呈囊性改变，考虑为胸壁间叶性错构瘤。患者手术切除病变，经第8肋间隙进胸，见肿物位于第9、10胸椎左侧椎旁，约5cm×5cm大小，质地硬与肺组织粘连，肿物来源于第10后肋近肋椎关节处椎体旁，直径约3cm，蒂部与肋骨发生处相连，将肿物取出后，将肋骨切去约6cm。病理诊断：符合间叶源性肿瘤，包膜完整，考虑纤维软骨性错构瘤。

【分析】 胸壁错构瘤（chest wall hamartoma），又称胸壁间叶性错构瘤（mesenchymal hamartoma of the chest wall，MHCW），是一种临床罕见的间叶组织发生的良性瘤样病变，最常发生在新生儿或婴儿，尽管有少数病例在成人中报道。该病多数起源于一根或多根肋骨，少见部位包括脊柱、胸骨，男性多见，男女比例为2：1～4：1，发病率约为百万分之一，占原发性骨肿瘤的1/3000。1979年，Mcleod和Dahlin提出MHCW一词，反映了正常骨骼成分的良性过度生长。胸壁错构瘤是异质性的，由软骨和间充质细胞组成，可表现为囊性改变、钙化和骨化，并呈膨胀样生长。2002年WHO骨肿瘤沿用了胸壁错构瘤来命名该肿瘤，并将其定义为发生于胎儿期、新生儿期、婴儿期肋骨的间叶源性非肿瘤性增生，主要成分是软骨，同时伴有动脉瘤样骨囊肿样成分，又名间叶瘤、婴儿软骨错构瘤、婴儿骨软骨瘤等。在2013年WHO骨肿瘤分类中将胸壁错构瘤与鼻软骨间叶错构瘤归入未明确肿瘤性质的一类病变，并用软骨间叶性错构瘤（chondromesenchymal hamartoma）命名。

该病变常累及肋骨的髓腔或位于肋骨表面，可发生于双侧肋骨，病变也可呈多中心性。本病多不合并其他先天畸形，病变能否引起临床症状主要取决于肿块位置、大小及邻近肺组织受压情况。肿块一般较大（＞5cm多见），边缘清晰，呈类圆形或分叶状。在胸部X线片上表现为起自胸壁的软组织肿块，类圆形或分叶状，相应肋骨扭曲变形，肿块内见骨样密度影或钙化灶。超声检查显示不均匀肿块，有实性、囊性和局灶性钙化成分。胸部CT扫描和磁共振成像（MRI）可用于确定病变起源及与邻近结构的关系。CT表现为肋骨来源的囊实性软组织肿块，实性部分主要包含增生的成熟骨样组织、丰富软骨成分、纤维组织、胶原、脂肪组织及各种细胞间质；囊性部分主要为含有血液、黏液的囊腔，继发性动脉瘤样骨囊肿改变，囊壁由纤维组织和反应性编织骨组成。其中杂乱分布但高分化的骨样组织、细胞核无异型性提示该病变的生物学良性。Kim等分析了MHCW的放射学和病理学相关性。CT扫描显示典型的胸壁错构瘤，为边界明确的肿块，有实性和囊性成分，液平与单个或多个肋骨破坏或改变有关。MRI在T_1和T_2加权图像上显示肿块的异质信号强度，包括实性和囊性成分。在T_2加权图像上，MRI更简明地显示继发性动脉瘤样骨囊肿形成，伴多发液平。显微镜下，MHCW显示软骨岛和原始间充质增殖的交替区域，这与放射学上的固体成分非常一致。骨形成区域和充满血液的囊性间隙分别与钙化或骨化密度和囊性成分相匹配。有时由于破坏骨骼的放射学表现和高度细胞和有丝分裂活性的显微镜特征，可被误诊为恶性肿瘤。MCHW也可能被误诊为原发性骨动脉瘤囊肿。本例病变位于左后胸壁第10肋区，发现时体积较大，突向胸腔内，病灶与肺组织有粘连，但粘连处未见肿瘤成分，证实了其良性的生物学行为，但该病偶有恶性报道。

胸壁错构瘤是采取非手术治疗或手术切除主要依赖于患者临床表现。Freeburn等报道了一例婴儿期胸壁错构瘤的自发消退病例，支持对无症状儿童进行非手术治疗的建议。Jozaghi等提出，相对肿瘤大小在出生时达到峰值，此后开始退化（involute），大多数病变在生命的第一年停止生长。因此，对于无症状病变，仅观察即可；对于症状性病变，建议切除并重建胸壁。老年患者自发消退的概率较低，当出现症状时，建议进行手术切除。

经手术完全切除肿块和受累的肋骨后多预后良好，无复发，可治愈。已在无法完全切除的病例中出现复发。

（哈尔滨市胸科医院影像科　王秀峰　提供）

10. **病例** 10：女，56岁。查体发现肺部占位。

胸部CT：左下叶肺门旁跨斜裂、类圆形肿块（图1-2-31）。

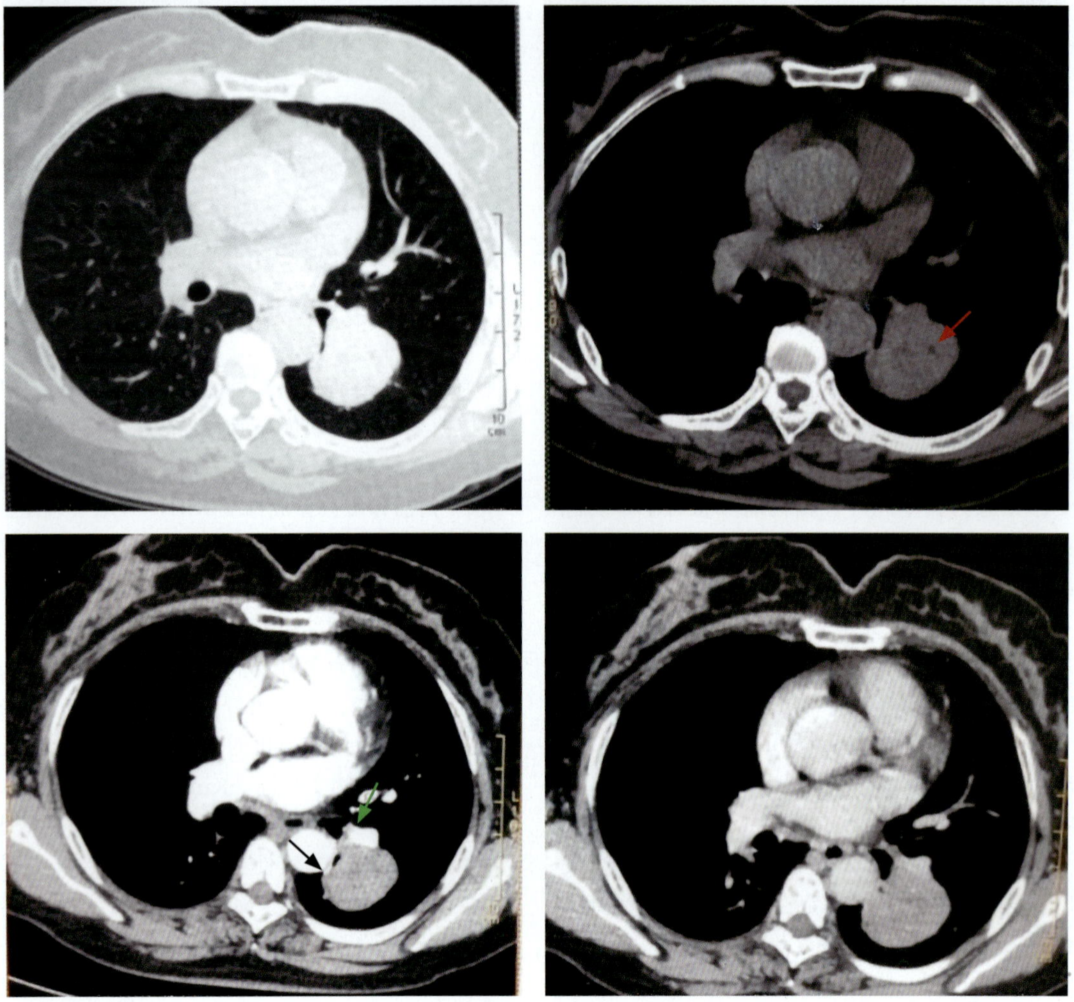

图1-2-31　胸部CT9

【诊断】 肺错构瘤。

【诊断依据】 该患者病灶内部密度不均但无空洞，可见多发点状脂肪密度影（红箭）及数个点状钙化影，密度不均但无空洞是肺错构瘤的一个重要CT特征，平扫病灶内见钙化及脂肪密度，也为诊断提供了极有价值的参考。肿块呈类圆形，边缘清晰规整，周围肺组织正常，无胸膜凹陷征，是肺错构瘤的重要的形态特征。肺错构瘤组织成分的复杂性决定了其强化表现的不同。当肺错构瘤含脂肪及软骨成分较多，血管含量少，血供不丰富，CT增强表现为轻度强化或无明显强化。当含平滑肌及腺体成分多时，可出现较明显的强化。本例强化特点亦符合肺错构瘤诊断。患者术中见肿瘤表面粘连，切面灰白色，质韧，伴灶性囊性变。病理显示左肺下叶软骨瘤性错构瘤。

【分析】 肺错构瘤通常含有脂肪、软骨、纤维组织和上皮成分，这使得肿块的CT值离散度极大。脂肪密度的显示对肺错构瘤具有特异性诊断价值。本例影像学可见贴边血管征（黑箭）和动脉为主征（绿箭），需与硬化性肺细胞瘤相鉴别。硬化性肺细胞瘤病灶内无脂肪成分，如出现钙化，多为边缘性钙化。增强扫描多有延迟强化，本例静脉期强化有下降趋势，以上特点不支持硬化性肺细胞瘤诊断。肺错构瘤病灶虽然生长缓慢但会逐渐增大，可以出现周围支气管血管束受压推移，所以也可以出现贴边血管征。

肺错构瘤的鉴别诊断包括支气管肺囊肿和硬化性肺细胞瘤。支气管肺囊肿CT值变化较大，典型者CT值为0～20HU，多为浆液性囊肿；黏液性囊肿蛋白质含量高或合并感染，CT值则增高至30～40HU或更高；若合并囊内出血CT值可达70～80HU；极少数囊肿内容物含钙或含有草酸钙结晶，其CT值可很高，甚至可达100HU

以上。增强扫描部分囊壁轻度强化而内含液不强化，有助于与实体性肿瘤相鉴别。本例CT值约为-7HU，不支持支气管肺囊肿诊断。本例病变无明显强化，虽有贴边血管征，不支持硬化性肺细胞瘤诊断。最终经手术病理证实该诊断。肺错构瘤的典型征象为病灶内出现钙化和（或）脂肪成分，但在实际临床工作中，典型的肺错构瘤仅属于少数，大部分病例由于脂肪成分少、钙化不典型或无脂肪及钙化成分而难以诊断，常误诊为其他疾病。

（淄博市张店区中医院　梁晓宏　提供）

二、肺软骨瘤

软骨瘤是起源于软骨细胞的骨骼系统中常见的良性肿瘤，好发于指/趾等短管状骨。骨外软骨瘤少见，发生于肺实质内的软骨瘤罕见。

（一）病原学

肺软骨瘤迄今病因未明，可能的原因有：①胚胎发育时残留在肺内的异位软骨组织；②其他部位的软骨细胞随血流入肺部；③结缔组织、网状分布的间充质细胞在一定条件刺激下向胚胎原始方向发展，成为胚胎性的间叶组织，以后发育成为软骨细胞，进而形成原发性软骨瘤。

（二）病理学

肺软骨瘤是由分化成熟的软骨组织组成，周围为软骨基质包绕，表面可覆盖上皮。软骨组织可为透明软骨、纤维软骨、弹力软骨或各种软骨混合存在。病变没有其他间叶组织成分、上皮成分和异常有丝分裂。软骨细胞可发生钙化、骨化和黏液样变性。

（三）临床表现

该病好发于40～50岁中年人，偶尔有新生儿患病的文献报道，女性多见。肺软骨瘤的症状取决于肿瘤的大小和位置。大多数患者没有症状，多在体检或尸检中发现。靠近大支气管或者肿瘤较大时，可出现支气管压迫症状，如肺炎、肺不张等；位于肺外围者可压迫肋间神经，引起胸痛。也可出现咳嗽、咳痰、咯血和呼吸急促等症状。

（四）影像学表现

肺部软骨瘤的CT表现为光滑、轮廓分明、圆形或椭圆形结节或肿块，伴有轻度分叶。多发性肺软骨瘤已有报道。钙化（中心型、爆米花型、层状或弥漫型）常见（图1-2-32）。肺门或纵隔无肿大淋巴结。由于肿瘤内血流相对缓慢，增强扫描无强化或轻度强化。

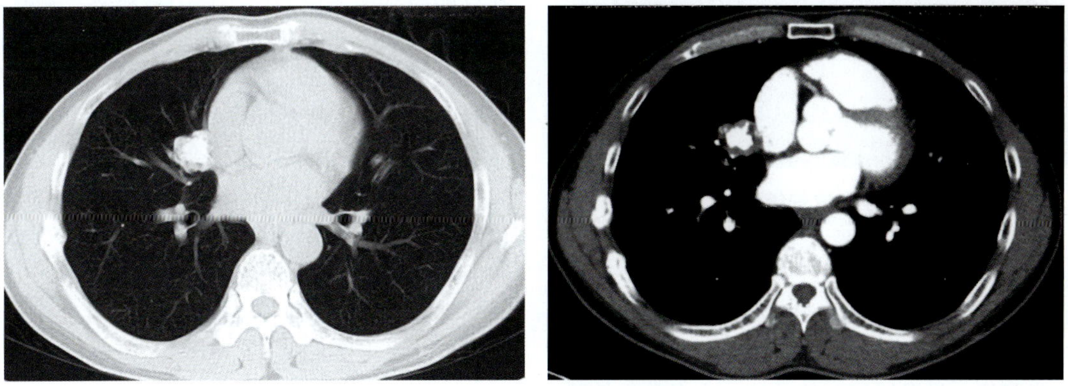

图1-2-32　男，50岁。右肺中叶肺软骨瘤。胸部CT显示不规则中心钙化

（五）治疗

肺软骨瘤术前诊断困难，须结合多种检查手段综合考虑，临床上遇到CT平扫病灶内呈不规则结节状或片状钙化灶、增强扫描无强化的病例时均应考虑本病。肺软骨瘤虽为良性肿瘤，但也有文献报道有恶变可能。因此，该病的治疗首选手术切除，也有经支气管镜切除肿瘤的病例。该病治疗效果好，预后良好。如果不能完全切除，可能有复发风险。

参考文献

Hoekstra MO，Bertus PM，Nikkels PG，et al，1994. Multiple pulmonary chondromata. A rare cause of neonatal respiratory distress. Chest，105：301-302.

Rodriguez FJ，Aubry MC，Tazelaar HD，et al，2007. Pulmonary chondroma：A tumor associated with Carney triad and different from pulmonary hamartoma. Am J Surg Pathol，31：1844-1853.

（六）病例解析

1.病例1：女，67岁。气促6个月。

胸部CT：气管内占位（图1-2-33）。

【诊断】 支气管软骨瘤。

【诊断依据】 胸部CT显示气管内占位，边缘光整，密度较均匀，与管壁呈宽基底相连；纤维支气管镜示瘤体表面光整，血供丰富，无明显坏死（图1-2-34）。整体符合良性肿瘤表现。活检病理镜下见绝大部分为瘤样增生的软骨组织，另有少量支气管黏膜组织，考虑为支气管软骨瘤，未见恶性证据。

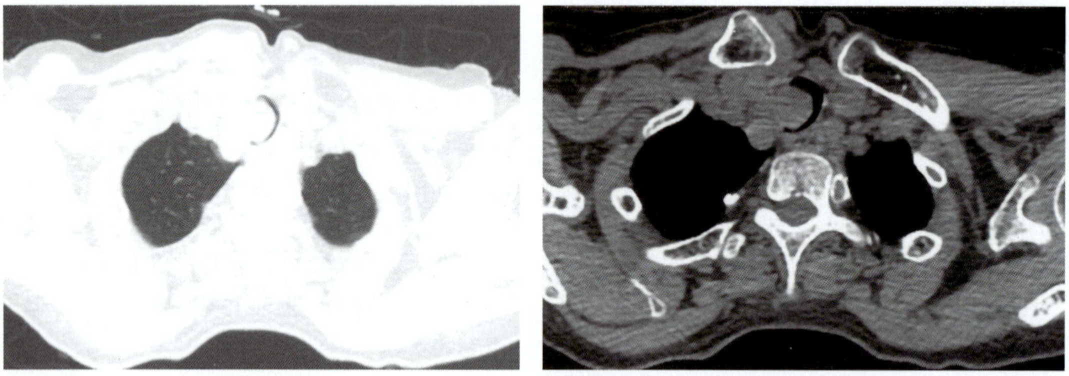

图1-2-33　胸部CT10

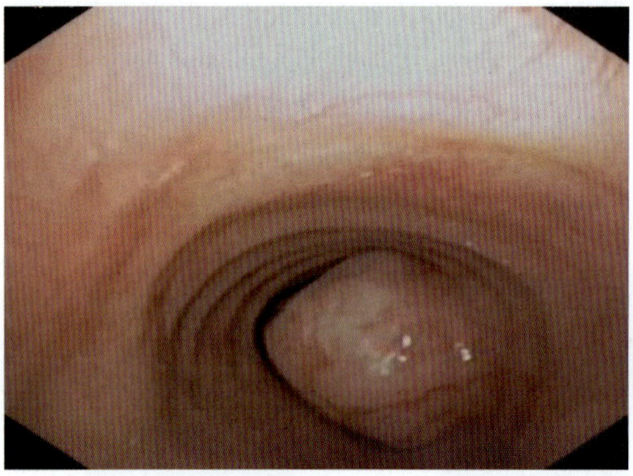

图1-2-34　纤维支气管镜检查

【分析】 肺部良性肿瘤可起源于所有细胞类型，包括上皮性肿瘤，如乳头状瘤和腺瘤，以及非上皮性肿瘤如错构瘤、脂肪瘤、平滑肌瘤和软骨瘤。大多数良性肺肿瘤表现为无症状的孤立性肺结节，少数可因气道阻塞引起症状。肺错构瘤是最常见的良性肿瘤，由不同数量的至少两种间充质成分组成，例如软骨、脂肪、结缔组织和平滑肌。软骨瘤是第二常见的间充质来源的肺部良性肿瘤。Bateson根据肺软骨瘤的组织发生学将支气管内软骨瘤与肺软骨瘤区分开来。前者生长在支气管腔内，占肺部所有良性软骨肿瘤的不到25%。后者生长到肺实质中，发病率约为所有良性肺肿瘤的0.1%。肺软骨瘤与肺软骨性错构瘤的区别在于存在薄纤维假包囊、纯软骨（透明软骨）、频繁的骨化、钙化，以及缺乏包埋的上皮和脂肪。

软骨瘤通常生长在骨骼中，更常见于轴骨，很少出现在喉、气管和主支气管中。支气管软骨瘤来源于气管、支气管和细支气管的软骨，通过侵入支气管管腔而生长，并可能因气道刺激和阻塞而引起症状，如顽固性咳嗽、哮喘症状和咯血。支气管软骨瘤外观呈椭圆形或圆形，灰白色或黄白色透明状，可有分叶，质地较硬，多与支气管密切相连，向支气管黏膜外突出。胸部影像显示孤立的支气管内膜病变，可能会阻塞支气管，并导致肺炎、支气管扩张、肺不张和纤维化等并发症。对于长期不明原因的刺激性咳嗽、同一部位反复发生肺部感染的患者，胸部CT提示气管、支气管腔内占位性病变，要及时进行支气管镜检查。支气管镜检查为外生性肿瘤，血管较少，覆盖正常支气管黏膜。

支气管镜下技术（氩等离子体凝固、YAG激光等）和手术切除是主要的治疗方法。肺软骨瘤手术切除预后良好，但也有术后复发及恶变为软骨肉瘤的报道。

（湘潭市中心医院放射科　欧阳欣　提供）

2.病例2：女，16岁。发现肺部病变6个月。既往有哮喘和贫血病史，6个月前确诊胃间质瘤。

胸部CT：双肺多发结节（图1-2-35）。

【诊断】 肺软骨瘤。

【诊断依据】 右肺穿刺活检显示软骨组织，倾向软骨瘤。

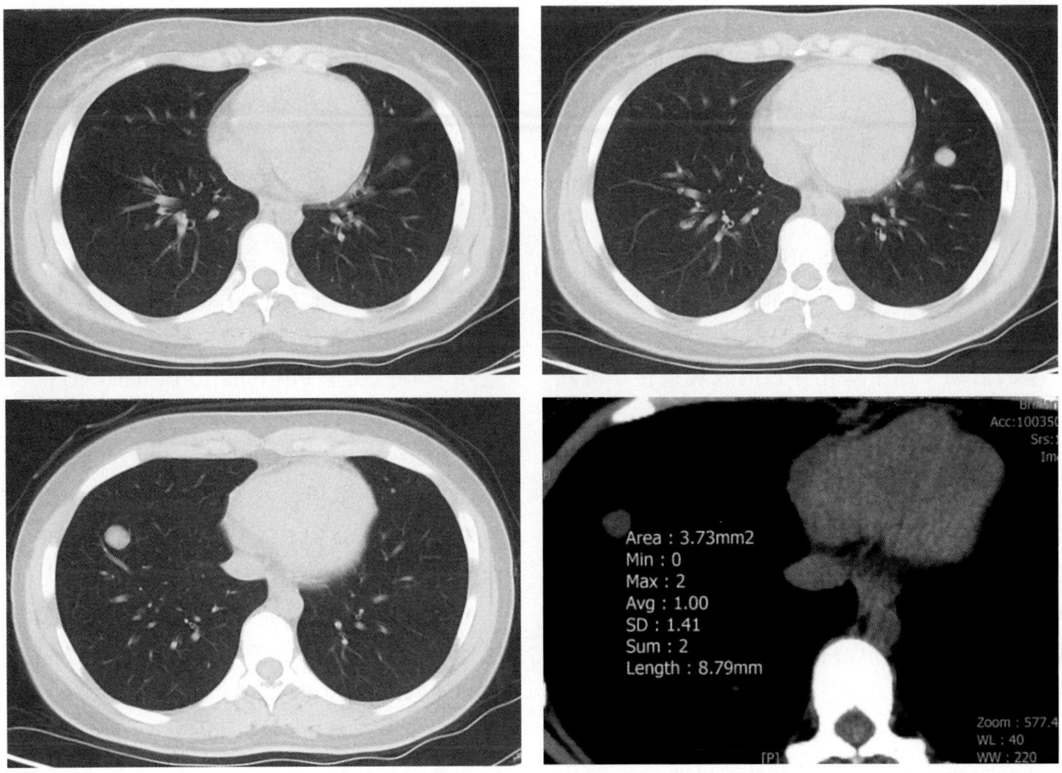

图1-2-35　胸部CT11

【分析】 肺软骨瘤可以是一种罕见综合征——Carney三联征（Carney triad）的表现之一。Carney三联征是一种罕见的非遗传性综合征，至少有三种不同的肿瘤实体同时或异时发生：胃肠道间质瘤（GIST）、肺软骨瘤和肾上腺外副神经节瘤。只有25%～30%的病例完全存在三种肿瘤。符合3项标准中2项的患者被诊断为不完全Carney三联征。80%以上的受影响患者是早期出现症状的女性。

Carney等于1977年首次报道了胃平滑肌肉瘤（后来更名为GIST）、功能性肾上腺外副神经节瘤和肺软骨瘤的三联征。1999年，Carney研究了该三联征的自然史。在所有79例患者（67例女性和12例男性）中，17例（22%）患有三种肿瘤，62例（78%）患有两种肿瘤。42例（53%）患有胃和肺肿瘤。64例（81%）患者存活，其中，19例（24%）患者无明显进展，45例（57%）患者有残留或转移性肿瘤。32例（41%）有一次或多次胃肉瘤局部复发；首次复发的最长间隔为36年。21例（27%）幸存者患有肝转移性胃肉瘤，随访1～25年。15例（19%）患者死亡，其中10人（13%）死于该病。10例（13%）患者患有无功能的肾上腺皮质肿瘤。Carney认为，该三联征是一种慢性、持续和懒惰的疾病。良性肾上腺皮质肿瘤是该三联征的一个组成部分。

2009年，Carney分析了77例Carney三联征患者的数据。在77例患者中，85%为女性，15%为男性。该综合征至少影响5个器官：胃、肺、副神经节系统、肾上腺（皮质和髓质）和食管。胃病变通常是先发性肿瘤（75%），其次是肺病变（15%）和副神经节肿瘤（10%）。20%的患者患有肾上腺皮质腺瘤，10%患有食管平滑肌瘤。所有肿瘤均为多灶性。胃肿瘤和副神经节肿瘤分别有1/3和1/10的患者发生转移。肺部肿瘤无症状且为良性。在随访中，80%的患者存活，2/3的患者患有肺软骨瘤，25%的患者患有转移性或残留性胃间质瘤，5%的患者患有原发性或转移性副神经节瘤。20%的患者死亡，通常死于转移性胃间质瘤，较少死于转移性副神经节瘤。Carney三联征是一种病因不明的慢性、持续性、惰性但有时致命的疾病。

2010年，Zhang等研究了104例该综合征患者的胃肿瘤的临床和病理特征。大多数（88%）患者是年轻女性（平均年龄22岁），通常表现为胃出血。转移发生在49例（47%）患者：胃淋巴结（29%）、肝脏（25%）和腹膜（13%）。14例（13%）患者死于转移性GIST，平均年龄45岁。估计10年和40年生存率分别为100%和73%，中位生存时间为26.5（16～60）年。与散发性胃间质瘤相比，Carney三联征中的胃间质肿瘤表现出明显的特征：女性偏好、患者年轻、上皮样细胞占优势、多灶性、淋巴结转移频繁、肿瘤连续发生和行为不可预测。因此，Carney三联征的胃间质瘤在临床、病理和行为上与散发性胃间质瘤不同。

Haller等首次报道了Carney三联征患者肿瘤中SDHC基因座反复出现的异常致密DNA甲基化，而Carney-Stratakis综合征（CSS）、副神经节瘤或具有KIT突变的散发性GIST患者的肿瘤中不存在这种甲基化。SDHC基因座的表观遗传学失活和SDH复合物的功能损伤是Carney三联征中肿瘤发生的一种可能的替代机制。Settas等发现，大多数Carney三联征病例通过SDHC基因的位点特异性超甲基化表现出SDH的下调。总体而言，Carney三联征的特征是线粒体琥珀酸脱氢酶（SDH）复合物缺乏，这是由SDHC基因启动子超甲基化导致的表观遗传学沉默引起的。

在Carney三联征中，GIST和副神经节瘤具有潜在致命的可能，通常采用手术治疗，而肺软骨瘤的首选是非手术治疗。与散发性GIST罕见的淋巴结转移（0～3.4%）相反，约29%的Carney三联征患者发生区域淋巴结转移，尽管GIST和淋巴结转移的管理经验有限，建议为Carney三联征患者系统性地清扫淋巴结，并定期监测，以发现可能的复发和远处转移。临床工作中，发现肺软骨瘤患者尤其是女性且病灶呈多发者，应注意消化系统和神经系统筛查明确有无Carney三联征的可能。

三、PEComa

（一）PEComa

血管周上皮样细胞肿瘤（perivascular epithelioid cell tumors，PEComa）是一组在组织学和免疫组化上有独特表型，由大量圆形和卵圆形血管周上皮样细胞构成的间叶源性肿瘤，包括血管平滑肌脂肪瘤（angiomyolipoma，AML）、肺及肺外组织透明细胞瘤、淋巴管平滑肌瘤病（lymphangioleiomyomatosis，LAM）、镰状韧带/圆韧带的透明细胞肌黑色素细胞瘤（clear cell myomelanocytic tumor，CCMT）以及发生其他少见部位有相似组织学和免疫组化特征非特殊类型PEComa（PEComa-NOS）。

PEComas通常表现为女性优势，平均发病年龄约为45岁。在解剖学上，最常见的起源部位是肾脏、肺和肝。

1.分类　1992年，Bonetti等首次引入血管周上皮样细胞（PEC）一词，以确定一种“新型”细胞类型，Apitz于1943年将其描述为肾AML中的“异常成肌细胞（abnormal myoblast）”。1994年，基于形态学和表型的相似性，Bontti等发现肺透明细胞瘤和肾AML属于同一病变家族，其特征在于PEC的存在，表达不同的黑色素瘤相关抗原。1996年，Zamboni等在一例60岁女性患者的胰腺中发现一种独特的、以前未报道的肿瘤，其特征与良性肺透明细胞“糖”肿瘤（clear cell “sugar” tumor，CCST）的形态表型特征重叠，具有PEC分化且表达黑色素标志物HMB45，并第1次将所有具有PEC这一细胞类型的病变家族命名为PEComa。2002年WHO软组织和骨肿瘤的病理学和遗传学分类将PEComa定义为一种在组织学和免疫表型上具有PEC特征的间叶性肿瘤。2013版WHO软组织和骨肿瘤将PEComa定义为肿瘤细胞显示与血管壁有局部相关性的一种间叶源性肿瘤，常表达黑色素和平滑肌标志物。PEComa家族肿瘤包括AML、CCST、LAM和来自软组织及内脏部位的具有相似组织学形态和免疫表型的肿瘤，后者不能归入特定类型，可使用非特殊类型PEComa（PEComa-NOS）名称，而原家族成员CCMT已被去除，作为PEComa的同义词存在。2020版WHO软组织肿瘤分类不推荐使用CCMT和肺CCST诊断术语，两者不再作为独立的组织学分型，并取消PEComa中“家族肿瘤”名称，PEComa仅包括PEComa-NOS、AML和LAM。

在肺内，PEComa表现为几种形式：称为LAM的弥漫性囊性增殖，称为透明细胞瘤或PEComa的良性局限性肿块，以及同时具有LAM和透明细胞瘤两种类型增殖方式的弥漫性增殖。在1999年WHO的分类中，LAM被归为肿瘤样病变，在2004年WHO的分类中，它被移至间叶性肿瘤。在1999年和2004年WHO的分类中，透明细胞瘤被分类为杂类肿瘤（miscellaneous tumors）。在2015年WHO分类中，这些病变统一命名为PEComa，并分为3组：①LAM；②PEComa，良性，包括透明细胞瘤；③PEComa，恶性。在2021年WHO分类中，PEComa包括LAM；PEComa，良性；PEComa，恶性。

2.病理　PEC在形态学、免疫组化、超微结构和遗传学上都具有独有的特征。PEComa的肿块通常边界较清，无包膜，切面呈灰白色或灰红色，质中或质韧。PEComa的组织学形态上由血管、梭形或上皮样肿瘤细胞、脂肪3种成分构成。特征性的病理表现为肿瘤细胞围绕扩张的血管呈放射状或袖套状排列，取代血管壁，并向内皮细胞靠近。上皮样细胞呈圆形或多边形，胞质透明或粉染，胞核圆形或卵圆形，核仁可见，染色质稀疏。梭形细胞的胞体及胞核均呈梭形，胞质丰富透亮、弱嗜酸性。肿瘤间质内有丰富的血管，血管多为薄壁，偶见厚壁血管。血管壁或肿瘤间质可发生玻璃样变性。部分区域见散在或呈岛样分布的成熟脂肪成分。部分肿瘤可出现间质的胶原化或玻璃样变，瘤细胞嵌埋其中，称硬化性PEComa。PEComa特异性表达黑色素细胞标志物如HMB45、Melan A、MITF和肌细胞标志物如平滑肌肌动蛋白（actin）、肌凝蛋白（myosin）、钙调蛋白（calponin）、结蛋白（desmin）。desmin不太常见，但在皮肤和硬化性PEComa中表达更频繁。在黑色素细胞标志物中，对诊断最有意义、最敏感的是HMB45和Melan A，MITF的敏感性和特异性则相对较低。PEComa若主要由上皮样细胞构成，以表达黑色素标志物为主；反之，若主要由梭形细胞构成，则以表达肌细胞标志物为主。在部分梭形细胞中，研究发现孕激素受体阳性，这提示孕激素可能在PEC的形态发育中起一定作用。电镜下观察，PEC的胞质内富含糖原颗粒，有电子致密物聚集的微丝束，大量线粒体和膜包被致密颗粒。后者呈纤维颗粒状，免疫电镜示HMB45阳性。

目前，PEC没有已知的正常对应物。一些研究推测，它们来源于血管周围的转基因间充质干细胞。

3. *分子特征*　PEComa与TSC突变和转录因子E3（transcription factor E3，TFE3）基因重排有关。

TSC突变定位于染色体9q34（TSC1）和16p13.3（TSC2）。TSC1和TSC2基因分别编码hamartin和tuberin。hamartin与tuberin相互作用，共同作为异二聚体发挥作用，并影响与生长和增殖相关的信号通路。hamartin是一种130kDa的生长抑制蛋白，可稳定200kDa的tuberin，从而抑制细胞生长。肿瘤抑制基因TSC1和TSC2在负调控Rheb/mTOR/p70S6K级联反应中发挥重要作用。tuberin具有使Rheb（Ras homologue enriched in brain）失活的GTPase激活蛋白活性，而Rheb是哺乳动物雷帕霉素靶蛋白（mammalian target of rapamycin，mTOR）活化所必需的刺激蛋白，因此TSC1/TSC2在正常情况下抑制mTOR的功能。tuberin的改变导致Rheb过度激活，随后刺激mTOR途径。mTOR是一种丝氨酸/苏氨酸激酶，属于磷脂酰肌醇3-激酶（phosphatidylinositol 3-kinases，PI3K）家族成员，在PI3K/AKT/mTOR信号通路中发挥着重要作用，可与几种蛋白质相互作用形成两个不同的复合物，分别称为mTOR复合物（mTOR complex）1（mTORC1）和2（mTORC2）。Rheb是一种小G蛋白，当其结合鸟苷酸三磷酸（Guannosine triphosphate，GTP）时，与mTOR形成复合物mTORC1，后者可以使下游效应分子4E结合蛋白（4E-binding protein，4E-BP）和相对分子质量为70kDa的核糖体蛋白S6激酶（the P70 ribosomal protein S6 kinsa，P70S6K）发生磷酸化，促进合成核糖体和蛋白质。活化的mTORC1驱动mTOR/p70S6K代谢途径，该途径促进细胞生长，特别是调节血管平滑肌分化。TSC1和TSC2蛋白二聚体是mTORC1信号通路的上游关键调节因子，可以抑制mTORC1功能，减缓细胞成长，其原理在于可将活性的Rheb-GTP形式转变成非活性的Rheb-GDP形式，TSC基因完全缺失导致mTORC1的失调节，会导致PEComa以及其他多种肿瘤的发生。

TSC1/TSC2复合物的功能紊乱可能是由TSC1的体细胞缺失、TSC1或TSC2的失活突变或TSC2中的错义突变引起的。Kenerson等使用免疫组化和生化分析检测了散发性AML和PEComa中Rheb/mTOR/p70S6K通路的活性。他们在所有15个非TSC AML中发现磷酸化-p70S6K水平升高，伴随着磷酸化-AKT表达的减少，这种模式与TSC1/TSC2功能的破坏一致。蛋白质印迹分析证实mTOR激活与散发性AML中TSC2而非TSC1的损失同时发生。同样，在15例肾外PEComa中，有14例检测到磷酸化-p70S6K升高和磷酸化-AKT表达降低。这些观察结果首次证实mTOR激活在散发性、非TSC相关的AML和PEComas中很常见。

大多数PEComa具有功能缺丧失的TSC1/TSC2突变，但约20%的PEComa的TFE3核染色呈阳性，其中许多PEComa携带TFE3基因重排。TFE3位于X染色体11.2，在细胞的生长、分化、转录调控等方面发挥重要作用。TFE3与小眼相关转录因子（microphthalmia-associated transcription factor，MiTF）密切相关，并参与黑色素细胞和破骨细胞的分化。病理情况下TFE3基因发生易位形成融合基因，使TFE3蛋白异常高表达，影响细胞转录调控，促进肿瘤形成。Agaram等研究了38例PEComa，包括11例软组织肿瘤和27例内脏部位肿瘤，包括子宫、肾脏、肝脏、肺和膀胱。结合RNA测序和荧光原位杂交分析，鉴定出9例（23%）TFE3基因重排肿瘤，3例显示SFPQ/PSF-TFE3融合，1例显示新的DVL2-TFE3基因融合。TSC2突变在80%的TFE3融合阴性病例中被鉴定。63%的TSC2突变PEComas中发现了共存的TP53突变。结果表明，TFE3重排PEComas缺乏共存的TSC2突变，表明了肿瘤发生的替代途径。此外，在3例（8%）子宫PEComa中发现了新的RAD51B基因重排，显示出复杂的融合模式，并在2例中与RRAGB/OPHN1基因融合。在2例病例中发现了其他非反转录基因融合，HTR4-ST3GAL1和RASSF1-PZRN3。该研究揭示了PEComa的遗传异质性。

TSC1/2和TFE3畸变在PEComa中被认为是互斥的，代表了导致肿瘤发生的两种不同的致病机制。然而，Schmieter等报道了一例临床侵袭性TCS1突变PEComa患者表现出TFE3改变表型。他们认为TSC1/2-mTOR通路和TFE3过表达可以同时促进PEComa的肿瘤发生。

4. *治疗*　目前PEcoma主要依靠手术治疗，对一些瘤体巨大不能手术以及肿瘤发生播散或多处转移的病例尚缺乏有效治疗手段。常规放、化疗无明显疗效。有报道在术后使用异环磷酰胺及多柔比星联合化疗可防止复发及恶变。mTOR抑制剂（西罗莫司、依维莫司）可用于PEComa的靶向治疗。蒽环类药物及吉西他滨、抗血管生成药物用于治疗恶性PEComa，但反应率及无进展生存期（PFS）不如mTOR抑制剂。

识别TFE3重排PEComa很重要，因为这部分患者由于缺乏TSC基因突变可能对mTOR抑制剂无反应。Lin等报道了一例卵巢TFE3反应性PEComa对西罗莫司没有反应并发生肝脏复发。然而，Purwar等报道了第一例对mTOR治疗有反应的盆腔恶性TFE3 PEComa。患者为45岁女性，在被诊断为PEComa后开始服用依维莫司，治疗3个月后的重复胸部CT显示完全缓解。Xu等报道了一例具有TFE3重排的恶性胃肠道PEComa，其对抗VEGFR酪氨酸激酶抑制剂阿帕替尼的靶向治疗具有反应。患者为31岁女性，切除腹膜后巨大肿块后应用阿帕替尼治疗肝转移。肿瘤在阿帕替尼治疗期间保持稳定，PFS持续约7个月。该病例表明，靶向VEGF/VEGFR信号通路可能是TFE3相关恶性PEComa的一种重要的新治疗选择。

大多数PEcoma预后良好，也有少数术后复发或转移的病例。

参考文献

Agaram NP，Sung YS，Zhang L，et al，2015. Dichotomy of genetic abnormalities in PEComas with therapeutic implications. Am J Surg Pathol，39813-39825.

Apitz K，1943. Die Geschwülste und Gewebsmissbildungen der Nierenrinde. II Midteilung. Die mesenchymalen Neubildungen. Virchows Arch，311：306-327.

Bonetti F，Pea M，Martignoni G，et al，1992. PEC and sugar. Am J Surg Pathol，16：307-308.

Bonetti F，Pea M，Martignoni G，et al，1994. Clear cell（“sugar”）tumor of the lung is a lesion strictly related to angiomyolipoma--the concept of a family of lesions characterized by the presence of the perivascular epithelioid cells（PEC）. Pathology，26：230-236.

Crisan M，Yap S，Casteilla L，et al，2008. A perivascular origin for mesenchymal stem cells in multiple human organs. Cell Stem Cell，3：301-313.

Folpe AL，2002. Neoplasms with perivascular epithelioid cell differentiation（PEComas）. In：Fletcher CD，Unni KK，Epstein J，Mertens F，eds. Pathology and Genetics of Tumours of Soft Tissue and Bone. Lyon，France：IARC，221-222. World Health Organization Classification of Tumours.

Kenerson H，Folpe AL，Takayama TK，et al，2007. Activation of the mTOR pathway in sporadic angiomyolipomas and other perivascular epithelioid cell neoplasms. Hum Pathol，38：1361-1371.

Lin RJ，Melamed J，Wu J，2017. PEComa with transcription factor E3 overexpression：a diagnostic and therapeutic challenge. Case Rep Oncol，10：531-533.

Nellist M，van Slegtenhorst MA，Goedbloed M，et al，1999. Characterization of the cytosolic tuberin-hamartin complex：tuberin is a cytosolic chaperone for hamartin. J Biol Chem，274：35647-35652.

Purwar R，Soni K，Shukla M，et al，2022. TFE3-associated perivascular epithelioid cell tumor with complete response to mTOR inhibitor therapy：report of first case and literature review. World J Surg Oncol，20：62.

Schmiester M，Dolnik A，Kornak U，et al，2021. TFE3 activation in a TSC1-altered malignant PEComa：challenging the dichotomy of the underlying pathogenic mechanisms. J Pathol Clin Res，7：3-9.

Schoolmeester JK，Dao LN，Sukov WR，et al，2015. TFE3 translocation-associated perivascular epithelioid cell neoplasm（PEComa）of the gynecologic tract：morphology，immunophenotype，differential diagnosis. Am J Surg Pathol，39：394-404.

Xu J，Gong XL，Wu H，et al，2020. Case report：gastrointestinal PEComa with TFE3 rearrangement treated with anti-VEGFR TKI apatinib. Front Oncol，10：582087.

Zamboni G，Pea M，Martignoni G，et al，1996. Clear cell “sugar” tumor of the pancreas. A novel member of the family of lesions characterized by the presence of perivascular epithelioid cells. Am J Surg Pathol，20：722-730.

5.病例解析

（1）**病例1**：女，37岁。咳嗽、咳痰1个月。

胸部CT：右肺占位性病变，增强扫描强化明显（图1-2-36）。

【诊断】 肺透明细胞瘤。

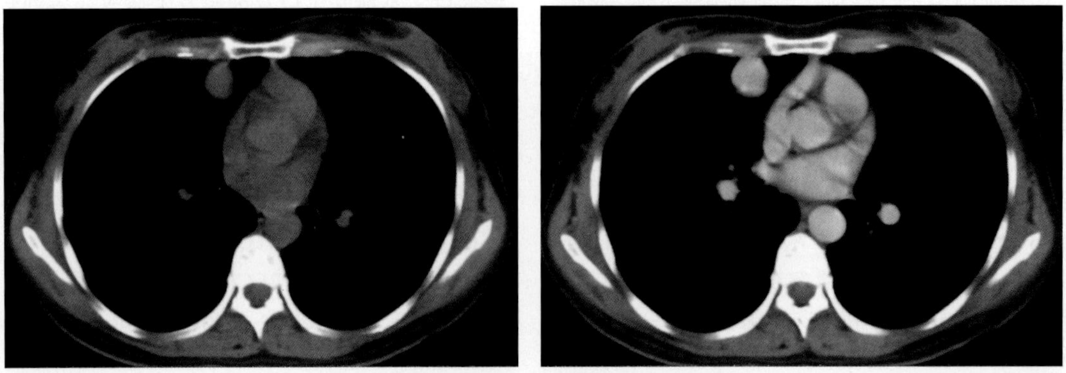

图1-2-36 胸部CT12

【诊断依据】 患者行全身麻醉下胸腔镜手术治疗，见肿瘤位于右肺中叶近上叶处，与上叶粘连，约2cm×2cm，冷冻切片初步病理报告："右肺中叶"糖瘤可能，石蜡病理：透明细胞瘤。

【分析】 肺透明细胞瘤因其细胞质内富含糖原，使胞质丰富、透明，既往又被称为糖瘤，1963年由Leibow和Castleman首次报道。他们在1971年报道了同一实体的12个实例。

透明细胞瘤发生在不同年龄组（8～73岁），40～60岁多见，女性略占优势。Ntanasis Stathopoulos等分析了104例肺透明细胞糖瘤。大多数病例来自美国（43.3%）和亚洲（34.6%）。诊断时的中位年龄为52岁，没有性别差异。大多数患者无症状（60.7%），临床病程为良性（73.3%）。该肿瘤还影响肺外组织，包括直肠和外阴。

该肿瘤通常在体检时偶然发现。一般为单发，但也有多发的报道。良性透明细胞瘤通常表现为光滑、轮廓分明、圆形或椭圆形外周实性结节或肿块，可无分叶或可见浅分叶，空洞或钙化罕见。也有发生于支气管内者。由于肺透明细胞瘤滋养血管丰富，有扩张、较大的窦样血管，故胸CT增强扫描可有明显均一强化。

肺原发透明细胞瘤肿瘤细胞为圆形、卵圆形或梭形，呈片状、巢状或器官样排列，瘤组织内见大小不等的薄壁血窦。肿瘤细胞大小较一致，多围绕薄壁血管呈片状分布，胞质含有嗜酸性颗粒，大多数透亮，核居中，核分裂象罕见，无异型性。少数病例可有钙化（砂砾体），常无坏死。电镜示瘤细胞胞质内含有丰富的糖原，可呈菊花形团样排列。2%～5%的瘤细胞含有直径70～150nm的黑色素小体，胞质内也可见有致密斑样结构及中间丝，胞膜可有吞饮小泡，细胞间有发育不良的细胞连接，细胞外常见基膜。

大多数肺透明细胞瘤HMB45和S-100标记阳性，少数局部可表达SMA、desmin，而EMA、CK、CgA及GFAP均呈阴性反应。肺部原发性和继发性透明细胞腺癌的癌细胞均为CK阳性，可资鉴别。近来发现，该肿瘤广泛表达CD34，而PEComa家族的其他肿瘤通常不表达，因此对该肿瘤的起源仍有疑义。

透明细胞瘤可与结节性硬化（TSC）或Birt-Hogg-Dubé（BHD）综合征共存。Gunji Niitsu等首次报道了一例患有BHD综合征的38岁亚洲女性患者并发肺部透明细胞"糖"肿瘤。BHD综合征是由卵泡蛋白（folliculin，FLCN）基因的种系突变引起的，FLCN是一种肿瘤抑制基因，其蛋白产物参与雷帕霉素（mTOR）信号通路调节细胞生长和代谢的机制靶点。卵泡蛋白和mTORC1被认为在细胞信号通路中具有功能相关性；即，卵泡蛋白作为RagC/D的GTP酶激活蛋白，将mTORC1募集到溶酶体中，mTORC1在溶酶体中发挥其功能。该病例表明卵泡蛋白和mTORC1与这种罕见疾病的肿瘤发生密切相关。

透明细胞瘤可以单独通过手术切除治疗，不需要辅助化疗或放疗。

（上海交通大学医学院附属瑞金医院放射科　唐永华　提供）

（2）**病例2**：女，49岁。胸闷、呼吸困难、头晕、恶心和呕吐达2小时。

胸部CT：左肺下叶肿块影（图1-2-37）。

脑MRI：左小脑半球异常信号（图1-2-38）。

【诊断】 肺恶性血管周上皮样细胞瘤。

【诊断依据】 胸部CT显示左肺下叶背段肿块影，增强扫描不均匀强化。脑MRI显示左小脑半球病变，提示转移瘤可能。患者行脑和肺肿瘤切除术。肺肿瘤毗邻胸膜，大小11.0cm×6.5cm×5.5cm，肿瘤细胞呈梭形，坏死明显。肿瘤侵犯胸膜及支气管，查见脉管内瘤栓，未见神经侵犯，肺门、纵隔淋巴结未见转移瘤。肺和脑肿瘤的病理诊断为恶性血管周围上皮样细胞瘤（图1-2-39，图1-2-40）。免疫组化对HMB45、Melan A、TFE3、CD34、PR、Vimentin（局灶性）和S-100（局灶）呈阳性，对CK7、EMA、CD10、PAX8、TTF-1、Napsin A、P40和CK5/6呈阴性。Ki-67指数为50%～60%。

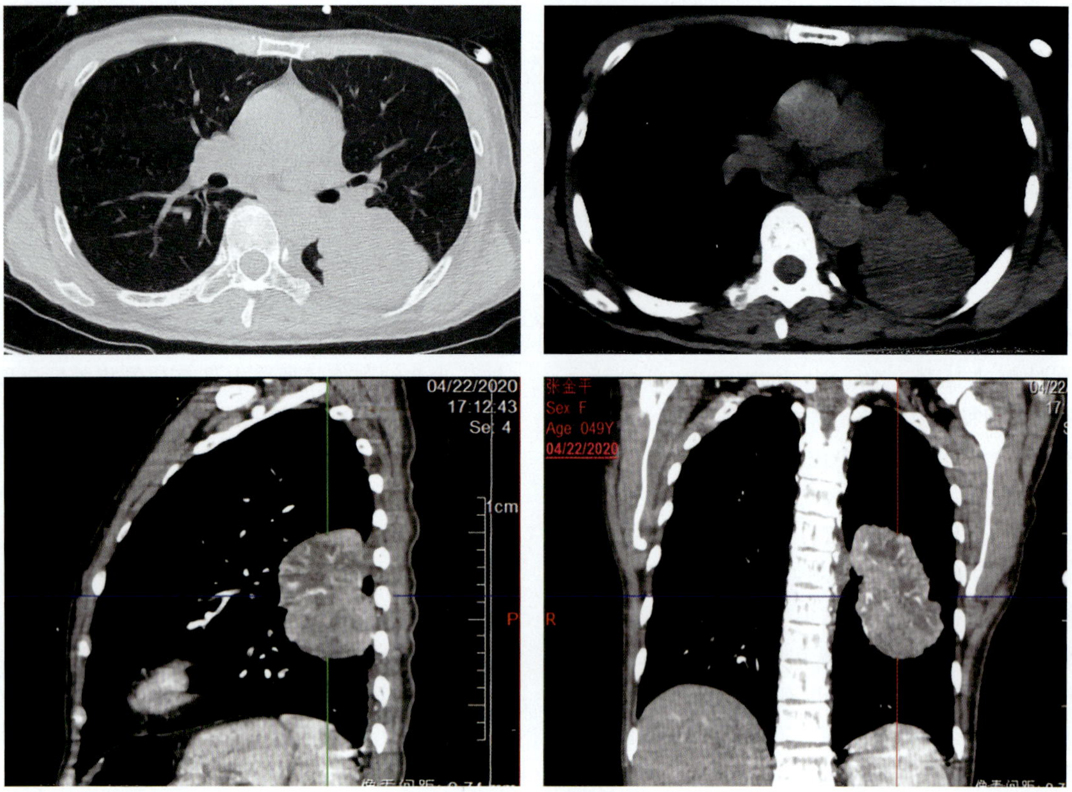

图1-2-37　胸部CT13

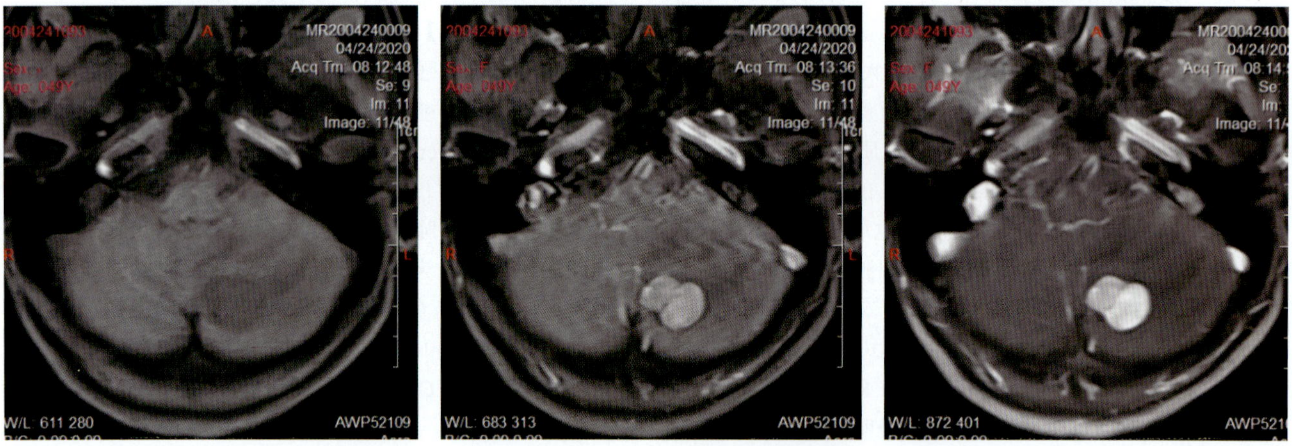

图1-2-38　脑MRI

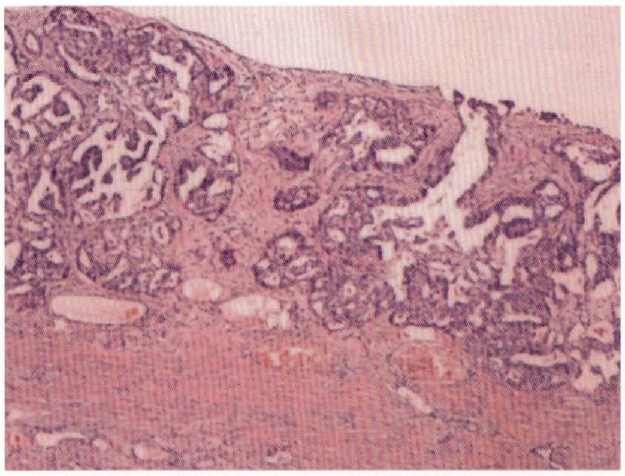

图1-2-39　肺PEComa病理示意图

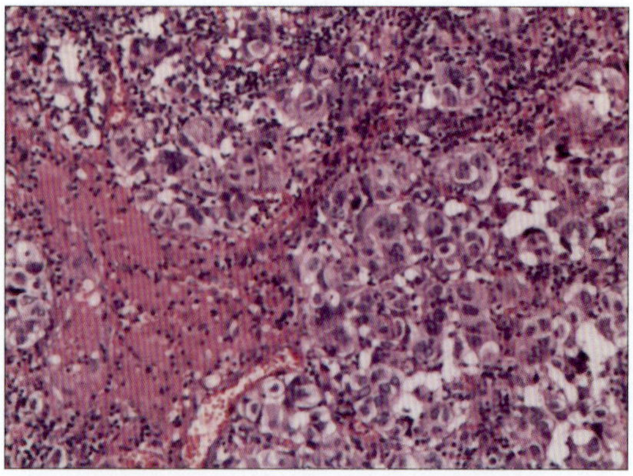

图1-2-40　脑PEComa病理示意图

【分析】 恶性PEComa与其他恶性肿瘤的诊断标准相似，包括肿瘤大小、瘤细胞密度、核异型性、核分裂象、凝固性坏死和生物学行为。2005年Folpe等总结了26例发生于身体各部位的PEComa，将该肿瘤分为良性、不确定的恶性潜能和恶性三种，具体的恶性指征包括：大小＞5cm、浸润性生长模式、高度核异型性并细胞丰富、核分裂象≥1个/50HPF、凝固性坏死和血管侵犯。当具有≥2个指征时考虑为恶性；当肿瘤直径＞5cm或肿瘤细胞具有多形性核形态/多核巨细胞时，则诊断为恶性潜能未定；良性肿瘤为无上述恶性指征者。Schoolmeester等在生殖道PEComa（NOS）中修正了标准，包括总大小≥5cm、高度核异型性、坏死、血管侵犯或有丝分裂率≥1个/50HPF，具备≥4个上述指征时考虑恶性，＜4个指征为恶性潜能未定或良性，该研究中把良性和恶性潜能未定肿瘤归在一起。2020版WHO软组织肿瘤分类中恶性PEComa通常体积较大，表现为明显的核异型性和多形性，明显的核分裂象、坏死和浸润性边界，并倾向表现为侵袭性的临床病程。我们的病例符合上述所有标准。

肺恶性PEComa极其罕见，本例累及肺和脑，但未发现肺门、纵隔淋巴结转移。尽管Parfitt等报道了一例脑转移病例，但小脑PEComa似乎不太可能从肺转移。恶性PEComa可能具有多灶性起源。我们的病例TFE3染色呈阳性，推测它可能与TFE3基因重排有关。TFE3基因易位融合形成的肿瘤称为TFE3相关性肿瘤，主要见于以下几种肿瘤：腺泡状软组织肉瘤；Xp11.2易位/TFE3基因融合相关性肾细胞癌；伴TFE3基因融合的上皮样血管内皮瘤；伴TFE3基因融合的PEComa等。

对于恶性PECma，手术切除是主要的治疗选择。鉴于无论是TSC的突变还是TFE3基因重排，都可以过度激活mTOR，促进肿瘤发生，因此，可以通过靶向mTOR通路治疗恶性PEComa，但同时存在肿瘤细胞对mTOR抑制剂的耐药。

（二）肺淋巴管平滑肌瘤病

淋巴管平滑肌瘤病（LAM）是一种罕见的、进展缓慢的肿瘤性疾病，其特征是异常平滑肌细胞（LAM细胞）的浸润和增殖，导致肺实质破坏并在肺部形成弥漫性薄壁囊腔，轴向淋巴管中形成充满液体的囊性结构，如淋巴管平滑肌瘤和肾血管平滑肌脂肪瘤（AML）。

肺淋巴管平滑肌瘤病（PLAM）是以肺部广泛囊性病变为特征的一种罕见的间叶性肿瘤，主要发生在育龄期女性，个别见于青春期前和少数绝经期女性。其发病的基本特征为不成熟的平滑肌细胞在气道、淋巴管、血管异常增殖引起肺组织的损害和囊性重建。1937年由Von Stossel等首次报道，1966年Cornog等正式命名。

1.*病理* PLAM大体标本肺组织呈弥漫的蜂窝状，组织学上，LAM的特征是细支气管、肺静脉和淋巴管中特有的平滑肌细胞（LAM细胞）增殖，导致气道阻塞、血管壁增厚、淋巴管破裂、静脉闭塞和出血。LAM细胞与成纤维细胞、淋巴内皮细胞、多种炎性细胞相互作用，在肺部形成类似于“癌巢”的LAM结节。

在病变早期，肺泡壁内聚集大量增生的梭形平滑肌细胞，肺泡壁周围水肿、出血，可见含铁血黄素，形成结节。随着病变发展，结节变大，伴束状胶原纤维增生，使肺泡壁破坏、囊腔形成，囊腔壁主要由平滑肌细胞、肺泡上皮细胞组成。若累及支气管、淋巴管，则管腔狭窄、堵塞；若累及肺小血管，可见动脉壁增厚、静脉栓塞等；若淋巴结受累则可见平滑肌生长包裹淋巴窦，呈交织状。

仅凭组织病理学对PLAM的诊断较为困难，故免疫组化染色十分重要。LAM细胞有两种类型：位于LAM结节中心的梭形小细胞，对基质金属蛋白酶-2（MMP-2）、其激活酶（MT-1-MMP）和增殖细胞核抗原（proliferating cell nuclear antigen，PCNA）呈高度免疫反应；沿结节外围分布的上皮样细胞。这两种类型的细胞都对平滑肌抗原产生免疫反应，如α-actin、vimentin和desmin。梭形细胞对PCNA呈阳性反应，表明其具有增殖表型。上皮样细胞显示出对HMB-45单克隆抗体以及雌激素和孕激素受体（ER和PR）的反应性。β-catenin已被鉴定为LAM的另一个潜在标志物，对LAM细胞的免疫反应性高于HMB-45、ER-α和PR。

2.*分子特征* LAM细胞来源不明，通过淋巴系统或血液沉积在肺部，导致实质破坏和囊性疾病。一些基因和细胞学研究结果表明，LAM细胞显示出肿瘤样的特征和表现。例如，LAM患者肺部、肾脏和淋巴结病变中的TSC基因杂合子缺失，这与肿瘤抑制基因缺失的表现一致。此外，来自同一患者AML、淋巴结和肺部的标本，存在相同的TSC基因突变，也支持其病变为同一来源的播散。LAM细胞在移植肺受体中的复发，以及LAM细胞在血液和其他体液中的存在，也表明LAM细胞具有转移的特性。Crooks等从LAM患者的血液、尿液和乳糜液中分离出循环LAM细胞。这项研究与LAM细胞的多部位起源相一致，并证实了播散性、潜在转移性LAM细胞存在。迄今为止，LAM细胞的来源还没有确定，可能来源于子宫、骨盆、AML、淋巴系统和骨髓。

LAM可以散发（sporadic LAM，S-LAM）或与结节性硬化症相关（TSC-LAM）。肿瘤抑制基因TSC1和TSC2的突变可以发生在S-LAM和TSC-LAM中，并激活雷帕霉素的靶点（mTOR）信号通路，该通路调节多种细胞功能，包括生长、运动和存活，并最终导致细胞生长和增殖。在90%以上的血液样本中检测到具有TSC2

杂合性缺失（loss of heterozygosity，LOH）的LAM细胞。大多数S-LAM患者的LAM细胞具有共同的遗传来源，与转移模型一致。然而，在某些情况下，有证据表明不同位点或同一位点内的LAM细胞之间存在遗传异质性。目前已知的TSCl比TSC2等位基因突变点少，在TSC2上发生基因缺失重排的概率要远远高于TSCl，因而无论是TSC-LAM还是S-LAM，均以TSC2突变为主，且导致更严重的疾病。

LAM细胞还表达血管生成调节因子血管内皮生长因子A（vascular endothelial growth factor A，VEGF-A）和淋巴管生长调节因子VEGF-C和VEGF-D，刺激LAM细胞内和周围血管生成和淋巴通道的形成，这可能有助于LAM细胞进入循环和转移扩散。

基质金属蛋白酶（MMP）的增加在LAM的发病机制中起着重要作用。MMP可以破坏细胞外基质，从而促进细胞迁移和肺部囊腔形成。Hayashi等证实MMP-2和MMP-9（两者都能降解弹力蛋白和胶原蛋白）是LAM结缔组织破坏和囊腔形成的原因。Zhe等发现金属蛋白酶组织抑制剂（TIMP）-3，一种MMP抑制剂，在LAM病变中下调，并普遍存在于正常肺实质中。Odajima等发现，与对照组相比，LAM患者的血清MMP-9水平而不是MMP-2水平显著升高。Lee等研究发现，TSC1/TSC2缺乏导致MMP-2过度产生，雷帕霉素处理不影响这些细胞过度产生MMP-2。基因表达分析证实MMP-2基因表达增加，不受雷帕霉素的影响。这表明TSC1/TSS2依赖但非mTOR靶点依赖的途径可能参与LAM的发病机制。

女性激素与LAM的发病机制有关，因为LAM在女性中占主导地位，并且在暴露于雌激素增加的过程中，如妊娠、使用含雌激素药物和月经期间，LAM会恶化。LAM细胞表达雌激素和孕激素受体。雌激素是LAM细胞增殖、迁移和转移的重要驱动因素。绝经后FEV_1下降率的降低进一步支持雌激素在LAM发病机制中的作用。

3.流行病学　S-LAM约占LAM患者的85%，几乎只发生于育龄妇女，很少在青春期前或更年期后发生。LAM也可发生于患有TSC的男性。Ryu等描述了PLAM的临床特征。所有230例患者均为女性，年龄18～76岁（平均44.5岁±0.65岁）。出现症状时的平均年龄为38.9岁±0.73岁，诊断时为41.0岁±0.65岁。14.8%的患者存在TSC。

LAM很少发生在没有TSC的男性患者中。Schiavina等报道了一例无TSC临床或基因型证据的37岁男性发生PLAM的病例。此外，囊腔内的HMB-45阳性细胞对雌激素和孕激素受体蛋白也表现出强烈的反应性。该病例表明TSC不是男性LAM发病的必要条件。

Johnson等在5年的时间里，在英国发现了50例LAM。中位发病年龄为35岁（22～50岁）。5例在绝经后出现（4例接受激素替代治疗）。英国的5年患病率为1/110万。在美国、英国和瑞士等7个国家进行的另一项流行病学调查发现，LAM患病率为（3.4～7.8）/万女性，国家之间和美国各州之间存在显著性差异。这种差异与该地区肺部专家的数量或拥有医疗保险的人口比例无关。真实患病率可能更高，因为许多LAM患者未被诊断。

LAM发生在至少40%的TSC女性中。Cudzilo等研究了133例年龄≥15岁的女性TSC患者。48例（47.5%，48/101）在初次CT扫描中符合TSC-LAM的标准。LAM的风险取决于年龄，每年增加约8%。21岁以下受试者LAM的患病率为27%，40岁以上受试者为81%。大多数LAM受试者最终出现肺部症状（63%），12.5%死于LAM。大多数患有TSC的女性最终出现与LAM一致的囊性变化，并且TSC-LAM在该人群中与明显的发病率和死亡率相关。

4.临床表现　PLAM患者大部分首发症状为自发性气胸或者复发性气胸，50%～80%的患者有一次或多次气胸（每名患者终身平均发生3～4次），这可能与小气道平滑肌细胞增生阻塞远端气道及淋巴管破裂有关，也可表现为淋巴结肿大及心包积液等。囊腔较大的患者更容易发生气胸。一项研究证实，LAM中气胸的发生率是普通女性人群的1000倍，航空旅行后气胸发病率进一步增加了3倍。呼吸困难是另一种常见表现，且会随着时间的推移而加重。Cohen等的研究显示，LAM患者的主要症状为呼吸困难（74%）、疲劳（72%）、咳嗽（47%）和胸痛（44%）；年轻患者（＜40岁）较少发生呼吸困难。与S-LAM患者相比，TSC患者较少出现呼吸困难，76.5%的患者存在血管平滑肌脂肪瘤。与未发生气胸的患者相比，气胸（63.0%）患者较少出现呼吸困难和疲劳。一种可能的解释是，气胸的发生促使肺部影像学检查发现肺囊腔的存在并进行诊断。其他呼吸道症状包括咳嗽、咳痰、胸痛、咯血和乳糜胸等。肺小静脉阻塞导致血管充血、肺静脉高压和咯血，扩张和弯曲的小静脉破裂导致含铁血黄素沉着。

LAM的淋巴受累包括胸导管壁侵犯、淋巴管平滑肌瘤形成、胸膜、腹膜和心包间隙的乳糜液积聚、乳糜泻、乳糜漏、乳糜肺充血、下肢淋巴水肿和淋巴结肿大。Avila等分析了80例LAM患者，他们接受了胸部和腹部CT及腹部超声检查。61例（76%）腹部检查结果呈阳性，最常见的腹部表现包括43例（54%）的肾AML、31例（39%）的腹部淋巴结肿大和13例（16%）的淋巴管平滑肌瘤。不太常见的发现包括8例（10%）腹水，7例（9%）胸导管扩张，3例（4%）肝AML。腹部淋巴结肿大与肺部疾病严重程度增加之间存在显著相关性。

肺功能检查早期即明显下降，多数为阻塞性通气功能障碍及弥散障碍，超过60%的患者存在气流阻塞，存在肺弥散能力下降的患者高达80%。25%～30%LAM患者的气流阻塞是可逆性的，约30%患者的肺功能测试为正常，也可表现为限制性或混合性通气功能障碍。肺功能异常主要由于LAM细胞在支气管、血管、淋巴管周围的异常增生造成气道阻塞，肺间质平滑肌增生造成弥散功能障碍和通气血流比例失调，中晚期可表现为低氧血症。晚期患者常因呼吸衰竭、严重低氧血症而死亡。

5.影像学表现　PLAM胸部CT典型的表现为双肺弥漫均匀分布的大小不等的薄壁囊腔，直径2～5mm，偶尔达到30mm，通常没有内部结构。壁厚＜2mm，囊腔间肺组织大多正常（图1-2-41）。血管位于囊腔周围，不位于中央（图1-2-42）。囊腔形成机制可能为：细支气管壁平滑肌细胞增生，逐步导致小气道狭窄、空气潴留、肺泡扩大呈囊状、肺泡壁或小叶间隔增厚，进而形成薄壁囊腔；平滑肌细胞产生弹力蛋白酶，破坏肺间质胶原和弹力蛋白，导致肺泡壁破坏融合成囊腔。早期囊腔较小，随着病情发展，囊腔增大（图1-2-43），数量增多。囊腔逐渐取代肺实质，并导致气胸（图1-2-44）。在严重的情况下，几乎所有的正常肺实质都被替代，形成肺间质纤维化。

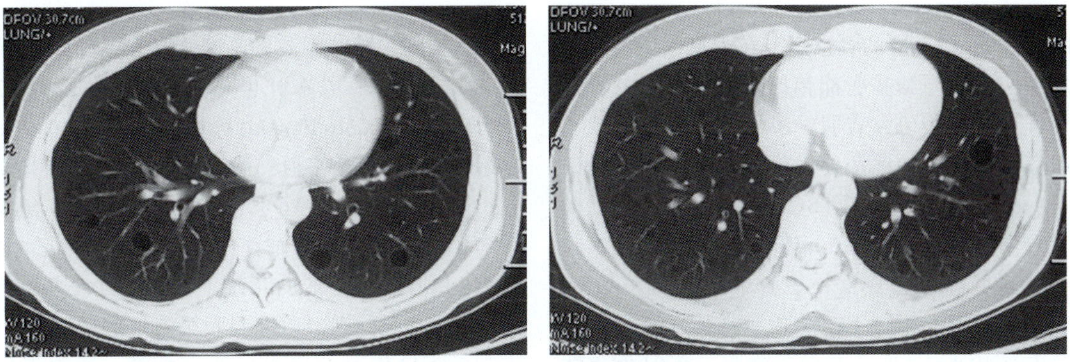

图1-2-41　女，35岁。双肺多发薄壁囊腔，肺间质正常

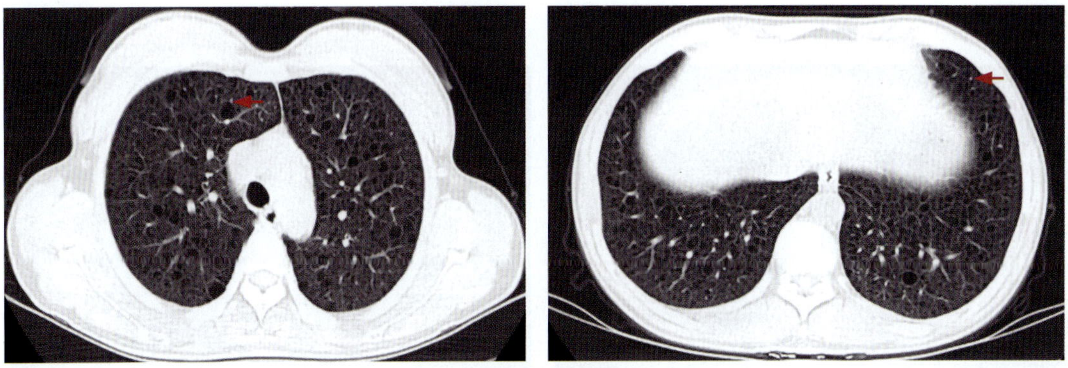

图1-2-42　女，40岁。双肺弥漫性严重薄壁囊腔，囊腔边缘可见血管（红箭）

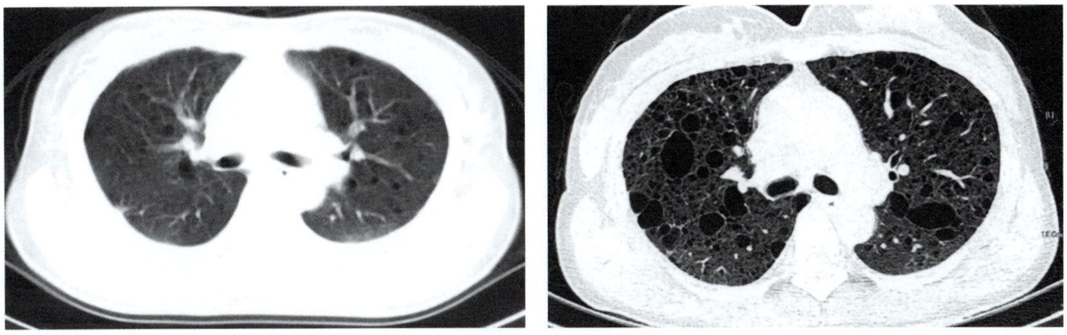

图1-2-43　女，32岁。在4年的时间里，疾病进展，囊腔的大小和数量增加

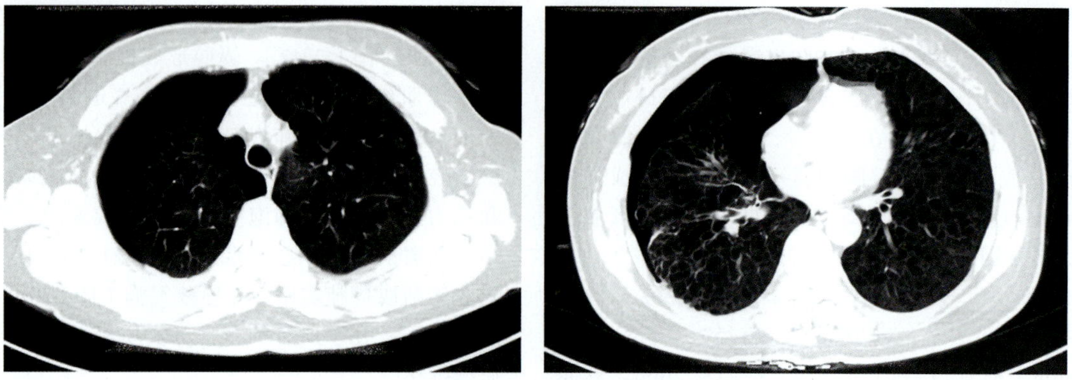

图1-2-44　女，48岁。双肺多发薄壁囊腔伴右侧气胸

Theilig等发现，LAM的囊性病变在中央区域的分布明显高于周围区域。与肺基底部相比，上中区域的囊性变化占显著优势。一些研究表明，囊性改变在上部或下部区域普遍存在。尽管如此，分段优势并未得到明确证明。Adriaensen等对206例成年TSC患者进行了回顾性横断面研究。52例（28%，52/186）患者的CT扫描显示肺基底部有薄壁囊腔。在95例女性患者中有40例（42%）和91例男性患者中有12例（13%）检测到肺气囊。在95例女性患者中有40人（42%）检测到囊腔，在91例男性患者中有12人（13%）检测到。女性的囊性病变比男性更大、数量更多。几乎只有女性出现了相当大的囊性改变（33女性 *vs* 3男性）。

气胸、胸腔积液和乳糜胸是LAM的常见并发症（图1-2-45）。出血或水肿也是LAM的已知并发症，表现为磨玻璃影。Kobylianskii等报道了一例40岁女性出现呼吸困难和自限性咯血。胸部CT显示弥漫性磨玻璃影和薄壁小囊腔。她接受了电视胸腔镜肺活检。组织病理检查发现LAM和无毛细血管炎的含铁血黄素沉着症，在相关临床和放射学特征的背景下证实了弥漫性肺泡出血的诊断。5天后复查胸部CT显示弥漫性磨玻璃影消退。

肾AML是最常见的腹部病变，通常表现为无症状的、小的、双侧肾皮质脂肪密度的肿瘤。AML、淋巴管平滑肌瘤、淋巴结肿大和腹水可通过CT扫描、超声或磁共振成像发现（图1-2-46）。

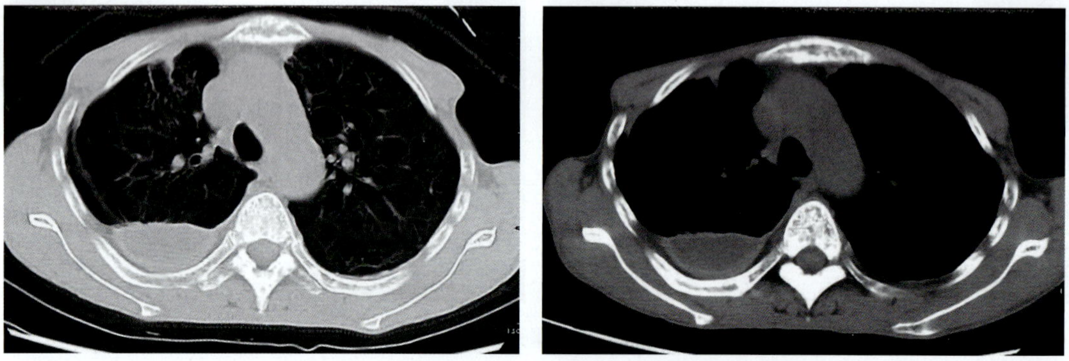

图1-2-45　女，51岁。双肺多发薄壁囊腔伴右侧乳糜胸

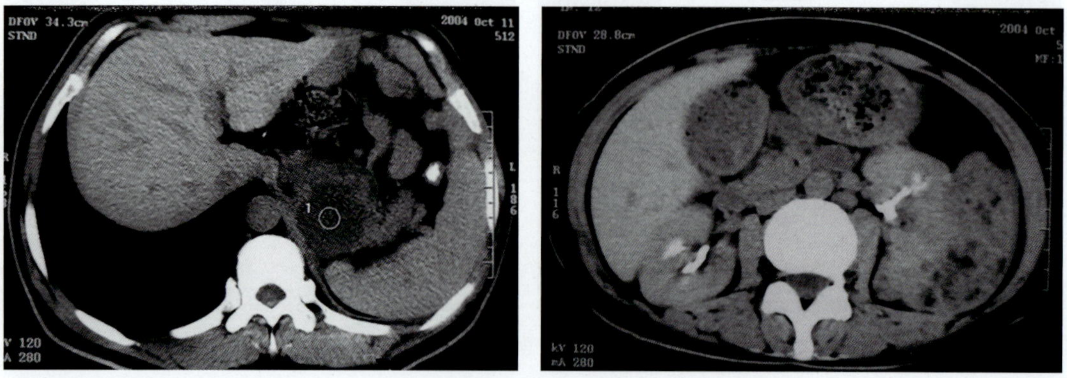

图1-2-46　女，36岁。腹部淋巴结肿大和左肾AML

与TSC-LAM相比，S-LAM有更广泛的肺部和淋巴管受累，包括淋巴管平滑肌瘤、胸导管扩张、乳糜性胸腔积液或腹水的发生率更高。肝和肾AML及非钙化肺结节在TSC-LAM中更常见。

6.诊断　LAM的确诊依靠病史、胸部HRCT和组织病理检查。2010年欧洲呼吸协会拟定的LAM诊断标准如下。①确诊LAM：具有特征性或符合性胸部HRCT表现，肺活组织检查符合LAM的病理诊断标准；具有特征性胸部HRCT表现，同时具有以下任何1项：AML（肾）、胸腔或腹腔乳糜性积液、LAM导致的淋巴管平滑肌瘤或淋巴结受累以及TSC。②拟诊LAM：具有特征性胸部HRCT表现并符合LAM的临床病史，或具有符合性胸部HRCT表现，同时具有以下任何1项：AML（肾）、胸腔或腹腔乳糜性积液。③疑诊LAM：仅具有特征性或符合性胸部HRCT表现，但缺乏其他证据。上述LAM定义的诊断标准只限于女性。LAM在没有TSC的男性中极为罕见，在TSC男性患者中相当罕见，诊断需要特征性或符合性HRCT改变，同时肺活检具有典型病理特征。

LAM的HRCT特征是多个（＞10）薄壁圆形界线清晰的含气囊腔。肺容积正常或增加，并且没有其他显著肺部受累，如肺间质病变。TSC患者可能有多灶性小结节性肺细胞增生的特征。如HRCT只有数个（＞2个和≤10个）上述的囊性病变，考虑为符合性胸部HRCT表现。符合LAM的临床病史：指病程中出现气胸［尤其是反复多次和（或）双侧气胸］和（或）符合LAM的肺功能改变。所有患有LAM或疑似LAM的患者应在诊断时或检查期间进行腹部-骨盆CT检查，以确定AML和其他腹部病变。有腹部症状的患者应通过CT扫描评估是否存在淋巴结病或淋巴管平滑肌瘤。

美国胸科学会（ATS）/日本呼吸学会（JRS）关于LAM的官方临床实践指南于2016年发布。对于CT扫描显示LAM特征性囊性异常但没有LAM临床或肺外放射学特征的患者，他们建议在考虑进行诊断性肺活检之前进行VEGF-D检测。推荐血清VEGF-D＞800pg/ml可以用于肺部出现弥漫囊性病变的疑似LAM患者。LAM的证实性特征包括TSC、AML、乳糜性胸腔积液或腹水及囊性淋巴管平滑肌瘤。2017年补充发布的《淋巴管平滑肌瘤的诊断和治疗：高分辨胸部CT，经支气管镜肺活检和胸膜疾病管理》中的诊断标准为：患者具有符合该病的临床表现［中青年女性，有呼吸困难和（或）气胸/乳糜胸，且除外其他囊性肺疾病］和特征性HRCT表现（双肺弥漫性分布、大小类似、薄壁的囊状改变），同时伴有以下至少一项：TSC；肾AML，VEGF-D≥800pg/ml；乳糜性胸腔积液或腹水；淋巴管平滑肌瘤；浆膜腔积液或淋巴结细胞学检查发现LAM细胞或LAM细胞簇；通过肺活检或腹膜后或盆腔肿块活检证实为LAM。对于仅有特征性HRCT表现的拟诊患者，指南推荐优先采用TBLB进行肺活检。

Hirose等发现，日本和美国的血清VEGF-D测量结果非常相似。基线血清VEGF-D在645pg/ml的临界水平下有效地将LAM与其他疾病和健康志愿者区分开来，在800pg/ml时具有诊断特异性，符合ATS/JRS LAM指南的建议。在使用西罗莫司治疗期间，血清VEGF-D水平显著降低，但使用促性腺激素释放激素（gonadotropin-releasing hormone，GnRH）类似物治疗期间则没有降低。大多数LAM患者的血清VEGF-D水平没有随着时间的推移而增加，妊娠和更年期都没有显著调节血清VEGF-D水平。

7.鉴别诊断　LAM的鉴别诊断包括肺气肿、肺朗格汉斯细胞组织细胞增生症（PLCH）、BHD综合征、滤泡性细支气管炎、淋巴细胞性间质性肺炎（LIP）、淀粉样变性、轻链沉积病、过敏性肺泡炎、支气管扩张、Mounier-Kuhn综合征、结节病、尘肺和慢性肺部感染等。

这些疾病中的大多数可以根据临床、组织病理学和放射学结果进行鉴别。囊性病变的放射学特征，包括分布、内部结构、壁厚及与其他结构的关系，可以提供有用的线索。结节的存在、上叶优势、囊壁较厚、非典型囊腔形状和基底部相对保留提示PLCH。BHD综合征的特征是多发性、薄壁、圆形或椭圆形的囊腔，主要分布在胸膜下内侧区，通常为纵隔旁，并与胸膜和血管密切相关。滤泡性细支气管炎或LIP的大小更为多变，通常包含内部隔膜，并以偏心血管为边界。局限性淀粉样变性的囊性病变罕见、薄壁、外周分布为主。

8.治疗　本病目前尚无特效治疗方法，支持治疗包括气流受限时使用支气管扩张剂和低氧时给予氧疗，特殊的手术或胸膜并发症治疗包括气胸和乳糜胸以及肾脏病变的干预。因其主要发生在育龄期妇女，部分患者妊娠、分娩或口服避孕药物可使病情加重，故推测可能与体内雌激素的代谢障碍有关，因此抗雌激素的激素疗法包括外源性孕激素安宫黄体酮、GnRH类似物、选择性雌激素受体调节剂（如他莫昔芬）和卵巢切除术等在部分LAM患者中使用，但疗效不肯定。LAM增加患者患脑膜瘤的风险，黄体酮会促进脑膜瘤生长，对于接受黄体酮治疗的患者，应确认有无脑膜瘤。ATS/JRS指南不建议使用激素疗法治疗LAM。以雌激素为基础的避孕药是应用禁忌。如果患者在诊断时正在服用含有雌激素的产品，应该停止使用。晚期LAM患者应建议避免妊娠并开始服用西罗莫司，而不是推迟应用。

mTOR抑制剂西罗莫司（也称雷帕霉素）和依维莫司，可阻断mTOR介导的下游激酶的活化，进而抑制LAM细胞的生长和增殖。现已证实，mTOR抑制剂治疗对LAM和TSC患者有效。2008年，一项开放、非随机试验中，25例TSC或LAM患者接受了剂量递增的西罗莫司治疗12个月，随后1年的观察期显示，在西罗莫司治疗期间，AML有所消退，但在停止治疗后，其体积有增加的趋势。一些LAM患者肺活量有所改善，这种情况在治疗后持续存在。2011年，另一项涉及89例LAM患者的西罗莫司两阶段试验显示，西罗莫司12个月的治疗有效地稳定了第1秒用力呼气量（FEV_1）下降的趋势，降低了血清VEGF-D水平，并与症状减轻和生活质量改善有关。基于这项研究，西罗莫司于2014年在日本和2015年在美国被批准用于治疗LAM。ATS/JRS指南建议西罗莫司用于肺功能下降（预计FEV_1＜70%）或迅速下降（每年FEV_1损失超过90ml）或有症状的乳糜胸/乳糜腹水的患者。Sakurai等首次报道了西罗莫司可能有效抑制接受全肺胸膜覆盖手术的LAM患者的气胸复发。Hu等的一项研究发现，西罗莫司治疗在改善或稳定LAM患者的肺功能、氧气水平、运动能力和生活质量方面有效，持续时间长达4年。VEGF-D在治疗后4年仍维持在较低水平。西罗莫司相关的不良事件轻微。Revilla-López等回顾性分析了用西罗莫司治疗和随访的48例LAM患者的数据。西罗莫司治疗5年后，59%有阳性反应，30%有部分反应，11%有阴性反应。他们得出结论，西罗莫司治疗对大多数LAM患者具有积极的长期效果。我国西罗莫司推荐剂量1～2mg/d，有效血药浓度5～10ng/ml。亦有学者发现西罗莫司浓度＜5ng/ml也可改善患者肺功能和乳糜胸。

西罗莫司等药物抑制mTORC1。虽然mTORC1抑制在许多患者中有效减缓了LAM的进展，但它不是治愈性的，不能清除LAM细胞，不是对所有患者都有效，并且可能与显著的副作用有关，最常见的不良事件是口腔溃疡、腹泻、恶心、高胆固醇血症、痤疮样皮疹和下肢肿胀。停用后患者肺功能会再度下降。

基质金属蛋白酶（MMP）等蛋白水解酶可能会降解细胞外间质，并促进LAM患者的囊腔形成。多西环素是一种四环素类抗生素，可有效抑制多种基质金属蛋白酶（包括MMP-2和MMP-9）的产生和活性。ATS/JRS指南并不推荐使用多西环素作为LAM的治疗方法，因为对于有呼吸功能障碍的LAM患者，由于多西环素治疗而产生的有益作用没有得到证实。

Wang等分析了14项关于5种药物治疗（包括西罗莫司、依维莫司、多西环素、曲普瑞林以及西罗莫司和羟氯喹的联合治疗）的前瞻性研究。西罗莫司与依维莫司被推荐用于LAM的治疗，因为它们可以稳定肺功能并减轻肾AML。不推荐使用多西环素和曲普瑞林（一种GnRH类似物）治疗LAM，因为没有一致观察到有益的结果。联合治疗的有效性和安全性还有待进一步探索。

肺移植是治疗LAM终末期呼吸衰竭的一种有效的治疗手段。1984年，Estenne等报道了首例LAM肺移植病例。在美国，肺移植LAM患者的1年、5年和10年生存率分别为94%、73%和56%。LAM肺移植后的中位生存期为12年，明显优于其他肺部疾病肺移植的生存期（10年生存率56% *vs* 32%）。既往胸膜固定术不是肺移植的禁忌证。mTOR抑制剂在等待肺移植的患者中的使用存在争议。一项调查表明，对于那些在移植前继续使用mTOR抑制剂的患者，结果是有利的。国际心脏学会和肺移植的共识指南建议在移植等待过程中继续使用mTOR抑制剂治疗，在移植手术时停止。LAM患者倾向于选择双侧肺移植而不是单肺移植，一些研究表明双侧移植患者的生存率有所提高。对于阻塞性肺疾病，单肺移植可能会导致原发性肺过度膨胀综合征，虽然这种情况在慢性阻塞性肺病中最常见，但在LAM人群中也有描述。此外，即使在肺移植后，LAM的并发症，例如乳糜胸和气胸，也可能在宿主肺部发生。因此，LAM人群越来越倾向于双侧肺移植（图1-2-47，图1-2-48）。

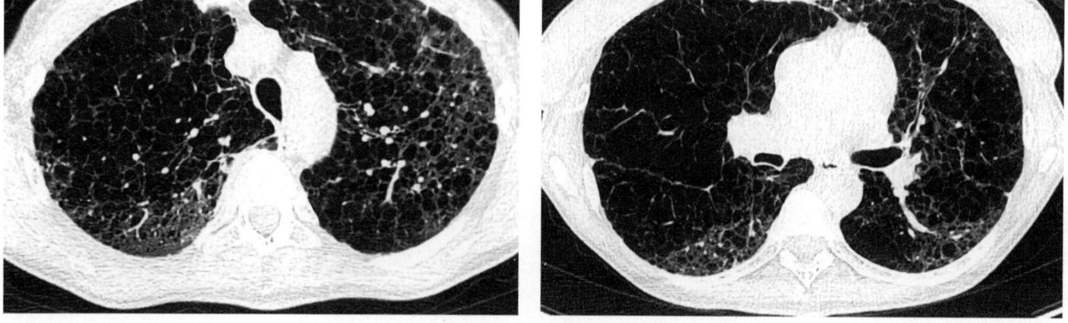

图1-2-47　女，48岁。移植前（2020.06.29）

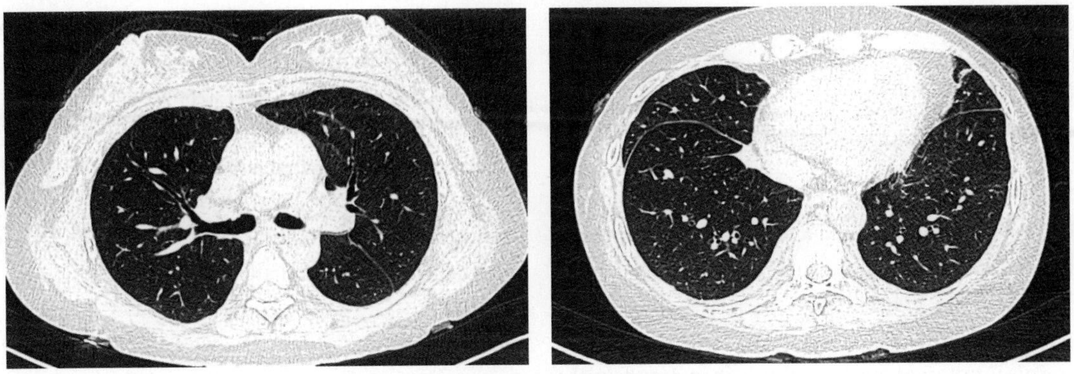

图1-2-48　移植后1年（2021.11.02）

1994年，一位接受双侧肺移植的女性首次报道了LAM的复发。许多随后的研究表明，LAM在供体同种异体移植物中的复发并不是一种罕见的并发症。这可能是一个隐匿的过程，仅在尸检中发现，但也可以表现为单纯的放射学异常、支气管狭窄、移植物功能恶化或气胸。值得注意的是，即使在来自男性宿主的移植物中，LAM也可以复发；对复发的LAM细胞的分子和遗传分析表明，这些细胞的起源来自受体组织，进一步证实了LAM具有转移性肿瘤的特征。LAM复发通常通过观察影像学异常及移植物功能恶化诊断，而且几乎从未严重到损害移植物功能。必要时，可通过活检确认诊断。一旦确诊，即使临床上有怀疑，mTOR抑制剂治疗也应该在没有用药物禁忌的情况下开始使用。许多研究表明，mTOR抑制剂的启动可以改善甚至完全消除同种异体移植物的复发。

9.*预后*　LAM基金会的数据表明，美国LAM患者的估计中位无移植生存时间为症状出现后29年和诊断后23年。10年无移植存活率为86%。发病年龄、吸烟状况、种族、TSC的存在、气胸的发生和妊娠与存活率或移植无关。出现AML的年龄越大，死亡率越低。激素治疗与死亡/移植风险增加相关，尤其是孕酮治疗。需要氧疗的患者预后更差。

美国国家心肺血液研究所（NHLBI）LAM登记处的记录表明，估计的5年、10年、15年和20年无移植生存率分别为94%、85%、75%和64%。LAM患者自诊断以来的中位生存期＞20年。更年期状态以及疾病严重程度的结构和生理标志物显著影响LAM中FEV1的下降率和进展至死亡或肺移植。使用mTOR抑制剂西罗莫司治疗LAM有望进一步提高生存率。

Yoon等回顾性分析了104例LAM患者的临床数据。所有患者的平均年龄为40.3岁。在7.1年的中位随访期内，在所有患者中，6.7%死亡，1.9%接受了肺移植，而在有系列肺功能数据的92例患者中，35.9%经历了疾病进展。5年和10年总生存率分别为93.0%和90.9%。年龄较大、肺功能低下和运动能力下降与LAM患者预后不良有关。

Harari等描述了ERS和ATS/JRS指南的发布及西罗莫司的引入后LAM管理和自然史的变化。自2011年以来（MILES试验发表后）参加研究的患者5年后的累计死亡率显著低于2011年之前参加研究的患者。西罗莫司的出现和国际指南的发布改变了LAM的自然史，降低了死亡率，减少了对侵入性诊断技术的需求。女性LAM患者妊娠后可能会增加并发症并恶化肺功能。Taveira DaSilva等分析了16例患有LAM的女性在妊娠前后的肺功能和CT扫描。在妊娠期间，经常发生气胸，平均FEV1从妊娠前的77%±19%下降到64%±25%，肺弥散功能（DLCO）从66±26下降到57±26。患有LAM的女性，尤其是患有中晚期疾病的女性，应就妊娠期间的不良事件和肺功能丧失进行咨询。

参 考 文 献

Adriaensen ME，Schaefer-Prokop CM，Duyndam DA，et al，2011. Radiological evidence of lymphangioleiomyomatosis in female and male patients with tuberous sclerosis complex. Clin Radiol，66：625-628.

Avila NA，Dwyer AJ，Rabel A，et al，2007. Sporadic lymphangioleiomyomatosis and tuberous sclerosis complex with lymphangioleiomyomatosis：comparison of CT features. Radiology，242：277-285.

Avila NA，Kelly JA，Chu SC，et al，2000. Lymphangioleiomyomatosis：abdominopelvic CT and US findings. Radiology，216：147-153.

Bissler JJ，McCormack FX，Young LR，et al，2008. Sirolimus for angiomyolipoma in tuberous sclerosis complex or lymphangioleiomyomatosis. N Engl J Med，358：140-151.

Cai X，Pacheco-Rodriguez G，Fan QY，et al，2010. Phenotypic characterization of disseminated cells with TSC2 loss of heterozygosity in patients with lymphangioleiomyomatosis. Am J Respir Crit Care Med, 182: 1410-1418.

Cohen MM, Pollock-BarZiv S, Johnson SR, 2005. Emerging clinical picture of lymphangioleiomyomatosis. Thorax, 60: 875-879.

Crooks DM, Pacheco-Rodriguez G, DeCastro RM, et al, 2004. Molecular and genetic analysis of disseminated neoplastic cells in lymphangioleiomyomatosis. Proc Natl Acad Sci U S A, 101: 17462-17467.

Cudzilo CJ, Szczesniak RD, Brody AS, et al, 2013. Lymphangioleiomyomatosis screening in women with tuberous sclerosis. Chest, 144: 578-585.

Estenne M, de Francquen P, Wellens F, et al, 1984. Combined heart-and-lung transplantation for lymphangioleiomyomatosis. Lancet, 1: 275.

Ferrans VJ, Yu ZX, Nelson WK, et al, 2000. Lymphangioleiomyomatosis (LAM). A review of clinical and morphological features. J Nippon Med Sch, 67: 311-329.

Flavin RJ, Cook J, Fiorentino M, et al, 2011. Beta-Catenin is a useful adjunct immunohistochemical marker for the diagnosis of pulmonary lymphangioleiomyomatosis. Am J Clin Pathol, 135: 776-782.

Gonano C, Pasquier J, Daccord C, et al, 2018. Air travel and incidence of pneumothorax in lymphangioleiomyomatosis. Orphanet J Rare Dis, 13: 222.

Gupta N, Lee HS, Ryu JH, et al, 2019. The NHLBI LAM registry: prognostic physiologic and radiologic biomarkers emerge from a 15-year prospective longitudinal analysis. Chest, 155: 288-296.

Gupta R, Kitaichi M, Inoue Y, et al. 2014. Lymphatic manifestations of lymphangioleiomyomatosis. Lymphology, 47: 106-117.

Harari S, Torre O, Elia D, et al, 2021. Improving survival in lymphangioleio-myomatosis: a 16-year observational study in a large cohort of patients. Respiration, 100: 989-999.

Harknett EC, Chang WY, Byrnes S, et al, 2011. Use of variability in national and regional data to estimate the prevalence of lymphangioleiomyomatosis. QJM, 104: 971-979.

Hayashi T, Fleming MV, Stetler-Stevenson WG, et al, 1997. Immunohistochemical study of matrix metalloproteinases (MMPs) and their tissue inhibitors (TIMPs) in pulmonary lymphangioleiomyomatosis (LAM). Hum Pathol, 28: 1071-1078.

Hirose M, Matsumuro A, Arai T, et al, 2019. Serum vascular endothelial growth factor-D as a diagnostic and therapeutic biomarker for lymphangioleiomyomatosis. PLoS One, 14: e0212776.

Hu S, Wu X, Xu W, et al, 2019. Long-term efficacy and safety of sirolimus therapy in patients with lymphangioleiomyomatosis. Orphanet J Rare Dis, 14: 206.

Johnson SR, Cordier JF, Lazor R, et al, 2010. European Respiratory Society guidelines for the diagnosis and management of lymphangioleiomyomatosis. Eur Respir J, 35: 14-26.

Johnson SR, Tattersfield AE, 2000. Clinical experience of lymphangioleiomyomatosis in the UK. Thorax, 55: 1052-1057.

Khawar MU, Yazdani D, Zhu Z, et al, 2019. Clinical outcomes and survival following lung transplantation in patients with lymphangioleiomyomatosis. J Heart Lung Transplant, 38: 949-955.

Kobylianskii J, Hutchinson-Jaffe A, Cabanero M, et al, 2021. Pathologically confirmed diffuse alveolar haemorrhage in lymphangioleiomyomatosis. BMJ Case Rep, 14: e238713.

Kumasaka T, Seyama K, Mitani K, et al, 2004. Lymphangiogenesis in lymphangioleiomyomatosis: its implication in the progression of lymphangioleiomyomatosis. Am J Surg Pathol, 28: 1007-1016.

Kumasaka T, Seyama K, Mitani K, et al, 2005. Lymphangiogenesis-mediated shedding of LAM cell clusters as a mechanism for dissemination in lymphangioleiomyomatosis. Am J Surg Pathol, 29: 1356-1366.

Lee PS, Tsang SW, Moses MA, et al, 2010. Rapamycin-insensitive up-regulation of MMP2 and other genes in tuberous sclerosis complex 2-deficient lymphangioleiomyomatosis-like cells. Am J Respir Cell Mol Biol, 42: 227-234.

McCormack FX, Gupta N, Finlay GR, et al, 2016. Official American Thoracic Society/Japanese Respiratory Society Clinical Practice Guidelines: Lymphangioleiomyomatosis Diagnosis and Management. Am J Respir Crit Care Med, 194: 748-761.

McCormack FX, Inoue Y, Moss J, et al, 2011. Efficacy and safety of sirolimus in lymphangioleiomyomatosis. N Engl J Med, 364: 1595-1606.

Odajima N, Betsuyaku T, Nasuhara Y, et al, 2009. Matrix metalloproteinases in blood from patients with LAM. Respir Med, 103: 124-129.

Oprescu N, McCormack FX, Byrnes S, et al, 2013. Clinical predictors of mortality and cause of death in lymphangioleiomyomatosis: a population-based registry. Lung, 191: 35-42.

Revilla-López E, Berastegui C, Méndez A, et al, 2021. Long-term results of sirolimus treatment in lymphangioleiomyomatosis: a single referral centre experience. Sci Rep, 11: 10171.

Ryu JH, Moss J, Beck GJ, et al, 2006. The NHLBI lymphangioleiomyomatosis registry: characteristics of 230 patients at enrollment. Am J Respir Crit Care Med, 173:

105-111.

Sakurai T, Arai T, Hirose M, et al, 2021. Reduced risk of recurrent pneumothorax for sirolimus therapy after surgical pleural covering of entire lung in lymphangioleiomyomatosis. Orphanet J Rare Dis, 16: 466.

Schiavina M, Di Scioscio V, Contini P, et al, 2007. Pulmonary lymphangioleiomyomatosis in a karyotypically normal man without tuberous sclerosis complex. Am J Respir Crit Care Med, 176: 96-98.

Steagall WK, Glasgow CG, Hathaway OM, et al, 2007. Genetic and morphologic determinants of pneumothorax in lymphangioleiomyomatosis. Am J Physiol Lung Cell Mol Physiol, 293: L800-L808.

Taveira-DaSilva AM, Johnson SR, Julien-Williams P, et al, 2020. Pregnancy in lymphangioleiomyomatosis: clinical and lung function outcomes in two national cohorts. Thorax, 75: 904-907.

Theilig D, Doellinger F, Kuhnigk JM, et al, 2015. Pulmonary lymphangioleiomyomatosis: analysis of disease manifestation by region-based quantification of lung parenchyma. Eur J Radiol, 84: 732-737.

Wang Q, Luo M, Xiang B, et al, 2020. The efficacy and safety of pharmacological treatments for lymphangioleiomyomatosis. Respir Res, 21: 55.

Warrior K, Leard LE, Nair AR, et al, 2022. A survey of use of mTOR inhibitors in patients with lymphangioleiomyomatosis listed for lung transplant. Respir Med, 195: 106779.

Yoon HY, Kim HJ, Song JW, 2022. Long-term clinical course and outcomes in patients with lymphangioleiomyomatosis. Respir Res, 23: 158.

Zhe X, Yang Y, Jakkaraju S, et al, 2003. Tissue inhibitor of metalloproteinase-3 downregulation in lymphangioleiomyomatosis. Am J Respir Cell Mol Biol, 28: 504-511.

10.病例解析

（1）**病例1**：女，31岁。复发性气胸8次。

胸部CT：双肺多发大小不等的囊状影伴左侧气胸（图1-2-49）。

【诊断】 肺淋巴管平滑肌瘤病。

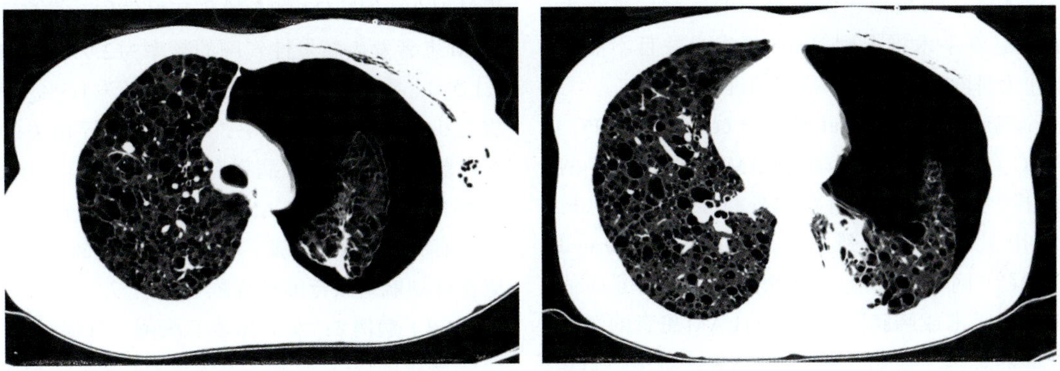

图1-2-49 胸部CT14

【诊断依据】 育龄女性，复发性气胸病史，双肺弥漫性分布形态规则大小不等薄壁气囊影，双侧肋膈角累及，为典型PLAM影像学表现。肺朗格汉斯组织细胞增生症（PLCH）也可以导致类似的薄壁囊腔，但PLCH主要发生于中上肺野，并且常伴有结节样病变，肋膈角一般不累及，这可以作为两者的鉴别诊断。患者无吸烟史，肾脏超声无异常。多次行胸腔闭式引流和化学胸膜固定术，以及电视胸腔镜楔形切除术。组织病理检查证实了PLAM的最终诊断（图1-2-50）。

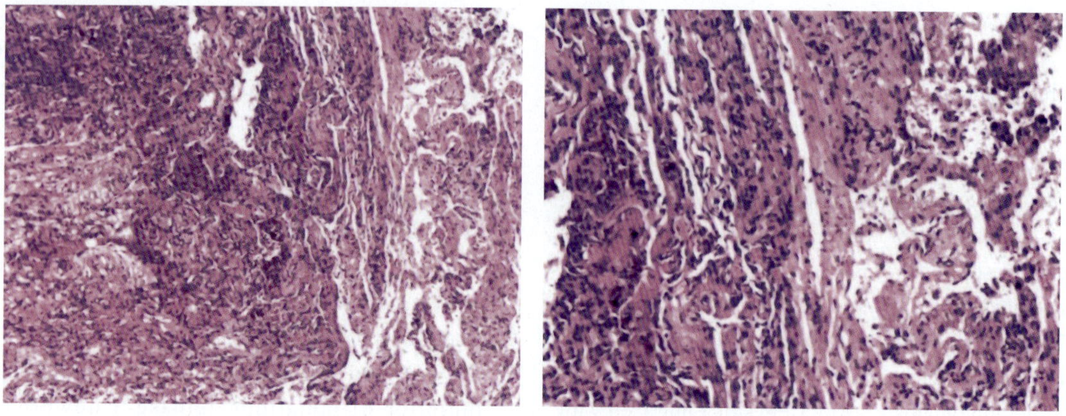

图1-2-50 镜下见淋巴管及平滑肌细胞增生

【分析】 LAM患者因平滑肌增生、气道狭窄和肺泡损伤而发生自发性气胸的风险较大。胸膜固定术通过在胸膜腔内喷洒、注入硬化剂药物等方式使脏胸膜和壁胸膜粘连、固定，封闭胸膜腔，预防复发性气胸。ERS指南建议对首次发生的气胸进行化学胸膜固定术。对包括胸膜固定术在内的初始治疗没有反应的患者应接受适当的外科手术。ATS/JTS指南建议在最初的气胸后进行手术干预，而不是将手术推迟到第1次复发，并且不能将胸膜固定术作为排除患者进行肺移植的理由。

最近，全胸膜覆盖术（total pleural covering，TPC）和改良的TPC（mTPC）被推荐为LAM相关的患者的手术治疗选择。TPC是一种创新的外科手术，在电视胸腔镜下，用氧化再生纤维素（oxidized regenerated cellulose，ORC）网片包裹整个脏胸膜。Suzuki等评估了TPC对无胸部手术或胸膜固定术史的LAM患者的气胸复发和肺功能的影响。他们发现，在LAM患者中，TPC可以在不引起通气障碍或严重胸膜粘连的情况下预防气胸复发。

一些研究已经证实，西罗莫司可以预防LAM患者进一步发生气胸。Zhou等描述了5例女性LAM患者应用西罗莫司治疗后成功预防了复发性气胸。在西罗莫司治疗之前，所有患者都接受了氧疗、反复胸导管引流或手术治疗复发性气胸。西罗莫司治疗是在气胸完全消退后开始的，在治疗过程中没有患者出现气胸。停用西罗莫司或血浆西罗莫司水平明显较低时，有复发的趋势。

尽管有报道称患有慢性稳定型气胸的患者在航空旅行中无明显不适，但气胸是航空旅行的绝对禁忌证。航空旅行可能会增加LAM患者因环境气压变化引起的胸膜下囊腔破裂而导致气胸。一项对327例LAM患者的调查报告称，飞行中发生气胸的比率为2.2%。其他症状包括呼吸急促（14%）、恶心或头晕（8%）、胸痛（12%）、异常疲劳（11%）、血氧饱和度降低（8%）、头痛（9%）、双手发绀（2%）、咯血（0.4%）和焦虑（22%）。另一项针对281例LAM患者的研究报告称，乘坐飞机旅行的LAM患者发生新发性气胸的频率为2.9%（每100次飞行1.1次），乘坐地面交通工具的患者为1.3%（每100人次旅行0.5次）。在LAM中，与航空旅行相关的气胸的存在可能与气胸的高发病率有关，而不是与旅行本身有关。一般来说，大多数LAM患者乘坐飞机旅行应该是安全的。有突发/新发胸痛、呼吸困难或血氧饱和度低的患者应在计划航空旅行前进行医学评估。

（2）**病例2**：女，40岁。胸闷、气促1周。

胸腹部CT：双肺多发薄壁囊性病变，伴心包、左侧胸腔积液；右肾下部脂肪密度实性肿块（图1-2-51）。

【诊断】 肺淋巴管平滑肌瘤病。

【诊断依据】 育龄期女性，胸腹部CT显示多发性肺囊腔、心包积液、胸腔积液和肾AML，符合LAM的影像学特征。

【分析】 LAM是一种罕见的疾病，其特征是异常LAM细胞的增殖导致囊性肺病、淋巴管异常和腹部肿瘤。LAM细胞沿着淋巴管生长，引起淋巴管阻塞，淋巴液回流障碍，淋巴管内压力增高，导致乳糜胸和乳糜腹水形成。

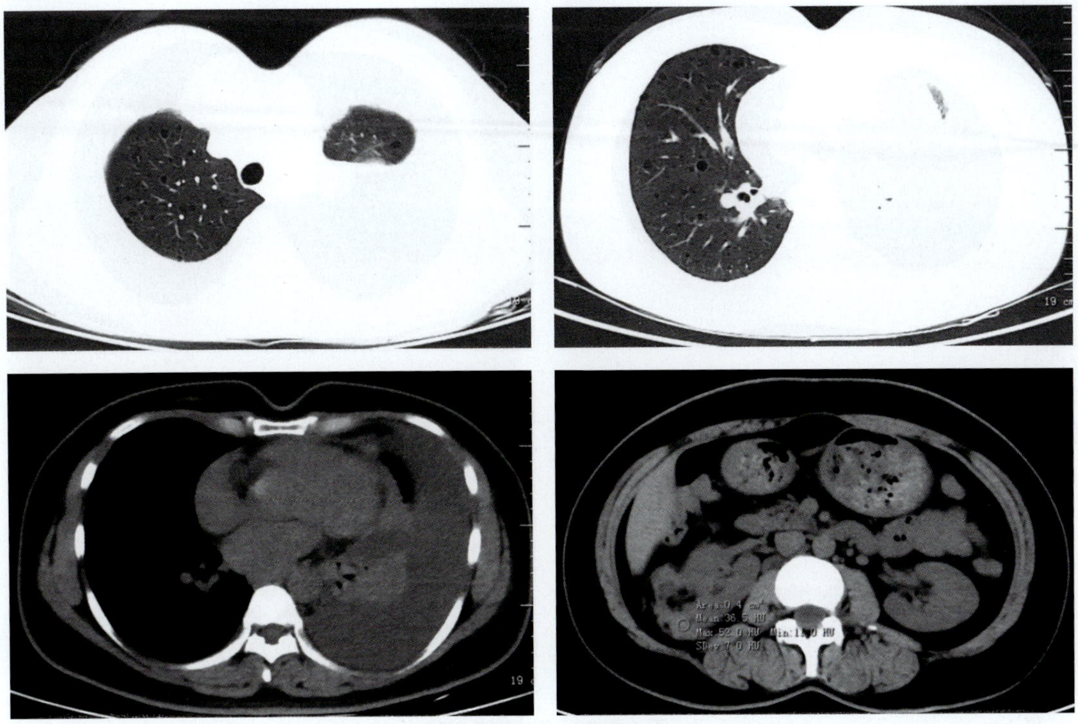

图1-2-51 胸腹部CT1

LAM的肺外受累包括称为AML的良性混合间充质肿瘤和称为淋巴管平滑肌瘤的腹部肿块。AML是由异常分化的细胞组成的肿瘤，这些细胞包含三种成分：成熟的脂肪细胞、平滑肌细胞和玻璃样变的厚壁血管。AML主要发生在肾脏，但也可发生在肝脏、肺、肠道、膀胱壁等。在30%～50%的S-LAM患者和90%的TSC-LAM患者中发现了肾AML。在S-LAM中，AML通常是单侧且无症状的。如果是双侧的，通常与TSC相关。Carsillo等证明，TSC2基因的体细胞突变发生在患有S-LAM的女性AML和肺LAM细胞中，有力地支持TSC2在该疾病的发病机制中的直接作用。

随着肿瘤体积的增大，血管随之增多，可发展为多个易破裂的扭曲血管和动脉瘤，直径较大者（＞4cm）可自发破裂出血，典型表现为血尿、腹痛和腹膜后出血。出血是AML的主要风险。根据ERS指南，肿瘤直径＜4cm或者无症状的不需要治疗，但需要每年复查随访；有出血风险时，比如肿瘤直径＞4cm或者动脉瘤直径＞5cm可考虑采用栓塞或者保留肾单位的手术治疗，对于不适合手术或者非手术治疗的有症状的肾AML的患者，应个体化使用西罗莫司治疗。一些研究已经证实mTOR抑制剂（西罗莫司或依维莫司）治疗肾AMLs的有效性。Bissler等比较了依维莫司和安慰剂治疗TSC或S-LAM相关AML的反应率（EXIST-2）。42%的TSC或S-LAM患者获得了定义为肿瘤体积减小50%的反应。他们进一步的研究表明，在112例接受≥1个剂量依维莫司治疗的患者中，58%的患者在4年内对治疗有反应。几乎所有（97%）患者在研究期间的某个时间点都经历了肾损伤体积的减少。16例（14.3%）患者在研究的某个阶段经历了AML的进展。服用依维莫司的患者没有与AML相关的肾出血和肾切除发生。总体风险/收益评估支持使用依维莫司作为治疗TSC或S-LAM相关AML的可行选择。Taveira DaSilva等发现西罗莫司治疗在4.5年±1.6年稳定了LAM患者的肺功能，缓解了淋巴疾病，并降低了AML的大小和VEGF-D水平。AML根据肿瘤中各成分所占比例，可分为混合型、肌瘤样型、脂肪瘤样型和血管瘤样型。也可根据脂肪含量分为富脂性、乏脂性及脂肪不可见性AML。Watanabe等分析了西罗莫司对AML不同成分的影响。他们的研究表明，西罗莫司主要通过减少AML高度血管化和脂肪贫乏的区域来缩小AML的大小。这种效果与肿瘤动脉瘤/扩张血管的显著减少有关，揭示了mTOR抑制剂降低AML出血风险的可能机制。

（3）**病例**3：女，35岁。腹胀6个月余，发现腹膜后占位1天。肺气肿病史3年。

胸腹部CT：双肺多发薄肺囊性病变和腹膜后囊性肿块（图1-2-52）。

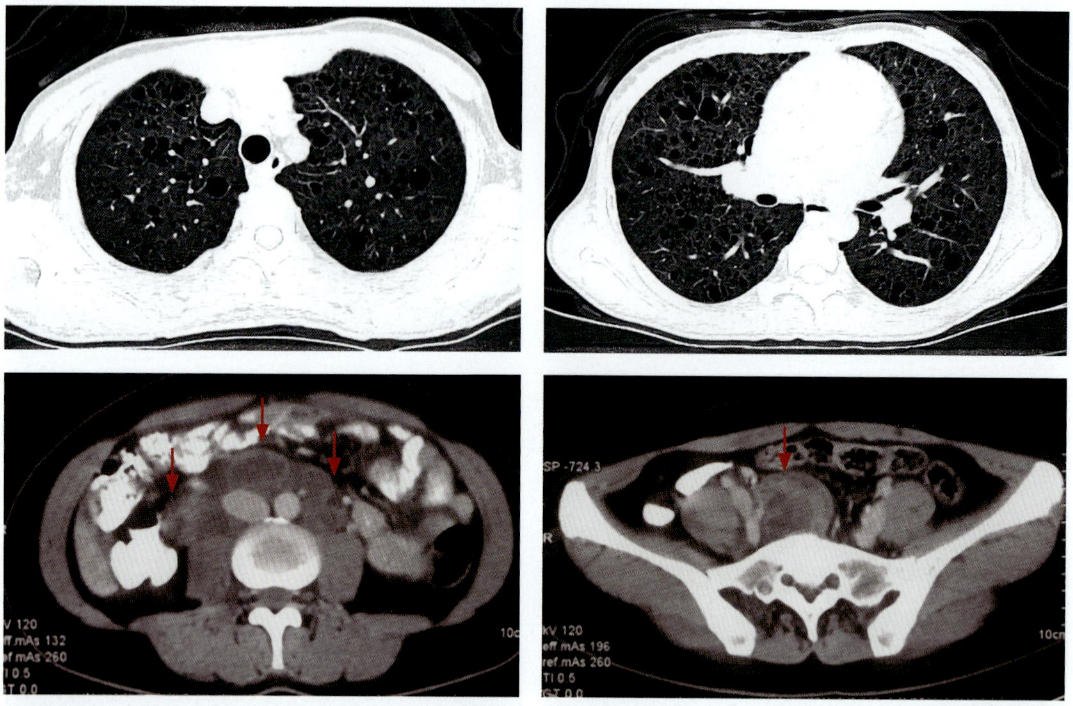

图 1-2-52　胸腹部CT2

【诊断】 淋巴管平滑肌瘤病。

【诊断依据】 育龄期女性，腹胀6个月，腹膜后区多发囊实性结节（红箭），边界不清，边缘部分及实性部分轻度强化，囊性部分不强化，病灶下界至盆腔；胸部CT示双肺多发气囊影，需考虑LAM诊断。患者行腹腔肿物穿刺活检，结合免疫组化，考虑为具有血管周上皮样细胞分化的肿瘤（图1-2-53，图1-2-54）。免疫组化：HMB45（＋）、SMA（＋）、MelanA（－）、S-100（－）、Desmin（－）、CD34（－）、CR（－）、CK5（－）、CD117（－）、Dog-1（－）、Syn（－）、CgA（－）、a-inhibin（－）、Ckpan（－）、Ki-67（＋）2%～3%（图1-2-55，图1-2-56）。西罗莫司治疗后，症状部分缓解。

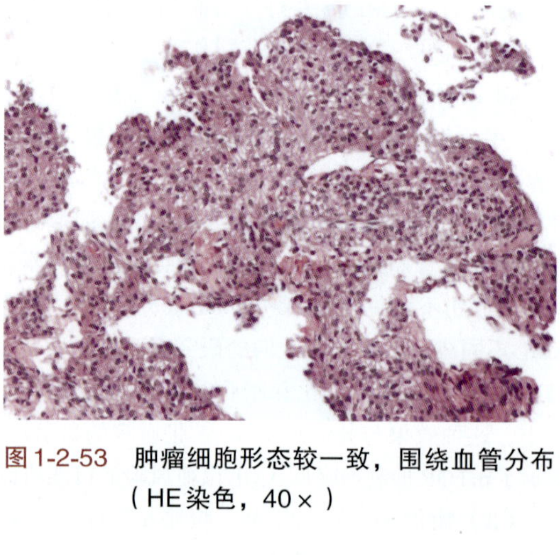

图 1-2-53　肿瘤细胞形态较一致，围绕血管分布（HE染色，40×）

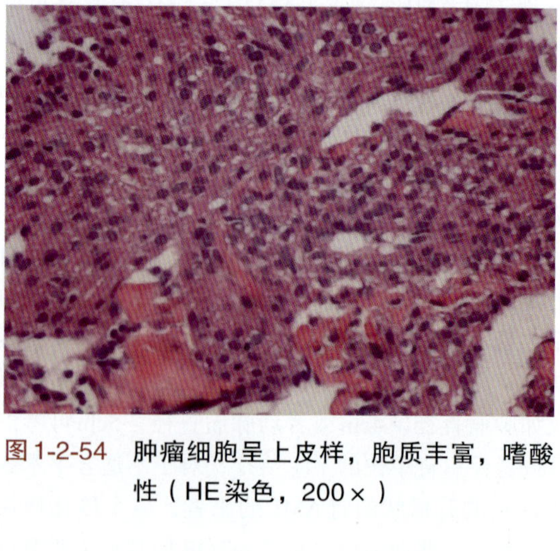

图 1-2-54　肿瘤细胞呈上皮样，胞质丰富，嗜酸性（HE染色，200×）

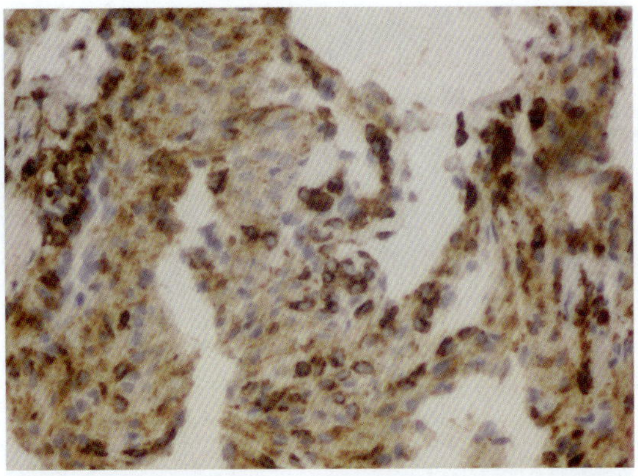

图1-2-55　HMB45肿瘤细胞胞浆阳性，内皮细胞阴性

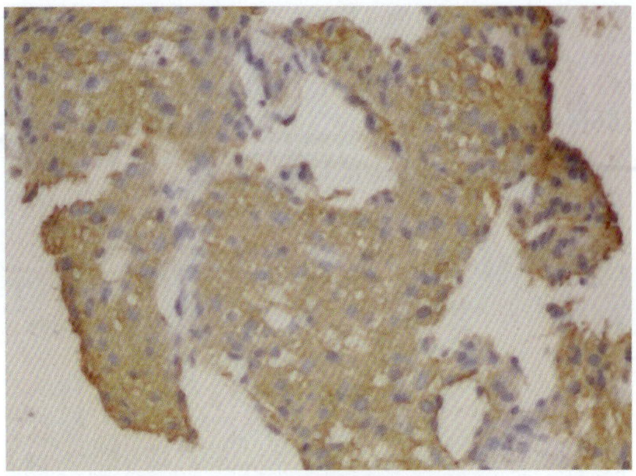

图1-2-56　SMA胞质阳性

【分析】LAM是一种罕见的女性疾病，由TSC1或TSC2基因的体细胞突变引起，并由雌激素驱动。LAM具有转移性，主要转移到肺部。尽管LAM具有单基因性质，但与许多癌症一样，它是一种异质性疾病。弥漫性囊性肺病是S-LAM的一个典型特征。囊腔形成的一个可能机制是小气道内腔中结节性LAM病变的生长，产生"球阀"效应，导致肺泡末端单位过度扩张，最终形成囊腔。另一种机制涉及LAM细胞分泌蛋白水解酶，从而导致肺实质的蛋白水解降解。

LAM的淋巴系统受累发生在腹膜后、骨盆和后纵隔，由淋巴管平滑肌瘤、淋巴结肿大、胸腔积液和腹水组成。淋巴结肿大见于25%～77%的LAM患者，可能与更严重的疾病相关。淋巴管平滑肌瘤是一种由乳糜填充的呈囊性或囊实性肿块，包括外壁和富含液体的中心区域，其特征是LAM细胞增殖，排列成束状、小梁状和乳头状，与裂隙状血管通道有关。淋巴管平滑肌瘤见于16%～38%的LAM患者，可无症状或压迫邻近器官，并引起背痛、腹胀、腹痛、尿频、便秘和下肢水肿等症状。活检有助于诊断淋巴管平滑肌瘤并排除恶性肿瘤。淋巴管平滑肌瘤可表现出大小的昼夜变化，白天增大，晚上缩小，这可能解释了白天症状恶化的原因。Taveira DaSilva等发现，在禁食状态下，淋巴管平滑肌瘤的体积减小。相反，食物摄入和部分被LAM细胞阻塞的淋巴管中食糜流动减少可能是淋巴管平滑肌瘤大小增加的原因。在禁食条件下进行的影像学研究可能有助于确定腹部肿瘤是LAM还是恶性肿瘤。

（4）病例4：女，46岁。呼吸困难1个月余。患者1个月前无明显诱因出现气短，活动后明显，并逐渐加重，伴轻度咳嗽，以干咳为主。既往活动耐力较差。查体：颜面部见多发瘤样皮疹（图1-2-57）。左下肺触觉语颤降低，叩浊音。听诊左肺下叶呼吸音消失，左肺上叶及右肺均闻及Velcro啰音。双手指端甲床旁见米粒样大小纤维瘤（图1-2-58）。背部皮肤两处见2cm×3cm大小不规则白色斑（图1-2-59）。脑电图正常。颅脑CT见钙化灶，脑室周围密度增高。腹部CT显示肾脏多发肿瘤。胸部X线片（图1-2-60）和胸部CT（图1-2-61）显示双肺多发气囊并左侧胸腔积液。

【诊断】结节性硬化症。

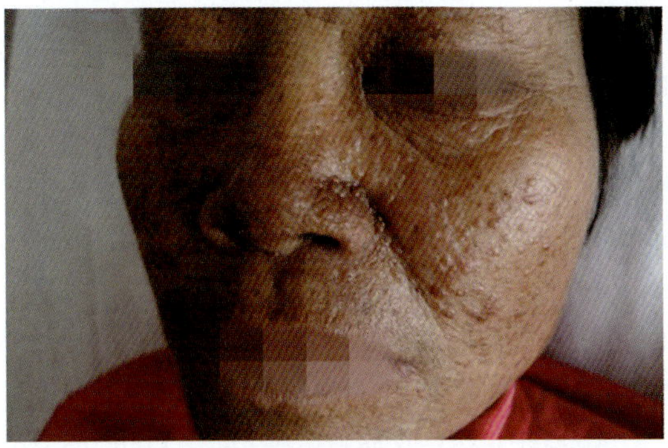

图1-2-57　颜面部见多发瘤样皮疹

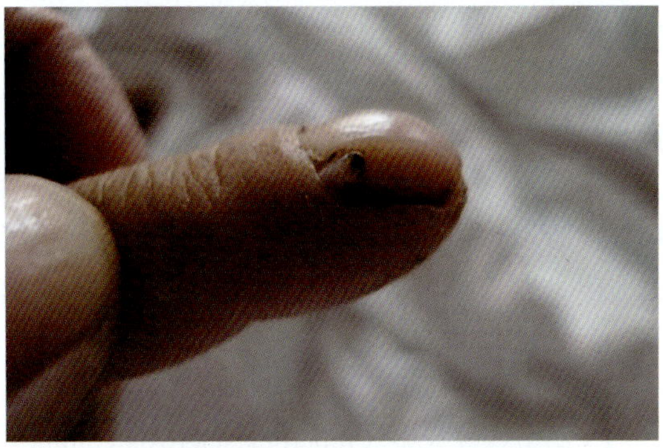

图1-2-58　甲床旁米粒样纤维瘤

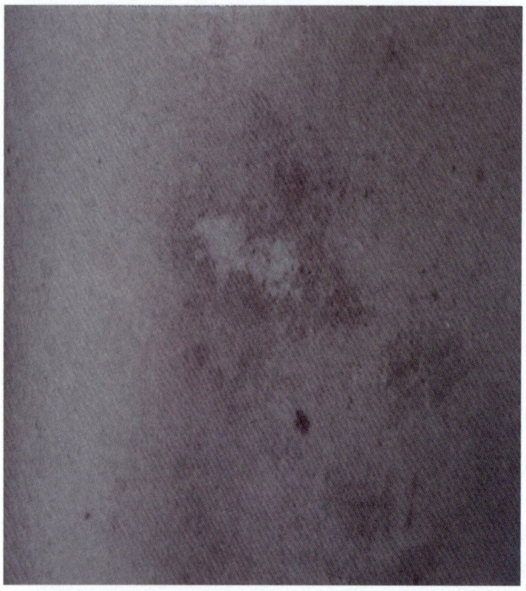

图1-2-59　背部皮肤大小不规则白色斑

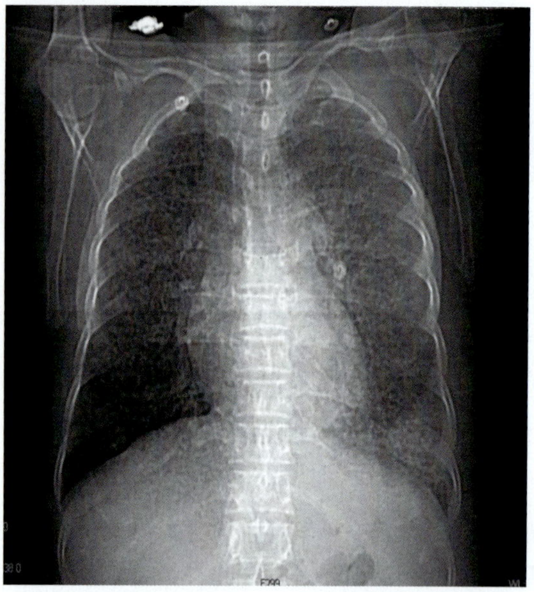

图1-2-60　胸部X线片

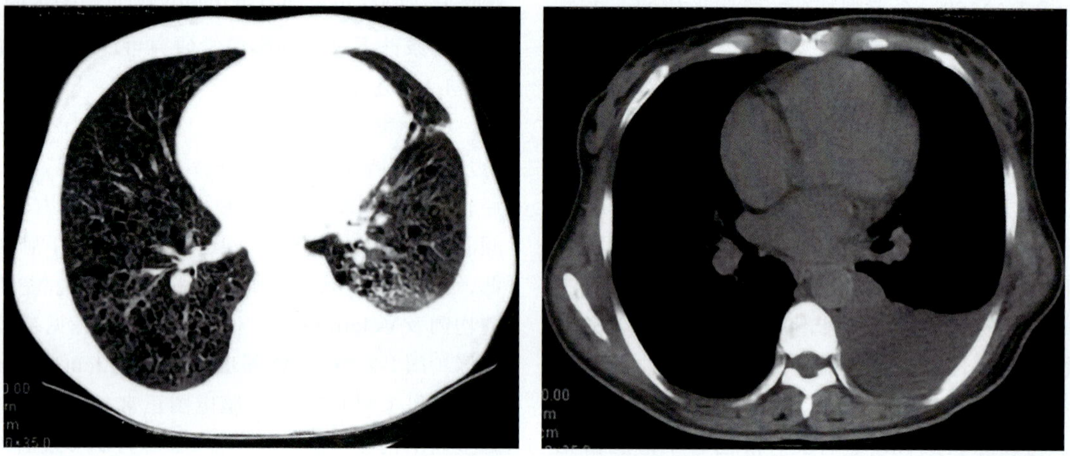

图1-2-61　胸部CT15

【诊断依据】 育龄期女性，呼吸困难，既往活动耐力较差。患者有颜面部瘤样皮疹、甲床纤维瘤、皮肤白斑、肾脏多发肿瘤和颅脑等多脏器损害，首先考虑结节性硬化症诊断。患者肺部影像为双肺多发气囊影，大小不等，囊壁较薄且光滑，分布较均匀，气囊周围见正常肺组织，左侧胸腔积液，影像学表现符合LAM。患者皮肤病理示表皮阶段性变薄，真皮内弥漫性胶原纤维及成纤维细胞增生，血管扩张、充血，其间见较多成熟的皮脂腺结节，个别皮脂腺有萎缩现象，结合临床符合结节性硬化症诊断。

【分析】 结节性硬化症（tuberous sclerosis complex，TSC），也称为Epiloia或Bourneville-Pringle病，是TSC1或TSC2变异所致的常染色体显性神经皮肤综合征，患病率为1/10 000～1/6000。TSC1和TSC2与第三个亚基TBC1D7一起形成功能复合物，并作为mTOR上游的重要阻遏物。TSC1/TSC2突变会引起复合物功能障碍，导致mTOR信号通路激活，从而诱导包括皮肤、中枢神经系统、心脏、肺和肾脏在内的多系统发生TSC相关良性肿瘤或错构瘤。

TSC患者有50%的机会遗传该疾病。然而，TSC往往发生在没有家族史的情况下，当新生突变（de novo mutations）发生在TSC1或TSC2，称为散发病例。约30%的TSC病例以常染色体显性遗传方式遗传，约70%的病例继发于自发突变。散发病例以TSC2突变为主；在TSC的家族性病例中，TSC1的突变发生率与TSC2相当。

1835年，法国皮肤科医师Pierre François Olive Rayer将面部血管纤维瘤描述为血管赘生物。1862年，德国病理学家Friedrich Daniele von Recklinghausen在一名新生儿身上发现了TSC，该新生儿出生后不久死于心脏横纹肌瘤和大脑皮质结节。1880年，TSC被法国神经学家Désiré-Magloire Bourneville认定为一个实体，因此该疾病以他的名字命名为Bourneville病。他用“大脑回旋结节性硬化症”一词来描述癫痫发作和智力障碍儿童的大脑，用“两个肾脏都有核桃大小的硬块”来报告肾AML。Campbell于1905年和Vogt于1908年描述了TSC的三联征，即智力障碍、癫痫和Pringle型皮脂腺腺瘤（血管纤维瘤）。1942年，Sylvan Moolten博士首次使用TSC一词。

1979年，西班牙裔美国神经学家曼努埃尔·罗德里格斯·戈麦斯（Manuel Rodríguez Gómez）发现至少有1/3的患者智力正常，并建立了第一个TSC诊断标准，因此在美国被视为TSC之父。TSC2和TSC1基因分别于1993年和1997年被鉴定为TSC突变的遗传基因座。

1998年和2012年，国际TSC共识会议更新了诊断标准。目前已将基因诊断纳入诊断标准，若TSC1或TSC2基因突变为明确影响蛋白表达的致病性突变即可确诊TSC。致病性突变定义为导致TSC1或TSC2蛋白功能明显失活的突变（例如，框外缺失或无义突变），阻止蛋白质合成（例如，大基因组缺失），或是通过功能评估确定其对蛋白质功能的影响的错义突变。其他对功能影响不太确定的TSC1或TSC2变体不符合这些标准，也不足以对TSC做出明确诊断。10%～25%的TSC患者没有通过常规基因检测确定的突变，正常结果并不排除TSC，也不影响临床诊断标准对TSC的诊断，这些患者通常被称为未被证实变异的TSC。临床诊断标准包括主要和次要特征，确定TSC诊断为确诊或疑诊。当至少2个主要特征或1个主要特征和≥2个次要特征时，可以做出明确的诊断。具有1个主要特征或≥2次要特征的患者符合可能的TSC诊断标准。11项主要特征包括色素脱失斑（≥3处，直径≥5mm）、面部血管纤维瘤（≥3处）或头部纤维性斑块、指/趾甲纤维瘤（≥2处）、鲨鱼皮样斑、多发性视网膜错构瘤、皮质发育不良、室管膜下结节、室管管膜下巨细胞星形细胞瘤、心脏横纹肌瘤、LAM和血管平滑肌脂肪瘤（≥2个）。6项次要特征包括斑斓皮损、牙釉质点状凹陷（＞3处）、口内纤维瘤（≥2处）、视网膜色素脱失斑、多发性肾囊肿和非复发性错构瘤。

2018年7月25～26日在美国得克萨斯州达拉斯举行的世界TSC会议对指南进行了进一步修订。他们对临床诊断标准进行了两项修改：“多个皮质结节和（或）径向迁移线”取代了更通用的术语“皮质发育不良”，硬化性骨病变恢复为次要标准。

mTOR抑制剂已应用于TSC治疗，主要包括西罗莫司及其衍生物（如依维莫司）。依维莫司获批了两种TSC相关的适应证，包括室管膜下巨细胞星形细胞瘤（subependymal giant cell astrocytoma，SEGA）和成人肾AML。西罗莫司则被批准用于PLAM的治疗。mTOR抑制剂的最佳剂量、适宜的血清浓度、治疗开始和停药的时间、疗程长短和长期不良反应等仍需进一步探讨。

TSC的发病率和死亡率通常与中枢神经系统（癫痫、梗阻性脑积水和神经精神疾病）、肾脏系统（出血和肾衰竭）和呼吸系统（呼吸困难和复发性气胸）有关。Amin等对284例TSC患者的研究显示，16例死于与TSC有关的并发症。16例患者死于TSC并发症：8例来自TSC肾脏疾病，4例名来自癫痫猝死，2例来自LAM，1例来自SEGA，1例来自胰腺恶性肿瘤。死亡年龄中位数为33岁。学习障碍患者的死亡率显著高于无学习障碍患者（13/135 *vs* 3/131）。死亡率与学习障碍、肾脏疾病、肺部疾病及癫痫有关。

（泰山医学院附属医院呼吸内科　孟　玲　提供）

（5）病例5：女，37岁。1年前出现泡沫尿，伴下肢水肿，血清肌酐为600μmol/L，血液透析后好转出院。病情逐渐进展，本次因突然胸闷、气急入院。14年前因肾错构瘤破裂出血手术治疗，10年前婚检发现肾错构瘤行第2次手术切除。癫痫病史数年，长期服用抗癫痫药物，症状控制良好。实验室检查显示轻度贫血，血氧饱和度（SpO_2）为83.5%。在接受支气管扩张药物治疗后，症状有所改善，SpO_2升至95%。

胸部CT：双肺多发薄壁囊腔和结节（图1-2-62）。

颅脑CT：大脑室管膜下钙化（图1-2-63）。

腹部CT：肝脏2cm大小的低密度圆形病变，左肾广泛脂肪衰减组织（图1-2-64）。

【诊断】 结节性硬化症。

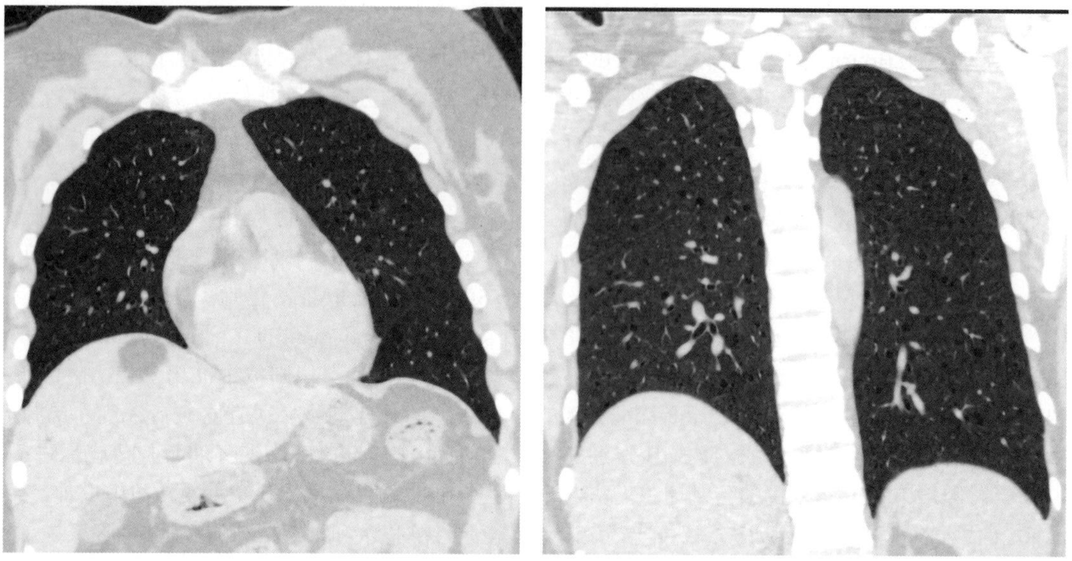

图1-2-62　胸部CT 16

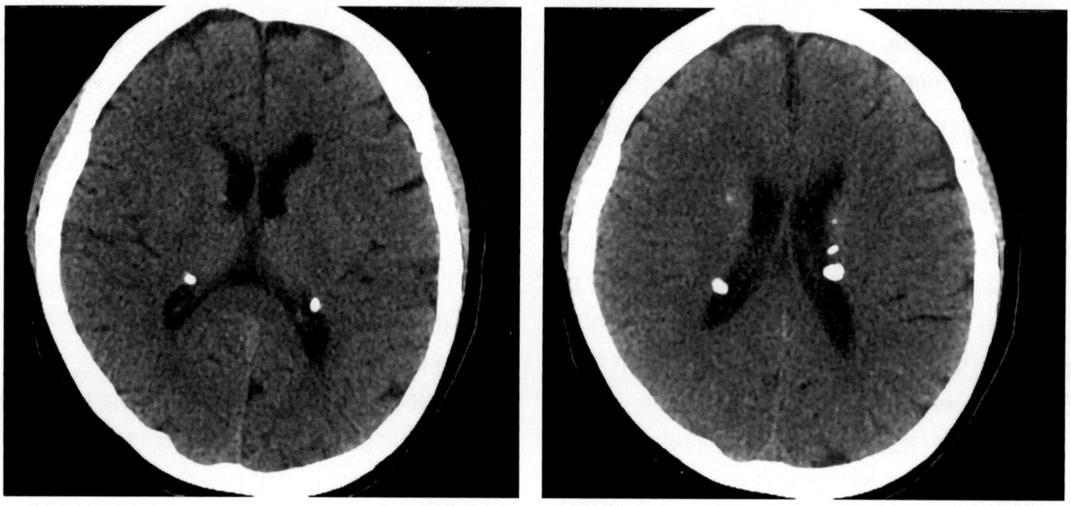

图1-2-63　颅脑CT

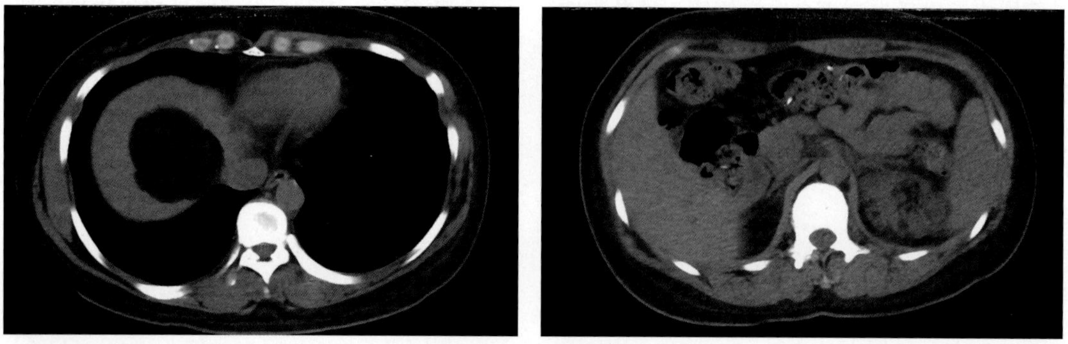

图1-2-64　腹部CT

【诊断依据】 育龄女性，有呼吸困难和癫痫病史。患者有多个器官病变，如PLAM、室管膜下钙化、肝肾AML，符合TSC的诊断标准。

【分析】 癫痫发作或皮肤病表现，如色素脱失斑、鲨鱼皮样斑和（或）面部血管纤维瘤，通常是TSC患者最先出现的临床症状。80%～85%的TSC患者有癫痫发作，大多数存在多种癫痫类型。发作通常发生在出生后的第一年，但一些患者可能直到青春期或成年早期才出现第1次发作。TSC2是婴儿癫痫痉挛综合征和癫痫的危险因素；没有发现突变的患者更有可能获得缓解。

TSC患者的肺部受累包括LAM，以及不太常见的多灶性微小结节性肺细胞增生（multifocal micronodular pneumocyte hyperplasia，MMPH），可共同或单独发生。在患有S-LAM的患者中不存在MMPH。MMPH的胸部CT表现为随机分布的多个实性和磨玻璃结节。组织学上，MMPH由Ⅱ型肺泡上皮细胞的乳头状或管状增殖组成，在增厚的肺泡间隔和淋巴细胞浸润中没有核异形。免疫组化显示，CK和表面活性蛋白（surfactant protein，SP）A和SPB在所有MMPH病变的肺泡衬里细胞中呈阳性表达。

Muzykewicz等回顾性分析了73例TSC患者的胸部CT图像。在73例患者中，42例（58%）患者发现MMPH（6.6mm±3.0mm），MMPH与性别和LAM无关。Tanaka等对日本TSC患者肺部受累和TSC-LAM肺功能测试进行了回顾性调查。1例（6.7%）男性和19例（43.2%）女性患者被诊断为LAM，7例（43.2%）男性和23例（52.3%）女性患者被诊断为MMPH。多发性肺结节患者的肾AML发生率和癫痫病史高于无结节患者。LAM和MMPH可发生在TSC患者的青春期。DLco和囊腔数量是TSC-LAM发病和进展的有用预测因素。其他研究也证实了TSC肺部受累的不同模式。与LAM相比，MMPH具有良性和稳定的性质，LAM通常是持续进展的，并伴有相关的肺功能下降。Konno等回顾性分析了9例患有MMPH的TSC患者的临床数据。所有MMPH病例的影像学表现和肺功能均稳定。血清SP-A和SP-D，而不是KL-6，可能是怀疑TSC患者存在MMPH的有用标志物。

Daccord等报道了一例患有TSC和MMPH的女性，她接受依维莫司治疗室管膜下巨细胞星形细胞瘤（SEGA）。治疗3个月后，观察到所有肺部MMPH病变的密度显著降低，大小没有任何变化。这表明依维莫司对MMPH的活性与其对TSC中的SEGA、肾AML和PLAM的作用类似，并表明TSC中mTOR的失调激活也在MMPH的发病机制中发挥作用。Shoji等报道了第1例依维莫司对经组织病理学证实的TSC2基因突变TSC患者MMPH的疗效。口服依维莫司后MMPH和AML显著缩小。此外，反映Ⅱ型肺泡上皮细胞增生的血清SP-A和SP-D水平在开始依维莫司治疗后降至正常范围。在开始依维莫司治疗6年后，MMPH病变没有复发，SP-A/D保持在低水平。

四、肺上皮样血管内皮瘤

上皮样血管内皮瘤（epithelioid hemangioendothelioma，EHE）是一种罕见的血管源性肿瘤，具有潜在转移能力，生物学行为介于血管瘤及血管肉瘤之间。好发于软组织，也可见于肝脏、肺、胸膜、骨、纵隔及脾等器官及部位。肺上皮样血管内皮瘤（pulmonary epithelioid hemangioendothelioma，PEH）是一种罕见的由血管内皮细胞发展而来的低至中度恶性血管肿瘤。

（一）分类

1975年，Dail和Liebow首次描述了该病，因其侵犯邻近血管和小气道，将其命名为血管内细支气管肺泡肿瘤（intravascular bronchioloalveolar tumor，IVBAT）。1979年，Corrin等报道了3例IVBAT。电子显微镜不支持肺泡细胞的起源，根据平滑肌、肌成纤维细胞和内皮细胞分化的特点，考虑为血管起源，可能来源于前体间充质细胞，如血管形成储备细胞。1981年，Weldon Linne等通过电子显微镜证实IVBAT由内皮细胞组成，可能来源于多能间充质储备细胞，与典型的肺细支气管肺泡肿瘤无关，恶性细胞的弥漫性细胞质Factor Ⅷ染色阳性。1982年，Weiss和Ezinger根据肿瘤细胞来源首次将其更名为EHE。在2002年WHO分类中，它被分类为具有转移潜力的局部侵袭性肿瘤。在2015年WHO分类中，EHE被描述为具有潜在转移能力的低至中度恶性血管肿瘤。

（二）病理学

组织学上，肿瘤细胞为圆形、多角形，似上皮样形态，排列成巢状和索状（图1-2-65，图1-2-66）。肿瘤中央区为富含纤维的少细胞性或硬化区。胞质丰富，嗜酸性或嗜双色性，胞质内空腔形如印戒，内含有红细胞或其碎片。这种单细胞原始管腔结构是血管内皮细胞瘤的特征（称细胞内原始血管腔）。细胞核呈圆形或卵圆形，核仁小或不明显，细胞异型性较低，染色质分布均匀。低级别者无或罕见核分裂，1～2个/10HPF，坏死和出血少见。当肿瘤细胞出现异型性明显、病理性核分裂象≥2个/10HPF，且存在坏死灶时，则可诊断为中等级别EHE。电镜下肿瘤细胞位于基底膜上，偶见紧密连接，可见吞饮小泡及明显的Webel-Palade小体，与正常的内皮细胞不同，EHE细胞富含中间丝。PEH的肿瘤细胞可侵犯小肺动脉、肺静脉和淋巴管，通过Kohn孔浸润到邻近的肺泡，在肺泡腔内、细支气管内或脉管内呈“铸型”填充式生长，类似于转移癌沿肺泡间孔扩散，而肺泡弹性框架基本上不变，这种表现具有特征性。核内包涵体、细胞质内空泡和基质变化（软骨样、黏液样或透明基质）等是EHE的特征性结构，有助于与上皮样血管肉瘤（epithelioid angiosarcoma，EAS）的鉴别。

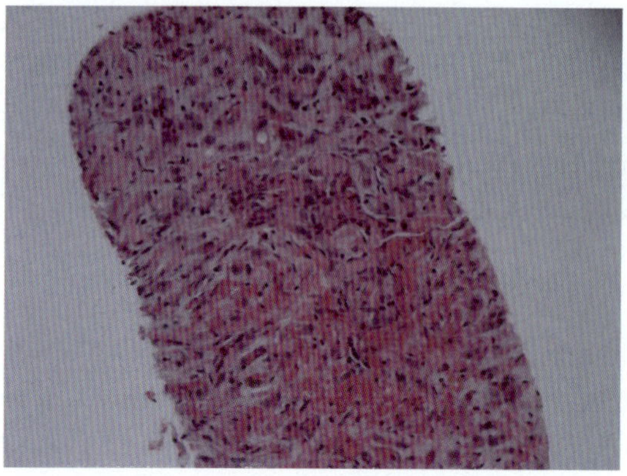

图1-2-65　HE染色，200×

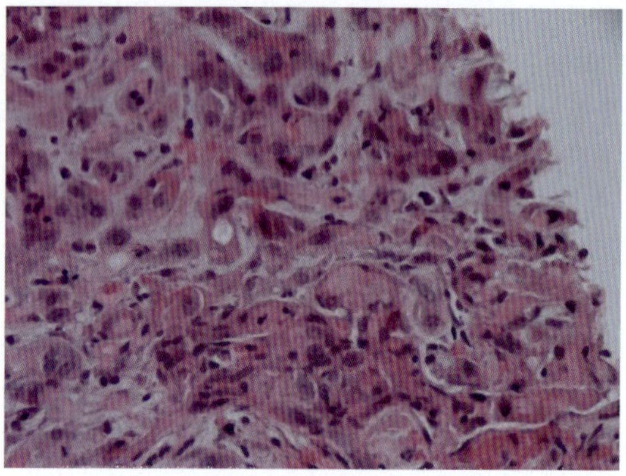

图1-2-66　HE染色，400×

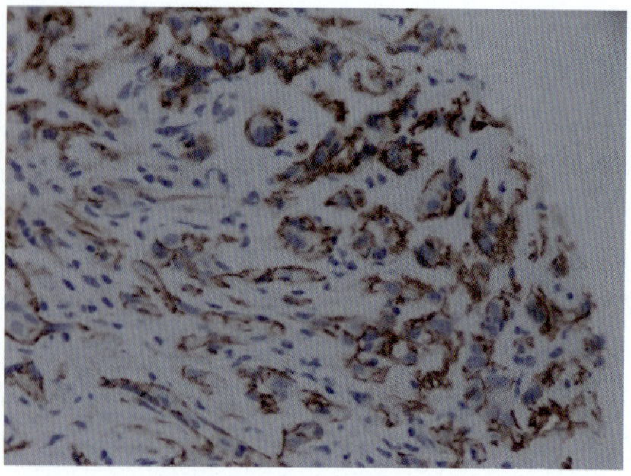

图1-2-67　CD31阳性

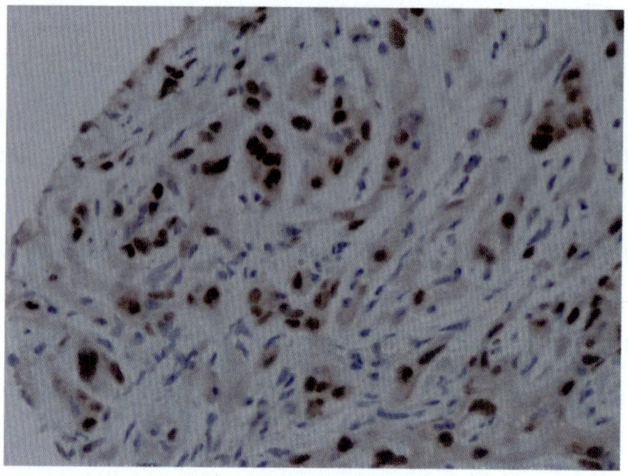

图1-2-68　ERG阳性

免疫组化方面，血管内皮标志物可能有助于识别EHE，常见的有血小板内皮细胞黏附分子（platelet-endothelial cell adhesion molecule-1，CD31）（图1-2-67）、细胞表面糖蛋白（cell surface glycoprotein，CD34）、Friend白血病病毒整合蛋白1（friend leukemia integration 1 transcription factor，FLi-1）、红细胞转化特异相关基因（erythroblast transformation-specific related gene，ERG）（图1-2-68）和Factor Ⅷ（F8）等。CD34在90%以上血管类肿瘤中呈阳性表达，在其他软组织肿瘤中也表达，其敏感性高、特异性差，不能作为诊断EHE的标准。CD31的表达局限于内皮细胞、巨噬细胞和血小板，是一种相对特异的血管肿瘤标志物。Fli-1蛋白是一种参与细胞增殖和肿瘤发生的核转录因子，其主要在内皮细胞、T细胞和巨核细胞中表达。Fli-1显示出比CD31和CD34更好的敏感性和特异性，并且最有助于区EHE和转移癌。ERG是ETS家族中的转录因子，在血管内皮细胞中表达，可以作为一种高特异性的良恶性血管肿瘤新标志物。F8特异性较高，其阳性表达可将内皮细胞与其他细胞区分开来。CK在25%～30%的病例中呈局灶性阳性，多达50%的病例表达CK7。由于EHE的内皮标志物或癌的CK缺乏完全的特异性，这些标志物最好联合使用。Fli-1和CD31的组合可提高诊断的准确性。

（三）发病机制

约90%和5%的EHE病例分别与WWTR1-CAMTA1和YAP1-TFE3融合基因相关。

最常见的EHE遗传异常是WWTR1-CAMTA1融合易位t（1；3）（p36.3；q25）。WWTR1（WW domain-containing transcription regulator 1）（3q25）基因编码转录辅助激活蛋白，一种在内皮细胞中高度表达的蛋白，是含PDZ基序的转录共激活因子transcriptional co-activator with a PDZ-motif，TAZ），是Hippo通路（调控器官大小与组织内稳态的关键因子）的下游效应器，对其不适当的激活能促进多种肿瘤的发展与恶化。CAMTA1(calmodulin-binding transcription activator 1）（1p36）基因编码转录调控蛋白，一种通常只在大脑中表达的蛋白。这两种基因发生融合是在WWTR1启动子的转录控制下，激活CAMTA1异常表达，从而使WWTR1的氨基末端与CAMTA1的羧基末端相互连接，编码出一种特定的融合转录因子。TAZ-CAMTA1融合转录对通常阻止促进细胞生长的Hippo抑制信号不敏感，从而不断激活TAZ基因谱转录表达，导致EHE在多种器官和组织形成，常见的是肝脏、肺和骨。Errani等研究发现，从骨骼、软组织和内脏部位（肝脏、肺部）测试的所有EHE中都存在

WWTR1-CAMTA1融合。Anderson等通过荧光原位杂交分析发现，WWTR1-CAMTA1融合发生在4/7低级别和23/23中等级别EHE中。在EAS中，CAMTA1基因重排在所有病例中均为阴性，而WWTR1复合体异常在1/5的病例中发现。这提供了一种客观的方法来区分中级别EHE和EAS，特别是在有限的活检标本中。

Yes相关转录调节因子1与TFE3基因融合已在WWTR1-CAMTA1阴性病例中被鉴定，为罕见易位t（11；X）（q13；p11）。该亚群多见于年轻群体，具有更明显的血管形成、大量的嗜酸性细胞质的独特形态学表现及TFE3阳性的免疫表型特征。Dermawan等分析了24例YAP1-TFE3引起的血管内皮瘤：大多数YAP1外显子1与TFE3外显子4融合（88%），或与不太常见的TFE3外显子6（12%）融合。肿瘤最常见于软组织（50%），其次是骨（29%）、肺（13%）和肝脏（8%）。5年无进展生存率为88%，尽管约2/3的患者患有多灶性疾病，且包括7例远处器官转移。Rosenbaum等发现，与YAP1-TFE3亚群相比，WWTR1-CAMTA1融合患者的预后较差，5年总生存率分别为59%和86%。

EHE发病机制的另一种假说认为慢性巴尔通体杆菌感染与该肿瘤的发生有因果关系。巴尔通体杆菌是目前已知能引起内皮细胞增殖的唯一细菌属。至少3种巴尔通体属杆菌（*B henselae*，*B Quintana*，*B bacilliformis*）侵入人体后，会诱导红细胞和内皮细胞长期感染，诱导血管内皮生长因子介导的血管内皮细胞增殖。这些细菌病原体能上调有丝分裂和促炎基因，导致细胞骨架重组及抑制内皮细胞凋亡，有助于免疫力低下患者血管肿瘤的发生发展。

（四）流行病学

EHE发病率不足百万分之一，占所有血管肿瘤的不到1%。EHE发生在各种器官和组织中，主要发生在肝、肺、骨和软组织中，多达50%的病例表现为多灶性。因此，很难确认肿瘤是原发性、多中心性还是转移性病变。

国际血管内皮瘤、EHE和相关血管疾病（HEARD）小组的登记数据显示，EHE在女性患者中更常见（61%）。男性性别和年龄≥55岁与生存率降低有关。最常见的受累器官为肝脏（21%）、肝脏和肺同时受累（18%）、骨（14%）和肺（12%）。PEH优先发生在女性，发病率是男性的2～4倍，中位年龄为36岁。胸膜EHE在男性患者中更常见。

（五）临床表现

大多数PEH患者在初次就诊时无症状。少数患者可能出现呼吸困难、胸痛、咯血和体重减轻。Amin等分析了93例PEH病例。患者的平均年龄为40.1岁±17.3岁，73%为女性。近一半（49.5%）的患者无症状。常见的非特异性表现为呼吸困难（18.3%）、咳嗽（18.3%）、胸痛（16%）、咯血（6.5%）和体重减轻（6.5%）。其他罕见表现包括肥大性肺性骨营养不良、胸腔积液、肺血栓栓塞性疾病伴肺动脉高压和脊柱侧弯。

（六）影像学表现

胸部EHE涉及肺、胸膜和纵隔。胸部EHE有3种不同的影像学模式：多发肺结节（图1-2-69，图1-2-70）、多发网状结节和弥漫性浸润性胸膜增厚（图1-2-71）。多发性网状结节可伴有小叶间隔增厚和磨玻璃影，代表肿瘤呈浸润性生长，侵犯血管导致局灶性出血，肿瘤细胞在小动静脉周边腔隙内增殖所致。个别病例可表现为孤立性结节或肿块（图1-2-72），其大小可达5cm。

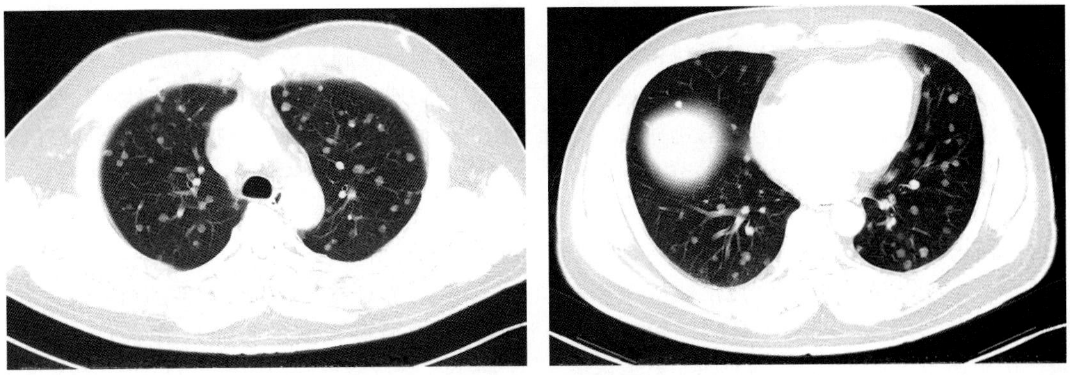

图1-2-69　男，28岁。双肺多发肺结节

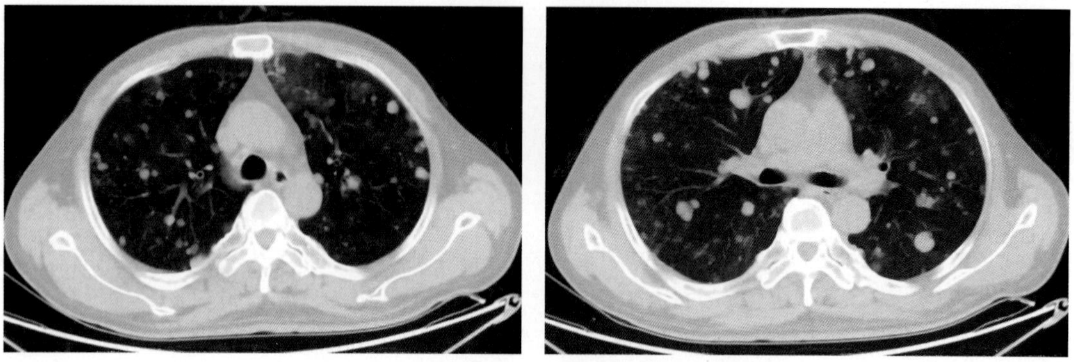

图1-2-70　男，55岁。双肺多发结节伴晕征

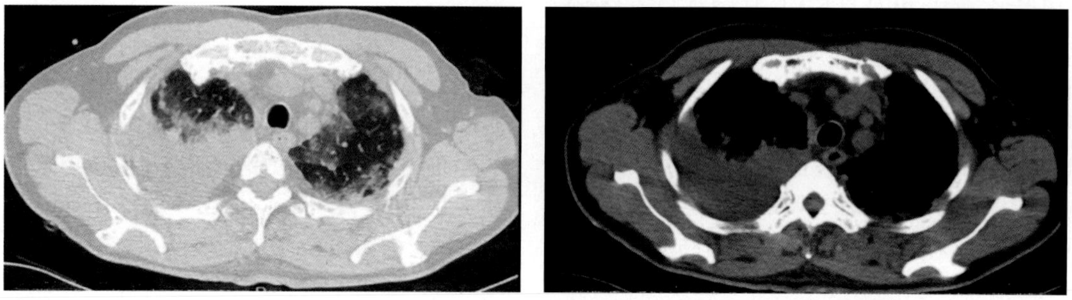

图1-2-71　男，60岁。双肺多发结节和磨玻璃影，右侧胸腔积液

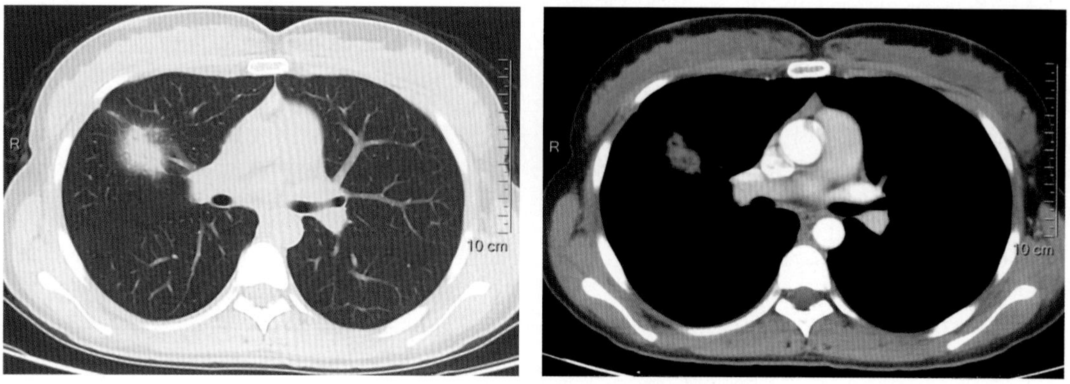

图1-2-72　男，18岁。右肺上叶肿块影

经典的PEH表现为双肺多发结节影，边缘清晰或模糊，大小不一，一般＜2cm，容易被误认为是转移癌。这些结节在连续的胸部CT检查中显示很少或没有进展。病灶沿血管及支气管分布，以两下肺为重。结节多强化不明显或轻度强化。部分结节或结节中央凝固性坏死，引起钙盐沉积形成钙化，随着病程的延长或治疗后钙化结节逐渐增多（图1-2-73）。多发结节内钙化被认为是本病较为特异性的影像学表现。Amin等对93例PEH患者的研究显示，大多数结节为多发性（84%），大小不等（0.5～15cm），通常＜2cm（n＝36，39%）。78.9%为双侧，12.2%为单侧，8.9%出现孤立结节。累及胸膜时出现胸膜增厚或胸腔积液，侵及肋骨时可出现局部骨质破坏，多表现为溶骨性病变，可见骨膨胀性重塑及关节受侵，严重时可有病理性骨折。部分可见肺门或纵隔淋巴结增大，远处转移率20%～30%，常见转移部位有肝脏、淋巴结、胃肠道及皮肤，肺内多发性病灶大部分是多中心性起源，并非转移。

Woo等研究发现，多发性肺结节最常见（n＝10），然后是有胸膜浸润的实质性肿瘤（n＝4）、网状结节（n＝3）和弥漫性胸膜增厚（n＝2）。多结节型的中位生存期（8.5个月）比其他模式更长，胸膜受累型的结节/肿块的中位存活期最短（1个月）。

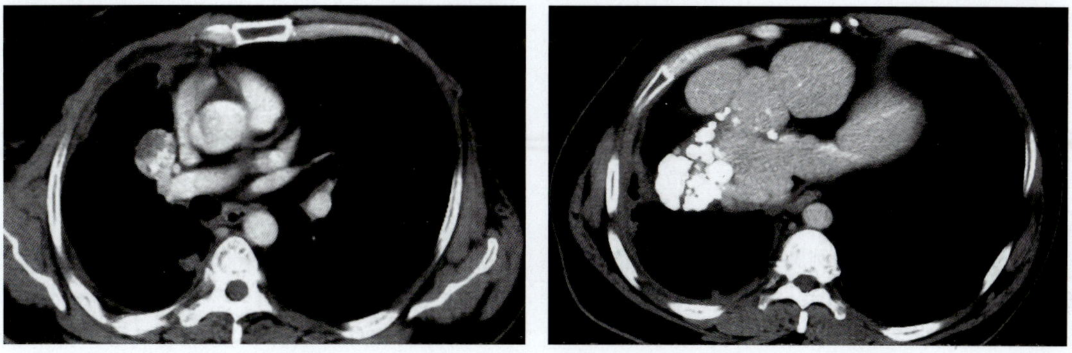

图1-2-73 男，48岁。右肺门占位性病变，钙化明显；肝内多发钙化灶

（七）鉴别诊断

PEH需与肺上皮样血管瘤和EAS相鉴别。上皮样血管瘤又称血管淋巴组织增生伴嗜酸细胞增多症，两种病变虽然都有内皮细胞增生的特点，但上皮样血管瘤的血管分化成熟，增生的内皮细胞无异型性，间质内有明显的嗜酸细胞、淋巴细胞浸润，有时可形成淋巴滤泡，无黏液软骨样的间质，病变部位多位于头面部。而PEH的瘤细胞有异型，形成的血管较原始，有时见单个细胞形成的原始血管，内见红细胞。间质黏液样，可有钙化、骨化、凝固性坏死，炎症细胞浸润不明显。EAS是血管肉瘤的亚型，多见于皮肤、甲状腺、深部软组织，肺部少见。肺血管肉瘤以转移多见，只有少数原发报告。EAS缺乏血管的定向生长方式，瘤细胞胞质内的管腔形成不易被发现，网织纤维染色可显示明显的大的无管腔的血管存在，与PEH相比，肿瘤细胞缺乏结节状生长方式，瘤细胞更大、更圆，核仁更明显，肿瘤细胞异型性明显，恶性程度高，预后差。

（八）治疗

因PEH发病率低，病例数少，治疗方面的经验有限，目前尚无标准的治疗方案。在没有转移证据的情况下，单侧单发或多发结节可选择手术治疗，肺楔形切除术与解剖性肺叶切除术具有相同的生存率。对于双侧多发性结节的患者也有选择手术治疗的个案报道。Baba等报道了一例51岁女性双侧原发性多灶性PEH（11个肿瘤）患者的所有肿瘤均经手术切除。该患者在手术后8年内没有肿瘤复发，直到出现1个复发结节并经胸腔镜切除。随着胸部微创技术的迅速发展，胸腔镜手术对该病的诊断及治疗较传统开胸手术有巨大的优势，尤其对于早期位置表浅、数量较少的肺结节往往能取到根治性效果。

由于PHE生长缓慢和放射生物学特性，放疗被认为对其无效。PEH出现其他器官转移引起相应症状时放疗可作为缓解症状的可选方法，如骨转移引起疼痛时放疗具有较好的局部疼痛控制，且患者耐受性好。不能切除的双侧多发结节或播散性疾病患者通常接受化疗、靶向或免疫治疗。目前用于治疗PEH的药物有多柔比星、环磷酰胺、紫杉醇、卡铂、异环磷酰胺、吉西他滨、长春新碱、泼尼松、放线菌素D等。紫杉醇或铂类化疗方案是最常见的选择。因PEH起源于血管内皮，抗血管生成药物，如沙利度胺（thalidomide）、来那度胺（lenalidomide）和贝伐珠单抗，可以考虑使用。多靶点的抗肿瘤药物索拉菲尼已在一些研究中显示出治疗EH的疗效，但也有研究报道其对PEH患者无效。针对特定WWTR1-CAMTA1及YAP1-TFE3基因融合的靶向治疗可能产生令人兴奋的治疗前景。Kanemura等报道了一例患有胸膜EHE的31岁女性患者接受了卡铂、培美曲塞和贝伐珠单抗的4个周期化疗，该疾病得到了很好的控制，左侧胸腔积液减少了90%。一项回顾性研究表明，PEH患者对卡铂、紫杉醇、贝伐珠单抗、沙利度胺和α-干扰素的治疗表现出良好的部分反应。联合治疗可能是PHE患者的有效选择。

（九）预后

PEH预后不一，从未接受治疗的自发消退到即使进行积极治疗的疾病快速进展和死亡。Kitaichi等通过问卷调查分析了21例亚洲PHE患者的数据。发现或出现PEH症状时的年龄为14～64岁（平均44岁）。男性（4/8，50%）比女性（1/13，8%）更容易因临床症状而被发现。15例显示双侧多发结节。3例无症状患者（1男2女，均伴有双侧多发结节）在检测后5年、13年和15年出现部分病灶自发消退。伴有胸膜外肿瘤细胞和梭形肿瘤细胞增殖的纤维蛋白性胸膜炎患者预后较差。针对无任何症状的患者，每3～6个月定期随访观察可获得较好预后。

Bagan等报道了80例PHE患者的5年生存率为60%（47%～71%）。无症状PEH患者中位生存期为180个月。单因素分析显示，体重减轻、贫血、肺部症状，尤其是胸膜出血性渗出是预后不良的重要因素，中位生存期不到1年。多因素分析显示，出血症状患者的生存率较差。对于双肺结节伴有肺泡出血（间质性病变、磨玻璃影）

和血性胸腔积液的患者而言，大多数死于呼吸衰竭；一部分（38%）患者死于肿瘤的远处转移灶的快速进展，其中以肝脏和骨转移居多。Amin等发现，男性、有症状的患者、咳嗽、咯血、胸痛、单侧多发结节、胸腔积液、多个部位转移和淋巴结转移都是PEH的重要危险因素。有症状的患者和胸腔积液的存在是PEH患者生存的独立危险因素。Anderson等分析了39例胸部受累（肺、胸膜、纵隔、心脏、大血管）的EHE患者，发现肺和（或）胸膜肿瘤中肿瘤分级及胸膜受累与预后不良相关。Shiba等对日本13家三级医院病理诊断的42例EHE患者的临床资料进行了回顾性分析。最常见的累及器官是肝脏（81%）、肺（57%）和骨（12%）。1和5年总生存率分别为79.5%和72.0%。有症状的患者、Ki-67指数＞10%、肿瘤大小＞3.0cm与生存率降低有关。

（十）病例解析

1.病例1：男，27岁。咳嗽、腹部不适1个月。血常规提示全血细胞减少。

胸腹部CT：双肺多发磨玻璃影，部分病灶内见钙化；肝脏弥漫低密度影伴中心结节状强化（图1-2-74）。

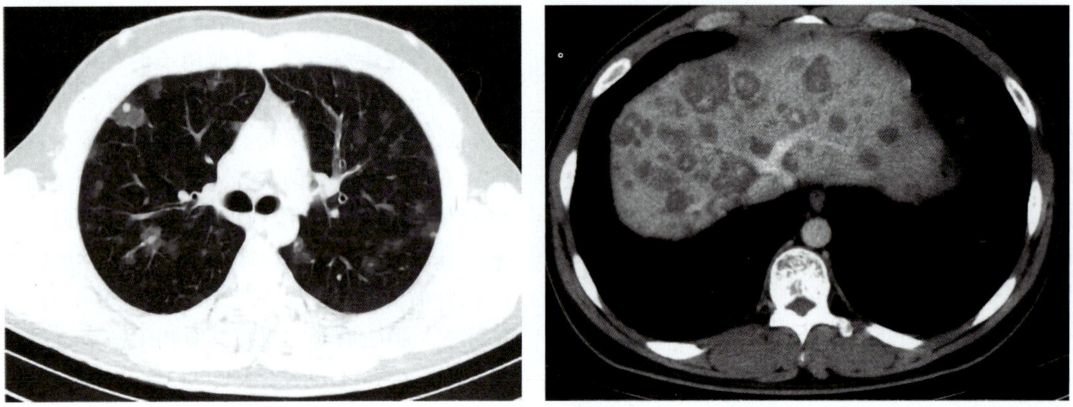

图1-2-74　胸腹部CT3

【诊断】 上皮样血管内皮瘤。

【诊断依据】 青年男性，肝肺病变明显。肺部表现为两肺多发结节，周围可见晕征，该征象可见于肿瘤、真菌、结核等病变。患者无明显结核中毒症状，不符合结核诊断；患者影像可考虑真菌感染，但肝脏弥漫低密度影伴中心结节状强化，不符合真菌诊断。肺内病变沿支气管、血管分布，外周和胸膜下为主，病变周围可见晕征、内见钙化，结合患者症状轻微、纵隔肺门淋巴结无肿大和贫血，首先考虑上皮样血管内皮瘤可能。患者肺穿刺病理为血管源性肿瘤，免疫组化：CD31（＋）、CD34（＋）、Vimentin（＋）、CK20（-）、CK7（-）、EMA（-）、SMA（-）、Des（-）、P63（-）、TTF-1（-）、Ki-67约20%。结合病理和免疫组化，考虑肺上皮样血管内皮瘤。

【分析】 EHE最常见于肝脏、肺和骨骼，也可以出现在软组织等多个其他部位。Epelboym等评估了29例中位年龄为16岁的EHE患者的影像学表现。22例（70%）有多灶性病变。受累部位为肺（n＝25）、肝脏（n＝16）、骨（n＝12）、软组织（n＝3）和淋巴结（n＝1）。单发病例中，肺3例，肝脏3例，骨1例。25例PHE患者中，18例有大小和特征不同的多发结节。16例肝病患者中，有多个结节，主要分布在外周；10例可见包膜下回缩，5例可见“棒棒糖征”（肝或门静脉及分支逐渐变细伸向低密度的结节或肿块，终止于病灶的边缘，形成类似棒棒糖的征象）。12例骨损害中，11例是溶骨性的，8例涉及椎骨，9例涉及中轴骨骼。

在影像学上，肝上皮样血管内皮瘤（HEH）通常表现为偶然发现的多灶性、异质性增强结节。Merriam等分析了50例HEH患者的数据，80%无症状，94%有多发性肝内病变，54%有肝外转移。在最初观察的18例患者中，有16例（88.9%）患有进行性疾病。Noh等在SEER数据库中选择了1973—2014年诊断为HEH的79例患者。最初的疾病范围为局部者22例（27.8%），区域转移22例（2.78%），远处转移31例（39.2%），未知4例（5.1%）。基于多变量分析，手术治疗是唯一独立的生存预后因素。

鉴于PEH肺部病变多表现为双肺多发结节，在影像诊断时需与肺转移癌、肺结核、结节病、各种肉芽肿性疾病等相鉴别。当患者既往存在肿瘤病史而出现肺部结节时，易误认为是肺部转移癌，必要时需行活检排除合并其他肿瘤或PEH的可能。Kim等报道一例50岁男性胃癌患者术后例行体检时发现双肺多发结节，经左肺上叶楔形切除肺结节，活检证实为PEH，而非胃癌肺转移。Sasaki等报道一例69岁男性患者在阑尾肿瘤行术前胸部CT检查时发现双肺多发结节，怀疑肺转移癌，PET/CT扫描显示阑尾肿瘤的FDG摄取较高，但双肺结节的标准摄取值几乎正常。经CT引导下肺穿刺活检最后证实为PEH。

2.**病例2**：男，45岁。咳嗽、痰中带血伴胸闷、气急2个月。

胸部CT：双肺弥漫多发斑片、结节、磨玻璃影（图1-2-75）。

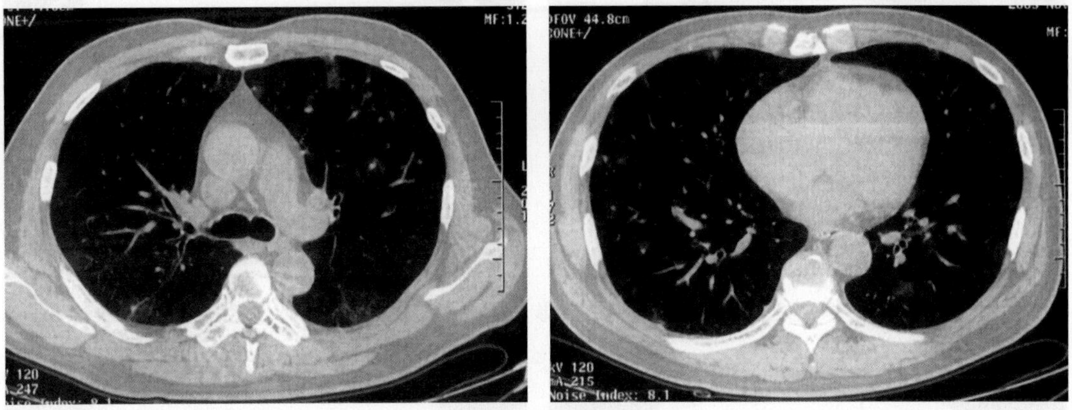

图1-2-75　胸部CT17

【诊断】 血管肉瘤。

【诊断依据】 中年男性，有痰中带血病史。双肺多发斑片、结节、磨玻璃影，胸膜下分布为主，部分结节可见钙化，周围晕征明显，首先考虑血管内皮瘤或血管肉瘤可能。患者行胸腔镜探查：全肺呈充血样改变，肺表面散在大小不一紫红色结节，活检左肺上叶及下叶部分肺组织；免疫组化：CD31（＋）、CD34（＋）、FⅧ（＋）；病理诊断：分化差血管肉瘤。

【分析】 血管肉瘤是起源于血管或淋巴管内皮细胞的罕见的恶性软组织肿瘤，占软组织肉瘤的1%～2%，可发生于全身各个器官，最常见于皮肤，约占所有肿瘤的50%，头部和颈部是最常涉及的区域，尤其是头皮。其次可发生在深层软组织、骨骼、肾上腺、甲状腺、肝脏、脾脏、心脏和乳房。血管肉瘤主要通过血液传播，肺是最常见的转移部位，其次为肝脏、骨、软组织和淋巴结。血管肉瘤在老年人中更常见，中位年龄为60～71岁，一般没有性别倾向。

慢性淋巴水肿或放疗是血管肉瘤最常见的诱因。慢性淋巴水肿，无论其病因如何（乳腺癌治疗后、寄生虫感染如丝虫病或Milroy病），是血管肉瘤的明确危险因素，这种现象被命名为Stewart-Treves综合征。放疗是血管肉瘤的另一个独立危险因素，约占所有病例的1/4。这适用于除乳腺癌之外的多种可以通过放疗的癌症（例如宫颈癌、子宫内膜癌和淋巴瘤）。家族综合征、异物刺激、医疗或职业接触二氧化钍、聚氯乙烯和砷也被认为是危险因素。与血管肉瘤相关的家族性综合征包括1型神经纤维瘤病、Maffucci综合征、双侧视网膜母细胞瘤、von Recklinghausen综合征、血色素沉着症和Klippel Trenaunay综合征等。

Naka等收集了99例日本血管肉瘤病例。诊断时的平均年龄为62岁（3～92岁），男女比例为2∶1。最常见的原发部位是头部和面部（29例），其次是肝脏（17例）、躯干（13例）、心脏（12例）、四肢（7例）、胸膜腔（6例）、胸壁（2例）、腹壁（2）、臀部（2）和腹股沟区（1例）。肺转移72例，骨转移42例，肝转移36例，区域淋巴结转移30例，肾上腺转移24例。2年生存率为17%。在日本，慢性脓胸、放疗和胸腔镜检查被证明是血管肉瘤的独特病因。

血管肉瘤在诊断时通常存在多器官受累，难以确定起源部位和治疗方法。血管肉瘤的分类基于起源部位以及涉及的潜在危险因素。血管肉瘤可分为原发性皮肤（无淋巴水肿或放疗病史）、实质组织/内脏（包括原发性乳腺病变）、深部软组织、淋巴水肿相关和放疗后血管肉瘤。随着分子和遗传生物学的科学进展，血管肉瘤可以与其他肉瘤进行遗传学区分，具有更大的改善治疗结果的潜力。

肺血管肉瘤也称肺恶性血管内皮瘤，分为原发性和继发性。90%的肺部血管肉瘤是转移性的，肺内原发性血管肉瘤十分罕见，两者具有相似的症状和放射学特征。原发性肺血管肉瘤男性发病略多于女性，多数患者表现为咯血症状，少数可出现自发性气胸、纵隔积气或肺出血。实验室检查可见进行性贫血和凝血异常。原发性肿瘤可以是孤立性单结节，也可是多结节性病变，转移性肺血管肉瘤的影像学表现不定，最常见的CT表现为多结节性实性病变（图1-2-76），病灶中央密度高，边缘呈磨玻璃样改变，病变大小不定，可以呈较小的结节，也可以见到较大的结节累及纵隔或胸壁（图1-2-77）。也有患者表现为多发薄壁囊性病变，这种囊性病变往往伴有肺内出血性改变（图1-2-78）。此外，CT还可见空洞、气胸及血胸的发生。

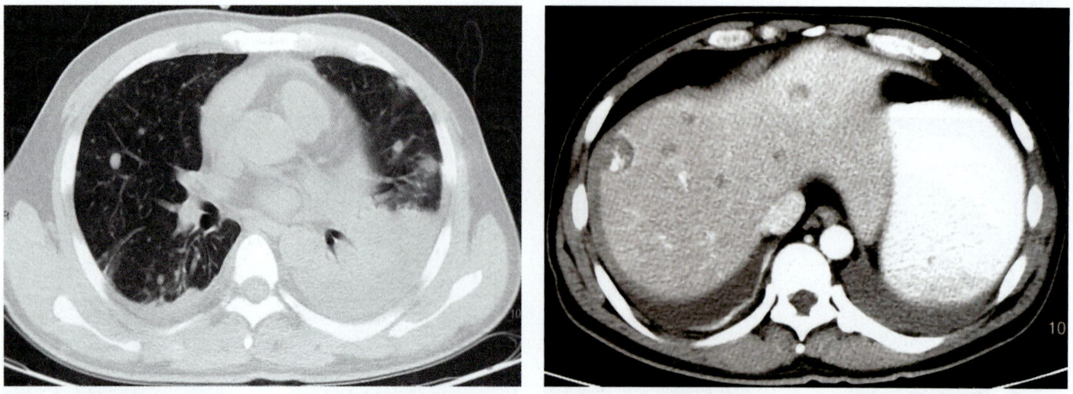

图1-2-76　男，49岁。双肺大小不等结节影；肝脏内多发低密度影，病变内见强化血管

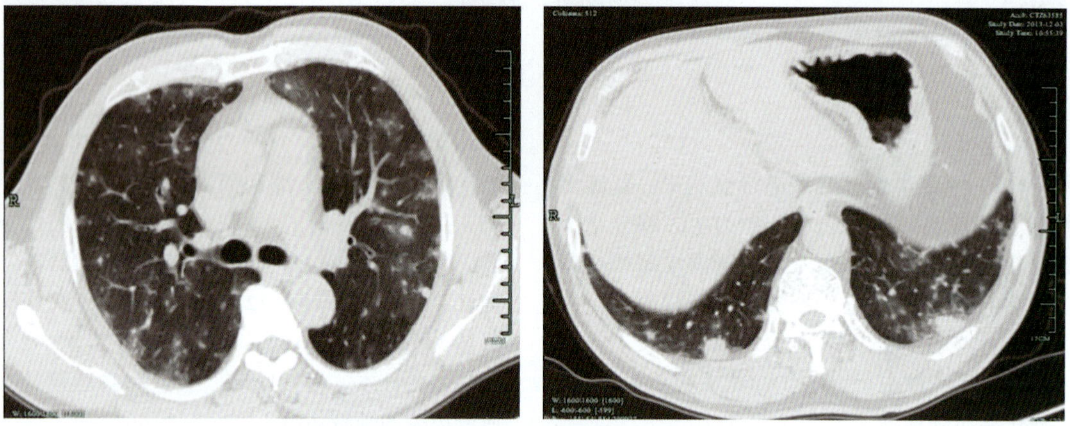

图1-2-77　男，57岁。双肺多发结节，较大结节累及胸壁

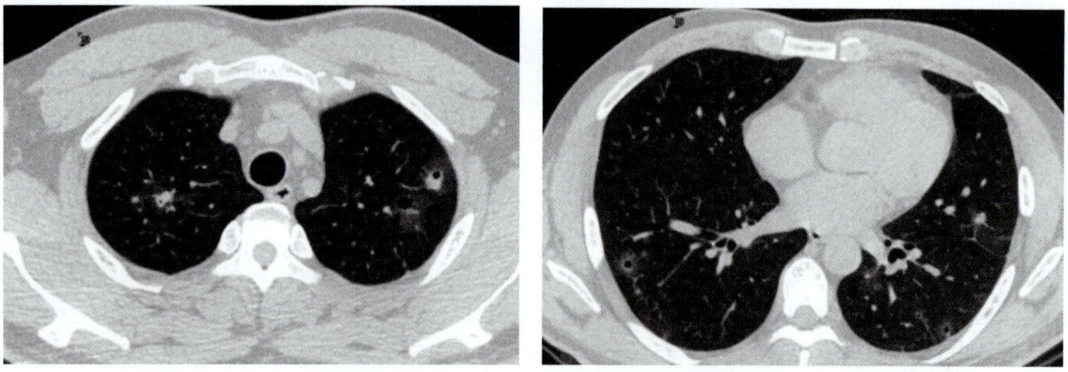

图1-2-78　男，38岁。咳嗽、咳痰、痰中带血、胸痛10个月。双肺多发薄壁囊性病变

血管肉瘤具有多种不同的组织形态。高分化血管肉瘤可相似于良性血管瘤或乳头状血管内皮增生，低分化血管肉瘤可似癌或高度恶性的纤维肉瘤，在不熟悉形态学的情况下，易致误诊为其他疾病。肺原发性血管肉瘤与其他器官发生的血管肉瘤相似，均表现为非典型性内皮细胞形成不完整的血管腔或裂隙状结构，偶尔可见实性梭形或上皮样细胞结节。电镜下可见分化良好者常具有内皮细胞分化的形态特征，包括沿着腔面的基底板、细胞之间的紧密连接和吞饮囊泡，偶见细胞微丝，Webel-Palade小体很少见到，或数量较少。

免疫组化是诊断血管肉瘤的一种重要辅助手段，FⅧ、CD31和CD34是常用的几种抗体。CD31有相对高的特异性和敏感性，约90%的血管肉瘤呈阳性表达；FⅧ敏感度较差，但特异性很强；CD34敏感性强，特异性差，因此这些抗体需联合应用。免疫组化染色可以显示不成熟的血管结构，巢、片状排列的肿瘤细胞对诊断血管肉瘤有重要意义。

早期手术切除是快速诊断和进行适当治疗的最重要方式，全身化疗和放疗通常对血管肉瘤患者无效。血管肉瘤预后一般较差，总生存期为6～16个月。

3.**病例3**：男，47岁。腰痛5个月，加重20天，骨水泥注入治疗后3天。患者5个月前出现腰痛，按"腰椎间盘突出"治疗，效果不著。20天前患者腰痛加重，伴有右腿部放射痛，右侧髂骨疼痛。行腰椎间盘CT显示胸12、腰椎、骶骨髂骨多发溶骨性及成骨性改变，考虑骨转移瘤可能，腰4/5、腰5骶1椎间盘突出。行ECT检查示：右侧髂骨、腰2、右第9后肋异常放射性浓聚。于当地医院行腰椎骨水泥治疗。

PET/CT：多处骨骼异常放射性浓聚（图1-2-79）

胸部CT：双肺散在磨玻璃结节影（图1-2-80）。

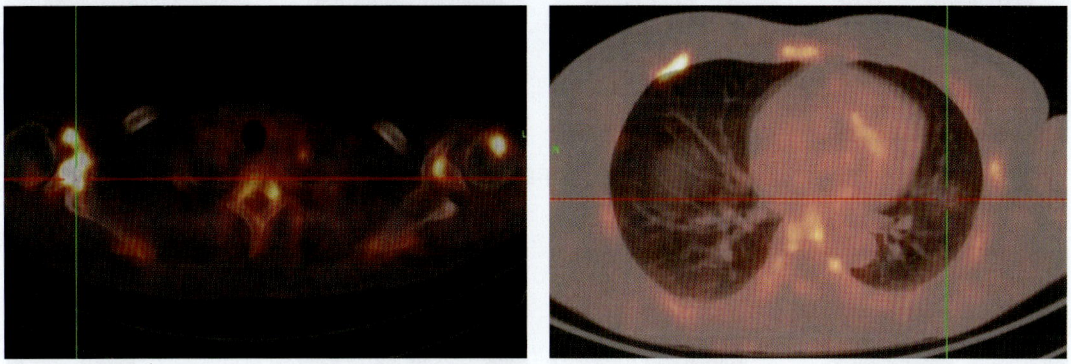

图1-2-79　PET/CT

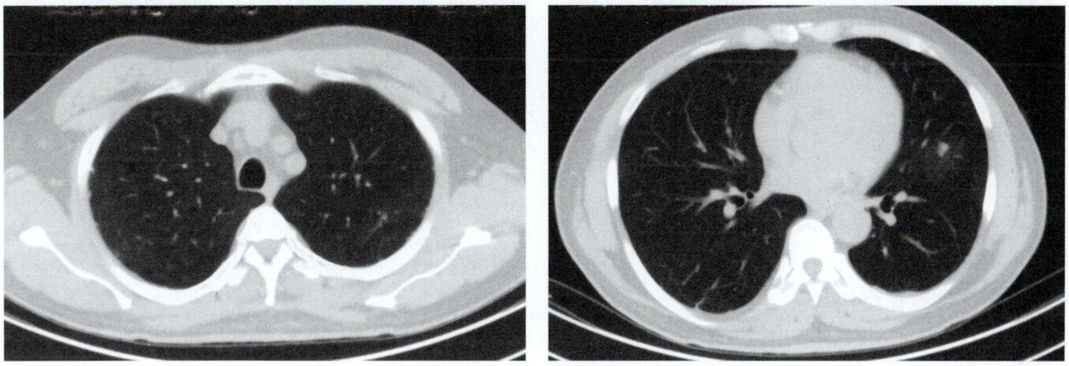

图1-2-80　胸部CT18

【诊断】　上皮样血管肉瘤。

【诊断依据】　中年男性，双肺、胸膜下多发结节影，结节周围可见磨玻璃影，考虑为晕征，出血所致，结合患者有多发骨损害，考虑血管肉瘤可能性大。患者右侧髂骨穿刺活检示上皮样血管肉瘤。免疫组化：CD34（+）、CD31（+）、FⅧ（+）、Fli-1（+）、CKpan（+）、CK7（+）、CK20（-）、TTF-1（-）、PSA（-）、P504S（-）、CDX-2（-）、villin（-）、S-100（-）、HMB45（-）、MelanA（-）。

【分析】　上皮样血管肉瘤（epithelioid angiosarcoma，EAS）是血管肉瘤的一种组织学亚型，其结构以上皮细胞为特征，占血管肉瘤的20%～30%。可以发生在身体的任何部位，但最常见于皮肤、深层软组织、骨骼、甲状腺、肾上腺、乳腺和肝脏。EAS通常有淋巴结和其他实体器官转移，尤其是早期转移到肺部，预后极差。

经典血管肉瘤通常表现为血管形成特征，如恶性内皮排列的吻合交通血管通道。与经典的血管形成性血管肉瘤相比，EAS被认为是具有更高恶性潜能的特征。EAS病理表现为肿瘤细胞浸润性生长，排列成片状、巢状及不规则形，肿瘤细胞上皮样或梭形，具有嗜酸性或嗜双色胞质，细胞核大且异形性明显，部分为泡状细胞核，核仁明显，核分裂象易见，易见凝固性坏死区域。间质可见红细胞外渗，炎细胞浸润等。明显的血管形成灶仅限于一小部分病例。

肿瘤细胞主要表达CD31、CD34、ERG、Fli-1等血管内皮标志物，部分表达CK、EMA等上皮标志物。血管肉瘤遗传学方面存在异质性，无特征性改变，可显示TP53和PIK3CA/AKT/mTOR低水平改变。

肺上皮样血管肉瘤（pulmonary epithelioid angiosarcoma，PEA）通常是继发性肿瘤，只有少数原发性病例被报道。原发性PEA主要发生在成人，男性占优势。原发性和转移性PEA具有相似的症状和放射学特征。常见症状包括胸痛、呼吸困难、咯血、咳嗽和体重减轻。CT表现包括孤立性肺结节或肿块（特别是原发性）、多发周围性肺结节、弥漫性和斑片状实变、多发薄壁囊腔（图1-2-81）和磨玻璃影（与肺出血有关）（图1-2-82），伴

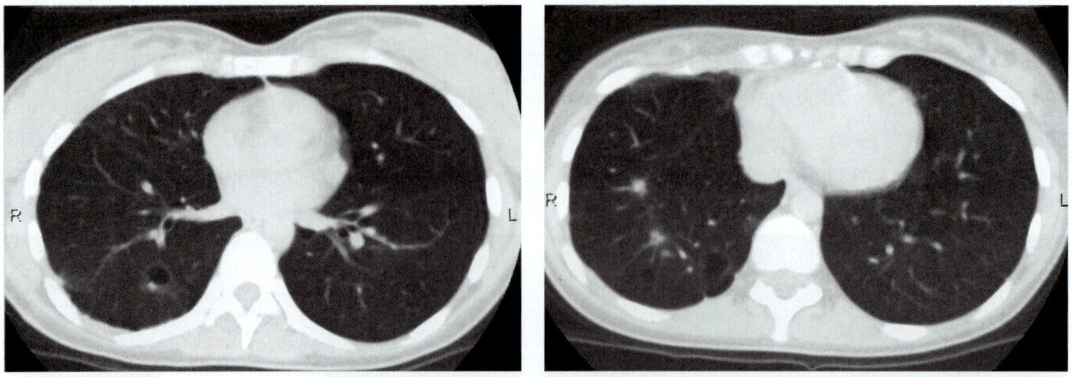

图1-2-81　女，30岁。胸痛、咳嗽和咯血。手软组织上皮样肉瘤术后。双肺多发薄壁囊腔影

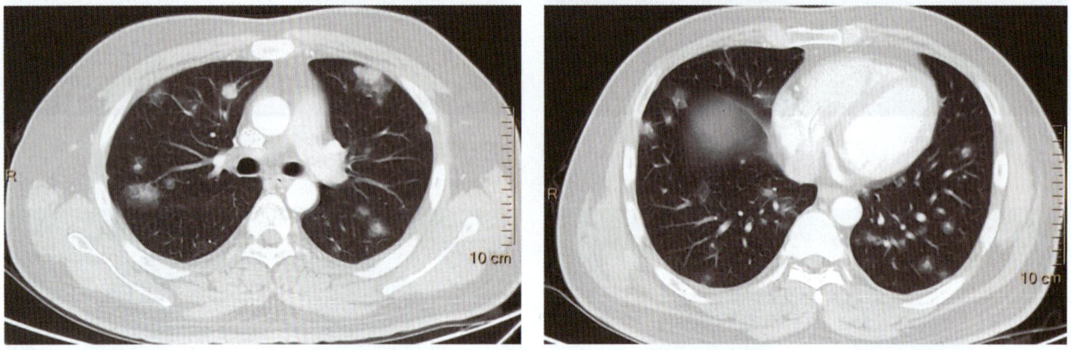

图1-2-82　男，24岁。双肺多发结节伴晕征

或不伴胸腔积液，可并发血胸及气胸。肺部EAS与其他肺部恶性肿瘤的影像学特征难以区分。

PEA需与PEH相鉴别。PEH瘤细胞常与血管壁相连，瘤细胞成巢或角状排列，管腔样结构多见，细胞异形性不明显，核分裂少（1～2个/10HPF），出血及坏死少见。而PEA瘤细胞异形性显著，核分裂多（＞3个/10HPF），细胞核更大更圆，核仁更加明显，细胞坏死和出血广泛，淋巴管内可见癌栓，容易淋巴结转移，Ki-67增殖指数＞20%，梭形细胞增多，梭形细胞所占比例增多可能是PEA预后不良的因素。淋巴结及远处器官的转移不是区分PEH和PEA的标准。

PEA治疗上主要采取手术，术后辅以放疗或化疗，但治疗效果不理想，预后较差，尤其对于病理提示广泛出血，发病即有咯血及多发转移的患者预后更差。大多数患者在初次就诊后1年内死亡。

（山东省肿瘤医院影像科　黄　勇　提供）

五、肺肉瘤

肉瘤是一组少见的具有不同临床和病理特征的间叶组织来源的肿瘤，主要来自胚胎的中胚层。肉瘤可分为两大类，软组织来源的肉瘤（如来源于脂肪、肌肉、神经、神经鞘、血管以及其他结缔组织）和骨骼来源的骨肉瘤和尤因肉瘤。约80%的肉瘤来源于软组织，20%来源于骨骼。肉瘤约占成人恶性肿瘤的1%，占儿童恶性肿瘤的15%。

肺肉瘤包括原发性肺肉瘤（primary pulmonary sarcoma，PPS）和其他部位肉瘤肺转移。PPS起源于肺间质、支气管壁、血管壁、支气管软骨等间叶组织，占所有肺部恶性肿瘤的0.013%～1.1%。

（一）病理学

自从引入免疫组化和分子诊断以来，肉瘤的分类和对新实体的识别一直在发展，WHO软组织和骨肿瘤分类的第5版已于2020年5月出版。这些改进可以解释不同研究之间不同组织类型频率的不一致。

PPS的常见类型有恶性纤维组织细胞瘤、纤维肉瘤、滑膜肉瘤、血管肉瘤、平滑肌肉瘤、恶性周围神经鞘瘤、未分化多形性肉瘤、脂肪肉瘤和横纹肌肉瘤。Spraker等分析了365例PPS，最常见的是成纤维细胞和肌成纤维细胞肿瘤（16.2%），其次是平滑肌肉瘤（15%）、滑膜肉瘤（12%）、纤维组织细胞肿瘤（8%）、血管肿瘤（6%）和神经鞘肿瘤（4%）。Keel等分析了26例PPS的病理特征。组织学诊断为恶性纤维组织细胞瘤7例，滑膜肉瘤6例，恶性周围神经鞘瘤3例，平滑肌肉瘤3例，血管肉瘤2例，内膜肉瘤2例，纤维肉瘤2例，上皮样血管内皮瘤1例。Duran-Moreno等的分析了26例PPS的组织学亚型，包括滑膜肉瘤（40%）、未分化多形性肉瘤（40%）、上皮样肉瘤（4%）、血管肉瘤（4%），纤维肉瘤（4%）、炎性成纤维细胞瘤（4%）和SMARCA4缺陷型肉瘤（4%）。

（二）流行病学

PPS通常发生在中老年人中，平均年龄为45～63岁。Gebauer等通过对41例PPS和192例肺癌的比较发现，PPS与吸烟、环境污染、工业毒素或慢性支气管炎无关。

（三）影像学表现

PPS在肺实质内呈膨胀性生长，很少侵犯或突破支气管黏膜，影像学表现为密度均匀、边缘光整的肿块，少有空洞、分叶、毛刺、钙化，一般为单发，体积较大，直径多在4cm以上，增强后肿块呈不均匀强化。多分布于肺周边部，肺门及纵隔淋巴结一般无明显肿大，因其以血行播散为主，较晚期才发生淋巴结转移并侵犯周围脏器。中央型少见，10%的病例可能表现为支气管内肿瘤（图1-2-83），向腔内外生长，常伴有阻塞性肺炎和肺不张，可有铸型或指套样改变（图1-2-84）。

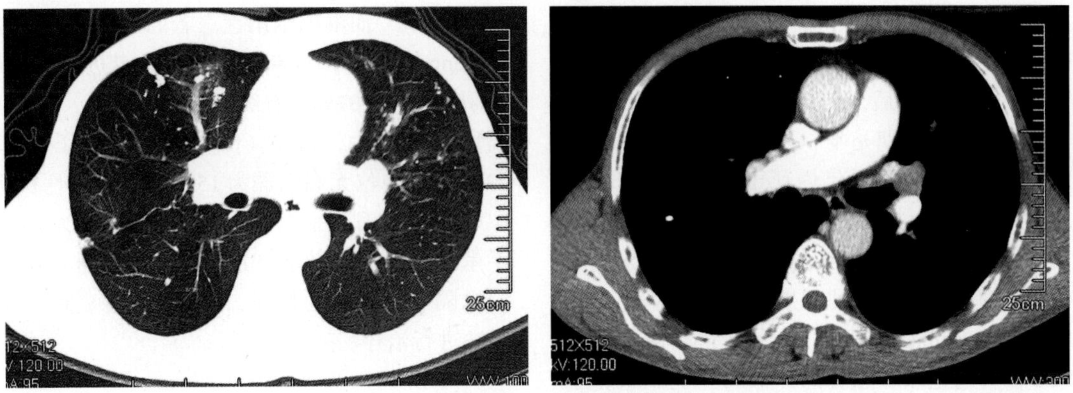

图1-2-83 男，58岁。左肺上叶滑膜肉瘤，腔内外生长

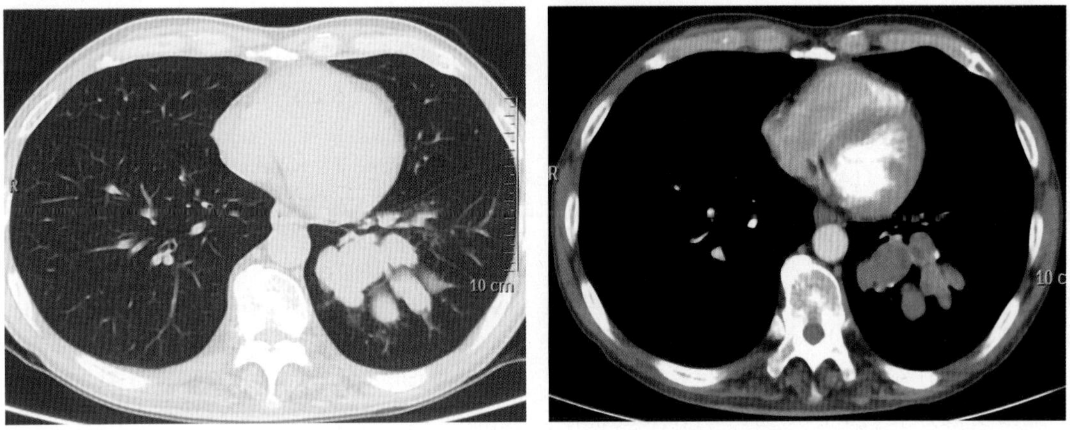

图1-2-84 男，57岁。左肺下叶未分化多形性肉瘤，呈指套样改变

（四）诊断

肺肉瘤多发生在肺部周围，支气管镜检查难以取得病理组织。因肉瘤起源于间叶组织，呈膨胀性生长，有包膜或假包膜，细胞不易脱落，且少有突破外膜及支气管上皮组织入气管内，所以痰脱落细胞学检查阳性率极低。术前诊断准确率极低，常依据术后病理及免疫组化确诊。

（五）鉴别诊断

PPS影像学表现缺乏特异性，易与肺癌、肉瘤样癌、肺转移瘤及肺内良性肿瘤混淆而误诊。原发性肺癌亦有周围型和中央型之分，可发生于肺部任何部位。原发性肺癌大部分瘤体有分叶、毛刺、胸膜凹陷征等，且多伴有淋巴结转移、较早侵犯周围脏器等。肺肉瘤样癌常表现为巨大类圆形或不规则肿块，兼具肺癌和肺肉瘤影像学特征，部分可见分叶、毛刺征，中心多可见坏死区。

肺转移瘤一般都有相应原发肿瘤的病史，影像学可见肺部多发小结节影，PPS影像学一般表现单发性密度均匀、边缘光整的肿块，结合临床两者较易鉴别。肺良性肿瘤多发生于青壮年，常无明显症状，一般为单发圆形或类圆形阴影，生长缓慢，密度均匀，边缘光滑，无分叶和毛刺，钙化发生率较高，不侵犯周围组织，增强扫描多无强化。肺肉瘤与结核球的鉴别要点为肺肉瘤一般无钙化，增强扫描强化，结核球一般有钙化，周围有卫星灶，少有强化。

（六）治疗和预后

PPS的治疗以手术切除为首选治疗。术后辅以放疗、化疗。Régnard等在24年内仅对PPS进行了20次完全切除和3次探查性开胸手术。4例未切除的患者均在15个月内死亡。完全切除后5年和10年的精算生存率为48%。完全切除和肿瘤分期是唯一重要的预后因素，尽管几乎50%的患者在手术后2年内死于转移。Gołota等对1994—2009年接受外科根治性治疗并最终诊断为PPS的14例患者进行分析。他们发现，没有明确的因素影响接受解剖和非解剖切除的患者的总生存期（OS）和无进展生存期（PFS）。Yamada等回顾性分析了24例接受手术切除的PPS患者的记录。患者的5年OS率为50%，不完全切除、病理分期晚期、病理分级较高和肿瘤大小（≥7cm）是长期生存的不利因素。

PPS患者可能受益于手术、放疗、化疗和免疫治疗的联合治疗。Spraker等分析了365例PPS患者的临床特征和治疗策略及其对OS的影响。55%的PPS患者肿瘤较大（＞5cm），76%为高度恶性，16%有淋巴结转移。75%患者为单独手术治疗，14%患者接受手术和放疗，11%患者单独放疗。多变量分析显示，肿瘤＞5cm、肿瘤分级高和不能切除的患者OS降低。与四肢软组织肉瘤患者相比，PPS患者的淋巴结转移率较高，OS明显较差（5年OS分别为35%和71%）。在治疗方面，单独接受手术者的5年OS为41%，接受手术和放疗者的5年OS为25%，单独接受放疗者的5年OS为7%。Gołota等对1994—2009年接受手术治疗的22例PPS患者进行分析。共鉴定出10种类型的肉瘤。所有患者的中位生存期为22个月，5年和10年OS分别为27%和18%，而接受非解剖肺切除的患者中位OS分别为80%和60%，中位生存期是213个月。原发性根治性手术切除可延长患者生存期。肿瘤＞5cm的患者和男性预后较差。咯血是一个不良的预后因素。年龄、肉瘤类型、组织学恶性程度、分期或辅助治疗对OS没有影响。Collaud等回顾性分析了13例接受PPS切除术患者的数据。8例（61.5%）患者接受了新辅助治疗。总的5年生存率为60%。中位无病生存期为17个月。肿瘤大小是生存和复发的预测因素。性别和肺切除类型是生存的预测因素。PPS的TNM分期是复发的预测因素。Porte等发现完全切除是PPS获得可接受生存率的最佳治疗选择，术前化疗是提高这些肿瘤可切除性的有效辅助手段。

肿瘤大小被认为是对生存影响最大的预后因素。然而，Régnard等和Porteet等没有发现肿瘤大于或小于5cm的患者在OS方面存在统计学上的显著差异。

肉瘤主要通过血行传播，很少通过淋巴系统传播。目前的研究表明，淋巴结状态与预后和组织学亚型无关。然而，Régnard等观察到20例接受手术治疗的PPS患者中有2人出现N2发展，另有3人出现N1发展，占患者总数的22%。Spraker等研究表明，淋巴结阴性患者的5年OS为39%，而淋巴结阳性患者的5年OS为14%。Duran-Moreno等对26例诊断为PPS的患者进行了回顾性研究。8例患者（33.33%）有纵隔淋巴结受累。17例（70.83%）局限性病变中，11例（64.70%）接受了手术，复发率72.72%，中位无病间隔为15个月。转移性疾病患者的中位OS为4个月，而整个人群的中位OS为10个月。只有手术对存活率有影响。这些研究支持淋巴结状态可以作为纵隔手术评估的指征，局部PPS患者应采用更积极的方法进行治疗。

参考文献

Collaud S，Stork T，Schildhaus HU，et al，2020. Multimodality treatment including surgery for primary pulmonary sarcoma：Size does matter. J Surg Oncol，122：506-514.

Duran-Moreno J，Kokkali S，Ramfidis V，et al，2020. Primary Sarcoma of the Lung-Prognostic Value of Clinicopathological Characteristics of 26 Cases. Anticancer Res，40：1697-1703.

Gebauer C，1982. Primary pulmonary sarcomas：etiology，clinical assessment and prognosis with a comparison to pulmonary carcinomas--a review of 41 cases and 394 other cases of the literature. Jpn J Surg，12：148-159.

Gołota J，Osowiecka K，Orłowski T，2018. Primary pulmonary sarcoma-long-term treatment outcomes and prognostic factors. Kardiochir Torakochirurgia Pol，15：162-169.

Gołota J，Osowiecka K，Orłowski T，2019. Primary pulmonary sarcoma-treatment outcomes depending on the different types of radical operation. Kardiochir Torakochirurgia Pol，16：1-6.

Keel SB，Bacha E，Mark EJ，et al，1999. Primary pulmonary sarcoma：A clinicopathologic study of 26 cases. Mod Pathol，12：1124-1131.

Pennacchioli E，Tosti G，Barberis M，et al，2012.

Sarcoma spreads primarily through the vascular system: are there biomarkers associated with vascular spread? Clin Exp Metastasis, 29: 757-773.

Porte HL, Metois DG, Leroy X, et al, 2000. Surgical treatment of primary sarcoma of the lung. Eur J Cardiothorac Surg, 18: 136-142.

Régnard JF, Icard P, Guibert L, et al, 1999. Prognostic factors and results after surgical treatment of primary sarcomas of the lung. Ann Thorac Surg, 68: 227-231.

Spraker MB, Bair E, Bair R, et al, 2013. An analysis of patient characteristics and clinical outcomes in primary pulmonary sarcoma. J Thorac Oncol, 8: 147-151.

Yamada Y, Kaplan T, Soltermann A, et al, 2021. Surgical Outcomes and Risk Analysis of Primary Pulmonary Sarcoma. Thorac Cardiovasc Surg, 69: 101-108.

（七）病例解析

1.病例1：男，47岁。咳嗽、咳痰、痰中带血2周。

胸部CT：右肺下叶椭圆形肿块影，密度均匀，边界光整，增强扫描轻度强化，内有钙化（图1-2-85）。

【诊断】 右下肺滑膜肉瘤。

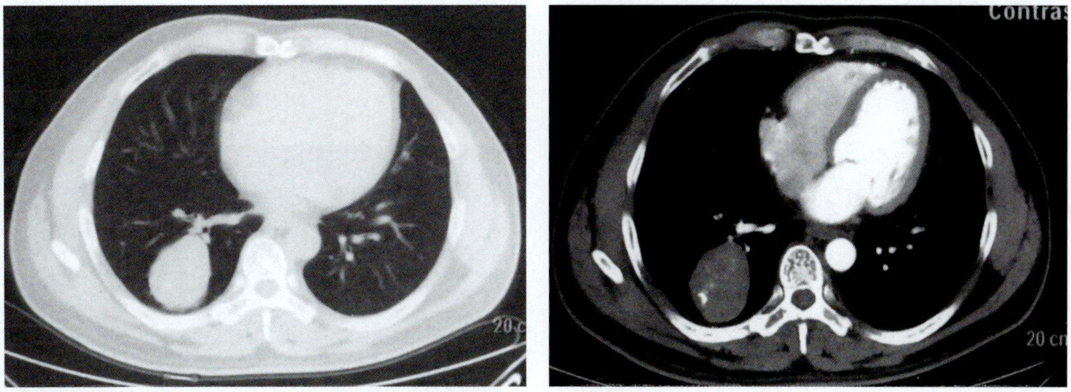

图1-2-85　胸部CT19

【诊断依据】 患者行右肺下叶切除术，病理显示周围型滑膜肉瘤，肿瘤大小8cm×7cm×3cm，未见神经及脉管内侵犯证据，支气管切缘未见恶性瘤细胞，区域淋巴结未见转移瘤细胞。免疫组化：CK（＋）、EMA（＋）、Vim（＋）、CK19部分（＋）、CD99部分（＋）、Calponin部分（＋）、Bcl-2弱（＋）、CD34（－）、SMA（－）、S-100（－）、Desmin（－）、Ki-67约10%。

【分析】 滑膜肉瘤（synovial sarcoma，SS）是一种恶性肿瘤，于1865年由Simon首次报道，主要发生在深部软组织，尤其是四肢大关节附近（80%～95%的病例），因此，人们错误地认为它起源于滑膜。目前多数学者认为，滑膜肉瘤既不起源于滑膜，也不向滑膜分化，而是起源于具有向上皮和间叶组织双向分化能力的原始间充质干细胞，故SS可发生于无滑膜的全身各部位。2020版WHO软组织肿瘤分类将SS定义为“不能确定分化的肿瘤”。SS占所有软组织肉瘤的5%～10%，最常见的转移部位是肺。

原发性肺SS（primary pulmonary SS，PPSS）是一种非常罕见、高度侵袭性的肿瘤，在所有肺部恶性肿瘤中发病率低于0.5%，最常见于肺实质，其次是胸膜和纵隔。Zeren等于1995年首次报道了25例肺SS（pulmonary SS，PPS），其组织学、免疫组织化学和超微结构特征与软组织的单相型SS无明显区别。他们认为这组病变似乎构成了一种独特的、以前尚未描述的PPS，可能代表了单相SS在肺部的类似物。由于其独特的生物学特性，这些病变应与各种原发性和转移性肺部恶性肿瘤区分开来。据报道，大多数PPSS发生在中位年龄为31～50岁的非吸烟中青年中。纵隔SS患者年龄较小，略有男性优势。

组织学上，PPSS主要由上皮细胞或成纤维细胞样梭形细胞组成，分为4种类型：双相、单相纤维细胞（梭形细胞）、单相上皮细胞和低分化型。双相型是SS的经典类型，由上皮成分和梭形细胞成分组成。上皮细胞呈立方状或高柱状，细胞核较大，为圆形或椭圆形的囊泡核，细胞质淡染，具有明显的细胞边界。上皮细胞可形成实心索、巢或腺样结构。上皮细胞被梭形细胞包围，梭形细胞外观均匀，核相对较小，深染，核仁不明显，胞质少而不清晰。在上皮细胞和梭形细胞中均出现有丝分裂现象。钙化在双相SS中比单相SS更常见，钙化范围越广，预后越好。分化较差的SS由紧密堆积的椭圆形或梭形细胞组成，体积小，外观介于上皮细胞和梭形细胞之间，模拟小细胞肺癌，通过细胞形态很难与其他细胞区分开来。大多数PPSS为单相型。单相上皮型主要由上皮样细胞组成，呈腺样结构排列，所以很难将其与肺转移癌和原发癌相鉴别。单相梭形细胞型最常见（图

1-2-86），占PPSS的79%～88%，由相对较小且均匀的梭形细胞组成，细胞核卵圆形，染色苍白，核仁不明显。细胞质稀少，细胞边界模糊，中间几乎没有胶原基质，细胞核重叠。

免疫组化显示，SS通常表达CK、EMA、Bcl-2、CD99、Vimentin，对S-100、Desmin、SMA、CD34和血管肿瘤标志物呈阴性表达。SS中的上皮细胞成分常表达CK和EMA，分化差的SS通常EMA表达阳性，CK阴性，梭形细胞成分一般弥漫表达Bcl-2和Vimentin。SS需与纤维肉瘤、平滑肌肉瘤、恶性周围神经鞘膜瘤相鉴别。纤维肉瘤的上皮标志物阴性；平滑肌肉瘤的免疫组织化学染色肌源性标志物，如SMA、Desmin阳性；恶性周围神经鞘膜瘤为神经起源，S-100表达阳性，上皮表达阴性。

在细胞遗传学上，t（X：18）（p11.2；q11.2）易位仅在该肿瘤中观察到，存在于95%以上的病例中，是诊断SS的金标准（图1-2-87）。这种易位导致18号染色体上的SS18基因（SYT）与X染色体上的SSX基因（SSX1、SSX2或SSX4）融合，形成新的SYT-SSX1、SYT-SSX2或SYT-SSX4融合癌基因。约2/3的病例具有SYT-SSX1融合，1/3具有SYT-SSL2融合，携带SYT-SSX4融合的病例极为罕见。在同一肿瘤中，约10%的SS可能同时含有SYT-SSX1和SYT-SSX2易位。双相SS通常显示SYT-SSX1融合，而单相SS和低分化SS可能具有SSX1或SSX2融合。Nilsson等通过RT-PCR和序列分析评估了33例原发性SS患者的融合转录物类型。SYT-SSX1患者的5年无转移生存率为42%，SYT-SSX2患者为89%。SYT-SSX1与高肿瘤增殖率之间存在显著相关性。

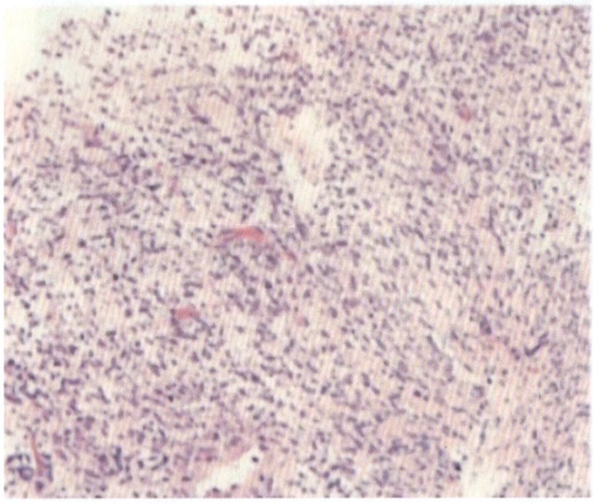

图1-2-86　镜下见梭形细胞肿瘤，肿瘤细胞呈束状排列，可见细胞密集区及细胞稀疏区

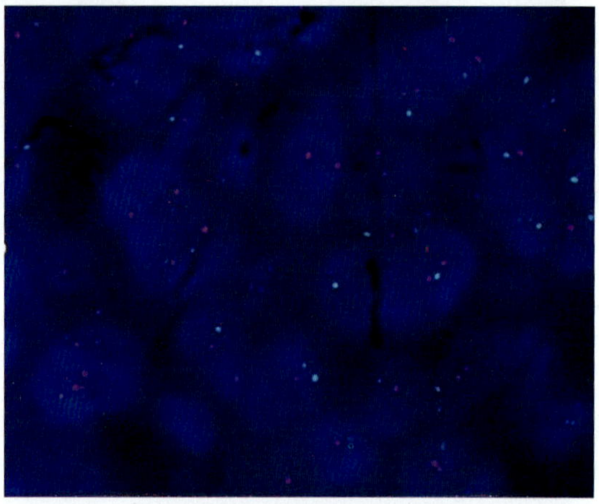

图1-2-87　FISH检测SYT断裂探针显示细胞内见红绿信号分离，提示SYT基因发生断裂

PPSS的临床症状取决于肿瘤的组织学类型、肿瘤位置、大小和分化程度。外周肿瘤早期可能没有症状。随着疾病的发展，最常见的症状是由阻塞性肺炎引起的咳嗽、呼吸困难和咯血。肿瘤可以侵及邻近的器官，导致胸痛、胸膜或心包积液、血胸和复发性气胸。

胸部CT扫描显示边界清晰的圆形或分叶状肺内肿块、胸膜肿块或支气管内病变（图1-2-88）。大多数肿瘤直径＞5cm，表面可由受压的邻近组织形成假包膜，部分有明显的坏死、囊变，少数病例可能存在多囊性肿块（图1-2-89）。与软组织SS（≤30%）相比，原发性肺和纵隔SS的瘤内钙化（15%～17%）较少（图1-2-90），其原因可能归因于钙化更多见于双相型PPSS。生长较快的肿瘤边界不清晰，呈浸润性生长至附近组织。肿块主体多位于肺中外带，以宽基底与胸壁相连，少数可紧贴肺门或纵隔，巨大病灶可与纵隔、胸壁同时接触（图1-2-91）。增强扫描多呈不均匀强化，空洞少见。肺SS多为局限性侵犯及血行转移，极少淋巴结转移，所以通常侵犯胸膜引起胸腔积液，极少出现肺门、纵隔淋巴结转移。肿瘤可位于肺内或主要位于胸膜，但确切起源常不易判定。Kim等回顾性分析了14例经病理证实的PPSS患者的数据。中位肿瘤大小为10.2cm。所有病例均表现为坏死或囊性部分的异质性增强，肿瘤内血管常见。50%的肿瘤内见钙化，肿瘤破裂、胸膜/胸壁延伸和胸腔积液常见。淋巴结肿大罕见。肿瘤的中位SUV_{max}为4.35。在MRI上，PPSS显示高、低和等信号的三重信号区，分别代表肿瘤瘤体、出血和坏死区的存在。原发性肺癌远较SS常见，影像学上两者相似，但如果发现有肺门或（和）纵隔淋巴结增大，则利于肺癌的诊断。其他原发性肺肉瘤与SS之间无论在临床或影像学上均极相似，难以鉴别。PET/CT对诊断PPSS缺乏特异性，可用来排除胸外原发性SS，进行临床分期、诊疗计划及疗效评价（图1-2-92）。

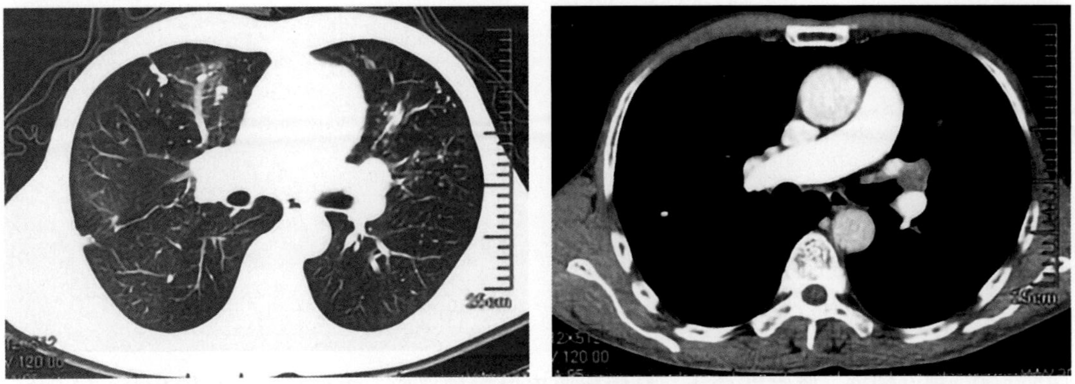

图1-2-88　男，58岁。左肺上叶肺门处病变，沿管腔生长，大小3cm×2cm×2cm

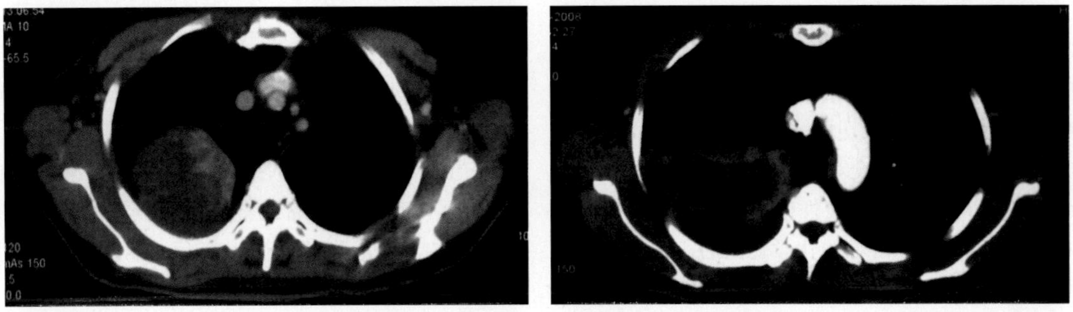

图1-2-89　女，48岁。右肺肿块，囊变明显

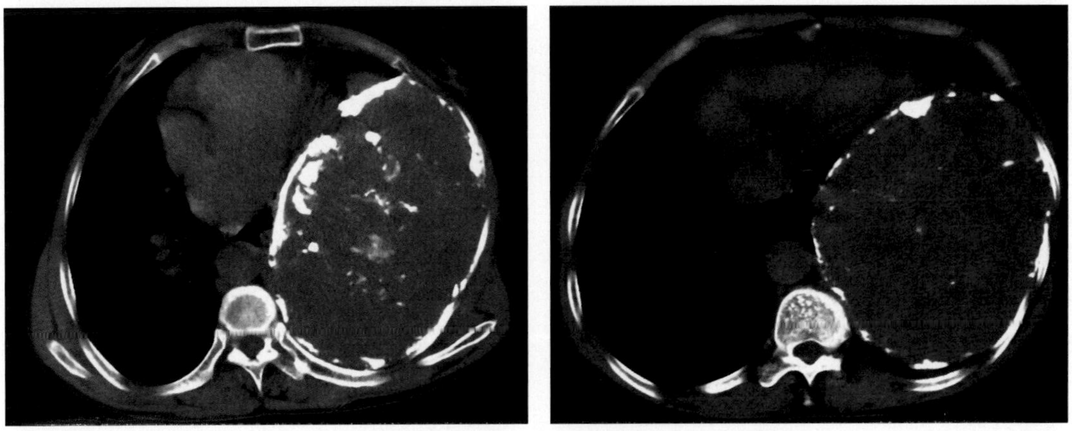

图1-2-90　女，62岁。左胸腔巨大占位，钙化明显

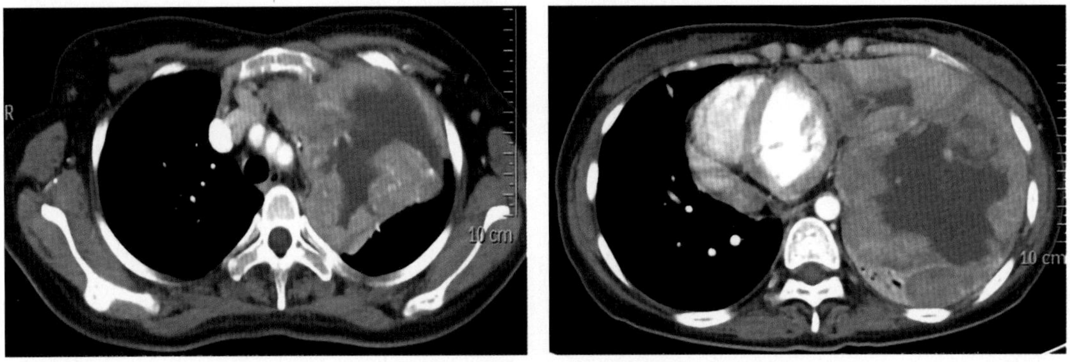

图1-2-91　女，23岁。左侧胸腔、纵隔旁巨大占位性病变

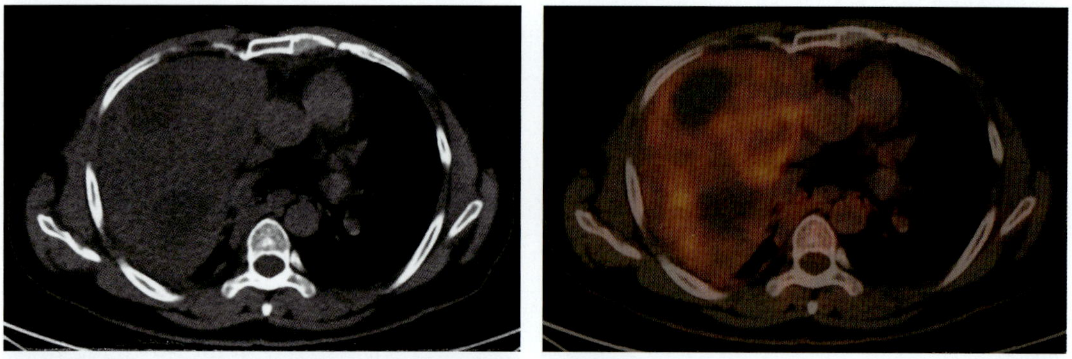

图1-2-92 男，49岁。咳嗽20余天。右侧胸腔内巨大肿块影，大小17.5cm×10.9cm×14.0cm，FDG摄取不均匀增高，SUV_{max}10.1

PPSS患者首选完全手术切除，同时根据临床分期辅以放、化疗以延长患者的生命。鉴于肿瘤较大，大多数可手术的PPSS病例采用肺叶切除术或全肺切除术治疗。有些病例可能适合部分或完全切除肿瘤，并切除肿大的纵隔淋巴结。不建议对局部侵袭性或有转移性疾病的肿瘤进行手术治疗。SS具有相对的化学敏感性，对基于异环磷酰胺和多柔比星的方案的应答率约为58.6%。有研究发现，术后化疗可减少和延缓ⅡB/Ⅲ期SS患者的远处转移。NCCN推荐对手术后的患者行放疗，包括阳性边缘或切除边缘距软组织边缘＜1cm者。针对融合癌基因、SYT-SSX衍生肽疫苗、表皮生长因子受体和血管内皮生长因子的新疗法是SS未来治疗的方向。

PPSS的局部复发很常见，75%～80%的患者在术后2年内出现局部复发，25%的患者可发生远处转移，经常转移到骨骼、肝脏、皮肤、大脑、对侧肺、脾脏、腹部和皮下组织。目前，美国国家癌症研究所分级和法国癌症中心肉瘤组分级是广泛使用的软组织肉瘤分级系统。两者都是3级系统，前者基于肿瘤位置、组织学和坏死量等参数，后者则考虑肿瘤分化、有丝分裂指数和肿瘤坏死面积。在法国分级系统中，肿瘤分化和有丝分裂指数等参数的评分范围为1～3，坏死评分为0～2。最终评分是通过对这3个参数中的每1个参数的得分相加来完成的。总分为2～3分为1级、4～5分为2级、6～8分为3级肿瘤。SS的分化得分为3分，并自动归入高级别（2级或3级）肿瘤。法国分级系统在预测远处转移发展和肿瘤死亡率方面略优。

PPSS预后不良，5年总生存率为30%，而软组织SS为50%。高级别肿瘤通常与预后较差的转移性疾病有关，因为75%的此类患者在诊断后2年内死亡。对于局限性疾病，一些预后因素，如年龄（＞20岁或≥25岁或＞35岁）、肿瘤大小（＞5cm或＞7cm）、血管、骨骼和神经血管结构的侵袭、分化差的组织学、高有丝分裂率（≥10个/10HPF）、肿瘤坏死的存在、男性和躯干肿瘤位置，被发现是生存率低的预测因素。此外，一些早期研究发现，SSX1融合型患者的生存率低于SSX2型患者。然后，后续的研究显示，所有SS患者以及局限性和转移性疾病患者的融合类型与疾病特异性和无转移生存率之间没有显著关联。肿瘤的组织学分级是影响患者生存的最重要的预后因素。

2.**病例2**：男，65岁。干咳1个月余。患者1个月前无明显诱因出现干咳，伴轻微胸痛。肿瘤标志物检查：CEA、CA125、Cyfra21-1正常值范围，NSE值稍增高（18.8μg/L）。

胸部CT：左肺下叶椭圆形占位，邻近肋骨骨质破坏，左侧胸腔积液（图1-2-93）。

【诊断】 肺原发性未分化多形性肉瘤。

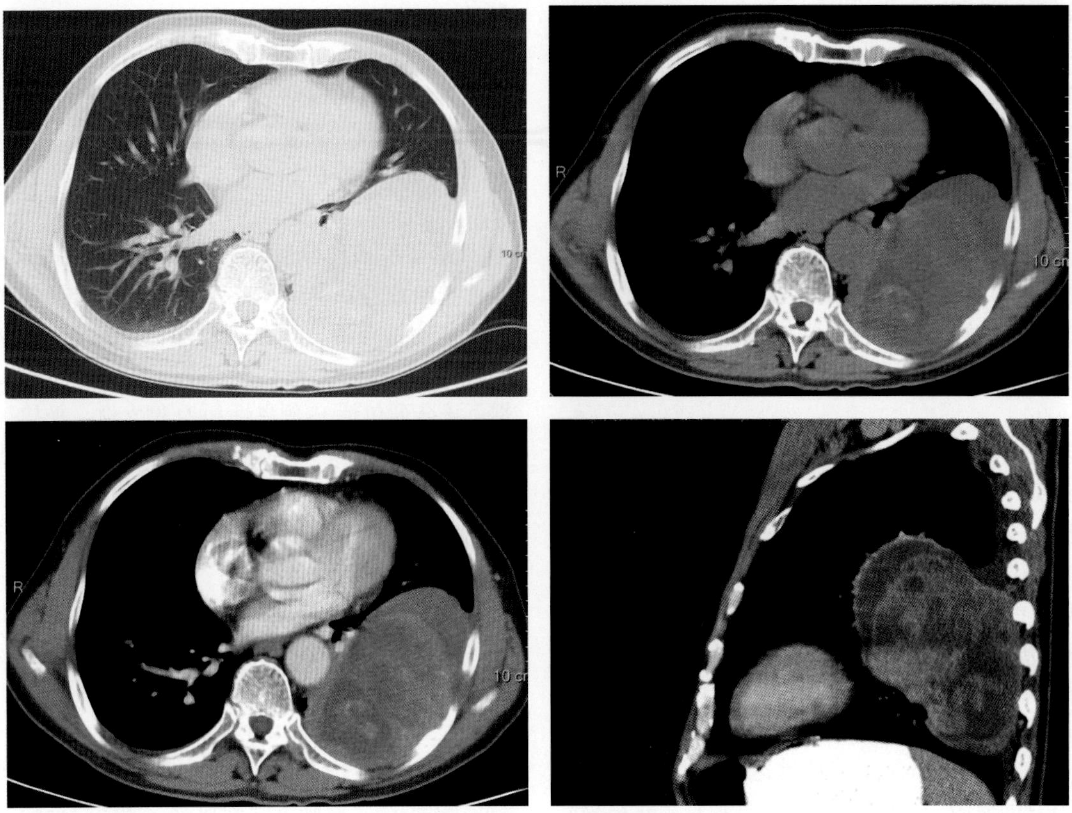

图1-2-93　胸部CT20

【诊断依据】 老年男性，左肺下叶巨大占位性病变，边缘光滑，推压邻近肺组织，增强扫描不均匀强化，内无钙化和空洞，纵隔淋巴结无明显肿大，左侧胸腔积液，以上特点支持肺肉瘤诊断。支气管镜检查左肺舌段管腔狭窄，下叶内前基底段、后基底段管腔狭窄闭塞，黏膜未见明显异常。穿刺活检病理示软组织肉瘤。患者全身麻醉下行左侧胸腔肿物切除术：术中见肿瘤位于左肺下叶后基底段，大小约为15cm×10cm×10cm，质硬，被覆包膜，侵及左侧后胸壁，第7肋骨受累。7、9、10区淋巴结直径0.5～1.0cm，色黑或灰，术中见大量胸腔积液，未见胸膜转移结节。行左肺下叶切除＋纵隔淋巴结清扫术。肿瘤切面灰白灰黄灰红色，质稍粗。病理：（左肺下叶）软组织肉瘤，符合未分化多形性肉瘤。支气管断端未见瘤组织。区域淋巴结：支气管周（0/2）、7组（0/1）、10组（0/1）、11组（0/1）。免疫组化：Bcl-2弱（＋）、CD34血管（＋）、广谱CK（－）、CAM5.2（－）、SMA（－）、S-100（－）、CR（－）、CK5/6（－）、Desmin（－）、HMB-45（－）、MelanA（－）、EMA（－）。

【分析】 未分化多形性肉瘤（undifferentiated pleomorphic sarcoma，UPS），原名恶性纤维组织细胞瘤（malignant fibrous histiocytoma，MFH），是一种高度侵袭性软组织肉瘤，来源于间充质干细胞，而不是以前认为的组织细胞。MFH于1963年首次被描述为一种起源于纤维组织细胞的恶性软组织肿瘤，其形态特征为高度有序的席纹状生长模式，分化程度较低的区域具有多形性外观。O'Brien和Stout在1964年首先将MFH描述为一种独立类型的恶性肿瘤。1978年Weiss和Enzinger首次分析了200例软组织MFH，并将其分为5种亚型：席纹状-多形性（storiform-pleomorphic）、巨细胞型（giant cell type）、黏液型（mucoid）、炎症型（inflanammatory type）和血管样型（angiomatoid type）。随后的研究（电子显微镜、免疫组化技术或分子研究）未能找到真正的纤维组织细胞分化的证据，其形态学模式可能与各种低分化的恶性肿瘤相同。Fletcher等对159例MFH进行了形态学、免疫组化和超微结构的重新评估。97例（63%）被证明是除MFH以外的特异性肉瘤，20例被证明是非间充质肿瘤。42例无法分类，其中21例是小活检标本或完全坏死，这些病例中只有13%（21/159）有资格被视为MFH，但这些病例与所研究的其他肿瘤没有可重复的组织学差异，这一组病例在形态学上也不一致。2002年WHO将MFH正式确定为一种疾病，并将其重新命名为未分类的未分化多形性肉瘤（UPS not otherwise specified）。5种亚型重新命名为多形性MFH/UPS、巨细胞型MFH/伴巨细胞分化的UPS、黏液纤维肉瘤、炎症型MFH/伴明显炎症的UPS、血管瘤样纤维组织细胞瘤。2013年第4版WHO骨与软组织肿瘤分类删除了MFH及其亚型，将其重新命名为UPS，归类于未分化/未分类软组织肉瘤。

UPS最常见于老年患者（平均50～70岁）的四肢、躯干和腹膜后深部软组织，并可转移到其他器官，尤其是肺部。原发性肺UPS（PPUPS）极为罕见，Bedrossian等于1979年首次报道了一例51岁男性患有原发性肺部MFH。Yousem等报道了22例原发性肺部MFH。诊断时有4例胸壁侵犯。50%的病例可见血管侵犯。组织学特征与预后无关，随后的侵袭行为主要与临床症状、诊断晚期、不完全切除、胸壁或纵隔侵犯及随后的复发或转移有关。

UPS多数体积较大，切面呈灰红色鱼肉状，可有白色纤维性区域，可见出血、坏死和黏液变性。组织学上，UPS由多形性和梭形细胞组成，呈片状、束状或车辐状排列，席纹状生长方式常见，核分裂易见，可见多核瘤巨细胞，间质可伴有不同程度的胶原化、泡沫样黄色瘤细胞和炎症细胞浸润，并且没有显示出任何特定形式分化的可辨别的显微镜证据，如成脂细胞、骨形成和上皮结构。免疫组化显示，UPS的组织细胞标志物（CD68、α_1-抗糜蛋白酶、vimentin）呈阳性表达，这也是它过去被命名为MFH的原因。UPS未显示特异性免疫组化结果，无法进行更具体的亚分类，并且在大多数患者中，细胞仅对vimentin染色呈阳性反应。UPS是一种排他性诊断，需要更广泛的免疫组化研究来排除其他类似UPS的肿瘤，包括其他类型的肉瘤、肉瘤样癌、黑色素瘤或肉瘤样间皮瘤。Desmin、action、vimentin、CK、TTF-1、S-100、myoglobin、D2-40和神经源性肿瘤标志物通常用于鉴别诊断。

完全手术切除肿瘤并系统淋巴结清扫是PPUPS患者首选治疗方法。手术后可根据具体情况选择化疗、放疗及生物治疗等，虽然该肿瘤对化疗和放疗都不敏感。Higuchi等分析了自1979年以来54例PPUPS患者的数据。该队列包括33例男性和21例女性。平均年龄56.1岁（12～86岁）。平均肿瘤大小为7.3cm，淋巴结转移阳性12例，阴性42例。54例患者中有48例接受了手术治疗，其中35例接受了肺叶切除术，8例接受了全肺切除术，5例接受了其他切除术。2年、5年和10年的总生存率分别为46.4%、40.2%和34.5%。无淋巴结转移组和有淋巴结转移的组的5年总生存率分别为48.7%和16.7%。UPS的有效治疗方法是完全手术切除，适当的手术方式是肺叶切除术。

3.**病例**3：女，25岁。胸闷、胸痛1个月余。

胸部CT：右肺下叶肿块影，增强扫描轻度均匀强化（图1-2-94）。

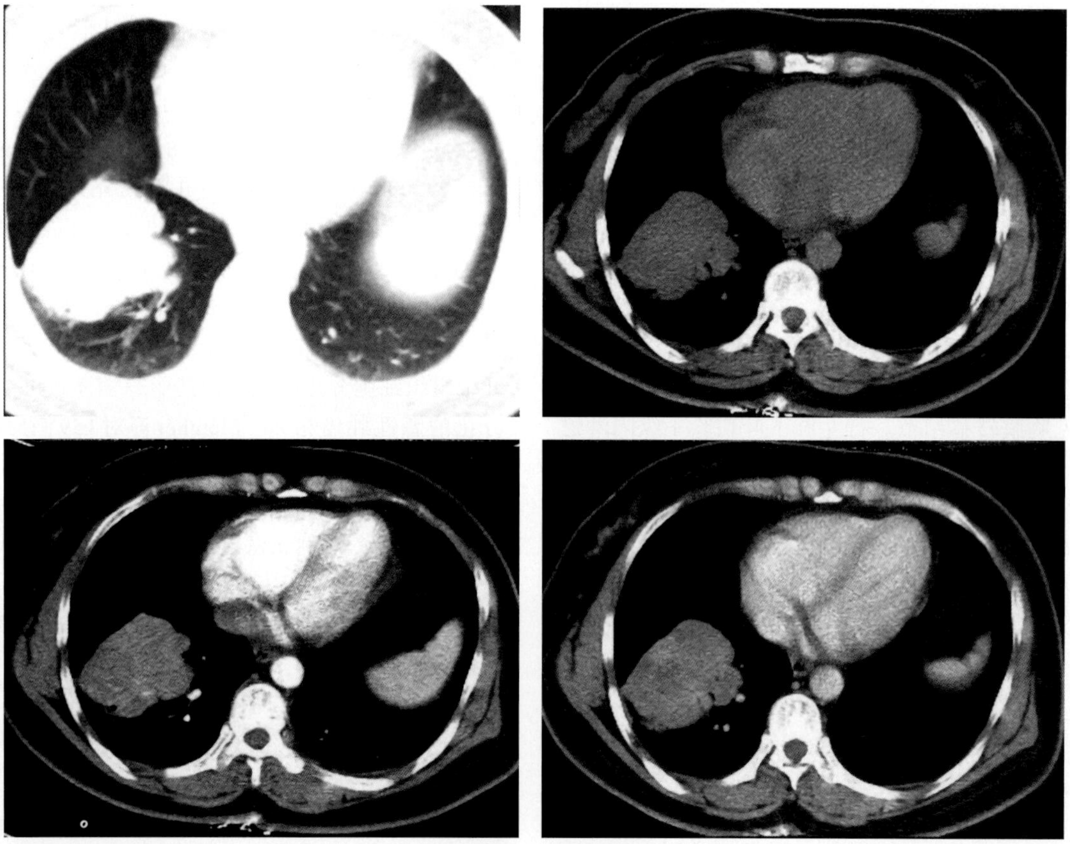

图1-2-94　胸部CT21

【诊断】 肺纤维肉瘤。

【诊断依据】 青年女性，右肺下叶巨大占位，边缘光整，有分叶，无毛刺，内部密度较均匀，未见液化坏死及钙化，增强扫描轻度均匀强化，无胸腔积液，纵隔未见肿大淋巴结，符合肺肉瘤诊断。患者穿刺病理示梭形细胞肉瘤，考虑纤维肉瘤。免疫组化：vimentin（＋）、CD68个别细胞（＋）、MSA个别细胞（＋）、EMA（－）、S-100（－）、CD34（－）、Bcl-2（－）、Des（－）。

【分析】 纤维肉瘤是由成纤维细胞和胶原纤维形成的肿瘤。2013版WHO软组织肿瘤分类中，纤维肉瘤属于纤维母细胞/肌纤维母细胞性肿瘤。发生于皮下软组织内或者隆起于皮肤表面的纤维肉瘤，称为隆突性皮肤纤维肉瘤，此类型纤维肉瘤与婴儿纤维肉瘤同为中间型肿瘤（罕见转移），成人型纤维肉瘤、黏液型纤维肉瘤与硬化性上皮样纤维肉瘤均归为恶性肿瘤。肺部纤维肉瘤多为成人型纤维肉瘤，其余类型的肺纤维肉瘤均很少见。

肺部纤维肉瘤大多为其他部位的肿瘤转移而来，原发性肺纤维肉瘤（primary pulmonary fibrosarcoma，PPFS）是少见恶性肿瘤，临床表现无特异性，误诊率高。PPFS组织来源于肺实质、支气管壁及血管的纤维基质，大体标本为类圆形肿物，有假包膜，切面呈鱼肉状，基本特征与发生在软组织的纤维肉瘤相同。镜下肿瘤细胞主要由梭形细胞构成，瘤细胞纵横交错排列，常出现具有特征性的人字形、鱼骨样、羽毛状排列。细胞核的两端渐细深染，核仁明显或不明显，淡嗜酸，分界不清，核分裂象多少不等，网状纤维丰富，围绕每个瘤细胞，出血和坏死灶少见。根据瘤细胞和核分裂象的多少、瘤细胞分化程度、胶原纤维和网状纤维的数量和排列特点、有无坏死等，可分为分化好的纤维肉瘤和分化差的纤维肉瘤。分化好者瘤细胞异型性较轻，核呈细长梭形，核染色质较多，分布较均匀，核分裂象少见。分化差者核分裂较多见，细胞胞质少、核小、染色质深，可见异型性，但不出现单核或多核巨细胞，血管较丰富，一般会伴随较明显的坏死或出血征象。免疫组化缺少特异性标志物，vimentin和Ⅰ型胶原阳性，而上皮性、组织细胞性、肌原性、神经组织原性标记性抗体多呈阴性反应。

PPFS青壮年多见，分为中央型和周围型，中央型起源于气管主干或叶的支气管壁上（图1-2-95），呈息肉状，突入气管腔内，常出现明显咳嗽、咯血、胸痛等症状，甚至有瘤组织咳出。周围型多见于肺周边部，早期多无明显症状，当肿瘤较大时出现咳嗽、痰中带血、发热及胸痛等。中央型PPFS胸部CT表现类似中央型肺癌。周围型多发生于两肺下叶的周边部，呈类圆形等密度肿块，有不完整假包膜，边界较清楚，可有浅分叶及钙化，无毛刺，密度较均匀，多数肿块直径＞5cm，巨大肿块压迫肺组织可致肺膨胀不全，支气管受压时可见狭窄和移位。当肿瘤生长较快时，瘤灶中央可见坏死、囊变区（图1-2-96），增强扫描呈不均匀强化或均匀强化。

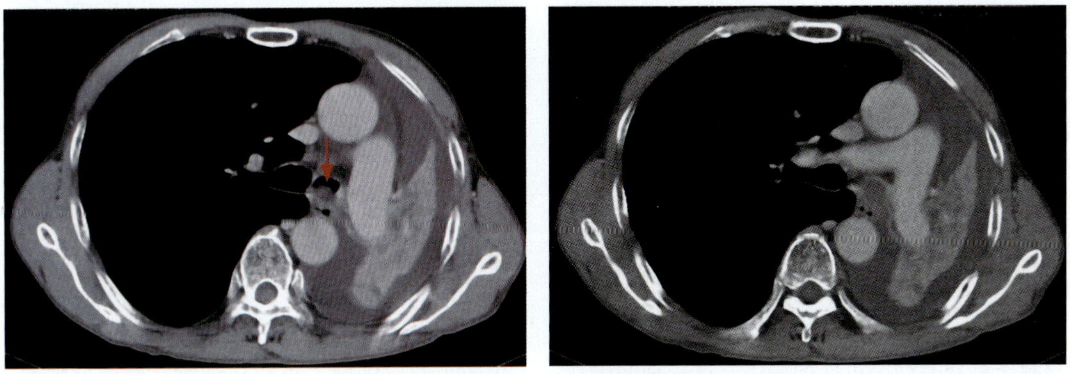

图1-2-95 男，59岁。左主支气管纤维肉瘤（红箭）

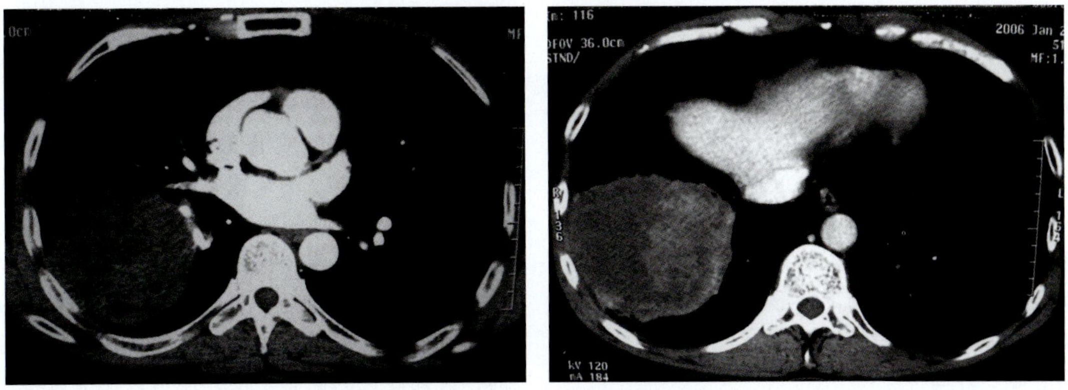

图1-2-96 男，40岁。右肺下叶占位，囊变明显

该肿瘤对放、化疗均不敏感，首选的治疗方法是手术切除。

4. 病例4： 男，34岁。间断咯血4个月，加重1天。

胸部CT：左肺下叶肿块影（图1-2-97）。

【诊断】 肺腺泡状横纹肌肉瘤。

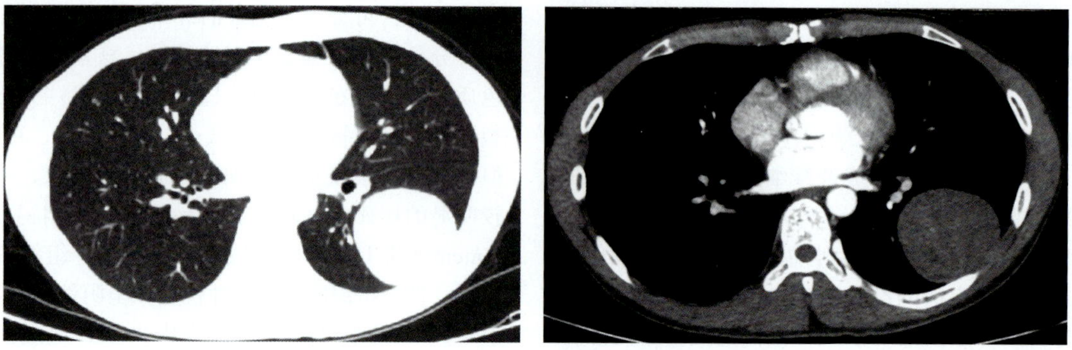

图1-2-97 胸部CT22

【诊断依据】 患者行左肺下叶切除术。肿瘤大小约6.5cm×6.3cm×6.2cm，术后病理显示为肉瘤。所有手术边缘均无恶性肿瘤，未发现胸膜结节和淋巴结转移。免疫组化显示MYOD1（散在细胞）、vimentin、Bcl-2、desmin（散在细胞）、CD31（弱）、CD34（弱），CD99和STAT6阳性，CK、Cam5.2、S-100、HMB-4、SOX10和P63阴性。根据病理和免疫组化结果，该肿瘤被诊断为肺腺泡状横纹肌肉瘤。

【分析】 横纹肌肉瘤（rhabdomyosarcoma，RMS）是起源于横纹肌细胞或来源于胚胎期间充质干细胞，具有骨骼肌分化的倾向的一种恶性肿瘤，是儿童最常见的软组织肉瘤。近90%的RMS存在于25岁以下个体中，约70%存在于10岁以下儿童中。RMS在成人恶性肿瘤中＜1%，在成人软组织肉瘤中＜5%。Weber在1854年报道了第一例RMS病例，McDonald等于1939年报道了第一例原发性肺RMS。RMS可发生在任何部位，常见于头颈部（35%～40%），其次是泌尿生殖系统、四肢和躯干。

RMS起源于肺部有两个可能的原因。第一种假设认为异位的异常横纹肌可引起肺RMS，从而解释了RMS与肺部畸形的频繁关联，如支气管囊肿、囊性腺瘤样畸形和叶外型肺隔离症，异位通常存在于这些地方。这一理论与一个事实相一致，即这种病变中的胸膜肺母细胞瘤有可能演变成高级原始肉瘤。第二种假说是肺间质或支气管壁中的原始间充质细胞可以通过增加肌肉特异性微小RNA（如miRNA-1、miRNA-133 a/b和miRNA-206）的表达来获得成肌细胞分化。未分化间充质细胞的化生似乎更适用于那些没有先天肺部畸形的病例。化生是横纹肌肉瘤出现在缺乏固有骨骼肌的器官中的可能解释，如肺、胆管、眼、外周神经和小脑。

环境因素，如父亲吸烟、母亲高龄、父母吸毒和子宫内X线照射，会增加患RMS的风险。遗传性疾病，如1型神经纤维瘤病（NF1基因缺失）、遗传性视网膜母细胞瘤、Beckwith-Wiedemann综合征、Li-Fraumeni综合征（抑癌基因TP53的种系突变）、Rubinstein-Taybi综合征、Noonan综合征（激活RAS-MAPK途径的种系遗传变异）、DICER1综合征（种系DICER1突变）、痣样基底细胞癌综合征和Costello综合征（HRAS突变）可能在RMS的发病机制中发挥作用。

在2013年WHO软组织和骨肿瘤的分类中，RMS被分为胚胎性（60%）、腺泡状（20%）、多形性（10%）和梭形细胞/硬化性（10%）4种组织学亚型。两种主要的RMS亚型，腺泡状RMS（alveolar RMS，ARMS）和胚胎性RMS（embryonic RMS，ERMS），由完全不同的机制驱动。多形性RMS几乎只在成人中出现。最近提出了3种新的亚型，即具有MYOD1突变的RMS、具有TFCP2融合的RMS和具有VGLL2/NCOA2融合的RMS。

RMS的诊断主要基于组织病理学、免疫组化和分子生物学的结合。镜下RMS细胞具有多态性，包括未分化的小圆形细胞、蝌蚪样细胞、卵圆形细胞、梭形细胞和完全分化的横纹肌母细胞。ARMS由原始圆形细胞和较小横纹肌母细胞形成的腺泡状结构为特征。瘤细胞被不规则纤维血管间隔分割成实性巢状或腺泡状，边缘瘤细胞排列密集，中央稀少，呈不规则腔隙，腔内常见漂浮的横纹肌母细胞或退变核固缩细胞。ERMS通常由密度较低、基质丰富的未成熟横纹肌母细胞组成，没有腺泡模式，缺乏纤维间隔。多形性RMS包括具有丰富嗜酸性细胞质的多态性、梭形和多核巨细胞，很少发现高度分化的横纹肌母细胞。梭形细胞/硬化性RMS的特征是梭形细胞的广泛的组织学异质性。梭形细胞可以是带状的，嵌入硬化的黏膜下层，也可以形成束状或细长的交织排列，组成所谓的鲱鱼骨模式。横纹肌母细胞分化的存在并不总是等同于恶性肿瘤，如横纹肌瘤，也不等同于RMS，因为一些间充质和上皮恶性肿瘤可能表现出局灶性横纹肌细胞分化，如间充质软骨肉瘤和肉瘤样癌。

免疫组化方面，RMS表达骨骼肌蛋白，如肌特异性肌动蛋白（actin）、肌球蛋白（myosin）、结蛋白（desmin）、肌红蛋白（myoglobin）、MyoD1和肌细胞生成素（myogenin）。MyoD1和myogenin的表达是显示横纹肌母细胞分化的最简单方法，两种标志物的阳性核染色是RMS的重要诊断标准。Rekhi等评估了300例RMS的临床病理和免疫组化特征。腺泡状RMS 140例（46.7%），胚胎性RMS 90例（30%），梭形细胞/硬化性RMS 61例（20.3%），多形性RMS 9例（3%）。除多形性RMS外，大多数病例发生在20岁前（228例）（76%），经常发生在男性头颈部（126例）（42%）。免疫组化显示，desmin在292/299（97.6%）肿瘤中呈阳性；myogenin在238/267（89.1%）和MyoD1在192/266（72.2%）肿瘤中表达。高myogenin表达与ARMS、高MyoD1表达与梭形细胞/硬化性RMS之间分别存在显著相关性。myogenin是一组肌源性调节蛋白，其表达决定了原始间充质细胞向骨骼肌的转化和分化，是区分RMS与其他儿童恶性小圆细胞肿瘤的有用标志物，因为它的表达已被证明对横纹肌母细胞分化具有高度特异性。在ARMS中，大多数肿瘤细胞（75%～100%）对myogenin呈阳性表达，而ERMS的阳性率为0～25%。MyoD1在ERMS中表达更为广泛。myogenin在硬化性RMS中的表达较弱且为局灶性，相反，MyoD1在硬化性RMS中表达强烈且弥漫。

分子生物学方面，70%～80%的ARMS分别可检测到2号染色体的PAX3基因与位于13号染色体的FOXO1（FKHR）基因产生易位融合，表现为t（2；13）（q35；q14）的PAX3-FKHR融合基因；1号染色体的PAX7基因与位于13号染色体的FOXO1基因产生易位融合，表现为t（1；13）（p36；q14）的PAX7-FKHR融合基因。融合基因改变成肌程序并维持增殖状态，同时阻断终末分化。融合基因通过破坏紧密耦合但相互排斥的增殖和分化途径，成为ARMS恶性肿瘤的驱动因素。Sorensen等研究发现，PAX3-FKHR和PAX7-FKHR融合转录物分别在55%和22%的ARMS患者中检测到，23%为融合阴性。所有其他RMS患者都缺乏转录物，证实了这些改变对ARMS的特异性。融合状态与局部ARMS患者的结果差异无关。在表现为转移性疾病患者中，PAX7-FKHR和PAX3-FKHR患者组的预后存在显著性差异（PAX7-FKHR的4年总生存率估计为75%，PAX3-FKHR为8%）。Collins等证实，与不太常见的PAX7-FKHR融合的ARMS患者相比，含有PAX3-FKHR转录物的ARMS患者由于更明显的细胞周期失调而预后较差。

ERMS不是由单个驱动因素改变引起的，而是由拷贝数改变（包括10号和15号染色体的缺失、8号染色体的多染色体性、11号染色体杂合性的缺失以及11q和7q区域的增加）和RAS途径突变（如NRAS、KRAS和HRAS）引起。多达28%的ERMS肿瘤在KRAS、TP53、FGFR4、EGRF、PIK3CA、CTNNB1、CDKN2A、BRAF和PTPN11基因中存在点突变。

与其他类型的软组织肉瘤相比，RMS具有更高的淋巴结转移倾向。Nishida等分析了44例RMS患者的数据。患者的平均年龄为26岁（1～69岁），其中18人为男性。组织学亚型包括腺肺泡型（17例）、胚胎性（10例）、多形性（7例）和未知型（10例）。局部复发3例（7%），局部淋巴结复发10例，途中转移（in-transit metastasis）3例（总30%），远处转移21例（48%）。途中转移是指肿瘤，特别是皮肤肿瘤，通过淋巴管扩散，并在到达最近的淋巴结之前，开始生长到距离原发肿瘤2cm以上的转移类型，该转移不超过局部淋巴结。最初的转移部位是骨（9例，20%）、肺（5例）和骨髓播散（5例）。在3例局部复发病例中，2例为腺泡型，一例未知。3例途中转移均为腺泡型。腺泡型患者的淋巴结转移倾向明显较高。

成人原发性肺RMS极为罕见，临床、影像学无特征性，术前诊断比较困难。临床表现以咳嗽、咳痰、胸痛、胸闷为主，也可无症状，在体检时发现。原发性肺RMS多位于外周，其CT表现为肺内单发圆形、椭圆形结节或肿块，边缘清晰，可有分叶，密度均匀，较大肿块中心可有坏死，钙化少见，增强扫描肿块明显均匀或不均匀强化（图1-2-98）。

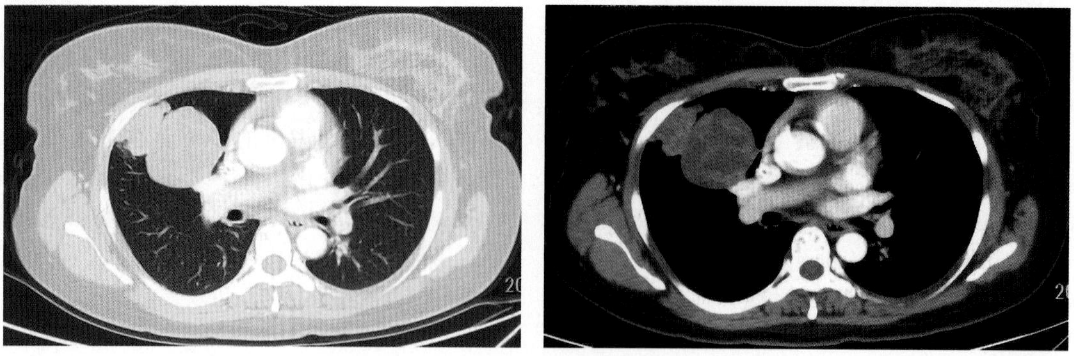

图1-2-98　女，44岁。咳嗽、咳痰3个月。右肺上叶前段及中叶不规则软组织密度灶，边界清晰，内密度不均，增强后不均匀强化。穿刺病理示胚胎性横纹肌肉瘤

与儿童RMS相比，成人RMS的预后较差。治疗通常采取综合治疗，包括手术切除、化疗和放疗。ARMS亚型更具侵袭性，预后较差。转移性ARMS是最具侵袭性的亚型，当PAX-FKHR融合存在时，其5年无病生存率为8%，当融合呈阴性时，其5年无病存活率为29%。融合阴性ARMS患者的预后优于融合阳性ARMS患者，与ERMS患者在预后和临床病程方面无显著不同。

5.病例5：女，52岁。胸闷1个月。

胸部CT：左肺下叶肿块影（图1-2-99）。

【诊断】 原发性肺平滑肌肉瘤。

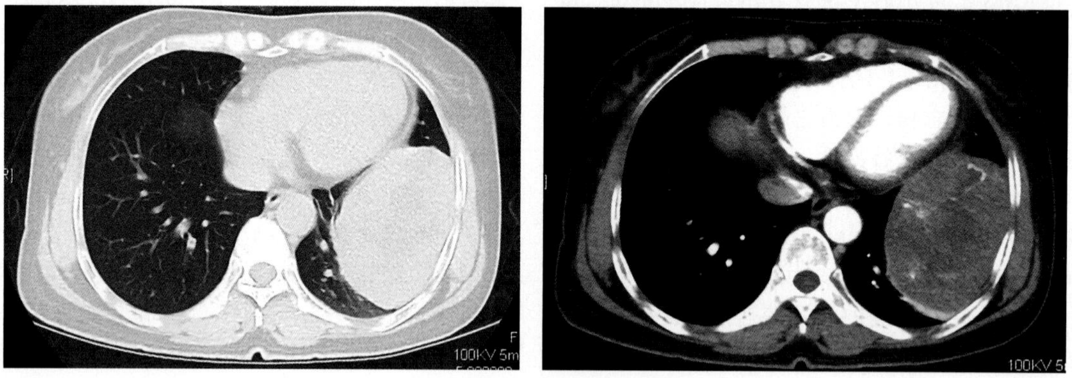

图1-2-99　胸部CT23

【诊断依据】 患者肺活检病理显示肿瘤内充满致密的梭形细胞。免疫组化显示vimentin、SMA和H-Caldesmon阳性，S-100、HMB-4、CD34和P63阴性。Ki-67标记指数为67.7%。根据病理和免疫组化结果，该肿瘤被诊断为平滑肌肉瘤。

【分析】 平滑肌肉瘤是一类细胞有向平滑肌分化趋势的恶性结缔组织肿瘤，可起源于任何部位，但最常见于子宫、腹膜后或腹腔内。原发性肺平滑肌肉瘤（primary pulmonary leiomyosarcoma，PPL）起源于肺实质、血管（动脉或静脉）或支气管树的平滑肌细胞，于1903年由Davidsohn首次描述，在所有恶性肺部肿瘤中占不到0.5%，在原发性肺部肉瘤中占30%。已知的风险因素包括放疗、化疗（如环磷酰胺、美法仑、亚硝脲）以及环境和职业暴露（如砷、二噁英、苯氧基除草剂、氯乙烯）。起源于血管的PPL可能被误诊为肺栓塞，可以行FDG-PET检查进行鉴别诊断，PPL显示摄取增加，栓塞则不会。

组织学上，PPL显示恶性梭形细胞，其雪茄状细胞核排列在交织的束中。有丝分裂象、多核、核异型性、显著的血管分布、细胞质稀少和带状坏死常见，钙化、空洞、胸腔积液和气胸不常见。免疫组化显示肌动蛋白（actin）、平滑肌肌动蛋白（smooth muscle actin，SMA）、钙调蛋白结合蛋白（caldesmon）和波形蛋白（vimentin）阳性，白细胞共同抗原（leukocyte common antigen，LCA）、S-100、CD99、CK、神经内分泌泌标志物或癌胚抗原阴性。鉴别诊断包括尤因肉瘤（CD99阳性）、肉瘤样癌（CK和vimentin均阳性）、单相梭形细胞滑膜肉瘤（Mic-2阳性）、恶性外周神经鞘肿瘤（S-100阳性）、胃肠道间质瘤（CD117、Dog-1和CD34阳性）、肺内胸腺瘤（Ck阳性伴CD3阳性）。

Carvalho等探讨了不同部位平滑肌肉瘤中免疫组化标志物的差异表达。SMA是最敏感的抗体（95%），其次是肌特异度actin（91%）、calponin（88%）、desmin（73%）、caldesmon（66%） 和myosin（64%）。caldesmon和myosin

通常共表达，在腹膜后肿瘤中最高（94%）。组织学分化和平滑肌标志物表达之间没有明显的相关性。雌激素受体（ER）在女性中更为常见，在女性腹膜后肿瘤（86%）和子宫肿瘤（63%）中最高。肾母细胞瘤1蛋白（Wilms tumor-1 protein，WT1）在11%的肿瘤中表达，仅限于ER阳性的子宫和女性腹膜后肿瘤。

完全手术切除是治疗PPL的主要方法。如果充分切除，低级别病变和所有<5cm的病变通常被视为“治愈”。肿瘤细胞坏死、高细胞密度、有丝分裂计数超过4个/10HPF、多形性和核异型性都预示着更具侵袭性，从而增加复发的风险。当肿瘤不可切除、未完全切除或分级较高时，可进行辅助化疗或放疗，但疗效有限。Qin等分析了231例PPL患者的数据。大多数（60.4%）患者接受了癌症定向手术，14.1%的患者接受了放射治疗。PPL患者的中位总生存期（OS）为14.0个月，1年、3年和5年OS分别为52.7%、29.0%和22.2%。晚期（如远处转移、高分期或肿瘤分级）患者预后较差。癌症定向手术显著改善了PPL患者的中位OS近29.0个月（33.0个月 *vs* 4.0个月），并将死亡风险降低了57%。

定期随访，及时发现肿瘤复发及转移，并及时处理，是延长患者生存期的有效方法。

6.**病例6**：男，3岁。2年前因患肠套叠入院，查体发现右肺下叶囊肿。

胸部CT（2008年）：右肺下叶较大囊肿（图1-2-100）。

胸部CT（2010年）：右肺下叶囊肿内见实性肿块（图1-2-101）。

【诊断】 胸膜肺母细胞瘤。

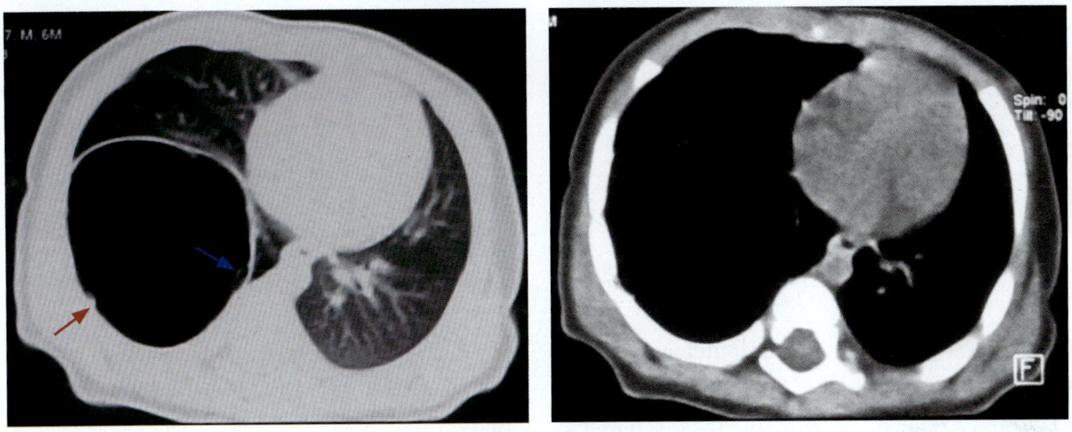

图1-2-100　胸部CT（2008年）

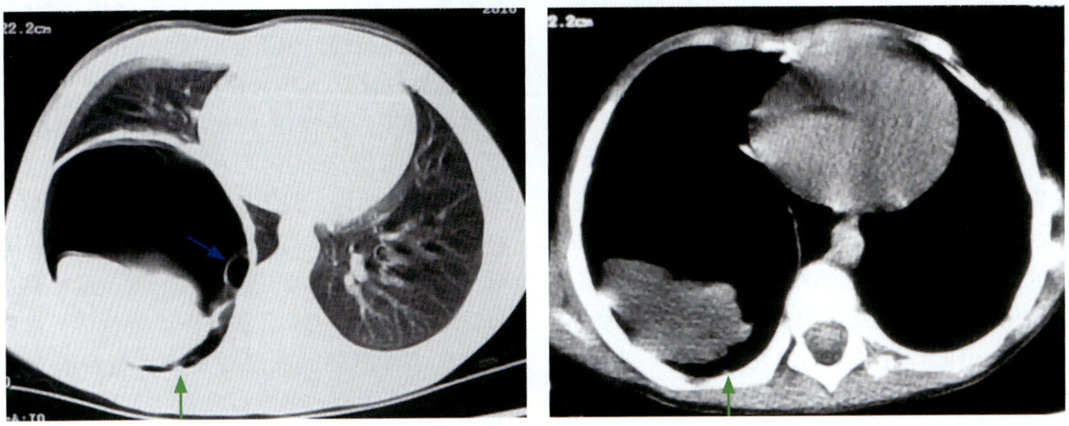

图1-2-101　胸部CT（2010年）

【诊断依据】 男性幼儿，2年前发现右肺下叶囊性病变，可见结节影（红箭），囊中有囊（蓝箭）；2年后囊肿底部见肿块影，不除外结节进展所致，亦可见新发结节（绿箭），囊中囊亦较前增大，首先考虑胸膜肺母细胞瘤可能。患者手术切除病变，送检肺组织见多个结节状囊实性肿物，灰黄灰白色，质软。镜下见上皮下由成片的无明显分化的小圆、卵圆形细胞及束状梭形细胞构成，瘤细胞核异形明显，染色深，胞质少，并可见软骨肉瘤成分，基质伴黏液样变。考虑胸膜肺母细胞瘤（图1-2-102）。免疫组化（图1-2-103，图1-2-104）：Vim（+）、Myo小灶细胞（+）、CK良性上皮成分（+）、HHF35（-）、S-100（-）、NSE（-）、CD99（-）、LCA（-）、Syn（-）。

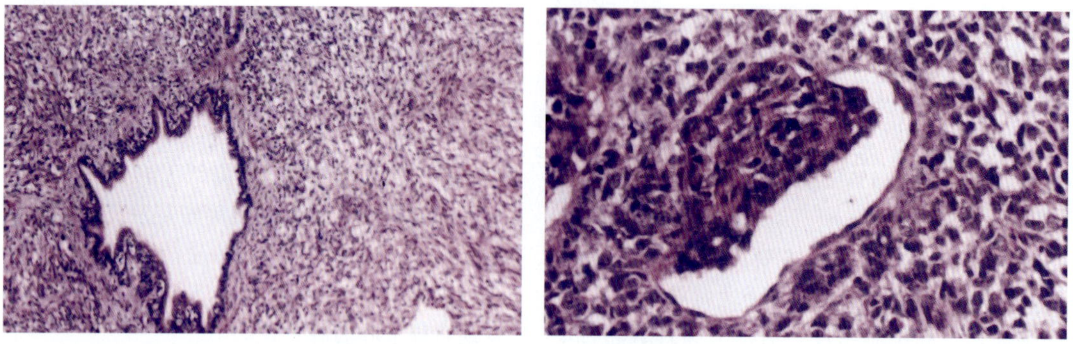

图1-2-102 肿瘤细胞主要为胚胎性原始肉瘤，体积小，胞质稀少，染色质细腻；见少量上皮成分，呈良性形态表现（分别为HE染色，100×，HE染色，400×）

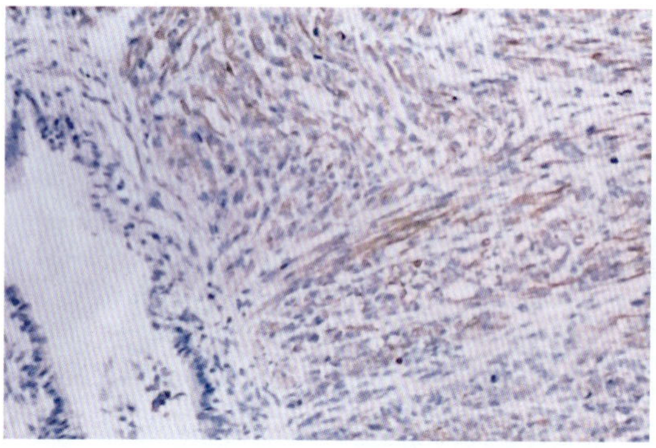

图1-2-103 Vim染色的弥漫性强细胞质表达

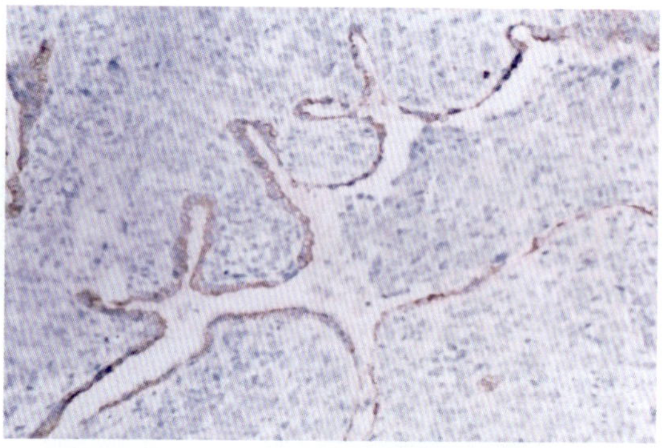

图1-2-104 CK在上皮成分中的表达

【分析】 胸膜肺母细胞瘤（pleuropulmonary blastoma，PPB）是好发于儿童的一种罕见的恶性肿瘤，多发生于6岁以下的儿童和婴幼儿，发病率为（0.35～0.65）/100 000，偶尔也见于成人。PPB不同于肺母细胞瘤和胎儿型腺癌。Spencer于1961年首次提出了肺母细胞瘤一词，并提出该肿瘤起源于中胚层胚基（mesodermal blastema）。肺母细胞瘤由双相成分组成，包括间充质成分和恶性或未成熟上皮成分。Manivel等于1988年首先报道并总结了11例儿童胸腔内肿瘤，并观察到此类肿瘤不仅可以发生于肺，也可发生于纵隔、胸膜，也可以起源于以前存在的囊性肺损害。常见的组织学特征是存在由未分化的间质分离的具有胚胎性质的小的原始细胞，并且有可能分化为肉瘤（横纹肌肉瘤、软骨肉瘤、脂肪肉瘤）。上皮成分可能代表包裹的良性上皮和（或）间皮，故而首次建议将此类肿瘤单独分类，命名为PPB。2004年WHO分类将其归为肺间叶性肿瘤，定义为一种只含有原始间叶成分而没有原始上皮成分的囊性和（或）实性肉瘤，原始间叶成分可分化成横纹肌肉瘤、软骨肉瘤或脂肪肉瘤等。在2015年WHO分类中，胎儿型腺癌归为腺癌组，肺母细胞瘤归为肉瘤样癌组，PPB分类为间充质肿瘤组。

PPB在组织病理学上分为3种类型：囊性（Ⅰ型）、囊实性（Ⅱ型）和实性（Ⅲ型）。2006年添加了Ⅰ型退化型（type I-regressed，Ir）。临床上以Ⅱ型常见。本例结合影像和送检标本，考虑为Ⅱ型。Ⅰ型病理分型表现为多房、囊性、有薄隔膜的薄壁囊肿，囊壁内衬分化成熟的呼吸道上皮细胞，其下可见原始恶性小圆形细胞聚集，可能具有横纹肌母细胞分化。Ⅰr型与Ⅰ型有相同的囊性结构，但上皮下无原始肿瘤细胞，可含有营养不良性钙化灶。Ⅱ型表现为实性结节和息肉样组织延伸到囊肿中，实性组织中含有混合的胚细胞和肉瘤成分。Ⅲ型组织病理学上为纯实性结构，与Ⅱ型PPB中的实性成分相同，没有上皮内衬的囊性间隙。该型细胞的细胞核深染、核质比明显增大，异型性显著，肿瘤细胞围绕血管生长，常侵犯脏层胸膜，故可见出血、坏死和纤维化。这些类型代表了一个连续体，可以随着时间的推移从Ⅰ型肿瘤发展为更具侵袭性的Ⅱ型和Ⅲ型肿瘤。此外，Ⅰ型PPB也可能退化为Ir，并且不存在恶性细胞。

在CT上，Ⅰ型PPB多为单侧大的单囊或多囊薄壁充气囊腔，内可见纤维分隔，增强未见强化。其对邻近结构有压迫作用，有时伴有对侧纵隔移位（图1-2-105）。Ⅰ型PPB经常被误认为不相关的实体，如先天性肺气道畸形（CPAM）、肺隔离症、支气管原发性囊肿和先天性大叶性肺气肿。Ⅱ型为囊实性混杂密度占位性病变，增强可见实性成分强化显著。Ⅲ型为大的、密度不均的实性肿块，其中有出血或坏死区域，增强后肿块内可见明显不均匀强化。部分填充半胸，侵犯纵隔、血管和膈肌（图1-2-106）。肿物一般不与支气管相通，少数有肺不张，伴肺门淋巴结肿大者少见。

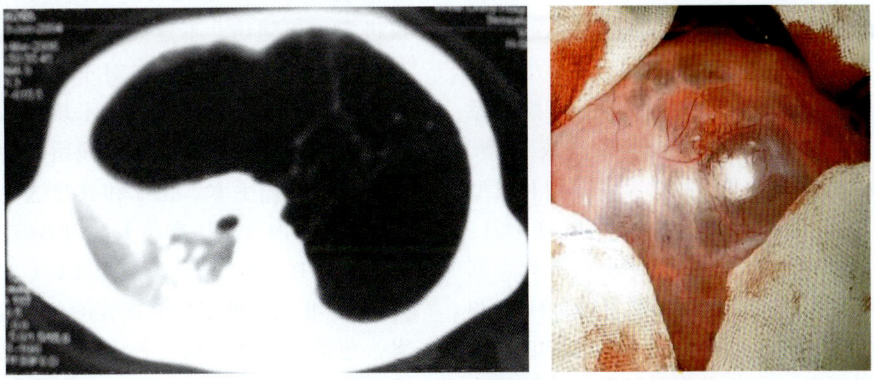

图1-2-105　女，2岁。1年前有气胸史。Ⅰ型PPB

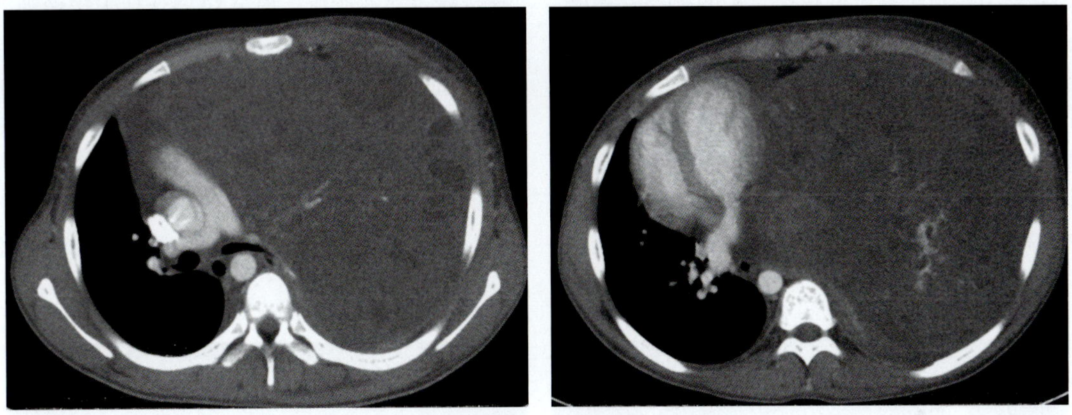

图1-2-106　男，13岁。Ⅲ型PPB

PPB需与CPAM和胚胎性横纹肌肉瘤相鉴别。CPAM易与Ⅰ型PPB混淆，研究认为CPAM有进展成为PPB的潜能。CPAM多发生于新生儿，囊肿较薄，成分单一，囊壁被覆支气管上皮，其下可见肌性成分，但组织分化成熟，无原始间叶细胞，囊内可含液-气平面。Ⅰ型PPB常为多房性囊肿，上皮下无平滑肌成分，为密集成层排列的恶性原始小细胞，常伴横纹肌母细胞分化，核分裂多见。产前诊断、单纯囊肿、临床无症状等指征更有助于诊断CPAM，气胸、双侧或多节段受累、复杂囊肿和DICER1种系突变等有助于诊断PPB。PPB在CT上病变范围普遍较CPAM大，特征性表现为囊壁增厚、钙化和结节，可借此与CPAM相鉴别。胚胎性横纹肌肉瘤镜下成分单一，幼稚的横纹肌母细胞单向肌源性分化，无其他肉瘤成分，也无上皮；PPB的肉瘤成分以原始间叶细胞为主，不仅向横纹肌分化，也向其他方向如纤维、软骨等分化，被覆良性上皮，且原始间叶细胞有成巢的趋势。PPB与DICER1（定位在14号染色体q32.13）基因突变具有很强的遗传相关性，并被认为是包括不同类型肿瘤的DICER1综合征的一部分。果蝇的DICER家族包含2种基因：DICER1和DICER2，人类只有DICER1基因发挥作用。DICER是RNase Ⅲ家族中的一种限制性核酸内切酶，在微小RNA（microRNA）的生成中起着关键作用。miRNA在肿瘤发生发展过程中可能扮演着原癌/抑癌基因的角色，与肿瘤发生发展及转移均有密切关系。DICER1突变相关肿瘤一般发生在DICER1基因的一个等位基因部分或完全失活后，抑癌基因随之发生突变。抑癌基因发生“二次打击”完全丧失功能，引发肿瘤发生，突变常局限发生于DICER1基因中编码RNA酶Ⅲb内切酶的序列中，该结构域功能上影响miRNA的成熟，导致其合成与表达障碍，诱发肿瘤。DICER1综合征又称胸膜肺母细胞瘤家族性肿瘤易感性综合征，是一种由于DICER1基因种系杂合突变引起的罕见的常染色体显性家族易感性遗传疾病，体细胞组织的特异性突变决定个体患良性病变或恶性肿瘤，在1996年首次报道，2009年Hill等首次在家系分析中明确该疾病与DICER1基因遗传突变有关。DICER1基因突变导致机体易患各种良恶性肿瘤，主要为多发结节性甲状腺肿及甲状腺癌、PPB、囊性肾瘤、卵巢Sertoli-Leydig细胞瘤、睫状体髓质上皮细胞瘤、松果体细胞瘤、垂体母细胞瘤、子宫颈胚胎型横纹肌肉瘤和鼻软骨间叶性错构瘤等，其发病机制是由于编码核糖核酸内切酶的DICER1基因发生突变，从而导致miRNA的合成与表达障碍，诱发肿瘤。Messinger等回顾了350例经中心病理证实的PPB患者，并报告了他们的临床特征和结果，通过Sanger测序寻找种系DICER1突变。350例PPB病例中，33%为Ⅰ型或Ⅰr型，35%为Ⅱ型，32%为Ⅲ型或Ⅱ/Ⅲ型。Ⅰ型、Ⅱ型和Ⅲ型患者的中位诊断年龄分别为8个月、35个月和41个月。I/Ir型患者的5年总生存率为91%；该组中的所有死亡都是由于进展为Ⅱ型或Ⅲ型所致。Ⅱ型和Ⅲ型的5年OS和无病生存率分别为71%和53%，59%和37%。PPB类型是最有力的预后预测因素。诊断为Ⅱ型和Ⅲ型的转移性疾病也是一个独立的不利预后因素。Ⅱ型和Ⅲ型PPB具有脑、骨转移潜力，很少发生肝转移。在97例受试患者中，66%的患者有杂合子种系DICER1突变。在该亚群中，DICER1种系突变状态与结果无关。对DICER1携带者的监测可以使囊性PPB在发展为Ⅱ型或Ⅲ型PPB之前更早地被检测到，从而改善预后。另有研究表明，P53基因突变、8号染色体变异在PPB的发生、进展中也起到一定作用。P53高表达可能与预后差相关，单独8号染色体突变可能与良好预后相关。

Ⅰ型PPB的推荐治疗方法包括手术切除和辅助化疗。辅助化疗通常用于术中肿瘤破溃、不完全切除或局部侵袭，可降低复发风险及改善预后。Ⅰr型PPB建议仅进行术后随访，不建议化疗。Ⅱ型和Ⅲ型PPB最好选择手术切除和辅助化疗。对于较大肿瘤，采用新辅助化疗来缩小肿瘤，然后进行手术切除。放疗仅适用于已知但无法治疗的肿瘤或化疗后残留的肿瘤患者。对于脑转移，建议采用手术、化疗和放疗这三种治疗方式。化疗在术后7天内开始。推荐Ⅰ型PPB应用长春新碱（V）＋放线菌素D（A）＋环磷酰胺（C）方案化疗治疗（VAC方案），Ⅱ型和Ⅲ型PPB推荐的化疗药物通常基于肉瘤方案，包括异环磷酰胺、长春新碱，放线菌素D和多柔比星（IVADo方案）。如诊断初没有手术，争取第9～10周手术治疗。如果9～10个疗程后局部仍然有残留病灶，建议局部放疗；如第30周评估无影像学残留，即处于CR（完全缓解、无瘤状态），可停化疗。总化疗疗程数不超过12个。部分PD-L1染色阳性患儿可能受益于检查点免疫疗法。有研究推荐使用自体干细胞移植治疗复发难治性PPB。

7.病例7：男，58岁。胸闷、右侧胸痛1个月。

胸部CT：部分主肺动脉、右肺动脉干充盈缺损（图1-2-107）。

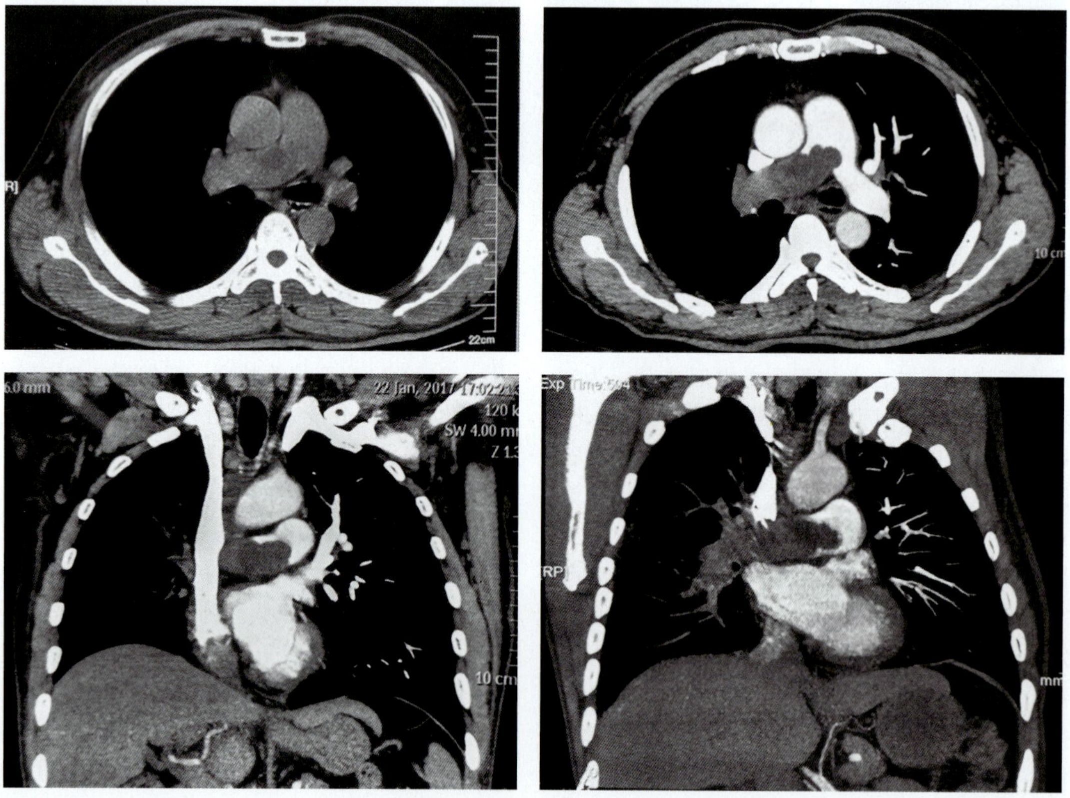

图1-2-107　胸部CT24

【诊断】 肺动脉内膜肉瘤。

【诊断依据】 老年男性，部分主肺动脉、右肺动脉干充盈缺损，增强扫描密度不均，右肺动脉管径增粗，远端肺动脉稀疏；患者症状较轻，无明显咯血、呼吸困难和低血压、休克症状，不支持肺栓塞诊断，更符合肺动脉内膜肉瘤影像学特点。患者术后病理为（右肺动脉）间叶性肿瘤，肿瘤位于肺动脉内，符合内膜肉瘤（图1-2-108，图1-2-109），淋巴结未见肿瘤转移。

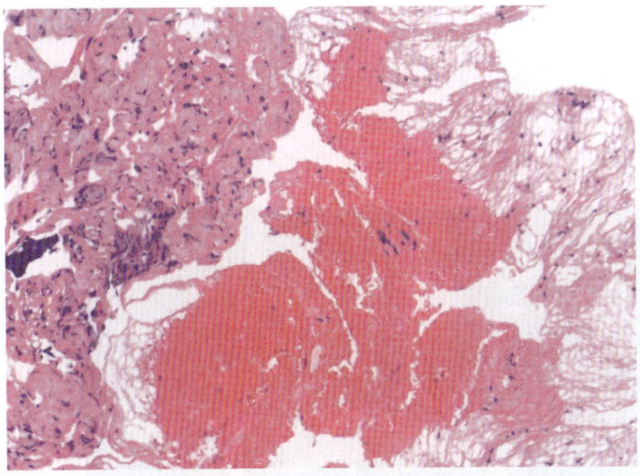

图1-2-108　肿瘤侵透血管壁达周围肺组织

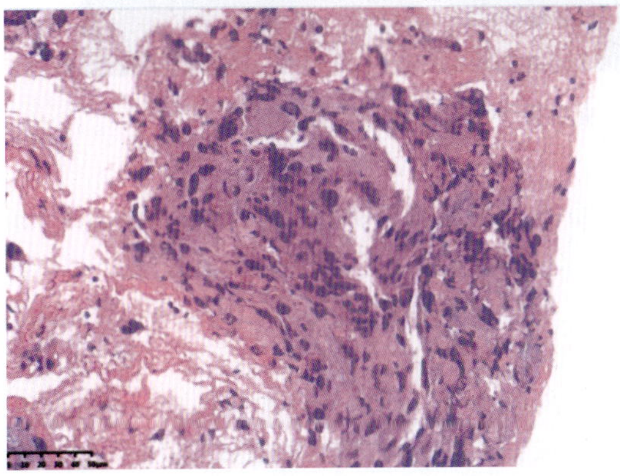

图1-2-109　细胞核呈梭形、深染，异型性较明显

【分析】 肺动脉肉瘤（pulmonary artery sarcoma，PAS）是一种罕见的恶性肿瘤，由Mandelstamm通过尸检在1923年首次描述。绝大多数PAS患者在手术前或死亡前无法确诊，在确诊后数日至1个月内死亡。PAS通常分为内膜肉瘤（intimal sarcoma）和管壁肉瘤（luminal/mural sarcoma）。管壁型PAS很少见，PAS主要由起源于肺动脉内膜层的内膜肉瘤组成。原发于血管的肉瘤根据起源血管（大静脉、肺动脉、主动脉等）的组织学类型分型分为起源于大静脉（主要是腔静脉）管壁内侧平滑肌的静脉肉瘤，起源于肺动脉和全身主要动脉内膜多能间充质细胞的动脉肉瘤（动脉肉瘤内膜型）和极少数起源于动脉管壁平滑肌的动脉肉瘤（动脉肉瘤管壁型），鉴于动脉肉瘤内膜型和管壁型起源不同，两者应归为不同类型的肿瘤。PAS根据发生部位的不同分为息肉/腔内型、内膜型及外膜型。息肉/腔内型通常通过一个小基底附着在内膜上，不侵犯动脉壁及外膜；内膜型主要通过内膜表面延展，形成广基扁平结节或斑块导致血管管腔狭窄、阻塞，同样不侵犯外膜；外膜型与息肉型/腔内型或内膜型均不同，病变位于动脉的外膜层，通常不引起管腔阻塞，除非内膜被侵犯。

肺动脉内膜肉瘤（pulmonary artery intimal sarcoma，PAIS）发生在肺动脉干、左或右肺动脉，可逆行扩散到右心室和肺动脉瓣，部分可能起源于右心室流出道和心脏瓣膜。肿瘤在血管腔内生长，堵塞血管腔，并可形成瘤栓而播散至周围器官。

组织学上，PAIS由梭形或上皮样细胞组成，黏液样改变或广泛的纤维化常见，并表现出各种分化的组织学亚型，如纤维肉瘤、平滑肌肉瘤、间变性肉瘤、骨肉瘤和软骨肉瘤。2013年WHO软组织肿瘤分类将内膜肉瘤定义为分化不确定的软组织恶性肿瘤，可能起源于内膜中的多能间充质细胞，其中大多数是低分化梭形细胞肉瘤，具有成纤维细胞和（或）肌成纤维细胞分化的特征。细胞异型性、有丝分裂和坏死因病例而异。2015年WHO肺肿瘤分类取消了肺静脉肉瘤、肺动脉肉瘤的名称，称为PAIS，定义为起源于弹性肺动脉内膜的肿瘤，可以完全为未分化肿瘤或伴有异源性成分，如骨肉瘤、软骨肉瘤。术后大体标本多为血管腔内管状、分支状或不规则肿块，向远端延伸时肿块逐渐变细呈“树枝状”，与血栓类似。

免疫组化显示，PAIS弥漫阳性表达vimentin，SMA、desmin、CD31和CD34局灶阳性，上皮源性标志物、组织细胞源性、神经内分泌标志物等均为阴性表达。当肿瘤有明确异源性分化时，可表达相应的免疫标记。MDM2（mouse double minute 2），全称鼠双微体2，一种原癌基因和P53蛋白的负调控因子，在至少65%～100%的病例中呈阳性表达。MDM2不仅可与P53结合，以阻断其肿瘤抑制反式激活域，该蛋白本身还是一种E3连接酶，可标记P53，使其被蛋白酶降解。

大多数PAIS显示12q13-14区域的扩增，其分子标志是MDM2基因的扩增，伴或不伴CDK4和PDGFRA基因扩增，以及MDM4、CDK6、CDK4、CCND1基因的共扩增或CDKN2A/B的纯合缺失。Jimbo等通过免疫组化、荧光和双色原位杂交（FISH和DISH）检测了10例内膜肉瘤MDM2的状态，研究MDM2扩增对内膜肉瘤的诊断。MDM2和CDK4在所有10例内膜肉瘤中都呈免疫阳性，FISH和DISH在8例肿瘤中检测到MDM2的高水平扩增。另外两例肿瘤发现12号染色体多聚体，并有P53蛋白过度表达。MDM2扩增有力地支持内膜肉瘤的诊断。由于MDM2扩增和P53过表达是相互排斥的，MDM2-P53通路的破坏可能是这种恶性肿瘤的一个重要遗传事件。

PAIS的发病率估计为0.001%～0.03%，平均诊断年龄为48～55岁。PAIS的临床表现可能类似于急性和慢性肺栓塞，这导致约42.3%的PAIS患者被误诊为肺血栓栓塞症（pulmonary thromboembolism，PTE），并且其总生存期明显短于未被误诊的患者。PAIS最常见的临床表现是呼吸困难，其次是胸痛、咳嗽、咯血和晕厥等。一些患者可能没有症状。其他症状包括发热、恶病质、炎症性贫血和血沉升高也能为PAIS的诊断提供线索，尤其是在没有任何深静脉血栓形成或高凝状态的危险因素的情况下。查体显示收缩期射血杂音、颈静脉扩张、肺动脉杂音、水肿、发绀和肝大。D-二聚体水平通常在正常范围内；在某些情况下亦可升高。

PAIS的诊断主要依靠超声、CT、MRI和PET。组织活检是诊断金标准。心脏超声检查可以显示图可显示PAIS位置、大小、回声及肺动脉的关系。CT扫描显示肺动脉管腔充盈缺损，肿块呈息肉状或分叶状，边界不规则，易伴坏死、出血和骨化，密度多不均匀，增强不均匀强化，肿块附着部位肺动脉壁常呈缺蚀样，即蚀壁征（wall eclipse sign，WES），是指肺动脉主干一侧或两侧壁被病变侵蚀，肺动脉主干或左、右肺动脉干完全被病变占据，病变近端凸向血流面或右室流出道方向（图1-2-110）。病变可使管腔局部扩张，部分肿块突向腔外生长，有的侵及血管周围并向远处转移。

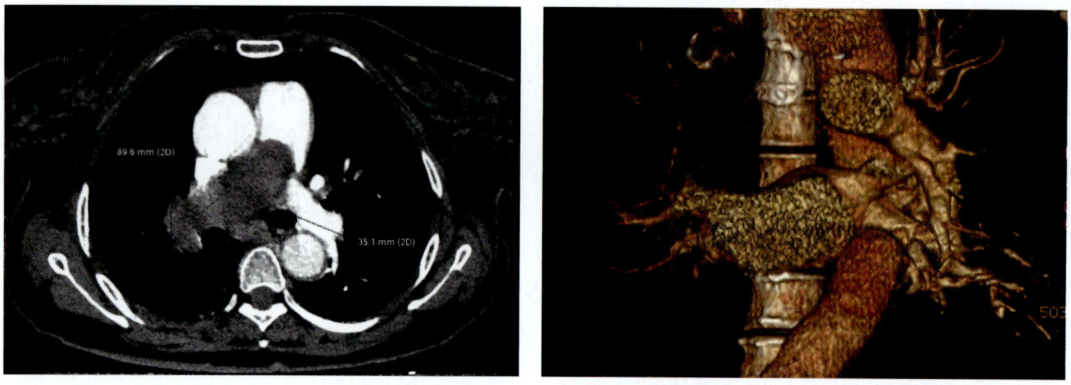

图1-2-110　女，57岁。肺动脉管腔充盈缺损，蚀壁征外观，肺动脉直径增加

因PAIS的临床表现及影像学特征与PTE非常相似，多数早期被误诊为PTE。以下临床特点可与PTE相鉴别：起病隐匿，病情进展缓慢，而PTE一般为突发，发病急，进展快；具有恶性肿瘤消耗症状（发热、贫血、食欲缺乏和体重减轻等）；缺乏血栓形成的原发或继发危险因素，无下肢静脉血栓形成；D-二聚体多阴性；抗凝或溶栓治疗无效或加重。影像学方面PAIS表现为主肺动脉及左、右肺动脉甚至右心室流出道内大块充盈阴影，右侧多于左侧，常伴有受累肺动脉管腔扩张（膨胀性改变）。PTE以右肺、双下肺及外周肺动脉最为多见，发生于主肺动脉者较少，特别是极少累及肺动脉瓣区，这与肺动脉瓣区及主肺动脉内血流较快，栓子不易停留有关。PAIS肿块密度不均匀，边界不规则，可见分叶或分隔现象，甚至管腔外浸润影。由于PAIS内可能出现坏死、出血、钙化，因此在CTPA上肿瘤常表现为明显不均匀强化，PTE中的血栓栓子则多表现为密度较为均匀的充盈缺损，这一点也有助于两者的鉴别诊断。FDG-PET对PAIS的诊断可能有更大价值，其对放射性物质FDG的摄取能力较血栓强。PAIS亦需与平滑肌肉瘤和血管肉瘤相鉴别。平滑肌肉瘤通常起源于血管壁上的平滑肌，特别是高级别平滑肌肉瘤与PAIS伴平滑肌肉瘤分化型在形态学上有重叠，但前者常弥漫强表达SMA和desmin等肌源性标记，而在PAIS中仅局灶（分化型成分）表达。血管肉瘤主要来源于血管内皮，表现相互吻合的血管腔，腔内可见红细胞，极少发生于大血管。免疫组化表达CD31、F8和CD34。PAIS可伴血管肉瘤分化，且可表达血管源性标记，但PAIS常伴MDM2基因扩增，而血管肉瘤无MDM2基因扩增。

PAIS的治疗以手术完全切除，保证切缘阴性为主；累及双侧肺或伴有肺动脉高压时，采取姑息性肺动脉内膜切除术；单侧肺动脉受累时，采取肺叶切除术；年轻患者可选择心肺联合移植术。术后辅以适当的放化疗或靶向治疗可能是提高疗效的有效手段。PAIS即使及时诊断和早期治疗，预后仍然很差。非手术患者的中位生存期为1.5～3个月。手术治疗后生存期延长至10～18个月。Blackmon等对已发表的文献进行了荟萃分析。接受根治性切除的患者的中位生存期为36.5个月±20.2个月，不完全切除的患者为11个月±3个月。接受多种治疗的患者的中位生存期为24.7个月±8.5个月，接受单一治疗的患者为8.0个月±1.7个月。Lee等评估了20例PAS患者的潜在预后因素。中位年龄为54岁（33～75岁）。最常见的症状是呼吸困难（65%）。最常见的组织学类型是梭形细胞肉瘤（30%）。10例患者被误诊为肺栓塞，并接受了抗凝治疗。17例患者接受了手术，但只有5例患者为完全切除。11例患者接受了术后治疗（化疗=3，放疗=5，放、化疗=3）。总体中位生存期为24个月。治疗后肺动脉高压与预后不良有关。

第三节　淋巴造血组织肿瘤

一、肺淋巴瘤

淋巴瘤为一组病因不明的累及全身淋巴网状系统的以淋巴组织过度增生为特征的恶性免疫细胞性肿瘤，可分为霍奇金淋巴瘤（Hodgkin lymphoma，HL）（10%）和非霍奇金淋巴瘤（Non-Hodgkin lymphoma，NHL）（90%）。NHL是最常见的血液系统恶性肿瘤，已明确的类型有50余种，具有不同的遗传、形态学和临床特征。大多数（85%～90%）淋巴瘤源自B淋巴细胞，其他则源自T淋巴细胞或自然杀伤（natural killer，NK）淋巴细胞。

（一）分类

淋巴瘤约占恶性肿瘤的5%。2017年WHO的造血和淋巴组织肿瘤分类将恶性淋巴瘤分为5类：前体淋巴造血系统肿瘤、成熟B细胞淋巴瘤、成熟T/NK-细胞淋巴瘤、组织细胞和树突状细胞肿瘤和HL。

肺淋巴瘤可分为原发性肺淋巴瘤（primary pulmonary lymphoma，PPL）和继发性肺淋巴瘤（secondary pulmonary lymphoma，SPL）。1931年，Emanuele Pekelis首次将PPL描述为“支气管周围淋巴肉瘤”。PPL是肺实质或者支气管的淋巴组织异常增生，涉及1个或2个肺，无纵隔、肺门及其他部位的淋巴瘤，在诊断时或诊断后3个月内没有任何肺外受累的证据。PPL不常见，占结外淋巴瘤的3%～4%、恶性淋巴瘤的不足1%和原发性肺恶性肿瘤的0.3%～1%。PPL最常见于成年人，在儿童中罕见。

PPL最常见的病理亚型是黏膜相关淋巴组织（mucosa-associated lymphoid tissue，MALT）淋巴瘤，占所有病例的60%～80%，其次是弥漫性大B细胞淋巴瘤（diffuse large B-cell lymphoma，DLBCL），占所有患者的10%～25%。其他罕见类型包括淋巴瘤样肉芽肿病、浆细胞瘤、小淋巴细胞淋巴瘤（small lymphocytic lymphoma，SLL）、套细胞淋巴瘤（mantle cell lymphoma，MCL）、滤泡性淋巴瘤（follicular lymphoma，FL）和伯基特淋巴瘤（Burkitt lymphoma，BL）。T细胞来源的PPL极为罕见，主要表型为间变性大细胞淋巴瘤（anaplastic large cell lymphoma，ALCL），最不常见的PPL类型是HL。

SPL相对常见，是指肺外淋巴瘤的肺内浸润，主要由纵隔淋巴结直接浸润或由远处淋巴瘤病灶血行转移至肺部所致。SPL最常见的亚型是DLBCL，其次是MCL、MALT、FL和BL。

（二）流行病学

PPL通常发生在60～70岁，很少发生在30岁前。PPL没有明显的性别优势，或男性略多。

淋巴瘤的发病率和组织学亚型的分布不仅表现出显著的地理差异和不同的时间趋势，而且因性别、年龄和种族/民族而异。这些发病模式和时间趋势的原因尚不清楚，可归因于免疫缺陷、各种感染、家族聚集、遗传易感性、输血、饮食以及杀虫剂和溶剂的化学暴露。

（三）临床表现

PPL具有非特异性临床症状，包括咳嗽、胸痛、呼吸困难、咯血、发热、呼吸暂停、疲劳、体重减轻、盗汗等。15%～27%的PPL患者出现发热、盗汗和体重减轻等B症状。30%～50%的PPL患者在最初出现时无症状。

与PPL相比，SPL中存在B症状、更晚期的疾病分期、中高或高风险的国际预后指数（international prognostic index，IPI）和NCCN-IPI、炎症参数（绝对淋巴细胞计数、CRP、β_2-MG和铁蛋白）和细胞因子水平（IL-2R、IL-6和IL-10）升高，且β_2-MG是侵袭性SPL患者OS的独立预后因素。

（四）影像学表现

肺淋巴瘤的影像学表现可分为5类：结节或肿块样、肺炎肺泡型、支气管血管淋巴管型（间质型）、粟粒型以及混合性。实变是PPL最常见的放射学表现，结节或肿块是SPL最常见的表现。

当淋巴瘤细胞沿着支气管血管周围淋巴窦扩散和浸润时，它们表现为形态不规则、密度不均匀的结节和肿块。该型最常见，可单发或多发，多发者更为常见（图1-3-1，图1-3-2）。病变边界清晰，浅分叶，有或无毛刺，无胸膜凹陷征，病灶内部密度均匀，无钙化，无包膜，可见支气管充气征和晕征（图1-3-3）。晕征是CT扫描上肺结节周围的磨玻璃样衰减（图1-3-4）。在肺淋巴瘤中，它代表周围间质被排列不太密集的肿瘤细胞侵袭。在一些较大的肿块中可以检测到局部坏死，边缘区也可以观察到小的钙化（图1-3-5）。肿块型较易与肺门或纵隔淋巴结肿大、胸膜增厚或受累及胸腔积液相关（图1-3-6）。

肺炎肺泡型表现为累及肺叶/肺段的斑片状渗出、实变（图1-3-7）。病变内可见典型的支气管充气征，类似于大叶性肺炎的表现（图1-3-8）。原因是肿瘤细胞沿肺间质和支气管黏膜下层组织浸润生长，而支气管壁无肿瘤细胞浸润和破坏，管腔未见肿瘤细胞填充，以致影像学上表现为支气管充气征。大多数肺淋巴瘤是惰性肿瘤，肿瘤血管不丰富。增强CT显示病变轻度至中度均匀增强，少部分可明显强化，可见血管造影征。血管造影征是肺实变或肿块内的增强性肺血管，肺淋巴瘤血管造影征多表现为血管穿行，机制是肿瘤细胞沿支气管血管周围间质浸润，致肺组织实变，但未累及正常的肺血管分支结构（图1-3-9）。肿瘤细胞沿胸膜、小叶间隔和支气管血管束扩散，可导致肺部病变穿过叶裂并浸润到邻近的肺叶（图1-3-10）。病灶跨叶分布的基础是肿瘤细胞浸润叶间裂，该表现与肺癌、炎症等病变不同，胸膜组织对肺癌、炎症等病变有阻碍作用，能限制其跨叶生长。部分实变呈蝶翼样外观。蝶翼征（butterfly sign）代表从肺门到周围穿过叶裂的分布，影像上常表现为以双侧肺门为中心对称分布的大片状致密影，肺门区密度较高、边缘模糊，而肺野外带正常，形如蝶翼。具有均匀衰减、晕征、支气管充气征、血管造影征、跨叶征和蝶翼征的实变有助于区分肺部淋巴瘤和其他肺部恶性肿瘤。

支气管血管淋巴管型是SPL的特征性表现。肿瘤细胞浸润支气管周围间质，由此产生的病变表现为从肺门向外延伸的弥漫性细或粗网格状、小结节状结构，或伴有小叶间隔增厚和支气管血管束扭曲的磨玻璃样密度影（图1-3-11）。

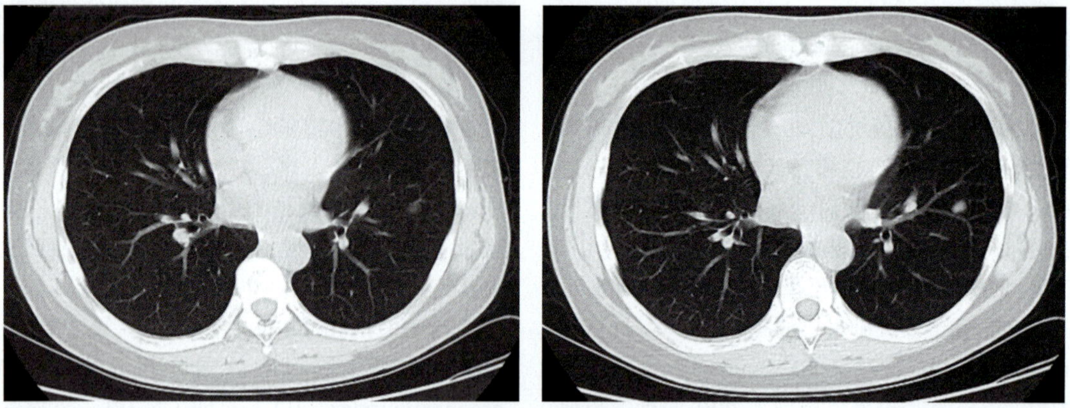

图1-3-1　女，43岁。MALT淋巴瘤。左下肺单发结节

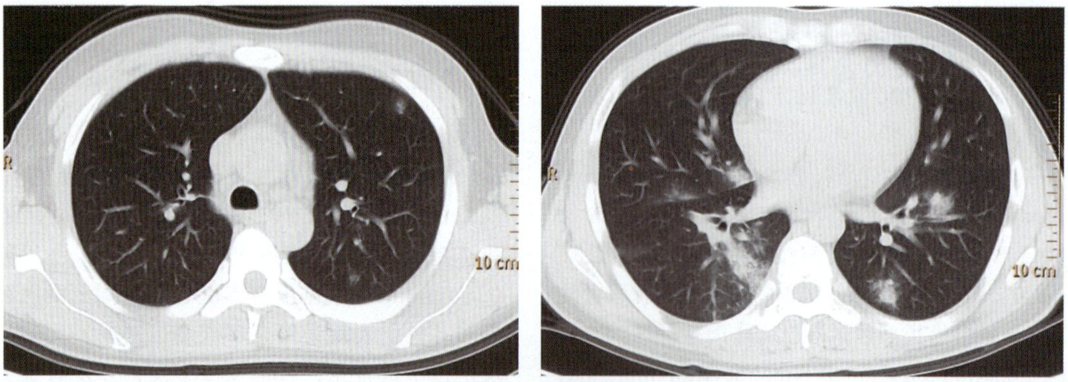

图1-3-2　男，23岁。T细胞淋巴瘤。双肺多发结节

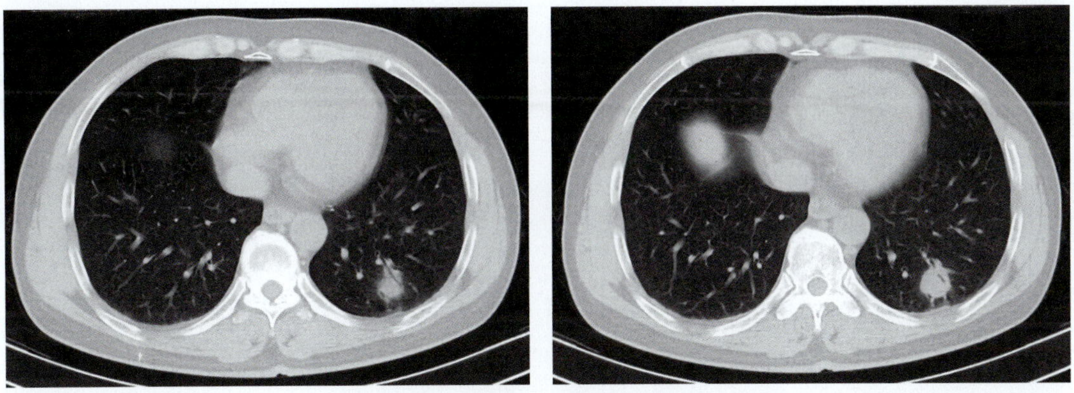

图1-3-3　男，58岁。外周T细胞淋巴瘤非特指型。左肺下叶结节，内见支气管充气征

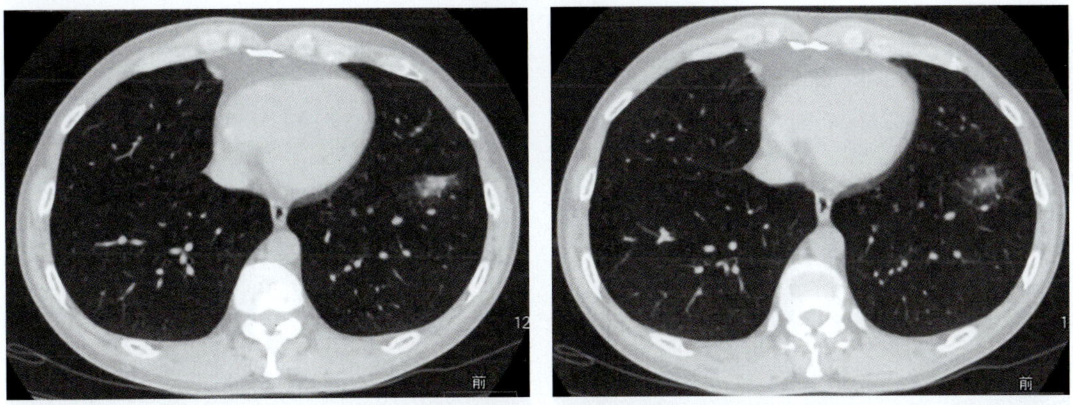

图1-3-4　男，47岁。MALT淋巴瘤。左肺下叶结节伴晕征

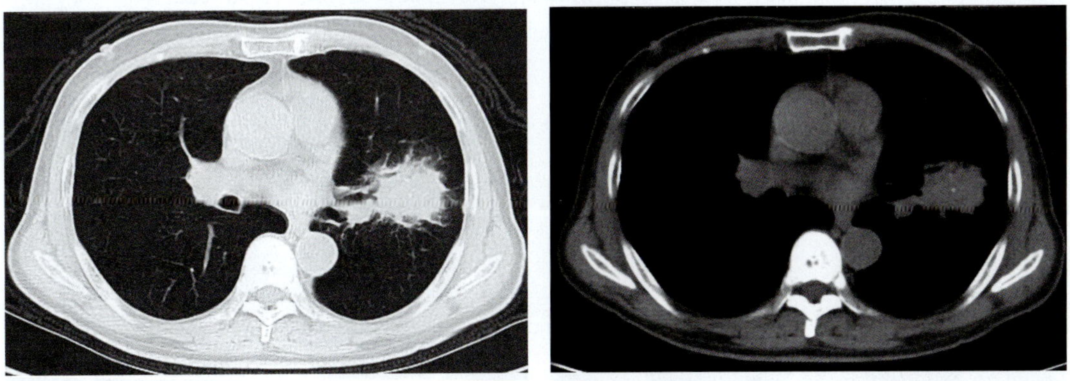

图1-3-5　男，80岁。MALT淋巴瘤。左舌叶肿块，内见点状钙化

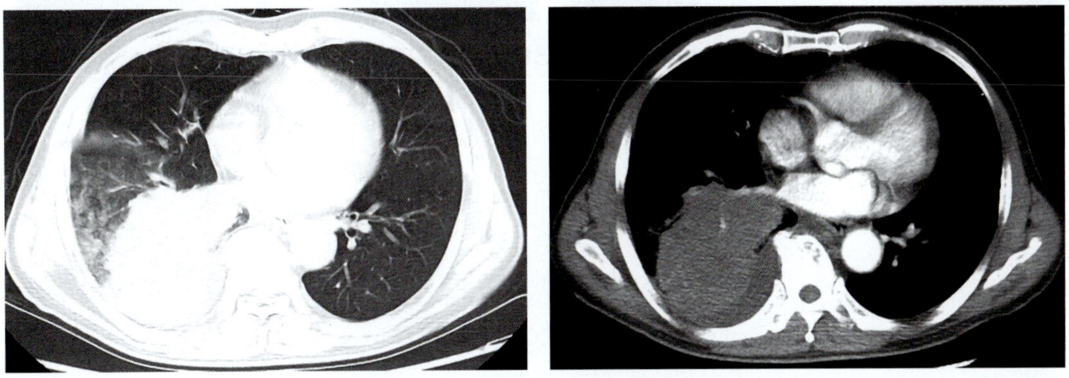

图1-3-6　男，68岁。DLBCL。右肺下叶肿块伴胸腔积液

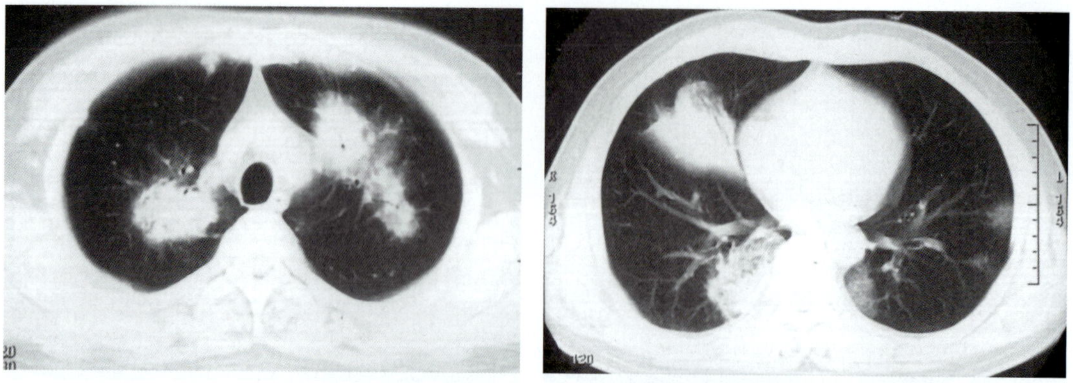

图 1-3-7　男，56 岁。MALT 淋巴瘤。双肺多发实变影

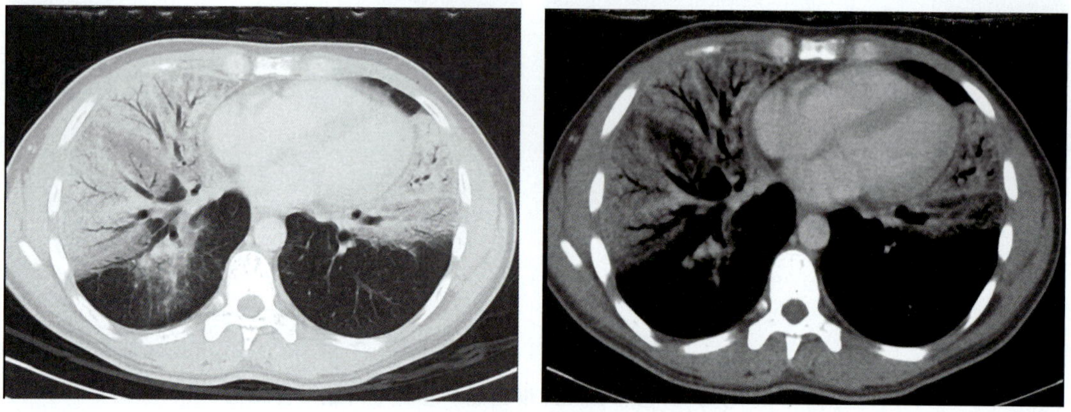

图 1-3-8　男，40 岁。MALT 淋巴瘤。双肺多发实变伴支气管充气征

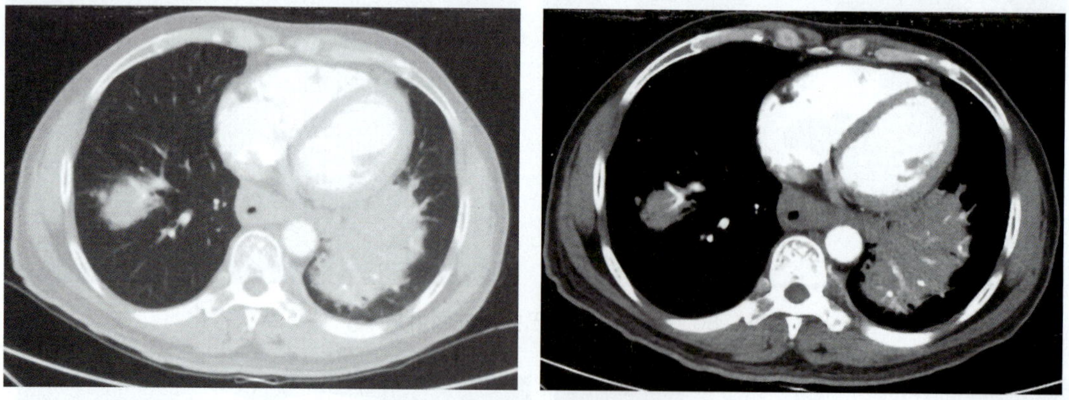

图 1-3-9　男，42 岁。MALT 淋巴瘤。双肺实变影伴血管造影征

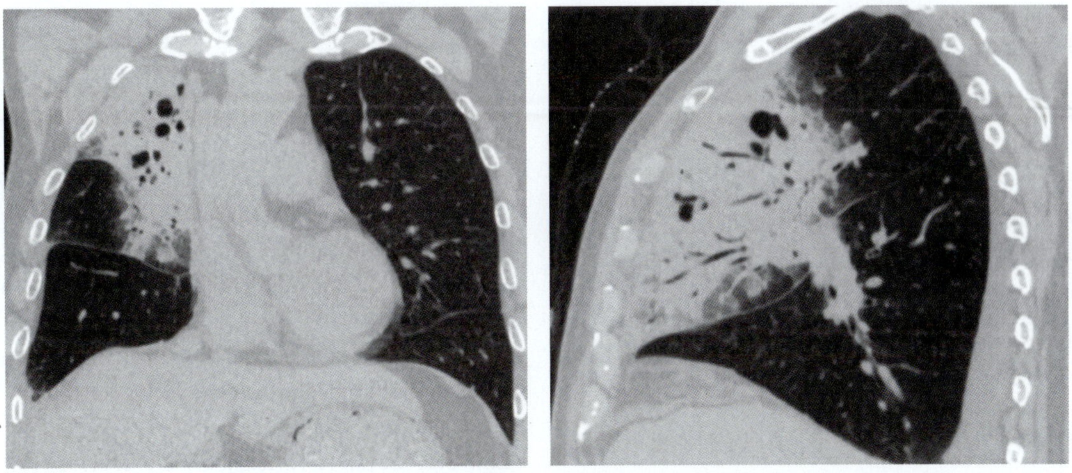

图1-3-10 男，50岁。MALT淋巴瘤。右肺实变伴跨叶征

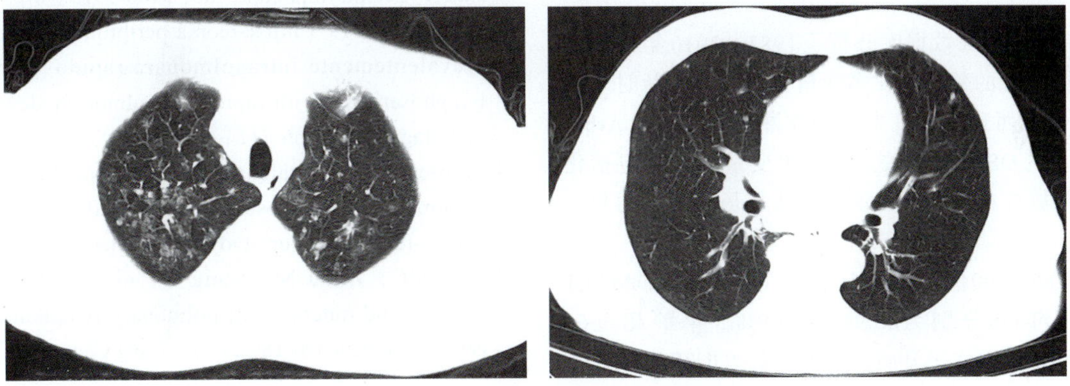

图1-3-11 男，60岁。DLBCL。双肺弥漫性磨玻璃结节影伴小叶间隔增厚

粟粒型侵犯肺间质，表现为多个小粟粒结节，沿支气管呈线性弥漫分布。结节边界粗糙，很少有融合趋势，未发现支气管充气征。

混合型是上述2种或2种以上类型的组合。

（五）鉴别诊断

肺淋巴瘤需与肺癌相鉴别。单发周围型肺淋巴瘤多边缘光整，无分叶或仅有浅分叶，无毛刺。淋巴瘤肺浸润坏死少见，与病灶呈轻中度均匀强化对应。病灶内部无纤维化改变，以致淋巴瘤肺浸润结节肿块不出现胸膜凹陷征。周围型肺癌边界清晰，常见分叶、毛刺、空泡、棘状突起、血管集束征和胸膜凹陷征，增强后强化明显。肺腺癌病灶内可出现充气支气管征，可见管腔扭曲，不规则狭窄，甚至中断。中心型肺癌主要表现为肺门区不规则肿块，支气管管壁增厚、管腔狭窄或梗阻，常伴有阻塞性肺炎、肺不张。肺淋巴瘤的肺门区肿块内可见支气管充气征、血管造影征、跨叶段分布等征象，与中央型肺癌可鉴别。多发结节肿块型肺淋巴瘤需与肺转移瘤相鉴别。肺转移瘤有原发恶性肿瘤病史或其他部位查见恶性肿瘤，多分布在肺周围部，圆形、类圆形，边缘光滑，可与之鉴别。

肺炎肺泡型淋巴瘤需与大叶性或节段性肺炎相鉴别，当肺淋巴瘤沿支气管血管束浸润形成沿纹理分布小片状阴影时，又需与小叶性肺炎相鉴别。临床表现对于鉴别诊断很有帮助：肺炎多急性起病，有高热、寒战，白细胞总数及中性粒细胞增高，抗炎治疗病变短期内吸收；肺淋巴瘤临床症状与影像学表现不成比例，影像学病灶范围较大，临床症状较轻或无，抗炎治疗后无吸收。肺炎实变影像表现为肺内支气管通畅，分支自然，支气管管径由粗变细，管壁不增厚；肺淋巴瘤实变的肺内支气管充气征常见支气管壁增厚、管腔狭窄或合并支气管扩张。肺炎肺泡型淋巴瘤还需与干酪性肺炎相鉴别。干酪性肺炎可见典型的空气支气管征，其他肺野常伴有多种多样的结核病灶，临床上有明显结核中毒症状。肺炎型肺腺癌也可出现支气管充气征，其特点是支气管壁不规则，凹凸不平，普遍性狭窄；支气管僵硬，扭曲；主要是较大的支气管显影，较小的支气管多不能显示，呈枯树枝状。

（六）治疗

治疗方法包括手术、化疗、免疫疗法、放疗或“观望”（wait and watch）等，但最佳治疗策略尚未达成共识。PPL的手术切除仍有争议。无远处浸润的局限性PPL可考虑手术或局部放疗，双侧或肺外浸润、复发或进展的PPL可采用化疗。CHOP（环磷酰胺、多柔比星、长春新碱和泼尼松）方案是化疗的首选治疗方案。CVP（环磷酰胺、长春新碱和泼尼松）、利妥昔单抗联合CHOP（R-CHOP）和CVP（R-CVP）方案也取得了良好的效果。

（七）预后

PPL的预后因不同的病理类型和疾病分期而异。大多数PPL是惰性的，进展缓慢，5年总生存率为50%～85%。

Low等通SEER数据库分析了1983—2010年诊断的2325例PPL患者的数据。在多变量分析中，诊断时年龄较大的男性、西班牙裔、非MALT淋巴瘤、Ann Arbor Ⅳ期与较差的OS显著相关。根据单变量分析，包括化疗、手术和放疗在内的所有治疗方式都是生存率的独立预测因素。

He等分析了90例PPL病例。MALT淋巴瘤和非MALT淋巴瘤的5年OS分别为68.9%和65.9%。年龄超过60岁、LDH和β_2-MG水平升高、临床分期≥Ⅱ 2E以及非手术治疗与PPL患者预后不良相关。年龄是患者5年OS的独立预后因素。

Santopierro等回顾分析了49例PPL患者的医疗记录。完全缓解率（CR）和总有效率（ORR）分别为83.7%和95.9%。所有患者的5和10年OS分别为85%和72.3%，惰性PPL为89.2%和80.3%，侵袭性PPL为70.7%和47.1%。侵袭性PPL在最初几个月往往有很高的进展风险。对于惰性PPL而言，与其他疗法相比（如等待和观察、完全手术切除、放疗或苯丁酸氮芥化疗），接受不含蒽环类药物的免疫化疗方案治疗的患者未显示任何生存优势。多变量Cox分析证实年龄是OS的唯一独立预后因素。

参考文献

Cordier JF，Chailleux E，Lauque D，et al，1993. Primary pulmonary lymphomas. A clinical study of 70 cases in nonimmunocompromised patients. Chest，103：201-208.

Ferraro P，Trastek VF，Adlakha H，et al，2000. Primary non-Hodgkin’s lymphoma of the lung. Ann Thorac Surg，69：993-997.

He H，Tan F，Xue Q，et al，2021. Clinicopathological characteristics and prognostic factors of primary pulmonary lymphoma. J Thorac Dis，13：1106-1117.

Low SK，Zayan AH，Istanbuly O，et al，2019. Prognostic factors and nomogram for survival prediction in patients with primary pulmonary lymphoma：a SEER population-based study. Leuk Lymphoma，60：3406-3416.

Pekelis E，1931. Linfosarcoma peribronchiale con sviluppo prevalentemente intrapolmonare rapido [peribronchial lymphosarcoma with rapid intrapulmonary development]. Pathologica，23：66-71.

Santopietro M，Kovalchuk S，Battistini R，et al，2021. Treatment and prognosis of primary pulmonary lymphoma：A long-term follow-up study. Eur J Haematol，106：49-57.

Zhang MC，Zhou M，Song Q，et al，2019. Clinical features and outcomes of pulmonary lymphoma：A single center experience of 180 cases. Lung Cancer，132：39-44.

（八）病例解析

1.病例1：女，28岁。咳嗽、咳痰2个月，胸痛半个月，痰中带血3天。患者2个月前无明显诱因出现咳嗽、咳痰，为白色泡沫痰。胸部CT显示左肺上叶肿块影，纵隔淋巴结肿大。1个月前住院治疗，期间曾行支气管镜检查及二次肺穿刺活检，支气管镜病理报告：少许淋巴组织及少量纤维组织。穿刺病理为：穿刺组织小，为较多成熟淋巴细胞、浆细胞和小片肺组织呈急慢性炎，并见肺泡上皮增生及纤维组织增生。半个月前出现左侧胸痛，近3天偶有痰中带血，无发热。

胸部CT：左肺上叶肺门处团块影，较前增大，内见支气管充气征，周围见磨玻璃密度影，增强后见明显均质强化，纵隔淋巴结肿大（图1-3-12）。

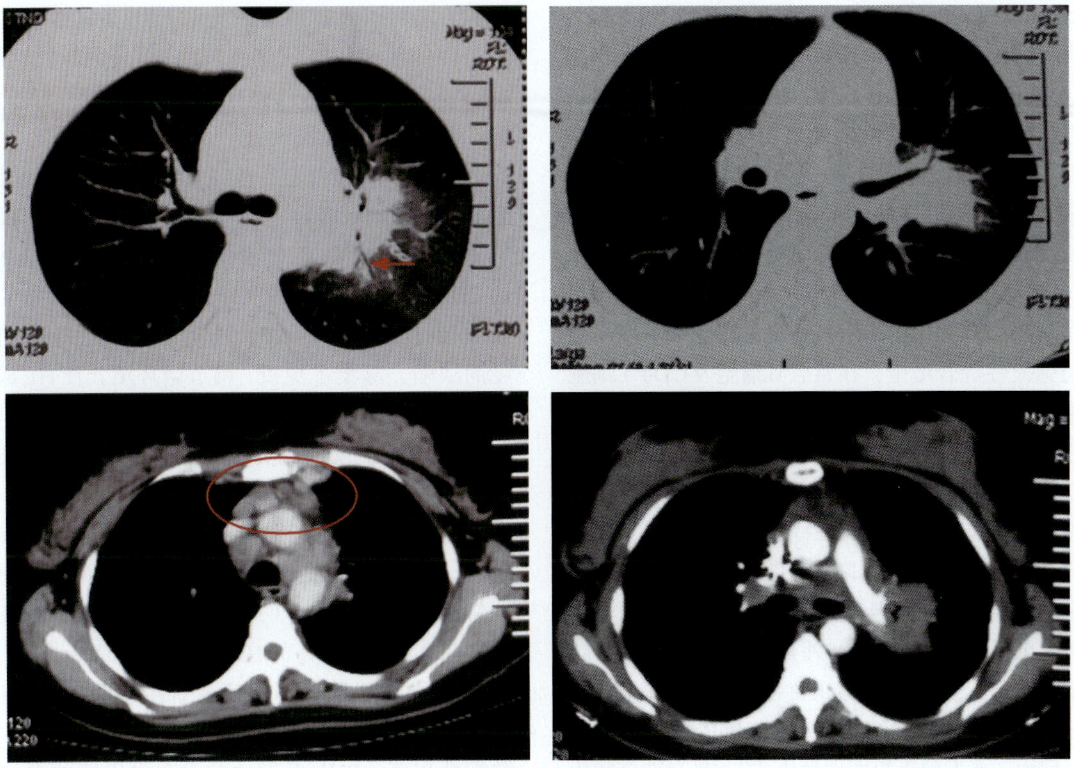

图1-3-12 胸部CT1

【诊断】 霍奇金淋巴瘤。

【诊断依据】 青年女性，左肺门肿块并纵隔淋巴结肿大，抗生素治疗无效，外院行1次支气管镜检查及二次肺穿刺活检，病理均未查见癌细胞，但影像仍提示恶性肿瘤可能性大，需考虑肺癌纵隔淋巴结转移或淋巴瘤可能。该例前纵隔见多发肿大淋巴结（红圈），肿块边缘可见支气管充气征（红箭），首先考虑霍奇金淋巴瘤可能。患者入院后拒绝再次行气管镜或肺穿刺活检检查，查体发现右侧锁骨上可触及肿大淋巴结，约1cm×1cm，质硬、触痛、无活动，行B超引导下右侧锁骨上淋巴结穿刺活检，病理示：淋巴组织增生，淋巴结结构破坏，大量中性粒细胞及嗜酸性粒细胞浸润，其中见散在的单核和多核大细胞，核仁明显，结合免疫组化标记，符合混合细胞型经典霍奇金淋巴瘤。免疫组化：CD3（-）、CD20（+）、PAX-5（+）、CD15（-）、CD30（+）、MUM1（+）、Bcl-6部分（+）、CD10（-）、LCA（-）、ALK（-）、CK（-）、EMA（-）、vimentin部分（+）、Ki-67约70%、CD163（-）、CD43（-）。北京友谊医院病理科会诊结果显示：经典霍奇金淋巴瘤，穿刺组织不易分型。

【分析】 霍奇金淋巴瘤（HL），以前称为霍奇金病（Hodgkin disease），是一种罕见的B细胞恶性肿瘤，由两个不同的实体组成：经典霍奇金淋巴瘤（classical HL，CHL）和结节性淋巴细胞为主型霍奇金淋巴瘤（nodular lymphocyte-predominant HL，NLPHL）。HL由少数散在体积的大的单核（Hodgkin，H）细胞和多核（Reed-Sternberg，RS）细胞（统称为HRS细胞）及其周围大量的非肿瘤性的反应性细胞组成。90%的HL以淋巴结肿大为首发症状，以颈部淋巴结和锁骨上淋巴结常见，然后扩散至其他淋巴结，晚期可侵犯血管，累及脾、肝、骨髓和消化道等。

1832年，Thomas Hodgkin在一篇题为《关于吸收性腺体和脾脏的一些病态表现》（*On some morbid appearances of the absorbent glands and spleen*）的文章中报道了7例发生在年轻人身上的原发性淋巴结肿瘤，表现为颈部淋巴结肿大、体重减轻和发热，并在几个月内导致死亡。1856年，Samuel Wilkes在对该种疾病的论述中首先使用了“霍奇金病”一词，以表彰Thomas Hodgkin对淋巴系统异常的首次描述。1898年和1902年，Carl Sternberg和Dorthy Reed Mendenhall分别在该疾病患者的淋巴结中发现了巨细胞，目前称为Reed-Sternberg细胞。Carl Sternberg认为霍奇金病是结核的一种形式，而Dorthy Reed Mendenhall强调霍奇金病与结核无关。2001年WHO分类淋巴瘤分型将“霍奇金病”更名为HL，并一直沿用至今。

CHL约占所有HL的95%，占所有淋巴瘤的15%～25%，是西方世界儿童和年轻人中最常见的淋巴瘤亚型。在CHL中，HRS细胞不到2%，其余包括巨噬细胞、嗜酸性粒细胞、中性粒细胞、肥大细胞和T细胞。根据其肿瘤细胞的形态学特征和肿瘤微环境（tumor microenvironment，TME）的反应性免疫细胞的组成，将其进一步分为4个亚组：结节性硬化型（nodular sclerosis HL，NSHL）（70%）、混合细胞型（mixed cellularity HL，MCHL）（20%～25%）、富于淋巴细胞型（lymphocyte-rich HL，LRHL）和淋巴细胞消减型（lymphocyte-depleted HL，LDHL）。Epstein-Barr病毒感染可能与25%～40%的CHL病例有关。全基因组关联研究表明，EBV状态是CHL的一个重要诱因。

NLPHL以中年男性多见，平均年龄＜40岁，大多数情况下表现为局部疾病及缓慢临床进展过程，预后良好。NLPHL具有明显的临床和病理特征，1998年WHO分类正式将其独立出来。NLPHL组织学特征是淋巴组织呈结节性或结节性与弥漫性混合增生，在富含B细胞及$CD4^+$T细胞的淋巴滤泡环境中散在分布肿瘤性的变异型R-S细胞，最初称为淋巴和组织（lymphocytic and histiocytic，L&H）细胞，后称为淋巴细胞为主（lymphocyte predominant，LP）细胞，因其胞核具有多分叶或折叠特征，也被称作“爆米花”细胞。LP肿瘤细胞被PD-1阳性的T细胞环绕。NLPHL进一步细分为6种模式：经典（富含B细胞）结节型、匍行/互连结节型、结节状结构伴结外LP细胞为主型、富含T细胞的结节型、富含T细胞背景的弥漫性（富含T细胞的B细胞淋巴瘤样）和（弥漫性）富含B细胞的模式。前两种模式，也称为“典型的组织病理学模式”，具有结节状生长，LP细胞主要位于结节内。其他模式，也称为“组织病理学变体”，与TME的结外LP细胞占优势和TME的B细胞耗竭有关。越来越多的证据提示完全呈弥漫生长的NLPHL和富于T细胞/组织细胞的大B细胞淋巴瘤有重叠。

免疫组化方面，HL表达B细胞起源的CD30（100%的细胞）、CD15（75%～80%）、CD20（30%～40%）和PAX5（95%），通常缺乏B和T细胞谱系特征分子的表达。组织学方面，HL有独特的病理特征，在炎症细胞和反应性细胞所构成的微环境中散在分布少量RS细胞及变异型RS细胞。经典的RS细胞为体积大、胞质丰富，双核或多核巨细胞，核仁嗜酸性，大而明显，若细胞表现为对称的双核时则称为镜影细胞，周围是广泛的炎症和免疫效应细胞。CHL的HRS细胞来源于B淋巴细胞，似乎起源于生发中心，具有与$CD30^+$卵泡外B细胞相似的基因表达模式。尽管已经证明它们的B细胞来源，但在CHL中通常缺乏典型的B细胞谱系标志物［例如B淋巴细胞抗原CD19、B抗原受体复合物相关蛋白α链（也称为CD79a）］和免疫球蛋白的表达。B细胞表型的经典标志物，如CD20，仅存在于约25%的病例中。B细胞表型的丧失可能由启动子高甲基化和B细胞分化关键调节因子的表观遗传沉默的组合引起，启动子高甲基化使T细胞和B细胞的分化所需基因的表达失调。Tzankov等研究发现，330例CHL病例中253例（77%）具有形态学代表性。CD20表达84例（33%），CD79a表达26例（10%），CD138表达2例（1%）。在38%的CHL中，B细胞标志物的表达顺序如下：CD20＞CD79a＞CD138。LP细胞存在于由$CD20^+$B细胞和IgD^+小B细胞组成的肿瘤结节内的滤泡树突状细胞网络中。肿瘤结节类似于初级淋巴器官，因为它们含有混合了反应性细胞（包括T细胞）的滤泡树突状细胞。与HRS细胞不同，LP细胞缺乏CD30和CD15表达，与EBV感染无关，通常表达B细胞相关抗原（CD45、CD75、CD79a等）及B细胞转录因子（PAX5、OCT2、BOB.1等）。大多数LP细胞被表达CD3、CD4和CD57的T细胞包围。CHL中的恶性HRS细胞和NLPHL中的LP细胞通过免疫逃逸机制和宿主免疫的缺陷，募集了免疫-调节微环境，使HL成为所有癌症中独特的肿瘤。本例虽然无典型RS细胞，但有较明显HL炎症背景，免疫组化CD30、PAX-5及CD20阳性，故诊断为PHL。

原发性肺霍奇金淋巴瘤（primary pulmonary HL，PPHL）是一种罕见的实体瘤，直接起源于肺组织。继发性肺霍奇金淋巴瘤（secondary pulmonary HL，SPHL）发生在12%～40%的HL患者中，是指来源于肺外的HL，主要由纵隔、肺门病变直接浸润蔓延或远处HL病灶血行播散至肺实质所致，以前者最常见。本例考虑为继发性PHL。PHL患者通常没有淋巴瘤的典型表现，可无症状，也可表现为持续性干咳、胸痛、呼吸困难、痰中带血、咯血、全身浅表淋巴结肿大及食欲缺乏等，可也出现“B症状”如不明原因发热、盗汗、体重减轻，累及胸膜者可出现胸腔积液，易与其他肺部肿瘤混淆。该病例的症状仅为咳嗽、咳痰、胸痛和痰中带血，外院虽行3次活检，但忽略了锁骨上淋巴结肿大这一重要体征。当肺淋巴瘤表现为中央型肿块时，类似中央型肺癌，此时，支气管充气征、血管造影征、跨叶分布等征象强烈提示肺淋巴瘤的诊断。

HL是青少年和年轻人中最常见的肿瘤之一，发病率占淋巴瘤的5%～10%，男性多于女性，欧洲血统人群的年平均年龄调整发病率为（2～3）/10万。欧美发达国家HL的发病年龄呈典型的双峰分布，分别为20～30岁和50～70岁。在我国，HL占全部淋巴瘤的8.54%，我国HL发病年龄较早，中位发病年龄为30岁左右。随着对HL越来越有效的治疗，与HL亚型相关的任何潜在死亡率差异都已基本消失。男性患者的死亡率略低于女性患者，老年患者死亡率高于年轻患者，尤其是70岁以上的患者。在美国，黑种人和西班牙裔的HL死亡率高于非西班牙裔白种人，可能源于获得医疗保健方面的差异。

2.**病例2**：男，20岁。查体发现肺部病变，颈部淋巴结肿大。

胸部CT：双肺多发结节、实变影，肺门增大，纵隔内多发淋巴结，腋窝多发肿大淋巴结，双侧少量胸腔积液（图1-3-13）。

【诊断】 霍奇金淋巴瘤。

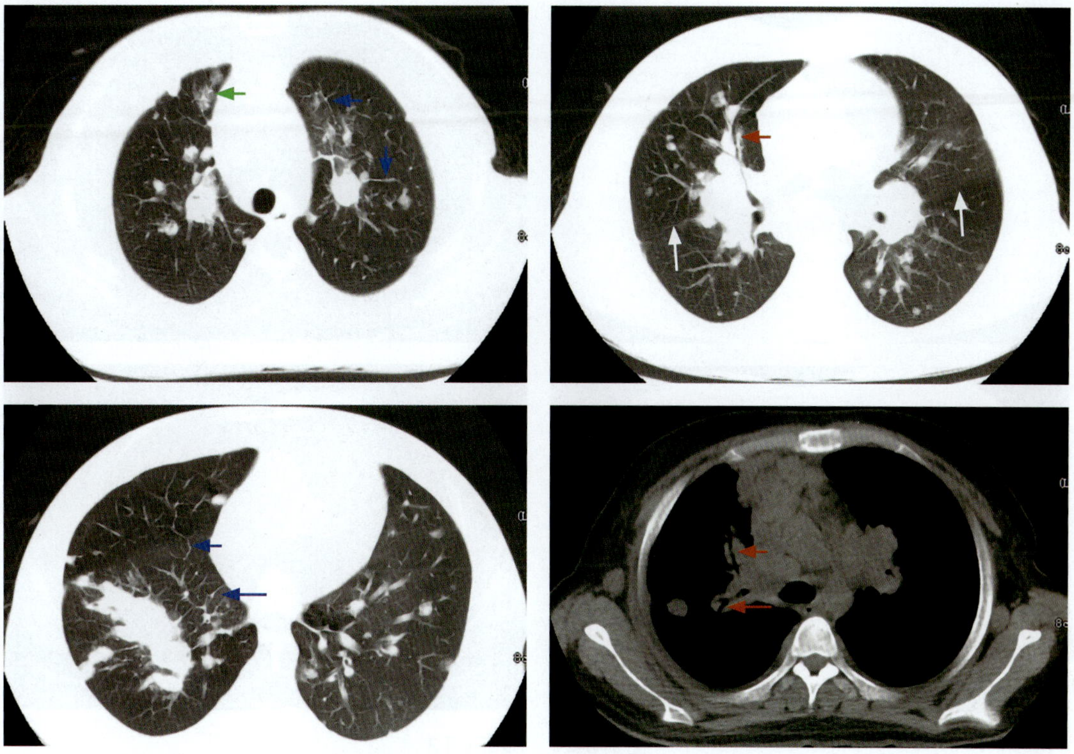

图1-3-13　胸部CT2

【诊断依据】 青年男性，双肺多发大小不等结节、实变、磨玻璃密度影（绿箭），结节分布无规律，部分边缘模糊，周围小叶间隔增厚，呈网格样改变（蓝箭）；颈部、纵隔、肺门及腋窝淋巴结肿大，纵隔淋巴结融合、边缘不清；病变跨叶裂（白箭），可见支气管充气征（红箭）；双侧少量胸腔积液，首先考虑淋巴瘤诊断。患者颈部淋巴结活检示霍奇金淋巴瘤（淋巴细胞消减型）。

【分析】 PPHL的诊断标准包括：HL的组织学特征；病变局限于肺部，不伴有肺门或纵隔淋巴结肿大，无肺外受累。我们的病例不符合上述诊断标准，考虑为SPHL。在放射学上，PHL表现为孤立结节或肿块、肺泡实变、多发结节或空洞性肺部病变。对于临床症状和影像学表现有恶性倾向的患者，尤其是纵隔或浅表淋巴结肿大的患者，应考虑SPHL的可能性。可行浅表淋巴结活检、纵隔肿块穿刺或胸腔镜活检，以获得组织学诊断。

HL治疗的总体目标是治愈疾病，同时尽可能地减少药物的毒性反应。局限性PHL首选手术治疗，对于双肺病变、肺外浸润或复发病例考虑包括多药化疗、放疗和免疫疗法在内的联合治疗方案，治愈率约为80%。Bröckelmann等评估了10项荟萃分析、89项随机和对照试验及81项前瞻性或回顾性试验的结果。强烈建议在最初的诊断评估中使用PET，并在晚期指导治疗。在HL早期阶段，建议进行2个周期的ABVD（多柔比星、博来霉素、长春新碱和达卡巴嗪）方案和20Gy剂量的局部放疗（IS-RT）。对于中间阶段的治疗，建议2个周期的增强剂量的BEACOPP（博来霉素、依托泊苷、多柔比星、环磷酰胺、长春新碱、丙卡巴肼和泼尼松）方案＋2个周期ABVD方案和30Gy IS-RT。在晚期，给予2个周期的增强剂量BEACOPP方案，然后进行PET以指导进一步治疗：如果PET呈阴性，则建议再进行2个周期增强剂量的BEACOPP方案，如果呈阳性，则再进行4个周期治疗，然后对PET阳性的残留肿瘤组织进行放射治疗。HL患者的5年生存率为95%。在疾病复发的情况下，进行大剂量化疗，然后进行自体干细胞移植，并使用靶向药物，包括维布妥昔单抗（brentuximab vedotin）、纳武单抗和帕博利珠单抗等。

HL的长期预后较好，中国早期CHL患者无失败生存率和5年生存率分别为90.1%和96.7%，晚期CHL患者5年无失败生存率和5年生存率分别为78.8%和86.0%。需要仔细考虑治疗强度，并进行彻底随访，以发现晚期后遗症，如第二肿瘤或器官损伤。晚期HL最常用的预后评价系统为国际预后评分，包括7个不良因素，分别为：白蛋白＜40g/L；血红蛋白＜105g/L；男性；年龄≥45岁；Ⅳ期病变；白细胞增多，白细胞计数≥15×10^9/L；淋巴细胞减少，占白细胞比例＜8%和（或）淋巴细胞计数＜0.6×10^9/L，每增加1个不良因素，复发风险增加7%～8%。

3.**病例**3：女，48岁。反复咳嗽1年余。

胸部CT：左肺上叶前段及上舌段实变影，内见支气管充气征，肺门、纵隔未见肿大淋巴结（图1-3-14）。

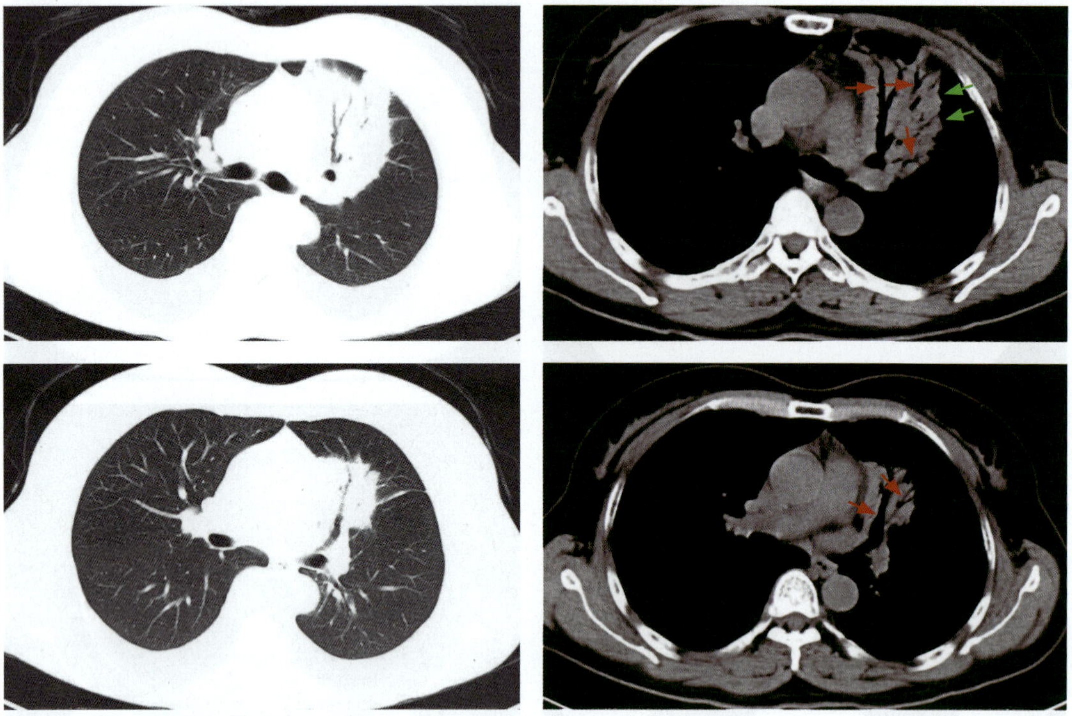

图1-3-14 胸部CT3

【诊断】 肺MALT淋巴瘤。

【诊断依据】 中年女性，病史较长，肺内病灶为段性实变，肺野内中带为主，内可见支气管充气征（红箭），病灶边缘清晰、内收（绿箭），病灶与胸膜关系密切，邻近胸膜增厚（蓝箭），无胸腔积液，诊断需考虑大叶性肺炎、肺炎型肺腺癌及肺MALT淋巴瘤。大叶性肺炎临床症状明显，病灶呈叶性或段性分布，边缘模糊，抗炎治疗有效，本例病史较长，边缘规整，支气管虽走行较自然，但有明显牵拉扩张表现，不支持该诊断。本例病灶内出现支气管气相，未见扭曲、截断征象，未见明显枯树枝征，病变周围无播散灶，无胸膜凹陷征和胸腔积液，不支持肺炎型肺腺癌诊断，结合肺门、纵隔无明显淋巴结肿大，符合肺MALT淋巴瘤诊断。手术切除病变，肿块大小9cm×7cm×5cm，切面呈灰白色，界线尚清。镜下所见：病灶处淋巴细胞弥漫增生，细胞稍见异型，见淋巴上皮病变，间质可见成片粉染物，考虑支气管黏膜相关淋巴组织淋巴瘤（B细胞性）。免疫组化：LCA（+）、CD20（+）、CD79α（+）、CD3及CD45RO散（+）、AE1/3弱（+）、CD99（-）、EMA（-）。

【分析】 黏膜相关淋巴组织（MALT），又称黏膜免疫系统（mucosal immune system，MIS），主要是指黏膜固有层和上皮细胞下散在的无被膜淋巴组织，约50%的免疫系统淋巴细胞位于MALT。主要研究的MALT位点包括肠道相关淋巴组织、支气管相关淋巴组织（bronchus-associated lymphoid tissue，BALT）、鼻咽相关淋巴组织。泪道、结膜、喉和涎腺导管相关淋巴组织也有报道。

肺淋巴系统由BALT和肺淋巴管组成。BALT是支气管内能够对吸入的抗原发生B细胞和T细胞免疫应答的淋巴细胞集合体，位于各肺叶的支气管上皮下，主要位于支气管分叉处，出生时不存在，在儿童和青少年时期出现，在正常健康成年人中再次缺失，但可通过慢性抗原刺激在成人中再次出现，如吸烟、感染、慢性炎症（哮喘）、胶原血管疾病和艾滋病。

边缘区淋巴瘤（Marginal zone lymphoma，MZL）是起源于滤泡边缘区的低级别B细胞淋巴瘤。根据发病部位的不同，包括MALT淋巴瘤、结内边缘区B细胞淋巴瘤和脾边缘区淋巴瘤。MALT淋巴瘤，也称为结外边缘区B细胞淋巴瘤（extranodal marginal zone B-cell lymphoma，EMZBL）， 由Isaacson和Wright于1983年首次描述，在1994年被纳入修订的欧美淋巴瘤分类中。MALT淋巴瘤常见于MALT正常不存在的部位，如胃、眼眶、唾液腺、肺和甲状腺，而不是生理上富含MALT的部位，例如末端回肠的派尔斑（Peyer patch）。MALT淋巴瘤是NHL的一种亚型，因其生物性行为惰性，曾称为假性淋巴瘤，现已明了为真性肿瘤。肺MALT淋巴瘤起源于支气管MALT，也称为BALT淋巴瘤。本例行全身相关检查未见肿瘤性病变，最终考虑为肺原发性MALT淋巴瘤。

组织学上，MALT淋巴瘤的组织学特征是淋巴细胞浸润，肿瘤性B细胞主要存在于反应性滤泡的边缘区，使反应性淋巴滤泡的边缘区扩张，并延伸到滤泡间区域，肿瘤由形态多样的小淋巴细胞组成，包括中心细胞样细胞、单核细胞样B细胞、小淋巴细胞，可见到散在的免疫母细胞和中心母细胞样细胞，部分细胞有浆细胞样分化。在MALT淋巴瘤中也可观察到Dutcher小体（核内包涵体）、Russell小体（含有免疫球蛋白的细胞质小泡）和Mott细胞（含有大量Russell小体的浆细胞）。淋巴细胞浸润支气管上皮形成淋巴上皮病变，淋巴上皮病变被定义为≥3个边缘区细胞形成的聚集体，破坏上皮结构，并经常导致上皮变性，如细胞肿胀和嗜酸性粒细胞增多，在MALT淋巴瘤和非肿瘤性淋巴增生中都很常见。淋巴管扩散可发生在这些病变的外围（沿胸膜、小叶间隔和支气管血管束），肿瘤细胞可侵入邻近的胸膜、血管和气道。肿瘤细胞可向滤泡生发中心扩展，甚至滤泡完全被肿瘤细胞占据，CD21染色显示原本存在的滤泡，其内有很多CD20、Bcl-2阳性且CD10、Bcl-6阴性的肿瘤细胞，称为滤泡植入。MALT淋巴瘤的其他组织学特征包括大血管的非坏死性透壁浸润、不同程度的纤维化、非干酪样肉芽肿和淀粉样蛋白/免疫球蛋白沉积等。

MALT淋巴瘤尚未发现有特异性的免疫组化标志物存在，评估全套免疫组化有助于了解淋巴浸润情况同时可与其他淋巴瘤进行鉴别诊断。MALT淋巴瘤细胞对B细胞相关抗原如CD19、CD20、CD22和CD79a呈阳性，对CD5、CD10、CD23、CD43、Bcl-6和cyclinD1呈阴性。淋巴上皮病变被认为是MALT淋巴瘤的标志，但不是诊断的先决条件。淋巴上皮病变也可见于淋巴组织反应性增生。反应性增生的淋巴上皮样病变内的淋巴细胞有的CD20阳性，有的CD3阳性，CD3染色主要显示背景不等量的反应性T细胞。MALT淋巴瘤上皮内浸润的细胞均为CD20阳性，因此免疫组化染色有助于鉴别。套细胞淋巴瘤中CD5和cyclin D1阳性，而滤泡性淋巴瘤中CD10和Bcl-6阳性。CD23有助于和慢性B淋巴细胞白血病进行鉴别诊断。CD43在某些情况下阳性，但不具有特异性。Ki-67增殖指数通常较低（＜20%）。若组织学和免疫组化不足以做出诊断，可通过PCR分析免疫球蛋白（immunoglobulin，Ig）基因重排了解其是否为B细胞克隆源性，帮助进行诊断。MALT淋巴瘤表现出轻链限制，其定义为在单克隆细胞群中仅产生两种类型轻链（Kappa或Lambda）中的一种的细胞群。B细胞或浆细胞中的轻链限制性表达高度提示克隆性肿瘤增生。浆细胞有丰富的胞质轻链，但无表面轻链。Begueret等发现71.5%的MALT淋巴瘤表达$CD20^+/CD43^+$中心细胞样细胞表型。上皮内淋巴细胞的B细胞$CD20^+/CD43^+$表型的测定高度增加了淋巴上皮病变的特异性。肿瘤细胞表达单型表面Ig，IgM阳性率高于IgG或IgA，但IgD阴性。淋巴瘤细胞IgD、CD5、CD10、Bcl-6和CyclinDl的阴性表达有助于排除其他小B细胞淋巴瘤。

一些研究报道了IgG4相关疾病（IgG4-related disease，IgG4-RD）和MALT淋巴瘤之间的潜在关系，大多数病例来自亚洲，多为与发生在眼眶IgG4-RD相关的MALT淋巴瘤。Bledsoe等分析了西方世界IgG4-RD患者的淋巴瘤谱。他们发现，IgG4-RD相关淋巴瘤的部位和类型比迄今为止亚洲报道的经验更为多样。在适当治疗IgG4-RD后，淋巴结肿大或结外肿块的持续存在提示IgG4-RD患者可能发展为淋巴瘤的可能性。IgG4-RD和淋巴瘤的同时出现提示了一种可能的病因关联。Tanahashi等首次报道了一例IgG4高表达的原发性肺MALT淋巴瘤。组织学检查结果符合MALT淋巴瘤和IgG4相关呼吸道疾病（IgG4-RRD）的诊断标准。使用石蜡切片的聚合酶链式反应显示免疫球蛋白重链可变区基因重排的克隆性，证实了MALT淋巴瘤的诊断。本报告揭示了IgG4与原发性肺MALT淋巴瘤之间的潜在联系。基于B细胞克隆性和间期荧光原位杂交技术（I-FISH）的分子方法是区分反应性疾病和淋巴瘤的有用工具。

MALT淋巴瘤有其特异性t（11；18）（q21；q21）、t（14；18）（q32；q21）和t（1；14）（p22；q32）基因突变。上述易位均导致核因子-κB信号通路的组成型激活。t（11；18）（q21；q21）是MALT淋巴瘤中最常见和特有的染色体易位，18q21上的MALT1（MALT lymphoma-associated translocation 1）基因易位到11q21上的API2（apoptosis inhibitor 2）旁，重组为新的融合基因API2-MALT1，转录翻译API2/MALT1融合蛋白的表达。携带t（11；18）（q21；q21）的MALT淋巴瘤往往不伴有其他分子遗传学异常，而t（11；18）（q21；q21）阴性的MALT淋巴瘤则常伴有其他遗传学变化，部分可转化为高度恶性淋巴瘤。在胃MALT淋巴瘤中，t（11；18）（q21；q21）易位与淋巴结扩散和对幽门螺杆菌靶向抗生素的耐药性有关。t（1；14）（p22；q32）和t（14；18）（q32；q21）分别将BCL10和MALT1基因拼接到免疫球蛋白重链（IGH）基因座，分别导致BCL10和MALT1基因的过度表达。前者在胃、肺和皮肤，后者在肝脏、肺和眼附件中报道过。另一种易位，t（3；14）（p14.1；q32）FOXP1-IgH，对MALT淋巴瘤没有特异性，因为它也在DLBCL中被报道。FOXP1蛋白在3号染色体三体MALT淋巴瘤中也过度表达，这表明基因拷贝数的增加可能是基因表达失调的另一种机制。Streubel等筛查了252例原发性MALT淋巴瘤的易位后发现，t（11；18）（q21；q21）/API2-MALT1最常见于肺部（40%）和胃肿瘤（25%），在其他小B细胞淋巴瘤中未发现。t（14；18）（q32；q21）/IGH-MALT1通常存在于眼附件/眼眶、皮肤和唾液腺。约4%的胃MALT淋巴瘤和8%的肺MALT淋巴瘤携带t（1；14）（p22；q32）。3号和18号染色体三体分别在肠和唾液腺MALT淋巴瘤中最常见。

4.**病例4**：男，66岁。因“关节炎”就诊时发现肺部病变。

胸部CT：左肺上叶，下叶及右肺上叶多发实变影，其内可见支气管充气征和空腔样改变，增强扫描均匀强化，左侧液气胸（图1-3-15）。

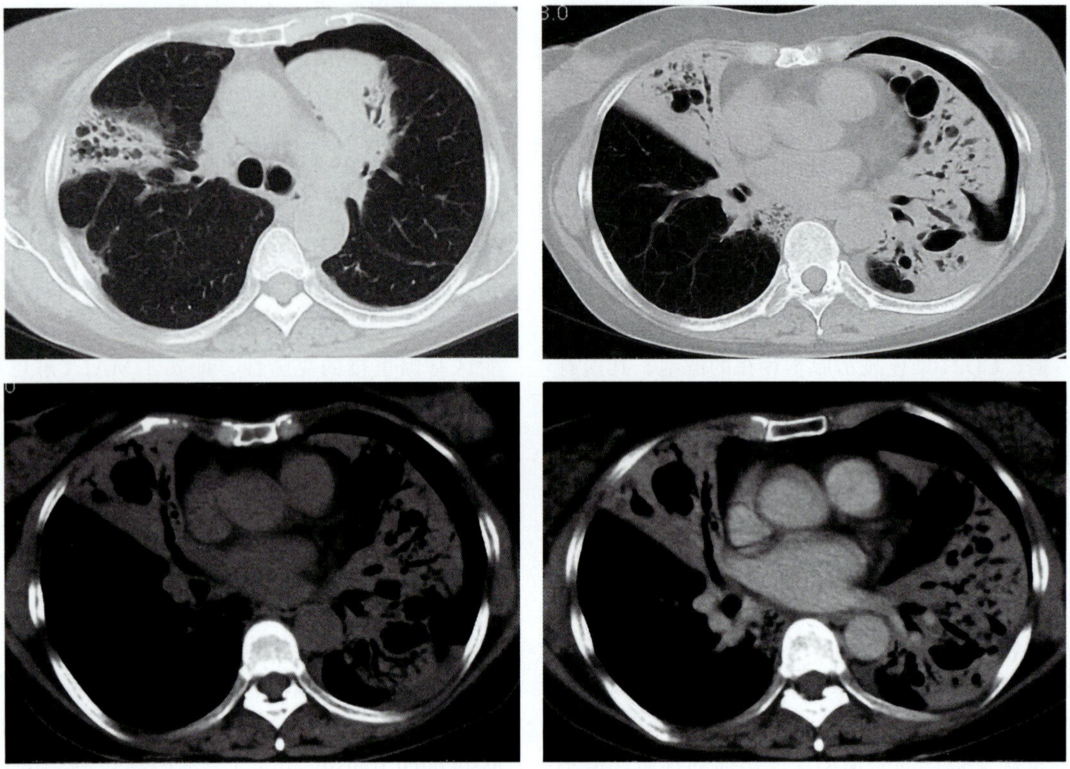

图1-3-15　胸部CT4

【诊断】 肺MALT淋巴瘤。

【诊断依据】 患者无呼吸系统不良主诉，症状轻，影像学较重，病灶侵及多个肺段，均呈实变影，内有支气管充气征，管腔通畅，扩张明显，部分呈空腔样改变，内无液平，增强扫描轻度均匀强化，符合肺MALT淋巴瘤表现。患者经皮肺穿刺活检病理证实该诊断。免疫组化CD20、CD79a强阳性。

【分析】 MALT淋巴瘤多见于胃肠道，约占MALT淋巴瘤的50%，幽门螺杆菌是其中一个已知的病原体。抗原刺激消除后，部分胃MALT淋巴瘤患者肿瘤可消退。其他常见部位包括肺、涎腺、头颈部、眼附属器、皮肤、甲状腺及乳腺等。15%～20%的患者存在骨髓受侵。大部分MALT淋巴瘤为局限性疾病，约有1/3的患者表现为播散性。吸烟、慢性炎症或自身免疫病的慢性抗原刺激与MALT淋巴瘤密切相关。与嗜淋巴致癌病毒EB病毒（EBV）、人类嗜T淋巴细胞病毒1（HTLV-1）和人类疱疹病毒8（HHV8）不同，MALT淋巴瘤的感染源不会感染和直接转化淋巴样细胞，而是通过长期刺激免疫系统以维持长期增殖状态，间接增加淋巴瘤转化的风险。MALT淋巴瘤已被证明与几种不同的慢性炎症疾病有关，如胃中幽门螺杆菌的慢性感染、眼附件中的鹦鹉热衣原体、皮肤中的伯氏疏螺旋体、小肠中的空肠弯曲杆菌和脾脏中的丙型肝炎病毒，以及自身免疫病，包括干燥综合征、类风湿关节炎、丙种球蛋白血症、胶原血管疾病、淀粉样蛋白沉积、淋巴上皮唾液腺炎和桥本甲状腺炎。

肺MALT淋巴瘤较罕见，其发病率不超过所有肺原发性恶性肿瘤的0.5%和所有淋巴瘤的1%，但却是肺原发性淋巴瘤中最常见的组织学类型。与其他肺内淋巴瘤相比，肺MALT淋巴瘤与EB病毒无关。肺MALT淋巴瘤无显著性别或种族差异，多见于50岁以上老年患者，原因为老年人肺及支气管组织感染机会较多，炎症吸收延缓，自身免疫能力降低，这些因素持续存在从而刺激支气管黏膜，引发淋巴细胞增生、浸润，导致MALT淋巴瘤的发生。

与肺MALT淋巴瘤相关的致病抗原尚未确定。Chanudet等使用PCR检测组织中肺炎衣原体、沙眼衣原体、鹦鹉热衣原体或肺炎支原体的DNA痕迹。在69例肺MALT淋巴瘤、30例其他淋巴增生性疾病（lymphoproliferative disorder，LPD）和44例非LPD中，肺炎衣原体、沙眼衣原体和鹦鹉热衣原体的检出率较低（＜20%）。衣原体感染个体MALT淋巴瘤的发病率通常高于非LPD，尽管差异没有统计学意义。所有病例均未检测到肺炎支原体DNA。Adam等使用特异性巢式PCR检测肺部MALT淋巴瘤与木糖氧化无色杆菌（A.xylosoxidans）的潜在关联。57/124（46%）肺部MALT淋巴瘤和15/82（18%）对照组织对木糖氧化无色菌呈阳性反应。Borie等通过宏基因组下一代测序（mNGS）研究了肺MALT淋巴瘤中病毒或任何传染源的存在。他们在4/13名肺MALT淋巴癌患者和4/10名对照中鉴定了木糖氧化无色杆菌序列。没有明确发现存在与肺MALT淋巴瘤相关的特定病原体的证据。Aoyama等还证实，在日本的一系列病例中，木糖氧化无色杆菌感染可能与肺B细胞淋巴瘤无关。需要进行大规模的国际研究来阐明木糖氧化无色杆菌在肺淋巴瘤中的作用。

某些自身免疫病通常会增加患淋巴增生性疾病的风险，尤其是MALT淋巴瘤。Ekström等一项涉及29 423例患者的荟萃分析证实，干燥综合征或系统性红斑狼疮患者患MZL的风险增加。原发性或继发性干燥综合征与任何类型淋巴瘤风险增加6.5倍、唾液腺MALT淋巴瘤风险增加1000倍及其他结外部位淋巴瘤风险增加5倍有关。系统性红斑狼疮与任何类型淋巴瘤风险增加2.7倍和结外淋巴瘤风险增加12.9倍有关。涉及慢性抗原刺激的疾病，如系统性红斑狼疮、多发性硬化、桥本甲状腺炎，特别是干燥综合征，都是公认的发展为肺部MALT淋巴瘤的危险因素。由于环境风险因素，面包师和石油工人患眼部附件淋巴瘤和皮肤MALT淋巴瘤的风险分别增加。然而，这种风险尚未在肺MALT淋巴瘤中得到证实。

该例有类风湿关节炎病史，胸部CT显示双肺多发实变影伴支气管充气征，符合肺MALT淋巴瘤表现。肺部MALT淋巴瘤和气胸之间的关联极为罕见，通常与治疗毒性有关。淋巴细胞性间质性肺炎或其他罕见的肺淋巴增生性疾病引起的囊腔形成和破裂可能与肺MALT淋巴瘤中的气胸形成有关。

（福州肺科医院影像科　王　洁　提供）

5.病例5：女，42岁。咳嗽、咳痰3个月，气促半个月。无明显发热，外院考虑结核，行抗结核治疗2个月，症状改善不明显。辅助检查：白细胞计数正常，粒细胞百分比73.51%；红细胞沉降率正常。

胸部CT：左下肺实变影，可见支气管充气征、血管造影征，右上肺斑片影，肺门、纵隔淋巴结无肿大（图1-3-16）。

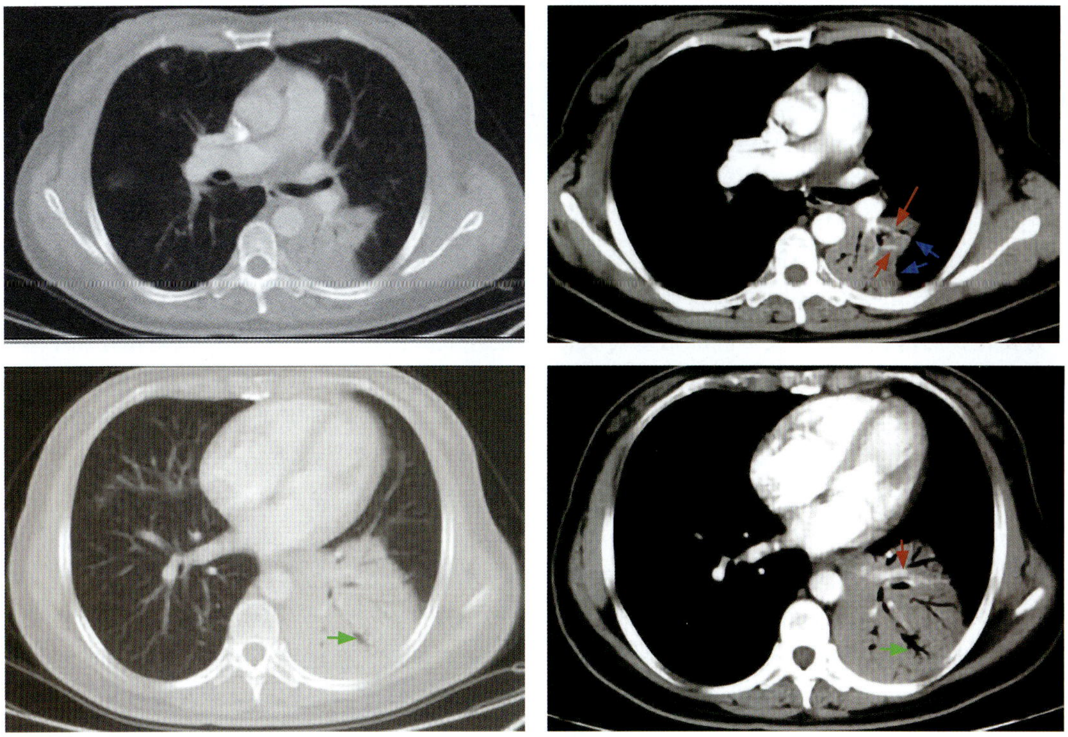

图1-3-16　胸部CT5

【诊断】 肺MALT淋巴瘤。

【诊断依据】 中年女性，病程较长，症状较轻，胸部CT显示左肺下叶实变影，边界相对清晰，平直、内收（蓝箭），邻近胸膜未受累，可见支气管充气征，远端支气管扩张（绿箭），增强扫描见血管造影征（红箭），右肺可见较小的片状磨玻璃影，以上特点支持肺MALT淋巴瘤诊断。另外，肺MALT淋巴瘤胸膜及叶间裂轻度累及或不累及，胸膜增厚少见，胸膜外脂肪层清晰，本例亦符合。患者行左下肺穿刺明确诊断，免疫组化CD20、CD79a强阳性；CD43、CD21弱阳性；CD3、CD5、CD23阴性。

【分析】 MALT淋巴瘤占西半球所有NHL的6%～8%。肺部MALT淋巴瘤的中位年龄为50～60岁，尽管已有年轻患者（＜30岁）的病例报道。肺MALT淋巴瘤临床表现无特异性，可有咳嗽、咳痰、痰中带血、胸痛、胸闷、低热等，有时会出现反复呼吸道感染，超过1/3的患者可没有任何症状。肺MALT淋巴瘤具有一定播散性，在就诊时40%以上的患者存在肺外器官受累，当肿瘤发生远处扩散时，优先扩散到其他黏膜部位而非淋巴结，最常见的肺外受累器官是胃，因此在初诊时有必要完善胃镜等检查排除肺外病灶。

肺MALT淋巴瘤可发生在任何肺叶或大气道，包括气管和主支气管。淋巴瘤浸润的位置和程度不同，在CT上表现出不同的特征。病变常为多发，无肺叶分布倾向性，实变和结节/肿块是最常见的模式。CT特征包括支气管充气征、边界清晰的晕征、血管造影征、支气管血管周围增厚、囊性支气管扩张和肺囊肿等。由于MALT与结内淋巴组织明显不同，肺MALT淋巴瘤较少累及胸内淋巴结，约15%的病例存在肺门或纵隔淋巴结肿大，但直径通常＜1.5cm。约10%的病例出现轻度胸腔积液，胸腔积液多为良性，与淋巴管和（或）静脉阻塞有关，也可能为病变靠近胸膜而发生的反应性渗出。

与肺MALT淋巴瘤影像学表现多样性相对应的病理变化是肿瘤细胞沿支气管血管树和小叶间隔蔓延，进一步浸润肺泡和细支气管壁，从而在影像学上形成实变（55%）、肿块（50%）或结节（50%）。病变随机浸润，表现为多叶、多灶共存的特点。淋巴细胞沿支气管和血管浸润，下层结构几乎完整，未被破坏的气道、血管显示支气管充气征（85%）和血管造影征。肿瘤细胞的浸润形成肺泡壁的增厚，使残留的肺泡腔塌陷，并产生丰富的纤维组织，这些纤维组织可以对支气管壁施加各种牵引，导致支气管扩张。含气支气管可呈串珠样不均匀扩张，扩张明显处呈空腔样或皂泡样的囊状含气影，边缘光滑，内无气-液平面。肿瘤浸润周围组织，引起轻度间质增厚或气腔不完全充盈，形成病灶边缘磨玻璃影或晕征（25%）。囊性病变通常与相关的淀粉样蛋白或轻链沉积有关。病灶内血管保持完整，血供较丰富，且肿瘤生长缓慢，对缺氧耐受好，故病灶中罕见坏死。空洞性病变提示为更高级别的淋巴瘤。

目前还没有最佳的肺部MALT淋巴瘤一线治疗策略。治疗选择包括手术、放疗、化疗、免疫疗法或无症状患者的“观望”（watch and wait，W&W）策略。

早期原发性肺MALT淋巴瘤是惰性的。Troch等发现肺MALT淋巴瘤具有自发消退的潜力。因此，在没有症状的情况下，肺部MALT淋巴瘤可能不需要立即治疗，可以W&W。Yan等比较了W&W与利妥昔单抗单剂或联合化疗（R/R-Chemo）治疗28例局限性原发性肺部MALT（IE期）患者的疗效。W&W队列和立即利妥昔单抗单剂或联合化疗队列的中位OS分别为78个月和76个月，无统计学意义。Lin等评估了953例早期原发性肺MALT淋巴瘤患者不同治疗方案的生存率。结果显示，无论是手术、化疗还是手术联合化疗都不能改善OS和癌症特异性生存率（CSS），这表明“观望”可能是一个合理的选择。

如果病变局限，可以考虑手术或放射治疗。近年研究显示原发肺MALT淋巴瘤患者对放疗高度敏感，低剂量放疗即可获得很好的局控率，对于已确诊且肿瘤较局限的患者，放疗可能成为新的根治性治疗首选，但放疗后仍有20%～30%的复发率。Husnain等分析了40例原发性肺部MALT淋巴瘤患者的临床数据。诊断时LDH升高、B症状、晚期且初次治疗后未能达到完全缓解（CR）的患者无进展生存期（PFS）较短。CT扫描显示，多灶性肺部疾病、肺外MALT淋巴瘤和空洞性病变的患者PFS较短。然而，没有任何临床或放射学发现与OS缩短有关。所有接受手术（$n=4$）和放射治疗（$n=3$）的患者均达到并保持CR。原发性肺MALT淋巴瘤表现出良好的疗效，15年OS为94.9%。放射治疗和手术是局部原发性肺部MALT淋巴瘤的潜在治疗策略。

在双肺或肺外累及、肿瘤复发或进展的情况下，可行化疗和（或）免疫治疗。目前对如何进行MALT淋巴瘤化疗并无定论。MALT淋巴瘤的传统单药治疗方案包括：苯丁酸氮芥、环磷酰胺或氟达拉滨。标准联合治疗方案为羟基柔红霉素＋环磷酰胺＋长春新碱＋泼尼松（CHOP）方案也已在MALT淋巴瘤患者中成功使用。但有研究显示，相比单药治疗，CHOP方案并未获得更高的治愈应答率。相比环磷酰胺或蒽环类药物，苯丁酸氮芥具有更好的PFS。由于肺MALT淋巴瘤表达CD20，已有多项研究尝试将利妥昔单抗单药或与化疗联合用于各期患者。IELSG-19研究（苯丁酸氮芥与苯丁酸氮芥联合利妥昔单抗治疗MALT淋巴瘤的随机试验）显示，与单药治疗组相比，双药治疗组的5年无事件生存率（event-free survival，EFS）（68% *vs* 50%）和完全缓解率（78%

vs 65%）明显更好，但不显著，两组的5年总生存率（OS）均为89%。添加利妥昔单抗获得的更好的应答率和EFS没有转化为改善的OS。尽管如此，利妥昔单抗-苯丁酸氮芥仍是最常用的一线治疗方案。针对AP12-MALT1融合基因的治疗亦在尝试中。

MALT淋巴瘤患者预后良好，总的5年生存率超过80%，中位生存率超过10年。MALT淋巴瘤的预后因素尚未得到明确证实。性别、诊断延迟、症状存在、病变是否为双侧、肺外受累等因素都不是预后依据。在包括所有疾病部位的多变量分析中，发现$β_2$-微球蛋白水平升高和根据Ann Arbor系统进行的Ⅳ期分类会影响预后。在一项对63例肺部MALT淋巴瘤患者的研究中，年龄和体能状态是影响总生存率的不良预后因素。一项涉及48例MALT淋巴瘤患者的回顾性研究未能确定任何预后因素。一项与干燥综合征相关的淋巴瘤回顾性队列研究显示活动性干燥综合征患者的预后较差。然而，该队列包括MALT淋巴瘤和DLBCL病例。Thieblemont等使用国际随机国际结外淋巴瘤研究组19（IELSG-19）试验（NCT 00210353）中401例患者的数据，通过Cox回归建立预后指数。对EFS保持最大预后意义的3个个体特征是年龄≥70岁、Ann Arbor Ⅲ或Ⅳ期和LDH水平升高。使用这三个参数构建的预后指数（MALT-IPI）确定了3组：低风险、中风险和高风险（分别对应于这些因素中0、1或≥2）。低、中、高危人群的5年EFS发生率分别为70%、56%和29%。MALT-IPI是一种简单、易用和有效的工具，可以识别有不良预后风险的MALT淋巴瘤患者，有助于为患者制订适当的治疗方案。

MALT淋巴瘤可长期局限于原发部位，仅在肿瘤的后期才发生系统性扩散，部分病例可向DLBCL转化。不像其他大多数肿瘤，即使在诊断时已有转移，也不会影响其预后或生存率。

6.**病例**6：男，74岁。胸闷、气促10天。

胸部CT：双肺多发结节（图1-3-17）。

【诊断】 原发性肺弥漫性大B细胞淋巴瘤。

【诊断依据】 患者行肺活检，病理显示弥漫性大B细胞淋巴瘤。免疫组化：LCA、CD20、CD79a、CD30和EBER阳性，CD3、CD15和CD34阴性。Ki-67指数为30%～40%。

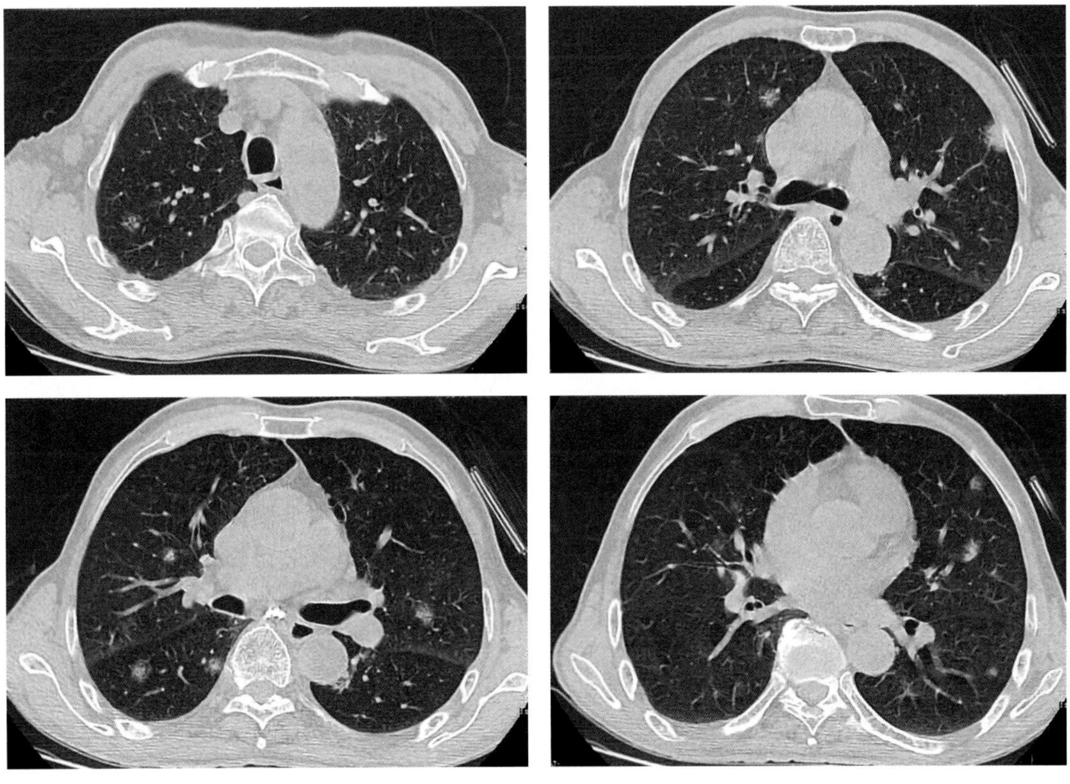

图1-3-17　胸部CT6

【分析】 弥漫性大B细胞淋巴瘤（diffuse large B cell lymphoma，DLBCL）由一组异质性肿瘤组成，是世界范围内最常见的NHL类型，占NHL的30%～40%。其发病率随着年龄的增长而增加，平均发病年龄为65岁。在2016年修订的WHO淋巴肿瘤分类中，DLBCL被定义为肿瘤性B淋巴细胞呈弥漫性生长，肿瘤细胞的核与正常组织细胞的核相近或大于组织细胞的核，细胞大小不小于正常淋巴细胞的2倍。80%～85%的病例不能被分配到任何特定的亚组/亚型，并被命名为DLBCL，非特指型（NOS）。DLBCL的几种亚型已被指定为不同的实体，包括原发性纵隔（胸腺）大B细胞淋巴瘤、中枢神经系统原发性DLBCL、原发性皮肤DLBCL，腿型、血管内DLBC、浆母细胞性淋巴瘤、ALK阳性DLBCL、富含T细胞/组织细胞的LBCL、LBCL伴IRF4重排、淋巴瘤样肉芽肿、原发性渗出性淋巴瘤和HHV8阳性DLBCL，NOS。

组织学上，肿瘤细胞较大，核仁明显，核分裂象易见，胞质较丰富，多呈双色性或嗜碱性，存在数量可变的背景反应性小T细胞和组织细胞。DLBCL的三种主要变体包括中心母细胞型、免疫母细胞型和间变性大细胞型。肿瘤细胞表达CD19、CD20和CD79a等泛B细胞抗原，以及PAX5、BOB.1和OCT2等B细胞转录因子。50%～70%的病例表达表面或细胞质免疫球蛋白，最常见的是IgM，其次是IgG和IgA。一般不表达T细胞标记和上皮细胞标记，Ki-67增殖指数较高（＞40%）。

根据基因表达谱，DLBCL-NOS分为两种不同的分子亚型，生发中心B细胞样（germinal center B-cell like，GCB）和活化B细胞样（activated B-cell like，ABC）亚型，10%～15%的病例无法分类。根据Hans分型，DLBCL被分为GCB和非GCB型。GCB型的免疫组化表现为：CD10（＋）、不论Bcl-6和MUM1表达如何；CD10（－）、Bcl-6（＋）、MUM1（－）。其他情况均为非GCB型。这些亚型来源于淋巴分化的不同阶段（起源细胞），依赖于不同的致癌机制。GCB亚类型表达通常在生发中心B细胞中检测到的基因，包括BCL-6和EZH2，ABC亚型的特征是慢性B细胞受体信号传导和核因子κB的激活。

5%～15%的DLBCL患者同时存在MYC和Bcl基因重排，被称为双打击淋巴瘤。发生重排的Bcl基因大多数为Bcl-2基因，少数为Bcl-6基因。同时存在MYC、Bcl-2、Bcl-6基因重排的疾病也被称为三打击淋巴瘤。2014年美国血液学年会会议上提出，免疫组化发现同时存在的MYC和Bcl-2表达的病变，并不一定提示着存在相应基因的重排。这种存在表达异常但不存在基因重排的疾病，被称为“双表达淋巴瘤”（double expressor lymphoma，DEL）。在2016年WHO分类修订版中其被定义为与染色体重排无关的MYC和Bcl-2蛋白的过度表达，其并非一个独立的诊断类别。DEL占新诊断DLBCL的20%～30%，目前广泛应用的免疫组化标准为MYC表达≥40%，Bcl-2表达≥50%。2016版分类将伴MYC和Bcl-2和（或）Bcl-6重排的DLBCL-NOS归类为高侵袭性B细胞淋巴瘤（HGBL）。定位于8q24的MYC基因重排（包括基因易位、扩增、突变）导致MYC蛋白高表达，可显著促进淋巴瘤细胞增殖及抑制P53介导的细胞凋亡；位于18q21的Bcl-2基因及3q27的Bcl-6基因均与肿瘤细胞凋亡受阻密切相关。这些基因及蛋白表达异常可能与淋巴瘤疗效不佳、容易进展复发相关。

肺DLBCL以结节或肿块为主，多表现为单发或多发的肺内结节或肿块状阴影，结节内可见坏死、空洞（图1-3-18），还可表现为弥漫性肺炎样改变（图1-3-19），其内有支气管充气征，病变有时发展快，病灶迅速融合，类似于炎性过程或肺血管炎的表现，一般无肺门、纵隔淋巴结的肿大。患者常表现为迅速长大的包块，部分患者还伴有浆膜腔积液（图1-3-20）。淋巴瘤出现浆膜腔积液主要原因是肿瘤的直接侵犯，其原因可能是：恶性肿瘤长期消耗致个体营养状况低下、低蛋白血症，有助于浆膜腔积液的形成；癌栓阻塞血管导致血液回流障碍，尤多见于血管内大B细胞淋巴瘤；淋巴回流受阻导致积液形成等。

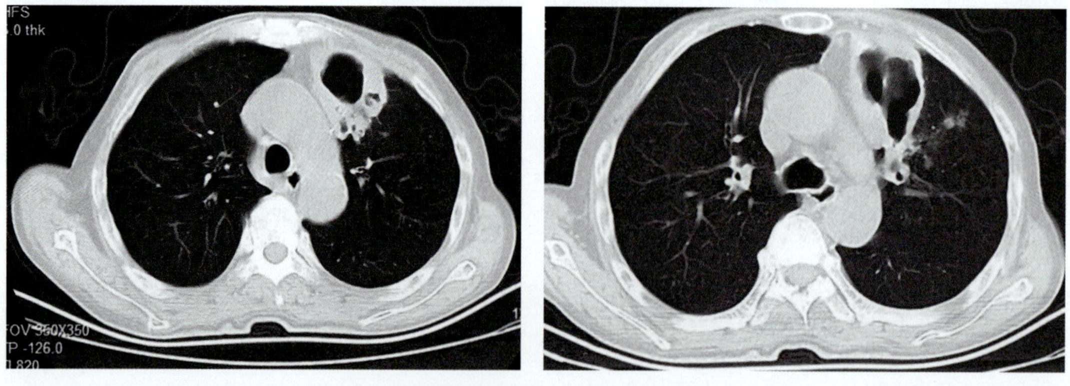

图1-3-18　男，63岁。左上肺主动脉弓旁见空洞影，洞壁薄厚不均，内壁光滑，病变周围散在磨玻璃结节、小斑片影，病变与周围组织界线清晰

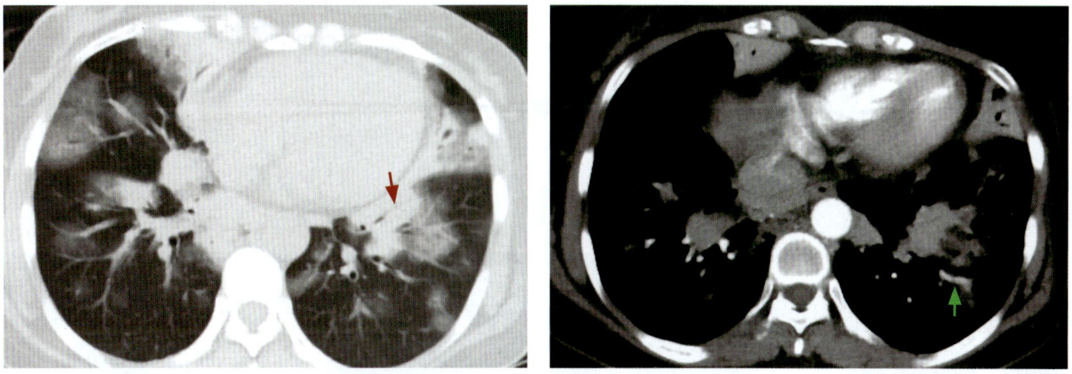

图1-3-19　女，53岁。双肺多发实变影和磨玻璃影，部分实变影内见支气管充气征（红箭）和血管造影征（绿箭），肺门、纵隔淋巴结无肿大

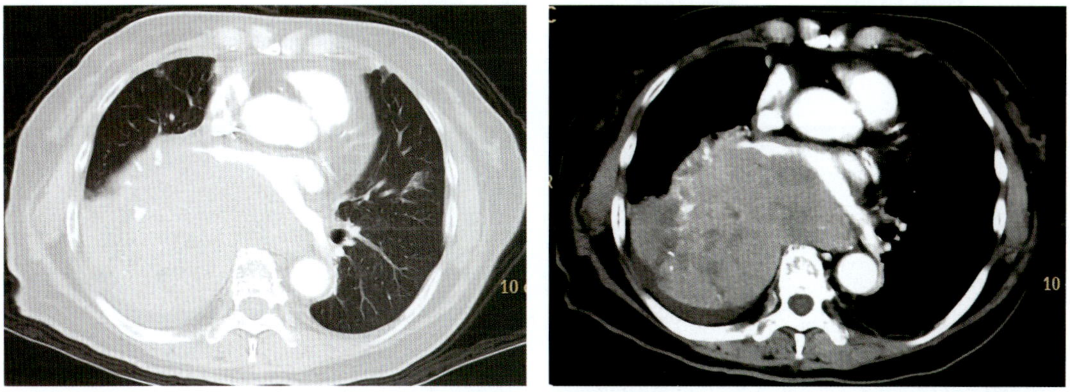

图1-3-20　女，74岁。右侧胸腔内巨大的肿块，伴右侧胸腔积液

DLBCL患者的标准治疗方法是R-CHOP方案（利妥昔单抗加环磷酰胺、多柔比星、长春新碱和泼尼松），可以治愈2/3的DLBCL患者。对Ann Arbor分期Ⅰ、Ⅱ期，无大包块的患者，推荐的一线治疗方案仍然是经典的R-CHOP方案3个疗程＋放疗或R-CHOP方案6个疗程或加放疗。对于存在大包块的患者，推荐的一线治疗则是R-CHOP方案6个疗程或加放疗。是否存在大包块的界限，由之前的10cm改为7.5cm。对于Ⅲ、Ⅳ期患者，R-CHOP仍然是标准的一线治疗方案。对部分存在大包块的患者而言，放疗也可有额外获益。DLBCL已经被视为可治愈的恶性肿瘤，但有30%～40%的患者最终复发/难治。复发/难治DLBCL的治疗一直是临床的难点。这些患者目前的治疗选择包括自体干细胞移植、嵌合抗原受体T细胞（chimeric antigen receptor T-cell，CAR-T）、双特异性T细胞衔接器（bispecific T cell engager，BiTE）、免疫调节药物、免疫检查点抑制剂、单克隆抗体、分子途径抑制剂、抗体-药物偶联物和表观遗传学修饰药物。CAR-T细胞是通过基因修饰的方法在T细胞表面嵌合特定的抗原受体，也就是CAR结构，它能特异性结合肿瘤抗原，引起T细胞的扩增、活化，并释放大量细胞因子，突出特点是高度特异性、非MHC限制性及强烈而持久的杀瘤效应。免疫调节药物如来那度胺可以干扰调节性T细胞（regulatory T cells，Tregs）的增殖、抑制Foxp3的表达，间接增强$CD4^+$/$CD8^+$T细胞的杀伤作用，达到抑制肿瘤生长、繁殖的作用。BiTE作为双特异性抗体中较为成熟的技术平台，特异性地与T细胞表面CD3和肿瘤细胞表面特异性抗原结合，通过募集和激活肿瘤附近的多克隆T细胞群，而不需要共刺激因子或主要组织相容性复合体（MHC）的识别，对肿瘤细胞进行持续地杀伤裂解。目前DLBCL的5年总生存率为60%～70%。

GCB亚型患者的预后通常优于ABC亚型患者（3年无进展生存率，75% *vs* 40%～50%）。当GCB型存在MYC基因重排时，5年无进展生存期（PFS）和OS均下降一半以上，若还伴有Bcl-2或Bcl-6基因重排，预后则更差。

7.病例7：男，57岁。间断发热伴胸闷、憋气4个月，加重1个月。患者4个月前无诱因出现发热，体温波动于37.5～38.5℃，发热无规律，伴胸闷、憋气，活动后为著，轻咳，咳少量白痰，于当地医院就诊，血常规未见异常，胸部CT显示双肺纹理增多，腹部B超显示脾大，给予抗感染、止咳治疗，效果不佳。1个月前患者发热频率及持续时间较前增加，体温最高39.4℃，午后为著，活动耐力较前下降，行心脏彩超示中度肺动脉高压（PASP 60mmHg），为进一步诊治而入院。发病以来体重较前减轻约10kg。辅助检查：血常规示WBC 4.65×10^9/L，NEUT% 66.1%，HGB 111g/L，PLT 172×10^9/L；CRP 72.14mg/L；生化：总蛋白56.4g/L，白蛋白30.2g/L，乳酸脱氢酶1093U/L；骨髓穿刺：骨髓细胞学、免疫组化染色、活检病理、骨髓染色体等检查均未见明显异常。CTPA示：肺动脉及其主要分支未见明显异常。

PET/CT：双肺弥漫分布磨玻璃密度影，以双下肺为著，伴有磨玻璃结节，双肺呈弥漫性FDG摄取增高，SUV_{max} 2.6～4.1（图1-3-21）。

【诊断】 血管内大B细胞淋巴瘤。

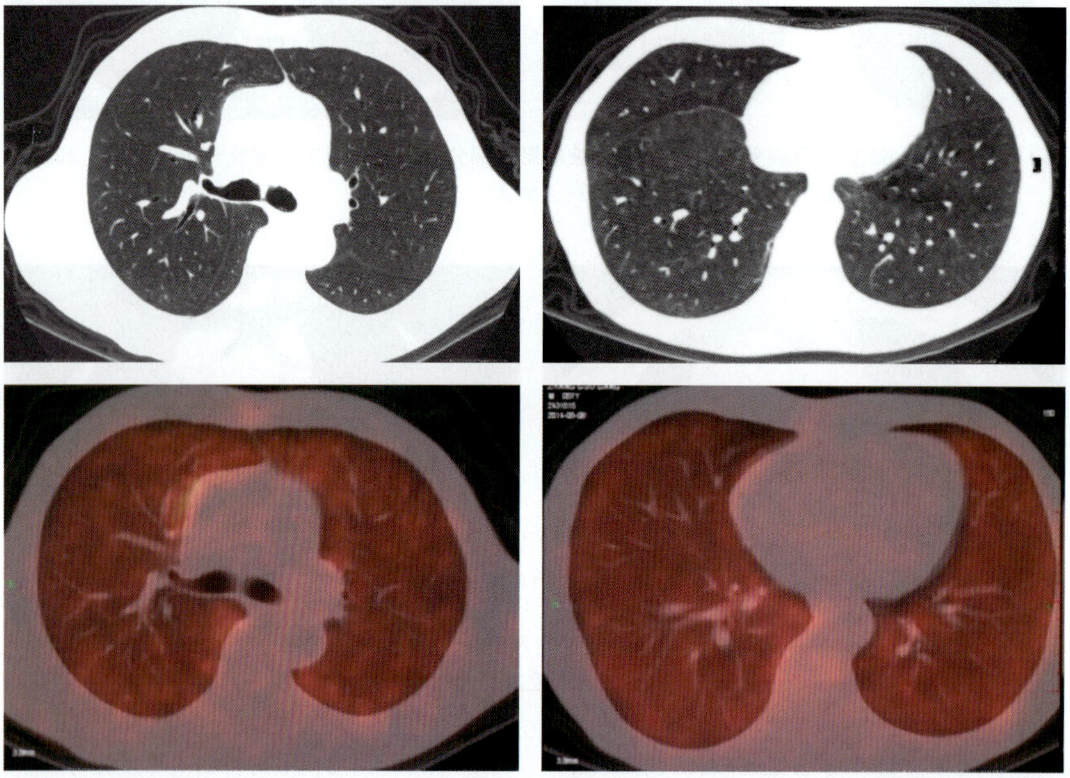

图1-3-21　PET/CT

【诊断依据】 老年男性，长期发热、胸闷、憋气，综合患者症状、体征及骨髓穿刺、骨髓活检及血常规、PET/CT、胸部CT等辅助检查结果，基本排除常见感染性疾病及白血病、实体肿瘤可能。结合患者贫血、脾大、乳酸脱氢酶明显升高和体重明显减轻，不除外淋巴瘤可能。患者有中度肺动脉高压，PET/CT显示双肺弥漫分布磨玻璃密度影，呈弥漫性FDG摄取增高，需考虑血管内大B细胞淋巴瘤诊断。患者左下肺活检示肺组织呈慢性炎，肺泡壁内见核大异型细胞弥漫浸润。免疫组化：CD20（+）、CD34血管（+）、CD31（+）、TTF-1（+）、Ki-67约40%。结合免疫组化，符合血管内大B细胞淋巴瘤（图1-3-22，图1-3-23）。

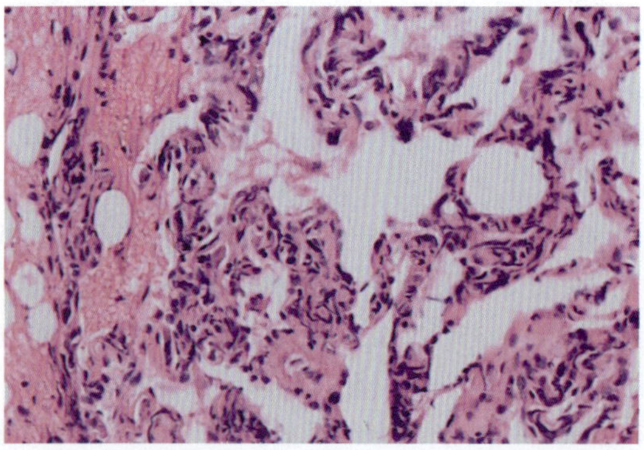

图1-3-22　肺泡间隔内见大量异型肿瘤细胞弥漫浸润，细胞体积大，胞质淡染、透亮

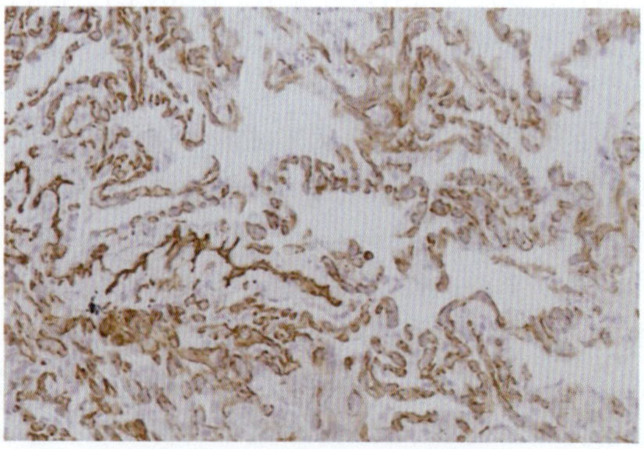

图1-3-23　CD31呈弥漫阳性

【分析】 血管内大B细胞淋巴瘤（intravascular large B-cell Lymphoma，IVLBCL）是一种罕见的结外大B细胞淋巴瘤，占全部淋巴瘤的比例＜1%，其特点为大量肿瘤细胞聚集在小或中等大小血管管腔，尤其以毛细血管和毛细血管后微静脉多见，易侵犯神经系统、皮肤、骨髓和肺等器官，淋巴结较少受累。1959年，Pfleger和Tappeiner首次将其描述为一种假定内皮来源的皮肤小血管肿瘤，名称为系统性增生性血管内皮细胞瘤病（angio-endotheliomatosis proliferans systemisata），也称为恶性血管内皮细胞瘤病和嗜血管性大细胞淋巴瘤。一些研究证实了其肿瘤细胞为具有B细胞表型的淋巴起源，支持IVLBCL更适合作为该疾病的名称。2008年，WHO淋巴造血组织肿瘤分类将其归类为一种独特的疾病实体和DLBCL的亚型，2022年WHO分类仍然保留该亚型。

肿瘤细胞选择性血管内生长的机制尚不清楚。Ponzoni等假设血管内生长模式可能继发于淋巴瘤细胞归巢受体的缺陷，例如缺乏黏附分子CD29（B1整合素）和CD54（ICAM-1），两者均参与跨血管淋巴细胞迁移，其缺失阻碍了淋巴瘤细胞穿越血管壁进入间质。然而，随后的研究并没有证实这些发现。Shimada等使用患者来源的异种移植物（PDX）模型发现，特异性黏附分子的表达没有损失。基因表达谱分析表明，与细胞迁移相关的基因集在正常外周血B细胞中富集，表明细胞迁移的抑制可能参与IVLBCL的发病机制。一些研究报道了肿瘤细胞在IVLBCL细胞中的PD-L1表达，表明PD-L1表达与IVLBCL发病机制之间存在关联。Suzuki等检测了34例IVLBCL中肿瘤性PD-L1的表达。共有12例（35%）显示PD-L1阳性。与PD-L1阴性组相比，PD-L1阳性组的存活率显著降低。PD-L1阳性组的预后较差可能是由与PD-L1表达有关的免疫逃避机制引起的。总之，IVLBCL细胞跨血管迁移和归巢机制缺陷导致其生长主要局限于血管内，呈现出与其他类型淋巴瘤不同的临床表现和不良结局。

IVLBCL的组织病理特点为单个或成簇淋巴瘤细胞分布于小或中等大小血管腔内，瘤细胞游离漂浮或黏附于血管壁生长，但血管结构尚完整；部分病例可见血管腔内纤维素性血栓、出血和坏死等现象。肿瘤细胞核大，胞质丰富，染色质较粗，核仁明显、核分裂象常见，形态类似DLBCL细胞。少数瘤细胞呈间变特征或较小细胞形态。部分病例在血管腔外可见少量/小灶肿瘤细胞。瘤细胞可以累及骨髓、肝脏和脾脏等，脑脊液和血液中极少查见肿瘤细胞。肿瘤细胞免疫表型表达广谱B细胞标志，包括CD20、PAX5、CD19、CD22、CD79a、OTC2、BOB1等，约38%的病例表达T细胞标志物CD5。75%～80%病例肿瘤细胞表达MUM1/IRF4，呈非生发中心免疫表型，约13%的病例表达CD10。此外，CD34和CD31标记血管内皮细胞可用于证实肿瘤细胞位于血管内。EBV原位杂交常为阴性。

据估计，日本每年有300～400例患者发生IVLBCL。2000—2013年，美国的IVLBCL年龄校正发病率为0.095，IVLBCL的发病率从2000年到2013年显著增加，原因为对该疾病的认识提高和更精确的诊断。该病多见于老年患者，60岁以上者占80%，男性稍多见。IVLBCL几乎累及所有器官，最常见的受累器官是皮肤、中枢神经系统（CNS）、骨髓和肺。由于患者无淋巴结肿大，许多病例初期也无明显外周血异常，骨髓检查也多无异常，因此早期诊断非常困难。由于疾病可为多系统病变，临床表现多种多样，无特异性，50%以上有B症状（不明原因发热、盗汗和消瘦等），其他临床表现包括肺动脉高压、肝脾大、血细胞减少及结外受累脏器受损等。实验室异常包括贫血、血小板减少，血清白蛋白水平降低，血清LDH、ESR、CRP、sIL2R和铁蛋白水平升高。

目前，根据临床表现（即神经、皮肤症状或噬血细胞综合征相关）将IVLBCL分为3个亚型：经典亚型、皮肤亚型和噬血细胞相关亚型（亚洲变异型）。经典亚型在欧洲国家主要累及皮肤和中枢神经系统。皮肤表现无特异性，最常受累的部位为躯干和四肢，最常见表现包括皮下结节状肿块或斑块，伴或不伴有出血，表面可有明显的毛细血管扩张，也可以出现溃疡。神经系统症状主要为脑循环障碍所致局灶性神经功能缺损，因受累部位不同而表现各异，类似于多灶性脑血管病变、脑梗死、脊髓和神经根病变、亚急性脑病及外周神经疾病或脑神经疾病等。亚洲病例只有少部分有典型的皮肤或中枢神经系统表现，多表现为髓质受累和噬血细胞综合征，主要包括全血细胞减少症和肝脾大，较易出现LDH升高、弥散性血管内凝血和多器官功能衰竭。2000年，Murase等总结了日本IVLBCL患者临床病理特点提出了“亚洲变异型”的概念，并制定了相关的诊断标准。包括：临床和实验室标准（至少需要2项）：①非骨髓性血细胞减少，至少影响红细胞和血小板两个谱系中的一个，以红细胞计数（＜3.5×10^{12}/L）或血红蛋白定量（＜110g/L）或血小板计数（＜100×10^{9}/L）为标准；②通过计算机断层扫描、超声或体格检查确定的肝大和（或）脾大；③没有明显的淋巴结肿大和实性肿块形成。组织病理学标准（3项都必须具备）：①在骨髓或外周血涂片中发现轻到中度噬血现象；②具有大细胞形态的增殖性肿瘤性B细胞的免疫表型证据；③肿瘤细胞局限在毛细血管、小血管内或血窦内。2004年，Ferreri等描述了一种“皮肤变体”，其疾病仅限于皮肤，倾向于发生在血小板计数正常的年轻女性患者中，并表现出明显更好的结果。在我们的病例中，患者为典型的亚洲变异型。

该病对肺的累及多见（约有60%），然而，原发的肺

IVLBCL很罕见。IVLBCL在胸部CT的表现非特异性，从正常影像、磨玻璃影到孤立或弥漫的多发小结节或实变均可出现（图1-3-24，图1-3-25）。最常见的胸部CT异常是双侧弥漫性磨玻璃影，这在组织病理学上与肺泡间隔内丰富的毛细血管广泛扩张并充填大量淋巴瘤细胞有关。微小结节的形成机制可能与肿瘤细胞浸润血管所形成的微小血栓及瘤栓有关。实变影可能与肿瘤细胞阻塞了外周小血管引起肺梗死有关。部分患者可合并小叶间隔增厚，提示淋巴和血液扩散。FDG-PET/CT是早期诊断IVLBCL的有用工具。肺部强烈和弥漫性FDG摄取而没有相应的CT异常表现，应考虑诊断IVLBCL。PET/CT检查对肺IVLBVL诊断有一定的假阴性，这是因为肺IVLBCL的早期肿瘤细胞在小血管内浸润生长，瘤体细胞体积相对较小。当肿瘤细胞数量较少时，其摄取的FDG不足，放射性浓聚低于PET/CT检测的范围，而出现假阴性结果。

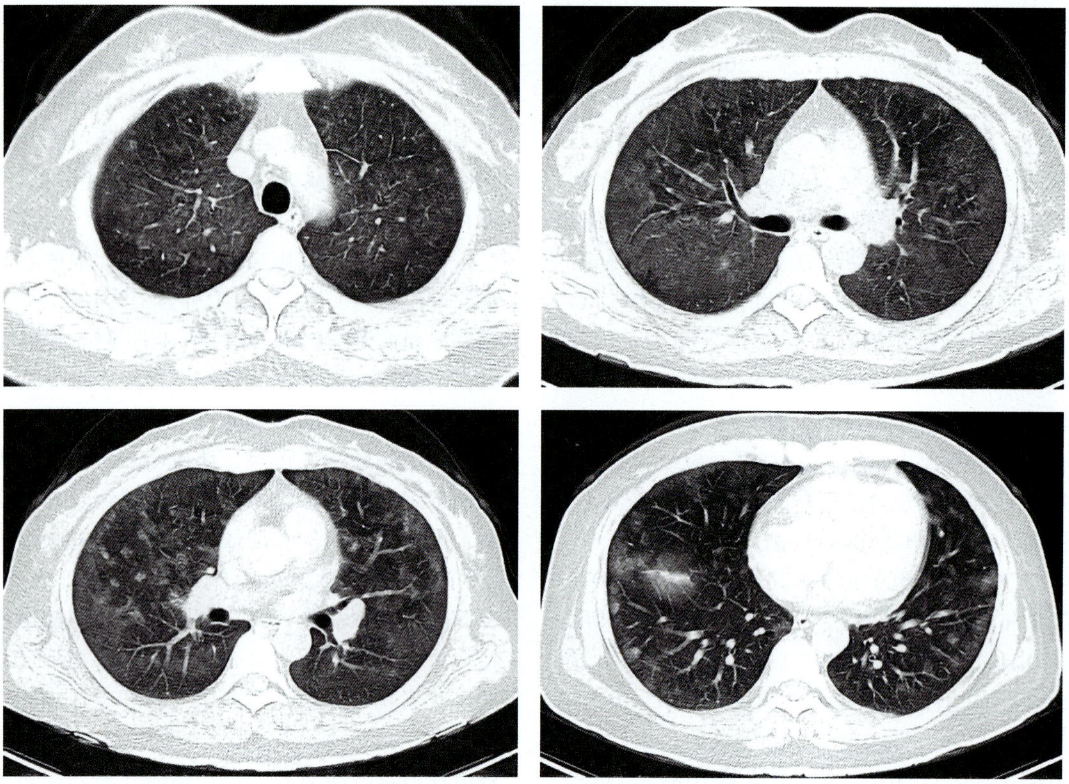

图1-3-24　女，49岁。间断咳嗽、胸闷1个月。双肺弥漫性分布磨玻璃影，伴多发结节和小叶间隔增厚

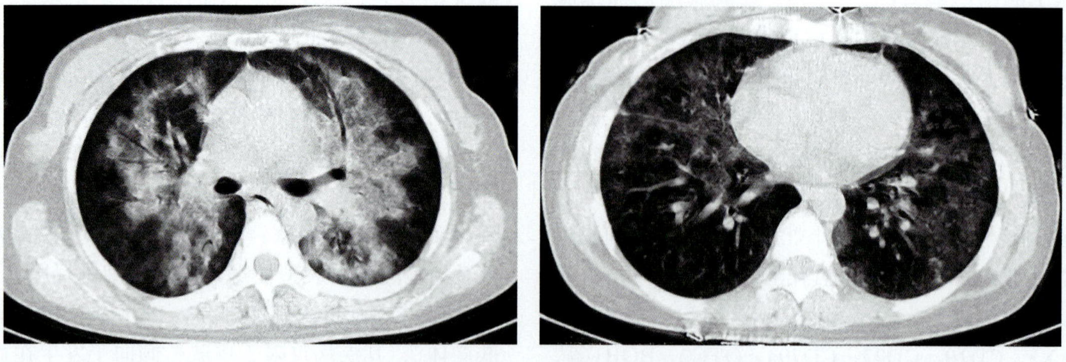

图1-3-25　女，35岁。咳嗽、气促1个月，发热2周。双肺向心性分布磨玻璃、实变影

目前尚无IVLBCL的最佳治疗方案，通常采用以蒽环类药物为基础的系统化疗方案。与CHOP相比，使用利妥昔单抗（R-CHOP）可显著改善疗效。在西方IVLBCL患者中，添加利妥昔单抗可提高完全缓解率（90% *vs* 50%）、无事件生存率（3年：89% *vs* 35%）和总生存率（3个月：89% *vs* 38%）。在日本，R-化疗组患者在诊断后2年的无进展生存率（PFS）和总生存率（OS）（PFS，56%；OS，66%）显著高于化疗组患者（PFS，27%；OS，46%）。Matsue等发现，约60%的IVLBCL患者在联合化疗后可能存活5年以上。R-CHOP方案可以改善IVLBCL患者的预后，但预后仍不理想。自体造血干细胞移植（ASCT）在小型回顾性研究中显示出额外的前景，3年PFS和OS分别为83%和89%，3年累积复发率为14%。对于年龄小于65岁或体能状况较好的患者行ASCT巩固治疗。

IVLBCL通常存在诊断延迟和预后不良。Rajyaguru等分析了344例IVLBCL患者的数据。诊断时的中位年龄为70岁。中位1年、3年和5年OS发生率分别为66.2%、51.8%和46.3%。倾向性匹配后，IVLBCL的5年OS与DLBCL-NOS相当（46.4% *vs* 46.5%）。女性和放疗预示有更好的OS。Boonsakan等发现C-MYC/BCL2双表达可能是一个有用的预后指标，与非双表达者相比，死亡率明显更高。Bonnet等对2000—2016年在LYSA合作小组中心接受治疗的65例IVLBCL患者进行了回顾性研究。诊断时的中位年龄为69岁（23～92岁）。最常见的淋巴结外受累部位是骨髓（$n=34$；52%）、中枢神经系统（$n=25$；39%）和皮肤（$n=21$；33%）。26例（41%）患者患有巨噬细胞活化综合征。肿瘤细胞经常呈CD5阳性（52%），非生发中心起源（86%）。Bcl-2表达率为87%，43%患者具有MYC/BCL-2双重表达。56例患者接受了含有利妥昔单抗的化疗方案治疗，其中73%的患者病情完全缓解。中位PFS和OS分别为29.4个月和63.8个月。自身免疫性疾病史、淋巴结受累、蒽环类药物缺乏或一线方案未强化与PFS恶化相关。高剂量甲氨蝶呤的使用与更好的PFS或OS无关。

（青岛大学附属医院PET/CT中心　武凤玉　提供）

8. **病例**8：男，60岁。间断咳嗽3个月余，发现双肺多发结节1个月余。患者3个月前无明显诱因出现咳嗽，无痰，稍感乏力，咳嗽迁延未愈，1个月前当地医院就诊，胸部X线片检查见双肺多发结节。发病以来体重减轻约5kg。辅助检查：β_2-微球蛋白2.32mg/L（↑）；血常规：白细胞9.78×10^9/L，嗜酸性细胞百分比5.4%。

胸部CT：双肺多发大小不等结节、肿块、片状实变影，可见支气管充气征，增强扫描肿块呈中度均匀强化（图1-3-26）。

【诊断】淋巴瘤样肉芽肿病。

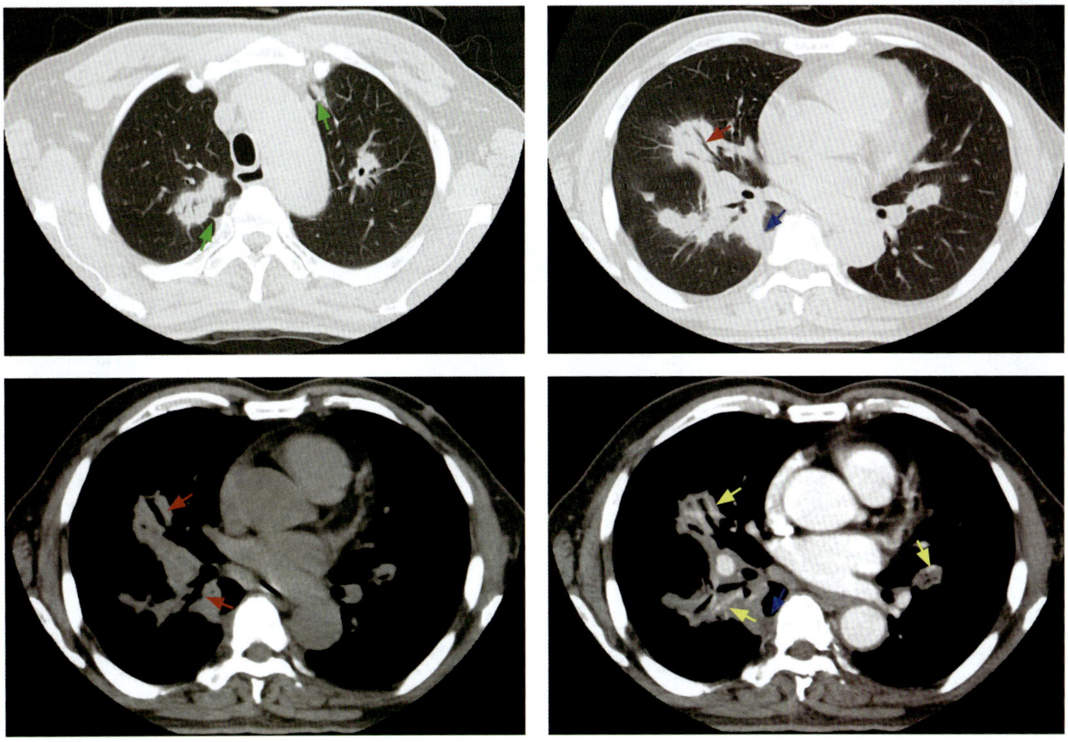

图1-3-26　胸部CT7

【诊断依据】 老年男性，临床症状轻微，发病以来体重下降明显，胸部CT显示双肺弥漫分布的多发结节状、片状高密度影，病变沿支气管血管束分布，内部可见支气管充气征、扩张支气管（红箭），边缘模糊，有分叶、毛刺、胸膜凹陷征（绿箭），邻近胸膜增厚（蓝箭），纵隔、双侧腋窝多发肿大淋巴结，增强扫描病灶呈均匀渐进性强化，可见血管造影征（黄箭）。本例影像学符合肺淋巴瘤特别是MALT淋巴瘤和淋巴瘤样肉芽肿病可能，但肺MALT淋巴瘤淋巴结肿大和外周结节影少见，故首先考虑淋巴瘤样肉芽肿病。患者行胸腔镜下左上肺肿物切除术，镜下见肺泡上皮残存和增生，呈大小不一的腺样结构，间质纤维组织大量增生，导致局灶性纤维化，小血管增生，大量组织细胞，浆细胞，淋巴细胞浸润，淋巴组织增生，结节周围肺泡腔内见较多组织细胞，肺泡上皮呈乳头状增生，结节内未见肉芽肿结节，PAS（-），未见菌丝。免疫组化示肺泡上皮：CK7、TTF-1（+）；淋巴组织：CD3（+）、CD20（+）、CD79a（+），CD30（+/-）；Ki-67 30%（+）；组织细胞：CD68（+）；小血管CD34（+）；SMA少数细胞弱阳性；EBER（+）。病理诊断淋巴瘤样肉芽肿病（图1-3-27～图1-3-34）。

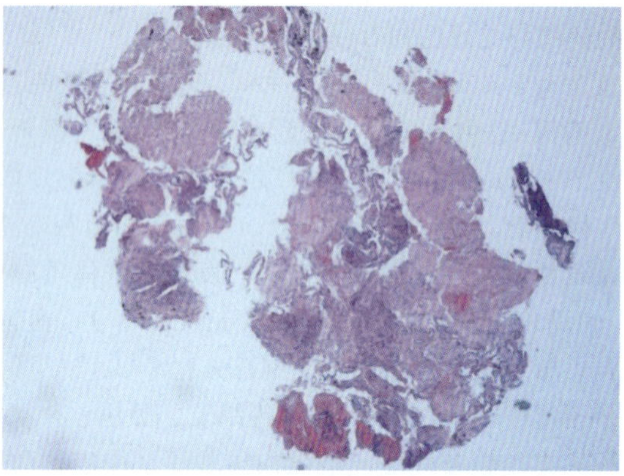

图1-3-27 淋巴细胞聚集成团，呈结节样表现

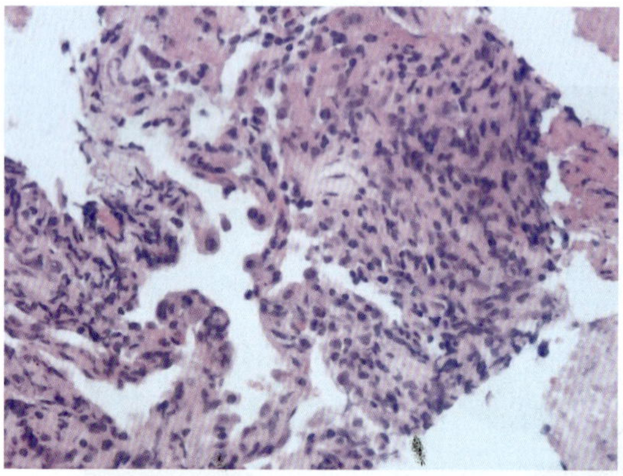

图1-3-28 淋巴细胞以B细胞增生为主

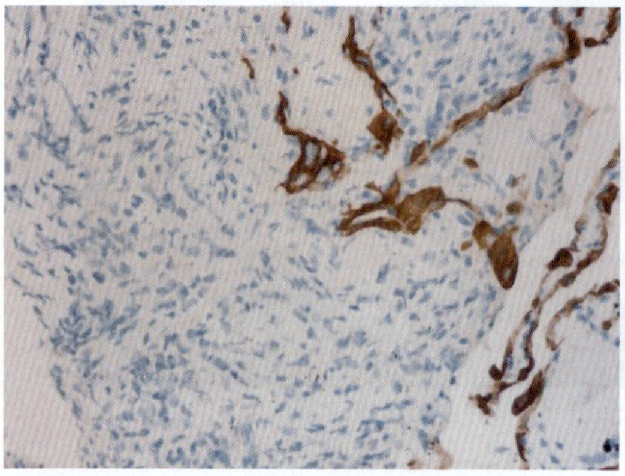

图1-3-29 CK7阳性

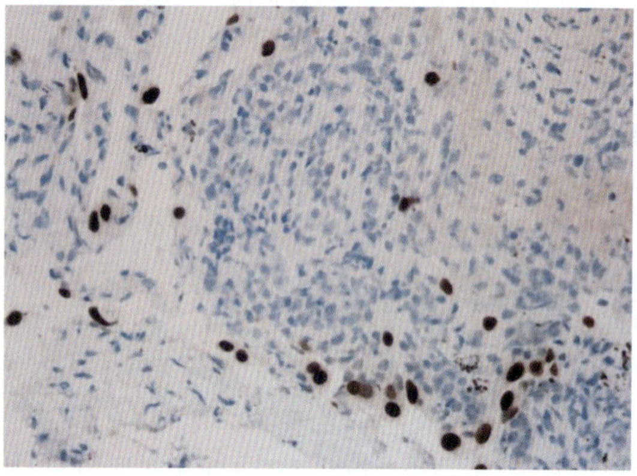

图1-3-30 TTF-1阳性

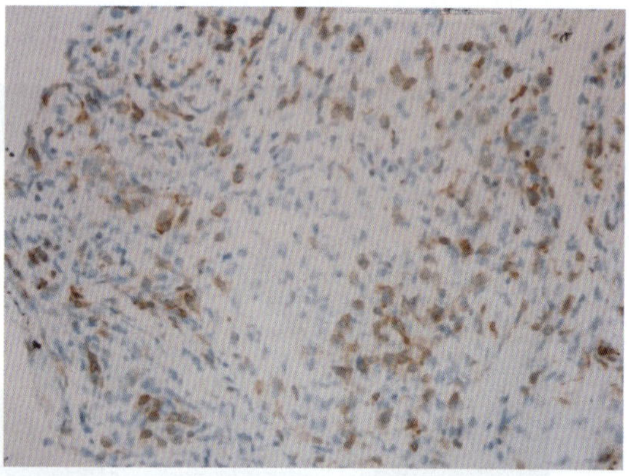

图1-3-31 CD3阳性

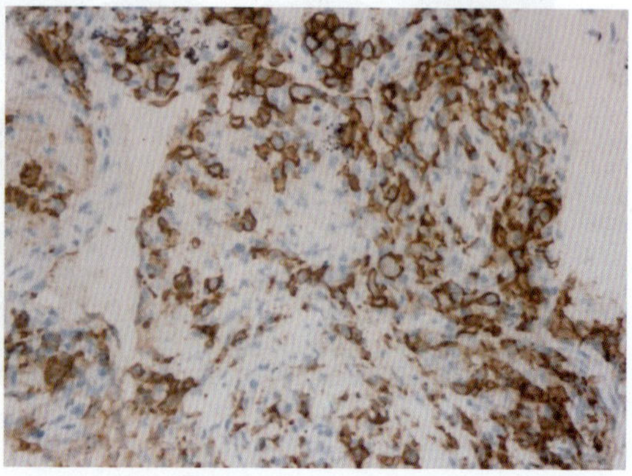

图1-3-32 CD20阳性

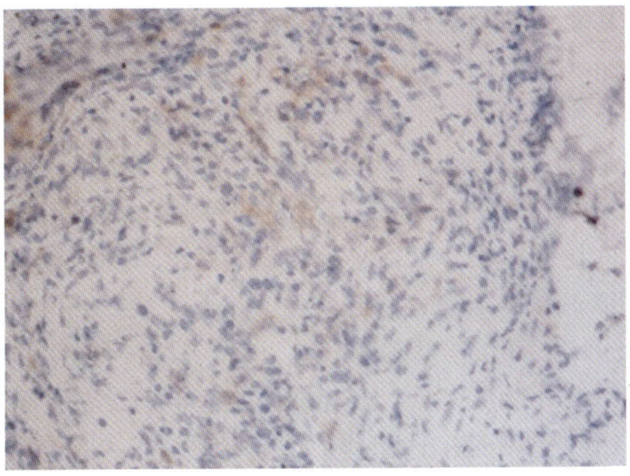

图1-3-33 CD30个别阳性

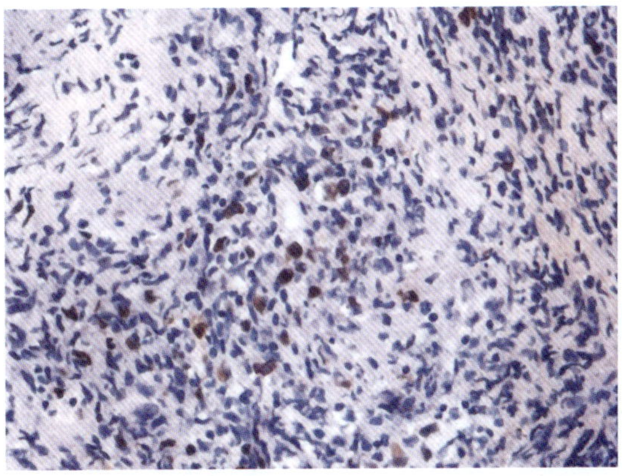

图1-3-34 EBER阳性

【分析】 淋巴瘤样肉芽肿病（lympomatoid granulomatosis，LYG），也称为血管中心性淋巴瘤和血管中心性免疫增殖性病变，是一种罕见的与EB病毒（EBV）感染相关的非典型B细胞混合大量反应性T细胞和组织细胞所组成的结外血管中心性和血管破坏性淋巴组织增生性疾病。Liebow等于1972年首次报道了这种疾病。他报道了40例患者肺部出现了肉芽肿性多血管炎样改变的结节性病变，并伴有血管炎，由于显微镜下发现大量T细胞，最开始被认为是一种T细胞淋巴增殖性疾病。Veltri等于1982年首次报道了一例LYG患者最初表现为重新激活的EBV感染。1990年，Katzenstein和Peiper在石蜡包埋的福尔马林固定组织上通过PCR技术在72%（21/29）的LYG病例中鉴定出EBV-DNA病例，并揭示了EBV在LYG发病机制中的作用。1994年，Guinee等通过免疫组化和LYG原位杂交证实了B［CD20（+）］细胞中存在EBV序列，T细胞［CD45RO（+）］中不存在EBV，免疫球蛋白重链基因重排的聚合酶链式反应分析在9例受试病例中的6例中发现了单克隆模式，而T细胞受体γ链基因重排分析在3例受试患者中呈阴性。在这些发现的基础上，他们假设大多数涉及肺部的LYG例代表了EBV感染的B细胞的增殖，具有显著的T细胞反应和血管炎，将这些病例与其他部位（如头部和颈部）的血管中心性"T细胞淋巴瘤"区分开来。1995年，Myers等也证实了一些LYG病例是与EBV感染相关的B细胞淋巴瘤，而另一些则是T细胞起源的，可能与EBV感染无关。根据WHO2001年造血和淋巴组织肿瘤分类，LYG是一种潜在的淋巴增生性疾病。2008年WHO将其分类为大B细胞淋巴瘤，并将其描述为结外、血管中心、富含T细胞的B细胞淋巴瘤。在2016年的分类中，它被归类为一种独特的成熟B细胞肿瘤。

EBV是一种普遍存在的人类疱疹病毒，主要感染B细胞，产生由EBV特异性细胞毒性T细胞和自然杀伤细胞介导的保护性免疫。EBV感染的免疫受损个体会严重阻碍EBV的根除，并且不能抑制EBV感染B细胞的增殖，而感染的B细胞易发展为LYG。目前尚不清楚EBV是直接引起该疾病，还是在免疫抑制条件下EBV再激活后的二次触发。LYG可能是特发性的，或发生在先天性或获得性免疫抑制的环境中，包括病毒感染、免疫抑制治疗、自身免疫病、器官移植和淋巴增生性疾病。

LYG发病年龄为40～60岁，偶见于有免疫缺陷疾病的儿童，男性多见，男女比例为（2～3）：1，在西方国家比在亚洲更为普遍。肺部是最常见的受影响部位（＞90%），同时或单独涉及的其他器官系统包括皮肤（20%～50%）、肾脏（15%～32%）、中枢神经系统（20%～38%）、肝脏（17%）、脾（10%）、上呼吸道和胃肠道，骨髓和淋巴结很少累及，肾上腺和心脏受累仅见于活检。

LYG的临床特征可以模拟感染性疾病、血管炎或恶性肿瘤。大部分患者临床多表现为呼吸道症状，如咳嗽、咯血、胸痛和呼吸困难。皮肤表现包括结节、红斑丘疹和溃疡，部分患者皮肤的病变可能先于肺部病变出现。神经系统受累可表现为周围神经病变或局灶性缺损。部分患者可出现发热、体重减轻、全身无力等淋巴瘤相关性症状。在病程的早期淋巴结较少受累，一旦病变快速进展和淋巴结肿大，说明病变已发展为弥漫性B细胞淋巴瘤。

典型的LYG具有组织学三联征，包括血管中心性多形性淋巴细胞浸润、血管炎和肉芽肿病变。在包含大量小的、反应性的、CD3阳性的T淋巴细胞以及分散的混合组织细胞和浆细胞的背景中存在不同数量的大的、非典型的、CD20阳性的B淋巴细胞。一般无中性粒细胞和嗜酸性粒细胞，亦无明显上皮样细胞肉芽肿和多核巨细胞。血管炎为淋巴细胞（主要是T细胞）的透壁性浸润，造成血管的闭塞，多为中小静脉和动脉的淋巴细胞性血管炎，呈现不同程度的凝固性坏死，缺乏通常血管炎常伴有的中性粒细胞。"肉芽肿病"一词用于描述淋巴浸润内坏死的局部区域，肺及其他结外组织一般见不到真正肉芽肿改变，但皮肤病变在皮下可见明显的肉芽肿性反应。

LYG免疫组化染色显示：小淋巴细胞大多数为CD2、CD3、CD4、CD45RO阳性的T淋巴细胞，少数为$CD8^+$的T杀伤细胞和$CD56^+$的自然杀伤细胞；不典型大淋巴细胞为CD20、CD79a阳性的B细胞，部分病例显示免疫球蛋白轻链限制性和重链基因重排阳性；EB病毒编码的小RNA（EBER）在非典型B细胞中阳性；CD15阴性。有学者依据浸润的EBV阳性非典型B细胞数量和血管坏死程度进行病变分级：1级病变以小淋巴细胞浸润为主，EBV阳性非典型B细胞＜5个/HPF，偶可见小灶坏死或无坏死；2级可见血管坏死及EBV阳性非典型B细胞（5～20个/HPF），但仍保持多形性，这是经典的和最常见的类型；3级病变与DLBCL、NHL一致，EBV阳性非典型B细胞数量明显增多（＞50个/HPF），坏死灶广泛存在。该分级与治疗以及预后相关，1、2级患者特别是病变局限于肺内者生存期较长，但仍有15%的病例进展为侵袭性淋巴瘤，3级均会进展为淋巴瘤。基因重组技术证明B细胞增殖在1级为多克隆，在2级为寡克隆或单克隆，在3级为单克隆。Song等检测了21例LYG活组织标本发现，带有特异性标志（$CD4^+$ $CD25^+$ $FOXP3^+$）的Treg细胞，在3级病变中明显多于1、2级病变。既往研究显示，Treg细胞较多的淋巴瘤中，EBV阳性的细胞会增多，表明Treg细胞会抑制T细胞的免疫活性导致EBV的持续感染，从而导致疾病的进展。免疫球蛋白基因重排研究显示，与1级（8%）相比，2级（50%）和3级（69%）的克隆重排百分比更高。随着组织学分级的增加，克隆性从多克隆疾病向单克隆疾病的转变可能代表了EBV感染的B细胞克隆的选择性转化。

LYG影像学缺乏特征性，以支气管血管周围、胸膜下及双肺下叶周边多发结节影最多见，伴有游走性和多变性的特征，结节周围可有磨玻璃样晕征（图1-3-35），有时也可见单发结节影（图1-3-36）、薄壁的囊状阴影或弥漫性浸润影。肺门、纵隔淋巴结肿大少见，可见胸腔积液和气胸。结节/肿块的中心低衰减、晕征和周围增强可能与LYG的血管侵袭性有关。

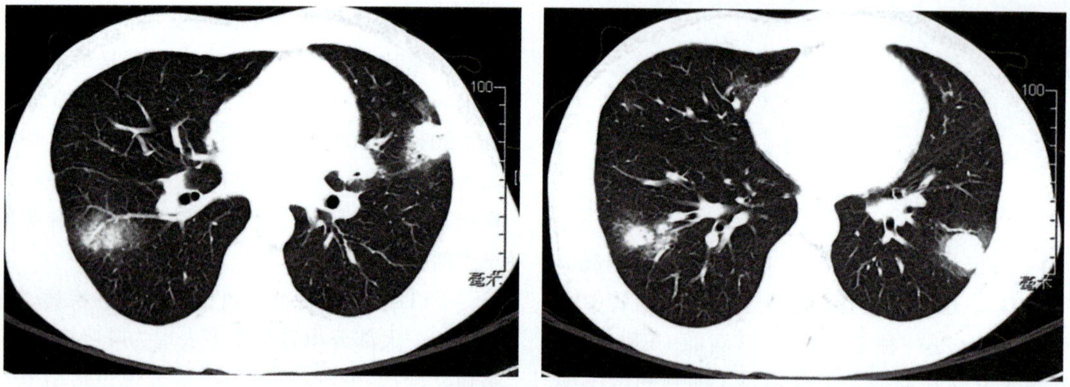

图1-3-35　男，57岁。双肺多发结节影，周围晕征明显

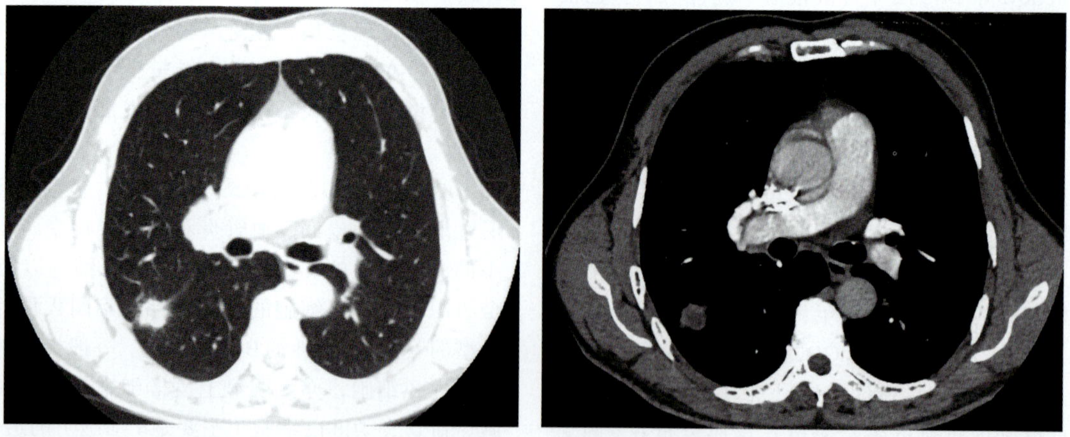

图1-3-36　右肺结节影，有毛刺、胸膜凹陷征，增强扫描不均匀强化，内可见大面积低密度无强化坏死区

目前，LYG尚无有效的治疗方法。治疗方案包括全身皮质类固醇、干扰素α-2b、利妥昔单抗、化疗和自体造血干细胞移植。对于有明确病因及高危因素的病例，首先治疗原发病及去除危险因素。多数个案报道表明，获得性免疫功能缺陷或者医源性免疫功能低下如人类免疫缺陷病毒、移植后长期使用免疫抑制剂，以及使用甲氨蝶呤、硫唑嘌呤等治疗类风湿关节炎、炎性肠病时，仅抗反转录病毒治疗HIV原发病，停用甲氨蝶呤等相应的药物可能会使该病得到缓解。对于无明显诱因的病例，治疗策略取决于症状的存在和严重程度、肺外受累的范围、病变的组织病理学分级和潜在疾病。低级别（1～2级）LYG可等待观察或给予抗病毒、利妥昔单抗、干扰素α-2b等治疗，以增强宿主的抗EBV反应，实现LYG的持久缓解。标准的联合化疗或类固醇治疗可能会恶化患者整体的免疫监视。部分患者在治疗中进展为高级别LYG，需要接受联合化疗。对于进展的1、2及高级别（3级）或有症状的晚期患者需要类似于弥漫性大B细胞淋巴瘤治疗的联合免疫化疗。Chavez等分析了9例接受利妥昔单抗化疗的肺LYG患者。总有效率为63.6%（完全有效率为36.44%）。中位总生存期和无进展生存期分别为23个月和12.2个月。对联合化疗无反应的患者还可尝试大剂量化疗加自体干细胞移植。对于中枢神经系统LYG，治疗上还可化疗联合局部放疗或手术切除。

LYG的临床病程是可变的。约20%的患者可能会出现自发缓解，但大多数病例通常是进行性的。接受免疫调节的1～2级患者可能会发展到3级，而3级患者的免疫化疗可能会削弱抗病毒反应，导致患者症状改善后再次复发。低级别、无症状且局限于肺部可能预示着更有利的预后。高级别、有症状的进行性或广泛的多器官疾病（特别是涉及神经系统的疾病）可能预示着不良预后。LYG预后不良，平均生存期2年，5年死亡率60%～90%。

9.**病例**9：男，46岁。皮肤瘙痒2个月，发热、气短、咳嗽1周。患者2个月前皮肤瘙痒，伴头痛，1周前无明显诱因出现发热，体温波动于39～40℃，伴气短、咳嗽。查体：颜面部、前胸满布红斑丘疹，双颈部、腋下淋巴结肿大，质软，活动，无压痛。辅助检查：血常规正常；生化：白蛋白32.5g/L；肾功能：尿素氮：9.79mmol/L、肌酐：689.0μmol/L。腹部B超示肝脾大。

胸部CT：肺门、纵隔多发肿大淋巴结（图1-3-37）。

【诊断】 淋巴瘤。

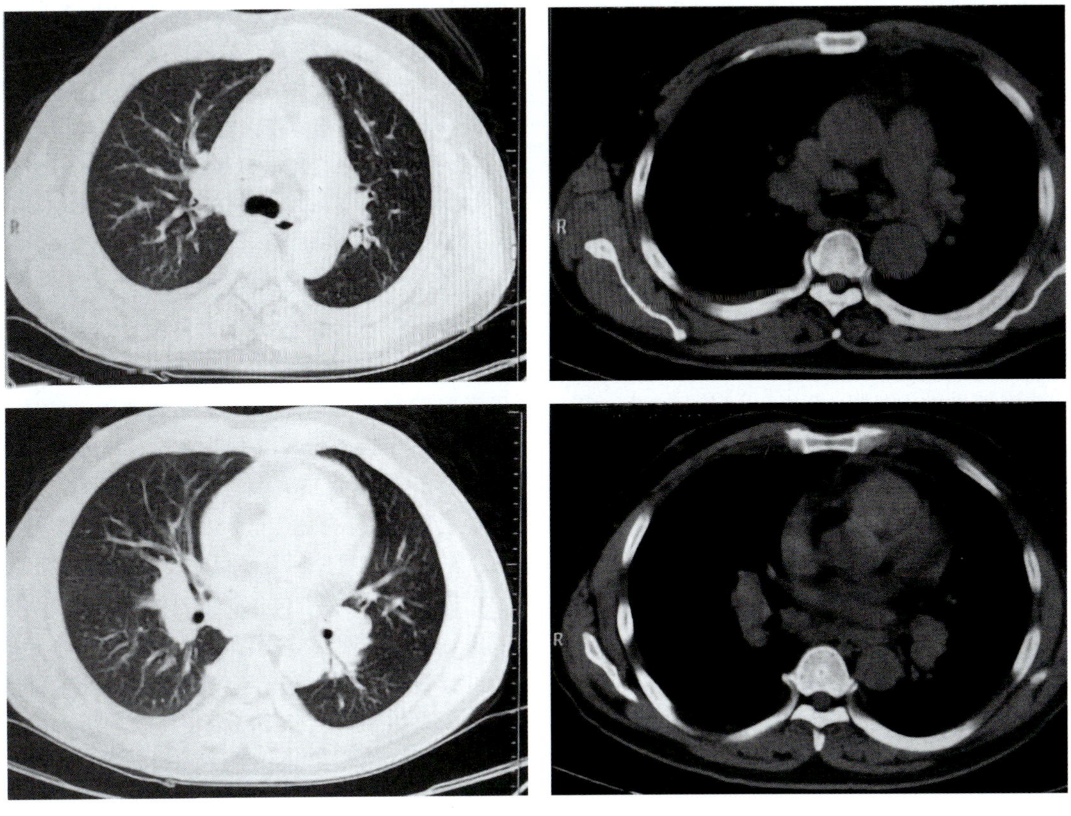

图1-3-37　胸部CT8

【诊断依据】 中年男性，病史较短，有发热、皮肤瘙痒症状，肝脾大，肾损害明显，颈部、腋下多发无痛性淋巴结肿大，胸部CT显示肺门、纵隔淋巴结肿大，虽融合不明显，但结合患者症状和多部位淋巴结肿大，首先考虑淋巴瘤可能。患者入院后给予激素治疗体温控制尚可，但迅速出现颜面、双下肢水肿，患者左侧颈后淋巴结活检，送检组织大小约1cm×1cm，包膜完整，切面灰白，光滑，质中，镜下见成片分布的胞质透明细胞，淋巴结结构破坏；可见广泛分布的增生的高内皮静脉、散在分布的异型细胞，散在的中性粒、嗜酸性粒细胞及浆细胞浸润；淋巴结内异位的涎腺组织；淋巴结实质内散在分布的大核异型细胞，考虑血管免疫母细胞性T细胞淋巴瘤累及涎腺组织。免疫组化：CD45（＋＋＋）、CD3（＋）、CD10（＋＋）、vim（＋＋）、S-100（＋）、CD20（＋）。患者入院1周后死亡。

【分析】 血管免疫母细胞性T细胞淋巴瘤（angioimmunoblastic T-cell lymphoma，AITL）属于外周T细胞淋巴瘤的一种特殊亚型，占非霍奇金淋巴瘤的1%～2%，占外周T细胞淋巴瘤的15%～20%，以严重的免疫失调与炎症反应为主要临床特征，组织形态上表现为滤泡树突状细胞（follicular dendritic cell，FDC）和高内皮小静脉显著增生，伴有大量炎症细胞浸润，形态异常的透亮小-中等大小淋巴细胞弥漫性增生围绕于血管周围。

AITL最早在1974年由Frizzera等报道，定义为一种癌前病变，命名为免疫母细胞性淋巴结病、血管免疫母细胞性淋巴结病伴异常蛋白血症和淋巴肉芽肿病X等。20世纪80年代末期，该病被认为是一种T细胞淋巴瘤。1994年，首次提出AITL概念被并被WHO采用。同一时期，病理学家发现，AITL的肿瘤细胞是胞质透亮的小至中等大小的淋巴细胞而非免疫母细胞。21世纪初，病理学家发现这些胞质透亮的淋巴细胞表达CD10和CXCL13。进一步研究发现，AITL的肿瘤细胞起源于CD4阳性滤泡辅助性T细胞（follicular helper T cell，TFH），因此，在2022年第5版WHO淋巴及造血肿瘤分类中被重新命名为淋巴结滤泡辅助T细胞淋巴瘤（nodal T-follicular helper cell lymphoma，nTFHL），血管免疫母细胞亚型。名称的改变是为了强调其与另外两种亚型滤泡型和非特指型均属于nTFHL家族，其临床、免疫表型及基因表达谱具有相似特征。

AITL具体病因尚不清楚，虽然大部分患者在诊断明确前有感染和服用药物史（尤其是抗生素），以及具有自身免疫性疾病的临床表现，对患者出现自身免疫性疾病的解释更倾向于与患者的免疫缺陷及免疫紊乱有关，而非因感染和服用药物所致。目前认为EBV的潜伏感染可能在TFH的活化过程中起关键作用。机体在免疫紊乱或抑制情况下发生病毒感染（主要是EBV），从而诱导B细胞多克隆性增生，B细胞通过主要组织相容性复合物Ⅱ类分子，将其表面的EBV蛋白信号传递给TFH，上调CD28配体表达，为T细胞活化提供抗原和刺激信号，促使其分泌趋化因子CXCL13，CXCL13则作用于B细胞致其活化增生，形成一个免疫刺激反馈链。这一假说阐明AILT中EBV、TFH、B细胞和细胞因子之间的复杂关系，也可解释AITL患者可继发DLBCL。EB病毒除了通过直接介导免疫调节从而影响AITL的发生，AITL中EB病毒相关基因的共表达也可能有助于免疫逃逸或感染细胞的存活，从而参与促进疾病的发展。另外，促血管物质在AITL中存在高表达，血管介质刺激肿瘤性血管增生，增生的血管内皮表达血管内皮生长因子（VEGF），通过自分泌作用形成正反馈环，不断诱导高内皮血管增生，从而使AITL呈现独特组织学特征及临床表现。

在基因遗传方面，75%～90%的患者有T细胞受体单克隆基因重排，主要为TRB、TRD及TRG基因的重排，25%～30%的患者存在克隆性免疫球蛋白基因重排，而且与增生的EBV＋的B细胞有关。AITL的细胞遗传学异常包括第3、5、11q13、18、19、22q和X染色体的增益以及13q缺失等染色体异常，3、5号染色体三体和X附加染色体是最常见的染色体畸变。在分子遗传学上，AITL中存在着广泛的体细胞基因突变，常见突变类型包括RAS同源基因家族成员A（RhoA）、甲基胞嘧啶双加氧酶2（TET2）、甲基化转移酶3A（DNMT3A）、异柠檬酸脱氢酶2（IDH2）以及TCR通路如磷脂酶C-γ1、CD28及FYN等相关基因突变。

AITL多见于老年患者，平均发病年龄为63岁，男性略多于女性。80%以上患者在确诊时即为中晚期，淋巴结是最常见受累部位，临床症状表现为发热、盗汗、皮肤瘙痒、皮疹、浅表淋巴结肿大、肝脾大、骨髓侵犯、浆膜腔积液等。由于AITL常伴随B细胞的增殖和活性异常，所以AITL患者还经常伴有自身免疫紊乱，50%以上患者实验室检查可见循环免疫复合物、自身抗体、自身免疫性血小板减少、溶血性贫血、高丙种球蛋白血症及LDH、β_2-微球蛋白升高。部分患者可出现Coombs试验阳性、冷球蛋白血症和冷凝集素等。血常规可表现为贫血、淋巴细胞减少、血小板减少、嗜酸粒细胞增多。

AITL组织特点包括：淋巴结结构破坏，可有边缘窦或滤泡残存，可见多形细胞浸润，包括小至大型胞质透明的异型T淋巴细胞、浆细胞、嗜酸性粒细胞和组织细胞等；组织中可见分支状内皮血管增生；滤泡外FDC增生形成网状结构，部分围绕血管分布；副皮质区可散在出现B免疫母细胞样大细胞，部分呈RS细胞样，具有B细胞表型，其EB病毒呈阳性。AITL的大B细胞不仅仅是一个形态学特征，而且可能是AITL发生、发展、预后和治疗密切相关的一个重要因素。

肿瘤细胞在组织构成中仅占少数，这是由于AITL起源于TFH，可释放多种细胞因子和趋化因子，招募各类炎性细胞并大量浸润，由此构成了AITL复杂的炎性背景，这种复杂的背景细胞成分也是AITL易被误诊的主要原因之一。根据滤泡增生、退化及消失程度可将AITL分为3种亚型：Ⅰ型，淋巴结结构被部分保留，可见许多增生的淋巴滤泡，套区发育不良，皮质区分界不清；Ⅱ型，淋巴结结构大部分被破坏，残存的滤泡呈退行性改变；Ⅲ型，淋巴结结构完全破坏，没有滤泡存在，FDC明显不规则增殖，并伴有广泛的血管增生及多形性浸润。

AITL肿瘤细胞起源于生发中心的滤泡细胞，肿瘤细胞表达辅助性T淋巴细胞特异性标志物：CXCL13、PD-1、CD10、Bcl-6、CD200、CXCR5、ICOS、SAP和MAF；亦表达T细胞分化抗原：CD2、CD3、CD4、CD8、CD45RO，且常有1～2种标志物缺失表达；间接性抗原：增生的FDC表达CD21、CD23、CD35，通常包绕分支状高内皮小静脉生长；20%～30%患者表达CD30。CD10在AITL肿瘤细胞中高表达，在其他外周T细胞淋巴瘤中不表达，是诊断AITL的特异性标志物。CXCL13是CXC样趋化因子的重要成员，主要由次级淋巴组织中的TFH、树突状细胞及部分间质细胞表达和分泌。在AITL中，由于TFH细胞的单克隆增生，出现了表达CXCL13的FDC增生、多克隆的B细胞增生等组织学表现，临床表现为免疫功能异常。CXCL13可作为诊断AITL的特征性标志之一，提高诊断率。PD-1属于CD28受体家族成员，具有调节细胞免疫功能，也是生发中心TFH的特异性标志物，高表达于AITL肿瘤细胞中。CD200是Ⅰ型免疫球蛋白超家族膜糖蛋白成员之一，与B7共刺激受体家族有关。在许多AITL病例中，CD200和PD-1染色优于CXCL13染色。Bcl-6是生发中心细胞标志物，在AITL肿瘤细胞的阳性率可达60%。75%～90%的病例显示TCR基因重排。

AITL尚缺乏标准化疗方案，最常用治疗的方案是CHOP或R-CHOP类方案，尽管这种传统的化疗的缓解率较高，但疗效持续时间短、停药后数月内很快复发，远期疗效差。CHOP方案的5年总生存率约为30%。一项德国非霍奇金淋巴瘤研究（DSHNHL试验）结果显示，与CHOP单独治疗相比，年龄＜60岁且LDH水平正常的AITL患者接受CHOP方案联合依托泊苷（CHOEP）治疗，3年无事件生存率（EFS）明显提高（70% *vs* 51%），尽管未观察到总体生存率的差异。抗CD30及CD52靶向治疗为AITL的治疗提供了新的选择。造血干细胞移植亦显著提高了AITL的5年生存率。AILT属于全身系统性疾病，呈高侵袭性、进展快、预后差，中位生存时间不超过3年。

10. **病例**10：男，39岁。发热、咳嗽、咳痰2周。患者2周前受凉后出现发热，最高温度达39.5℃，咳嗽，咳白色泡沫痰，给予“哌拉西林他唑巴坦、左氧氟沙星”治疗1周，仍发热，体温波动于38～39℃。发病以来体重减轻约2kg。

胸部CT（2012.08.04）：双肺弥漫性病变，多发结节、斑片影，纵隔淋巴结无明显肿大（图1-3-38）。

胸部CT（2012.08.12）：病变较前进展（图1-3-39）。

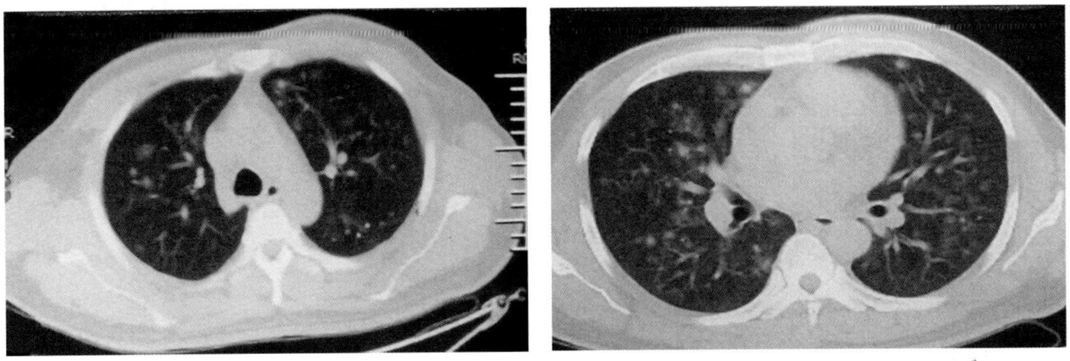

图1-3-38　胸部（2012.08.04）

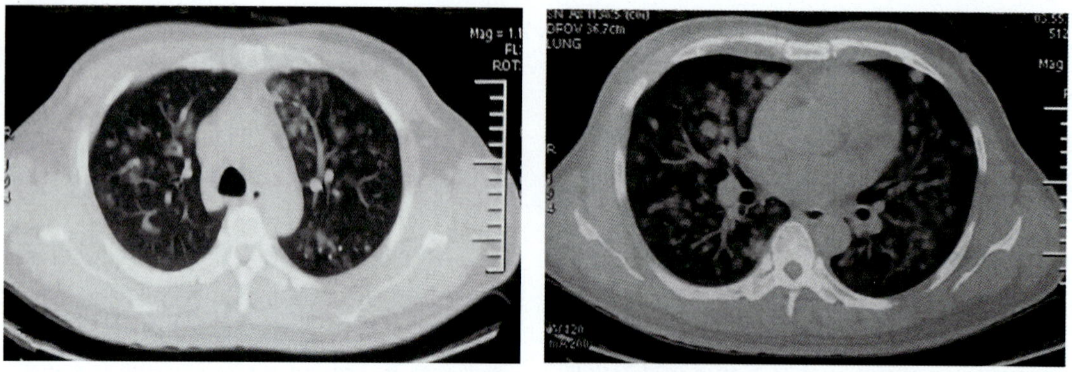

图1-3-39 胸部CT（2012.08.12）

【诊断】 肺原发性T细胞淋巴瘤（非特指型）。

【诊断依据】 患者入院后完善相关检查，8月13日血常规示：白细胞3.57×10^9/L、红细胞4.82×10^{12}/L、血红蛋白148g/L、血小板93×10^9/L；8月17日血常规示：白细胞2.48×10^9/L、红细胞4.14×10^{12}/L、血红蛋白124g/L、血小板90×10^9/L；骨髓检查示粒、红细胞比例正常，粒、红、巨噬细胞系增生活跃；8月13日肝功能：谷草转氨酶61U/L，白蛋白35.9g/L，$β_2$-微球蛋白7.09mg/L；8月17日肝功能：谷草转氨酶77U/L，白蛋白33.4g/L，$β_2$-微球蛋白6.45mg/L；肿瘤标志物均在正常范围；红细胞沉降率7mm/h；痰涂片检查未查到抗酸杆菌；血培养5天未见异常；腹部、甲状腺、前列腺B超未见异常，颈部浅表及后腹膜未见肿大淋巴结。CT引导下右肺上叶病变穿刺活检，细胞学查到癌细胞，病理诊断：肺泡壁内见增生的小圆细胞（图1-3-40），免疫组化：LCA（+）、CD3（+）、CD45RO（+）、CD20（-）、CD30（-）、ALK（-）、CD79α（-）、TdT（-）、CD56（-）、P63（-）、CEA（-）、CK5/6（-）、TTF-1（-）（图1-3-41，图1-3-42）。考虑为外周T细胞淋巴瘤，另行颅脑CT、腹部CT、骨骼ECT检查均无明显异常，最后确诊为肺原发性T细胞恶性淋巴瘤（非特指型）。患者于外院行CHOP（环磷酰胺、多柔比星、长春新碱、泼尼松）方案化疗2次，终因病情进展于2012年10月22日死亡。

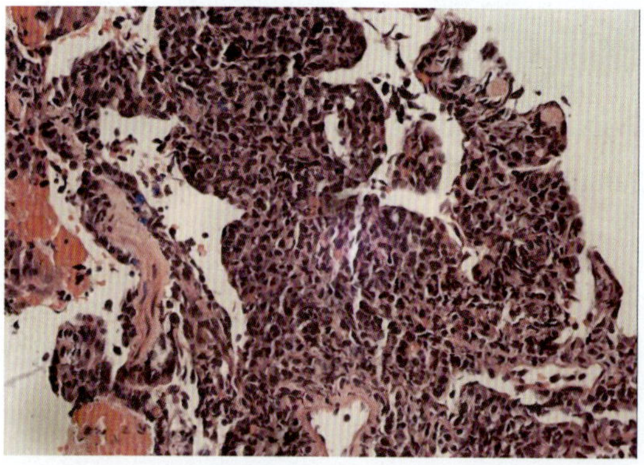

图1-3-40 肺泡壁内见增生的小圆细胞（HE染色，400×）

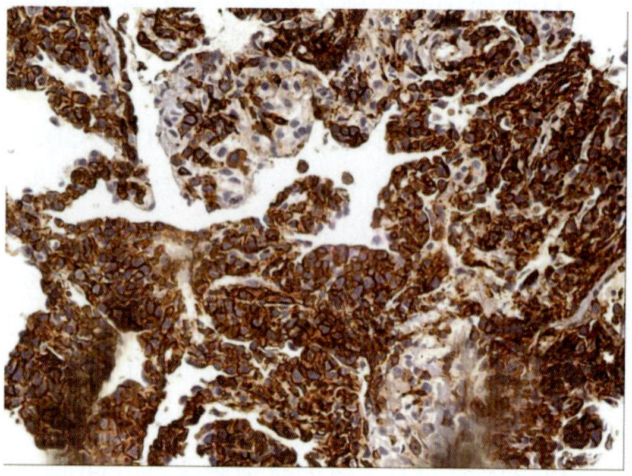

图1-3-41 瘤细胞LCA（+）EnVision法

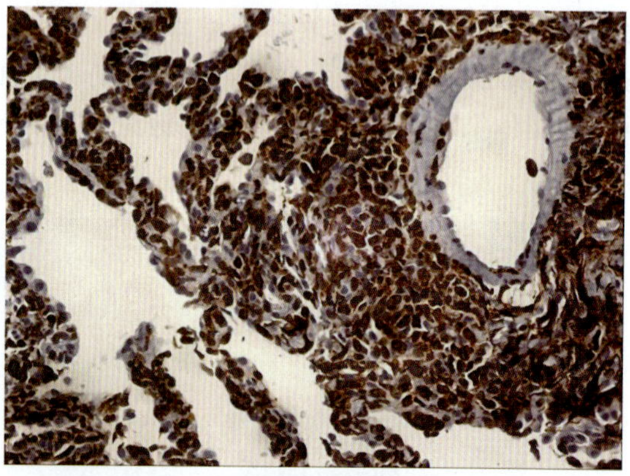

图1-3-42 瘤细胞CD3（+）EnVision法

【分析】 外周T细胞淋巴瘤（peripheral T-cell lymphoma，PTCL）是一组由成熟、胸腺后或外周T细胞和自然杀伤细胞引起的异质性淋巴瘤，在西方世界占NHL的5%～15%，我国为21.4%。在欧美人群中，外周T细胞淋巴瘤非特指型（PTCL-non otherwise specified，PTCL-NOS）是PTCL最常见的亚型，约占PTCL的25.9%，其次是AITL（18.5%）、结外NK/T细胞淋巴瘤，鼻型（extranodal NK/T-cell lymphoma，nasal type，ENKTCL-NT）（10.4%）、成人T细胞白血病/淋巴瘤（9.6%）、间变性淋巴瘤激酶（aplastic lymphoma kinase，ALK）阳

性间变性大细胞淋巴瘤（anaplastic large cell lymphoma，ALCL）(6.6%)、ALK阴性ALCL（5.5%）和肠病相关T细胞淋巴瘤等。

PTCL-NOS在欧美和亚洲国家分别占所有NHL的7%～10%和15%～22%。由于其在形态学、免疫学、遗传学和临床表现上都无特异性，所以只有在排除其他独立分型的T细胞淋巴瘤后，方能做出PTCL-NOS的诊断。PTCL-NOS病理为丰富的高内皮小血管增生、上皮样组织细胞增生及炎性细胞浸润的混合性背景。瘤细胞形态多样且变化大，可以由小、中等或大细胞组成，多数为中到大细胞，胞质淡染，胞核多形性，不规则，染色质多或泡状，核仁明显，核分裂象多见。多数PTCL-NOS表现出一种或多种广谱T细胞抗体的丢失（CD5或CD7）。最具有特异性的是CD3阳性，CD2、CD43、CD45RO也可阳性；B细胞相关抗原CD20、CD19、CD79a阴性；TdT（排除淋巴母细胞淋巴瘤）、CD56(排除NK/T细胞淋巴瘤）和ALK（排除间变大细胞淋巴瘤）阴性。PTCL-NOS的TCR基因常表现为克隆性重排，当其与淋巴组织反应性改变鉴别困难时，可借助TCR基因重排检测方法来辅助诊断。本例免疫组化T细胞相关抗原LCA、CD3和CD45RO表达阳性；NK细胞相关抗原CD56、B细胞相关抗原CD20和CD79a、间变性大细胞淋巴瘤相关抗原ALK和淋巴母细胞淋巴瘤相关抗原TdT均阴性表达；再结合P63、CEA、CK5/6和TTF-1阴性表达，PTCL诊断明确。基因表达谱研究和免疫组化算法已经确定了PTCL-NOS的两个主要分子亚群（以GATA3或TBX21的高表达为特征）。在多变量分析中，高国际预后指数（IPI）评分和PTCL-GATA3亚型与较低OS独立相关。

PTCL-NOS常见于中老年人，中位发病年龄60岁。临床表现无特异性，多表现为浅表淋巴结肿大，50%伴B症状。结外常累及骨髓、皮肤及皮下组织、肝脾、消化道及甲状腺等。实验室检查可有白细胞减少，可出现轻度贫血或血小板减少，LDH和β_2-微球蛋白常升高。累及肝、脾者可有肝脾大及肝功能异常。原发于肺的PTCL影像学表现缺乏特异性，多表现为双肺多发结节，其他包括机化性肺炎样改变、肿块样实变影（图1-3-43）、网格状间质性改变和胸腔积液等。本例症状为发热、咳嗽、咳痰、体重降低，抗生素治疗无效，实验室检查白细胞、红细胞、血小板进行性降低，β_2-微球蛋白升高，CT显示两肺弥漫性病变，主要表现为双肺多发结节影，边缘欠清且无胸腔积液，类似于肺转移瘤，临床较少见。

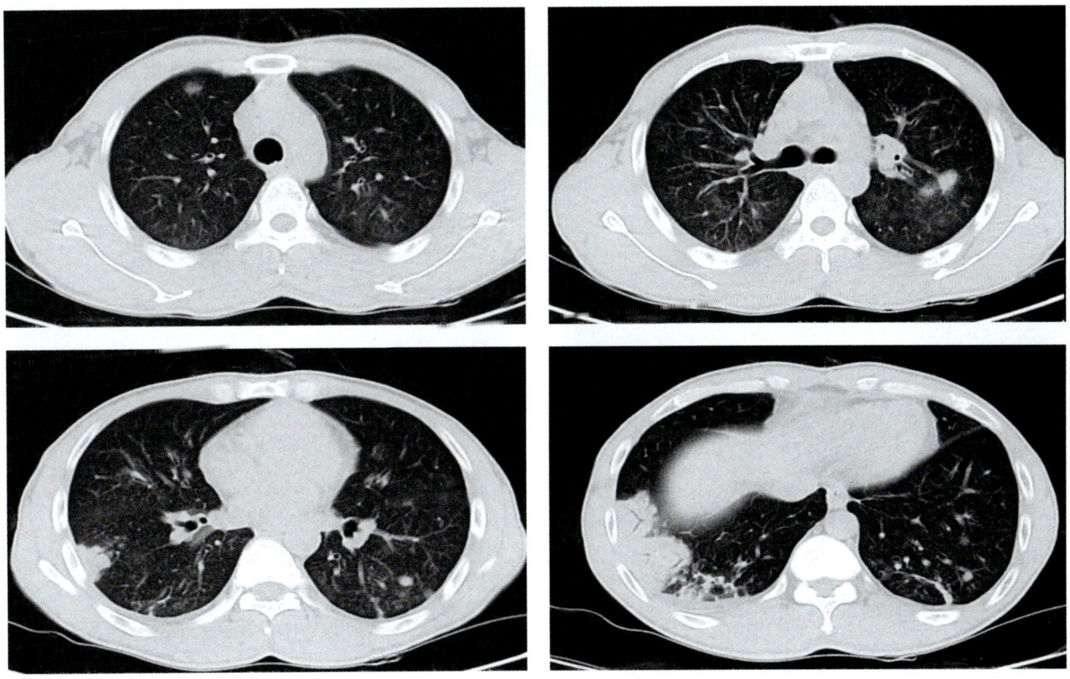

图1-3-43 男，35岁。颈肩部、腰部疼痛1个月。双肺多发结节、实变影

PTCL-NOS侵袭性强，诊断时多为Ⅲ期或Ⅳ期。确诊后多接受CHOP、CHOEP、DA-EPOCH方案化疗；维布妥昔单抗＋CHP方案（环磷酰胺＋多柔比星＋泼尼松）适用于CD30阳性的患者；其他推荐方案还包括CHOP方案序贯IVE方案（异环磷酰胺＋依托泊苷＋表柔比星）。一线治疗达到完全缓解的患者可随访观察或行自体干细胞移植。对于复发或难治性的PTCL-NOS患者，推荐参加合适的临床试验、应用二线方案治疗或姑息性放疗。多数患者在确诊后数月内死亡，其死亡原因多为骨髓抑制后的肺内感染。PTCL-NOS总体预后差于侵袭

性B细胞淋巴瘤患者，5年生存率约30%。

11.**病例**11：男，51岁。发热、咳嗽1个月余。体温最高达39℃，干咳为主。抗感染治疗无明显好转（具体用药不详），抗结核治疗20天疗效差。白细胞略降低。既往有下消化道出血史。近期消瘦。

胸部CT：两肺多发结节影，类圆形，边缘模糊，密度较均匀，分布以上、中肺为主。纵隔可见多个小淋巴结（图1-3-44）。

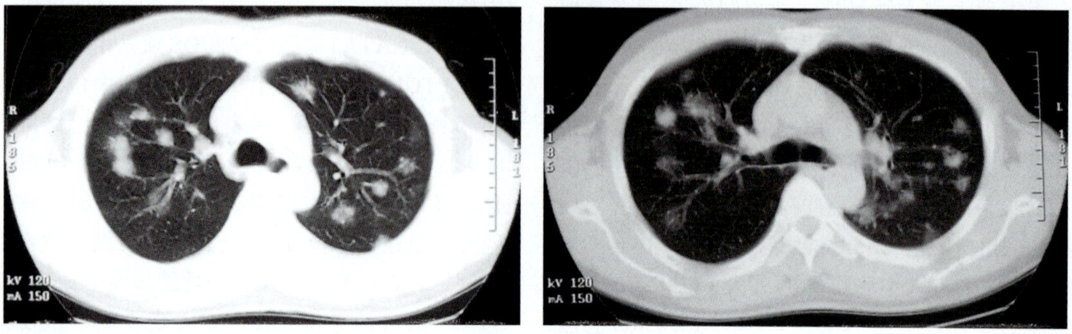

图1-3-44 胸部CT9

【诊断】 结外NK/T细胞淋巴瘤。

【诊断依据】 胸部CT显示双肺多发结节伴晕征，结节沿支气管血管束分布，结合患者发热、消瘦等症状，首先考虑淋巴瘤可能。入院后辅助检查：血常规：WBC 3.9×10^9/L，HGB 125g/L，PLT 279×10^9/L；丙氨酸转氨酶88U/L，天冬氨酸转氨酶97U/L；多次痰涂片和痰培养查结核杆菌阴性；肿瘤血清学检测未见异常；红细胞沉降率58mm/h；血培养3次阴性；风湿系列检查阴性。骨髓涂片未见异常。患者行肺活检，病理示：中等大的淋巴细胞弥漫浸润，核卵圆形或不规则，核染色质细颗粒状，核仁小或不明显；细胞质中等，浅染或透明。可见凝固性坏死和明显的凋亡小体，肿瘤细胞浸润和破坏小血管（图1-3-45）。免疫组织化学结果：CD3（+）、CD56（+）、CD45RO（+）；CD79a、CD20、HMB45、CgA、NSE、EMA和AE1/AE3（-）（图1-3-46，图1-3-47）。Ki-67染色提示细胞增殖较活跃。原位杂交结果：EBER+（图1-3-48）。结合免疫组化和原位杂交结果，支持NK/T细胞淋巴瘤诊断。患者确诊后转入血液内科行全身化疗（环磷酰胺+长春新碱+多柔比星+地塞米松）。治疗期间再次出现消化道出血，转入外科行腹部手术发现肠穿孔。病理诊断为肠淋巴瘤。1个月后出现鼻出血，活检病理示NK/T细胞淋巴瘤。患者肝功能受损持续性加重，腹部CT示肝脏多发点状高密度影。患者明确诊断2个月后死亡。

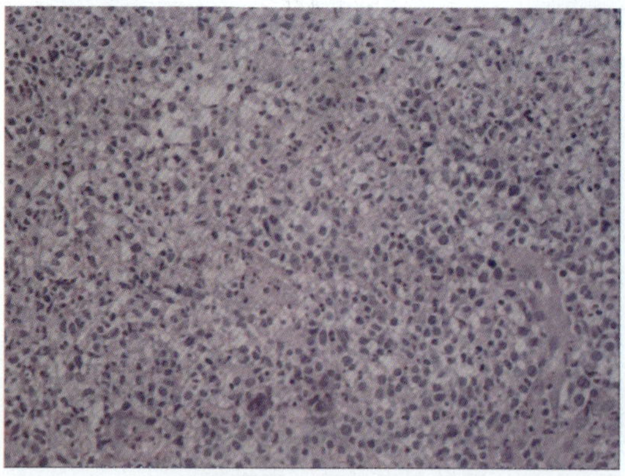

图1-3-45 肿瘤细胞浸润和破坏小血管，可见凝固性坏死和明显的凋亡小体（HE染色，40×）

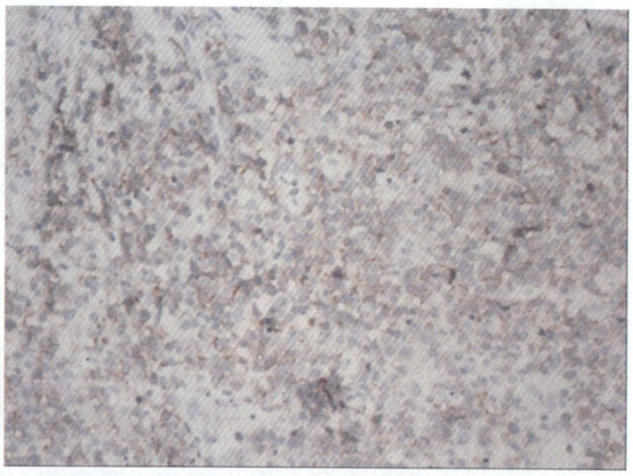

图1-3-46 CD56×40 EnVision法

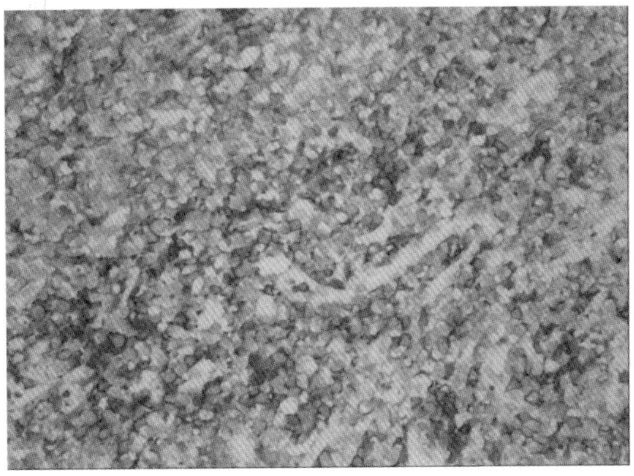

图1-3-47　CD45RO×40 EnVision

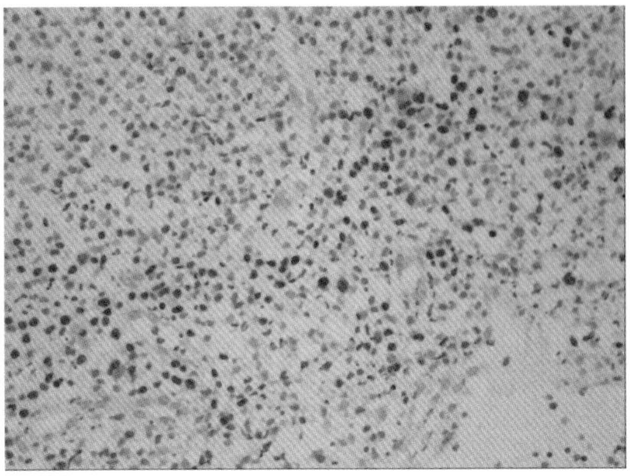

图1-3-48　EBER×40原位杂交

【分析】 结外NK/T细胞淋巴瘤，鼻型（extranodal NK/T-cell lymphoma，nasal type，ENKTCL-NT）是一种与EB病毒感染相关的侵袭性恶性肿瘤，是我国最常见的外周T细胞淋巴瘤亚型。1897年，McBride首次描述了一种影响面中部、鼻和（或）上呼吸道的性质未知的溃疡性、坏死性和破坏性病变，可导致致命后果，并将其命名为上呼吸道的溃疡坏死性增生性病变。随后，一些学者采用了其他术语，如中线致死性肉芽肿和多形性网状细胞增多症。随着细胞遗传学和分子方法的发展，1982年，Ihsii等将该病命名为鼻T细胞淋巴瘤。此后，由于非典型淋巴细胞的特征性组织学生长模式，提出了血管中心性淋巴瘤一词，并被修订的欧美淋巴瘤（REAL）分类所认可。随后，人们发现了EB病毒与该病相关。1994年，Suzumiya等通过免疫组化和Southern印迹分析，证实这些淋巴瘤起源于NK细胞谱系［CD3（＋）、CD56（＋）和TCR（－）］的不同成熟阶段。1996年，ENKTCL-NT一词被提出，并被纳入2001年WHO淋巴瘤的分类。

ENKTCL发病部位多为鼻、鼻咽、口咽、韦氏环等，统称为上呼吸道消化道ENKTCL，极少数原发于皮肤、睾丸、肺等，统称为上呼吸道消化道外ENKTCL。上呼吸消化道外ENKTCL具有高度侵袭性，进展迅速，总生存期远低于上呼吸道消化道ENKTCL（分别为0.36年和2.96年）。2001年和2008年WHO分类对原发部位做出了不同的定义，2001年WHO将鼻腔原发定义为鼻腔病变（nasal），鼻型（或鼻腔外）则包括了鼻腔外、上呼吸消化道和上呼吸消化道外结外部位；在2008年WHO的定义中，鼻腔原发包括上呼吸消化道，鼻型（或鼻腔外）则为上呼吸消化道以外的结外部位，在临床中也存在不同的定义方式。

ENKTCL-NT在一些亚洲（例如中国、日本、泰国和韩国）和拉丁美洲国家具有地理和种族偏好。拉丁美洲主要是来自墨西哥、危地马拉、秘鲁和巴西的土著后裔，他们与亚洲人有基因亲缘关系。在这两个地区，ENKTCL NT约占NHL的10%和结外淋巴瘤的30%，是最常见的T细胞和NK细胞肿瘤，而在美国、加拿大和欧洲仅占NHL的不到1.5%。ENKTCL-NT多见于成人患者，很少影响儿童和青少年，中位年龄为46～60岁，在男性中更为普遍，占比为55%～78%。报道的大多数病例来自中国、日本和危地马拉。

肺部ENKTCL-NT典型病理学改变是肿瘤细胞在支气管黏膜或肺实质内以血管为中心弥漫性浸润性生长并且破坏血管，导致组织缺血坏死及黏膜溃疡。可见反应性炎细胞，如小淋巴细胞、浆细胞、嗜酸性粒细胞和组织细胞。瘤细胞细胞核圆形或不规则，染色质细颗粒状，核仁不明显或有小核仁，核分裂象易见。免疫组化方面，肿瘤细胞对细胞质CD3和细胞毒性颗粒（Granzyme B、TIA-1、穿孔素）呈阳性反应，并且大多数表达NK细胞标记CD56（84%）。CD56是一种神经细胞黏附因子，可促使肿瘤细胞更牢固地黏附在血管壁上，侵蚀破坏血管，因此NK/T细胞淋巴瘤侵袭性更强。CD56阴性不能排除瘤细胞为NK细胞来源。CD43和CD45RO通常呈阳性，T细胞谱系的亚群表达CD5、CD8和T细胞受体（TCR）。其他T细胞和NK细胞相关标志物，如CD4、CD8、CD16和CD57，很少表达。除了免疫组化外，原位杂交（ISH）检测EBV阳性对于确认ENKTCL-NT的诊断是必要的，并有助于将其与EBV阴性的PTCL-NOS区分开来。EBER阴性时诊断要谨慎，如果CD56（＋）、CD3（＋）、细胞毒性T细胞标志物均表达可以诊断，如果CD3（－）、CD56（－），则诊断PTCL-NOS。60%～90%的ENKTCL无TCR基因重排。基于免疫组化、流式细胞术、southern印迹和聚合酶链式反应对NK细胞标志物、TCR表达或重排的分析，已知大多数ENKTCL-NT对应于NK细胞谱系或源自NK/T细胞前体，并且10%～18%的病例符合T细胞谱系的标准。然而，到目前为止，这两个谱系之间没有临床病理差异，因此不能出于临床目的将其分离。

ENKTCL具有异质性，不同原发部位存在临床特征、治疗和预后的差异。大多数原发性NK /T细胞淋巴瘤起源于面部中线部位，随后可向局部淋巴结和远处器官转移。常见的症状和体征为鼻塞或鼻出血以及颈部淋巴结肿大。极少数病例发病初期即表现为全身播散，而无明显鼻腔受累。肺ENKTCL-NT临床主要表现为咳嗽、呼吸困难、咯血等呼吸系统症状及发热、盗汗等全身症状，可有口唇发绀、肺部啰音等体征。由于ENKTCL的发病机制与EBV感染密切相关，因此该肿瘤一个重要的临床特点即容易发生噬血细胞综合征，表现为发热、肝脾大、血白细胞减少、组织可见噬血细胞现象、肝功能异常、血乳酸脱氢酶升高、血清铁蛋白升高等。本例以肺部症状首发入院，继而出现肠道、鼻腔、肝脏等多脏器受累，患者迅速死亡，符合ENKTCL-NT恶性程度高、临床进展快、预后差，生存期短特点。

NHL的常见肺部影像学表现包括双肺多发结节、肿块、肺炎样实变影，部分实变影内可见支气管充气征，肿块、结节周围可见晕征，ENKTCL-NT肺部影像并无特异性（图1-3-49），但肺门淋巴结肿大、胸腔积液更为常见，提示肿瘤更具侵袭性。本例患者肺部影像以多发结节为主，部分结节周围可见晕征，符合淋巴瘤影像学表现。

任何期别的ENKTCL患者参加合适的临床试验都是最佳选择。无危险因素的Ⅰ期ENKTCL患者（年龄＜60岁、ECOGPS 0～1分、LDH正常、无原发肿瘤局部广泛侵犯）可接受单纯放疗。有危险因素的Ⅰ期或Ⅱ期患者，可采用序贯化放疗、同步化放疗或夹心化放疗。序贯放化疗包括诱导化疗后放疗、放疗后巩固化疗。由于ENKTCL肿瘤细胞高表达多药耐药性P-糖蛋白，传统蒽环类药物疗效差，推荐含左旋门冬酰胺酶或培门冬酶为基础的化疗方案，其通过水解肿瘤细胞蛋白质合成必需的门冬酰胺，抑制肿瘤细胞的生长，但左旋门冬酰胺酶容易发生过敏，培门冬酶是新型长效制剂，在保留药物活性的同时降低免疫原性。晚期或复发难治的患者可以采用左旋门冬酰胺酶或培门冬酶为基础的联合化疗方案±放疗，诱导化疗后获得缓解的患者，可行自体干细胞移植。免疫治疗和靶向治疗为该病提供了新的治疗方法。大多数复发或难治性ENKTCL患者预后不良，生存期短，中位OS不足1年。需要进一步的研究来确定复发或难治性ENKTCL患者的最佳治疗方法。

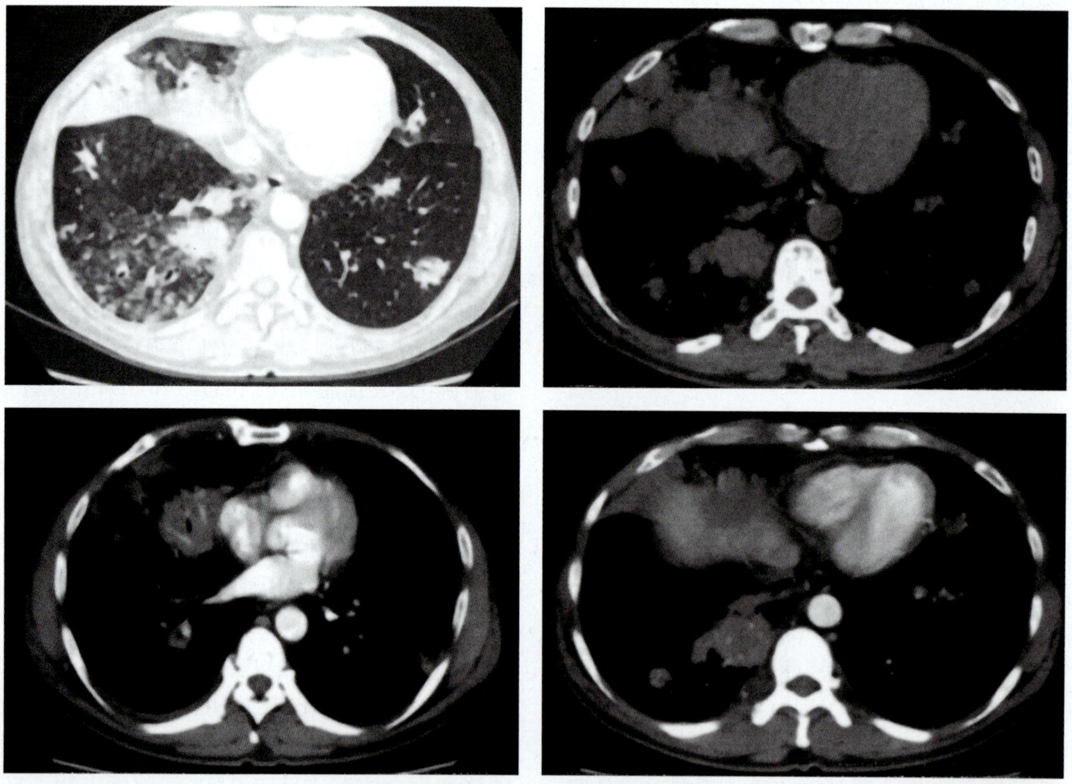

图1-3-49　男，49岁。畏寒、发热、痰中带血18天。双肺多发结节、实变影，右侧少量胸腔积液

12.**病例**12：女，36岁。确诊急性髓系白血病M4 14个月，自体移植后复发，异体移植后20余天后出现高热。查体示浅表淋巴结大，辅助检查：EB病毒阳性。

胸部CT：小叶间隔增厚，呈网格样改变，双肺散在小结节影，纵隔淋巴结肿大（图1-3-50）。

【诊断】 移植后淋巴细胞增殖性疾病。

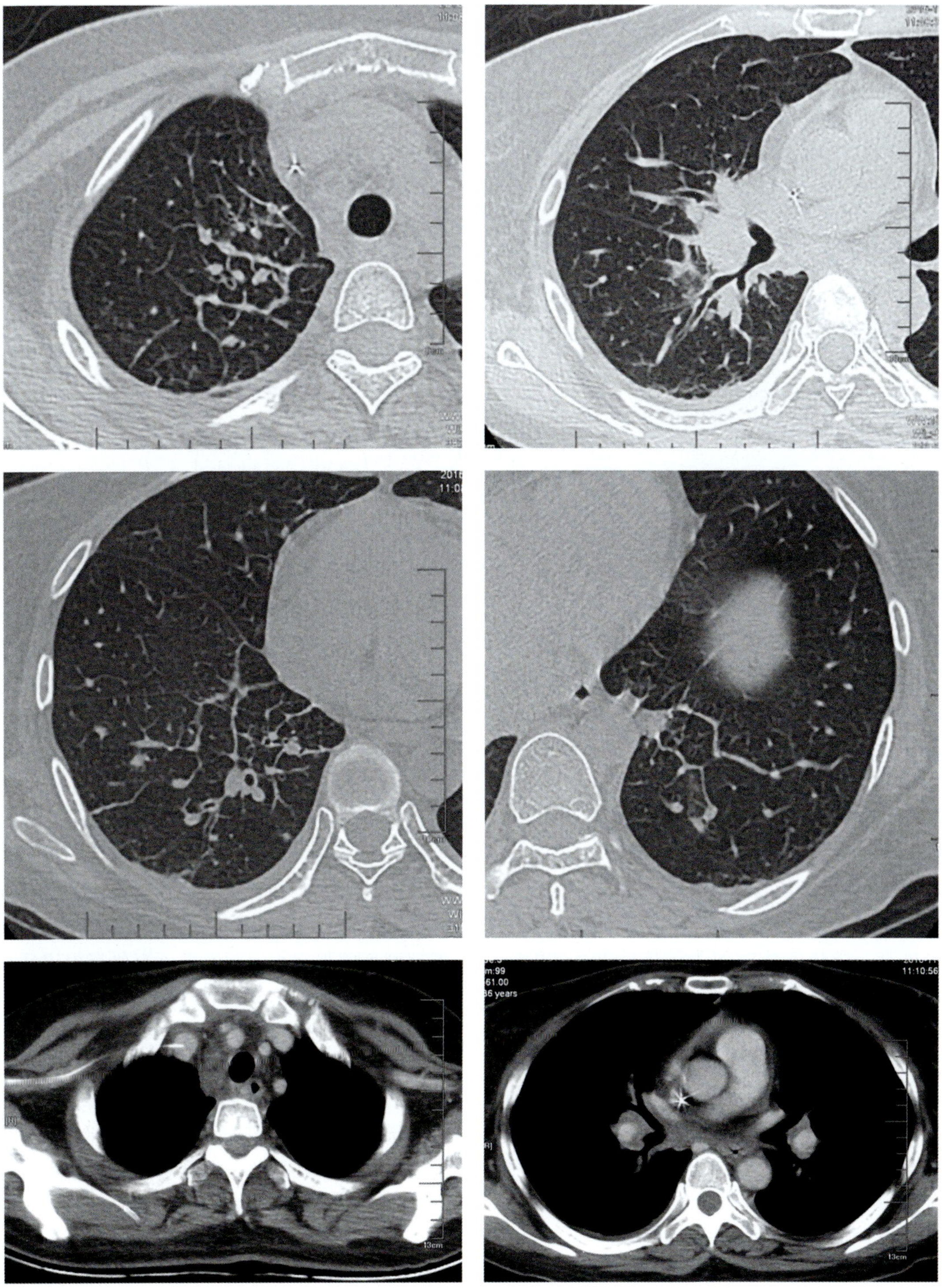

图1-3-50 胸部CT10

【诊断依据】 青年女性，有急性髓系白血病病史，行自体和异体移植，现高热，浅表淋巴结大，胸部CT显示双肺小叶间隔增厚和散在小结节影，首先考虑移植后淋巴细胞增殖性疾病。患者行右侧腹股沟淋巴结穿刺，病理示淋巴结结构消失，其内见中等大小异型淋巴细胞浸润，染色质细腻，核卵圆形及肾形，偶见核仁，增殖指数高，考虑淋巴造血系统恶性病变。免疫组化：CD34（－）、MPO（－）、CD117（－）、CD99（ ＋ ）、Lysozyme（－）、CD3 T细胞（＋）、CD20 B细胞（＋）、PAX-5 B细胞（＋）、Ki-67（＋）＞75%、CD43淋巴细胞（＋）、CD7部分T（＋）、CD5部分T（＋）、TDT（－）。最后诊断：淋巴组织呈浆细胞单形性分化，符合浆细胞性移植后淋巴细胞增殖性疾病。给予2次EBV-CTL细胞免疫治疗和2次美罗华化疗后，复查胸部CT，病变有所吸收（图1-3-51）。

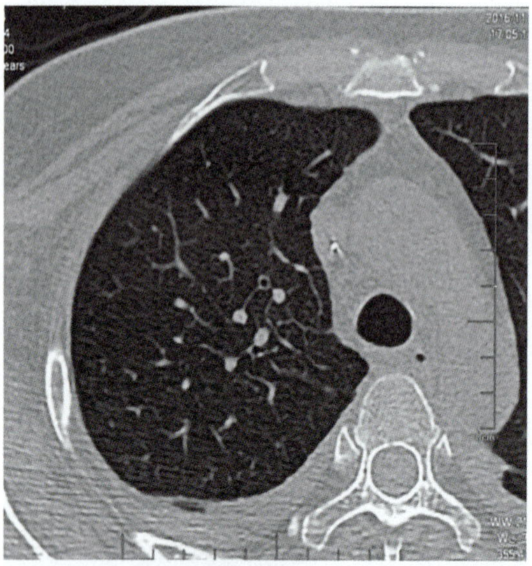

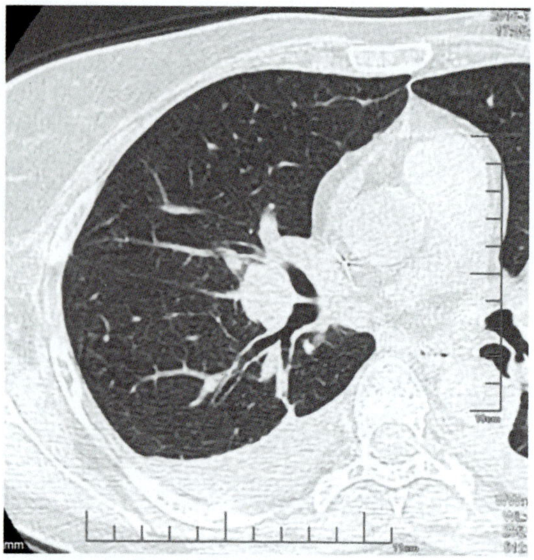

图1-3-51　胸部CT11

【分析】 移植后淋巴细胞增殖性疾病（post-transplant lymphoproliferative disorder，PTLD）是造血干细胞移植（HSCT）和实体器官移植（SOT）后免疫功能障碍导致淋巴细胞异常增生的疾病，是一种少见的移植后严重并发症，包括一系列从单核细胞增多、浆细胞增生到淋巴瘤等相关疾病。异基因HSCT后的PTLD几乎均为供者来源，因其成功植入后重建的免疫系统来自供者。相较而言，SOT后的PTLD常为受者来源，但移植后早期仅移植物发生的PTLD可能为供者来源，发生率更高。

PTLD多于移植后早期发生，即免疫抑制最强烈的阶段，主要发生于移植后2～6个月，尤以移植后3～4个月发生率最高，中位发病时间为移植后70～90天。其在移植后1年内的发病风险约为普通人群发生淋巴瘤的25～500倍。1年后发病率明显降低，长期相对保持稳定，可在移植后10年以上发病。移植术1年后发生的PTLD多为局部发病并且肿瘤表现惰性，其中T细胞来源多于B细胞来源。HSCT较SOT更早发病，推测与该类患者移植后免疫重建，早期免疫力极低的状态相关。近年来早期PTLD（移植后1年内）的发生率有所下降，可能与免疫抑制方案强度减弱有关。

与PTLD发病的相关因素包括病毒感染（尤其是EBV）、患者年龄（＞50岁，＜18岁）、免疫抑制剂的种类和剂量、移植器官的类型、供受者之间HLA配型相合情况、移植预处理方案使用抗胸腺细胞球蛋白（antithymocyte globulin，ATG）、移植后有无排异、有无输注间充质干细胞等。有关研究发现，EBV血清学阳性的SOT受者发生PTLD的时间往往早于EBV血清学阴性的受者，提示EBV感染在PTLD的发生过程中起着重要作用。超过70%PTLD的发生与EBV感染相关。EBV感染主要受控于EBV特异性细胞毒T淋巴细胞（EBV-CTLs），通过溶解EBV感染的B细胞而限制感染。移植后应用免疫抑制剂或T细胞抗体如OKT3、ATG等抑制T细胞反应，使得病毒驱使的B细胞增殖与机体免疫系统间的平衡被破坏，EBV-CTLs产生减少，EBV感染的B细胞数量显著上升，异常B细胞可能由此获得生存优势并出现克隆性增生。EBV阴性的PTLD在发病机制上和EBV阴性的恶性淋巴瘤类似。大部分学者认为，EBV阴性的PTLD只是恰巧发生于免疫抑制状态下，而不是真正的PTLD。

免疫抑制剂在保障移植器官存活的同时，也增加受者感染或肿瘤的发生机会。PTLD发生的时间和部位与免疫抑制剂的种类等因素有关。有研究报道环孢素A能增加PTLD的发生率，或缩短移植后发生PTLD的时间。服用西罗莫司的受者比未服用者更早发生PTLD。单纯服用硫唑嘌呤类免疫抑制剂的受者发生PTLD的平均时间为移植后48个月，单纯服用环孢素A治疗的受者平均发生时间为15个月。服用硫唑嘌呤类药物的受者，PTLD多发生于淋巴结外部位，包括移植物和中枢神经系统；接受环孢素A或他克莫司类免疫抑制剂治疗的受者，PTLD更易累及淋巴结、胃肠道、骨髓、肝脏和肺等器官。PTLD的发病率因器官移植的类型而不同，心、肺和小肠移植后PTLD的发病率较高，肾移植受者发病率较低，可能主要反映的是免疫抑制强度对PTLD发生率的影响，因小肠、肺中含有丰富的淋巴组织，通常需要更强烈的免疫抑制治疗防止排斥反应。PTLD的发病率与发病年龄亦相关，成年人发病率比儿童低，可能与不同年龄或者不同移植器官需要的免疫抑制剂的剂量有关。即使在儿童移植受者中，也表现出年龄越小、发病风险越高的特点。

PTLD临床表现多样，与移植类型、病变部位及严重程度、病理类型等有关。几乎任何器官都可能出现局灶病变，并常累及移植物，但心脏移植物罕见受累。富含淋巴组织的胃肠道总是常见受累部位，无论移植类型。常见的非特异性症状包括难以解释的发热或盗汗、消瘦、乏力、嗜睡、厌食、咽痛等。移植物受累可能出现黄疸、腹痛、恶心、呕吐、消化道出血或穿孔、气紧、咳嗽等。查体可能发现淋巴结肿大、肝脾大、扁桃体肿大或炎症、皮下结节、局灶性神经系统体征或多发肿块等。

PTLD的形态学多样，85%以上的PTLD来源于B细胞，14%来源于T细胞，约1%来源于NK细胞，根据2008年WHO分类，确定了4种基本类型的PTLD。①早期病变：即反应性浆细胞增生和传染性单核细胞增多样PTLD。这两种病变多见于儿童、年轻患者或原发性EBV感染者。②多形性PTLD：受累组织结构破坏，是儿童最常见的类型，通常与原发性EBV感染有关，可存在从B细胞至浆细胞各阶段的细胞。③单形性PTLD：包括大多数B细胞淋巴瘤和所有T细胞淋巴瘤。EBV阳性的单形性PTLD为非生发中心表型，而EBV阴性者与普通人群发生的淋巴瘤相似。④经典型霍奇金淋巴瘤：诊断标准与普通人群发生的相应淋巴瘤相同。最常见的类型是混合细胞型。该分型反映了病变从多克隆向单克隆演进，侵袭性逐渐增强最终发展为淋巴瘤的连续过程。儿童多形性PTLD较常见；成人以单形性B细胞PTLD为主，约占80%，最常见的组织学亚型为弥漫大B细胞淋巴瘤。病理诊断中还需明确与治疗相关的重要标志物（如CD20）的表达情况、细胞来源（供者或受者）及组织内EBV状况。

PTLD主要依据临床症状、实验室检查和组织病理学综合进行诊断。出现下列情况者，应当高度怀疑PTLD：①器官移植后出现不明原因的发热、盗汗、体重减轻等症状，抗感染治疗无效；②淋巴结肿大，或肝脾大，脏器浸润性肿块；③原因不明的皮肤结节或肿块；④血清乳酸脱氢酶增高；⑤活组织检查具有PTLD病理学特征（淋巴发育过程受阻、存在单克隆淋巴细胞等）；⑥定量PCR检测血清中EBV-DNA的含量增高。其中，后两者在诊断中具有重要意义。对临床上怀疑PTLD的患者应尽早行淋巴结活检以提高诊断率。另外，外周血中异形淋巴细胞及单个核样淋巴细胞增多对诊断传染性单核细胞增多样PTLD有帮助。PTLD累及骨髓时可出现外周血细胞减少（少数患者白细胞数增多），骨髓穿刺检查可进一步明确患者血常规异常的原因。

2000年前，PTLD病死率高达86%，随着新的监测和治疗方法的引用，包括密切监测、利妥昔单抗抢先治疗、EBV-CTLs、供者淋巴细胞输注（donor lymphocyte infusion，DLI）等，PTLD预后得到显著改善，但病死率仍高达30%～55%。相比于SOT，异基因HSCT后PTLD患者死亡率更高且预后更差，SOT和异基因HSCT后PTLD的4年总体生存率仅分别为32%和10%。浆细胞增生样和传染型单核细胞增生样PTLD病变通常可以随着免疫抑制的减轻而好转，若移植物不发生排斥反应，则预后良好。多形性和少数单形性PTLD也可随免疫抑制的减轻而病变消退，但许多患者很难完全缓解，需要细胞毒性药物治疗。预后不良的相关因素主要包括移植时年龄＞60岁、结外病变、多部位病变、PTLD原发于中枢神经系统、T淋巴细胞表型、肿瘤单克隆性、EB病毒阳性、PTLD诊断时已处于晚期阶段及化疗为最主要的诊疗方法等。

（航天中心医院影像科　于海涛　提供）

二、肺朗格汉斯细胞组织细胞增生症

朗格汉斯细胞组织细胞增生症（Langerhans cell histiocytosis，LCH）归属于造血与淋巴组织肿瘤中的组织细胞和树突细胞肿瘤范畴，是一种罕见的组织细胞病，其特征是异常朗格汉斯细胞的增殖。组织细胞（Histiocyte）是一个古老的术语（意为组织细胞或组织巨噬细胞），来源于造血髓系祖细胞，其进一步分化为抗原提呈细胞（单核细胞和巨噬细胞），组织细胞增多症（histiocytoses）是一种罕见的疾病，其特征是骨髓细胞在各种组织和器官中浸润，具有不同的巨噬细胞或树突状细胞表型。1987年，组织细胞学会工作组将组织细胞增多症分为3类：朗格汉斯细胞相关、非朗格汉斯细胞相关性或恶性组织细胞增多症。2016年，修订后的分类系统由5组疾病组成：朗格汉斯细胞相关（LCH、Erdheim-Chester病）、皮肤和黏膜的非LCH、恶性组织细胞增多症、Rosai-Dorfman病，以及噬血细胞性淋巴组织细胞增多症。

（一）起源

1868年，Paul Langerhans首次描述了表皮中存在金染色阳性树突状细胞，并将其视为表皮内神经末梢，因为氯化金被认为对神经元具有特异性，后来被命名为朗格汉斯细胞（Langerhans cell，LC）。1893—1920年，Alfred Hand、Artur Schüller和Henry A.Christian博士详细阐述了颅骨缺陷、眼球突出和尿崩症的经典三联征。这种复杂的综合征现在被称为Hand-Schüller-Christian病。Erich Letter于1924年报道了1例6个月大儿童的网状内皮系统的急性暴发性非白血病疾病。Sture Siwe在1933年描述了一例幼童患有类似病例，表现为脾大、肝大、淋巴结肿大、骨肿瘤、出血和全身性组织细胞增生。1936年，Arthur Abt和Edward Denenholz报道了另一例具有类似发现的患者，并在回顾了先前的文献后将其命名为Letter-Siwe病。Sadao Otani和Joseph Ehrlich及Louis Lichtenstein和Henry L.Jaffe几乎同时报道了骨的孤立性肉芽肿性组织细胞病变，并将该疾病命名为嗜酸性肉芽肿。根据Farber在1941年和William T.Green和Sidney Farber在1942年的相似放射学和组织学发现，嗜酸性肉芽肿、Hand-Schüller-Christian病和Letter-Siwe病这三种疾病被联系在一起。1953年，Lichtenstein首次认识到这三种实体具有共同的临床和病理特征，并将其命名为组织细胞增多症X，X表示来源不确定的细胞。1961年，Birbeck等在LC中发现了具有特征的称为Birbeck颗粒的超微结构细胞质包涵体。1969年Friedman和Hanaoka及1973年Nezelof等使用Birbeck颗粒作为标记，得出组织细胞增多症X的病变是LC系统异常组织细胞增殖和播散的结果。1983年，Risdall等将组织细胞增多症X更名为LCH，因为LC是共同的关键参与者，所有不同的临床表现只是疾病谱的不同形式。

（二）病原学

LCH的发病机制仍然未知。先前的研究表明，LCH源于表皮LC的恶性转化和转移。Allen等发现LC在转录上更类似于骨髓来源的未成熟髓系树突状细胞，而不是表皮LC。

树突状细胞（dendritic cell，DC）是单核吞噬细胞系统的成员，由异质性细胞群组成，其主要功能是充当T细胞的抗原提呈细胞。LC是在支气管树和其他黏膜的表皮和上皮下发现的DC的亚群，其特征是存在细胞表面标记CD1a和CD207（langerin）。

肺LCH（pulmonary LCH，PLCH）最初被认为是一种炎症/反应性肉芽肿过程，因为它与吸烟和戒烟后病情缓解普遍相关。烟草烟雾诱导DC和单核细胞在肺部积聚，释放TNF-α、白细胞介素1β、GM-CSF、TGF-β和树突状细胞趋化因子（CCL20）等细胞因子，并表达过量的骨桥蛋白（osteopontin），导致PLCH。

在一些PLCH患者中发现了BRAF V600E突变或其他丝裂原活化蛋白激酶（mitogen-activated protein kinase，MAPK）突变，这表明至少有一部分PLCH代表具有炎症特性的髓系肿瘤。BRAF是MAPK信号通路上的激酶，BRAF V600E突变诱导MAPK信号通路的组成型激活，这涉及几个生理细胞过程，包括增殖、分化、转化、迁移和存活。Badalian Very等在61个存档标本中的35个（57%）中发现了致癌BRAF V600E突变。TP53和MET突变也分别在1个样品中观察到。LCH的高患病率、复发性BRAF突变表明它是一种可能对RAF途径抑制剂有反应的肿瘤性疾病。Jouenne等对成人LCH活检标本进行了基因分型。69例病例中有59例（86%）检测到MAPK通路改变（36%的BRAF V600E突变，28%的BRAF N486-P490缺失，15%的MAP2K1突变，4%分离的NRAS Q61突变），KRAS突变在PLCH病变中几乎不存在。随着时间的推移，BRAF V600E状态不会影响LCH进展的风险。动物模型还表明，MAPK通路参与骨髓分化、细胞凋亡抵抗、功能失调迁移和衰老相关分泌表型，导致LCH的形成。

Liu等建立了香烟烟雾暴露BRAF V600E突变小鼠模型，以进一步分析吸烟在MAPK通路激活背景下的PLCH中的作用。他们发现，BRAF V600E的CD11c靶向表达增加了DC对刺激的反应性，包括趋化因子CCL20，并且香烟烟雾暴露小鼠肺部的突变细胞积聚是由于细胞活力增加和募集增强。此外，他们报道了趋化因子CCL7以BRAF V600E依赖的方式从DC和人外周血单核细胞分泌，这表明吸烟很可能在PLCH的发展中发挥触发作用。

（三）病理

PLCH根据病情分为3期：富细胞期、增生期和纤维化期。PLCH病变早期（富细胞期）为细支气管和肺泡管周围的LC增生。当病变增大发展为圆形或星状结节，则细气管中心性不易辨认。这些结节通常在1～5mm大小，包含LC、淋巴细胞、成纤维细胞、嗜酸性粒细胞、中性粒细胞、浆细胞和色素巨噬细胞。偶尔可出现嗜酸性粒细胞脓肿及片状凝固性坏死。随着病情进展（增生期），慢性炎细胞浸润、肺间质纤维组织和肺泡上皮细胞增生、肺泡腔内大量巨噬细胞浸润，LC减少。晚期纤维化明显，LC很难找到。三种病理时期可同时存在。结节的构成可由细胞为主变为细胞和纤维混合，最终变为纤维性结节（可辨认的LC全部消失）。纤维结节外形呈卫星状，并可以和邻近结节融合。由于肉芽肿活动导致的细支气管破坏可产生囊性病变，并引发相应的小支气管扩张。在疾病进展过程中，病理表现依次为：结节、囊性结节、厚壁囊腔、薄壁囊腔。

LC相对较大，细胞胞质有大量嗜酸性物质，细胞核有核沟及核皱褶（图1-3-52，图1-3-53）。免疫组织化学染色CD1a（图1-3-54）和CD207（langerin）阳性。S-100可阳性（图1-3-55），但不是特异性的。部分病例表达CD68。Birbeck颗粒（5层杆状细胞内结构）是电子显微镜下LC的特征。根据疾病进展的阶段，可以观察到炎性嗜酸性肉芽肿。由于大多数PLCH患者都是吸烟者，背景肺实质可能显示出其他吸烟相关疾病的迹象，包括呼吸性细支气管炎、脱屑性间质性肺炎和肺气肿。

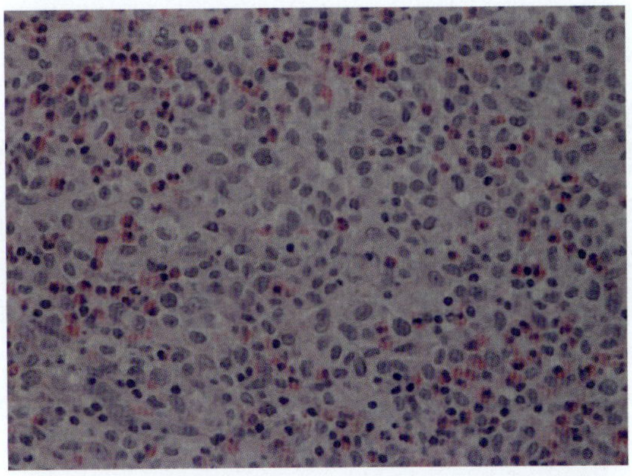

图1-3-52　LC体积较大，核膜薄，染色质细腻，核膜清晰，可见核沟或折叠，背景为嗜酸性粒细胞、淋巴细胞和组织细胞

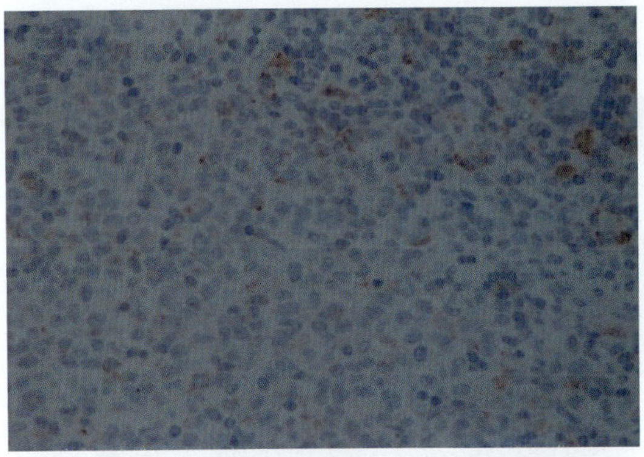

图1-3-53　LC阴性，背景反应性组织细胞阳性

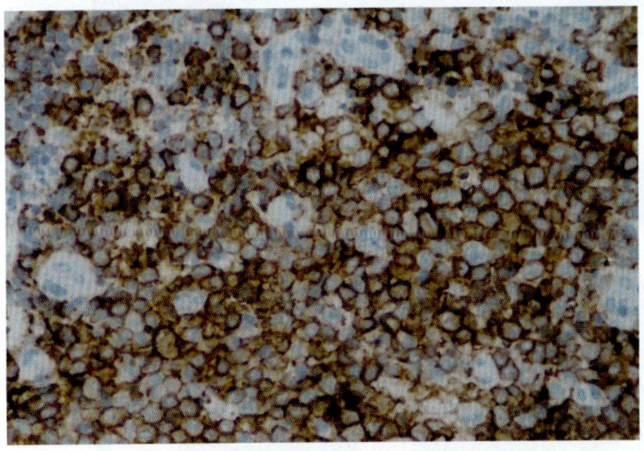

图1-3-54　CD1a细胞膜阳性

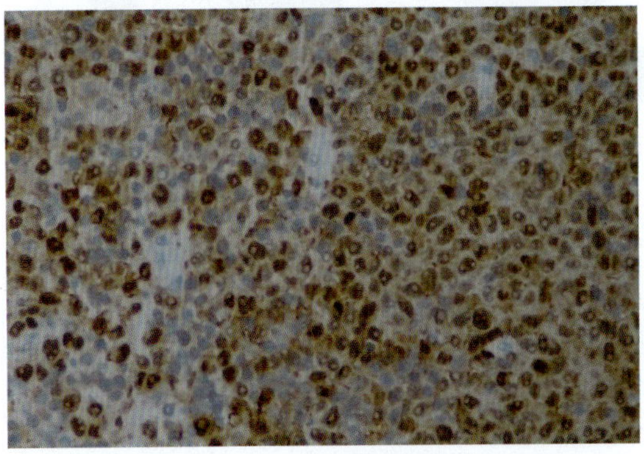

图1-3-55　S-100细胞膜及细胞核阳性

（四）流行病学

成人LCH的发病率估计为百万分之1～2例/年。LCH最常见于20～40岁，没有性别差异。在日本，男性和女性的粗略患病率分别为0.27/10万和0.07/10万。这可能与亚洲女性吸烟人群较少有关。90%～95%的PLCH患者是吸烟者。吸烟的强度和（或）持续时间不会影响PLCH的发展。

儿童LCH的估计发病为2.6～8.9例/年。儿童中孤立性PLCH极为罕见，大多数与被动接触烟草烟雾有关。多系统LCH在儿童中比在成年人群中更普遍，10%～30%的多系统LCH儿童表现出肺部病变。LCH的家族性病例偶尔发生，但没有发现LCH的遗传易感性。

一些研究描述了LCH与其他恶性肿瘤，特别是其他骨髓增生性肿瘤之间的关系。发病率从儿童的2.6%到成人的32%不等。Ma等在132例成人LCH患者中发现42例（32%）患者患有53种其他恶性肿瘤，实体瘤（尤其是肺和甲状腺癌）、淋巴瘤和其他血液系统恶性肿瘤的发病率分别为74%（39）、17%（9）和9%（5）。单纯LCH患者的3年OS为98%，有其他恶性肿瘤者为82%。

（五）临床表现

PLCH可能是多系统LCH的一部分，更常见的是孤立性LCH（单系统PLCH）。PLCH患者的临床表现多种多样，包括偶然发现的无症状疾病、自发消退（更常见于年轻吸烟者）或进行性多器官衰竭和死亡。5%～25%的患者无症状，2/3的患者以干咳和活动后呼吸困难为首发症状。10%～20%的患者出现发热、疲劳和体重减轻等全身症状。气胸是10%～30%患者的初始症状，在病程中的发生率为30%～45%。以自发性气胸为首发症状的PLCH患者更年轻，多为男性，并且比没有气胸的患者有更明显的呼吸损害。咯血并不常见，只有在排除其他病因和诊断后，才能归因于PLCH。肺动脉高压、静息时呼吸困难和右心室循环衰竭发生在PLCH的晚期。成人PLCH的肺外病变很罕见，通常涉及骨骼（溶骨性病变）、垂体（尿崩症），很少涉及皮肤。

Singla等分析了94例PLCH患者的数据。诊断时的中位年龄为40岁。症状出现和诊断之间的平均间隔时间为2.9年。最常见的表现是活动后呼吸困难（89%），其次是疲劳（74%）、咳嗽（72%）、胸痛（65%）、发热、出汗和（或）发冷等全身症状（42%）和体重减轻（32%）。其他表现包括尿崩症（29%）、肺动脉高压（29%），骨病变或骨痛（26%），淋巴结肿大（23%），自发性气胸（23%）和咯血（8%）。

PLCH患者气流受限的严重程度与肺囊性病变的范围显著相关。PLCH患者气流受限大部分表现为阻塞性通气功能障碍，限制性及混合型通气功能障碍少见，约有10%的患者在疾病早期阶段肺功能正常。

（六）影像学表现

PLCH分布以中上肺野为主，这与吸烟相关性疾病在肺组织中分布相一致。结节是PLCH早期阶段典型征象。小结节影可弥漫分布于小叶内、支气管血管束旁及小叶间隔旁等，以肺外围为主，边缘模糊、不规则，直径一般＜1cm（图1-3-56），肋膈角区很少累及。随着时间的推移，结节发生退变，随后可出现空洞，最后可演变为囊腔（图1-3-57）。结节与囊腔常同时存在。囊腔对于PLCH的诊断和鉴别诊断具有重要意义。几乎所有患者的HRCT可出现直径＜1cm的囊腔，多呈圆形，也可不规则，呈分支状、两叶或三叶形。囊壁＜2mm，厚薄不一（图1-3-58），囊腔的不规则性源于进一步的囊性扩张和邻近的囊腔融合（图1-3-59），部分囊壁呈点状结节增厚或棘状突起样改变，甚至部分囊壁在CT上观察不清，囊腔一旦形成将持续存在。终末期疾病的特点是肺过度充气及广泛的囊腔，形成网状纤维化或终末期肺气肿。无数的囊样病变汇聚和肺间质纤维化形成蜂窝样改变，约25%的患者由于胸膜下囊腔破裂导致自发性气胸，累及双侧并且可以反复发作，成为难治性气胸。此时仅凭影像与其他原因引起的肺气肿和肺纤维化区分则非常困难。约10%的患者可能有淋巴结肿大（图1-3-60）。PLCH的CT表现还可合并其他改变，包括磨玻璃样渗出影、线条样阴影等。磨玻璃样渗出影在病理上反映的是呼吸性细支气管炎的存在和脱屑性间质性肺炎改变。

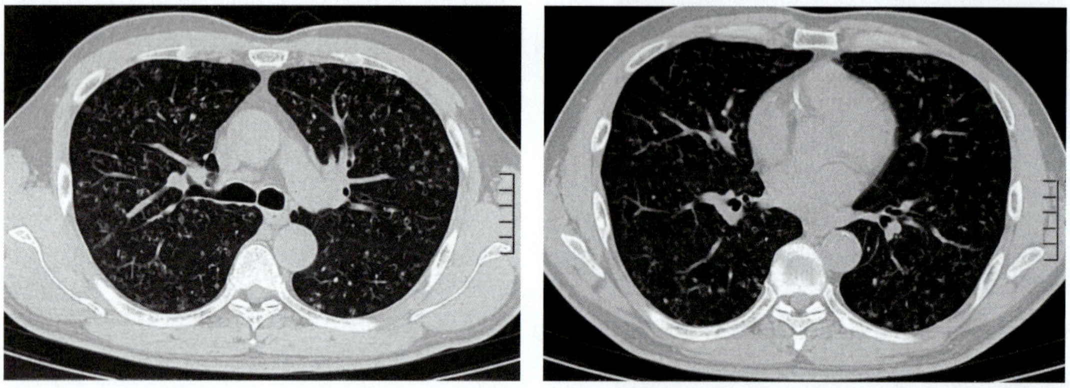

图1-3-56　男，52岁。有30年吸烟史。双肺多发小结节、空洞影

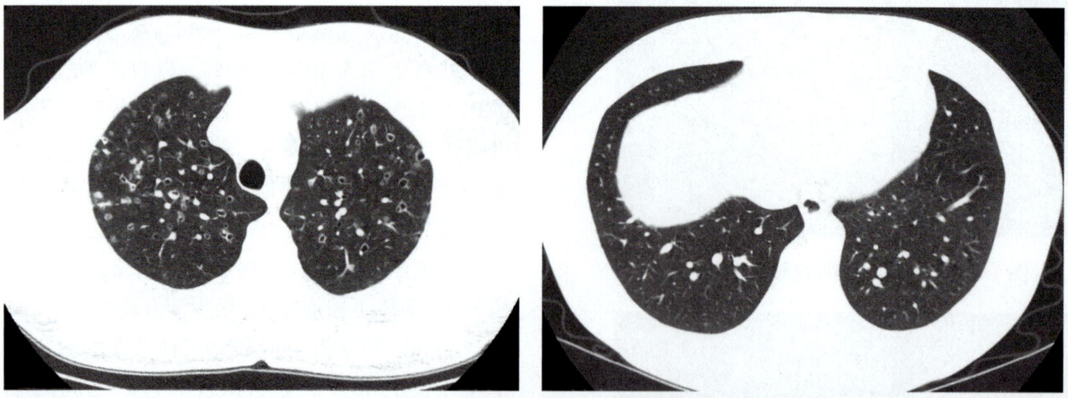

图1-3-57　男，33岁。双肺多发小结节和空洞，上中叶为主

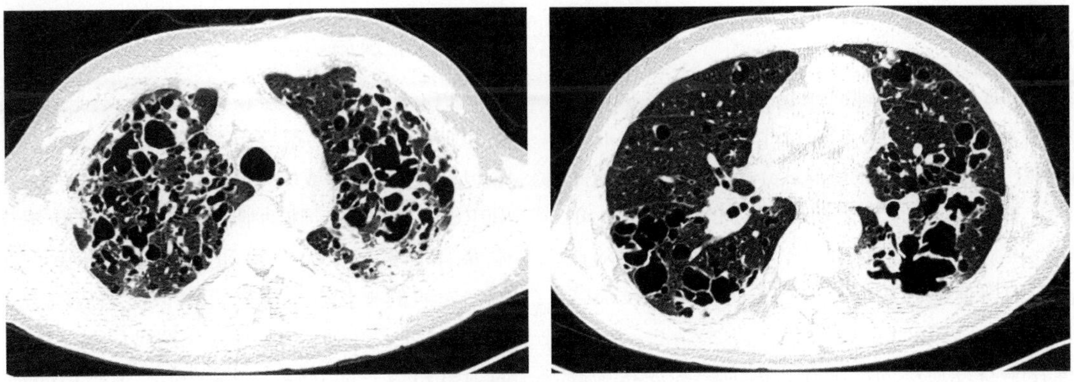

图1-3-58　男，32岁。双肺多发大小不一、形态不规则囊腔影

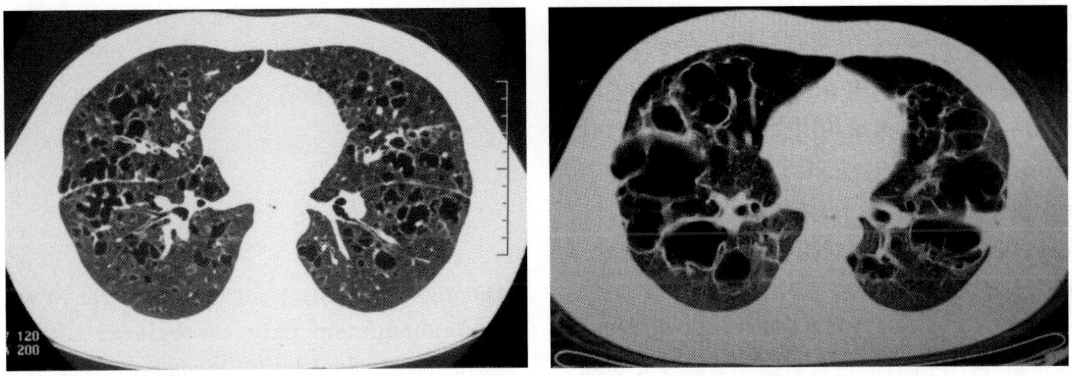

图1-3-59　男，23岁。双肺多发空洞、气囊影。3年后，囊腔变大，融合明显

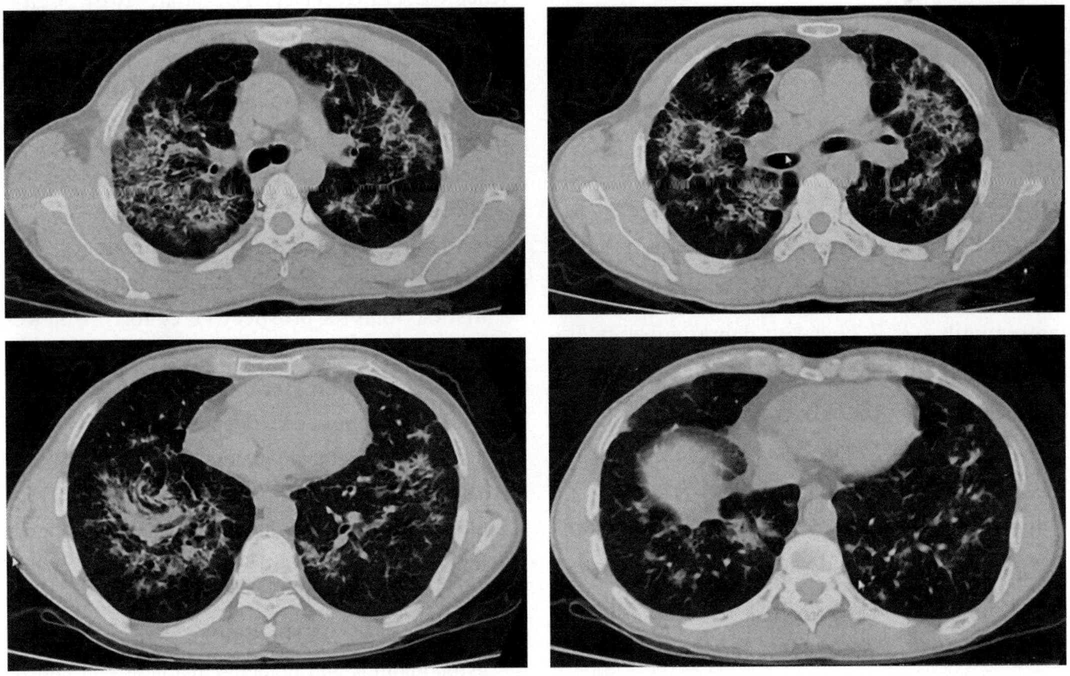

图1-3-60　男，40岁。双肺弥漫性分布结节、实变、网格、气囊影，中上肺野为主，纵隔淋巴结肿大。左顶骨病理符合LCH

（七）治疗

单系统PLCH患者的管理应根据呼吸系统症状、肺功能损害程度和疾病的影像学进行个性化治疗。戒烟（包括大麻和电子烟在内的所有形式）是当前公认的一线治疗方法。在没有任何其他药物治疗的情况下，单独戒烟会导致疾病的部分消退和随后的稳定。密切随访至关重要，因为即使成功戒烟，这种疾病仍可能发展或复发。

不再推荐全身皮质类固醇治疗，因为一些症状、放射学和功能的改善是由于单独戒烟而不是类固醇治疗。此外，长期皮质类固醇治疗会产生大量不良反应，治疗后复发也很常见。吸入皮质类固醇和长效β_2受体激动剂联合治疗可能对喘息和中度阻塞性肺病患者有用。

自发性气胸的治疗尤其困难。如果非手术治疗，复发率接近50%～60%。手术胸膜固定术可以将复发风险显著降低到0～20%。对于未来可能需要肺移植的患者，应尽可能避免胸膜固定术，但不是肺移植的禁忌证。

建议对戒烟没有反应或症状持续或恶化而无法戒烟的患者进行全身治疗。化学治疗药物包括长春碱、甲氨蝶呤、环磷酰胺、依托泊苷及氟脱氧核苷等。长春新碱或甲氨蝶呤对孤立性PLCH的疗效有限。一些研究表明，腺苷脱氨酶抑制剂克拉屈滨（cladribine）作为一种嘌呤核苷类似物，用于治疗囊性病变为主的患者，可以改善孤立性PLCH的肺功能，是首选的全身治疗方法。其长期疗效和耐受性正在一项Ⅱ期临床试验（NCT01473797）中进行评估。

针对MAPK突变的靶向治疗可能是PLCH未来临床上有用的方法。Lorillon等报道了一例患有多系统LCH的18岁年轻吸烟患者，尽管使用了克拉屈滨治疗，但其肺部病变仍有所进展，在使用MEK抑制剂曲美替尼（trametinib）治疗后病情有所改善。BRAF激酶抑制剂维莫非尼（vemurafenib）及达拉非尼（dabrafenib）治疗LCH也已取得良好的效果。

晚期PLCH或严重肺动脉高压患者可考虑进行肺移植。Wajda等分析了美国87例接受肺移植的PLCH患者的数据。PLCH患者在肺移植时的平均年龄为49岁，无性别差异。PLCH患者肺移植后中位生存率与其他肺部疾病的肺移植后生存率相似（5.1年 *vs* 5.5年）。PLCH患者肺移植后的Kaplan-Meier精算生存率在1年、3年、5年和10年时分别为85%、65%、49%和22%。与男性PLCH肺移植接受者相比，女性的中位生存率显著增加（9.3年 *vs* 3.9年）。这种基于性别的结果对比的确切原因尚不完全清楚。尽管肺移植的存活率较高，但仍有20%的患者出现移植后复发，主要见于肺外受累的患者，这突出了PLCH的肿瘤性质。

（八）预后

PLCH的预后差异较大，从自发消退到慢性呼吸衰竭和肺动脉高压，最终导致肺移植或死亡。不良预后因素包括年龄太大或太小、吸烟、严重阻塞、PaO_2降低、SGRQ评分升高、肺动脉高压和多器官受累，尤其是危险器官受累。呼吸衰竭和（或）肺动脉高压是主要死因。先前的报告显示，诊断出该疾病后的中位生存期为12～13年。然而，PLCH的长期预后明显优于之前报道，因为有相当一部分轻症患者失访。Benattia等分析了206例PLCH患者的数据。共有12例（6%）患者死亡。10年的估计存活率年为93%。慢性呼吸衰竭和（或）肺动脉高压的累积发生率在5年和10年时均＜5%，这类患者的死亡率为58%。157例孤立性PLCH患者中有8例（5.1%）出现肺外受累。诊断后必须密切监测患者，以便尽早发现严重并发症。

参考文献

Abt A，Denenholz E，1936. Letterer-Siwe’s disease：splenohepatomegaly，associated with widespread hyperplasia of non-lipoid-storing macrophages；discussion of the so-called reticulo-endotheliosis. Am J Dis Child，51：499-422.

Allen CE，Li L，Peters TL，et al，2010. Cell-specific gene expression in Langerhans cell histiocytosis lesions reveals a distinct profile compared with epidermal Langerhans cells. J Immunol，184：4557-4567.

Badalian-Very G，Vergilio JA，Degar BA，et al，2010. Recurrent BRAF mutations in Langerhans cell histiocytosis. Blood，116：1919-1923.

Benattia A，Bugnet E，Walter-Petrich A，et al，2022. Long-term outcomes of adult pulmonary Langerhans cell histiocytosis：a prospective cohort. Eur Respir J，59：2101017.

Bigenwald C，Le Berichel J，Wilk CM，et al，2021. $BRAF^{V600E}$-induced senescence drives Langerhans cell histiocytosis pathophysiology. Nat Med，27：851-861.

Birbeck MS，Breathnach AS，Everall JD，1961. An electron microscope study of basal melanocytes and high-level clear cells（Langerhans cells）in vitiligo. J Invest Dermatol，7：51-63.

Christian HA，1919. Defects in membranous bones，exophthalmos and diabetes insipidus：an unusual syndrome of dyspituitarism. Med Clin North Am，3：849-871.

Emile JF，Abla O，Fraitag S，et al. 2016. Revised classification of histiocytoses and neoplasms of the macrophage-dendritic cell lineages. Blood，127：2672-2681.

Farber S, 1941. The nature of "solitary or eosinophilic granuloma" of bone. Am J Path, 17: 625.

Friedman B, Hanaoka H, 1969. Langerhans cell granules in eosinophilic granuloma of bone. J Bone Jt Surg Am, 51: 367-374.

Green WT, Farber S, 1942. Eosinophilic or solitary granuloma of bone. J Bone Jt Surg, 24: 499-526.

Hand AJ. 1893. Polyuria and tuberculosis. Arch Pediatr, 10: 673-675.

Haupt R, Nanduri V, Calevo MG, et al, 2004. Permanent consequences in Langerhans cell histiocytosis patients: a pilot study from the Histiocyte Society-Late Effects Study Group. Pediatr Blood Cancer, 42: 438-444.

Histiocytosis syndromes in children, 1987. Writing group of the histiocyte society. Lancet, 1: 208-209.

Jouenne F, Chevret S, Bugnet E, et al, 2020. Genetic landscape of adult Langerhans cell histiocytosis with lung involvement. Eur Respir J, 55: 1901190.

Langerhans P, 1868. Uber die nerven der menschlichen haut. ArchPathol Anat, 44: 325-337.

Letterer E, 1924. Aleukamische retikulose (ein Beitrag zu den proliferativenErkrankungen des Retikuloendothelialapparates). Frankfurter Zeitschritte der Pathology, 30: 377-394.

Lichtenstein L, 1953. Histiocytosis X; integration of eosinophilic granuloma of bone, Letterer-Siwe disease, and Schuller-Christian disease as related manifestations of a single nosologic entity. AMA Arch Pathol, 56: 84-102.

Lichtenstein L, Jaffe HL, 1940. Eosinophilic granuloma of bone. With report of a case. Amer J Pathol, 16: 595-604.

Liu H, Osterburg AR, Flury J, et al, 2020. MAPK mutations and cigarette smoke promote the pathogenesis of pulmonary Langerhans cell histiocytosis. JCI Insight, 5: e132048.

Lorillon G, Jouenne F, Baroudjian B, et al, 2018. Response to Trametinib of a Pulmonary Langerhans Cell Histiocytosis Harboring a MAP2K1 Deletion. Am J Respir Crit Care Med, 198: 675-678.

Ma J, Laird J, Chau K, et al, 2019. Langerhans cell histiocytosis in adults is associated with a high prevalence of hematologic and solid malignancies. Cancer Medicine, 8: 58-66.

Nezelof C, Basset F, Rousseau MF, 1973. Histiocytosis X histogenetic arguments for a Langerhans cell origin. Biomedicine, 18: 365-371.

Otani S, Ehrlich J, 1940. Solitary granuloma of bone simulating primary neoplasm. Amer J Pathol, 16: 479-490.

Radzikowska E, Błasińska-Przerwa K, Wiatr E, et al, 2018. Pneumothorax in patients with pulmonary langerhans cell histiocytosis. Lung, 196: 715-720.

Risdall RJ, Dehner LP, Duray P, et al, 1983. Histiocytosis X (Langerhans' cellhistiocytosis). Prognostic role of histopathology. Arch Pathol Lab Med, 107: 59-63.

Roden AC, Yi ES, 2016. Pulmonary langerhans cell histiocytosis: an update from the pathologists' perspective. Arch Pathol Lab Med, 140: 230-240.

Schüller A, 1915. Über eigenartige Schädeldefekte im Jugendalter. Fortschr Roentgenstr, 23: 12-18.

Singla A, Kopras EJ, Gupta N, 2019. Spontaneous pneumothorax and air travel in Pulmonary Langerhans cell histiocytosis: a patient survey. Respir Investig, 57: 582-589.

Siwe S, 1933. Die reticuloendotheliose-ein neues krankheitsbild unter denhepatosplenomegalien. Zeitschrift Fur Kinderheilkunde, 55: 212-247.

Vassallo R, Harari S, Tazi A, 2017. Current understanding and management of pulmonary Langerhans cell histiocytosis. Thorax, 72: 937-945.

Wajda N, Zhu Z, Jandarov R, et al, 2020. Clinical outcomes and survival following lung transplantation in patients with pulmonary Langerhans cell histiocytosis. Respirology, 25: 644-650.

Watanabe R, Tatsumi K, Hashimoto S, et al, 2001. Respiratory Failure Research Group of Japan. Clinico-epidemiological features of pulmonary histiocytosis X. Intern Med, 40: 998-1003.

（九）病例解析

1. **病例1**：男，32岁。头痛2个月，查体发现肺部多发结节1天。患者2个月前感左侧阵发性头痛，后出现右侧肢体麻木，曾先后抽搐、晕厥4次，颅脑MRI检查显示左侧额顶叶脑回肿胀并强化、软脑膜强化，脑脊液蛋白定量稍高，给予抗癫痫药物治疗，头痛减轻、未再出现肢体抽搐。1天前查体时发现肺部多发结节。

胸部CT：双肺多发结节、气囊影，部分结节内见空洞，纵隔淋巴结肿大（图1-3-61）。

【诊断】 朗格汉斯细胞组织细胞增生症。

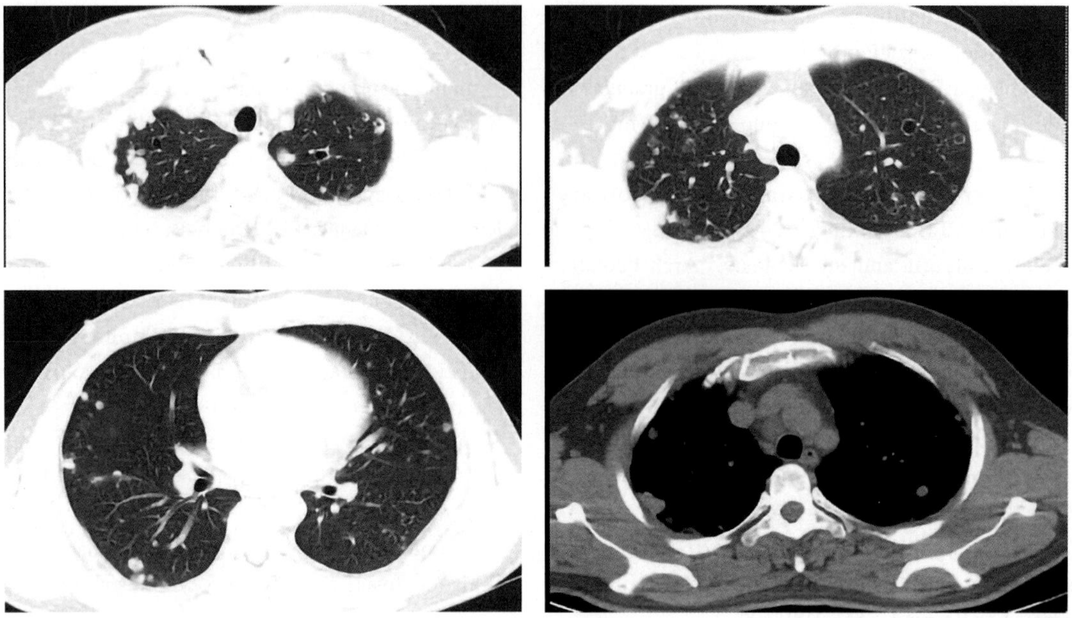

图1-3-61　胸部CT12

【诊断依据】 青年男性，双肺多发结节、气囊影，部分结节内可见空洞，分布以上肺、外周为主。患者无明显肺部症状，影像学表现较重，结节、空洞、气囊影共存，充分体现了PLCH的演变过程，再结合患者年龄、颅脑病变史，首先考虑LCH。该影像需与隐球菌病和转移瘤相鉴别。隐球菌病亦可起病隐匿，累及肺和颅脑，且累及颅脑时多病情危重。隐球菌病肺部受累可表现多发结节影，结节周围多有晕征，可有空洞，但小结节空洞少见，气囊影罕见，结合患者一般状态尚可，不支持该诊断。转移瘤多有原发肿瘤病史，需进一步除外。患者肺部穿刺病理为肺朗格汉斯细胞组织细胞增生症。免疫组化：CD1a（＋）、S-100（＋）、CD68（＋）、CK（-）、vimentin（＋）、Ki-67 10%。

【分析】 LCH表现为不同程度的全身受累，从孤立的嗜酸性肉芽肿到广泛的播散性疾病。根据病变部位和受累部位的数量（单系统或多系统/局部或多灶），分为两种类型：单系统LCH（single-system LCH，SS-LSH）和多系统LCH（multisystem LCH，MS-LCH）。MS-LCH比SS-LSH少见，约占总病例的20%。SS-LSH影响1个器官/系统受累（单病灶或多病灶），包括：骨骼，单个或多个骨骼受累，多个骨骼中有多个病灶；皮肤；孤立性肺部受累；淋巴结（不包括其他病灶引流区域淋巴结）；下丘脑-垂体/中枢神经系统；其他，涉及口腔黏膜、甲状腺、胸腺或肠道。MS-LCH影响≥2个器官或系统，可进一步分为低风险多系统和有风险器官受累的多系统。危险器官包括造血系统、脾脏和肝脏。中枢神经系统危险受损部位包括头颅各骨（包括眼眶、颞骨/乳突、蝶骨、颧骨、筛骨、上颌骨、鼻窦或颅前窝或颅中窝）受损，且MRI显示颅内软组织受侵，穹窿受损不包括在内。中枢神经系统“危险”头颅各骨或垂体的受累与尿崩症、内分泌疾病和（或）中枢神经系统受累（包括晚期神经退行性后遗症）的高风险相关。

多系统LCH病例中，PLCH发生率为24%～41%。Ronceray等回顾性分析了420例连续的MS-LCH患者的数据。102例（24%）在诊断时表现为肺部受累。在多变量分析中，肺受累不是一个独立的预后变量，并且被排除在MS-LCH危险器官受累的定义之外。儿童LCH的肺部受累罕见。Le Louet等发现，1482例儿童（＜15岁）中有111例（7.4%）肺部受累。17例（1.1%）因呼吸衰竭入住ICU，其中，14例患者在LCH诊断时出现肺部受累，7例（41%）患者伴有危险器官（造血系统、脾脏或肝脏）受累。严重的肺部受累在儿童LCH中不常见，但与高死亡率相关。他们建议，应该改进这类患者的治疗指南，包括预防病毒感染和早期给予新的LCH治疗，如靶向治疗。

LCH的预后取决于受影响器官的数量和位置。在成人中，LCH最常见的涉及肺、骨骼、皮肤和垂体。Hazim等分析了240例LCH患者的数据。112例（47%）患者出现肺部体征或症状。108例（45%）为SS-LSH。SS-LCH、MS-LCH和多系统无肺受累的5年生存率分别为94%、78%和75%。

2. **病例**2：女，33岁。咳嗽、气急1年。既往有吸烟史。

胸部CT：两肺弥漫分布多发大小不等的囊腔影，部分囊腔融合，囊壁厚薄不均，囊腔间间质纤维化表现，局部可见结节影，两侧胸腔未见积液（图1-3-62）。

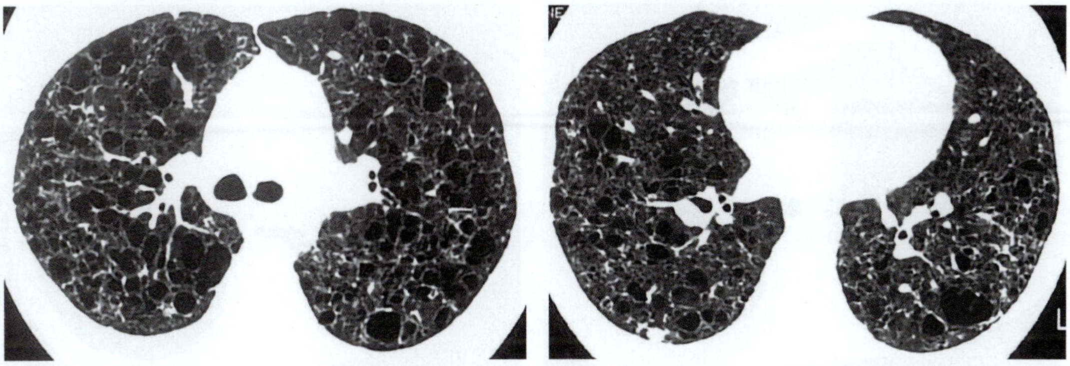

图1-3-62 胸部CT13

【诊断】 肺朗格汉斯细胞组织细胞增生症。

【诊断依据】 青年女性，双肺弥漫分布囊腔影，需考虑肺淋巴管平滑肌瘤病可能（PLAM）。但患者囊腔大小不等，形态不规则，囊间可见明显间质改变，部分区域可见结节影，影像学更符合PLCH诊断，结合患者有吸烟史，首先考虑PLCH可能，并最终经胸膜活检证实。

【分析】 随着亚洲女性吸烟或二手烟暴露人群的增加，女性PLCH的发病率呈上升趋势。女性PLCH需与PLAM相鉴别。PLAM典型CT表现为双肺散在或弥散性均匀分布的薄壁囊腔，无明显区域性，包括肺尖和肺底区域同时受累，多无结节影，可伴气胸、胸腔积液、胸导管扩张、淋巴结肿大及心包积液等。PLAM的胸部CT表现具有特征性，因此即使没有肺活检，当患者具备典型症状和CT表现，特别是生育期妇女且有乳糜胸或自发性气胸时，即可明确PLAM诊断。PLCH特征的CT表现两肺弥漫性囊腔影及结节影并存，结节多呈星状，囊腔形态多不规则，有融合趋势，囊壁为薄壁或厚壁，病灶以中上肺野分布为主，肋膈角极少累及。如吸烟患者同时发现肺内囊腔与结节影并存，可首先考虑PLCH诊断。PLCH囊腔间肺组织可呈磨玻璃样变，病变继续进展肺广泛间质纤维化，包括磨玻璃影、网状影、条索影、蜂窝样变、结节影。肺内囊腔融合破裂，可出现自发性气胸。总之，PLAM的肺囊腔影分布较均匀，肋膈角可累及，壁厚大致均匀，囊状影无明显融合，胸腔内多见水样密度影，乳糜样胸腔积液是其特征性表现。PLCH肺囊腔影不规则，有融合趋势，囊壁可较厚，囊腔间肺组织有小结节影，病灶以两中上肺为主，肋膈角区极少累及，晚期肺纤维化明显，易形成蜂窝肺。PLAM及PLCH影像学表现各有特征，结合临床及实验室检查，典型病例不难做出诊断。

Wang等回顾性分析了一组亚洲PLCH患者的数据。患者分为单独肺受累组和肺外受累组。在单独肺受累组，患者主要是年轻男性（<40岁），有吸烟史、呼吸道症状（咳嗽和呼吸困难），CT扫描显示更多的囊性病变，显微镜下有更多的细胞性朗格汉斯肉芽肿，P16过表达（66.7%），高PD-1（100%）和低PD-L1（33.3%）表达，未检测到BRAF V600E突变。相反，肺外累及组年龄明显较大（>40岁），复发性气胸，CT扫描结节和间质纤维化多见，P16、PD-1和PD-L1的表达率分别为100%、66.7%和33.3%；重要的是，在33.3%的该组患者中检测到BRAF V600E突变。BRAF基因在成年PLCH中的极低突变率表明，在亚洲患者中，这种疾病可能还有其他病因。P16的过表达可能是PLCH诊断的生物标志物。

Gatalica等使用免疫组化和突变分析分析了24例肿瘤性组织细胞疾病，以寻找靶向治疗的生物标志物。在4/11 LCH和4/4 Erdheim-Chester病（ECD）病例中检测到BRAF V600E突变。在组织细胞肉瘤（histiocytic sarcoma，HS）的病例中发现了致病性PTEN基因突变和PTEN蛋白表达缺失。PD-L1在3/4 ECD、7/8 LCH、3/3滤泡树突状细胞肉瘤（follicular dendritic cell sarcoma，FDCS）和1/1 HS中的表达增加。该研究首次发现PD-L1免疫检查点蛋白在这些疾病中的显著表达，这可能为添加免疫检查点抑制剂治疗播散性和（或）难治性组织细胞增多症提供了理论依据。

3.**病例3**：男，3岁。发现颈部肿块5个月，间断咳嗽、憋喘5天。既往有多次气胸病史。胸部X线片显示左侧气胸，外院行胸腔闭式引流术。查体发现头皮及躯干皮肤湿疹明显。双手指甲有突起、瘀血、破裂。左胸有明显的握雪感。腹部可触及散在皮下小结节，腹部CT显示多发性肝囊肿和右肾囊肿。

胸部CT：双肺多发囊腔影（图1-3-63）。

颅脑CT：颅骨缺损、溶骨性病变（红箭）（图1-3-64）。

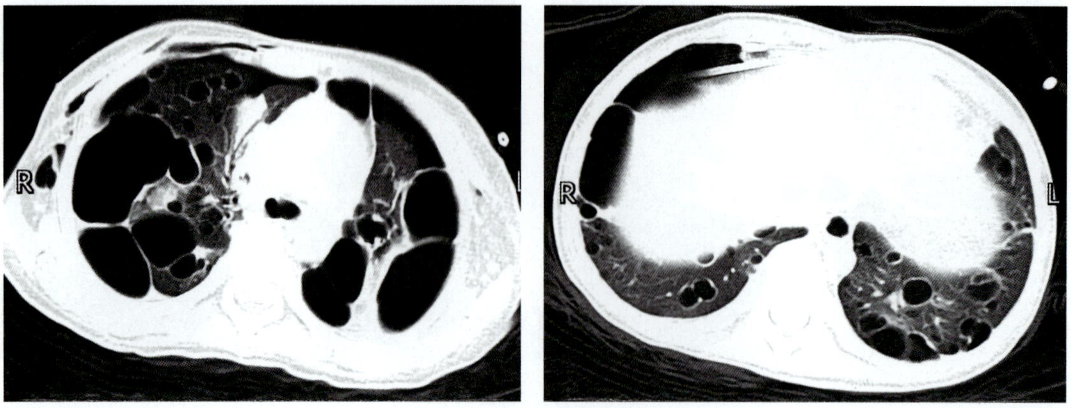

图 1-3-63　胸部CT14

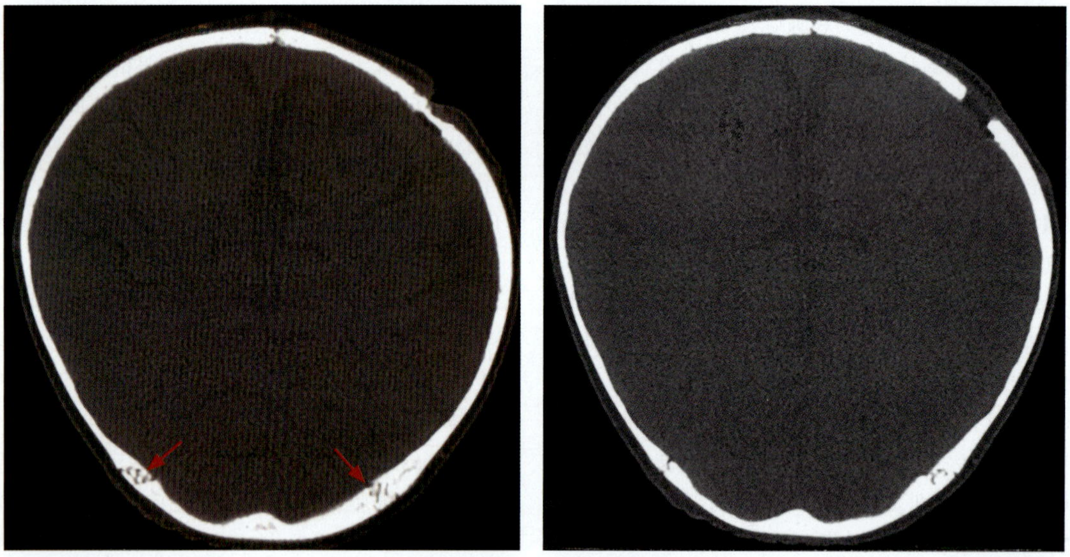

图 1-3-64　颅脑CT

【诊断】 朗格汉斯细胞组织细胞增生症。

【诊断依据】 3岁患儿，胸部显示CT双肺多发薄壁囊腔影，大小不等，囊腔间见正常肺组织，部分囊腔周围可见磨玻璃影，囊腔融合，多次气胸发作，结合患者有颈部淋巴结肿大、皮疹、脑外间隙增宽、肝、右肾囊肿等多脏器损害，首先考虑LCH诊断。患儿皮疹呈湿疹样，活检标本示：表皮未见明显异常，皮肤真皮浅层内可见或多或少的朗格汉斯细胞浸润，伴有多少不等的嗜酸性粒细胞、中性粒细胞、淋巴细胞、泡沫细胞等，明确诊断。

【分析】 LCH可发生于任何年龄人群，但更常见于儿童，发病高峰为1～3岁。所有器官或系统都可受累，最常见的受累器官是骨骼（80%），其次是皮肤（33%）、垂体（25%）、肝脏（15%）、脾脏（15%）、造血系统（15%）、肺（15%）、淋巴结（5%～10%）和中枢神经系统（不包括垂体）（2%～4%）。伴有肺部改变的LCH患儿病初呼吸道症状较隐匿，肺部体征多不明显，随着疾病进展，症状加剧，可伴有胸痛，出现喘憋、发绀甚至出现自发性气胸及皮下气肿所致呼吸困难等症状，呼吸衰竭是其致死的主要原因。

骨骼受累可能表现为单一溶骨性病变、多发性单系统疾病或多系统疾病的一部分。颅面骨是最常见的受累部位，腓骨、手或足没有发现损伤。儿童骨骼病变很少引起功能损伤。在放射学上，儿童LCH的骨受累与多发性骨髓瘤的骨受累非常相似，表现为单一或多发性溶骨性病变。与多发性骨髓瘤相比，LCH病变可能伴有骨膜反应。

皮肤受累可能是2岁以下患儿最常见的表现，多为头皮和躯干的脂溢性皮炎或湿疹样皮疹。Dhar等回顾性分析了126例18岁以下被诊断为LCH儿童的数据。68%的病例仅影响皮肤，32%的病例在首次出现时表现为多系统受累。鳞状丘疹（scaly papules）是皮肤最常见的形态学表现。27.9%的患者出现了从皮肤到全身的病变进展。76.7%的皮肤损伤在2～4年得到清除。56.9%的儿童在3～7年完全缓解，8.1%的儿童死于并发症，31.8%的儿童失访。无全身受累的皮肤LCH预后良好。

肺部受累在儿童中极为罕见。只有一小部分PLCH患者有呼吸道症状，通常会影响其他器官。PLCH的CT特征在成人和儿童人群相似，区别是成人肋膈角区病灶稀疏而儿童为弥漫性分布，本例符合。儿童PLCH多为婴幼儿起病，伴多脏器损害。目前对于儿童伴肺部改变的LCH的治疗主要采用全身化疗及胸部切除病灶方法，早期高强度化疗，可明显改善预后。新的治疗方法如造血干细胞移植、免疫治疗等方案对于重症及难治性LCH有一定的疗效。

LCH患者后遗症较为常见，尽管有些表现轻微。Chow等回顾性分析了70例儿童患者，平均观察时间为12年。LCH相关后遗症的发生率为56%（$n=39$），在多系统疾病和复发患者中更常见。后遗症的患病率如下：骨相关27%，尿崩症19%，生长迟缓13%，体表10%，神经系统7%，听力7%，垂体前叶激素缺乏症7%，肝胆系统4%，眼3%。神经系统后遗症甚至可能在首次诊断为LCH后10年出现。复发、中枢神经系统危险病变的存在和放射治疗与更高的后遗症发生率相关。复发的累计发生率为34%。大多数复发发生在诊断后的前2.5年。长期随访对于优化患者预后至关重要。

在多系统LCH中，高达50%～70%的病例在最初缓解后复发。鉴于LCH是一种在大多数情况下由致癌RAS/RAF/MEK/ERK途径突变驱动的肿瘤，当LCH复发时，用疾病复发或进展的概念取代再激活的概念是更合理的。

一些研究评估了MAPK突变与PLCH的临床表现和预后之间的关系。在患有LCH的儿童中，BRAF V600E突变与系统性LCH复发风险增加、高危特征（具有危险器官）、永久性损伤和化疗短期反应差有关。

4.病例4：男，34岁。咳嗽、发热2个月，咳痰10余天。体重减轻5kg。有吸烟史。

胸部CT：双肺多发大小不等结节、空洞、囊腔影（图1-3-65）。

【诊断】 肺朗格汉斯细胞组织细胞增生症。

【诊断依据】 青年男性有吸烟史，胸部CT显示双肺多发结节、空洞和囊腔影，壁厚薄不均，形态多样，与PLCH影像学表现一致。肺活检证实了PLCH诊断。患者戒烟6个月，复查胸部CT显示病灶明显吸收（图1-3-66）。

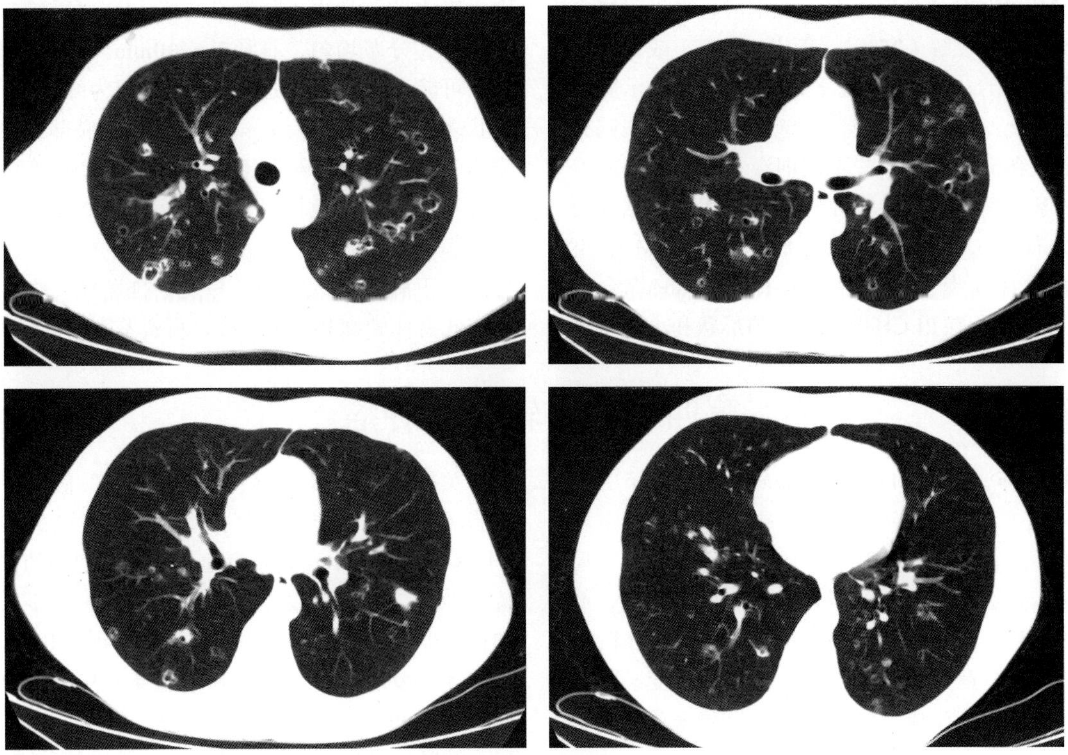

图1-3-65　胸部CT15

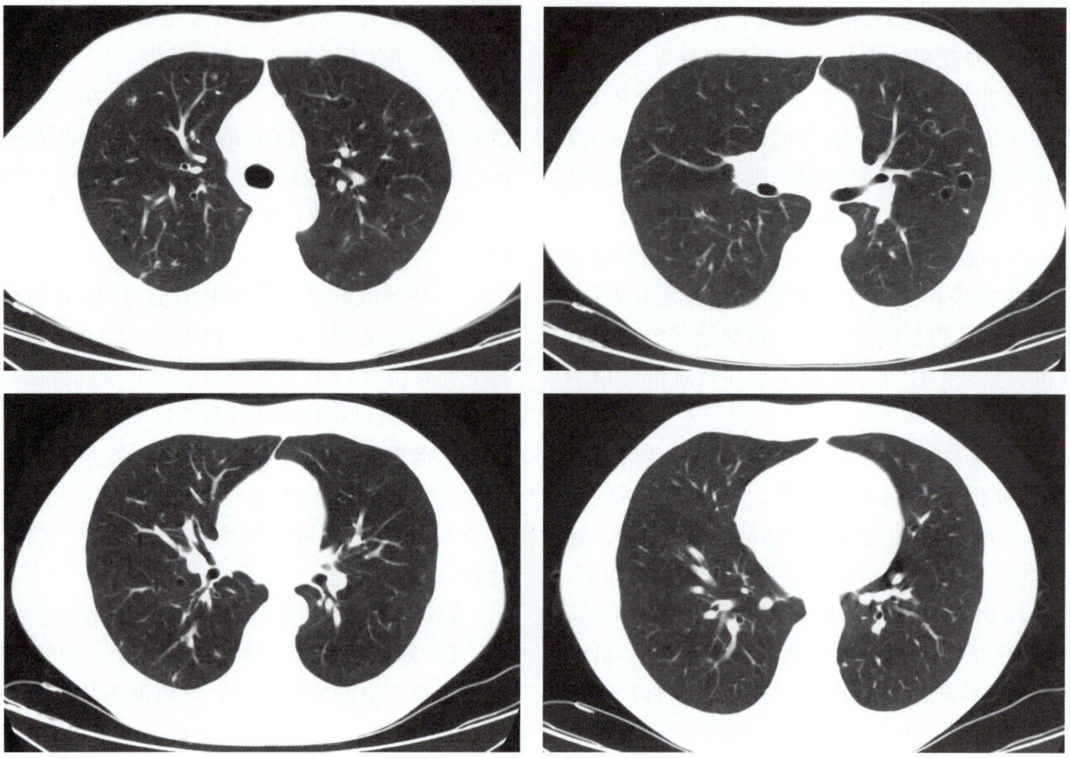

图 1-3-66　病灶较前明显吸收

【分析】　PLCH的预后可变。戒烟后，患者可能会经历临床和放射学缓解（25%）、稳定（50%）或疾病进展（15%～25%）。在这种情况下，CT扫描可显示肺结节和囊腔的变化，包括大小变化、壁变薄，以及塌陷为不规则小结节和消退的模式。本例即存在结节和囊腔变小或消失，厚壁囊腔向薄壁囊腔转变的过程。根据囊腔的外观和分布，PLCH可与淋巴管肌瘤病（LAM）、淋巴细胞性间质性肺炎（LIP）和Birt-Hogg-Dubé综合征（BHD）区分开来。在PLCH中，囊腔的形状和大小不规则，以中上肺为主，并伴有结节。LAM无结节，囊肿均匀薄壁，分布均匀，直径2～10mm。随着疾病的发展，囊腔可能合并并变得更大，甚至发展为纤维化。LIP囊腔形状多变，体积较大（＜3cm），以基底部、血管周围或胸膜下为主，伴有胸膜下结节和小叶间隔增厚。BHD是一种罕见的常染色体显性遗传病，主要表现为双侧、多发性囊状改变，囊壁为薄壁，形状不规则，分布位置多位于双下肺及邻近纵隔，易发生自发性气胸。此病多伴有皮肤良性肿瘤和肾脏肿瘤，可资鉴别。

第四节　肺转移性肿瘤

早在1829年，Jean Claude Recamier就创造了“转移（metastasis）”一词，并认识到它是恶性肿瘤的重要特征之一。肿瘤转移指恶性肿瘤细胞脱离原发肿瘤，通过各种途径，到达远处组织或器官并继续增殖生长，形成转移灶的过程。肿瘤转移是一个多因素参与、多阶段发展的动态过程，此过程涉及细胞间黏附的改变、基底膜的降解、新生血管生成、肿瘤细胞的侵袭运动等多个步骤。

一、转移机制

对于恶性肿瘤转移的机制产生过许多假说，其中比较著名的是“种子和土壤”假说（seed and soil hypothesis）和“解剖或机械”假说。1889年Stephen Paget提出了有关转移的基本理论“种子和土壤”假说，指出肿瘤细胞（种子）只能在为其提供适当适环境的器官或组织（土壤）中才能生长繁殖。他认为转移细胞的扩散是器官特异性的，而不仅仅是解剖学上的，并且涉及癌症细胞和宿主器官之间的相互作用。只有当种子和土壤相容时，转移才会发生。该假说很好地解释了某些肿瘤对转移脏器具有亲和性，而不是就近原则，如小细胞肺癌易脑转移，结肠癌易发生肝和肺转移，但很少转移到骨、皮肤、脑和肾。相比之下，乳腺癌经常在大多数这些器官中形成转移。同样，前列腺癌转移到骨，很少转移到肺和肝脏。这一假说与Rudolf Virchow在1858年提出并在当时占主流地位的机械假说相反，后者认为转移是脉管系统中肿瘤细胞栓子的阻滞。

1928年，James Ewing对Paget的“种子和土壤”假说提出了质疑，并假设转移为随机现象，某些肿瘤细胞随着血流或淋巴在其最先到达脏器的毛细血管或毛细淋巴管发生机械性滞留，并穿过血管或淋巴管在局部增殖，从而形成转移灶。因此，肿瘤细胞栓子更可能被机械地捕获在第一个连接器官的循环网络中，其他器官接受的肿瘤细胞较少，发生的转移性肿瘤也较少。该假说在当时成为主流观点，盛行了几十年。然而，这一假说并不能解释这样一种观察结果，即一些器官，如大脑、骨骼和肾上腺，只占循环体积的一小部分，但它们经常与某些癌症的转移有关。相反，心脏、肌肉、皮肤、肾脏和脾脏等器官都有大量的血液供应，只是偶尔会发生转移性疾病。

1951年，Coman等将肿瘤细胞直接血管内注射到动物体内，在一些但不是全部的内脏器官中产生了转移。笔者发现，在这些转移的器官中，循环肿瘤细胞存在于毛细血管中，而在罕见转移的器官中，循环细胞存在于小动脉内。这一观察结果表明，转移灶的分布在很大程度上取决于机械因素，即次级器官毛细血管中栓子的阻滞。1952年，Lucke等比较了兔子肝脏和肺部的肿瘤转移，发现肝转移更大，数量更多。人类肿瘤患者发生肝转移的数量也大于肺转移，因此机械和局部“土壤”因素都可能决定肿瘤栓子停止后是否会发生转移。1979年，Sugarbaker提出，虽然常见的区域转移可归因于解剖或机械因素，如输出静脉循环或淋巴引流至区域淋巴结，但许多类型癌症向远处器官的转移是位点特异性的，需要不同的解释。1980年，Hart和Fidler的开创性研究显示B16黑色素瘤的肿瘤细胞在特定的远距离部位优先归巢，转移的结果取决于肿瘤细胞的特性和宿主因素。这一结论支持“种子和土壤”假说来解释癌症转移的非随机模式。

“种子和土壤”假说现在被广泛接受，尽管“种子”现在可能被鉴定为祖细胞、原始细胞、肿瘤干细胞或转移性细胞，而“土壤”被描述为宿主因子、基质、生态位或器官微环境。原发灶的肿瘤细胞具有多元性，有着不同生长速度、表面抗原、药物敏感度、侵袭性等，转移对于肿瘤细胞（种子）也有很大的选择性，并不是所有的细胞都可以形成远处转移；肿瘤细胞不同，转移的结果也不同。肿瘤细胞在靶组织中存活需要微环境的协助（比如内皮细胞、炎性细胞、成纤维细胞等）和复杂的信号转导网络调控（细胞因子、趋化因子和其他分子等）。同时，肿瘤的微环境有着特殊的条件（比如缺氧环境、医学相关治疗的影响等）。这种环境是种子生长的土壤，对种子的生长起重要作用。

1977年，Fidler和Kripke首次证实了肿瘤细胞的异质性，他们克隆了小鼠B16黑色素瘤细胞，在静脉接种到同基因小鼠中形成肺转移的能力上有显著性差异，这表明母系肿瘤是异质性的。该理论认为在遗传表型各异的原发肿瘤内，大多数的原发肿瘤细胞转移能力很低，只有极少数细胞由于突变而获得转移必需的表型，而这些细胞具备形成转移的必要条件，如细胞迁移能力、侵袭能力、蛋白溶解酶活性、促凝血、促肿瘤血管生成等。肿瘤的遗传异质性是肿瘤细胞逃避免疫监视、产生化疗抗性、形成转移复发的根源，是抗转移治疗中不可忽视的重要环节。转移灶形成以后，并不是立即疯狂增殖而形成继发肿瘤，而是在靶器官长时间休眠，在经历一定时间后才能被激活。具有转移潜能的癌细胞分为两个部分，一部分在肿瘤形成初期就已经存在了，另一部分则需要在肿瘤形成的过程中进行选择而成为能够转移的癌细胞。肿瘤遗传异质性、耐受失巢凋亡、血管与淋巴管生成、肿瘤休眠等现象的发现增进了人们对肿瘤转移的认识，也是其他假说提出的基础。

上皮-间充质转化（epithelial mesenchymal transition，EMT）即上皮细胞向间充质细胞表型转变的生物学过程，是正常胚胎发育和组织再生的重要过程。在面临缺氧、炎症、致癌压力和代谢应激等条件时，细胞会激活EMT信号通路以响应外界信号。然而，EMT的异常再激活与癌症进展和转移过程中肿瘤细胞的恶性特性有关。该过程中上皮细胞发生形态改变（由多边形/鹅卵石状转变成细长的纺锤状/梭形）、细胞极性消失、细胞骨架改变、细胞间去粘连化以及获得侵袭运动能力等。EMT所引起的这些表型改变会使得细胞间黏附度降低，迁移运动特性增强，有助于肿瘤细胞获得侵袭转移能力，与肿瘤细胞进入循环和种子转移的过程有关。EMT的逆过程被称为间充质-上皮转化（MET），该过程有助于使游离的细胞重新转化为上皮细胞，并在远端器官组织中定植下来，所以远端转移灶通常会表现出其相应的起源组织的上皮结构特征。并不是所有的肿瘤细胞都会经历某种形式的EMT，在不同的肿瘤微环境中EMT的功能和表现不同。EMT可增加肿瘤细胞对化疗药物的耐药性，并促进产生具有肿瘤干细胞特性的细胞。越来越多的实验证据表明MET在肿瘤定植和转移中的作用。单独靶向EMT可能适得其反，抑制EMT和MET可能是有希望的治疗策略。需要注意的是，EMT并不是简单的二元过程，实际上包含着不同的转化态，包括上皮态、间质态以及混合态/中间态。EMT中间态细胞同时保留了上皮态细胞的增殖特性和间质态细胞的侵袭迁移特性。EMT中间态细胞与肿瘤恶性进展、转移、干性（stemness）、耐药等过程密切相关。肿瘤细胞的上皮间充质可塑性程度是连续和多样的。肿瘤间和肿瘤内的异质性可能归因于肿瘤内和肿瘤间处于各种EMT转化态的癌细胞的比例。

肿瘤干细胞假说是对经典的达尔文进化演变假说，

即克隆选择假说的挑战。克隆选择假说认为肿瘤是起源于群体中单个具有优势细胞，且这个细胞由于累积的基因突变而发生恶性转化。但有研究报道，当某一亚克隆群体细胞濒临清除时，总有小于5%的细胞会幸存，且获得更加恶性的生物学表型：成瘤与转移能力、自我更新能力和抗药能力。这一很小比例的细胞被命名为肿瘤干细胞。2006年美国癌症研究协会肿瘤干细胞研究小组一致将肿瘤干细胞定义为存在于肿瘤组织中的具有无限自我更新能力并能产生不同分化程度的肿瘤细胞的细胞。肿瘤干细胞兼具干细胞和肿瘤细胞的特点，具有无限的自我更新和分化潜能，不受微环境对肿瘤干细胞增生的抑制作用调控，可突破正常干细胞迁移性的局限，呈侵袭性生长，是肿瘤浸润和转移的基础。肿瘤干细胞在肿瘤中的含量低，但具有高致瘤性，且对治疗药物不敏感。肿瘤干细胞假说以其独有的特性成功解释了肿瘤转移的休眠现象、遗传异质性等难题，成为肿瘤研究的热点。肿瘤干细胞假说不仅将肿瘤转移的各种机制串联起来，而且对传统的肿瘤治疗策略从杀灭肿瘤细胞向靶向杀灭肿瘤干细胞转变，为肿瘤治疗提供了一个新方向。

越来越多的证据表明，肿瘤细胞在未发生远端转移之前，可以通过分泌细胞因子等诱导远端待转移器官微环境的改变，以供循环肿瘤细胞定植，这被称为转移前生态位（pre-metastastic niche，PMN），由Kaplan等在2005年最早提出。PMN可以通过原发性肿瘤衍生因子、肿瘤动员的骨髓衍生细胞和局部基质成分之间的复杂相互作用来启动和建立。PMN中较高的炎症水平及肿瘤免疫抑制微环境会促进循环肿瘤细胞（circulating tumor cell，CTC）定植后的增殖克隆；PMN中血管和淋巴管生成增加及血管通透性增加均会增加CTC定植的概率。同时，由肿瘤衍生的分泌因子、髓系抑制细胞等共同促进细胞外基质重编程、代谢重编程等，也为CTC的定植和生长提供了适宜的环境。

二、转移途径

肺是最容易发生转移的器官，几乎所有的肺外恶性肿瘤都可能发生肺转移，其途经有血行播散、淋巴转移、支气管内转移、气腔播散和邻近器官的直接侵犯。肺转移瘤影像学表现及特点与肺解剖结构、血供及转移瘤组织学类型、生物学特性、临床干预治疗等因素密切相关。典型的肺转移瘤表现为多发、圆形、边缘光整、大小不一的结节，肺间质弥漫性小结节状增厚及肿瘤向胸膜、胸壁和纵隔的直接侵犯。不典型肺转移瘤形式多样，可为空洞、钙化、晕征、自发性气胸、肿瘤栓塞、支气管内膜转移、孤立性转移、瘤内血管扩张、净化转移及良性肿瘤转移等。

肺转移瘤以血行转移最常见，血行转移为肿瘤细胞经腔静脉回流到右心而转移到肺。瘤栓到达肺小动脉及毛细血管后，可浸润并穿过血管壁，在周围间质及肺泡内生长，膨胀性扩大，压迫周围肺组织形成界线清晰的类圆形肿块，形成肺转移瘤。血行转移以多发结节或肿块最为常见，各种恶性肿瘤均可表现为此典型征象，若有原发肿瘤病史，不难做出诊断。粟粒性肺转移更可能起源于甲状腺、肾或黑色素瘤。较大的转移性结节通常来自肉瘤、结肠或肾脏。一些肿瘤可能表现为孤立性肺转移，以中下肺野外围多见，结节轮廓清晰，有分叶时难与周围型肺癌相鉴别。

肺淋巴管位于小叶间隔内、支气管血管周围间质内，以及脏胸膜和壁胸膜内。淋巴转移多由血行转移到肺小动脉及毛细血管周围间质、小叶间质及胸膜下间质，并通过淋巴管在肺内播散。肿瘤细胞也可浸入毛细血管后穿过血管壁侵入支气管血管周围淋巴结，呈实质生长，形成肿大淋巴结或通过淋巴管渗透和淋巴管栓塞而使淋巴管扩张形成条状、细网状等改变，淋巴回流障碍可导致胸腔积液。淋巴转移以癌性淋巴管炎及淋巴结肿大为特征，多来自消化道、肺、乳腺及女性生殖系统肿瘤。HRCT表现为支气管血管束增粗，小叶间隔呈串珠状改变或增粗，小叶中心有结节灶，有胸膜下结节，肺门淋巴结增大等。淋巴管癌可以是局灶性、单侧或双侧的，可以影响肺部的任何区域。

肺部转移性肿瘤较小时，很少出现症状，特别是血行转移，咳嗽和痰中带血并不多见。大量的肺转移可出现气促，尤其是淋巴性转移。胸膜转移时，可有胸闷或胸痛。肺部转移性肿瘤变化快，短期内可见肿瘤增大、增多；有的在原发肿瘤切除后或放、化疗后可缩小或消失。

三、不典型表现

1.孤立性肺转移　孤立性肺转移瘤占2%～10%，较多见于黑色素瘤、结肠癌、肉瘤、滋养层细胞癌、肾癌、乳腺癌等。孤立性肺转移瘤大多轮廓清晰光整、密度均匀、无分叶和毛刺现象、多数直径在6cm以下，主要为膨胀性生长、压迫和推挤周围肺组织，与原发性肺癌不难鉴别；少数肺转移瘤形态不规则，边缘毛糙或有棘状突起，可有胸膜凹陷征，与原发性肺癌较难鉴别。肿瘤的转移与肿瘤内微血管数量、微血管密度呈正相关，孤立性肺转移瘤多由血供丰富的原发瘤转移而来，多顺延原发瘤的强化程度和形式。

1995年，Hellman和Weischelbaum提出了寡转移概念，用于描述肿瘤由局限期病变向广泛期病变发展的一种中间状态，且在疾病发展过程中，存在一个群体，由于解剖和生理等因素，转移部位局限，转移数目≤5个且转移器官＜3个。寡转移一般分为同时性或异时性寡转移，包括诊断原发性肿瘤的同时诊断的寡转移，或在原发性肿瘤诊断或系统治疗2个月之后诊断的寡转移。寡复发是指原发灶经治疗稳定后，出现1个或有限数量的新发转移病灶，且所有病灶均能接受局部治疗，为异时性寡转移。寡进展是指广泛期疾病经系统性治疗后，出现了有限数量疾病进展或新发转移。寡转移主要强调转移肿瘤的负荷比较小，通过手术、体部立体定向放疗、射频/微波消融等积极的局部治疗可以达到长期生存甚至治愈的目的。临床实践也证实了寡转移假说，比如结直肠癌出现肝转移的患者，在手术切除结肠癌和肝转移病灶后5年生存率可达30%以上，近年来随着技术的提高，生存率进一步提高到50%左右，10年生存率达20%以上。对于肠癌、乳腺癌等实体瘤出现肺转移的患者，在对原发肿瘤进行根治手术的基础上进行肺部转移瘤切除，5年生存率达36%。Ashworth等荟萃分析了20项研究共757例NSCLC患者的数据，这些患者有1～5个同步或异时转移，接受了手术切除术、立体定向放疗或根治性外照射治疗，以及原发性肺癌的治疗。手术是原发肿瘤（635例，83.9%）和转移瘤（339例，62.3%）最常用的治疗方法。中位生存期为26个月，1年生存率为70.2%，5年生存率为29.4%。低风险、异时性转移患者的5年生存率为47.8%；中风险、同时性转移合并N0疾病患者的5年生存率为36.2%；高风险、同时性转移合并N1/N2疾病患者的5年生存率为13.8%。通常在寡转移患者中，可联合全身治疗，如化疗、免疫治疗、靶向治疗等。转移病灶的数量、位置，肿瘤的病理类型和基因状态及患者的年龄和体能状态等均是判断治疗效果的重要因素。转移病灶少、腺癌及有驱动基因突变的患者更能在局部治疗中获益。

2.空洞或囊腔样肺转移　以鳞癌、腺癌、黑色素瘤、肉瘤、胚胎细胞瘤和移行细胞瘤多见。转移性空洞形成机制可能与肿瘤血供不足引起坏死、腺癌沿肺泡壁伏壁生长、放化疗、肿瘤向支气管内侵犯形成活瓣等机制有关。空洞性肺转移瘤变化快，短期内可见肿瘤增大、增多（图1-4-1），有时可在治疗后自行消失。CT影像常多发，多为圆形，大小不一（图1-4-2），可为厚壁（图1-4-3）或薄壁空洞，部分为偏心空洞，肺门侧壁较厚，外侧壁薄（图1-4-4），提示缺血、坏死所致。部分空洞随着病灶增大而出现分叶、毛刺及壁结节（图1-4-5）等恶性空洞的特点。有学者认为空洞壁厚1～2mm及以下者不太符合缺血坏死所形成空洞的形态，因而称空腔或囊腔更合适。囊腔样转移瘤的瘤壁菲薄光滑，质均匀，可与肺纹理相连（图1-4-6）。

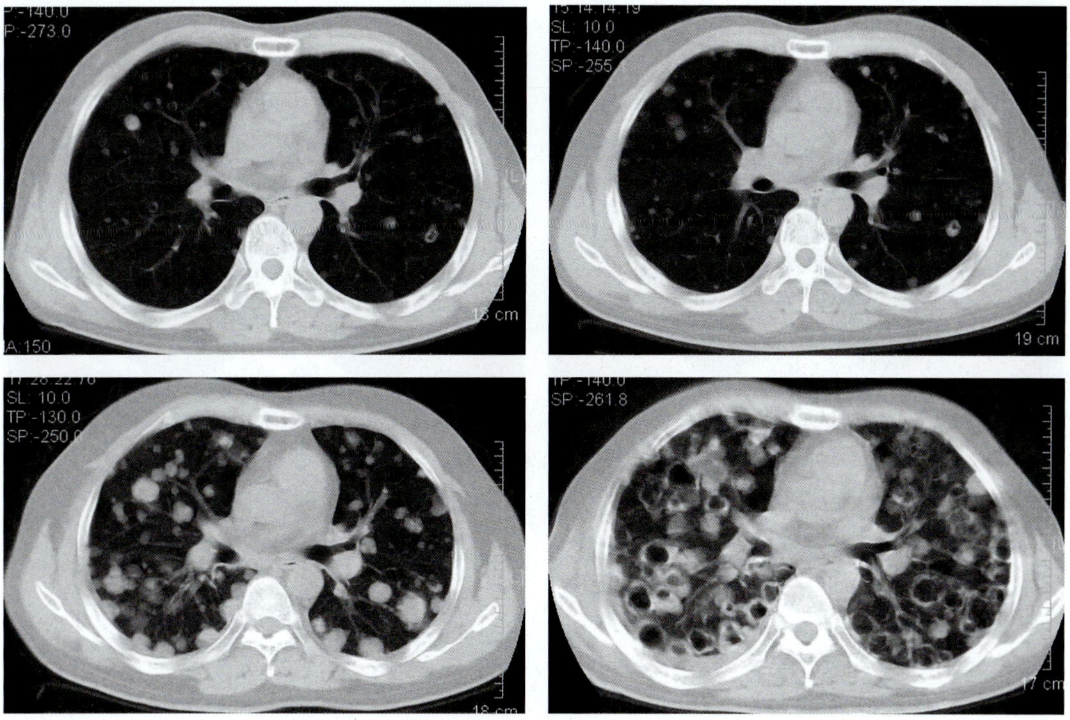

图1-4-1　男，39岁。膀胱癌肺转移。时间顺序为2008.10.27、2008.11.28、2009.02.16、2009.04.20

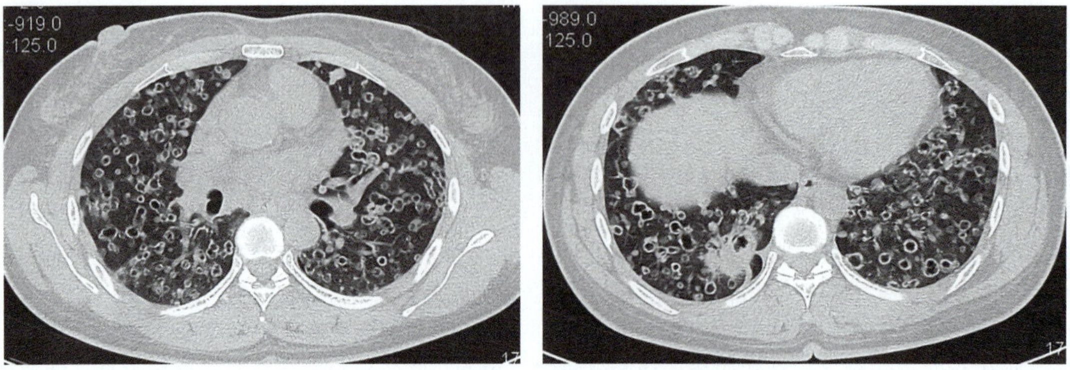

图1-4-2　女，37岁。右下肺癌并空洞样肺转移

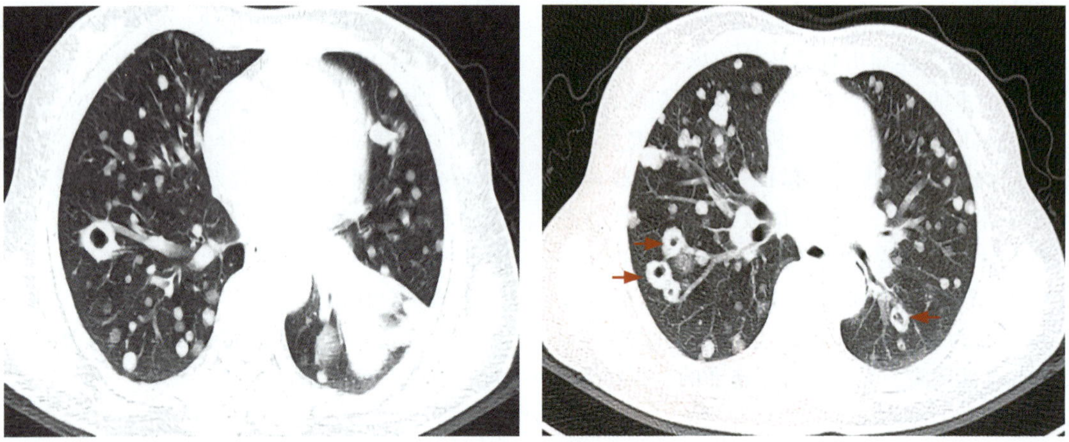

图1-4-3　女，45岁。左下肺癌双肺转移，表现为大小不等结节和厚壁空洞（红箭）

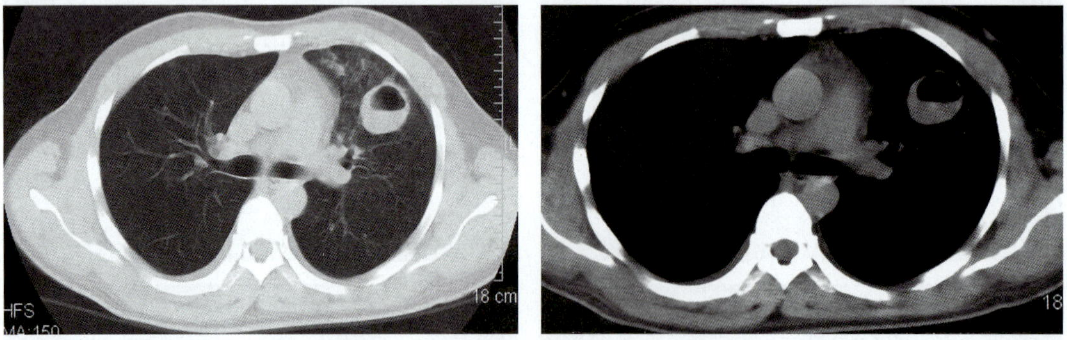

图1-4-4　男，35岁。直肠癌肺转移

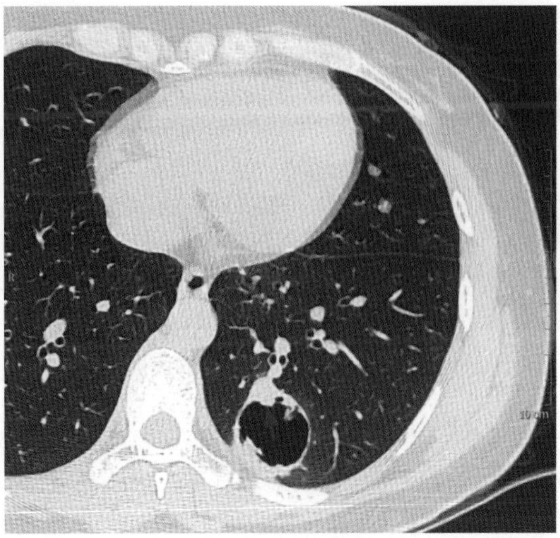

图1-4-5　左背部平滑肌肉瘤空洞型肺转移，可见壁结节（红箭）

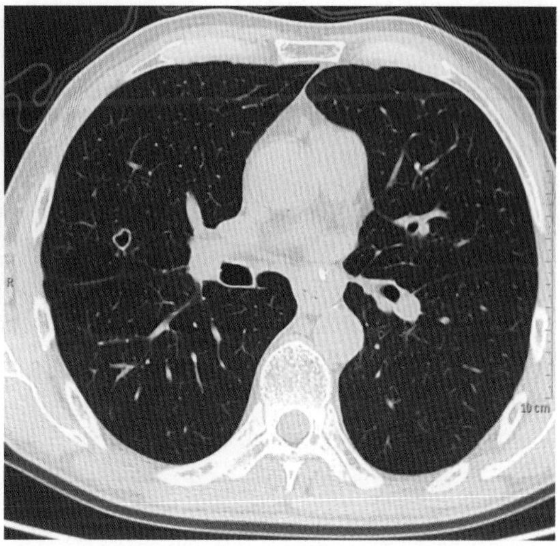

图1-4-6　食管鳞癌囊腔样肺转移

3. 钙化性肺转移　主要见于骨肉瘤、软骨肉瘤、滑膜肉瘤、甲状腺癌、结肠癌、卵巢癌、乳腺癌等。转移瘤的组织学结构往往和原发肿瘤相似。具体的钙化机制包括：骨肉瘤或软骨肉瘤的骨形成，甲状腺乳头状癌、骨巨细胞瘤、滑膜肉瘤或经治疗的转移瘤中的营养不良钙化及胃肠道和乳腺黏液腺癌中的黏液样钙化。钙化性肺转移灶形态无特异性，多为数目较多的小的钙化点，以中下肺野多见（图1-4-7）；也可以是软组织密度的转移灶内较大的钙化斑（“爆米花”样钙化）（图1-4-8）；部分可见淋巴结转移性钙化（图1-4-9）。诊断钙化性肺转移时首先应除外结核等感染性病灶、淋巴结及尘肺等的钙化。

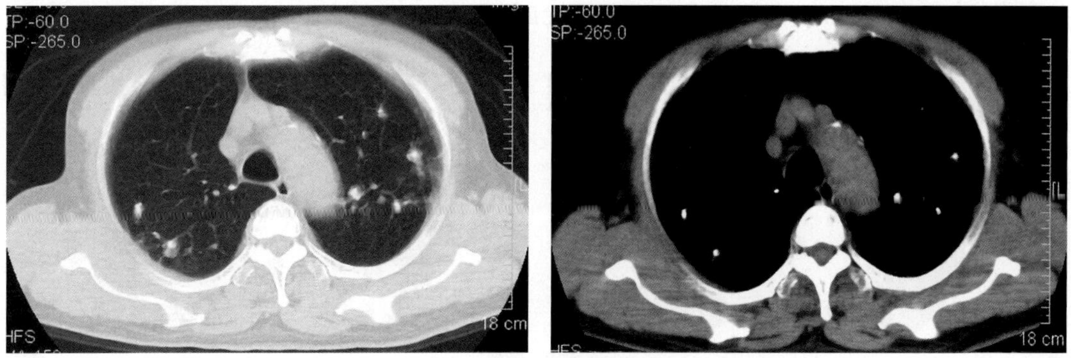

图1-4-7　男，70岁。直肠癌双肺多发钙化转移

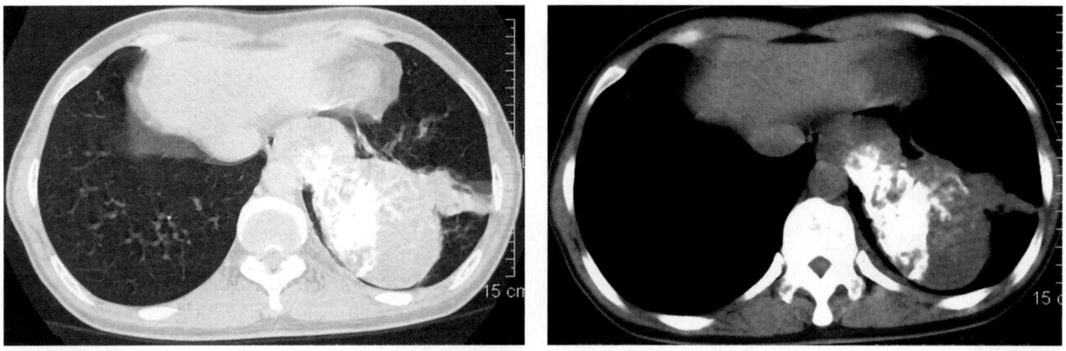

图1-4-8　女，41岁。软骨肉瘤肺转移，可见“爆米花”样钙化

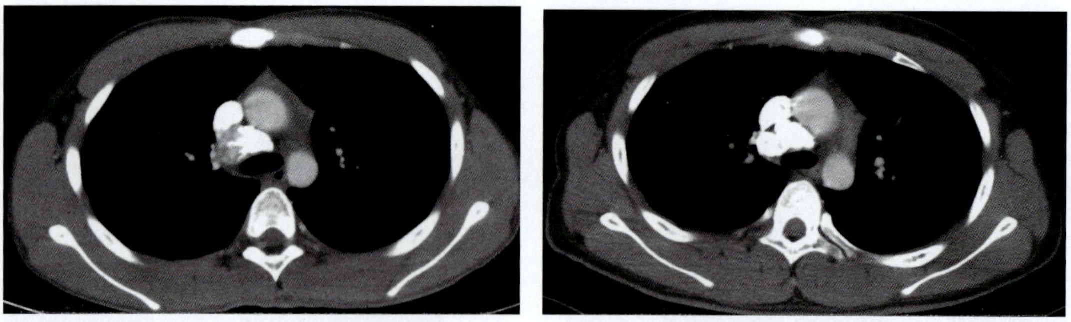

图1-4-9 男，16岁。骨肉瘤术后1个月和6个月纵隔淋巴结转移性钙化，较前进展

4. 自发性气胸 肺转移瘤并发气胸较为罕见，多见于肉瘤特别是骨肉瘤或滑膜肉瘤肺转移（图1-4-10～图1-4-12），也见于具有侵袭性和坏死特点的肉瘤样肿瘤。产生气胸的机制可能为贴近胸膜下的肿瘤组织坏死形成支气管胸膜瘘或支气管内膜转移阻塞气道、形成活瓣致远端肺泡过度膨胀破裂形成气胸。肉瘤患者并发自发性气胸应考虑隐匿性肺转移的可能性。

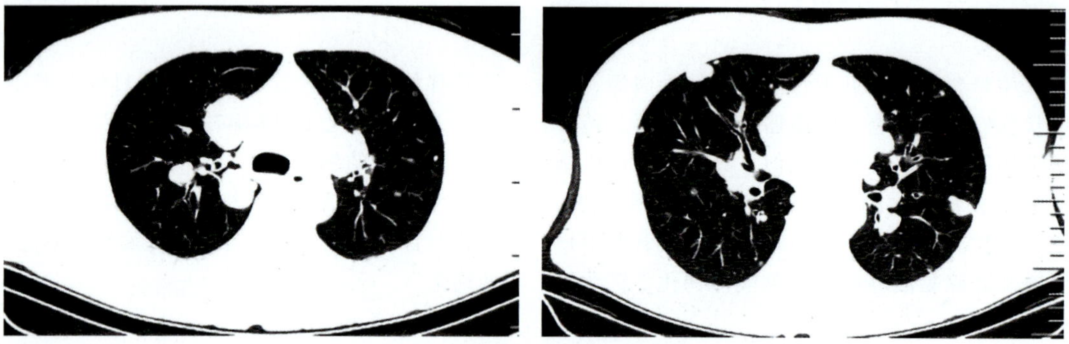

图1-4-10 男，54岁。右肩尤因肉瘤双肺转移（2019.12.18）

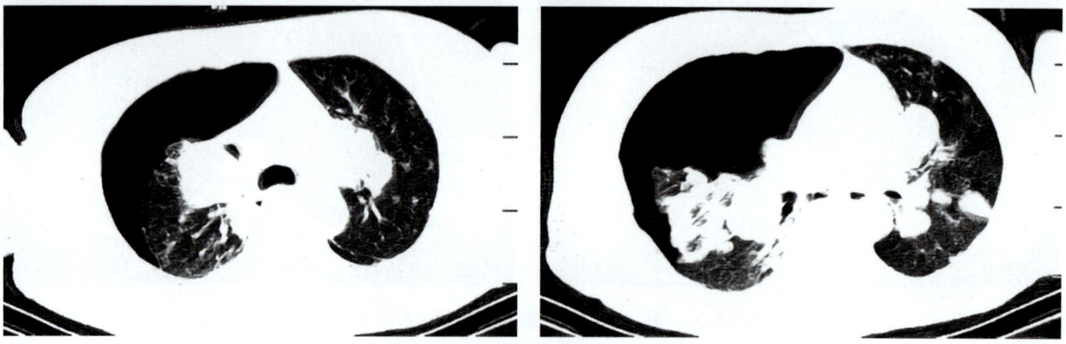

图1-4-11 病变进展伴右侧自发性气胸（2020.03.26）

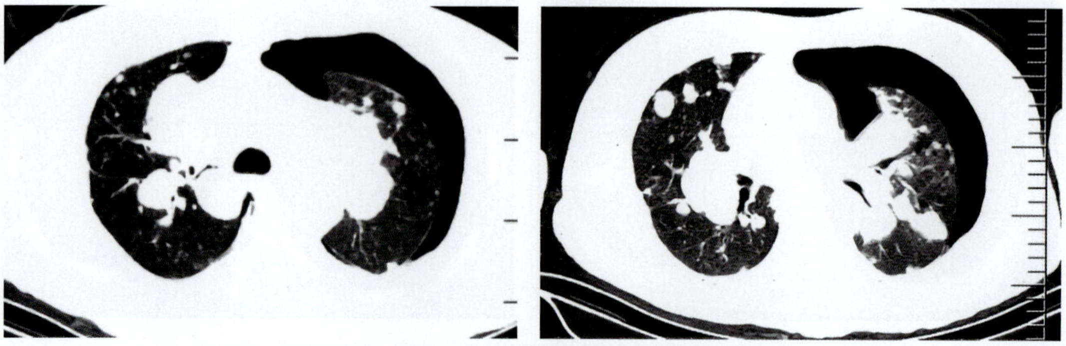

图1-4-12 病变进展伴左侧自发性气胸（2020.04.25）

5.气管内和支气管内转移　Kiryu等从严格意义上将气管内和支气管内转移（endotracheal/endobronchial metastases，EEM）定义为支气管镜下可见的非肺部肿瘤转移到亚段或更近端的中央支气管，并且在组织学上与先前检查的原发性肿瘤相同，并根据气管支气管树的位置、病变数量、病变的偏侧性、病变的深度以及与相关支气管的关系将EEM分为4型：Ⅰ型，直接转移到支气管；Ⅱ型，经实质病变侵犯支气管；Ⅲ型，经纵隔或肺门淋巴结转移侵犯支气管；Ⅳ型，外周病变沿近端支气管延伸。原发性肺癌发生EEM较少见。

EEM主要是恶性细胞渗透黏膜淋巴管的结果，导致淋巴管肿胀，淋巴管可能在支气管上皮下合并形成实体瘤块。它们可能最终溃烂形成息肉状内腔肿块。血源性扩散可能是这种转移的另一种可能性。EEM发生率为2%～28%。Marchioni等分析了174例EEM病例。乳腺癌（52例，30%）、结直肠癌（42例，24%）、肾癌（14%）、胃癌（6%）和前列腺癌（4.5%）和黑色素瘤（4.5%）最常见。肺外肿瘤诊断和EEM的平均潜伏期为136个月（范围1～300个月）。乳腺癌或肾癌从发现原发肿瘤到发生EEM的总体中位潜伏期明显长于结直肠癌（86个月或82个月 *vs* 53个月）。最常见的症状是呼吸困难（23%）、咳嗽（15%）和咯血（12%），约26%的患者无症状。在放射学上，53%表现为多发性肺结节，其他表现为肺门和纵隔肿块、单个周围结节、肺不张或胸腔积液。Lee等对1991年6月至2009年12月在韩国首尔延世大学医学院Severance医院接受支气管镜活检的43例EEM患者进行了回顾性分析。与EEM相关的常见原发性癌症是直肠癌（16.3%）、结肠癌（11.6%）、乳腺癌（9.3%）和子宫癌（9.30%）。33例死亡患者从诊断为原发性癌症到EBM的平均时间间隔为36个月，从诊断为EBM开始的平均生存期为16.1个月。

EEM的CT表现为支气管内息肉样肿物（图1-4-13，图1-4-14），支气管壁增厚，管腔狭窄，可形成黏液栓，合并阻塞性肺炎或肺不张。当CT上观察到长轴与支气管平行且呈分支形态的细长肿瘤时（图1-4-15），应考虑支气管内肿瘤。支气管内肿瘤可以模拟支气管炎（图1-4-16）、肺炎和原发性肺癌，与原发肺癌所致者酷似，易造成误诊。

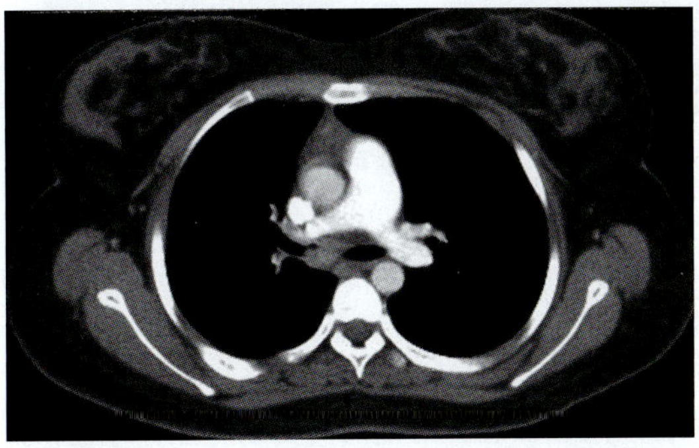

图1-4-13　软骨肉瘤支气管内膜转移

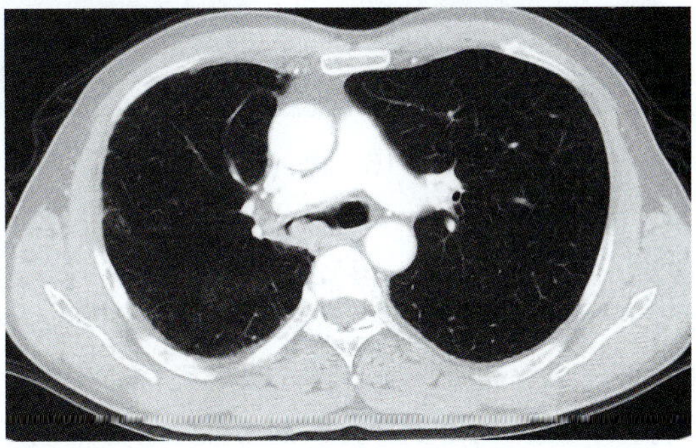

图1-4-14　直肠癌支气管内膜转移

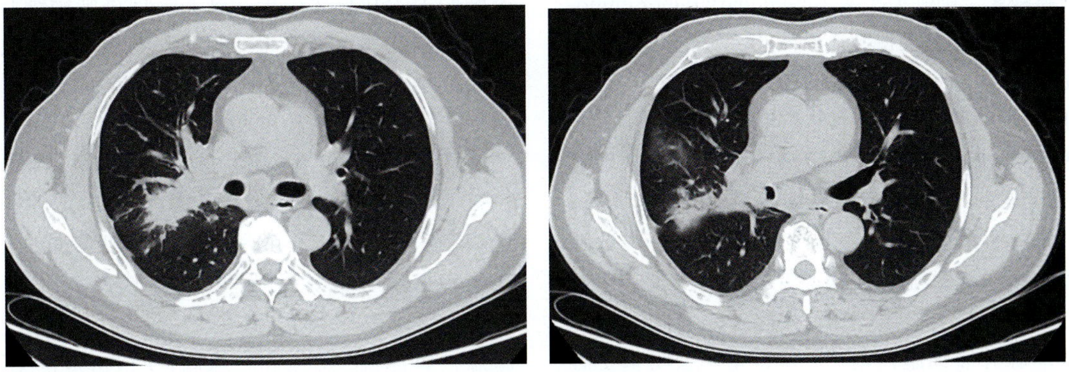

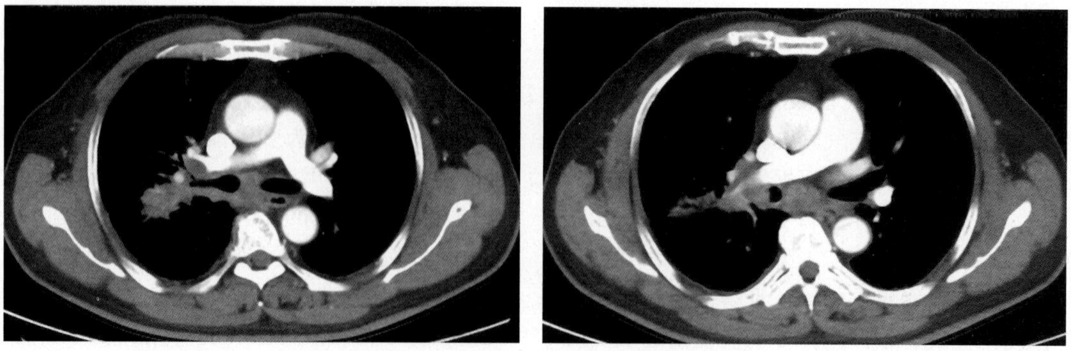

图1-4-15　男，49岁。间断咳嗽、咯血2个月。3年前有结肠癌手术史。胸部CT显示右肺门及上叶占位性病变，大小约4.8cm×2.8cm，纵隔多发淋巴结肿大。气管镜病理示腺癌，结合免疫组化符合肠癌肺转移

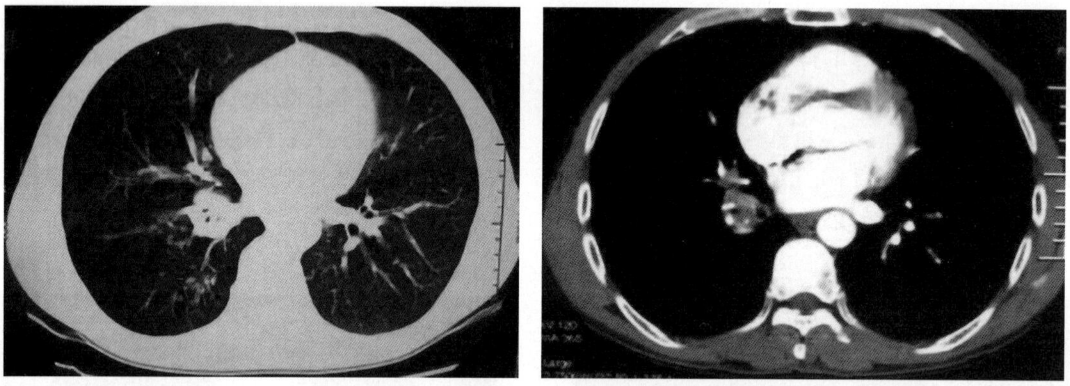

图1-4-16　男，43岁。肾透明细胞癌支气管内膜转移，病变远端可见树芽征

EEM治疗以全身治疗联合局部治疗为主，全身治疗方式包括化疗、分子靶向治疗、免疫治疗等。局部治疗包括手术治疗、放疗及介入治疗等，需要综合考虑肿瘤的生物学特性、EEM的解剖部位、是否合并远处其他器官转移及患者全身状况等因素，为患者选择个体化的治疗方案。

6.肺肿瘤栓塞　肺肿瘤栓塞（pulmonary tumor embolism，PTE）和肺肿瘤血栓性微血管病（pulmonary tumor thrombotic microangiopathy，PTTM）是一种疾病谱，PTTM代表了PTE的一种晚期形式。1897年，Schmidt首次通过一例胃癌患者描述了PTE，并发现部分晚期肿瘤患者会出现呼吸困难、干咳和低氧血症等临床表现。1937年，Brill和Robertson发现这一临床现象可能由大量肺微血管肿瘤栓塞引起的亚急性肺源性心脏病所致。1990年，von Herbay等首次提出PTTM概念。他们发现转移癌患者肺小动脉肿瘤细胞栓塞，肿瘤栓塞不会闭塞受影响的血管，但会诱导局部凝血激活和纤维细胞内膜增殖，从而导致狭窄或闭塞。从那时起，PTE和PTTM在许多恶性肿瘤中被报道。PTE的病理生理涉及许多不同的过程，其发展的第一步是肿瘤细胞进入循环。这可能通过多种机制发生，包括肿瘤细胞直接侵入血管，肿瘤细胞从原发肿瘤部位脱落到淋巴系统，或肿瘤细胞通过肿瘤相关的新生血管传播到血液中。一旦肿瘤细胞进入循环，它们就会被输送到全身。一旦进入肺循环，肿瘤细胞必须附着在血管内壁的内皮细胞上，才能向血管壁迁移并形成栓塞。这一过程是由多种黏附分子介导的，包括选择素、整合素和钙黏蛋白。肿瘤细胞还分泌各种促炎细胞因子和趋化因子，进一步促进肿瘤细胞向血管壁的黏附和迁移。当肿瘤细胞迁移到血管壁上时，它们可以形成小的聚集体，并随着时间的推移逐渐增大。这些聚集物最终会形成更大的肿瘤栓塞，阻碍肺血管的血流。PTE的病理特征包括从肺动脉（大栓塞）到肺泡间隔毛细血管（微栓塞）的肺动脉系统中存在孤立的肿瘤细胞或肿瘤细胞簇。临床表现主要为进行性呼吸困难，伴有肺动脉高压和亚急性肺源性心脏病。PTE或PTTM大多在尸检过程中发现，发生率为3%～26%，两者最常见于产黏液的腺癌，如胃癌、肺癌和乳腺癌，PTTM最常见于胃腺癌。一篇荟萃分析显示，1990—2020年，文献共报道140例PTE。最常见的原发肿瘤是乳腺癌（15%，21/140）、胃癌（12.8%，18/140）、肝细胞癌（11.4%，16/140）、尿路上皮癌（9.3%，13/140）、食管鳞状细胞癌（6.4%，9/140）、肺癌（5.7%，8/140）和胰腺癌（5%，7/140）。2005年以

前，最常见的原发肿瘤是肝细胞癌、胃癌、食管鳞状细胞癌和乳腺癌。2005年以后最常见的原发肿瘤为乳腺癌、胃癌和尿路上皮癌。2005年前肺部肿瘤栓塞的影像学检出率为20%（7/35），2005年前后为30.6%（11/36），差异无统计学意义。因此，尸检仍然是诊断PTE的金标准。

PTE常为肺转移初期的一种表现方式，其进展后可以发展为典型的血行播散转移灶，也可以进一步进展为癌性淋巴管炎。进展为癌性淋巴管炎的原发灶包括肺癌、胃癌、乳腺癌、肾癌、绒毛膜癌、肝癌、前列腺癌等。与血行性转移瘤不同的是PTE位于血管内，无血管外增殖，部分位于中小动脉，增强扫描表现为主肺动脉或叶、段肺动脉充盈缺损，小动脉分支突然截断和扭曲，偶可见亚段肺动脉内充盈缺损。大量瘤细胞栓塞肺小动脉或毛细血管时可仅显示肺动脉高压征象。

PTE可分为中心型栓子和周围型栓子，后者多见。前者与肺动脉栓塞不易区分。周围型PTE常位于胸膜下，因为胸膜下肺动脉较细，分支常见，血流较慢，肿瘤细胞容易沉积于此。肺动脉分支局部增粗、扭曲，周围可伴有网状影或小斑片状影，可见树芽征，与小气道病变的树芽征鉴别是其与肺动脉相连（图1-4-17），边界清晰，抗肿瘤治疗后可消失。少数可位于肺动脉的中段（图1-4-18），表现为肺动脉的局部增粗。血管内瘤栓常伴发于其他类型的肺转移，特别是癌性淋巴管炎。当单独存在时，影像学上很难做出诊断。由于肿瘤患者较易发生血栓性静脉炎及肺动脉栓塞，尽管在临床上这两种栓塞的治疗和预后与PTE截然不同，但它们与肿瘤栓塞之间的鉴别极为困难。PTE的转归包括：发展为较大的肺动脉瘤栓；发展为典型的转移瘤，为边缘清晰的结节或肿块（图1-4-19）；发展为癌性淋巴管炎；发展为肺实变（图1-4-20～图1-4-22）。

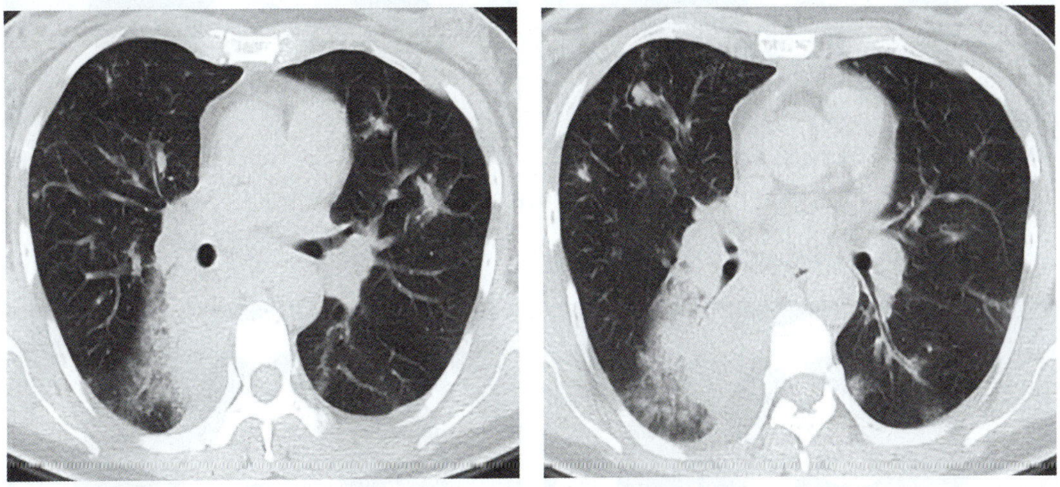

图1-4-17　女，41岁。右肺腺癌伴双肺多发PTE，呈树芽征样改变

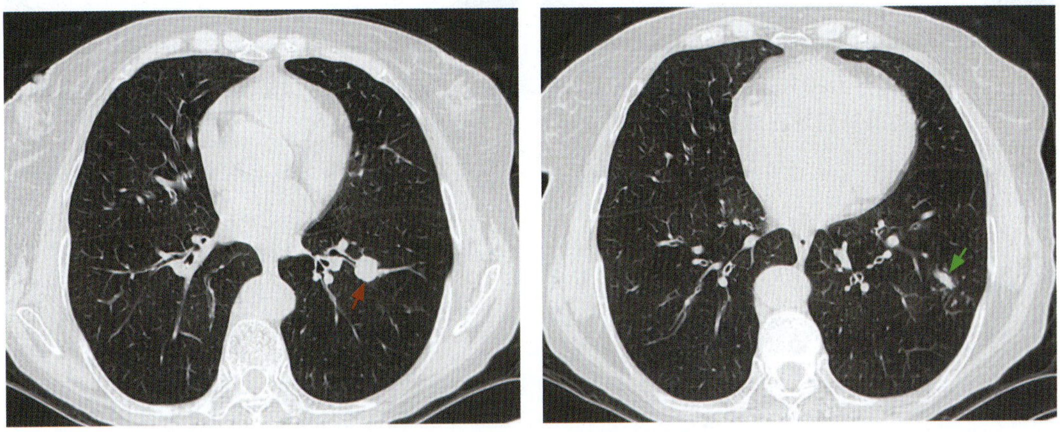

图1-4-18　女，72岁。左肺小细胞肺癌（红箭）伴肺动脉的中段瘤栓（绿箭），周围可见树芽征

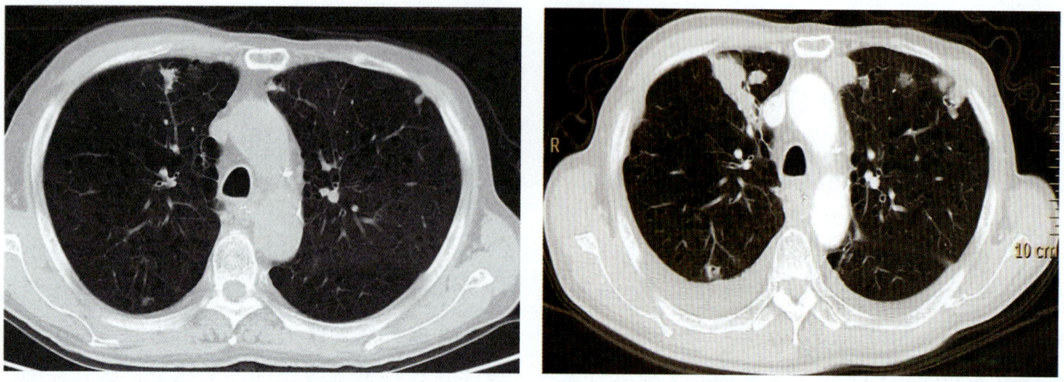

图1-4-19　男，54岁。食管癌化疗后。2个月内PTE进展为实变和结节影，胸腔积液较前增多

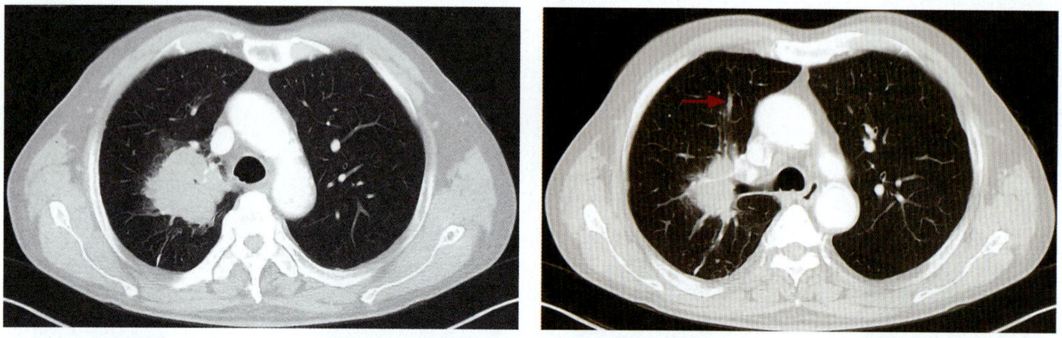

图1-4-20　男，78岁。胸部CT（2016.02.24）示右肺腺癌伴PTE（红箭）

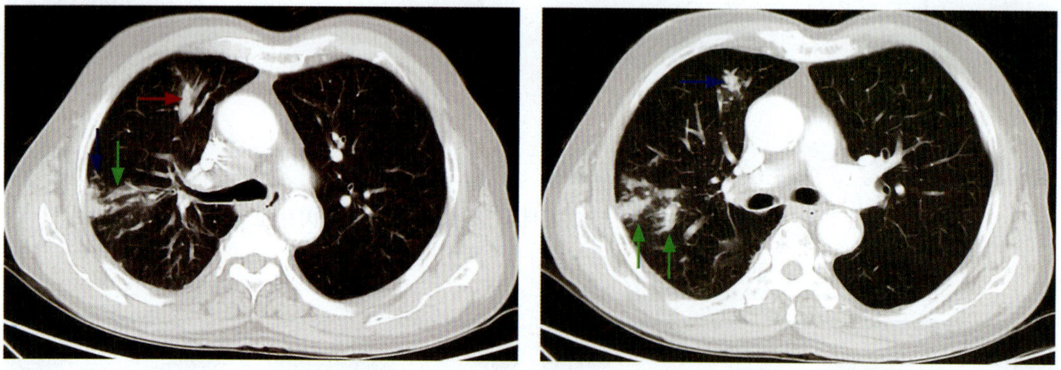

图1-4-21　胸部CT（2016.07.18）显示PTE较前增粗（红箭）、增多（绿箭），可见树芽征（蓝箭），上腔静脉后淋巴结肿大

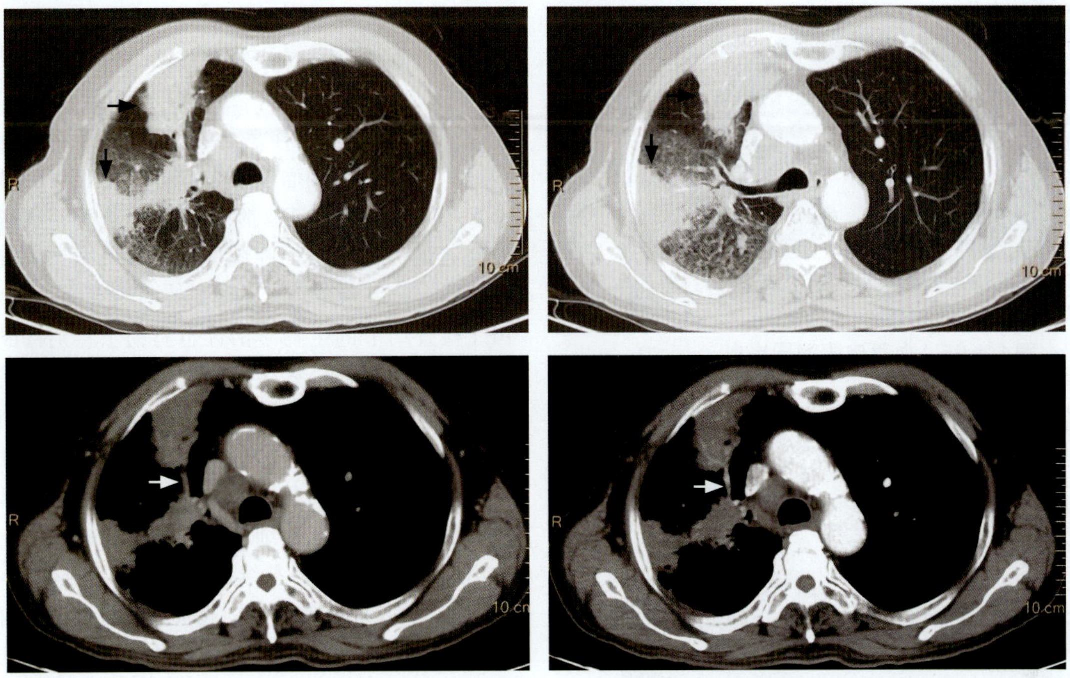

图 1-4-22　胸部CT（2016.09.16）显示PTE进展为实变影（黑箭）、增强扫描可见瘤栓强化（白箭）

PTE的治疗取决于栓子的大小和位置、原发肿瘤的范围和患者的整体健康状况。治疗方案包括全身治疗、介入治疗和支持治疗。一些病例报告使用内皮素受体拮抗剂，如波生坦和安立生坦，以减缓肺血管系统重塑过程。PTE的预后取决于栓塞的程度，原发肿瘤的类型和分期，以及患者的整体健康状况。大多数未经治疗的PTE患者在几天内死亡，而接受治疗的患者生存期为2～13个月。

7. *粟粒性转移*　弥漫粟粒性转移（图1-4-23，图1-4-24）颇似粟粒型肺结核，CT表现双肺弥漫多发、大小不等、密度不均、形态相似、边界清晰的结节，呈上肺野相对较少、中下肺野周边及肺底居多的分布，同时伴有纵隔淋巴结肿大及其他脏器转移，病理机制可能与肺血供上少下多，肺小动脉位于外周及肿瘤栓子一次多量或短期多次进入血液有关。

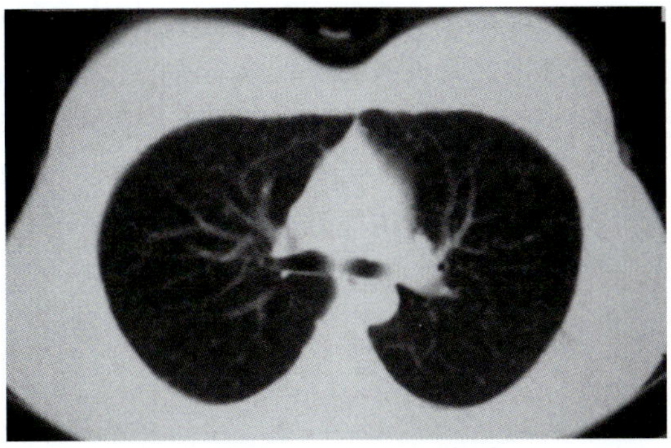

图 1-4-23　甲状腺乳头状癌伴粟粒性肺转移

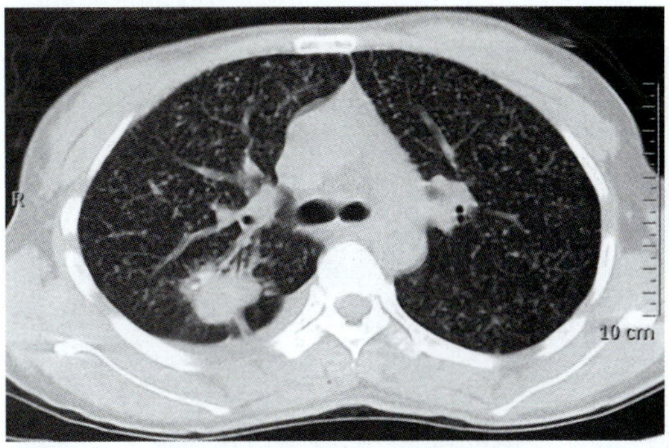

图 1-4-24　肺癌伴粟粒性肺转移

8. *瘤周出血*　比较典型的CT表现是结节周围出现磨玻璃样密度或边缘模糊的晕（晕征）。转移瘤的晕征多为瘤周出血；肿瘤细胞向周围浸润；支气管黏膜下转移导致阻塞性炎症。晕征不具特异性，还可见于其他疾病，如侵袭性曲霉病、念珠菌病、肉芽肿性多血管炎、伴咯血的结核瘤、肺腺癌和淋巴瘤等。血管肉瘤（图1-4-25）、绒毛膜癌（图1-4-26）、黑色素瘤、卡波西肉瘤和肾细胞癌的肺转移易发生瘤周出血，可能因为新生血管壁脆弱而易破裂。

9. *转移瘤内血管扩张*　转移性肺结节或肿块内的增强CT有时可见扩张、扭曲的管状强化结构（图1-4-27，图1-4-28），系充血的肿瘤血管，表明转移性结节或肿块具有血管性，常见于肉瘤，如腺泡状软组织肉瘤或平滑肌肉瘤等。

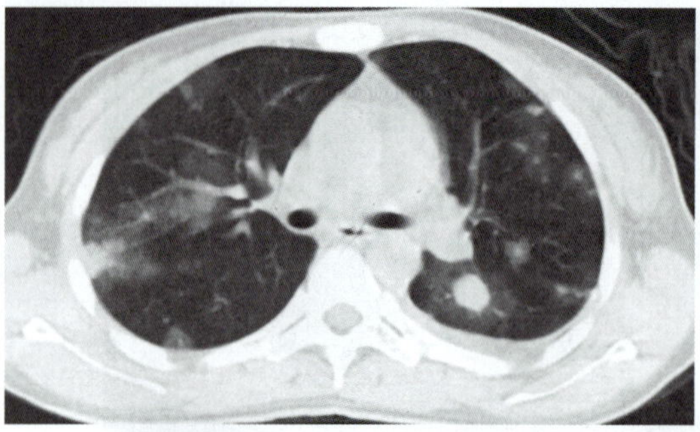

图1-4-25　血管肉瘤瘤周出血

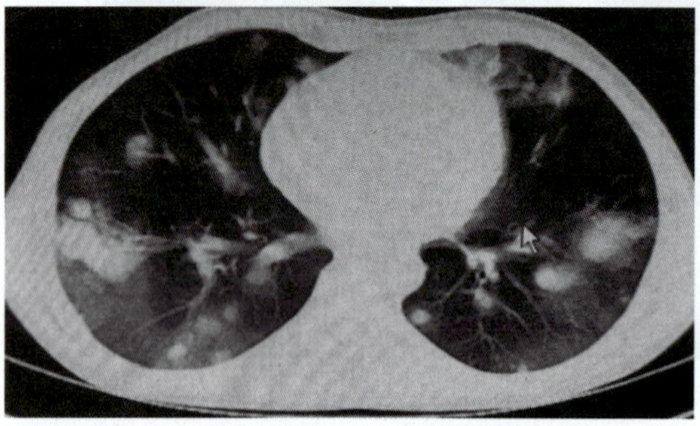

图1-4-26　绒毛膜癌瘤周出血

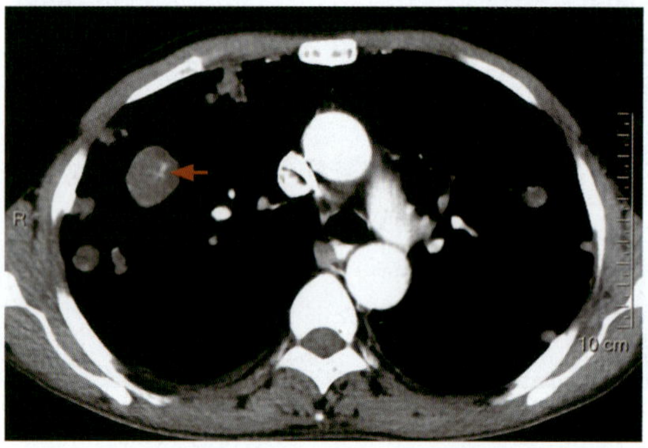

图1-4-27　男，40岁。肝癌肺转移

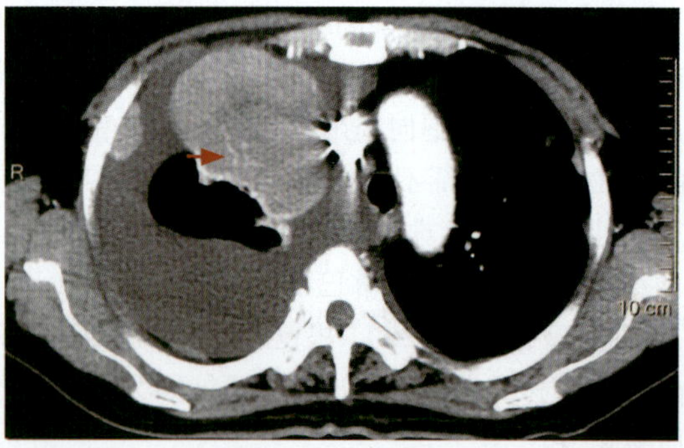

图1-4-28　女，59岁。左股部纤维肉瘤术后3年肺转移

10.灭活转移（sterilized metastasis）和转移的自发消失　灭活转移是指肺转移结节经有效化疗后其大小保持稳定不变或缩小，组织学检查显示结节坏死伴或不伴纤维化，无残存恶性细胞的证据。睾丸癌、绒毛膜癌、生殖细胞肿瘤及偶尔其他恶性肿瘤的肺转移经化疗后可发生此种情况。除组织学检查外，临床上很难判断是否属灭活转移。肿瘤标志物如人绒毛膜促性腺激素（β-hCG）、甲胎蛋白（AFP）的检测有助于确定其活性。PET检查结节的生物学活性也有助于鉴别诊断，必要时可行穿刺活检。一些生殖细胞肿瘤在化疗后转变为良性成熟畸胎瘤，并导致肿块的持续存在。在非精原性生殖细胞肿瘤患者中，化疗后血清肿瘤标志物阴性的肿块增大通常代表成熟的畸胎瘤，而不是残余的恶性肿瘤。在一些接受化疗的生殖细胞肿瘤肺转移病例中，肺转移部位出现的薄壁空洞，持续多年而不发生改变。

11.良性肿瘤肺转移　在极少数情况下，肺外良性肿瘤亦可发生肺转移，如子宫平滑肌瘤、子宫葡萄胎、骨巨细胞瘤、软骨母细胞瘤、唾液腺多形性腺瘤及脑膜瘤等，其机制不明，可能系脱落细胞经血供迁移至肺所致。CT上除结节生长非常缓慢外，与一般转移结节无任何区别。

12.迟发性肺转移瘤　可以根据肺转移瘤出现的时间，分为以下类型。①早发性肺转移瘤：原发病灶未发现之前出现的肺转移瘤；②即发性肺转移瘤：原发病灶发现3年以内出现的肺转移瘤；③晚发性肺转移瘤：原发病灶发现3～10年出现的肺转移瘤；④迟发性肺转移瘤：原发病灶发现10年以上出现的肺转移瘤（图1-4-29）。

肺转移瘤具有来源的多源性、病理机制的复杂性、肺血循环的双重性和影像学表现的多样性，同一种原发肿瘤可表现为不同类型转移瘤，而不同原发肿瘤也可表现为同一类型转移瘤形态。甲状腺癌肺转移以粟粒性多见；滋养细胞癌肺转移多数为边缘光整的肿块，少数为边缘模糊的云雾状，切除原发灶并加以合适的化疗，病灶可短期内缩小甚至消失；肺空洞样转移瘤头颈部肿瘤或其他部位肉瘤多见，亦可见肺腺癌、消化道和生殖细胞肿瘤；癌性淋巴管炎多见于乳腺及消化系统肿瘤；肺转移灶内出现钙化，特别是团块状或斑片状钙化，多见于成骨肉瘤和软骨肉瘤。当原发病灶不能被发现，而以肺转移灶为首发症状和体征时，可结合具体情况有目的地寻找原发灶，尽快制订治疗方案。

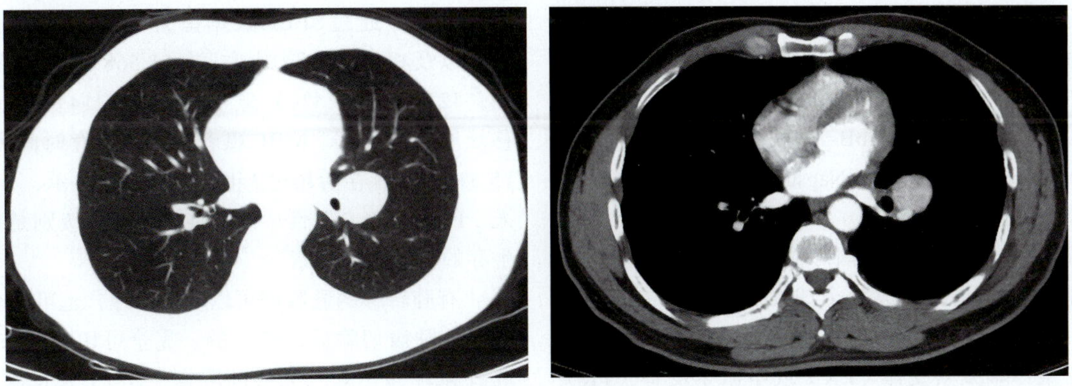

图1-4-29 男，47岁。右肾透明细胞癌切除术后10年，左肺门孤立性转移

参考文献

Ashworth AB, Senan S, Palma DA, et al, 2014. An individual patient data metaanalysis of outcomes and prognostic factors after treatment of oligometastatic non-small-cell lung cancer. Clin Lung Cancer, 15: 346-355.

Ewing J, 1928. Neoplastic Diseases: a Treatise on tumoursMetastasis, 3rd ed. Philadelphia: Saunders, 76-88.

Fidler IJ, Kripke ML, 1977. Metastasis results from preexisting variant cells within a malignant tumor. Science, 197: 893-895.

Hart IR, Fidler IJ, 1980. Role of organ selectivity in the determination of metastatic patterns of B16 melanoma. Cancer Res, 40: 2281-2287.

Hellman S, Weichselbaum RR, 1995. Oligometastases. J Clin Oncol, 13: 8-10.

Kaplan RN, Riba RD, Zacharoulis S, et al, 2005. VEGFR1 positive haematopoietic bone marrow progenitors initiate the pre-metastatic niche. Nature, 438: 820-827.

Kiryu T, Hoshi H, Matsui E, et al, 2001. Endotracheal/endobronchial metastases: Clinicopathologic study with special reference to developmental modes. Chest, 119: 768-775.

Lee SH, Jung JY, Kim DH, et al, 2013. Endobronchial metastases from extrathoracic malignancy. Yonsei Med J, 54: 403-409.

Marchioni A, Lasagni A, Busca A, et al, 2014. Endobronchial metastasis: an epidemiologic and clinicopathologic study of 174 consecutive cases. Lung Cancer, 84: 222-228.

Paget S, 1889. The distribution of secondary growths in cancer of thebreast. Lancet, 133: 571-573.

Sugarbaker EV, 1979. Cancer metastasis: a product of tumor hostinteractions. Curr Probl Cancer, 3: 1-59.

von Herbay A, Illes A, Waldherr R, et al, 1990. Pulmonary tumor thrombotic microangiopathy with pulmonary hypertension. Cancer, 66: 587-592.

四、病例解析

1.病例1：女，52岁。乳腺癌术后9年，查体发现肺占位8个月。

胸部CT：左肺上叶占位性病变，短毛刺，胸膜凹陷征明显（图1-4-30）。

【诊断】 乳腺癌术后孤立性肺转移。

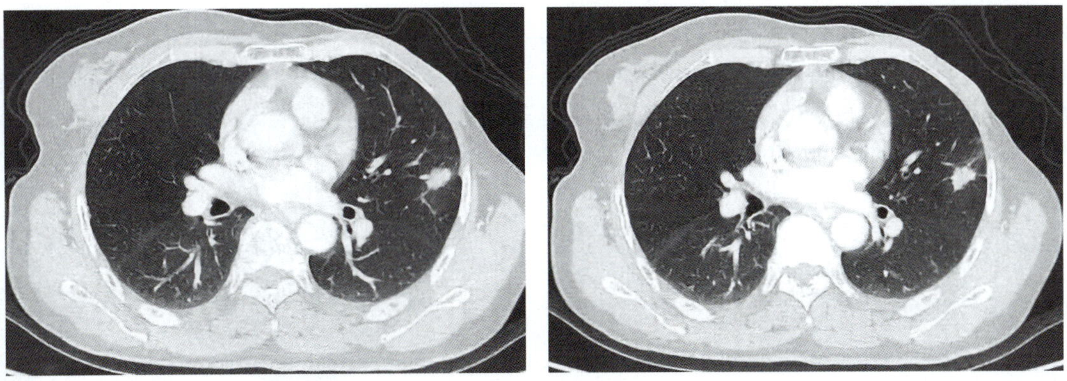

图1-4-30 胸部CT1

【诊断依据】（左肺穿刺活检）查见腺癌，结合病史及免疫组化，符合转移性乳腺浸润性导管癌。免疫组化：CK7（＋）、GCDFP15（＋）、P120细胞膜（＋）、ER（＋）90%、PR（-）、C-erbB-2可疑阳性（评分2＋）、Mammaglobin（-）、CK20（-）、NapsinA（-）、TTF-1（-）、CK5/6（-）、P63（-）。

【分析】 2020年，WHO国际癌症研究机构统计结果显示，乳腺癌超越肺癌成为全球发病率最高的癌症。乳腺癌是一种异质性疾病，根据分子及组织病理特征可分为4种亚型：雌激素受体（ER）或孕激素受体（PR）阳性、人类表皮生长因子受体（HER）阳性和三阴型乳腺癌（ER、PR、HER均阴性）。初诊时，只有5%～10%的乳腺癌患者有远处转移。然而，超过30%的乳腺癌患者复发。在接受治疗的早期乳腺癌中，20%～50%患者在5年内会出现远处转移，骨（30%～60%）、肝脏（15%～32%）、肺（21%～32%）和脑（4%～10%）是乳腺癌远处转移的常见部位，转移到脾、肾脏或子宫相对罕见。

乳腺癌对于特定器官转移的倾向性受到乳腺癌分子分型和组织学类型的影响。乳腺癌患者肺转移的发生率为7%～24%，以三阴型乳腺癌（triple-negative breast cancer，TNBC）的肺转移率最高，肺转移的发生率在TNBC患者中可达40%，在非TNBC患者中可达20%。浸润性导管癌更倾向转移至肺、远处的淋巴结和中枢神经系统，而浸润性小叶癌在腹膜、胃肠道和卵巢中转移率高，称为乳腺癌器官亲嗜性转移。本例即为乳腺浸润性导管癌肺转移，且免疫组化显示PR阴性，HER可疑阳性，符合乳腺癌肺转移特点。乳腺癌肺转移往往发生在最初诊断的5年内，60%～70%的乳腺癌患者因肺转移而死亡。

随着乳腺癌个体化治疗方案的不断进展，延长乳腺癌患者生存期的同时增加了第二原发癌（包括肺癌）的发病率；乳腺癌术后放疗等因素，其第二原发癌发病率逐渐增加，如暴露部位的肺癌、食管癌和肉瘤，以肺癌最为常见。一项对17 745例接受乳腺癌治疗的女性进行的队列研究在随访期间观察到2370例继发性恶性肿瘤，在接受乳腺癌治疗后15年的第二恶性肿瘤累积发病率为1.807/10万，肺癌占乳腺癌之后第二原发癌的5%。乳腺癌肺转移（metastatic pulmonary breast cancer，MBC）以多发结节常见，亦可表现为孤立性肺转移（图1-4-31，图1-4-32）或寡转移。大多数肺转移瘤具有典型的光滑和卵圆形结节的放射学特征，但偶尔也表现出与原发性肺腺癌相似的放射学征象，如毛刺或形态不规则等。乳腺癌治疗后发现的孤立性肺结节最终病理诊断为原发性肺癌、MBC和良性肿瘤的比率分别为48%～67%、23%～43%和5%～10%。

MBC的发病率和预后因肿瘤亚型、年龄和种族而异。Xiao等通过SEER数据库评估MBC的发生率和生存率以及相关的危险因素。在11 568名Ⅳ期乳腺癌患者中，4213例（36.4%）患有MBC，1214例（10.5%）转移灶局限于肺部。MBC患者的中位生存时间为21个月，15.5%的患者存活超过3年。生存分析显示，年龄、黑种人、HR-/HER-2阳性、三阴性亚型、高级别是MBC患者生存的独立危险因素。

有肺转移的乳腺癌可以局部治疗，也可以全身治疗。原发性肿瘤切除后，孤立的、完全可切除的肺结节可以进行肺转移切除。无病间隔期（DFI）长、肺转移灶数量少、可完全切除和（或）激素受体阳性的MBC患者术后具有生存优势。Yhim等回顾性分析了1997—2007年复发的45例伴有孤立性肺转移（＜4个）的乳腺癌患者的临床结果。15例患者行肺转移切除术后全身治疗（肺转移切除组），30例患者单独接受全身治疗（非肺转移切除组）。肺转移切除组的3年无进展生存期（PFS）和4年总生存期（OS）明显长于非肺转移切除组（3年PFS，55.0% *vs* 4.5%；4年OS，82.1% *vs* 31.6%）。肺转移切除术是该人群的合理治疗选择，接受手术切除肺转移灶的MBC患者的5年生存率为35%～72%。

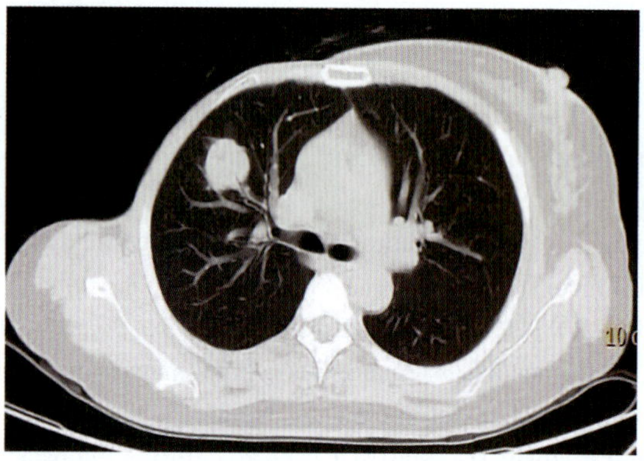

图1-4-31　乳腺癌术后5年出现孤立性肺转移

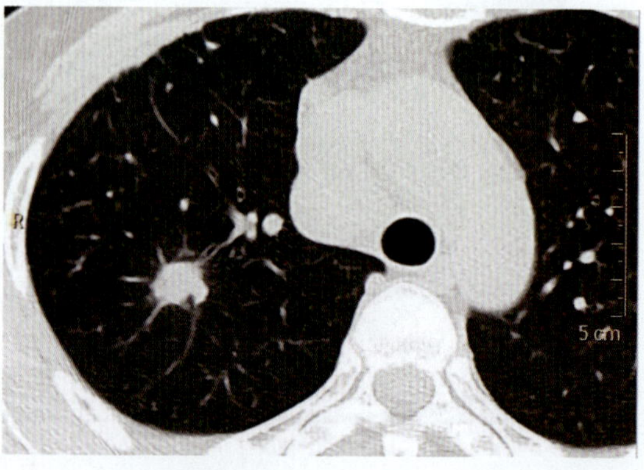

图1-4-32　乳腺癌术后8年，肺内转移伴纵隔淋巴结转移

2.病例2：女，43岁。咯血10余天。既往有子宫肌瘤切除病史。于山东省肿瘤医院查体，CT显示：①右侧附件区囊实性占位，同侧卵巢静脉显著增粗，考虑恶性肿瘤；②子宫体低密度灶，不除外子宫肌瘤；③腹部、颈部扫描未见异常。子宫肌瘤病理切片会诊：子宫平滑肌瘤。盆腔附件包块穿刺活检细胞学检查示查到可疑癌细胞。组织病理示查见极少肿瘤细胞，考虑癌细胞。行紫杉醇联合卡铂化疗1个疗程。

胸部CT：双肺多发结节（图1-4-33）。

【诊断】 绒毛膜癌肺转移。

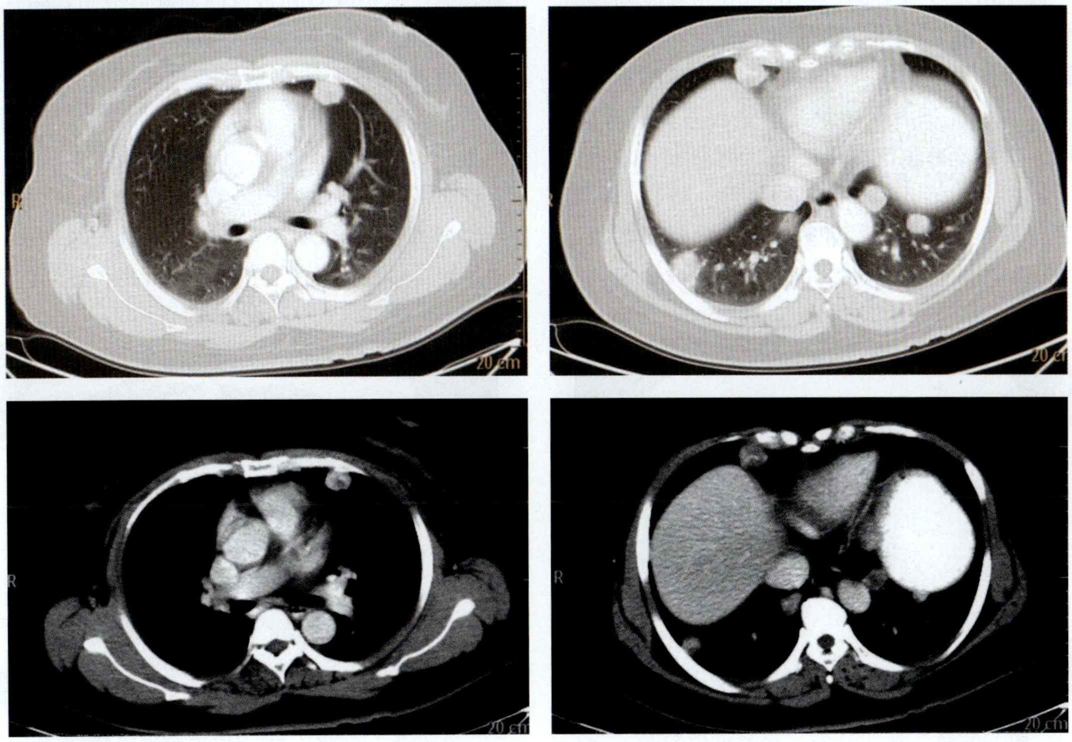

图1-4-33 胸部CT2

【诊断依据】 中年女性，有咯血病史。既往有子宫肌瘤切除病史。CT显示右侧附件区囊实性占位，同侧卵巢静脉显著增粗，考虑恶性肿瘤。盆腔附件包块穿刺活检细胞学检查查到可疑癌细胞。病理示查见极少肿瘤细胞，考虑癌细胞。胸部CT双肺多发结节影，强化明显，内见明显坏死，提示血供丰富。转移瘤多具有原发肿瘤特点，本例转移瘤为生殖源性肿瘤，盆腔附件包块穿刺活检细胞学检病理均查见恶性肿瘤细胞，结合转移灶坏死、强化明显，需考虑绒毛膜癌可能。再次入院后查血清β-人绒毛膜促性腺激素（β-hCG）1362mU/ml，支持绒毛膜癌诊断。改化疗方案为DDP 40mg 第1～3天，BLM 15mg 第1～4天，VP-16 0.1 第1～5天。化疗过程顺利。化疗3次后血hCG降至正常，继续化疗2个疗程，血β-hCG 0.411mU/ml；B超示子宫体前壁实质内见3.2cm×2.0cm高回声肿物，内探及丰富血流信号；胸部肿瘤消退明显。行全子宫＋双附件切除术，术后病理为子宫肌层内片状坏死伴纤维组织增生，炎症细胞浸润，未见残留瘤细胞，符合化疗后改变；左右宫旁未见病变；增殖期子宫内膜。15天后复查β-hCG＜0.100mU/ml，胸部X线片检查示双肺转移瘤治疗后消失。化疗1个疗程，方案为DDP40mg 第1～3天，BLM 15mg 第1～4天，VP-16 0.1 第1～5天。

【分析】 绒毛膜癌（简称绒癌）是源自妊娠绒毛滋养层上皮的高度侵袭性恶性肿瘤，少数可发生于性腺或其他组织的多潜能细胞，病因复杂，绝大多数与妊娠有关，多继发于葡萄胎，也可继发于流产、异位妊娠及早产或足月产后。据报道，24 096名孕妇中就有1人患病。非妊娠期绒癌（原发绒癌）在男女两性中均可发生，男性原发灶多见于睾丸，也可见于生殖器外，如纵隔、肺、颅内、消化道、鼻窦等部位。女性绒癌多发生在子宫，但也有子宫内未发现原发病灶而只有转移灶出现，本例符合此种情况。临床表现为阴道不规则出血及转移灶引起的相关症状。绒癌实质上是滋养干细胞失去控制后的异常增生，造成原有的绒毛结构发生改变，由于其极强的破坏、侵犯血管能力，不断侵入子宫肌层、浸润溶解子宫内膜基质，因此早期便易出现血行转移。绒癌癌栓脱落后循静脉回流经右心进入肺动脉，可栓塞肺动脉小分支，绒癌细胞增殖侵透血管壁后，破坏肺组织，与血肿混合而成肺转移灶；侵透肺小静脉后，癌细胞经左心随体循环动脉转移到脑、肝等全身各脏器。因此肺常是血行转移的第一站，跳跃肺的远处转移极为罕见。若未能有效地控制肺转移，极易发生脑转移等远处转移，成为绒癌最常见的死亡原因。

绒癌肺转移早期可无明显临床表现，最常见症状为咳嗽、咳痰，有时也可见咯血，严重者可有胸痛、胸闷、呼吸困难，甚至出现呼吸衰竭。＞60%绒癌患者确诊时已发生肺转移。绒癌较侵袭性葡萄胎易发生转移。侵袭性葡萄胎肺部转移多以结节为主（图1-4-34），绒癌肺转移的影像学特点为瘤细胞栓子到达肺部后滞留、浸润、生长、破坏、出血、炎症等的表现。CT典型表现为胸膜下单发或多发类圆形结节影及肺外周病变。转移灶的影像早期可表现为不规则的小片状影或磨玻璃样阴影，逐渐增密、增粗，形成边缘不光滑的结节或肿块影，可伴出血，此时边缘毛糙，周围出现晕征、铺路石征等（图1-4-35）。随着β-hCG水平的变化，最终发展为边缘较为光滑、密度均一的结节或肿块影（图1-4-36），可有空洞（图1-4-37），肺门或纵隔淋巴结常无肿大。育龄女性，依据确定的绒癌病史或产后或流产后阴道持续不规则出血，血、尿β-hCG异常升高而疑诊绒癌，结合肺部CT出现转移灶，可临床诊断绒癌肺转移。本例即因转移灶强化、坏死明显，结合患者有咯血症状，临床考虑绒癌，并行血β-hCG检查支持该诊断。绒癌的治疗原则以化疗为主，辅以手术、放疗、介入等综合治疗，绝大多数患者化疗后绒癌肺转移灶即可消失。本例行6次化疗后肺转移灶完全消失，β-hCG下降至正常，属完全缓解，符合净化转移和转移的自发消失，为原发灶的切除创造了条件。

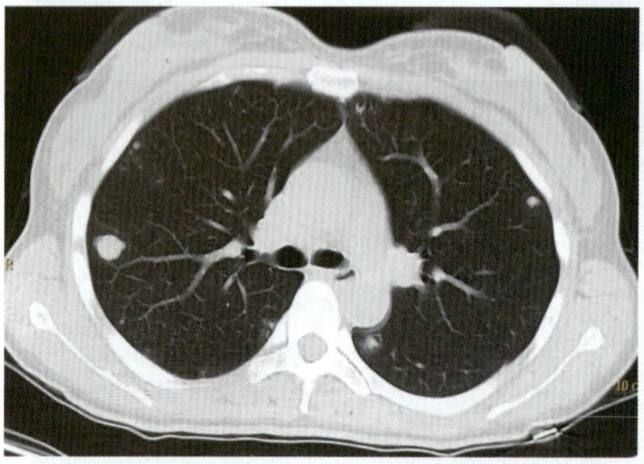

图1-4-34　女，31岁，侵袭性葡萄胎

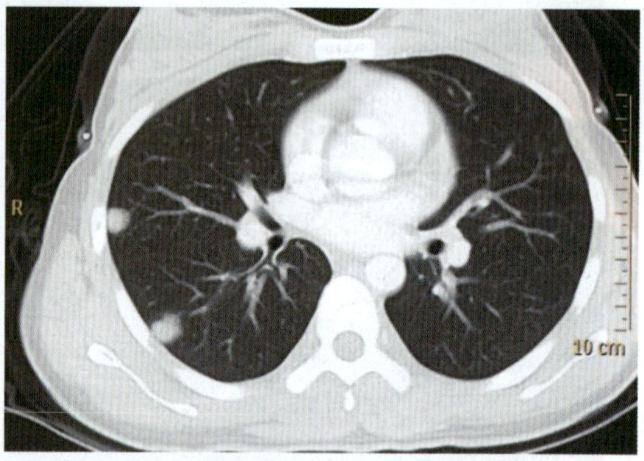

图1-4-36　女，22岁绒癌肺转移

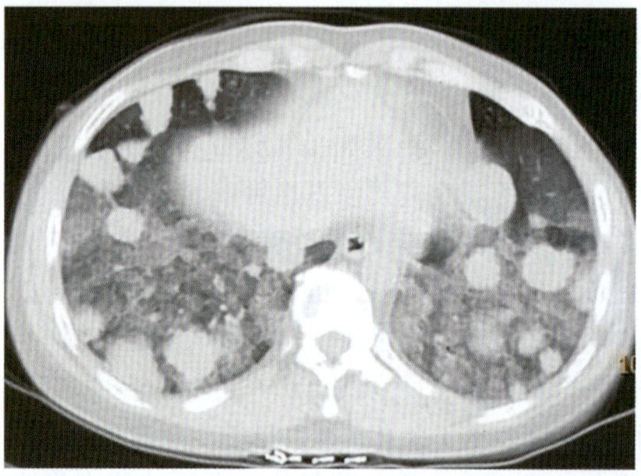

图1-4-35　女，39岁绒癌双肺转移伴肺内出血

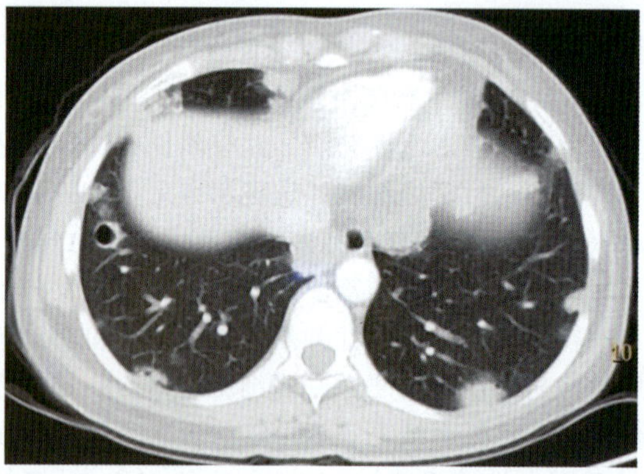

图1-4-37　女，26岁绒癌肺转移

（山东省肿瘤医院影像科　黄　勇　提供）

3.**病例**3：男，13岁。胸闷1个月。

胸部CT：甲状腺右叶明显增大，密度减低，气管受压左移；双肺见大小不一，密度不同，分布不均结节，纵隔淋巴结肿大，胸廓诸骨未见明显骨质异常（图1-4-38）。

【诊断】 甲状腺癌肺转移。

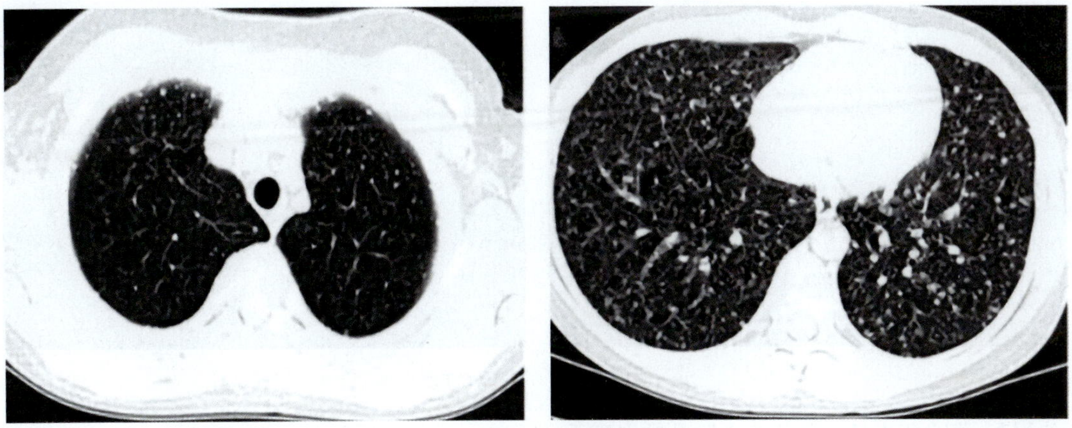

图1-4-38　胸部CT3

【诊断依据】 青少年男性，双肺弥漫分布大小不等粟粒样结节，随机分布于胸膜下、小叶中心及血管支气管树旁，考虑粟粒性肺结核或转移瘤可能。患者无结核中毒症状，不支持粟粒性肺结核诊断；甲状腺右叶增大明显，气管受压左移，纵隔淋巴结肿大，肺内病变下肺多于上肺，符合甲状腺癌双肺血行转移特点，小叶间隔增厚符合淋巴转移特点，最终病理为甲状腺乳头状癌肺转移。

【分析】 粟粒性肺转移瘤多见于血供丰富的肿瘤转移，如甲状腺癌、肺癌、肝癌、乳腺癌、绒毛膜癌等，结节分布特点为结节大小、密度与分布均较均匀且存在多发空洞的显著特点，其优势分布区域为中下肺野及中外带，与肺部血供下多、上少，肺小动脉主要存在于肺外周，且转移途径以血行转移为主，癌细胞一次大量或短期内多次播散所致。不均匀分布的粟粒状影可以在双肺的任何部位分布，呈团簇状、串珠状、斑片状，大小、密度均可不均匀，还可以合并淋巴道的网格状转移表现。淋巴性转移主要表现为小叶间隔和胸膜下间质增厚，多数呈结节状或边缘清楚的多角形线影，粗细不一，而小叶核心内的中轴间质增厚，表现为小叶中心的结节样增粗。肺内原发肿块的存在或原发肿瘤病史有助于转移瘤的诊断，随着流入肺内的肿瘤栓子时间早晚不同及病情进展，肺内转移结节大小不均，并逐渐增大。

粟粒性肺转移瘤需与粟粒性肺结核和尘肺相鉴别。粟粒性肺结核是由结核杆菌一次大量侵入血液循环引起的急性全身血行播散型结核病的一部分，典型表现为结节大小、密度、分布均匀。结节具有边缘清晰的特点，部分结节边缘模糊与结节周围的渗出性改变有关。尘肺多以中上肺野、内中带背侧及小叶中心分布为主，粟粒性肺转移瘤为中下肺野和肺中外带及小叶实质分布为主，两者结节大小多不均匀，前者磨玻璃征少见，后者较常见。结合病史和临床症状，三者较易鉴别。

4.**病例4**：男，12岁。查体发现肺部占位。既往有右股骨骨肉瘤手术史。

胸部CT：双肺多发结节，部分钙化（图1-4-39）。

【诊断】 骨肉瘤肺转移。

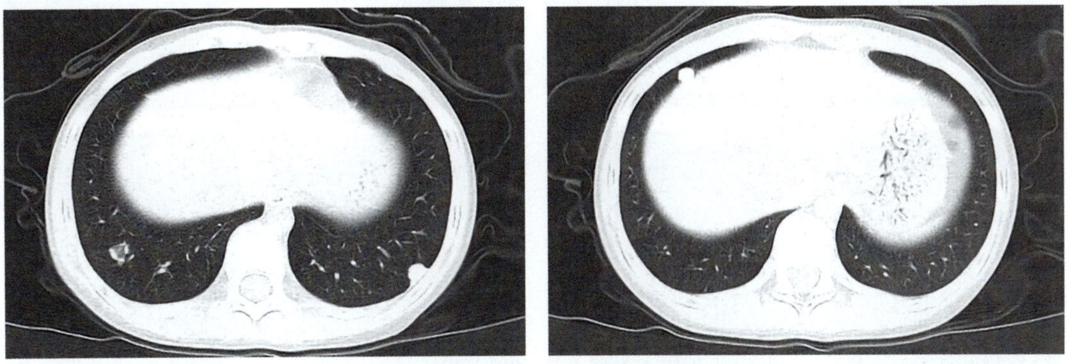

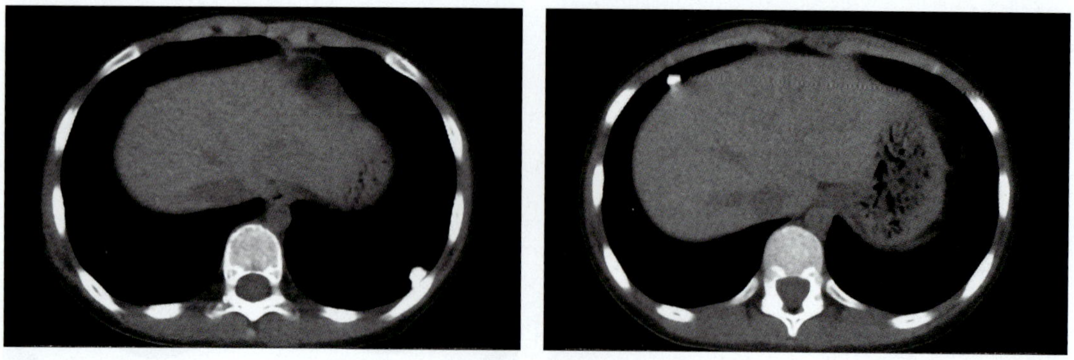

图1-4-39 胸部CT4

【诊断依据】 青少年男性，既往有右股骨骨肉瘤手术史，双肺多发结节伴钙化，首先考虑骨肉瘤肺转移，并经肺穿刺病理证实。

【分析】 骨肉瘤好发于10～20岁青少年，男女比例约2∶1，约占小儿恶性肿瘤的5%。骨肉瘤好发于长骨的干骺端，最常见为股骨，其次为胫骨、肱骨、颌骨、腓骨及骨盆，通常以骨痛及病理性骨折为首发症状。该肿瘤早期易转移，约20%的患者初诊时即发生了远处转移。肺转移最常见，约占全部转移的80%，其次是骨转移，淋巴结转移少见。骨肉瘤发生远处转移的机制可能与骨肉瘤微环境、破骨细胞作用、血管生成、免疫、代谢及非编码RNA等多种因素有关。由于多种手术方式以及大剂量甲氨蝶呤、多柔比星和顺铂联合化疗方案（MAP方案）的应用，骨肉瘤患者的生存率已有明显改善，发生远处转移和复发的骨肉瘤患者的预后较差。

骨肉瘤肺转移的CT表现多种多样（图1-4-40）。Ciccarese等回顾性分析了2007—2013年70例接受开胸手术的骨肉瘤肺转移患者的CT扫描结果。82.7%的病变（234/283）为转移灶；钙化143例，占61.1%；85.9%的转移灶为结节（201/234），在14.1%（33/234）的转移灶中发现了其他表现（条索、实变、胸膜斑/肿块、空洞、磨玻璃影、不规则形状、晕征）。恶性病变钙化的频率更高，病变更大，并随着时间的推移而进展。CT检查的漏诊率为9.9%（31/314），其中，45.2%（14/31）为转移灶。Silva等回顾性分析了2012年5月10日至2020年11月13日期间接受治疗的127例经组织病理学证实的骨肉瘤患者的胸部CT图像。75例患者被诊断为同时或异时性肺转移。最常见的CT表现是结节（95%），双侧分布（86%），头尾侧分布不占优势（71%）。钙化率为47%。不太常见的表现包括血管内病变（16%）、空洞（7%）和晕征（5%）。了解骨肉瘤肺转移的典型和非典型CT特征可以为精准诊断提供帮助。

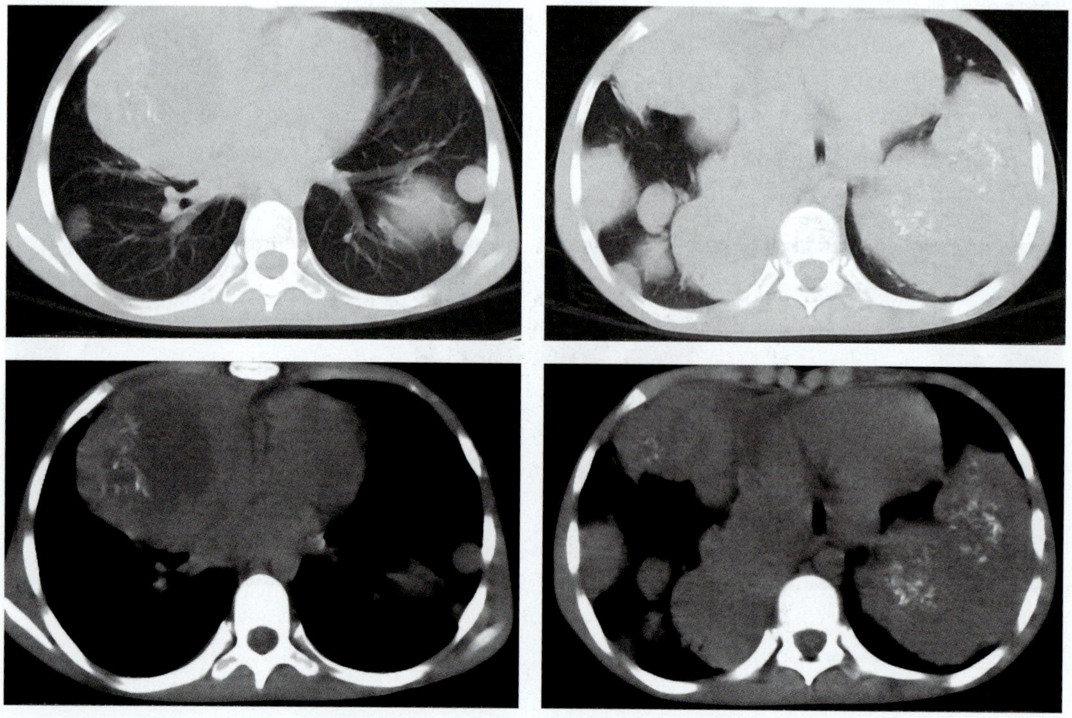

图1-4-40 女，18岁。骨肉瘤肺转移。双肺大小不等结节、肿块影，病变内可见坏死、钙化

新辅助化疗及转移灶手术切除仍然是最有效与最常用的治疗手段。

5.**病例5**：男，26岁。咳嗽、咳痰3周。实验室检查：血氧饱和度93%，D-二聚体13.76mg/L（正常值0～0.50mg/L），纤维蛋白原4.46g/L（正常值2.00～4.00g/L），心电图示逆钟向转位。

胸部CT（2017.04.24）：双肺多发网格影和微小结节影（图1-4-41）。

胸部CT（2017.05.02）：双肺病变较前进展，右肺下叶可见多发小结节影（图1-4-42）。

【诊断】 肺肿瘤血栓性微血管病。

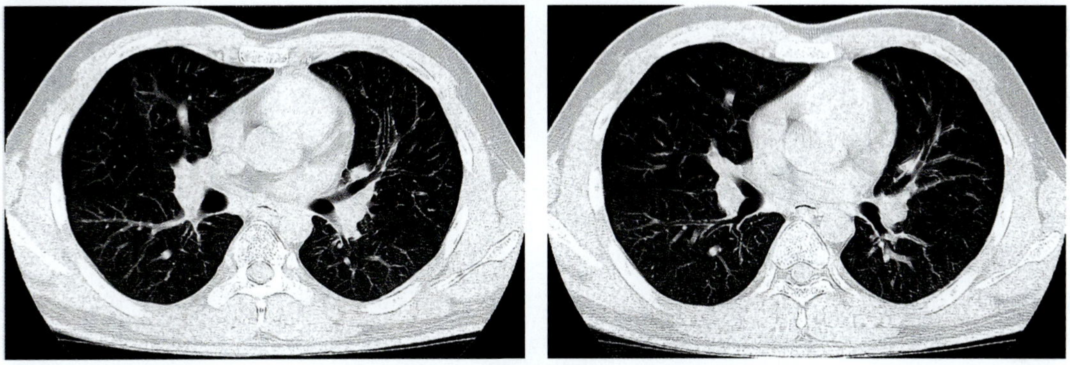

图1-4-41　胸部CT（2017.04.24）

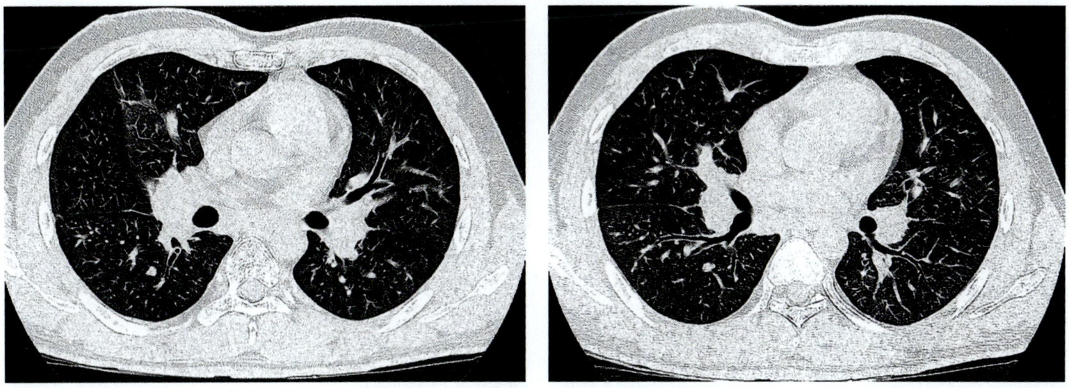

图1-4-42　胸部CT（2017.05.02）

【诊断依据】 青年男性，双肺多发网格影，考虑淋巴管炎可能，短期内较前进展，癌性淋巴管炎可能性大。双肺大小不等微小结节影，沿支气管血管束分布，结合患者有低氧血症、D-二聚体升高，首先考虑肺肿瘤血栓性微血管病。患者于5月4日行气管镜检查，镜下见黏膜充血，触之易出血，支气管镜细针穿刺肺组织活检病理：右肺下叶基底段穿刺活检结合免疫组织化学染色考虑转移性腺癌，局灶脉管内见癌栓，胃、小肠、胰腺、胆管来源可能大。免疫组化染色：肿瘤组织CK20（+）、villin（+）、血管内皮CD31（+）、天冬氨酸蛋白酶A、甲状腺转录因子1、P63、P40、CD56、突触素（-），Ki-67约90%。最后诊断：肺肿瘤血栓性微血管病（PTTM）。5月8日患者死亡。

【分析】 von Herbay等于1990年首次提出肺肿瘤血栓性微血管病（PTTM），其特征为肿瘤细胞栓塞肺小血管，导致血管内皮损伤，引发凝血系统激活，同时肿瘤细胞释放的炎症介质和生长因子，如血小板源性生长因子（PDGF）、血管内皮生长因子（VEGF）、骨桥蛋白、组织因子和胎盘生长因子等，引起炎症细胞趋化、激活，肺小动脉内膜纤维细胞增殖及血栓形成，导致管腔狭窄或闭塞、微血管性溶血性贫血、血栓性血小板减少性紫癜及肺动脉高压等。

PTTM的尸检发病率为1.4%～3.3%，最常见的组织学类型是腺癌（90.5%），最常见的原发部位是胃，约16.7%的胃腺癌患者尸检发现存在PTTM的典型组织学特征。PTTM急性起病，常见症状依次为低氧血症（95%）、呼吸困难（94%）、肺动脉高压（89%）和咳嗽（85%）。PTTM患者咳嗽可能与肿瘤细胞分泌细胞因子引起气道高反应性，以及浸润气道黏膜有关。与原发性恶性肿瘤相关的症状也可作为早期诊断PTTM的重要线索，例如咯血、胸痛和腹痛可能反映肿瘤肝转移或静脉充血。部分PTTM患者主要症状为突发性晕厥或复发性晕厥。实验室检查常见的异常结果包括D-二聚体升高（95%）、贫血（84%）、血小板减少（77%）、弥散性血管内凝血（48%）和乳酸脱氢酶升高。贫血和乳酸脱氢酶升高可能是由于红细胞通过肺循环受到机械剪切所引起，D-二聚体升高、血小板减少则是凝血系统激活和继发性纤溶的表现，也可以提示弥散性血管内凝血的发生。此外，肿瘤细胞、血小板和内皮细胞会释放细胞因子，如VEGF和PDGF，所以血清VEGF和D-二聚体升高可作为PTTM早期诊断的依据。

PTTM常见胸部CT表现包括磨玻璃影（82%）、小叶中心结节（86%）及树芽征、小叶间隔增厚（81%）或实变。磨玻璃影常为斑片样或胸膜下楔形影，提示肺泡和间质水肿（尤其是毛细血管后血管受累），小叶间隔的增厚提示病变出现于次级小叶间的结缔组织、淋巴管、肺静脉。部分患者可见肺门、纵隔及腹腔淋巴结肿大。胃癌并发PTTM患者更容易出现肺门和（或）纵隔淋巴结肿大。超声心动图显示右心室收缩压升高，CTPA或增强CT显示无血栓和（或）肺灌注闪烁扫描显示弥漫性外周灌注缺损，有助于PTTM的诊断。

CT引导下针吸活检、经支气管肺活检和胸腔镜检查有助于诊断PTTM。肺动脉导管收集血样行细胞学检查找到肿瘤细胞可明确诊断。PTTM缺乏有效的治疗方法，原发肿瘤治疗是基本治疗，抗凝、抗血小板以及包括糖皮质激素和（或）他克莫司的抗炎治疗，氧疗、血管舒张剂等可缓解肺动脉高压，改善症状。分子靶向药物贝伐珠单抗（VEGF受体抑制剂）和伊马替尼（PDGF受体-酪氨酸激酶抑制剂）是治疗PTTM的有效方法。PTTM预后极差，患者从症状出现到死亡中位时间为9.5周，从低氧血症到死亡中位时间为9天。

（温州医科大学附属乐清医院　王　军　李云雷　提供）

6. **病例6**：女，69岁。胸闷30余年，加重伴胸痛2个月。31年前行子宫肌瘤切除术。

胸部CT：双肺多发大小不一软组织密度影，边缘光滑、边界清晰，双肺门、纵隔未见肿大淋巴结（图1-4-43）。

【诊断】 子宫良性平滑肌瘤肺转移。

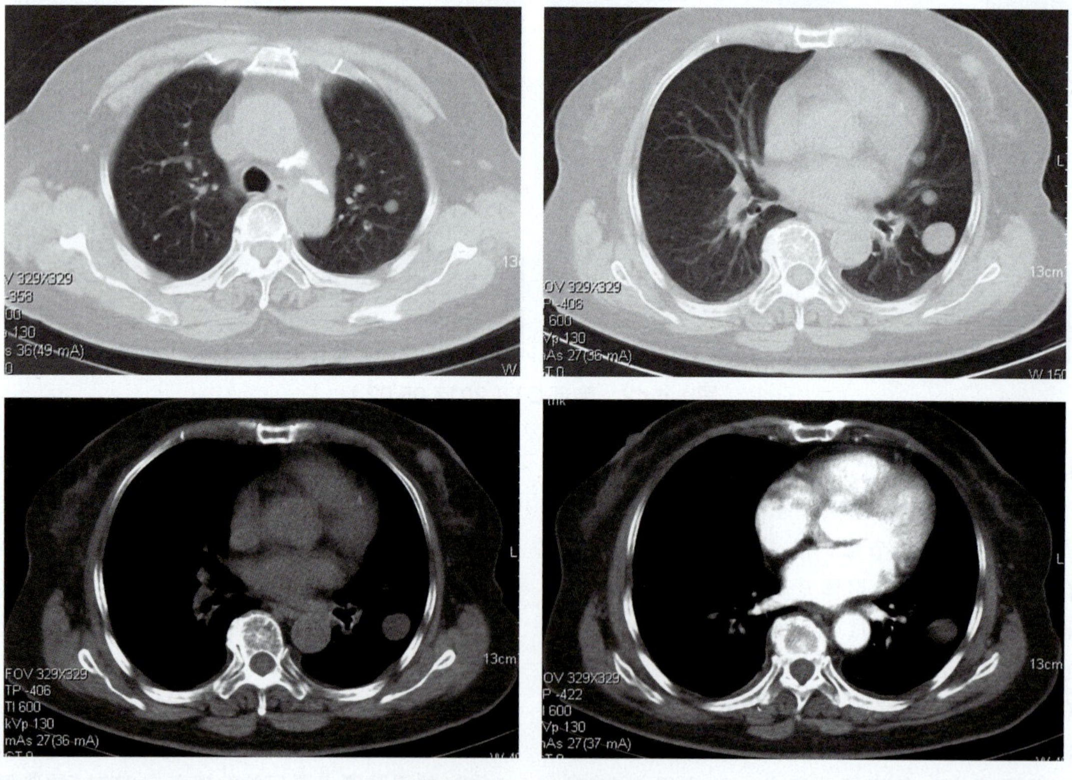

图1-4-43　胸部CT5

【诊断依据】 双肺多发圆形结节影，增强扫描强化不明显，考虑为良性肿瘤肺转移，结合患者为老年女性，有子宫肌瘤切除术史，考虑为子宫良性平滑肌瘤肺转移。患者手术病理示梭形细胞肿瘤，镜下见平滑肌细胞呈梭形、短梭形结构，胞质红染，核仁不明显，考虑为良性平滑肌瘤。免疫组化：SMA、ER（＋），Vim部分细胞（＋），CD117、CD34（－），Ki-67 2%。

【分析】 子宫平滑肌瘤是女性生殖系统最常见的良性肿瘤之一，多见于30～50岁女性，在高达20%～40%的育龄女性和70%～80%的围绝经期女性中可见，绝经后有逐渐缩小趋势，但0.13%～6%具有恶性潜能。异常生长模式的子宫平滑肌肿瘤包括静脉内平滑肌瘤病、良性转移性平滑肌瘤和弥散性腹膜平滑肌瘤病。子宫平滑肌瘤是一种激素依赖型肿瘤，可以术后复发甚至发生转移，少数患者甚至可在子宫外出现多发性平滑肌瘤结节，主要转移到肺部（80%）和淋巴结，其他器官，如心脏、血管、肝脏、胰腺、骨骼（颅骨及脊柱）和软组织也有报道，临床称之为良性转移性平滑肌瘤（benign metastasizing leiomyoma，BML），1939年由Steiner PE首次描述，并将其命名为纤维平滑肌瘤性错构瘤。一些作者认为BML是低增殖指数的低级别恶性肿瘤的误称。

肺良性转移性平滑肌瘤（pulmonary BML，PBML）常见于接受子宫肌瘤切除术的绝经前女性，仅有少数无子宫肌瘤病史或绝经后诊断的BML病例被报道。Barnaś等的荟萃分析显示，初次子宫平滑肌瘤手术和BMI诊断期间的平均年龄分别为38.5岁和47.3岁，平均间隔约为8.8年，可晚至术后31年才发现。最常见的手术是全子宫切除术。转移部位及其数量与患者初次手术和转移发生之间的较长时间跨度无关。只有10例BML发生在没有平滑肌瘤手术的女性中。

PBML的发病机制尚未明确，主要有以下几方面观点：①肿瘤来源于转移的良性子宫平滑肌瘤，可能是在进行子宫手术（包括宫腔诊刮术、清宫术、子宫肌瘤剔除术和子宫切除术等）时增加了良性平滑肌瘤的蔓延、转移能力，经血行转移至肺部后形成的瘤结节。子宫及肺内病灶基因研究的单克隆起源支持该观点，25%的此类肿瘤出现染色体异常，包括平衡易位、12-三体或6p重排。但此假说无法解释部分患者疾病初期同时发现子宫肌瘤及肺内良性转移性平滑肌瘤，也无法解释大部分接受子宫肌瘤手术患者需经过一段较长的潜伏期后才出现肺内转移的病灶。②来源于低度恶性的平滑肌肉瘤转移，肺部转移灶可表现为良性或低度恶性。③由于一些患者无子宫肌瘤病史，因此也有些学者认为肺平滑肌瘤来源于体内异常激素分泌，肺内平滑肌细胞增殖，即多个独立病灶的平滑肌增生性病变。其他部位原发平滑肌瘤、瘤组织雌孕激素抗体阳性，以及部分病例激素治疗有效可支持该假说。有病例报道，BML在绝经、终止妊娠、卵巢切除或抗雌激素治疗后体积缩小。但也有少数绝经后PBML患者被报道，提示除雌激素外还存在其他因素控制其生长。另外，极少数男性患者及正常情况下无平滑肌的部位发病，以及子宫及肺内病灶的基因研究单克隆起源不支持该假说。

PBML典型的影像学表现为界线清晰的单发或多发性肺结节，大小不等，边缘光滑，也可轻度分叶，但无毛刺，无肺门或纵隔淋巴结转移征象。少数病例结节呈粟粒状或出现空洞，极少数内含液体成囊性。结节多无钙化，增强扫描无明显强化或轻度强化，一般不累及支气管内膜和胸膜。肺部转移多出现在手术或治疗后3个月至20年，大部分患者早期无症状或表现为轻微咳嗽、胸痛、呼吸困难，常于临床查体时偶然发现。

肺平滑肌增生可以是原发性的，包括错构瘤、淋巴管平滑肌瘤病、平滑肌瘤和平滑肌肉瘤，也可以是转移性的，包括转移性平滑肌肉瘤和BML。低有丝分裂指数（每10个高倍视野＜5个有丝分裂）、缺乏核多形性、缺乏局部侵袭和独特的核型特征有助于区分BML与其他可能的诊断。PBML与子宫原发平滑肌瘤具有相似的组织病理学特点。镜下见肺组织内多个界线较清的大小不等的结节，结节之间为残存的肺泡组织，瘤细胞由分化成熟的梭形平滑肌细胞构成。细胞形态一致，束状或栅栏状排列，无核异型，未见核分裂象及坏死。免疫组化结果显示vimentin、SMA、desmin、caldesmon、雌激素受体（ER）、孕激素受体（PR）、BCL-2阳性，S-100、CD34、CD117阴性，Ki-67增殖指数低（＜5%）。vimentin、SMA、desmin和caldesmon阳性支持平滑肌细胞分化；ER、PR阳性支持子宫平滑肌来源，ER、PR阳性有助于区别肺内孤立性纤维瘤及肺的原发性平滑肌瘤等其他间叶组织来源肿瘤；S-100阴性可以除外神经源性肿瘤；Ki-67低表达提示细胞低增殖，有助于与转移性平滑肌肉瘤相鉴别；HMB-45阳性有助于除外肺淋巴管平滑肌瘤病。当患者有子宫肌瘤手术史；胸部CT有明确的病灶，肿瘤有单发、多发或弥漫粟粒状结节；肺外其他组织器官未发现有恶性肿瘤；确定曾手术的子宫肌瘤为良性，转移结节病理形态与之相似，ER、PR阳性时，可诊断为PBML。

PBML的治疗方案仍缺乏统一标准。目前的治疗方案包括随访观察、外科手术切除、放化疗及抗雌激素治疗等。手术治疗包括切除子宫及附件以阻断激素释放、切除数量较少且相对局限的肺内转移灶等，但均有结节复发的可能。PBML病灶的发展依赖于雌激素和孕激素的水平，雌激素可以促进病灶进展，而孕激素则可以使病灶消退，在ER和PR阳性的前提下应用芳香化酶抑制剂、黄体酮、雌激素受体阻滞剂（他莫昔芬、雷洛昔芬）、促性腺激素释放激素抑制剂等可使肿瘤发生退变。

7.病例7：女，59岁。发现双肺多发结节1周。患者1周前在当地医院常规体检，胸部CT：双肺多发结节，符合转移瘤CT表现。

PET/CT：双肺多发结节，FDG代谢未见异常（图1-4-44）。

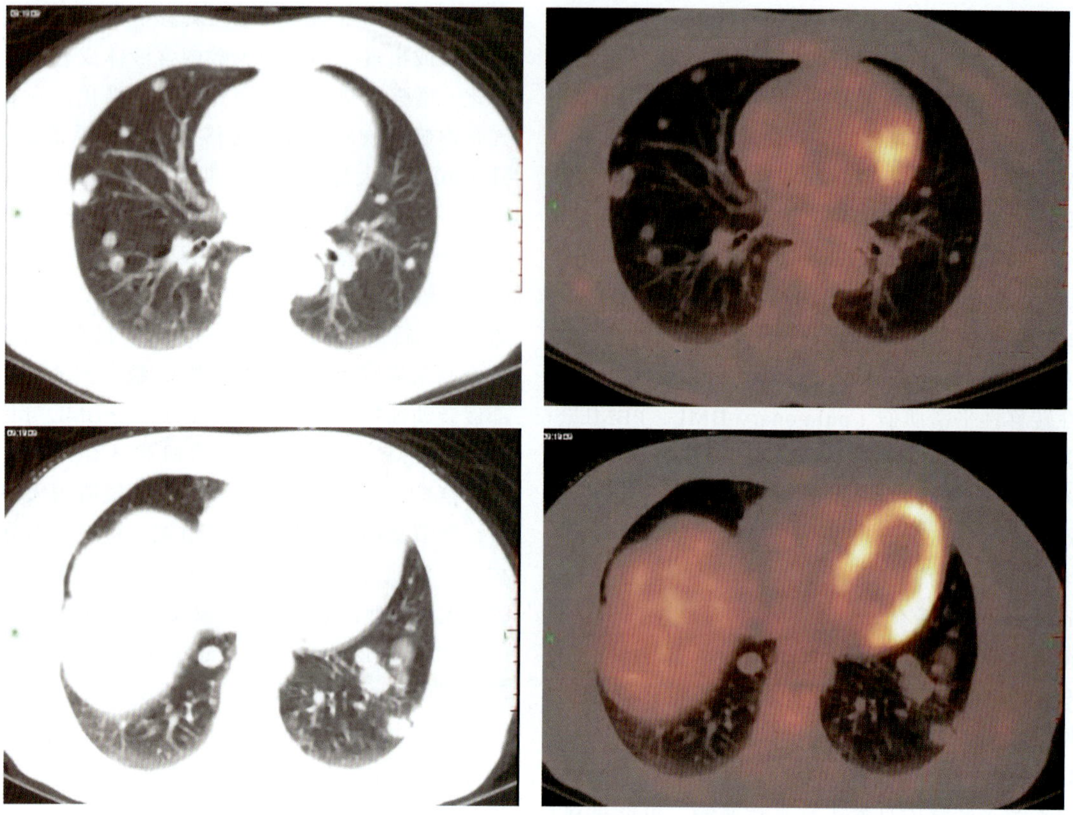

图1-4-44 PET/CT

【诊断】 子宫平滑肌瘤肺转移。

【诊断依据】 老年女性，双肺多发结节，大小不等，边缘光滑，外周分布为主，首先考虑转移瘤。PET/CT显示双肺多发结节FDG代谢未见异常，除外假阴性，需考虑良性肿瘤肺转移可能。询问病史，患者17年前因“子宫肌瘤”行子宫切除术，故考虑子宫平滑肌瘤肺转移可能。患者肺穿刺活检，病理示：病变由分化好的平滑肌构成，包裹着由柱状上皮细胞构成的腺样、裂隙样结构，考虑转移性平滑肌肿瘤。

【分析】 PET/CT在肿瘤方面的应用占其临床应用的90%以上，主要用于肿瘤分期、活性定位、疗效随访、诊断复发、肿瘤筛查、肿块定性。PET/CT可以在疾病早期没有形态学方面的改变时提供代谢方面的信息，也可以在肿瘤患者的治疗后的随访中鉴别恶性的病变与良性的反应组织。PET/CT并不能查出所有肿瘤，大部分肿瘤葡萄糖代谢是增高的，少部分肿瘤的葡萄糖低代谢会导致显像的假阴性，如肝细胞肝癌、肾透明细胞癌、消化道印戒细胞癌和一些低度恶性的肿瘤等；＜0.5cm的病灶由于分辨率有限也很难探测出来。由于肉芽肿或感染性病变（如结核、真菌等）对^{18}F标记脱氧葡萄糖（FDG）有摄取作用，可使PET扫描出现假阳性；一些良性肿瘤如直肠腺瘤、子宫肌瘤也会因为对FDG具有摄取作用出现假阳性。检查前短期内使用过升白药治疗、血糖过高、未充分禁食、冬季未充分保暖导致棕色脂肪动员等也会引起假阳性或假阴性情况。另外，由于正常脑组织的葡萄糖代谢高，所以PET/CT对神经系统的病变检出也存在一定局限性。

^{18}F-FDG-PET/CT可用于区分恶性平滑肌肉瘤和良性平滑肌瘤。一般来说，平滑肌肉瘤的SUV值明显大于平滑肌瘤，PET阴性转移可能有助于区分BML和肉瘤。Sawai等对已报道的36例行PET扫描的BML患者的数据进行了分析。33例无（25，69.4%）或低（8，22.2%）摄取FDG，其余3例表现出摄取，其中1例表现出侵袭性行为。36例患者中有13例有SUV_{max}值，中位值为2.2（范围1.4～20.1）。13例患者Ki-67增殖指数在0～5%，其中7例患者Ki-67增殖指数＜1%。^{18}F-FDG的摄取与Ki-67指数之间没有明显的相关性。目前尚不清楚为何BML未显示FDG摄取，而子宫平滑肌瘤显示FDG摄取。一些报道显示子宫肌瘤中FDG摄取与雌激素受体状态之间存在关联。

本例影像符合转移瘤，PET/CT检查无摄取，患者既往有子宫肌瘤手术史，以上均支持PBML诊断并最终经病理证实。对于胸部CT难以诊断的转移瘤病例可行PET/CT检查初步评判良恶性。近年来，^{68}Ga标记成纤维细胞激活蛋白抑制剂（^{68}Ga-FAPI）PET/CT在各种实体瘤中被广泛应用且得到非常好的结果。Wu等报道了一例37岁女性患有转移到肺和骨盆的良性平滑肌瘤。转移性病变表现出微弱的^{18}F-FDG，但^{68}Ga-FAPI活性升高，表明BML中葡萄糖代谢水平低，但活化的成纤维细胞过度积聚。该案例表明^{68}Ga FAPI PET/CT可能在BML的评估中潜在有用。

8. **病例**8：女，73岁。子宫平滑肌肉瘤术后11个月。

胸部CT：双肺多发结节影，心脏、脾圆形充盈缺损（图1-4-45）。

【诊断】 子宫平滑肌肉瘤双肺、心脏、脾转移。

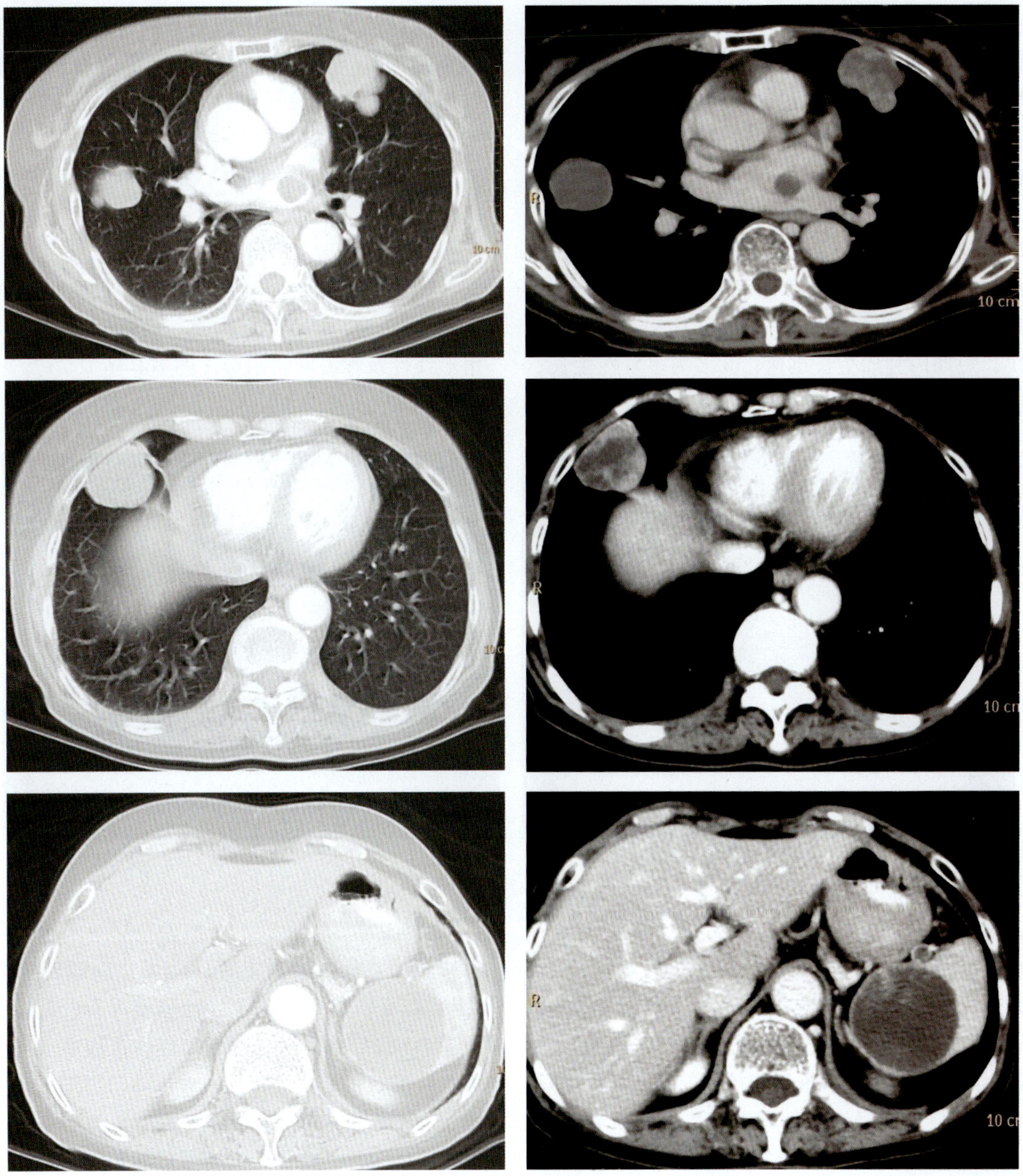

图1-4-45 胸部CT6

【分析】 平滑肌肉瘤是来源于平滑肌细胞的恶性间叶细胞肿瘤，由分化不同的长梭形、圆形、卵圆形、瘤巨细胞及多少不等的肌原纤维组成，较多见于子宫及胃肠，偶可见于腹膜后肠系膜，大网膜及皮下软组织。与平滑肌瘤相比，子宫肉瘤多发生在年龄较大的患者群体中，仅占所有子宫恶性肿瘤的3%～7%。子宫肉瘤主要分为平滑肌肉瘤、癌肉瘤、子宫内膜间质肉瘤与未分类肉瘤。平滑肌肉瘤是最常见的子宫肉瘤，女性年发病率为（0.5～7）/10万，其次是子宫内膜间质肉瘤，年发病率为（1～2）/100万。平滑肌肉瘤多起源于子宫未分化的间叶细胞，仅少部分来源于子宫良性平滑肌瘤恶变。

子宫平滑肌肉瘤的诊断主要依赖于组织形态学，可分为梭形细胞、上皮和黏液样3种亚型，尚没有特异性的免疫组化标志物。目前认为，子宫平滑肌肉瘤的主要诊断指标为凝固性肿瘤细胞坏死、细胞非典型性和核分裂象增加。其中，凝固性肿瘤细胞坏死是诊断子宫平滑肌肉瘤最重要的因素。2020版WHO中诊断梭形细胞型子宫平滑肌肉瘤需至少符合以下两项标准：核分裂象≥10个/10HPF，中-重度核异型性和凝固性坏死。上皮样子宫平滑肌肉瘤通常含超过50%的上皮样细胞，诊断标准需至少具备下列一项指标：中-重度核异型性、肿瘤性坏死和核分裂象≥4个/10HPF。黏液样子宫平滑肌肉瘤有丰富的黏液样间质，在生物学行为上比梭形细胞型更具侵袭性。子宫平滑肌肉瘤具有高度的基因不稳定性，存在染色体结构变异和数目异常。超过50%的子宫平滑肌肉瘤存在P53、RB1和ATRX基因突变。

子宫平滑肌肉瘤转移途径包括血行播散、直接浸润和淋巴结转移。血行播散是主要转移途径，通过血液循环转移到肝脏、肺等处。肺转移性平滑肌肉瘤具有以下特点：①肺内肿块多边界清晰，密度均匀，分叶少见；②生长较快，短期内肿瘤生长迅速；③多为多发性生长；④原发肿瘤复发率高；⑤多不伴有肺门及纵隔淋巴结转移；⑥极少合并恶性胸腔积液；⑦对放疗和化疗均不敏感。肺转移性平滑肌肉瘤需与肺原发性平滑肌肉瘤及BML相鉴别。原发性平滑肌肉瘤倾向于单发，而转移的平滑肌肉瘤常为多发性病变。BML常发生于有子宫肌瘤史的绝经前女性，而子宫平滑肌肉瘤多发生于老年女性均年龄为50～55岁，比平滑肌瘤的发病年龄大10岁左右；BML常在术后平均14.9年发生肺的转移，肉瘤多在术后平均4.5年发生肺的转移。

9.**病例**9：男，43岁。咳嗽20余天，伴咳痰、胸背部疼痛10余天。

胸部CT：左下肺高密度结节影，可见胸膜凹陷征和支气管血管束增粗，肺门向肺野呈放射性分布的树枝状或条索状影，末梢延至胸膜，小叶间隔结节状增厚、多角形线性及弥漫网状阴影（图1-4-46）。

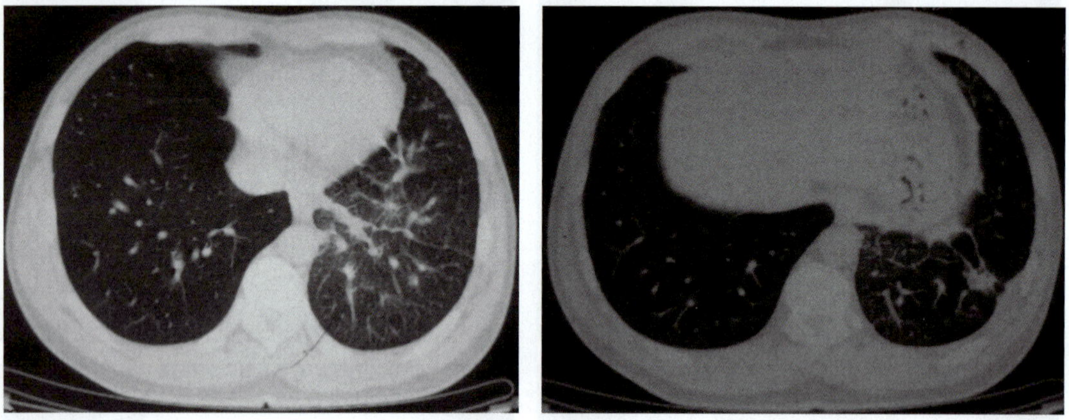

图1-4-46　胸部CT7

【诊断】 左肺腺癌并左肺淋巴结转移。

【分析】 肺癌性淋巴管炎（pulmonary lymphangitic carcinomatosis，PLC）是指恶性肿瘤肺内淋巴结转移所引起的淋巴管内外癌细胞浸润、淋巴管扩张、淋巴管周围间质水肿及纤维炎症细胞浸润等病理改变。Gabriel Andral于1829年首次描述了子宫恶性肿瘤导致的PLC。Troissier和Reynaud于1873年首次对其大体解剖和组织病理学进行了详细的描述。80%的PLC见于腺癌的转移（肺、乳腺、胃、胰腺、结肠、前列腺、子宫颈和子宫），其次为小细胞癌。PLC可以在8%（6%～10%）的肺转移中发现。肿瘤向淋巴管转移主要有3种途径：①纵隔肺门淋巴结转移，使癌细胞逆行通过淋巴系统向肺内淋巴管扩散；②肺毛细血管内的多发癌栓子通过毛细血管向血管周围的淋巴管扩散；③从膈肌、胸壁、胸膜直接浸润淋巴系统。PLC在男性和女性中发病率相同。呼吸系统临床表现多为呼吸困难（59%）、干咳（34%）和体重减轻（17%）。肺癌所致PLC常为单侧（图1-4-47），胸腔外肿瘤常为双侧（图1-4-48），这可能与原发性肺癌可通过直接局灶转移而表现为PLC，肺外肿瘤为远处转移，故多表现为弥漫性转移。典型的PLC累及肺的中央（肺门周围）和周围淋巴系统。HRCT表现为：①小叶间隔不均匀增厚，以肺野中外带和肺底多见，这种光滑增厚可能是由于肿瘤或淋巴管阻塞导致水肿的结果。较少见但更特异地出现结节样或串珠样增厚的网格样改变。其原因可能为肿瘤细胞通过直接播散表现为原发病灶周围结节，当合并小叶间隔增厚则形成上述改变。另外，肿瘤细胞通过血行转移形成肺内多发转移瘤，合并小叶间隔增厚亦可形成上述改变。②不均一结节状增粗的支气管血管束（套袖征）从肺门向外周呈放射状，部分分支末梢直达胸膜（图1-4-49）。③患侧肺透光度减低，可伴有边缘模糊的磨玻璃密度影。④胸膜不规则结节增厚（图1-4-50）。⑤肺门、纵隔淋巴结增大。⑥胸腔积液和（或）胸椎、肋骨破坏。

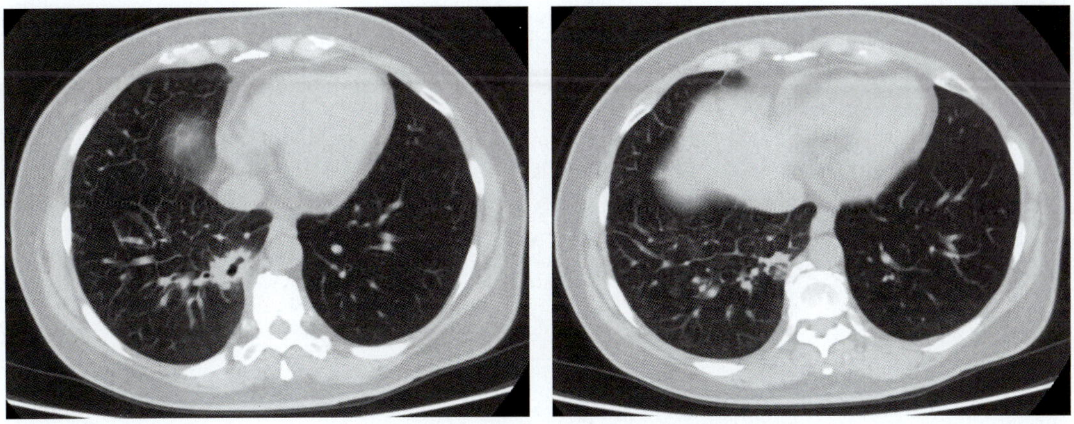

图1-4-47　右下肺腺癌并右肺PLC，右下肺局部磨玻璃影

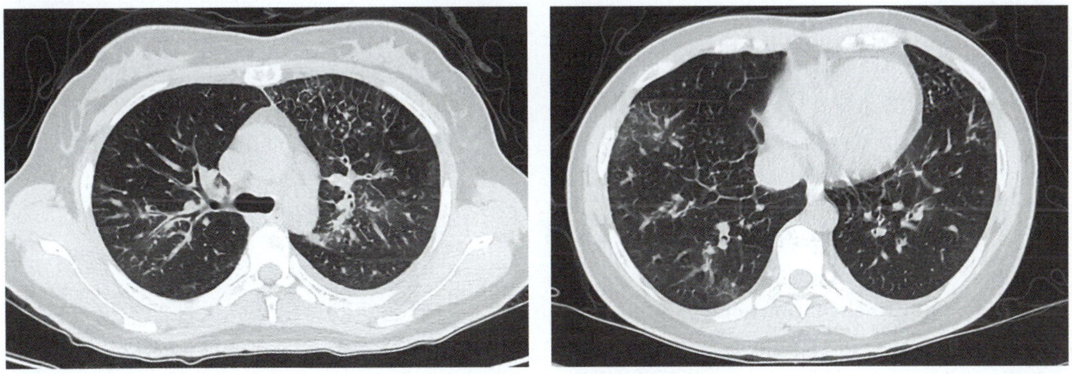

图1-4-48　女，30岁，咳嗽半个月。肠癌肺转移，双肺PLC

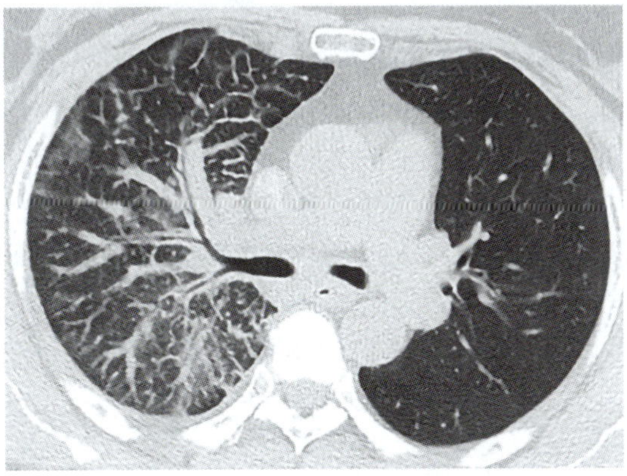

图1-4-49　右侧支气管周围套袖征，较对侧明显增粗

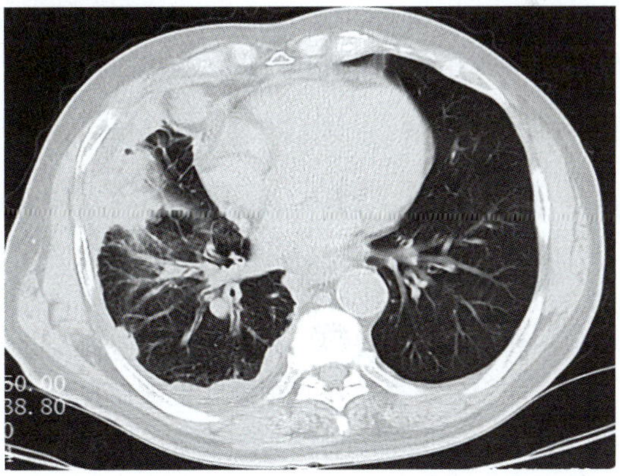

图1-4-50　男，74岁。右肺小细胞肺癌胸膜转移合并PLC

目前，还没有专门针对PLC的治疗干预措施，主要采用标准化疗及对症支持治疗，以缓解症状，提高生活质量。激素治疗有助于缓解病情。酪氨酸激酶抑制剂（如阿帕替尼）和某些单克隆抗体（如贝伐珠单抗、西妥昔单抗）的应用见于个案报道。PLC预后差，50%～85%患者生存期为3～6个月。

第 2 章

气管支气管疾病

气道病变包括局灶性和弥漫性病变。局灶性病变可分为良性或低度恶性肿瘤（乳头状瘤、错构瘤和类癌）、恶性肿瘤（鳞状细胞癌、腺样囊性癌、其他原发肿瘤如淋巴瘤或血管外皮细胞瘤和继发性恶性肿瘤）和非肿瘤性疾病（结核、插管后狭窄、特发性声门下狭窄、炎性假瘤、创伤和异物）。弥漫性病变可分为伴气管支气管管腔扩张病变（Mounier-Kuhn综合征和获得性气管支气管巨大症）、伴狭窄（鼻硬结病、肉芽肿性支气管炎、淀粉样变性、结节病、肉芽肿性多血管炎、复发性多软骨炎、骨化性气管支气管病）和气道塌陷病变（气管支气管软化症）。

第一节　气管支气管巨大症

气管支气管巨大症（tracheobronchomegaly，TBM）又称Mounier-Kuhn综合征，以气管和主支气管显著扩张伴反复感染为主要特征的疾病，常伴有气管憩室（图2-1-1）。1897年Czyhlarz首先在尸检中发现，直至1932年才由Mounier-Kuhn结合临床、影像及内镜真正进行描述。1962年。Katz等在解剖学上将其描述为TBM。

一、发病机制

TBM发病机制不明，多数学者认为TBM属于先天性疾病，可能是一种常染色体隐性遗传病，尸检也发现TBM患者存在先天性气管、支气管平滑肌组织的缺如，但至今家族性病例的报道极少，尚无定论。此外，本病与成人Ehlers-Danlos综合征和儿童皮肤松弛症有关，故有学者认为本病是一种结缔组织的先天缺陷性疾病，不支持之处是它多在成年发病。另一种观点认为该病属于获得性疾病，系成人肺间质纤维化、早产儿机械通气的并发症，或暴露于支气管黏膜的某些刺激物，尤其是烟草和污染。一些个案报道认为本病与Kenny-Caffey综合征、Marfan综合征、强直性脊柱炎、类风湿关节炎、Brachmann-de Lange综合征等相关。

二、组织学特点

TBM组织学改变为气管、主支气管的弹性纤维及平滑肌组织萎缩或发育不良，导致气管和支气管明显扩张，主要累及气管至第4级支气管，周围支气管管径正常。扩张的管壁从相邻软骨环之间向外突出，可形成多发憩室。气管憩室既可以是先天性的，也可以是后天的。获得性憩室可发生在器官的任何部位，但最常见于后外侧壁、气管胸内段和胸外段交界处，这可能是由于该部位的解剖缺陷所致，也可能是由于慢性咳嗽引起的腔内压力增加所致。

根据其组织学特点，可将TBM分成3型：1型，气管、主支气管轻微的对称性扩张；2型，气管、主支气管偏心性扩张与憩室形成；3型，憩室及囊状扩张向远端支气管延伸。由于扩张的气管壁菲薄、无力，使咳嗽效率低下，阻碍纤毛清除黏液；憩室形成能潴留大量分泌物，使远端支气管分泌物排出困难和气流陷闭加剧，导致肺部感染反复发作及形成支气管扩张、显著的肺气肿或肺大疱，甚至肺纤维化。

三、临床表现

TBM发病年龄多为30～50岁，无特异性临床表现，常以继发性咳嗽咳痰、细支气管扩张及下呼吸道感染为主要表现，偶有咯血。轻者肺功能良好，几无症状，重者可致呼吸衰竭、死亡。部分TBM病例因完全无临床症状而难以发现，偶于X线或CT检查时确诊。最常见的非呼吸系统并发症为胃食管反流病。肺功能检查多提示阻塞性通气功能障碍、过度充气及残气量增高，肺实质受累时可呈现弥散功能下降。在疾病后期出现肺间质纤维化时可出现限制性通气功能障碍。支气管镜下可见气管软骨环的左右直径变大，前后直径相对变小，管腔扁平，呼气相时较吸气相时气管压缩明显（图2-1-2）。Krustins等对

1987—2013年文献报道的128例患者的数据进行了荟萃分析。平均年龄53.9岁，倾向于男性发病（8∶1），平均气管直径36.1mm。年龄的增长与气管直径的增加之间没有相关性。主诉多为咳嗽（71.1%）、呼吸困难（51.6%）和反复呼吸道感染（50.8%）。支气管扩张（49.2%）、气管憩室（33.6%）和气管支气管运动障碍（28.9%）常见。

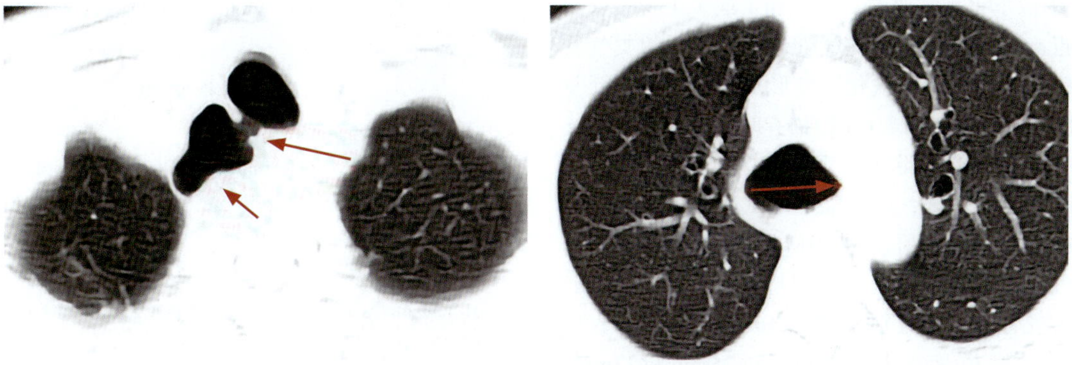

图2-1-1　气管支气管巨大症（长箭）伴右侧憩室（短箭），气管直径＞3.0cm

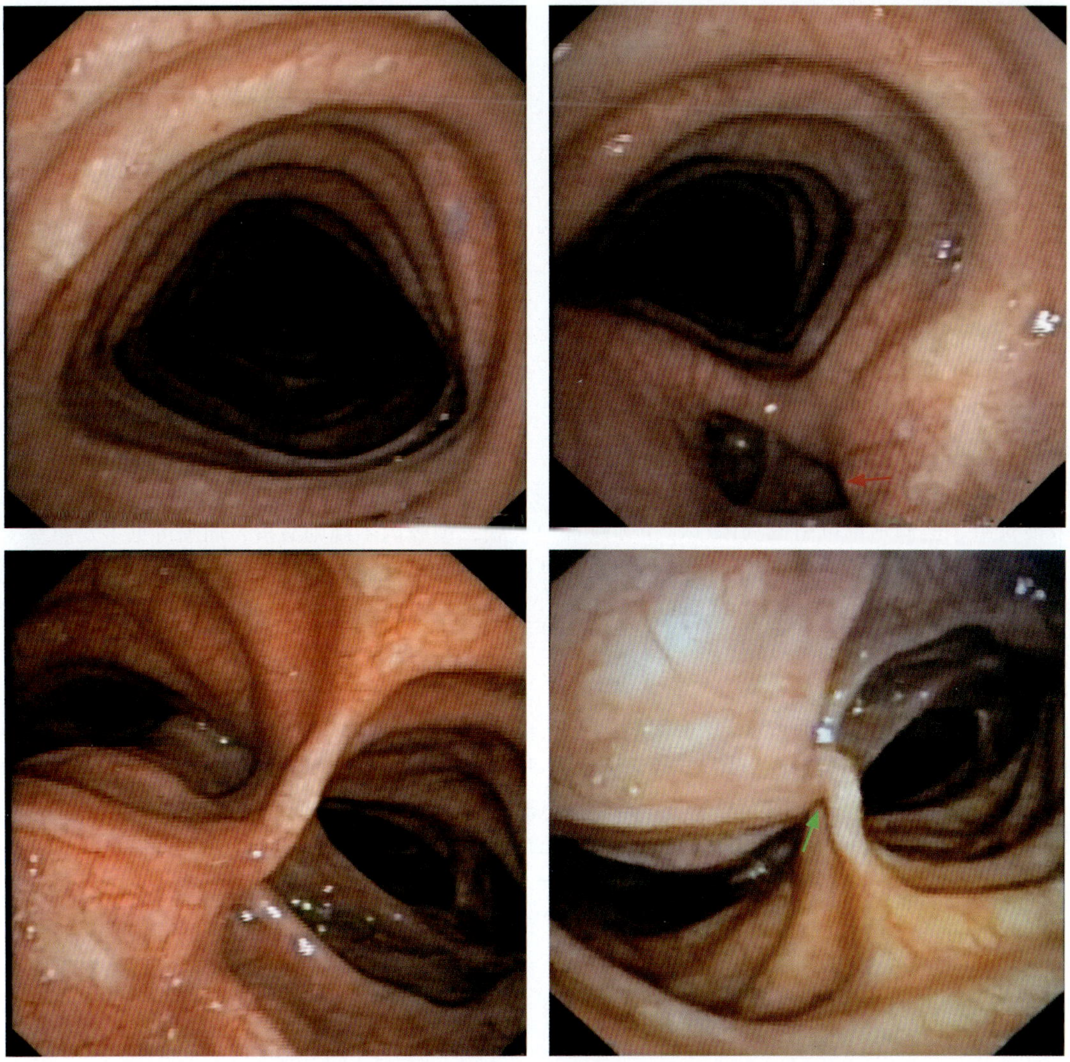

图2-1-2　男，50岁。反复咳嗽、气喘30余年。气管镜检查显示气管、各级支气管管腔显著扩张，声门下3cm右后侧可见囊袋状憩室（红箭），软骨环左右直径明显变大，管腔扁平，呼气时气管、主支气管管腔较吸气时明显压缩，隆突塌陷，呈折叠现象（绿箭）

TBM还可能包括鼻窦息肉病和多发性畸形综合征，包括双侧上睑下垂、内眦赘肉、小睑裂和上唇皮肤过多。

四、影像学表现

TBM影像学表现主要有：气管和（或）主支气管明显扩张增粗；扩张的气管或支气管与相邻正常的支气管分界截然；气管支气管壁软化、变形及憩室形成；反复发作的肺部感染。呼气期末CT扫描有时可显示气管主支气管完全萎陷。胸部CT除了能观察气管支气管扩张、憩室形成及肺部感染以外，还能准确定量测量扩张的气管支气管管径大小，是目前诊断TBM的重要依据和手段。女性患者气管的横径及矢状径分别超过21mm和23mm，左、右主支气管的直径分别超过17.4mm和19.8mm，男性患者气管的横径及矢状径分别超过25mm和27mm，左、右主支气管的直径分别超过18.4mm和21.1mm，需考虑此病。男性气管截面积增加超过371mm²，女性超过299mm²，也是该病的定义。

高分辨率CT有助于显示TBM合并的外周支气管扩张，此外尚可显示肺实质支气管薄壁的弥散扩张。气管主支气管增宽，黏膜向软骨环外呈袋状突出，支气管柱状扩张和囊状扩张混合存在，以及支气管树对称性受累等表现，可提示TBM的诊断。

五、鉴别诊断

TBM需要与其他原因导致的气管扩张相鉴别。①获得性气管巨大症：主要见于弥漫性肺间质纤维化患者中，由于两侧肺的纤维化而增加的肺的弹性回缩压，长期作用到气管两侧壁上呈相反的牵引力，导致气管扩大。此外，长期的气管插管可引起获得性气管软化，虽然多引起气管局限性狭窄，但偶尔也可引起局限性甚至弥漫性气管扩大。获得性气管巨大症之气管扩大常随肺间质纤维化之进展而加重，且无主支气管扩大，可与本病区别。②气管黏膜疝样突出症：是一种原因不明的以气管黏膜局限性扩张为特点的疾病，最常累及气管黏膜右后壁；其扩张程度随气管压力改变而改变，主要发生于气管颈段及胸段，并可见气管旁薄壁小囊肿，有或无液平。③Williams-Campbell综合征：是一种罕见的先天性软骨缺乏引起的囊性支气管扩张，常累及第4～6级支气管，而气管及主支气管管径正常。

六、治疗

TBM的治疗主要是防止呼吸道的反复感染，关键在于呼吸道保持引流通畅和有效的抗菌药物治疗。对于有呼吸衰竭的患者可考虑给予呼吸机间歇性正压通气治疗。Y形气道支架和气管支气管成形术可以改善患者的呼吸困难，保持气道通畅。由于本病病变的广泛性，肺切除术、肺移植等外科手术的介入并不适合大多数患者。

参考文献

Katz I，Levine M，Herman P，1962．Tracheobronchomegaly. The Mounier-Kuhn syndrome．Am J Roentgenol Radium Ther Nucl Med，88：1084-1094．

Krustins E，2016．Mounier-Kuhn syndrome：a systematicanalysis of 128 cases published within last 25 years．Clin Respir J，10：3-10．

Mounier-Kuhn P，1932．Dilatation de la trachea：constatationradiographiques et bronchoscopiques．Lyon Med，150：106-109．

七、病例解析

病史：男，75岁。活动后憋闷2年，咳嗽9个月，加重1个月。患者2年前爬坡活动后出现憋闷，平地行走无不适。9个月前无明显诱因出现咳嗽，呈阵发性干咳，日间明显。1个月前咳嗽症状加重，干咳，无昼夜差异，伴憋闷，平地行走即有胸闷、气短。查体：左肺底可闻及少许湿啰音。

胸部CT：气管、支气管扩张，双下肺纤维条索影（图2-1-3）。

【诊断】 气管支气管巨大症。

【诊断依据】 老年男性，憋闷、咳嗽，气管、主支气管、叶支气管增宽，气管及大支气管部分管壁呈波浪状，朝腔内不规则皱折，周围可见多发憩室（红箭），双肺可见印戒征、轨道征，左肺支气管扩张并感染，双下肺可见点状密度影和纤维条索影，支持TBM诊断。

【分析】 终末支气管直径突然变为正常为本病的特征性表现。其主要病理生理基础是呼吸道气流动力学异常改变、气管软骨环间较多肌肉黏膜组织显著凸出及分泌物积聚导致慢性肺部化脓性感染、细支气管扩张、肺气肿、肺间质纤维化。对于反复发生的以支气管肺部感染、咯血为主要症状的患者，除考虑支气管炎、肺炎、支气管扩张等常见病外，应警惕本病可能；早期诊断并预防和及时控制反复发生的支气管肺部感染，对最大程度的阻止肺功能下降、改善预后至关重要。

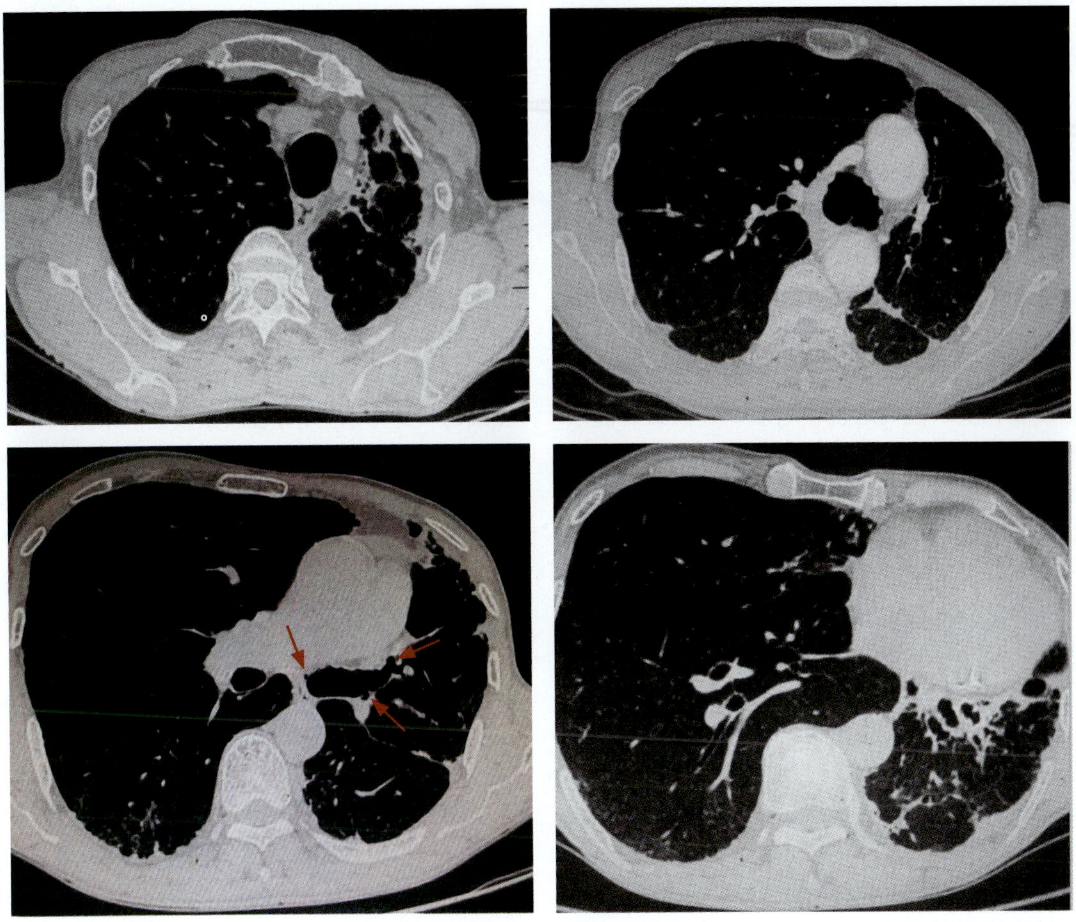

图2-1-3　胸部CT

（青州市人民医院呼吸科　刘洪玲　提供）

第二节　气管支气管软化症与过度动态气道塌陷

中央气道由前部相对坚硬的软骨环和后部狭窄柔韧的膜性结构组成，两者正常比值约为4.5：1。软骨环可能随着年龄的增长或阻塞性疾病而出现钙化，也可能随着某些疾病如慢性阻塞性肺病（COPD）而软化，从而改变气管的自然形状并影响气道动力学。正常呼气和咳嗽时，膜部向内发生一定程度的塌陷，这种气道受压称为动态气道塌陷，导致气道变窄，通常可使正常中央气道的管腔变窄达50%。动态CT扫描显示，在平稳呼吸期间，中央气道横截面积会发生11%～61%的正常变化。因此，一定程度的呼气动态气道塌陷有助于咳痰和分泌物清除。在健康人中，咳嗽时气管支气管管腔可收缩最大直径的18%～39%。

呼气时过度的气管支气管狭窄被称为呼气性中央气道塌陷（expiratory central airway collapse，ECAC），包括两个不同的病理生理实体：气管支气管软化症（tracheobronchomalacia，TBM）和过度动态气道塌陷（excessive dynamic airway collapse，EDAC）。这些术语在医学文献中经常互换使用，导致混淆。TBM是指由于各种原因造成的气管弹性纤维萎缩和减少，或气管软骨完整性受到破坏导致的气道变软且易塌陷的疾病。EDAC是指呼气时气管及主支气管后壁过度向气管内塌陷，程度超过50%的病理状态。部分研究使用70%的阈值来定义TBM/EDAC。两者不同之处在于病变累及的气道解剖部位不同，TBM的发生是由于软骨弱化，而EDAC以“膜性软化”为特征，通常与气管膜部气管平滑肌纤维萎缩有关，气管软骨正常。在某些气道狭窄严重的病例，可以同时出现气道软骨环破坏和膜部正常结构的受损。

ECAC（TBM和EDAC）是一种未被充分认识的疾病，其真实患病率很难确定。研究显示，在接受支气管镜检查的患者中，患病率为5%，在肺部疾病患者中，患病率为13%，在慢性咳嗽和COPD患者中，患病率分别为14%和23%。然而，这种患病率并没有考虑到气道塌陷的程度或形态学。例如，在肺气肿患者中，当最大气管塌陷分别为50%和70%时，ECAC的患病率分别为

13%和5%。此外，年龄和性别可影响正常健康志愿者气道塌陷的程度。

一、分类

根据病变的范围，ECAC分为弥漫性或节段性，可能只涉及气管支气管树的某些部分。根据异常的部位，TBM分为气管软化症（局限于气管）、支气管软化症（局限于支气管）和TBM（累及气管和支气管）。根据塌陷的形态，TBM进一步分为3种不同的类型：①新月形TBM，软骨环的病理性塌陷，气道前壁软骨软化，管腔呈月牙形改变，矢状位气道直径缩短严重；②剑鞘样TBM，侧壁的软骨软化，管腔呈剑鞘样，冠状位气道直径缩短严重；③圆周形TBM，气道前壁及侧壁软骨软化使得呼气相矢状位、冠状位气道直径均严重缩短。TBM和EDAC可合并存在，即气道软骨环和膜部均受损造成的呼气相气道严重塌陷。

根据病因，ECAC可分为原发性（先天性）和继发性（获得性）。先天性ECAC通常是软骨成熟受损的结果，导致气管支气管壁和支撑结构的无力，导致气管和支气管的依从性增加和呼气时的过度塌陷。先天性可能与其他疾病有关，如糖原储存疾病（黏多糖病）、染色体异常（9和21-三体）、Mounier-Kuhn综合征和Ehlers-Danlos综合征。继发性ECAC由多种炎症、感染和创伤过程引起，导致正常软骨变性或气管膜部平滑肌萎缩。气道炎症包括刺激性物质吸入（如香烟烟雾、粉尘和化学物质等）、误吸/胃食管反流病、反复呼吸道感染（如肺囊性纤维化、原发性纤毛运动障碍、支气管扩张症和免疫缺陷性疾病等）、慢性气道炎症性疾病（COPD、支气管哮喘等）、血管胶原性疾病（如复发性多软骨炎等）、长期气管插管。约56%的复发性多软骨炎患者出现呼气塌陷，尽管只有14%的复发性多软骨炎患者出现症状。一些学者认为，COPD和哮喘患者的EDAC是外周气道阻塞的表现，因此，EDAC是COPD或哮喘严重程度的标志，而不是真正的病理独立过程。COPD、哮喘或肥胖患者的小气道受累导致压力降低，与呼气期间胸膜压力增加（在病态肥胖患者中更为突出）相结合，引起跨壁压力梯度增加，从而导致气道的塌陷或变窄。在呼气过程中，中央大气道是可折叠的（后膜最薄弱），导致EDAC。这一假设的支持论据是观察到COPD患者在肺移植后EDAC通常会改善或消退。值得注意的是，ECAC与COPD或哮喘的相关性主要与EDAC相关，而不是与软骨自身固有异常的TBM有关。机械性因素包括损伤或涉及气道的操作、闭合性胸外伤、涉及气管的手术（如肺切除术、肺移植等）、气管切开术、中央气道腔内热消融治疗等。慢性气道外压迫如气管或肺部恶性肿瘤、非恶性胸腔占位性病变（如巨大甲状腺肿、主动脉或肺动脉动脉瘤、支气管囊肿、脓肿、肥胖等）亦可导致ECAC。

二、发病机制

目前有两种理论可以解释ECAC，即等压点理论和波速理论。气道的动态压缩导致大气道（气管或支气管）内出现塌陷区域。塌陷的面积取决于两种相反力量的平衡：腔内压力（扩张气道）和腔外压力（从外部压缩气道）。等压点理论认为，由于等压点远端的气道阻力增加、肺弹性回缩减少和胸膜压力增加，在呼气过程中，管腔气流速度增加，导致管腔压力降低（尤其是在逐渐变细的气道中），并对管腔完整性产生压力，随后出现平滑肌疲劳或损伤。在持续压差的情况下，这种肌肉疲劳可能导致气道直径变化。等压点理论解释了肺顺应性和气道阻力改变造成气流受限，当用力呼气过程中呼气气流无法继续增加时可出现呼气流量限制。波速理论认为流量限制取决于空气传播压力波的速度。当一个波的气流速度等于压力脉冲波的传播速度时，就会出现呼气流量限制。发生这种情况的点是阻塞点（the choke point），通常位于最小横截面积的区域。空气密度、阻塞点处的气道压缩性和平滑肌张力、气管支气管树的几何形状和力学特性、气流发生的区域、对流加速度损失（伯努利效应）和呼气时的摩擦压力损失都会影响阻塞点的发展。COPD患者顺应性的增加可能会增加气道阻力并降低最大呼气流量。因此，波流速度赶上呼气流速，形成远端阻塞点。波速理论通过解决阻塞点处的压力-面积关系和预测最大流量值来补充等压点理论。

三、临床表现

成人ECAC的临床表现无特异性，最常见的症状为咳嗽、喘息、呼吸困难、反复下呼吸道感染、运动不耐受，与哮喘、COPD等其他肺部疾病难以鉴别。咳嗽特点为犬吠样干咳，可能是呼气时气道坍塌及气道前后壁摩擦震动作用的结果。由于大部分中央气道在胸腔内，呼气相气道软化或塌陷占该病变的大多数，因此，呼气相呼吸音改变多见。若气管软化涉及胸廓外气管，吸气性喘鸣也可被闻及。

肺功能检查可显示阻塞性或限制性改变，44.4%为阻塞性通气缺陷，17.8%为限制性通气缺陷，16.7%为混合性通气缺陷，但它对ECAC缺乏敏感性和特异性，且21.1%的ECAC患者肺功能正常。

四、诊断

诊断ECAC需要在呼吸过程中出现50%以上的阻塞，并且存在可归因于这种阻塞的呼吸道症状。目前诊断ECAC方法包括支气管镜检查和影像学检查等。支气管镜检查是诊断ECAC的金标准，可以实时检查气道，并提供准确的形态学、TBM程度和气道异常程度的评估。多层螺旋CT及气道重建技术通过吸气末与呼气末中央气道形态的动态对比，可以观察到ECAC气道狭窄的变化情况，准确率为93%～97%，对测量呼气相成像后最狭窄部位气道横截面积具有特别的意义，对于制订合理的治疗方案及随访也有重要的指导价值。根据内镜下气管支气管塌陷严重程度分为轻度（70%～80%）、中度（81%～90%）和重度（>90%）。多探头CT还可以评估邻近结构，并有助于评估可能导致患者症状的其他潜在原因（如外源性压迫、COPD、支气管扩张、复发性误吸或裂孔疝）。

五、治疗

ECAC的治疗原则取决于患者的症状、气道狭窄的程度、范围及病因等。无明显症状或症状轻微的患者无须治疗。对于有症状的患者则需要采取个体化治疗原则，在积极查找病因的同时应根据受益与风险比来制订治疗方案。目前的治疗方案包括基础治疗、无创机械通气、气道内支架置入、外科治疗等。

参考文献

Aquino SL, Shepard JA, Ginns LC, et al, 2001. Acquired tracheomalacia: detection by expiratory CT scan. J Comput Assist Tomogr, 25: 394-399.

Boiselle PM, O'Donnell CR, Bankier AA, et al, 2009. Tracheal collapsibility in healthy volunteers during forced expiration: assessment with multidetector CT. Radiology, 252: 255-262.

Choo EM, Seaman JC, Musani AI, 2013. Tracheomalacia/tracheobronchomalacia and hyperdynamic airway collapse. Immunol Allergy Clin North Am, 33: 23-34.

Litmanovich D, O'Donnell CR, Bankier AA, et al, 2010. Bronchial collapsibility at forced expiration in healthy volunteers: assessment with multidetector CT. Radiology, 257: 560-567.

Stern EJ, Graham CM, Webb WR, et al, 1993. Normal trachea during forced expiration: dynamic CT measurements. Radiology, 187: 27-31.

六、病例解析

病史：男，85岁。反复咳嗽、咳痰、气促30年，加重4天。既往有COPD、冠心病、心房颤动、心功能不全、高血压病史。查体：呼吸急促，口唇发绀，桶状胸，双肺呼吸音粗，可闻及哮鸣音，双下肺可闻及湿啰音。

胸部CT：慢性支气管炎、肺气肿表现。呼气相气管塌陷明显（图2-2-1），吸气相塌陷不明显（图2-2-2）。

【诊断】 呼气性中央气道塌陷。

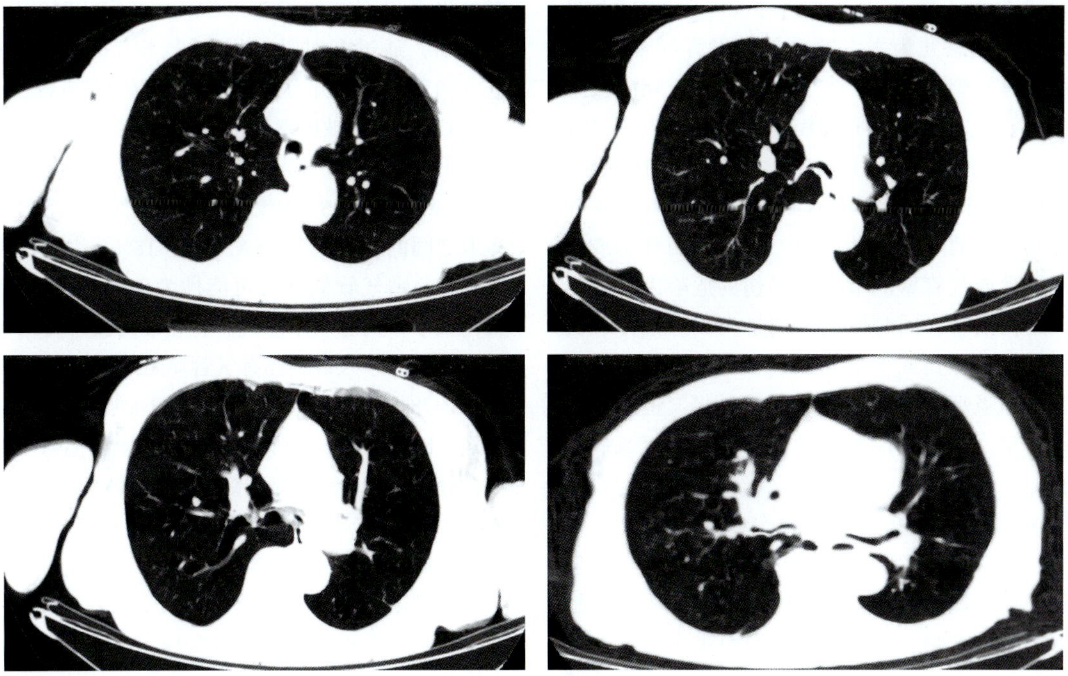

图2-2-1　胸部CT1

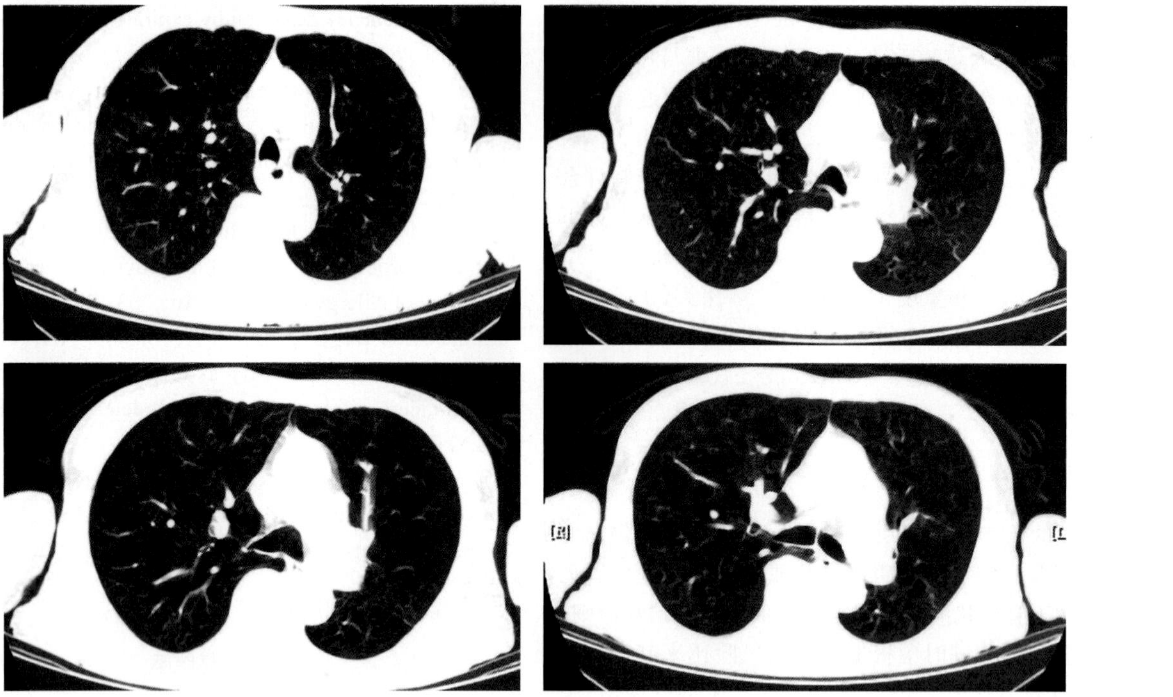

图2-2-2　胸部CT2

【诊断依据】　老年男性，有COPD病史，呼气相气管几乎完全塌陷，呈新月形改变，吸气相塌陷不明显，支持呼气性中央气道塌陷诊断。

【分析】　ECAC包括TBM和EDAC两种病理生理实体。TBM可分为先天性和获得性两种。儿童TBM多见于早产儿，以男性患儿为主，常由软骨发育异常造成；多为先天性，与气管食管瘘、食管闭锁关系密切。据估计，每2100名新生儿中就有1人患有TBM。成人原发性TBM较少见，多为继发性，多发生于中老年男性，吸烟者发病率更高。获得性TBM的原因包括：①继发于甲状腺肿、脓肿或囊肿的气管慢性压迫。②气管切开术或气管插管导致软骨或气管壁的节段性损伤。危险因素包括反复插管，延长插管，同时使用大剂量类固醇治疗和高袖带压力。③胸部外伤或手术导致气管损伤。④囊性纤维化、肺气肿和吸烟者的反复感染。⑤引起气道炎症的其他情况或因素，如复发性多软骨炎、胃食管反流病或暴露于芥子气。

TBM与COPD均可表现为咳嗽、咳痰、喘息、气急、呼吸困难及呼气相哮鸣音，COPD患者喘息、气促使用支气管舒张剂后能得到很好的缓解，氧疗能明显缓解呼吸困难；TBM患者喘息、气促、呼吸困难多为突发且使用支气管舒张剂多无效并可能加重呼吸困难而导致呼吸衰竭。TBM及COPD行肺功能检查均可表现为流量-容积环呼气时流量受到限制，FEV_1、FVC、最大通气流速显著降低，肺功能检查能帮助诊断但不能明确TBM，但却是诊断COPD的金标准；COPD患者多不需要行支气管镜检查，而支气管镜检查却是诊断TBM的金标准，主要表现为气管膜部增宽、皱襞，用力呼气时明显塌陷，甚至气道膜部与软骨环紧贴导致支气管管腔完全闭塞。由于TBM临床表现缺乏特异性，因此对于存在发病危险因素的患者出现类似哮喘或COPD的症状时，应考虑TBM的诊断，通过配对吸气相/呼气相CT及动态支气管镜检查可确定诊断，并有助于确定病变的严重程度和范围。

CT扫描已被用来量化气管支气管塌陷的程度。Aquino等使用吸气末-呼气末CT扫描来确定气管横截面积（cross-sectional area，CSA）减少的程度。如果患者在吸气和呼气终末之间的上段气管CSA变化＞18%，中段气管CSA变化＞28%，则气管软化的可能性为89%～100%。如果CSA变化较小，则患者未患气管软化症的概率为95%～100%。但是，在健康人群中亦有气管塌陷的报道。Boiselle等研究显示，78%健康志愿者在动态CT扫描中有＞50%的气管塌陷。Litmanovich等研究显示，健康志愿者呼气塌陷的平均百分比为61.8%±22.8%，73%的健康志愿者超过了TBM的诊断阈值水平。综上所述，70%～80%的正常人符合异常塌陷（＞50%）的标准。另外，患者的症状不仅取决于气管塌陷的程度或气管CSA的变化（通过CT测量），还取决于空气流动动力学的改变程度，目前尚无可靠的测量方法检测。不同研究对EDAC的定义不同，使用的CSA减少为50%～80%。EDAC最常与COPD相关。在COPD患者中，EDAC与较高的GOLD（全球慢性阻塞性肺疾病倡议）阶段、肺活量测定中气流受限增加、呼吸困难评分恶化和严重COPD频率增加相关。EDAC也被认为是COPD

患者持续喘息的潜在原因。高达40%的持续性喘息患者被发现患有EDAC。体重指数（BMI）的增加也与COPD患者EDAC患病率的增加有关。两项研究发现，BMI高于30和35与EDAC的存在有关。此外，在没有COPD的患者中，BMI和EDAC没有关联。另有研究显示，对合并EDAC的COPD患者进行气道硅胶支架置入或气道热成型治疗后，患者的肺功能、6分钟步行试验、呼吸困难及圣乔治呼吸问卷有显著改善。

（上海市奉贤区中心医院　罗志兵　提供）

第三节　骨化性气管支气管病

骨化性气管支气管病（traeheobrochopathia osteochondroplastica，TO），也被称为软骨成骨性气管病（tracheopathia chondroosteoplastica）和骨质沉着性气管病（tracheopathia osteoplastica），是一种病因未明，以大气道黏膜下多发性骨质或软骨组织结节样增生，并突向管腔，引起管腔狭窄的良性气道病变，一般不累及气道后壁。

Rokitansky于1855年首次描述了该病，Wilks于1857年描述了该病的组织学特征，他在对一例年轻男性结核病患者进行尸检时发现了大气道内的特征性结节病变，为喉部、气管和支气管的骨化沉积。1897年，支气管镜之父Gustav Killian描述了该病的支气管镜下特征。Aschoff-Freiburg于1910年将其归因于气管内弹性组织的变化，并引入了术语骨质沉着性气管病命名该病。1964年，Secrest等正式应用TO命名该病并得到广泛认可。

一、发病机制

TO的发病原因尚不清楚，有学者认为，气管黏膜层中含有较多弹性纤维的固有层结缔组织及黏膜下层的原始未分化结缔组织在上述一种或多种原因的作用下，逐渐化生并形成软骨细胞，钙盐沉着，继而形成骨化，导致局部骨性结节。在结节的形成过程中，骨形成蛋白-2（BMP-2）也可能参与其中并起重要作用，与转化生长因子β_1（TGF-β_1）协同促进黏膜下结节的生长。多灶性软骨或骨化生使气管壁僵硬、失去弹性，气管腔存在不同程度狭窄或堵塞，进一步可导致感染。也有学者认为TO是气管软骨膜长期受刺激导致气管软骨环的软骨和外生骨组织增生的结果，而不是黏膜下结缔组织化生而来。鉴于大多数病例都描述了潜在的气管和支气管慢性炎症，与COPD、吸烟、支气管感染或职业暴露有关，基于这些因素，慢性炎症可能在TO的发展中发挥作用。一些文献指出TO的发病可能与各种理化因素的刺激、生活环境、长期呼吸道感染、代谢异常和先天性因素等有关。上述因素共同促进了TO的发生、发展。

近来，Hong等通过转录和表观遗传学水平的功能评估和全基因组分析，揭示了气道基底细胞在TO进展中的作用，它是炎症和TGFβ-BMP信号的储存库，通过细胞外信号和基质重塑促进上皮化生和间充质骨软骨形成，突出了气道干细胞功能异常在诱导TO方面的作用，也支持了慢性炎症在TO的发生发展中的作用。

二、临床表现

TO在尸检中的发生率为0.25%～0.30%，在支气管镜检查中的发生率为0.01%～0.80%，多见于40～70岁患者，也有在儿童或青少年中发病的报道，男女患病率无明显差异。44.5%的TO病例有吸烟史，但没有发现TO与吸烟之间的相关性，55.5%的TO病例有合并症。在45%的病例中，首次症状和诊断之间的间隔约为4年，甚至超过25年。Secrest等的研究显示，只有51%的病例会在患者的一生中被诊断出来。

TO临床表现不典型，临床症状轻重与病变范围、管腔阻塞程度等有关。黏膜下结节样增生病灶使气道解剖结构发生改变，气管黏膜上皮的鳞状化生损伤了气道的廓清功能，因此TO患者反复或持续性的存在呼吸道症状。病程一般较长且发展缓慢，慢性咳嗽最为常见，其他症状包括咳痰、咯血、气促、喘鸣、声音嘶哑等，少数患者可无明显临床症状，若病变累及支气管开口，可反复发生肺不张或阻塞性肺炎。胸部CT、支气管镜检查及支气管镜下黏膜活检是确诊TO的主要手段。

三、影像学和支气管镜下表现

典型的胸部CT表现为气管及支气管不规则结节样增厚，散发或多发小结节伴或不伴钙化突向管腔（图2-3-1），一般黏膜下钙化结节和气管环不连接，呈“铺路石状”或“波浪状”改变，部分呈“马蹄形”环状钙化。严重者气管壁弥漫增厚，结节融合并导致管腔狭窄（10%～27%）。病变主要发生在气管的前、侧壁，后壁一般不累及，如果累及，则要考虑其他疾病可能，如淀粉样变性、复发性多软骨炎、结节病、乳头状瘤病等。但也有文献报道后壁也可累及，主要发生在较严重的病例。

支气管镜下可见气管及支气管的前壁和侧壁有多发大小不等、分布不均的质地较硬的黄白色结节突向管腔，无蒂，可散发或融合成片，很少累及声门、声门以上组织及段支气管以下的气道，较大的融合结节突向管腔，呈溶洞样改变，导致管腔变窄或不规则，气道黏膜可正常、充血、灰白、小血管显露或呈粉红色钟乳石样改变（图2-3-2）。

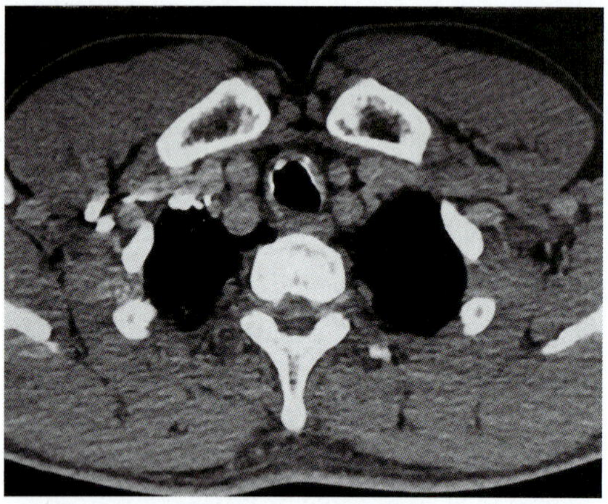

图2-3-1 气管前侧壁可见环形钙化，呈结节样突向管腔，膜部不受累

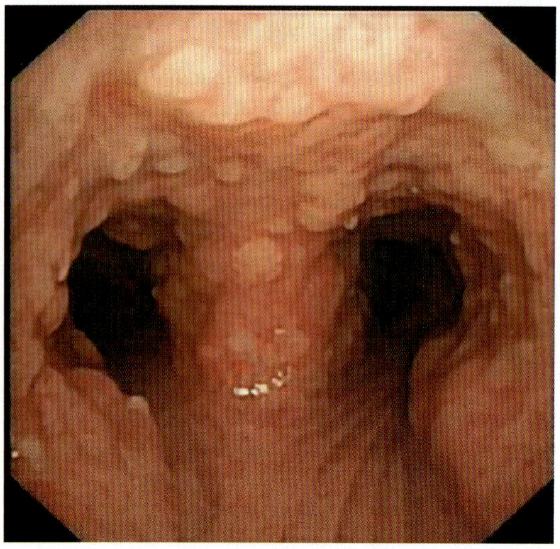

图2-3-2 气管前侧壁除后壁（膜部）外弥漫性分布形态、大小不等结节，部分融合成片，突向管腔，管腔狭窄

典型病理检查可见黏膜下软骨和骨组织结节状增生，发育良好，伴有大量淋巴细胞、组织细胞等炎症细胞浸润。有时仅见软骨，可误诊为气管壁的固有软骨。部分患者可伴支气管黏膜上皮鳞状化生及不典型增生，少数骨化区域可见具有造血功能的骨髓组织。由于结节质地坚硬，病理取材较为困难，故黏膜活检提示鳞状上皮化生及不典型增生对该病的诊断具有重要的临床意义。

四、鉴别诊断

TO需与气管支气管的淀粉样变性、结核和复发性多软骨炎等疾病相鉴别。①气管支气管淀粉样变性：可累及气管和主支气管壁后方膜部，气管镜下可见气管管壁多个光滑无蒂结节融合形成铺路石征，导致管腔变窄受阻，可累及喉部、气管支气管后壁，还可累及其他脏器，如肝、肾等淀粉样变性，病理组织学检查是确诊的标准，表现为气管支气管黏膜下层淀粉样物质沉积，TO气管后壁膜部未累及可与之相鉴别。Zaibi等认为，TO是淀粉样变性的终末期。②气管支气管结核：多伴有结核中毒症状，气管镜下一般可见干酪性黄白色坏死组织，散在或融合成片，可行细胞学、组织病理学和细菌学检查明确。尽管接受了适当的治疗，但高达90%的支气管结核患者仍存在一定程度的气道狭窄。经支气管镜检查，10%～38.8%的肺结核患者有气管支气管结核的报道。疾病的发展可能继发于黏膜的直接感染、黏膜下淋巴扩散或感染淋巴结的直接延伸。大多数狭窄被认为是由支气管黏膜的感染性坏死和溃疡引起，活动性肺部感染并不是导致气道狭窄的必要条件。支气管黏膜的感染性坏死和溃疡导致肉芽肿性瘢痕形成，导致纤维化病变伴继发性狭窄。在活动性肺结核中，CT检查可显示不规则的管壁狭窄，并伴有不均匀的对比增强。该病多灶性，病变间气道正常，常累及左主支气管和远端气管。③复发性多软骨炎：是一种少见的累及全身多系统的疾病，表现为多部位软骨和结缔组织反复炎症。CT一般表现为声门下气管壁软骨部增厚伴轻度狭窄。复发性多软骨炎表现管壁平滑增厚，而TO以结节性增厚为特征；复发性多软骨炎钙化灶较局限，与TO的广泛结节状钙化影有明显区别。

五、治疗

TO尚无特效治疗方法，主要是对有症状患者进行支持、对症治疗。大部分患者没有症状，超过55%的患者在确诊后未显示出疾病的进展。对有症状患者，给予抗感染、止咳、引流气道分泌物和吸入支气管舒张剂等对症处理。有报道认为吸入糖皮质激素可减轻气道炎性反应，逆转黏膜上皮细胞的化生，可能具有一定的治疗效果。如有气道狭窄导致的呼吸困难，可根据不同情况采用支气管镜下治疗，如激光消融、微波、冷冻等，对有明显气道狭窄者可通过气道支架置入改善通气功能。必要时可行外科手术清除病灶，提高患者生活质量。

参考文献

Aschoff-Freiburg L，1910．Ueber Tracheopathia Osteoplastica．Verh Dtsch Gesch Pathol，14：125-127．

Hong Y，Shan S，Gu Y，et al，2022．Malfunction of airway basal stem cells plays a crucial role in pathophysiology of

tracheobronchopathia osteoplastica. Nat Commun, 13: 1309.
Secrest P, Kendig TA, Beland AJ, 1964. Tracheobronchopathia osteochondroplastica. Am J Med, 36: 815-818.
Wilks S, 1857. Ossific deposits on larynx, trachea, and bronchi. Trans Pathol Soc London, 8: 88.
Zaibi H, Fessi R, Dhahri B, et al, 2019. Tracheobronchopathia Osteochondroplastica: End Stage of Tracheo-Bronchial Amyloidosis?Tanaffos, 18: 272-275.

六、病例解析

病史：男，38岁。咳嗽伴发热10天。患者10天前无明显诱因出现咳嗽，阵发性干咳为主，有少量白黏痰，偶有黄脓痰，不易咳出，无痰中带血，感胸闷、气喘，剧烈咳嗽及活动后症状加重。发热，具体温度不详。给予三代头孢联合莫西沙星抗炎治疗后，症状无明显缓解。

胸部CT：左肺点状、斑片状密度增高影，气管管壁钙化（图2-3-3）。

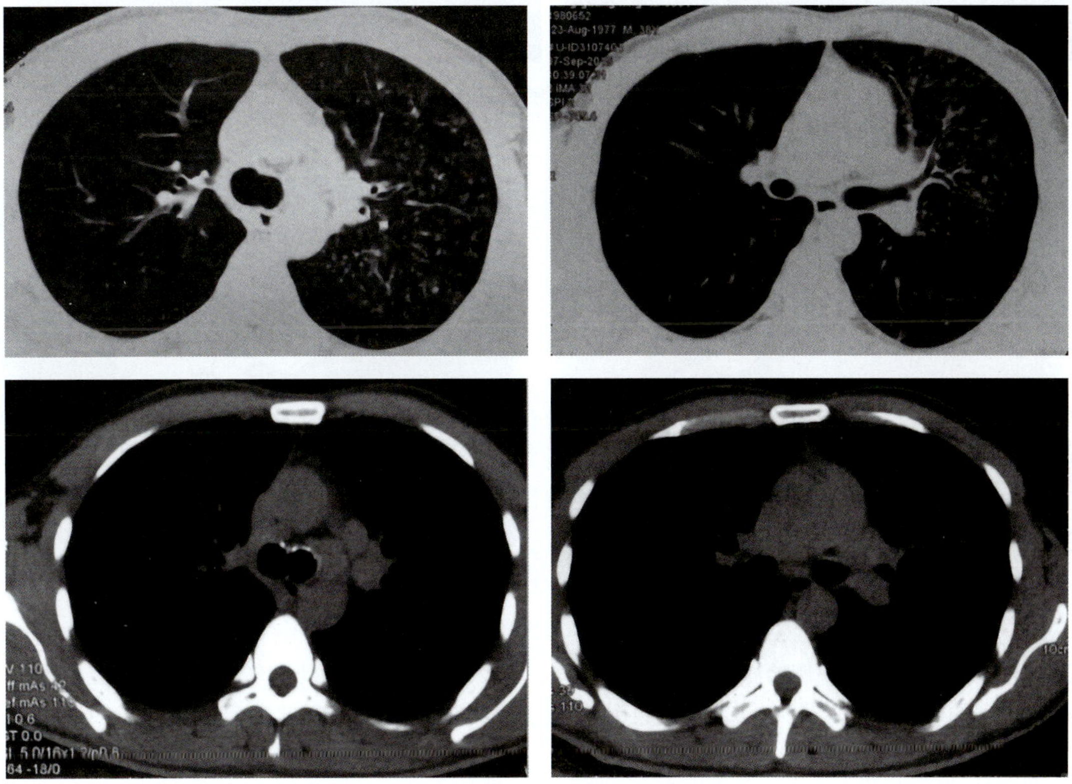

图2-3-3　胸部CT

【诊断】 骨化性气管支气管病并肺结核。

【诊断依据】 患者主支气管可见钙化，气管膜部未受累，不符合淀粉样变性；气管膜部、声门及声门以上、段支气管及亚段支气管均正常，为骨化性气管支气管病典型表现。患者左肺见树芽征，上叶明显，考虑肺结核诊断。入院后查结核分枝杆菌感染T细胞斑点试验（T-SPOT.TB）阳性，痰涂片找抗酸杆菌阳性（3+），肺结核诊断明确。给予异烟肼、利福平、乙胺丁醇及吡嗪酰胺抗结核治疗。支气管镜检查（图2-3-4）：气管内壁凹凸不平，可见弥漫性分布的结节状突起，部分融合，呈钟乳石样改变，结节质地坚硬，主气道管腔狭窄，左主支气管表面可见大片黄白色坏死物质附着，在气管中段和左主支气管下段行活检，气管中段活检病理示支气管黏膜慢性炎症，软骨组织增生及骨化（图2-3-5）；左主支气管下段活检病理示凝固性坏死，抗酸染色阳性。灌洗液涂片找抗酸杆菌阳性（3+），确诊为骨化性气管支气管病合并气管支气管结核、肺结核。患者抗结核半年后病灶明显吸收（图2-3-6）。

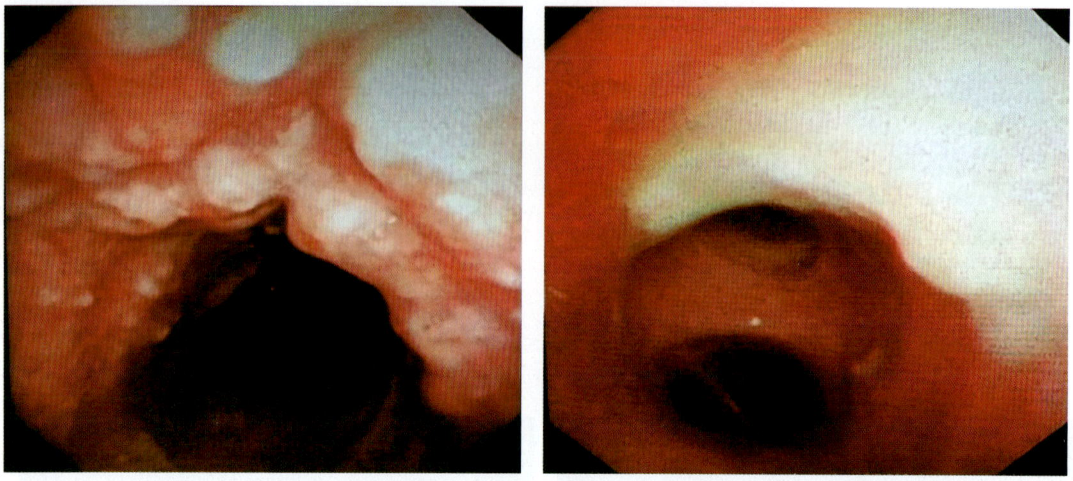

图2-3-4　支气管镜检查

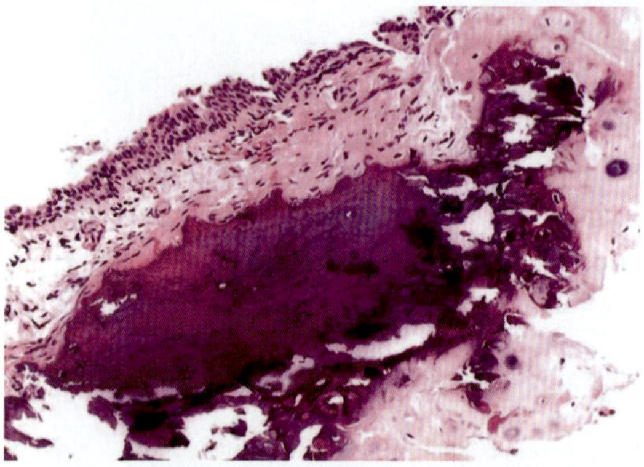

图2-3-5　气管活检病理

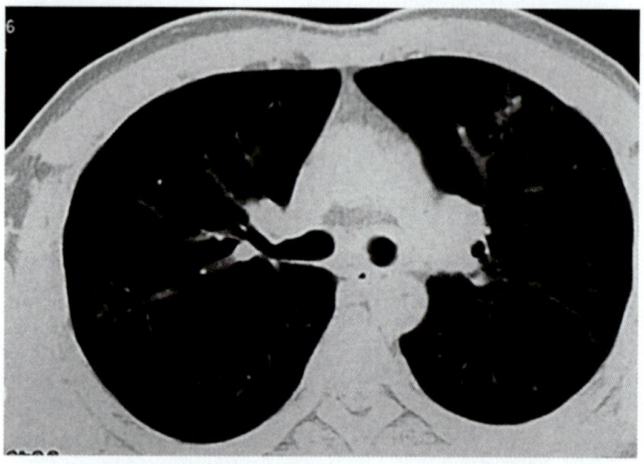

图2-3-6　抗结核治疗6个月后病灶吸收

【分析】 第一例TO是在对一例结核病患者的尸检中发现的。一项印度的研究显示，25%（7/28）的病例有痰培养阳性肺结核病史，这反映了肺结核在印度的患病率，但结核杆菌是否是TO的直接致病因素尚不明确。虽然部分学者认为不必活检，仅根据支气管镜检查就足以做出诊断，但38%的活检结果显示伴有转移性恶性肿瘤、结核和诺卡菌病等病因，提示有必要对TO病变进行支气管镜活检，以排除其他病因。根据现有数据，在61%的患者中描述了一种或多种细菌感染，可能与黏液纤毛系统衰竭有关。克雷伯菌被认为是最常见的致病菌，尤其是臭鼻克雷伯菌。臭鼻克雷伯菌是一种定植在口腔和鼻咽黏膜的革兰阴性菌，被认为通过改变黏液纤毛系统和诱导鳞状上皮化生参与TO的病理生理学。

TO是一种良性病变，病程较长，相当一部分患者可无临床症状，常见症状有慢性咳嗽、咳痰、咯血和反复呼吸道感染等，活动后气短、声音嘶哑少见。本例因与肺结核并存，症状以咳嗽、发热为主，抗生素治疗无效，应用抗结核药物后发热改善，咳嗽改善不明显。由于其症状缺乏特异性，易导致漏诊或误诊。

根据典型的支气管镜检查及组织病理学检查，可将TO分为3期：1期，主要表现为黏膜表面散在的黄白色斑块，炎性细胞浸润；2期，为软骨结节和（或）骨结节逐渐形成，突向管腔；3期，大量结节融合，充满骨细胞及层状骨，气道结构发生改变。分期对于临床选择治疗手段具有重要意义。1期患者可长期临床随访观察，2/3期患者气道病变部位充满炎症细胞，气道病变无法完全逆转，可长期规律吸入糖皮质激素控制症状，支气管镜下介入治疗在一定程度上可缓解2/3期患者的症状。

（南京市公共卫生医疗中心　曾　谊　提供）

第四节　复发性多软骨炎

复发性多软骨炎（relapsing polychondritis，RP）是一种免疫介导的全身炎症性疾病，其特征是软骨和富含蛋白多糖的组织（包括耳部和鼻部的弹性软骨、周围关节的透明软骨、轴向部位的纤维软骨和气管支气管树状软骨）反复发作炎症，导致受累结构的进行性解剖变形和功能损伤。

1923年，Jaksch-Wartenhorst首次描述该病，一名32岁的啤酒酿造者出现发热、疼痛和耳朵肿胀，后来出现外耳道狭窄和鞍鼻畸形。鼻软骨的活组织检查显示软骨缺失，他命名该病为多发性软骨病（polychondropathia）。1960年Peaeson等通过对12例病例的分析，正式以RP命名该病并沿用至今，他们认为其是软骨和非软骨结构的炎症状态。

一、发病机制

RP发病机制现尚不十分明确，可能与具有遗传易感性的个体在多种理化因素如创伤、感染、药物等的影响下暴露出基质抗原，引起机体启动一系列针对软骨组织、关节滑膜、肾小球及肾小管基底膜、气管黏膜、心瓣膜、葡萄膜等组织产生体液和细胞介导的自身免疫反应有关。遗传学研究已经确定HLA-DR4是RP的主要风险等位基因，而器官受累的严重程度与HLA-DR6之间存在负相关；没有证据表明有家族性遗传风险。

RP靶抗原未知，在一些急性期RP患者血清中可检测到数种胶原蛋白的抗体，主要为Ⅱ型、Ⅸ型和Ⅺ型胶原抗体，提示软骨特异性自身免疫可能在RP的发病机制中起关键作用。Ⅱ型胶原占软骨总胶原含量的95%，可能是自身免疫的主要目标。研究显示在1/3的RP活动性患者中检测到针对Ⅱ型胶原的循环抗体，血清滴度与疾病严重程度呈正相关。其他已知的靶自身抗原是基质蛋白-1（matrilin-1）和软骨寡聚基质蛋白（cartilage oligomeric matrix protein，COMP）。基质蛋白-1是一种细胞间基质蛋白，在气管、鼻腔、耳郭和胸骨软骨中高表达，在正常成人关节软骨中不表达；COMP属于血栓反应蛋白家族，主要存在于软骨、韧带和肌腱的细胞外基质中，其表达与骨髓间充质干细胞的软骨分化、软骨外基质形成及维持软骨细胞表型均有相关性。Saxne和Heinegard的研究显示，在RP患者的监测期间，两种软骨基质蛋白的血清水平呈负相关变化。在发作过程中测量到升高的基质蛋白-1水平，可能反映了受损软骨的释放增加；COMP血清水平与疾病活动度呈负相关，在急性期降低，在临床缓解过程中逐渐升高，提示其较高水平可能反映了组织恢复和软骨从头合成。然而，Kemta Lekpa等回顾性研究了21例RP患者的数据后发现，活动期COMP水平明显高于非活动期COMP水平。Hansson等在97例RP患者中的13例中发现了与喉、气管和鼻软骨结合的基质蛋白-1抗体。在69%的病例中，滴度阳性与呼吸道症状相关。97例RP患者中有7例同时存在抗基质蛋白-1和抗COMP抗体，这表明对COMP的免疫可能是基质蛋白-1介导的软骨破坏过程的结果。小鼠模型的实验研究证实，细胞外基质蛋白免疫可导致软骨炎的发展，与人类RP患者的临床表现非常相似。

细胞介导的免疫反应在RP病理生理中的作用得到了一些数据的支持。受影响软骨的组织病理学检查显示，炎症浸润由不同比例的T淋巴细胞组成，主要是$CD4^+T$细胞、巨噬细胞、浆细胞和免疫沉积物，早期局限于软骨膜，后来扩散到软骨。与Th1谱一致的趋化因子，即干扰素、IL-2和IL-12在炎症过程中释放。此外，在一些患者中发现了对Ⅱ型胶原或基质蛋白-1中的肽的特异性T细胞反应。随着疾病进展，在软骨周围细胞和软骨细胞中检测到高表达的蛋白水解酶。MMP-8、MMP-9和弹性蛋白酶仅在软骨周围肉芽组织中表达，而MMP-3和组织蛋白酶K和L在软骨细胞和肉芽组织中均有表达。凋亡细胞数量与MMP-3阳性和组织蛋白酶K阳性细胞数量之间的强相关性表明，RP中的软骨破坏不仅可以由软骨周围炎症引起，还可以由内在因素引起，如上述的MMP-3和组织蛋白酶K和L，它们在退化软骨细胞中强烈表达，并在凋亡后从相同的细胞中释放出来。

二、流行病学

RP的估计发病率为每年百万分之0.7～3.5，可以发生在任何年龄，中位发病年龄在40～50岁。儿科RP占报告病例的5%以下，发病年龄从1.7个月到17岁不等。妊娠不影响病程，至今未见新生儿病例报道。发病率无明显的性别差异，尽管有报道称女性略占优势。尽管RP的临床表现在东方人和高加索人群中相似，但东方患者的皮肤、肾脏或神经系统受累较少，气道并发症更严重。

三、临床表现

RP多起病隐匿，可有发热、体重减轻、乏力等非特异性全身表现，亦可骤发或病情突然加重。发病初期为急性炎症表现，经数周至数月好转。以后为慢性反复发作，长达数年。晚期起支撑作用的软骨组织遭破坏。

RP常见临床表现包括（图2-4-1）：①耳软骨炎：耳郭软骨炎是最常见的临床表现。病变多局限于耳郭软骨部分。包括耳轮、耳屏，有时可侵犯外耳道，常对称性受累，但耳垂不受累。初期表现为耳郭红、肿、热、痛、有红斑结节，常在5～10天自行消退，可反复发作，久之耳郭塌陷畸形。局部色素沉着。耳郭软骨炎可导致耳松软、变形、弹力减弱，出现结节、外耳道萎缩。外耳道狭窄、中耳炎症、咽鼓管阻塞可致传导性耳聋。后期可累及内耳，表现为听觉或前庭功能损伤。病变累及迷路可导致旋转性头晕、眼球震颤、共济失调、恶心及呕吐等。②鼻软骨炎：约3/4的患者有鼻软骨炎。在急性期表现为局部红肿、压痛，常突然发病，颇似蜂窝织炎，数天后可缓解。反复发作可引起鼻软骨局限性塌陷，发展为鞍鼻畸形。患者常有鼻塞、流涕、鼻出血、鼻黏膜糜烂及鼻硬结等。③眼部病变：眼部受累可单侧或双侧。最常见的临床表现是突眼、巩膜外层炎、角膜炎或葡萄膜炎。巩膜炎反复发作可导致角膜外周变薄。甚至造成眼球穿孔。此外还可有球结膜水肿、结膜炎、角膜结膜炎、眼干燥、白内障、虹膜睫状体炎、眼外直肌麻痹等表现。视网膜病变如视网膜微小动脉瘤、出血和渗出、静脉闭塞、动脉栓塞也常有发生。视网膜血管炎或视神经炎可导致失明。随着病情的反复发作，患者常可同时患有数种眼疾病。④关节病变：RP的关节损害特点是外周关节非侵蚀性、非畸形性多关节炎。大小关节均可受累，呈非对称性分布，多为间歇性发作。慢性持续性者较少。肋软骨和胸锁关节及骶髂关节也可受累。此外尚可发生短暂的腱鞘炎、肌腱炎，表现为疼痛和触痛，甚至红肿。重者关节有渗出。关节液多为非炎症性的。当RP合并类风湿关节炎时，则可出现对称性、侵蚀性畸形性关节炎。⑤呼吸系统病变：约半数患者累及喉、气管及支气管软骨，表现为声音嘶哑，刺激性咳嗽，呼吸困难和吸气性喘鸣。喉和气管炎症早期可有甲状软骨、环状软骨及气管软骨压痛。喉和会厌软骨炎症可导致上呼吸道塌陷，造成窒息，需急诊行气管切开术。在疾病的晚期支气管也可发生类似病变，炎症、水肿及瘢痕形成可导致严重的局灶性或弥漫性的气道狭窄、气管切开术不能有效地纠正呼吸困难。由于呼吸道分泌物不能咳出，继发肺部感染，可导致患者死亡。⑥心血管病变：约30%的患者可累及心血管系统，表现为心肌炎、心内膜炎或心脏传导阻滞，主动脉瓣关闭不全，大、中、小血管炎。主动脉瓣关闭不全是常见而严重的心血管并发症，通常是由于主动脉炎症和主动脉瓣环和主动脉进行性扩张所致，而非主动脉瓣膜病变。在主动脉瓣听诊区可闻及程度不同的舒张期杂音。其他表现包括升主动脉、降主动脉动脉瘤及其他大血管动脉瘤破裂引起猝死。此外，还可出现因血管炎而导致的血栓形成，可累及降主动脉、腹主动脉、锁骨下动脉、脑内动脉、肝动脉、肠系膜动脉及周围动脉。⑦血液系统受累：RP患者常累及血液系统。据报道50%患者发生贫血、血小板减少。活动期的患者多有轻度正细胞正色素性贫血，白细胞增高。有的患者脾大，还可并发骨髓异常增生综合征，表现为难治性贫血，红细胞、粒细胞、巨核细胞系统增生异常。少数发生溶血性贫血。可有黄疸、网织红细胞增加等表现。⑧皮肤病变：RP皮损无特异性，受累率约25%。皮损形态多样，可表现为结节性红斑、紫癜、网状青斑、结节、皮肤角化、溢脓、色素沉着等。活检常呈白细胞破碎性血管炎的组织学改变。此外也可发生指/趾甲生长迟缓、脱发及脂膜炎、口腔及生殖器黏膜溃疡。有些病例和白塞病重叠存在。⑨神经系统病变：少数患者可有中枢神经系统受损和周围神经受损的症状。如头痛，展神经、面神经麻痹，癫痫，器质性脑病和痴呆，也可发生多发性单神经炎。⑩肾脏病变：肾脏受累的表现有显微镜下血尿、蛋白尿或管型尿，反复发作可导致严重肾炎和肾功能不全。肾动脉受累可发生高血压。肾脏活检有肾小球性肾炎的组织学证据。尿常规检测异常和RP肾脏损害有关，还应考虑到RP合并系统性血管炎引起的肾脏受累。

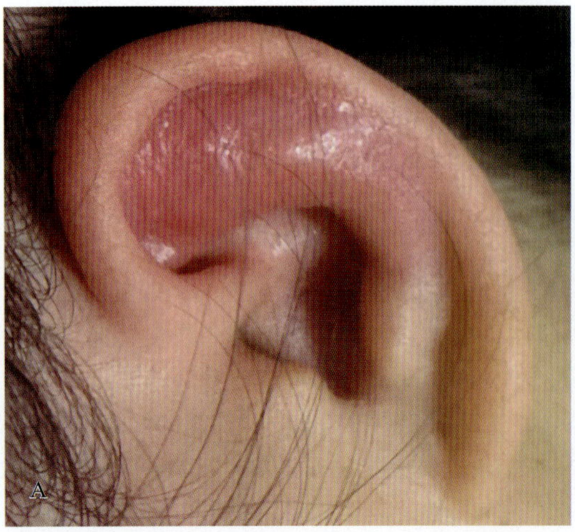

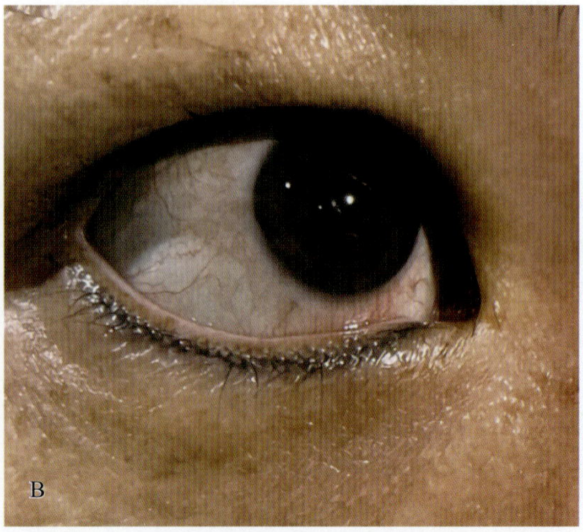

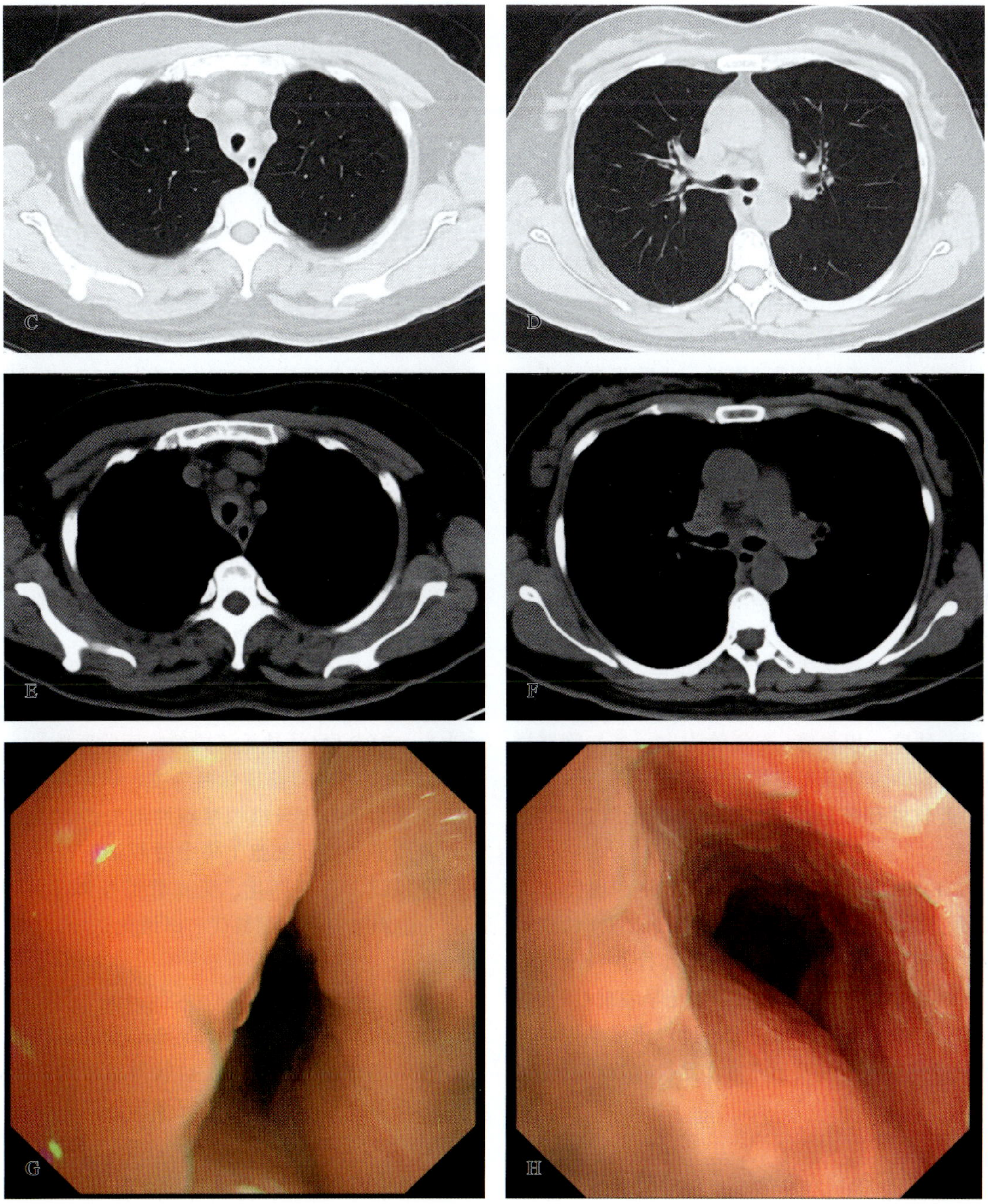

图2-4-1　女，40岁。咳嗽、声音嘶哑伴听力下降1个月余。A.左外耳软骨炎。耳郭红、热、肿，耳垂未受累；B. 弥散性巩膜炎；C～F.气管、支气管内壁及外壁增厚；G、H.支气管镜检查见气管管腔狭窄，黏膜光滑充血、水肿、结节样改变，膜部受累较轻，支气管软骨环轮廓未显示

四、辅助检查

急性活动期大多数患者红细胞沉降率和C反应蛋白水平通常升高，但在缓解期正常不能排除诊断。血液检查可能显示贫血、白细胞增多、血小板增多、多克隆性高γ球蛋白血症。少数患者有蛋白尿、血尿或管型尿。有时可出现类似肾盂肾炎的改变。急性活动期尿中酸性黏多糖排泄增加，对诊断有参考价值。RP可同时伴随其他自身免疫性疾病，如类风湿关节炎、ANCA相关血管炎、系统性红斑狼疮、强直性脊柱炎等。20%～25%的患者免疫荧光抗核抗体及类风湿因子阳性。少数患者梅毒血清学反应假阳性或狼疮细胞阳性。总补体、C3、C4多正常，偶有升高。IgA、IgG在急性期可暂时性增高。间接荧光免疫法显示抗软骨细胞抗体阳性及抗Ⅱ型胶原抗体阳性对RP的诊断可能有帮助。肾功能异常及脑脊液细胞增多提示相关的血管炎。

CT检查已成为诊断RP最主要方法之一，可早期检测到气管内径及气管壁变化。RP累及呼吸道时CT表现主要包括：①喉、气管、支气管管壁增厚、密度增高、钙化，气管壁增厚多累及内壁及外壁。②气道弥漫性或局限性变形、狭窄，以气管-支气管为主，多与管壁增厚同时存在。③肺内继发表现如支气管软化、空气潴留征及肺炎，若软骨环破坏严重，呼气末可见气道塌陷，有一定特征性。

近年^{18}F-FDG PET/CT越来越受到关注，现已成为诊断RP重要手段之一。RP患者^{18}F-FDG PET/CT检查可于病变部位发现FDG浓聚，并可结合CT检查判断气管病变程度。其优越性：①早期诊断，能更早发现CT检查无法发现病变，缩短诊断时间；②通过对比标准摄取值（SUV）评估疾病活动程度及治疗方式是否有效。

五、诊断

因RP尚无特异性检查方法，需结合患者病史、临床表现、实验室检查、影像学检查、组织活检做出诊断，必要时可行诊断性治疗以鉴别。

最经典的为1976年McAdam诊断标准：①双耳软骨炎；②非侵蚀性多关节炎；③鼻软骨炎；④眼炎，包括结膜炎、角膜炎、巩膜炎、浅层巩膜炎及葡萄膜炎等；⑤喉和（或）气管软骨炎；⑥耳蜗和（或）前庭受损，表现为听力丧失、耳鸣和眩晕。符合上述标准3项或3项以上，并由活组织病理检查证实可确诊；如临床表现明显，无须每例患者均行软骨活组织病理检查而可诊断。

1979年，Damiani及Levine修订了McAdam诊断标准：①双耳郭复发性软骨炎。②非侵蚀性多关节炎。③鼻软骨炎。④眼炎症。⑤喉和（或）气管软骨炎。⑥耳蜗和（或）前庭受损。具备以上3项或3项以上依据；至少具备1项表现并经组织学检查证实者；2个以上不同解剖部位的软骨炎，且对激素和（或）氨苯砜治疗有效；符合以上3项之一者可诊断RP。

1986年，Michet提出的RP诊断标准：①主要标准：明确的发作性耳软骨炎；明确的发作性鼻软骨炎；明确的发作性喉、气管软骨炎；②次要标准：眼炎；听力下降；前庭功能障碍；血清阴性关节炎；符合2项主要标准或1项主要标准＋2项次要标准可诊断RP。

2012年RP国际协作组提出的RP疾病活动指数（RP disease activity index，RPDAI），以规范患者的评估并监测对治疗的反应。RPDAI评分由27个项目组成，每个项目的权重为1～24，最大理论RPDAI评分为265，观察了28天内的疾病表现。RPDAI应用的初步结果似乎证实了该工具在监测疾病临床过程中的潜在效用。该指数仅评价活动性，为进一步评估RP不可逆的损害，2019年24位国际专家参与制定了损害指数（RP damage index，RPDAM）评估疾病损害程度，建议评估前损伤持续存在至少3个月，涉及耳鼻喉、眼、呼吸、心血管和血液系统等17个项目，优势在于将RP的病程及器官受累情况相结合，损害指数的出现，可与RPDAI互为补充。迄今为止，RPDAM还缺乏正式的临床验证。

RP的诊断以临床诊断为主，病理检查非必需。典型病理显示正常软骨组织嗜碱性消失、软骨细胞固缩、软骨周围多种炎症细胞（嗜中性粒细胞、淋巴细胞、浆细胞）浸润，可见钙化，无血管炎及肉芽肿形成。最后，软骨组织被肉芽组织替代、纤维化。

六、治疗

目前尚无针对RP治疗的循证指南。理想的治疗方法应能迅速缓解症状，防止对软骨结构的多器官影响，在考虑到需要长期给药的情况下，副作用最小。临床上对RP的治疗仍以糖皮质激素及免疫抑制剂等药物治疗为主，气管内支架置入等手术操作为辅。

药物治疗：轻症患者可选用非甾体抗炎药及秋水仙碱等控制疼痛和炎症，其特征是仅累及鼻、外耳或关节。轻症也可应用氨苯砜（50～100mg，每日1次；最大剂量200mg，每日1次）或秋水仙碱（0.6mg，每日2～4次）治疗。在非甾体抗炎药耐药或严重形式包括眼、喉、气管或心脏受累、全身性血管炎和严重多软骨炎的情况下首选糖皮质激素，长期规律使用可能会减少发作次数及严重程度。口服泼尼松通常以每日0.25～1mg/kg的剂量开始，如果可能，在疾病过程中逐渐减少剂量。如需要快速见效，可静脉注射甲泼尼龙（500～1000mg/d）连用3～5天，然后减至常规剂量使用。对糖皮质激素反应不佳的患者可联合使用免疫抑制剂，如环磷酰胺、甲氨蝶呤、硫唑嘌呤等。近年来，生物制剂开始应用于临床，如TNF-α拮抗剂（英夫利西单抗、依他西普和阿达木单抗）、利妥昔单抗（针对B淋巴细胞上CD20抗原的单克隆抗体）、IL-1受体拮抗剂（阿那白滞素，anakinra）、托珠单抗（人源化抗人IL-6受体单克隆抗体）和阿巴西普（可溶性融合蛋白，通过与CD80和CD86结合抑制T细胞活化）等。在糖皮质激素联合免疫抑制剂效果欠佳时加用上述药物，RP患者临床症状可有明显改善，但其长期治疗效果及安全性还待进一步验证。其他治疗方法，如6-巯基嘌呤、血浆置换、抗CD4单克隆抗体、青霉胺、米诺环素、大剂量静脉注射免疫球蛋白和来氟米特，文献报道的经验有限，结果好坏参半。Petitdemange等对已发表的文献进行综述，包括117例患者的247种治疗方案的数据，综合有效率：阿巴西普为72%，托珠单抗为66%，TNF-α拮抗剂为64%，甲氨蝶呤为56%，阿那白滞素为47%，利妥昔单抗43%。阿巴西普疗效最好可能与接受治疗的患者最少有关。虽然甲氨蝶呤的疗效略低，但它是数据最可靠的药物之一。

非药物治疗：对于气管狭窄或软骨塌陷引起重度呼吸困难的RP患者，可考虑行气管切开术、喉气管成形术等，必要时使用人工呼吸机辅助通气。近年来气道内支架置入术越来越多的用于气道狭窄的RP病例。气道内支架置入可明显改善术后呼吸困难，但安置支架后可能会发生气道不同程度的分泌物潴留、黏膜炎症反应、肉芽肿形成、支架移位等并发症，需早期处理。

七、预后

大部分RP患者表现为慢性病程，虽然可导致听力、视力障碍及心肺疾病，但预后相对较好。RP患者最常见的死因是肺部感染、呼吸衰竭和血管炎，其他预后不良因素包括导致顽固性心力衰竭的心脏瓣膜病变、肾脏病变、合并恶性肿瘤和贫血。Dion等根据RP临床表现、病程进展及预后将RP分为3型：血液型、呼吸型、轻微型。伴有骨髓增生异常归为血液型，该型多发于年龄＞55岁的男性，≥8个器官受累；气道受累的患者归为呼吸型，发病年龄多≤55岁，该型与感染及入住ICU相关，57%有肺功能异常；其余临床表现类型归于轻微型，该型多无严重并发症，预后较好。与死亡相关的因素为男性、心脏受累、伴有骨髓增生异常综合征或其他血液系统恶性肿瘤。近年来，由于诊断能力的提高、更好的治疗策略与对并发症的管理，RP患者的5年和10年生存率分别为95%和91%。

参考文献

Arnaud L，Devilliers H，Peng SL，et al，2012. The relapsing polychondritis disease activity index：development of a disease activity score for relapsing polychondritis. Autoimmun Rev，12：204-209.

Damiani JM，Levine HL，1979. Relapsing polychondritis--report of ten cases. Laryngoscope，89：929-946.

Dion J，Costedoat-Chalumeau N，Sène D，et al，2016. Relapsing polychondritis can be characterized by three different clinical phenotypes：analysis of a recent series of 142 patients. Arthritis Rheumatol，68：2992-3001.

Hansson AS，Heinegard D，Piette JC，et al，2001. The occurrence of autoantibodies to matrilin 1 reflects a tissue-specific response to cartilage of the respiratory tract in patients with relapsing polychondritis. Arthritis Rheum，44：2402-2412.

Kemta Lekpa F，Piette J，Bastuji-Garin S，et al，2010. Serum cartilage oligomeric matrix protein（COMP）level is a marker of disease activity in relapsing polychondritis. Clin Exp Rheumatol，28：553-555.

Kong KO，Vasoo S，TayNS，et al，2003. Relapsing polychondritis--an Oriental case series. Singapore Med J，44：197-200.

McAdam LP，O'Hanlan MA，Bluestone R，et al，1976. Relapsing polychondritis：prospective study of 23 patients and a review of the literature. Medicine（Baltimore），55：193-215.

Mertz P，Belot A，Cervera R，et al，2019. The relapsing polychondritis damage index（RPDAM）：Development of a disease-specific damage score for relapsing polychondritis. Joint Bone Spine，86：363-368.

Michet CJ，McKenna CH，Luthra HS，et al，1986. Relapsing polychondritis：Survival and predictive role of early disease manifestations. Ann Intern Med，104：74-78.

OuchiN，UzukiM，Kamataki A，et al，2011. Cartilage destruction is partly induced by the internal proteolytic enzymes and apoptotic phenomenon of chondrocytes in relapsing polychondritis. J Rheumatol，38：730-737.

Pearson CM，Kline HM，Newcomer VD，1960. Relapsing polychondritis. N Engl J Med，263：51-58.

Petitdemange A，Sztejkowski C，Damian L，et al，2022. Treatment of relapsing polychondritis：a systematic review. Clin Exp Rheumatol，40：81-85.

Saxne T，Heinegard D，1995. Serum concentrations of two cartilage matrix proteins reflecting different aspects of cartilage turnover in relapsing polychondritis. Arthritis Rheum，38：294-296.

八、病例解析

病史：女，66岁。咳嗽、胸闷2个月，加重1周，痰中带血1次。

胸部CT：气管、支气管管壁广泛性增厚，管腔呈环形狭窄（图2-4-2）。

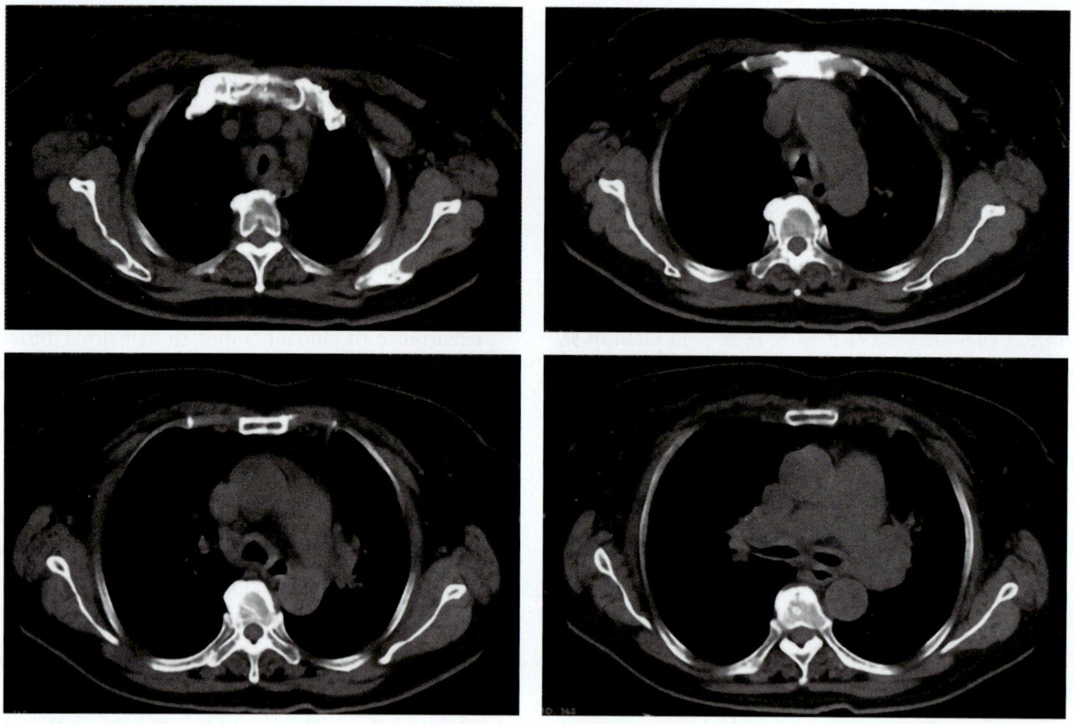

图2-4-2 胸部CT

【诊断】 复发性多软骨炎。

【诊断依据】 气管及主支气管管壁呈环形、光滑性增厚，气管膜部增厚不明显，未见钙化及结节样改变，管腔环形狭窄，首先考虑复发性多软骨炎诊断。行气管镜检查示气管充血肿胀明显、腔内见小结节样突起，气管软骨环消失，呼气相管腔狭窄明显，管腔塌陷（图2-4-3），病理特点为软骨溶解伴软骨膜炎。行PET/CT检查，软骨有浓聚，复发性多软骨炎诊断明确，给予激素治疗，病情有所缓解。

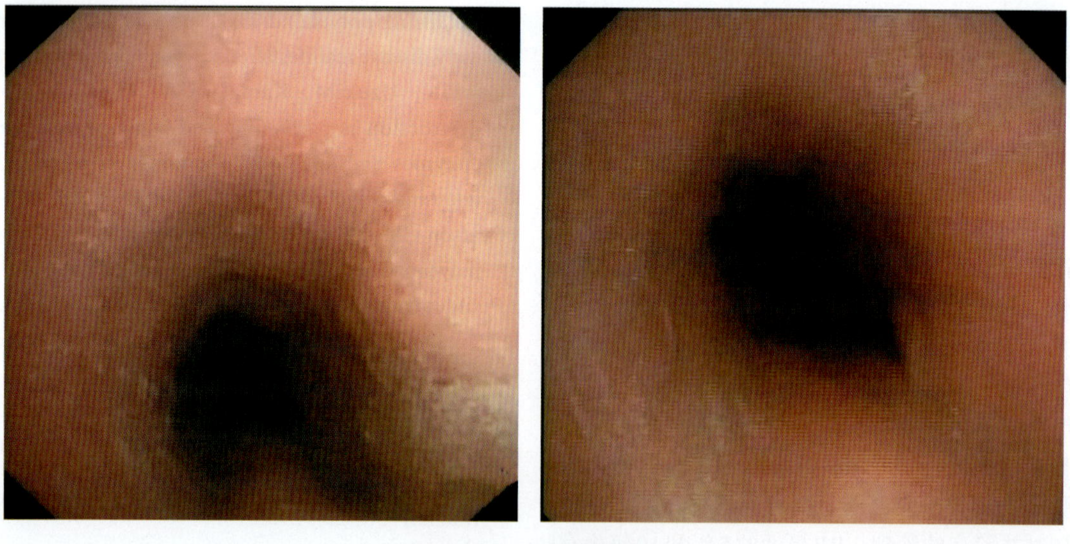

图2-4-3 气管镜检查

【分析】 在RP病程中，多达50%的患者发生呼吸道受累，会厌、喉、气管和支气管受累是本病最严重情况，10%RP患者因此致死。虽然流行病学数据表明RP的性别分布无差异，但呼吸道症状似乎在女性中更为常见。RP累及呼吸道时，主要症状包括咳嗽、呼吸困难、喘鸣、声音嘶哑、失声等。肺功能测定常表现为阻塞性通气功能障碍。RP的气道受累可分为三个阶段：早期炎性肿胀导致气道狭窄，继之气管支气管软骨破坏导致气道塌陷，晚期纤维组织形成气道瘢痕收缩引起气道固定性狭窄，因而极易并发肺部感染甚至窒息死亡。影像学主要表现为气道管壁增厚及密度增高，以前壁及侧壁为主，后壁的膜部多不受累，增厚的气道轮廓光整，当气道管壁增厚并逐渐出现钙化时，提示病变已发展到中晚期，为不可逆阶段。晚期可出现喉、气管、支气管狭窄。气管软化塌陷是RP在呼吸道局部的一种表现，采用呼气相扫描时，50%以上患者可见气管软化和（或）支气管软化。常规吸气末屏气CT扫描与呼气末屏气CT扫描比较，有助于发现气管塌陷，提示软骨组织结构破坏严重导致气道软化及管腔变形，这是气管及支气管受累的常见表现。RP可因通气障碍，出现空气潴留征，表现为肺实质区的衰减较正常为少，而相应区域肺容积不缩小，以呼气相明显；也可由于反复感染，引起轻度支气管柱状扩张。

气道管壁软骨部分呈光滑且弥漫性增厚合并密度增加，气道后方膜部未受累，这是RP相对特异的表现。典型的骨化性气管支气管病也常不累及气道膜部，但该病可见沿管壁的软骨部分分布的气管和支气管多发钙化结节，弥漫性狭窄不是其典型表现。气管支气管淀粉样变性可导致气道弥漫性增厚，通常气道壁环形受累波及膜部，而RP的膜部却不受累。肉芽肿性多血管炎多声门下受累，广泛的气道受累少见。包括支气管镜、喉镜在内的内镜检查作为一种有创操作检查，具有一定风险，但可以直视气道黏膜、软骨环改变及气道塌陷程度，并可进行组织活检而用于与淀粉样变性、肉芽肿性多血管炎、骨化性气管支气管病、结节病的鉴别诊断，对于诊断RP有一定意义。

（江苏省兴化市人民医院呼吸内科　李　军　提供）

第五节　塑形性支气管炎

塑形性支气管炎（plastic bronchitis，PB）又名纤维素性支气管炎（fibrinous bronchitis）、纤维蛋白性支气管炎、假膜性支气管炎、管型支气管炎（cast bronchitis）和霍夫曼支气管炎（Hoffmann bronchitis），是一种罕见的呼吸系统疾病，因内生性支气管树样管型或黏稠物堵塞支气管，引起局部或广泛性支气管堵塞，导致肺部分或全部通气功能障碍、肺不张，以至迅速引起严重的呼吸窘迫，危及生命。

一、发病机制

PB的发病机制尚未完全清楚，大多数认为与变态反应和腺体分泌旺盛有关。在致病因子作用下呼吸道黏膜变态反应增加，导致血管通透性增加、腺体分泌过盛、纤维蛋白渗出、细胞浸润并聚集于管腔内，在支气管内酸碱度改变及凝血酶作用下分泌物脱水凝固而形成支气管管型；因机体排异反应使管型脱落而损伤血管，从而导致出血。管型脱落后可反复生成，出现反复咯血症状。淋巴引流异常可能在PB的发病中发挥一定作用。淋巴管压力增高以及淋巴液的逆流可能与支气管管型形成有关。另有个案报道，潜在基因及环境因素对PB的发生也有一定的影响。

二、分类

PB的分类最常用的是1997年Seear等提出的分类法。该方法通过对管型的组织学分析，将其分为2型：Ⅰ型，即炎症型，包含纤维素、嗜酸性粒细胞及Charcot-Leyden结晶，此类管型多见于支气管肺疾病，包括过敏性疾病（哮喘、特应性、过敏性支气管肺曲霉病）和感染（如流感病毒、腺病毒感染）。发病机制主要是呼吸道梗阻导致的缺氧引起的病理生理学改变。此型以中国人多见，对糖皮质激素治疗有较好的疗效。患者多起病急，临床表现多较严重；Ⅱ型，即非细胞型，主要由黏蛋白组成，无细胞或少量细胞（主要为单核细胞），见于先天性心脏病修补术后（Fontan、Blalock-Taussig分流术等）、淋巴异常（淋巴管扩张、淋巴管瘤）、镰状细胞病引起的急性胸部综合征，以及与职业暴露和移植后并发症相关的其他几种疾病。此型以Fontan术后多见，可能导致2%～8%的患者发生PB。这些手术除了造成手术创伤外，还会通过将全身血流转移到肺循环而显著改变胸内血流动力学，破坏淋巴引流，从而促进支气管内淋巴渗漏和支气管铸型的形成。与手术损伤胸内淋巴管相关的类似机制可能是肺移植后发生RB的原因。国外此型占绝大多数，对糖皮质激素治疗疗效较差。此类型的患者临床多呈慢性病程急性发作表现。术后出现PB的时间差异很大，跨度为术后2个月或几十年内。

Fontan手术的原理早在1971年就被Fontan等提出。Fontan手术人为封闭三尖瓣和房间隔缺损，将右心耳与肺动脉吻合，使腔静脉血液直接引流至肺，依靠单心室供血。由于肺循环血流是非搏动性的，一定程度上造成了心排血量的减少及中心静脉压升高、肺灌注不足，其独特的生理结构引发出各种并发症：心功能不全、房性心律失常、栓塞、低氧血症、复发性胸腔积液、肝功能障碍，蛋白丢失性肠病、PB等。

三、临床和影像学表现

PB的特征性表现为咳出或取出支气管内生性异物，放置于生理盐水中散开呈支气管树枝状，外观可呈白色、黄色、浅红色，有韧性。大小不一，从支气管的小节段铸型到填充整个肺气道的铸型。管型经病理检验为纤维素性渗出物、黏蛋白或炎性细胞，是本病确诊的依据。

本病可发生于任何年龄阶段，儿童多见。Li等包括34例儿童PB患者的研究显示，24例患者有先天性心脏病史，9例患者有呼吸系统疾病，1例患者无基础疾病。根据病程可分为急性期与慢性期。急性者多以受凉、劳累为诱因，出现咳嗽、胸闷、胸痛、咯血，严重时可有发热、呼吸困难，酷似急性支气管炎；慢性者主要表现为反复、周期性咯血，咳出支气管树状物质堵塞气道，突发严重呼吸困难，顽固性低氧血症，经气管插管呼吸机常规通气不能改善通气及低氧血症，危重时可引起急性呼吸窘迫综合征。胸部体征多不明显，偶闻及干、湿啰音及哮鸣音。

肺部的X线和CT影像学检查表现不一，无明显特异性。轻者仅表现为节段性肺炎或节段性肺不张，重者表现为多发肺实变、全肺不张或伴有纵隔积气、皮下积气、胸腔积液。支气管三维重建能够清晰地显示气管支气管管腔有无阻塞，可鉴别支气管异物、大叶性肺炎。PB需与急性纤维蛋白性喉气管炎相鉴别。急性纤维蛋白性喉气管炎以病毒感染多见，发病早期咽喉、气管黏膜弥漫性充血水肿及渗出，以后黏膜大片脱落，并与组织中渗出的血浆、纤维蛋白和脱落细胞形成伪膜，最终形成内生性异物阻塞气管。其内生异物的病理组织学为气管黏膜、大量纤维素和中性粒细胞浸润，与Ⅰ型PB类似。

四、治疗

PB治疗的基本治疗是清除栓塞物质并防止新的栓塞物质形成，改善肺泡通气。主要依据个体化原则，进行病因治疗并抑制管型产生，包括药物治疗、手术治疗、物理治疗、体外膜氧合技术、支气管镜及呼吸机的使用。在急性期，保持呼吸道通畅的最主要方式是尽快排痰或吸出、咳出塑型物。故支气管镜下吸出或钳出塑型物质是目前唯一能迅缓解症状的治疗方法，可迅速改善肺通气功能，提高血氧分压。治疗基础疾病可有效防止新的栓塞物质形成。例如，在原发性淋巴异常病例中，淋巴管造影和选择性栓塞异常淋巴管是有效的治疗手段。心脏手术后淋巴血流阻塞（继发性淋巴异常）是造成PB的常见原因，因此，心功能不全的管理在治疗中也起着至关重要的作用。

药物治疗包括糖皮质激素、黏液溶解剂、支气管扩张剂、组织型纤溶酶原激活剂、肺血管舒张药、抗凝血药、抗生素等。激素可通过抑制炎症细胞因子的表达来抑制支气管炎症，抑制管型形成，从而减轻气道黏膜充血水肿、减少渗出，治疗以肺炎和心力衰竭为主的PB明显有效。同时应包括抗感染、止血、促进气道分泌物排出等对症治疗。吸入各种黏蛋白和纤维蛋白裂解剂也被用于PB的治疗。吸入组织型纤溶酶原激活剂（t-PA）多用于心脏病患者，此类患者的管型中包含较多纤维蛋白成分。其他应用于PB治疗的雾化吸入剂包括纤维蛋白裂解剂肝素和尿激酶，黏蛋白裂解剂乙酰半胱氨酸和链道酶α等。西罗莫司被认为可以减少乳糜的形成，可用于治疗淋巴引流异常所致PB。口服西罗莫司和链道酶α已被报道对急性胸部综合征病例有效。长期使用大环内酯类抗生素（阿奇霉素）可阻止细菌生物膜形成，抑制气道平滑肌的胆碱能作用而减少支气管痉挛，可减少Ⅰ型PB的形成。

参考文献

Li Y，Williams RJ，Dombrowski ND，et al，2019. Current evaluation and management of plastic bronchitis in the pediatric population. Int J Pediatr Otolaryngol，29：130.

SearM，HuiH，MageeF，et al，1997. Bronchial casts in children：a proposed classification based on nine cases and a review of the literature. Am J Respir Crit Care Med，155：364-370.

五、病例解析

病史：男，26岁。因“上腹痛伴恶心，呕吐14小时”入住消化内科。查体：体温37.5℃，血压120/51mmHg，双肺呼吸音粗，未闻及干、湿啰音，腹膨隆，肠鸣音消失，腹肌紧张，左上腹部压痛，反跳痛。辅助检查：白细胞18.17×10^9/L，中性粒细胞百分比85.5%，中性粒细胞绝对值15.55×10^9/L；丙氨酸转氨酶90.0U/L，天冬氨酸转氨酶32.0U/L，淀粉酶975.7U/L（35～200），总胆固醇18.20mmol/L（2.3～5.7），三酰甘油20.50mmol/L（0～1.7）；腹部彩超显示脂肪肝。腹部CT：急性胰腺炎并发腹膜炎，腹水、盆腔积液。初步诊断：高脂血症性急性重型胰腺炎。给予抑酶、抑酸、抗炎、补液、营养支持及对症支持治疗，患者病情无明显好转，口渴明显，心率持续在110次/分以上，腹痛持续不缓解。次日转入重症医学科，在继续给予上述治疗的基础上，给予血液灌流＋连续性血液净化治疗。转入ICU时血气分析示：PO_2 89mmHg，PCO_2 39mmHg（未吸氧）。入院第3日，患者心率降至90～100次/分，口渴减轻，腹痛较前好转。入院第3日夜间，患者出现呼吸困难，并进行性加重。血氧饱和度逐渐下降，由99%降至70%。查体：双肺呼吸音低，可闻及少许干啰音。血气分析：pH 7.31，PCO_2 50mmHg，PO_2 49mmHg，HCO_3 28mmol/L。床旁胸部X线片显示双肺炎症，右侧明显（图2-5-1）。予以无创呼吸机辅助呼吸并提高吸氧浓度，氧合改善不明显，患者出现烦躁不安，不能耐受，血氧饱和度进行性下降。

SpO_2降至50%。紧急经鼻气管插管，予以100%吸氧浓度。插管时镜下见主支气管内痰栓堵塞，难以吸出（图2-5-2）；插管后提高吸氧浓度，患者血氧饱和度稍改善，SpO_2升至85%，但呼吸机频报气道高压警报，潮气量在350ml左右。

【诊断】 急性塑形性支气管炎。

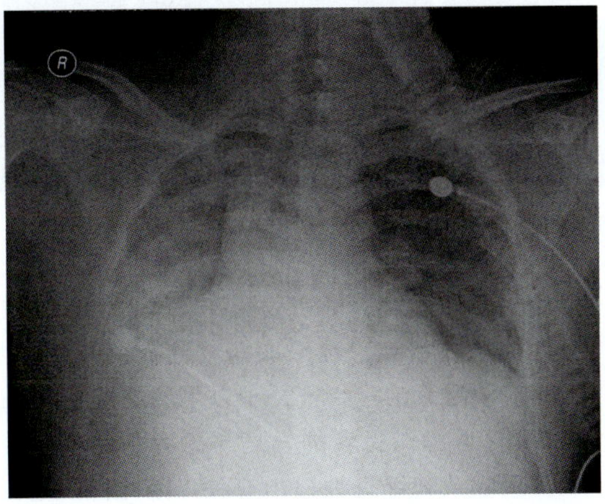

图2-5-1　胸部X线

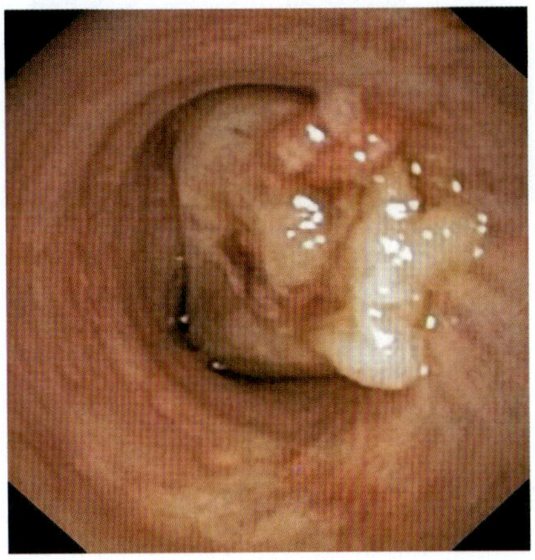

图2-5-2　插管后镜下所见

【诊断依据】 青年男性，因急性重症胰腺炎入院，入院后突然出现进行性加重的呼吸困难，迅速进展为呼吸性酸中毒，Ⅱ型呼吸衰竭，无创及有创呼吸机辅助治疗疗效均较差。胸部X线片显示双肺炎症表现；气管镜检查发现患者气管隆突完全被痰栓堵塞，综合考虑急性塑型性支气管炎可能性大。患者行纤维支气管镜引导下负压吸引，由于痰栓黏稠、体积较大、有弹性、不易吸取，尝试几次均失败；尝试使用大号活检钳，但痰栓表面光滑、体积大、难以寻找合适的着力点，因此夹取十分困难，仅有少许表面物质夹取出。患者最后采用冷冻技术取出痰栓（图2-5-3，图2-5-4），塑型性支气管炎诊断明确。第2天完善胸部CT显示双肺炎症，双侧胸腔积液，右侧明显（图2-5-5）。第3天痰栓病理结果示：黏液及纤维素样渗出物，其内见较多嗜中性粒细胞和淋巴细胞。

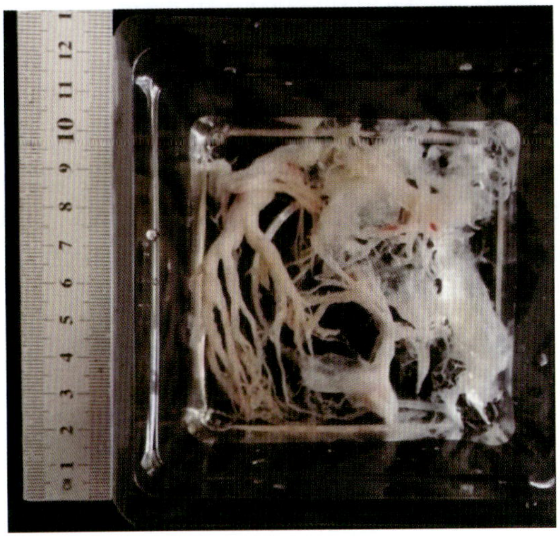

图2-5-3　树状黏液栓，支气管树清晰可见

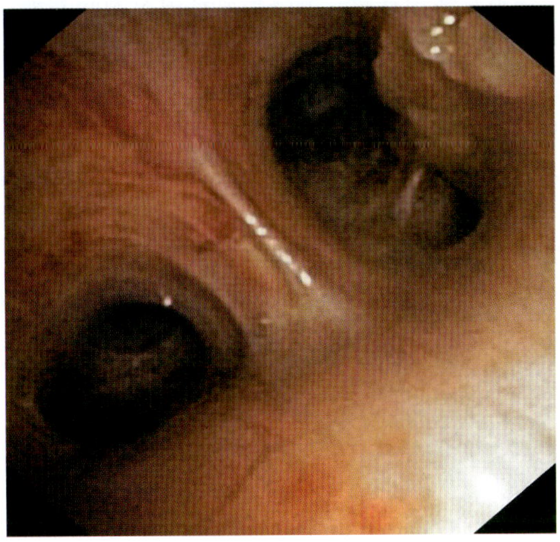

图2-5-4　取栓后支气管管腔通畅

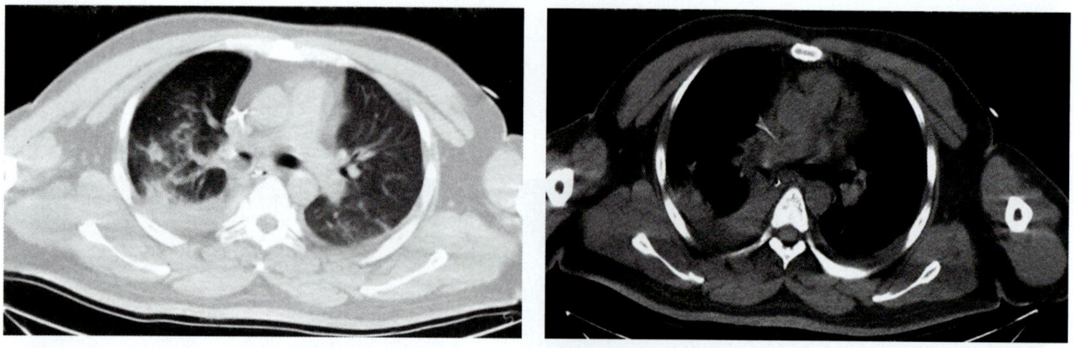

图2-5-5　胸部CT

【分析】 PB是由于支气管黏膜的炎症、坏死、出血及支气管分泌异常，导致黏液在支气管内积聚、结块，形成支气管黏液嵌塞所引起的临床综合征。根据塑型支气管状物堵塞支气管不同分支情况，以及纤维支气管镜治疗过程痰栓堵塞的松紧程度不同，取出的管状物形态各异，但均能见到长条状痰栓，有细小分支。PB的主要成分取决于疾病的病因。例如，先天性心脏病所致PB以纤维蛋白，或纤维蛋白和黏蛋白为主，缺乏炎症细胞；淋巴异常常以乳糜为主；过敏性疾病常沉淀纤维蛋白、嗜酸性粒细胞和Charcot-Leyden晶体；感染病例表现为炎症细胞浸润和病原体的存在；急性胸部综合征病例以纤维蛋白、巨噬细胞和脂质为主。

感染与PB的发生发展密切相关，以呼吸道易感病毒较为多见，包括流感病毒A、流感病毒B、腺病毒、副流感病毒、EB病毒等。细菌感染包括肺炎链球菌、铜绿假单胞菌、肺炎克雷伯杆菌、流感嗜血杆菌及鲍曼不动杆菌等，肺炎支原体感染亦有报道。

本例短时间内出现严重的呼吸困难和顽固性低氧血症，且进行性加重，呼吸机常规通气不能改善；支气管镜取出大体标本证实是支气管树；病理表现黏液及纤维素样渗出物，其内见较多嗜中性粒细胞和淋巴细胞；痰培养结果阴性。综合考虑，该患者诊断为急性Ⅰ型PB。PB一经确诊应在积极治疗原发疾病的基础上尽早应用糖皮质激素，必要时行支气管镜治疗。早期诊断、及时治疗，可降低发病率和病死率。本例除行支气管镜吸痰及冷冻取栓治疗，也采取药物治疗：该患者考虑为Ⅰ型，有应用激素治疗指征，予以甲泼尼松龙40mg每天1次×7天；考虑该患者的发病与患者急性重症胰腺炎全身炎症反应及肺部炎性渗出有关，因此积极进行全身炎症反应综合征的治疗，如连续性血液净化、乌司他丁抗炎等；加强补液、化痰、雾化吸入、鼓励患者加强咳嗽及呼吸功能锻炼。经上述治疗后，该患者症状明显好转，复查支气管镜检查见气道内分泌物明显减少，支气管镜吸痰及介入治疗逐步减少。在ICU住院期间共行纤维支气管镜吸痰5次，冷冻治疗及活检钳取痰栓治疗3次。ICU住院第6天拔出气管插管，未再出现呼吸衰竭。患者拔管后能自行咳出少量纤维素样、条状痰液。复查胸部X线片，病变完全吸收。在ICU治疗9天后，该患者病情稳定，转普通病房继续治疗，5天后出院，出院时偶有咳嗽，无咳痰。出院6个月后随访，患者一般情况好，未再出现不适。

当患者有肺部或心脏病基础疾病时，短时间内出现严重呼吸困难、顽固性高碳酸血症和（或）低氧血症，经抗感染、雾化止咳、吸氧、吸痰甚至机械通气等对症处理后症状仍无改善，需要考虑PB的可能。支气管镜检查钳出或吸出树枝状管型，为特征性诊断依据。

（滨州医学院附属医院呼吸与危重症科　李洪波　提供）

第 3 章

肺炎症性疾病

肺炎（pneumonia）被定义为下呼吸道的感染，涉及肺实质。pneumonitis和pneumonia是类似的医学术语，可以互换使用。然而，术语pneumonia通常是指由致病微生物感染，涉及支气管和肺泡，导致肺实变，术语pneumonitis通常用于非感染性炎症，可以由吸入有害物质（如烟雾、化学品、尘土）或过敏反应引起，如化学性肺炎（chemical pneumonitis）、过敏性肺炎（hypersensitivity pneumonitis），主要涉及肺泡壁，但不一定涉及支气管。因此，aspiration pneumonia指因吸入口咽分泌物而造成的肺部感染，而aspiration pneumonitis指因吸入胃酸造成的以化学性烧伤为主的肺部病变。

根据患者出现感染症状的临床情况，肺炎可分为三个亚组：社区获得性肺炎、医院获得性肺炎和呼吸机相关肺炎。在最新的管理指南中，不再使用“保健相关肺炎”。肺炎仍然是全世界住院和死亡的主要原因。2015年，肺炎是美国第八大死亡原因，全球第四大死亡原因，也是低收入国家的主要死亡原因。全球5岁以下儿童15%的死亡总数由肺炎所致，2017年808 694名儿童死于肺炎，多为2岁以下儿童。同年，全球死于肺炎的人数为256万。

肺炎的发展受多种因素的影响，包括宿主易感性、病原体毒力和到达下呼吸道的微生物数量。呼吸道病原体在到达肺泡之前必须克服呼吸系统的几个防御机制，包括黏液捕获（mucus trapping）、黏液纤毛的清除、咳嗽和吞咽。病原体可通过微吸入（microaspiration）（通常在睡眠时吸入少量口咽分泌物）、吸入（inhalation）、大量吸入（吸入大量口咽或上消化道内容物）或血液扩散到达肺泡。微吸入是微生物进入肺部的主要途径，而大量吸入可导致吸入性肺炎。肺泡巨噬细胞是肺的主要防御机制。肺部微生物群也可能通过产生抗菌分子或竞争营养物质来参与防御机制。如果病原体克服肺泡防御机制，它们将繁殖并造成局部组织损伤。受损的宿主细胞随后产生与损伤相关的分子模式，进一步刺激肺泡巨噬细胞产生细胞因子和趋化因子，引发局部炎症反应。细胞因子溢出到血液中会产生全身炎症反应。局部和全身炎症反应构成对肺部感染的生理反应。炎症反应解释了宿主患者的大部分体征和症状及实验室和影像学异常。在一些患者中，最初的全身炎症反应可能失衡，导致组织损伤和最终的器官功能障碍。

第一节　社区获得性肺炎

社区获得性肺炎（community-acquired pneumonia，CAP）是指在医院外罹患的感染性肺实质（含肺泡壁，即广义上的肺间质）炎症，包括具有明确潜伏期的病原体感染而在入院后潜伏期内发病的肺炎。典型病例会出现咳嗽、咳痰、胸痛、呼吸困难等局部症状和发热、乏力等全身症状，但是在年龄或基础疾病等因素的影响下，并非都能够观察到典型的症状。在老年人，呼吸频率增加、心动过速、食欲缺乏、精神低迷、沉默寡言等症状都可能是肺炎所致。

CAP的风险因素包括高龄、慢性肺病、吞咽困难、心血管疾病、糖尿病、癌症、营养不良、慢性肝病或肾病、既往脾切除术、病毒性呼吸道感染、免疫功能低下以及群居、吸烟、过度饮酒等生活方式因素。

一、病原学

CAP是工业化国家感染导致死亡的最重要原因。在全球范围内，CAP的致病原构成特点和耐药状况往往存在着一定的地域性差别，这类差别会直接影响到CAP起始经验性治疗方案的选择，在各国的CAP诊治指南中也有所体现。导致这种差别的原因是多方面的，包括社会经济发展水平的参差不齐、抗菌药物的生产能力和应用管理水平的差异以及抗菌药物的使用习惯不同等。

CAP可由病毒、细菌、非典型病原体或真菌引起。在致病原的构成方面，在国外，CAP的病原体检测率较国内高，其中检测最多的病原体为病毒，细菌中肺炎链球菌仍为首位。在COVID-19大流行之前，Jain等在伊利诺伊州芝加哥的3家医院和田纳西州纳什维尔的2家医院进行的一项基于18岁以上人群的前瞻性监测研究发现，尽管进行了全面的诊断测试，仅在38%的病例中分离出致病微生物。23%的患者存在一种或多种病毒感染，11%的患者存在单纯细菌感染，3%的患者存在病毒和细菌混合感染。1%的患者存在真菌或分枝杆菌感染。最常见的病原体是人鼻病毒（9%）、流感病毒（6%）和肺炎链球菌（5%）；其他常见的病原体包括肺炎支原体、金黄色葡萄球菌、军团菌和肠杆菌科细菌。自抗生素时代开始，肺炎链球菌作为肺炎病因的作用稳步下降，其在欧洲比在美国更常见，其原因可能由于美国成人中肺炎链球菌疫苗的接种人数明显增加和吸烟人数的减少。尽管如此，美国17%～41%的CAP病例是由肺炎链球菌引起。亚洲其他地区CAP的主要致病菌同样是肺炎链球菌，其次为流感嗜血杆菌、肺炎支原体、肺炎衣原体和病毒。由于抗生素的使用不同，我国肺炎支原体感染的比例已经超过了肺炎链球菌，成为成人CAP最常见的致病原。在青壮年、无基础疾病的CAP患者中，肺炎支原体感染的比例更高。我国成人CAP致病原构成的另一个重要特点是混合感染比例较高。其他常见病原体包括流感嗜血杆菌、衣原体、肺炎克雷伯菌和金黄色葡萄球菌，铜绿假单胞菌和鲍曼不动杆菌少见。社区获得性耐甲氧西林金黄色葡萄球菌（MRSA）肺炎仅在儿童和青少年有少数报道。对于特殊人群如高龄和存在基础疾病的患者，肺炎克雷伯菌和大肠埃希菌等革兰阴性杆菌则更常见。

二、实验室检查

炎症生物标志物如降钙素原（procalcitonin，PCT）和C反应蛋白（CRP）在CAP的诊断中起着重要作用。在健康成人中，CRP浓度＜5mg/L，PCT水平＜0.1ng/ml。高CRP水平在肺炎链球菌或嗜肺军团菌引起的肺炎中尤为普遍。然而，CRP并不是细菌感染的特异性生物标志物，因为它也可以在其他疾病中表现出升高的水平，包括胶原血管疾病。PCT在预测菌血症、区分细菌性感染和非细菌性感染以及确定细菌种类方面比CRP更准确。PCT与CAP的死亡率具有预后相关性，在细菌和军团菌感染中通常会升高，但其他非典型病原体和病毒感染一般不升高，敏感性较低。考虑到上述因素，单纯依靠CRP或PCT水平来确定是否需要抗生素治疗是不可取的。

住院治疗的成人重症CAP患者和免疫功能低下的CAP患者，建议在诊断时进行血液培养，并进行治疗前革兰染色和呼吸道分泌物培养。在CAP住院患者中，血培养阳性率较低，为4.7%～16%，痰培养的诊断率＜50%。对于正在经验治疗MRSA或铜绿假单胞菌的患者，既往感染过这些微生物的患者，以及既往住院并在过去90天内接受过肠外抗生素的患者，也建议进行革兰染色和培养。鼻腔MRSA筛查对排除MRSA肺炎具有高特异性和阴性预测价值。

肺炎链球菌和嗜肺军团菌的尿抗原检测是一种简单、无创、快速、非培养的诊断方法，且不受既往抗生素使用的影响。它们具有高特异度（＞90%）和中等敏感度（＜80%）。由于大多数市售的军团菌尿抗原检测只能检测到最常见的亚型，即嗜肺军团菌血清1型，因此，它们应与其他诊断方法结合使用以避免误诊。目前美国胸科学会和美国传染病学会（ATS/IDSA）的指南不建议常规进行嗜肺军团菌尿抗原检测，除非是严重CAP患者和具有流行病学危险因素（作为潜在的疫情），或者患者有低钠血症、发热、头痛、腹泻或最近有旅行史。肺炎链球菌尿抗原检测的适应证包括住院ICU、门诊抗生素治疗失败、酗酒、胸腔积液、白细胞减少、慢性肝病和脾功能不全患者。

近年来，核酸扩增技术已成为呼吸道病原体，特别是病毒的首选诊断工具，也用于检测生长缓慢的细菌和一些抗性基因。随着分子诊断技术的进步，呼吸道病毒性CAP的诊断比例越来越高。最近的研究显示，超过1/3的病例中发现了2种或2种以上的病原体，通常是病毒和细菌的组合。随着病原学分子检测技术的发展和成本的降低，宏基因组二代测序（metagenomic next-generation sequencing，mNGS）技术逐渐普及应用于各种感染性疾病的早期诊断。

三、影像学表现

CAP定义为在胸部X线片或CT上出现新的肺部浸润，并伴有提示下呼吸道感染的急性体征和症状。影像上有3种基本征象：肺泡性肺炎（局限性、非节段性或大叶性肺炎），支气管肺炎（又称小叶性肺炎）和间质性肺炎（局限性、弥漫性）。许多病原体可导致多种模式的肺炎。实变为主的肺炎被称为肺泡性肺炎，定义为局部肺部衰减增加，无法看到血管结构穿过受累区域，可能与细菌、真菌和病毒感染有关。细菌性肺炎是肺实变最常见的原因，如由肺炎链球菌引起的肺炎。其组织学特征是肺泡间隙充满炎性渗出物，很少或没有组织损伤。支气管周围结节主要发生在感染性微生物沉积在支气管上皮上引起急性支气管炎症伴上皮溃疡和纤维蛋白脓性渗出物形成时，这种类型的CAP被称为支气管肺炎。最常涉及的细菌是金黄色葡萄球菌、流感嗜血杆菌、铜绿假单胞菌、厌氧菌和某些种类的真菌，特别是曲霉。磨玻璃影被定义为肺衰减的局部增加，可以看到血管结构穿过受影响的区域。最初的损害主要针对细支气管黏膜，随后支气管周围组织和小叶间隔水肿并浸润炎症细胞。通常双侧分布，并与病毒、肺炎支原体和肺孢子菌感染有关。非典型肺炎的吸收速度明显快于大叶性细菌性肺炎。

四、相关标准

CAP的临床诊断标准：①社区发病。②肺炎相关临床表现：a.新近出现的咳嗽、咳痰或原有呼吸道疾病症状加重，伴或不伴脓痰、胸痛、呼吸困难及咯血；b.发热；c.肺实变体征和（或）闻及湿啰音；d.白细胞＞10×10^9/L或＜4×10^9/L，伴或不伴细胞核左移。③胸部影像学检查显示新出现的斑片状浸润影、叶/段实变影、磨玻璃影或间质性改变，伴或不伴胸腔积液。符合①、③及②中任何1项，并除外肺结核、肺部肿瘤、非感染性肺间质性疾病、肺水肿、肺不张、肺栓塞、嗜酸粒细胞性肺病及肺血管炎等后，可建立临床诊断。

CAP的住院标准可参照CURB-65评分，共5项指标，满足1项得1分，包括：①意识障碍；②尿素氮＞7mmol/L；③呼吸频率≥30次/分；④收缩压＞90mmHg或舒张压≤60mmHg；⑤年龄≥65岁。CURB-65评分：0～1分，门诊治疗；2分，建议住院或在严格随访下的院外治疗；3～5分，住院治疗。但任何评分系统都应结合患者年龄、基础疾病、社会经济状况、胃肠功能及治疗依从性等综合判断。ATS/IDSA指南优先推荐肺炎严重指数（pneumonia severity index，PSI）评分评估CAP患者。PSI由年龄、性别以及五大类危险因素（肿瘤性疾病、充血性心力衰竭、脑血管病、肾病或肝病病史）综合得出，共有20项，可分为Ⅰ～Ⅴ级，其中，中危及高危者（对应Ⅳ、Ⅴ级）需要住院治疗。相较于CURB-65评分更为复杂，但PSI可更好的预测低风险人群及死亡率。

根据ATS/IDSA标准，符合下列1项主要标准或≥3项次要标准者可诊断为重症肺炎，需要密切观察，积极救治，有条件时收住ICU治疗。主要标准：①需要气管插管行机械通气治疗；②脓毒性休克行积极液体复苏后仍需要血管活性药物治疗。次要标准：①呼吸频率≥30次/分；②氧合指数≤250mmHg；③多肺叶浸润；④意识障碍和（或）定向障碍；⑤血尿素氮≥7.14mmol/L；⑥白细胞减少（＜4000/mm³）；⑦血小板减少（＜100 000/mm³）；⑧体温过低（核心温度＜36℃）；⑨收缩压＜90mmHg，需要积极的液体复苏。

五、治疗

目前CAP抗感染治疗一般可于热退2～3天且主要呼吸道症状明显改善后停药，但疗程应视病情严重程度、缓解速度、并发症及不同病原体而异，不必以肺部阴影吸收程度作为停用抗菌药物的指征。通常轻、中度CAP患者疗程5～7天，重症以及伴有肺外并发症患者可适当延长抗感染疗程。非典型病原体治疗反应较慢者疗程延长至10～14天。金黄色葡萄球菌、铜绿假单胞菌、克雷伯菌属或厌氧菌等容易导致肺组织坏死，抗菌药物疗程可延长至14～21天。

初始治疗后72小时应对病情和诊断进行评价。经治疗达到临床稳定，可认为初始治疗有效。临床稳定标准需符合下列全部5项指标：①体温≤37.8℃；②心率≤100次/分；③呼吸频率≤24次/分；④收缩压≥90mmHg；⑤不吸氧情况下，动脉血氧饱和度≥90%（或动脉血氧分压≥60mmHg）。经初始治疗，凡症状改善，可维持原有治疗。如果症状改善明显，胃肠外给药者可改用同类或抗菌谱相近或病原体明确并经药敏试验证明敏感的口服制剂口服给药，执行序贯治疗。预防接种肺炎链球菌疫苗和（或）流感疫苗可减少某些特定人群罹患肺炎的机会。

初始治疗72小时后症状无改善或一度改善后又恶化，视为初始治疗失败。其原因可能为药物未覆盖致病菌或细菌耐药。可谨慎调整抗菌药物，并重复病原学检查；特殊病原体感染如结核分枝杆菌、真菌、病毒或地方性感染性疾病，应重新对有关资料进行分析并进行相应检查包括对通常细菌的进一步检测、必要时采用侵袭性检查技术、明确病原学诊断并调整治疗方案；出现并发症（脓胸、迁徙性病灶等）或存在影响疗效的宿主因素（如免疫损害）时应进一步检查和确认，进行相应的处理；非感染性疾病误诊为肺炎，应进一步确诊。

有证据表明，严重CAP患者（即已入住ICU并接受机械通气的患者）和呼吸衰竭高危患者酌情应用糖皮质激素治疗可缓解病情，生存获益。除非有肺脓肿或脓胸的证据，否则不应将疑似吸入性肺炎增加厌氧覆盖作为常规治疗手段。

参考文献

Jain S，Self WH，Wunderink RG，et al，2015．Community-acquired pneumonia requiring hospitalization among U．S．adults．N Engl J Med，373：415-427.

第二节 医院获得性肺炎

医院获得性肺炎（hospital-acquired pneumonia，HAP）指患者住院期间没有接受有创机械通气，亦没有处于病原感染的潜伏期，入院48小时后新发的肺炎。呼吸机相关性肺炎（ventilator-associated pneumonia，VAP）指患者经气管插管或气管切开患者接受机械通气48小时后发生的肺炎，或机械通气撤机、拔管后48小时内出现的肺炎。据报道，在接受有创机械通气超过2天的患者中，有5%～40%的患者会发生VAP，差异较大归因于国家、ICU类型和VAP诊断标准的不同。

在美国，HAP是仅次于泌尿系统感染的第二常见的院内感染，同时也是病死率最高的医院感染。在我国，20世纪90年代以来，HAP已位居医院感染的第一位。发生HAP相关的危险因素很多，如老龄、合并中重度基础疾病、昏迷、免疫功能受损、胃内容物误吸、严重创伤或头部损伤、精神状态失常、营养不良或低蛋白血症、长期卧床、肥胖、近期应用广谱抗生素、长期住院特别是入住ICU、呼吸道有创性操作（如气管插管、气管切开、机械通气、支气管镜检查）等。

HAP常见的致病菌为鲍曼不动杆菌、铜绿假单胞菌、肺炎克雷伯菌等革兰阴性杆菌和金黄色葡萄球菌等革兰阳性球菌。厌氧菌较为少见，免疫功能正常者真菌或病毒引起的HAP和VAP少见。近年来，金黄色葡萄球菌（尤其是MRSA）和非发酵菌感染的发生率逐年上升。根据感染发生于住院后的前4天内还是4天以后，将患者分为早发性或晚发性，两者致病菌差异缩小。但早发HAP多由对抗菌药较敏感的细菌引起，患者预后较好，晚发HAP由多重耐药菌所致的可能性比较大，患病率和死亡率高。

成人HAP的诊断尚无公认的金标准，一般需要满足以下全部5项：①年龄＞18周岁。②符合院内感染标准：入院48小时或以后新发生的感染。③至少进行2次X线胸片检查，表现为新发的或进行性且持续存在的肺部浸润影、实变或空洞形成。④至少符合以下1项：发热（肛温＞38℃），而没有肺炎外的其他明确原因；白细胞增多（≥12×10^9/L）或白细胞减少（≤4.0×10^9/L）；年龄≥70岁的患者，没有其他明确病因而出现意识改变。⑤至少符合以下2项：新出现的脓痰，痰的性状发生变化，呼吸道分泌物增多，需要吸痰的次数增多；新出现的咳嗽、呼吸困难或呼吸频率加快，或原有咳嗽、呼吸困难或呼吸急促加重；肺部啰音或支气管呼吸音；气体交换情况恶化（氧合指数≤240mmHg，氧需求量增加或通气需要增加）。一旦感染HAP，病死率增加，住院时间长，医疗资源耗费巨大，预防医院内感染、控制交叉感染的发生是事半功倍的必要措施。

第三节 非典型肺炎

非典型肺炎（atypical pneumonia）由革兰染色检测不到的非典型病原体引起的，不能用标准方法培养。广义的非典型肺炎被认为是免疫功能正常患者CAP的原因之一，不同指南对该组中包括的特定微生物的类别意见不一。2001年版的ATS成人CAP管理指南保留了非典型肺炎一词，专门指三种病原体感染的诊断和管理：肺炎支原体、肺炎衣原体和军团菌。指南保留使用这一术语是指病原微生物，而不是临床表现。2007年，IDSA和ATS统一更新的CAP管理指南也保留了非典型肺炎这一术语，病原体中包括病毒。日本的CAP管理指南中的非典型肺炎不同于ATS的定义，包括肺炎支原体、肺炎衣原体和贝氏柯克斯体（Coxiella burnetii，俗称Q热立克次体），其原因是基于社区之间的流行病学差异以及日本军团菌的低流行率。加拿大CAP管理指南没有使用非典型肺炎这一术语，而是认为肺炎支原体、肺炎衣原体和军团菌是门诊和住院环境中常见的肺炎原因。

非典型肺炎在临床上按传播方式分为非人畜共患肺炎和人畜共患肺炎。肺炎支原体、肺炎衣原体和军团菌感染是最常见的非典型细菌性肺炎的非人畜共患原因。人畜共患肺炎在一般人群中较少见，与独特的环境风险因素和接触特定的动物媒介特别相关。引起肺炎的最常见的人畜共患细菌，如鹦鹉热衣原体、土拉热弗朗西斯菌（Francisella tularensis）和贝氏柯克斯体，是特定免疫人群CAP的重要原因。目前，中国非典型肺炎最常见的致病菌是肺炎支原体、鹦鹉热衣原体和军团菌。世界各国CAP患者中非典型病原体检出率在18.4%～40%，其中肺炎支原体占55%～70%。三种肺炎具有许多相同特点：病原菌非普通细菌；均通过呼吸道传播，并可引起局部流行；临床症状、体征无特异性；大多数非典型病原体没有细菌细胞壁，有些是细胞内的（如军团菌），有些是细胞旁的（如肺炎支原体），敏感抗生素均为大环内酯类、喹诺酮类、四环素类。由于三种肺炎在症状、体征及辅助检查方面无特异性，病原菌检测有局限性，易于误诊，部分重症病例进展迅速，病死率高，因此临床医师有必要加强认识，提高诊治水平。

一、肺炎支原体肺炎

支原体为目前发现的最小、最简单的原核生物，基因组大小580～2200kb。已经在人类、动物、植物和节肢动物中发现了200多种支原体，只有少数已被证明能引起人类疾病。主要致病性支原体包括肺炎支原体、生殖支原体、发酵支原体、人支原体、穿通支原体和解脲脲原体等。

肺炎支原体（mycoplasma pneumoniae，MP）属于细菌界，厚壁菌门，柔膜菌纲，支原体目，支原体科，支原体属。MP生长缓慢（传代时间6小时），具有简化和高度稳定的基因组（800kb），含DNA和RNA，仅由3层膜结构组成，内外层为蛋白质及多糖，中层为含胆固醇的脂质成分，形态结构不对称，一端细胞膜向外延伸形成黏附细胞器，黏附于呼吸道上皮。柔膜菌纲病原体缺乏细胞壁，细胞壁屏障永久性的缺失使柔膜菌纲成为独一无二的原核生物，使之区别于L型细菌（L型细菌细胞壁的缺陷是细菌对恶劣环境暂时的反应）。

肺炎支原体肺炎（mycoplasmal pneumoniae pneumonia，MPP）是由MP引起的以间质病变为主的急性肺部感染，需要密切接触才能传播。由于此类肺炎在临床表现上与肺炎链球菌等常见细菌引起的肺炎有明显区别，且β-内酰胺类和磺胺类药物等治疗无效，因此临床上又将其与军团菌、衣原体及立克次体等其他非典型病原体引起的肺炎统称为原发性非典型肺炎。

（一）致病机制

MP的发病机制复杂，包括侵袭或局部诱导的炎症细胞因子引起的直接损伤和免疫介导的间接损伤。

1.支原体较少侵入血液及组织内，当人体免疫系统薄弱时，这些致病性支原体会趁机侵入宿主各个系统，通过其特殊的结构，紧密地黏附于易感宿主细胞（上皮细胞、巨噬细胞、精细胞、红细胞等）表面的受体，引起细胞及机体受损。

MP的侵袭力主要与其表面结构（主要为黏附素及辅助蛋白）、荚膜及侵袭性酶等相关。呼吸道黏膜的纤毛定向摆动及吞噬细胞可清除机体中的异物。MP黏附于宿主呼吸道细胞，是其定植和感染的前提。有研究认为失去黏附能力的MP突变株不具有致病性。MP识别宿主唾液酸化和硫酸化的寡糖受体，通过末端黏附结构黏附于宿主支气管上皮，诱导宿主细胞中的细胞骨架重新排列，导致感染细胞内代谢和超微结构改变，促进感染后的信号转导。黏附细胞器由内部结构和表面黏附复合体蛋白组成。细胞膜周围的主要黏附素（P1和P30）和辅助蛋白（P40和P90）组成环状表面结构。内部结构由终端按钮（HMW2、HMW3、P65）、成对的板（HMW1、HMW2、CpsG、HMW3）和碗状复合体（Lon、P24、TopJ、P200、P41、MPN387、HMW2）组成。HMW1、HMW2、HMW3是指三种高分子量（high molecular weight，HMW）蛋白质。P1作为主要黏附蛋白之一，不仅在MP与宿主细胞黏附过程中发挥重要作用，同时也参与MP在气道表面的滑行。这种滑行运动能够使MP从支气管纤毛上皮细胞的纤毛尖端转移到其细胞表面，逃避黏膜纤毛的清除作用及吞噬细胞的吞噬作用。P30和P1的一些特定结构域之间存在一定程度的序列同源性，这两个结构域都代表了负责黏附的显性蛋白。P30位于附着细胞器的顶端，在将信号从细胞内部传递到外部以激活细胞黏附和运动的关键步骤中起着至关重要的作用，如P1复合物的排列以及P1与宿主受体之间的结合。P30对细胞发育有重要作用，P30的缺失可能导致支原体形态异常，而P30突变体和野生型P30等位基因的转化可以恢复其正常形态。MP的黏附作用可直接破坏呼吸道黏膜，而且其致病性的强弱与其黏附力成正比，并可以在吸附过程中吸取自身所需要的营养，影响细胞的新陈代谢。同时释放有毒的代谢产物，促进支原体对宿主上皮细胞产生直接损害。

MP没有细胞壁，其细胞膜可以与宿主细胞膜紧密接触，促进其生长和增殖所必需化合物的交换。此外，它能够通过将微管插入宿主细胞中来吸收葡萄糖、胆固醇和氨基酸等营养物质并释放过氧化氢和超氧化物自由基。这些物质和宿主细胞产生的内源性有毒氧分子引起呼吸道上皮细胞的氧化应激，可使上皮细胞线粒体肿胀，发生空泡变性，宿主细胞的触酶失去活力、纤毛运动减弱停止乃至纤毛脱落消失、RNA及蛋白合成减少且功能受损，最终致宿主细胞溶解死亡。MP缺乏超氧化物歧化酶和过氧化氢酶，其产生的超氧化物自由基也会抑制宿主细胞中过氧化氢酶的活性，既导致过氧化物分解减少，又使宿主细胞对氧分子的毒性作用更敏感。上皮细胞脱落是一种抵御感染性微生物的防御机制，并通过去除感染细胞来消除感染灶中的微生物。有研究表明，MP可能通过产生过氧化氢来调节感染细胞的分离、脱落，从而维持细菌感染。

2005年，Kannan和Baseman首次报道MP可产生毒素致病，该毒素蛋白与百日咳毒素S1亚基同源，具有ADP核糖转移酶功能，在ADP核糖转移酶功能完善的培养细胞中，毒素蛋白导致宿主细胞空泡变性及纤毛脱落，表明毒素蛋白具有外毒素作用。根据MP导致的临床特征，该毒素蛋白又被称为社区获得性肺炎呼吸窘迫综合征（community-acquired respiratory distress syndrome，CARDS）毒素。CARDS毒素是由MPN372基因编码的591个氨基酸的蛋白质，主要分布于胞膜和胞质。小鼠模型表明支气管肺泡灌洗液中CARDS毒素浓度与特定

MP菌株的定植、生长、复制、繁殖能力直接相关，并导致肺组织病理学改变。CARDS毒素是导致MP脓毒症及气道高反应性甚至哮喘样症状的关键因素。菌株间的差异性可以预测肺疾病患者病情的严重程度。研究表明，CARDS毒素与宿主靶细胞的肺表面活性蛋白A（SP-A）受体结合，并通过网格蛋白介导的途径以剂量和时间依赖的方式迅速内吞。内吞后，CARDS毒素以逆行方式从内（吞）体（endosome）通过高尔基复合体进入内质网。此外，逆行转运有助于毒素拼接，并诱导液泡形成。宿主细胞胞内囊泡的酸性环境被认为是CARDS毒素拼接、运输和转运的必要条件。CARDS毒素引起纤毛停滞和核碎裂，释放促炎细胞因子IL-1β、IL-6、TNF-α，诱发急性细胞炎症，导致气道损伤。CARDS毒素也被用作聚合酶链反应的靶点或者血清学检测的抗原。

MP通过免疫逃避或调节宿主免疫反应而存活。对侵袭性感染的免疫反应不足导致不受控制的增殖和宿主组织损伤。MP表面抗原的变异如突变、重排等可能导致保护性免疫的缺失，导致MP长期反复感染。

MP最初被认为是黏膜致病菌，主要通过与宿主上皮细胞相互作用致病，但有研究认为，MP可以侵入白细胞内。对MP基因谱的分析表明，一些MP独立存活基因在消失。一些体外试验也表明，MP可以在胞内生长及复制。MP感染后的临床症状包括潜伏或慢性感染，抗生素效果不佳，以及需要延长疗程及宿主的免疫反应都与胞内寄生相关。但在自然感染过程中，MP在胞内的改变还没有被报道。

2.MP感染除引起呼吸系统症状外，也能损害其他系统，肺外表现的发生率为25%～35%，胃肠道和皮肤表现最为普遍。MP的肺外致病机制可分为直接损害、间接损害和血管闭塞三部分。早发性肺外并发症可能与MP血液传播引起的直接损害有关，晚发性疾病可能与自身免疫、血管损害和药物反应引起的间接损害有关。

呼吸道表面免疫屏障不成熟或受损的患者感染MP后不足以发展为肺炎，病原体可通过受损肺上皮细胞之间的薄弱间隙被动转移到血液循环中。由于红细胞携带唾液糖蛋白，MP具有血液吸附性，对红细胞具有吸附能力。因此，MP侵入血液系统后可引起全身性感染。支原体累及中枢神经系统时并发支原体血症，证明MP可经血液传播向远处器官转移而致病。MP有两种可能的直接损伤形式：首先，MP可直接侵入呼吸道以外器官。例如，早发性肝炎可在没有肺炎的情况下发生，推测MP直接定植并感染肝上皮细胞，但这种情况尚未得到证实。其次，MP引起的炎症损伤。在富含细胞因子产生细胞的组织中，MP的膜脂蛋白可诱导局部产生细胞因子，从而导致组织和器官的炎症损伤。据报道，IL-17是全身免疫反应中重要的免疫介质，可能与疾病的严重程度和肺外发病机制有关。

宿主免疫包括巨噬细胞、肥大细胞、中性粒细胞、自然杀伤细胞以及T、B淋巴细胞。MP对T淋巴细胞和B淋巴细胞以丝裂原的方式起作用，并通过分泌细胞因子或直接作用于巨噬细胞等炎症细胞，激发广泛的免疫反应。若炎症细胞过多地被激活，正常T淋巴细胞亚群的比例会被破坏，同时会诱导抗自身T淋巴细胞的数目增加，严重时可引起细胞增殖紊乱。另一方面，细胞因子产生减少或紊乱，可促使B淋巴细胞多克隆化，导致机体体液免疫功能减低及发生免疫调节功能紊乱，并产生自身免疫反应。作为抗原的MP可诱导机体产生与心脏、肺、脑等存在共同抗原的特异性抗体，称之为自身抗体，自身抗体既可单独存在，也可与抗原结合形成损害机体能力更强的抗原-抗体免疫复合物。补体和免疫细胞会在自身抗体和免疫复合物的诱导下被激活，促使机体产生强大的免疫反应。相关临床数据表示MPP患者发生类风湿、多发性肌炎、系统性红斑狼疮等自身免疫性疾病的比例高于普通肺炎患者。MP引起的体液免疫、细胞免疫和先天免疫系统紊乱进一步加重呼吸系统的损伤。

肺外表现不仅与感染过程和自身免疫直接相关，还与血管并发症有关。血管闭塞引起的肺外表现的发生涉及直接和间接的机制。直接机制指MP可通过血源性转移到达远端器官，局部诱导细胞因子和趋化因子（包括TNF-α和IL-8）影响血管壁，最终导致局部血管炎或血栓形成，不伴有全身高凝状态。间接机制是炎症通过激活的补体等物质致使全身高凝状态，进而导致血栓性血管阻塞。此外，冷凝集素、血管畸形、镰状细胞特征、抗心磷脂抗体、$β_2$-糖蛋白抗体、狼疮抗凝血抗体和抗凝血酶原抗体阳性均可增加血栓形成的风险。组织损伤、血管通透性增加、机体高凝状态和血栓形成均进一步加重炎症反应。以上几种机制协同作用造成多器官损伤，甚至导致多器官功能衰竭。

（二）流行病学

MP只寄生于人类，其他一些人类支原体存在于非人类灵长类动物。MP可引起上呼吸道和下呼吸道感染，在全球范围内发生地方性和流行性疾病。MPP广泛存在于全球范围内，多为散发病例，3～7年发生一次地区性流行，流行时间可长达1年，流行年份的发病率可以达到非流行年份的数倍，容易在学校、幼儿园及军队等人员比较密集的环境中集中发病，经飞沫和直接接触传播，潜伏期1～3周，潜伏期内至症状缓解数周均有传染性。在散发期间，MP可能占社区获得性细菌性肺炎（CABP）的4%～8%。在流行期间，MP占普通人群CABP的20%～40%，在封闭人群中可高达70%。

MP感染在一年中的任何时候都可能发生。在美国，绝大多数的暴发流行发生在夏末秋初；我国北方地区秋冬季多见，南方地区则是夏秋季节高发。日本的研究发现，气温升高与MP感染的发生呈正相关，这有助于解释在较温暖的月份可能发生的数量增加。MPP可发生于任何年龄，但在学龄期儿童、青壮年、无基础疾病的CAP患者中所占比例更高，在老年人和5岁以下儿童中亦可发生局部和偶尔的流行。在社区、封闭或半封闭的环境中，如军事基地、医院、宗教社区，都有MP感染暴发的记录。

值得注意的是，MP进入体内不一定均会出现感染症状。对MP感染的自然免疫通常是短暂的，自然免疫系统未能消灭这些微生物，在某些情况下导致携带时间延长。此外，常用于治疗支原体感染的大环内酯类和四环素类抗生素是抑菌剂，因此可能有助于延长携带时间。荷兰学者Spuesens等2013年的一项研究发现，21%无症状儿童和16%有症状儿童的MP DNA阳性，且细菌载量相似。他们还发现，这些微生物在没有临床疾病的情况下可以存活4个月，而且携带率在季节和取样年份之间存在变化。同年，美国学者Wood等的一项研究报告称，56%的健康儿童、64%的急性哮喘患者和65%的难治性哮喘患者在上呼吸道携带MP。然而，Centor等的研究发现，在一所大学的健康诊所，180名没有咽炎或其他呼吸道感染症状的学生中，经口咽拭子PCR检测，所有人MP均为阴性。其他研究也报告了健康人的低携带率。在已发表的研究中，携带率不同的原因并不明显，可能与当地社区在某一特定时间内的生物流行程度有关。似乎没有一种单一的检测方法或解释能够可靠地区分定植和感染。

MP在COVID-19大流行前是呼吸道感染的常见原因，通过直接检测方法测量，2017—2020年全球发病率为8.61%。然而，针对COVID-19的非药物干预措施大大降低了MP的传播。在短期内，发病率在2020年4月1日至2021年3月31日期间降至1.69%。当时其他病原体的传播率也较低，但几种病原体（呼吸道合胞病毒、A群链球菌）的传播再次出现，表明社区传播。然而，MP传播在非药物干预措施放松或停止期间也显示出长期的减少，在2021年4月1日至2022年3月31日期间发病率为0.70%。考虑到MP传代时间较慢，潜伏期较长，在解除非药物干预措施后，可能需要较长的时间间隔才能在人群中重建。随后，群体免疫力的减弱导致包括支原体在内的相关感染的激增。2023年11月下旬，WHO报告称，自5月以来，中国因MPP所致的儿童门诊和住院人数增加，自10月以来，呼吸道合胞病毒、腺病毒和流感病毒亦相应增加。抗菌药物治疗后，上呼吸道仍有细菌携带，这可能导致疫情延长。

（三）临床表现

MP感染受性别、年龄、遗传背景和环境压力的影响，这些因素可能导致人类感染的广泛临床表现。MP在呼吸道的存在可表现为感染的3个不同阶段：①上呼吸道无症状的传播；②上呼吸道有症状的感染；③下呼吸道有症状的感染。MP最典型的临床表现为气管支气管炎，表现为干咳或产生黏液样或黏液化脓性痰，出现类似上呼吸道感染的非特异性症状，如鼻炎、咽喉痛、头痛和中耳炎。严重者可能出现呼吸困难，儿童患者咳嗽可能具有百日咳样特征。下呼吸道感染的特点是破坏支气管上皮和产生TNF-α、IL-1β、IL-6和IL-8等细胞因子，组织学显示支气管周围有中性粒细胞和巨噬细胞为主的炎性细胞浸润。约1/3的感染者可发展为肺炎，潜伏期一般为1～3周，家庭内传播常见。MP在肺部一般不引起破坏性损伤，故临床表现多不严重，多数患者仅以发热、疲乏为主，部分患者可出现突发高热并伴有明显的头痛、肌痛及恶心等全身中毒症状。呼吸道症状以干咳最为突出，多伴有明显的咽痛，偶有胸痛、痰中带血。发热可持续2～3周，体温恢复正常后仍有持续数周的咳嗽、乏力和全身不适症状。MP在感染后滞留于呼吸道的时间可达数月，低丙种球蛋白血症患者有时可达数年，原因可能是病原体黏附或侵入上皮细胞。肺部体征多不明显。

MP肺部感染可能在哮喘患者中更为常见，可先于哮喘的发作，也可导致哮喘急性加重，也被认为是成人哮喘发病、发展的触发器。Biscardi等发现，20%因哮喘急性加重而需要住院治疗的患儿MP阳性，在新发哮喘的儿童中，50%的患者发现MP感染。在成人患者中进行的一项类似研究显示，18%因急性哮喘发作住院的患者MP呈阳性。由MP引起的其他呼吸相关疾病包括肺脓肿、闭塞性细支气管炎、支气管扩张、肺栓塞、脓胸、慢性间质纤维化和成人呼吸窘迫综合征等。在42例感染后闭塞性细支气管炎患儿中，10例检测到MP-IgM抗体，仅次于腺病毒。

多达25%的MP感染者在发病后或在无呼吸系统疾病的情况下在不同时期发生肺外并发症。MP感染肺外表现以耳痛、麻疹样或猩红热样皮疹较多见，极少数患者可伴发胃肠炎、心包炎、心肌炎、脑膜脑炎、上行性麻痹、横断性脊髓炎、溶血性贫血、弥散性血管内凝血、关节炎及肝炎等。自身免疫反应在肺外并发症中发挥一定的作用。已从脑脊液、心包液、滑膜液及其他肺外部位分离到MP，用PCR方法也检测到该病原体直接侵袭的证据。仅凭临床特征不足以与其他常见细菌（尤其是衣原体）引起的肺部感染相区别。肺外并发症多在病程7～14天出现。肺外并发症常随MP感染的好转而好转，但神经系统、心血管系统及肾脏的损害则持续时间较长。

（四）影像学表现

MPP影像学改变主要与其导致的肺部病理变化相关，而其病理特点与发病机制直接相关。MPP通过黏附侵犯气道的纤毛呼吸上皮，引起支气管壁水肿、溃疡形成，炎性浸润向支气管血管周围发展，表现为气管-支气管炎、毛细血管炎；然后再引起小叶、肺泡间隔的间质浸润，进一步累及肺泡时导致肺泡内渗出，表现为间质性肺炎、支气管肺炎甚至大叶性肺炎。当渗出累及胸膜时，可有纤维蛋白渗出和少量渗液，影像学表现为胸腔积液。其影像学可表现以下4种类型：①与小叶性肺炎相似的点状或小斑片状浸润影；②与病毒性肺炎类似的间质性改变；③与细菌性肺炎相似的节段性或大叶性实质浸润影；④单纯的肺门淋巴结肿大型。

MPP的CT影像可表现为结节状或小斑片状影（图3-3-1，图3-3-2）、实变影、磨玻璃影（图3-3-3，图3-3-4）、支气管壁增厚、支气管扩张样改变（图3-3-5，图3-3-6）、树芽征（图3-3-7，图3-3-8）、支气管充气征（图3-3-9，图3-3-10）、小叶间隔增厚（图3-3-11～图3-3-13）、淋巴结肿大、胸腔积液（图3-3-14）等。少数表现为类圆形结节状阴影（图3-3-15）。如表现为游走性的浸润病灶（图3-3-16，图3-3-17），亦有一定提示作用。有研究表明，MPP的CT改变以支气管壁增厚最常见（81%），其次是磨玻璃影（78%）、小叶中心结节（78%）和小叶分布实变影（61%）。小叶中心结节伴肺小叶分布的磨玻璃密度影，高度提示MPP。支气管壁增厚对MPP的诊断亦有参考价值。由于支气管扩张和管壁的增厚往往具有局限性，不同肺野的支气管比较有助于诊断。有效治疗后扩张支气管可恢复正常，故称作假性支气管扩张或支气管扩张样改变比较合适。机制可能为这种假性支气管扩张正处于支气管扩张发病过程中的早期可逆性阶段，通过有效的治疗，同时避免反复肺部感染，阻止了感染的进程，使支气管扩张恢复正常。

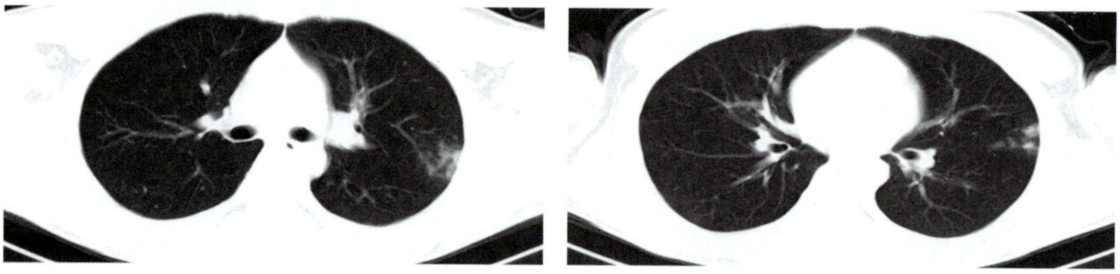

图3-3-1　男，14岁。咳嗽、发热4天。左肺斑片、结节影，病灶密度不均，边界模糊（2017.12.12）

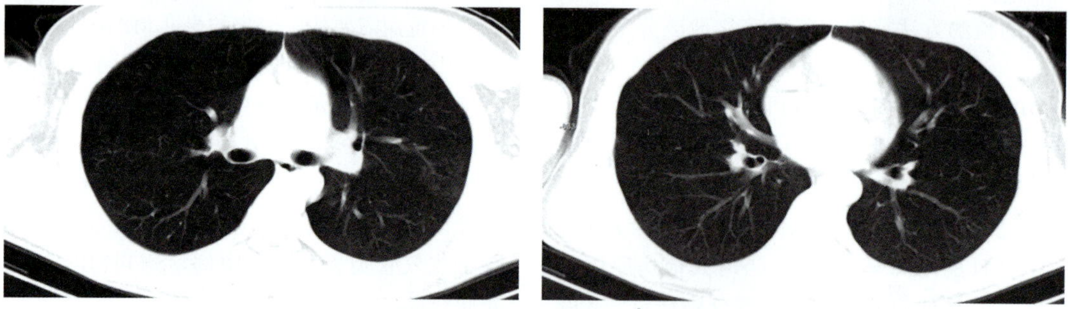

图3-3-2　发病第5天MP抗体阳性，阿奇霉素治疗10天病变基本吸收（2017.12.21）

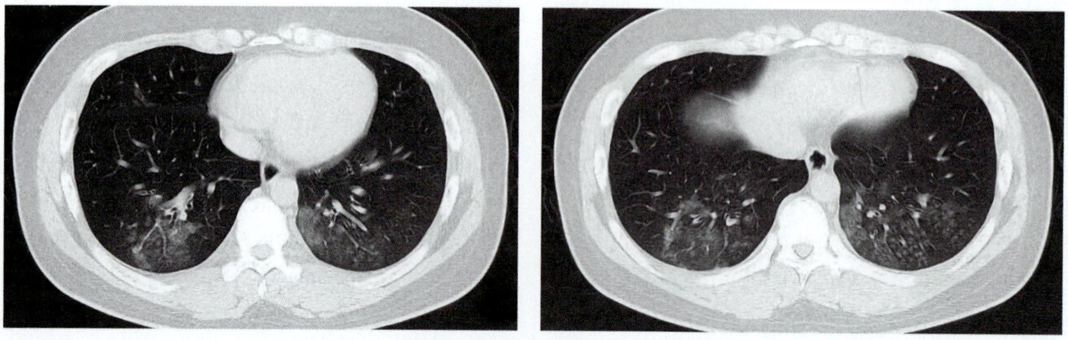

图3-3-3　男，18岁。咳嗽、咳痰、发热4天。发病后第4天MP抗体（被动颗粒凝集法）滴度1∶40。双肺多发斑片、磨玻璃、结节影（2018.04.22）

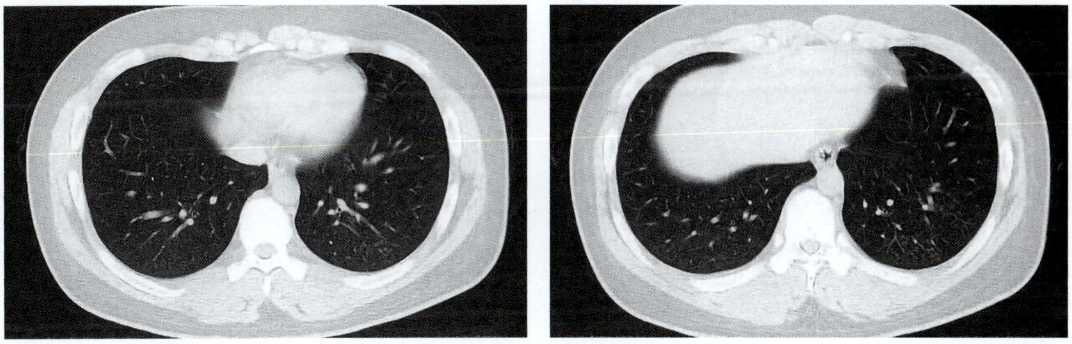

图3-3-4　发病后第14天MP抗体滴度1∶320，左氧氟沙星治疗10天后病变明显吸收，左肺下叶小结节影（2018.05.01）

（金乡县人民医院呼吸科　王　陆　提供）

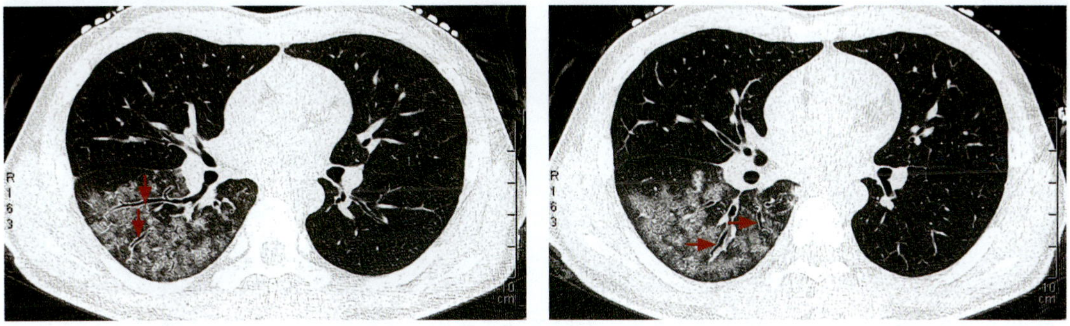

图3-3-5　男，24岁。发热、咳嗽、咳痰1周。右肺下叶磨玻璃、结节影，支气管管壁增厚、支气管扩张样改变（红箭）（2014.09.07）

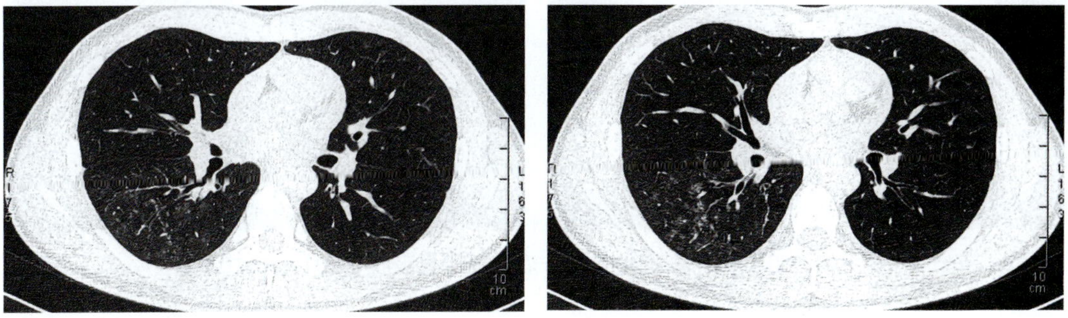

图3-3-6　患者被动颗粒凝集法MP-IgM滴度≥1∶160，阿奇霉素治疗1周后病变吸收明显，管壁恢复正常（2014.09.14）

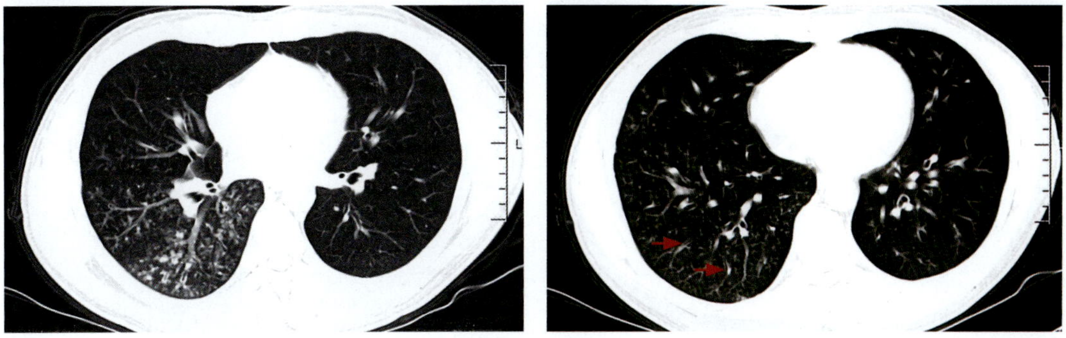

图3-3-7　男，36岁。发热、咳嗽10天，痰中带血5天。右肺中、下叶支气管壁增厚、支气管扩张样改变（红箭）、树芽征明显（2018.04.07）

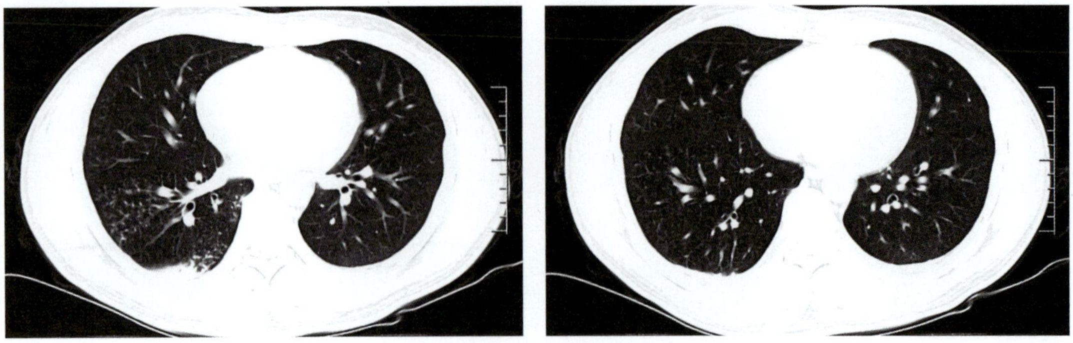

图3-3-8　左氧氟沙星治疗10天病变有所吸收，支气管扩张样改变消失（2018.04.07）

（枣庄市峄城区人民医院呼吸科　张　蕾　提供）

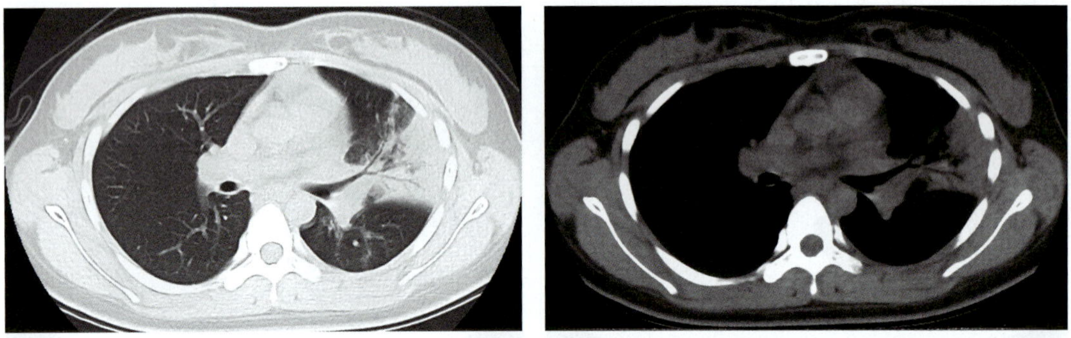

图3-3-9　女，15岁。发热、咳嗽6天。左肺舌叶实变影，支气管充气征明显（2017.12.04）

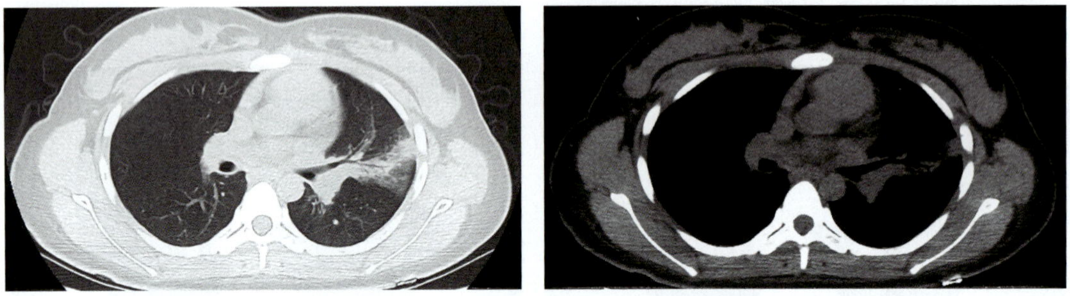

图3-3-10　阿奇霉素治疗10天后病变明显吸收（2017.12.10）

（烟台毓璜顶医院呼吸科　于鹏飞　提供）

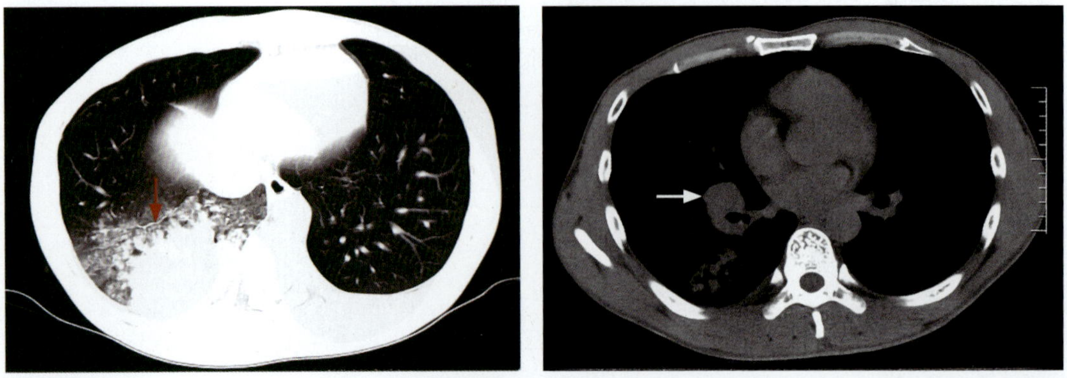

图3-3-11　男，33岁。发热、咳嗽、咳黄痰1周。MP-IgM抗体阳性。左肺舌叶实变影；右肺下叶结节、树芽征、磨玻璃、实变影，小叶间隔增厚（红箭），右肺门淋巴结肿大（白箭）（2018.08.02）

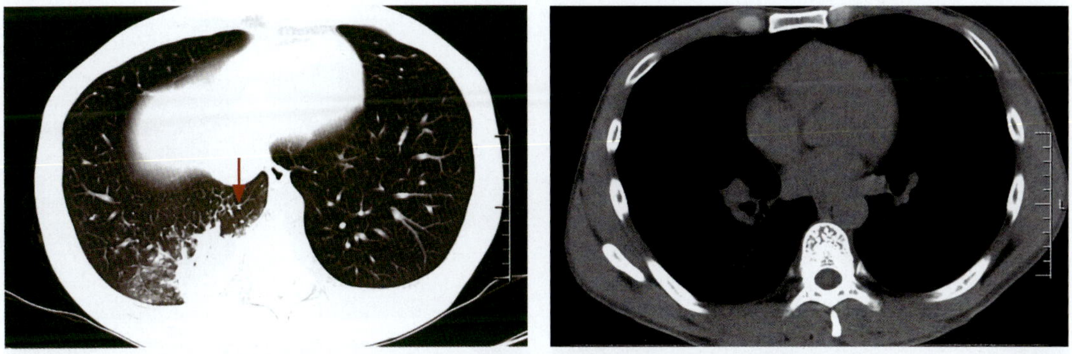

图3-3-12 左氧氟沙星治疗8天，病变较前吸收（2018.08.11）

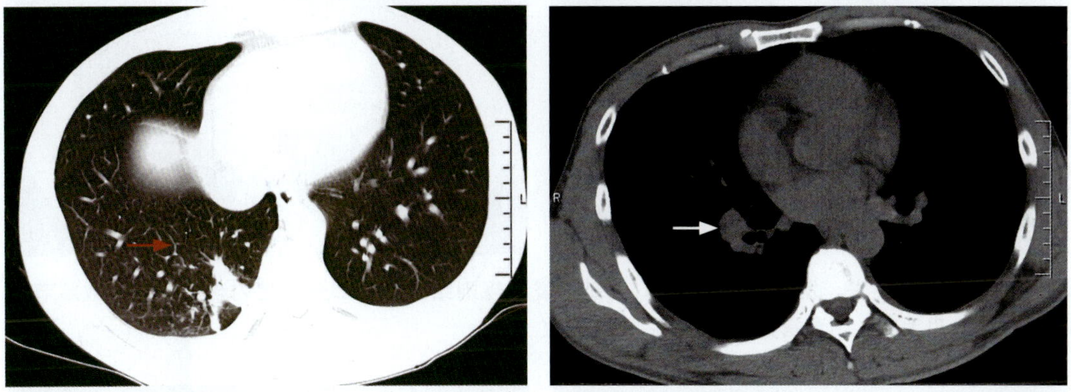

图3-3-13 继续治疗8天，病变进一步吸收，右肺下叶可见小叶间隔增厚（红箭），肺门淋巴结略有缩小（白箭）（2018.08.19）

（枣庄市峄城区人民医院呼吸科 张 蕾 提供）

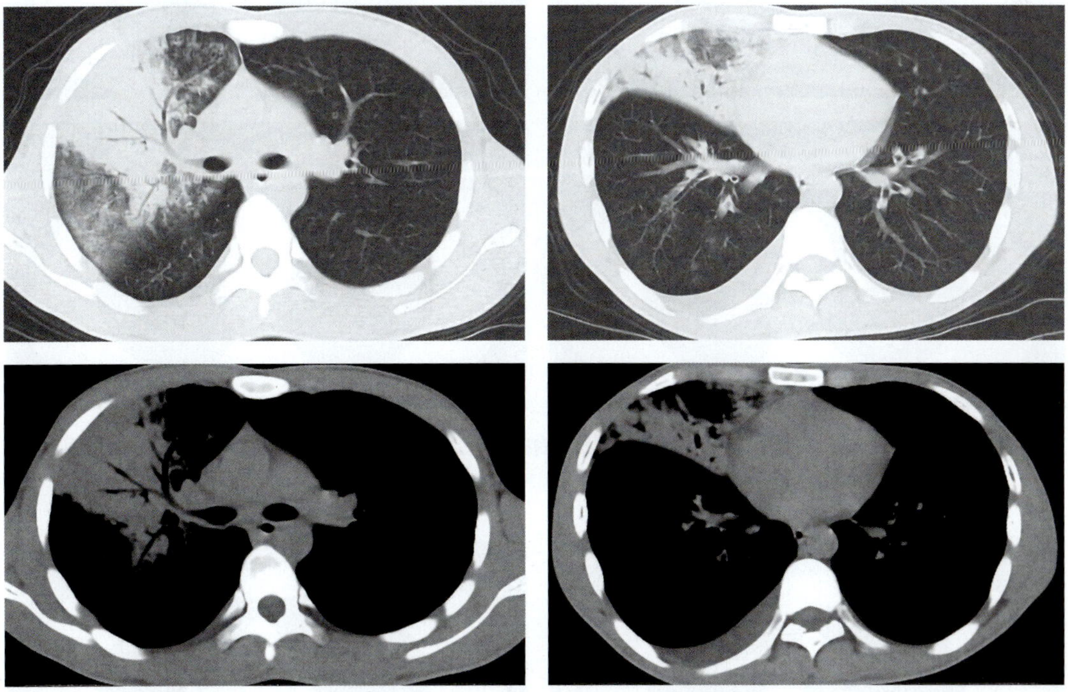

图3-3-14 男，21岁。咳嗽、发热1周。MP抗体1∶2560。右肺上叶、中叶实变、磨玻璃影，右肺下叶斑片影，右侧胸腔积液。左氧氟沙星治疗10余天后病灶吸收

（太原市第四人民医院结核科 段慧萍 提供）

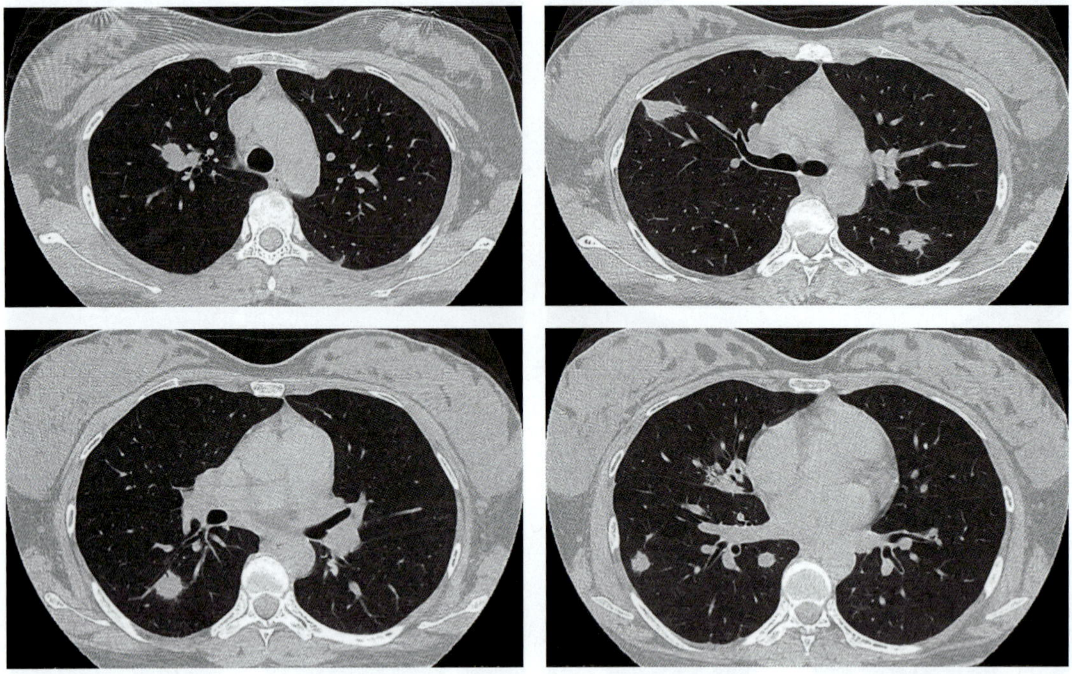

图3-3-15　女，17岁。发热、咳嗽1周。双肺多发不规则结节影，部分病灶内含空洞，少数结节可见毛刺。阿奇霉素治疗1周后病变吸收

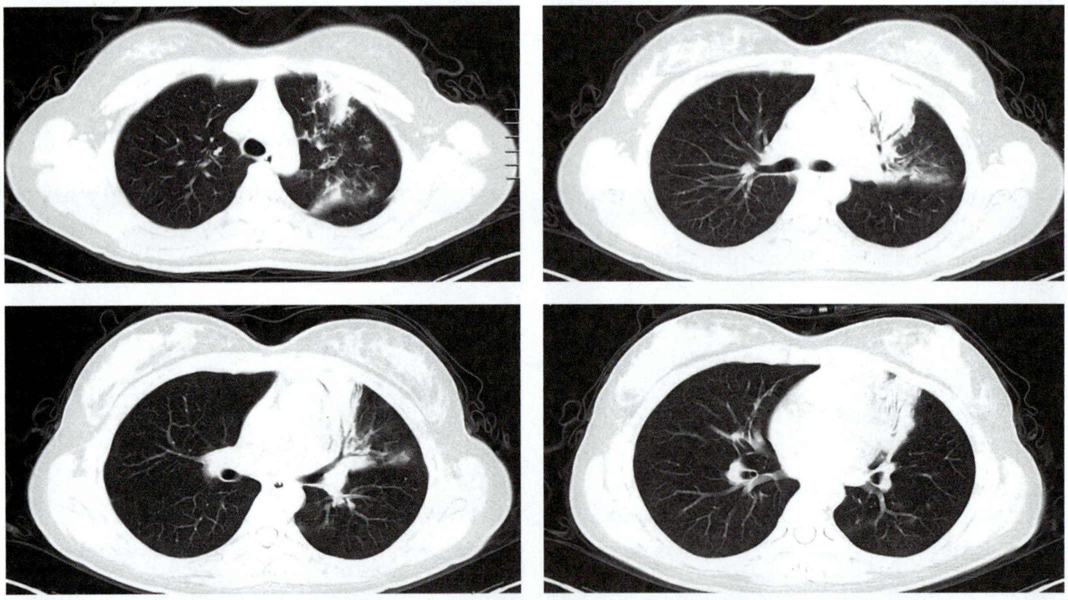

图3-3-16　女，17岁。发热、咳嗽5天。青霉素治疗3天无效。MP核酸检测阳性。左肺上叶实变影（2017.04.07）

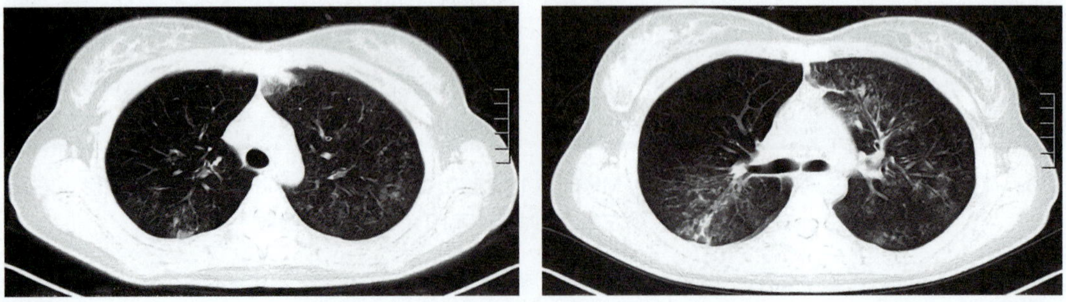

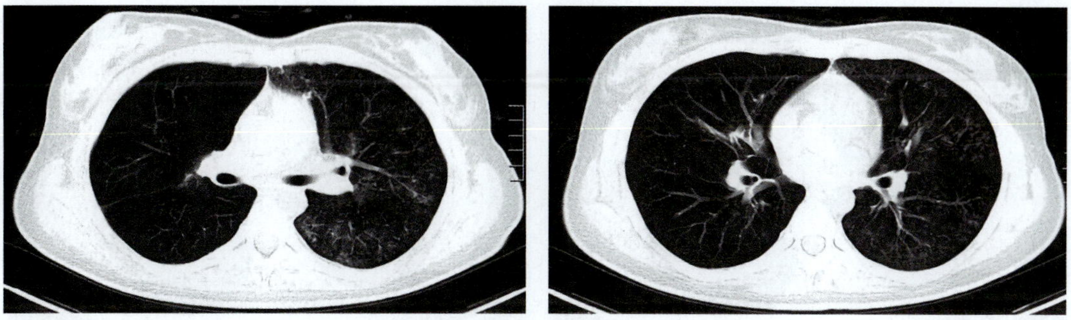

图3-3-17　阿奇霉素治疗6天，左肺上叶实变影吸收，双肺新发磨玻璃影，树芽征明显（2017.04.13）

（吉林大学第一医院呼吸科　刘　伟　提供）

婴幼儿MMP多为斑片影、片状密度增高影或间质性病变，双肺均可受累。学龄前及学龄儿童MPP主要表现为肺段或肺叶的实变影，且以单侧受累为主，这可能与年长儿MP感染后机体全身炎症反应强烈有关，可伴胸腔积液。重症MPP患儿的肺部影像学多表现为大片状阴影，伴有肺不张、胸腔积液及坏死性肺炎/肺脓肿等肺内并发症。坏死性肺炎为节段性或大叶性实变内出现液化坏死，呈壁薄空洞影像表现，与肺脓肿的厚壁空洞相区别（图3-3-18，图3-3-19）。部分病例可遗留支气管扩张、闭塞性细支气管炎、肺不张等。7%～30%的患儿出现肺门淋巴结大，大多数为单侧，纵隔淋巴结大多位于气管前、腔静脉后。经有效抗感染治疗后淋巴结肿大常迅速减小，可与肺结核相鉴别。

成人MPP病变单侧多见，多为边缘模糊、密度较低的云雾样片状浸润影，从肺门向外周肺野放射，肺实质受累时也可呈大片实变影。部分病例表现为段性分布或双肺弥漫分布的网状及结节状间质浸润影（图3-3-20，图3-3-21），胸腔积液少见。

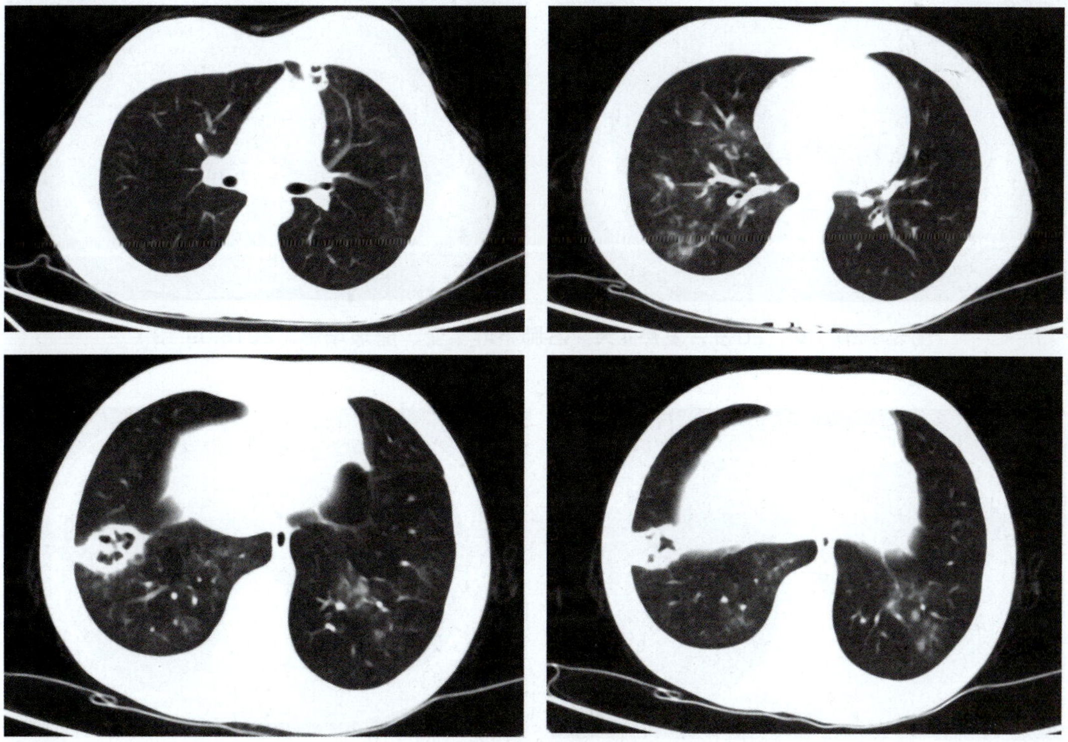

图3-3-18　女，15岁。发热10余天。给予阿奇霉素治疗4天，哌拉西林、泰能等药物治疗7天，仍发热，起初时有干咳，近2日咳白色黏痰，偶有黄痰。双肺多发斑片、磨玻璃影，左肺上叶、右肺下叶实变、空洞影（2018.08.16）

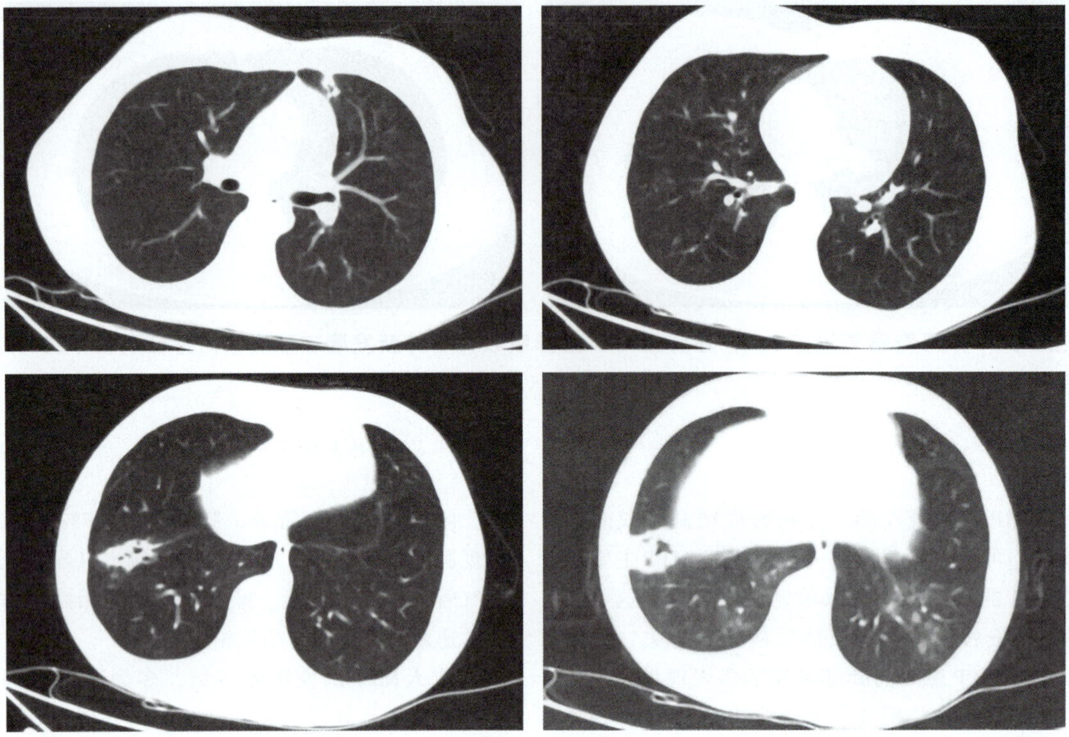

图3-3-19　患者抗MP抗体IgM（酶联免疫法）150.60BU/ml，阿奇霉素治疗10天后病变吸收（2018.08.26）

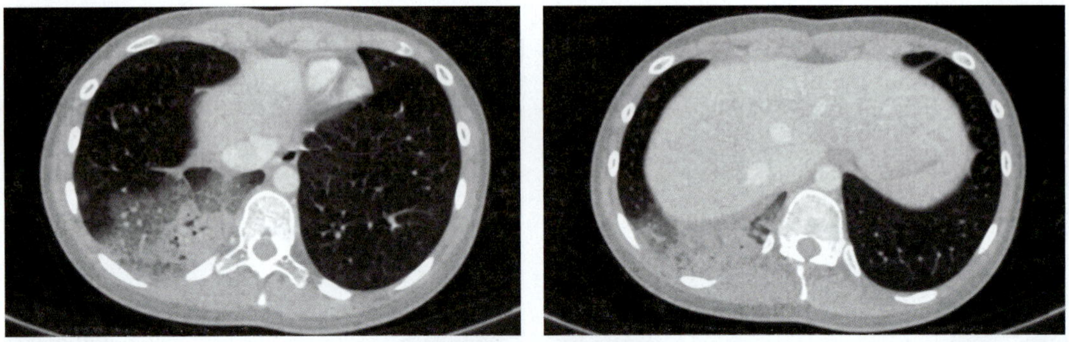

图3-3-20　女，20岁，发热4天。右肺下叶实变、磨玻璃影（2018.09.13）

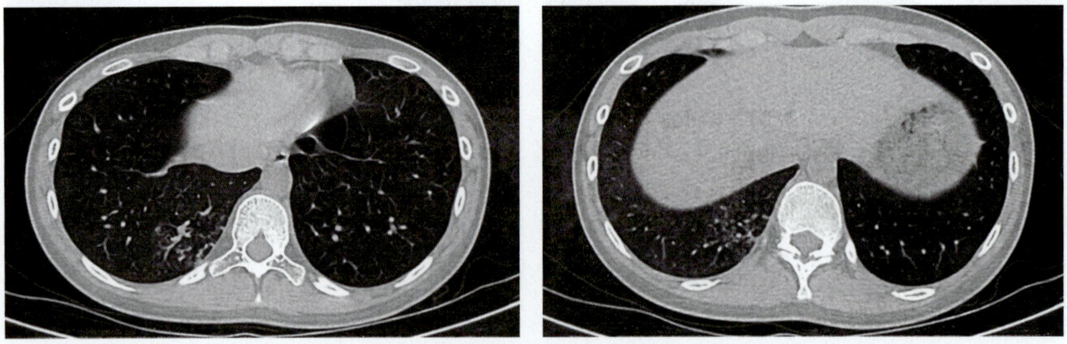

图3-3-21　患者MP抗体1∶1280，阿奇霉素治疗5天后病变吸收（2018.09.18）

病程的不同阶段胸部CT影像学表现常有不同。磨玻璃样改变和小叶间隔增厚多出现在病程的早期，小叶间隔增厚主要位于磨玻璃样密度影内及其周围，提示早期MPP以肺间质病变为主。继而为散在分布的多发斑片状实变影，而大片实变影、支气管壁增厚则相对更晚。

（五）病原学诊断

MP感染目前可通过培养、血清学检测和抗原或核酸检测等分子方法进行诊断。以培养或分子为基础的方法检测MP呼吸道感染的标本包括鼻咽或口咽拭子、气管抽吸物、活检获得的肺组织、胸膜液、痰液和肺泡灌洗液。肺外标本包括血液、脑脊液、心包液、皮肤损伤或任何器官的组织。痰是PCR检测MP的最佳标本，有研究显示，痰中MP的数量在10^2～10^7CFU/ml，口咽拭子的数量在10^2～10^3CFU/ml，这为痰作为首选诊断标本提供了一个合理解释。由于许多儿童和成人在MP感染后不产生痰，结合临床，鼻咽拭子和口咽拭子在标本获取方面，相较于痰更有优势。

1. *培养*　该方法是MP诊断的金标准，但体外培养困难，且生长缓慢，一般需要2～5周才能在培养基上观察到，故很少用于临床诊断，常用于回顾性诊断和研究。MP没有细胞壁，这导致其多形性，无法在革兰染色上看到。现主要利用MP生长过程中分解葡萄糖并产酸的特点设计了快速培养鉴定方法，通过观察培养基颜色的变化来早期发现MP的生长，不仅缩短了培养时间，也提高了阳性率，但存在一定假阳性。

2. *血清学检测*　MP含有脂质和蛋白抗原，能诱导感染者的抗体应答。血清学检测方法是MP诊断和流行病学调查的主要方法，检测的抗体包括IgM和IgG两种。IgM通常在临床发病后1周后检测到，3周左右到达最高浓度后逐渐降低，并持续数月。IgG出现在机体感染MP 2周后，1个月左右达到高峰，其滴度在1∶16以上认为有临床意义，上升速度较慢且在体内的持续时间较长（最长可达4年左右），且病情越重，IgG阳性率越高。

目前诊断MP感染的血清学方法包括特异性试验和非特异性试验，前者常用的有明胶颗粒凝集试验（particle agglutination，PA）和酶联免疫吸附试验（ELISA）等。PA检测的是IgM和IgG的混合抗体，PA滴度越高时IgM阳性可能性越大，但PA滴度与IgG是否阳性无明显关系。PA试验单次抗体滴度≥1∶160可作为诊断MP近期感染或急性感染的参考。ELISA是国内目前诊断MP感染血清学试验中常用的方法，可分别检测MP特异性IgG和IgM，其中特异性IgM对早期诊断更有价值，但部分反复发生MP感染的成年患者，特异性IgM可能持续阴性，免疫抑制者甚至不产生抗体。因此，即使MP特异性IgM多次阴性，也不能排除MP急性感染。另外，IgM有时可存在数周甚至数月，仅凭IgM检测难以判断急性感染。仅使用急性期血清学缺乏特异性和敏感性。在5岁以上健康儿童中，MP特异度IgM和IgG阳性者分别高达20%和50%。而且，血清学检测感染性疾病的敏感性一般在感染早期和两岁以下儿童中较低。无论采用何种检测方法，急性期及恢复期的双份血清标本中（间隔7～14天），MP特异性抗体滴度呈4倍或4倍以上增高或减低时，均可确诊为MP感染。冷凝集试验属于非特异性诊断，MP感染时阳性率仅为50%左右，腺病毒、巨细胞病毒、EB病毒等感染也可诱导血清冷凝集素的产生，正常人血清中也有少量的冷凝集素，故仅作为MP感染的参考。MP感染后第2周可达1∶32或更高，第4周达到高峰，并在6～8周消失。

3. *分子生物学方法*　分子诊断技术能够及时诊断MP感染，正迅速成为临床诊断的支柱。最常用的分子诊断方法为PCR技术，具有敏感性高、特异性强、简便快捷，存在交叉反应的特点，现被广泛用于MP的早期快速诊断。用药2周后仍可得到阳性结果，还可用于判断疗效。

分子生物学方法虽然能在MP感染急性期做出诊断，但研究发现在健康人群中MP携带率达0.1%～13.5%，MP体感染后DNA可在上呼吸道存在7周至7个月，即使分子生物学检测到MP DNA，也不能区分为MP感染还是MP携带者。须结合临床症状及其他诊断方法做出诊断。基因扩增时污染、感染后MP的持续存在、无症状的MP携带者都可能造成假阳性，荧光定量PCR法虽避免了普通PCR操作中的污染问题，提高了检测特异性，但技术要求高，基层医院应用困难。另外，不同的个体用PCR方法诊断MP感染存在较多影响因素，包括患者的年龄、症状出现的间隔、标本采集时间、样本的采集方法及PCR靶基因和实验员技术水平等。

目前，没有一种试验能够明确地将MP感染与MP携带或既往的MP感染区分开来，多推荐采用2种或2种以上诊断方法相结合，以提高诊断的准确性。对于不超过3岁的MP感染患者，由于患儿体内的免疫反应不成熟，采用分子生物学诊断方法可能较血清学诊断更为准确。由于疾病不同时期，机体免疫状态不同，感染菌量不同，选择不同的诊断方法可能也会影响诊断的准确性。在疾病的早期阶段，由于机体免疫应答的产生需要一定时间，培养和核酸扩增为更可取的诊断方法。在后期阶段，由于MP在气道中负荷量较低，可能血清学诊断相对更有意义。

（六）治疗

因为支原体没有细胞壁，其对作用于细胞壁的抗生素耐药。因此，所有β-内酰胺类、糖肽类抗生素和磷霉素对支原体无效。柔膜菌纲亦对磺胺类和利福平天然耐药。抑制蛋白合成的抗生素对大多数支原体有效。

对MP有效的主要药物包括作用于细菌核糖体以抑制蛋白质合成的药物，如大环内酯、酮内酯、链霉素和四环素，以及抑制DNA复制的药物，如氟喹诺酮类。2001年日本学者Okazaki首次报道MP对大环内酯类抗生素耐药，随后在亚洲传播，最终传到欧洲和北美。MP对大环内酯类耐药的机制主要与靶位改变、主动外排及药物灭活有关。研究表明，急性呼吸道感染儿童和成人23S rRNA基因的Ⅴ区突变不断增加，该结构域是MP与大环内酯类药物直接结合的位点，碱基点突变可导致大环内酯药物与核糖体亲和力下降而引起耐药。由于23S rRNA基因仅存在于MP基因组的一份拷贝中，单个突变事件可使大环内酯易感表型由极度易感变为高度耐药，同时对链阳菌素B、林可酰胺类和酮内酯产生耐药性。A2063G和A2064G是最常见的突变，与对14元和15元大环内酯类药物（如红霉素、克拉霉和阿奇霉素）的高水平耐药有关，但对16元大环糖苷类药物（例如罗他霉素）呈中度耐药。MP分离株中还有其他点突变，如C2617A或C2617T突变，对大环内酯类呈低水平耐药。由于MP的突变率很高，这样的突变事件可以在发生选择的群体中迅速累积。另外，核糖体蛋白L4和L22的插入或缺失突变也可能导致大环内酯抗生素耐药。而且，MP可产生一种针对大环内酯类抗生素的钝化酶，其主要作用是使大环内酯类抗生素的结构发生变化，使其失去抗菌的活性。耐药菌株的激活可能是MP暴发的重要原因之一。

对MP抗感染治疗的疗程通常需要10～14天，部分难治性病例的疗程可延长至3周左右，但不宜将肺部阴影完全吸收作为停用抗菌药物的指征。氟喹诺酮类药物能对骨骼发育产生不良影响，一般情况下应避免用于18岁以下的未成年人；四环素类药物可引起牙齿黄染及牙釉质发育不良，也不宜用于8岁以下患儿。因此，大环内酯类抗生素可作为治疗儿童MPP的首选药物。对大环内酯耐药的MP菌株，可应用四环素或氟喹诺酮类药物治疗。然而，大环内酯类药物在一些大环内酯耐药菌株的患者中显示出临床有效性，这一现象可以解释为MP感染往往是自限性疾病，大环内酯的抗炎作用（非抗菌作用）可能改善临床症状。

根据日本儿科学会2013年的建议，尽管大环内酯耐药率超过80%，但在日本，大环内酯仍然是一线治疗药物，该国大环内酯的有效性必须在使用这些抗菌剂后48～72小时通过是否退热来评估。在最初使用大环内酯治疗失败的肺炎病例中，考虑使用呼吸性氟喹诺酮类或四环素类抗生素替代治疗。与欧洲和美国不同，日本批准口服氟喹诺酮类抗生素托氟沙星作为社区获得性MPP患儿的二线治疗药物。事实上，在日本进行的托氟沙星注册申请的一项研究中，关节软骨损害的发生率仅为0.85%（2/235），关节磁共振成像未见异常发现。Sakata等2012年另一项对83名儿童MPP患者使用托氟沙星治疗的研究报道，副作用包括轻度腹泻，但没有患者出现关节症状。虽然托氟沙星在24小时内达到退热和降低MP DNA负荷方面不比米诺环素或多西环素更有效，仍可作为8岁以下儿童的治疗选择。在托氟沙星不可用的国家，尽管有禁忌证，但在严重病例中，可选择其他可获得的呼吸性氟喹诺酮类药物。MPP预后良好，死亡率在0.1%～1%。

参考文献

Biscardi S，Lorrot M，Marc E，et al，2004. Mycoplasma pneumoniae and asthma in children. Clin Infect Dis，38：1341-1346.

Kannan TR，Baseman JB，2006. ADP-ribosylating and vacuolating cytotoxin of mycoplasma pneumoniae represents unique virulence determinant among bacterial pathogens. Proc Natl Acad Sci U S A，103：6724-6729.

Kim K，Jung S，Kim M，et al，2022. Global trends in the proportion of macrolide-resistant mycoplasma pneumoniae infections：a systematic review and meta-analysis. JAMA Netw Open，5：e2220949.

Meyer Sauteur PM，Beeton ML. Mycoplasma pneumoniae：gone forever?. Lancet Microbe，2023，4：e763.

Miyata M，Hamaguchi T，2016. Integrated information and prospects for gliding mechanism of the pathogenic bacterium mycoplasma pneumoniae. Front Microbiol，7：960.

Okada T，Morozumi M，Tajima T，et al，2012. Rapid effectiveness of minocycline or doxycycline against macrolide-resistant mycoplasma pneumoniae infection in a 2011 outbreak among Japanese children. Clin Infect Dis，55：1642-1649.

Palma SC，Martinez TM，Salinas SM，et al，2005. Asymptomatic pharyngeal carriage of mycoplasma pneumoniae in Chilean children. Rev Chilena Infectol，22：247-250.

Spuesens EB，Fraaij PL，Visser EG，et al，2013. Carriage of mycoplasma pneumoniae in the upper respiratory tract of symptomatic and asymptomatic children：an observational study. PLoS Med，10：e1001444.

Wood PR，Hill VL，Burks ML，et al，2013. Mycoplasma pneumoniae in children with acute and refractory asthma. Ann Allergy Asthma Immunol，110：328-334.

（七）病例解析

1.病例1：女，17岁。咳嗽、发热、咽痛1周。患者1周前无明显诱因出现发热，最高体温达40℃，咳嗽，咳少许白色黏痰，伴咽痛、乏力、食欲差，咳嗽时胸痛，略感胸闷，无咯血。胸部CT：左肺炎，不排除结核。社区门诊抗炎治疗无好转而入院。查体：体温38.7℃，咽充血，双肺呼吸音粗，未闻及干、湿啰音。辅助检查：血常规示白细胞10×10^9/L，中性粒细胞百分比85.34%，淋巴细胞百分比12.84%；CRP 121.00mg/L；ESR 21.00mm/h。入院后初步诊断为社区获得性肺炎，给予头孢呋辛联合阿奇霉素抗感染治疗，仍高热不退，并出现呼吸困难，低氧血症，PaO_2 54mmHg。入院第3天复查胸部CT：双肺斑片影，左肺上叶、下叶大片实变影，右肺上叶、中叶斑片影，左侧胸腔积液。查体：左下肺可闻及湿啰音。辅助检查：多次痰涂片查抗酸菌阴性；痰TB-DNA＜500U/ml；肺炎支原体特异性抗体滴度1∶640（正常1∶40以下）；甲型流感病毒抗原筛查试验阴性。胸腔积液常规：渗出液，白细胞计数1.01×10^9/L、N% 40%、L% 60%。胸腔积液生化：葡萄糖6.54mmol/L、氯104.1mmol/L、腺苷脱氨酶53.2U/L。

胸部CT（病程10天）：左肺上叶、下叶大片实变影，右肺上叶、中叶斑片影，左侧胸腔积液（图3-3-22）。

【诊断】 肺炎支原体肺炎。

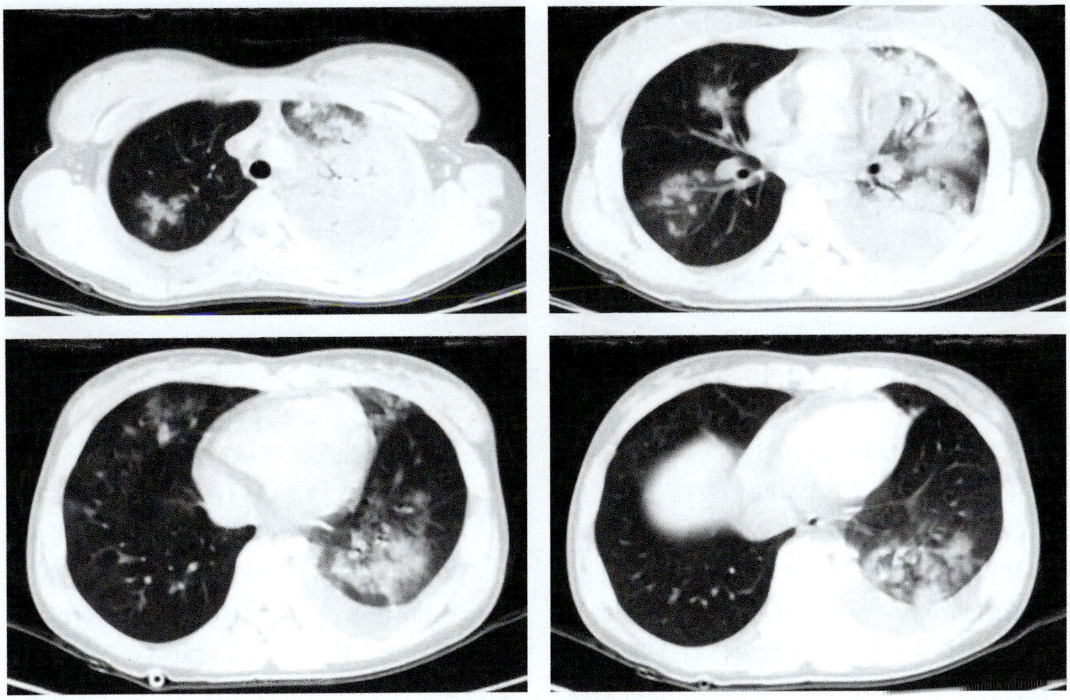

图3-3-22　胸部CT1

【诊断依据】 青少年女性，病史较短，以高热、咳嗽为主，影像学示双肺病变，以实变为主，首先考虑社区获得性肺炎。病程进展迅速，伴低氧血症，为重症肺炎改变。血白细胞不高，支原体抗体滴度1∶640，结合痰TB-DNA检查阴性，甲型流感病毒抗原筛查试验阴性，首先考虑MPP。患者病情较重，复查白细胞数下降至2.97×10^9/L，血浆白蛋白下降至28g/L，考虑重度、难治性MPP可能。加用甲泼尼龙及丙种球蛋白抗炎、调节免疫治疗。入院后1周（病程14天）体温正常。入院后2周（病程21天）复查支原体抗体滴度为1∶1280，复查胸部CT：左肺大片实变影及右肺阴影消散，胸腔积液吸收，左肺上叶见2个空洞影（图3-3-23）。患者病情好转后出院，出院后未再药物治疗。病程3个月复查胸部CT：左肺上叶空洞缩小，洞壁变薄（图3-3-24）。

【分析】 MP感染通常是一种自限性疾病，约18%的MPP患者需要住院治疗，一些患者进展为重度MPP（severe MPP，SMPP）和难治性MPP（refractory MPP，RMPP）。SMPP符合重度CAP的标准，部分SMPP患者迅速进展为呼吸衰竭或危及生命的肺外并发症，通常需要入住ICU进行生命支持等治疗。目前国内外对于儿童RMPP尚无明确、统一的诊断标准，通常认为在符合MPP的临床诊断标准的基础上，符合以下标准中任意1项：①大环内酯类抗生素治疗效果不佳（正规应用大环内酯类抗生素1周左右，病情仍未见好转）；②合并肺外多系统并发症，病情重（除严重肺部病变外还伴肺外多系统损害）；③病程较长（一般可＞3～4周），甚至迁延不愈。2013年中华医学会儿科学分会认为：MPP患儿通过正规应用大环内酯类抗生素治疗≥1周，但临床症状无缓解，持续发热，咳嗽剧烈，并且肺部影像学表现加重则诊断为RMPP。

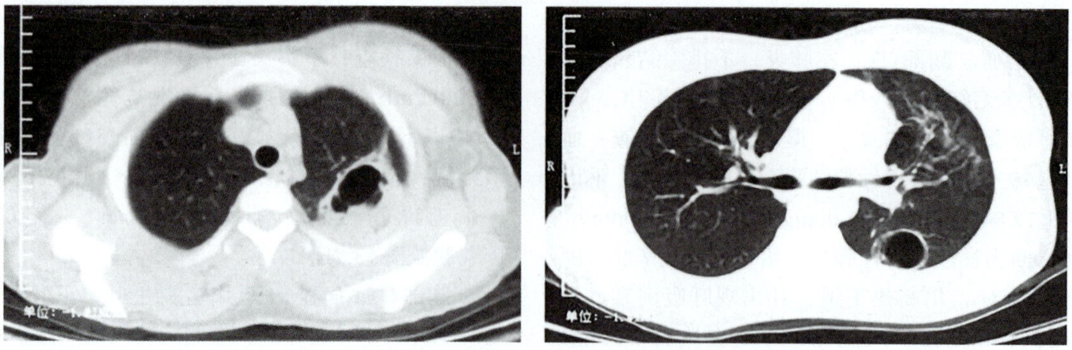

图3-3-23　病变吸收，左肺上叶见两个空洞影（病程21天）

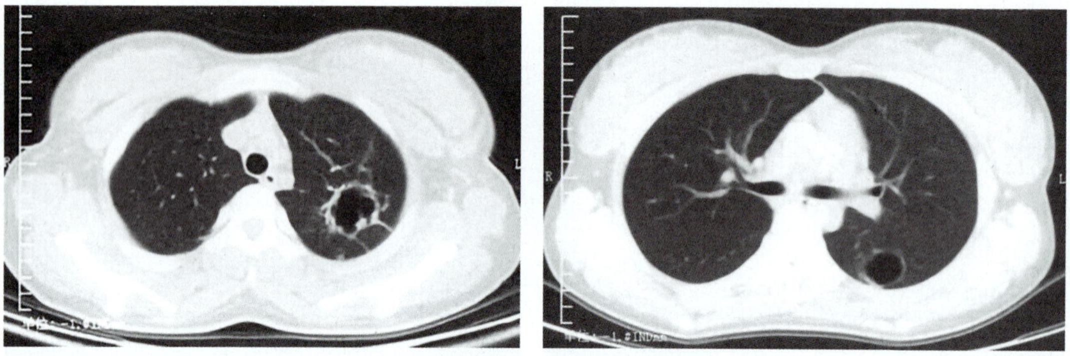

图3-3-24　空洞缩小，洞壁变薄（病程3个月）

对MP不适当的免疫反应会产生过度的炎症反应，在临床上会加重病情，甚至导致RMPP的发展。有证据显示，免疫缺陷儿童的肺部病变一般较轻，这一理论可以部分解释RMPP在儿童年龄方面的选择性。5岁以上儿童的免疫系统较幼儿相对完善，更容易表现出更严重的疾病表型。RMPP年长儿多见，多表现为体温持续升高、剧烈咳嗽，合并肺外多系统并发症，病程长、治疗难度大、复发率高，若治疗不及时，常导致严重肺内外并发症，可遗留肺不张、支气管扩张、闭塞性细支气管炎等后遗症，甚至致死性肺炎。胸部影像学多有肺叶致密实变影或多个肺叶受累，进行性加重，表现为肺部病灶范围扩大、密度增高、胸腔积液，甚至有坏死性肺炎和肺脓肿。坏死性肺炎的肺实变吸收缓慢，可完全吸收或遗留纤维条索影，也可转变为肺不张或囊变。本例转归过程与文献报道一致。

大量文献报道了细胞因子、趋化因子或其他炎症生物标志物与RMPP的相关性。白细胞计数被认为是诊断细菌感染的有效指标，但对于MP感染该指标意义不大。近年来，CRP被广泛应用于炎症的诊断，同时可反映心血管疾病、自身免疫病及机体的防御反应。当MP感染机体时，CRP可不同程度增高，若存在肺部大片实变或肺外并发症时，CRP显著增高，可≥100mg/L。RMPP的CRP水平明显高于普通MPP，争论焦点在于CRP水平增高至何种程度提示RMPP的发生。1937年法国学者Laufberger首次发现血清铁蛋白。铁分子在铁蛋白内部以水合氧化铁的形式储存，铁蛋白增高对炎症有提示作用，在不同病原菌引起的肺炎中，铁蛋白水平存在差异。2008年Tamura等提出在RMPP中，铁蛋白水平显著高于普通MPP，这有助于RMPP的早期识别。一旦患儿确诊为MPP，并且血清铁蛋白增高明显，不排除RMPP的可能，动态监测血清铁蛋白水平，对激素应用有指导意义。乳酸脱氢酶（LDH）是一种细胞质酶，存在于人体多个重要脏器，如心脏、肝脏、脑、肺及肾，当发生细胞裂解或细胞膜受损时，LDH释放入血，因此它是组织分解的标志物。由于RMPP肺组织损伤重，并且多数伴有肺外、多系统并发症，导致LDH水平明显升高，因此LDH升高对RMPP的早期识别有重要意义，可作为给予全身糖皮质激素治疗的参考指标。在青少年和成人中，考虑RMPP的LDH临界值为379～480U/L。当IFN-γ、TNF-α、IL-6、IL-10、IL-18等细胞因子明显升高时，应警惕RMPP的可能性。本例患者为年轻女性，病程中出现低氧血症、低蛋白血症，病情进展迅速，并合并胸腔积液，支原体抗体滴度持续升高，符合RMPP表现。

大环内酯类药物可以与细菌核糖体形成可逆性结合，阻止tRNA转位，从而阻断其蛋白质的合成，同时可提高机体对急性呼吸道感染的免疫力，减少肺部炎症反应、防止上皮细胞损伤，并能降低呼吸道反复感染的发生，提高治疗呼吸道感染的成功率，改善和调节免疫系统的功能，既往被认为是治疗MPP最为有效的药物。RMPP与MP对大环内酯类抗生素耐药、过度的免疫与炎症反应参与、混合感染和治疗延迟等因素有关。

RMPP患者免疫功能紊乱，机体免疫力低下，可合并细菌、病毒、真菌等感染。合并其他病原体感染时，IgG、IgA分泌增加，可使免疫损伤增强；RMPP患者合并其他病原体感染时肺外并发症发生率亦明显增高。有研究显示，在396例RMPP病例中，107例（27.02%）与其他病原菌混合感染，细菌以肺炎链球菌、流感嗜血杆菌、金黄色葡萄球菌最常见，病毒以人博卡病毒、鼻病毒、呼吸道合胞病毒最常见。与单独感染相比，混合感染的儿童比单独感染的儿童年龄小，同时感染病毒和细菌的儿童年龄最小。混合感染患儿发热过程较长，白细胞计数较高，CRP较高。混合感染患儿胸部X线片表现为气胸百分率较高，炎症范围更广泛。然而，Izumikawa等的研究显示，仅5.7%（2/35）的暴发性MPP患者检测到MP以外细菌，且均不是致病因子。另有研究显示，单独感染MP或合并感染病毒的患者在临床特征、并发症或预后方面没有显著差异，尽管后者有较长的发热和住院时间。

RMPP治疗一般包括大环内酯类或氟喹诺酮类药物、糖皮质激素、静脉用免疫球蛋白、改善循环与抗凝和支气管镜的应用。尽管存在耐药的现象，部分RMPP患儿应用阿奇霉素仍有一定疗效，考虑原因有两方面：①阿奇霉素细胞内药物浓度高、释放缓慢，组织渗透性好、维持时间长，高浓度药物也许对耐药菌株有一定作用；②大环内酯类药物除具有抗菌作用外，还具有免疫调节作用，因而能够抑制促炎症细胞的产生，减轻炎症反应。但绝大多数患儿经正规大环内酯类抗生素治疗无效时，需要选择其他类别抗生素，如四环素类、喹诺酮类抗生素等。本例患者年龄未满18周岁，抗生素选择上限制了氟喹诺酮类的应用，单用大环内酯类效果欠佳，炎症反应强烈，加用了糖皮质激素和丙种球蛋白进行免疫调节治疗，控制了病情。

免疫损害在MPP发病机制中有重要作用，激素通过减轻充血、阻止炎症介质反应、抑制炎性细胞移动、增强气道对β_2受体激动剂的敏感性等方式，解除支气管痉挛、舒张支气管，发挥抗炎、抗过敏及免疫调节等作用，抑制和下调由MP感染后激发的机体过度免疫反应和炎性反应，降低肺损伤、缩短病程及减少并发症，对治疗RMPP有一定疗效。研究显示，血清LDH水平为302～364U/L是SMPP或RMPP患者开始皮质类固醇治疗的阈值。IL-18值升高（≥1000pg/ml）也具有指示性。大多数患者在静脉注射甲泼尼龙［2mg/（kg·d）］后72小时内退热，并且在激素治疗后至少7天内没有发热，但约20%的激素耐药病例除外，这些病例在激素治疗后发热可能持续3天以上。多元回归分析表明，发热持续时间≥11天、淋巴细胞百分比≤32%、CRP≥48.73mg/L和LDH≥545.7U/L是糖皮质激素耐药RMPP的重要预测因子。在这种情况下，可以考虑增加激素剂量或静脉注射免疫球蛋白。

丙种球蛋白是人体免疫系统主要效应分子，主要是通过抗原与IgG发生反应，从而产生抗原抗体复合物，避免病原体对机体造成损害，使患者从无免疫或低免疫状态迅速恢复至暂时免疫保护状态，抑制MP黏附、促进MP外排、调节MP引起的免疫缺陷状态，可有效增强机体免疫和抗感染能力，有助于缓解病情。丙种球蛋白不常规推荐用于普通MPP的治疗，但如果合并中枢神经系统病变、免疫性溶血性贫血、免疫性血小板减少性紫癜等自身免疫性疾病时，可考虑应用丙种球蛋白，一般采用1g/（kg·d），1～2天。

不论是细菌性肺炎或是MPP，D-二聚体水平均可增高，提示在肺炎急性期，机体往往存在不同程度的血管内皮损伤，故可为肺炎患儿血液是否存在高凝状态提供参考信息。机体的高凝状态是RMPP的发病机制之一，缺氧、感染等危险因素使炎症因子大量释放，血管内皮进而收缩，内皮细胞功能受损，微循环血流减慢导致形成微血栓，致使机体出现凝血功能紊乱。当RMPP患者的血小板、纤维蛋白原、D-二聚体增高时会出现高凝状态，血栓形成或肺栓塞及血供障碍，导致支气管黏膜与肺坏死，因此可以使用低分子肝素改善循环与抗凝。

（赤峰市第二医院呼吸内科　窦海艳　提供）

2.病例2：女，16岁。咳嗽、咳痰伴发热4天。患者4天前受凉后出现发热，最高体温达39.6℃，咳嗽、咳黄黏痰，不易咳出。抗感染（头孢呋辛2天、阿奇霉素1天）治疗后症状无明显好转。2天前胸部X线片检查示右上肺炎症，改用头孢曲松抗感染后仍发热、咳嗽、咳痰，于2017.05.27入院诊治。复查胸部X线片和胸部CT（2017.05.29），病变较前进展。

胸部CT（2017.05.29）：右肺上叶斑片、实变、磨玻璃影，边缘模糊，支气管壁增厚、支气管扩张样改变（图3-3-25）。

【诊断】 肺炎支原体肺炎。

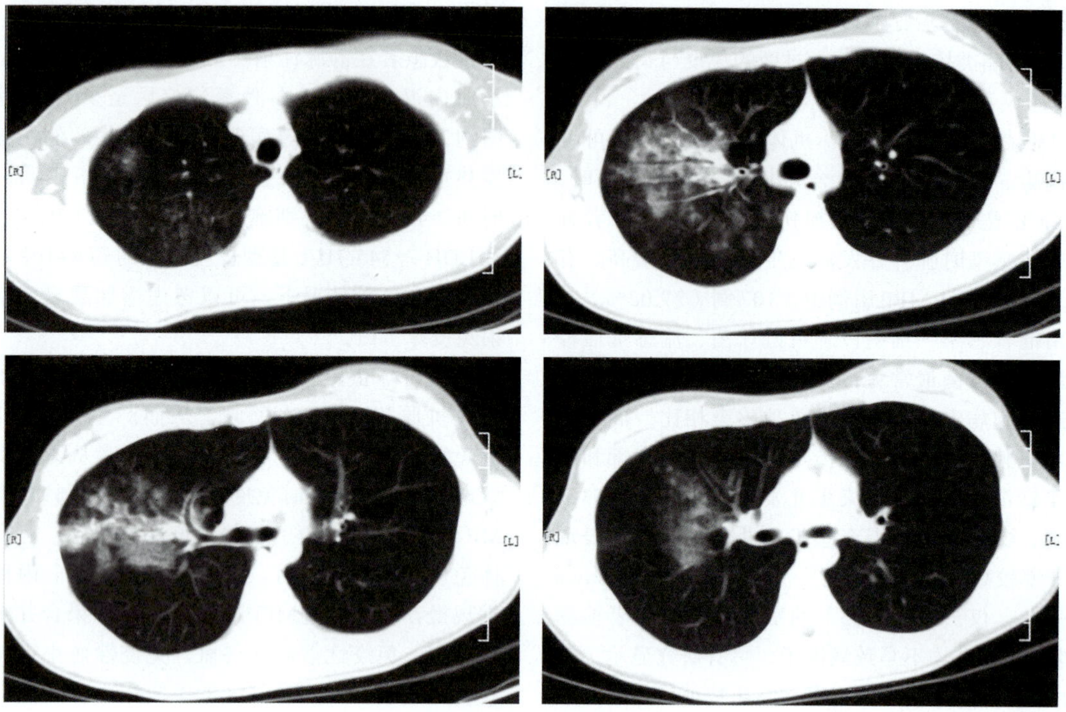

图3-3-25　胸部CT2

【诊断依据】 青少年女性，发热、咳嗽，胸部X线片示右上肺炎表现。辅助检查：血常规示白细胞5.05×10^9/L、N% 64.8%；CRP 37.7mg/L；降钙素原0.09ng/ml；肺炎支原体抗体阴性。患者社区获得性肺炎诊断明确，入院后予阿莫西林/克拉维酸钾抗感染治疗3天仍高热，行胸部CT（2017.05.29）检查示右肺上叶斑片、实变、磨玻璃影，病变较前进展，边缘模糊，支气管壁增厚、支气管扩张样改变。患者痰培养回报正常菌群生长，头孢类抗生素治疗无效，影像学符合肺炎支原体肺炎表现，经验性加用阿奇霉素抗感染治疗3天，仍高热。查体：双肺可及少许湿啰音，散在哮鸣音。血气分析：pH 7.40，PO_2 61.7mmHg，PCO_2 40mmHg。考虑患者为难治性肺炎支原体肺炎，肺炎支原体抗体检查阴性，考虑病程较短所致。2017.06.01加用激素治疗1天，体温正常，应用3天后停用。复查血气分析：pH 7.43，PO_2 80mmHg，PCO_2 39mmHg。停用阿奇霉素，改用米诺环素口服治疗。患者无发热，咳嗽较前明显减少，痰呈黄色黏痰，易咳出。查体：双肺呼吸音粗，右上肺及左下肺可及少许湿啰音，未闻及哮鸣音。复查胸部CT（2017.06.04）右肺上叶实变较前消散，但出现空洞影，双肺其他部位出现磨玻璃影（图3-3-26）。患者病情平稳，虽影像有所变化，考虑治疗有效。辅助检查（2017.06.06）：血常规示白细胞计数6.10×10^9/L，N% 55.3%；CRP＜0.499mg/L；肺炎支原体核酸检测阳性。复查胸部CT（2017.06.09）：两肺多发炎症较前明显吸收，右肺上叶支气管扩张（图3-3-27）。患者病情平稳，查体无阳性体征，好转出院。

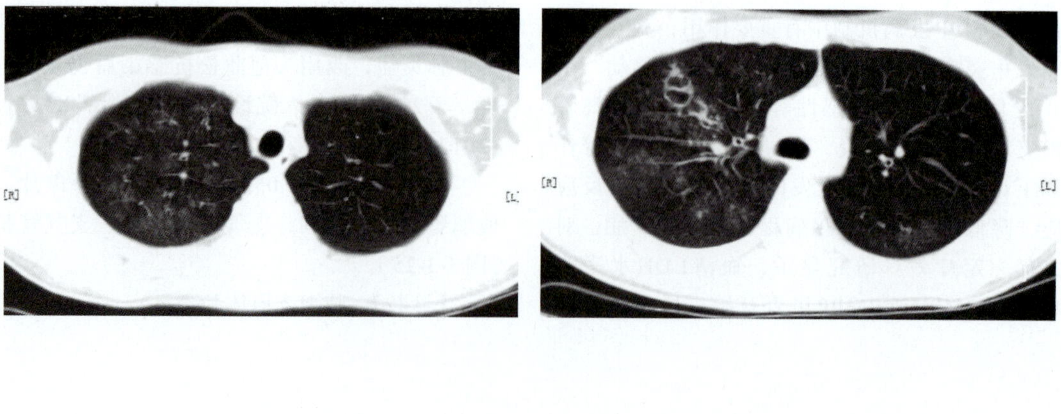

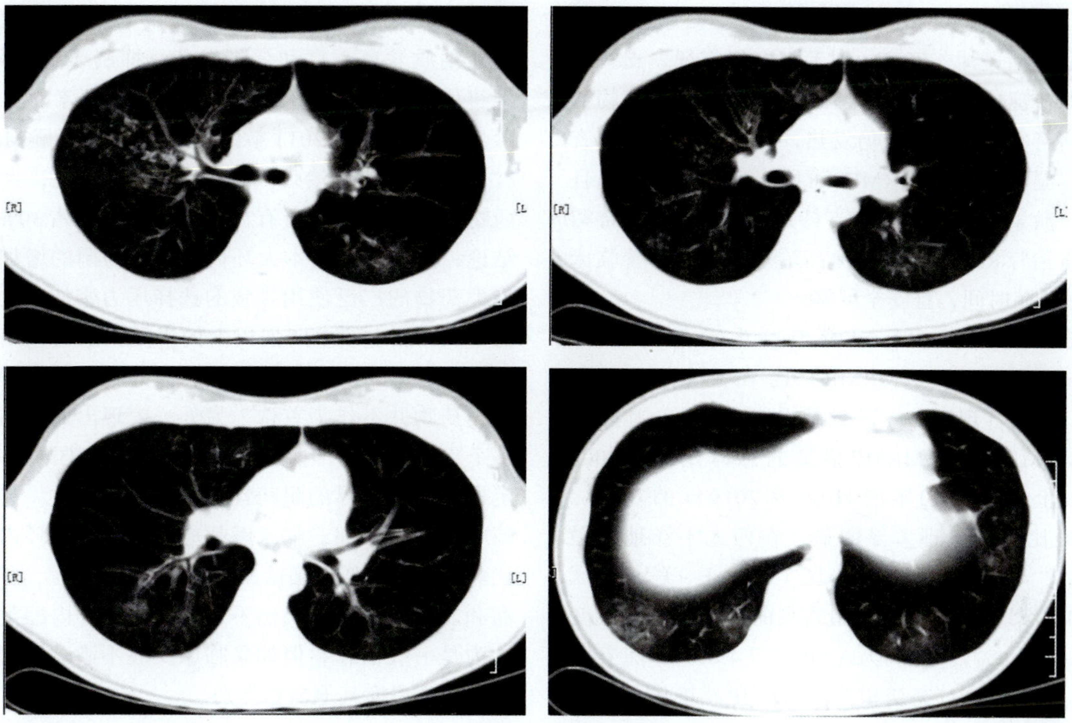

图3-3-26　右肺上叶实变影较前消散，见空洞影，双肺多发磨玻璃密度影，树芽征明显（2017.06.04）

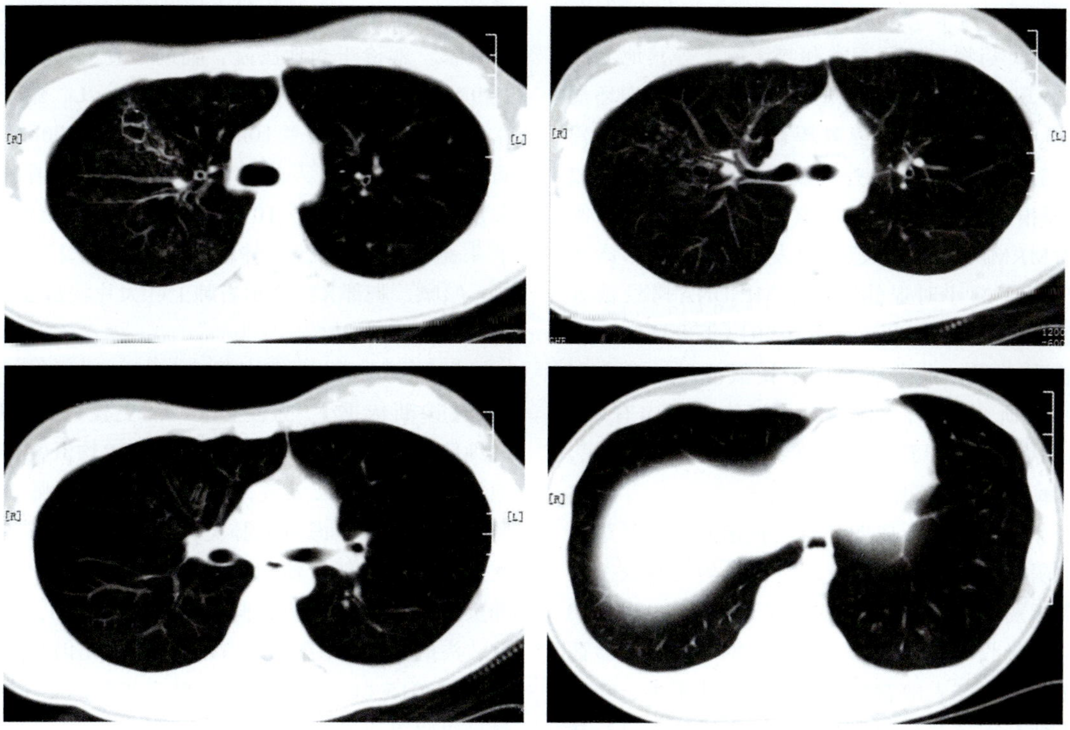

图3-3-27　病变较前明显吸收（2017.06.09）

【分析】 本例患者性别、年龄为MP感染好发人群，影像学特征包括斑片、实变、树芽征、树雾征、支气管壁增厚、支气管扩张等，符合MPP特征，头孢类药物治疗无效，阿奇霉素治疗3天仍发热，且有低氧血症，查体闻及干、湿啰音，考虑RMPP可能。病变进展迅速且出现空洞，激素治疗有效，亦支持RMPP诊断。阿奇霉素联合激素治疗RMPP可明显提高治疗效果，改善临床症状，缩短住院时间，且安全可靠。

自2000年以来，大环内酯类抗生素耐药的MP（macrolide-resistant MP，MRMP）已在亚洲、欧洲、加拿大和美国出现。Kim等荟萃分析了26个国家的27 408个MRMP样本。MRMP感染的总体比例从2000年的18.2%上升到2010年的41.0%和2019年的76.5%。MRMP感染比例的地理差异明显，在西太平洋地区最高（53.4%），其次是东南亚地区（9.8%）、美洲地区（8.4%）和欧洲地区（5.1%）。最常见的MRMP感染突变是A2063G（96.8%），其次为A2064G（4.8%）。随着时间的推移，与A2063G突变相关的MRMP感染比例呈上升趋势，与A2064G相关的MRMP感染比例在西太平洋地区呈下降趋势。儿童样本中MRMP感染的全球比例高于成人样本。这些与大环内酯类药物耐药性相关的突变可以通过PCR分离出来。

大环内酯类药物与四环素类和喹诺酮类等其他类抗生素之间未发现交叉耐药。研究显示，喹诺酮类、四环素（多西环素或米诺环素）或甘氨酰环素（替加环素）等替代药物可改善儿童大环内酯治疗失败后的临床症状。2012年，Okada等报道，202例日本儿童MPP患者中，176例（87.1%）为MRMP。MRMP感染暴发后3天内，米诺环素和多西环素在24小时退热和减少MP DNA拷贝数方面均显著优于托氟沙星。Kawai等在2013年也证实在治疗MRMP感染方面，米诺环素优于托氟沙星。意大利2013年的一项研究显示，8例MRMP感染患者中有7例（87.5%）症状持续，导致克拉霉素被左氧氟沙星取代，随后发热咳嗽症状迅速缓解。

米诺环素是一种半合成四环素类抗菌药物，对革兰阳性球菌、阴性杆菌、支原体及立克次体均有高效杀灭作用。米诺环素起效时间仅2小时，半衰期长达15～18小时，且口服吸收率高达95%。药物敏感性筛选试验证实，MRMP对米诺环素敏感性高于其他四环素类、喹诺酮类、氨基糖苷类抗菌药物，这可能与米诺环素可特异性结合核糖体30S亚基，抑制氨酰基tRNA进入mRNA核糖体复合物，进而干扰耐药菌株蛋白质合成密切相关。同时米诺环素相较于其他类型抗菌药物脂溶性更高，可增加进入肺组织的药物剂量，从而发挥强效抗菌作用。目前，米诺环素已作为成人或8岁以上患儿的一线治疗方案。

四环素类药物可与牙本质和牙釉质的磷酸盐结合，使牙釉质发育不良和牙齿发黄，抑制婴幼儿骨骼生长，不建议小于8岁儿童使用。考虑到四环素对儿童的潜在毒性更大，日本2011年的指南建议在怀疑MRMP感染时使用托氟沙星治疗。Okada等研究发现，大环内酯类药物在日本处方的所有口服抗菌药物中占30%，并得出结论，过去几年日本大环内酯类耐药菌的增加与大环内酯类药物的广泛使用导致的选择压力密切相关。他提出对于MRMP感染的8岁以上的患儿，建议应用米诺环素和多西环素，可有效改善症状，并且缩短病程，大环内酯类药物并不作为首选。另外，表现出大环内酯耐药的多个克隆的快速传播也会导致大环内酯类耐药率的增加。定期监测全世界的耐药性将有助于监测这一趋势。在耐药率极高的亚洲，临床医师应考虑使用大环内酯类的替代药物作为疑似或确诊MP感染的初始治疗。然而，在欧洲和北美，耐药性仍然不太常见，大环内酯类可能仍被认为是一线治疗，但如果临床反应不满意，则需仔细随访并考虑更换其他药物类别。

（上海浦东医院呼吸科　沈　瑶　提供）

3.**病例**3：男，7岁。发热4天，咳嗽2天。患儿4天前无明显诱因出现发热，体温最高达40℃，口服复方锌布颗粒及布洛芬后体温能降至正常，但反复发热，发热时头晕。就诊于当地医院，辅助检查：血常规示白细胞9.39×10^9/L、N%55.6%；CRP25.75mg/L，给予口服头孢克肟100mg、蒲地兰10ml及利巴韦林100mg治疗2天，病情未见好转。2天前出现咳嗽，干咳，辅助检查：血常规示白细胞6.27×10^9/L、N%54.5%；CRP37.48mg/L。予头孢西丁、利巴韦林静脉滴注治疗2天，患儿仍发热、咳嗽，胸部X线片示右肺上叶大片状密度增高影，于2015.11.25入院诊治。

【诊断】 肺炎支原体肺炎。

【诊断依据】 男性患儿，病史较短，高热、干咳，白细胞计数和中性粒细胞分类、CRP均升高不明显，头孢类药物治疗4天无效，胸部X线片显示肺上叶大片状密度增高影，考虑右上肺炎，综合考虑，首先考虑肺炎支原体肺炎可能。辅助检查（2015.11.25）：病毒系列和肺炎支原体抗体阴性；降钙素原0.54ng/ml，给予阿奇霉素、头孢美唑、甲泼尼龙治疗4天，患儿仍发热，胸部CT检查（2015.11.29）示右肺上叶实变影，支气管充气征明显，纵隔淋巴结肿大、右侧胸腔积液（图3-3-28）。辅助检查（2015.11.30）：支原体抗体阳性（1∶1280），降钙素原0.32ng/ml；CRP14.35mg/L，肺炎支原体肺炎诊断明确。2015.12.01行支气管镜检查示：左右主支气管、右肺各段支气管痰液附着，右上叶前段、后段支气管炎性狭窄。患儿发热间隔延长，但仍有反复发热，辅助检查（2015.12.05）：CRP52.75mg/L；红细胞沉降率80mm/h。

鉴于患者仍发热、咳嗽，CRP较前略有升高，停用头孢美唑和阿奇霉素，改用泰能和红霉素继续抗感染治疗。5天后复查胸部CT（2015.12.09）显示右肺上叶实变区内多发空洞影（图3-3-29）。转至本院继续治疗。入院查体：T 38℃，双肺呼吸音粗，右肺可闻及中细湿啰音。辅助检查（2015.12.10）：血常规示白细胞8.94×10^9/L、N% 66.1%；CRP 25.10mg/L；红细胞沉降率75mm/h；降钙素原1.37ng/ml；凝血六项：D-二聚体2.69mg/L、纤维蛋白降解产物6.51μg/ml、凝血酶原时间14.10秒、纤维蛋白原5.20g/L；肺炎支原体核酸检测阳性。入院后给予阿奇霉素联合头孢哌酮/舒巴坦治疗。2015.12.15行支气管镜检查：右上叶后段支气管痰液壅塞，管口炎性狭窄，给予生理盐水共35ml冲洗，灌洗液浑浊。术中给予布地奈德0.5mg于右上叶升支局部保留。患儿体温波动于37.5～40.5℃，先后给予丙种球蛋白共35g。2015.12.18复查胸部CT显示双肺炎症并右肺上叶不张、多发空洞样改变。抗生素改为泰能联合红霉素继续治疗。2015.12.20患儿体温降至正常。2015.12.24停用红霉素，改用阿奇霉素继续治疗。辅助检查（2015.12.26）：红细胞沉降率66mm/h；降钙素原0.09ng/ml。2015.12.27复查胸部CT：符合双肺炎症治疗后好转CT表现（图3-3-30），好转出院。出院后先后4次行气管镜下治疗，复查胸部CT（2016.07.11）示病变较前吸收，右肺上叶不张（图3-3-31）。

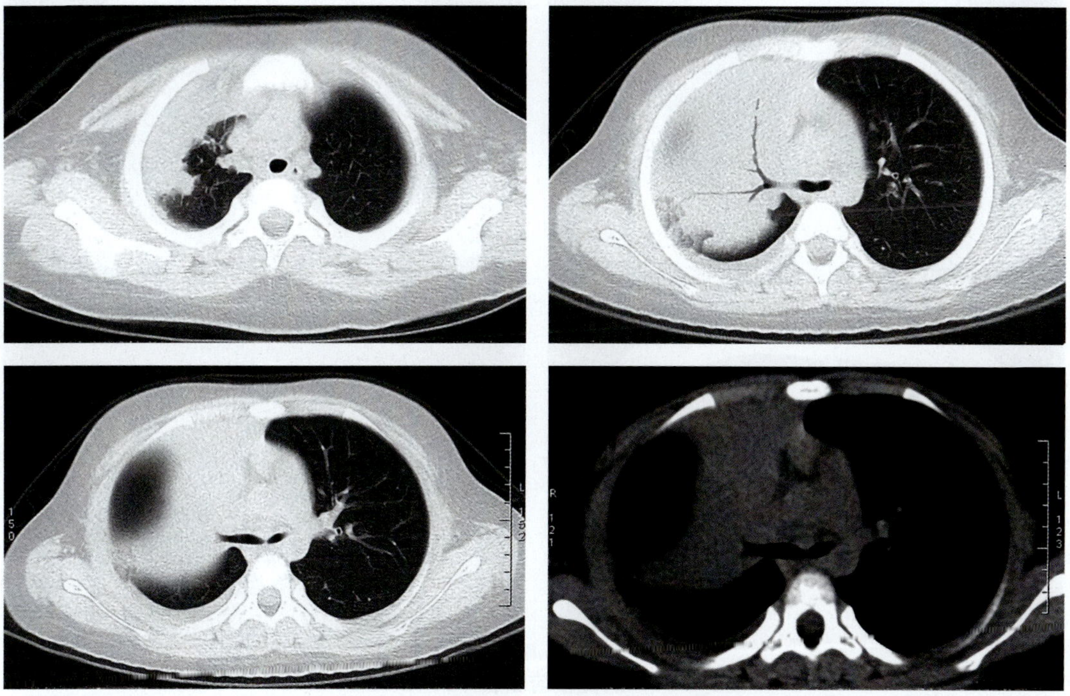

图3-3-28　右肺上叶实变影，支气管充气征明显，右侧胸腔积液（2015.11.29）

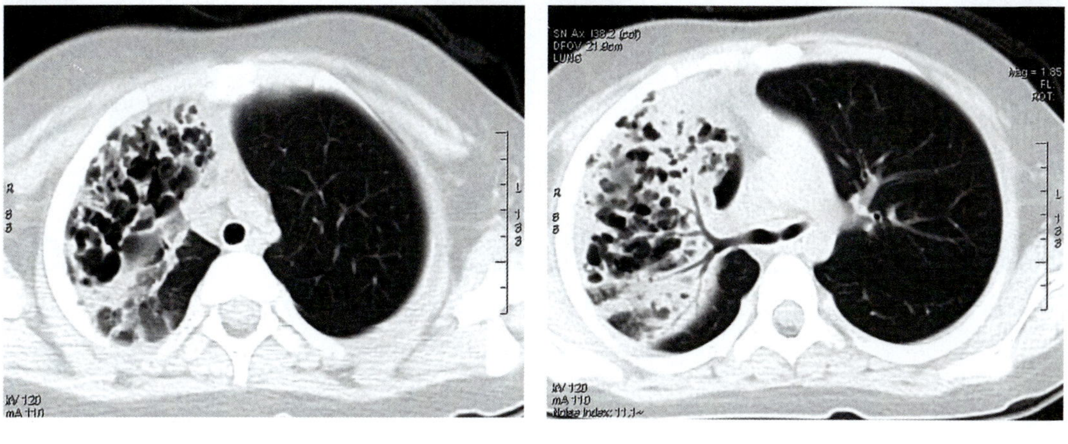

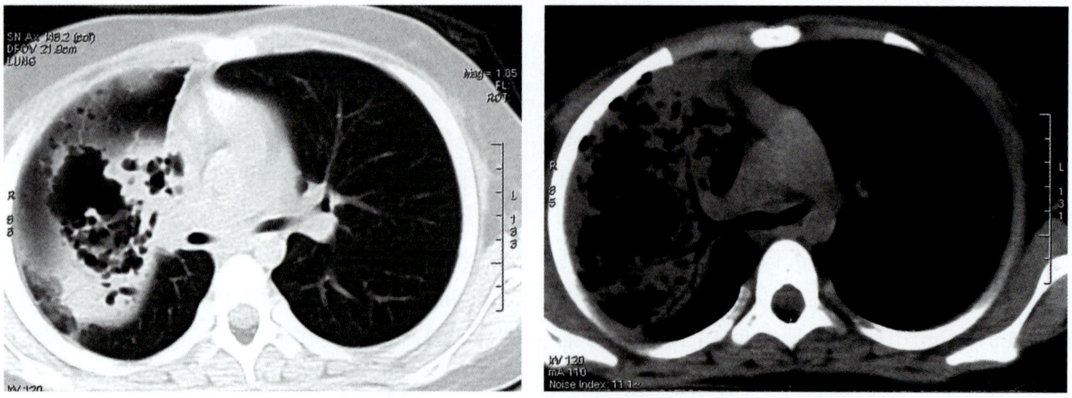

图3-3-29　右肺上叶实变区内多发空洞影（2015.12.09）

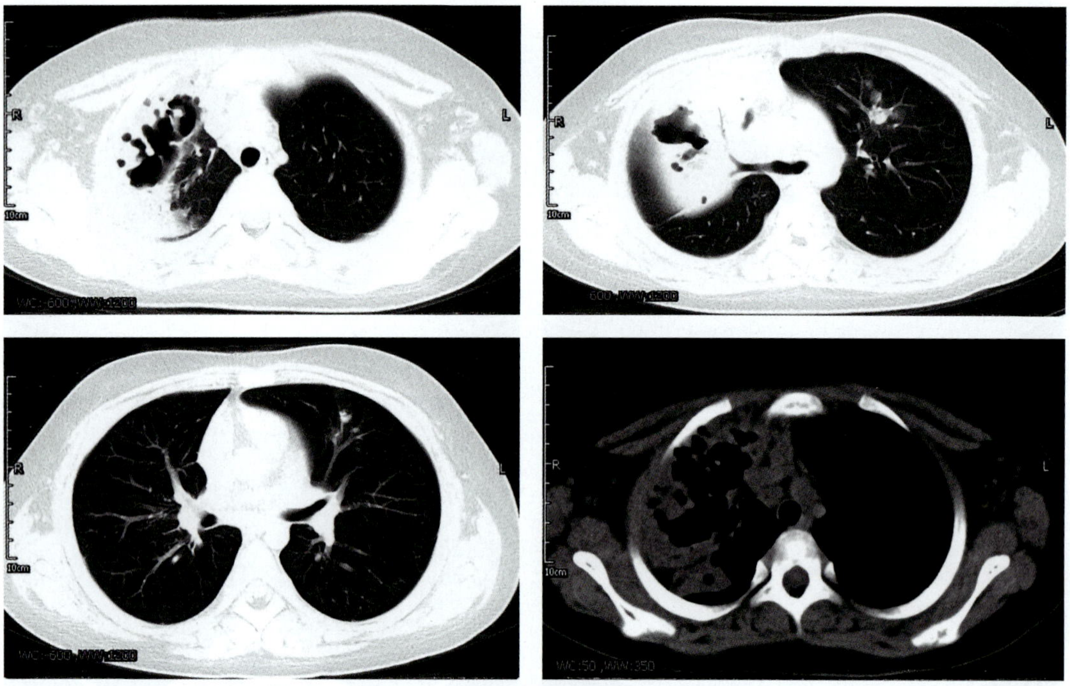

图3-3-30　病变较前吸收（2015.12.27）

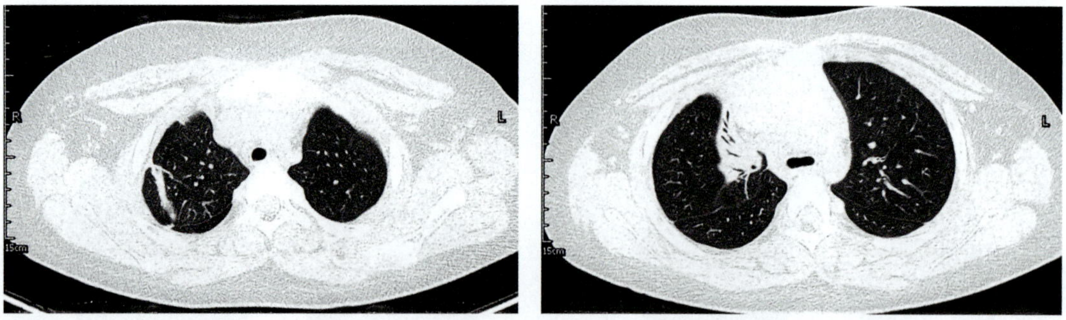

图3-3-31　病变较前吸收，右肺上叶不张（2016.07.11）

【分析】 MP可无症状地定植于上呼吸道。一项对健康儿童的研究显示，21.2%的儿童上呼吸道携带MP。儿童被认为是传播给其他家庭成员的媒介。自实施肺炎链球菌疫苗接种以来，下呼吸道感染的流行病学发生了变化。MP是目前儿童CAP住院治疗最常见的细菌原因，在5～9岁儿童和10～17岁青少年中的比例已上升到16%和23%。多数MPP患儿病情轻微，预后较好，还有部分患儿病情呈自限性，肺部炎症被吸收后无明确后遗症，少部分也会发展成重症肺炎，本例即为MP感染所致难治性、坏死性MPP。

坏死性肺炎是肺炎的一种严重疾病形式，诊断主要依赖CT等影像学检查。CT早期主要表现为肺实变，可伴有胸腔积液，48小时内即可从液化坏死发展致空洞形成，故典型影像学表现为在肺实变的基础上出现肺实质缺损及多发薄壁空洞。引发坏死性肺炎的首要原因是细菌感染，其中最常见的是肺炎链球菌和金黄色葡萄球菌，MP感染导致坏死性肺炎的报道日渐增多。合并细菌感染也增加了坏死性MPP发生的可能性。提示我们在选择治疗坏死性MPP的药物时，除了大环内酯类外，必要时可应用β-内酰胺类抗生素联合治疗。

坏死性MPP的发病机制除了病原体和毒素对肺组织的直接损伤外，还与宿主免疫炎症反应引起的大量炎症因子释放引起的继发性损伤有关。免疫反应越强，器官损伤越严重。宿主的免疫应答决定了MPP的预后。坏死性MPP的CT表现以单个或多个肺叶出现实变，且实变区内出现强化减低区和（或）空洞、空腔为特点。强化减低区是因为炎症引起肺动脉分支与肺泡毛细血管的血栓性闭塞，导致肺实质缺血、梗死、坏死，坏死物排出后形成空洞、空腔。坏死性肺炎的肺实变吸收缓慢，病程可长达数月至数年，可完全吸收或遗留纤维条索影，也可转变为肺不张。空洞或空腔早期扩大融合，以后可逐渐缩小、闭合，也可继续扩大最终形成囊性变而遗留。本例即表现为肺不张和遗留条索影。MPP肺不张原因多考虑为支原体感染引起细支气管壁上皮细胞坏死，支气管黏膜肿胀，平滑肌痉挛，呼吸道管腔被黏液、纤维素及破碎细胞堵塞，引起闭塞；也有可能为分泌物阻塞所致。

儿童MP感染所致坏死性肺炎需与金黄色葡萄球菌肺炎、真菌感染、结核导致的空洞及肺囊肿伴感染等疾病相鉴别。坏死性MPP是在大片状实变区域内出现的液化坏死及空洞，空洞大小不一，可单发也可多发，张力较低，随病情进展可融合，洞壁厚薄不一，内壁可光滑也可有壁结节存在，CT增强扫描空洞壁可呈环形强化或无明显强化，经积极治疗后肺实变与空洞可基本吸收消失。金黄色葡萄球菌肺炎好发于两肺中上野的中外带，可形成单个或多个肺气囊，张力较大，发展迅速，同时脓胸或脓气胸等胸膜病变也较坏死性肺炎支原体肺炎更多见、发展更迅速。真菌感染性空洞具有典型的晕征及空气新月征，与坏死性MPP表现不同。肺结核空洞好发于上叶尖段与下叶背段，形态多不规则，洞壁光滑规则，周围多见卫星灶，洞内气液平面相对少见，洞壁及周边可见钙化灶，易与坏死性肺炎支原体肺炎相鉴别。肺囊肿为肺内单个或多个大小不等的薄壁囊腔，伴有感染时囊壁增厚，周围可出现渗出改变，抗炎治疗后囊腔不消失，此征象有利于本病诊断。

儿童MPP较易合并胸腔积液。其可能机制为MP通过直接毒性作用、免疫反应损害、病原菌与巨细胞接触释放化学介质的毒性和炎症反应等方式造成上呼吸道黏膜上皮细胞损害，累及胸膜，产生胸膜炎症，受损的细胞释放各种酶、补体及生物活性物质，如组胺等，使胸膜毛细血管通透性增加，促使胸腔积液形成。

气管镜已成为儿科呼吸疾病诊治中安全、有效和不可缺少的手段。MP感染后会刺激体内产生肿瘤坏死因子，IL-2、IL-6、IL-8等各种细胞因子分泌增多，上皮细胞通透性增加，表达MUC5AC基因和黏蛋白明显增多，且细胞因子会促进杯状细胞增多，上皮细胞生成减少，加重气道阻塞，黏液分泌增多，常有呼吸道黏液阻塞，甚至较大的支气管塑形分泌物栓塞，少数可有支气管炎症性狭窄甚至肉芽组织增生，及时解除呼吸道阻塞对减轻高热等症状、促进肺复张、减少后遗症的发生有重要意义。此外通过对肺泡灌洗液的培养能准确判断是否存在其他病原微生物的混合感染，以指导抗生素的应用和调整。支气管镜的治疗价值在于通过局部灌洗通畅呼吸道，结合异物钳或活检钳、细胞毛刷等，清除下呼吸道分泌物与痰栓。少数患儿存在黏膜肉芽组织增生，或因管壁纤维化收缩导致不可逆的支气管闭塞，可采用气管镜下球囊扩张治疗，呼吸道内炎性肉芽肿致呼吸道堵塞、狭窄，影响远端通气且有相应症状或导致反复感染者可采用气管镜下冷冻治疗。考虑到多数炎症性病变的可逆性及气管镜尤其是介入治疗的侵入损伤性，该类患儿的介入治疗应严格掌握指征。术前应仔细评估，权衡利弊，操作技术娴熟，术中术后严密观察，及时处理可能出现的并发症。

（山东省立医院儿科呼吸　刘奉琴　提供）

二、鹦鹉热衣原体肺炎

衣原体（chlamydia）是一类能通过细菌滤器、专性细胞内寄生、有独特双相发育周期的原核细胞型细菌。衣原体与其他细菌的主要区别是缺乏合成生物能量来源的ATP酶，其能量完全依赖被感染的宿主细胞提供；与病毒的主要区别在于其具有DNA和RNA两种核酸、核糖体和一个近似细胞壁的膜，并以二分裂方式进行增殖，能被抗生素抑制。衣原体无运动能力，广泛寄生于人类、鸟类及哺乳动物，仅少数有致病性。

1999年，16S rRNA和23S rRNA基因的系统发育分析为重新修订衣原体目的排列顺序和完善衣原体科的分类提供了理论依据。衣原体目成员指一类专性细胞内寄生、具有独特衣原体样发育周期的细菌，其基因序列与衣原体16SrRNA和（或）23S rRNA一致性≥80%。衣原体属隶属于细菌界，衣原体门，衣原体纲，衣原体目，衣原体科，与人类感染有关的主要有沙眼衣原体、鹦鹉热衣原体、肺炎衣原体。三种衣原体中，鹦鹉热衣原体抵抗力较强，曾从低温-20℃储存一年至数年以上的火鸡组织中分离出鹦鹉热衣原体。在禽类的干粪和褥草中，鹦鹉热衣原体可存活数月之久。鹦鹉热衣原体对温度的耐受性与宿主的体温有关，禽类体温高，适应的衣原体株就较耐热；哺乳动物体温较低，适应的衣原体株则不耐热。

（一）致病机制

衣原体科的成员都具有独特的双相发育周期：在细胞外是有感染性而无代谢活性的原体（elementary body，EB）（直径0.2～0.3μm），在细胞内是有代谢活性而无感染性的网状体（reticulate body，RB）（直径0.5～1.3μm）。原体可感染真核宿主细胞，在宿主细胞外仅能短时间存活。原体与易感细胞接触时，以被细胞吞饮的方式进入宿主细胞内，形成空泡，原体在空泡中逐渐发育、增大成为代谢活跃的网状体；网状体在空泡内以二分裂方式繁殖，形成众多的子代原体，并最终形成一个大的胞质包涵体；最后，成熟的子代原体从感染细胞中释放出来，再感染新的易感细胞，开始新的发育周期。每个发育周期为48～72小时。包涵体为衣原体在宿主细胞内的生长繁殖提供屏障保护作用，同时也是衣原体与宿主细胞进行物质交换和信息传递的门户。衣原体不仅可从宿主细胞摄取营养物质和能量物质，而且分泌包涵体膜蛋白（inclusion membrane proteins，Incs）等效应蛋白与宿主细胞相互作用。Incs是一类含有特征性双叶疏水结构域的Ⅲ型分泌系统（type Ⅲ secretory system，T3SS）效应蛋白，不仅是包涵体膜的结构成分，亦可参与多种生物学过程，如营养物质摄取、与宿主细胞骨架的相互作用、ER-包涵体接触位点的形成、包涵体的同型融合或阻止包涵体与溶酶体的融合以及子代衣原体的释放等。由于衣原体的生长发育高度依赖宿主细胞，因此在细胞因子、抗生素和营养素缺乏等特殊条件下，可诱导衣原体失去典型的发育周期，在网状体向原体分化过程中形成中间体，其形状和大小不同于网状体和原体，称为异形体（aberrant body，AB）。异形体代谢活性发生异常，具体表现为感染性和繁殖性缺乏，当去除诱因后，衣原体又可恢复正常的发育周期，因此异形体称为衣原体的持续性感染形式。

不同种衣原体的组织亲嗜性有差异，感染部位和所致疾病也有所不同，但其致病物质有一定的相似性。衣原体通过获取宿主细胞的营养物质和能量维持自身的生长繁殖，在此过程中能通过直接或间接作用造成机体病理损伤，同时衣原体还能有效免疫逃逸，以躲避宿主免疫系统的识别和清除。衣原体外层类似于革兰阴性菌的细胞壁，由外膜蛋白（outer membrane protein，OMP）、多形态膜蛋白（polymorphic membrane proteins，Pmps）、脂质和脂多糖组成，中层为含磷脂和蛋白质的细胞膜，膜内主要由细胞器和遗传物质组成。衣原体的毒力因子主要包括主要外膜蛋白（major OMP，MOMP）、Pmps、T3SS、脂多糖、热休克蛋白（HSP）、质粒蛋白及衣原体蛋白酶样活性因子（chlamydial protease-like activity factor，CPAF）等。

衣原体感染宿主重要的步骤之一是黏附蛋白与宿主细胞的相互作用。目前已经鉴定了衣原体的几种黏附蛋白，包括MOMP、外膜复合物B（outer membrane complex B，OmcB）蛋白、Pmps和HSP等。MOMP由外膜蛋白（ompA）基因编码，大小为40kDa，约占OMP的60%，主要起到离子通道的作用，参与能量转换，与衣原体黏附于宿主细胞有关，常用于衣原体的鉴定和进化分析。OmcB蛋白存在于衣原体原体的外膜中，含量仅次于MOMP，在不同的衣原体种中具有高度保守性，与宿主细胞的黏附是通过与细胞上的硫酸乙酰肝素蛋白聚糖结合来实现。Pmps是衣原体特有的一类膜结合蛋白，首先在鹦鹉热衣原体中被发现，随后的研究发现衣原体属的其他成员也存在Pmps。Pmps作为具有自动转运系统的黏附蛋白，不仅与MOMP一样和衣原体的新陈代谢和感染性相关，而且可以使宿主细胞发生炎症反应。阻断Pmps和OmcB蛋白的黏附途径，衣原体的感染率减少了70%，剩余30%的感染可能由其他衣原体成分参与完成，由此可见衣原体的黏附涉及至少两种以上的途径。

目前研究发现革兰阴性菌含有6种入侵宿主细胞的特异性分泌系统（Ⅰ～Ⅵ型），其中最关键的是T3SS。T3SS是一种特殊的毒力因子，进化复杂、蛋白种类多，包括效应因子、分泌外排装置（T3SA）和伴侣蛋白。不像其他病原体的T3SS是由组合在一起的毒力岛编码，衣原体科的成员拥有至少13个分布在整个染色体上的基因与其T3SS相关，并且与鞭毛系统具有很高同源性。T3SS的致病作用主要是通过向宿主细胞释放其效应蛋白（T3SE）来实现。在衣原体中，易位性复原活动磷酸化蛋白（translocated actin-recruiting phosphoprotein，Tarp）、外膜蛋白CopN和Incs等是主要的T3SE。Incs等效应因子在早期合成于网状体中，发育至包涵体分裂时T3SA基因开始合成，随后网状体转化为原体，效应基因的激活发生终止。具有功能的T3SS存在于原体中，感染发生时与宿主细胞膜接触时会激活效应因子，因此，在衣原体发育周期中，网状体转换为原体时已将外排装置、效应因子和伴侣蛋白预装到原体中。在衣原体感染过程中，T3SS定植在宿主细胞的质膜上并将T3SE直接通过其注射器状结构注射到宿主细胞胞质，调节宿主细胞结构并干扰免疫信号传导，从而影响正常细胞器功能及免疫应答，导致宿主新陈代谢和免疫反应紊乱。

HSP作为衣原体的保护性蛋白，通过黏附、介导产生促炎细胞因子，使机体诱发炎症反应。像大多数革兰阴性菌一样，衣原体外膜最外层有脂多糖存在。脂多糖作为衣原体外膜的主要成分之一，具有衣原体属特异性的抗原决定簇。脂多糖是革兰阴性菌致病的关键因子，可激活多种炎症细胞释放炎症介质引起炎症反应，还能导致机体微循环功能紊乱，造成机体器官损伤和休克等病症的发生。衣原体细胞壁的脂多糖与其他微生物细胞壁脂多糖不同点在于其内毒素活性较低。实验显示，在衣原体脂多糖受抑制的情况下，网状体仍然可以形成包涵体，但不表达发育周期中的晚期蛋白从而不能转化为原体，脂多糖缺失的情况下，衣原体可以存活但不具有感染性。

衣原体感染机体可引起或轻或重的炎性/免疫性病理反应，如果感染持续存在，最终可导致严重的并发症。宿主感染衣原体后，体内的固有免疫应答和适应性免疫应答均发挥重要的保护性作用。在呼吸道衣原体感染时，衣原体主要侵入机体的上皮细胞，这些细胞分泌的多种细胞因子和趋化因子，诱导中性粒细胞、树突状细胞、单个核细胞等募集到炎症部位，参与宿主抗衣原体感染的免疫应答。在衣原体感染早期，可诱导非特异性免疫细胞浸润并释放多种前炎性因子，这些炎症因子通过多重效应参与炎症过程，进一步引起中性粒细胞、单核细胞等局部浸润，加重局部组织损伤。而在感染后的免疫清除中，Th1型细胞介导的免疫应答发挥重要作用，当Th1细胞免疫应答强度适合时，能清除衣原体的感染，发挥免疫保护作用；当机体产生的Th1细胞免疫应答不足或过强，都会导致机体的病理损伤。单次的感染并不直接引起组织器官的严重病理损伤，但慢性持续性的衣原体感染可刺激机体产生细胞免疫和体液免疫应答，并通过分子模拟机制引起机体自身免疫的炎症损伤。衣原体通过原体与网状体间的相互转化来延续感染周期，并长期寄生于宿主体内，引起持续性感染，最终造成不可逆的病理损伤。有证据显示，包括γ-干扰素、抗生素和营养缺乏状况在内的多种因素可促使衣原体进入持续存在状态。衣原体在某些情况下可诱导宿主细胞发生凋亡，而在另一些情况下则会抑制细胞凋亡。这说明衣原体已经进化到可通过调节宿主细胞程序性死亡来促进自身的存活。

衣原体在宿主细胞中复制和持续性存在是其致病的主要原因。衣原体通过逃避吞噬细胞溶酶体对包涵体的破坏、抑制宿主细胞MHC分子表达、干扰宿主细胞凋亡信号通路等机制逃逸宿主的免疫清除。大多数衣原体分离株具有编码8种蛋白质的质粒，其中3种与毒力有关：分泌蛋白Pgp3和转录调节因子Pgp4和Pgp5。Pgp3是衣原体的重要毒力因子之一，在感染的后期可以大量积聚在宿主胞质内，参与衣原体与宿主细胞相互作用、疾病发生与宿主免疫反应过程。CT135基因是新发现的毒力因子，作用似乎在于维持慢性感染或长期持续感染，而质粒的功能则是加重早期感染和加强衣原体生长繁殖。CPAF分子量约68kDa，由基因CT858编码，由609个氨基酸分子组成，是由衣原体网状体产生的具有蛋白酶样活性的一种Ⅱ型分泌系统分泌蛋白，衣原体感染时被大量分泌到宿主细胞胞质中，并在宿主细胞裂解后进入到胞外间隙，不仅在免疫逃避中起重要作用，而且在衣原体的定植和持续性感染中起到一定的作用。

总之，衣原体感染会穿透呼吸道，在肺泡上皮细胞、细支气管、支气管和气管的上皮细胞中繁殖，表现为感染细胞的破坏，病原体及其毒素和细胞衰变产物进入血液后引起菌血症和致敏。严重者，病原体可在实质器官、中枢神经系统、心肌等处发生血行播散。在反应性降低的患者中，病原体的清除通常会延迟，并长期存在于网状内皮细胞、巨噬细胞、呼吸道上皮细胞中。

（二）流行病学

衣原体广泛存在于真核生物中，主要通过定植在人类和动物的黏膜表面引起感染。鹦鹉热（psittacosis）又称禽衣原体病（avian chlamydiosis）、饲鸟病（omithosis）和鹦鹉热（parrot fever），是人畜共患病。除了鸟和家禽，这种微生物被认为是羊、牛和马的胎盘炎的原因，也被描述为牛综合征，症状包括发热、呼吸道感染和产奶量突然下降。犬和猫亦可被感染，症状包括结膜炎、呼吸道受累、生殖问题和其他器官系统受累。鹦鹉热衣原体可通过感染有该种衣原体的禽类，如鹦鹉、孔雀、鸡、鸭、鸽等的组织、血液和粪便，以接触和吸入的方式感染给人类，也可能通过鸟喙啄伤传播。

由于鹦鹉热主要通过气溶胶传播，面临最大危险的人群包括那些通过娱乐或职业接触鸟类的人，如宠物鸟的主人和饲养员、宠物商店雇员、动物园雇员、家禽工人、兽医、诊断实验室管理员和野生动物工作者。在2006—2012年报道的26例有记录的接触病例中，有19例（73%）报道鸟类接触。2013年，在法国一家混合家禽养殖场（鸡和鸭）加工鸡的工人中暴发了15人（其中8人住院）的人类鹦鹉热。从人和鸡的鹦鹉热阳性样本中分离出相同的基因型E/B。这种相同的病原体基因型在与鸡共享草原地区的鸭群中广泛存在，表明这种病原体有可能在商业家禽群中传播，包括在其加工过程中传播，以及在相关工人中传播。据普查，北京郊区鸭子血清中鹦鹉热衣原体抗体阳性率最高达47.1%，养鸭场职工血清抗体阳性率最高达79.1%。人际传播是可能的，但很少发生。在2013年瑞典的一次疫情中，一例重症患者将鹦鹉热传染给了另外10人，包括家庭成员、医院患者和医院工作人员。其中有2例曾接触过鹦鹉等鸟类的人员被排除在外。其余8例患者中有1名护士确认从未与患者有过直接接触，她是负责原发疾病患者的护士的助手。这提示鹦鹉热存在小范围的人际传播，不能排除受感染个体继发性人际传播。自2020年以来，家庭和农场饲养的禽鸟数量增加，因此鹦鹉热的大规模聚集性事件频繁发生。

鹦鹉热衣原体目前分为17种ompA基因型，包括A-F、E/B、WC和M56等9种经典基因型，以及新发现的8种非典型基因型1V、6N、Mat116、R54、YP84、CPX0308、I和J。基因型跟其宿主种类和致病性有很大关系，基因型A常见于鹦鹉类，在火鸡、鸭子、鸽子和雀形目动物也有发现。A型分支中的SZ15株是导致我国家禽鹦鹉热爆发的主要致病因子。B型多数感染鸽形目动物，在鸡、火鸡、鸭子、鹦鹉科和雀形目动物也能发现。C型多发于水禽，从鸡、鸽也可分离。D型主要从火鸡分离。E型可感染鸽子、水禽和火鸡。F型发生于火鸡和鹦鹉。E/B型多见于鸭，在鹦鹉、火鸡、鸽子中也有报道。鸭子中发现E/B型，啮齿动物（麝鼠和野兔）中发现M56型，牛中发现WC型。人类的感染以A型为主，少数为E型。

鹦鹉热衣原体还没有被报道为人类免疫缺陷病毒患者中较常见的细菌感染之一，目前，人们认为宠物鸟对免疫缺陷患者的健康风险较低。2017年，日本报道了两例与鹦鹉热衣原体感染相关的孕产妇死亡，该疾病引起了人们的关注。家禽感染与人群发病关系的调查显示，鸭类多是东欧和俄罗斯人群的传染源，火鸡次之；美国的人群感染主要来自火鸡；西欧各地则以观赏鸟类中鹦鹉为主，其他如金丝雀及鸽等也是常见的传染源，偶有从海鸟获得感染；法国还有由边缘革蜱传播给人的报道。

20世纪鹦鹉热的死亡率高达50%。1929—1930年，鹦鹉热发生了全球大流行，已知影响了约800人。这导致对进口到美国的鹦鹉进行检疫，作为一种预防措施，这种措施持续了40多年。鹦鹉热衣原体是美国疾病控制和预防中心的B类生物制剂。B类病原体作为一个群体，被认为传播程度中等，发病率中等，死亡率较低，需要提高诊断能力，加强疾病监测。通过控制传染源，有可能降低鹦鹉热的风险。Kozuki等对2007—2016年日本国家监测报告的鹦鹉热病例进行描述性分析，共报告病例111例，年发病人数和通报率均呈下降趋势。58%为男性，中位年龄为61岁（男性63岁，女性53岁）。最常见的感染源因性别而异，男性多为鸽子，女性多为鹦形目。报告病例的减少与鹦形目相关病例的减少有关，同时女性病例也在减少。圈养鹦鹉中鹦鹉热衣原体的流行率也有所下降，这归因于动物管理的加强。

（三）临床表现

人类主要通过呼吸系统吸入病原体被感染，发病的潜伏期通常为5～14天，最长39天。鹦鹉热衣原体侵入细胞内后迅速转入线粒体和高尔基体繁殖，进而在宿主细胞间传播，主要累及肺部，亦可引起全身多系统感染。临床表现因疾病而异，可无症状，亦可引起流感样症状，如突然发热、明显头痛、干咳、肌痛、乏力、恶心、呕吐和腹泻。严重者可引起肺炎，常见于中老年人群，儿童较少感染。10%的患者查体可见肝或脾大。可在多种器官系统中出现并发症，包括心脏受累（如心内膜炎和心肌炎）、肾脏疾病（如急性小管坏死、急性小管间质性肾炎和急性增生性肾小球肾炎）、肝脏疾病（如黄疸型肝炎、肉芽肿）、血液学并发症（如溶血性贫血、急性血小板减少性紫癜、全血细胞减少症和血栓性血小板减少性紫癜）、神经系统疾病（如脑炎、脑膜炎和颅内高压）、反应性关节炎和皮肤病（如结节性红斑、多形性红斑、边缘性红斑和脂膜炎），甚至弥散性血管内凝血、感染性休克、多器官衰竭，可致死亡。在器官移植受者中也发生过鹦鹉热。虽然罕见，妊娠者可发生鹦鹉热，并与严重的肺炎和流产有关。Katsura等对23例妊娠期鹦鹉热病例的回顾发现，胎儿和产妇的死亡率分别为82.6%（19/23）和8.7%（2/23）。

此外，鹦鹉热衣原体的持续性感染使其在黏膜相关部位引起淋巴样聚集，促进细胞有丝分裂及细胞增殖，并使宿主细胞抗凋亡，从而促进肿瘤的发生。鹦鹉热衣原体已被报道与眼附件淋巴瘤的发生高度相关。

（四）辅助检查

疾病早期患者血常规白细胞多在正常范围内，淋巴细胞计数降低，当炎症控制、病情好转时淋巴细胞计数逐步恢复到正常水平。CRP、ESR等炎症指标可明显升高。大多数患者合并转氨酶、LDH的异常，尿常规可能显示轻度蛋白尿（＜3500mg/d），部分患者肌酸激酶升高，提示重症鹦鹉热衣原体肺炎的可能。肌红蛋白升高提示可能存在心肌损伤。其他实验室结果包括低钠血症、血清肌酐和尿素氮轻度升高。

（五）影像学表现

鹦鹉热衣原体经上呼吸道侵入后，首先累及肺部，导致肺泡壁和肺间质炎性水肿，并向周围肺泡及小叶扩散，引起细支气管上皮坏死，肺泡内有炎症细胞浸润和渗出，肺泡腔可充满液体，偶见出血及大量纤维蛋白渗出。渗出的炎症细胞、水肿液及出血聚集在肺叶的下垂部位，形成淡薄不一、密度不均磨玻璃影（图3-3-32，图3-3-33）、结节（图3-3-34，图3-3-35）、实变影（图3-3-36～图3-3-38）或实变伴磨玻璃影（图3-3-39，3-3-40），可见充气支气管征（图3-3-41，图3-3-42），下叶受累常见。由于衣原体能够通过多种机制逃逸巨噬细胞的吞噬作用，渗出性炎性反应相对轻微，影像学表现为实变周围边界相对清晰的磨玻璃影，亦可表现为铺路石征（图3-3-43）；在感染过程中可能不会产生任何物质（包括黏液）来阻塞细支气管，因此，在CT上树芽征罕见。单侧受累多见，严重患者病灶累及整个肺叶，亦可进展为双侧实变。部分病例表现为反晕征，可为感染的早期阶段（图3-3-44，图3-3-45），大部分因患者免疫功能较强或治疗后，在感染急性期内中央区渗出部分处于消散吸收阶段，周围肺实质及间质水肿吸收较慢所致（图3-3-46，图3-3-47）。部分病例合并胸腔积液，可为反应性，或提示病情较重。部分病例病变有游走性（图3-3-48，图3-3-49）。支气管肺炎、小结节及空洞罕见。病情好转后，病变可完全吸收，亦可表现为吸收延迟，但无纤维化表现（图3-3-50～图3-3-53）。

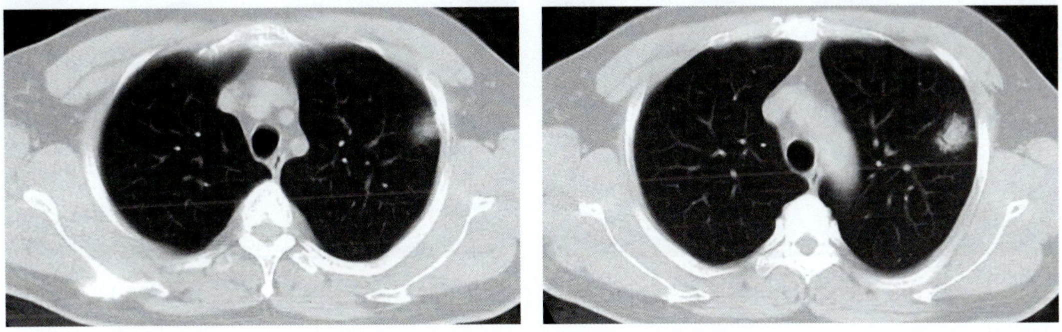

图3-3-32　男，33岁。发热伴咳嗽、咳痰4天。发病前1个月有鹅接触史。肺上叶局灶实变影（2020.08.26）

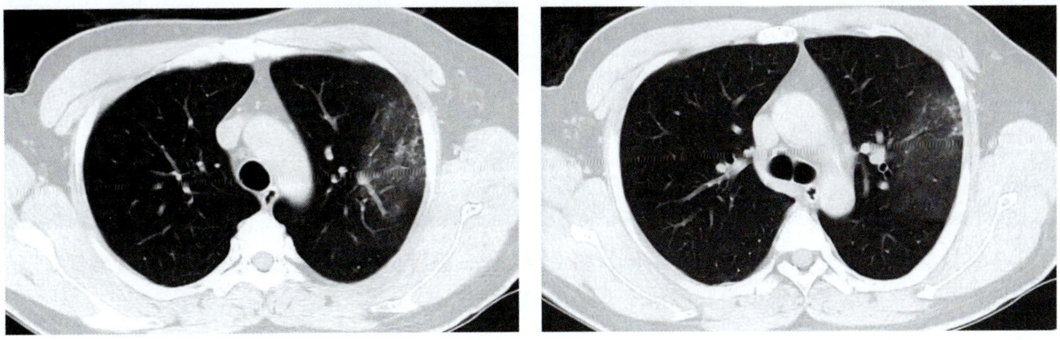

图3-3-33　抗炎治疗后实性病变吸收，表现为磨玻璃影（2020.09.04）

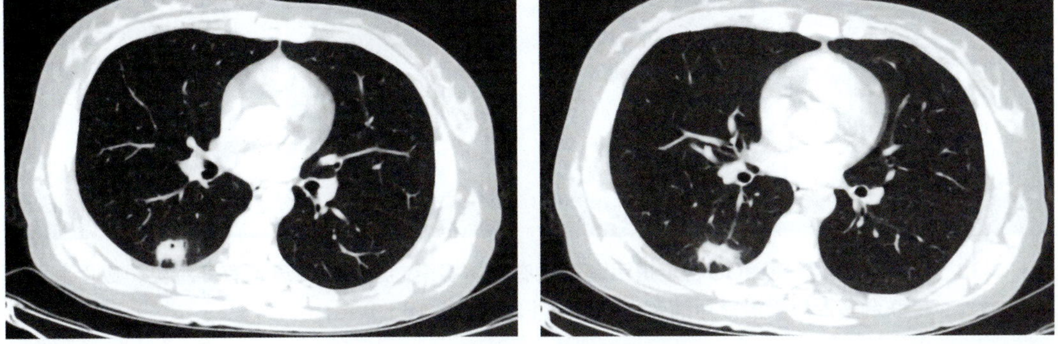

图3-3-34　女，49岁。畏寒、发热1天。有家禽工厂工作史。右肺下叶不规则结节影（2020.09.06）

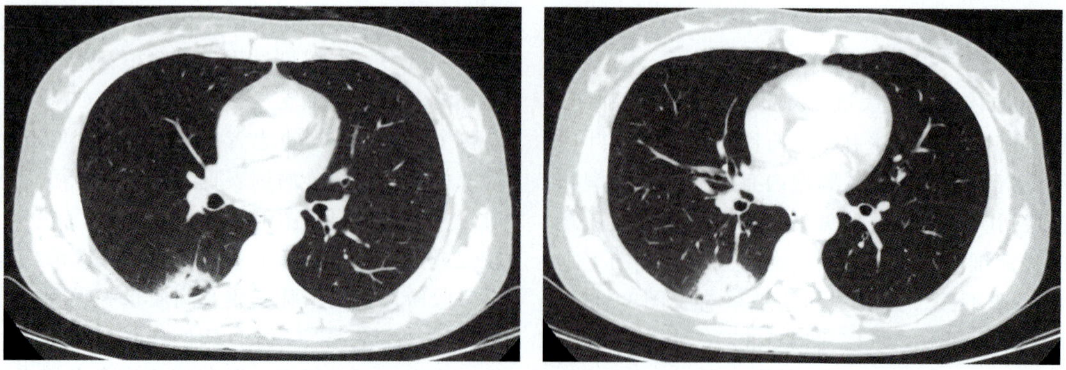

图 3-3-35　7 天后复查病变进展（2020.09.13），肺泡灌洗液 NGS 检查检出鹦鹉热衣原体，左氧氟沙星继续治疗 7 天后，病变吸收

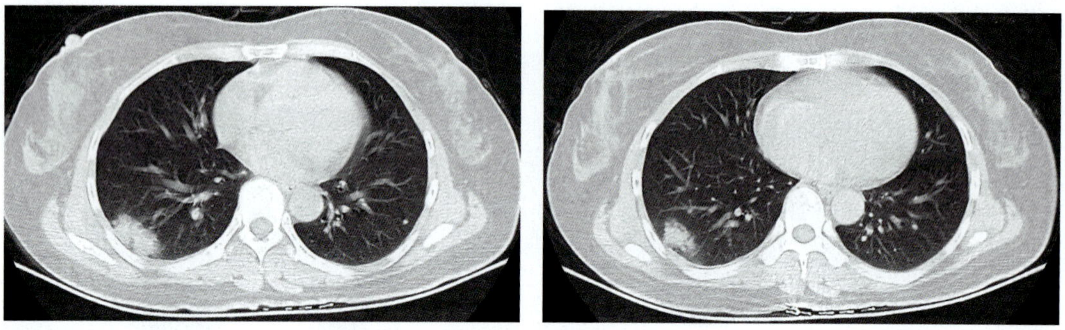

图 3-3-36　女，48 岁。咳嗽、发热 4 天。右肺下叶胸膜下实变影（2021.07.08）

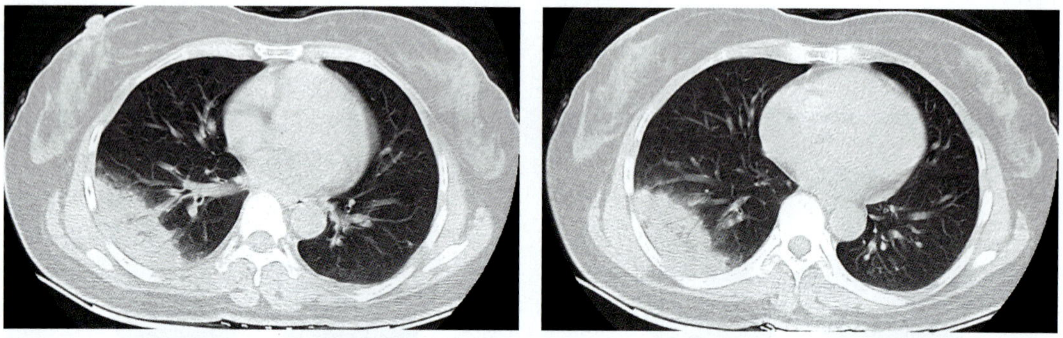

图 3-3-37　入院后予阿洛西林联合左氧氟沙星治疗 2 天，患者仍发热，体温 38.9℃，复查胸部 CT 示实变进展并出现少量胸腔积液（2021.07.11）

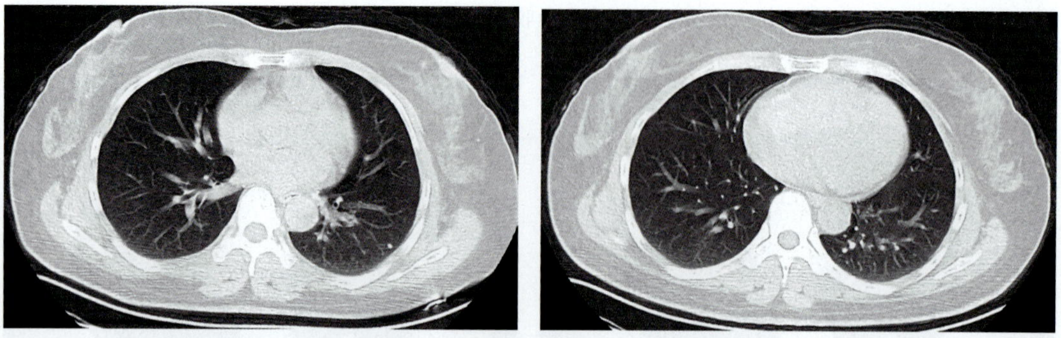

图 3-3-38　患者肺泡灌洗液 NGS 检查提示鹦鹉热衣原体感染，追问病史患者有养鸡史，应用莫西沙星联合多西环素治疗后病变完全吸收（2021.07.18）

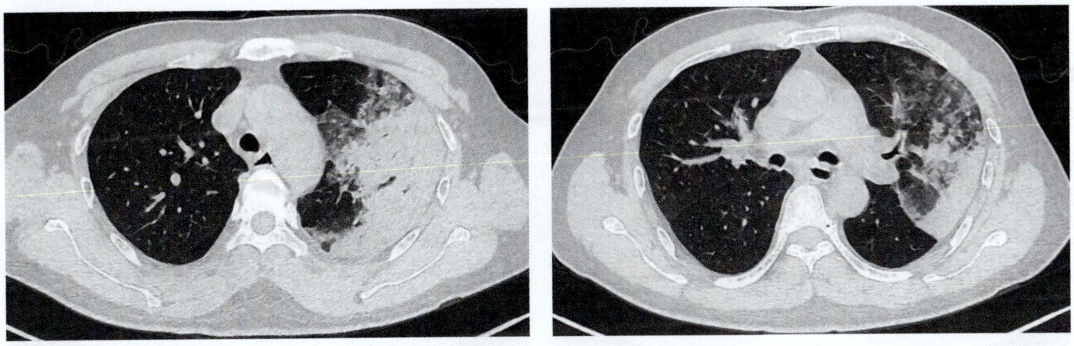

图3-3-39 男，54岁。发热、咳嗽3天。菜市场工作，有家禽接触史。左肺上叶实变影，周围可见边界清晰磨玻璃影（2022.01.07）

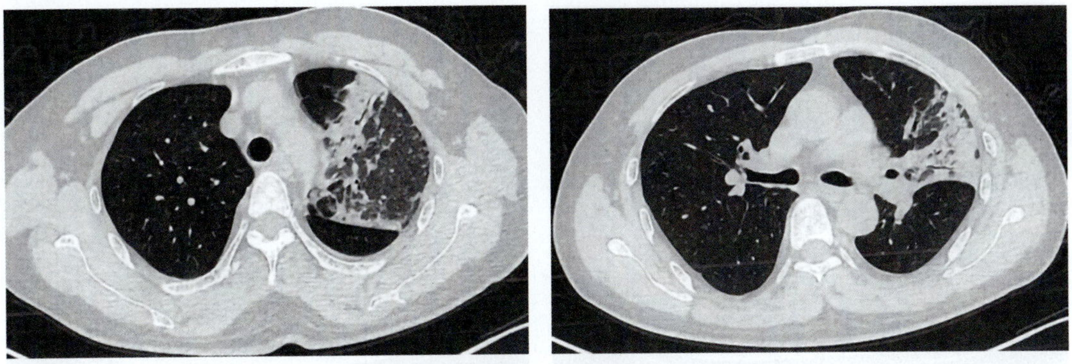

图3-3-40 左氧氟沙星治疗14天后，病变较前吸收（2022.01.22）

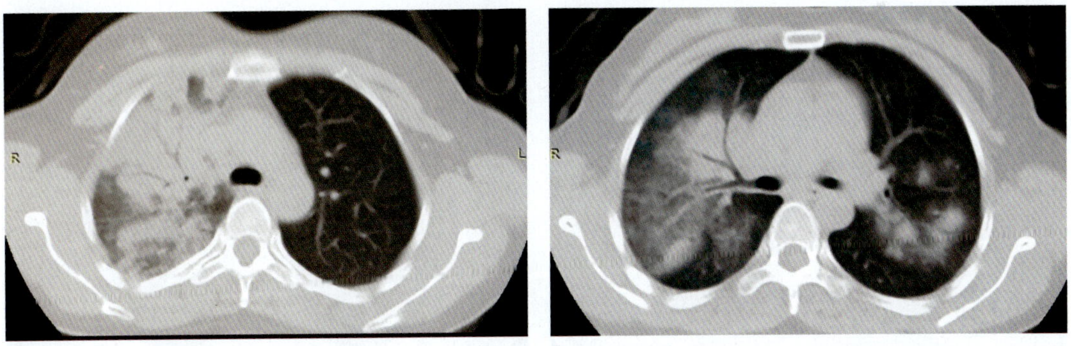

图3-3-41 女，36岁。咳嗽、咳痰、发热4天。双肺多发实变、结节、磨玻璃影，实变内可见支气管充气征（2019.10.29）

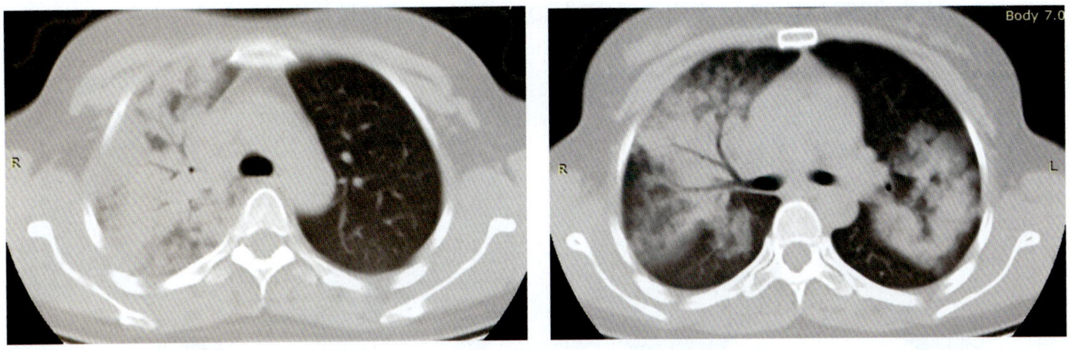

图3-3-42 2天后复查胸部CT（2019.10.31），病变较前进展。肺泡灌洗液NGS检查提示鹦鹉热衣原体感染（2019.11.07）

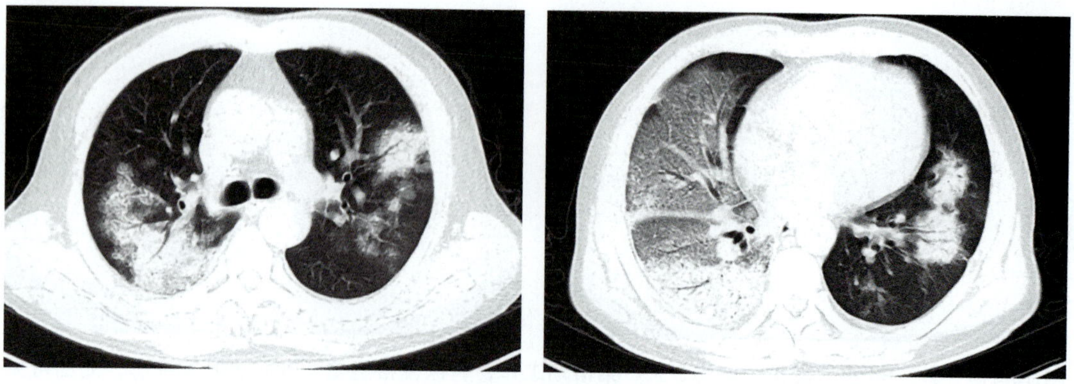

图 3-3-43　男，50 岁。发热、咳嗽、咳痰 4 天。双肺多发实变、结节影，铺路石征明显

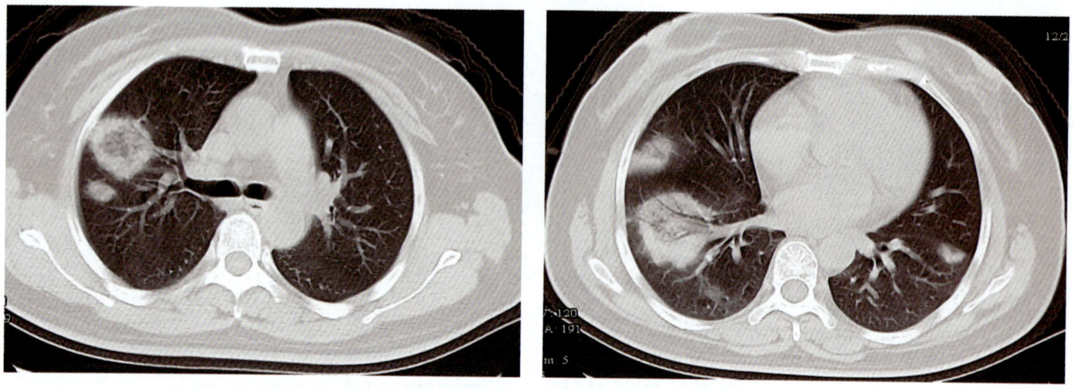

图 3-3-44　女，52 岁。畏寒、发热、咳嗽 3 天。双肺多发反晕、斑片影（2020.12.28）

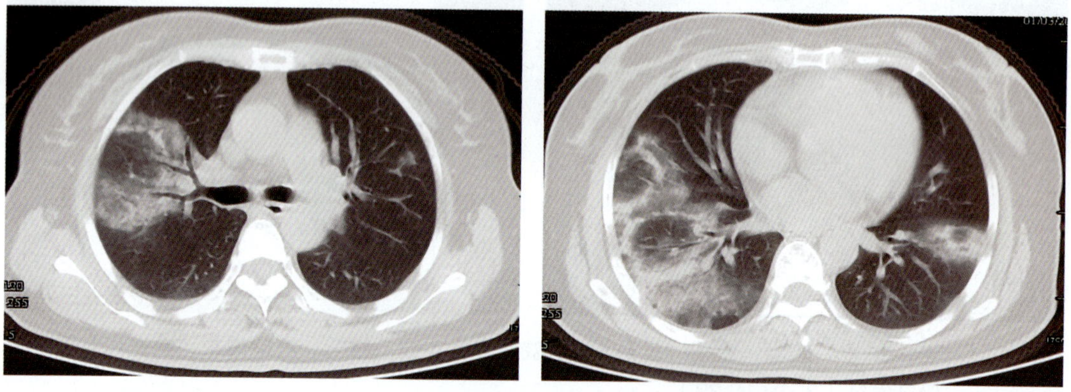

图 3-3-45　患者莫西沙星治疗 1 天，利奈唑胺治疗 5 天后，肺泡灌洗液 NGS 检查提示鹦鹉热衣原体感染（2021.01.02），复查胸部 CT（2021.01.03）病变较前进展

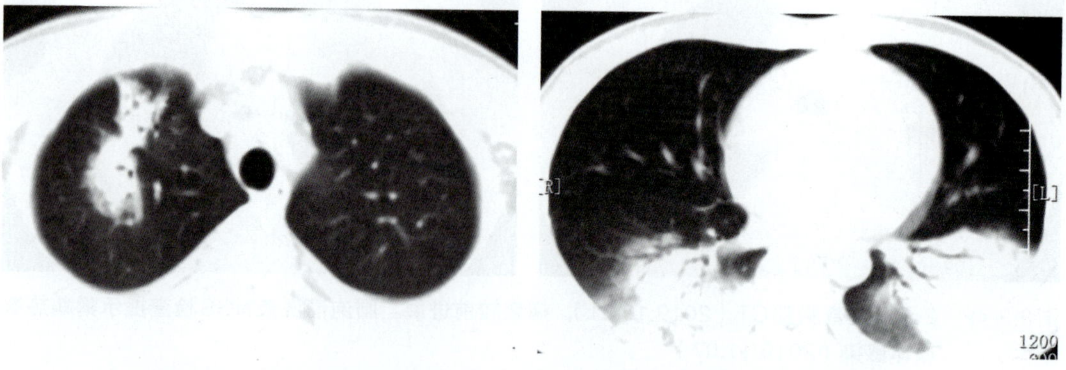

图 3-3-46　男，33 岁。发热、干咳 1 周。双肺多发实变影（2021.02.15）

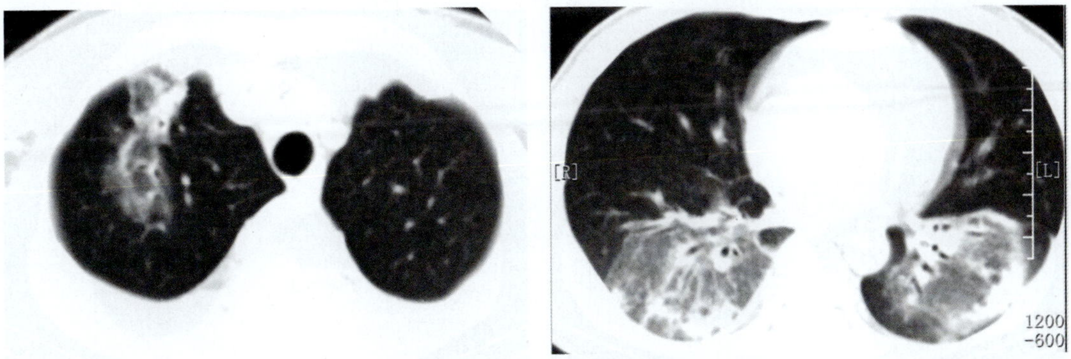

图3-3-47　左氧氟沙星治疗6天后病变吸收，呈反晕征表现（2021.02.21）

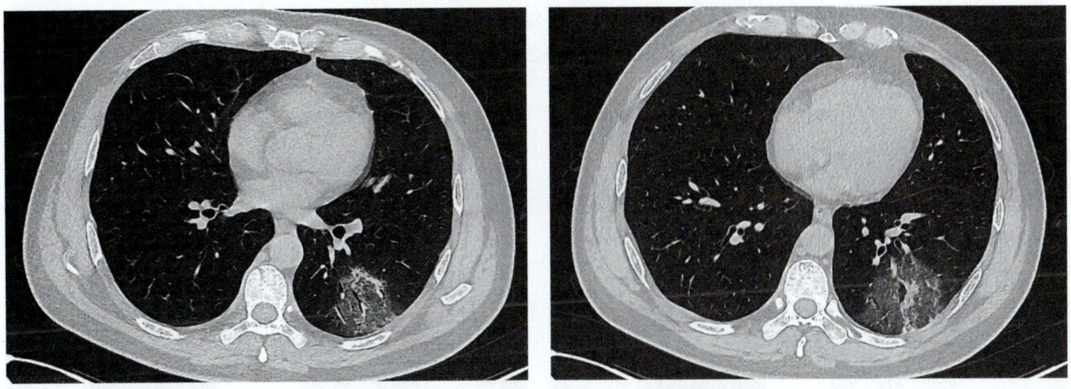

图3-3-48　男，57岁。间断发热、咳嗽20余天。左肺下叶磨玻璃实变影（2019.10.02）

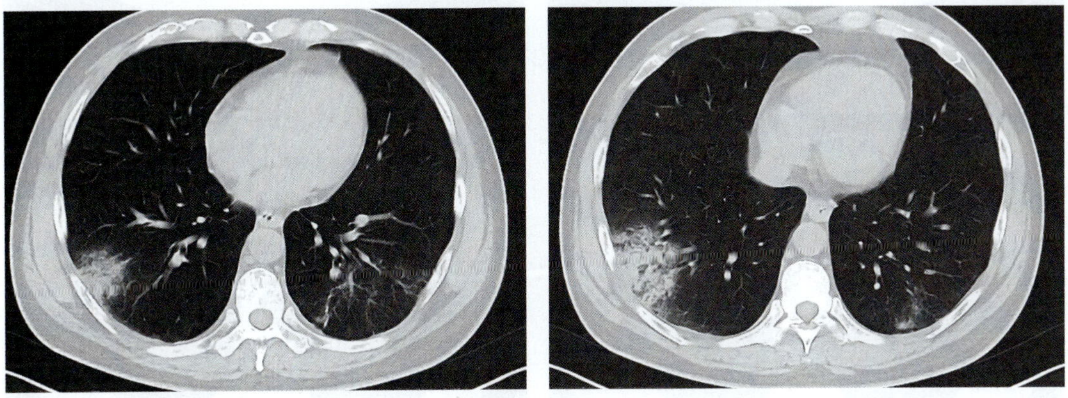

图3-3-49　左肺下叶病变吸收，右肺下叶实变影（2019.10.27）。肺泡灌洗液NGS检查提示鹦鹉热衣原体感染（2019.10.30）

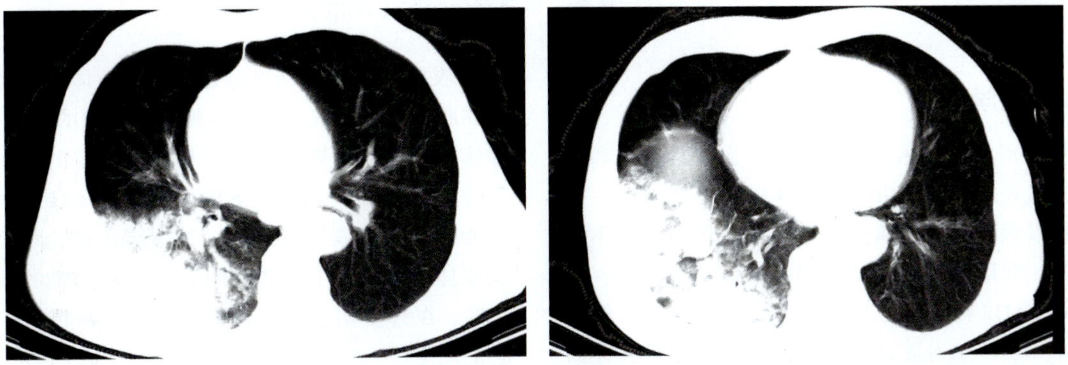

图3-3-50　男，68岁。发热、干咳、恶心1天。右肺下叶实变磨玻璃影（2021.12.09）

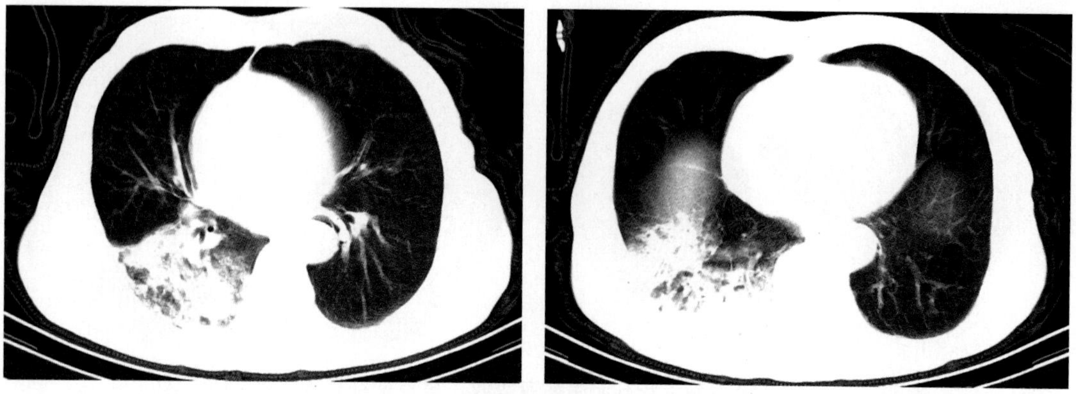

图3-3-51 给予哌拉西林他唑巴坦联合莫西沙星抗感染治疗，肺泡灌洗液NGS检查提示鹦鹉热衣原体感染（2021.12.12），停用哌拉西林他唑巴坦，追问病史；患者有长期养殖鸡鸭史，复查胸部CT显示病变较前吸收（2021.12.17）

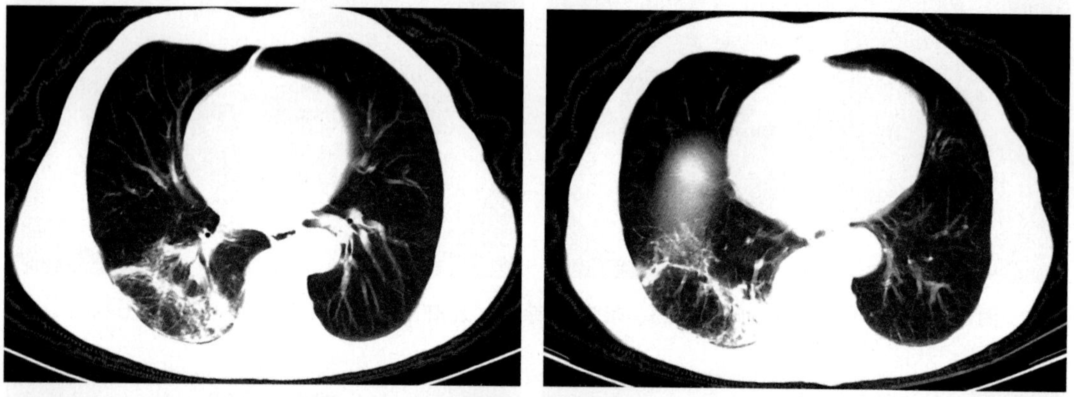

图3-3-52 出院后口服多西环素2周，复查胸部CT，病变明显吸收，呈反晕征表现（2022.01.01）

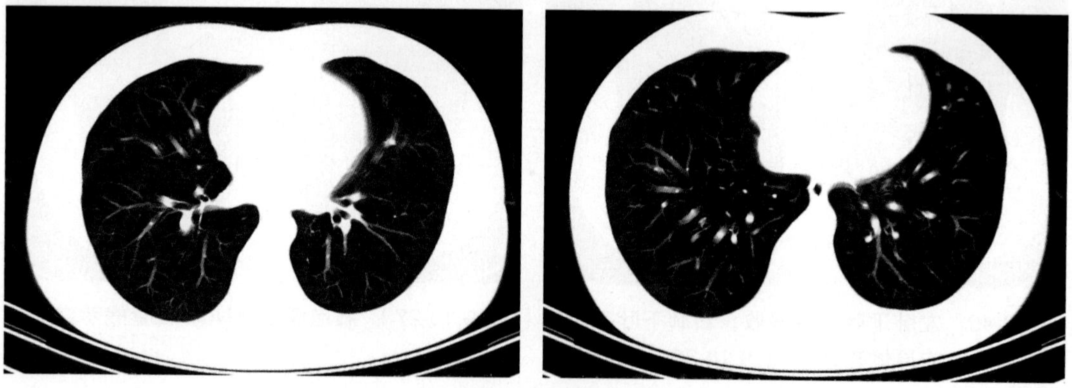

图3-3-53 4个月后复查，病变完全吸收（2022.04.30）

（六）病原学诊断

公认的鉴别衣原体感染的技术包括血清学检测和呼吸道样本的培养或PCR。由于衣原体的培养要求高，一般实验室难以做到，且鹦鹉热衣原体有强传染性，不建议常规培养。常用的血清学试验包括补体结合试验、微量免疫荧光（MIF）试验以及酶免疫试验（EIA），检测血清中IgM、IgA、IgG或具有科、种或血清型特异性的总抗体水平。

衣原体补体结合试验是基于衣原体科所有种属共同抗原脂多糖和抗衣原体脂多糖抗体之间的抗原抗体反应。补体结合试验对鹦鹉热衣原体具有一定的诊断价值，对于缺乏鹦鹉等病禽接触史的患者，补体结合试验阳性则可能提示肺炎衣原体感染。补体结合试验对急性原发性衣原体感染的敏感度为60%，对再次感染的敏感度低于10%。在许多实验室补体结合试验正被淘汰，这限制了它的用途。

MIF试验是目前最常用的衣原体血清学诊断方法，

该试验通过检测患者血清中衣原体种特异性抗体和血清型特异性抗体从而诊断衣原体感染，能特异性鉴别鹦鹉热衣原体、肺炎衣原体和沙眼衣原体及其亚型，并可定量检测血清中特异性的IgM和IgG抗体，区别近期感染和既往感染。MIF试验是诊断急性肺炎衣原体感染的可供选择的血清学试验。若急性期和恢复期双份血清效价呈4倍增加，或单份血清IgM抗体效价≥16，和（或）IgG抗体效价≥512，可诊断急性肺炎衣原体感染。若仅IgG抗体效价≥512，诊断时则应慎重，因为在疾病临床症状消失的数年内患者血清中IgG抗体效价仍可持续保持在较高水平。既往感染者IgG≥1:16，≤1:512。MIF试验诊断鹦鹉热衣原体时应谨慎，除患者具有病鸟接触史以外，血清标本应同时检测沙眼衣原体、肺炎衣原体和鹦鹉热衣原体抗体并比较抗体滴度，以滴度最高作为感染的衣原体种，从而确定是否是鹦鹉热衣原体，这三个衣原体种之间可能存在血清学交叉反应。

PCR法检测衣原体DNA，敏感性和特异性高，可用于急性感染诊断及特殊人群流行病学研究，也可以检测外周血单核细胞内衣原体包涵体或抗原来诊断衣原体感染。PCR的特异性仍然有限，1%～5%的健康成人可表现为衣原体的无症状携带。在一些患者的临床症状消失后，在呼吸道拭子上发现的衣原体持续存在的现象进一步限制了其特异性。在衣原体感染的一次暴发中，经呼吸样本PCR检测为衣原体感染阳性的患者中，约80%在症状消除后8周内仍为阳性。43例患者在没有症状的情况下，即使经适当的抗生素治疗后，衣原体也可能继续潜伏长达11个月。因此，PCR阳性结果很难明确地将其归因于再次感染、持续感染或持续无症状地携带其他可能引起新症状的病原体。新一代宏基因组测序和基于ompA基因的物种特异性实时PCR相结合，提供了一套实用的实验室技术，可以常规检测和区分所有衣原体感染。

（七）治疗

鹦鹉热衣原体是一种严格细胞内寄生的革兰染色阴性需氧菌，因此，抗感染应选用对细胞内抗菌活性较强的药物，如四环素类、大环内酯类、氟喹诺酮类。指南推荐首选多西环素，疗程14～21天。轻微到中度的疾病可以用口服多西环素或四环素来治疗。重症患者通常需要静脉注射多西环素治疗。大多数鹦鹉热衣原体感染在1～2天对抗生素有反应，然而，复发可能发生。大环内酯类抗生素被认为是四环素禁忌患者的最佳替代药物。喹诺酮类亦有效，但疗效远不如四环素和大环内酯类，也曾有喹诺酮类治疗失败的鹦鹉热病例报告。

参考文献

Dumke R, Schnee C, Pletz MW, et al, 2015. Mycoplasma pneumoniae and Chlamydia spp. infection in community-acquired pneumonia, Germany, 2011-2012. Emerging Infect Dis, 21: 426-434.

Hogerwerf L, Roof I, de Jong MJK, et al, 2020. Animal sources for zoonotic transmission of psittacosis: a systematic review. BMC Infect Dis; 20: 192.

Katsura D, Tsuji S, Kimura F, et al, 2020. Gestational psittacosis: A case report and literature review. J Obstet Gynecol Res, 46: 673-677.

Kozuki E, Arima Y, Matsui T, et al, 2020. Human psittacosis in Japan: notification trends and differences in infection source and age distribution by gender, 2007 to 2016. Ann Epidemiol, 44: 60-63.

Ravichandran K, Anbazhagan S, Karthik K, et al, 2021. A comprehensive review on avian chlamydiosis: a neglected zoonotic disease. Trop Anim Health Prod, 53: 414.

Wallensten A, Fredlund H, Runehagen A, 2014. Multiple human-to-human transmission from a severe case of psittacosis, Sweden, January-February. 2013. EuroSurveill, 19: 20937.

（八）病例解析

1.病例1：女，63岁。发热、畏寒半个月。患者半个月前无明显诱因出现发热，体温最高达40.5℃，伴畏寒、寒战，乏力、食欲缺乏。就诊于当地医院，给予相关治疗后仍反复发热，乏力明显，反应迟钝。1天前出现血压下降，就诊于当地急诊，辅助检查：血常规示白细胞5.45×10^9/L、中性粒细胞百分比83.5%、血红蛋白112g/L；血气分析：pH 7.33、PO_2 44.5mmHg、PCO_2 28.9mmHg、SaO_2 78.8%；降钙素原0.17ng/ml；白蛋白31g/L；电解质：钠125.9mmol/L、钾3.35mmol/L。考虑感染性休克，给予补液、升压等治疗后，于2018.01.07收入院。

胸部CT：右肺上叶磨玻璃影，右肺下叶实变影，右侧胸腔积液，肝多发囊肿（图3-3-54）。

【诊断】 社区获得性肺炎。

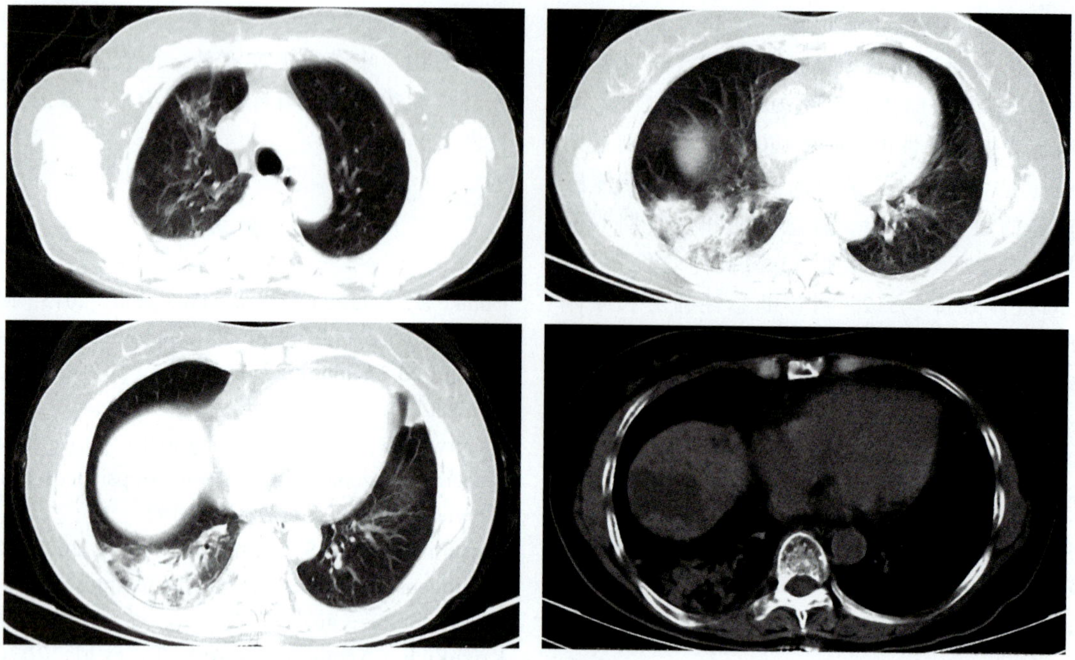

图3-3-54　胸部CT3

【诊断依据】 老年女性，社区发病，发热、畏寒、乏力、食欲缺乏，抗生素治疗疗效差，胸部CT显示右下肺炎表现，社区获得性肺炎诊断明确。患者血压突然下降，血气分析示Ⅰ型呼吸衰竭，电解质紊乱，重症肺炎诊断成立。入院查体：T 37.2℃，BP 88/50mmHg，SpO_2 99%。双肺呼吸音粗，右下肺可闻及湿啰音。予吸氧、补液、导尿、哌拉西林/他唑巴坦钠联合左氧氟沙星抗感染等对症治疗。4天后患者病情缓解，阵发性咳嗽，干咳为主，辅助检查：白细胞5.45×10^9/L、中性粒细胞百分比83.5%、血红蛋白112g/L；血气分析：pH 7.46、PO_2 92.9mmHg、PCO_2 44.5mmHg；降钙素原0.14ng/ml；CRP 34.93mg/L；白蛋白30.5g/L；电解质正常；肺炎衣原体抗体阳性，RT-PCR检测衣原体阳性，肺炎衣原体肺炎诊断明确。治疗10天后复查胸部CT显示病变略有吸收（图3-3-55）。患者病情稳定，好转出院，院外口服左氧氟沙星继续治疗2周。2个月后复查病变基本吸收（图3-3-56）。

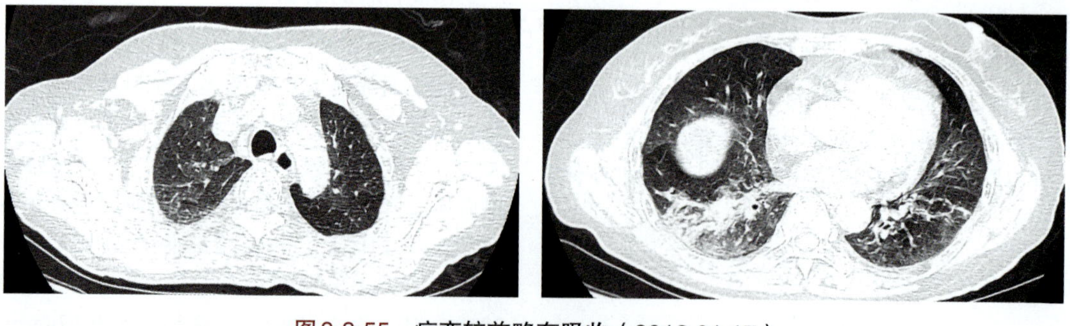

图3-3-55　病变较前略有吸收（2018.01.17）

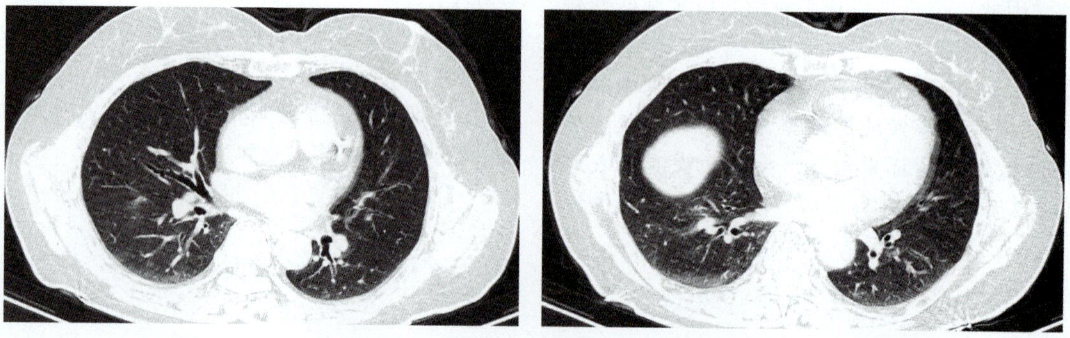

图3-3-56　病变基本吸收（2018.03.27）

【分析】 衣原体是一类专性真核细胞内寄生、具有独特发育周期、可以在多种真核生物宿主（包括人、动物、原虫等）中繁殖的细菌。在亿万年进化中高度保守，临床中以低毒力、亚感染状态和多途径感染为主。血清流行病学研究表明，50%～70%的成年人肺炎衣原体抗体阳性，因此，几乎每个人一生中都至少感染过一次肺炎衣原体。人感染肺炎衣原体后，能产生特异性IgM和IgG抗体，且在首次感染后3周内以IgM抗体为主。肺炎衣原体感染后IgG水平可以持续数年，随着年龄的增长IgG水平可能随之增加，因此，对于病程较长以及老年患者，IgG参考价值较小。由于肺炎衣原体感染机体后可引起特异性的细胞免疫和体液免疫，但这种保护性免疫较弱，且肺炎衣原体属胞内寄生，代谢活跃，不易清除，所以易造成持续和反复感染，导致宿主细胞的超敏反应，从而易合并其他致病原感染。加之肺炎衣原体肺炎常没有特征性表现，而且易出现并发症，所以肺炎衣原体感染是肺炎复杂化和迁延不愈的原因之一。本例为老年女性，病史较长，病情较重，初始治疗效果一般，后明显吸收，符合肺炎衣原体肺炎特点。

肺炎支原体和肺炎衣原体是CAP两种常见致病菌，临床有时难以区分。在2011—2012年，Dumke等对德国确诊的成人CAP患者进行了支原体和衣原体的相关检测。肺炎支原体阳性率为12.3%（96/783）、衣原体阳性率为3.9%（31/794），鹦鹉热衣原体（2.1%）的检出率高于肺炎衣原体（1.4%）。肺炎支原体P1-I亚型占多数，大环内酯类耐药水平较低（3.1%）。肺炎支原体阳性率呈明显的季节性变化趋势，2012年第三季度感染率最低，为1.5%，2011年第四季度感染率最高，为27.3%，但衣原体属检测率全年保持一致，无流行高峰。

肺炎衣原体不仅参与呼吸道感染，还参与一系列炎症性疾病的发病机制，例如动脉粥样硬化、关节炎、哮喘、肺癌、慢性阻塞性肺疾病及神经系统疾病（阿尔茨海默病、多发性硬化症和精神分裂症）等。肺炎衣原体在肺外器官的感染可能是由巨噬细胞通过血液和淋巴传播介导的。

2.**病例2**：男，75岁。咳嗽、咳痰3天，畏寒、发热2天。患者3天前出现咳嗽，咳少许白黏痰，2天前出现畏寒、发热，自服抗菌药物无好转，呼吸急促，至当地人民医院就诊，体温40.0℃，查胸部CT显示右中下肺炎、肺气肿，血气分析（吸氧3L/min）：pH 7.51、PO_2 63mmHg、PCO_2 28mmHg、HCO_3^- 22.3mmol/L、BE −0.7mmol/L、Lac 1.8mmol/L、SO_2 94%。于2019.11.24 09：00收住ICU。发病前有杀活鸭史。

胸部CT（2019.11.24）：右肺中下叶实变影，少量胸腔积液（图3-3-57）。

【诊断】 鹦鹉热衣原体肺炎。

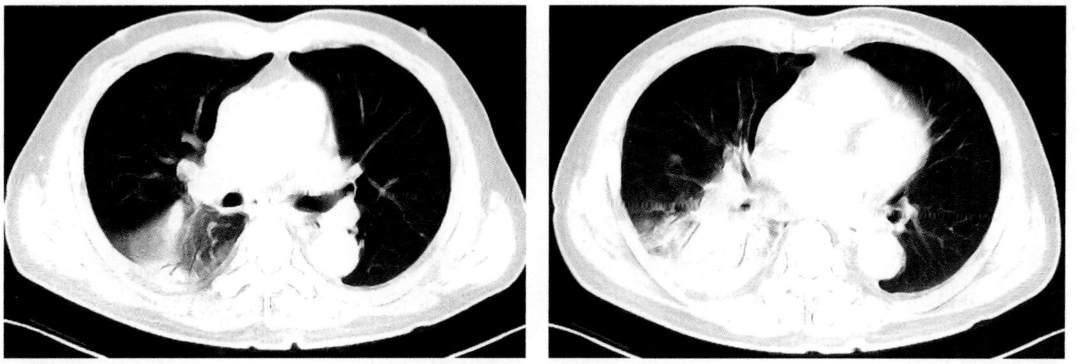

图3-3-57　**胸部CT4**

【诊断依据】 老年男性，急性起病，胸部CT显示右肺中下叶实变影，考虑社区获得性肺炎，结合患者有活鸭接触史，首先考虑鹦鹉热衣原体肺炎。患者入院后给予无创呼吸机辅助呼吸，莫西沙星联合美罗培南抗感染，血必净、血浆、白蛋白等支持治疗。病情进展，氧合不能维持，于2019.11.26夜间气管插管、机械通气，复查胸部CT显示双肺炎症，右肺炎症面积较前明显增大，床旁气管镜镜下显示气管黏膜充血水肿。辅助检查：凝血功能检查示纤维蛋白原698.0mg/dl、凝血酶原时间17.2秒、活化部分凝血活酶时间46.5秒；血常规示白细胞8.29×10^9/L、淋巴细胞绝对值0.34×10^9/L；降钙素原0.78ng/ml；血气分析：pH 7.32、PO_2 58mmHg、PCO_2 50mmHg、HCO_3^- 25.8mmol/L、BE −0.7mmol/L、Lac 1.8mmol/L、SO_2 87%。于2019.11.27 17：00转入上级医院ICU。2019.11.29血PMseq病原微生物DNA高通量基因检测回报：鹦鹉热衣原体序列数19；肺泡灌洗液PMseq病原微生物RNA高通量基因检测回报：鹦鹉热衣原体序列数3207。2019.11.30停用莫西沙星改用米诺环素口服，并加强支持治疗，2019.12.04拔除气管插管，2019.12.07复查胸部CT示病变较前吸收（图3-3-58），2019.12.10转当地医院呼吸科进一步治疗。

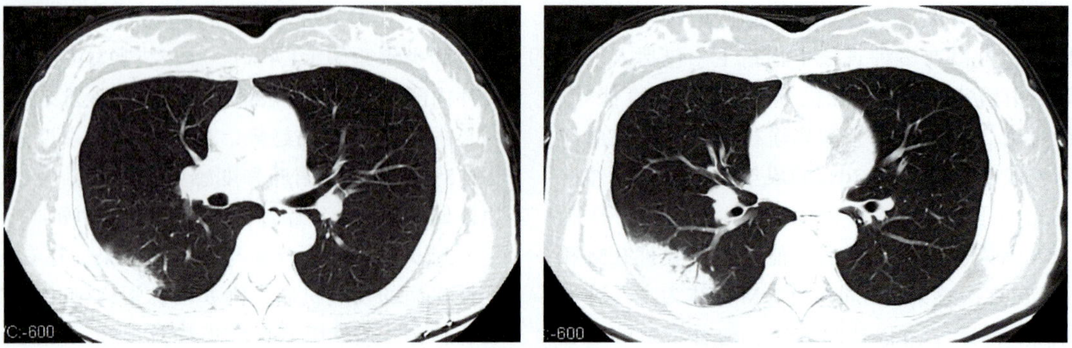

图3-3-58　病变较前明显吸收（2019.12.07）

【分析】 1879年，瑞士医师Jacob Ritter报道因与笼养的鹦鹉和金翅雀有关而引起称作“肺伤寒”的7例非典型肺炎，其中3例是致命的，此为第一篇关于人类衣原体感染的科学文章。1892年，Morange在阿根廷首都布宜诺斯艾利斯发现与鹦鹉接触的人会突然发病，从而最终肯定了鹦鹉在人类感染和罹病中的重要作用，并提出了鹦鹉热这一新病名。最初，人们怀疑这是一种由病毒引起的疾病。1893年，Edmond Nocard从死于鹦鹉热的鹦鹉骨髓中分离出一种革兰阴性细菌（Bacillus psittacosis）。1890—1930年，在南美和北美及欧洲不同地区观察到几次人类鹦鹉热流行，都是由于接触了感染鹦鹉热衣原体的外来鸟类。1930年，Bedson等首次在人体中发现该病原体。1932年，Bedson和他的同事J.O.W.Bland在小鼠实验中首次发现并描述了鹦鹉热的细胞内双向生命周期。同年，首例由鸡传播的人畜共患鹦鹉热病例被报道。1966年，电子显微镜发明后，衣原体被归类为细菌，因为它们拥有DNA、RNA、核糖体和类似革兰阴性细菌的细胞壁。

鹦鹉热已被认为是世界范围内的典型致病菌，鸟类（家禽、宠物鸟、野鸟）是天然宿主，目前为止已经发现其能够感染30目500多种鸟类，牛、山羊、绵羊、马、猪、狐狸和狗等其他动物，包括人类，也会被感染。Hogerwerf等分析了80篇文献，涉及136种可能的人畜共患传播的信息。火鸡的人畜共患传播最高，其次是鸭子、猫头鹰和“其他家禽”。人类和动物样本之间的基因典型匹配被报告了28次，包括鸡、火鸡、珍珠鸡、孔雀、鸽子、鸭、鹅、鸣禽、鹦鹉样鸟类和猫头鹰的传播。根据作者的评分系统，家禽的证据通常比鹦鹉类的证据更有力。除了传统上报道的鹦鹉类鸟类和较小程度的鸽子外，临床医师和公共卫生人员仍应将鹦鹉以外的家禽和鸟类纳入病史和来源追踪。通过研究确定野生鸟类、家禽养殖场和屠宰场的人畜共患病联系，可能对公众健康有益。

3.**病例3**：男，48岁。发热5天，呃逆1天。患者5天前无明显诱因出现发热，体温最高达40℃，伴畏寒、寒战，遂于2023.04.24到当地镇卫生院就诊，查血常规：白细胞9.08×10^9/L、中性粒细胞绝对值7.37×10^9/L、血小板78×10^9/L；C反应蛋白84.16mg/L。口服“头孢及连花清瘟”后，仍反复高热，今晨出现呃逆，伴有胃部不适，恶心，无呕吐，于2023.04.27入院。既往从事抓鸭子工作3年。

胸部CT（2023.04.27）：右肺上叶实变影，右侧少量胸腔积液（图3-3-59）。

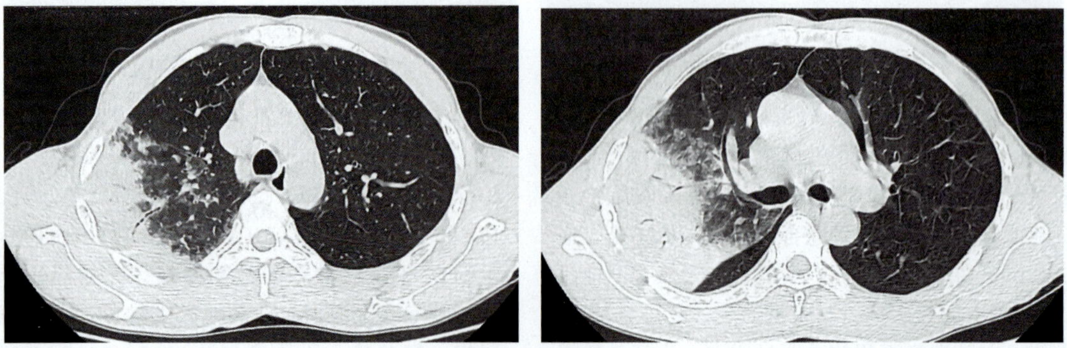

图3-3-59　胸部CT5

【诊断】 鹦鹉热衣原体肺炎。

【诊断依据】 中年男性，突起高热，白细胞计数正常，胸部CT显示大叶性肺炎，边缘可见边界清晰磨玻璃影，结合患者有家禽接触史，首先考虑鹦鹉热衣原体肺炎。辅助检查示肝功损害；D-二聚体2.69mg/L。给予头孢哌酮舒巴坦联合莫西沙星静脉滴注及多西环素口服抗感染、谷胱甘肽保肝等治疗，2天后患者体温呈下降趋势。2023.05.02夜间出现双下肢疼痛，伴咳嗽，咳黄白色黏痰。查D-二聚体31.21mg/L；血气分析：pH 7.43、PO_2 78mmHg、PCO_2 39mmHg、SO_2 96%。双下肢深静脉彩超：双小腿局部肌间静脉血栓形成。心脏彩超：射血分数61%，三尖瓣少量反流。患者D-二聚体较入院时明显升高，且合并双下肢深静脉血栓形成，高度提示肺栓塞可能，遂于2023.05.04行胸部强化CT：双侧肺动脉栓塞，右肺高密度灶、部分楔形改变（图3-3-60）。予低分子肝素标准抗凝治疗，2023.05.05送检痰tNGS检出鹦鹉热衣原体序列。2023.05.06复查D-二聚体5.66mg/L。血D-二聚体较前明显下降，咳嗽较前好转，提示治疗有效。2023.05.11复查D-二聚体2.48mg/L；肝功能较前改善，病情好转出院，院外患者继续口服护肝片、盐酸多西环素片治疗1周，口服利伐沙班片抗凝治疗，2023.06.02复查胸部CT显示病灶明显吸收（图3-3-61）。

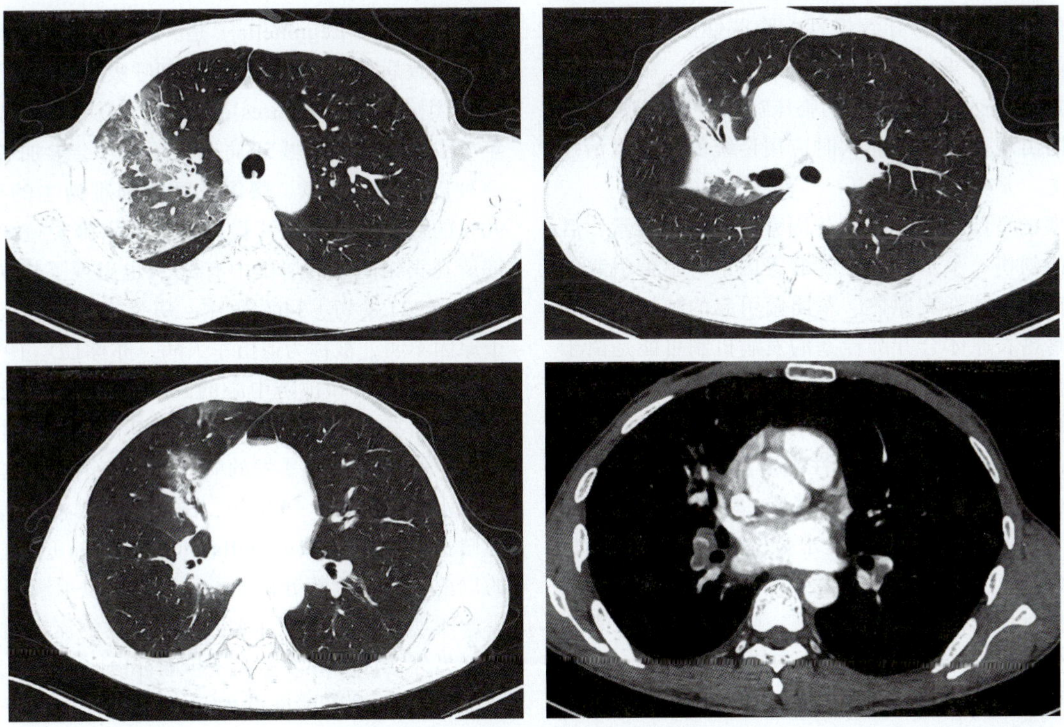

图3-3-60　肺部实变较前吸收，双侧肺动脉栓塞（2023.05.04）

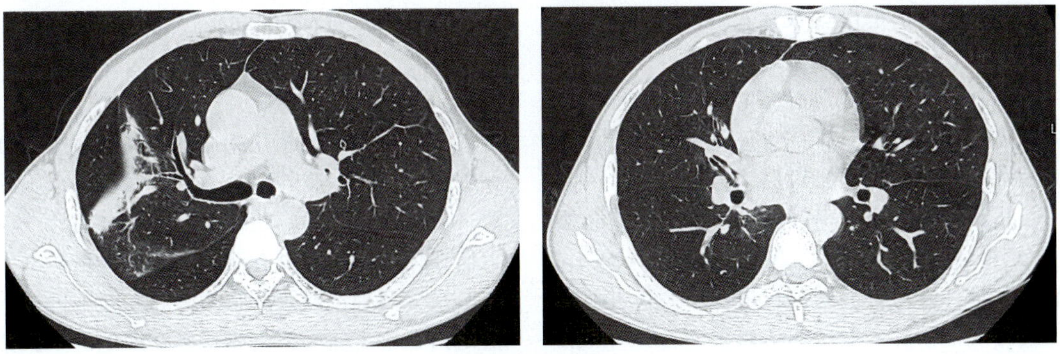

图3-3-61　病变较前明显吸收（2023.06.02）

【分析】 鹦鹉热衣原体在鸟类、家禽及哺乳动物中致病性极强，感染后主要累及呼吸道、消化道、眼、关节及盆腔等。人类或鸟类感染鹦鹉热衣原体后表现出两种状态：急性感染或持续性感染。在急性感染状态下，机体表现出暴发性的呼吸道及系统性疾病，由于症状明显，易引起人们的重视，通过及时的抗生素治疗及宿主的免疫反应，鹦鹉热衣原体可以很快被清除，故对宿主的损伤较低。病毒感染、营养缺乏、热休克、细胞因子刺激、抗生素等不利的环境条件可引起鹦鹉热衣原体持续性感染，在这种状态下，衣原体不分裂、不感染，且仍具有活力，形成小包涵体和少量巨大的、形态异常的网状体，称为中间体（intermediate）。鹦鹉热衣原体的持续性感染在人类中易导致慢性、隐匿性的炎症反应，并逐渐引起某些严重的并发症，如COPD等。由于持续性感染前期通常表现为不典型的临床症状，极易被忽视，当感染后期出现严重临床症状时应用传统的抗生素治疗已效果不佳。

肺栓塞的危险因素包括遗传因素和获得性因素，后者主要包括创伤、手术和恶性肿瘤等因素。感染引起的病例相对较少，肺炎支原体、军团菌引起的肺栓塞多有报道，鹦鹉热衣原体合并肺栓塞的发病机制可能是由于鹦鹉热衣原体感染后刺激炎症介质的释放，间接或直接损伤内皮细胞，激活炎症反应和凝血系统，促进血栓形成。此外，感染可引起静脉慢性炎症反应和血栓形成、血管扩张、静脉瘀血和凝血功能障碍。本例患者由于其反复高热、呃逆明显，进食、进水量少，不愿下床活动，导致血液高凝、血流淤滞，与感染协同作用，最终出现下肢深静脉血栓形成，导致肺栓塞。肺栓塞的临床表现缺乏特异性，从无症状到典型症状不等，如胸痛、咯血、呼吸困难等。当与肺炎同时发生时，这些症状常被误解为肺炎或胸膜炎的加重，从而导致误诊或漏诊。鹦鹉热衣原体肺炎患者在接受抗感染治疗后，呼吸困难、胸痛甚至咯血改善不佳，特别是D-二聚体水平升高时，应考虑合并肺栓塞可能。D-二聚体是肺栓塞必不可少的筛查试验，虽然D-二聚体对于诊断肺栓塞的阳性预测价值较低，不能用于确诊，但是，当D-二聚体指标升高时，肺栓塞的发病率和病死率会随之升高，尤其当D-二聚体＞4mg/L时，其发病率和病死率升高更为显著。本例患者入院时D-二聚体2.69mg/L，复查时升至31.21mg/L，高度提示有栓塞事件发生，故紧急行进一步检查明确肺栓塞诊断，进行规范治疗，避免病情延误。患者入院后不久就发现了致病病原体，并且在早期阶段就发现了肺栓塞，给予针对性的抗生素和抗凝治疗，使患者顺利康复出院。

（邹城市人民医院呼吸与危重症医学科　郁秀莉　程丽莉　提供）

三、军团菌肺炎

军团菌科隶属于细菌界，变形菌门，γ-变形菌纲，军团菌目。军团菌科属于嗜常温、可运动、不分解糖类、专性需氧、营养要求高的革兰阴性杆菌。军团菌科与柯克斯体科关系最近，两科共同组成军团菌目。军团菌科包括一个属，即军团菌属，超过58个种，70多个血清型。其中有30个种对人类致病，包括嗜肺军团菌、米克戴德军团菌、长滩军团菌、博杰曼军团菌和杜莫夫军团菌等。

（一）军团菌简介

军团菌（Legionella）是一种广泛存在于自然界中的机会致病菌，能引起以发热和呼吸道症状为主的疾病，称军团病（Legionnaires'disease，LD）。LD起因于1976年7月23日美国费城58届退伍军人年会参加者中发生了一种以发热、咳嗽、腹泻及呼吸困难为主的疾病暴发，90%的病例胸部X线片检查都显示出肺炎迹象，大会总部所在宾馆附近的居民中有36人也出现了相同症状，最终导致221发病、34人死亡，病死率高达15%。当时由于原因不明，被称为退伍军人病，亦称LD。1977年1月，美国疾病控制和预防中心的Joseph McDade及其同事首次从死者肺部组织中分离到一种新的革兰阴性菌，并确定该菌是导致此次暴发的病原体，该菌亦从宾馆空调冷却塔水中分离到。1978年，国际上正式将该病原体命名为嗜肺军团菌（Legionella pneumophila）。随后对保留的以前标本的重新分析显示，该菌可以追溯到1947年的一起不明原因肺炎，首次以该菌描述的流行出现于1957年。另外，1965年发生在圣伊丽莎白医院的暴发性肺炎，1968年发生在美国密歇根州庞蒂亚克市卫生局大楼中的庞蒂亚克热及一些散发病例均由军团菌引起。我国于1982年在南京首次从一例肺炎患者中分离到嗜肺军团菌。WHO已将LD列入传染病报告范围。

（二）致病机制

根据病原菌与宿主细胞的关系，病原菌分为胞外菌和胞内菌两类。胞外菌是指可以在宿主细胞外的细胞间隙、血液、淋巴液、组织液等体液中生长繁殖的细菌，它们在体外可以在没有活细胞的人工培养基中生长。胞内菌又分两种，即兼性胞内菌和专性胞内菌。兼性胞内菌是指在宿主体内，主要寄居在细胞内生长繁殖，在体外无活细胞的培养基中亦可生长。专性胞内菌则不论在体内体外，都必须在活细胞内生长繁殖。对人类重要的兼性胞内菌有结核分枝杆菌、伤寒沙门菌、布鲁氏菌、嗜肺军团菌等，它们主要寄居在人体单核吞噬细胞中。专性胞内菌有引起斑疹伤寒、恙虫病的立克次体，引起

Q热的柯克斯体，引起沙眼、性病淋巴肉芽肿的衣原体等。它们主要寄居在人体的血管内皮细胞和上皮细胞内，有时亦可在单核吞噬细胞内发现。

人体有三道防线抵御病原体的攻击。皮肤和黏膜构成了人体的第一道防线，包括物理屏障、化学屏障、生物屏障，他们不仅能够阻挡病原体侵入人体（物理屏障），而且它们的分泌物（如乳酸、脂肪酸、胃酸和酶等）还有杀菌的作用（化学屏障）。黏膜的某些附属物如鼻毛、气管黏膜上纤毛等有阻挡和清除异物的作用。皮肤和黏膜表面寄居有很多的不致病微生物，那些微生物同样也起到杀菌抑菌作用（生物屏障）。体液中的杀菌物质（如溶菌酶）和吞噬细胞构成人体的第二道防线，具有溶解、吞噬和消灭病原体的作用。前两道防线是人类在进化过程中逐渐建立起来的天然防御功能，特点是生来就有，不针对某一种特定的病原体，对多种病原体都有防御作用，因此称为非特异性免疫（又称先天性免疫）。人体的第三道防线主要是由免疫器官（扁桃体、淋巴结、胸腺、骨髓和脾等）和免疫细胞（淋巴细胞、单核/巨噬细胞、粒细胞、肥大细胞）组成。第三道防线是人体在出生以后逐渐建立起来的后天防御功能，特点是出生后才产生的，只针对某一特定的病原体或异物起作用，因而称为特异性免疫（又称后天性免疫）。

胞内菌突破人体第一道防线后，在组织中首先遇到巨噬细胞的抵抗。巨噬细胞虽能吞噬胞内菌，但不能杀死它们，胞内菌反而能在细胞内生存甚至繁殖。只有当第三道防线建立，亦即人体对某种胞内菌产生特异性免疫后才能真正对胞内菌发动攻击。抗胞内菌的获得性免疫机制主要是以T细胞为主的细胞免疫，因特异性抗体分子量大，不能进入胞内菌寄居的宿主细胞内与之作用。特异性细胞免疫应答反应包括两种类型。一为$CD4^+$Th1细胞产生多种细胞因子；另一为$CD8^+$细胞毒性T淋巴（cytotoxic T lymphocyte，CTL）细胞。$CD4^+$Th1细胞产生γ-干扰素，是巨噬细胞的强力激活剂，可使其吞噬胞内菌的强度增大，赋予巨噬细胞对胞内菌的杀伤力，有利于清除寄居在细胞内的病原菌。$CD8^+$CTL细胞能直接将穿孔素和颗粒酶等生物活性物质介入被胞内菌感染的细胞，破坏其完整性，病原菌释出后，再经过抗体调理而被吞噬细胞吞噬杀灭。

军团菌可在多种宿主细胞内存活和复制，如阿米巴原虫和巨噬细胞等。阿米巴是其主要的自然宿主。在长期进化过程中，阿米巴为军团菌提供细菌在细胞内复制的小生态，同时保护细菌免于外环境中抗生素、化学物质、热、渗透性等损害。巨噬细胞是固有免疫系统的重要效应细胞，通过定位于细胞表面、囊泡或细胞质基质的模式识别受体（pattern recognition receptor，PRR）识别病原微生物感染，通过吞噬体的内吞作用迅速吞噬病原微生物，再与溶酶体融合形成吞噬溶酶体。吞噬溶酶体具有酸性、氧化性等利于降解微生物的管腔，含有多种抗菌分子，如蛋白酶、活性氧、活性氮等，具有强大的杀伤微生物能力。很多病原微生物发展出逃避巨噬细胞消化、消除的能力，从而在宿主细胞内长期存活。

军团菌的致病性与其能侵入靶细胞，并在细胞内生存繁殖密切相关。1980年，Timothy Rowbotham首先证明嗜肺军团菌可以感染阿米巴。感染周期从细菌黏附宿主细胞开始，然后进入细胞，这是涉及鞭毛、菌毛和细菌表面蛋白的最基本步骤。这些蛋白包括主要外膜蛋白（MOMP）、热休克蛋白60（HSP60）和巨噬细胞感染增强蛋白（macrophage infectivity potentiator，mip）等。军团菌的鞭毛是影响军团菌致病的重要因素。1997年，Bosshardt等发现有鞭毛的军团菌分离株能成功的感染阿米巴并在阿米巴细胞内复制，没有鞭毛的军团菌分离株大多数不能在阿米巴体内复制。嗜肺军团菌的15个血清型都有鞭毛，其他军团菌只有少数有鞭毛，说明鞭毛是军团菌致病机制中的一个重要因素。有无鞭毛在很大程度上决定着嗜肺军团菌的毒力特征，没有鞭毛的嗜肺军团菌基本上不具有感染巨噬细胞和阿米巴的能力。鞭毛主要由鞭毛蛋白组成，鞭毛蛋白是基因flaA的表达产物，鞭毛蛋白表达的调节主要发生在转录水平，环境中的许多因素如温度、渗透压、营养等都影响鞭毛蛋白的表达。这说明上述环境因素能够影响嗜肺军团菌的感染能力，也是影响嗜肺军团菌毒力的因素。菌毛是菌体表面一种比鞭毛更细、更短而直硬的丝状物。Ⅳ型菌毛存在于嗜肺军团菌表面，具有促进细菌黏附于宿主细胞表面的作用，也参与生物膜的形成。MOMP是一种29kD的穿孔素样蛋白，该蛋白可以与补体系统中的C3b及C3bi相互结合，主要起到调理吞噬和黏附的作用，并且可以使军团菌更容易进入到宿主细胞中。HSP60在军团菌感染宿主细胞的初始阶段参与补体非依赖性黏附途径。研究表明，HSP60通过独特的“卷曲吞噬（coiling phagocytosis）”机制促进嗜肺军团菌侵入非吞噬性人HeLa细胞，在这种机制下，细菌被包裹在扭曲的宿主膜的多层螺旋状“线圈（coil）”中。与常见的形成对称和圆周形吞噬体的经典吞噬机制相反，卷曲吞噬作用的特点在于宿主细胞形成单侧多层伪足，以不对称的方式吞噬嗜肺军团菌。Mip是巨噬细胞、肺泡上皮细胞、原生动物和线虫黏附和感染所需的肽基脯氨酸顺式/反式异构酶，也是嗜肺军团菌分子分型和系统发育的有用标志物。Mip基因是第一个检测到的嗜肺军团菌病毒相关基因，分泌效应蛋白存在于细胞表面，影响巨噬细胞吞噬能力，促进嗜肺军团菌在机体内的传播，是有效的宿主细胞感染所必需。

军团菌可直接进入宿主呼吸系统的细支气管和肺

泡，通过其外膜蛋白、菌毛等菌体表面结构成功黏附于靶细胞（巨噬细胞、单核细胞及肺泡上皮细胞等），并诱导靶细胞（特别是肺泡巨噬细胞）的吞噬作用。该菌能对抗细胞的需氧杀菌系统，因此，被吞噬后仍能存活繁殖。Marcus Horwitz的实验表明，嗜肺军团菌通过避免吞噬体-溶酶体融合在人巨噬细胞内增殖。在吞噬过程中，军团菌启动了一系列复杂的级联过程，包括抑制氧化裂解、减少吞噬体酸化、阻断吞噬体成熟以及改变细胞器转运。一般而言，吞噬体利用细胞内吞作用形成可以被消化的囊泡，随后与溶酶体融合后通过酸化和蛋白酶的作用将大多数微生物降解消化。然而，含有军团菌的囊泡（legionella containing vesicle，LCV）却能够推迟与溶酶体的融合，且军团菌能调节人单核细胞吞噬体内的pH，这对其在细胞内的寄生与繁殖有重要作用。军团菌通过吸收宿主蛋白Rab1来阻止吞噬体的酸化。军团菌为了维持其细胞内的生活方式，从细胞中提取必需的铁，阻断炎症反应，并操纵转运以避免与溶酶体融合。含军团菌的细胞最终被裂解并释放出大量细菌，后者可产生和释放各种毒素和酶，逃避吞噬细胞的杀伤，导致肺泡上皮和内皮的急性损伤，并伴有肺水肿，可引起低氧血症和呼吸障碍，同时细菌可再次侵入周围细胞。

嗜肺军团菌不仅具有多种传统的细菌毒力因子，例如脂多糖、鞭毛、Ⅱ型分泌系统和外膜蛋白等，还能够利用Dot/Icm Ⅳ型分泌系统（T4SS）向真核宿主细胞内传递将近300种效应蛋白，并影响宿主生理活动。Dot/Icm Ⅳ型分泌系统利用宿主细胞调控囊泡转运、形成LCV，进而逃避降解、抑制宿主细胞凋亡，破坏和降解吞噬体膜，破坏宿主细胞膜，使细菌进入细胞外环境。缺少Ⅳ型分泌系统的细菌没有毒力。Ⅱ型分泌系统分泌的蛋白不仅在嗜肺军团菌侵袭宿主时发挥重要作用，还能帮助嗜肺军团菌在低温环境下生长及促进生物膜形成。

军团菌产生的有害物质可造成组织损伤：细菌的外膜蛋白可破坏吞噬细胞杀菌功能；细胞毒素可抑制吞噬细胞的活化。肺部感染后军团菌合成的毒素、酶可经支气管、淋巴管及血液循环传播到其他部位，造成肺外多系统的损伤。炎症反应的激活是嗜肺军团菌毒力的关键点，军团菌的整个致病过程是其基因组上各个毒力基因及其表达产物共同作用的结果，不同军团菌致病力的强弱与其毒力因子不同有关。编码脂多糖核心区及O侧链的基因主要存在于嗜肺军团菌血清1型菌株中，这可能是该血清型为LD主要致病菌的原因。

哺乳动物宿主对军团菌具有对抗策略，包括释放促炎细胞因子、激活caspase和抗体介导免疫。宿主对细菌及其分泌的毒性物质产生强烈的炎症反应，这些反应进一步损伤了宿主的肺部组织。此外，外环境中的非致病性腐物寄生菌，如黄色杆菌、游离的阿米巴等与军团菌相伴随，增强了军团菌的毒力和致病性。另外，具有一定抗体水平的人群仍可发生LD，因此，体液免疫是次要的。在人类嗜肺军团菌感染的研究中已证实存在细胞介导的免疫反应，但成果有限。根据临床观察发现，接受激素治疗和艾滋病，以及某些类型的血液疾病是罹患LD的风险因素。宿主有关的危险因素和菌种特征这两个因素都参与影响LD。

军团菌的生存策略和致病轨迹在很大程度上取决于其与原生动物宿主的相互作用和交换，而不是与人类宿主的相互作用。各种共培养研究表明，原生动物宿主物种对嗜肺军团菌感染人类细胞的能力有重大影响。例如，在多食棘阿米巴中共同培养的嗜肺军团菌对抗生素的耐受性更强，而在蛞状哈曼阿米巴中培养的嗜肺军团菌对氯化作用的抗性比在卡氏棘阿米巴中培养的更高。

嗜肺军团菌的生命周期是由复杂的生理和调控反应机制实现的，其核心是双相发育过程，即细菌在经历营养生长的细胞内复制形式和传播阶段之间交替，传播阶段通常以细菌从耗尽的宿主中释放出来为代表。值得注意的是，只有在原生动物体内生长时，军团菌才会完全发育；在微生物培养基或大多数哺乳动物细胞系中生长的嗜肺军团菌分化不完全。与原生动物生长的嗜肺军团菌相比，这些未成熟的形式表现出降低的，但不是完全消除的传染性和抗压性，与其无法在人类细胞中成熟到完全毒力状态相一致。这可以解释为什么LD几乎从不在人类之间传播。

（三）流行病学

军团菌只感染人并致病。马、牛、羊、猪、犬、兔及某些野生动物均不感染致病。不同军团菌菌株的毒力差异明显。在所有种类中，嗜肺军团菌致病性最强，90%以上的军团菌感染是由嗜肺军团菌引起。嗜肺军团菌具有O抗原和H抗原。根据O抗原的差异，目前将其分为15个血清型，嗜肺军团菌血清1（Lp1）和6型多见，前者在欧美占70%～92%，在澳大利亚仅约占50%。在某些地区，尤其是大洋洲，长滩军团菌是LD的主要病因。在园艺发达的澳大利亚和新西兰，长滩军团菌感染占30%～55%。长滩军团菌肺炎的临床特征除了春或夏的季节偏向性，其他与常见种群社区获得性军团菌肺炎类似。嗜肺军团菌通常经水生生物传播，长滩军团菌则与肥料或土壤暴露有关，该菌含有帮助其在土壤昆虫和蠕虫体内定植或致病的基因。与非嗜肺军团菌相比，嗜肺军团菌在临床菌株中占绝对优势，并不是因为其在自然水环境中占绝对优势，而是因为其具有更强的感染能力或者说更好的细胞内生存能力，从而在更复杂的人工环境及人类体内生存下来，引起人类疾病。

军团菌普遍存在于各种水环境和潮湿的土壤中，特别是与日常生活密切相关的自来水、空调、冷却塔、淋浴器等供水系统中。25～42℃水温、水流停滞、水中的沉积物、生物膜的存在、铁锈和阿米巴等因素能促进军团菌生长、繁殖并增强其存活能力。军团菌在水环境中以生物膜形式存在，生物膜可利用复杂的营养物质支持军团菌在宿主细胞外生存和繁殖。生物膜不仅存在于液体和固体的交界面，而且存在于液体与气体的交界面，当水面受到干扰时，位于水面的漂浮生物膜中的军团菌会以气溶胶的形式释放到空气中，造成人类感染，因此消除水环境中的生物膜是阻止LD的重要措施。很多军团菌菌种在自然界中存在于自由生活阿米巴体内，这使得其既可以在阿米巴体内增殖，又能避免接触杀菌剂。军团菌在河水和自来水的存活时间分别是3个月和1年以上，因此对人体健康造成很大的威胁。湖泊、池塘、河流等天然水源军团菌含量较低，很少确定为人类的传染源。在人类制水系统如大型管道建筑（如热水器、储存罐、和管道）、冷却塔、装饰喷泉或浴缸，军团菌可扩增，并通过雾化水传播至易感宿主体内。清洁不当、未进行维护或消毒的水系统存在军团菌扩增的风险。在欧洲一些国家，当水体中嗜肺军团菌数量＞100CFU/100ml时，就必须对这种水体进行消毒处理。虽然目前对军团菌感染剂量还没有精确的定义，但数据表明，在军团菌水污染达10^2～10^4CFU/100ml时，可能会导致散发病例，当数值超过10^4CFU/100ml可能会引起军团菌感染暴发。

自1976年费城美国退伍军人年会首次描述军团菌感染以来，通过大气传播的LD在世界各地反复报道。暴发性LD占总病例数的4%～11%。与暴发有关的最常见的报告来源包括冷却塔、自来水、喷泉、温泉或高度集中的公共建筑，如医院、商场和其他公共设施。冷却塔是社区获得性LD暴发最常见的可疑传染源，但作为医院获得性LD的传染源几乎被否定。目前认为饮用水可能是LD散发或暴发流行的重要来源。大型建筑供水系统和汽车出行亦是散发性LD的重要原因。此外，医院温热水系统、被污染的呼吸道治疗器械等常常能引起医院内感染。调查显示，军团菌在12%～70%的医院热水分配系统中繁殖。

传染途径常见的是从饮用水系统、空调冷却水和热水器水等与人群密切接触水体以气溶胶的形式经呼吸道传播给人，也可以通过误吸入含嗜肺军团菌的水如鼻胃管饮食或在手术过程中直接接触开放性伤口中的军团菌而引起传播。气溶胶吸入是目前普遍认同的军团菌传播途径，直径＜5μm的气溶胶颗粒可直接进入呼吸道细支气管和肺泡造成感染。LD患者咳嗽、咳痰所产生的飞沫含有军团菌，但由于这种飞沫颗粒较大而无法定植于人类肺泡中，只有直接感染肺泡的军团菌才会导致发病，侵袭与黏附于上呼吸道的军团菌不会造成病理损害。

尽管嗜肺嗜军团菌能够在人类细胞中复制，但它并不容易在人与人之间传播。Correia等的一份病例报告表明，在适当的情况下，嗜肺军团菌可以在人与人之间传播，这可能是社区暴发LD的原因。2014年，在葡萄牙里斯本附近Vila Franca de Xira暴发了大规模LD，导致377人发病，14人死亡。一位48岁的吸烟男性在2014.10.06对一个工业冷却塔进行了维修，后来发现该冷却塔被嗜肺性军团菌污染。他于10.11和10.19晚上返回波尔图（距离Vila Francade Xira约300km）与他74岁母亲同住的家。他的症状始于10.14，10.19出现严重的呼吸道症状，伴剧烈咳嗽。当晚，他的母亲一直照顾他，直到8小时后他被送进了医院，并于10.22转院接受体外膜氧合治疗。10.27，患者母亲出现发热、咳嗽和食欲减退症状，于11.03因肺炎所致感染性休克入院，并于12.01死亡。患者于2015.01.07死亡。两例患者的尿液标本军团菌抗原检测结果均为嗜肺军团菌血清1型阳性，菌株被送往位于里斯本的国家卫生研究院进行序列分型和全基因组测序，均为嗜肺军团菌ST1905型菌株。嗜肺军团菌ST1905型相关疾病发生在10.14（该聚集发病起始时间）至11.21（聚集发病被认为得到控制时）在Vila Franca de Xira生活或居住的人群中。患者母亲在这几个月里一直住在波尔图，从未去过Vila Franca de Xira，在聚集发病期间波尔图没有发现军团菌感染病例。该母子单独住在波尔图，他们的房子由没有空调设备和房间加湿器的不通风的小房间组成。从浴室、厨房收集的水样和淋浴排水管相关军团菌检查均呈阴性。研究者怀疑，当母亲照顾重病儿子时，可能发生了人与人之间的传播。该例人与人之间传播的因素包括儿子呼吸系统症状的严重程度，母亲在照顾儿子的连续8小时内发生的非常密切的接触，以及发生这种接触的居住环境较小且空气不流通。此外，事件的时间线是高度一致的。母亲在与儿子密切接触1周后出现症状，这与LD的典型潜伏期（中位时间为6～7天）一致。另外，调查人员推测，气象现象导致了此次疫情的大规模暴发，包括2～3m/s从东北方向吹来的风、高湿度（80%）和空气中高浓度的小颗粒物质。

LD夏秋季多发。天气温暖潮湿时，患LD的风险增加。在美国，62%的LD发生在6～10月份，这段时间通常是温暖的天气，商业空调系统，包括有冷却塔的空调系统，都在运行。约28%的散发性LD病例可能由冷却塔排放引起。2014年11月葡萄牙里斯本附近暴发了大规模LD的主要传播源是受污染的雾化水，吸入后导致非典型肺炎。2014年10月的异常高温可能是导致军团菌在冷却塔系统中增殖的原因之一，较高的相对湿度和限制细菌扩散的逆温现象（thermal inversion）进一步加重了暴发。散发病例全年均有发生，各年龄均可发生，但通常影响50岁以上患有肺部疾病或免疫抑制（特别是由皮质类固醇引起的免疫抑制）的男性。疾病的易感性与老年、吸烟、酗酒、近期夜间旅行、基础疾病（包括糖尿病、恶性肿瘤、艾滋病毒感染和终末期肾病）有关。2015年8月，美国加州一所监狱暴发了大规模LD。64名囚犯可能患有LD，14人经实验室确诊为LD。13名（17%）犯人住院治疗，没有人员死亡。年龄≥65岁、慢性阻塞性肺疾病、糖尿病、丙肝感染或终末期肝脏疾病是易感因素。这些患者住在监狱各处的10个住房单元内。在潜伏期，所有人都居住在或靠近中心临床大楼。从中心诊所顶部的3个冷却塔中培养出嗜肺军团菌血清1型（880～1200CFU/ml）。不完善的水管理计划、冷却塔内密集的生物膜以及暴发前的高环境温度为军团菌的扩散创造了理想环境。纽约的一项研究表明，职业和其他社会决定因素也可能是LD的风险因素。虽然只有少数LD病例发生在20岁以下，但对于儿童，尤其是患有癌症等潜在疾病的儿童，LD不应被忽视。

近年来，军团菌除引起常见的社区获得性肺炎外，还可引起医院内感染和旅行性肺炎。2016年10月1日至2017年8月31日，来自英国、瑞典和荷兰的51例LD被确认与前往迪拜的旅行有关。并非所有患者都住在同一住所，这表明没有任何单一住所可能是所有这些感染的来源。欧洲疾病预防控制中心报告称，2016年10～12月，迪拜本地肺炎通报数量没有增加。这可以用环境来源来解释，在这种环境中，外国游客比当地居民更容易受到感染。另外，迪拜当地的人口构成较年轻，只有8.7%居民在2016年超过50岁，因此感染LD的风险较低。

（四）临床表现

军团菌是人类单核细胞和巨噬细胞的兼性胞内寄生菌，人感染军团菌引起的军团菌感染主要有两种临床表现形式，一种是LD，即肺炎型，可表现为多系统疾病，最常累及肺部和胃肠道，并与显著死亡率相关；另一种为庞蒂亚克热，又称流感样型，以散发为主，病情较轻，仅表现为发热、头痛、肌痛等类似流感症状而无肺部炎症的非肺炎型，病程呈自限性，3～5天自愈。庞蒂亚克热最早发生在美国密歇根州庞蒂亚克市卫生局，卫生局大楼中95%的到访者及工作人员会出现一种流感样疾病，但没人会发展成肺炎且不经治疗可自愈，最终鉴定出是空调水中的军团菌感染所致。庞蒂亚克热潜伏期较短（暴露后的6～48小时），并且通常好发于年轻的健康成人，与暴露于含军团菌的环境气溶胶有关。该病很可能是由吸入细菌毒素（如内毒素）所致，或可能发生了针对细菌的急性变态反应。因为引起庞蒂亚克热的气溶胶中存在多种微生物和内毒素，所以军团菌是否是全部病例的致病原因还不清楚。庞蒂亚克热与接触多种军团菌有关，由嗜肺军团菌以外的物种引起的庞蒂亚克热暴发发生在各种职业和娱乐环境中，包括汽车制造厂的工人（L.feeleii）、漩涡水疗中心的使用者（米克戴德军团菌）、堆肥制造现场的工人（长滩军团菌）以及接触装饰喷泉的会议代表和餐馆顾客（L.anisa）。

肺炎型潜伏期一般为2～10天，中位数约为4天。1999年发生于荷兰的一次大暴发的最长潜伏期达19天，中位数为7天。临床表现多样化，典型患者亚急性发病，可有发热，常超过38.8℃，呈弛张热；畏寒、寒战、厌食、乏力、肌痛或关节痛；通常伴随相对缓脉；并有肺部和肺外表现。肺部表现有咳嗽，初为干咳，后有脓痰或黏液痰，少数痰中带血或血痰，严重咯血罕见；胸痛，多呈胸膜炎性疼痛；可有呼吸困难，一般不严重。军团菌可通过血液和涉及肝、肾、脾、心脏、骨髓、淋巴结、胃肠道和中枢神经系统的淋巴管向内脏器官传播。肺外感染大多与洗澡、与定植水源接触或使用盆栽土壤时将微生物直接接种到伤口部位有关。与嗜肺军团菌相关的肺外感染包括髋关节和胸骨伤口感染、人工瓣膜心内膜炎、肾盂肾炎、鼻窦炎和蜂窝织炎等。肺外表现可有神经系统症状，如严重头痛、意识模糊、嗜睡、定向力障碍等；消化系统受累包括恶心或呕吐、腹泻、肝功能异常等；肾脏受累可有镜下血尿、蛋白尿，少数发生肌红蛋白尿、肾衰竭等；心脏及血液系统受累少见，偶可引起心内膜炎、心肌炎、心包炎。重症军团菌肺炎可引起肺间质纤维化，导致难以纠正的低氧血症，继之出现多脏器功能衰竭而死亡。与其他非典型病原体相比，LD与严重CAP和高致死率有关，约44%住院的军团菌感染患者需入住ICU，病死率高达5%～30%。

实验室异常常见，但非特异性，包括血清转氨酶异常（轻度/短暂）、磷酸激酶水平升高、血小板减少、白细胞增多、淋巴细胞减少、CRP升高和低磷血症。低磷血症的机制尚无法解释，但几乎普遍存在于军团菌感染者中，持续时间较短，发病3天后可恢复正常。临床上，多数患者入院时发病已超3天，因此低磷血症可较实际少。血尿（早期/短暂）和蛋白尿常见，血清铁蛋白水平可升高（2倍以上）。降钙素原水平升高是疾病严重程度的标志。军团菌肺炎患者常合并低钠血症，发生率约为46%。低钠血症是军团菌肺炎病死率和入住重症监护病房的独立预测因子之一。近年来已有较多文献报道肺炎患者合并低钠血症是由抗利尿激素分泌失调综合征（SIADH）引起的。SIADH是指由于多种原因引起的内源性抗利尿激素（ADH）分泌异常增多，血浆ADH浓度相对于体液渗透压而言呈不适当的高水平，从而导致水潴留、尿排钠增多及稀释性低钠血症等相关临床表现。

军团菌肺炎中合并低钠血症的发病率极高，但目前缺乏军团菌肺炎患者的低钠血症由SIADH引起的直接证据。其他因素同样不容忽视，如缺氧、高碳酸血症、严重感染的应激反应、炎症因子的刺激等引起内源性ADH分泌过多，以及军团菌抗原毒性或其分泌的内毒素导致肾小管的损伤及间质性肾炎而引起钠丢失。

（五）影像学表现

军团菌肺炎影像学表现通常是非特异性的，以实变和磨玻璃影为主，几乎所有患者的CT表现为非节段性分布。磨玻璃影中混杂有边界相对清晰的实变影为军团菌肺炎相对特异的表现（图3-3-62～图3-3-64）。免疫正常患者多表现为磨玻璃影，磨玻璃影提示病变较轻，经适当治疗可完全吸收而不发展成实变（图3-3-65，图3-3-66）。实变多见于免疫缺陷患者。实变或磨玻璃影多分布于胸膜下，仅少数沿支气管分布。早期多单侧分布，继而涉及两肺（图3-3-67，图3-3-68）。病变早期可表现为支气管肺炎（图3-3-69～图3-3-71），常进展为大叶性肺炎，病变内可见支气管充气征（图3-3-72）或反晕征（图3-3-73，图3-3-74）。15%～50%的患者有明显的胸腔积液，疾病进展中新发的胸腔积液常常出现于第1周。约10%的患者有肺脓肿和空洞（图3-3-75，图3-3-76），特别是使用大量糖皮质激素或其他免疫功能低下者。其机制可能由于细胞免疫力降低，病灶内菌量增多，非免疫特异性防御机制在局限炎症反应的同时促成脓肿及空洞的形成。胸腔积液及肺门淋巴结肿大也更多见于免疫功能低下患者。在治疗过程中，少数病例还可表现为游走性，极似过敏性肺炎。

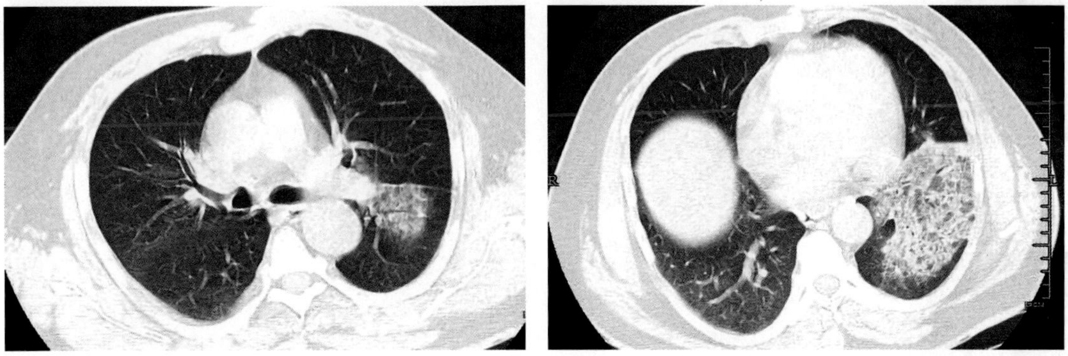

图3-3-62　男，53岁。出租车司机。发热伴咳嗽3天。左肺上叶舌段及下叶磨玻璃影（2020.09.26）。T 39.5℃，P 120次/分；CRP 273.24mg/L；Na^+ 133.1mmol/L；LDH 1099.2U/L

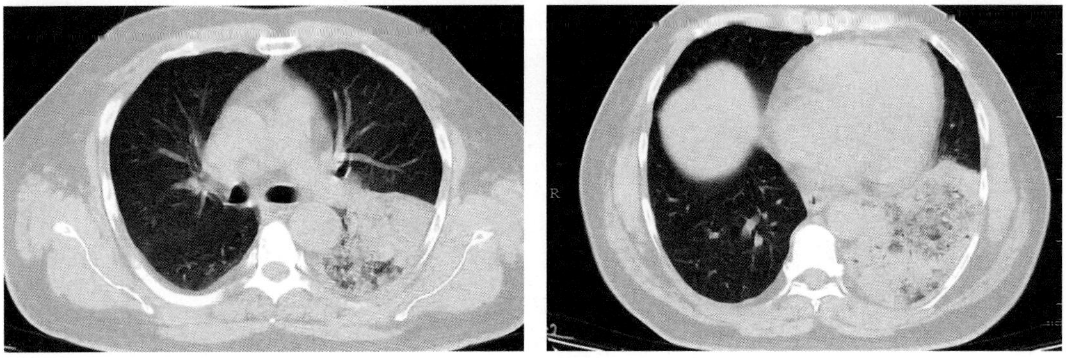

图3-3-63　入院后给予莫西沙星治疗4天，复查胸部CT（2020.09.30）显示病变较前进展，两侧胸腔少量积液，较前新增。CRP 128.21mg/L；Na^+ 131.8mmol/L；LDH 841.4U/L

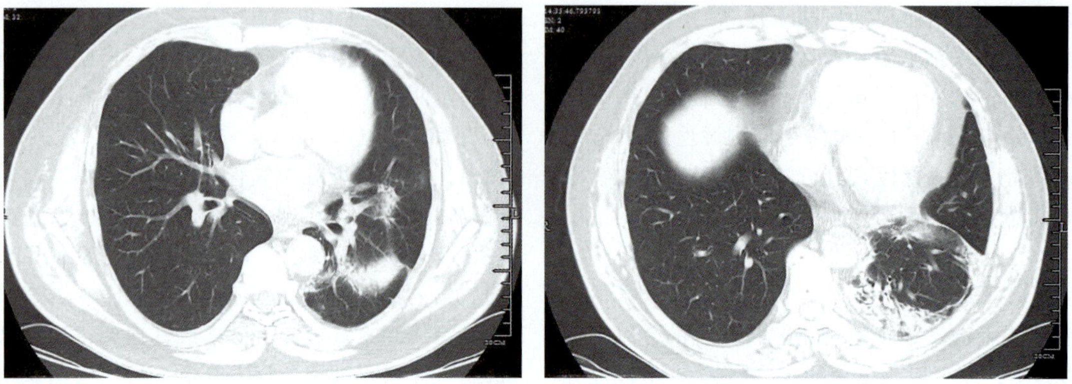

图3-3-64　肺泡灌洗液NGS检出军团菌（2020.10.01），复查胸部CT（2020.10.14）显示病变较前吸收。CRP 1.62mg/L；LDH 293.6U/L

（杭州余杭区中医院呼吸与危重症科　方建庆　提供）

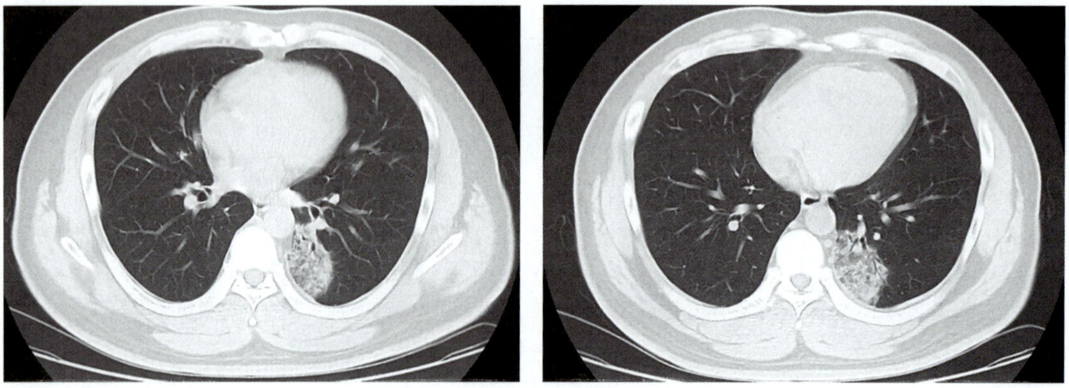

图3-3-65　男，33岁。2天前吹空调后出现畏寒、发热。有吸烟史10年。左肺下叶磨玻璃影（2020.06.04）。CRP 170.5mg/L；LDH 254U/L

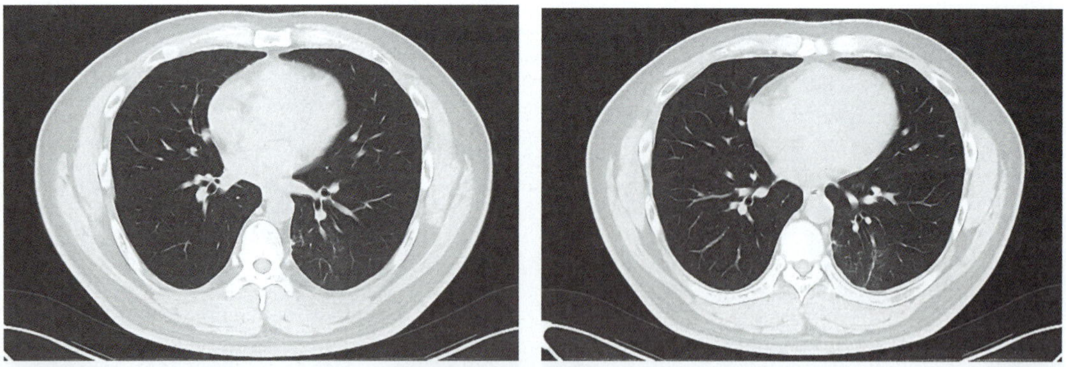

图3-3-66　患者入院后给予莫西沙星抗感染治疗，肺泡灌洗液NGS检出嗜肺军团菌（2020.06.07），复查胸部CT显示病变明显吸收（2020.06.14），CRP和LDH降至正常

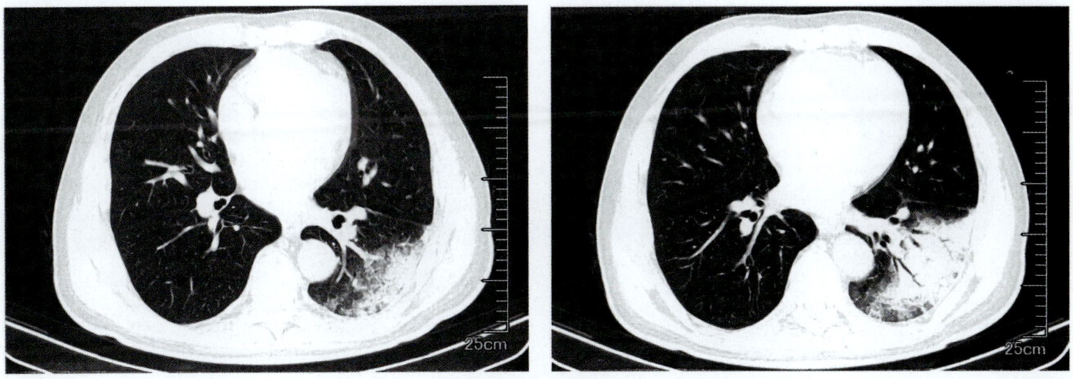

图3-3-67　男，59岁，咳嗽、咳痰4天。胸部CT显示左肺下叶实变磨玻璃影（2021.06.08）。CRP 140.6mg/L；Na^{+} 129.0mmol/L

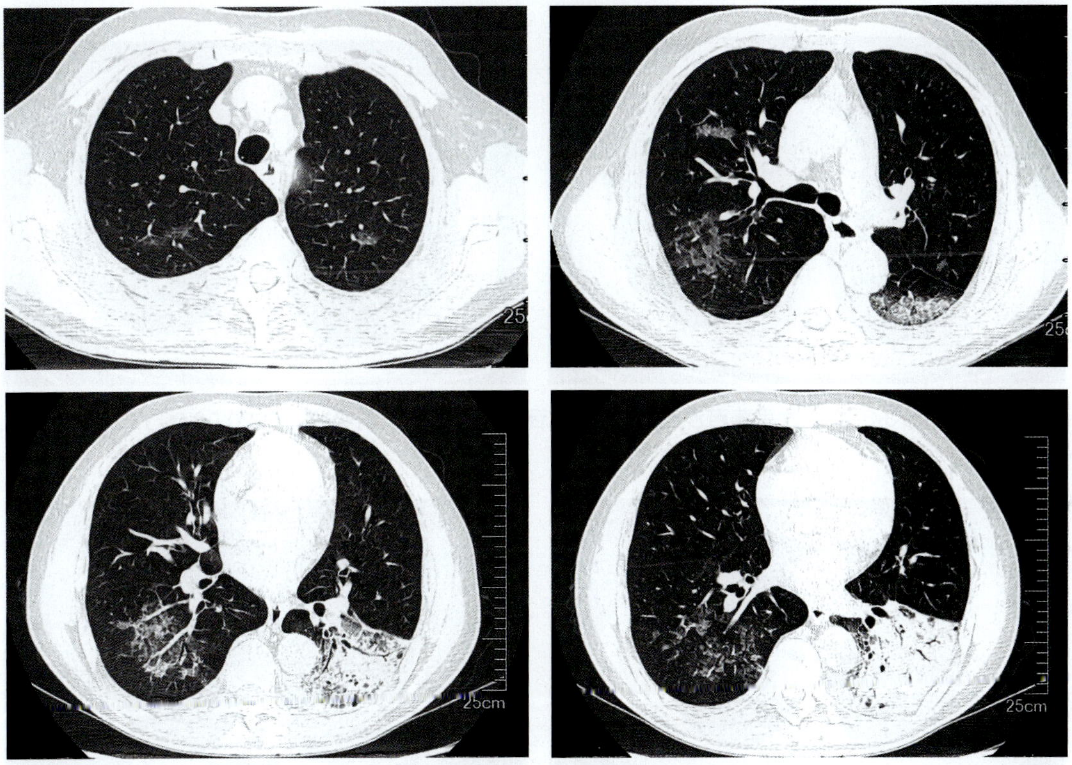

图3-3-68　入院后给予莫西沙星抗感染治疗，肺泡灌洗液NGS检出嗜肺军团菌（2021.06.11），加用多西环素治疗，复查胸部CT显示左肺下叶病灶大致同前，双肺上叶及右肺下叶新发病灶（2021.06.15）

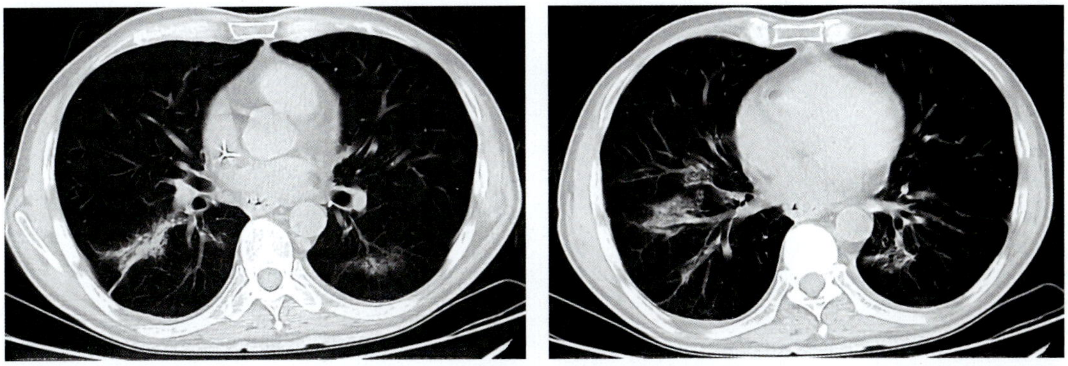

图3-3-69　男，54岁。肝移植术后1年，发热半天。有烟酒史30余年。双肺下叶多发斑片影（2020.05.20）

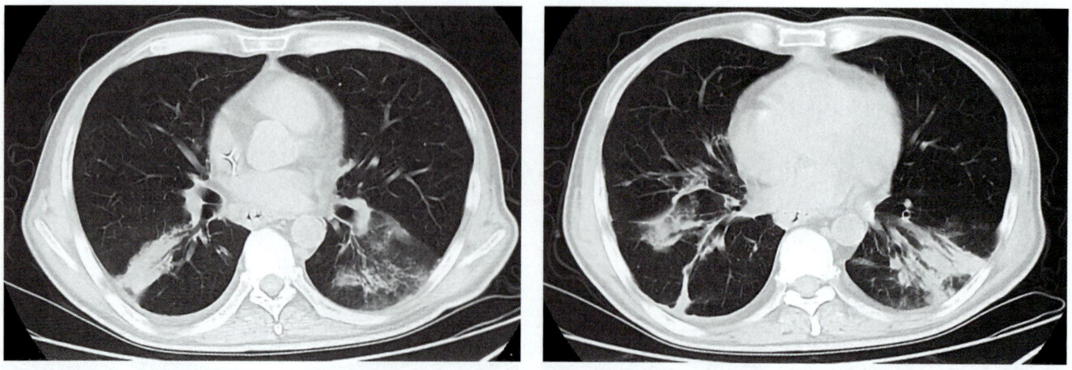

图3-3-70 比阿培南联合替考拉宁治疗4天，肺泡灌洗液NGS检出嗜肺军团菌（2020.05.24），复查胸部CT显示病变较前进展（2020.05.25）

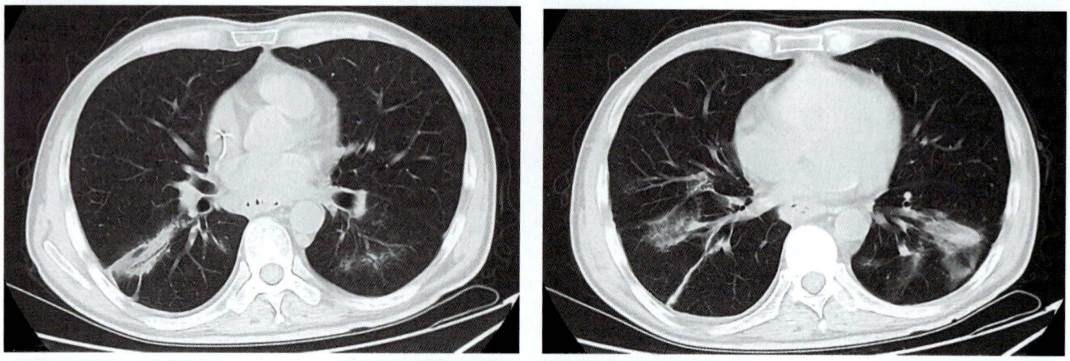

图3-3-71 改用莫西沙星治疗14天后复查，病变较前吸收（2020.06.09）

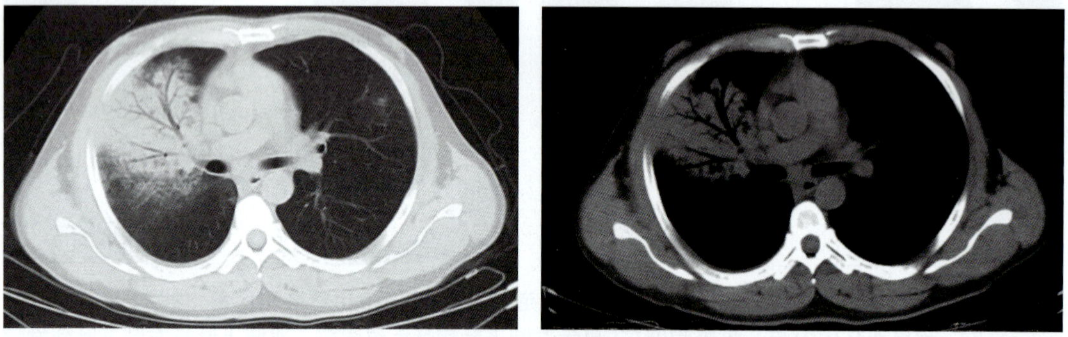

图3-3-72 男，38岁。发热、咳嗽、咳痰1周。军团菌尿抗原阳性。右肺上叶实变、磨玻璃影，支气管充气征明显

（辽宁省阜新市第二人民医院呼吸科 李 徽 提供）

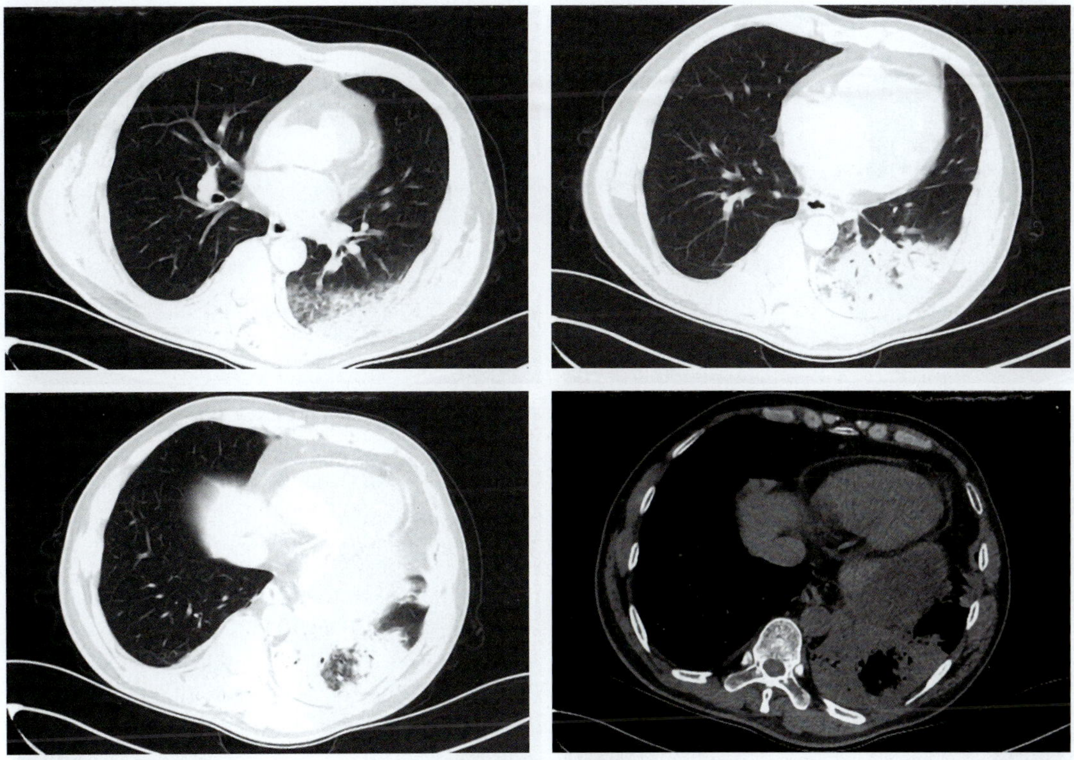

图3-3-73　男，56岁。头痛伴高热5天。有2型糖尿病病史。左肺下叶实变伴边界清晰磨玻璃影，呈反晕征表现（2021.11.24）。肝功能异常；Na^+ 129mmol/L

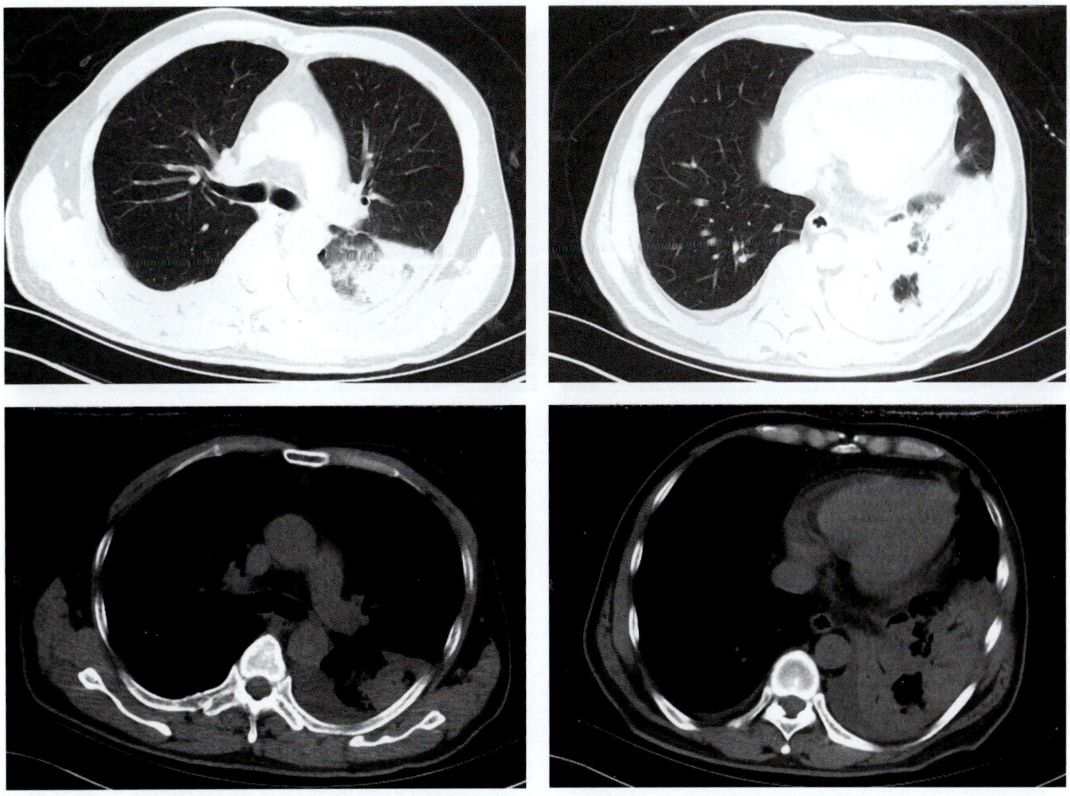

图3-3-74　患者入院后给予莫西沙星抗感染治疗，肺泡灌洗液NGS检出嗜肺军团菌（2021.11.28），复查胸部CT显示病变较前进展（2021.12.04）

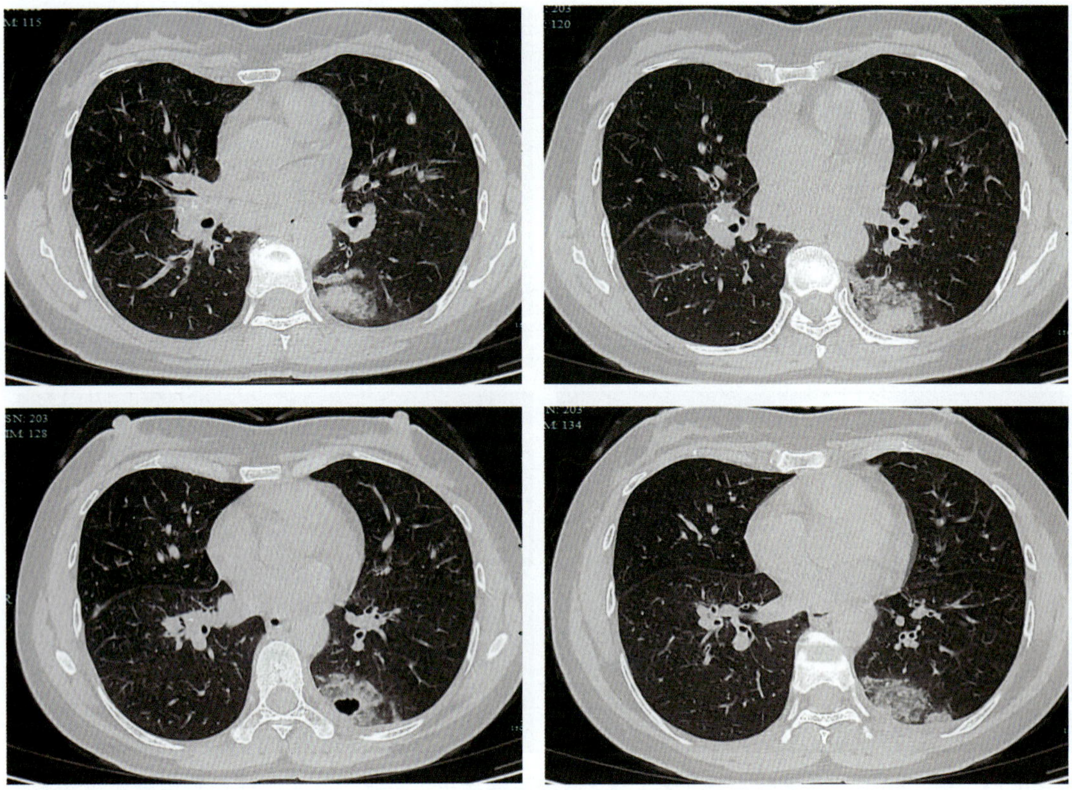

图3-3-75 女，52岁。畏寒、发热2天。T 39.9℃，P 63次/分。左肺下叶实变、磨玻璃影，内见薄壁空洞（2021.07.20）

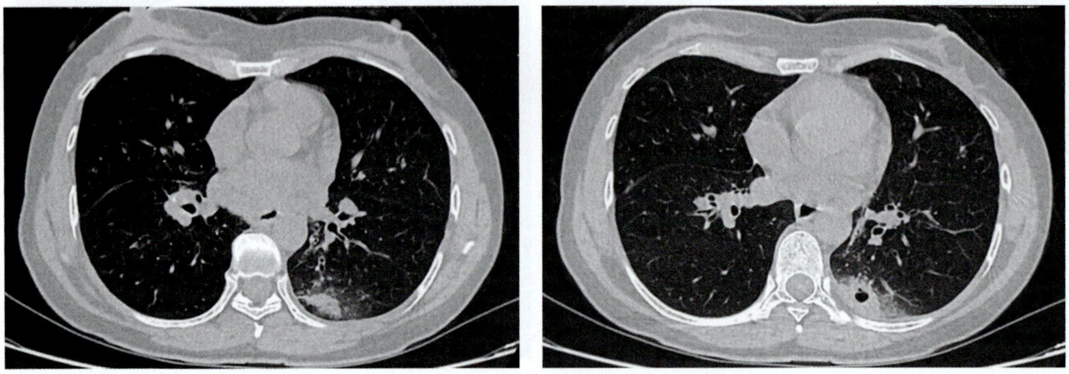

图3-3-76 病程第3天肺泡灌洗液NGS检出圣海伦军团菌，应用莫西沙星治疗10天后复查胸部CT显示病变明显吸收（2021.08.02）

军团菌肺炎影像学改善滞后于临床。肺部实变体征和影像学改变可以随临床症状的改善而有所进展。部分军团菌肺炎吸收缓慢，肺部阴影需几周甚至几个月才完全吸收。因增龄或基础疾病导致的机体防御能力的降低与吸收缓慢密切相关。

（六）病原学诊断

目前军团菌的检测方法主要有细菌培养法、免疫学方法、尿抗原检测法（UAT）、质谱分析、聚合酶链反应（PCR）、环介导等温扩增（LAMP）和mNGS。军团菌感染的诊断方法各有利弊，每一种检测方法均有其局限性，使临床上军团菌的诊断处于被低估状态。近年来，国外大多数军团菌病例都是通过尿液抗原检测确诊的。然而，本试验只能可靠地检测到嗜肺军团菌血清1型，当怀疑军团菌感染时，尿液抗原检测提供了一个快速的结果，但可能漏掉26%的病例。

军团菌肺炎病理常表现为多中心急性纤维素性化脓性肺泡炎及急性渗出性肺泡损害，在肺组织切片中应用W-S法染色，如在巨噬细胞及坏死组织中发现染色呈阳性的杆菌可提示为军团菌感染。W-S法在其他组织切片中还可显示胃幽门螺杆菌、放线菌、猫抓病球杆菌、螺旋体等病原微生物。

（七）治疗

军团菌是细胞内的病原体，治疗上应选择容易进入肺组织、支气管分泌物和吞噬细胞内可杀灭军团菌的药物。早期诊断及选用合适的抗菌药物治疗，可降低病死率。β-内酰胺类或氨基糖苷类药物由于不能穿透细胞膜，难以进入巨噬细胞内，在临床治疗中无效。军团菌对氟喹诺酮类、大环内酯类、四环素类药物通常敏感，酮内酯和磺胺类亦有效。在嗜肺军团菌肺部感染队列中，大环内酯类药物或氟喹诺酮类药物的使用在死亡率、住院时间或临床并发症方面没有差异。对于免疫抑制、严重疾病、脓胸、肺外感染和初始治疗不当者，建议延长疗程。在大多数情况下，如果治疗得当，患者在1周内康复，没有重大并发症或晚期后遗症。

重症军团菌肺炎常表现严重低氧血症、急性呼吸窘迫综合征，甚至多脏器功能障碍综合征，预后差。有报道，APACHE-Ⅱ＞15分及低钠血症是影响重症LD死亡率的独立因素。临床症状、肺部病变进展迅速的重症军团菌肺炎患者常需机械通气等治疗。有条件可考虑血液净化等措施以清除军团菌毒素、保护脏器功能。有研究表明，体外膜肺氧合技术（ECMO）可改善机体缺氧。

（八）预防

LD人与人之间传播罕见，因此没有必要对住院患者进行隔离。庞蒂亚克热通常在流行环境中描述，是军团菌污染环境的标志。因此，它的发现应促使采取预防措施，以避免LD的暴发。目前尚无有效的疫苗可以预防军团菌感染，各种排水管道、空调、加湿器等大量应用加大了军团菌污染的可能性。因此要重点做好水源管理，对室内空调系统、饮水系统、人工管道系统等进行定期消毒，减少军团菌生长，预防疫情发生。群居性发病、初始经验性治疗无效、重症肺炎、合并胸腔积液、双肺多叶病灶、免疫缺陷发病期前两周内外出旅行史者应常规筛查军团菌。对军团菌感染病例做到早诊断、早控制、早治疗，降低病死率。LD在美国、英国等国家已列为法定传染病，建立了完善的监测网络，各种法规、监控及检测手段比较完善。WHO的水安全计划是实施预防风险管理系统的机制，应成为旨在控制LD的指导方针或法规的基础。该提案涉及饮用水质量、安全的娱乐用水环境、船舶卫生和管道卫生等方面。卫生部2006年颁布的《公共场所集中空调通风系统管理办法》，明确规定空调系统不得检出军团菌，各项工作正在逐步开展中。2015年，ASHRAE（前身为美国供热、制冷和空调工程师协会）发布了《军团菌病一级预防共识标准》，呼吁在大型或复杂的建筑供水系统中开发和实施水管理计划，包括风险评估。如果系统存在风险，机构必须组成专门的管理团队，识别危险条件，制订和实施具体的控制措施。CDC及其合作伙伴于2016年6月发布了一个工具包，帮助军团菌管理团队遵守该标准。

参考文献

Banderet F，Blaich A，Soleman E，et al，2017. Septic arthritis due to Legionella cincinnatiensis：case report and review of the literature. Infection，45：551-555.

Bodro M，Carratala J，Paterson DL，2014. Legionellosis and biologic therapies. RespirMed，108：1223-1228.

Bosshardt SC，Benson RF，Fields BS，1997. Pathogenesis of Legionnaires disease is strictly related to the Flagella are a positive predictor for virulence in Legionella. Microb Pathog，23：107-112.

Casati S，Conza L，Bruin J，Gaia V，2010. Compost facilities as a reservoir of Legionella pneumophila and other Legionella species. Clin Microbiol Infect，16：945-947.

Correia AM，Ferreira JS，Borges V，et al，2016. Probable person-to-person transmission of Legionnaires' disease. N Engl J Med，374：497-498.

Gubler JG，Schorr M，Gaia V，et al，2001. Recurrent soft tissue abscesses caused by Legionella cincinnatiensis. J Clin Microbiol，39：4568-4570.

Horwitz MA，1992. Interactions between macrophages and Legionella pneumophila. Curr Top Microbiol Immunol，181：265-282.

Isenman HL，Chambers ST，Pithie AD，et al，2016. Legionnaires' disease caused by Legionella longbeachae：Clinical features and outcomes of 107 cases from an endemic area. Respirology，21：1292-1299.

Jernigan DB，Sanders LI，Waites KB，et al，1994. Pulmonary infection due to Legionella cincinnatiensis in renal transplant recipients：two cases and implications for laboratory diagnosis. Clin Infect Dis，18：385-389.

Kenagy E，Priest PC，Cameron CM，et al，2017. Risk Factors for Legionella longbeachae Legionnaires' Disease，New Zealand. Emerg Infect Dis，23：1148-1154.

Massis LM，Assis-Marques MA，Castanheira FV，et al，2017. Legionella longbeachae is immunologically silent and highly virulent in vivo. J Infect Dis，215：440-451.

McKinney RM，Porschen RK，Edelstein PH，et al，1981. Legionella longbeachae species nova，another etiologic agent of human pneumonia. Ann Intern Med，94：739-743.

NNDSS Annual Report Working Group，2021. Australia's notifiable disease status，2016：Annual report of the National Notifiable Diseases Surveillance System. Commun

Dis Intell（2018），45.

Priest PC，Slow S，Chambers ST，et al，2019. The burden of Legionnaires’ disease in New Zealand（LegiNZ）：a national surveillance study. Lancet Infect Dis；19：770-777.

Rowbotham TJ，1980. Preliminary report on the pathogenicity of Legionella pneumophila for freshwater and soil amoebae. J Clin Pathol，33：1179-1183.

Spieker S，Petersen D，Rolfs A，et al，1998. Acute disseminated encephalomyelitis following Pontiac fever. Eur Neurol，40：169-172.

Thacker WL，Benson RF，Staneck JL，et al，1988. Legionella cincinnatiensis sp. nov. isolated from a patient with pneumonia. J Clin Microbiol，26：418-420.

（九）病例解析

1.**病例1**：男，32岁。发热、咳嗽1周，神志改变2天。患者工友代诉患者1周前发热、阵发性干咳，伴有咽痛、声嘶，感胸闷、气促，自行口服药物降温治疗无效。4天前当地医院就诊，给予头孢唑林抗感染治疗3天，症状无明显好转。2天前患者出现神志改变，言语欠清，饮水呛咳，感乏力，步态不稳，伴小便失禁，行胸部CT检查提示右肺上叶及下叶背段炎症，右肺中叶实性结节，右侧胸腔少量积液，纵隔淋巴结肿大。血常规：白细胞6.57×10^9/L、中性粒细胞百分比93.5%、血小板113×10^9/L，于2018.11.26收入ICU诊治。发病以来精神、食欲、睡眠差。患者有强直性脊柱炎家族史（母亲、胞姐），10岁左右于当地医院诊断为“强直性脊柱炎”，2010年起口服类克（英夫利昔单抗）200mg/月，2018.02减至200mg/2个月，口服至2018.11.01，并加用甲氨蝶呤2.5mg，每周一次（近一周未服）。有吸烟史，20支/日；不定期饮酒，5～8两/次。查体：T 38.6℃，R 30次/分，P 124次/分，BP 130/88mmHg。神志欠清，回答不切题。辅助检查：血常规示白细胞6.57×10^9/L、中性粒细胞百分比93.5%、血红蛋白142g/L、血小板90×10^9/L；ESR 100mm/h；CRP 367mg/L；PCT 73.23ng/ml；电解质：K^+ 3.3mmol/L、Na^+ 126mmol/L；肌酶谱：肌红蛋白3485.1ng/ml、肌钙蛋白I 0.11ng/ml、肌酸激酶＞1600U/L；肝、肾功能：AST 517U/L、ALT 73U/L、ALb 35.7g/L、LDH 6730U/L、血糖8.4mmol/L、肌酐178μmol/L、尿素氮11.25μmol/L；D-二聚体6.14mg/L；血气分析：pH 7.503、PO_2 81.3mmHg、PCO_2 24mmHg。

【诊断】 社区获得性肺炎。

【诊断依据】 青年男性，急性起病，胸部CT示右肺炎表现，ESR、CRP和PCT明显升高，社区获得性肺炎诊断明确；呼吸次数超过22次/分，有神志改变，考虑脓毒症诊断；症状以发热、干咳为主，首先考虑非典型肺炎可能；患者迅速出现神志改变，肝、肾功能受累，低氧血症，考虑多脏器功能衰竭。结合患者血小板降低、LDH明显升高、低钠血症，且有强直性脊柱炎病史，长期服用免疫抑制剂，存在免疫低下，有烟酒不良嗜好，需考虑军团菌肺炎可能。患者入院后行军团菌尿抗原、高通量二代测序等检查，给予美罗培南抗感染治疗。辅助检查（2018.11.27）：内毒素鲎定量测定＞2.5Eu/ml；颅脑CT未见异常。患者氧合逐渐恶化，给予气管插管辅助通气，病情逐渐平稳后改为气管切开、高流量吸氧治疗。2018.11.30回报军团菌尿抗原阳性。2018.12.03痰标本高通量二代测序回报查到嗜肺军团菌。复查胸部CT显示双肺炎症，右肺上叶为著，右侧中等量胸腔积液，右肺下叶不张，纵隔内淋巴结增大。腹部CT：结肠淤张积液；腰椎骨突关节硬化，双侧骶髂关节融合，符合强直性脊柱炎表现。诊断明确后给予拜复乐抗感染治疗。复查胸部CT（2018.12.11）：气管插管，胃管留置，双肺炎症，右肺实变较前减轻，右侧胸腔积液稍减少，右肺下叶部分膨胀不全，左侧胸膜增厚。辅助检查（2018.12.17）：血常规示白细胞6.07×10^9/L、中性粒细胞百分比59.8%、血红蛋白119g/L、血小板383×10^9/L；CRP 28.7mg/L；电解质、肌酶谱、肝肾功能均恢复正常。复查胸部CT（2018.12.25）显示双肺炎症，右侧少量胸腔积液（图3-3-77）。患者影像学示双肺弥漫性分布树芽征和支气管管壁增厚，结合患者入院时即存在吞咽困难、饮食呛咳等情况，考虑存在吸入性细支气管炎可能。患者生命体征平稳，好转出院。

【分析】 军团菌通常引起社区获得性肺炎，很少引起医院获得性肺炎，其肺外特征可作为诊断线索。实验室检测方面，军团菌可表现为低钠血症、低磷血症；肝功能受损；肌酐和尿素氮升高，尿隐血、尿蛋白等肾功能受损；肌酸激酶升高，甚至出现横纹肌溶解等临床表现。高热及军团菌引起的血管收缩可导致肌肉缺血坏死、横纹肌溶解，横纹肌溶解所致肌酶升高是急性肾功能损伤的主要因素，病理表现主要为急性间质性肾炎或急性肾小管坏死。本例即合并多脏器功能衰竭，基本涵盖了上述表现。

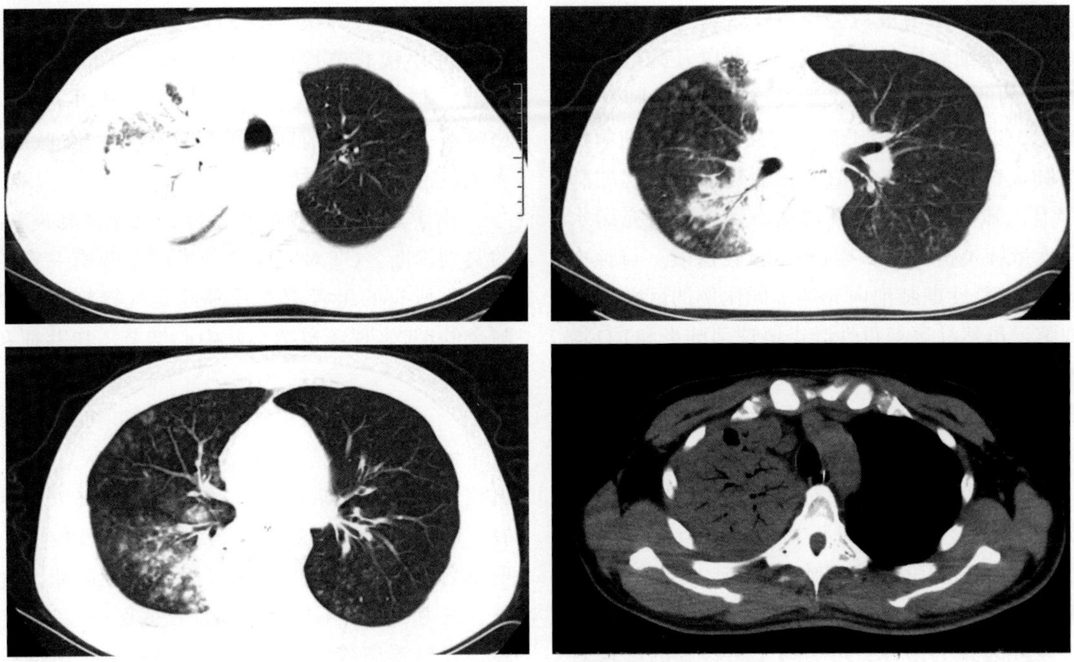

图3-3-77　双肺炎症，右侧少量胸腔积液

生物疗法广泛应用于炎症性疾病，特别是风湿免疫性疾病。批准临床使用的生物制剂包括肿瘤坏死因子抑制剂，如依那西普、英夫利昔单抗、阿达木单抗、戈利木单抗和赛妥珠单抗；白细胞介素-1受体拮抗剂阿那白滞素；细胞共刺激抑制剂阿巴西普；白介素-6受体拮抗剂托珠单抗；抗B细胞特异性CD20抗体利妥昔单抗；可特异性结合可溶性B细胞刺激因子的人源IgG1γ单抗贝利木单抗；VLA-4单克隆抗体那他珠单抗。这些生物疗法的广泛应用导致肉芽肿和细胞内感染风险的增加，如结核、李斯特菌病和LD。肿瘤坏死因子（TNF）主要由活化的单核/巨噬细胞产生，能杀伤和抑制肿瘤细胞，促进中性粒细胞吞噬，抗感染，引起发热，诱导肝细胞急性期蛋白合成，促进髓样白血病细胞向巨噬细胞分化，促进细胞增殖和分化。TNF是重要的炎症因子，并参与某些自身免疫病的病理损伤。实验动物显示，与对照组相比，嗜肺军团肺炎大鼠经抗TNF-α拮抗剂治疗后出现持续性肺炎，细菌载量较高，感染巨噬细胞较多，外周血单核细胞向肺的募集较少。Bodro等回顾性分析了105例采用生物疗法治疗的军团菌肺炎患者的临床资料。71%的患者因风湿性疾病接受治疗，16%的患者因炎症性肠病接受治疗。大多数患者同时服用一种或多种免疫抑制药物，尤其是类固醇（43%），总体死亡率为19%。军团菌肺炎可能会使生物疗法的治疗复杂化，尤其是在患者接受英夫利昔单抗或阿达木单抗治疗的前6个月，并同时给予其他免疫抑制药物者。医师应该意识到这种潜在的严重联系，早期发现和治疗可能会降低发病率和死亡率。

对于发热超过38.9℃的住院成人，相对心动过缓是LD的一个重要诊断发现。相对心动过缓也发生于鹦鹉热和Q热，但不发生于典型细菌性病因（如肺炎链球菌）引起的社区获得性肺炎，或非人畜共患的非典型病原体肺炎，如肺炎支原体肺炎和肺炎衣原体肺炎。LD模仿者是指那些与LD有共同临床或实验室检测结果但无法用LD解释的社区获得性肺炎，例如，精神错乱、水性腹泻、急性肾衰竭、CRP或ESR明显升高、镜下血尿、无法解释的铁蛋白水平升高、血清转氨酶水平轻度升高、低磷血症或低钠血症。文献报道，血清铁蛋白显著增高对于军团菌肺炎有一定的诊断价值。血清铁蛋白水平增高在5倍以上时，诊断军团菌肺炎的可能性较大。支原体肺炎的发热通常低于38.9℃，且无相对心动过缓，ESR、CRP和铁蛋白水平没有明显升高。血清转氨酶水平不升高，低磷血症或低钠血症也不出现。在因社区获得性肺炎住院的成人患者中，冷凝集素滴度（＞1∶64）的明显升高提示支原体肺炎，并强烈反对诊断为LD。

在实验性诱导的豚鼠军团菌肺炎中，病变位于细支气管末端周围和肺泡腔，某些病变扩展至胸膜下区域。在受累的细支气管和肺泡中，可见中性粒细胞和巨噬细胞浸润，以及含有纤维蛋白的渗出液。使用Gimenez染色剂可观察到肺泡内巨噬细胞所包含的小杆菌。此外，可见间质水肿及巨噬细胞和中性粒细胞浸润到受影响的肺泡周围的间质中。军团菌感染可能导致细支气管炎、机化性肺炎和肺泡炎。考虑到军团菌是胞内菌，也许只有到达外周肺的细菌可能导致LD。军团菌从一个肺泡扩散到另一个肺泡，最终导致外周肺实变和胸腔积液。因此，呼吸道暴露于军团菌最初会导致支气管肺炎。经过一段时间的肺巨噬细胞内细菌增殖和扩散以及肺巨噬细胞通过Kohn孔的的迁移，气腔炎症发展为大叶性肺炎。

影像学上，LD可能类似于典型的社区获得性细菌性肺炎，包括肺炎链球菌、克雷伯菌和葡萄球菌引起的肺炎。组织学上，肺炎链球菌肺炎初期，受累肺内充满水肿液，含有大量肺炎链球菌，通过Kohn孔播散。与肺炎链球菌相比，LD急性期肺泡内充满不同比例的巨噬细胞和中性粒细胞。虽然社区获得性肺炎链球菌肺炎和LD均可表现为磨玻璃影，肺炎链球菌肺炎的磨玻璃影通常只发生在肺实变的周围部分。与LD不同，肺炎链球菌肺炎经适当的治疗后病变通常不进展。50%的肺炎链球菌肺炎有淋巴结肿大，空洞和脓肿相对罕见。肺炎链球菌亦可表现为支气管肺炎，间质性肺炎少见。

克雷伯菌肺炎影像学表现为肺叶实变，在30%的病例中可见膨出的叶间裂，30%～50%的病例中可以看到空洞，可多发或表现为慢性，可类似于结核病的影像表现，胸膜积液也很常见。克雷伯菌肺炎的实变最初为非节段性，但很快变为大叶性，可出现坏死，表现为低密度区和小空腔强化实变。16%～50%的病例可在CT上看到肺脓肿，淋巴结肿大少见。其他CT表现包括小叶间隔增厚、支气管壁增厚、纤维化和支气管扩张。

葡萄球菌肺炎典型的影像学表现是实变，其范围可从斑片状非节段性到双侧多叶分布。该病通常快速进展。与LD和肺炎链球菌肺炎（脓肿很少见）不同，15%～30%的葡萄球菌肺炎病例中存在脓肿。其他CT表现包括小叶中心结节和实质肿块，胸腔积液亦很常见。

由于其临床表现的相似性，支原体肺炎常被列入LD的鉴别诊断。CT对支原体肺炎的诊断有一定的帮助，因为几乎所有的患者都有弥漫性支气管管壁增厚。支原体肺炎的CT表现还包括小叶中心结节、树芽征和局部淋巴结肿大。

（聊城市冠县中医院呼吸科　马立珍　提供）

2.**病例**2：男，63岁。发热10余天。患者10天前外出旅游淋雨后出现发热，最高体温41.5℃，伴畏寒、寒战，咳嗽、无痰，腹泻，为水样便，日数次，无腹痛及里急后重感。同时伴尿频、尿急，无尿痛。食欲差、头晕、乏力、周身不适，于当地社区医院左氧氟沙星治疗6天，发热等症状好转，自觉胸闷不适，活动后气短，深呼吸时加重，为进一步诊治入院治疗。患者自诉旅游同伴中另有4人出现发热、腹泻等不同程度症状，用药后缓解，未再继续诊疗。

胸部CT：右肺上叶斑片、磨玻璃、网格影（图3-3-78）。

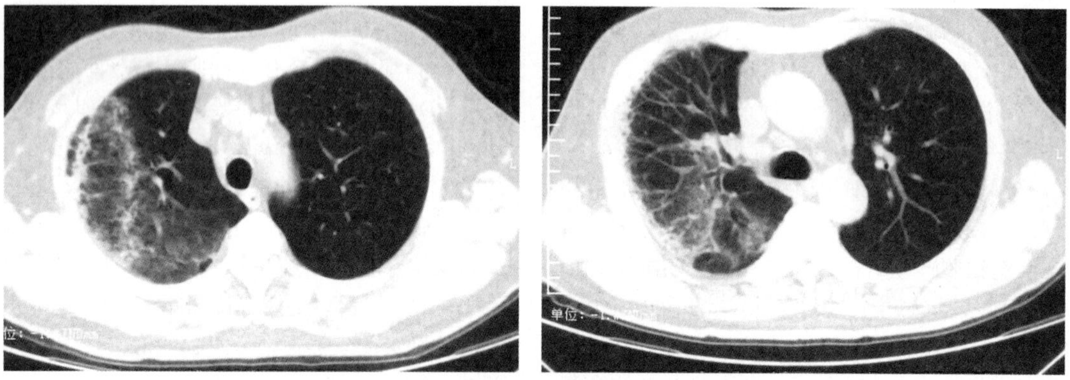

图3-3-78　胸部CT6

【诊断】 军团菌肺炎。

【诊断依据】 老年男性，夏季旅游（5月份），有受凉淋雨史，高热、干咳，胸部CT显示右肺炎表现，症状符合非典型肺炎诊断，左氧氟沙星治疗6天，症状略好转，支持该诊断。患者旅游同伴中另有4人发病，提示有小暴发，患者有发热、畏寒、寒战、厌食、乏力等非特异性症状，并有肺部（咳嗽）和肺外表现（腹泻、水样便、尿频、尿急），提示多脏器受累，军团菌肺炎可能性大。入院后嗜肺军团菌抗体（IgM）（＋），军团菌肺炎诊断明确，交替给予左氧氟沙星和阿奇霉素静脉滴注，治疗2周后（发病25天）患者胸闷及气短明显减轻，复查CT病变大部分阴影吸收（图3-3-79）。

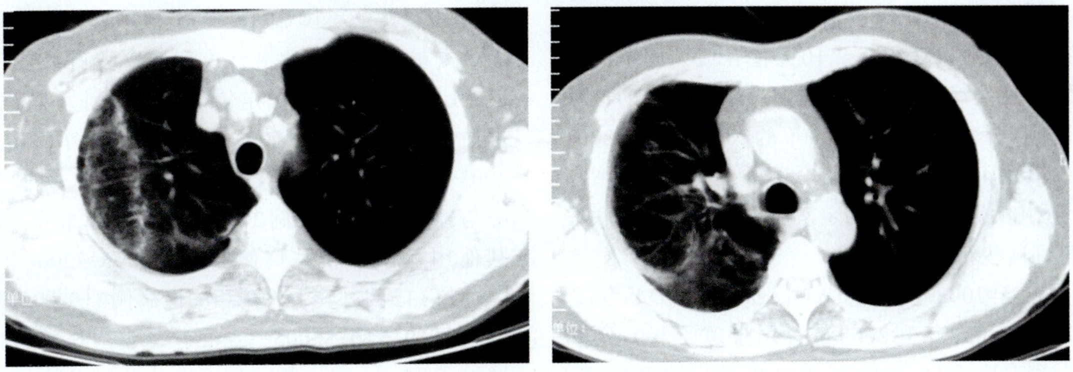

图3-3-79　病变较前吸收

【分析】 军团菌广泛存在于自然环境和人工环境的水体、土壤中。环境监测结果表明军团菌已成为人们日常生活中威胁健康的重要因素。LD通常不是由于暴露于湖泊和溪流等自然环境中的水而发生的，但与暴露于温泉和地热加热治疗温泉有关。温泉和公共浴池是军团菌感染的来源与军团菌容易在热水中生长繁殖的特性有关。军团菌肺炎的定义是指急性下呼吸道感染并伴有肺炎和（或）放射学特征的病灶征象以及军团菌感染的微生物学证据。如果患者在发病前10天内曾离家一晚或以上，则认为该病例与旅行有关。超过20%的患者发病和近期旅行史有关。旅客感染LD的风险特别高，不仅因为他们可能住在军团菌高度集中的住宿地，还因为他们可能没有寻求或获得足够及时和（或）适当的医疗服务。由于潜伏期较长（2～10天），旅客可能在一个国家接触军团菌，但在另一个国家（如本国）出现症状并就医。如果不集中收集信息，就很难识别住宿地点的疫情。及时报告旅行相关病例有助于早期确认和控制已知来源的感染。因此，许多欧洲国家于1986年成立了欧洲军团菌感染工作组（EWGLI），于1987年建立了军团菌感染监测网络（EWGLINET），使用统一的病例定义和报告程序对不同国家LD的发病情况进行监测。EWGLI提出了3种方法，每一种方法都可以独立限制嗜肺军团菌的生长。第一，对生活热水系统进行适当的监控是非常重要的。关键部位需要适当检查，以便迅速发现问题并限制可能的感染。第二，在许多国家最常用的措施是在储水箱中设置足够高的温度以防止嗜肺军团菌的生长。第三，为了防止嗜肺军团菌的扩散，应避免系统的某些部分出现水停滞。EWGLI设定的临界浓度可以由每个国家单独解释。以法国卫生保健机构军团菌浓度极限值为例，医疗机构中的个体多有风险因素，如老人和酗酒或吸烟者，嗜肺军团菌的目标水平需＜1000CFU/L，最大程度为10 000CFU/L。对于高危患者，如有严重免疫抑制或移植者，其目标或警戒水平需＜250CFU/L。2010年，为了控制和预防欧盟成员国散发和暴发的LD的发生，EWGLI与欧洲疾病预防控制中心（ECDC）合作，更名为欧洲LD监测网络（ELDSNET），这是目前国际上比较完善的LD监测网络。1993—2012年，该监测网络共报告LD病例75 057例，发病数呈逐年上升趋势。当发现与旅行相关的单个病例时，感染国的合作者需要向患者所在地发送一份清单，以将军团菌感染风险降到最低。当住宿地点与旅行相关的聚集流行病学调查（包括风险评估）有关时，将启动抽样和控制措施。

LD分为社区获得性肺炎（70%）、医院获得性肺炎（10%）和旅行相关性肺炎（20%）。旅行相关LD（travel-associated LD，TALD）最常见的感染源是酒店中受到污染的水，断断续续使用供水设施所造成的积水和低流量是军团菌污染严重的主要原因。Burnsed等报道，2004年3月，在美国俄克拉荷马州的一家宾馆中发生了LD暴发，6例军团菌肺炎病例和101例庞蒂亚克热病例被确诊，通过对宾馆住客、员工的回顾性队列研究以及环境卫生评价确定感染的来源，室内温泉和热水浴池暴露是危险因素，随着热水浴池停留时间的增加，罹患LD的危险性随之增加，温泉和热水浴池水样中嗜肺军团菌血清1型阳性。Campese等报道法国2010年3例聚集性军团菌感染患者10天内到过同一家洗浴中心，经过流行病学、环境卫生和微生物学调查，结论为公共洗浴池水军团菌污染导致的聚集性病例，感染菌型为嗜肺军团菌血清1型。TALD也与游轮和营地有关。Beyrer等报道2003年8月往北欧海航行的一艘轮船上，215名德国乘客中有8人罹患LD，1人死亡，研究发现洗浴中心长时间停留为感染可能的危险因素，嗜肺军团菌血清1型菌株从临床和环境样本中分离出来，支持船上浴池水污染是此次LD暴发的源头。

LD的聚集定义随时间而变化。2001年以前，聚集TALD被定义为2个或2个以上的LD患者在潜伏期期间停留在相同的住宿地点，其发病在6个月时间内，超过6个月被归类为“关联”。2001年初对集群定义进行了更改，并于2002年获得了《欧洲军团菌病预防和控制指南》的批准。根据新的定义，聚集定义为两个或两个以上LD患者，他们在发病前2～10天住在或访问了同一商业住宿地，且发病时间在2年之内。聚集定义的这种变化使检测到的聚集数量从2000年的28个增加到2001年的72个，其中43个（60%）符合旧的聚集定义，增加了29个聚集。事实上，以前的定义所识别的许多关联案例都被吸收到这些新聚集中。

在1993年至2008年，向EWGLI报道的LD病例总数为53 494例。2007年和2008年分别报道了5907例和5960例，分别对应于11.3/100万和11.8/100万的发病率。62%为社区获得性，6%为医院获得性，35%为旅行相关，其余为“其他”或“未知”。ELDSNET数据显示，2010年共报道6035例LD，发病率为1.2/10万。59%病例发生在6～10月份，85%的病例由嗜肺军团菌血清1型引起，病死率为11%左右。43%的感染人群年龄超过65岁，其中73%为男性患者。冷却塔污染是社区获得性LD暴发的主要原因，而医院获得性LD暴发的主要原因是冷热水系统污染。同年，ELDSNET报道了863例TALD，其中41例（4.75%）死亡。

根据ECDC的数据，2010—2015年，欧洲平均每年报告约900例TALD病例，2014—2015年增加了20%。意大利是欧洲报道TALD病例最多的国家之一，而西班牙巴利阿里群岛每年报告的病例很少。有趣的是，尽管规模不同，两者在百分比上非常相似，而且都与欧洲的数据一致：60%～65%的散发性病例、35%～40%的聚集病例和18%～23%的复发位点病例。唯一相关的区别是，与巴利阿里群岛复发病例有关的住宿地点与病例的联系少于意大利。这种差异可能受到来访人口的规模和人口特征的差异的影响。嗜肺军团菌MAb 3/1阳性菌株是大多数LD病例的致病原因，因此被认为毒性更强：疏水细胞包膜的增加被认为可以增强气溶胶中的生存能力，从而增加导致感染的能力。有文献表明，环境分离株中MAb 3/1阳性菌株的高流行率（81.2%）强烈表明这是复发位点的一个重要特征，并强调了MAb分型的重要性。在4个复发病例的位点，MAb 3/1阳性菌株在不同年份被反复分离，其中一个位点在首次发现后的12年后仍能被分离出。在75%的位点，环境菌株与临床菌株无法区分。

1971年，美国CDC、环境保护署、国家和领土流行病学委员会建立了水源性疾病暴发监测网络。1976年以后，LD在美国属于法定传染病，被列为监测疾病之一。据估计美国每年有8000～18 000人因军团菌感染就医。2003—2004年，共报告19起LD暴发，病例180例，其中与饮用水相关病例27例，娱乐用水相关病例117例，其他用途用水相关病例36例。2005—2006年，共报告LD例1332例，其中旅行相关性病例319例，非旅行相关性病例1013例。2005—2008年，美国报道的TALD病例增加了85%，这与美国各地启动了加强TALD病例监测系统有关。

近年来，我国开展了许多血清流行病学调查研究，检测结果表明，我国人群中军团菌感染普遍存在，军团菌抗体阳性率从0.15%至35.80%不等，宾馆、商场等集中空调使用单位从业人员的军团菌抗体阳性率显著较高。

TALD将继续是旅行相关呼吸道感染的一个重要原因，特别是在前往可能没有预防或减少接触军团菌风险的专门知识或资源的发展中国家的旅行日益增多的时代。监测项目对于发现LD至关重要，以便能够及时采取预防行动。

（赤峰市第二医院呼吸内科　窦海艳　提供）

3.病例3：男，62岁。高热7天。患者7天前受凉后出现发热，体温最高达41℃，伴干咳、乏力，先后静脉滴注依替米星1天、头孢菌素类药物3天、美罗培南1天，体温未降，并出现一过性谵语，以“社区获得性肺炎”收入院。既往有糖尿病病史7年。发病前有公共浴室洗浴史。查体：T 39.0℃，R 18次/分，P 101次/分，BP 140/80mmHg。嗜睡，左肺可闻及少许湿啰音。辅助检查：血常规示白细胞5.7×10^9/L、中性粒细胞百分比75.7%；尿常规示隐血（＋＋）、蛋白（＋＋＋）、葡萄糖（＋＋）、白细胞1.15个/高倍视野；血气分析：pH 7.5、PaO_2 65mmHg、$PaCO_2$ 30mmHg；CRP 125mg/L；肝功能、生化：丙氨酸转氨酶107U/L、天冬氨酸转氨酶105U/L、血糖9.46mmol/L；电解质：钾3.74mmol/L、钠126mmol/L；D-二聚体977μg/L；支原体抗体、军团菌抗体、军团菌尿抗原、血细菌培养均阴性。

胸部CT：左肺上叶实变影（图3-3-80）。

【诊断】 军团菌肺炎。

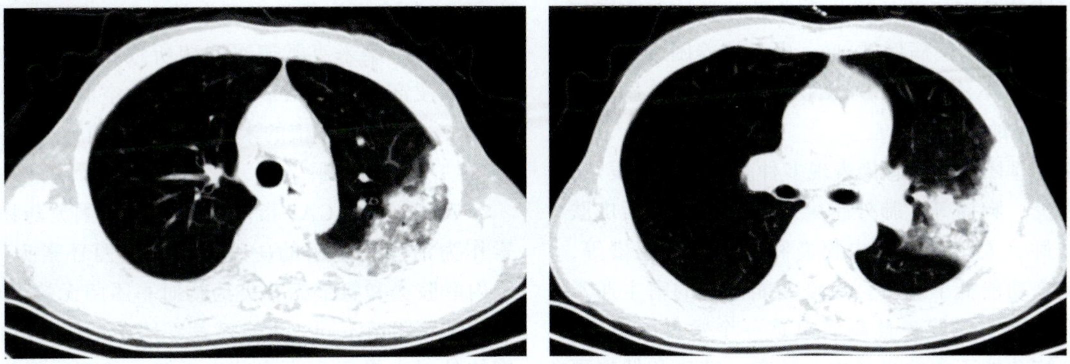

图3-3-80　胸部CT7

【诊断依据】老年男性，有糖尿病病史，高热、干咳，查体可闻及肺部啰音，辅助检查示肝功能损害，CRP升高，血气分析示低氧血症，肺部影像学检查见左肺舌叶实变影，社区获得性肺炎诊断明确。患者有肺内和肺外表现，氨基糖苷类、头孢类和碳青霉烯类药物治疗疗效差，首先考虑非典型肺炎，结合患者有神志改变和低钠血症，首先考虑军团菌肺炎可能。患者军团菌抗体阴性，考虑病程较短所致；军团菌尿抗原阴性，考虑漏诊或非嗜肺军团菌感染可能。患者入院后静脉滴注莫西沙星治疗3天体温降至正常。莫西沙星静脉滴注8天，序贯口服治疗4天，复查各项指标均恢复正常，胸部CT检查示肺部病变较前明显吸收（图3-3-81），达到社区获得性肺炎出院标准。患者出院前的血清标本军团菌抗体检测（间接免疫荧光方法-德国欧盟试剂）结果显示米克戴德军团菌抗体阳性，滴度为1∶320，确诊为米克戴德军团菌肺炎。出院后未继续治疗，3天后体温再次升至37.6℃，嘱其继续口服莫西沙星，体温恢复正常，总疗程3周，未再复发。

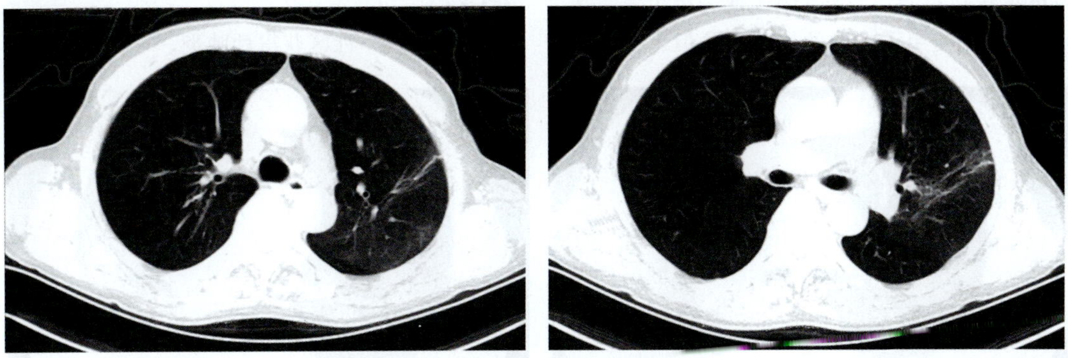

图3-3-81　病变吸收，残存纤维条索影

【分析】1979年，美国首次报道一种侵入性肺病原体感染，匹兹堡市基督教长老会医院病理科Pasculle和他的同事从两例患急性化脓性肺炎的肾移植患者的肺组织中分离出一种独特的革兰阴性、弱耐酸菌，暂定名为“匹兹堡肺炎菌”（Pittsburgh pneumonia agent，PPA）。同年晚些时候，PPA被确认为发生在弗吉尼亚州匹兹堡市8例免疫抑制患者和弗吉尼亚州另外5例免疫抑制患者所患肺炎的致病菌。匹兹堡市的8例患者包括6例肾移植患者、1例慢性淋巴细胞白血病患者和1例皮肤带状疱疹患者，所有患者发病前均接受高剂量类固醇激素治疗。这种杆菌的分离导致了对1943年和1959年首次发现的两种立克次体样微生物TATLOCK和HEBA的回顾性鉴定。此细菌只能用鸡胚或豚鼠培养，其在细菌学、染色、超微结构及血清学等方面，与嗜肺军团菌不同。1980年，为了纪念首次分离嗜肺军团菌的Joseph E.McDade，这种微生物被正式命名为米克戴德军团菌（*Legionella micdadei*）。

嗜肺军团菌尿抗原在米克戴德军团菌感染中不呈阳性，阴性表达不能排除感染的可能性，该例即是如此。血清抗体检测法用于诊断时，单份血清抗体阳性无法判断是现症感染还是既往感染，双份血清抗体滴度的4倍增长更有意义，但需要至少2～3周。本例入院时军团菌尿抗原、军团菌抗体均阴性，且无法进行痰培养和核酸检测，在发病第18天其血清米克戴德军团菌抗体由阴转阳，滴度达1∶320，得到病原学诊断。

米克戴德军团菌尽管革兰阴性，但它能快速地对弱酸性染料染色，容易与分枝杆菌混淆。在确诊为米克戴德军团菌之前接受分枝杆菌感染治疗的患者并不罕见。米克戴德军团菌在组织标本上的诊断更加复杂，采用标准革兰染色，对复染液吸收不良，往往难以初步鉴定。

米克戴德军团菌是军团菌的第二大常见种类，仅次于嗜肺军团菌，约占军团菌病例的9%。由于培养困难，其真正的流行情况尚不清楚。16S rRNA PCR和NGS显著提高了军团菌感染的诊断。

米克戴德军团菌所致感染表现多种多样，包括发热、咳嗽、胸膜炎、胸痛等，肺外感染病例较少，包括皮肤感染、脑脓肿、人工瓣膜心内膜炎和人工关节感染等，通常感染免疫功能低下患者。免疫功能低下的宿主通常伴有高热和干咳，胸膜炎性胸痛也是一个常见的特征。相反，在免疫功能正常的患者中，咳嗽、咳痰和低热更为常见，胸膜炎性胸痛少见。在一项研究中，与米克戴德军团菌肺炎相关的其他非特异性症状或体征包括精神状态的变化（60%）、腹痛（36%）和腹泻（26%）。虽然轻度腹泻是军团菌感染的常见症状，但也有大量腹泻的病例。本例患者有糖尿病病史，为军团菌肺炎易感人群，发病前公共浴室洗浴史可能为其感染途径。

米克戴德军团菌肺炎的临床和影像学特征与其他军团菌引起的肺炎无明显区别，常见的影像学表现为大叶性肺炎，也有肺脓肿或肺结节的描述。在对最初8例米克戴德军团菌感染患者影像的原始描述中，4例患者X线检查表现为斑片状肺浸润，另外4例表现为结节影，大小在2～4cm，尽管使用了广谱的抗生素，但影像仍然进展。2例患者影像学表现未见空洞，但尸检见到。免疫缺陷患者感染米克戴德军团菌所致肺炎的影像学可表现为结节浸润，且有结节增大和形成空洞的趋势。在一项研究中，接受肾移植的米克戴德军团菌肺炎患者，18.5%（5/27）出现肺脓肿。

ATS/IDSA CAP指南推荐氟喹诺酮类药物或阿奇霉素作为治疗军团菌的一线药物，多西环素为二线药物。β-内酰胺类和氨基糖苷类药物对军团菌无效。有趣的是，与嗜肺军团菌不同，米克戴德军团菌不产生β-内酰胺酶，在体外对青霉素和头孢菌素敏感。然而，军团菌体外药敏试验与临床疗效相关性不大。对于有基础疾病或重症肺炎的患者，推荐疗程为3周（静脉和口服序贯治疗），疗程不足可能复发。本例患者入院前曾应用β-内酰胺类及氨基糖苷类药物无效，应用莫西沙星后病情好转，因疗程不足复发，整体治疗反应符合军团菌感染的特点。

（中国医科大学附属盛京医院呼吸科　陈　愉　提供）

4.病例4：男，68岁。发热、咳嗽3天。辅助检查：血常规示白细胞8.06×10^9/L、中性粒细胞百分比83%；CRP 169mg/L；PCT 0.76ng/ml。

胸部CT（2021.08.02）：左肺实变影并胸腔积液（图3-3-82）。

【诊断】 社区获得性肺炎。

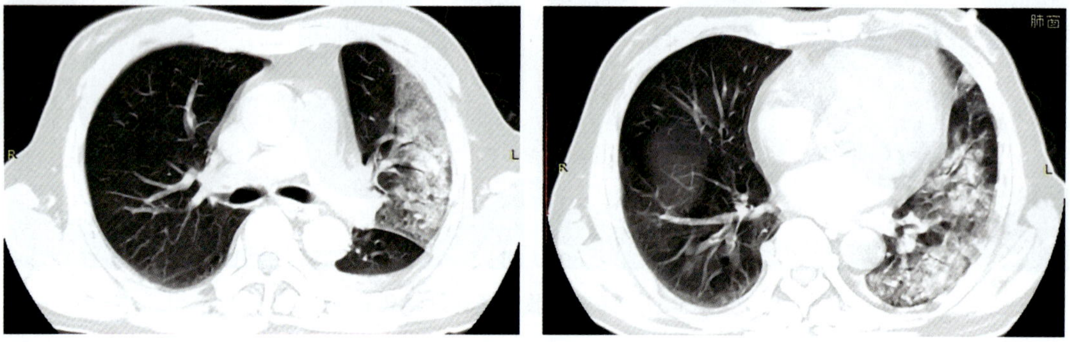

图3-3-82　胸部CT8

【诊断依据】 老年男性，突起发热，胸部CT显示左肺实变影，查体左肺底可闻及湿啰音，首先考虑社区获得性肺炎，非典型肺炎可能性大。患者肺泡灌洗液NGS检查提示长滩军团菌，结合患者为农民，诊断明确。予左氧氟沙星治疗10天后复查胸部CT，病变较前吸收（图3-3-83），好转出院。

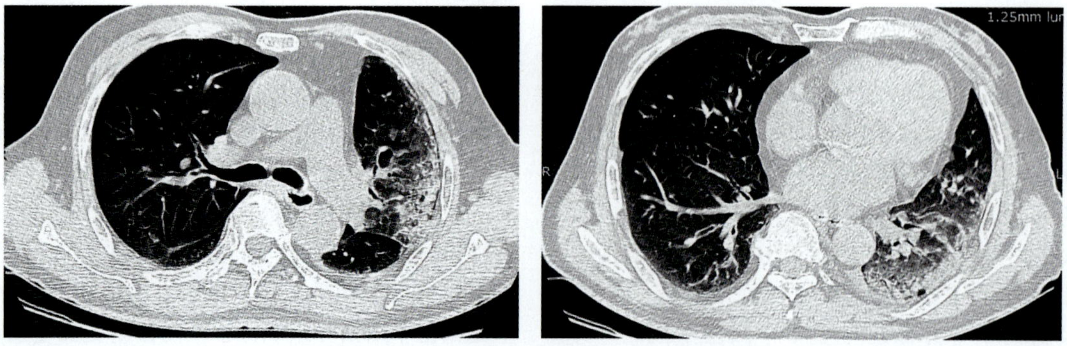

图3-3-83　病变较前吸收（2021.08.12）

【分析】 长滩军团菌（L. longbeachae）于1980年在加利福尼亚州长滩市（Long Beach）被发现。在一些国家，如澳大利亚和新西兰，长滩军团菌已成为LD的主要病因。2009—2015年，澳大利亚被动监测的LD年度报告率约为1.5/10万。与嗜肺军团菌（每年114～228例）相比，长滩军团杆菌更常见（每年144～215例）。长滩军团菌在西澳大利亚的地中海气候和热带北部地区最为常见（＞50%）。2016年，澳大利亚报道了369例LD，总发病率为与2015年报道数量相当（$n=365$），比2011—2015年的5年平均值减少9%（$n=407$）。369例LD中有361例（98%）发现确切致病菌种，最常见的病原体是嗜肺军团菌（60%；215/361），其次是长滩军团菌（40%；146/361）。与2015年相比，2016年嗜肺军团菌的报告增加了14%（188 *vs* 215），长滩军团菌的报告减少了11%（164 *vs* 146）。361例LD中有232例（64%）获得死亡率数据，约6%（14/232）死于LD，与前几年报告的死亡人数相当，大多数死亡归因于感染长滩军团菌（79%；11/14）。新西兰的LD发病率最高。Priest等在2015年5月21日至2016年5月20日，对新西兰4862例患者的5622份合格样本进行了PCR检测，覆盖了新西兰96%的人口。共检出LD197例。从通报数据中又确认了41例病例。研究地区住院的LD病例的总发病率为5.4/10万，长滩军团菌是主要病因，占63%（150/238）。Isenman等对新西兰107例长滩军团菌病的研究发现，发病中位年龄为65岁，63%为男性，大多数在春季或夏季出现不适。临床表现与社区获得性肺炎相似，常见头痛、肌痛和腹泻。CRP升高、低钠血症和肝功能异常也很常见。大多数病例（59%）为轻度至中度，25%需要入住重症监护室，5%的患者死亡。相比之下，其他地方报告的长滩军团菌数量较低，在美国、日本和欧洲分别占病例的0.3%～3.6%、0.7%和1%。

暴露于堆肥或盆栽土壤与长滩军团菌感染之间存在重要的流行病学联系。1988—1989年对南澳大利亚22例长滩军团菌感染的调查发现，病例发生在普通园丁中。随后，从4个病例家中的堆肥和盆栽土壤中分离出了长滩军团菌。随后的研究证实，在澳大利亚其他州以及日本、美国、加拿大、荷兰和苏格兰，长滩军团菌感染与盆栽土壤或花园的使用有关。Kenagy研究显示，与自制堆肥不同，暴露于购买的堆肥是新西兰长滩军团菌病的危险因素。在接触堆肥衍生产品的人群中，口罩或手套的使用并不能起到保护作用。除了众所周知的慢性肺病、重度吸烟史、年龄较大和免疫功能低下等军团菌病危险因素外，园艺后不洗手进食或饮水、悬挂有滴水的花盆、面部接触堆肥和盆栽土壤等也是LD的危险因素。预防吸入和注意手部卫生可以有效预防长滩军团菌病。

已有报道在医院和居民供水和未经巴氏消毒的水箱中检测到长滩军团菌，偶有医院感染长滩军团菌病的报道。有证据表明，堆肥设施可以释放出含有军团菌物种的生物气溶胶，长滩军团菌气溶胶的传播被认为是医院感染的原因。Massis等通过鼠感染模型显示：嗜肺军团菌和长滩军团菌均可通过Dot/Icm Ⅳ型分泌系统致病，但感染结局截然不同，长滩军团菌具有免疫沉默，不能在人肺上皮细胞、小鼠和人巨噬细胞中触发细胞因子的产生，从而导致高毒性和致死性。

5. **病例**5：男，52岁。双足反复肿痛1个月，加重伴皮肤坏死1周。既往胃溃疡、上消化道出血和痛风病史。因痛风长期口服激素，有酗酒史。发病前有下肢外伤史。

【诊断】 坏死性筋膜炎。

【诊断依据】 男性，有酗酒和长期口服激素史，存在免疫低下，下肢外伤后出现双足反复肿痛伴皮肤坏死，坏死性筋膜炎诊断明确。入院后予舒普深抗感染、外科切开引流、负压冲洗等治疗。血液及足部组织mNGS回报均为辛辛那提军团菌（2021.08.08）。加用阿奇霉素治疗5天，疗效不明显，改用莫西沙星治疗。行胸部CT检查（2021.08.18）显示胸膜下多发结节影（图3-3-84），考虑脓毒肺栓塞可能。21天后复查胸部CT（2021.09.08）示肺部病变较前吸收（图3-3-85）。

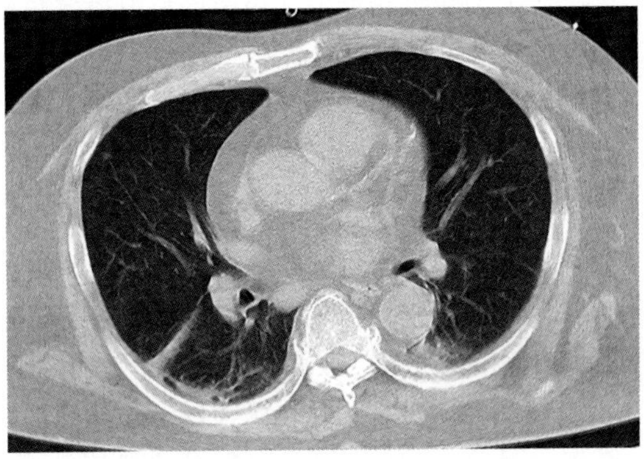

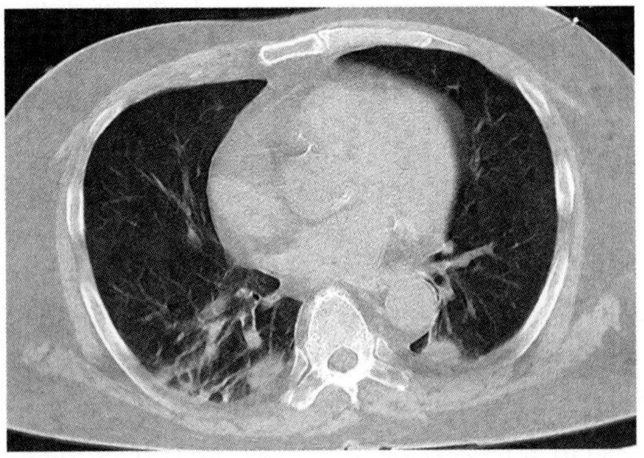

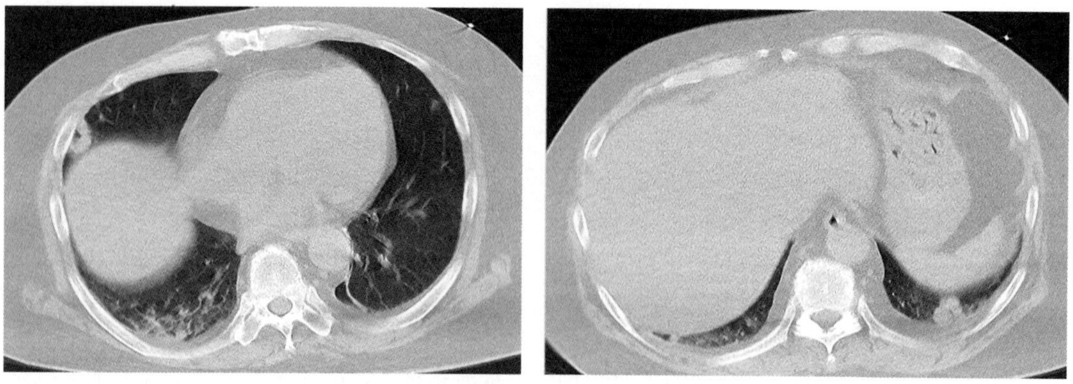

图3-3-84　胸膜下多发大小不等结节影

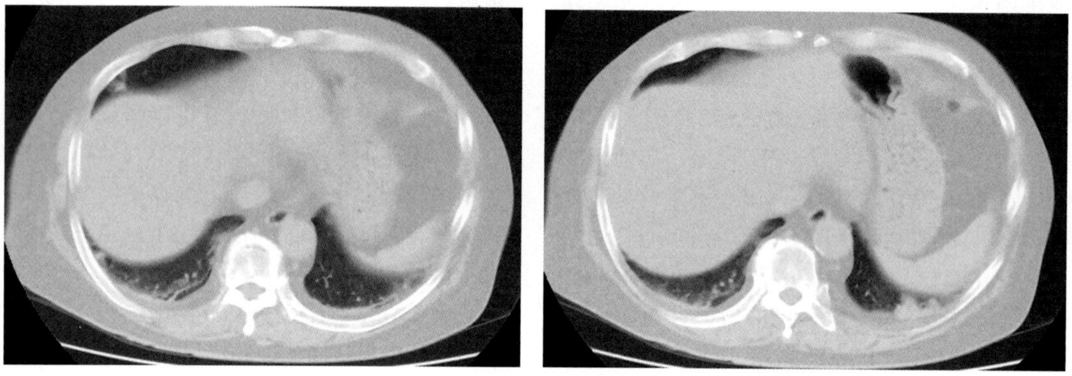

图3-3-85　病变较前吸收

【分析】 1988年，Thacker等首次从患有终末期肾病和支气管肺炎的24岁男性的血液透析患者的肺活检标本中分离出辛辛那提军团菌。1994年，Jernigan等报道了两例由辛辛那提军团菌引起的肺炎病例，均发生于肾移植受者。1998年，Spieker等报道了一例35岁的女性在流感样感染后3周内出现头痛和精神症状，并逐渐昏迷。MRI显示急性弥漫性脑脊髓炎。对两个不同的脑脊液样本进行PCR扩增的军团菌特异性片段的直接测序后诊断为辛辛那提军团菌感染。这一结果将最初的症状解释为庞蒂亚克热。2001年，Gubler等报道了一例73岁女性因患有肾病综合征和病因不明的单克隆（κ）丙种球蛋白病导致继发复发性颌骨、手腕和手臂软组织脓肿，PCR检测证实为辛辛那提军团菌感染。2017年，Banderet等报道了第6例辛辛那提军团菌感染病例。患者为90岁女性，既往有慢性肾脏病史。在接受关节内皮质类固醇注射和口服皮质类固醇治疗软骨钙质沉着症后，患上了左手腕化脓性关节炎。所有病例均与免疫抑制治疗（主要是全身皮质类固醇）有关，在所有报道病例中均未发现环境感染源。瑞士的一项研究显示，该物种仅在瑞士的堆肥设施中发现，而未在商业盆栽土壤中发现。

军团菌可能是化脓性软组织感染诊断不足的原因。该患者在接受激素治疗后出现坏死性筋膜炎，尽管进行了广谱抗菌治疗和外科治疗，由于难以确定这种罕见的坏死性筋膜炎的原因，虽通过mNGS鉴定出辛辛那提军团菌，适当的抗菌治疗被推迟，导致疾病迁延和进展。研究显示，非嗜肺性军团菌感染的患者更容易出现免疫抑制。同样，免疫抑制似乎是肺外感染的一个重要危险因素，因为免疫功能低下患者的血液播散频繁，本例即为肺外感染导致的血流播散。

（深圳市中西医结合医院呼吸与危重症科　廖　钢　提供）

第四节　金黄色葡萄球菌肺炎

葡萄球菌为革兰阳性球菌，广泛分布于自然界、人、动物的体表及与外界相通的腔道中。大部分是不致病的腐物寄生菌，少数为致病菌。除厌氧的解糖葡萄球菌和金黄色葡萄球菌厌氧亚种外，大部分菌株为兼性厌氧菌。葡萄球菌属目前有52个种和28个亚种，临床上常根据能否产生凝固酶而将葡萄球菌分为凝固酶阳性葡萄球菌（主要为金黄色葡萄球菌）和凝固酶阴性葡萄球菌两大类，凝固酶阳性者，致病力更强。

1880年，苏格兰外科医师Ogston从腿部脓肿脓液标本中分离出了葡萄球菌，1884年由德国外科医生Anton

Rosenbach首次鉴定。Rosenbach分离了两株葡萄球菌（金黄色葡萄球菌和表皮葡萄球菌），并根据其菌落的色素外观和显微镜下的形态将其形象地命名为葡萄球菌（Staphylococcus）。Staphylo在希腊语中意为一串葡萄，coccus表示谷粒或浆果，aureus在拉丁语种意为金黄色。金黄色葡萄球菌（Staphylococcus aureus）因菌落呈金黄色而得名，是人类最常见、最重要的致病菌之一。

一、致病机制

金黄色葡萄球菌致病原因与产生多种外毒素、侵袭性酶及某些细菌抗原有关。成孔毒素也称溶细胞毒素，其可溶性的单体可发生寡聚化、经由构象改变形成跨膜的孔道结构，从而引起靶细胞膨胀和溶解。金黄色葡萄球菌分泌的细胞毒素主要包括以α-溶血素（hemolysin-α、Hla或α-toxin）、β-溶血素、δ-溶血素为代表的单组分毒素和以γ-溶血素、杀白细胞素为代表的双组分毒素，他们均由细菌直接分泌，能与宿主直接相互作用。α-溶血素和杀白细胞素是金黄色葡萄球菌引起严重肺炎的最重要的两种毒力因子。α-溶血素由95%的金黄色葡萄球菌菌株分泌，由*hla*基因编码，其表达受agr和sarA调控系统的控制，是一种33kDa的多肽，属于外毒素，具有溶血性、细胞毒性，可广泛影响人类细胞，包括上皮细胞、内皮细胞、T淋巴细胞、单核细胞和巨噬细胞。杀白细胞素由LukS-PV和LukF-PV两种成分组成，以八聚体形式在宿主细胞膜上形成孔道，损伤细胞膜，导致细胞溶解，并可以介导血管扩张，触发炎症反应，使组织细胞坏死，引起感染进一步扩散。杀白细胞素与中性粒细胞和巨噬细胞的胞膜上的受体结合，使得细胞膜中三磷酸肌醇发生构型变化，细胞膜通透性增高，最终导致吞噬细胞大量坏死。死亡白细胞的残存成分可形成脓栓，加重组织损伤。因此携带有杀白细胞素基因的金黄色葡萄球菌致病性明显强于没有携带杀白细胞素基因的金黄色葡萄球菌。杀白细胞素在金黄色葡萄球菌感染菌株中仅占很小比例（约5%），但与社区获得性感染菌株密切相关，37%～83%的社区获得性耐甲氧西林金黄色葡萄球菌（CA-MRSA）菌株产杀白细胞素。杀白细胞素阳性的金黄色葡萄球菌感染与健康儿童和青少年的严重的软组织和骨感染（如骨髓炎、脓毒性关节炎和脓肿）、坏死性肺炎和深静脉血栓形成有关。虽然不常见，杀白细胞素也存在于少数甲氧西林敏感的金黄色葡萄球（MSSA）菌株中。肠毒素可引起食物中毒，某些金黄色葡萄球菌菌株产生的中毒性休克综合征相关毒素可引起T细胞非特异性活化，导致中毒性休克综合征。

凝固酶和葡萄球菌激酶是影响宿主凝血系统的辅助因子，可导致血栓形成和弥散性血管内凝血。凝固酶和葡萄球菌的毒力关系密切。凝固酶阳性菌进入机体后，使周围血液或血浆中的纤维蛋白等包被在菌体表面，阻止吞噬细胞的吞噬及胞内消化作用，即使被吞噬后，也不易被杀死，有利于感染性血栓形成；亦能保护菌体不被血清中杀菌物质破坏。在葡萄球菌引起的感染病灶周围有纤维蛋白缠绕，细菌不易向外周扩散，故金黄色葡萄球菌引起的化脓性感染病灶多局限和可以形成血栓。凝固酶具有免疫原性，刺激机体产生的抗体对凝固酶阳性的细菌感染有一定的保护作用。外切酶，包括核酸酶和蛋白酶，可以裂解和灭活各种免疫防御和监视分子，如补体因子、抗菌肽和白细胞趋化作用的表面受体，也有助于发病。此外，部分分泌的毒素和外泌酶可通过细胞溶解和连接蛋白的裂解导致内皮和上皮屏障的破坏。穿过上皮屏障使金黄色葡萄球菌能够迁移到宿主组织的更深部分。

金黄色葡萄球菌是一种兼性细胞内病原体，可在中性粒细胞和巨噬细胞吞噬后存活，甚至可在多种非吞噬细胞，如上皮细胞、成纤维细胞、成骨细胞和肥大细胞等细胞内长期存活。在细胞内存活的能力为这种病原体提供了在感染期间逃避抗生素和免疫反应的另一种方式。一旦进入巨噬细胞，金黄色葡萄球菌就会利用宿主细胞新陈代谢调节细胞代谢，消耗宿主细胞葡萄糖和氨基酸确保其自身增殖。金黄色葡萄球菌还可在宿主细胞吞噬体或细胞质内自由复制，破坏自噬，诱导细胞凋亡和脓毒坏死等死亡机制，以使其存活。因此，有效消除细胞内细菌，特别是慢性感染已成为一项重大挑战。

二、流行病学

金黄色葡萄球菌在自然界中无处不在，在空气、水、灰尘及人和动物的排泄物中都可找到。因而，食品受其污染的机会较多。在美国，由金黄色葡萄球菌肠毒素引起的食物中毒占整个细菌性食物中毒的33%，加拿大占45%，我国每年发生的此类中毒事件也非常多。

金黄色葡萄球菌具有共生菌和致病菌双重特性，是人类皮肤的正常菌群，人鼻前庭是主要的储菌库，约15%的个体存在金黄色葡萄球菌的长期定植，约70%的个体存在间歇性定植（这意味着大多数个体可以反复获得金黄色葡萄球菌并自发清除），而在15%的个体中从来没有检测到金黄色葡萄球菌。除了宿主因素外，病原体本身及鼻腔微生物群相互作用也会影响宿主的定植状态。通过鼻前庭，金黄色葡萄球菌可以转移到皮肤和身体的其他部位。口腔、肠道、阴道、破损的皮肤褶皱、腋窝、会阴也是金黄色葡萄球菌的定植部位。金黄色葡萄球菌可通过人与水环境如游泳池、按摩池和其他娱乐性水环境接触释放到环境中，在饮用水供应系统中也能检测到。MRSA定植增加了感染的风险，在50%～80%的病例中，感染菌株与定植菌株相匹配。MRSA定植可使感染风险增加25%。有趣的是，定植似乎是动态的，因为不同的菌株类型可以从不同的身体部位分离出来，而且定植菌株随着时间的推移可在耐甲氧西林和易感表型之间切换。

金黄色葡萄球菌是引起全球社区及医院感染的主要病原菌，其较高的感染率及致死率不仅与金黄色葡萄球菌携带有多种致病因子有关，还与该细菌不断增长的耐药性有关。美国全国医疗保健安全网资料显示，2009—2010年金黄色葡萄球菌所致的导管相关血流感染、导尿管相关尿路感染、呼吸机相关性肺炎及手术部位感染中，MRSA的检出率分别为54.6%、58.7%、48.4%及43.7%。在亚洲国家，约13%的医院获得性肺炎病例是由MRSA所致。另外，日渐增多的CA-MRSA和2003年首次发现可以感染人类的牲畜相关MRSA（livestockassociated MRSA，LA-MRSA）使得MRSA感染所致全球负担进一步增加。

葡萄球菌感染可以发生于任何年龄，以5～15岁儿童和50～80岁老年人多见，病死率较高。葡萄球菌感染主要通过接触传播和空气传播。医护人员手部、诊疗器械、患者的生活用品及床铺和更换被褥可能是院内交叉感染的主要途径。在呼吸监护病房内，气管插管、呼吸机的导管、雾化装置以及吸痰操作、长时间胃肠外营养、导管留置等均有导致交叉感染的可能。

虽然直接或间接的人际传播是MRSA和MSSA的主要传播途径，但动物也是重要的传染源。MRSA也在动物群体中被发现，并于1972年首次从比利时患乳腺炎奶牛中分离出来。通常，从动物身上分离出来的MRSA毒株与人类毒株相似，可能是从人类从业者那里转移过来的。直接和间接的牲畜接触作为人类MRSA感染的潜在来源的可能性已成为日益严重的公共健康问题。家畜中LA-MRSA的流行程度受到农场规模、耕作方式、消毒剂的使用和饲料中锌含量的影响。在欧洲，养殖人员携带LA-MRSA的现象普遍，但致病率相对较低。在荷兰，与生猪直接接触的人员（养殖者、兽医）被定义为高危人群，医院会对高危人群进行筛查，监测LA-MRSA在人群中的流行状况，并对阳性携带者采取及时的预防控制措施。

葡萄球菌肺炎可常年发病，以冬春季最多，尤其易并发于流感、麻疹等呼吸道传播性疾病感染后。在流感流行季节，社区获得性肺炎中金黄色葡萄球菌的发生率可高达25%，且多发生在有基础疾病者。流感病毒可通过多种途径和方式来削弱或抑制宿主的先天性免疫应答，增加细菌向下呼吸道侵袭的易感性并加快细菌性肺炎进展。Deinhardt-Emmer等通过研究金黄色葡萄球菌定植、金黄色葡萄球菌所致肺炎和金黄色葡萄球菌/流感病毒合并感染所致肺炎的分离株来分析宿主与病原菌的相互作用。他们发现，金黄色葡萄球菌感染引起肺炎的菌株对吞噬细胞的侵袭和细胞毒性比定植和共感染菌株强。这与引起肺炎的菌株中细胞毒性成分的高存在相对应，表明细菌需要一定的毒力才能引发肺部感染。相比之下，通过共同感染获得的菌株没有表现出这些毒力特征，并且与定植菌株相似，尽管它们在患者中造成最高的死亡率。该研究结果强调了毒素和黏附素在肺炎发展中的作用，而在合并感染中，即使是低毒力菌株也会严重加重肺炎。合并肺炎的流感患者，或流感好转15天以内出现肺炎的患者，都可诊断为流感后肺炎或流感相关性肺炎。流感后肺炎患者，只要有细菌感染的可能或证据，都应早期经验性使用抗生素治疗，注意覆盖肺炎链球菌、金黄色葡萄球菌、流感嗜血杆菌等常见致病菌。由于流感病毒与细菌之间有协同作用，理论上，预防流感能减少细菌感染，预防细菌感染也能减少流感发生。流感后肺炎的预防，应做到病毒与细菌的同时预防。葡萄球菌肺炎常为散发病例，亦可出现医院内、社区性或世界性的暴发流行（1941年和1957年曾发生葡萄球菌肺炎合并流感的暴发流行）。

三、临床表现

金黄色葡萄球菌引起的疾病大致可以分为毒素性疾病和化脓性感染，后者包括皮肤和软组织感染、器官感染和全身性感染、异物相关感染。皮肤及软组织感染是最常见的社区获得性金黄色葡萄球菌感染，疾病谱包括从浅表组织感染（如脓疱病、毛囊炎、疖或痈、汗腺炎、脓皮病和伤口感染）到深部组织感染（如脓肿、乳腺炎、蜂窝织炎和脓性肌炎），以及严重时危及生命的坏死性筋膜炎和肌炎。深部组织感染可能涉及身体任何部位和器官，可导致积脓症、骨髓炎、关节炎、心内膜炎、肺炎、中耳炎、鼻窦炎、乳突炎和腮腺炎等。任何部位的金黄色葡萄球菌感染都可侵入血流，导致菌血症。全身性感染包括原发和继发菌血症、脓毒症。先天性或获得性宿主免疫缺陷患者和异物的存在可能会导致严重感染。

除了急性侵袭性感染，金黄色葡萄球菌还可以引起长期的、持久的和反复发作的感染，由小菌落变异型（small colony variants，SCVs）菌株引起。SCVs定义为在琼脂培养基上生长缓慢，形成小菌落（为正常菌株的1/10左右），色素生成减少或缺乏，毒力因子表达发生改变（如α-溶血素生成减少、凝固酶反应迟缓、毒力基因表达下调），抗生素耐药性增强的一类微生物亚群，是细胞内持久性存在的适应表型。菌落细小多因细菌缺乏甲萘醌（维生素K_3）、氯化血红素和（或）胸腺嘧啶核苷等生长因子所致。在琼脂培养基上常有典型菌落和SCVs共存的现象，正常菌株和SCVs之间快速表型转变似乎是一个各自适应细胞内外环境的动态过程。临床上

SCVs菌株产生的原因主要与宿主的基础免疫状态和抗生素治疗疗程是否规范相关，准确快速检测表型转换给常规实验室提出了挑战。自1910年Jacobsen首次在伤寒埃伯泽菌株中（Eberthella typhosa），即现在的伤寒沙门菌（Salmonella typhi），发现SCVs现象以来，人们陆续发现许多细菌如表皮葡萄球菌、铜绿假单胞菌、洋葱伯克霍尔德菌、羊布鲁氏菌、大肠埃希菌及淋病奈瑟菌等都具有形成这种SCVs的能力。临床上仍无葡萄球菌SCVs感染的最佳治疗方案。理想的抗SCVs菌株的治疗方案不但要具有能够穿透细胞膜进入SCVs所在宿主细胞内的能力，还能在胞内保持杀灭这种缓慢生长表型细菌的抗菌活性。在临床实践中，经常将利福平或氟喹诺酮类联合其他种类抗菌药物治疗SCVs感染，这种联合治疗对清除胞内SCVs非常有效。

由金黄色葡萄球菌引起的毒素相关性疾病包括葡萄球菌毒性休克综合征（staphylococcal toxic shock syndrome，STSS）、葡萄球菌引起的食物中毒、葡萄球菌烫伤样皮肤综合征（SSSS）。TSS是一类起病急骤、进展迅速的严重感染性疾病，以发热、猩红热样皮疹、病后脱皮和脱屑、低血压及3个以上器官功能受损为特征，并伴有较高的死亡率。有些患者也可出现呕吐、腹泻等症状。TSS与葡萄球菌的定植或感染相关，通常毒性休克综合征毒素-1阳性。该症状最初报道均为儿童，后发现也与女性月经期使用高吸收性卫生棉条有关。后由于卫生棉条的吸收性和化学成分改进，月经期TSS发病率降低，20世纪80年代后，非月经TSS发生率一直不变。尽管通常无法确定感染源，但非月经TSS通常与手术部位感染或软组织感染有关。SSSS由表皮剥脱毒素（epidermolytic toxin，ET）引起，是一种以全身泛发性红斑、松弛性大疱及大片表皮剥脱为特征的急性皮肤病，主要发生于婴幼儿，偶见于成人，儿童病死率为3%～4%，可能与新生儿免疫功能发育不完善、抵抗力低下有关。金黄色葡萄球菌中约有5%的菌株携带有ET编码基因。目前共发现4种不同的ET血清型（ETA、ETB、ETC和ETD），其中ETA和ETB血清型与人类SSSS的发病相关，而ETD与人类皮肤深部感染和皮肤脓肿的发生具有相关性。不同地域的金黄色葡萄球菌分离菌株携带的ET血清型具有明显差异。在欧美和非洲地区，产ETA的金黄色葡萄球菌是SSS的主要致病菌株，日本以产ETB为主要致病菌株。

呼吸道的金黄色葡萄球菌既可无症状定植，亦可引起重症肺炎，结果取决于患者、环境和细菌三者之间的相互影响。金黄色葡萄球菌肺炎是由金黄色葡萄球菌所引起的急性化脓性肺部感染，常发生于婴幼儿、儿童、老年人、皮肤脓疱、严重烧伤、外伤、外科手术后、静脉插管、呼吸机治疗及糖尿病、经静脉注射吸毒、恶性肿瘤、长期大量激素治疗等免疫功能受损患者。金黄色葡萄球菌既可引起社区获得性肺炎（＜5%），亦是医院获得性肺炎（＞15%）的主要致病菌。金黄色葡萄球菌肺炎临床症状轻重不一，包括流感样前驱症状、畏寒、高热、咳嗽、咳黄色或棕色脓痰、胸膜炎性胸痛、胃肠道症状、皮疹等，重者出现咯血、神志模糊、ARDS、多器官衰竭、休克等重症肺炎表现。

四、影像学表现

原发性金黄色葡萄球菌肺炎的病理学和影像学表现为支气管肺炎（小叶性肺炎），组织学特征主要是细支气管周围炎。早期HRCT扫描为边缘模糊、直径4～10mm的小叶中心结节（气腔结节）和分枝状线样阴影（树芽征）（图3-4-1～图3-4-3），此征象见于约40%金黄色葡萄球菌肺炎患者。树芽征代表管腔内渗出和细支气管壁炎性细胞浸润。细支气管周围炎常快速进展为小叶、亚段或段的实变区。约40%的患者是双侧肺炎（图3-4-4～图3-4-6），累及下叶多见。15%～30%的患者发展为肺脓肿，单发多见（图3-4-7，图3-4-8），典型者有不规则的、毛糙的内壁。肺膨出（肺气囊）约占儿童的50%和成人的15%。肺膨出通常出现在肺炎的第1周（图3-4-9，图3-4-10），亦可在1周后出现，并可于数周或数月内自愈（图3-4-11～图3-4-13）。自发性气胸可能继发于肺膨出破裂（图3-4-14），约占成人的10%和儿童的30%。30%～50%患者出现胸腔积液，其中约50%有脓胸。

继发性金黄色葡萄球菌肺炎常继发于金黄色葡萄球菌性菌血症及脓毒症，由细菌栓子经血液循环至肺而引起。多表现为肺外周和基底部分布为主的多发点片状影或类圆形结节影，大小不等，边缘清晰或模糊。多数结节最后液化、坏死，形成空洞（图3-4-15）。菌栓引起多发性肺小动脉栓塞，导致双肺多发性化脓性炎症，进而组织坏死形成多发性肺脓肿。脓肿可侵及支气管，产生含气的空洞，多伴有液气平（图3-4-16）。40%～70%患者可见滋养血管征。累及胸膜可产生脓胸或脓气胸，少数病例则由血行播散直接引起脓胸。发生肺梗死则表现为胸膜下楔形实变区。楔形实变区常为多发，且与结节同时出现（图3-4-17）。血源性金黄色葡萄球菌感染肺外表现如化脓性关节炎、骨髓炎、肝肾损害等更多见，预后更差。

金黄色葡萄球菌肺炎影像学的另一特点是病变变化较快，短时间内肺浸润范围、肺气囊/空洞数目和肺脓肿的出现均可有变化，即使已用敏感抗生素，常常一处炎性浸润消失而在另一处出现新的病灶或者由少数病灶迅速发展到全肺。

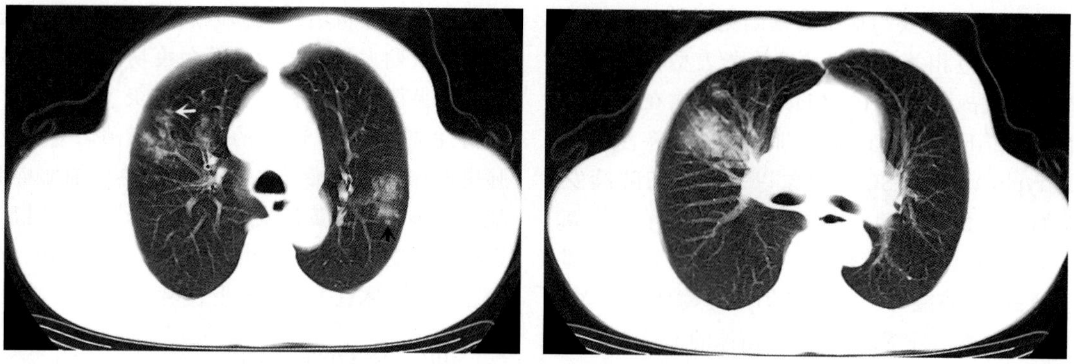

图3-4-1 男，50岁。咳嗽、咳痰1周，发热1天。双肺多发斑片、磨玻璃影，可见小叶中心结节（黑箭）和树芽征（白箭）(2017.12.27)

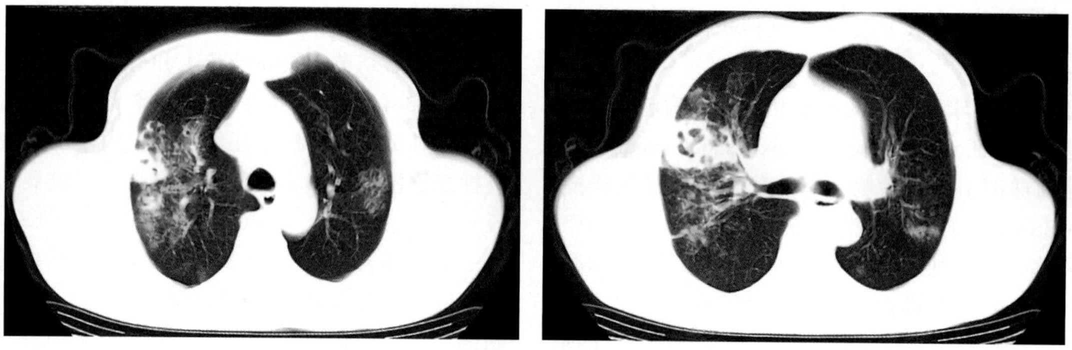

图3-4-2 病变5天内进展为实变影，边缘模糊，内见多发空洞影（2018.01.02）

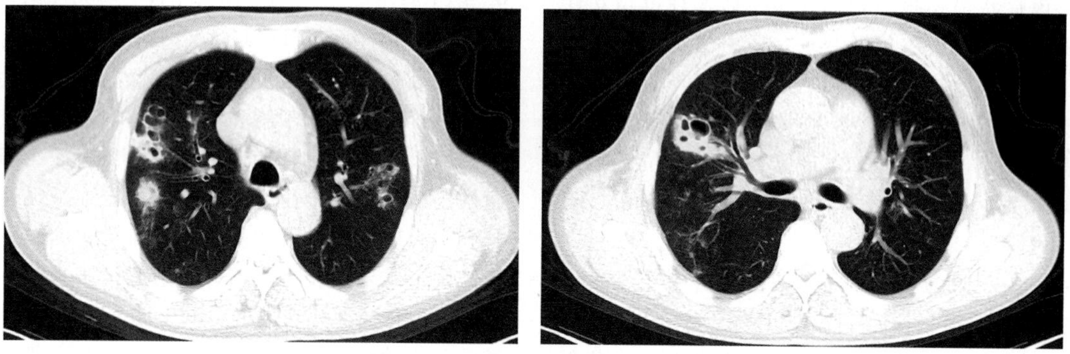

图3-4-3 病变较前吸收，空洞壁光滑，厚薄不一（2018.01.11）

（日照市人民医院呼吸科 刘 涛 提供）

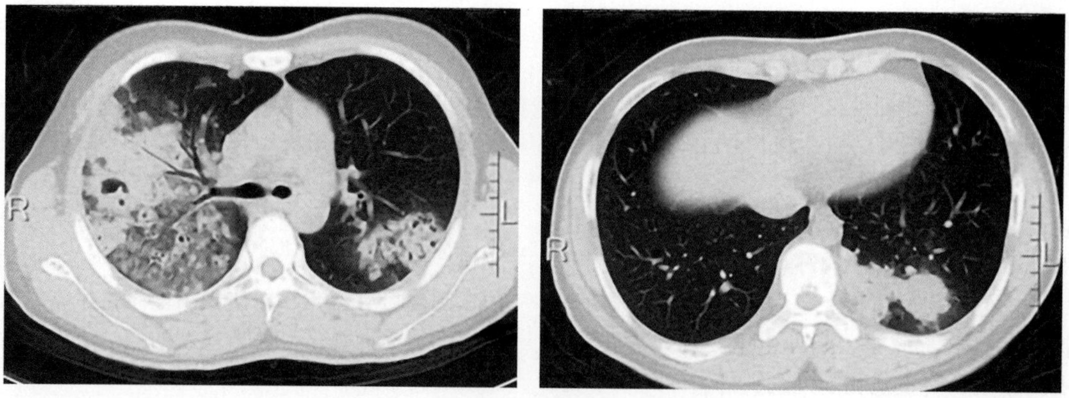

图3-4-4 男，15岁。双肺多发实变、空洞影，边缘模糊，以双上肺、左肺下叶为主（2018.01.04）

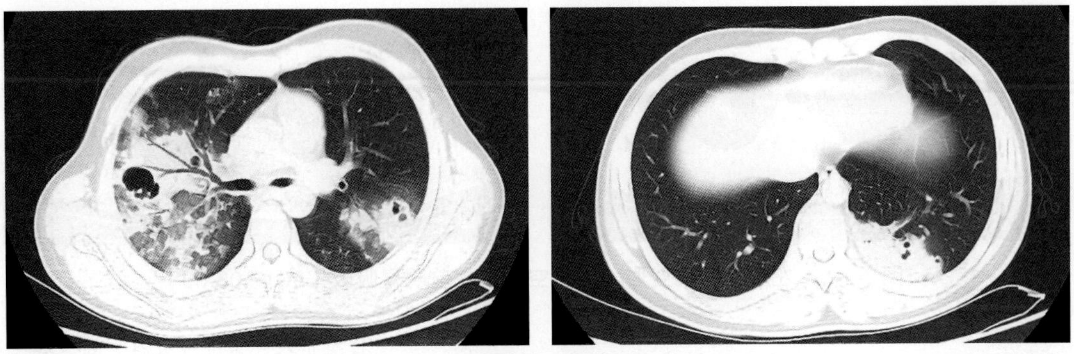

图3-4-5　实变较前明显（2018.01.09）

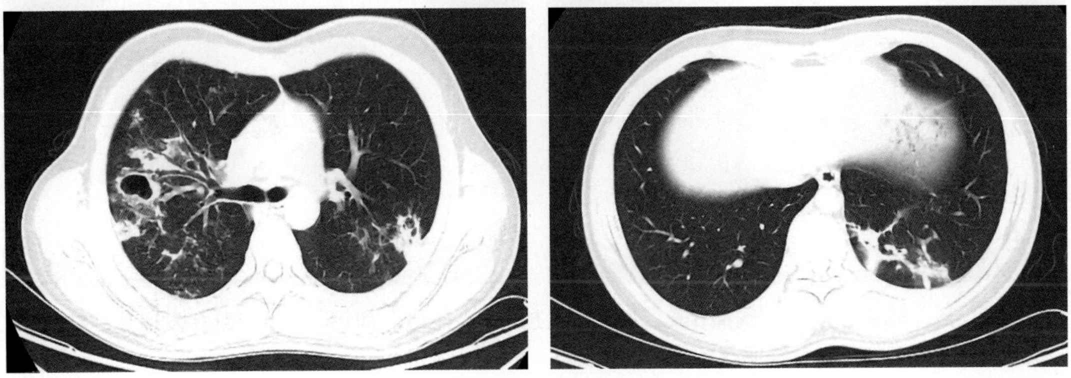

图3-4-6　病变较前明显吸收（2018.01.16）

（日照市人民医院呼吸科　陈　凯　提供）

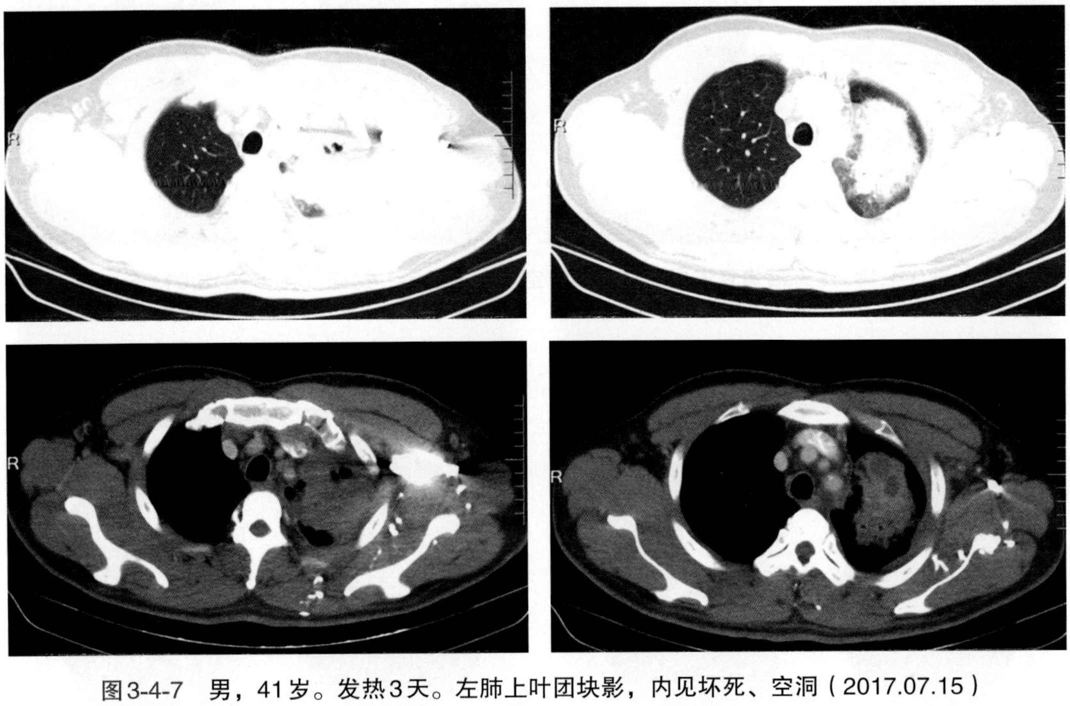

图3-4-7　男，41岁。发热3天。左肺上叶团块影，内见坏死、空洞（2017.07.15）

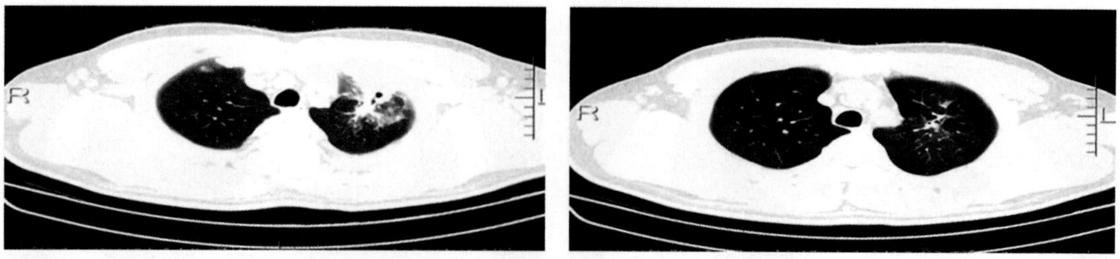

图3-4-8　左肺上叶实变影，内见空洞，较前明显吸收（2017.08.09）

（日照市人民医院呼吸科　刘　涛　提供）

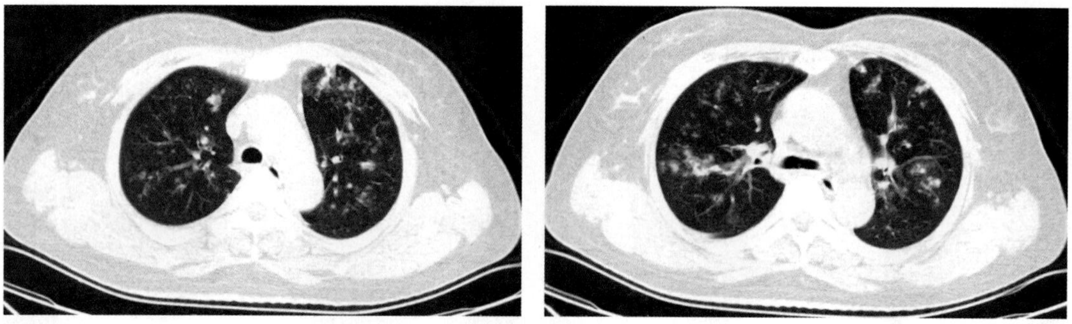

图3-4-9　女，53岁。胸闷、胸痛6天，加重伴发热4天，呕吐、腹泻1天。双肺多发斑片、结节影，边缘模糊，树芽征明显（2017.12.31）

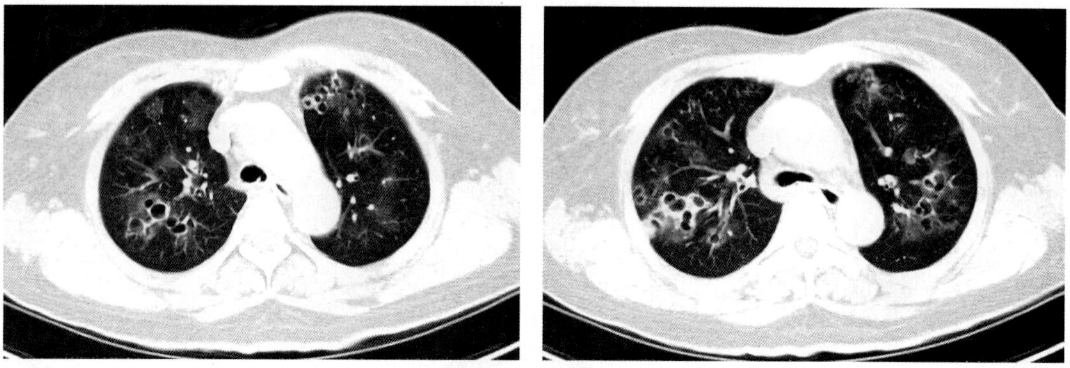

图3-4-10　5天后病变进展为双肺多发空洞、气囊影，边缘模糊（2018.01.05）

（滨州医学院附属医院呼吸科　刘伟丽　提供）

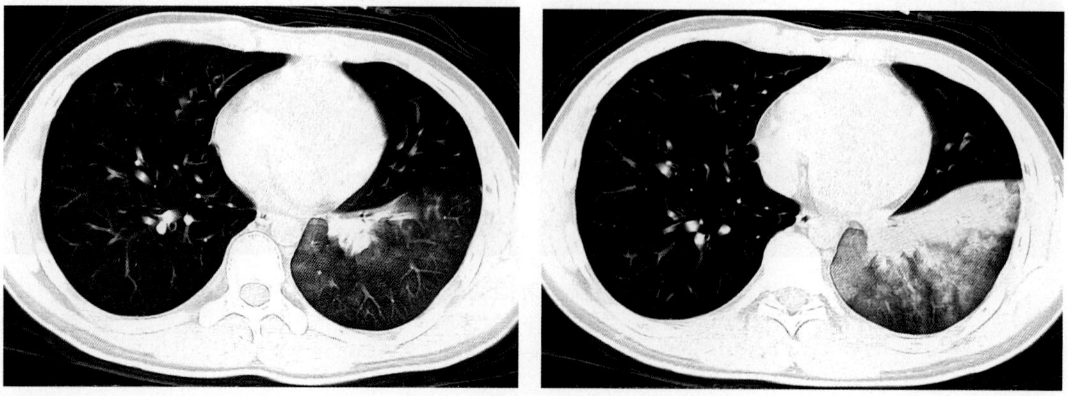

图3-4-11　男，16岁。发热、咳嗽7天，左侧胸痛2天。病程1周胸部CT检查显示左肺下叶实变影（2017.12.15）

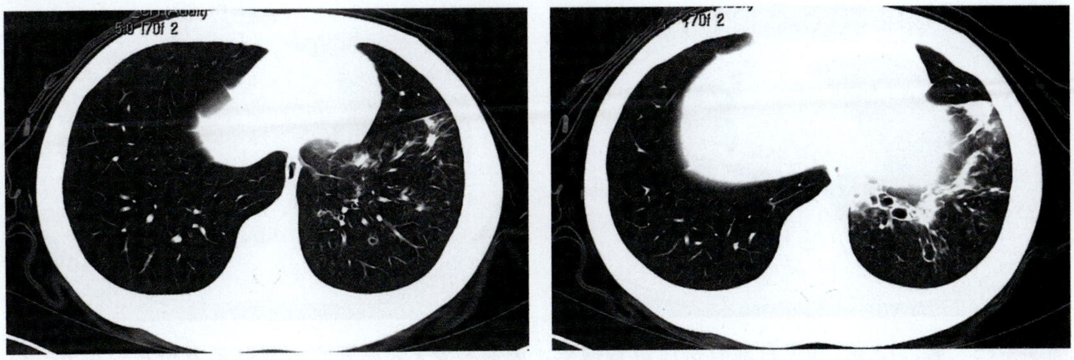

图3-4-12　明确为MSSA后，哌拉西林/他唑巴坦治疗12天，病变明显吸收，局部实变、囊腔影（2017.12.27）

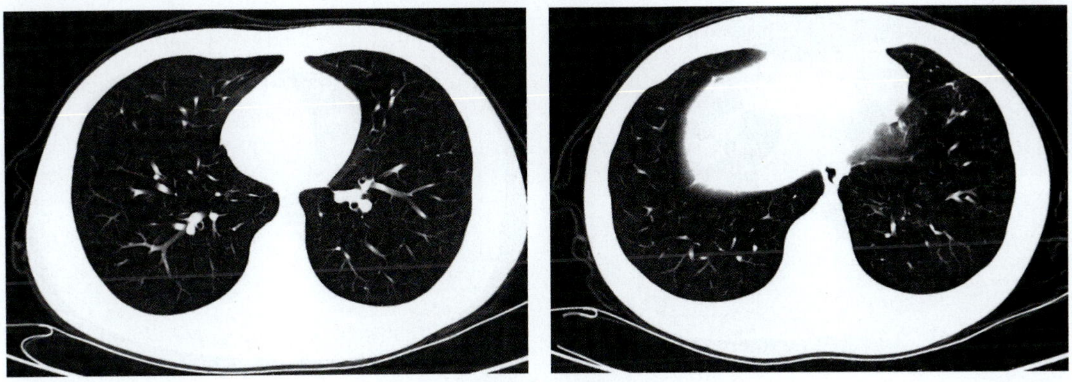

图3-4-13　左下肺病变基本吸收（2018.02.13）

（日照市中医院呼吸科　孙中美　提供）

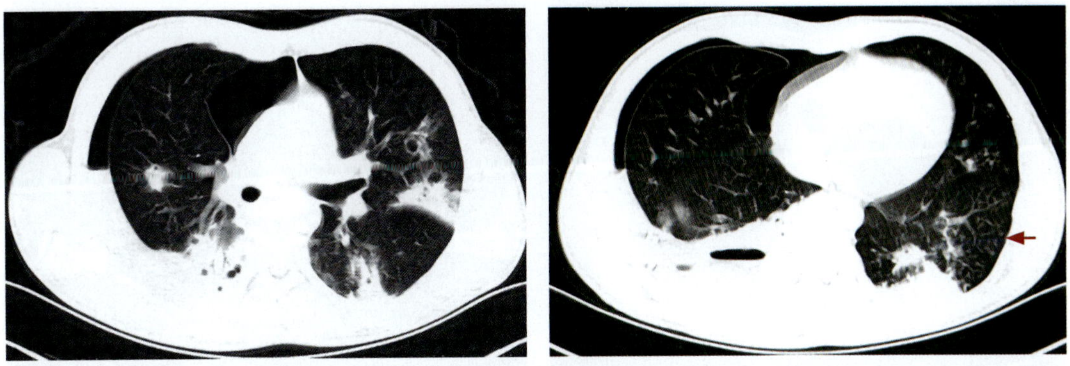

图3-4-14　男，18岁。发热、咳嗽、咳痰10天。双肺多发实变、空洞、气囊影，左下肺树芽征明显（红箭），右侧液气胸

（济宁市第一人民医院呼吸科　付　甜　提供）

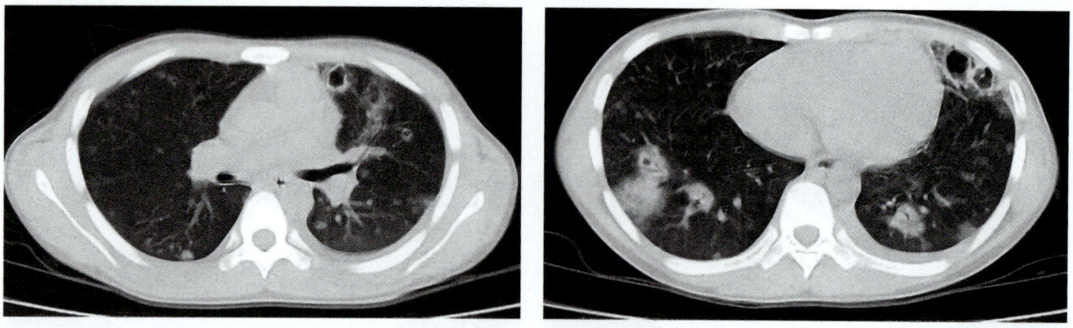

图3-4-15　男，13岁。1个月前有挤压青春痘史，影像检查2天后死亡。双肺多发斑片、结节、空洞影，外周和胸膜下为主

（广西贵港市中西医结合骨科医院影像科　冼　成　提供）

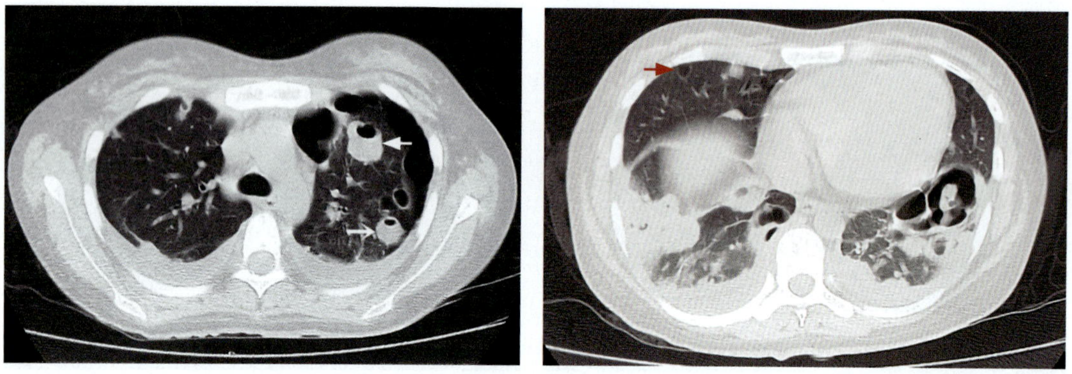

图3-4-16　女，17岁。MSSA。双肺多发实变、结节、空洞、气囊影（红箭），空洞内可见气-液平面（白箭），左侧气胸，双侧胸腔积液

（首都医科大学附属北京安贞医院影像科　李　宇　提供）

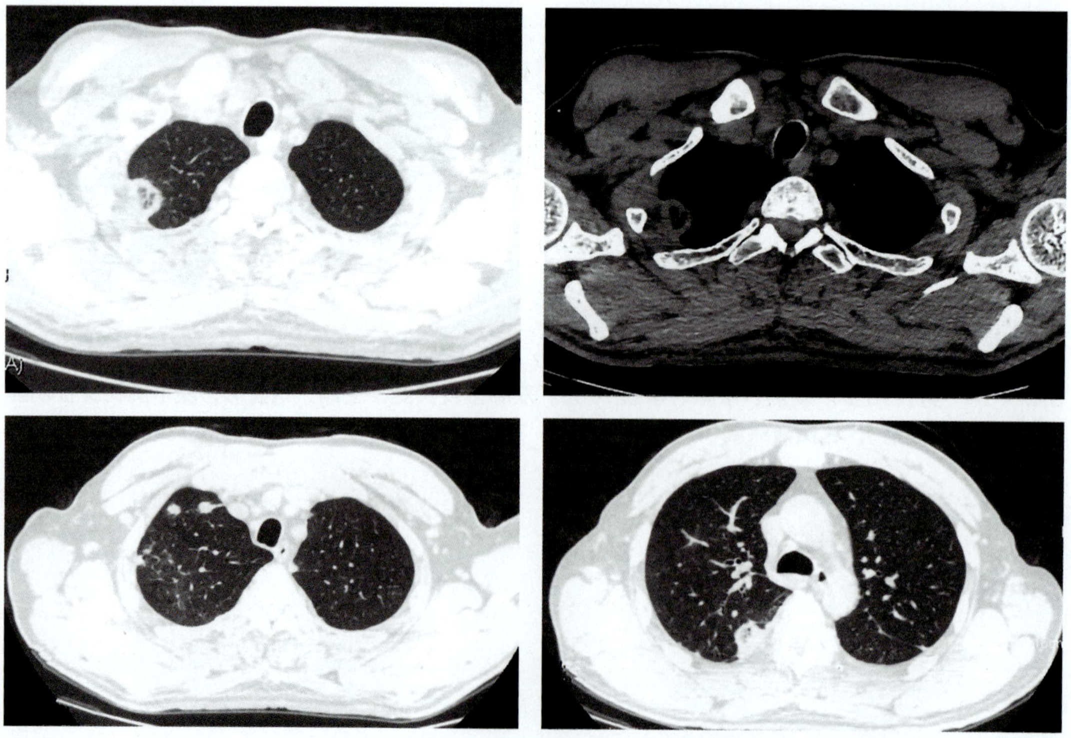

图3-4-17　男，48岁。MSSA。背部蜂窝织炎。双肺胸膜下结节、楔形影

（昌乐县中医院呼吸科　钟　成　提供）

五、耐药机制

抗生素、消毒剂的不恰当使用导致近年来金黄色葡萄球菌的耐药菌株大幅度增加，同时还出现了多重耐药菌。

1. β-内酰胺类　金黄色葡萄球菌对β-内酰胺类抗生素耐药性的产生与细菌产生一种青霉素结合蛋白（penicillin-binding protein，PBP）有关。PBP是β-内酰胺类抗生素的主要作用靶位，当环境药物浓度达到最低抑菌浓度时，β-内酰胺类抗生素会与PBP上的靶位点结合，使其乙酰化，致使转肽酶的活性丧失，导致细菌细胞壁无法形成从而杀死敏感菌。

MRSA的耐药性主要来自两个方面：一是固有耐药性，由染色体DNA介导，即*mec*基因编码的青霉素结合蛋白PBP2a的耐药性。二是获得性耐药，由质粒介导，即通过DNA的转导、转化或插入等产生β-内酰胺酶。MRSA产生了一种独特的PBP，这种分子量增加了78～1000道尔顿的PBPs，因其电泳率介于PBP2与PBP3之间，故称为PBP2a或PBP2′。PBP2a对β-内酰胺类抗生素亲和力很低，因而很少或不被β-内酰胺类抗生素结合。当有β-内酰胺类抗菌药物存在时，虽然PBP的活性被β-内酰胺类抗生素所抑制，但PBP2a的存在能使细菌的细胞壁继续合成，从而使细菌表现出耐药性。MRSA中编码PBP的基因与肺炎链球菌中的不同，后者是由原始DNA与通过转化得到的耐青霉素的固有基因拼接获得，而MRSA菌株PBP2a的产生是受染色体甲氧西林耐药基因（*mecA*）来调节的。

*mecA*基因存在于一个独特的可移动的染色体盒（staphylococcal cassette chromosome mec，SCCmec）中。*mecA*基因不仅介导金黄色葡萄球菌对β-内酰胺类抗菌药物的耐药性，其所在的DNA片段SCCmec还能不断地获得性积累其他耐药基因，从而有助于金黄色葡萄球菌多重耐药性的产生。MRSA耐药水平的高低受到染色体上辅助基因的调控，现已明确辅助基因*femA*、*B*、*C*、*D*、*E*、*F*及*aux*、*agr*、*sar*等均是与合成细菌细胞壁有关的功能性基因。另外，染色体基因位点*chr*、*hmrC*的突变可导致MRSA耐药性升高，但其功能仍不明确，有待进一步研究。

2011年首次报道了*mecC*基因，与*mecA*基因在DNA水平上有69%的同源性。此类病原体在牲畜中检出率较高，较少导致人类感染。mecC-MRSA对青霉素的耐药通过β-内酰胺酶基因$blaZ_{LGA}$251介导。$blaZ_{LGA}$251基因邻近*mecC*基因的下游，两者均位于*SCCmec XI*基因元件上。mecC-MRSA对青霉素类或头孢菌素类联合克拉维酸敏感，在蜡螟幼虫的mecC-MRSA感染模型中，青霉素联合克拉维酸与万古霉素单药的作用相仿。

MRSA的耐药性也受外界多种因素的影响，如温度、湿度、NaCl浓度和pH等。适当的增加NaCl浓度或降低温度均有利于苯唑西林耐药性的表达。

2. 大环内酯类和林可酰胺类　金黄色葡萄球菌对大环内酯类抗生素的耐药性主要由3个机制产生。最重要的一个机制是由*erm*基因编码产生的核糖体甲基化酶对核糖体23S rRNA抗生素结合位点进行修饰，导致核糖体对大环内酯类抗生素的亲和力下降。另一个机制是外排泵将抗生素主动排出菌体外，如MsrA泵和Mef泵。第三个机制是合成大环内酯类抗生素失活酶，如*mph*编码的磷酸化酶。

虽然红霉素和克林霉素分别属于大环内酯类和林可酰胺类，但其作用机制（抑制蛋白质的合成）和耐药机制相似。克林霉素因其组织渗透性强等特点常被作为对青霉素过敏或慢性肾衰竭MSSA感染患者的替代药物。红霉素耐药有诱导克林霉素产生耐药的作用。大环内酯类抗生素的耐药机制主要有两种：外排泵机制（只针对大环内酯类耐药）；改变核糖体结合位点的甲基化酶（对两类抗生素均耐药）。在葡萄球菌中，对大环内酯类耐药的外排泵机制是通过*msrA*基因介导的；由*erm*基因介导（通常是*ermA*或*ermC*基因）的靶位改变可引起大环内酯类、林可酰胺类和链阳霉素B耐药（定义为MLSB型耐药）。核糖体药物结合靶位改变又分为核糖体自身结构的变异和红霉素诱导产生的变异。

克林霉素耐药具有泵出型、结构型和诱导型三种耐药表型。临床分离的红霉素耐药而克林霉素敏感的菌株，确定诱导后克林霉素是耐药（由*erm*基因介导）还是仍为敏感（由外排泵基因介导）非常重要。泵出型耐药是由于耐药基因编码外排蛋白，这种蛋白能将进入细菌体内的药物泵到体外使其不能发挥作用，其耐药表型为红霉素耐药而克林霉素敏感。MLSB型耐药菌株表现为红霉素耐药，而克林霉素可能耐药也可能敏感，取决于耐药机制是结构型还是诱导型。如果是调控导致结构改变引起耐药则表现为对红霉素和克林霉素同时耐药；如果是调控导致的诱导型耐药，则表现为红霉素耐药和克林霉素敏感，经红霉素诱导后则表现为克林霉素耐药。在欧美国家，克林霉素是治疗CA-MRSA引起的儿童侵袭性感染的有效抗菌药物。因其为抑菌剂，故大都不建议用于治疗血流感染。在我国，红霉素和克林霉素均有极高的耐药率。金黄葡萄球菌红霉素耐药诱导克林霉素耐药问题十分突出，因此临床治疗金黄葡萄球菌感染时，在未得到药敏报告以前，不应使用克林霉素治疗。

3. 氟喹诺酮类　金黄色葡萄球菌对氟喹诺酮类的耐药主要与药物作用靶位酶的改变和药物在菌体内蓄积量减少有关。氟喹诺酮类对细菌DNA解旋酶（Ⅱ型拓扑异构酶）和拓扑异构酶产生抑制，阻断细菌遗传物质的复制与转录，从而使细菌死亡。细菌对氟喹诺酮类的耐药，一方面由于靶位酶的基因位点突变导致靶位酶的空间位点变异，影响了氟喹诺酮类与靶位酶的结合，从而避免了细菌的死亡；另一方面，细菌对氟喹诺酮类外排增加和（或）摄入减少导致的氟喹诺酮类在体内积蓄量减少也是一个重要原因，其中外排增加更是占了较大的比重。

4.氨基糖苷类　MRSA对氨基糖苷类药物耐药的主要机制是细菌获得氨基糖苷类修饰酶基因，以修饰抗生素的氨基或羟基，使药物与核糖体的结合不紧密而不能发挥抗菌作用。膜屏障的改变或主动外排作用使药物的吸收减少和核糖体结合位点的改变也是氨基糖苷类的耐药机制。

5.糖肽类　万古霉素等糖肽类药物的耐药机制主要包括细胞壁增厚、肽聚糖交联减少、青霉素结合蛋白的改变、抗生素诱导、调节基因改变、耐药基因转移、酶活性降低等。存在于细胞壁肽聚糖层上的D-丙氨酸-D-丙氨酸残基与万古霉素的结合可将大部分的药物阻于细胞壁外，降低对细菌的杀伤力；肽聚糖单体五肽支链上的谷氨酸残基未被酰胺化导致了肽聚糖交联的减少，肽聚糖单体异常增加，由此可结合更多的万古霉素，使药物不能与细菌的靶位接触；细菌对药物的耐药机制与调节基因也有一定的关系，包括*agr*基因的功能缺失等；万古霉素能使PBP2的表达量增加，细胞壁增厚，降低药物对细菌的杀伤；抗生素的诱导也是细菌耐药的一个重要因素；金黄色葡萄球菌耐药菌株中的耐药基因可以从肠球菌的质粒中转移，因此耐药基因的转移也是细菌产生耐药的一个重要原因；微管系统的存在以及与万古霉素有协同作用的水解酶、溶解酶等酶活性降低等也是细菌耐药的一个不可忽视的方面。

6.噁唑烷酮类　噁唑烷酮类药物如利奈唑胺的耐药机制包括细菌核糖体23S rRNA Ⅴ区基因突变；23S rRNA修饰改变导致的耐药；氯霉素-氟甲砜霉素耐药基因（florfenicol-chloramphenicol resistance gene，cfr）的获得；编码50S核糖体L3、L4、L22的*rplC*、*rplD*、*rplV*基因突变；LmrS多药外排泵、ABC（ATP-binding cassette）蛋白过度表达等。

7.莫匹罗星　莫匹罗星（mupirocin）是一种外用抗微生物药物，可用于治疗皮肤和软组织感染，如化脓链球菌或金黄色葡萄球菌引起的脓疱病或继发伤口感染。此药也越来越多用于鼻腔携带MRSA患者的去定植，致力于减少卫生保健相关的MRSA感染或社区相关的MRSA暴发。该药通过抑制细菌的异亮氨酰-tRNA合成酶进而抑制RNA和蛋白合成而发挥抗微生物活性。低水平和高水平莫匹罗星耐药都已经在葡萄球菌中出现。低水平耐药菌株（8μg/ml≤MIC≤64μg/ml）中编码异亮氨酰-tRNA合成酶的基因发生突变。高水平耐药菌株（MIC≥512μg/ml）获得编码新型异亮氨酰-tRNA合成酶的基因，例如*mupA*。虽然低水平耐药的临床意义尚不完全清楚，但去定植失败或不能维持持续去定植状态与*mupA*介导的耐药相关。*mupA*基因通常位于接合性质粒上，莫匹罗星高水平耐药发生率随着该外用剂使用的增加而增加。在金黄色葡萄球菌中发现了一个新的耐药决定因子，它与高水平的莫匹罗星耐药有关。*mupB*基因与*mupA*基因同源性低，但它编码的蛋白质与异亮氨酰-tRNA合成酶具有共同的结构基序。

药物对细菌的MIC值是评价药物抗菌活性的主要指标。最低抑菌浓度（minimum inhibitory concentration，MIC）是指在体外培养细菌18～24小时后能抑制培养基内病原菌生长的最低药物浓度，是测量抗菌药物的抗菌活性大小的一个指标。防耐药突变浓度（mutant prevention concentration，MPC）是抑制细菌耐药突变株被选择性富集扩增所需的最低药物浓度。1999年MPC这一理论被提出，是用来评价抗菌药物抗菌效力、反映药物抑制耐药突变菌株生长能力的概念，为研究耐药机制开辟了新领域。在此基础上，介于细菌的MIC和MPC之间的浓度被定义为细菌耐药突变选择窗（mutant selective window，MSW）。突变选择窗理论认为：当抗菌药物浓度在突变选择窗时，会使耐药突变菌富集扩增。该理论的提出为减少耐药突变，有效控制细菌耐药提供了理论依据。该理论为控制细菌耐药提供了两条途径：其一是超过防耐药突变浓度给药，但某些药物的突变选择窗较高，如此高的浓度会导致严重的副作用，临床不易实现；其二就是缩小突变选择窗，联合用药可能是缩小突变选择窗的最佳方法。多项研究证实，抗菌药物联合应用可以有效缩小细菌对抗菌药物的突变选择窗，从而减少耐药突变体的产生，更好地控制细菌耐药。

六、治疗

金黄色葡萄球菌对多黏菌素B/黏菌素、萘啶酸、氨曲南天然耐药。对金黄色葡萄球菌治疗有效的药物包括：抗葡萄球菌的β-内酰胺类或头孢霉素类（苯唑西林或头孢西丁）、抗MRSA的头孢菌素（头孢洛林）、氨基糖苷类、利福霉素类（利福平）、氟喹诺酮类、叶酸代谢途径抑制剂（复方磺胺甲噁唑）、夫西地酸类（夫西地酸）、糖肽类（万古霉素、替考拉宁、特拉万星）、甘氨酰四环素类（替加环素）、林可酰胺类（克林霉素）、环脂肽类（达托霉素）、大环内酯类、恶唑烷酮类（利奈唑胺）、氯霉素类、磷酸类（磷霉素）、链阳菌素B类（奎奴普丁/达福普汀）、四环素类（四环素、多西环素、米诺环素）等。

对于不常见的青霉素敏感的金黄色葡萄球菌，青霉素G是最有效的药物。但葡萄球菌对青霉素G的耐药率已高达90%左右，临床不作为首选。青霉素耐药、苯唑西林敏感的葡萄球菌应选择对青霉素酶稳定的青霉素类、β-内酰胺类/β-内酰胺类酶抑制剂复合制剂和头孢菌素治疗，首选萘夫西林/苯唑西林2g每4小时1次静脉滴注。次选方案包括万古霉素或利奈唑胺治疗。

对于MRSA感染，2011年美国感染性疾病学会成人及儿童MRSA感染的临床实践指南中指出：对于需收入ICU、存在坏死或空洞、伴有脓胸等条件之一的严重CAP患者，推荐在痰和（或）血培养结果得出之前行MRSA经验性治疗。《亚洲耐甲氧西林金黄色葡萄球菌院内获得性肺炎诊疗共识》推荐对于存在MRSA感染危险因素（本次住院期间MRSA定植；MRSA感染/定植病史；患者此前使用针对革兰阴性菌的广谱抗菌药物无效；医院MRSA检出率高的科室；菌落中革兰阳性球菌染色阳性）的患者，应给予经验性抗MRSA药物。

对于MRSA肺炎，推荐静脉应用万古霉素、去甲万古霉素、替考拉宁或利奈唑胺治疗。肾功能正常且确诊为MRSA感染的患者，应选万古霉素、利奈唑胺等一线药物治疗，必要时还可与其他药物联用。合并肾功能不全的MRSA感染者可选择利奈唑胺或者在严密监测肾功能、血药浓度的情况下应用万古霉素等。对于伴脓胸的MRSA肺炎者，在充分引流的基础上应用抗MRSA药物治疗。

万古霉素是第一个临床应用的糖肽类抗生素，通过抑制细胞壁的合成、抑制细菌浆内RNA合成和影响细胞膜的通透性来发挥抗菌作用。目前，万古霉素依然是治疗MRSA感染的一线药物。虽然2002年美国报道了万古霉素耐药的金黄色葡萄球菌临床分离株，但发生率一直很低，更多的是万古霉素中介金黄色葡萄球菌（VISA）以及异质性万古霉素中介金黄色葡萄球菌（hVISA）的出现。对于肾功能正常患者，万古霉素常规推荐剂量是1g/12h。美国感染病协会MRSA指南推荐的给药剂量为每次15～20mg/kg（依据实际体质量计算），每8～12小时给药1次，单次剂量不超过2g，每日剂量一般不超过4g。万古霉素血药谷浓度是指导剂量调整最关键和最实用的方法，应在第四次给药前，测定万古霉素血药浓度。近年来国际上所有的指南和共识均建议万古霉素血药谷浓度应保持在10mg/L以上；对于MRSA引起的复杂及重症感染（如血流感染、脑膜炎、重症肺炎及感染性心内膜炎等），建议将万古霉素血药谷浓度维持在15～20mg/L（万古霉素谷浓度超过20mg/L肾损害的风险增加），因为剂量不足易导致侵袭性MRSA感染，如血流感染或重症肺炎治疗失败率升高。另外，万古霉素血药谷浓度过低（＜10mg/L）易诱导耐药。美国感染病协会和美国医院药师学会仅对以下人群推荐进行血药谷浓度监测：①应用大剂量万古霉素来维持其血药谷浓度在15～20mg/L，并且推荐疗程较长的患者；②肾功能减退、老年患者、新生儿等特殊群体；③联合使用其他耳、肾不良反应药物的患者。美国临床实验室标准化协会公布的万古霉素药物敏感试验敏感折点为MIC≤2mg/L。对于大部分肾功能正常患者而言，当MIC≤1mg/L时，给予万古霉素15～20mg/kg，每8～12小时1次，可达到理想的血药谷浓度并获得较好治疗效果。《亚洲耐甲氧西林金黄色葡萄球菌院内获得性肺炎诊疗共识》中建议对万古霉素治疗失败或无法耐受万古霉素治疗的高危因素患者，应选用利奈唑胺作为MRSA肺炎治疗的一线药物，这些高危因素包括：年龄≥65岁、肾功能不全或正在使用肾毒性药物、万古霉素MIC值≥1.5mg/L或VISA/hVISA。

替考拉宁是另一种抗耐药菌糖肽类抗生素，其结构与万古霉素相似，但亲脂性更强，半衰期更长，肾毒性和红人综合征发生率低，对大多数金黄色葡萄球菌的抗菌作用与万古霉素相仿或略优，对部分万古霉素不敏感MRSA引起的感染有疗效。替考拉宁口服不吸收，一般采用静脉滴注或肌内注射途径给药。目前认为，替考拉宁谷浓度＞10mg/L适用于绝大多数严重感染，对于感染性心内膜炎和骨或假体感染，谷浓度应达到15～20mg/L。替考拉宁治疗下呼吸道感染的疗程为14～21天。非复杂性血流感染的治疗疗程为14天；复杂性血流感染与感染性心内膜炎的疗程为4～6周。非复杂性血流感染定义为：细菌血培养阳性，并符合如下条件：①可排除心内膜炎；②无置入假体；③起始治疗2～4天后血培养转阴；④起始有效治疗72小时内发热得到控制；⑤无迁徙病灶。复杂性血流感染定义为：细菌血培养阳性，不符合上述非复杂性血流感染的标准。

特拉万星是一种脂糖肽类抗生素，是半合成的万古霉素类似物，对包括MRSA在内的革兰阳性菌具有杀菌活性。虽然体外抗菌活性优于万古霉素，但其长半衰期和复杂的PK参数都限制了其在重症患者中的应用。美国FDA已批准其用于金黄色葡萄球菌所致急性细菌性皮肤和皮肤结构感染（acute bacterial skin and skin structure infections，ABSSSIs）、HAP和VAP的治疗。特拉万星在治疗中引起的不良事件发生率较高，常见的有消化道反应、皮疹、头痛、眩晕、呕吐、血小板减少，潜在的致畸性，孕妇禁用，而且，1/3使用该药物的患者有味觉改变，出现了肥皂或金属异味。达巴万星和奥他万星均无治疗侵袭性感染的临床证据。在万古霉素等抗MRSA药物治疗效果不佳时，脂糖肽类可作为备选方案。

利奈唑胺是一种合成的恶唑烷酮类抗生素，与细菌50S亚基上核糖体RNA的23S位点结合，阻止形成70S始动复合物，从而抑制细菌蛋白质的合成，并主要抑制细菌外毒素（如杀白细胞素）的合成。因利奈唑胺作用位点与其他抗菌药物不同，故不易发生交叉耐药现象。利奈唑胺在体外和体内对于敏感和耐药的革兰阳性菌均有抗菌活性，可能是治疗MRSA最可靠的抗生素。其优点是分子量小，肺组织浓度高，虽然已有对其耐药MRSA菌株出现，但敏感度仍高达99%。与万古霉素相比较，利奈唑胺具有更好的肺部药代动力学，在整个剂量间歇期间，其上皮细胞衬液（epithelial lining fluid，ELF）中的药物浓度均能超过其对MRSA的MIC_{90}。利奈唑胺治疗超过14天时，注意潜在的骨髓抑制副作用。与利奈唑胺相比，泰地唑胺治疗MRSA皮肤软组织感染时可缩短疗程，但在MRSA所致肺炎中并未显示出优势。

头孢洛林和头孢吡普作为新的抗MRSA头孢菌素类抗生素，具有广泛的抗菌谱，对PBP2a有高亲和力，对包括MRSA在内的革兰阳性菌和革兰阴性菌均具有强大的抗菌活性。美国FDA批准头孢洛林用于治疗MRSA所致的ABSSSIs和社区获得性肺炎；头孢吡普在欧洲12个国家被批准用于呼吸机相关性肺炎之外的肺部感染。其作用机制主要是通过抑制转肽酶活性，阻止黏肽的交叉连接，从而使细胞壁缺损直至菌体破裂死亡。其3位上的吡咯酮甲叉基侧链与MRSA产生的PBP2a结合，从而达到抑制MRSA的作用。但是，两者临床应用后不久便出现耐药菌株，使其使用受到一定限制，因此可作为保留的备选药物。

克林霉素为林可霉素的衍生物，作用机制为不可逆结合到细菌核糖体50S亚基上，抑制细菌蛋白质合成。2011年美国感染性疾病学会指南指出克林霉素用于治疗敏感菌所致的CA-MRSA或HA-MRSA肺炎，但一般仅在CA-MRSA肺炎时应用。因其为抑菌剂，故大都不建议用于治疗血流感染。

达托霉素是由玫瑰孢链霉菌产生的复杂的环脂肽类药物，通过扰乱细胞膜对氨基酸的转运，从而阻碍细菌细胞壁肽聚糖的合成，破坏细胞膜使其内溶物排泄至外而达到杀菌的作用，故该细菌很难对达托霉素产生耐药；又因其杀菌机制完全不同于糖肽类、大环内酯类和β-内酰胺类等其他抗生素，因此很难与其他抗生素产生交叉耐药。达托霉素对MRSA有较好杀菌效果，目前适应证包括ABSSSIs及MRSA血流感染，以及伴发的右心感染性心内膜炎，已获批作为一线用药。但因其在体内会被肺表面活性物质灭活而不能用于肺炎继发的MRSA菌血症的治疗。达托霉素的不良反应主要是引起患者肌肉酸痛或使肌酸磷酸激酶增高，也伴有胃肠道不适及肌酐清除率增高的现象。

奎奴普丁/达福普汀是一种经静脉途径给药的半合成链阳性菌素，由B组链阳菌素的奎奴普丁及A组链阳霉素的达福普汀按30∶70的比例组成。这两种药物可分别作用于细菌70S核糖体的50S亚基的不同部位，最终抑制细菌的蛋白质合成。链阳性菌素A与链阳性菌素B单独使用时抑制细菌繁殖，当两者联合使用时出现协同作用，直接杀灭细菌。奎奴普丁/达福普汀对绝大多数的革兰阳性菌起杀菌作用，在体外对MRSA具有良好的抗菌活性，但由于其不良反应发生率高，临床应用显著受限，目前尚缺乏该药用于临床治疗MRSA感染的循证证据。

替加环素对有耐药性的MRSA也有活性，但对MRSA肺炎尚缺乏临床试验。美国FDA在2010年和2013年相继发布安全警告和黑框警告，认为替加环素较其他抗菌药物可增加临床死亡风险。部分临床较少使用的抗菌药物，如利福平、庆大霉素、磷霉素、甲氧苄啶-磺胺甲噁唑等对MRSA有抗菌作用，但单药治疗易失败，往往出现在联合治疗方案中。

对于确诊或可疑金黄色葡萄球菌严重脓毒症和坏死性肺炎者，应考虑同时静脉应用免疫球蛋白治疗。除抗感染治疗外，营养支持、对症处理等对于MRSA肺炎的治疗也非常重要。

MRSA肺炎的抗感染疗程需根据感染的严重程度决定，通常为7～21天，一般不推荐短疗程，中重度肺炎疗程通常需要2～3周。对于HA-MRSA肺炎，如果患者早期治疗临床有效（即在治疗3天内脉搏、体温、血压和氧饱和度均有改善），抗生素治疗应至少持续7～10天。在患者临床和微生物学反应缓慢或延迟，治疗可延长到14～21天。如果患者万古霉素治疗无效，应怀疑hVISA或VISA感染并进行相应检测。如果同时有心内膜炎和（或）骨髓炎，疗程需要4～6周，甚至更长。

七、去定植治疗

MRSA去定植治疗是指在MRSA携带者或普遍存在感染高风险的人群中，局部外用抗菌药物，联合或不联合全身性抗菌药物，清除或抑制携带状态，以期减少MRSA传播和可能发生的感染。去定植方案实施前，应考虑可能的不良反应，评估安全性。

MRSA去定植治疗结合主动监测可能是预防医院内MRSA传播的一项有用的辅助措施。目前临床上并未推荐最佳的去定植方案，应用最多的是鼻腔内使用2%莫匹罗星联合或不联合氯己定沐浴。对于某些特殊易感患者，如透析、反复发生金黄色葡萄球菌感染及某些外科手术患者，可以选择针对性去定植治疗，以降低金黄色葡萄球菌感染的风险。

研究认为，对成人重症监护病房的患者，采用每日氯己定沐浴和鼻腔内莫匹罗星外用的普遍去定植治疗，或许可以降低MRSA的传播与负担。局部使用莫匹罗星虽可以直接针对鼻腔内定植的金黄色葡萄球菌，但是广泛而无选择性地使用该药可能导致对莫匹罗星耐药的发生。与针对性去定植治疗相比，普遍去定植治疗针对的是MRSA感染极高危人群，无须通过主动监测识别携带者。

八、MRSA感染的预防

对于MRSA肺炎患者，必要时应进行床边隔离或收入单间病房。对MRSA患者进行诊疗时，医护人员应尽量戴一次性口罩和手套并穿隔离衣。

万古霉素胃肠道给药可减少ICU患者MRSA下呼吸道感染率和口咽部携带率，但考虑到对阳性球菌的抗生素选择性压力，不赞成常规使用。

皮肤软组织损伤携带或可能感染MRSA的患者进行治疗或清除细菌时，如果是莫匹罗星敏感的MRSA，推荐在全身应用敏感抗菌药物的前提下，局部使用莫匹罗星，较单独鼻部或皮肤使用莫匹罗星的清除率更高。

有MRSA定植或感染史或有MRSA定植高风险需要手术（如心脏瓣膜置换，髋关节置换）的患者，可应用糖肽类单独或联合其他药物预防。糖肽类也可用于MRSA携带者或家庭成员中有MRSA流行患者的预防。

参考文献

Deinhardt-Emmer S，Haupt KF，Garcia-Moreno M，et al，2019. Staphylococcus aureus Pneumonia：Preceding Influenza Infection Paves the Way for Low-Virulent Strains. Toxins（Basel），11：734.

九、病例解析

1.病例1：女，1岁。发热8天，咳嗽5天、加重3天。患儿8天前无明显诱因出现发热，体温最高达39.5℃，口服布洛芬后可退热，4～6小时后体温复升。5天前出现阵发性咳嗽，痰咳不出，仍发热，于当地卫生所给予雾化及灌肠治疗（具体药物不详），患儿症状未见明显好转，于当地人民医院住院治疗，给予美洛西林/舒巴坦、氨溴索治疗2天，行胸部CT：右肺炎症，右侧大量胸腔积液、右肺叶间积液。给予人免疫球蛋白5g治疗，患儿病情未见明显好转，辅助检查：血常规：白细胞17.77×10^9/L、中性粒细胞百分比61.8%、血红蛋白89g/L、血小板496×10^9/L；C反应蛋白162.11mg/L。遂至本院门诊就诊，于2016.10.05以重症肺炎、胸腔积液收入院。

胸部CT（2016.10.04）：右肺上叶后段实变影，右肺下叶团块影，内见坏死、空洞，右侧胸腔积液（图3-4-18）。

【诊断】 社区获得性肺炎。

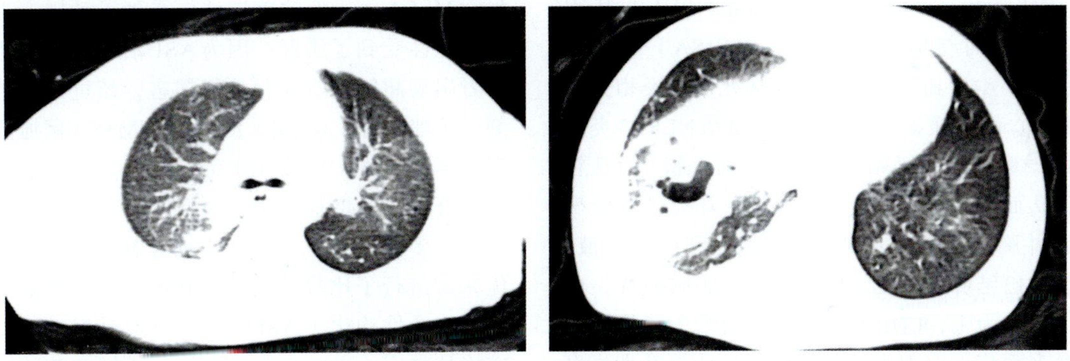

图3-4-18　胸部CT1

【诊断依据】 女性患儿，急性起病，发热、咳嗽，影像学示右下肺炎、右侧胸腔积液，白细胞升高明显，C反应蛋白升高，社区获得性肺炎诊断明确。病变坏死明显，需考虑坏死性肺炎可能，金黄色葡萄球菌或肺炎链球菌可能性大。入院查体：T 38.2℃，双肺呼吸音粗，可闻及痰鸣音。辅助检查：降钙素原0.98ng/ml；C反应蛋白156.26mg/L；凝血五项：D-二聚体8.24mg/L、凝血酶原时间15.5秒、凝血酶时间23.5秒、纤维蛋白原5.43g/L；生化：白蛋白30.6g/L、葡萄糖3.65mmol/L。鉴于患儿病情较重，予万古霉素联合亚胺培南抗感染、免疫球蛋白调节免疫等治疗。右侧胸腔积液置管引流（2016.10.07），引流出米汤样液体，并出现大量气体，考虑脓气胸可能。行胸部CT检查显示右肺下叶体积缩小，可见大片状高密度灶，边缘模糊，内见含气空腔及空洞形成，洞壁内缘欠光整，右侧斜裂胸膜及侧壁胸膜增厚，右侧胸腔积液（图3-4-19）。胸水常规：脓性、浑浊、黏稠，白细胞密布，红细胞稀布；胸腔积液生化：腺苷脱氨酶918.1U/L、葡萄糖0.47mmol/l、氯101mmol/L、蛋白定量46.8g/L；血沉38mm/h。胸腔积液细菌培养显示金黄色葡萄球菌，对青霉素G、红霉素、克林霉素耐药，余皆敏感，诱导型克林霉素耐药试验和头孢西丁筛选试验皆阴性，MSSA所致坏死性肺炎并脓胸诊断明确。患者入院3天后体温降至正常，鉴于治疗有效并根据药敏试验，停用万古霉素和亚胺培南，改用头孢唑林继续治疗。胸部X线片（2016.10.10）示两肺纹理增多，右肺见片状模糊影，右肋膈角消失。胸部彩超示右外侧肋膈窦部胸膜肥厚，约0.4cm，右侧胸腔未探及明显液性暗区。拔除胸腔闭式引流管。气管镜检查（2016.10.11）显示支气管各段管腔通畅，黏膜充血水肿，右肺中、下叶各段管口肿胀明显。辅助检查（2016.10.13）：血常规示白细胞11.31×10^9/L、血红蛋白91g/L、血小板545×10^9/L；C反应蛋白8.9mg/L、降钙素原正常。患儿病情稳定，家属要求自动出院。

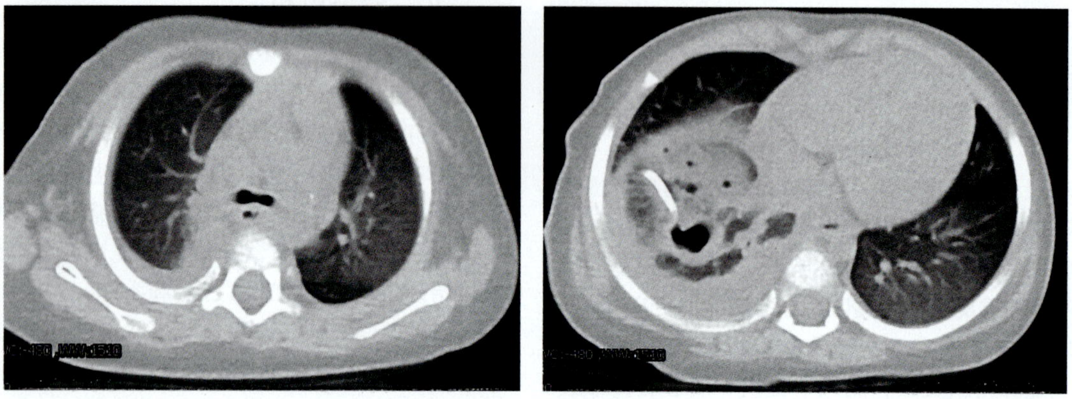

图3-4-19　右肺下叶实变并多发空洞、空腔样改变，右侧胸腔积液（2016.10.07）

【分析】坏死性肺炎是各种病原体引起的重症肺炎，以肺实质结构破坏消失后出现空洞为特征。坏死性肺炎的病程可快速进展，临床恶化，严重的呼吸困难可能导致严重的功能障碍和需要机械通气，50%成人患者死亡。金黄色葡萄球菌是坏死性肺炎常见病原菌，以杀白细胞素（panton-valentine leucocidin，PVL）基因阳性菌株常见，而与甲氧西林耐药（MRSA）或敏感（MSSA）无关。α-溶血素是另一个与坏死性肺炎相关的关键毒力因子。α-溶血素作用机制包括激活NLRP3炎症小体，导致严重的肺泡坏死，以及诱导血小板-中性粒细胞聚集，从而导致组织的进一步破坏。坏死性肺炎病例几乎均合并胸膜病变，表现为胸膜增厚和胸腔积液，纵隔、肺门淋巴结肿大罕见。胸腔积液多为脓血性，白细胞增高，多核为主，LDH明显升高，提示为感染性渗出。入院时多数病例白细胞、中性粒细胞计数升高，也有白细胞正常和降低，但所有病例CRP均明显升高，提示细菌感染可能。另外，本例亦为严重CAP，其定义为肺炎伴如下情况之一：①需进入ICU治疗；②胸部影像学检查表现为坏死或空洞浸润；③伴有脓胸。本例影像学表现为坏死、空洞且伴有脓胸，严重CAP诊断成立。

万古霉素因其对MRSA或MSSA均有活性作用，常作为疑似金黄色葡萄球菌血流感染患者的经验性用药。鉴于万古霉素缺乏对MSSA的杀菌作用，故不推荐其用于治疗由MSSA引起的严重感染，因为在降低死亡率和细菌敏感方面不如β-内酰胺类。美国感染疾病协会等机构推荐在分离出MSSA菌株情况下将万古霉素转换成β-内酰胺类药物治疗，如头孢唑林或抗葡萄球菌青霉素（萘夫西林或苯唑西林）。《热病-桑福德抗微生物治疗指南》亦推荐MSSA肺炎首选萘夫西林或苯唑西林治疗。本例病情较重，影像学短期内出现空洞，且有脓胸，故经验性应用万古霉素和亚胺培南联合抗感染治疗，诊断明确后停用万古霉素和亚胺培南，改用头孢唑林继续治疗。

在过去的10年里，氯唑西林、萘夫西林或苯唑西林等抗葡萄球菌青霉素（antistaphylococcal penicillins，ASP）治疗MSSA菌血症的首选地位受到了动摇，主要原因是其安全性受到了质疑。因为ASP治疗过程中超过10%的患者出现超敏反应和肾功能损害，超过20%的接受了高剂量苯唑西林（12g/d）治疗复杂MSSA菌血症的患者出现了不良事件，导致ASP治疗的过早终止。这可能与衰老和合并症的增加有关，包括肾小球滤过率降低的慢性肾病。多项研究对ASP和头孢唑林治疗MSSA菌血症孰优孰劣进行了比较。头孢唑林治疗MSSA菌血症的有效性和安全性均优于ASP。但已有文献报道，头孢唑林存在接种效应（指对某一细菌的MIC随细菌的接种数量增加而明显升高），可能会导致治疗失败。因此，该研究建议，在除外感染性心内膜炎和细菌高负荷感染情况下，头孢唑林可作为MSSA菌血症的首选药物。

（山东省立医院小儿呼吸科　刘奉琴　提供）

2. **病例2**：男，16岁。咳嗽、咳痰4天，发热2天。患者4天前无明显诱因出现咳嗽，多为干咳。次日夜间咳嗽加重，畏寒，自服感冒药后（具体不详），觉畏寒症状缓解。2天前出现发热，体温最高达40℃，就诊于当地县医院，予青霉素、利巴韦林静脉滴注2天，体温无下降，痰中带血，伴头晕、胸痛，于2017.12.30住院治疗。辅助检查：血常规示白细胞4.81×10^9/L、中性粒细胞百分比71%；红细胞沉降率29mm/h；PCT 2.99ng/ml；CRP 151.09mg/L。

胸部CT（2017.12.30）：双肺多发斑片、实变影（图3-4-20）。

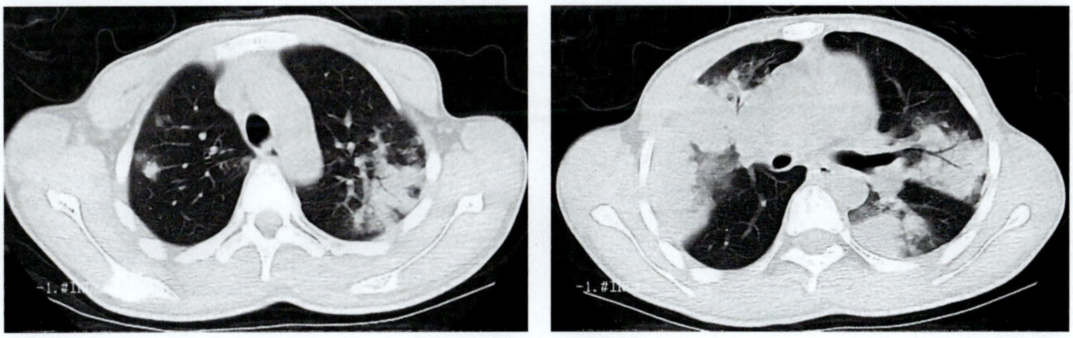

图3-4-20 胸部CT2

【诊断】 社区获得性肺炎。

【诊断依据】 青少年男性，社区发病，病史较短，炎性指标均升高，胸部CT显示双肺多发斑片、实变影，支气管充气征明显，社区获得性肺炎诊断成立。社区获得性肺炎致病菌以肺炎链球菌、非典型病原体、金黄色葡萄球菌多见，该例进展迅速，病变多发，不符合典型肺炎链球菌肺炎表现；病变以实变为主，不符合典型支原体肺炎特征；病程短，病情重，病变多发，且出现痰中带血，需考虑金黄色葡萄球菌肺炎可能。入院后体温最高达39.5℃，给予美罗培南0.5g q8h静脉滴注，体温逐渐下降，4天后痰培养和血培养均查到金黄色葡萄球菌，对青霉素G、红霉素、克林霉素耐药，克林霉素诱导试验阳性，余皆敏感。复查胸部CT（2017.01.04）显示病变有所吸收，空洞明显，左侧胸腔积液（图3-4-21）。该例影像改变符合金黄色葡萄球菌肺炎演变过程，药敏提示MSSA，加用利奈唑胺0.6g q12h静脉滴注。3天后体温降至正常，复查PCT 0.16ng/ml，病情明显好转，停用美罗培南，改用哌拉西林/他唑巴坦4.5g q8h继续治疗5天，复查胸部CT（2017.01.12）示病变较前吸收，双肺空洞、气囊影（图3-4-22）。继续治疗13天后复查胸部CT（2017.01.25）示病变较前进一步吸收（图3-4-23）。辅助检查：血常规示白细胞7.07×10^9/L、中性粒细胞百分比61.3%；红细胞沉降率4mm/h；CRP 0.16mg/L。患者病情稳定，好转出院。

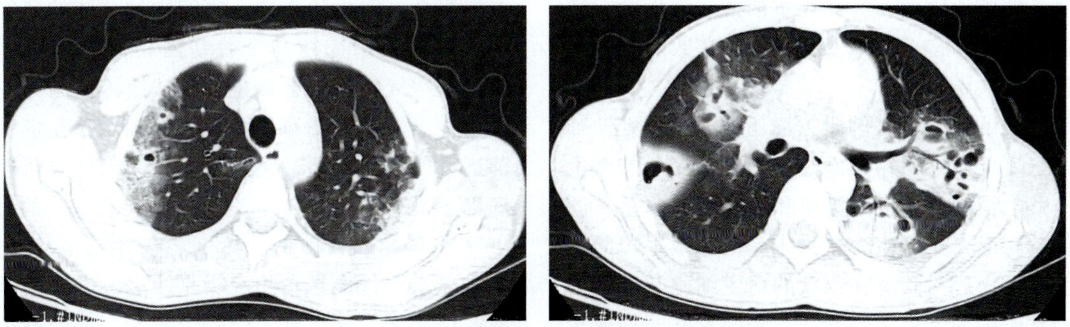

图3-4-21 双肺实变、空洞影，左侧胸腔积液（2017.01.04）

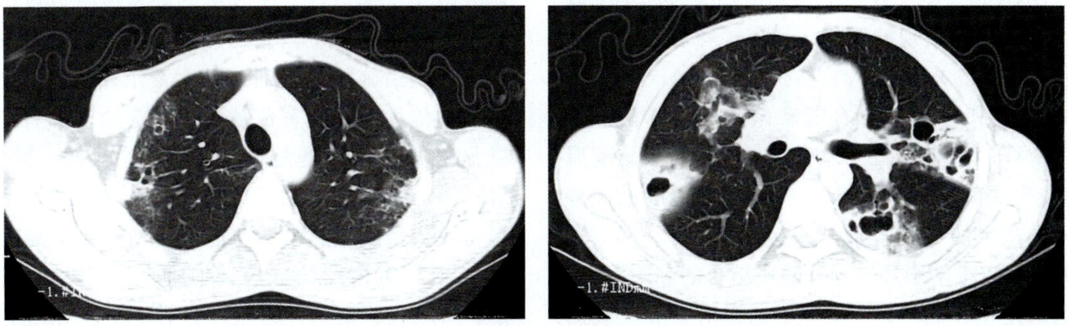

图3-4-22 双肺多发空洞、气囊影（2017.01.12）

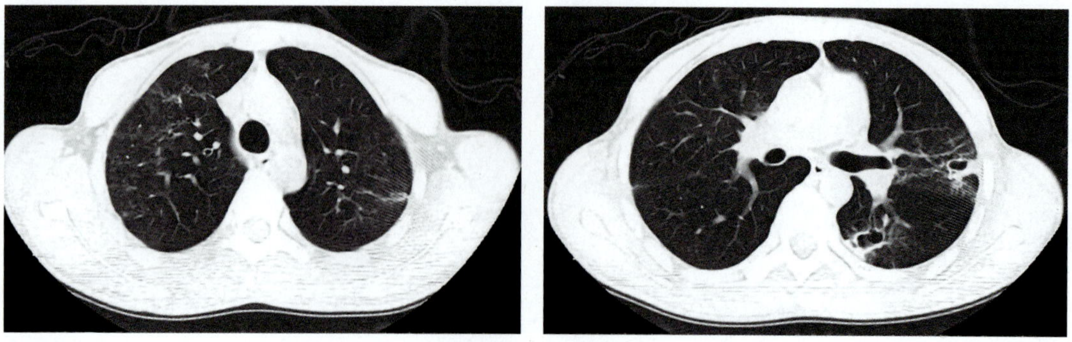

图3-4-23　病变较前进一步吸收（2017.01.25）

【分析】本例初始影像为双肺节段性分布实变影，短期内（1周内）出现多发空洞、气囊影，符合MSSA所致坏死性肺炎演变过程。肺气囊是在肺部感染、肺外伤（裂伤）或吸入烃类后形成的后天性含气囊肿，代表了局部的肺部膨出。肺气囊最初是由坏死的肺实质引流而形成的，随后肺气囊增大是由邻近气囊压迫和细支气管阻塞引起的活瓣效应所致。一般在肺炎进展后不久就会观察到肺气囊，在住院的第5～7天最易获得肺气囊的放射学证据。肺气囊可以是单一的，但往往是多发、薄壁、充满空气、囊样空腔，直径＞1cm，囊壁＜2mm，厚度均匀。葡萄球菌肺炎易形成肺气囊，其他能形成肺气囊的微生物包括肺炎链球菌、流感嗜血杆菌、大肠埃希菌、化脓链球菌、黏质沙雷菌、肺炎克雷伯菌、腺病毒、结核分枝杆菌和耶氏肺孢子菌等。肺气囊常在数周或数月后自行消退。

近年研究表明，不管是健康人群还是急性或慢性肺疾患者群，在呼吸道中均存在大量种群组成复杂的微生物。呼吸道微生物群是指上呼吸道和下呼吸道中存在的细菌、真菌、病毒、支原体、衣原体等全部微生物的集合。呼吸道微生物群与其所在部位的宿主细胞及环境中影响两者相互作用的多种生物和非生物因素共同构成了呼吸道微生物组。以往认为，健康状态下的下呼吸道是无菌的，但DNA相关测序技术能检测出呼吸道标本中以往传统细菌培养不能发现的菌株，证实了呼吸道（包括上呼吸道和下呼吸道）中局部菌群的存在。

健康的鼻孔和鼻咽部含有链球菌、葡萄球菌、棒状杆菌、丙酸杆菌、莫拉菌、流感嗜血杆菌和奈瑟菌属（包括脑膜炎奈瑟菌）。金黄色葡萄球菌是前鼻腔的优势菌株，是人类宿主的可能病原体。金黄色葡萄球菌表达大量介导细菌与宿主细胞及细胞外基质结合的黏附因子，有助于细菌的定植。此外，一些学者通过对在黏膜表面生存能力具有明显差异的致病菌株进行基因组比对分析，发现定植能力强的菌株都携带有*oatA*基因，该基因编码一种肽聚糖-O-乙酰转移酶，能够赋予菌株溶菌酶抗性。金黄色葡萄球菌具有多种多样的宿主体内生存机制，这些生存机制能够帮助其逃脱宿主免疫系统的攻击，从而给人类的健康带来极大威胁。

在人类，鼻部定植可能在出生后的最初几天即开始。2003年，Peacock等评估了100对母婴在分娩后6个月的金黄色葡萄球菌鼻腔携带情况。在出生后的前8周，携带率是40%～50%，6个月后下降到21%。此外，68%的母婴鼻部携带相同的金黄色葡萄球菌菌株，证明了环境因素在金黄色葡萄球菌携带中的作用。2012年，Leshem等的另一项研究在80%的母婴中发现了相同的菌株。在这些新生儿中，90%的金黄色葡萄球菌来源于母亲的鼻腔菌株。

出生后，手是金黄色葡萄球菌从表面传播到鼻腔的主要媒介。对生活在同一家庭中的个体的研究表明，这些人的鼻孔中往往携带着基因相似的菌株。尽管不常见，但空气传播是金黄色葡萄球菌传播的另一种可能途径，并可能在医院暴发中发挥作用。鼻孔定植有利于细菌通过气溶胶传播，尤其是定植的工作人员患上呼吸道病毒感染时。1996年，美国一所大学医院的外科ICU发生了一场MRSA疫情，43例患者中有8人感染MRSA。调查显示，这次暴发的源头是一名医师，他是MRSA的鼻腔带菌者，并患有上呼吸道感染。当他被鼻病毒感染时，细菌的传播比没有感染时增加了40倍。面罩的使用显著减少了播散性。手和鼻的频繁接触以及医护人员经常不洗手也有助于该菌的直接传播。在非暴发情况下以及有控制措施的情况下，卫生工作者很少是金黄色葡萄球菌的传播源。金黄色葡萄球菌定植于患者的临床后果是显著的。有研究表明，在高风险时期，例如手术后，MRSA定植和随后的感染之间具有相关性。MRSA定植患者发生侵袭性感染的可能性是MSSA定植患者的4倍。对31项金黄色葡萄球菌菌血症队列研究的荟萃分析显示，MRSA感染患者的死亡率明显高于MSSA感染患者。一些作者认为MRSA感染通常见于以前使用过抗生素的患者，因此，患者病死率的差异更可能反映潜在疾病的严重程度，而不是与细菌相关的毒性增加。分子生物学方面，CA-MSSA较MRSA含有更多的外毒素相关基因，而后者含有的黏附相关基因较多，CA-MSSA较MRSA有更高的毒性，而MRSA有更高的定植能力。本例既往体健，社区发病，无其他部位病灶，考虑为原发性金黄色葡萄球菌肺炎。

在健康人体中，肺泡巨噬细胞、抗菌性表面活性剂和其他一些环境状态（如温度、pH、营养）会限制细菌的增殖，因此，肺组织中微生物数量比人体其他部位少。肺部微生物迁入主要通过空气吸入、微量误吸及上呼吸道微生物经黏膜表面直接播散三种方式实现。研究表明，空气中的微生物与健康人肺部中的不同，后者的组成更接近口腔中的微生物构成，证明微生物迁移中微量误吸比空气吸入占更重要的地位。微生物的清除主要通过黏膜纤毛运动、咳嗽及天然免疫和适应性免疫。呼吸道及肺泡局部的微生物生长条件有很大差异，包括氧分压、pH、相对血液灌注、相对肺泡通气、温度、上皮结构、吸入颗粒沉降及免疫细胞数量和功能等，这些因素决定了微生物生长和繁殖速率。远端肺泡表面覆有肺泡表面活性剂，后者对某些细菌菌株具有抑制作用，从而对微生物群有选择性。

健康人体下呼吸道中存在固定菌群，以假单胞菌属、链球菌属、普雷沃菌属、韦荣球菌属、嗜血菌属及奈瑟球菌属为主。虽然呼吸道中真菌组及病毒组含量较少，但它们与呼吸道中菌群及相关疾病均存在密切关系，在呼吸道微生物组与相关疾病的研究中应同时考虑真菌和病毒的作用。

呼吸道微生物组对呼吸道乃至整个人体健康和疾病均具有重要影响，深入了解人体呼吸道微生物群落的组成和功能以及呼吸道微生物和疾病的关系，对于预防和治疗呼吸道疾病和其他系统性疾病都具有重要的意义。

（河南理工大学第一附属医院呼吸科　张小裔　提供）

3.**病例3**：女，68岁。左颈部疼痛、胸闷、气促4天，于2017.07.30入院。起病前有受凉和拔火罐史。查体：左颈部肿胀、压痛，双肩关节活动受限，左膝关节皮肤可见3cm×3cm皮肤破损，部分已结痂，无渗血、渗液。

胸部CT（2017.08.01）：左肺上叶磨玻璃结节影（图3-4-24）。

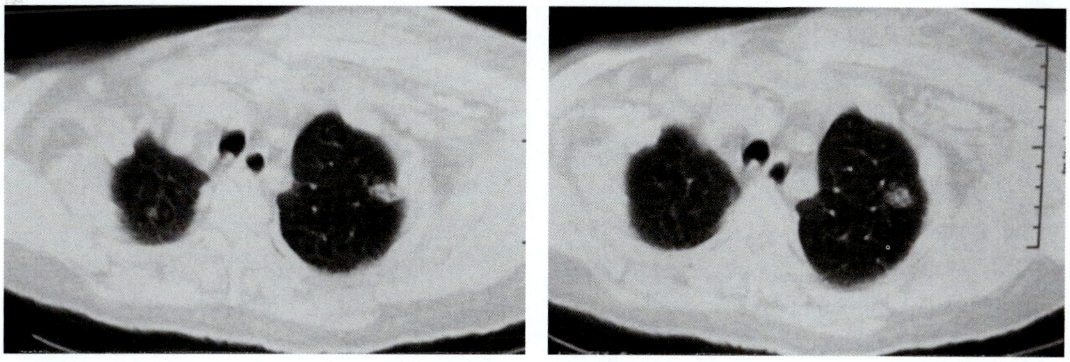

图3-4-24　胸部CT3

【诊断】　左肺上叶肺炎、皮肤及软组织感染。

【诊断依据】　老年女性，左颈部肿胀、压痛，左膝关节皮肤可见皮肤破损，考虑皮肤及软组织感染。胸部CT示左上肺炎表现，不除外血流感染可能。入院后患者发热，最高体温达38.7℃。辅助检查：血常规示白细胞8.75×10^9/L、N% 88.4%；ESR 82mm/h；CRP 164.5mg/L；PCT 12.24ng/ml；D-二聚体2.27mg/L；血气分析拒检。送检咽拭子、痰培养和血培养（双侧四瓶）。肝肾功能、生化：白蛋白32.1g/L、血糖12.44mmol/L、尿素氮16.30mmol/L、肌酐201.9μmol/L、CK-MB 41U/L、LDH 505U/L。患者ESR、CRP、PCT和D-二聚体等炎性指标均升高，提示细菌感染，PCT明显升高提示脓毒症、血流感染。入院后给予头孢哌酮/舒巴坦钠3.0g q8h抗感染治疗，3天后血培养回报金黄色葡萄球菌，对青霉素、氨苄西林耐药，余皆敏感，考虑为MSSA感染，加用苯唑西林2.0g q6h联合抗感染治疗。心脏超声示左心房增大，二尖瓣轻度反流，左心室舒张功能减退，收缩功能正常。颈部超声示左侧颈部多发淋巴结肿大，左侧胸锁乳突肌较右侧增粗、密度减低。入院7天后患者左颈部及双肩关节疼痛较前改善，患者无发热，仍活动后气促明显，咳嗽、咳黄痰，左颈部稍肿胀，有压痛，皮温稍高。患者病情好转，自动出院。出院后复查胸部CT（2017.08.12）显示右肺上叶多发斑片影，胸膜下为主；左肺上叶空洞影，左颈部软组织肿胀，可见蜂窝样改变（图3-4-25）。

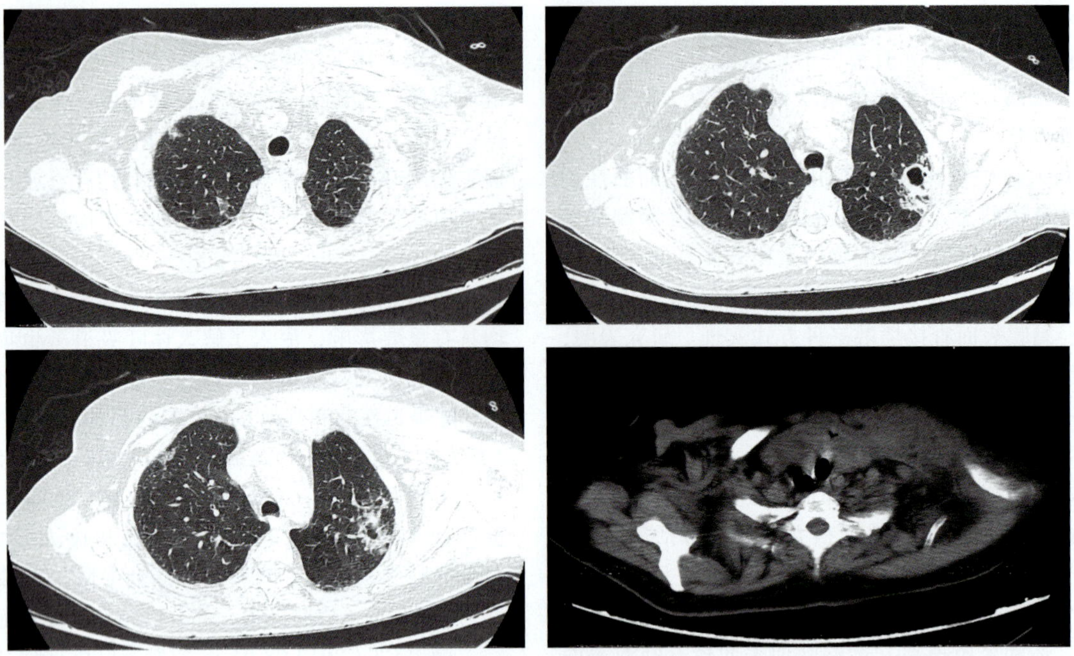

图3-4-25　左肺上叶空洞性病变，左颈部软组织感染，右肺上叶多发斑片影

【分析】 血流感染（bloodstream infection，BSI）是由于各种病原微生物进入血液循环，繁殖并释放毒素及代谢产物，引起机体中毒、感染及全身性炎性反应的一种较为严重的感染性疾病。全身炎症反应综合征是指机体在各种感染性因素刺激下出现的全身性炎症反应，临床上符合以下两条或两条以上者：①体温＞38℃或＜36℃；②心率＞90次/分；③呼吸＞20次/分或$PaCO_2$＜4.3kPa（32mmHg）；④白细胞计数＞12×10^9/L或未成熟细胞＞10%等。

血流感染是一种全身性感染，临床上呈急性起病，寒战、高热、心动过速、呼吸急促、皮疹、神志改变、肝脾大等。重者可出现急性器官功能障碍，病情进一步进展，可导致感染性休克、弥散性血管内凝血和多器官功能障碍综合征。近年来由于静脉导管留置、机械通气、肠外给药等侵入性设备及治疗的广泛应用，免疫抑制剂及大量抗菌药物的滥用，血流感染的发病率逐年上升。

2001年，卫生部提出了医院感染诊断标准（试行），将血流感染分为社区获得性血流感染（CABSI）及医院获得性血流感染（NBSI）。NBSI依其致病菌在感染部位的不同又可分为：①原发性NBSI，是指血液培养分离出的致病菌与其他部位感染无关；②继发性NBSI，是指血液培养分离的微生物与另一部位院内感染（如泌尿道感染、呼吸道感染）有关。血流感染的临床诊断：发热＞38℃或低体温＜36℃，可伴有寒战，并合并下列情况之一：①有入侵门户或迁徙病灶；②有全身中毒症状而无明显感染灶；③有皮疹或出血点、肝脾大、血液中性粒细胞增多伴核左移，且无其他原因可以解释。④收缩压低于90mmHg，或较原收缩压下降超过40mmHg。血流感染的病原学诊断：在临床诊断的基础上，符合下述两条之一即可诊断：①血培养分离出病原微生物，若为常见皮肤菌，如类白喉棒状杆菌、肠杆菌、丙酸杆菌等，需在不同时间采血有2次或多次培养阳性。②血液中检测到病原体的抗原物质。

不恰当的经验性抗生素治疗是与BSI死亡率相关的最大独立危险因素。已有研究表明，46%的经验性抗生素治疗不恰当，导致治疗BSI时总死亡率增加35%。因此，血液中病原菌的早期快速诊断对于发热、感染患者有重要意义。目前公认的血流感染病原学金标准是血培养。但血培养的结果受诸多因素的影响。主要影响因素为：采血时机、采血部位、采血间隔时间、采血量、采血份数等。研究显示，在畏寒、发热前1小时左右，大量的细菌释放入血流，并在热峰后0.5～1.5小时被清除，为了使血培养的阳性率得到提高，热峰出现前后为采血送检的最佳时机。血培养的采血量是影响血培养阳性率的最重要因素，培养采血量与其阳性率呈正相关。血培养病原菌的检出率与一次所送检的血培养的瓶数密切相关，血培养的检出率随送检瓶数的增多而增多。采血前已应用抗菌药物治疗会使血培养阳性率明显降低。同时，由于受采血部位皮肤准备欠佳等因素的影响，则会增加血培养的污染。根据以往经验，血培养分离出金黄色葡萄球菌、肺炎链球菌、肠杆菌科细菌、非发酵革兰阴性杆菌等可能为血流感染，而分离出棒状杆菌属、革兰阳性杆菌（炭疽杆菌除外）、丙酸痤疮杆菌等血流感染的可能性则很小。血培养分离出凝固酶阴性葡萄球菌是否为污染要结合临床具体分析。目前尚无有效的实验室标准来判定血培养阳性是病原菌还是污染菌，除了增加每次血培养送检组数和送检次数以外，血培养阳性报告时间能间接反映血流感染的带菌量，可用于判断血培养是否污染。基于杂交和扩增技术的分子方法为BSI病原体检测提供了比血培养更广泛的目标范围。由于血液样本中的人类DNA背景，BSI诊断的分子技术容易产生假阳性；因寡核苷酸设计未涵盖的突变或变异，BSI诊断容易产生假阴性。高通量测序技术具有较高的特异性和敏感性，且有更广泛的检测范围，在罕见病原体的诊断上具有明显优势。与基于培养的方法相比，分子技术的最大缺点之一是缺乏评估微生物活力的能力，从而增加医疗成本和不必要的治疗。

随着医学的不断进步，血流感染的病原微生物谱也在不断地变迁。国外资料显示，20世纪70—80年代，血流感染的病原微生物以革兰阴性杆菌为主，近年来，大量的广谱抗菌药物诸如头孢菌素特别是第三代头孢菌素的广泛应用，使得血流感染病原微生物中革兰阳性球菌比例逐年上升，而革兰阴性杆菌比例逐年下降，同时病原微生物中真菌感染比例也有较大幅度上升。革兰阳性球菌中又以凝固酶阴性葡萄球菌、金黄色葡萄球菌、肠球菌为最常见。国内和国外病原微生物谱不同，仍以革兰阴性杆菌最主。

近年来，血流感染中金黄色葡萄球菌有上升趋势。金黄色葡萄球菌菌血症（staphylococcus aureus bacteremia，SAB）仍然是血流感染的常见原因。尽管有有效的抗菌治疗和传染源控制策略，但在发达国家，每年的发病率高达50/10万，死亡率为20%～30%。Pérez-Montarelo等对西班牙15年（2002—2017年）采集的共833株金黄色葡萄球菌（785株SAB和48株定植株）进行了分析。结果显示，SAB有很高的克隆多样性，在多达28种不同的克隆复合体（Clonal complexes，CCs）中，最常见的CCs为CC5（30.8%）、CC30（20.3%）、CC45（8.3%）、CC8（8.4%）、CC15（7.5%）和CC22（5.9%），占所有病例的80%。CC5在HA-SA株中的比例高于CA-SA株（35.6 *vs* 20.2%）。CC5与甲氧西林耐药有关，而CC30、CC45和CC15与MSSA株有关。

持续菌血症发生在8%～39%的SAB病例中，并与死亡率增加、转移性扩散风险增加和复发率增加有关。如果SAB持续存在，死亡率会增加1.6～5.6倍。许多研究已经确定了与SAB患者死亡率或转移性感染相关的因素。这些因素可分为3个方面：易感宿主特征（假体、静脉导管、注射用药、心内膜炎病史）、菌血症特征（持续时间、短时间阳性、社区获得性、治疗延迟）和患者临床病程（持续发热、感染来源不明、转移性感染体征）。持续性菌血症的定义并不明确，用于定义持续性菌血症的截止时间不同。另外，一些研究从第1次阳性血培养开始计算菌血症天数，另一些研究在开始积极治疗后评估菌血症天数。考虑到定义的异质性，Kuehl等前瞻性分析了欧洲多中心987例SAB病例，当SAB持续2天或更长时间时，死亡、迁徙感染等不良预后显著增加。当菌血症持续时间从1天增加到2～4天时，90天死亡率几乎翻了一番（22% *vs* 39%）。Minejima等对成年SAB住院患者进行多中心、前瞻性、观察性研究。患者按菌血症持续时间分组：短（1～2天）、中（3～6天）和长（≥7天），并比较风险因素和结果。884例患者中，63%为短暂菌血症，28%为中度菌血症，9%为长期菌血症。长期组的耐甲氧西林SAB比例最高。随着菌血症持续时间的增加，转移性并发症、住院时间和30天死亡率逐渐恶化。两项研究均建议将血培养阳性患者包括在2天内。这种较短的持续时间允许一个“检查点”来考虑替代治疗和更广泛的诊断评估。Kim等评估了治疗反应和菌血症持续时间对持续性SAB死亡率的影响。菌血症持续时间从有效抗生素治疗的第1天开始计算，持续SAB定义为持续2天或更长时间的菌血症。在治疗第4天，用退热和皮特菌血症评分（Pitt bacteremia score，PBS）来评估治疗效果。共纳入221例患者，住院30天死亡率为28.5%。存活和死亡患者的菌血症持续时间无显著差异。死亡的独立因素包括年龄、Charlson合并症指数（charlson comorbidity index）、初始PBS、肺炎和可治愈病灶的清除。在持续性SAB患者中，治疗第4天的PBS与30天住院死亡率相关，而不是退热和菌血症持续时间。对于持续性SAB患者，建议彻底评估感染的来源和程度，积极清除可根治病灶，延长治疗时间，以改善预后。

由于血流感染的病原微生物构成复杂且耐药性不断提高，所以预防血流感染的发生成为重中之重。因此，应加强医院感染管理，严格无菌操作，减少不必要的侵入性操作，合理应用抗菌药物才能从根本上降低血流感染的发生率。

4.病例4：男，66岁。发热、咳嗽、咳痰7天。患者7天前无明显诱因出现发热，最高达39.5℃，伴畏寒、寒战，咳嗽、咳痰，痰为铁锈色，不易咳出。胸闷，活动后加重。于当地诊所输液治疗3天（具体不详），效果不佳。4天前到港口医院住院诊治，行胸部CT检查考虑“肺炎、肺脓肿”，给予左氧氟沙星、头孢曲松等药物治疗，症状较前加重，伴胸闷、气促，咳脓痰，痰中带暗红色血块。1天前转致上级医院，辅助检查：血常规示白细胞16.6×10^9/L、中性粒细胞百分比88.4%；降钙素原0.5ng/ml；红细胞沉降率27mm/h；CRP 183.4mg/L；血气分析：pH 7.51、PaO_2 52mmHg、$PaCO_2$ 33.9mmHg；生化：白蛋白28.6g/L、血糖10mmol/L；凝血：D-二聚体2.46mg/L、凝血酶原时间15.3秒、纤维蛋白原6.29g/L。患者既往有高血压病史10年，近期发现血糖偏高。

胸部CT（2017.12.14）：双肺多发实变、空洞影（图3-4-26）。

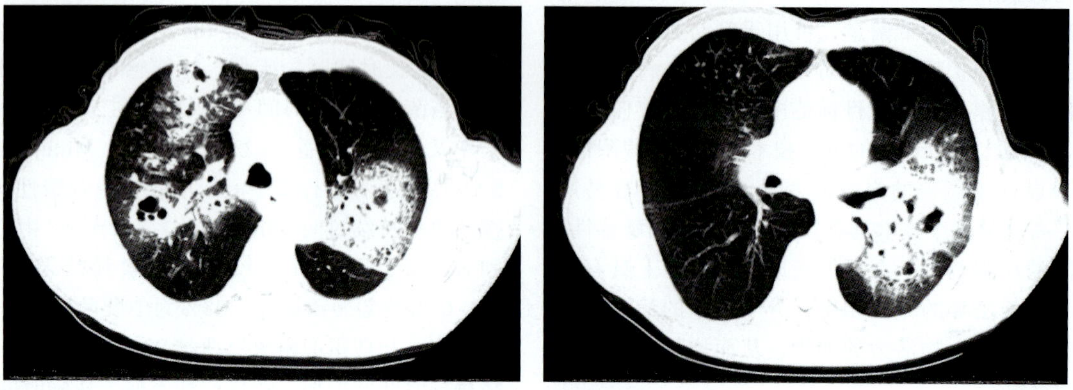

图3-4-26 胸部CT4

【诊断】 金黄色葡萄球菌肺炎；Ⅰ型呼吸衰竭。

【诊断依据】 老年男性，急性起病，高热、咳嗽、咳铁锈色痰，白细胞、降钙素原、红细胞沉降率、CRP和D-二聚体等炎性指标升高，血气分析示Ⅰ型呼吸衰竭，短期内（3天）病变表现为双肺实变、空洞影，肺炎诊断明确，结合影像学特征和血糖偏高，考虑金黄色葡萄球菌肺炎可能性大。入院查体：T 38.2℃，左肺底可闻及湿啰音。入院当天和第3天痰培养均查到金黄色葡萄球菌，对青霉素、苯唑西林、红霉素、克林霉素、四环素耐药，余皆敏感，头孢西丁筛选试验阳性，诱导型克林霉素耐药试验阴性。患者MRSA肺炎诊断明确，给予万古霉素治疗，复查胸部CT（2017.12.20）显示病变进一步坏死，空洞明显，洞壁光滑，厚薄不一，部分可见液平面，右肺中叶可见新发病变，以结节、树芽征（红圈）为主要表现（图3-4-27）。辅助检查（2017.12.24）：血常规示白细胞12.23×10^9/L、中性粒细胞百分比89%；降钙素原0.17ng/ml；红细胞沉降率44mm/h；CRP 76.8mg/L；血气分析示pH 7.47、$PaCO_2$ 32.7mmHg、PaO_2 81mmHg；白蛋白29.7g/L；凝血示D-二聚体2.83mg/L、凝血酶原时间15.2秒、纤维蛋白原5.43g/L。复查胸部CT（2017.12.24）显示病变进一步坏死，较前略有吸收（图3-4-28）。患者炎性指标较前降低，氧合改善，病变有所吸收，继续治疗10天后复查胸部CT（2018.01.04）显示病变整体较前吸收，下叶局部病灶略进展（图3-4-29）。患者病情稳定，改用利奈唑胺继续治疗10天，复查胸部CT（2018.01.13）显示病变有所吸收（图3-4-30），好转出院。2周后复查胸部CT（2018.01.28）显示病变进一步吸收（图3-4-31）。

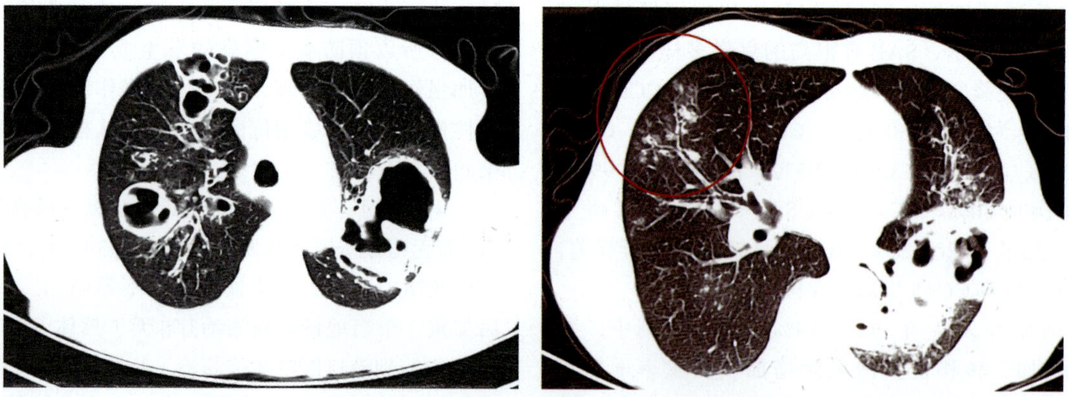

图3-4-27 双肺多发空洞影，右肺中叶新发病变（2017.12.20）

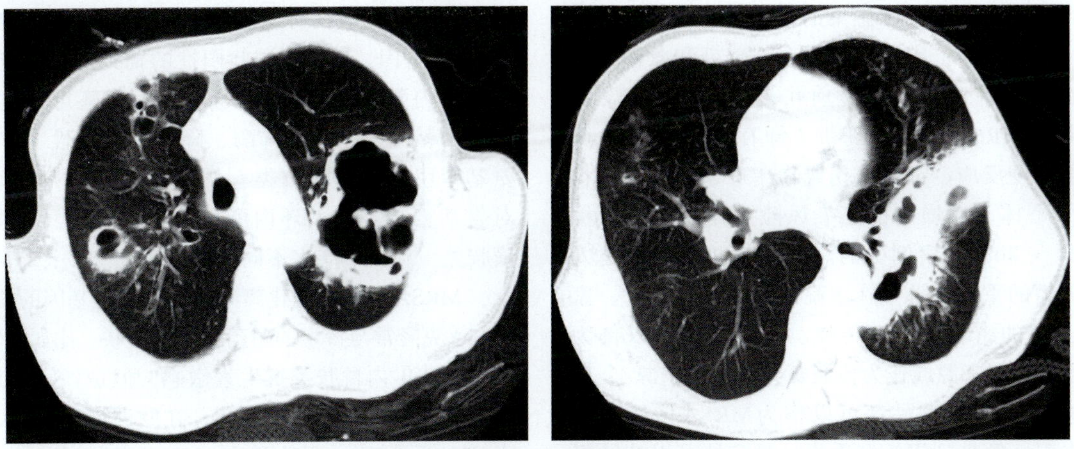

图3-4-28　病变进一步坏死，较前略有吸收（2017.12.24）

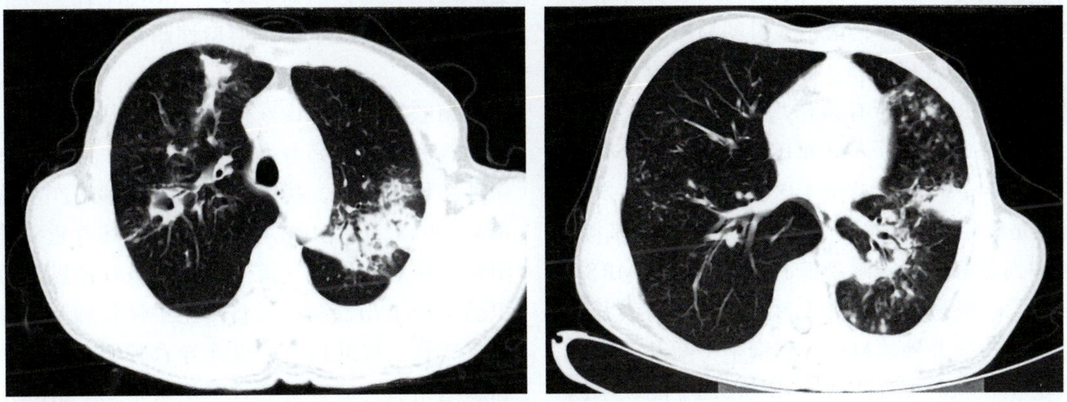

图3-4-29　病变较前吸收（2018.01.04）

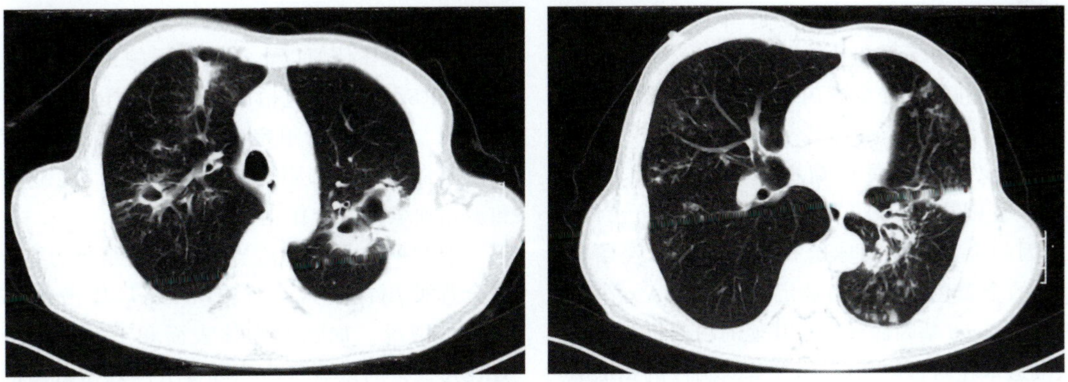

图3-4-30　病变有所吸收（2018.01.13）

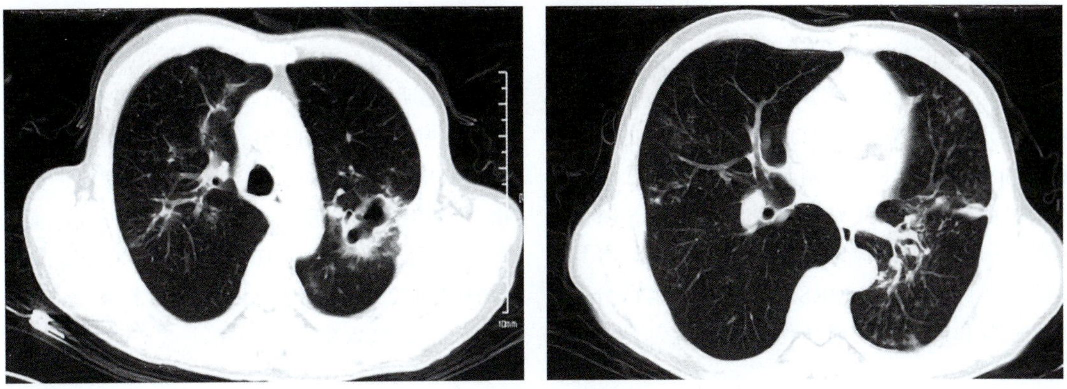

图3-4-31　病变进一步吸收（2018.01.28）

【分析】 MRSA是临床感染的常见病原菌，常引起局部脓肿、肺部感染、腹泻、泌尿系统感染和烫伤、创伤表面的感染。鼻腔尤其是鼻前孔是MRSA的主要定植部位，具有MRSA定植或携带（即存在不会引起可察觉的宿主免疫反应、细胞损伤或临床迹象和感染症状的细菌）的个体，有增加的感染风险，并且感染菌株与多达50%～80%的病例中的定植菌株相匹配，是人与人之间传播的重要来源。在医院内主要通过患者、家属及医务人员的密切接触而传播。医护人员可以作为MRSA传播的主要来源或作为传播媒介（次要来源）。几乎所有与皮肤接触的物品都可以作为MRSA传播的媒介，从工作服、领带到钢笔和手机，且定植可以持续很长一段时间。据报道，医务人员的平均MRSA携带率为4.6%。在中国台湾的研究中，医护人员的MRSA携带率（5.0%～7.8%）高于社区环境（3.5%）。6.8%的儿科医师在鼻孔中携带MRSA，所有菌株均为社区流行菌株。在韩国的一项研究中，医务人员和ICU患者的MRSA定植率相似（16.5% *vs* 11.9%）。由于医护人员中未被发现的携带者可能是医疗保健环境中MRSA传播的潜在来源，因此所有医护人员都应遵守感染控制措施。由于MRSA体外存活时间长，极易通过直接或者间接医院内或者社区MRSA定植者传播并导致MRSA感染率不断升高，已经成为公共卫生领域的重大挑战。MRSA也可能在家庭环境中持续存在，使根除的尝试复杂化。同时，定植并不是一成不变的，已发现菌株在同一宿主中进化，甚至被替换。MRSA感染的流行和暴发时有发生，与乙型肝炎、艾滋病共同被列为世界范围内最难解决的三大感染性顽疾。

MRSA的定义是在金黄色葡萄球菌的*orfX*（RNA甲基转移酶）基因中插入20～65kb的SCCmec元件。携带*mecA*基因的金黄色葡萄球菌和（或）对苯唑西林MIC≥4mg/L的金黄色葡萄球菌被定义为MRSA，小部分MRSA不携带*mecA*基因而是存在其他的耐药机制。近年来有文献报道苯唑西林耐药、*mecA*基因阴性的MRSA中检测到*mecC*基因，为介导甲氧西林耐药的另外一种机制。

目前临床常采用的MRSA检测方法主要包括3类：传统药敏检测、自动细菌鉴定仪和分子生物学方法。金黄色葡萄球菌的分子生物学分型有助于判断菌株的亲缘关系，对医院内MRSA的感染控制具有重要意义。但分子生物学分型可能受到患者正常微生物菌群中MSSA和耐甲氧西林凝固酶阴性葡萄球菌共存的影响，从而导致MRSA假阳性。到目前为止，MRSA培养对于确认分子检测的结果、分型和进一步完成药物敏感试验都是必不可少的。

对葡萄球菌临床分离株检测甲氧西林耐药是强制性的。所有对甲氧西林、苯唑西林和（或）头孢西丁耐药或*mecA*基因、PBP2a试验阳性的葡萄球菌，应认为对现有的β-内酰胺类耐药。另外，MRSA还可通过改变抗生素作用靶位，产生修饰酶，降低膜通透性，产生大量对氨基苯甲酸（对磺胺类有拮抗作用）等不同耐药机制，对氨基糖苷类、大环内酯类、四环素类、氟喹诺酮类、磺胺类、利福平产生不同程度的耐药。

MRSA菌群的进化离不开耐药决定基因的获取，因此MRSA克隆常与特定的耐药表型相关联。比如，CA-MRSA大多对非β-内酰胺类抗生素敏感，但是USA300对红霉素和环丙沙星也呈典型性耐药；在欧洲流行的CA-MRSA克隆ST80通常对夫西地酸和四环素耐药。HA-MRSA具有更广的耐药谱，例如ST22（EMRSA-15）对氟喹诺酮类和大环内酯类抗生素呈典型性耐药，但对庆大霉素却多敏感。

MRSA肺炎的诊断依据患者的临床表现、胸部影像学检查和微生物筛查结果综合判断。MRSA肺炎主要是一种坏死性肺炎，其中由PVL基因编码产生的杀白细胞毒素（PVL）对MRSA肺炎的发展具有重要作用。PVL阳性菌株对损伤的气道上皮具有极强的黏附力，而肺组织感染PVL阳性菌株后将产生中性粒细胞大量聚集，造成支气管上皮的损害，进而导致肺实质炎症、组织坏死和肺泡出血，后者可表现为磨玻璃影。MRSA感染后肺部影像学往往进展迅速，可出现多叶浸润、坏死、多发肺脓肿、空洞、胸腔积液、肺气囊和气胸等。

对于存在任何以下关键特征的患者，都应高度怀疑其为MRSA肺炎，包括前驱性流感样疾病、严重的呼吸道症状、高热、白细胞减少、咯血或低血压等。咯血、肺出血常见于PVL阳性菌株感染的患者，这可能与PVL和α-溶血素的联合作用有关。

对MRSA的治疗应当采取防治结合的综合策略，包括合理使用抗生素，监测MRSA环境污染和医院内人员携带情况，加强对物体表面和手的消毒；对明确为MRSA感染的患者，应当隔离并在药敏试验的基础上治疗MRSA感染等。

（日照市中心医院呼吸科　辛全娟　提供）

5. **病例**5：男，16岁。发热、咳嗽、咳痰2天。患者2天前无明显诱因出现发热，体温最高达40.3℃，咳嗽、咳痰，痰黏稠不易咳出。发热时头晕、头痛、恶心，咳嗽时胸痛。自服散列通、莲花清瘟胶囊、奥司他韦等药物，症状缓解不明显，就诊于当地医院，辅助检查：血常规示白细胞6.06×10^9/L、中性粒细胞百分比80.9%；降钙素原23.5ng/ml。行胸部CT检查提示双肺炎，于2018.01.21收入院。

胸部CT（2018.01.21）：双肺多发斑片、实变影（图3-4-32）。

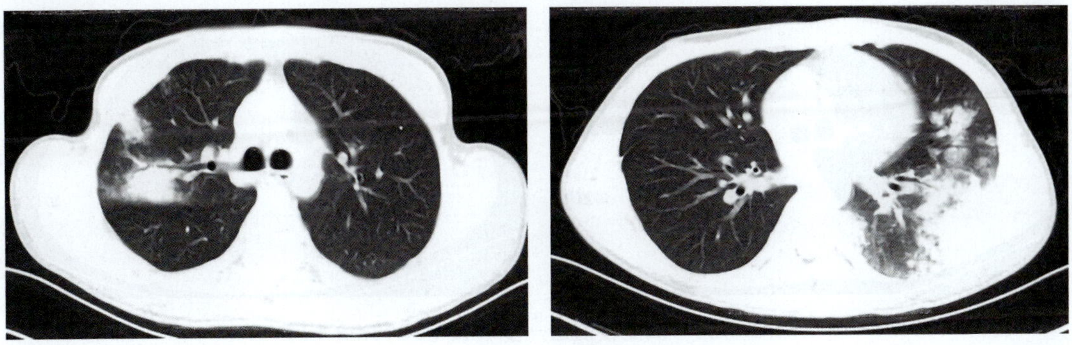

图3-4-32　胸部CT5

【诊断】 社区获得性肺炎。

【诊断依据】 青少年男性，社区发病，病史较短，发热、咳嗽、咳痰，降钙素原明显升高，胸部CT显示双肺多发斑片、实变影，社区获得性肺炎诊断明确。查体：T 39.6 ℃，P 106次/分，R 23次/分，BP 105/54mmHg，双肺呼吸音粗，未闻及干、湿啰音。入院后给予哌拉西林/他唑巴坦4.5g q8h静脉滴注，同时予止咳、祛痰、退热等治疗。入院当天痰培养查到金黄色葡萄球菌，对青霉素、苯唑西林、红霉素耐药，余皆敏感，头孢西丁筛选试验和诱导型克林霉素耐药试验阳性。患者CA-MRSA肺炎诊断明确，予万古霉素1.0g q12h静脉滴注治疗8天后患者症状较前好转，但仍间断发热，体温最高达38.8℃，辅助检查（2018.01.31）：血常规示白细胞21.27×10^9/L、中性粒细胞百分比85.94%；红细胞沉降率46mm/h；降钙素原0.12ng/ml。复查胸部CT显示实变演变为空洞、气囊影，病变较前吸收，左侧胸腔积液（图3-4-33）。停用万古霉素，改用利奈唑胺0.6g 12小时静脉滴注治疗。2天后患者热退，辅助检查（2018.02.04）：血常规示白细胞11.1×10^9/L、中性粒细胞百分比79.41%；降钙素原0.07ng/ml。复查胸部CT（2018.02.06）显示双肺多发斑片、气囊影，病变较前吸收（图3-4-34）。继续治疗6天，复查胸部CT（2018.02.12）显示病变较前明显吸收（图3-4-35）。患者无发热，咳嗽、咳痰较前减轻，偶胸痛，病情稳定，降钙素原基本正常，好转出院，院外口服利奈唑胺继续治疗。

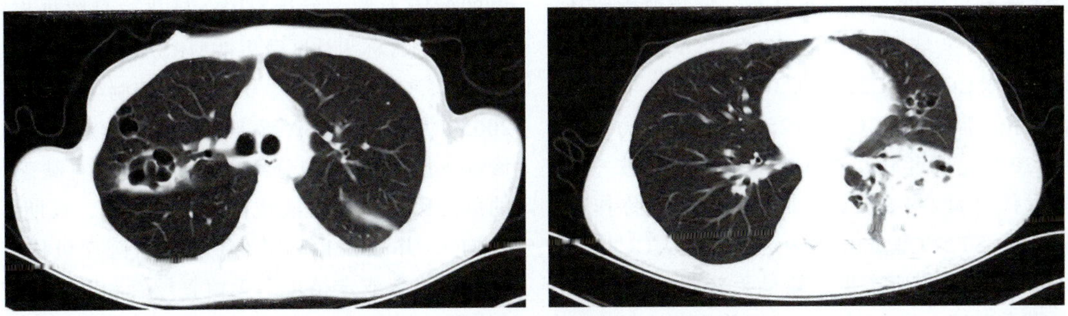

图3-4-33　双肺多发实变、空洞、气囊影，左侧胸腔积液（2018.01.31）

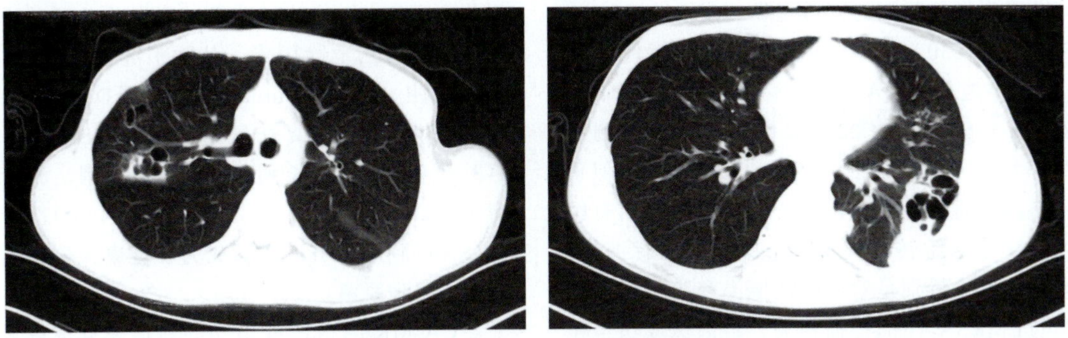

图3-4-34　双肺多发斑片、气囊影，左侧少量胸腔积液（2018.02.06）

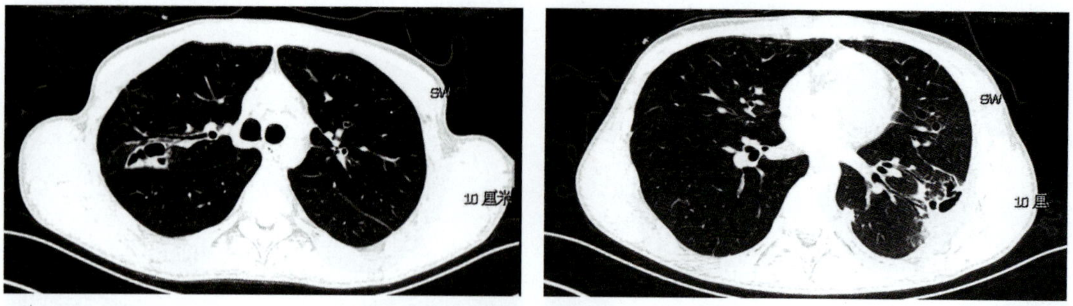

图3-4-35　病变较前进一步吸收（2018.02.12）

【分析】 金黄色葡萄球菌的分子流行病学的主要特征在于区域性优势菌株类型的连续出现。青霉素抗性噬菌体80型或81型金黄色葡萄球菌在1953—1963年飙升。起源于医院后，在北美、英国和澳大利亚的社区蔓延，然后出现不明原因的退缩。随着20世纪60年代MRSA的出现，HA-MRSA开始影响北美、英国、澳大利亚和日本的医院，同时在斯堪的纳维亚国家传播。20世纪80年代开始，MRSA在全球广泛播散，目前已成为导致重症感染常见的致病菌之一。20世纪90年代以前，MRSA感染几乎均与医院（或其他健康机构）及医疗行为相关，这种来源于医院内的MRSA称为医院获得性MRSA（hospital-associated MRSA，HA-MRSA）。

MRSA菌株的流行具有地理上的独特性，不同国家地区的MRSA流行克隆世系的分布具有一定规律性。从1961年到2008年，全球最流行的HA-MRSA主要集中于克隆世系CC5、CC8、CC22、CC30和CC45。早期的HA-MRSA流行克隆主要是CC8(ST250)，也被称为“古老克隆”。到20世纪80年代，这些古老克隆逐渐被一些新流行克隆取代。ST239-SCCmec Ⅲ型克隆也被称作巴西/匈牙利克隆，ST239型是由CC8克隆菌株从CC30菌株获得了大片段的DNA所产生，最早于20世纪70年代和80年代早期在英国、澳大利亚和美国等地区流行，80年代中后期传播到整个欧洲和南美地区，到90年代流行于亚洲地区，成为世界范围的流行克隆。流行性MRSA-16（EMRSA-16）ST30（CC30）从20世纪90年代开始成为英国占主导地位的HA-MRSA菌株，在2000年代早期被EMRSA-15ST22（CC22）取代。全基因组测序可以详细跟踪每个菌株的扩散。例如，EMRSA-16似乎已从伦敦和格拉斯哥等主要城市中心向外扩散到所有医院，可能由从一个医院转移到另一个医院的患者携带。获得抗生素耐药性（特别是对氟喹诺酮类和防腐剂如季铵化合物）与EMRSA-16的传播相关，将菌株成功与在抗生素和防腐剂普遍存在的卫生保健环境中存在强选择压力的能力联系起来。EMRSA-15也因其已经扩散而获得对其他抗生素的耐药性，这也可能有助于其在高度选择性的医院环境中取得成功。ST22和ST30在欧洲大陆的HA-MRSA分离株中亦占主导地位。ST30（CC30）也成功地传播到亚太地区和美洲部分地区，这种特殊的克隆复合体与相对较高的侵袭性感染率和死亡率相关。从地理位置来看，不同的地区流行的HA-MRSA克隆有一定的差异。克隆世系CC22在世界各地都有分布，CC30主要流行于美国和英国地区，CC45则在美国和欧洲大陆报道的比较多。亚洲地区最经常被报道的MRSA克隆世系是CC8（ST239）、CC5（ST5）和CC22（ST22）。新的证据表明，HA-MRSA感染率下降主要针对特定菌株，并且出现在英国部署强化感染控制和抗生素管理措施之前。这种模式表明，人类努力所施加的选择压力的影响力低于最初的想法。

20世纪90年代以来，发现在无医院或医疗机构接触史的健康人群中发生MRSA感染，且感染率不断升高，这种MRSA称为社区获得性MRSA（community-associated MRSA，CA-MRSA）。美国疾病控制与预防中心（CDC）2005年对CA-MRSA感染病例的原始定义为：患者在门诊或入院48小时内分离出MRSA菌株且缺乏HA-MRSA的危险因素（如血液透析，外科手术，长期居住在护理机构），并且在1年内无住院或与医疗机构接触史，无MRSA感染或定植史，无留置导管和其他经皮医用装置使用史。最初认为MRSA对健康、年轻人员没有医疗风险，但1999年美国明尼苏达州和北达科他州农村地区4例儿童死于CA-MRSA感染，而这些儿童并不具有医院感染MRSA的危险因素，从而引起人们对CA-MRSA的高度关注。随后，Purcell等对美国Driscoll儿童医院进行的为期14年的调查显示，CA-MRSA从1990年的每年3～4例迅速增长到2003年的459例，流行趋势逐年攀升。2005年美国感染MRSA共94 000例，其中CA-MRSA占到了14%，逐渐成为在健康人群中造成严重感染的主要病原菌。

CA-MRSA分离株最初的特征是克林霉素耐药率较低（尤其是在美国），更容易携带PVL和具有强有力的细胞溶解和炎症活动的成孔毒素，Ⅳ型或Ⅴ型SCCmec和ST5或ST8优势菌株。PVL并不局限于CA-MRSA，许多流行的MSSA分离株亦携带PVL基因，尤其在非洲人群中，PVL阳性的MSSA发生率高。PVL阳性的MRSA和MSSA感染其他方面健康的呼吸道病毒感染（最常见的是流感病毒）后的幼童，可引起其致死性结局。

CA-MRSA首先于20世纪80年代在澳大利亚的西部偏远地区被发现，后来经鉴定为ST8-SCCmec Ⅳ。不同地区的CA-MRSA流行特征有很大差异，比如CA-MRSA在美国的检出率要高于其他国家，而且*pvl*阳性CA-MRSA感染是美国皮肤软组织感染的主要诱因；而在英国和爱尔兰，*pvl*阳性CA-MRSA比较少见。目前在全球广泛流行的CA-MRSA克隆超过20个，各个地方的流行克隆有一定的差异。

USA300 2000年在丹麦首先被发现，先出现在社区，然后出现在医疗机构。大多数USA300仍保留典型的敏感谱，但耐多药表型正在出现。除南极洲外，该克隆体在各大洲均有传播。USA300-ST8-SCCmecIV2000年在美国流行，毒性强且易于传播，迅速超过其他流行菌株，成为美国皮肤和软组织感染的主要原因。USA300的一些最早的病例来自宾夕法尼亚州的一群足球运动员中暴发的CA-MRSA皮肤感染，此后不久，密西西比监狱出现类似的集群暴发，建立了首个MRSA、运动员和监狱服刑人员之间的流行病学联系。随着USA300的传播，它也被证明能够在广泛的身体部位引起侵袭性感染，最明显的是流感病毒感染后的坏死性肺炎，也可导致感染性心内膜炎，大部分对氟喹诺酮类药物耐药。与其在北美的快速传播形成鲜明对比，尽管多次引入其他大陆，但USA300在全球范围内尚未达到同样的优势。新的证据表明，来自USA300的总感染负担开始减缓甚至下降，同时，MRSA发病率出现整体下降趋势。

CA-MRSA在欧洲的流行程度较低，尤其是在北欧国家。在希腊，一些地区的CA-MRSA比率接近北美。与北美相比，欧洲CA-MRSA具有较大的克隆异质性。一项欧洲多中心研究表明，USA300克隆在欧洲社区感染患者中并不常见。ST80-SCCmec Ⅳ是主要的流行克隆，且表现出对阿米卡星和夫西地酸耐药，与皮肤和软组织感染密切相关，在无症状携带者中很少发现。ST80最早于1993年被报道，但直到90年代后期才相对罕见。系统发育分析强烈表明，欧洲流行的CA-MRSA谱系起源于撒哈拉以南非洲的*pvl*阳性MRSA祖先。ST80已在整个北非、中东和欧洲被确认，在撒哈拉以南非洲有零星报告。对于欧洲儿童，PVL与更严重的感染有关，而与甲氧西林耐药性无关。正如USA300在美国之外仅实现有限的传播一样，欧洲的流行菌株，例如ST30、ST22和ST80，在美国仍然很少见。

在南美洲，报道了两种主要的CA-MRSA克隆：ST30-SCCmec Ⅳ或USA1100（2002年在乌拉圭首次发现，2005年在巴西和阿根廷发现）和ST8-SCCmecIV或USA300-LV（拉丁美洲变种）（2006—2008年主要发现于厄瓜多尔和哥伦比亚）。USA300-LV似乎是由共同的祖先而不是通过USA300的直接传播引起的。CA-MRSA在巴西和秘鲁的发病率较低。澳大利亚主要主要的流行克隆为家畜相关MRSA（包括ST398）和ST93。

在8个亚洲国家的17家医院进行的ANSORP研究中，MRSA在所有社区相关金黄色葡萄球菌临床分离株中的比例因国家而异，其中：斯里兰卡（38.8%）、菲律宾（30.1%）、越南（30.1%）、韩国（15.6%）、印度（4.3%）和泰国（2.5%）。亚太地区的主要菌株因国家而异，序列型ST59、ST30、ST72、ST8、ST93和ST772的菌株是该区域中独特的CA-MRSA克隆。其中，韩国主要为ST72（CC8）型，日本是ST8或ST30。在澳大利亚中部，ST772（孟加拉湾克隆）已经从印度洋的同名孟加拉湾蔓延到巴基斯坦和尼泊尔的部分地区。这些CA-MRSA克隆已经扩散到医院环境中，有时会替代先前存在的HA-MRSA菌株。CA-MRSA克隆可以以较短的SCCmec、较短的倍增时间和较高的传播率在群集环境中具有生态优势。虽然PVL与CA-MRSA具有强烈的流行病学相关性，但据报道，韩国主要的PVL阴性的CA-MRSA菌株ST72也具有高毒力。CA-MRSA在亚太地区日益增加的负担是感染预防和控制的一个重要问题。许多亚洲国家缺乏足够的资源用于监测，感染控制研究和感染控制措施的实施。此外，高抗生素消耗率和过度拥挤的环境使该地区易受各种CA-MRSA菌株的传播。同样，HA-MRSA克隆世系CC8（ST239）和ST5也能从医院转移到社区。

虽然根据定义及多数研究结果，CA-MRSA常见于无MRSA感染危险因素的健康人群，但从2003年起，许多研究报道了CA-MRSA菌株在美国、瑞士、英国等地区医院内暴发流行的情况，甚至发生在HA-MRSA流行性较低的科室。同时，部分HA-MRSA感染患者治愈出院后仍能携带MRSA数月甚至数年之久，其间可以在社区中不断播散HA-MRSA。CA-MRSA现在越来越多地在医院流行并获得额外的耐药基因，HA-MRSA和CA-MRSA菌株之间的一些区别逐渐消失。临床中也可出现CA-MRSA和HA-MRSA混合感染的现象，增加了从临床和流行病学背景区分两者的难度。

国外研究结果提示，有下列情况之一者应提高对CA-MRSA引起CAP的警惕：＜2岁的婴儿，参与身体密切接触体育运动项目（如橄榄球）的运动员，注射毒品者，男性同性恋者，服兵役者，居住在教养院、民居或避难所中的人群；家畜、宠物饲养者及养猪的农户；已知有CA-MRSA定植或近期有曾去流行区的历史，近期与CA-MRSA感染或定植者有接触；属于CA-MRSA定植率增加的相关人群；流感并发或流感后肺炎；以前有反复发生的疖或皮肤脓肿病史或家族史（在过去6个月内发生≥2次）。

CA-MRSA感染中80%～90%为皮肤及软组织感染（SSTI），少数为坏死性肺炎、坏死性筋膜炎、骨髓炎、血流感染等。CA-MRSA肺炎常见于年轻、健康的成年人和儿童，多数呈散发病例，尚无暴发报道。有报道CA-MRSA的重症肺炎病例发生在流感季节，并认为流感是这种感染的高危因素，有较高的发病率和病死率。

CA-MRSA感染引起的CAP常见以下表现：好发于健康年轻人，多有流感样前驱症状；可以很快出现严重的呼吸系统症状，包括咯血、呼吸急促（＞40次/分）、心动过速（＞140次/分）、低血压和高热（体温＞39℃）；表现为迅速进展的肺炎并发展为急性呼吸窘迫综合征（ARDS）；白细胞明显升高或减少，C反应蛋白显著升高（＞200～350g/L）；某些患者可发生感染性休克和呼吸衰竭，甚至需要入住ICU接受通气和循环支持。

确诊金黄色葡萄球菌肺炎需要有病原学依据。气管分泌物的培养结果对诊断的参考价值不如支气管肺泡灌洗液。建议最好采用非气管镜引导的盲法支气管肺泡灌洗来建立微生物学诊断。血培养对继发性肺炎的诊断价值较高，如对继发于感染性心内膜炎、椎间盘炎等的肺炎诊断阳性率高达90%，但对原发性肺炎的诊断阳性率不高（20%）。由于金黄色葡萄球菌常存在于正常人的上呼吸道分泌物中，且患者血培养常显示阴性，所以在应用MRSA针对性抗生素前，充分获得除痰以外的其他呼吸道标本（如气管内标本或胸腔积液）对明确诊断非常重要。本例发病前身体健康，入院时病史短，中毒症状重，血降钙素原明显升高，入院当天痰培养结果即为MRSA，故CA-MRSA诊断明确。

（济宁市第一人民医院呼吸科　付　甜　提供）

6.**病例**6：男，74岁。发热12天、咯血8天。患者12天前受凉后出现发热，体温最高达40℃，伴畏寒、寒战。咳嗽，咳白痰，右侧胸痛，咳嗽时加重。应用左氧氟沙星治疗，症状无明显缓解。8天前患者出现间断咯血，鲜红色，量约30ml/d。就诊于县医院，查血常规：白细胞21.45×10^9/L、中性粒细胞百分比91.7%；红细胞沉降率31mm/h。胸部CT（2018.01.19）示右下肺炎，住院治疗1周，症状未见好转，仍发热及咯血，量约50ml/d。就诊于市人民医院急诊，于2018.01.26收入院。疝气术后6年，右下肢静脉曲张术后5年，左下肢静脉曲张术后2个月。吸烟20支/d×30年，饮酒250ml/d×30年。

胸部CT（2018.01.19）：右肺下叶实变影（图3-4-36）。

胸部CT（2018.01.27）：右肺下叶实变影，内有坏死、空洞（图3-4-37）。

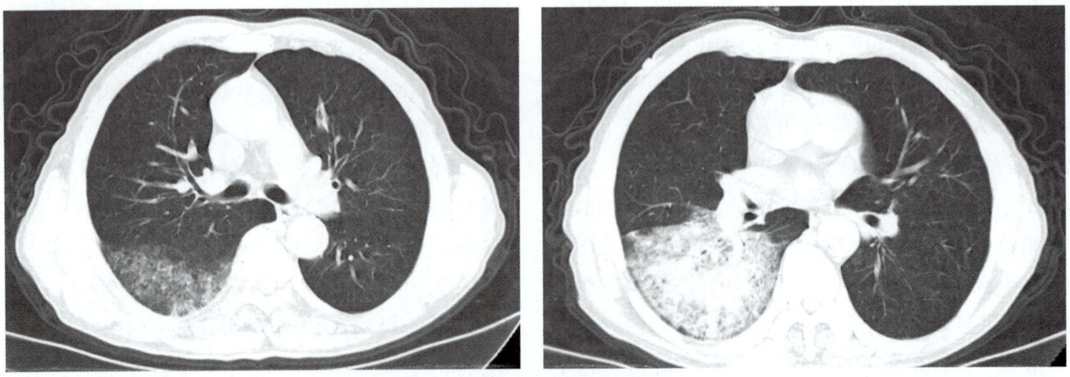

图3-4-36　胸部CT（2018.01.19）

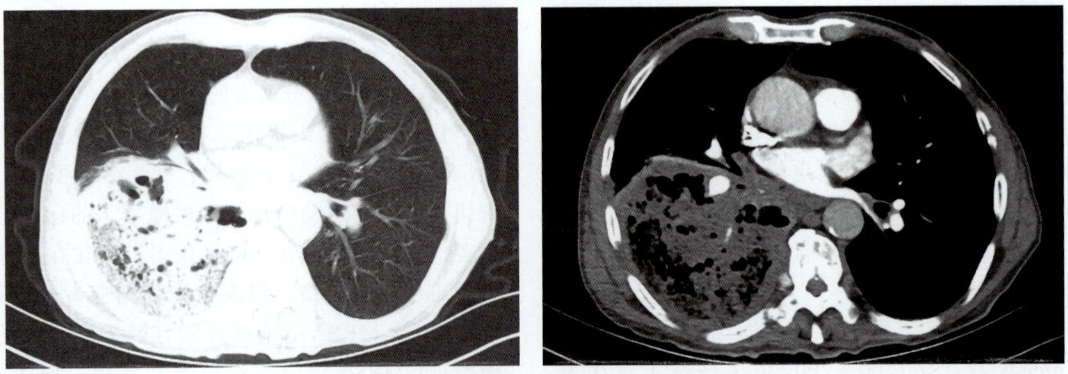

图3-4-37　胸部CT（2018.01.27）

【诊断】 金黄色葡萄球菌肺炎。

【诊断依据】 老年男性，发热、胸痛、咯血，血常规示白细胞明显升高，当地医院胸部CT显示右下肺炎，入院后胸部CT检查显示右肺下叶病变范围较前进展，内有坏死、空洞，可见支气管充气征，社区获得性肺炎诊断明确。鉴于病变短期内出现大小不等空洞，常规抗感染治疗效果欠佳，考虑金黄色葡萄球菌肺炎，特别是MRSA肺炎可能。入院查体：T 38℃，P 106次/分，R 24次/分，BP 103/53mmHg，右下肺呼吸音低，可闻及少许湿啰音。辅助检查：血常规示白细胞21.07×10^9/L、中性粒细胞百分比90.4%；降钙素原0.67ng/ml；红细胞沉降率27mm/h；CRP 183.4mg/L；血气分析示pH 7.53、$PaCO_2$ 37mmHg、PaO_2 63mmHg；心肌梗死五项：D-二聚体2092.19ng/ml、B型尿钠肽前体839pg/ml；生化示白蛋白29.2g/L、血糖3.36mmol/L；电解质示钾3.0mmol/L、钠129mmol/L、氯89mmol/L。心电图示室性期前收缩，左心室高电压，明显U波，ST改变。双下肢静脉彩超示左侧小腿背侧浅静脉曲张并部分血栓形成。肺动脉CTA未见异常。入院后给予吸氧、头孢哌酮/舒巴坦抗感染、纠正电解质紊乱等对症治疗。患者2次痰培养（2018.01.29和2018.02.01）均查到金黄色葡萄球菌，对青霉素、苯唑西林、红霉素、克林霉素、四环素、复方磺胺甲噁唑、环丙沙星、左氧氟沙星、庆大霉素耐药，头孢西丁筛选试验阳性，诱导型克林霉素耐药试验阴性，对利奈唑胺、万古霉素、奎奴普丁/达福喷汀、替加环素、利福平、莫西沙星敏感。患者仍发热，体温最高38℃，咳嗽，间断咳暗红色血痰，于2018.02.01改用去甲万古霉素0.4g q12h静脉滴注，辅助检查（2018.02.02）：血常规示白细胞13.83×10^9/L、中性粒细胞百分比83.8%；降钙素原0.15ng/ml；电解质：钠129mmol/L、氯96mmol/L。复查胸部CT显示右下肺病变略吸收，坏死明显，可见液平面（图3-4-38）。血气分析（2018.02.05）：pH 7.48、$PaCO_2$ 35mmHg、PaO_2 53mmHg、FiO_2 29%。2018.02.06患者体温降至正常，仍有咳嗽、咳痰，较前明显减少，无痰中带血，活动后胸闷、憋喘，双肺可闻及湿啰音，双下肢水肿明显。2018.02.08 02：35患者诉憋喘，平卧后加重，心电图示阵发性快速型心房颤动，给予呋塞米利尿、胺碘酮控制心率治疗，30分钟后转为窦性心律，急查心肌梗死五项：D-二聚体1161.82ng/ml、B型尿钠肽前体644pg/ml。考虑患者肺部感染严重，合并Ⅰ型呼吸衰竭、心力衰竭、心律失常、下肢血栓、低蛋白血症、电解质紊乱，病情危重。辅助检查：血常规示白细胞22.96×10^9/L、中性粒细胞百分比85.5%；肝功能生化：丙氨酸转氨酶102.8U/L、天冬氨酸转氨酶97.9U/L、白蛋白23.4g/L。患者肝功能损害明显，加用还原型谷胱甘肽对症治疗。2018.02.09痰培养再次查到MRSA，给予接触隔离。复查胸部X线片显示右侧大量胸腔积液，左侧少量胸腔积液，双肺感染，右肺不张。鉴于患者胸腔积液较多，建议B超引导下穿刺引流，除外脓胸；患者有胸闷、憋喘、咯血等症状和下肢静脉血栓，建议行相关检查除外肺栓塞或行下肢静脉滤器置入治疗预防肺栓塞，家属均拒绝，于2018.02.13自动出院。出院后出现意识障碍，就诊于急诊，猝死。

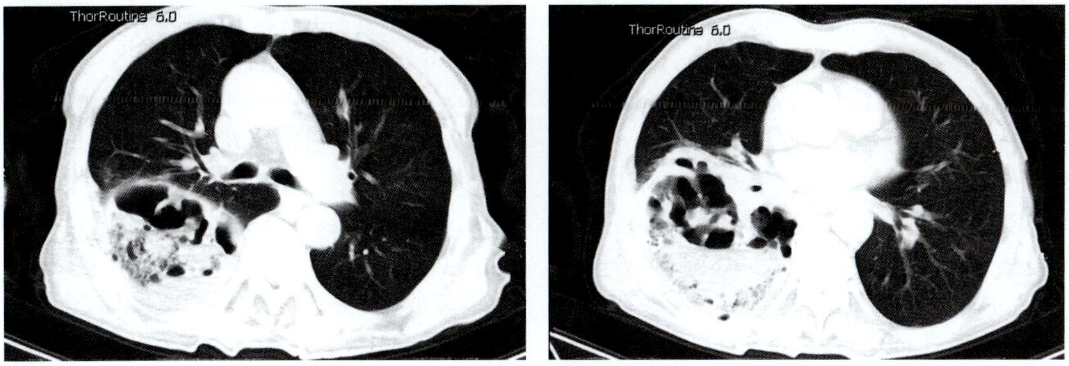

图3-4-38　右肺下叶实变，内见多发空洞，可见液平面（2018.02.02）

【分析】 本例为老年男性，2个月前因左下肢静脉曲张住院治疗。本次虽社区发病，但有当地医院住院史，再次入院48小时后查到MRSA，故为医院相关性MRSA（HA-MRSA）肺炎。HA-MRSA指在接触医疗护理机构人员之间传播和循环的MRSA菌株，这些感染发生在医院或医疗护理机构（医院发病）或出院后的社区内（社区发病）。医院外发病（community-onset）需具备下列至少一项医疗机构相关性感染的危险因素：①入院时有进行胃镜、纤维支气管镜等侵入性检查或治疗；②有MRSA定植或感染病史；③最近1年内有过住院、手术、透析等情况，或者是长期住在社区护理机构（敬老院等）生活。医院发病是指患者入院48小时后，从正常无菌部位分离出了MRSA，不论患者是否有医院获得性感染的危险因素。HA-MRSA感染大多都是通过直接接触传播的，通常感染这些年龄大、病情危重、皮肤黏膜有创伤或侵袭性操作如导尿等人群，健康人群则较少被感染。

HA-MRSA肺炎是指患者入院时不存在、入院48小时后发生的由MRSA引起的肺实质炎症，是我国MRSA肺炎的主要表现形式。

MRSA呈多重耐药的主要原因是该菌可同时携带多种耐药基因，＞90%的耐药菌株可同时携带3种以上耐药基因，近50%的菌株可同时携带5种耐药基因。HA-MRSA感染患者多为老年人、衰弱和（或）重症患者、慢性病患者。常有MRSA定植史、感染史或近期手术史、有住院或住护理院病史、抗生素应用史、透析及永久性血管内留置导管史。多数HA-MRSA不仅对甲氧西林和所有β-内酰胺类耐药，对某些其他抗生素亦不敏感。而CA-MRSA通常仅对β-内酰胺类耐药，对某些其他抗生素敏感。在HA-MRSA菌株中，抗生素耐药性通常与对消毒剂或重金属的耐受性（如季铵盐化合物、汞或镉）遗传相关，这可能反映了医院环境中强大的选择性压力。本例即对β-内酰胺酶类、氨基糖苷类、大环内酯类、喹诺酮类、克林霉素、四环素及复方磺胺甲噁唑均耐药，给临床诊治带来巨大挑战。

金黄色葡萄球菌脓毒症并发症多，常出现多脏器损伤及迁徙性病灶，约75%的病例出现2个或2个以上脏器损伤。血管系统的损伤，如并发动脉瘤、动脉血栓等，亦有报道。本例死因考虑MRSA血流感染或栓塞所致。

为了评估MRSA感染的危险因素和实际死亡率，De la Calle等对2000—2014年在该院收治的98例金黄色葡萄球菌肺炎的患者进行了回顾性研究。其中，57.1%为MSSA感染，42.8%为MRSA感染，40例（40.8%）为社区获得性肺炎，13例为呼吸机相关肺炎。最常见的并发症是慢性肺病（34.7%）、慢性肾衰竭（31.6%）、糖尿病（29.6%）和心血管疾病（31.6%）。46例（46.9%）患者存在感染性休克。30天的死亡率为46.9%。MRSA更易感染年龄较大的患者，且常有心血管疾病，之前接受抗生素治疗的次数也高于MSSA感染患者。MSSA感染患者出现感染性休克的频率更高，但比MRSA肺炎患者接受更适当的经验性抗生素治疗（96% *vs* 38.1%），两组之间的死亡率没有显著性差异。总之，金黄色葡萄球菌肺炎是一种严重的感染，较易感染有基础疾病的患者，而且死亡率仍然很高。

金黄色葡萄球菌肺炎早期的典型表现为在呼吸性细支气管、终末细支气管和紧邻的肺实质内的急性炎症渗出，导致病变呈斑片或节段状分布。影像学表现为支气管壁增厚、小叶中心结节和树芽征。由MRSA感染引起的坏死性肺炎的发病率不断上升，通常合并肺炎旁积液或脓胸。为了评估急性MRSA和MSSA感染的临床和影像特征，Morikawa等对2004年1月至2009年3月，68例MRSA肺炎病例（37例男性，31例女性）和83例MSSA肺炎病例（32例男性，51例女性）进行了回顾性研究。在MRSA肺炎患者中，心血管疾病、糖尿病和恶性肿瘤等基础疾病的发病率明显高于MSSA肺炎患者，这可能与MRSA感染患者年龄较大有关，且MRSA感染患者通常源于医院，患者因有基础疾病，治疗经常涉及侵入性操作，例如插入中央导管等，导致其感染概率增加。与MRSA肺炎相比，MSSA肺炎更易出现小叶中心结节、树芽征和支气管壁增厚等影像学特征。Collins等研究发现，MSSA菌株的毒性明显高于MRSA菌株，故大量多型核白细胞的快速渗出所致的支气管壁增厚、小叶中心结节和树芽征的发生率在MSSA肺炎中更常见。MRSA肺炎的实变主要沿外周分布，频率明显高于MSSA肺炎，MRSA肺炎更易出现胸腔积液，双侧胸腔积液在MRSA感染患者中更常见。这一特征可归因于不同菌株的附着特性。与MSSA菌株相比，MRSA菌株对上皮细胞的黏附特性相对较弱，这可能有利于其进入更多的边缘区域，从而使其感染部位更倾向于边缘分布。同理，该特性可能使MRSA菌株更易在周边部位产生炎症渗出，导致MRSA肺炎病例中出现更普遍的胸腔积液。此外，较大平均年龄和易合并心血管疾病等基础疾病的特点亦使MRSA肺炎患者比MSSA肺炎患者更易出现胸腔积液。

（济宁市第一人民医院呼吸科　付　甜　提供）

7.病例7：男，47岁。发热6天，咳嗽、咳痰1天。患者6天前受凉后出现发热，最高体温39℃，伴畏寒、全身酸痛，鼻塞、流涕，口服布洛芬后体温可正常。1天前出现间断咳嗽、咳黄痰，口服蒲地蓝、布洛芬等药物，仍间断发热、咳嗽、咳痰，就诊于当地医院，行胸部CT检查提示右肺炎，于2018.01.30收入院。

胸部CT（2018.01.30）：右肺上叶实变影，周围渗出明显（图3-4-39）。

【诊断】 金黄色葡萄球菌肺炎。

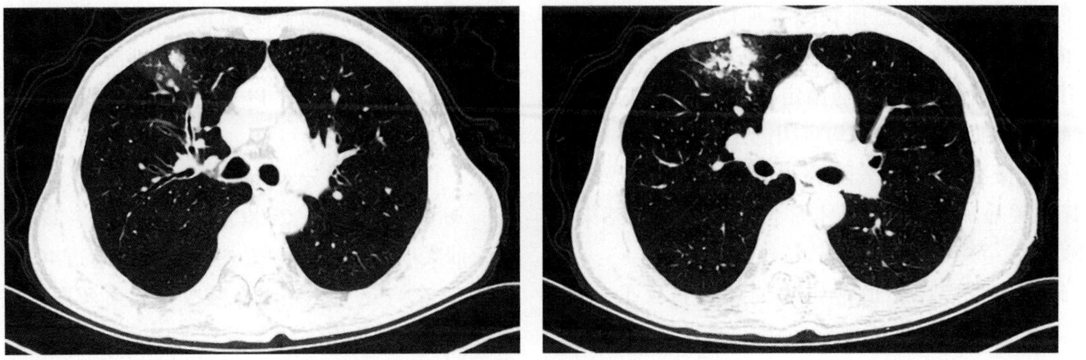

图3-4-39　胸部CT（2018.01.30）

【诊断依据】 中年男性，6天前有发热、鼻塞、流涕等上呼吸道感染症状，1天前出现咳嗽、咳黄痰等细菌感染症状，胸部CT检查显示右肺上叶实变影，肺炎诊断明确，患者父亲感染HA-MRSA，陪护期间出现上述症状，故考虑金黄色葡萄球菌肺炎可能。入院查体：T 38.2℃，P 117次/分，R 25次/分，BP 125/83mmHg，双肺呼吸音粗，未闻及干、湿啰音。辅助检查：血常规示白细胞10.8×10^9/L、中性粒细胞百分比78.2%；降钙素原＜0.05ng/ml；D-二聚体645.27ng/ml。入院后给予头孢米诺1.5g q12h静脉滴注5天，复查胸部CT（2018.02.04）病变较前进展（图3-4-40）。改用美罗培南0.5g q12h静脉滴注4天，疗效差。患者2次痰培养（2018.02.06和2018.02.09）均查到金黄色葡萄球菌，对苄青霉素、红霉素、克林霉素、四环素、环丙沙星耐药，对庆大霉素中介，头孢西丁筛选试验和诱导型克林霉素耐药试验阴性，对苯唑西林、复方新诺明、利奈唑胺、万古霉素、奎奴普丁/达福喷汀、替加环素、利福平、左氧氟沙星、莫西沙星、呋喃妥因敏感。改用去甲万古霉素0.4g q12h静脉滴注治疗。辅助检查（2018.02.09）：血常规示白细胞12.96×10^9/L、中性粒细胞百分比79.84%；红细胞沉降率53mm/h；降钙素原＜0.02ng/ml；D-二聚体645.27ng/ml。继续治疗3天后，患者无发热，一般情况可，自动出院。

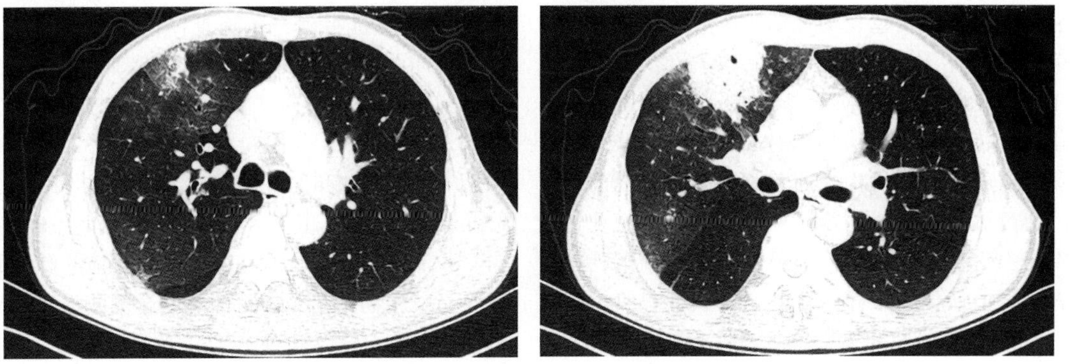

图3-4-40　右肺上叶实变影，较前进展（2018.02.04）

【分析】 该例父子均感染金黄色葡萄球菌肺炎，不除外接触传播。研究证实，与MRSA感染或定植者接触的医护人员和患者周围环境中的物体表面常被病原菌污染。患者持续携带MRSA的时间可达8.5个月或更久。目前，日益突出的多重耐药菌问题已给临床抗感染治疗带来了严峻挑战。临床常见多重耐药菌有耐甲氧西林金黄色葡萄球菌（MRSA）、耐万古霉素肠球菌（VRE）、产超广谱β-内酰胺酶（ESBLs）肠杆菌科细菌（如大肠埃希菌和肺炎克雷伯菌）、耐碳青霉烯类肠杆菌科细菌、多重耐药铜绿假单胞菌、多重耐药鲍曼不动杆菌等。

医院内多重耐药菌的传播源包括生物性和非生物性。多重耐药菌感染患者及携带者是主要的生物性传播源。被多重耐药菌污染的医疗器械、环境等构成非生物性传播源。传播途径呈多种形式，其中接触（包括媒介）传播是多重耐药菌医院内传播的最重要途径；咳嗽能使口咽部及呼吸道的多重耐药菌通过飞沫传播；空调出风口被多重耐药菌污染时可发生空气传播；其他产生飞沫或气溶胶的操作也可导致多重耐药菌传播风险增加。

多重耐药菌感染的危险因素主要包括：老年人；免疫功能低下［包括患有糖尿病、慢性阻塞性肺疾病、肝硬化、尿毒症的患者，长期使用免疫抑制剂治疗、接受放射治疗和（或）化学治疗的肿瘤患者］；接受中心静脉插管、机械通气、泌尿道插管等各种侵入性操作；近期（90天内）接受3种及3种以上抗菌药物治疗；既往多次或长期住院；既往有多重耐药菌定植或感染史等。

多重耐药菌和非耐药细菌均可引起全身各类型感染。常见的医院感染类型包括医院获得性肺炎、血流感染（包括导管相关血流感染）、手术部位感染、腹腔感染、导尿管相关泌尿道感染、皮肤及软组织感染等。

多重耐药菌医院感染的危害主要体现在：①多重耐药菌感染患者病死率高于敏感菌感染或未感染患者；②感染后住院时间和住重症监护室（ICU）时间延长；③用于感染诊断、治疗的费用增加；④抗菌药物不良反应的风险增加；⑤成为传播源。

《多重耐药菌医院感染预防与控制中国专家共识》指出多重耐药菌医院感染预防与控制包括：手卫生管理；隔离预防措施的实施；环境和设备清洁消毒的落实；暴发医院感染控制；特殊防控措施等。

多重耐药菌感染/定植患者应尽量单间安置。无单间时，可将相同多重耐药菌感染/定植患者安置在同一房间。不应将多重耐药菌感染/定植患者与留置各种管道、有开放伤口或免疫功能低下的患者安置在同一房间。主动筛查发现的多重耐药菌定植患者也应采取有效隔离措施。隔离房间或隔离区域应有隔离标识，并有注意事项提示。多重耐药菌感染患者、定植者的隔离期限尚不确定，原则上应隔离至多重耐药菌感染临床症状好转或治愈，如为耐万古霉素金黄色葡萄球菌感染，还需连续两次培养阴性。

美国卫生保健流行病学协会（SHEA）对MRSA患者解除接触隔离指引推荐：①已对MRSA定植/感染患者采取接触隔离措施的医疗机构也应建立解除接触隔离的相关制度。②鼻拭子采样，连续培养三次阴性是目前最常采用的判断方法（该方法是目前最常用的判断解除接触隔离的方法，但最佳的采样部位和培养次数仍需进一步研究支持）。③对于高危患者，例如慢性创伤患者或长期住院的患者，应根据最后一次培养阳性的时间，适当延长接触隔离时长（最佳延长时间目前没有定论，但是在SHEA的调查研究中，最短接触隔离时间为6个月）。④非暴发期间，若医疗机构的MRSA感染率低，则医疗机构可以采用替代方案：对感染MRSA的患者，入院时采取接触隔离，出院时解除接触隔离。

考虑到有关微生物定植期的数据有限，以及接触隔离措施在减少医疗机构多重耐药菌传播中的实际作用，目前仍无法建立全世界通用的解除接触隔离方案，只能提供某些操作性强，相对有效、科学的推荐方法。医院在制定本院解除接触隔离制度时，应仔细评估本院多重耐药菌感染风险及优先次序，同时考虑自身条件及资源，以及执行的费用和可行性，从而建立适合本院的制度。如果医院多重耐药菌流行病学数据发生变化，比如发生暴发或过度流行，则有关部门应及时修订解除接触隔离制度，以更好地做好多重耐药菌的防控工作。

（济宁市第一人民医院呼吸科　付　甜　提供）

8.**病例**8：男，29岁。发热、咳嗽、咳痰9天。患者9天前无明显诱因出现发热，体温最高达40℃，伴畏寒、寒战，全身乏力，咳嗽、咳少量含血丝白黏痰，并逐渐出现胸闷、气急。自服感冒药未见明显缓解。4天前就诊于当地医院，辅助检查：血常规示白细胞21.84×10^9/L、中性粒细胞百分比81.6%；血培养示金黄色葡萄球菌（MSSA），胸部CT提示双肺少许渗出，给予舒普深、美罗培南抗感染治疗，未见好转。为进一步诊治，就诊于本院急诊，胸部CT显示双肺渗出较前明显进展，于2017.11.18收入院。既往有先天性心脏病、室间隔缺损病史。

胸部CT（2017.11.18）：双肺多发实变、结节影，胸膜下为主，边缘模糊，内见坏死、空洞（图3-4-41）。

【诊断】 金黄色葡萄球菌肺炎。

【诊断依据】 青年男性，急性起病，胸部CT示双肺多发实变、结节影，边缘模糊，胸膜下分布为主，部分病变表现为胸膜下楔形实变区（蓝箭），可见空洞和滋养血管征（红箭），影像特点符合脓毒肺栓塞（血源性肺脓肿），结合患者外院血培养示MSSA，金黄色葡萄球菌肺炎诊断明确。入院查体：T 38.5℃，双肺呼吸音粗，可闻及少量湿啰音，胸骨左缘Ⅲ～Ⅳ级粗糙收缩期吹风样杂音，向心前区传导。辅助检查：血常规示白细胞16.34×10^9/L、中性粒细胞百分比82.3%、血红蛋白123g/L、血小板424×10^9/L；血气分析示pH 7.52、PO_2 57.8mmHg。心脏超声示先天性心脏病、室间隔缺损伴左向右分流、全心扩大、三尖瓣轻度反流、肺动脉压增高，瓣膜见赘生物。给予苯唑西林联合莫西沙星抗感染治疗，患者仍发热，体温超过39℃。3天后患者上下肢血培养均查到金黄色葡萄球菌，对青霉素G、苯唑西林、红霉素、克林霉素耐药，对左氧氟沙星中介，头孢西丁筛选试验阳性，诱导型克林霉素耐药试验阴性。患者为MRSA肺炎，应用万古霉素抗感染治疗，体温逐渐降至正常，炎性指标下降。复查胸部CT（2017.11.29）显示双肺病变较前有所吸收（图3-4-42）。患者复又发热，热峰38℃。查万古霉素谷浓度8.65mg/L，考虑药物浓度不足，于2017.12.02改用利奈唑胺治疗。治疗5天后患者仍有低热，热峰不超过38℃，复查胸部CT显示双肺部分病灶有所吸收、缩小，部分空洞缩小，左侧胸腔积液稍增多（图3-4-43）。行胸腔穿刺＋闭式引流术，引流出血性胸腔积液约1200ml，后患者未再发热，三次血培养未培养出病原体，复查胸部CT病变进一步吸收（图3-4-44），好转出院。

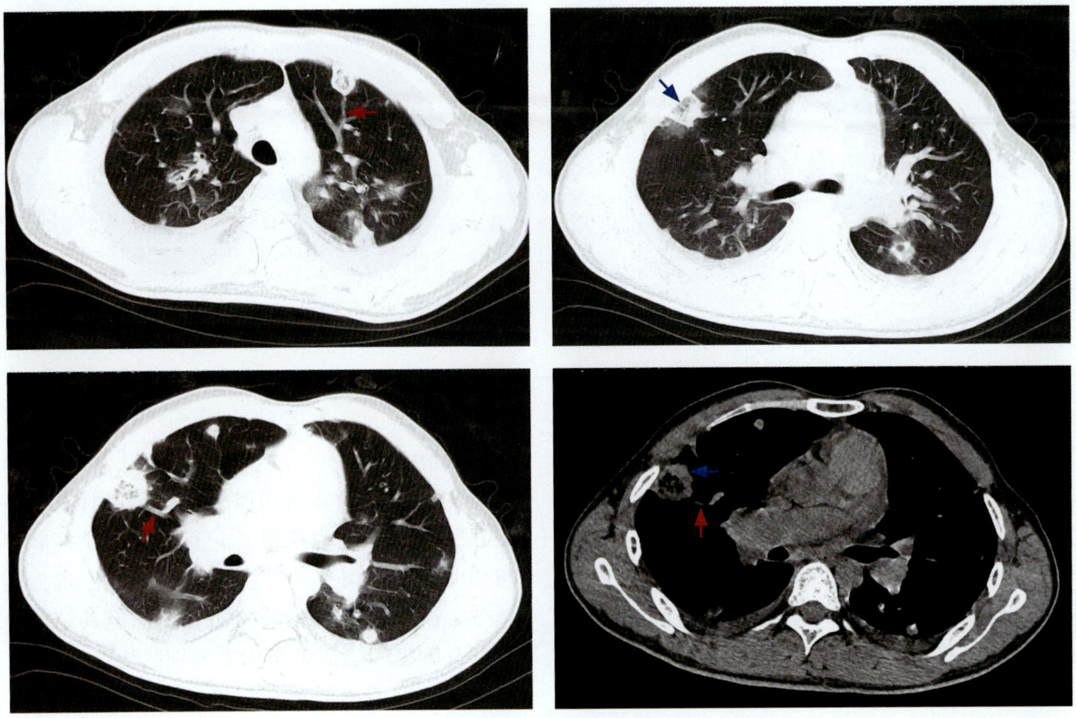

图3-4-41 胸部CT6

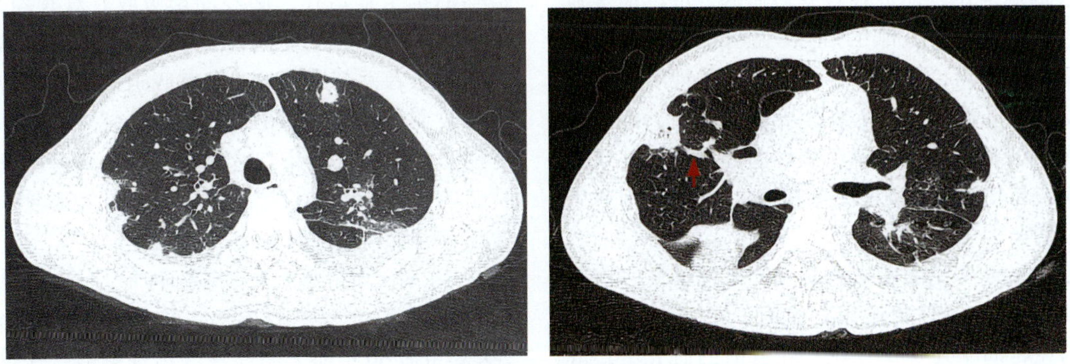

图3-4-42 双肺病变较前吸收（2017.11.29）

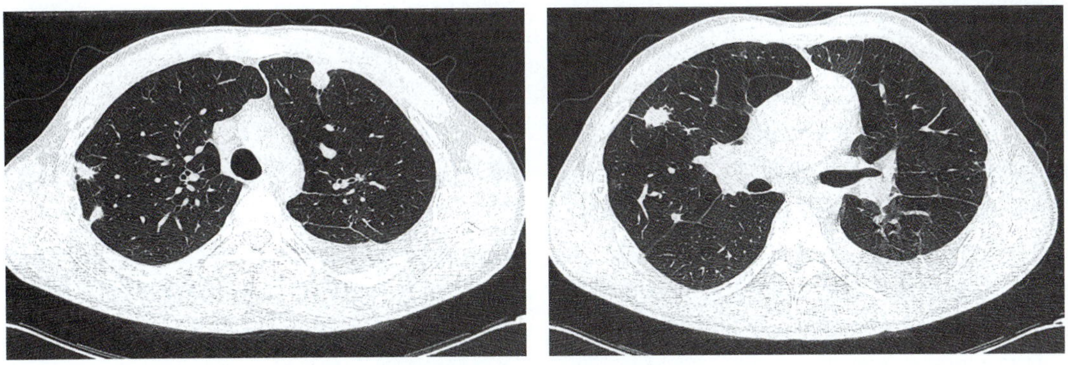

图3-4-43 病变较前吸收，左侧胸腔积液稍增多（2017.12.07）

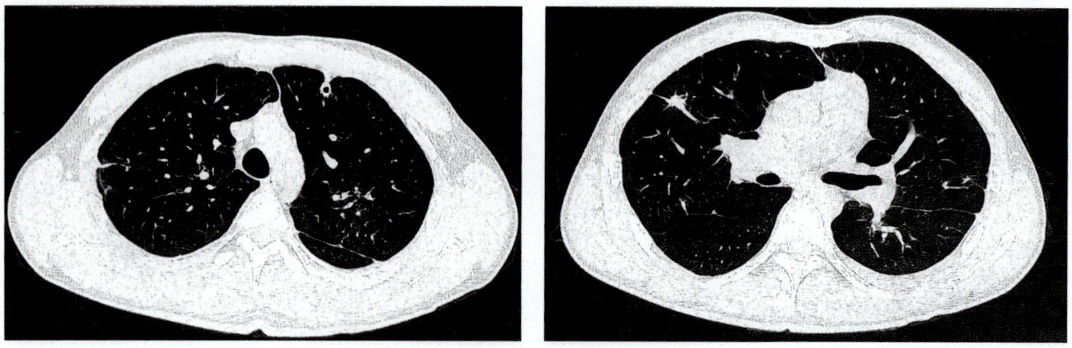

图3-4-44　病变较前进一步吸收（2017.12.18）

【分析】 本例外院血培养为MSSA，转院治疗血培养为MRSA，说明MSSA可以通过水平转移的方式获得SCCmec遗传元件，成为MRSA。

脓毒性肺栓塞（septic pulmonary embolism，SPE）是肺栓塞的一种少见类型，指源于肺外感染引起的脓毒性栓子通过血液循环迁徙入肺组织，栓塞肺动脉，导致肺栓塞（或梗死）和局灶性肺脓肿。SPE常见病因包括感染性心内膜炎、牙源性感染、颌面部感染所致血栓静脉炎及中央静脉置管后感染、Lemierre综合征、肝脓肿、肾周脓肿、静脉应用毒品成瘾者或白血病、淋巴瘤等血液系统恶性病变免疫抑制剂治疗后改变等。原发灶不同，SPE的病原菌也不同，感染性心内膜炎易出现草绿色链球菌感染，Lemierre综合征主要为厌氧菌感染，有静脉置管者则易出现葡萄球菌、革兰阴性菌感染。此外还有地域（肺炎克雷伯菌在亚洲多见）和宿主（HIV/AIDS患者非伤寒沙门菌多见）因素。

既往，SPE最常见的感染源是三尖瓣感染性心内膜炎，其次是静脉注射药物滥用。然而，在过去的30年中，SPE的流行病学发生了变化。在目前的研究中，肝脓肿、肺炎和三尖瓣感染性心内膜炎是主要的SPE来源，肺炎克雷伯菌是肝脓肿最常见的病原菌。金黄色葡萄球菌是肺炎和三尖瓣感染性心内膜炎最常见的病原菌。金黄色葡萄球菌引起的转移性感染可导致SPE、感染性心内膜炎和脓毒性静脉血栓形成，以及皮肤和软组织、骨关节和假体相关感染。SPE主要临床表现为发热、贫血、低蛋白血症等脓毒血症症状和呼吸困难、胸痛、咯血、咳嗽等血源性肺部感染症和局灶性肺浸润及肺外感染等症状。SPE可有多种CT表现，包括实变、胸腔积液、纵隔淋巴结肿大、心包积液。典型的CT表现为以肺周边或胸膜下分布为主的多发小结节和胸膜下楔形阴影伴有或不伴有空洞形成和滋养血管征（feeding vessel sign）。SPE患者肺小动脉分支栓子引起的结节伴空洞及肺外周楔形病变代表微脓肿及肺梗死。滋养血管征提示结节的血源性来源，进入结节的血管多为静脉，而多数肺动脉绕过小结节。滋养血管征亦见于其他疾病，其对SPE的诊断价值有限。

SPE需与转移瘤和肉芽肿性多血管炎相鉴别。转移瘤双肺多不表现为楔形灶，且患者感染症状不显著，可与SPE鉴别。肉芽肿性多血管炎也可表现为胸膜下多发结节、楔形灶，可见滋养血管征，但其结节灶边缘的毛刺征及胸膜凹陷征是与SPE鉴别的要点。

SPE无明确的诊断标准，常用诊断依据：①肺栓塞合并局灶或多灶性肺浸润影；②存在可作为脓毒性栓子肺外来源；③排除其他可能引起肺浸润影的疾病；④经恰当的抗生素治疗，肺浸润影吸收。对有静脉吸毒史、体内留置导管、免疫抑制治疗、感染性心内膜炎等高危因素的患者，若出现发热、呼吸道症状和相应的胸部影像学改变时，应考虑SPE的可能。超声心动图、血培养有助于发现肺外感染灶。早期明确致病菌、及时适当的抗菌药物治疗、有效控制原发感染灶及原发疾病，对改善患者预后具有重要意义。

（东南大学附属中大医院急诊科　吴宗盛　提供）

9.**病例9**：男，63岁。间断胸闷、气喘60年，再发2天。患者60年前无明显诱因出现胸闷、气喘，与气候变化、接触粉尘有关，应用喷剂可缓解。4天前感冒后再次出现胸闷、气喘，再用喷剂效果不佳。2天前症状加重，当地医院住院治疗效果欠佳，于2017.08.18转院治疗。发病以来精神状态差，进食少，伴上腹部不适，睡眠差，二便量少。入院时气喘严重，不能平卧，入住重症监护室，初步考虑为重症哮喘合并感染，给予莫西沙星、甲泼尼龙及平喘药物治疗。查体：T 37℃，P 113次/分，R 27次/分，BP 160/106mmHg。辅助检查：血常规示白细胞1.55×10^9/L、中性粒细胞百分比56.2%、血小板139×10^9/L；降钙素原16.61ng/ml；C反应蛋白255.2mg/L；生化示葡萄糖10.2mmol/L、白蛋白31.6g/L；G试验、GM试验阴性；尿钠肽78.7pg/ml。

胸部CT（2017.08.21）：左肺实变影，支气管充气征明显，局部可见空洞、气囊，右肺结节、斑片影，下肺为主（图3-4-45）。

【诊断】 葡萄球菌肺炎。

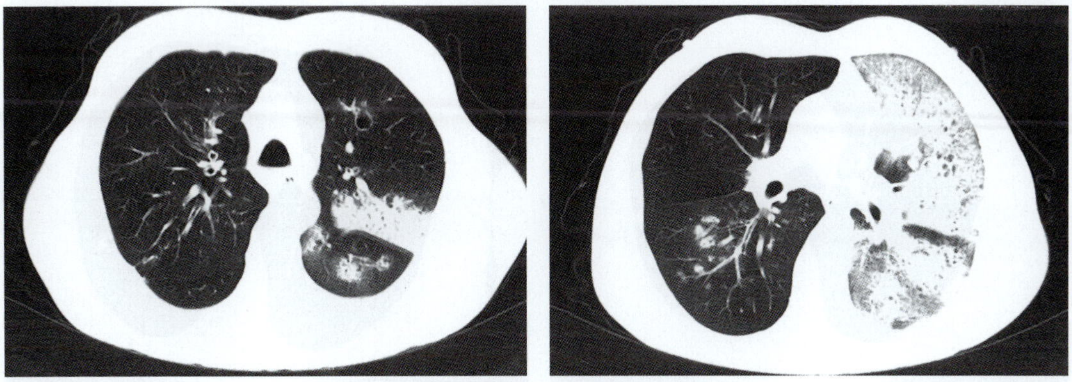

图3-4-45　胸部CT（2017.08.21）

【诊断依据】 老年男性，既往有哮喘病史，4天前出现胸闷、气喘症状，血糖偏高，降钙素原和C反应蛋白明显升高，提示细菌感染。影像学示双肺炎症，短期内出现空洞、气囊，需考虑葡萄球菌感染可能。患者入院第一天血培养查到耳葡萄球菌，对青霉素、苯唑西林、大环内酯类耐药，为耐甲氧西林葡萄球菌（methicillin resistant staphylococcus，MRS）株，改用利奈唑胺抗感染治疗。入院第二天降钙素原20.12ng/ml，较前升高，提示血流感染，支持耳葡萄球菌为致病菌，而非污染菌。2017.08.21患者血培养再次查到耳葡萄球菌（MRS株），2017.08.25复查降钙素原0.45ng/ml；C反应蛋白34mg/L，均较前明显下降，提示治疗有效。2017.08.27复查血常规示白细胞8.43×10^9/L、中性粒细胞百分比89.0%、血小板130×10^9/L，白细胞数恢复正常。复查胸部CT示病变较前吸收，空洞、气囊影较前增多（图3-4-46），符合葡萄球菌影像演变趋势。2017.08.29复查生化：葡萄糖7.31mmol/L、白蛋白18.0g/L，积极纠正低蛋白血症。2017.09.03再次复查胸部CT，病变明显吸收，以空洞、气囊影为主（图3-4-47）。2017.09.09复查血常规：白细胞4.8×10^9/L、中性粒细胞百分比81.8%、血小板146×10^9/L。患者治疗有效，血小板计数正常，继续应用利奈唑胺治疗。2017.09.11复查生化：葡萄糖5.6mmol/L、白蛋白35g/L；C反应蛋白0.1mg/L。2017.09.20再次复查胸部CT，病变进一步吸收（图3-4-48），患者炎性指标、生化检查基本正常，症状明显缓解，好转出院。

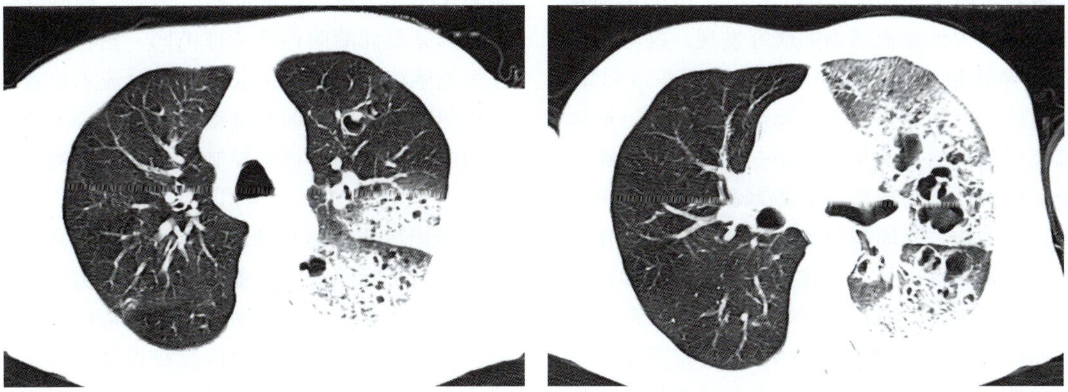

图3-4-46　病变较前吸收，空洞、气囊明显（2017.08.27）

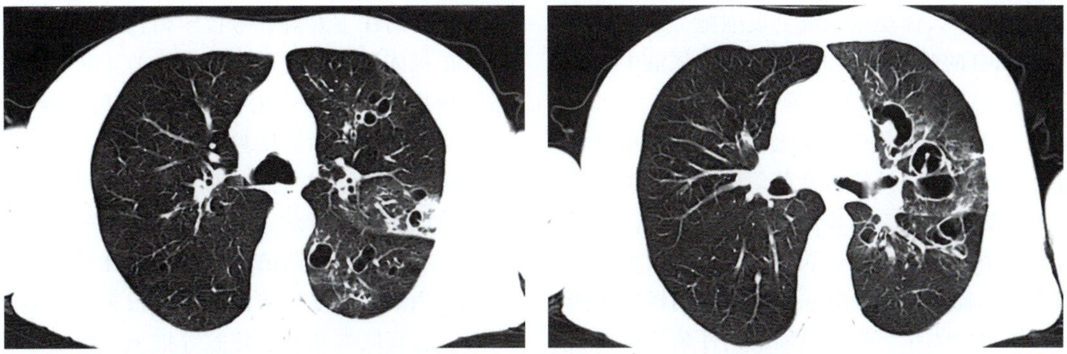

图3-4-47　病变以空洞、气囊为主（2017.09.03）

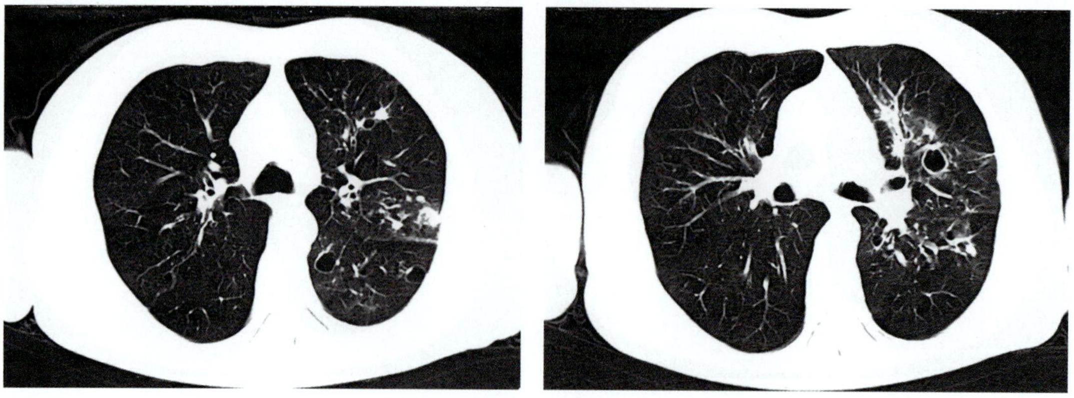

图3-4-48　病变较前进一步吸收（2017.09.20）

【分析】 耳葡萄球菌属于表皮葡萄球菌属，广泛存在于自然界中，在人、动物皮肤表面、鼻咽部黏膜表面、肠道中经常存在，主要栖居在外耳道皮肤上，与头葡萄球菌一起构成外耳道周围的优势共生菌种群，也是灵长动物皮肤常驻菌之一，是常见的化脓性球菌，但绝大多数不致病。凝固酶阴性葡萄球菌是寄居在人体皮肤及黏膜的正常菌群之一，因此各种有创操作都极易将正常寄居的细菌带入无菌体腔而引起感染。

近年来随着抗菌药物的广泛应用和介入等治疗的开展，耳葡萄球菌等凝固酶阴性葡萄球菌的致病性越来越受到重视，已成为临床分离的主要革兰阳性菌。凝固酶阴性葡萄球菌可分为新生霉素敏感（表皮葡萄球菌组）和新生霉素耐药（腐生葡萄球菌组）两组。2012年加拿大一项关于导管相关性血流感染的研究发现，凝固酶阴性葡萄球菌在导管相关性感染中所占的比例高达53%，而MRSA所占的比例从原来的70%降至40%以下。假体瓣膜心内膜炎感染虽然不常见，但是一旦感染，致病菌通常也是凝固酶阴性葡萄球菌（主要为表皮葡萄球菌）。外科手术部位感染中，凝固酶阴性葡萄球菌所占的比例仅次于金黄色葡萄球菌，其中表皮葡萄球菌感染和医疗器械的植入密切相关，并通过黏附在移植物表面产生致密的生物膜而阻挡抗菌药物发挥作用，最终常需要移除相关植入物才能实现彻底治愈，这对骨和关节修补术有着毁灭性的影响。腐生葡萄球菌由于其独特的产黏附蛋白的功能，可黏附于人体泌尿系统上皮细胞，并且能快速适应渗透压和pH的改变，通过产尿素酶在尿液中生长繁殖，是泌尿系统感染中最常见的革兰阳性菌。

凝固酶阴性葡萄球菌是医院血流感染的一个重要病原体，但也是血培养最常见的污染菌，从定植部位采集的标本势必包含这些菌种。采集血标本或活检时，如没有仔细进行皮肤清洁和消毒，皮肤或黏膜上的微生物群将会污染标本。然而，即使注意采集技术，同样也不能避免所有污染事件的发生。解释凝固酶阴性葡萄球菌引起的血培养阳性需要了解血管内的假体材料、真正凝固酶阴性葡萄球菌脓毒症的危险因素，如早产或免疫系统受损，和脓毒症临床特点。以下因素有助于区分影响临床治疗后果的真阳性培养和污染：①分离菌株来自感染部位或体液的纯培养。②在感染过程中重复分离相同的菌株或菌株组合。③如果在不同静脉穿刺部位采集的多个血标本中观察到相同的微生物，则属于致病菌的可能性增加；如果细菌首次生长出现在血培养72小时之后，则应怀疑为污染。

减少由凝固酶阴性葡萄球菌引起的院内血流感染误判的方法是，5天内至少两次血培养阳性均为凝固酶阴性葡萄球菌或一次血培养＋临床感染证据。本例即为3天内两次血培养阳性，报警时间均小于24小时，且有明显临床感染证据，诊断明确。另外，静脉导管尖端和血培养都是凝固酶阴性葡萄球菌同一菌株，支持导管相关性血流感染。腹膜透析液或脑室分流术患者的脑脊液中分离的凝固酶阴性葡萄球菌通常有重要感染意义。去除异物或导管后病情得到控制亦支持凝固酶阴性葡萄球菌感染。

凝固酶阴性葡萄球菌除感染发生率高外，另一个重要的原因是凝固酶阴性葡萄球菌的耐药率也很高，而且容易发生多重耐药。凝固酶阴性葡萄球菌的耐药性与细菌种类无关。超过90%的医院获得性凝固酶阴性葡萄球菌（主要是表皮葡萄球菌和溶血葡萄球菌）对青霉素耐药是因为产生β-内酰胺酶，对于糖肽类，凝固酶阴性葡萄球菌分离株主要对替考拉宁耐药。凝固酶阴性葡萄球菌可在机体免疫功能低下或进入非正常寄居部位时通过黏附作用在局部形成生物膜，使得药物难以发挥作用，同时耐药菌株的耐药质粒可通过转化、转导等方式在不同细菌之间转移耐药性，而且凝固酶阴性葡萄球菌还具有异质性耐药的特点。临床已分离到耐甲氧西林耳葡萄球菌，本例即为耐药菌。耐甲氧西林耳葡萄球菌对于大多数β-内酰胺类显著耐药，也对很多其他类型的抗生素耐药，对糖肽类和利奈唑胺等抗菌药物敏感。本例年龄较大，一般状态较差，为减轻可能的肝肾功能损害，首选利奈唑胺治疗，疗效肯定。

凝固酶阴性葡萄球菌为低毒力条件致病菌，病情多轻微，极不典型，给临床诊断带来一定困难。临床医师应加强对包括耳葡萄球菌在内的凝固酶阴性葡萄球菌的认识，制订合理的用药方案，对凝固酶阴性葡萄球菌感染的防治、医院感染的控制以及细菌耐药性的遏制等都具有十分重要的意义。

（安阳人民医院呼吸科　张军营　提供）

第五节　肺炎克雷伯菌肺炎

克雷伯菌属（Klebsiella）隶属于细菌界，变形菌门，γ-变形菌纲，肠杆菌目，肠杆菌科。肺炎克雷伯菌分3个亚种：肺炎亚种、臭鼻亚种和鼻硬结亚种。肺炎克雷伯菌鼻硬结亚种和肺炎克雷伯菌臭鼻亚种能分别引起特定的慢性传染病：硬结病和萎缩性鼻炎（臭鼻症），热带地区常见。肺炎克雷伯菌（Klebsiella pneumoniae，KP）1882年由德国病理学家Carl Friedlander首先从死于大叶性肺炎的人的肺中分离出，又称Friedlander杆菌或肺炎杆菌，直到1886年才被命名为克雷伯菌。该菌在健康人的呼吸道和肠道正常菌丛中、自然界水和谷物中均能分离到，其所致疾病占克雷伯菌属感染的95%以上。与肠杆菌科其他细菌一样，克雷伯菌具有O抗原和K抗原（即菌体抗原和荚膜抗原），根据K抗原可以分为82种血清型。

一、致病机制

肺炎克雷伯菌广泛存在于人体和自然界中，属条件致病菌，一般情况下并不致病，发病与寄主防御功能缺陷及诱发因素有关。根据毒力和致病特点不同，可分为毒力相对较弱的经典肺炎克雷伯菌（classic KP，cKP）和高毒力肺炎克雷伯菌（hypervirulent KP，hvKP）。肺炎克雷伯菌致病因素包括荚膜多糖、外膜蛋白、脂多糖、菌毛、铁离子的获取和氮源物质的利用及生物膜的形成等。有些克雷伯菌菌株还可产生耐热和不耐热的肠毒素。

荚膜作为某些细菌在细胞壁外包围的一层黏液性物质，一般由糖和多肽组成，是细菌的一种特殊结构。荚膜多糖（capsular polysaccharide，CPS）是一种酸性脂多糖，一般由3～6个糖的重复单元组成，由位于染色体上的*cps*基因簇编码，主要通过Wzy聚合酶依赖途径合成。荚膜结构决定了细菌的黏附、抗血清杀菌（即补体系统）、抗嗜中性粒细胞吞噬和远处定植的特性。荚膜多糖相关毒力基因包括*wcaG*、*rmpA*、*magA*和*ureA*。*wcaG*编码荚膜岩藻糖的合成，可以加强细菌逃避巨噬细胞吞噬作用的能力；*rmpA*可正向调控荚膜多糖的合成，使菌落表现为黏液型；*magA*基因位于K1荚膜多糖体生物合成区，与抗吞噬能力相关；*ureA*是参与细菌胃肠道定植及尿素新陈代谢的重要基因。荚膜多糖是肺炎克雷伯菌的主要毒力因子，其重要编码基因*rmpA*和*magA*的缺失后都会降低肺炎克雷伯菌菌株毒力。*allS*（尿囊素调节子的激活因子）目前为止只存在于原发性肝脓肿分离的K1型菌株中，与尿素囊获能相关，编码尿囊素调节子的活化剂，可以帮助细菌竞争氮源，从而有效增加其生存能力。*allS*与*magA*基因密切相关。

脂多糖是细胞壁外壁的组成成分，由脂质A和O抗原组成，同时也是一种可以引起人体发热的内毒素。脂多糖，特别是O抗原，可以阻止补体系统成分接近细菌，从而保护其免受免疫补体介导的破坏。在菌血症发生后，O抗原也刺激细菌向内脏扩散和定植。相比之下，脂质A和核心多糖使细菌能够抵抗宿主细胞分泌的抗菌分子和巨噬细胞的吞噬作用。此外，脂多糖，特别是脂质A成分，可以通过激活toll样受体4（TLR4），诱导强烈的免疫反应，导致不同细胞因子和趋化因子的表达以及中性粒细胞和巨噬细胞的募集。

细菌菌毛介导细菌黏附于宿主。克雷伯菌的菌毛类型主要是Ⅰ型菌毛与Ⅲ型菌毛。Ⅰ型菌毛与尿路感染相关；Ⅲ型菌毛主要是黏附于内皮细胞及呼吸道和泌尿生殖道上皮细胞，还可以与胶原蛋白相互作用。菌毛黏附相关毒力基因包括*fimH*和*mrkD*。*fimH*基因主要编码黏附素，并且影响Ⅰ型菌毛蛋白的表达，在尿道感染中介导肺炎克雷伯菌的锚定、侵袭、生物膜形成及定植能力。Ⅲ型菌毛由*mrkD*编码，促进生物膜的形成。

铁在细菌的成长繁殖中具有重要作用，其功能主要是作为蛋白质的氧化还原催化剂，参与氧和电子的转运过程。铁载体（siderophores）从宿主处获取铁，以允许感染生物的繁殖。细菌产生和分泌铁载体系统，如肠杆菌素、气杆菌素、沙门菌素等，细菌铁载体系统对铁的亲和力较宿主铁结合蛋白强，因而从宿主铁结合蛋白中获取铁，然后再通过载铁系统特异受体细胞将铁运入细菌体内。除了铁载体外，Kfu蛋白也对铁的摄入起关键作用。*kfu*基因编码介导三价铁离子摄取的Kfu系统，可以利用肠道内游离的铁离子帮助hvKP在肠道定植。

二、流行病学

克雷伯菌属定植于5%～38%的健康人肠道和1%～6%的健康人口咽部，华裔和患有慢性酒精中毒的人群定植比例更高。粪便可能是患者感染最重要的来源。美国国立卫生研究院人类微生物计划组对242位健康志愿者粪便和鼻咽部筛查显示，肺炎克雷伯菌分别占3.8%和

9.5%。韩国的一项1174名志愿者粪便筛查显示，肺炎克雷伯菌的检出率为21.1%，25岁以上成人中K1血清型的携带率为5.6%，同时居住在韩国的人群K1携带率高于其他国家人群（24.1% *vs* 5.6%），环境因素如饮食可能起到重要作用。炎热季节肺炎克雷伯菌血流感染分离率是平时的1.5倍，提示在温暖的月份里，人体粪便肺炎克雷伯菌携带率增加，同时环境中的肺炎克雷伯菌亦增加。另外，携带者感染风险是非携带者的4倍，肠杆菌属或沙雷菌属的分离率未发现有类似的增加。在住院患者中，肺炎克雷伯菌的携带率明显高于社区携带者。在一项498例患者的前瞻性研究中，从社区转入重症监护病房（ICU）患者在入院时直肠和口咽部的肺炎克雷伯菌携带率为6%，而从其他医院转入的患者肺炎克雷伯菌携带率为19%，其中16%定植者发生感染，3%未定植者发生感染。另一项研究显示，在ICU和肿瘤病房筛查显示23%为肺炎克雷伯菌携带者。这些携带者中5.2%随后发生感染（未携带者1.3%发生感染）。另外一项研究表明，住院患者粪便肺炎克雷伯菌携带率高达77%，可能与抗生素应用数量有关。

肺炎克雷伯菌是引起医院感染最常见的病原菌之一，同时也是革兰阴性杆菌血流感染第二大常见病原菌。在西方国家，3% ~ 5%的社区获得性肺炎与肺炎克雷伯菌感染有关，在非洲等发展中国家，肺炎克雷伯菌肺炎占所有肺炎病例的15%。1996年，从美国北卡罗来纳州一家医院的重症监护病房的一株肺炎克雷伯菌中首次分离出肺炎克雷伯菌碳青霉烯酶（KP carbapenemase，KPC）。产KPC的基因包含882个核苷酸或293个氨基酸，通常位于质粒上，在属于Tn3家族的新型转座子Tn4401内。KPC阳性细菌在较大的地理范围内迅速传播，洲际旅行通常被认为是传播病原菌的普遍方式。2006年哥伦比亚的Villequs等首次报道在铜绿假单胞菌中检测出KPC-5酶，说明KPC不仅局限于肠杆菌科，携带KPC基因的质粒可以在革兰阴性菌中广泛传播。2007年Leavitt等在以色列医院中分离出产KPC-2和KPC-3的肺炎克雷伯菌。2014年，我国发现了一种KPC的新型变异体，即KPC-15，其与KPC-4具有紧密的同源性。我国KPC分主要位于ST11型的肺炎克雷伯菌中，主要分离于下呼吸道感染和尿路感染患者。在欧美地区，KPC主要位于ST258型的菌株中。耐碳青霉烯类肺炎克雷伯菌（carbapenem-resistant KP，CRKP）在不同国家、地区检出率有所差异，但普遍表现逐年快速增长的趋势。CRKP对绝大多数抗菌药物耐药率均在60%以上，仅对替加环素、阿米卡星、甲氧苄啶-磺胺甲噁唑等敏感。除肠杆菌科细菌（如克雷伯菌属、埃希菌属、肠杆菌属、柠檬酸杆菌属、摩根菌属、沙雷菌属、拉乌尔菌属和沙门菌属）可以产KPC外，许多非肠杆菌科细菌（如气单胞菌属、假单胞菌属和不动杆菌属）同样可以产KPC。

hvKP自被发现以来，由其引起的感染发病率逐年升高，其所致感染性疾病主要发生于亚裔居民，表现为肝脓肿及伴随的肝外部位感染。与cKP相比，hvKP感染不仅发生在免疫缺陷人群，还可影响免疫正常人群，特别是年轻人，且感染多发生于社区，可表现为肝脓肿、肺炎、脑膜炎和眼内炎等，并能迁移感染，临床症状严重，病死率高。

三、临床表现

该菌存在于正常人肠道、呼吸道以及水和谷物上，当机体免疫力下降或使用免疫抑制剂和长期应用抗生素导致菌群失调时，能引起多种感染。主要引起医院获得性肺炎，多见于老年人、营养不良、慢性酒精中毒、已有慢性支气管肺疾病和全身衰竭的患者。长期住院可使患者口咽部的肺炎克雷伯菌检出率升高，而寄生的细菌下行可导致支气管及肺部感染。机械通气是引起肺炎克雷伯菌感染的另一个重要危险因素。

克雷伯菌肺炎的临床表现与大多数革兰阴性菌感染引起的肺炎相似，急性起病，常有高热、寒战、咳嗽、咳痰，砖红色或深棕色黏稠痰液且不易咳出具有特征性，有时也可有血丝痰和铁锈色痰。80%患者有胸痛，主要为炎症侵犯壁层胸膜所致。部分患者有消化道症状，如恶心、呕吐、腹泻、黄疸等。甚至出现意识障碍伴躁动不安、谵语等严重中毒症状。克雷伯菌肺炎早期即可使患者出现全身器官衰竭，预后较差，病死率高。如出现气性坏疽，预后更差，主要并发症包括肺脓肿形成和脓胸。克雷伯菌肺部感染也可表现为慢性感染或由急性感染迁延为慢性，主要表现为支气管扩张、肺脓肿和肺纤维化。

肺炎克雷伯菌已成为全球社区获得性肝脓肿的重要病原菌。绝大多数患者是亚洲男性，主要临床表现包括发热、寒战和右上腹痛，血常规检查可见中性粒细胞数和C反应蛋白水平升高，肝功能检查多提示异常，影像学主要表现为肝右叶、单发、单一微生物感染的脓肿病灶。此外，脾脓肿是一种罕见的克雷伯菌腹腔内感染类型，多数患者存在基础疾病（主要为糖尿病），常见的临床表现包括发热、左上腹痛、弥漫性腹痛、左胸壁疼痛和呼吸困难，体检可发现脾大、左上腹压痛、全腹压痛等。

肺炎克雷伯菌引起的尿路感染在健康人中的发病率仅为1% ~ 2%，但在膀胱癌、前列腺肥大、膀胱无力、尿道狭窄或尿路结石等泌尿系统疾病及其他恶性肿瘤和全身疾病的患者中，其发病率升高至5% ~ 17%。导尿、导尿管留置和尿路器械检查等是引起克雷伯菌尿路感染的常见原因。克雷伯菌尿路感染的临床表现与其他细菌引起的尿路感染相似，主要表现为尿频、尿急和尿痛等膀胱刺激症状，累及肾脏时还可出现发热和腰痛等。

克雷伯菌血流感染可由任何部位的克雷伯菌感染引起，既往手术是此感染的最常见原因，近年以hvKP肝脓肿所致居多。克雷伯菌血流感染的病情凶险，表现为畏寒、发热，甚至可出现休克、黄疸。

克雷伯菌还可引起蜂窝织炎和疏松结缔组织感染，主要发生于压疮、糖尿病溃疡和烧伤部位等免疫力减弱的组织及免疫功能减低的患者。克雷伯菌也可引起手术后伤口感染、心内膜炎、骨髓炎、关节炎和新生儿脑膜炎等。

四、影像学表现

肺炎克雷伯菌肺炎可分为原发性（吸入性）和继发性（血源性）。原发性肺炎克雷伯菌肺炎常见于肺上叶，尤其是右肺上叶后基底段（图3-5-1），中叶和下叶亦可受累（图3-5-2～图3-5-5）。典型者表现为大叶性肺炎，实变通常起于邻近脏层胸膜的肺外侧，沿肺泡间孔和小气道向中心扩散，导致均质性大叶实变，并伴有含气支气管征（图3-5-6～图3-5-8）。与肺炎链球菌肺炎相比，急性肺炎克雷伯菌肺炎发展较快，产生大量炎性渗出物，渗出液黏稠而重，导致肺叶的膨胀并引起叶间裂的膨出（下坠）（图3-5-9）。叶间裂的膨出常用于肺炎克雷伯菌肺炎的描述，但不是克雷伯菌的特异性征象，其他病原体引起的肺炎亦可出现，如肺炎链球菌、流感嗜血杆菌、金黄色葡萄球菌等，也可以在原发性肺恶性肿瘤里见到。叶间裂膨出更多见于肺炎克雷伯菌肺炎（30%），但肺炎链球菌肺炎的发生率更高，故肺叶的膨胀更常见于肺炎链球菌。带荚膜的肺炎克雷伯菌在肺泡内大量繁殖，常引起肺泡壁和肺组织坏死、液化，病变内可有不规则透亮区，并形成单个或多发性空洞（图3-5-10，图3-5-11），提示坏死性肺炎。侵及胸膜时可引起胸腔积液（60%～70%），甚至脓胸，支气管胸膜瘘罕见。肺炎克雷伯菌肺炎较少引起肺脓肿，较易引起脓胸，其所致肺脓肿和脓胸的发生率高于肺炎链球菌肺炎。部分急性病例仅部分消散，进展为慢性期，伴空洞形成和培养持续阳性（图3-5-12～图3-5-15）。

继发性肺炎多为血流感染，多合并肝脓肿或其他脏器损害，可为双肺斑片样支气管肺炎样表现（图3-5-16～图3-5-18），亦可表现为单发（图3-5-19，图3-5-20）或多发结节影（图3-5-21），空洞常见（图3-5-22～图3-5-24），且与继发性金黄色葡萄球菌肺炎相似。

肺炎克雷伯菌肺炎可最终演变为气囊影（图3-5-25～图3-5-29），但相对罕见。亦可表现为磨玻璃影或铺路石征（图3-5-30）、小叶间隔增厚、小叶中心结节等。

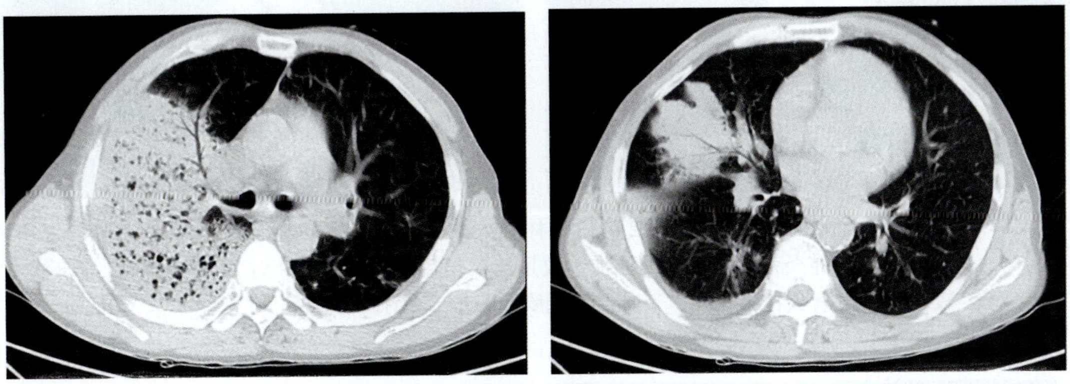

图3-5-1　男，52岁。发热、咳嗽、咳黄痰、呼吸困难、乏力2天，加重9小时。有“酒精肝”病史8年。右肺实变影，起于邻近脏胸膜的肺外侧，以上叶后段和下叶背段为主，可见支气管充气征，右侧少量胸腔积液

（瑞安市人民医院感染科　洪　亮　提供）

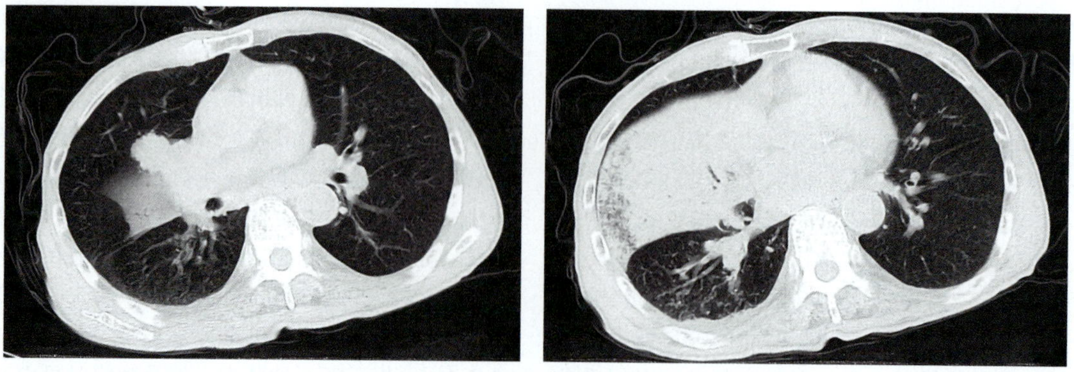

图3-5-2　男，77岁。发热、咳嗽、咳痰、痰中带血3天。右肺中叶实变影，右侧少量胸腔积液（2018.09.08）

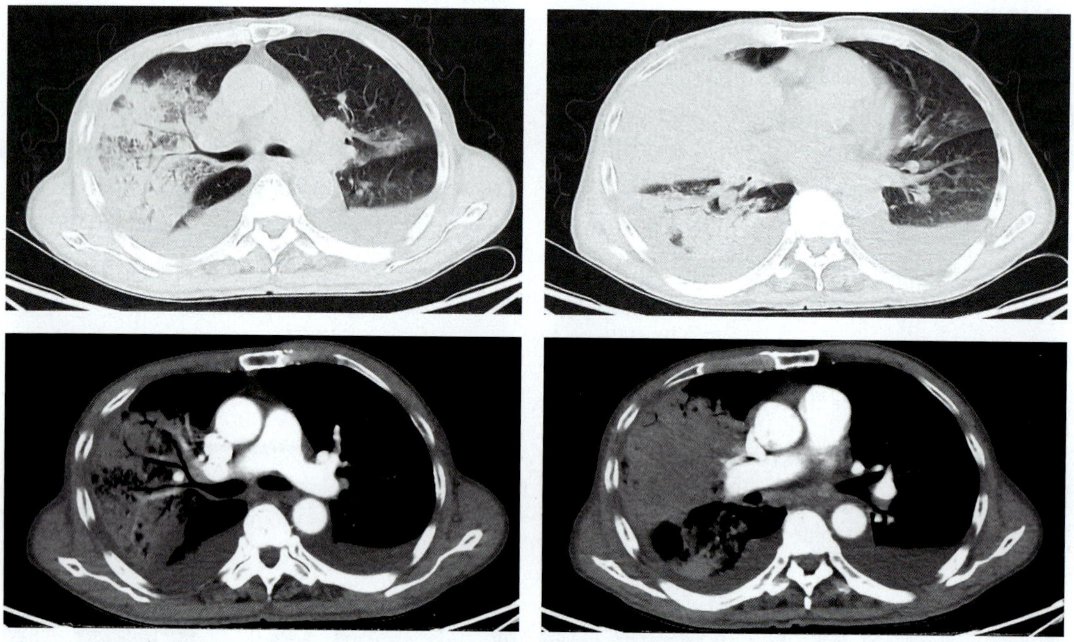

图3-5-3　患者经左氧氟沙星0.4g qd联合哌拉西林/他唑巴坦3.375g q8h治疗1周后，患者仍发热，痰培养查到肺炎克雷伯菌肺炎亚种，改用比阿培南0.3g q8h治疗。复查胸部CT显示病变较前进展，累及右肺上叶、下叶，双侧胸腔积液（2018.09.15）

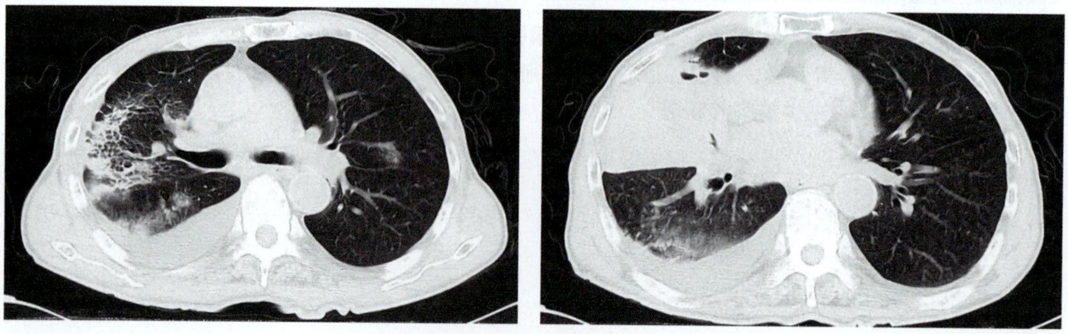

图3-5-4　治疗2周后病变较前吸收，内见坏死、空洞（2018.09.28）

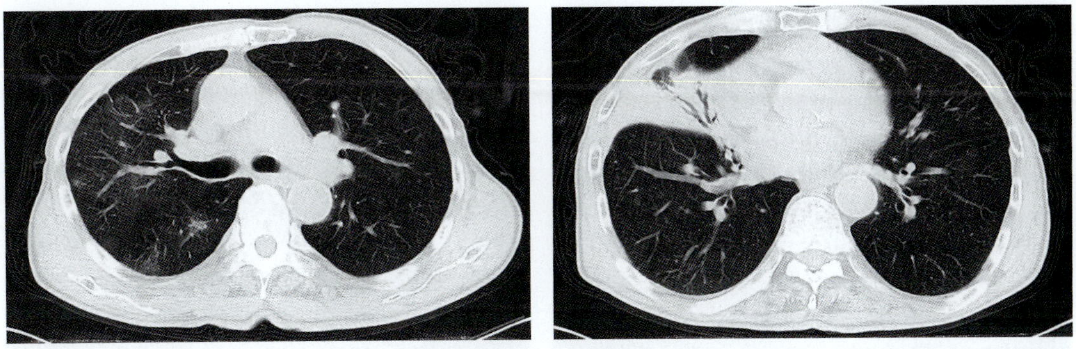

图3-5-5　患者出院后口服拜复乐治疗，病变较前进一步吸收（2018.11.07）

（金乡县人民医院呼吸科　李　芳　提供）

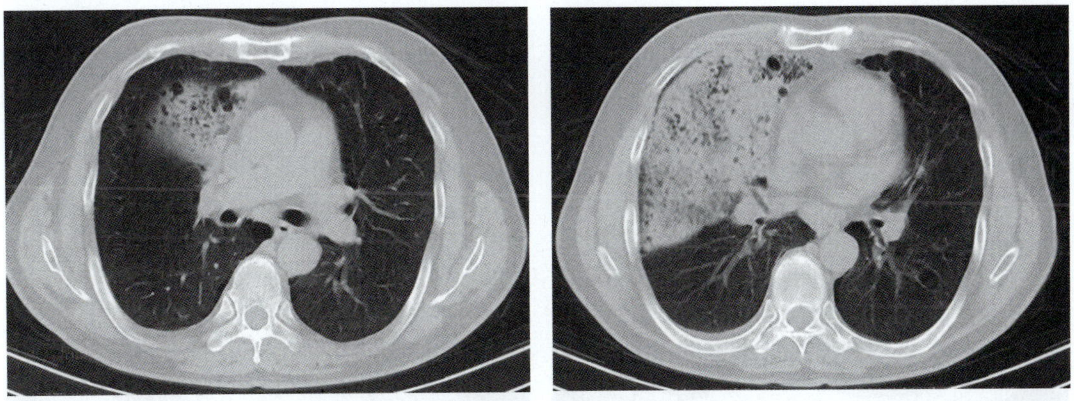

图3-5-6　男，64岁。慢性咳喘20余年，加重2天。糖尿病病史3年，未治疗，未监测血糖。吸烟史20余年，约20支/日。胸部CT显示右肺中叶实变影（2018.01.19）

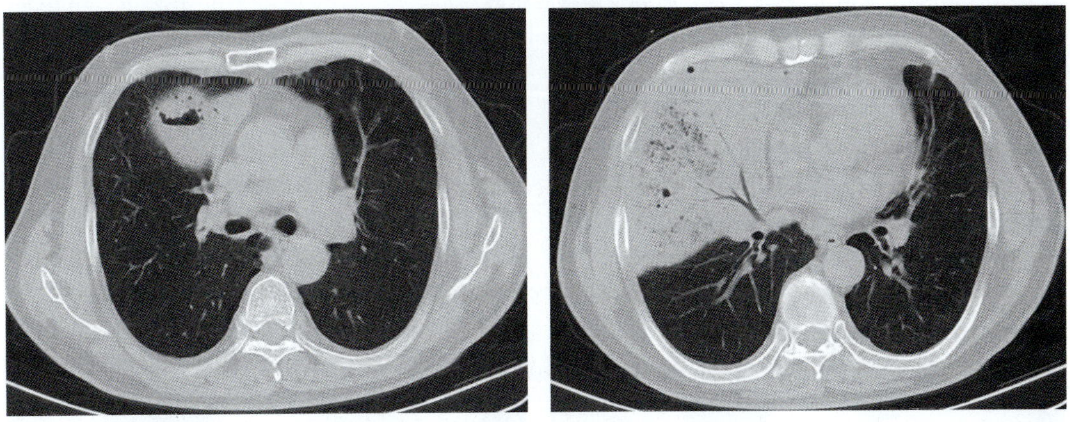

图3-5-7　患者痰培养回报肺炎克雷伯菌，哌拉西林/他唑巴坦联合左氧氟沙星治疗4天后复查胸部CT显示实变明显，内见支气管充气征和空洞影（2018.01.22）

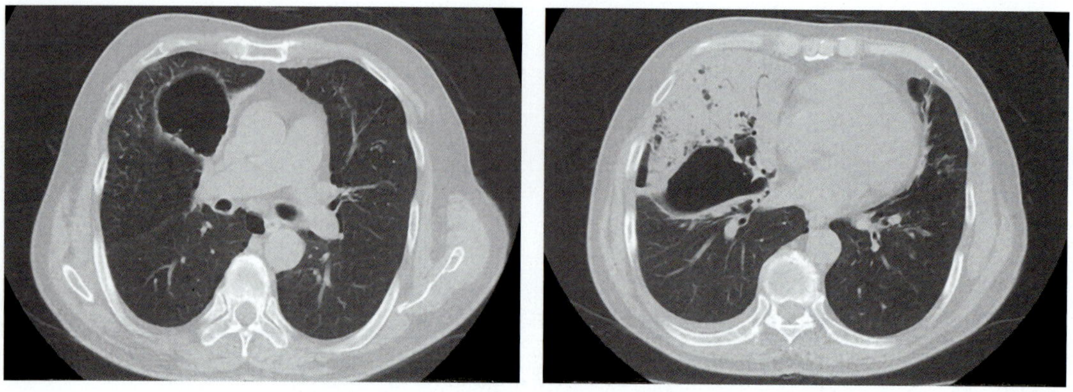

图3-5-8　继续治疗6天，病变吸收，空洞明显（2018.01.28）

（河北省青县人民医院呼吸肿瘤科　金玉珍）

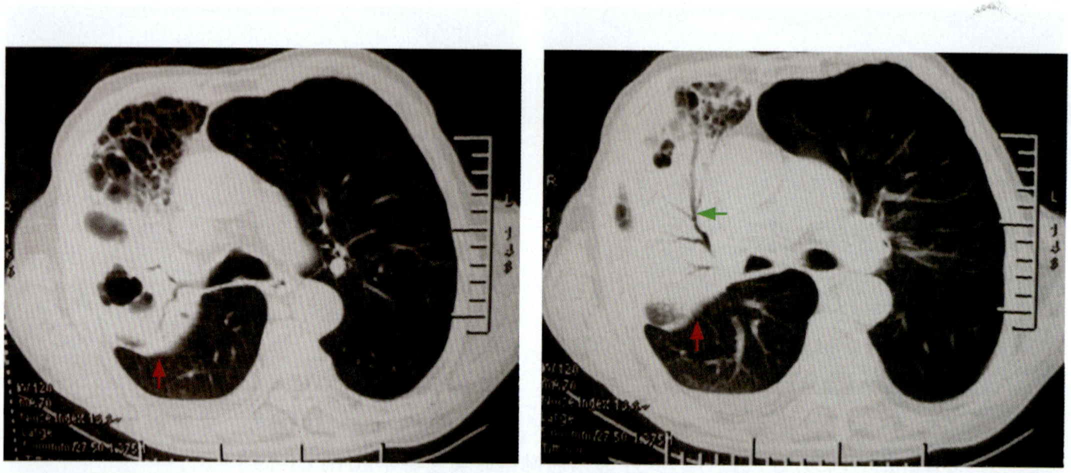

图3-5-9　男，85岁。有COPD病史。右肺上叶大片状实变影，叶间裂下坠（红箭），支气管充气征明显（绿箭），内见空洞，右侧少量胸腔积液

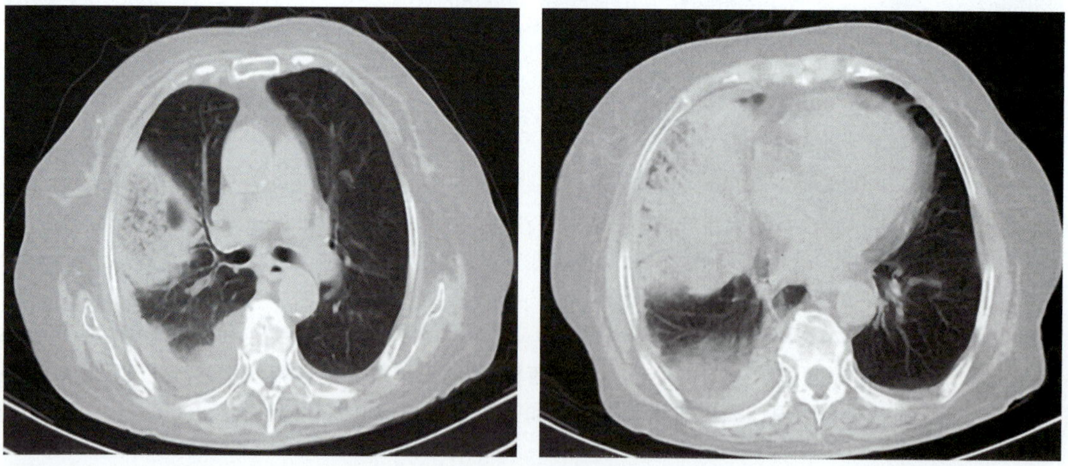

图3-5-10　女，78岁。有COPD病史。右肺上、中叶实变影，叶间裂下坠，内见支气管充气征和大小不等透亮影，呈蜂窝样改变，右侧胸腔积液

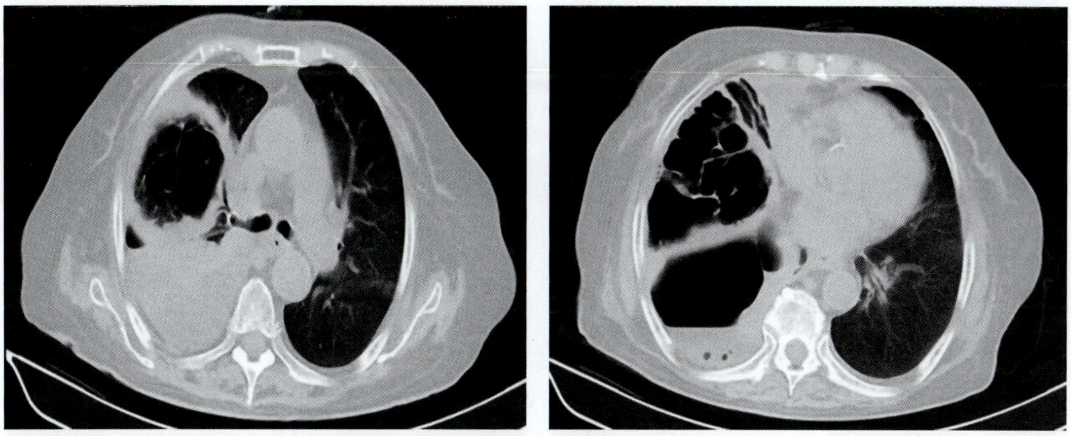

图3-5-11 患者11天后复查显示右肺多发空洞，内见液平面

（临沂市人民医院影像科 张明辉 提供）

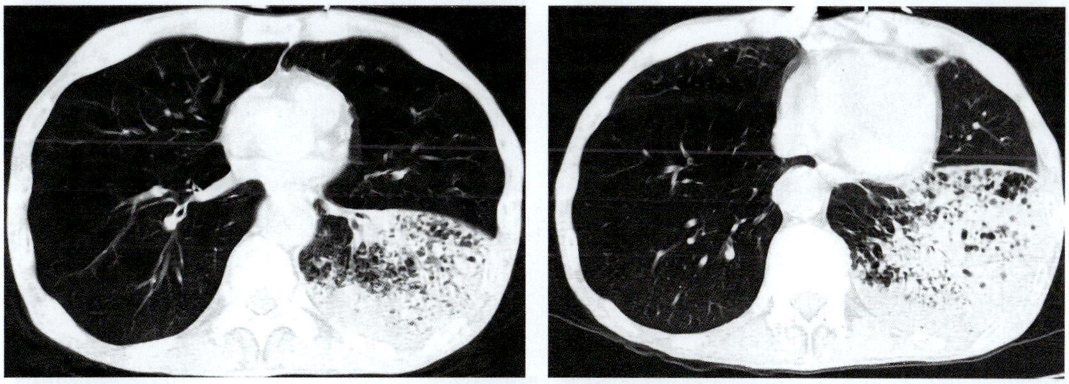

图3-5-12 男，70岁。有COPD病史。左肺下叶实变影，呈蜂窝样改变（2017.09.21）

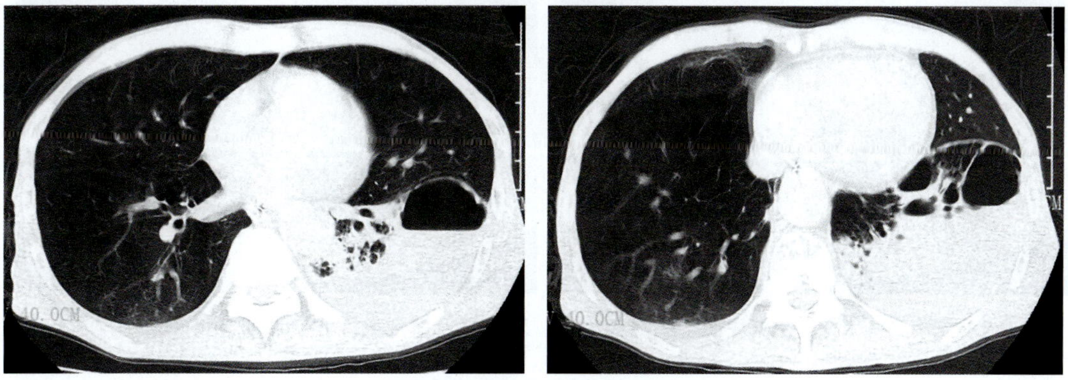

图3-5-13 左下肺实变，上缘见多发薄壁空洞影，表现为肺膨出（2017.10.04）

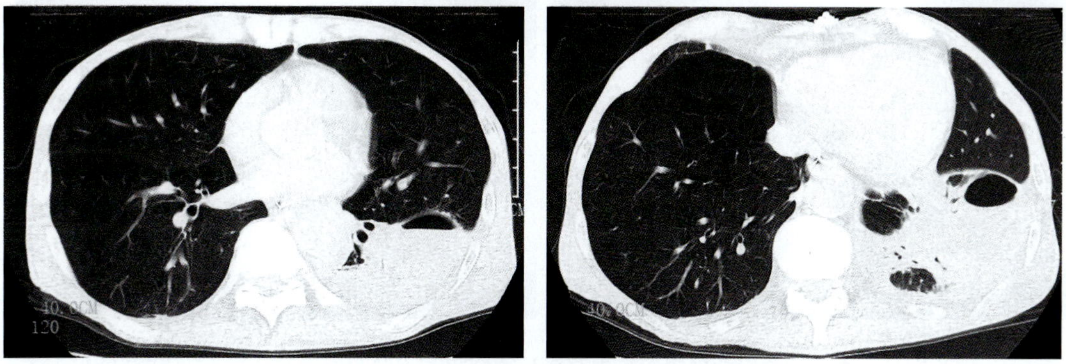

图3-5-14 病变较前吸收，肺膨出有所消退，见大小不等空洞影（2017.10.18）

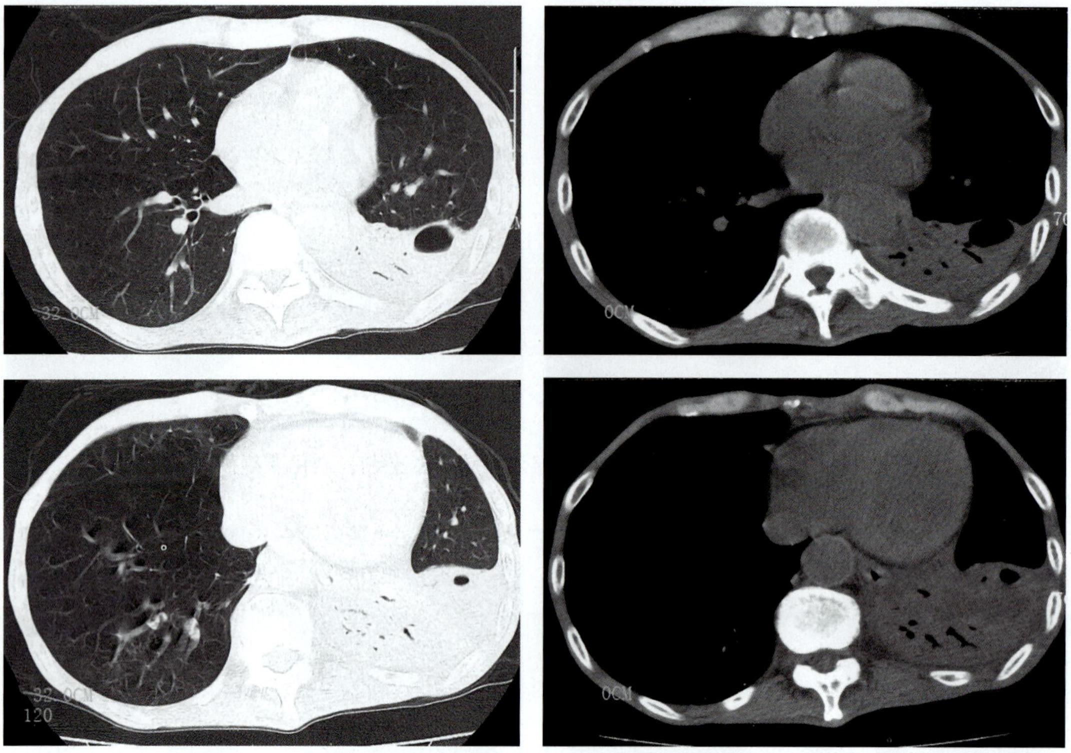

图3-5-15　左肺下叶实变影，内见坏死和空洞影（2017.11.22）

（宁波市宁海县第一医院呼吸科　严群锋　提供）

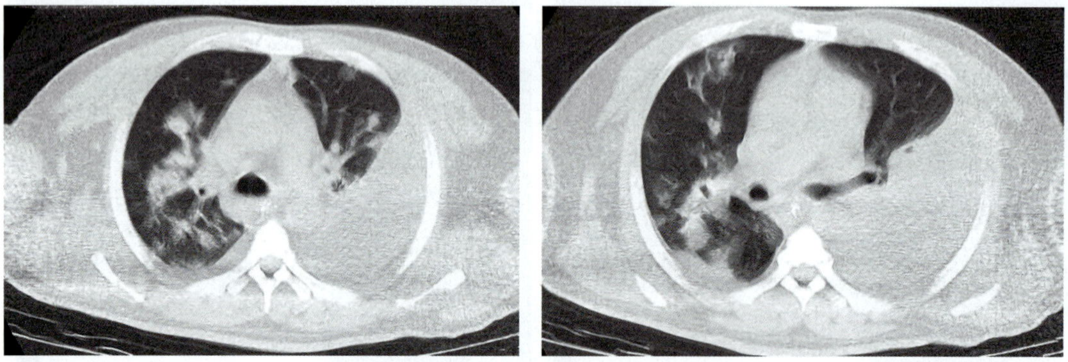

图3-5-16　男，44岁。2型糖尿病、酮症酸中毒。双肺多发斑片影，左侧胸腔积液（2016.03.14）

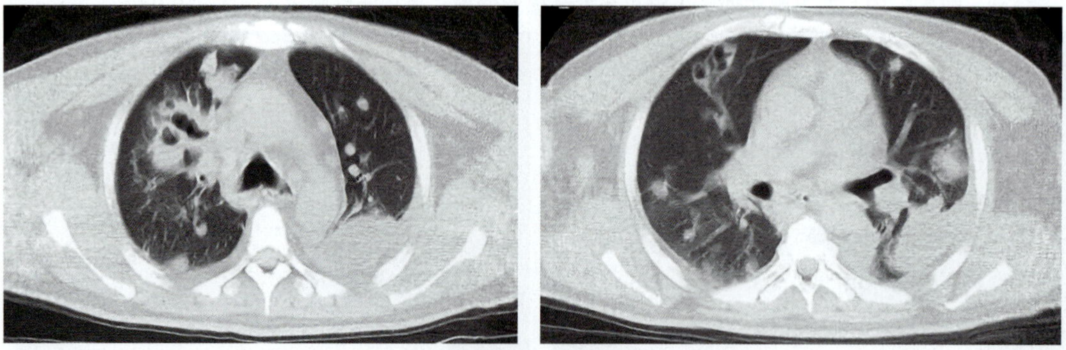

图3-5-17　上述病变演变为结节、空洞影，左侧胸腔积液较前吸收（2016.03.22）

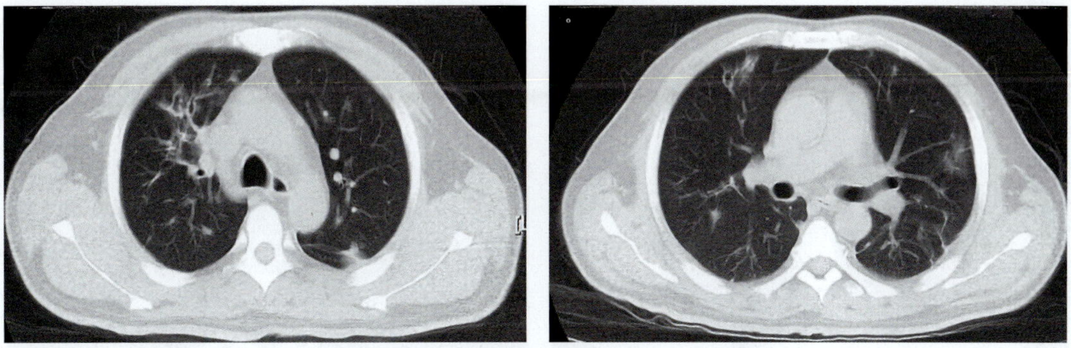

图3-5-18　病变较前进一步吸收，双肺多发薄壁空洞、磨玻璃结节影（2016.04.13）

（太原市第四人民医院CT室　吴吉丽　提供）

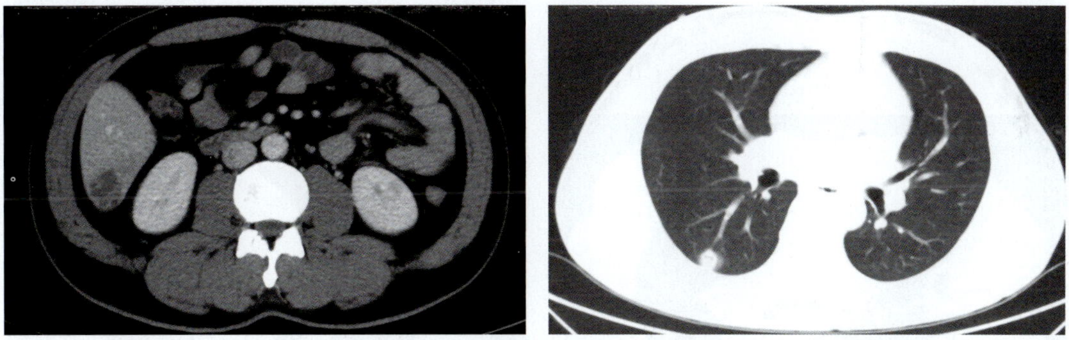

图3-5-19　男，43岁。发热4天。血培养示肺炎克雷伯菌肺炎亚种。CT显示肝右叶脓肿并右肺下叶结节影

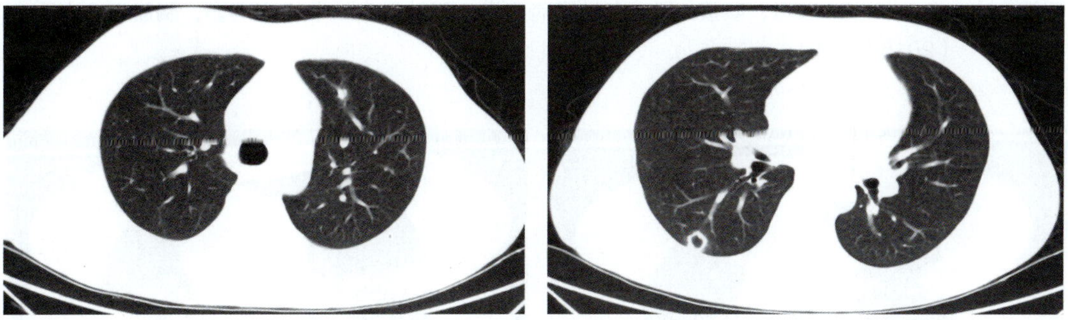

图3-5-20　患者经8天治疗，右肺下叶结节影演变为空洞影，左肺上叶见新发结节影

（青岛市市立医院影像科　王钦习　提供）

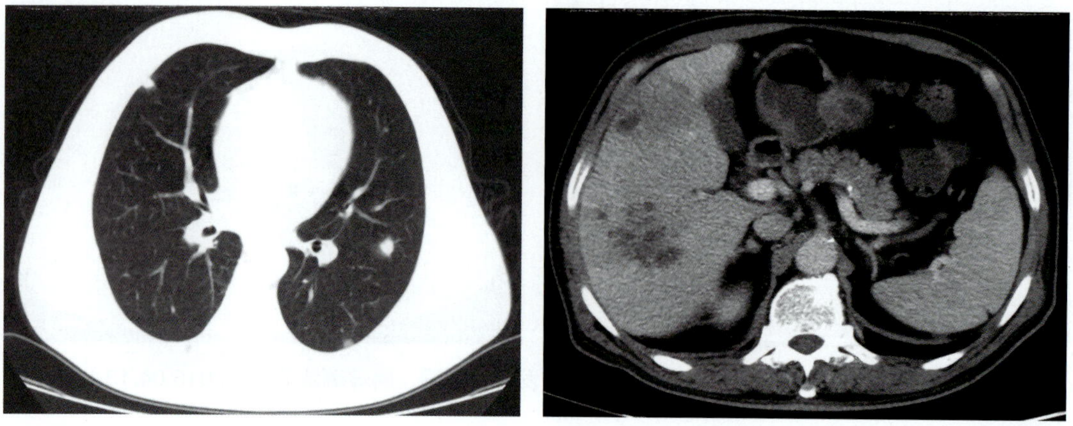

图3-5-21　男，68岁。发热10天。有糖尿病病史，血培养示肺炎克雷伯菌肺炎亚种。CT显示肝脏多发脓肿并双肺多发结节影

（青岛市市立医院影像科　王钦习　提供）

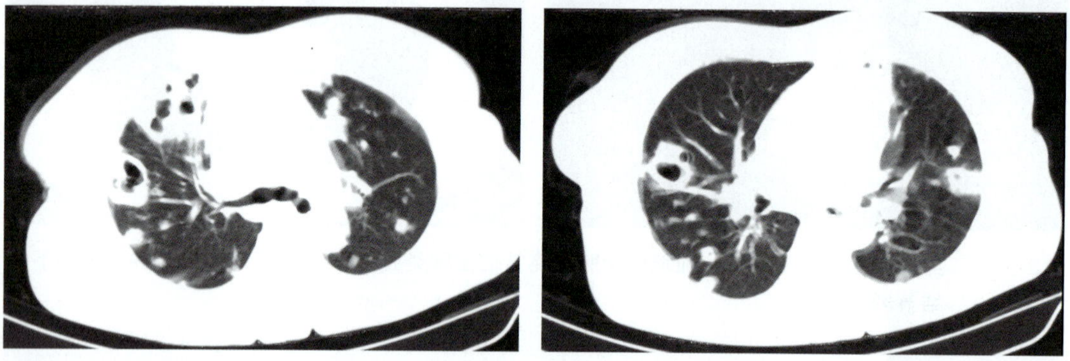

图3-5-22　女，45岁。咳嗽、咳痰1周。有糖尿病病史。双肺多发结节、空洞影，胸膜下分布为主（2018.08.01）

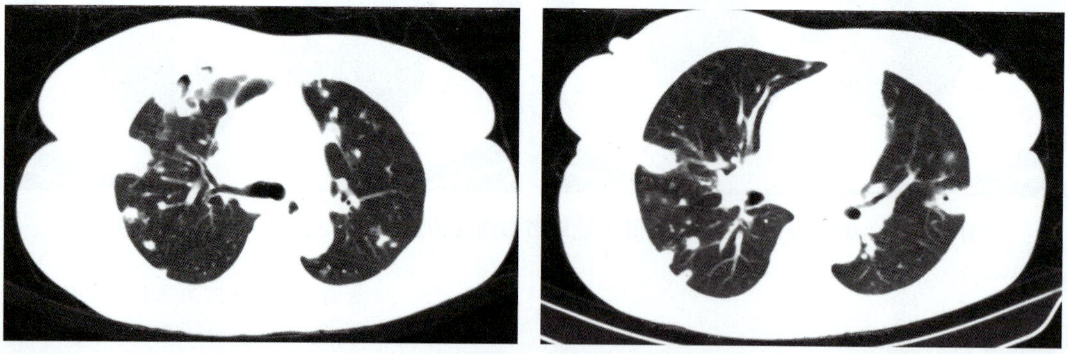

图3-5-23　患者血培养为肺炎克雷伯菌肺炎亚种，给予泰能治疗10天后病变吸收，部分空洞闭合（2018.08.11）

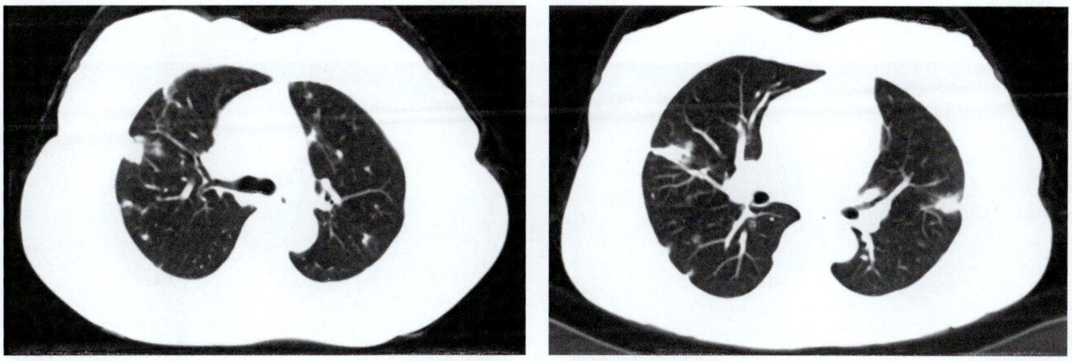

图3-5-24　1个月后复查，病变进一步吸收（2018.09.12）

（抚州市第一人民医院呼吸科　曾中华　提供）

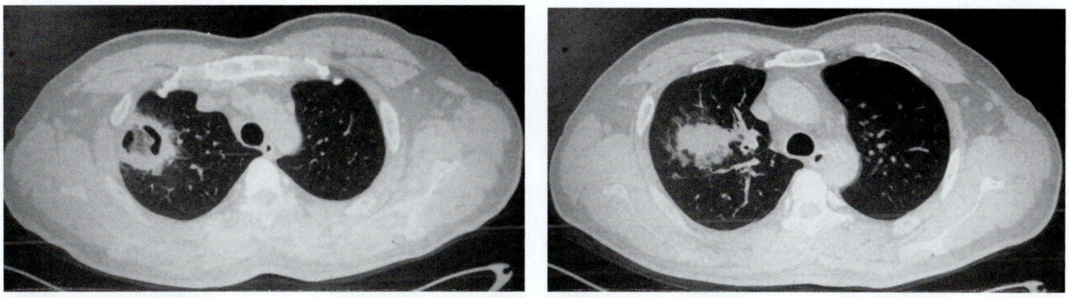

图3-5-25　男，40岁。咳嗽伴咯血10天，有长期吸烟、饮酒史。右肺上叶实变、空洞影（2017.01.26）

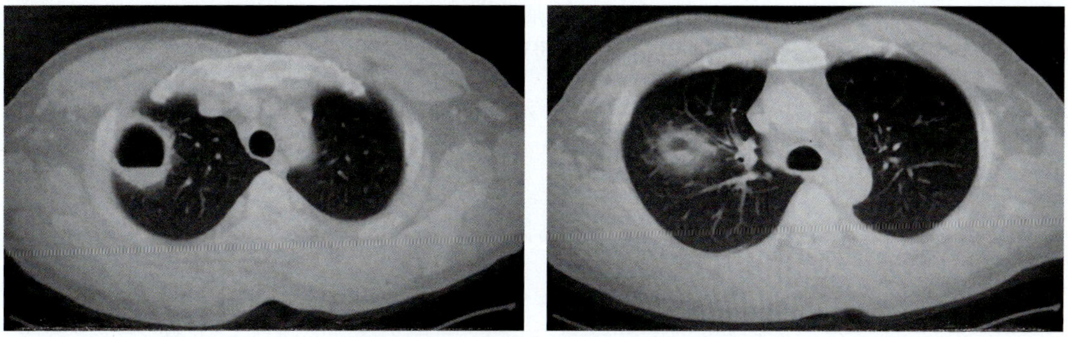

图3-5-26　病变有所吸收，坏死明显，可见液平面（2017.02.04）

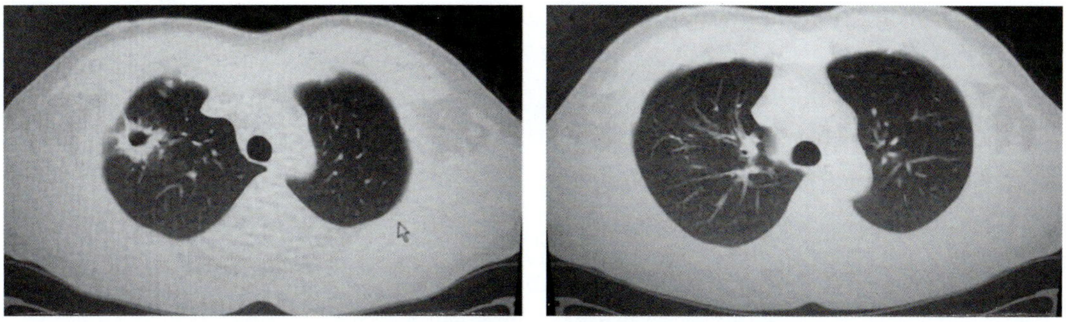

图3-5-27　病变进一步吸收，液平面消失（2017.03.06）

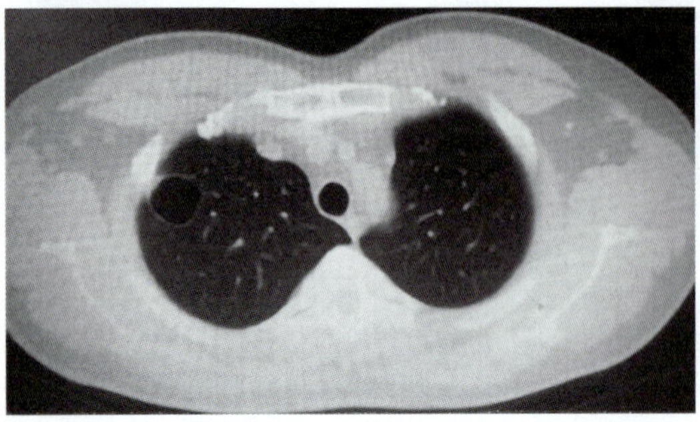

图3-5-28　病变吸收为薄壁囊腔（2017.04.06）

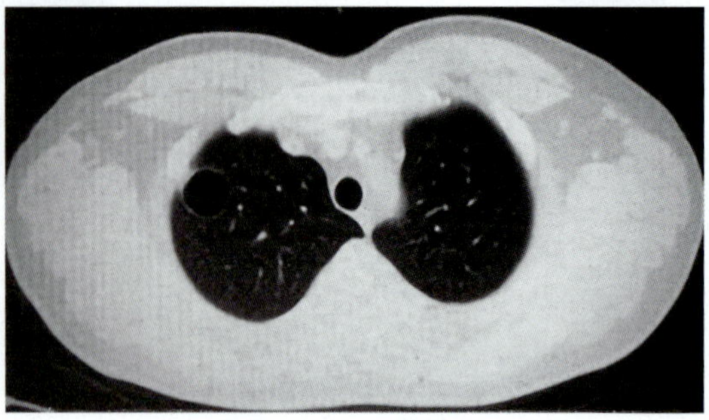

图3-5-29　囊腔大小无变化（2017.06.30）

（诸城市人民医院呼吸科　杨增建　提供）

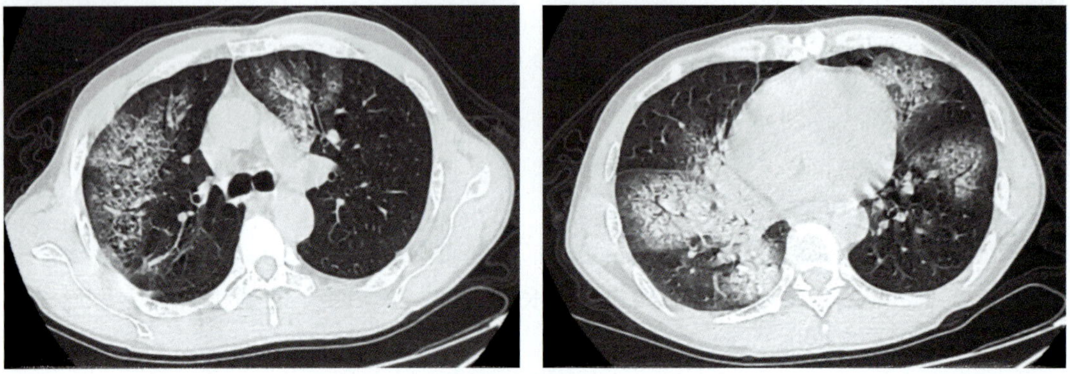

图3-5-30　男，45岁。上腹部疼痛不适2天。有烟酒史，吸烟20支/天，饮酒1斤/天，发病前1天饮酒1斤。血培养示肺炎克雷伯菌肺炎亚种。胸部CT显示双肺多发实变、磨玻璃影。入院第2天死亡

（东营市东营区人民医院呼吸科　张景涛　提供）

五、耐药机制

肺炎克雷伯菌耐药机制包括：产β-内酰胺酶；外膜蛋白的缺失和靶位的改变；生物膜形成；外排泵机制；整合子机制等。

（一）产β-内酰胺酶

1.产超广谱β-内酰胺酶（ESBLs）　ESBLs主要由克雷伯菌属和大肠埃希菌产生，此外也在肠杆菌属、枸橼酸杆菌属、变形杆菌属、沙雷菌属等其他肠杆菌科细菌及非肠杆菌科菌（如不动杆菌和铜绿假单胞菌）中被检出。产ESBLs菌株可同时携带AmpC酶、氨基糖苷类抗生素钝化酶和耐喹诺酮类药物基因等，表现为多重耐药。耐药菌株的质粒携带耐药基因能够在菌株间迅速传播扩散，使得产ESBLs菌株的感染率逐年升高。长期使用广谱抗生素会诱导克雷伯菌产ESBLs菌株的产生。过去肺炎克雷伯菌主要以产SHV、TEM型的ESBLs为主，SHV-1和TEM-1型β-内酰胺酶主要是青霉素酶，对头孢菌素的降解作用较弱。近年来世界各地产CTX-M基因型ESBLs的报道不断增多，其特点是对舒巴坦和克拉维酸耐药，已成为最常见的ESBLs。与大多数SHV和TEM型ESBLs不同，CTX-M型β-内酰胺酶水解头孢噻肟和头孢曲松的能力强于头孢他啶。

2.头孢菌素酶（AmpC）　编码AmpC酶的基因常发现在肠杆菌科，包括肠杆菌属、志贺菌属、普罗威登斯菌属和大肠埃希菌属的染色体上。AmpC酶不仅由染色体介导，也可由质粒介导，质粒介导AmpC酶是肺炎克雷伯菌产生头孢菌素类以及碳青霉烯类多药耐药的重要原因。产酶菌株可以对多种抗生素产生耐药，耐药菌株的质粒携带耐药基因能够在菌株间迅速传播扩散。迄今AmpC酶已有40余种基因型，世界范围内以CMY-2型多见，国内主要为DHA-1型和ACT-1型。

3.碳青霉烯酶　肺炎克雷伯菌对碳青霉烯类抗生素敏感性下降的最主要原因是产碳青霉烯酶。目前将

CRKP定义为至少对一种碳青霉烯类耐药或产生碳青霉烯酶的肺炎克雷伯菌。碳青霉烯酶主要包括A类酶（KPC、NMC-A、SME、GES、IMI和SFC-1等）、B类金属酶（IMP、NDM、TMB、VIM、SIM、AIM和SMB等）和D类酶（OXA-40、OXA-48、OXA-55、OXA-60和OXA-58等）。KPC、NDM和OXA-48酶在全球盛行。KPC酶最为多见，国内报道也多以检出KPC酶为主，金属酶相对较少，D类酶更为少见。编码碳青霉烯酶的基因大多通过可移动质粒介导，可经质粒、整合子、插入序列的基因元件进行传播，易引起菌株间耐药基因的水平传播，由于耐碳青霉烯类的KPC、VIM、NDM的出现导致泛耐菌株的出现，仅有多黏菌素、磷霉素、替加环素等几种抗生素治疗有效。超级细菌NDM基因的出现，可能导致医院感染的暴发流行，这应当引起医务工作者的高度重视。

（二）外膜蛋白的缺失和靶位的改变

1.外膜蛋白（outer membrane proteins，OMP）的缺失　肺炎克雷伯菌等革兰阴性菌细胞外膜脂质双分子层中存在由许多微孔蛋白组成的孔道，它是一种非特异性的、跨越细胞膜的水溶性扩散通道，一些β-内酰胺酶类抗生素可经通道进入菌体内而发挥作用。一旦外膜孔蛋白缺失或减少就会影响抗生素进入细菌的量减少或不能进入引起耐药。由于氨基糖苷类等抗生素尚有其他通道进入细胞内，所以外膜孔蛋白缺失造成的耐药性主要与β-内酰胺类抗生素有关。与肺炎克雷伯菌耐药性有关的主要是外膜蛋白OmpK36和OmpK35。仅有OmpK35缺失对耐药性影响较小，而Ompk36缺失可明显增加产ESBLs菌株的青霉素类和碳青霉烯类药物的MIC值，两者同时缺失能够导致对大多数青霉素类和碳青霉烯类抗菌药物耐药。产ESBLs的肺炎克雷伯菌在外膜蛋白OmpK36和OmpK35降低或缺失时，能增加对头孢西丁和头孢菌素类的耐药性。

2.靶位的改变　肺炎克雷伯菌对喹诺酮类耐药主要是靶位的改变。喹诺酮类抗生素的作用靶位有DNA解旋酶及拓扑异构酶，两者均可使细菌DNA无法复制而起抑菌作用。DNA解旋酶由两个A亚基（gyrA）和两个B亚基（gyrB）组成的一个四聚体复合物，A亚基携带有使DNA断裂和重接的活性位点，B亚基能促进ATP的水解。该酶与DNA的复制、转录、修复、重组等有密切的相关性，主要负责移除积累在复制叉和转录复合体前面的扭转应力。拓扑异构酶Ⅳ为解链酶，可在DNA复制时将缠绕的子代染色体释放，是由两个C亚基和两个E亚基组成的四聚体，C亚基由*parC*编码，E亚基由*parE*编码。parC能催化双链DNA的断裂，parE催化ATP的水解，为必要的反应提供所需的能量。parC、parE序列与gyrA、gyrB具有高度的同源性。*gyrA*编码基因第83、87位密码子的突变是最常见的耐药原因。药物诱导的靶位点基因突变引起的耐药被认为不具有水平传播性。随着此类抗生素的过度应用，耐药菌不断出现。

1998年，Matinez-Martinez等首次报道质粒介导的喹诺酮类耐药基因*qnr*，其编码的蛋白属于五肽重复家族，能够保护喹诺酮类药物作用靶位而引起耐药。qnr蛋白可优先与DNA解旋酶和拓扑异构酶结合，使喹诺酮类药物的结合位点的构象发生改变，从而使喹诺酮药物抗菌失败。*qnr*基因通常位于Ⅰ类整合子上。整合子作为一种可移动的基因元件，不仅可通过位点特异性重组系统在细菌间播散，而且具有捕获耐药基因盒的功能，使细菌具有耐药性，甚至是多重耐药。*qnr*基因在革兰阴性杆菌中的检出率高，如大肠埃希菌、肺炎克雷伯菌、阴沟肠杆菌、鲍曼不动杆菌等，介导多重耐药，对氟喹诺酮类、β-内酰胺类、氨基糖苷类等多种临床常用抗生素耐药，给临床抗感染治疗带来了严重的困难。

另外，氨基糖苷类抗生素的耐药机制亦与靶位的改变有关，其中最主要机制是产生钝化酶。16S rRNA甲基化酶通过甲基化16S rRNA的A位点的某个或某几个碱基，使氨基糖苷类抗生素不能与其作用靶点相结合，从而导致细菌对氨基糖苷类抗生素高水平耐药。

（三）生物膜形成

细菌生物膜是细菌在群体生长过程中出现的一种特定现象，是细菌由其分泌的含水聚合性基质（主要是胞外多糖）黏附在物体或生物组织表面形成的结构性细菌群落。研究发现，自然界中90%以上的细菌是以生物膜的形式存在，65%的人类细菌感染与生物膜形成有关。生物膜一旦形成，可以通过限制抗生素渗透、营养限制等来实现耐药性。同时生物膜中大量的黏性基质形成了一个物理屏障，使机体的吞噬细胞和杀伤细胞不能对细菌产生有效的攻击。随着介入治疗的广泛应用，许多医用材料（如各种导管、人工关节、人工心脏瓣膜等）一旦被细菌黏附并形成生物膜，细菌污染不易消除，常导致感染迁延不愈。

肺炎克雷伯菌有极强的生物膜形成能力，它能够在塑料表面或人类细胞外基质和宿主衍生蛋白表面形成生物膜，从而定植于生物或非生物体表面。肺炎克雷伯菌生物膜的形成使得其引起的感染具有静止期与急性发作期交替、易复发、难根治等特点。成熟的生物膜不仅可以帮助细菌逃避机体先天性免疫和适应性免疫系统，还可以阻止外界抗菌物质进入，进而为细菌提供有利的环境。生物膜还具有耐药性，生物膜对抗菌剂的耐受能力可能要比普通游离生物高出10～1000倍。

影响肺炎克雷伯菌生物膜形成的因素较多，如荚膜多糖、黏附因子、脂多糖、细胞外DNA、数量感知系统、环境等。荚膜多糖可与菌毛协作促进肺炎克雷伯菌在感染部位黏附定植，形成生物膜。黏附因素是细菌定植、增殖和播散的主要因素，也是细菌生物膜形成的重要因素。肺炎克雷伯菌的黏附因子包括菌毛型结构和非菌毛型结构。菌毛型结构包含Ⅰ型菌毛和Ⅲ型菌毛。肺炎克雷伯菌Ⅰ型和Ⅲ型菌毛在细菌浮游状态生长时均不表达，但在导管上形成生物膜期间表达。非菌毛黏附物质在肺炎克雷伯菌的生物膜形成过程中也起到积极作用。脂多糖主要由多糖和类脂A构成，能使肺炎克雷伯菌黏附于气管上皮细胞和气管内黏液促进生物膜形成。胞外DNA存在于胞外基质中，可来自于死亡细菌体裂解释放或者活菌主动分泌，能够维持生物膜的稳定。

（四）外排泵机制

外排泵是整合膜蛋白，它利用水解ATP或质子动力势释放的能量逆浓度梯度从细胞内外排抗生素或杀菌剂。外排泵系统的高度表达是肺炎克雷伯菌获得多重耐药的重要机制。属于耐药结节分化超家族（RND）的AcrAB-TolC在肠杆菌科中检出率最高。AcrAB-TolC主要由膜融合蛋白AcrA、内膜蛋白AcrB和外膜蛋白TolC三部分组成，其底物广泛，能够排出多种抗生素、消毒剂等。肺炎克雷伯菌对β-内酰胺类、大环内酯类、喹诺酮类、四环素类、氯霉素及替加环素的敏感性下降与AcrAB-TolC相关。AcrAB-TolC是肺炎克雷伯菌产生多重耐药性的重要原因，甚至可造成肺炎克雷伯菌暴发流行。

（五）整合子

整合子是由Strokes和Hall于1989年首次提出的概念。它是一种能被识别和俘获的外源性可移动基因，位于细菌的质粒或染色体上，是携带编码抗菌药物耐药基因盒的DNA片段，具有位点特异性的基因重组系统。整合子作为遗传的基因元件普遍存在革兰阴性菌中，根据整合酶基因同源性主要分4类，与细菌耐药性密切相关主要有Ⅰ、Ⅱ、Ⅲ类整合子，尤其是Ⅰ类整合子作为一种可移动的基因元件，通过整合酶的作用，捕获外来的耐药基因（包括对氨基糖苷类、喹诺酮类、磺胺和消毒剂等耐药的基因）。有研究表明，整合子阳性的肺炎克雷伯菌株耐药比例高于整合子阴性的肺炎克雷伯菌株。Ⅰ类整合子阳性菌株对氨基糖苷类、喹诺酮类及大多数β-内酰胺类的耐药率高于Ⅰ类整合子阴性的菌株。

六、治疗

进行积极、有效的抗生素治疗是治疗克雷伯菌感染的关键。但克雷伯菌易产生耐药性，且不同菌株对抗生素的敏感性差异悬殊，故应根据药敏试验结果选用合适的抗生素。克雷伯菌对氨苄西林和替卡西林天然耐药，且对呋喃妥因的敏感性不高，对其感染进行经验性治疗时应避免使用这些抗生素。

在我国，克雷伯菌对亚胺培南、美罗培南和厄他培南最为敏感，其次是哌拉西林/他唑巴坦和头孢哌酮/舒巴坦。β-内酰胺酶抑制剂复方制剂可首选用于产ESBLs细菌所致的轻度至中度感染，对产ESBLs细菌严重感染的患者，不宜作为首选药物。应该注意，当细菌产生大量β-内酰胺酶或同时伴有外膜蛋白丢失时，β-内酰胺酶抑制剂复方制剂的抗菌活性也会降低。头孢霉素类抗菌药物（头孢美唑和头孢西丁）对于产ESBLs细菌具有良好的抗菌作用，可以作为产ESBLs细菌的次选药物，也可以与氨基糖苷类抗菌药物等联合使用。需要注意的是，头孢霉素类药物易诱导细菌产生AmpC酶，从而出现耐药。如果细菌同时有外膜蛋白缺失，也可引起细菌对头孢霉素类耐药。氨基糖苷类抗菌药物可作为产ESBLs细菌严重感染时的联合用药之一。喹诺酮类抗菌药物可用于治疗产ESBLs细菌引起的轻、中度感染（如尿路感染），但产ESBLs细菌对喹诺酮类的耐药性不断增加，限制了喹诺酮类药物在产ESBLs细菌感染中的应用。对克雷伯菌感染患者不恰当的给予青霉素类、头孢菌素类和氟喹诺酮类药物治疗可诱导产ESBLs菌株的产生。研究结果显示，ESBLs阳性菌株对替加环素耐药率较低，但替加环素的敏感率却远低于碳青霉烯类的美罗培南和亚胺培南，对于ESBLs阳性菌株感染者，尤其是由感染引起重症脓毒症或脓毒性休克患者，推荐使用更为有效和可靠的碳青霉烯类抗生素。此外，有研究显示，阿莫西林/克拉维酸钾对克雷伯菌尿路感染治疗有较好的疗效，且对妊娠期妇女具有较好的安全性，可用于治疗妊娠妇女的克雷伯菌尿路感染。

近年来研究发现替加环素、多黏菌素、阿米卡星、磷霉素和新型β-内酰胺酶抑制剂如阿维巴坦等对CRKP依然存在良好的杀菌效果，国内外相关治疗指南也推荐以多黏菌素、替加环素或碳青霉烯类抗菌药物为基础的联合用药作为目前CRKP感染治疗的重要手段之一，但已有多黏菌素、替加环素治疗CRKP失败及导致替加环素耐药CRKP的报道。

对肝脓肿患者，需在抗生素治疗的基础上施行经皮肝穿刺引流术以排出脓液。对脾脓肿患者，可在抗生素治疗的基础上施行脾切除术。也有研究表明，施行经皮脾穿刺引流术也可达到脾切除术的效果，且对患者的创伤小、操作方便。

七、病例解析

1.**病例1**：男，52岁。发热，右胸部不适20余天。患者20天前无明显诱因出现发热，伴寒战，体温最高达40℃，伴右侧胸部不适，当地医院治疗6天（具体不详），上述症状无缓解，入院行相关检查诊断为“肝脓肿”，给予抗感染及对症治疗12天，热退，仍感右胸部不适。1天前于解放军总医院行上腹部彩超示肝脓肿（未液化），于2017.10.10再次入院。既往有2型糖尿病病史3年，口服阿卡波糖、诺和龙及应用诺和锐30笔芯治疗，血糖控制在7mmol/L左右。

胸部CT（2017.09.19）：右肺上叶前段胸膜下病变，呈反晕征表现，双肺散发斑片、结节影，双侧胸腔积液；肝脏S1、S8段交界处低密度灶（图3-5-31）。

胸部CT（2017.09.30）：右肺上叶前段胸膜下反晕征，较前吸收，双肺散发结节影，肝脏低密度灶（图3-5-32）。

【诊断】 侵袭性肺炎克雷伯菌肝脓肿综合征。

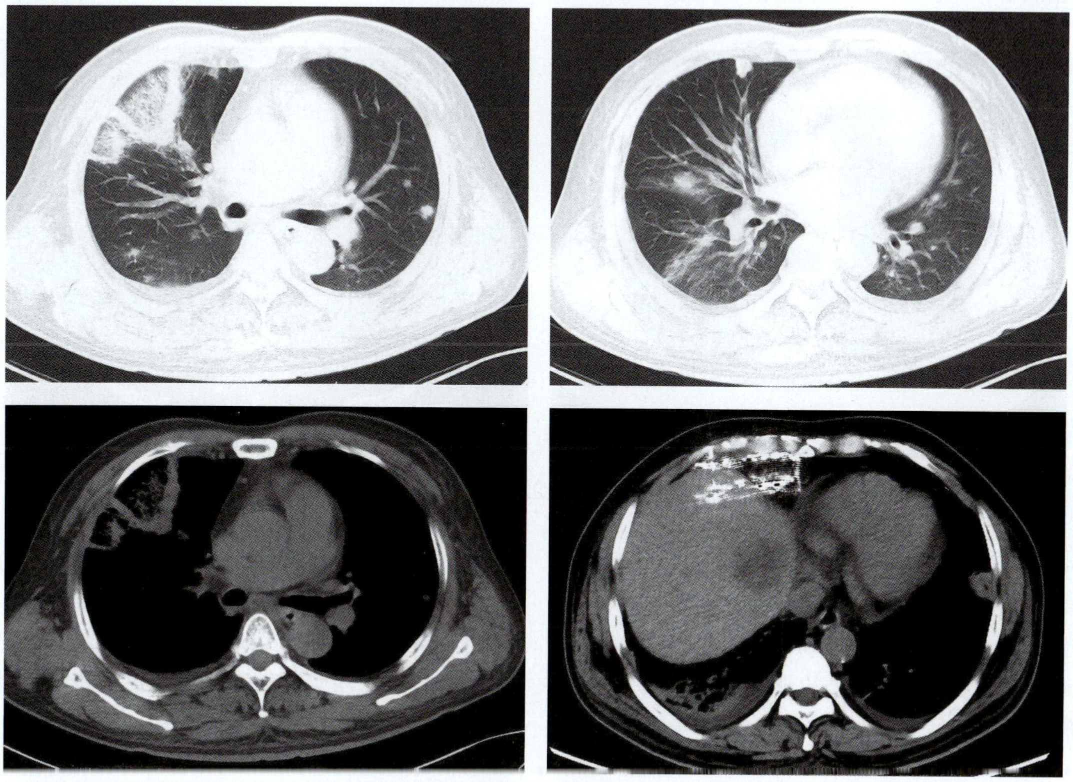

图3-5-31　胸部CT（2017.09.19）

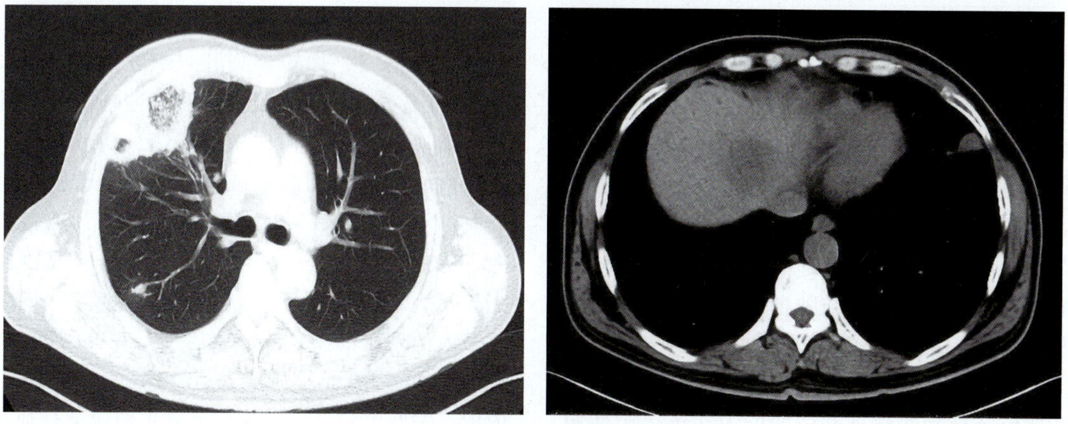

图3-5-32　胸部CT（2017.09.30）

【诊断依据】 中年男性，发热，右胸部不适，胸部CT显示双肺多发结节影，外周为主，提示血流感染。右肺上叶前段胸膜下病变，呈反晕征表现。反晕征在真菌特别是曲霉、毛霉感染中代表病变处于早期阶段；在细菌感染过程中多处于病情好转阶段；亦可能是一种向肺梗死演变的过渡阶段。本例抗感染治疗有效，影像以胸膜下多发结节和反晕症为主，提示脓毒肺栓塞可能，结合患者有2型糖尿病和肝脓肿，首先考虑侵袭性肺炎克雷伯菌肝脓肿综合征。辅助检查（2017.10.10）：血常规示白细胞5.55×10^9/L、中性粒细胞百分比60.84%；降钙素原＜0.1ng/ml；CRP 193mg/L；尿常规：葡萄糖（＋＋＋＋）；血糖11.9mmol/L；血培养和痰培养均为肺炎克雷伯菌，对抗生素敏感。给予头孢哌酮/舒巴坦联合左氧氟沙星抗感染治疗12天，复查胸部CT（2017.10.22）显示右肺上叶实变影，双肺散在分布小斑片状、索条状影，较前吸收，肝脏左叶类圆形低密度灶，截面2.2cm×2.0cm，较前缩小，边缘较模糊（图3-5-33）。鉴于病情明显好转，改用哌拉西林/他唑巴坦单药治疗，复查胸部CT（2017.10.30）显示病变较前略有吸收，好转出院。3个月后随访胸部CT显示肺部病变基本吸收，腹部超声示肝脓肿完全消失。

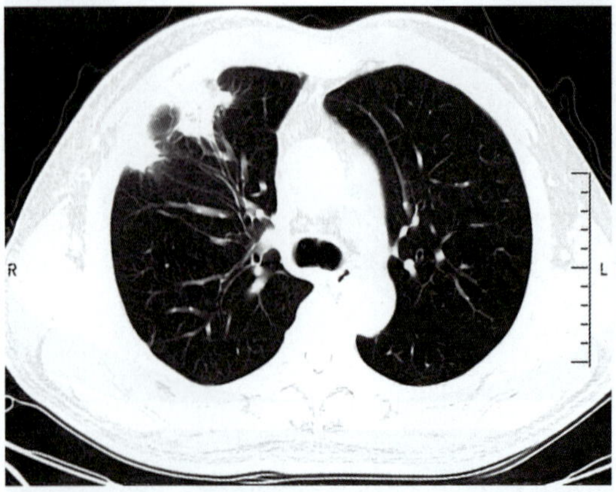

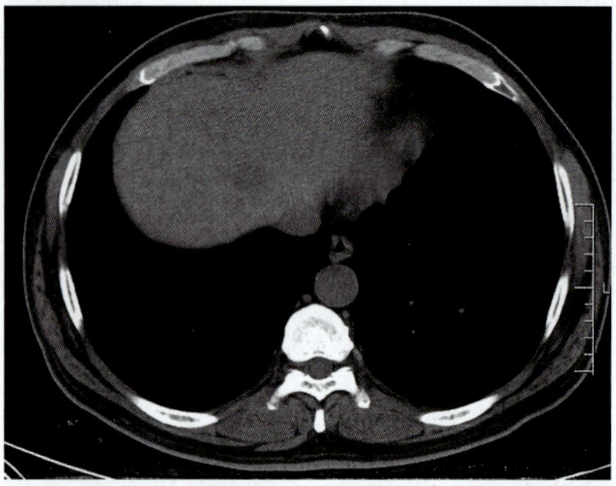

图3-5-33 胸部CT（2017.10.22）：双肺、肝脏病变较前吸收

【分析】 近年来，肺炎克雷伯菌已成为仅次于大肠埃希菌的第二大条件致病菌，是引起社区和医院获得性感染不可忽视的潜在病原体。1986年我国台湾学者Liu等首先报道了7例无肝胆管病史的患者感染肺炎克雷伯菌造成肝脓肿且伴有转移性眼内炎的病例。由于其相比经典肺炎克雷伯菌具有高毒力性而被称为高毒力肺炎克雷伯菌（hvKP），之后，整个亚洲地区该菌的报道越来越多，在欧洲等亚洲以外地区报道的hvKP感染患者也主要是亚裔。

hvKP感染多以原发性肝脓肿为首要症状，有10%～16%的病例可以迁徙感染，包括肺、骨、关节、肾脏、脾脏、软组织、皮肤、眼、前列腺和中枢神经系统等，且远处转移的患者常伴有严重的后遗症，如失明和中枢神经系统后遗症等，而眼内炎在冬季更常见。迁徙性感染的存在与重症监护病房（ICU）入住率和死亡率的增加有关。肺炎克雷伯菌引起肝脓肿合并转移感染的临床症状又称为侵袭性肺炎克雷伯菌肝脓肿综合征（invasive Klebsiella pneumoniae liver abscess syndrome，IKLAS），这种从感染部位迁徙到非感染部位的能力在革兰阳性菌（如金黄色葡萄球菌）中常见，但在革兰阴性菌中少见。hvKP高毒力的主要原因是其自身厚重的荚膜抗吞噬作用及其强大的摄铁系统帮助细菌抵抗机体的杀菌作用并增加细菌在体内的存活率。hvKP独特毒力一部分来自于其荚膜结构，包括荚膜多糖（K抗原）和脂多糖（O抗原）等，它决定了细菌的黏附、抗血清杀菌、抗吞噬和远处定植的特性。厚荚膜的肺炎克雷伯菌能通过封闭结合位点以及内在化来抵抗调理素作用和巨噬细胞、中性粒细胞、上皮细胞和树突状细胞的吞噬作用。与cKP相比，hvKP的荚膜菌株能明显地减少与巨噬细胞的交互作用。另外，hvKP被中性粒细胞吞噬后不仅能逃避中性粒细胞介导的杀菌作用，而且细菌可以利用中性粒细胞转移到其他组织器官，如转移到肝组织导致肝脓肿，这可能是hvKP容易导致原发性肝脓肿和迁徙感染的原因。

肺炎克雷伯菌可定植于肠道，病理状态下可以穿过肠道黏膜屏障由门脉系统入肝导致肝脓肿。美国学者回顾总结了93例IKLAS，约50%的患者为亚裔，仅有少数患者为白种人，提示亚洲人群更容易出现IKLAS。有研究显示，亚洲健康成年人肠道肺炎克雷伯菌的定植率为75%，且以血清型K1或K2居多。在韩国的一项研究中，从1175例粪便样本中分离出248例（21.1%）肺炎克雷伯菌，23%（57/248）的肺炎克雷伯菌菌株血清型为K1。相比之下，欧洲一项样本规模较小的研究报告显示欧洲健康成年人肠道肺炎克雷伯菌的定植率为10%～19%。这也许可以解释IKLAS为何在亚裔患者中高发。2002年

Ko等研究发现，亚洲IKLAS患者分离出的肺炎克雷伯菌与其他地区分离出的肺炎克雷伯菌菌株在遗传学和表型上均明显不同，亚洲IKLAS患者分离出的肺炎克雷伯菌毒力和侵袭性更强，这意味着亚洲人群高发的原因也可能在于细菌本身。前往亚太地区旅游或接触该地区的人群可能是hvKP感染的危险因素。

IKLAS的发生可能与糖尿病患者通常存在免疫缺陷，高血糖利于革兰阴性菌生长繁殖，并抑制白细胞趋化和吞噬能力进而极易发生感染有关。患者血管内膜异常也易使肺炎克雷伯菌发生血源性播散。一篇报道显示，hvKP感染症状包括原发性肝脓肿（32.5%）、社区获得性肺炎（20.5%）、泌尿系统感染（10.8%）、胆道系统感染（8.4%）、软组织感染（6%）、脑膜炎（4.8%）、化脓性胸膜炎（4.8%）、自发性腹膜炎（2.4%）和眼内炎（1.2%），另外有22.9%病例主要表现是菌血症。在中国台湾地区，hvKP是坏死性筋膜炎的常见病原菌，患病率与A群链球菌所致的坏死性筋膜炎相近，但hvKP病死率更高（47% *vs* 19%）。另外还有hvKP感染导致化脓性关节炎合并尿毒症、自体心内膜炎、细菌性动脉瘤及Lemierre综合征的报道。

肺炎克雷伯菌是CAP的常见细菌，根据中国台湾地区2001—2008年的研究，148例CAP中，有49例是肺炎克雷伯菌肺炎，其中46例确定是hvKP肺炎，而肺炎链球菌肺炎只占了44例，更严重的是肺炎克雷伯菌肺炎的病死率比肺炎链球菌肺炎的病死率更高，肺炎克雷伯菌肺炎合并菌血症或呼吸衰竭是死亡的危险因素。中国台湾整个地区的病例研究发现，原发性肝脓肿后发生肺炎的风险是无肝脓肿患者的5.28倍，其中大多数是继发肺炎克雷伯菌肺炎（84.9%）。北京地区数据显示肺炎克雷伯菌肺炎中有33%病例的是hvKP感染，hvKP肺炎常双肺受累（65.3%）。

hvKP血流感染特点是病情重、进展快、发生脓毒性休克风险高。糖尿病血糖控制不佳的患者在感染肺炎克雷伯菌时，感染性休克出现的概率增加。尽管hvKP感染的患者多为无基础疾病的人群，但hvKP感染的病死率达3%～42%，hvKP肺炎合并菌血症患者病死率为55%，hvKP坏死性筋膜炎患者病死率为47%。国内hvKP感染的病死率与国外有差异，甚至病死率低于经典肺炎克雷伯菌（4.5% *vs* 16.7%）。

（枣庄市峄城区人民医院呼吸科　张　蕾　提供）

2. **病例2**：男，28岁。咳嗽、发热12天。患者12天前受凉后出现咳嗽、发热，体温最高为38.8℃，伴畏寒、寒战，偶头痛、头晕，多饮、多尿。当地卫生所静脉滴注青霉素（具体剂量不详）等药物，治疗1天后于当地县医院住院治疗。9天前行胸腹部CT检查（2017.06.13）显示双肺炎性病变；肝右后叶胆管积气、积液，肝右叶空洞样病变（图3-5-34）。辅助检查：血常规示白细胞12.99×10^9/L、中性粒细胞百分比72.0%、血小板53×10^9/L；降钙素原37.4ng/ml；CRP 193mg/L；尿常规：葡萄糖（+++）、尿蛋白（++）、酮体（+++）。7天前出现神志模糊，谵妄，抗感染治疗无效，转诊至市人民医院，复查降钙素原＞100ng/ml，随机血糖24.9mmol/L。给予美罗培南、利奈唑胺、伏立康唑、降血糖药等药物治疗，6天前患者意识转清，但仍发热、咳嗽。3天前血培养示肺炎克雷伯菌，对抗生素敏感。尿常规：葡萄糖（++++）、酮体（+）。复查胸腹部CT（2017.06.19）显示肺炎加重，肝内胆管化脓性感染（图3-5-35）。于2017.06.22转入本院重症医学科。既往史：3年前行肛周脓肿手术，术后发现血糖高，未治疗。入院查体：温度38℃，神志清，精神差，全身皮肤可见散在丘疹，左眼结膜充血。双肺呼吸音低，可闻及少量湿啰音。全腹膨隆，右上腹轻度压痛，无反跳痛，肝脾肋下未触及。

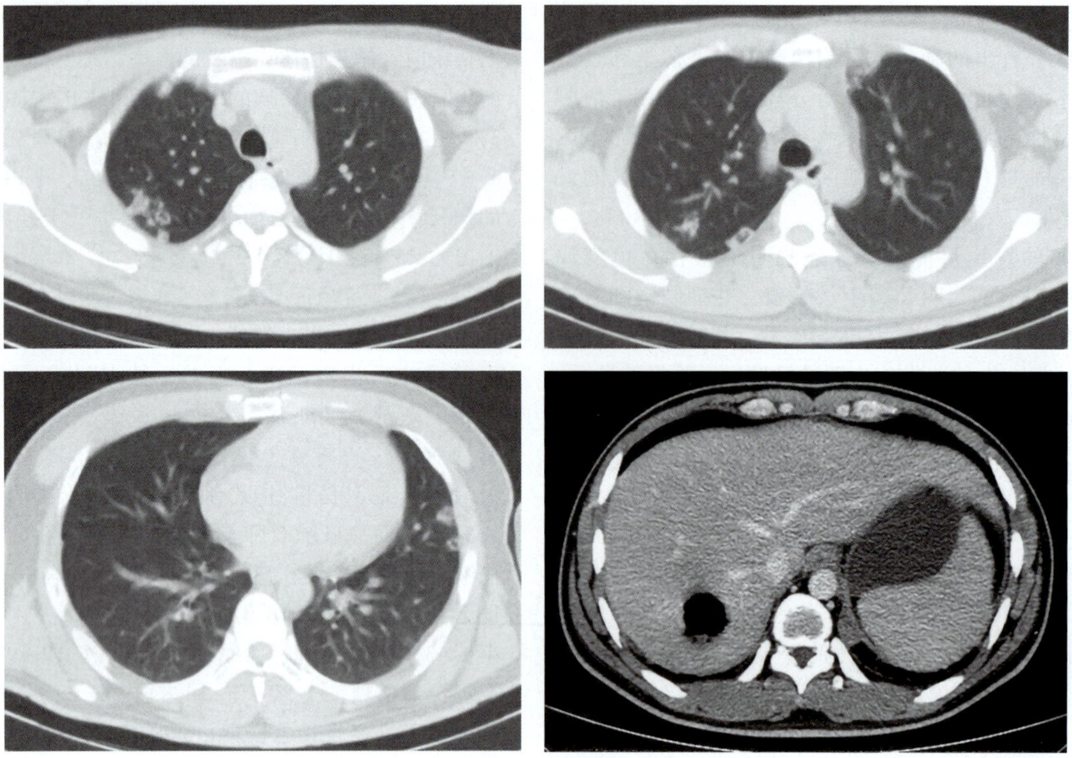

图3-5-34　双肺多发斑片、空洞影，肝右叶空洞影（2017.06.13）

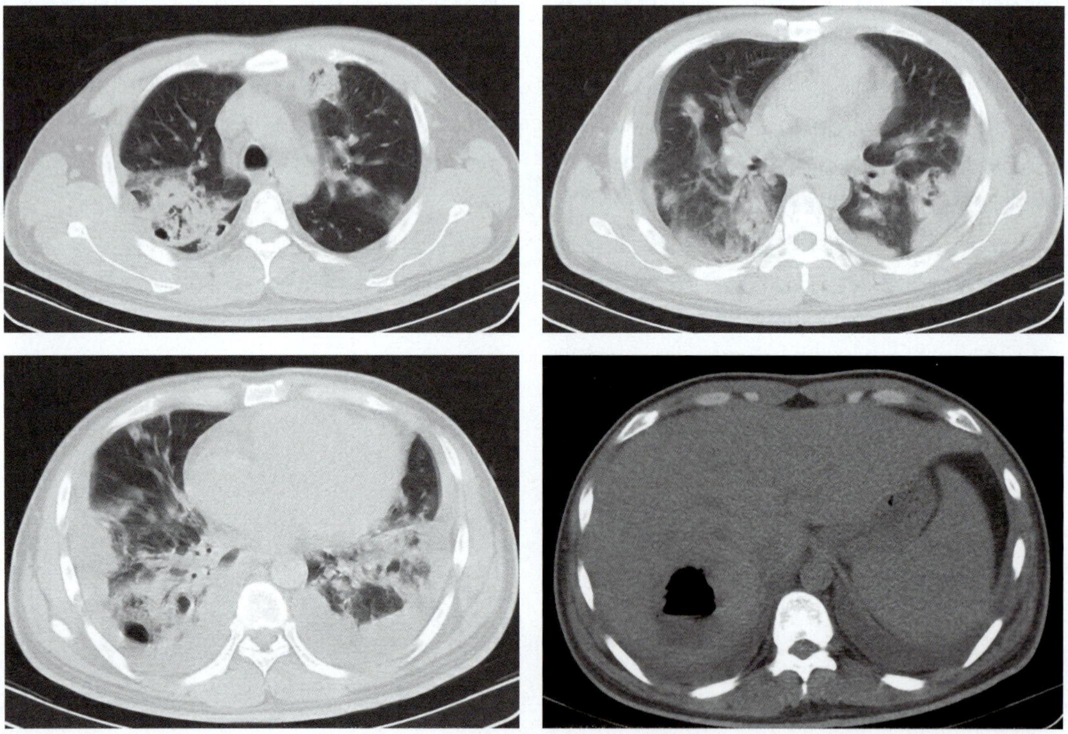

图3-5-35　双肺散在斑片、结节灶，部分内见空洞，双侧胸腔积液，肝右叶脓肿（2017.06.19）

【诊断】 侵袭性肺炎克雷伯菌肝脓肿综合征。

【诊断依据】 青年男性，有糖尿病病史3年，急性起病，发热、咳嗽、多饮、多尿，C反应蛋白、降钙素原等炎性指标升高，影像学检查示肝脓肿、左眼结膜充血、双肺多发炎性改变，胸膜下为主，提示血流感染，结合血培养为抗生素敏感肺炎克雷伯菌，该诊断成立。鉴于当地医院已应用美平、伏立康唑、斯沃抗感染治疗超过1周，改用舒普深继续抗感染治疗。辅助检查：血常规示白细胞12.10×10^9/L、中性粒细胞百分比82.0%；降钙素原3.48ng/ml；白蛋白30.8g/L；胸腔积液常规：黄色浑浊液体、有核细胞计数6984×10^6/L、多个核细胞98%、李凡他试验（++）；胸腔积液生化：腺苷脱氨酶43.80U/L、葡萄糖11.16mmol/l、氯96mmol/L、蛋白定量39.90g/L。复查胸腹部CT（2017.06.23）显示双肺炎症合并脓肿形成，肝右叶脓肿，内见气-液平面（图3-5-36）。患者诊断明确，胸腔双侧、肝脏置管引流。入院4天后（2017.06.26）患者体温降至正常，痰培养结果显示肺炎克雷伯菌肺炎亚种，敏感菌株。胸腔积液细菌培养、引流液细菌培养结果均阴性。复查胸腹部CT（2017.06.30）病变较前好转（图3-5-37）。患者入院既有左眼红肿、流泪、眼眶疼痛，视力仅光感。给予左氧氟沙星滴眼液、红霉素眼膏外用未见明显好转，行眼部超声检查示左眼玻璃体混浊，视网膜脱离，脉络膜肿胀，球后积液。眼眶CT考虑左眼筋膜囊炎症（图3-5-38）。眼眶MR考虑炎症并脓肿形成可能。诊断考虑（内源性）左眼内炎、全眼球炎。患者头颅MRI显示双侧半卵圆中心多发异常信号（2017.07.04），鉴于患者有颅内感染的可能，停用舒普深，给予泰能继续抗感染治疗。辅助检查（2017.07.05）：生化（脑脊液）提示葡萄糖5.69mmol/L；血常规示白细胞6.56×10^6/L、中性粒细胞百分比75.7%。患者左眼睑肿胀（+），结膜充血（+++），角膜混浊水肿，前房中深，房水混，瞳孔固定，对光反应消失，晶体混浊，眼底窥不清。全身麻醉下行左眼内容剜除术（2017.07.06）。复查胸腹部CT（2017.07.07）病变较前进一步吸收（图3-5-39）。辅助检查（2017.07.12）：血常规示白细胞10.62×10^6/L、中性粒细胞百分比76.3%；白蛋白38.6g/L。患者病情平稳，停用泰能，改应用邦达继续抗感染治疗，2天后患者自动出院，当地医院继续治疗。

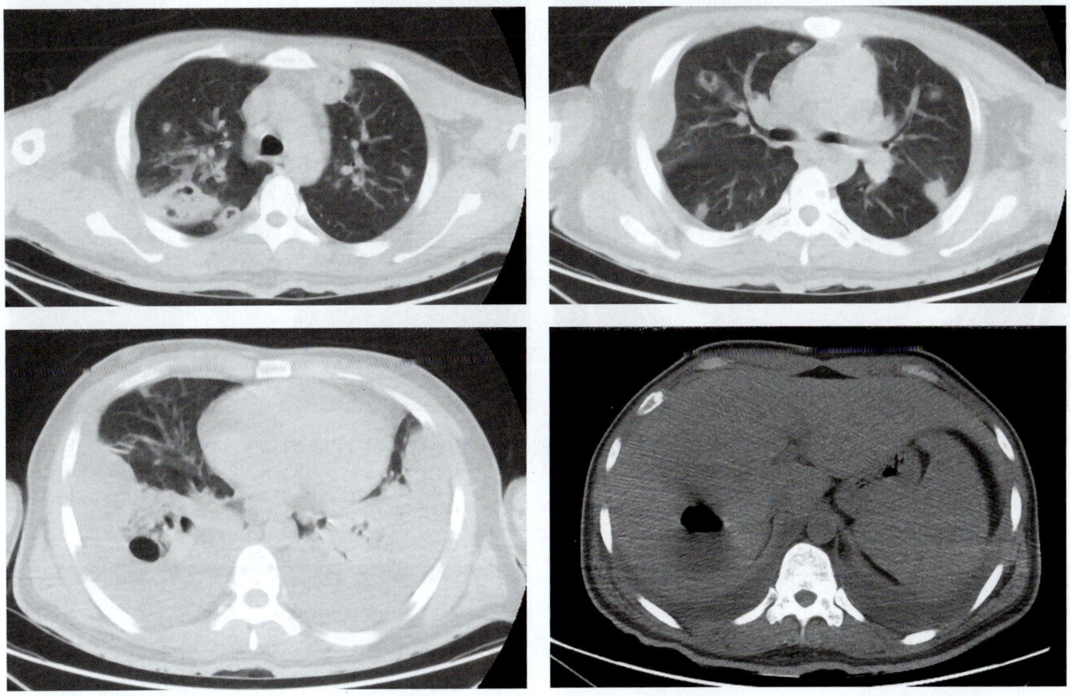

图3-5-36　双肺实变、结节、空洞影，空洞壁薄厚不均，双侧胸腔大量积液（2017.06.23）

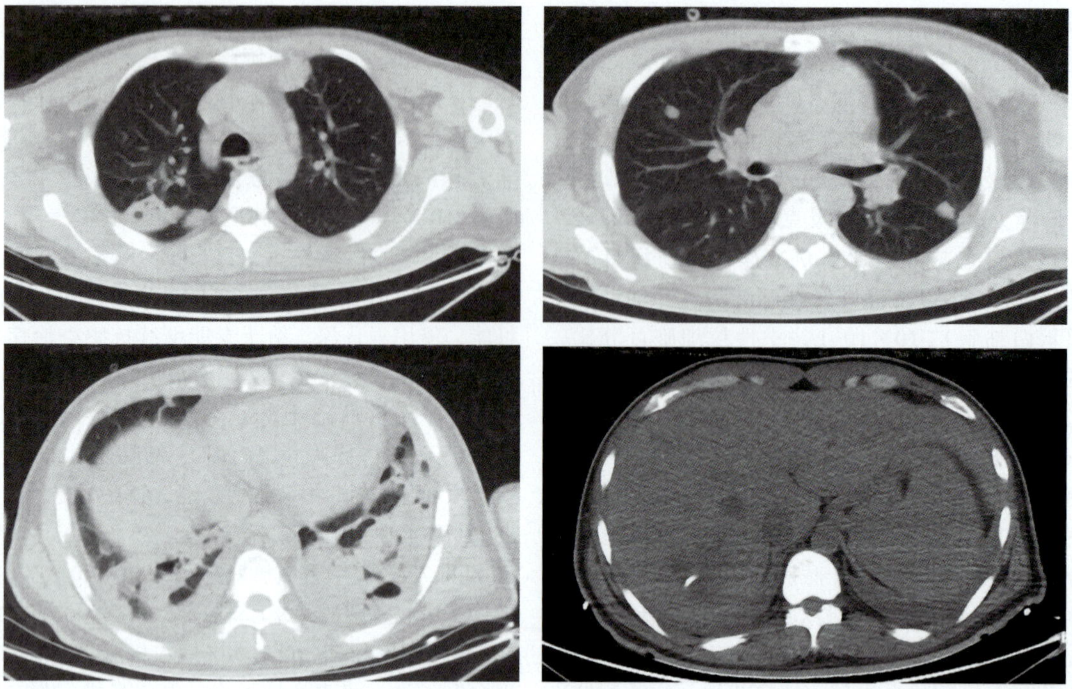

图 3-5-37　双肺炎症合并多发脓肿形成，肝右叶脓肿，较前好转（2017.06.30）

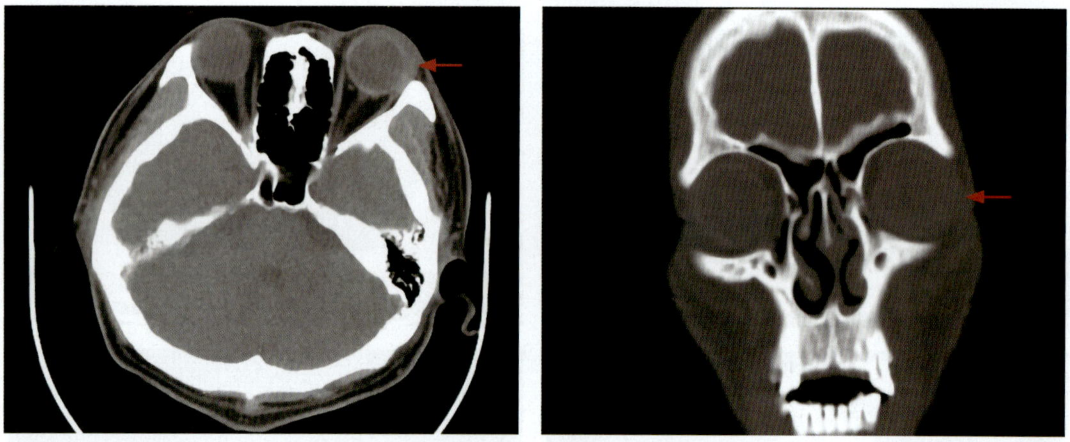

图 3-5-38　左侧眼环增厚，眼环外侧可见条片状软组织密度影，密度尚均匀，边缘模糊，与泪腺及眼外肌止点分界欠清（红箭）

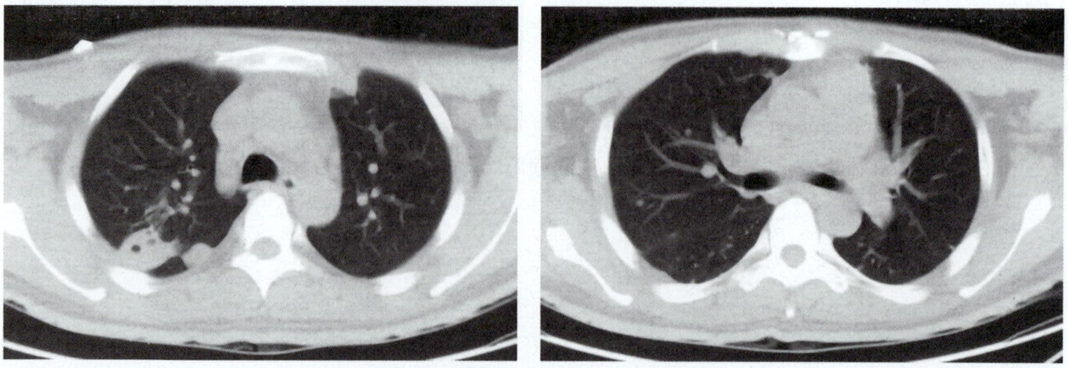

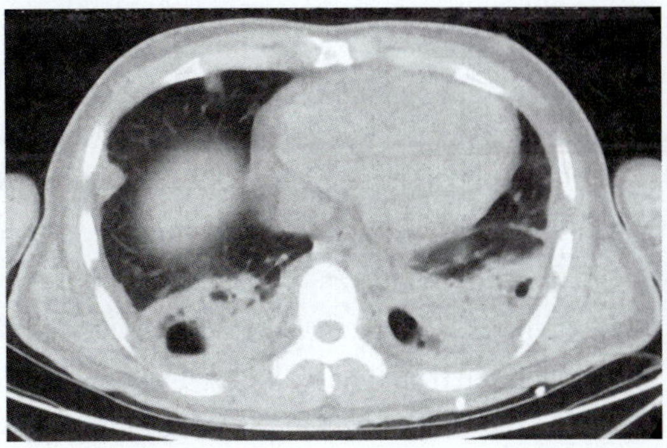

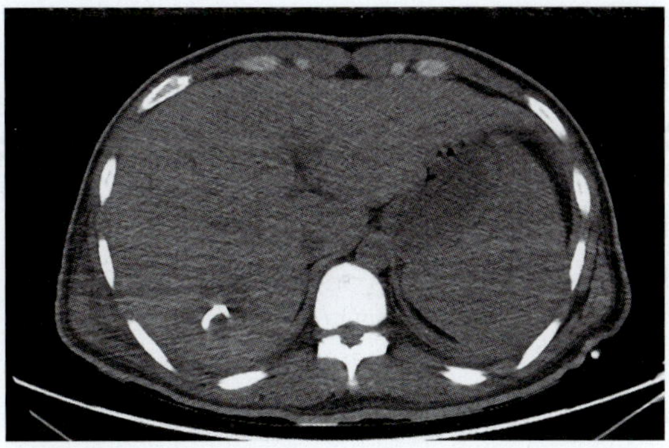

图3-5-39　双肺炎症合并多发脓肿形成，肝右叶脓肿，较前好转（2017.07.07）

【分析】 在机体抵抗力降低的情况下，细菌可通过胆道或血流途径感染肝脏，门静脉与肝动脉双重血供增加了其感染风险，细菌性肝脓肿是严重的感染性疾病，若不及时治疗，其可发展成为脓毒血症、感染性休克。细菌性肝脓肿主要为单一致病菌感染，我国肝脓肿的病原谱随着时代的变迁发生着巨大的变化，新中国成立初期以阿米巴肝脓肿多见。20世纪60年代细菌性肝脓肿的致病菌多为大肠埃希菌、葡萄球菌，直到21世纪初大肠埃希菌仍为主要致病菌。近10年文献报道肺炎克雷伯菌已经取代了大肠埃希菌成为细菌性肝脓肿的主要致病菌。在中国台湾地区，2004年原发性肝脓肿细菌培养阳性患者中79.9%为肺炎克雷伯菌，60%是K1型，10%左右为K2型。北京2008—2011年研究数据显示77.1%的原发性肝脓肿病原体是肺炎克雷伯菌，89.1%是hvKP。相比之下，西方国家肝脓肿的病原仍以大肠埃希菌和链球菌为主。肺炎克雷伯菌肝脓肿伴随有肝外感染并发症，尤其是中枢神经系统感染、肺部感染、眼内感染和坏死性筋膜炎时，临床可诊断为IKLAS。其临床表现为发热、寒战和腹痛，1/3的患者入院时就存在血源性感染，脑膜炎、眼内炎、脓胸和脓毒肺栓塞是主要的血源性感染病变。脑膜炎病死率最高。眼内感染常见于糖尿病患者，且症状常在肝脓肿症状出现前。骨髓炎、皮下和肌肉脓肿较坏死性筋膜炎常见。实验室检查无特异性，可见白细胞升高或降低、血小板减少，感染相关蛋白CRP和PCT升高，肝功能异常，血糖升高。

hvKP原发性肝脓肿的特点是易感染无胆道疾病的健康人群，引起肝脓肿的hvKP来源可能有两个。①肠道来源：亚洲国家健康成年人粪便中查到肺炎克雷伯菌的比例75%，而欧洲仅为10%～19%。粪便携带的K1型肺炎克雷伯菌与引起肝脓肿的肺炎克雷伯菌在序列分型上密切相关，肠道分离与肝脓肿分离的肺炎克雷伯菌携带一致的毒力基因，且50%致死量相同；这些定植在肠道的细菌可通过侵犯肠黏膜进入门静脉，继而到达肝脏而引起感染。hvKP感染的小鼠模型已经证实hvKP可以穿过肠黏膜屏障导致肝脓肿。②血液来源：有学者认为，吞噬了hvKP的中性粒细胞可随血流到达肝脏，并有助于肝脓肿的形成，血流中的hvKP能抵抗血清的杀菌作用和白细胞吞噬作用，经肝动脉进入肝脏后，易于在肝脏停留，进而形成脓肿。此外，吞噬了hvKP的中性粒细胞通过血液循环可将其带至机体的多个部位，导致皮下组织、肺、肝脏等形成脓肿。

糖尿病患者高血糖环境、渗透压的改变，中性粒细胞以及单核巨噬细胞形态的变化影响了细胞吞噬功能、趋化功能、黏附功能，容易并发细菌感染，尤其是细菌性肝脓肿。糖尿病患者并发细菌性肝脓肿的危险比无糖尿病者增加3.6倍，使细菌性肝脓肿的病死率增加1.5倍。产生气体的肝脓肿并不常见，占细菌性肝脓肿的7%～24%，多见于糖尿病患者。肺炎克雷伯菌是兼性厌氧的产气杆菌，可产生甲酸氢化酶，可在酸性环境中催化脓液产生气体，因此脓肿常形成含气腔，这种现象在糖尿病患者中发生率尤其高。肺炎克雷伯菌肝脓肿含气腔的比例高于其他类型的肝脓肿，且病死率高。糖尿病合并肝脓肿局部定位症状不典型，明显右上腹痛、肝脏增大及黄疸等临床表现不多见，可能与长期高血糖致内脏自主神经损害，痛阈减低有关。糖尿病患者肺炎克雷伯菌感染除易引起肝脓肿外，还具有肝内胆管积气的明显特征，其原因可能为：肺炎克雷伯菌最适pH为7.2，而胆管内胆汁pH为7～8，糖尿病患者胆汁中葡萄糖的增高及相对偏碱性条件促使发酵葡萄糖产气；败血症严重感染影响腹腔内环境，肠腔内气体进入胆管。

此外，还有报道显示肺炎克雷伯菌肝脓肿的发生与抗生素应用有关，如30天内应用氨苄西林和阿莫西林。在一项相关的动物研究中，应用氨苄西林促进肺炎克雷伯菌定植的小鼠的肝脓肿形成。

肺炎克雷伯菌肝脓肿影像表现为肝右叶多见，单发、实性、多房，脓肿壁薄、边缘模糊且无强化，部分可合并气腔，常并发血栓性静脉炎及迁徙性感染。实性特征可能与抗吞噬作用及荚膜血清型有关。另外，肺炎克雷伯菌快速入侵和破坏肝组织后，无充足时间使组织完全液化坏死，会出现多房囊、实性混杂。也有学者认为实性表现与糖尿病病史有关。肺炎克雷伯菌肝脓肿多并发血栓性静脉炎，并易通过血栓性静脉炎播散至全身。目前临床上往往对直径大于3cm的脓肿行介入穿刺引流治疗，肺炎克雷伯菌肝脓肿早期引流量少，与其多房、实性有关。非肺炎克雷伯菌肝脓肿表现为厚壁、边缘强化的多个脓肿，且不易形成迁徙性病灶。既往有研究显示肺炎克雷伯菌肝脓肿的病死率明显低于非肺炎克雷伯菌肝脓肿。

研究发现，IKLAS患者的肝脓肿直径较单纯性肝脓肿小，脓肿直径≤5.8cm是IKLAS的独立预测因子。有学者认为，由于肺炎克雷伯菌的血源性播散出现在病程早期，较早出现的菌血症和迁徙性感染可以导致严重的临床症状，从而有利于肝脓肿的早期识别。

尽管实验室检查大多数肺炎克雷伯菌菌株对抗生素尚敏感，临床上肺炎克雷伯菌引起的病变治疗效果却相对较差，这可能与多种毒力因子早期即突破防御机制引起严重病变相关。黏液相关基因A（*magA*）与hvKP的荚膜合成有关。黏液表型调控基因A（*rmpA*）辅助荚膜合成。大量荚膜多糖的存在使hvKP具有较强的抗中性粒细胞吞噬作用以及抵抗血清补体杀菌活性，从而促进炎症反应和感染播散。上述毒力相关因素使hvKP得以在宿主体内生长存活并突破机体的防御机制导致各种严重感染。

肝脓肿的治疗主要包括抗菌药物治疗、脓肿穿刺引流及外科手术治疗。有效的抗菌药物是治疗的关键，在获得培养结果之前需进行经验性抗菌药物治疗，原则上需要覆盖引起上述肝脓肿的常见致病菌。早期血培养可提高培养阳性率，相对而言，脓液培养阳性率明显高于血培养（69.23% *vs* 23.83%），即使是在有效抗菌药物治疗后1周，脓液培养仍可阳性。根据热病、美国传染病学会（IDSA）复杂性腹腔内感染诊治指南，轻中症多选用第三代头孢菌素（如头孢曲松、头孢哌酮等）、哌拉西林/他唑巴坦或氟喹诺酮类联合甲硝唑治疗。重症患者可直接选用碳青霉烯类治疗。当体温控制正常，血常规发现白细胞数下降后可改为口服给药，总疗程为4～6周。我国台湾学者研究推荐治疗单纯肝脓肿者静脉用头孢唑林和庆大霉素4～5周，再口服头孢菌素2～3个月以预防复发；合并IKLAS者，则推荐第三代头孢菌素。第三代头孢菌素优于第一代头孢菌素。与使用第二代或第三代头孢菌素治疗的患者相比，使用头孢唑林治疗的患者的转移性感染率更高。相关数据显示，在过去的20年间，美国更多使用氟喹诺酮和甲硝唑治疗肺炎克雷伯菌肝脓肿。亚洲治疗则首选头孢类抗菌药物。虽然氨基糖苷类抗生素不能很好地穿透脓肿腔，但临床医师经常联用氨基糖苷类药物。理论上，氨基糖苷类抗生素可以在感染早期消灭血液中的微生物，从而降低转移并发症的风险。然而，这一益处尚未得到证实，而且可能被氨基糖苷类的毒性所抵消。由于IKLAS患者除了肝脓肿还合并多脏器感染，病情较重，初期的抗感染治疗药物以可覆盖ESBL阳性细菌的抗生素为主，待药物敏感试验结果明确后降阶梯应用。一旦脓肿液化，则应及时行有效的引流，可显著缩短病程，并能降低病死率。有研究表明，对于那些患有更严重疾病的人来说，积极的肝切除术的治疗效果比常规的经皮引流更好。

由于细菌性肝脓肿患者人种、病情及病原学不同，其危险因素目前没有统一结论。有研究认为入院时急性生理学与慢性健康状况评分（APACHEII）评分＞15分、脓肿内气体形成是细菌性肝脓肿危险因素。肺炎克雷伯菌肝脓肿大多可成功治愈，但其引起的内源性眼内炎预后较差。66%～78%肺炎克雷伯菌肝脓肿伴内源性眼内炎患者的患眼预后只达到手动或光感，严重者失明甚至需摘除眼球，本例即是如此。

感染性眼内炎是由病原微生物侵入眼内引起的眼内组织感染，因为玻璃体为无血管组织且富含水分和蛋白质，为细菌的繁殖提供了适宜的环境和养分，易引起炎症，并形成脓肿。感染性眼内炎依据病原微生物侵入眼内的途径又分为内源性眼内炎和外源性眼内炎，外源性眼内炎主要由外伤和手术引起，内源性眼内炎为致病微生物通过血液运输来到眼组织，穿过血-眼屏障进入眼内而引起的一种少见但会导致患眼视功能严重损伤甚至致盲的疾病。能引起内源性眼内炎的原发病包括：肿瘤、酗酒、心血管疾病、糖尿病、留置导尿管、骨关节疾病、静脉注射毒品、血液透析、创伤和肝硬化等，其中糖尿病和肝脓肿是最常见的原发病。并发尿毒症、糖尿病合并肝脓肿及肺脓肿、菌血症等全身疾病的患者眼部红肿、眼痛等自觉症状明显，而类风湿关节炎、白塞病、干燥综合征，且长期全身使用免疫抑制剂及皮质类固醇激素的患者，机体免疫力下降，多数以视力下降就诊，眼痛症状不明显。

近年来的研究表明，肝脓肿性眼内炎占内源性眼内炎的比率正在逐年增长，致病微生物在不同的地域之间存在巨大的差异。在东亚地区，约70%病原菌是革兰阴性细菌，相反，在北美和欧洲以真菌和革兰阳性球菌更常见。东亚地区，内源性眼内炎的主要感染病灶是肝脓肿，致病菌以肺炎克雷伯菌为主，约占革兰阴性细菌性眼内炎的90%，在所有肝脓肿性眼内炎中占比高达63%。55%～65%的肝脓肿性眼内炎患者合并有糖尿病，且75%的糖尿病患者肝脓肿的致病菌为肺炎克雷伯菌，糖尿病被证明是肺炎克雷伯菌肝脓肿的一个独立危险因素，血糖调节受损可导致中性粒细胞吞噬功能减退，炎症不易控制。糖尿病患者发生肝脓肿性眼内炎的概率是正常人的3.6～11倍，且与眼内炎患者的不良视力预后有关联。严格控制血糖可能会有助于阻止由于肺炎克雷伯菌引起的迁徙性并发症。

绝大多数的肝脓肿性眼内炎患者视力预后很差，往往是在症状出现后短期内快速进展为永久性视力丧失，这与多数肝脓肿性眼内炎是由hvKP菌株所致有关，也与延误最佳治疗时机有关。hvKP的细菌栓子经血源性播散滞留于脉络膜和视网膜的末梢小血管内，引起化脓性视网膜、葡萄膜炎，并穿破视网膜进入玻璃体，继而引起玻璃体混浊、玻璃体机化、视网膜脱落和眼球萎缩，最终导致视力丧失。hvKP感染血行性传播导致内源性眼内炎是其感染的严重并发症，也是区别于经典肺炎克雷伯菌感染的特征性症状，其他肠道革兰阴性菌导致内源性眼内炎少见。肺炎克雷伯菌眼内炎患者通常自觉眼睛疼痛、视物模糊、眼睛发红及突发性失明，检查可见眼前房积脓及眼压升高，单侧病变往往比双侧更常见。肺炎克雷伯菌感染眼内环境后，会于48小时内造成视网膜光感受器细胞的不可逆性损坏，最终导致有66%～78%的hvKP眼内炎患者严重视力下降至眼前手动视力或者更差，甚至有57.8%～62%的患者为无光感视力，其中有26.5%～75%的患者需要手术治疗。前房积脓是常见的预后不良的指标，对于糖尿病和治疗前视力损伤严重患者更容易导致预后不良。对于单眼感染者，尽早诊断和治疗可以避免另一个眼睛的损伤。

患者一经诊断应立即全身使用广谱抗生素，由于血-眼屏障的作用，血液中的药物很难通过血液到达眼内，静脉输注抗生素只能在玻璃体腔内达到很低的药物浓度，不能起到完全抑制细菌生长的作用，但考虑到原发感染病灶肝脓肿的存在，相对于其他外源性眼内炎，全身输注抗生素值得提倡。同时，局部应用抗生素滴眼液和糖皮质激素滴眼液。眼内注入地塞米松的时机应该选择在感染后36小时以内才能达到保护效应，如果在感染48小时后给予眼内注射则不能达到保护视网膜的效应，因为48小时后视网膜的光感受器细胞已经发生了不可逆性的损害。眼内注射类固醇对眼内炎的治疗机制在于可以减轻自身炎症反应对眼内组织的损害作用。抗生素与地塞米松联合眼内注射可以达到比单纯抗生素治疗更好的视力预后。若肝脓肿性眼内炎玻璃体腔内存在大量脓液，应采取玻璃体腔内注射抗生素和玻璃体切除（割）术，尽量切除所有玻璃体及视网膜表面的灰白色脓苔和渗出。玻璃体腔注射抗生素可以快速、有效地达到局部较高的药物浓度，更为有效地杀灭病原菌，达到抑制细菌生长、控制炎症反应的作用。最常用的是头孢他啶、碳青霉烯类、氟喹诺酮类和阿米卡星，并同时静脉注射抗生素。有研究表明，48小时以内的玻璃体腔注射敏感抗生素可能会挽留一部分肝脓肿眼内炎患者的最终视力，而发病48小时以后给予药物干预的患者最终视力较差。如果眼内注药48小时以后仍有眼内活动性的炎症，证明细菌生长并没有被完全抑制，应再次行玻璃体腔注药，并且患者最终预后会比较差。玻璃体切割手术对改善肝脓肿性眼内炎视力预后，保持视网膜平伏，发挥了不可替代的作用。玻璃体切割术后保存有用视力的概率是未行玻璃体切割手术的3倍，未行玻璃体切割手术最终眼球剜除的概率是行玻璃体切割手术的3倍。由于肝脓肿眼内炎多由肺炎克雷伯菌感染引起，且肺炎克雷伯菌早期即会造成视网膜不可逆的损坏，所以玻璃体切割术的时机选择至关重要，原则上应在确诊后尽早实施玻璃体切割手术治疗。

3. **病例**3：男，62岁。发热2天。体温最高达38.5℃，伴呼吸困难，偶有恶心、呕吐，呕吐物为胃内容物，自行口服解热药物，症状未见明显缓解。既往有糖尿病病史5年。入院查体：T 38℃，双肺呼吸音粗，右肺可闻及少许湿啰音。辅助检查：血常规示白细胞19.89×10^9/L、N% 90.50%；血生化示ALT 101U/L、AST 103U/L、K^+ 3.22mmol/L；CRP 396.00mg/L；ESR 32.00mm/h；痰涂片示革兰染色阳性球菌、阴性球菌及阴性杆菌。胸部X线片：右肺炎，右肺门影增大。入院后给予阿莫西林/克拉维酸钾及莫西沙星抗感染治疗，仍发热、寒战、头晕，伴恶心、呕吐，血氧饱和度最低至88%，喉部可闻及喘鸣音。入院第2天胸部CT（2017.10.07）：双肺炎症，双侧胸腔积液合并右肺膨胀不全，心包少量积液；肝脏低密度影。入院后第4天患者体温峰值下降，但出现咯血，复查血常规：白细胞14.98×10^9/L、N% 77.10%；血生化：ALT 33U/L、AST 30U/L、K^+ 3.62mmol/L；CRP 339.00mg/L。降钙素原2.74ng/ml；曲霉检测阴性；多次送检抗酸杆菌涂片检查均阴性。反复痰细菌培养：肺炎克雷伯菌，拉丝试验阳性。

胸部CT（2017.10.07）：双肺多发斑片影，右肺上叶实变影，内见支气管充气征，右肺下叶结节影，双侧胸腔积液，肝脏低密度影（图3-5-40）。

【诊断】 侵袭性肺炎克雷伯菌肝脓肿综合征。

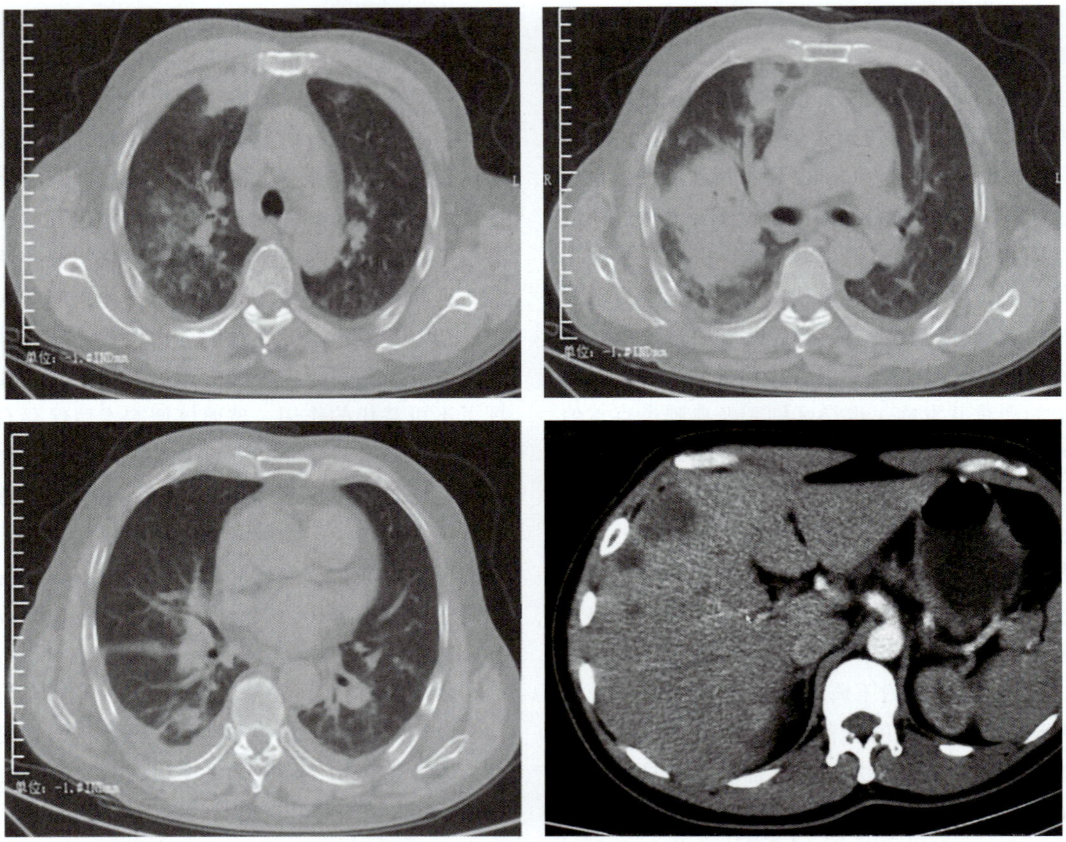

图3-5-40 胸部CT（2017.10.07）

【诊断依据】 老年男性，病史较短，发热、恶心、呕吐，查体右肺可闻及少许湿啰音，白细胞、CRP、ESR和降钙素原等炎性指标升高，影像学检查示肝脏多发脓肿和双肺炎性改变，结合患者有糖尿病病史，痰培养示肺炎克雷伯菌，上述诊断成立。入院后第6天将抗生素调整为美罗培南，入院后第9天患者无发热，总热程约11天。入院后第12天复查胸部CT显示右肺大部分病灶较前缩小，病灶内出现空洞影，双侧胸腔积液较前减少，肝脏局部密度略偏低（图3-5-41）。入院第20天将抗生素调整为哌拉西林/他唑巴坦联合左氧氟沙星治疗。入院后第27天，患者无不适症状，炎性指标正常，出院，建议院外继续口服药物治疗，随诊。

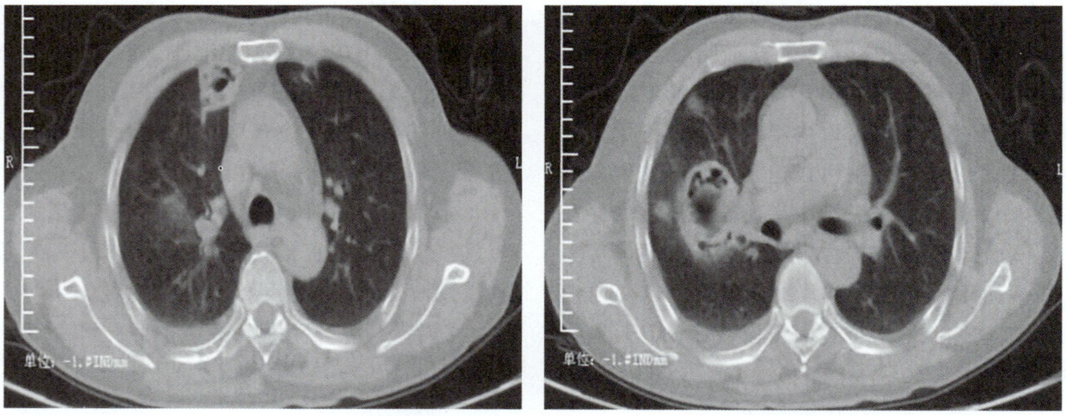

图3-5-41 双肺病变较前吸收，多数病变出现空洞，胸腔积液较前减少

【分析】 hvKP菌株有特殊表型，即在血平板上形成高黏菌落，拉丝试验的长度≥5mm等特点，这些特点形成的基础是丰富的荚膜多糖。荚膜多糖的合成与细菌中胞外多糖合成调节因子*rmpA*和*magA*基因密切相关。这种高黏性能使其侵袭性和毒力明显更强。高黏表型的hvKP对补体介导的杀菌作用和中性粒细胞的杀菌作用更有抵抗力并能抑制早期的炎症反应和树突状细胞的成熟。然而，并非所有的hvKP菌株都是高黏性的，而且一些cKP菌株也具有这一特征。因此，高黏表型并不是鉴定hvKP的特异性指标。大量研究表明hvKP均携带一种分子量大小约200kb的被命名为pLVPK的毒力质粒。流行病学分析显示，使用hvKp毒力质粒上的5个基因型标记（*peg-344*、*iroB*、*iucA*、*rmpA*和*rmpA2*）和铁载体定量＞30g/ml，区分hvKP和cKP的诊断准确率为95%。

hvKP的一个共同特征是通过产生不同的毒力决定因素即*rmpA*和*magA*而形成的高黏表型。黏液表型调节基因A（regulatory mucoid phenotype gene A，rmpA）能调控荚膜合成，是调控形成黏液性菌落的胞外多糖合成过程的重要调控因子。Hsu等研究的K1型NTUH-K2044种群含有3种*rmpA*基因，即位于染色体的*c-rmpA*及位于质粒的*p-rmpA*和*p-rmpA2*。该研究发现只有*p-rmpA*能够增强荚膜多糖合成基因的表达和荚膜的产生；*rmpA*是导致人类肝脓肿的主要原因，并不能导致毒力的增加。有研究表明，55%～100%的hvKP菌株携带*rmpA*或*rmpA2*基因，非hvKP菌株的携带率为7%～20%，说明*rmpA*基因为hvKP菌株（特别是K1）所特有，但*rmpA*并不是独立发挥作用，而是与其他一些因子共同发挥调控作用。这些因子包括TerW（亚碲酸盐抗性因子）、iucABCD-iutA（需氧菌素-铁离子复合体受体）、SilS（银抗性因子）等，因它们同时在pLVPK这一质粒上，故被命名为pLVPK derived coli（pLVPK衍生位点），且在大多数cKP中不存在。毒力质粒的获得可能是hvKP菌株毒力增强的重要机制。90%以上肝脓肿患者的菌株表达黏液相关基因A（mucoviscosity-associatedgene A，magA）。*magA*也与荚膜合成有关，携带*magA*基因的菌株具有黏性的胞外多糖网状结构，可以抵抗白细胞吞噬作用和血清补体系统杀菌作用，进而形成侵袭性感染。许多高黏型菌株中并未检测出*magA*，而一些*magA*阳性的菌株拉丝实验为阴性，表明*magA*基因并非高黏特征的独立因素，可能和其他基因共同发挥作用。MagA曾被认为是肺炎克雷伯菌高荚膜表型的主要因素，但目前已明确，*magA*是cps基因簇中*wzy*基因的K1血清型等位基因，因此将MagA命名为*wzy* K1。

病原微生物的铁载体与其毒力具有相关性，铁获取能力决定细菌感染的能力。铁作为生命活动中重要的微量元素，在细胞合成、细菌生长等过程中起重要作用。Fe^{3+}是铁常见的一种形式，但是其溶解性较低，难以直接利用，因而大多数微生物可以通过分泌铁载体来吸收宿主体内的铁，从而满足细菌对铁的需求。肺炎克雷伯菌不仅通过铁载体吸收宿主体内的铁来满足新陈代谢，而且会通过铁载体吸收的铁来增强毒力从而增加机体的感染。hvKP合成铁载体后，在细胞表面形成一种铁受体蛋白，可以识别铁-铁载体，将其运输到细胞内，从而完成其生命活动以及对宿主细胞的感染等过程。NTUH-K2044是第一株被报道的已测出完整基因序列的K1型hvKP，其序列型为ST23，在NTUH-K2044上有一套比cKP更成熟的铁载体系统产生如*iroA*、*iuC*、*kfu*等和高毒力相关的铁载体。气杆菌素、耶尔森菌素、肠杆菌素及沙门菌素是铁载体的4种类型，在cKP中已被证实存在，但hvKP在腹水培养基及缺铁培养基中会产生更多的铁载体。在cKP和hvKP菌株中，肠杆菌素的表达几乎是普遍存在的，因此被认为是肺炎克雷伯菌的主要铁吸收系统。相比之下，在hvKP菌株中，气杆菌素、耶尔森菌素和沙门菌素的表达水平明显高于cKP菌株。耶尔森菌素仅存在于18%的cKP菌株中，但可在90%的hvKP菌株中分离出来。沙门菌素仅存在于2%～4%的医院肺炎克雷伯菌株中，但在hvKP菌株中普遍存在，一项研究表明其存在于90%的hvKP菌株中，且这些菌株与化脓性肝脓肿关系密切。气杆菌素（由*iuc*基因编码）只存在于约6%的cKP菌株中，在hvKP菌株中为93%～100%。气杆菌素是肠杆菌科病原体分泌的一种氧肟酸盐与羧酸盐混合型铁载体蛋白，与铁亲和力较低。研究发现气杆菌素主要从宿主组织细胞中运载铁，这可能是侵袭性菌株产生较多气杆菌素的原因。相较cKP，在hvKP中编码气杆菌素及其受体的基因簇*iucABCD-iutA*更普遍存在。有研究发现，在小鼠体内气杆菌素的存在可将肺炎克雷伯菌的毒力提高100倍，且气杆菌素铁载体在含有抗菌药物的血清中仍可发挥作用。在由肺炎克雷伯菌引起的肝脓肿患者中分离的菌株常是气杆菌素和*rmpA*同时表达，故高黏液常伴随着高毒力。即使是非K1或K2血清型的肺炎克雷伯菌表达*rmpA*和气杆菌素也会表现出像K1/K2型相似的毒力，*rmpA*和气杆菌素是决定肺炎克雷伯菌毒力的最重要因素之一。肠杆菌素、沙门菌素及耶尔森菌素都具有较强的铁亲和力，主要与血浆中的转铁蛋白结合，促进细菌生长及毒力增强。肠杆菌素的合成基因簇为*entABCDEF*，且其合成的基因*entB*可使细菌内环境中的铁增加，促进生物膜的形成使hvKP毒力增强；沙门菌素由基因簇*iroBCDN*编码合成，沙门菌素和气杆菌素的合成基因簇位于同一个质粒上，水平转移性获得此毒力质粒的肺炎克雷伯菌表达高黏液性表型，从而引起机体严重的转移性感染；耶尔森菌素是由强毒力岛基因簇*ybt*、*irpl-ybtA-ybtUTE-yfuA*合成，耶尔森菌素通过激活外膜蛋白促进生物膜的形成及抑制Haber-Weiss反应减少氧自由基而影响免疫反应从而增强细菌的毒力。将hvKP菌株的全基因序列与ckp菌株的全基因序列进行比较，发现铁载体相关基因（*iro*、*irp*）、高黏表型相关基因（*rmpA*）是hvKP特有的基因序列，进一步证明了高黏表型和摄铁能力对hvKP的高毒力发挥重要的作用。

hvKP具有特定的序列分型（sequence type，ST），ST23是hvKP中最常见的序列基因型，并且与K1荚膜血清型和肝脓肿密切相关。K2血清型hvKP菌株具有遗传多样性，发现了ST65、ST66、ST86、ST373、ST374、ST375、ST380和ST434序列类型，主要类型为ST65（42%）和ST86（46%），ST65与各种侵入性感染相关。cKP常见的分型为ST11、ST15、ST65、ST258。ST11型CRKP是亚洲，尤其是中国的高度优势克隆，几乎可以对所有常用的临床抗菌药物产生耐药性。

早期检测的hvKP血清型以K1和K2为主，较其他血清型有更强的抗吞噬能力和对血清的抵抗性。化脓性肝脓肿等侵袭性感染在42.9%的病例中与K2血清型相关，而K1血清型在23.8%的病例中存在。中国68.75%的hvKP中检测到K2血清型。最近，hvKP与其他荚膜血清型相关，即K5、K16、K20、K28、K54、K57、K63和KN1。特定的血清型和人类感染密切相关。K2、K5血清型与社区获得性肺炎有关；K54和K57血清型与侵袭性肝脓肿综合征相关，K54型是澳大利亚引起各种感染最常见的血清型。

传统观点一直认为hvKP的耐药率低，除对氨苄西林天然耐药外，对临床常用抗菌药物通常敏感，这或许与hvKP感染多为社区获得性有关。也有学者推测hvKP菌株不能获得药物耐药质粒，或者一些耐药基因在变成高毒力菌株时丢失。近期研究显示hvKP耐药性逐步增高，产ESBLs的hvKP从2001年的1.6%上升至2011年的14.3%，并出现了对碳青霉烯类抗生素耐药的hvKP。产ESBLs和碳青霉烯类抗生素耐药的hvKP与耐药质粒在医院内传播有关。进一步分析显示，这些多重耐药的hvKP均来自院内，特别是来自重症监护病房（ICU）。2016年浙江大学第二附属医院5例接受外科手术后患者在入住ICU期间先后因感染ST11型产KPC-2的hvKP，导致重症肺炎，最终因对多种抗生素无效，死于多器官衰竭和感染性休克，并将该菌命名为ST11型CR-hvKP，其出现是由于经典的ST11型CRKP菌株获得了约170kbp的pLVPK样毒力质粒。Yan等从COPD患者的痰样本中分离出ST23型CR-hvKP，该菌株在质粒上携带bla_{KPC-2}。Ahmed等在埃及一例60岁ICU住院女性患者的血液中分离出了CR-hvKP株的高风险克隆ST11KL47血清型，同时具有携带bla_{NDM-1}和超强毒力基因的新型杂交质粒与携带bla_{KPC-2}的质粒。越来越多的hvKP菌株通过获得不同的耐药基因基因（bla_{VIM}、bla_{NDM}、bla_{OXA-48}、$bla_{CTXM-15}$）完成多药耐药进化。此外，耐多药的高危肺炎克雷伯菌克隆，即ST11、ST15、ST147、ST307，也能够获得携带*rmpA*、*ybt*高毒力决定簇的毒力质粒，因此在这些高危肺炎克雷伯菌克隆中可能形成高毒力致病型。CR-hvKP的进化机制可总结为：携带碳青霉烯类耐药基因的质粒水平转移到hvKP，以ST23型CR-hvKP为代表；CRKP获得携带编码毒力基因的毒力质粒，以ST11型CR-hvKP为代表；耐碳青霉烯类与高毒力共存的融合质粒转移至cKP。

总之，近年来不断检出多耐药（MDR）、泛耐药（XDR）甚至全耐药（PDR）hvKP菌株，给临床治疗带来了极大的困难，加重了医疗负担，也为医院和社区感染的防控敲响了警钟。

（赤峰市第二医院呼吸科　张晓宇　窦海艳　提供）

第六节　肺放线菌病

放线菌属是非运动、不产孢、不耐酸、革兰阳性的兼性厌氧杆菌，形成分支状菌丝，属于放线菌科。目前已鉴定的放线菌有40余种，其中，一半以上已从人类中分离出来。从生物进化的角度看，它是介于细菌与真菌之间的过渡类型，被认为是细菌而不是真菌。放线菌细胞构造和细胞壁的化学组成都与细菌十分相似，都具备细胞壁、细胞膜、细胞质、拟核等基本结构；个别种类的放线菌也具有细菌鞭毛样的丝状体；放线菌的孢子在某些方面与细菌的芽孢有相似之处，都属于内源性孢子，但细菌的芽孢仅是休眠体，不具有繁殖作用，而放线菌产生孢子则是一种繁殖方式。放线菌又有许多细菌所没有的特点，一般不形成荚膜、菌毛等特殊结构；具有一些真菌家族的特征，例如菌体呈纤细的丝状，而且有分枝；与一般细菌一样，多为腐生，少数寄生，大多数不致病。

放线菌在自然界中分布很广，主要以孢子或菌丝状态存在于土壤、空气和水中，尤其是含水量低、有机物丰富、呈中性或微碱性的土壤中数量最多。放线菌常寄居在人体牙龈、扁桃体隐窝和口腔、上呼吸道、胃肠道和泌尿生殖道等与外界相通的腔道，属人体的正常菌群。

放线菌病（actinomycosis）一词来源于希腊语aktino（aktînos）和mykos（mykês），前者指的是硫磺颗粒的放射状外观，后者指的是真菌病，指的是在这些真菌状生物通常产生的硫磺颗粒中发现的放射状细菌细丝的微观外观。该病是由放线菌属中某些种属引起的一种慢性化脓性肉芽肿性疾病，致病的有龋齿放线菌、黏液放线菌、格雷文尼茨放线菌（A.gerencseriae）、迈氏放线菌、内氏放线菌和衣氏（以色列）放线菌等，衣氏放线菌对人致病性较强，75%的人类疾病由其所致。最近发现的格雷文尼茨放线菌，尽管很少被确认为病原体，但似乎在呼吸道疾病中具有特别重要的意义。血源性传播与衣氏放线菌、迈氏放线菌和龋齿放线菌有关，迈氏放线菌表现出对肺部受累的特定偏好。

一、致病机制

放线菌为定植菌，只有在组织损伤和正常黏膜屏障发生破坏时才会侵入人体引起感染。当病原体突破黏膜屏障时，可通过保护性生物膜逃避宿主免疫系统，而特有的特征性硫磺颗粒通过抑制吞噬作用进行保护性防御。在放线菌病中，细胞壁脂蛋白通过toll样受体诱导过度免疫反应，导致疾病扩展到黏膜表面以外。此外，细胞壁肽聚糖已被证明可诱导牙槽骨吸收、破骨细胞生成和炎症细胞因子的募集，从而形成慢性炎症。一旦感染形成，就会出现最初的急性炎症反应，随后是特征性的慢性、无痛炎症过程，产生纤维化、肉芽肿和坏死。当细菌突破黏膜屏障时，会造成组织损伤，形成有利于复制的厌氧环境。放线菌产生蛋白水解酶，破坏解剖结构，侵入局部和远处组织，形成窦道和瘘管。

二、流行病学

在过去的40年中，肺放线菌病病例明显地减少。在抗生素治疗出现之前，荷兰和德国的发病率为1/10万人年。随着抗生素的使用，20世纪70年代的发病率为1/30万人年。这种发病率的降低被认为是由于口腔卫生的改善、口服抗生素的应用及肺部感染的早期治疗。

肺放线菌病在发展中国家比发达国家更为常见。未见发达国家内部社会经济差异的相关报道，也未见不同种族间发病率的相关报道。男性患病的风险是女性的3～4倍，这可能是由于面部创伤的发生率较高、口腔卫生较差和牙科疾病。肺放线菌病可发生在任何年龄，据报道在11～20岁和40～60岁有双峰年龄分布。儿童肺放线菌病罕见，只有少数病例报告，危险因素包括龋齿、外伤、衰弱、控制不佳的糖尿病和异物吸入。

虽然免疫抑制是发生肺放线菌病的危险因素，但很少报道。即使是由于免疫缺陷病毒和艾滋病造成的免疫功能受损，也很少有放线菌病感染的报道。在艾滋病大流行的1996—1999年，尽管描述了多种罕见的肉芽肿性机会性感染，但仅报道了17例放线菌病。免疫抑制的其他原因，包括化疗、免疫药物和慢性类固醇治疗，与该病也存在较弱的关联。

到目前为止，没有公认的人际传播、人畜共患病传播或职业或季节性风险因素之间的关联。

三、临床表现

放线菌病根据感染途径和涉及的器官临床分为面颈部、胸部、腹部、盆腔和中枢神经系统等感染。放线菌可分泌蛋白酶溶解、破坏邻近组织，因此病灶多以直接蔓延的方式扩散，且不受解剖学屏障限制。最常见的为面颈部感染，约占患者的60%。大多有近期口腔炎、拔牙史或下颌骨骨折后颈面肿胀，不断产生新结节、多发性脓肿和瘘管形成。病原体可沿导管进入唾液腺和泪腺，或直接蔓延至眼眶和其他部位。若累及颅骨可引起脑膜炎和脑脓肿。腹部感染常由吞咽含病原性唾液或继发于阑尾炎、憩室炎、创伤或手术。盆腔感染大多继发于腹部感染。原发性皮肤放线菌病常由外伤或昆虫叮咬引起，先出现皮下结节，然后结节软化破溃形成瘘管。中枢神经系统感染常继发于其他病灶。

约15%的放线菌病累及肺部。肺放线菌病男性青壮年多见，酗酒、口腔卫生不良、长期吸烟、有创操作、体内异物等是其危险因素。存在慢性呼吸系统疾病（包括慢性支气管炎、肺气肿和支气管扩张）患者中，肺放线菌病的发病率较高。该病起病隐匿，常呈慢性起病，当机体抵抗力下降，可因口腔分泌物吸入而侵入呼吸道，首先在支气管内引起病变，再侵入肺实质，亦可由于食管病变向纵隔蔓延，由颈面部感染通过血行传播，或腹部感染穿过膈肌波及胸膜和肺。从腹部经膈膜传播感染以前是肺部放线菌病的一个重要途径；自引入抗生素以来，这种情况很少见到。放线菌病在肺内早期的病变为支气管肺炎，以后发展为肉芽肿，并有结缔组织增生，形成结节状病变，夹杂着软化的病灶及小脓肿。肺内的脓肿继续发展可引起化脓性肺炎，并经叶间隙、胸膜侵犯胸壁、肋骨，形成窦道，也可侵入血液循环，引起全身播散。常见的临床表现为咳嗽、咳痰、发热和咯血，咯血多为痰中带血，但也有大咯血发生。咯血的原因可能是放线菌释放的蛋白酶溶解破坏周围组织，侵袭血管引起小血管壁的破坏和化脓性炎症，或者合并其他疾病，如肺结核、支气管扩张、侵袭性肺曲霉病甚至肿瘤等。当病变累及胸膜或胸壁时，则出现与病变部位相应的胸痛，并可出现胸腔积液、脓胸、胸壁脓肿及多发性瘘管的体征。

四、影像学表现

肺放线菌病影像学表现通常是非特异性的，与病程有关，难与化脓性病变（如肺脓肿）、渗出性病变（如肺炎）、肺结核及肺肿瘤性病变相鉴别。据报道，高达1/4的肺部放线菌病最初被诊断为恶性肿瘤。典型的CT表现为实变或肿块内的中心低衰减（图3-6-1）。肺放线菌病最初表现为外周肺组织的不规则小结节灶（图3-6-

2），边缘模糊，周围可见磨玻璃影（晕征），伴或不伴有小叶间隔增厚。其病理基础为放线菌引起的支气管肺炎及早期的炎性肉芽肿，病灶周围的晕征可能与病变浸润或局部血管破坏并肺泡积血有关。其后进展为单侧位于外周的肿块或节段性实变，可合并周围支气管扩张，累及下叶多见，多与胸膜粘连，伴有胸膜增厚。大范围的实变可以跨过叶间裂并扩散进入邻近的肺叶，病灶内的空洞也可跨叶间裂沟通。空洞性病变可有“空洞-悬浮气泡”征象（图3-6-3，图3-6-4）。感染也可累及纵隔、胸膜和胸壁，引起脓胸、软组织肿胀、骨质破坏等。15%～50%的病例有胸膜增厚和积液（图3-6-5，图3-6-6），胸腔积液有时是唯一的影像学表现，9%～15%的病例有脓胸。在极少数情况下，胸部CT会发现继发于心包受累的心包积液。

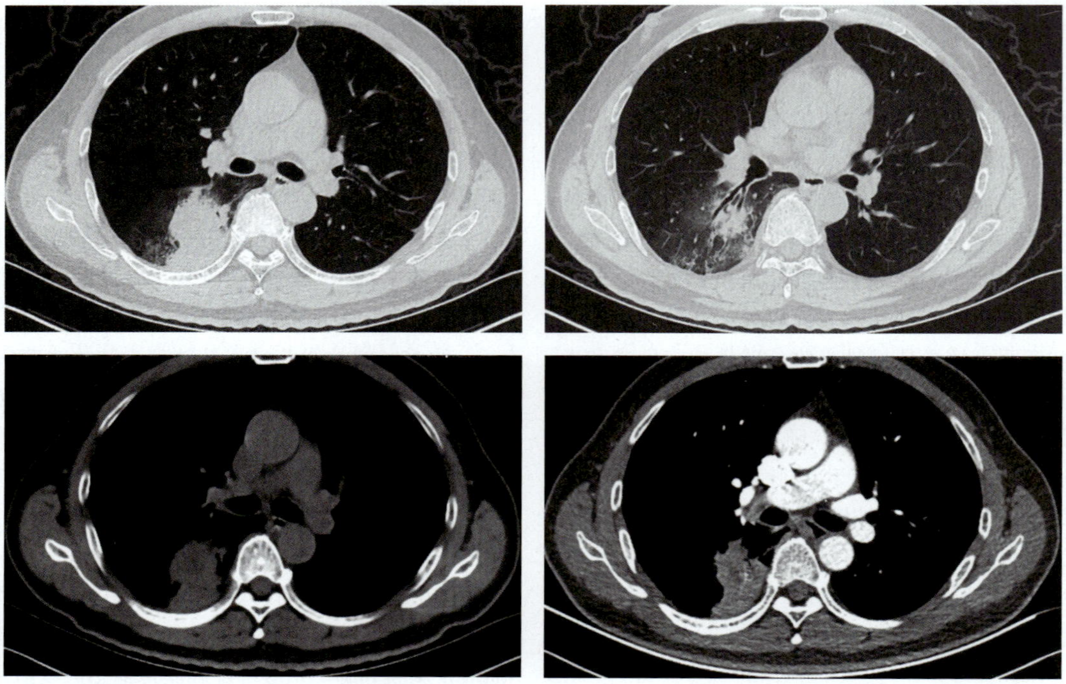

图3-6-1　男，61岁。咳嗽、咳痰20天，加重3天。1个月前有牙龈炎病史。培养为戈氏放线菌

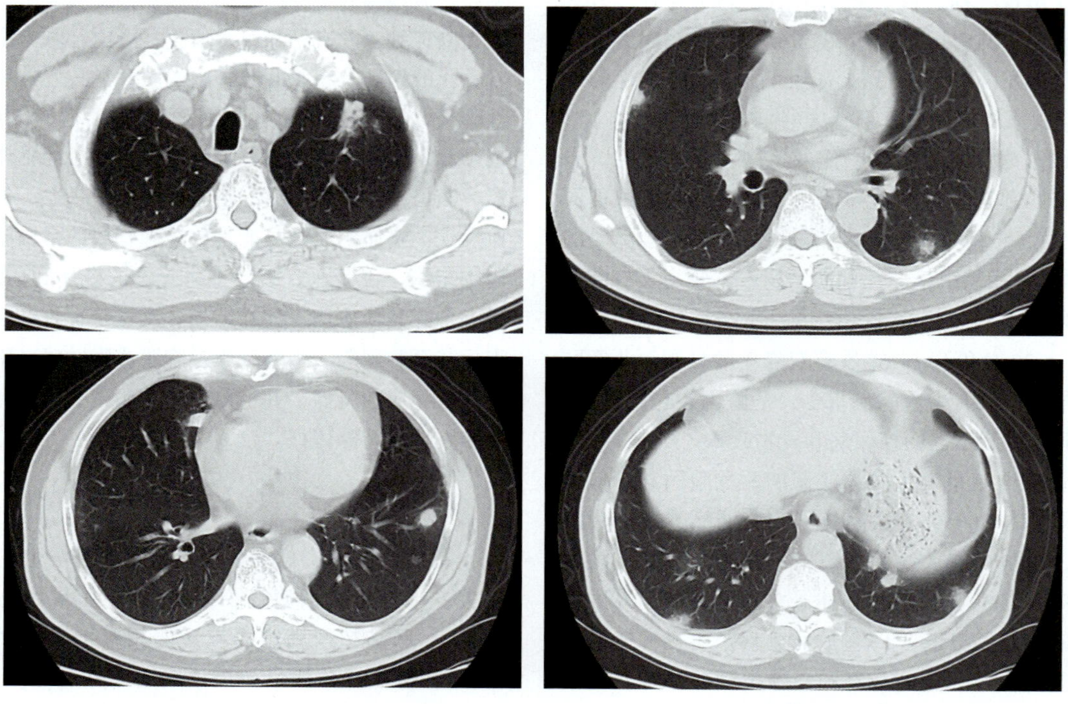

图3-6-2　男，65岁。咳嗽3个月余。双肺多发结节影。痰培养为戈氏放线菌，追问病史发病前有牙龈肿痛

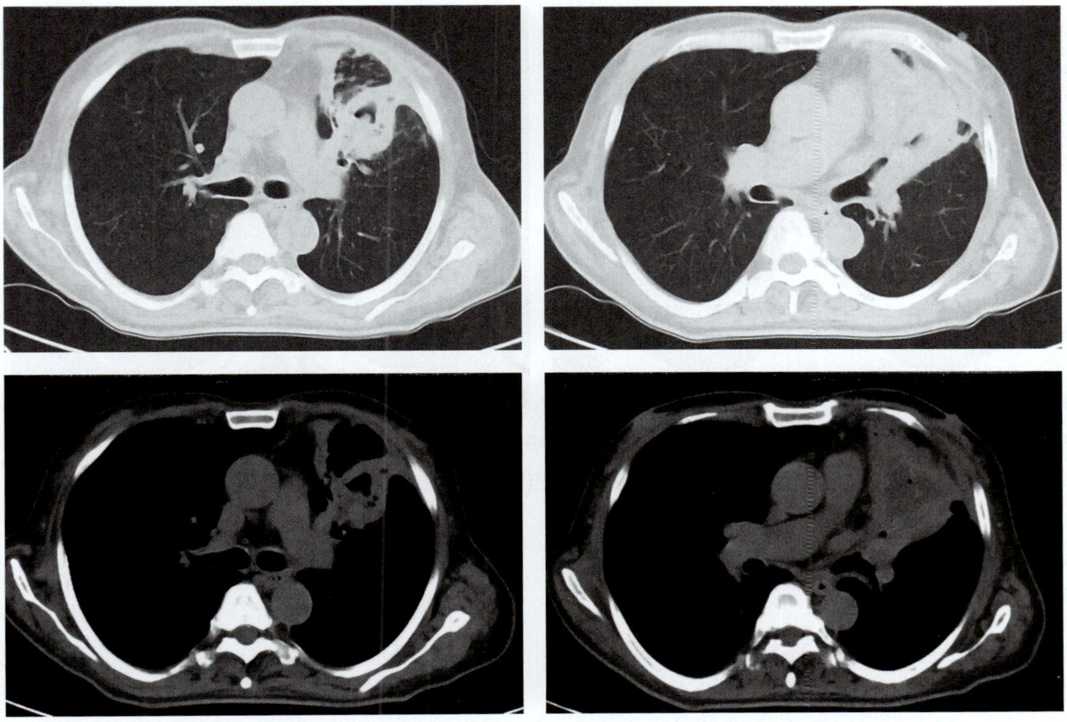

图3-6-3 男，68岁。发现肺部阴影9月余。左肺上叶片块状密度增高影，内见空洞和空洞-悬浮气泡征，邻近胸膜增厚（2021.09.27）

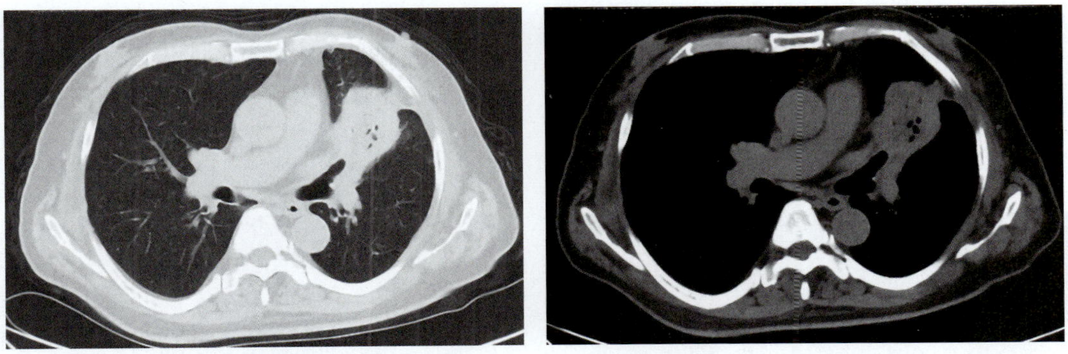

图3-6-4 患者气管镜活检病理查到放线菌，给予哌拉西林他唑巴坦治疗3周后复查示病变较前吸收（2021.10.17）

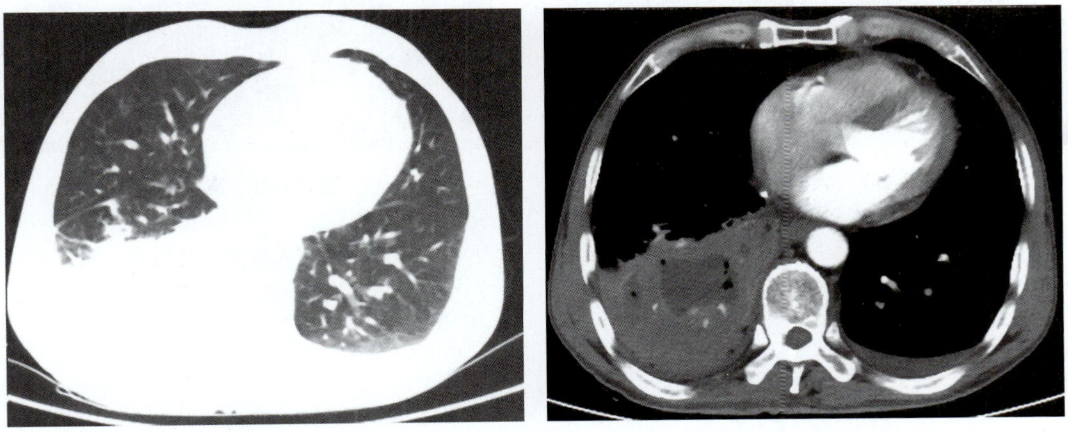

图3-6-5 男，58岁。间断咳嗽6个月，加重伴低热3周。右肺下叶实变影并胸腔积液，内见空洞-悬浮气泡征

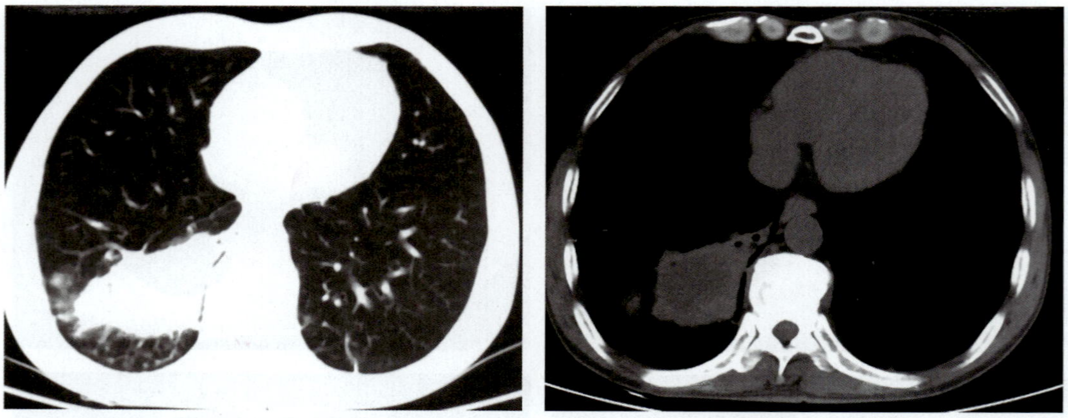

图3-6-6 患者纤维支气管镜活检病理示送检肺组织中查见小片炎变的支气管黏膜及坏死灶，坏死灶中查见放线菌菌丝。给予哌拉西林他唑巴坦4.5g q8h静脉滴注9天后复查示病变较前吸收

五、诊断

肺放线菌病的确诊需要病理学或微生物学的依据，包括培养阳性、组织病理常规HE染色及六胺银染色证实（图3-6-7，图3-6-8）。因为放线菌是正常的口腔微生物，痰标本阳性诊断意义不大。分子生物学检测技术是诊断肺部放线菌病的新技术，已广泛应用于临床。在患者病灶组织和瘘管流出的脓样物质中，可找到肉眼可见的黄色硫磺状小颗粒，称为硫磺样颗粒，是放线菌在组织中形成的菌落。将硫磺样颗粒制成压片或组织切片，在显微镜下可见颗粒呈菊花状，核心部分由分枝的菌丝交织组成；周围部分长丝排列成放线状，菌丝末端有胶质样物质组成鞘包围，且膨大成棒状体。部分呈革兰阴性。标本经苏木精伊红染色，中央部为紫色，末端膨大部红色（图3-6-9）。放线菌培养较困难，显微镜观察可见菌落由长度不等的蛛网状菌丝所构成，称蛛网状菌落。该病的病理特征是多发性脓肿、瘘管、肉芽增生和纤维性变。病原菌入侵后，在组织内最先引起白细胞浸润，形成多发性小脓肿，脓肿穿破形成多个窦道，在脓液和窦道分泌物中可以见到硫磺颗粒，病变晚期，慢性肉芽组织增生，病变邻近组织纤维性变。

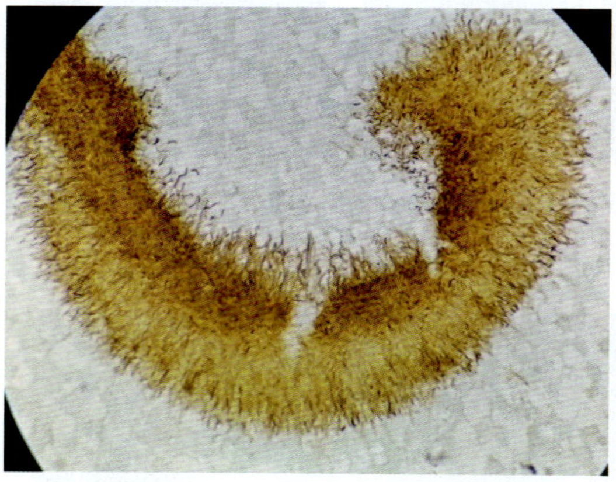

图3-6-7 六胺银染色

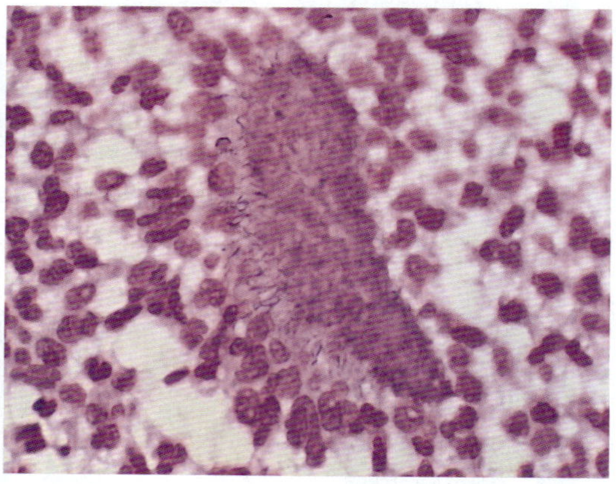

图3-6-8 革兰染色

（江西省人民医院检验科 陈 会 提供）

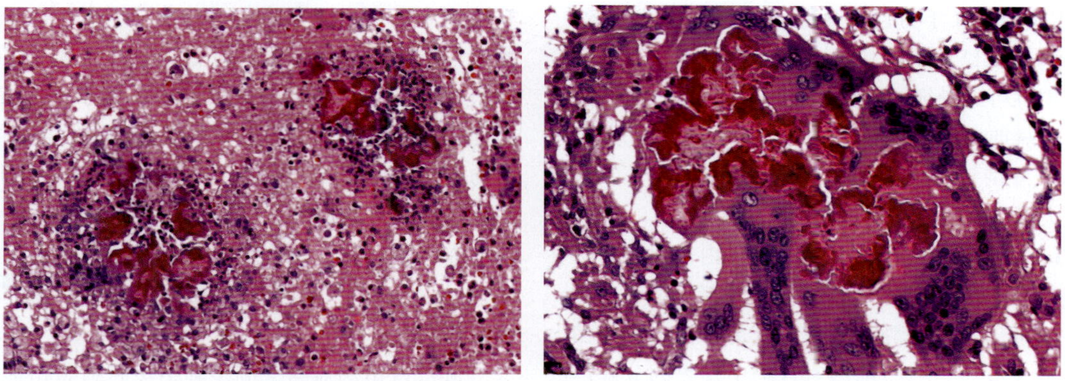

图3-6-9　深红色团状硫磺颗粒，周围可见多核巨噬细胞

六、治疗

放线菌的治疗强调早期、合理用药，足够疗程。治疗上应个体化，具体治疗方案制订取决于病变初期情况、感染部位以及治疗的临床和影像学反应。肺放线菌病的推荐治疗时间和治疗方式取决于疾病的严重程度。轻至中度疾病被归类为没有局部侵犯、没有骨骼受累、没有瘘管/窦道、没有脓肿或坏死组织的疾病。严重疾病被归类为侵袭性疾病，包括严重的化脓性疾病（脓肿、胸腔积液、脓胸）、瘘管/窦道、骨骼受累和感染并发大咯血。手术干预指征包括严重侵袭性疾病、危重部位感染和大量难治性咯血。手术治疗包括脓肿切开引流、窦道和顽固性纤维化病变切除、闭合空间感染减压术。一些病例表明，术后抗生素治疗不足会导致并发症，如脓胸和支气管胸膜瘘。药物治疗首选静脉注射大剂量青霉素（1800万～2400万U/d），然后口服青霉素或阿莫西林（3g/d），青霉素过敏患者的替代抗生素方案包括头孢曲松、四环素类、大环内酯类和碳青霉烯类。氨曲南、头孢氨苄、头孢他啶、氟喹诺酮类、甲硝唑及氨基糖苷类疗效差，不宜使用。疗程一般推荐长周期治疗方案，轻中度疗程3～6个月，重度需持续治疗6～12个月。也有学者提倡实施短疗程（＜3个月）治疗，疗效肯定。如果手术切除足够的感染组织，不累及骨骼，并且对药物治疗有快速的临床反应，即使对于最初严重的病例，也可以采用较短的疗程。对于未进行手术清创的患者，应谨慎使用较短的治疗疗程，因为单独使用抗生素治疗少于3个月的患者复发风险较高。由于肺部放线菌病容易复发，抗生素治疗通常需要较长时间。该病若能早诊断早治疗，预后较好，约98%可以治愈。肺部放线菌病的预后不如颈面、腹部和盆腔疾病，因为其进展迅速，可有与死亡率相关的并发症如脓胸、心包积液和纵隔侵犯。

七、病例解析

1.**病例1**：男，72岁。咳嗽、咳痰10天，胸痛、气促、发热4天。痰为黄褐色，偶有痰中带血丝，发热最高可达39.0℃。有长年大量吸烟史。

胸部CT：双肺多发大小不等结节、团片、小片状影，多沿胸膜下分布，右下肺多见（图3-6-10）。

【诊断】 肺放线菌病。

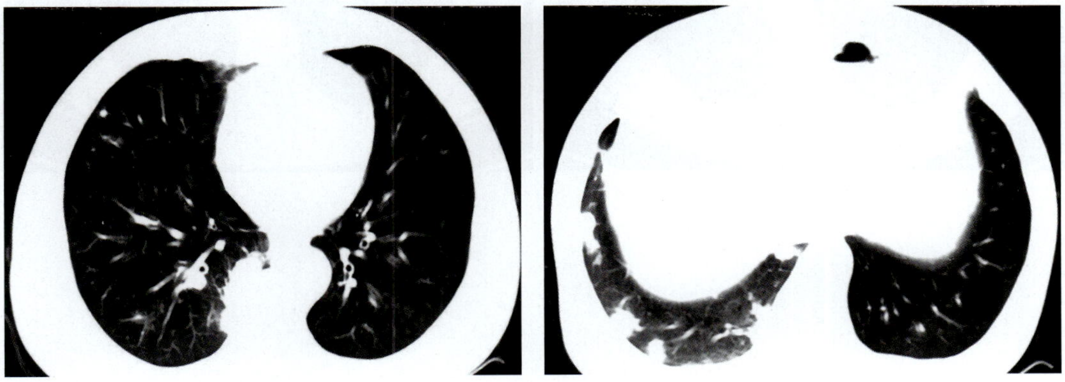

图3-6-10　胸部CT1

【诊断依据】 老年男性，急性起病，发热、咳嗽、痰中带血，病变以结节、团块为主，主要位于右下肺胸膜下，病变周围可见晕征，部分病变可见空泡、空洞影。追问病史，发病前3天有拔牙史，口含麻醉药近20分钟，首先考虑肺放线菌病。患者痰中找到硫磺颗粒，证实该诊断，给予大量青霉素治疗，病情明显缓解。

【分析】 原发性放线菌病是由于口腔内寄生或胃肠道定植的放线菌吸入呼吸道而引起，以局部扩散、化脓或肉芽肿性炎症、多发脓肿和窦道瘘管为特征。放线菌与龋齿和牙周炎有关，由于细菌对食物中糖类的分解产酸腐蚀釉质，形成龋齿。细菌并能进一步引起牙龈炎和牙周炎。注意口腔卫生、牙病早日修补是预防的主要方法。肺放线菌病有时被报道为多微生物感染。最常见的是葡萄球菌属、链球菌属、梭杆菌属、拟杆菌属、噬二氧化碳细胞菌属、伴放线菌放线杆菌、啮蚀艾肯菌和肠杆菌科的某些种类。伴生菌消耗氧气从而使环境更利于放线菌生长，有利于放线菌的增殖，并通过组织分解和吞噬细胞的抑制进一步扩散。肺放线菌病的临床表现无特异性，当患者咳痰中发现黄色颗粒（硫磺颗粒）时，对肺放线菌病诊断有重要意义。硫磺颗粒在诺卡菌也可见到，且临床标本中仅30%左右可以见到典型的硫磺样颗粒，因此其并不是放线菌的诊断要点。

肺放线菌病常累及有基础病变的同侧肺，双侧受累极为少见，其原因可能是有基础病变的支气管肺组织含有部分坏死组织，通气不良且引流不畅，容易产生厌氧环境而更利于放线菌生长。本例表现为病灶内低密度区，空洞尚未形成，考虑可能与患者就诊较早、病程较短，病变未能充分液化坏死；病变发生于正常无基础病变的肺组织，局部血供及通气较好，不利于组织发生坏死。病理证实低密度区为慢性脓肿，病理上为炎性组织及其内的坏死物和放线菌菌落。放线菌感染最常见于头颈部，因此除肺部症状以外，如果面颈部出现无痛性结节及肿块，临床医师应考虑该病的可能。肺放线菌病易合并咯血，提示对肺部有病变且咯血原因不明的患者应警惕肺放线菌病。

肺放线菌病需与空洞型肺结核和肺癌相鉴别。肺结核好发于上叶尖后段或下叶背段，本病好发于下叶。肺放线菌病影像学可表现为肿块影，且在PET/CT上呈现高摄取，因而与肺癌不易鉴别。

2. **病例2**：男，48岁。咳嗽、咳痰伴发热2月余。患者2个月前无明显诱因出现咳嗽，咳白痰，偶有气促，发热，体温在37.9～38.2℃，有夜间盗汗，感胸背部不适，当地医院就诊，给予克林霉素、阿奇霉素抗感染治疗，体温恢复正常，仍有咳嗽、咳痰，入院前1天出现痰中带血，有少许血凝块咳出。有青霉素、头孢类过敏史，吸烟20余年。查体：右肺呼吸音粗，可及少许湿啰音。辅助检查：血常规示白细胞8.4×10^9/L；CRP 23mg/L；红细胞沉降率21mm/h；肿瘤标志物（－）；结核RNA（－）、T-SPOT.TB（－）、痰找抗酸杆菌（－）。

胸部CT：右肺中叶实变，内可见支气管充气征，管腔内见弧形高密度影（图3-6-11）。

【诊断】 右肺中叶异物并阻塞性肺炎。

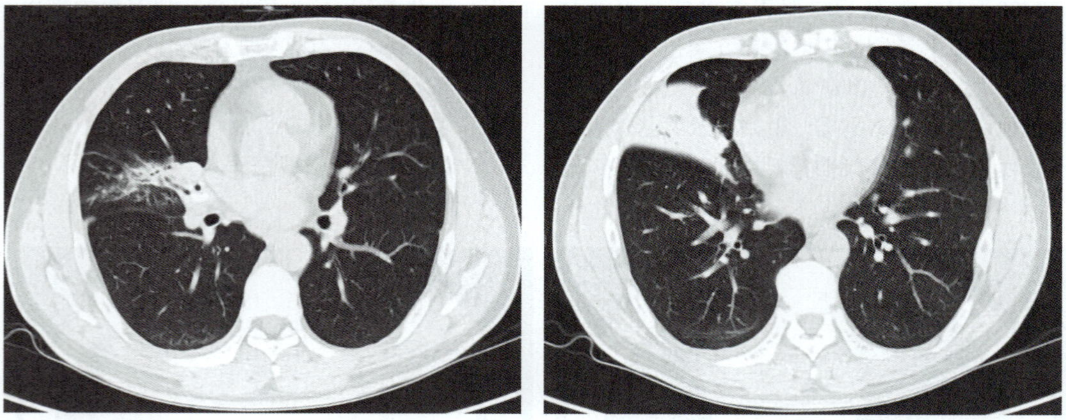

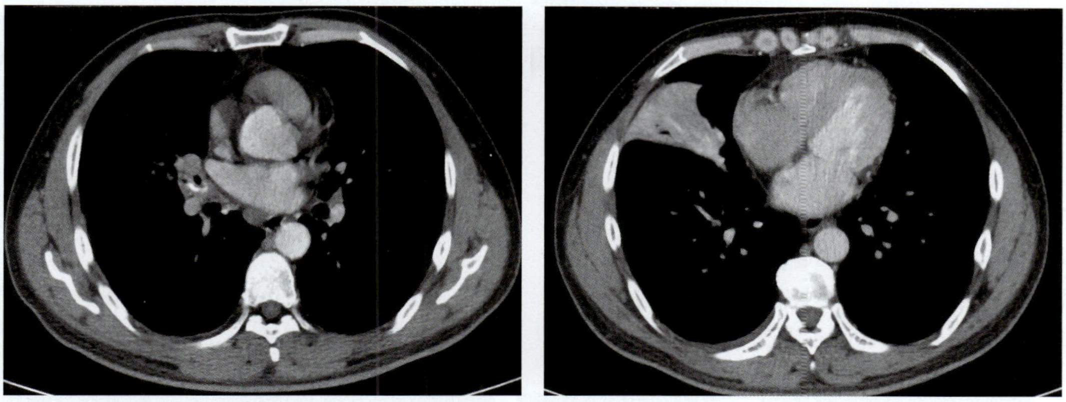

图3-6-11　胸部CT2

【诊断依据】 患者右肺中叶开口处见弧形高密度影，考虑为异物，并引起阻塞性肺炎，患者有发热、咯血病史，需考虑合并真菌或放线菌可能。患者应用克林霉素、阿奇霉素治疗后体温恢复正常，提示抗感染治疗有效，从疗效上更支持肺放线菌病诊断。患者行支气管镜检查见右中叶支气管狭窄，可见多个肉芽组织堵塞管口，肉芽表面可见白色坏死物，余支气管管腔通畅。活检病理示黏膜重度慢性炎伴鳞状上皮增生及见放线菌。免疫组化结果：CK5/6、CK7、P53、P63、TTF-1、SOX-2、P40、Ki-67分布如常。特殊染色：抗酸（-），PAS(＋)。患者因对青霉素、头孢类过敏，故给予复方磺胺甲噁唑、左氧氟沙星、克拉霉素联合抗感染治疗，症状明显好转。治疗后3个月复查胸部CT，病变基本吸收（图3-6-12）。

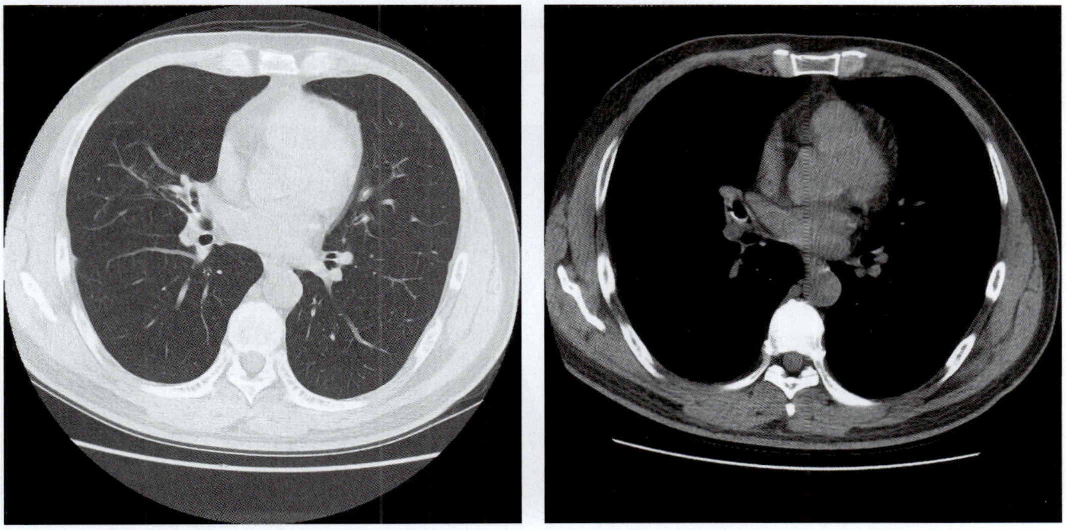

图3-6-12　右肺病变基本吸收，气管内可见弧形高密度影

【分析】 支气管结石和支气管内异物（如鸡骨和鱼骨、葡萄籽、豆类、牙科假体和手术缝合材料）是支气管内放线菌病诱发因素，并增加放线菌定植的风险。支气管结石可继发感染放线菌，导致支气管内放线菌病，通常表现为与远端阻塞性肺炎相关的近端支气管内膜钙化。支气管异物合并肺放线菌感染的病例偶有报道，支气管异物等为放线菌创造了厌氧环境，也增加了放线菌感染的风险，中央型肺癌及其他导致支气管阻塞的疾病亦有可能增加放线菌感染的风险。本例为长时间支气管异物造成分泌物引流不畅，其支气管壁肉芽肿性增厚将高密度异物包裹在内，在影像上被误认为钙化，结合患者低热、盗汗等病史极易被误诊为支气管内膜结核，但结核相关的实验室指标均不支持该诊断。当支气管异物附近存在大量肉芽组织时，须考虑其并发放线菌病的可能。本病的最终诊断主要依靠病理。支气管镜检查对位于肺门附近区域的病灶有很大价值，可以清除支气管腔内坏死组织，必要时可进行药物灌注。支气管镜下可见脓性分泌物或肉芽样组织阻塞管腔，组织学表现为非特异性炎症或增生，灌洗液中发现所谓的硫磺颗粒，病理见放线菌丝，革兰染色阳性，抗酸染色阴性即可确诊。

对于合并放线菌病的此类患者，需要给予有效抗生素治疗。尽管此前有报告表明，随着异物的去除，与之相关的肉芽组织和支气管扩张也会消失，但这一结论并不适用于异物并发未经治疗的气道放线菌病患者。

（杭州市红会医院放射科　邱小伟　提供）

3.**病例**3：男，49岁。咳嗽、咳痰伴胸痛2个月。患者2个月前受凉后出现咳嗽、咳黄白色痰，无发热，于当地医院胸部CT检查：左下肺团片影。给予头孢替唑、阿奇霉素抗感染治疗，症状无明显好转而入院。辅助检查（2013.08.30）：血常规示白细胞13.83×10^9/L，N 77.00%，L 15.30%，PLT 359×10^9/L；CRP160.00mg/L；生化示Alb 32.10g/L，γ-GT 126.4U/L，ALP193.3U/L；G试验、GM试验（-）；尿常规示尿白细胞（+++），尿蛋白（+），尿隐血（++），尿酮体（+）。

胸部CT（2013.08.30）：左下肺实变影，边缘模糊，内有空泡，邻近胸膜增厚（图3-6-13）。

胸部CT（2013.09.17）：病变较前进展，内见空洞和液平，左侧胸腔积液（图3-6-14）。

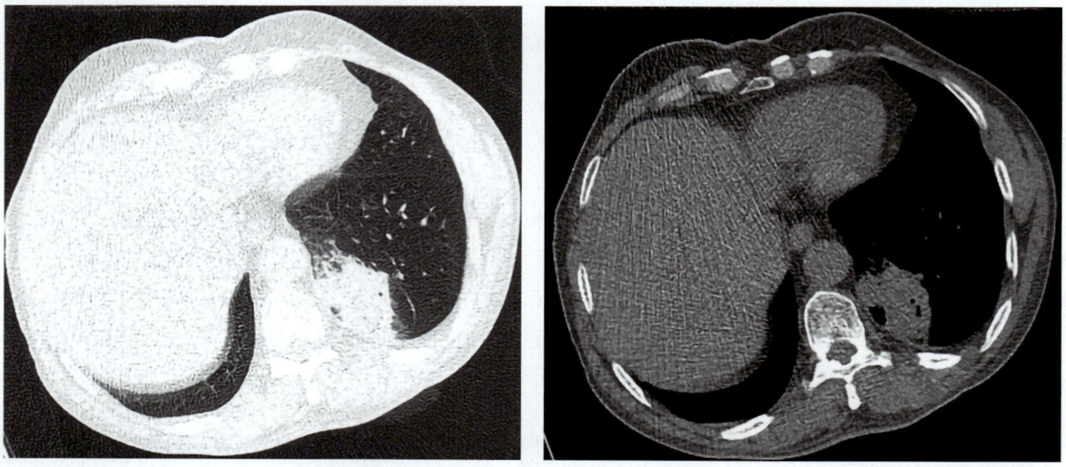

图3-6-13　胸部CT（2013.08.30）

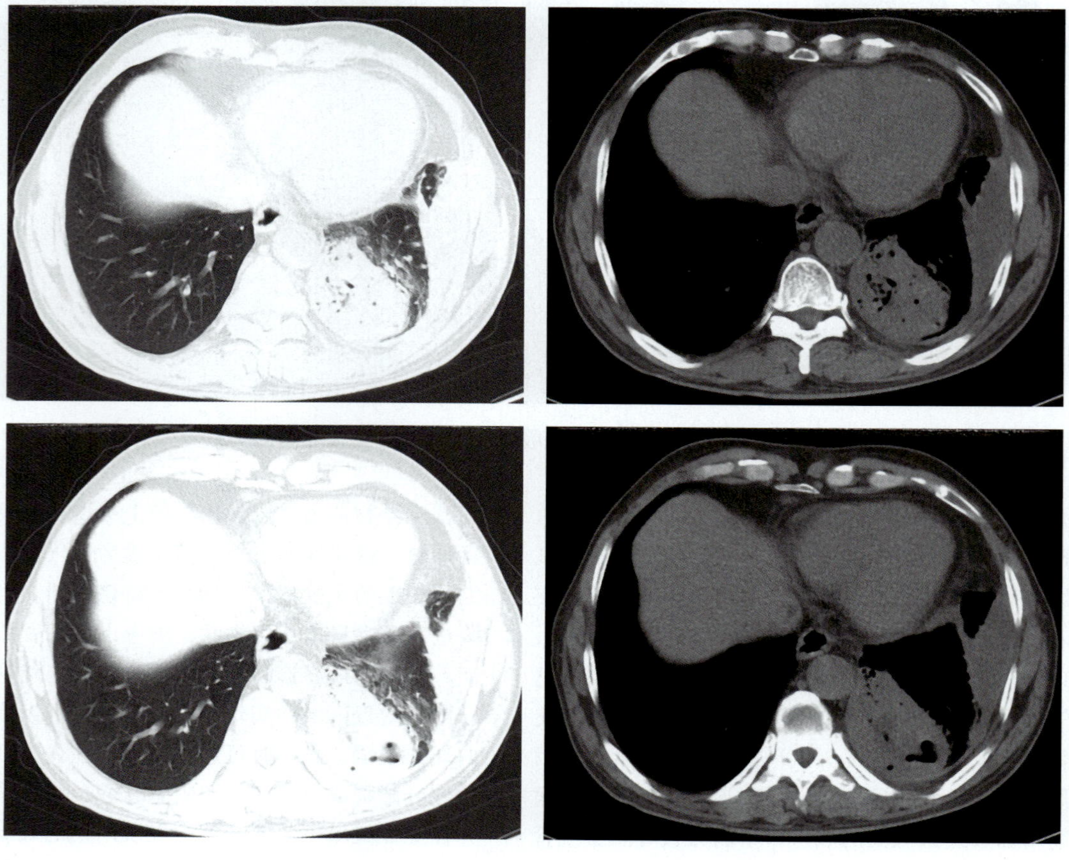

图3-6-14　胸部CT（2013.09.17）

【诊断】 肺放线菌病。

【诊断依据】 中年男性，左下肺实变影，病史较长，无发热症状，社区获得性肺炎和非典型肺炎可除外；无结核中毒症状，无卫星灶，结核可除外。半个月时间病变较前进展，内见坏死、空洞和液平，有多发小气囊影，左侧胸腔积液，考虑为化脓性病变。白细胞升高，肝功能受损，尿路感染，结合影像考虑肺放线菌病可能。穿刺病理为肺组织实性变伴急慢性炎症细胞浸润，可见放线菌团颗粒。

【分析】 肺放线菌病为临床少见呼吸系统疾病，放线菌可分泌蛋白酶溶解、破坏邻近组织，因此病灶多以直接蔓延的方式扩散，且不受解剖学屏障限制。肺放线菌病典型者胸部CT可见中心空洞并液平及小类圆形气体影，气体分布与重力无关且悬浮存在，一般不形成气-液平面，为空洞-悬浮气泡征象。放线菌病空洞的壁由含少量纤维的肉芽组织和含放线菌、硫磺颗粒及炎症细胞的组织组成，空洞内低密度无强化的物质为坏死组织和大量放线菌及硫磺颗粒，空洞内的气体密度影为含硫磺颗粒、放线菌的微脓肿或残存的扩张支气管，由于空洞内不是可以流动的液体和气体，所以较少形成气-液平面。本例有较典型的空洞-悬浮气泡征，但同时可见气-液平面，考虑空洞-悬浮气泡征是本病特征性表现，而不形成气-液平面并非特征性表现。本病需与浸润型肺结核和肺脓肿相鉴别。肺结核常伴有钙化，病灶周围有卫星灶和树芽征，空洞壁较薄且有时可见气-液平面。肺脓肿起病急、进展及吸收快，临床常有高热、寒战症状。肺脓肿典型影像学表现为厚壁空洞，可见液平，周围可见云絮样模糊影，病变可累及多个肺段，但少见跨叶间裂。有无“空洞-悬浮气泡”征象是本病与其他疾病的主要鉴别点。

（江苏省人民医院放射科　张　伟　提供）

4.病例4：女，42岁。下腹痛10余天。患者10天前无明显诱因出现下腹痛，排便后略缓解，食欲缺乏、乏力。体重较前减轻约5kg。3个月前宫腔镜检查并取环。查体：双肺呼吸音粗，未闻及明显的干、湿啰音。腹平坦，下腹部压痛，无反跳痛，下腹部可扪及包块，质韧，活动欠佳。辅助检查：血常规示白细胞13.75×10^9/L，中性粒细胞百分比84.35%，血红蛋白80g/L，PLT 356×10^9/L；肝肾功能提示白蛋白22.2g/L；D-二聚体2213ng/ml；肿瘤系列未见异常。

腹部CT（2017.04.30）：大网膜增厚呈条索状、污秽样，邻近腹膜增厚呈线样强化，周围脂肪密度增高，邻近子宫浆膜面毛糙，相邻的乙状结肠壁受累显著增厚。右侧结肠旁沟及子宫直肠陷窝内见少许液性密度影（图3-6-15）。

胸部CT（2017.05.10）：双肺多发结节、斑片影，胸膜下为主（图3-6-16）。

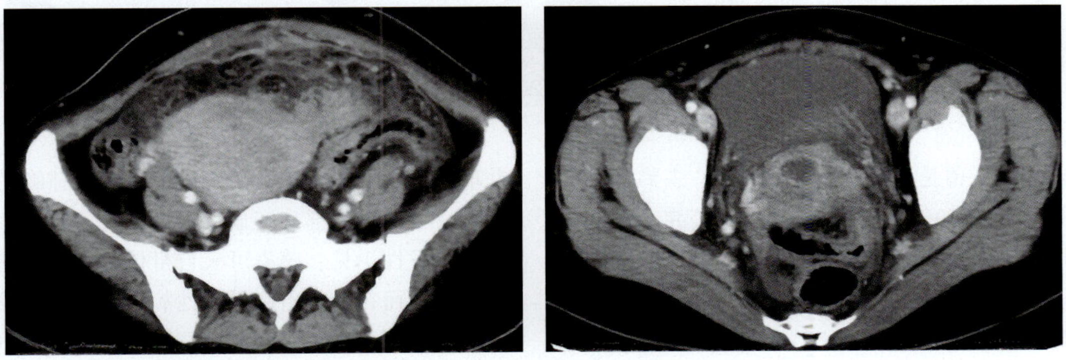

图3-6-15　腹部CT（2017.04.30）

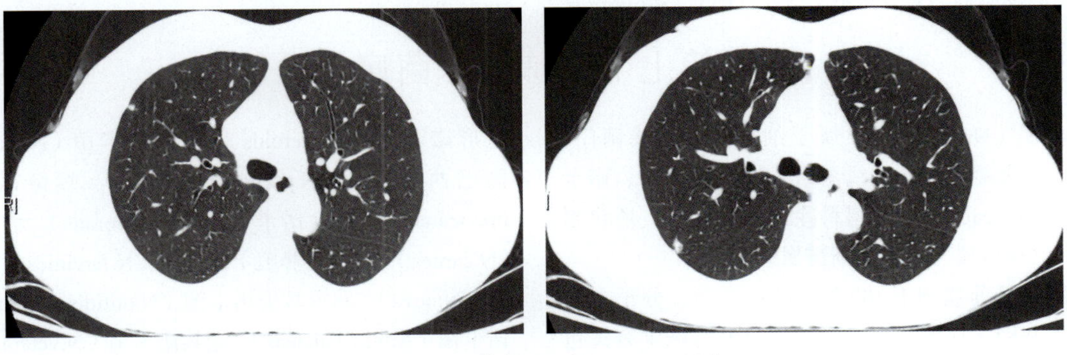

图3-6-16　胸部CT（2017.05.10）

【诊断】 放线菌病。

【诊断依据】 患者腹部手术病理：（大网膜、左输卵管、右附件区）急慢性炎伴脓肿形成，可见较多淋巴细胞、浆细胞、中性粒细胞及泡沫细胞浸润，淋巴细胞及浆细胞较成熟，未见明显异型性，局部查见少量菌团，考虑放线菌感染（图3-6-17）。经大剂量青霉素治疗3周后，双肺病变明显吸收（图3-6-18）。

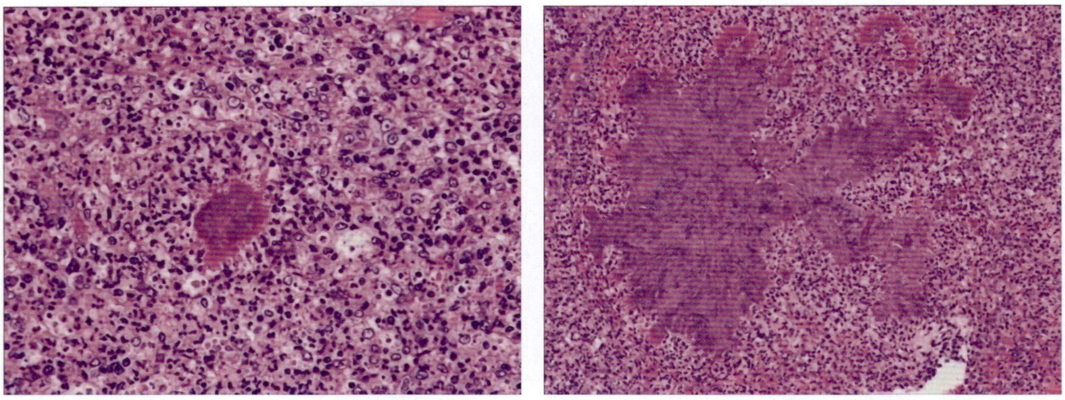

图3-6-17 输卵管慢性炎，内见菊花状放线菌团

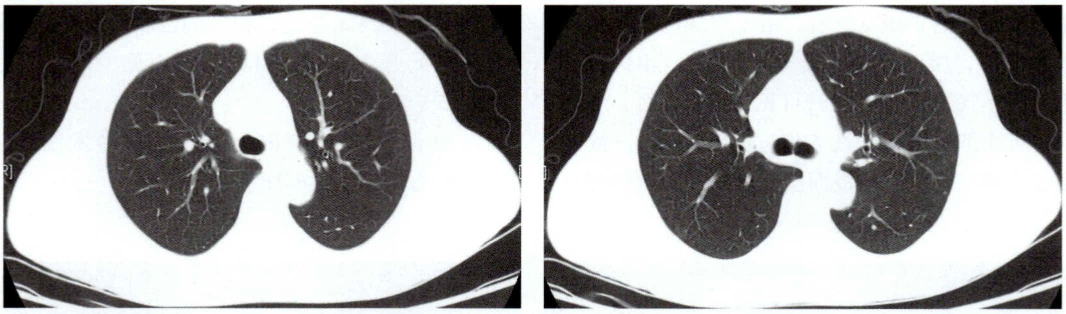

图3-6-18 青霉素治疗3周后（2017.05.31），双肺病变明显吸收

【分析】 放线菌是人体的条件致病菌，主要发生在青中年人群（20～50岁），发病具有性别差异，除骨盆感染外，其他放线菌病男女比约为3∶1，最常见受累部位是面颈部（50%～70%），其次是胸部（15%～20%），腹部及女性骨盆（10%～20%），部分可发生在中枢神经系统，一旦出现中枢神经系统感染，则病情较为凶险。放线菌的发展以直接浸润蔓延为主，淋巴或血行播散比较少见。本例以腹痛为首发症状，3个月前有宫腔镜检查并取环史，不除外为腹部感染原因。双肺胸膜下多发结节影，考虑为腹部病变血行播散所致。继发性肺放线菌病比原发性少见，感染可来自身体其他部位的病变，经血行播散而在肺部引起粟粒性病变。腹部放线菌病亦可直接蔓延，穿过膈肌，进入肺部。临床工作中遇到胸腹联合病变，应积极寻找原发灶，及时诊治。

（山东大学第二医院呼吸科　马汉宸　提供）

第七节　肺诺卡菌病

诺卡菌属（Nocardia）隶属于细菌界、放线菌门、放线菌纲、放线菌亚纲、放线菌目、棒杆菌亚目、诺卡菌科（Nocardiaceae）。诺卡菌科除诺卡菌属外，还包括戈登菌属、红球菌属、威廉姆斯菌属。

诺卡菌属目前属内有100多个通过表型、分子方法及16S rRNA基因测序鉴定的物种。常见的与医学有关包括脓肿诺卡菌（N.abscessus）、非洲诺卡菌（N.africana）、星形诺卡菌（N.asteroids）、巴西诺卡菌（N.brasiliensis）、假巴西诺卡菌（N.pseudobrasiliensis）、短链诺卡菌（N.brevicatena）、少食诺卡菌（N.paucivorans）、肉色诺卡菌（N.carnea）、皮疽（鼻疽）诺卡菌（N.farcinica）、新星诺卡菌（N.nova）、豚鼠耳炎诺卡菌（N.otitidiscaviarum）、南非诺卡菌（N.transvalensis）、老兵诺卡菌（N.veterana）、华莱士诺卡菌（N.wallacei）和盖尔森基兴（圣乔治教堂）诺卡菌（N.cyriacigeorgica）等。

一、生物学分类

诺卡菌属的分类学史充满了困惑和争议。1888年法国兽医Edmond Nocardia在法属瓜德罗普岛从一例患牛皮疽病（淋巴结炎）的牛身上分离出诺卡菌，引起肉芽肿、脓肿和肺疾病。1889年Trevisan将该菌株命名为皮疽（鼻疽）诺卡菌，并对其主要特征进行了描述，且定义了包括皮疽诺卡菌分离株和其他5个物种在内的属。1890年，Eppinger从人脑脓肿中分离出一种细丝状、有分枝的微生物，并将其命名为星状分枝丝菌（Cladothrix asteroides），随后，该菌株被重新命名为星形诺卡菌。

Wallace等于1988年提出了一个具有突破性的致病性诺卡菌株分类方法，他们根据纸片扩散药敏方法进行分类，将78株经生物化学鉴定的星形诺卡菌分成6种不同的药物模式类型（drug pattern types）和另一种混合型。对上述星形诺卡菌不同药物模式类型分离株的65kDa *hsp65*基因和16S rRNA基因序列分析表明，这6种药物模式类型的基因序列存在足够的差异，最终可以划分为6个群。包括脓肿诺卡菌（药物模式Ⅰ）、后来命名的短链诺卡菌和少食诺卡菌（药物模式Ⅱ）、新星诺卡菌复合体（药物模式Ⅲ）、南非诺卡菌复合体（药物模式Ⅳ）、皮疽诺卡菌（药物模式Ⅴ）和盖尔森基兴诺卡菌（药物模式Ⅵ）。有趣的是，星形诺卡菌的模式菌株属于混合型（miscellaneous），呈现出独特的易感模式。

通过对与星形诺卡菌相关的生物表型的仔细分析，以前在患者标本中鉴定为星形诺卡菌的许多微生物按照今天的标准是被错误识别的，而且大多数属于不同的菌种。事实上，在Wallace1988年的文章中，大部分的星形诺卡菌分离株属于药物模式Ⅵ（35%），多为美国南部患者。药物模式类型Ⅵ的分离株随后被证明为盖尔森基兴诺卡菌，可能是在分子检测之前报告的大多数人类感染的主要致病菌。与星形诺卡菌模式菌株基因相同的菌株（ATCC19247）从临床标本中分离出来非常罕见，该物种也称作严格意义上的星形诺卡菌（sensu stricto sensu stricto），已不再被认为是人类标本中最常见的诺卡菌物种。

随着新的诺卡菌种的不断发现，原先的分类方法已不能满足当前的分类需求。Brown-Elliott等于2006年进一步解析了Wallace等的分类方法，将诺卡菌分为9个群，分别是：①星形诺卡菌复合体（Nocardia asteroides Complex）；②脓肿诺卡菌，分型属于原药敏试验Ⅰ型；③短链/少食诺卡菌复合体（Nocardia brevicatena/paucivorans Complex），分型属于原药敏试验Ⅱ型，包括短链诺卡菌、少食诺卡菌；④新星诺卡菌复合体（Nocardia nova Complex），分型属于原药敏试验Ⅲ型，包括非洲诺卡菌、克鲁切克诺卡菌（N.kruczakiae）、新星诺卡菌、老兵诺卡菌和高养（优美）诺卡菌（N.elegans）；⑤南非诺卡菌复合体（Nocardia transvalensis Complex），分型属于原药敏试验Ⅳ型，包括严格意义上的南非诺卡菌、布氏诺卡菌（N.blacklockiae）、华莱士诺卡菌和一些未命名的诺卡菌；⑥皮疽诺卡菌（Nocardia farcinica），分型属于原药敏试验Ⅴ型；⑦盖尔森基兴诺卡菌，分型属于原药敏试验Ⅵ型；⑧巴西诺卡菌（Nocardia brasiliensis）和假巴西诺卡菌（Nocardia pseudobrasiliensis）；⑨豚鼠耳炎诺卡菌复合体（Nocardia otitidiscaviarum Complex），原称为Nocardia caviae。

二、微生物学特点

诺卡菌属革兰染色菌体通常显示为非常长且纤细的、分枝明显的小串珠样革兰阳性杆菌（图3-7-1），部分革兰染色不易着色或着色不均。培养早期可见丰富的菌丝体，常有次级分枝，培养后期菌体裂解为球形或杆状，在镜下易被误为链球菌。与链球菌不同，诺卡菌小串珠间通常不会互相紧密相邻。当用培养物制备涂片时，菌体可显示链球菌样链或小分支样丝状体，可能是由于脆弱的诺卡菌菌丝体在涂片过程中破裂所致（图3-7-2）。痰标本直接涂片革兰染色可见典型的分枝菌丝，菌丝呈90°分枝角具有诊断意义。

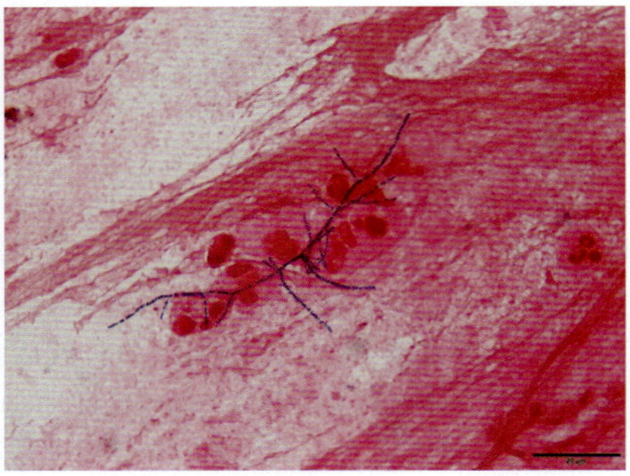

图3-7-1 革兰染色（×1000），见革兰阳性杆菌，可见典型的分枝菌丝，部分菌丝成90°，见大量白细胞包裹细菌

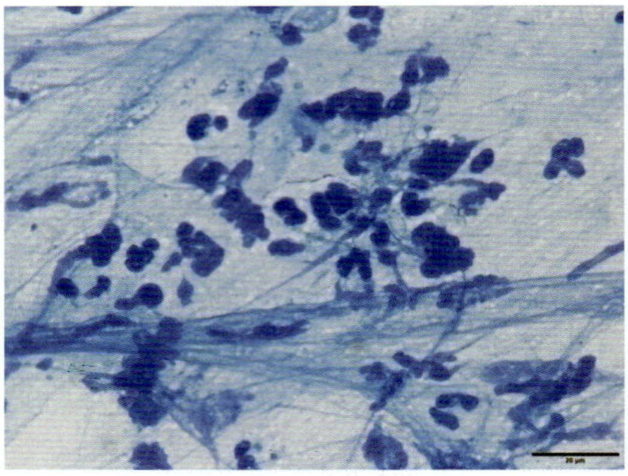

图3-7-3 抗酸染色（×1000）阴性

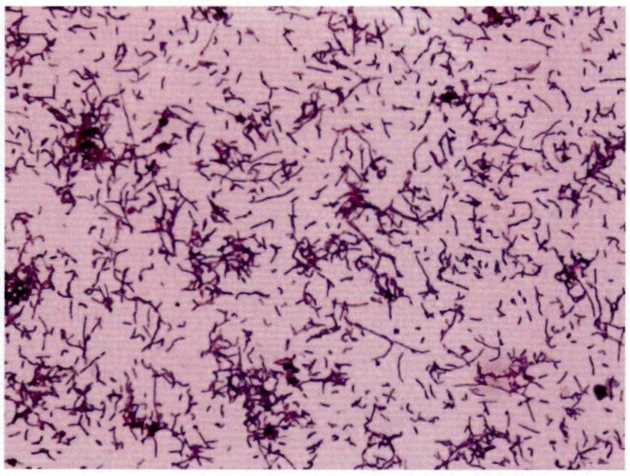

图3-7-2 皮疽诺卡菌，菌落直接涂片

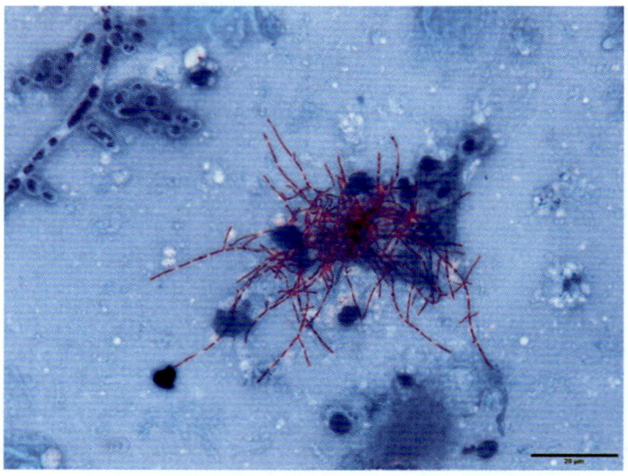

图3-7-4 弱抗酸染色（×1000）阳性

分枝杆菌的细胞壁有大量含有分枝菌酸的脂质，包围在肽聚糖的外面，不易着色，但通过加热及延长染色时间着色后，不易被酸性脱色剂褪色，故称为抗酸染色（acid-fast staining）。抗酸杆菌和苯酚品红结合后，盐酸酒精不能褪色，碱性亚甲蓝不能着色，组织切片上背景为蓝色，抗酸杆菌为红色。部分诺卡菌弱抗酸染色阳性，用不同浓度的脱色液进行抗酸染色，所用脱色液浓度越低，抗酸染色阳性率越高。抗酸染色结果与培养诺卡菌的培养基类型及诺卡菌的培养时间均有关系。若脱色时间延长，则抗酸染色为阴性。诺卡菌标准抗酸染色（3%盐酸）阴性，呈现蓝色（图3-7-3），而采用改良的弱抗酸染色（脱色剂为1%硫酸水溶液）则为阳性（图3-7-4），此点能与结核分枝杆菌区别。抗酸染色的结果仅能作为辅助性诊断，不能作为最终的诊断依据。在组织中诺卡菌易聚集形成团块或微粒，因此在脓性分泌物中肉眼可见的“硫磺样颗粒”，取微粒物镜检的阳性率高。诺卡菌不形成芽孢，无鞭毛。

三、致病机制

诺卡菌是一种选择性的细胞内微生物，生长在巨噬细胞和宿主组织中。诺卡菌在不同生长阶段毒力不同，在对数生长期的细胞壁含有分枝菌酸，能够增强诺卡菌的毒力，也可能影响诺卡菌聚集在某些组织的能力。感染诺卡菌后，宿主的嗜中性粒细胞能够抑制诺卡菌但不能杀死诺卡菌。活化的巨噬细胞能够激发细胞免疫，从而杀死诺卡菌。

诺卡菌通过产生索状因子（cord factor）和诱导溶酶体酶活性以降低巨噬细胞中吞噬体和溶酶体的融合。吞噬体也称为吞噬小体，是一种在胞吞作用中在被吞噬物质周围形成的囊泡，这种囊泡由细胞膜向细胞内凹陷产生。吞噬体是一种在免疫过程中常见的细胞结构，入侵机体的病原微生物可在吞噬体中被杀灭、消化。在成熟过程中吞噬体需与溶酶体融合，生成兼具隔离与分解异己物质能力的吞噬溶酶体。诺卡菌利用溶菌酶酸性磷酸酶作为碳源，抑制细菌在吞噬过程中被酶杀死。诺卡菌和许多其他细菌一样，可转化为L型，这种形式可以在宿主体内停留一段时间，在某些情况下，通过提供条件和重建细胞壁成分，它可以恢复到原来的形式。

通过对诺卡菌株的全基因组测序分析，发现了一些毒性基因，如碱性磷酸酶、酪蛋白水解肽酶、溶细胞素、溶血酶、脂肪酶、金属蛋白酶、磷酸酶和磷脂酶等，诺卡菌的具体致病机制尚不清楚，有待进一步研究。

四、流行病学

诺卡菌是一种腐生型细菌，能够降解植物，从中获得生长所需的碳源、氮源。它在自然界中几乎随处可见，广泛存在于空气、土壤、海水、淡水、腐烂的植被及动物的排泄物中。诺卡菌病是散发性疾病，在全世界散在分布，可感染人类和动物（如鱼类、马、猫和犬等）。本病发生于任何人种、职业、年龄，成年人发病率较高，且多为男性，男性和女性的发病比为3∶1，但这种差别是由于男性更易暴露于感染源造成的，而与性别上的遗传差异无明显相关。人与人之间的传播较少见。

诺卡菌是一种机会致病菌，不是人体正常菌群，不呈内源性感染。当机体免疫力低下，严重肺部疾病或手术外伤时可引起机会性感染。1890年，Eppinger报道了由诺卡菌引起的第一例人类感染病例，患者是一位罹患肺炎和脑脓肿的患者。诺卡菌感染常见于细胞免疫缺陷患者，但有15%～38%的感染患者免疫功能正常。肺诺卡菌病和播散型诺卡菌病与免疫受损相关，使患病风险增加相关的因素包括慢性肺疾病、肝硬化、淋巴系统恶性肿瘤、实体器官及骨髓或干细胞移植、长期使用糖皮质激素或患有库欣综合征、系统性红斑狼疮、系统性血管炎、溃疡性结肠炎、结节病、肾衰竭、低蛋白血症、HIV病毒感染等。职业接触亦可能成为感染的危险因素，如农业、建筑业等土壤、粉尘居多的环境增加了吸入及外伤暴露的机率。近年来由于肾上腺皮质激素和免疫抑制剂的广泛应用，诺卡菌病的发病率呈上升趋势。

五、临床表现

诺卡菌病（nocardiosis）是由诺卡菌属引起的亚急性、慢性局限性或播散性化脓性疾病，多由呼吸道吸入病原菌或经外伤感染引起。诺卡菌易被灰尘雾化，漂浮于大气之中，尤其是在空气干燥的地方，因此50%～70%肺部受累的患者是经呼吸道吸入细菌或断裂的菌丝片段这种途径被感染。其次是通过伤口感染，多见于器官移植感染、开放性胸外科手术后感染、开放性骨折处皮肤发生诺卡菌感染、车祸伤后感染、隆胸术后感染等。再其次是继发于其他疾病而感染，如继发于系统性红斑狼疮、淋巴瘤、白血病，长期应用免疫抑制剂等。诺卡菌还可能通过院内感染。

按感染部位的不同，诺卡菌病可分为肺诺卡菌病、皮肤诺卡菌病、颅内诺卡菌病、播散性诺卡菌病，以肺诺卡菌病常见。播散性诺卡菌病见于免疫缺陷宿主，免疫功能正常的患者多表现为局限性皮肤感染。诺卡菌感染可扩散到全身，约75%以肺部为原发病灶，临床表现缺乏特征性，多有发热、咳嗽、咳痰、胸闷等症状，累及胸膜可出现胸痛，约1/3会出现胸腔积液，其中以脓性胸腔积液居多，10%～40%的诺卡菌病患者会出现脓胸。极少数会与支气管或胸壁相连形成瘘管从而形成脓气胸。

诺卡菌肺外感染通常由肺部原发病灶经血行播散所致，约1/3患者侵入脑、皮肤、眼睛（角膜炎）、心瓣膜、肝脏、脾脏、肾上腺、甲状腺等部位，形成迁徙性脓肿。脑部是最常见的继发感染部位。颅内诺卡菌病引起脑膜炎或脑脓肿（图3-7-5、图3-7-6），影像学表现可类似脑肿瘤或脑梗死。皮肤诺卡菌病多由破损的皮肤接触带菌的土壤所致，特别在刺伤后可引起感染，感染也以化脓和坏死为特征，表现为皮肤浅表溃疡、脓肿或蜂窝织炎，与葡萄球菌或链球菌感染相似，可形成结节、脓肿、慢性瘘管（图3-7-7，图3-7-8）。从瘘管中可流出许多小颗粒，即诺卡菌的菌落，好发于足和腿部，称为足菌肿（mycetoma），主要病原菌为巴西诺卡菌。各种诺卡菌也可导致角膜炎和其他眼部感染。诺卡菌引起的角膜炎在正常人中是由于眼部外伤和眼部手术引起，比如在白内障摘除术后；在免疫力低下患者是通过血行播散导致。诺卡菌的眼部感染包括葡萄膜炎、渗出性脉络膜炎、视网膜脓肿、视网膜脱落、角膜炎、虹膜炎、结膜炎、泪囊炎、视力降低和眼痛的眼内炎、巩膜外肉芽肿和巩膜炎等，发生内源性眼内炎的概率为0.6%～1%。诺卡菌眼部感染死亡率高，易致盲。

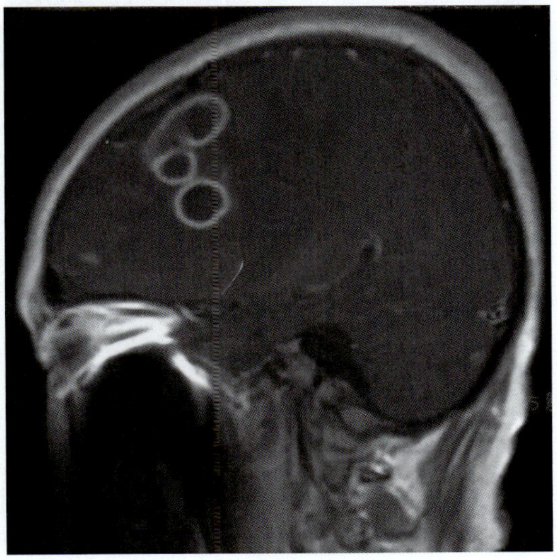

图3-7-5 男，43岁。特发性血小板减少性紫癜，口服甲泼尼龙片48mg qd和环孢素软胶囊100mg/d维持治疗。颅内多发脓肿

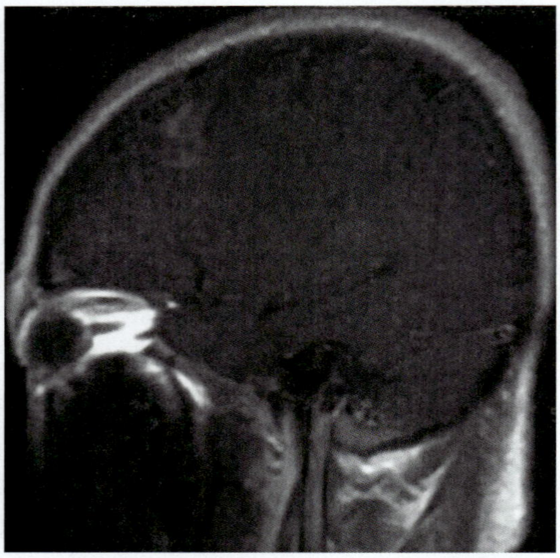

图3-7-6 磺胺嘧啶治疗3个月余，5个月后复查颅脑MRI显示颅内脓肿吸收

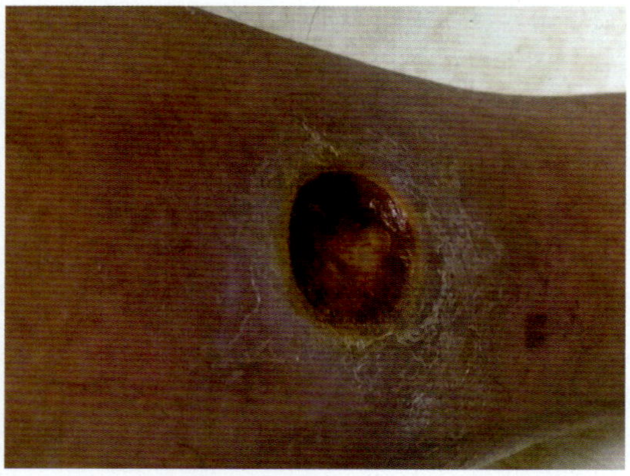

图3-7-7 诺卡菌感染伤口

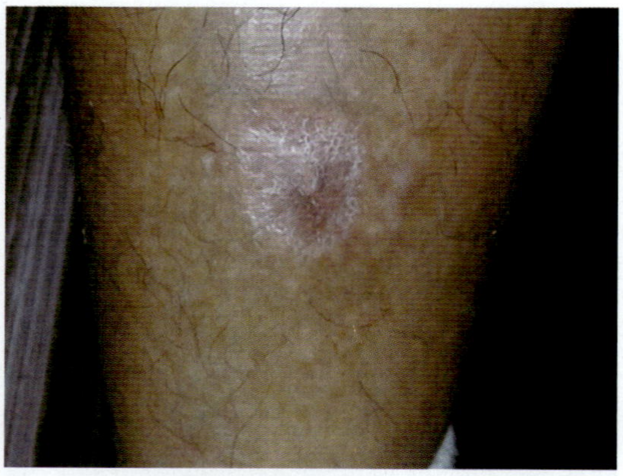

图3-7-8 伤口治愈

诺卡菌感染的其他临床表现包括菌血症、导管相关感染、骨髓炎、腹膜炎和心内膜炎等。虽然诺卡菌病可以通过血行播散感染几乎所有器官，但诺卡菌菌血症相对罕见，与中心静脉导管（central venous catheter，CVCs）相关的菌血症更是罕见。腹膜炎是腹膜透析患者常见的问题。长期留置腹腔透析管，一方面创口处护理的不妥当可造成皮肤的感染，细菌可能被带入腹腔，另一方面透析本身也导致机体防御功能下降，使腹腔内环境发生改变，改变了腹膜的物质转运功能，从而增加了感染的概率。此外，有研究报道诺卡菌可引起自发性腹膜炎，诺卡菌非肠道内固定菌，引发自发性腹膜炎的情况多是误食了受诺卡菌污染的食物，且患者机体免疫力低下，诺卡菌从肠腔内易位至腹腔引起自发性腹膜炎。诺卡菌腹膜炎与其他引起腹膜炎的病因并无明显的症状上的不同，文献中也鲜有报道。

实验室检查可见外周血白细胞计数及中性粒细胞分类大多增高，红细胞沉降率升高达100%，多有低蛋白血症。白蛋白降低可见于慢性消耗性疾病，但在短期发病的肺炎中则少见。因此，若患者存在与肺炎发病时间不相符的白蛋白减少，则应考虑诺卡菌感染的可能。

六、影像学表现

肺诺卡菌病影像学表现缺乏特征性，以斑片、实变影最常见，其次为结节、空洞影。具体可表现为：①局限或弥漫肺部浸润影，通常表现为肺小叶实变，相邻小叶病变融合后整个肺叶呈高密度影；累及肺间质表现为淡薄磨玻璃样影（图3-7-9，图3-7-10）。病变常广泛分布（图3-7-11），亦可局限，部分实变的区域内可以观察到支气管充气征，和其他的炎性病变所致的实变影相同。②单个或多个结节、团块影，结节大小不等，可为粟粒样结节（图3-7-12～图3-7-14），大部分为较大结节影，易形成空洞（图3-7-15～图3-7-17），部分表现为团块影（图3-7-18～图3-7-20）。结节内呈较低密度，结节周围可以有晕征，类似于真菌感染。③空洞，因病变是化脓性感染，病灶坏死排出，空洞较常见，可发生在实变、结节或肿块内（图3-7-21）。空洞性病变较多出现在免疫功能低下患者中。④累及胸膜时，可出现胸腔积液，亦可表现为脓胸。慢性胸膜炎症可表现胸膜增厚，胸壁肌肉也可以水肿，失去正常的脂肪平面。⑤纵隔和肺门淋巴结肿大不常见。

吸入性诺卡菌感染早期常表现为支气管管壁增厚、小叶中心结节、树芽征和支气管扩张样改变，而存在结构性肺疾病如支气管扩张的患者可能增加诺卡菌定植的风险。与免疫功能受损的患者相比，免疫功能正常的患者胸部CT影像中支气管扩张和小叶中心结节状阴影发生率更高（图3-7-22，图3-7-23），此两种影像学表现均较常见于非结核分枝杆菌感染，二者感染经常同时存在（图3-7-24）。

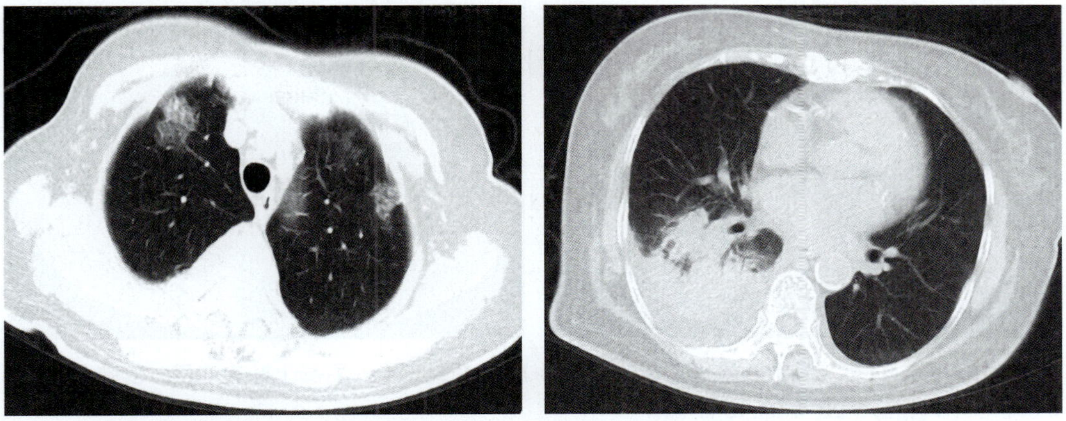

图3-7-9 女，79岁。咳嗽、咳痰20余天。既往有糖尿病病史20年。双肺上叶磨玻璃影，右肺下叶实变影，右侧胸腔积液（2018.02.02）

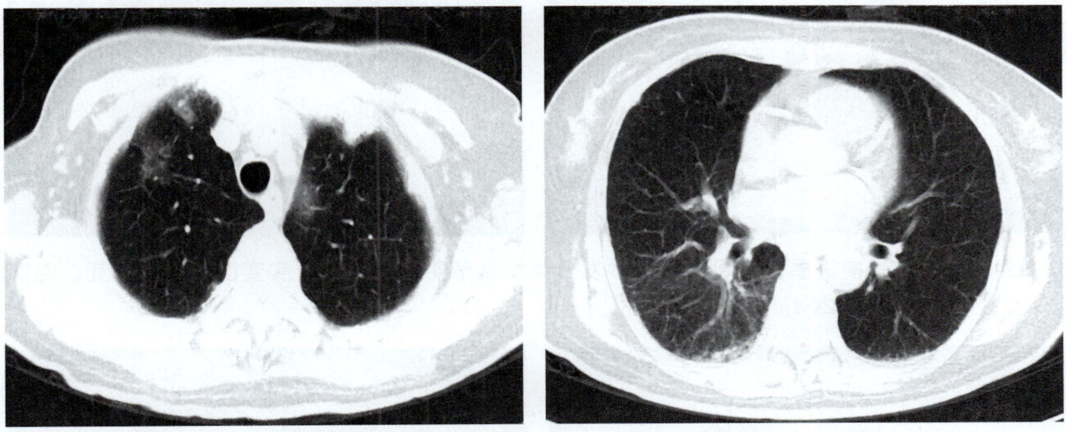

图3-7-10 复方磺胺甲噁唑治疗1个月，病变基本吸收（2018.03.09）

（四川省科学城医院呼吸科 王洪州 提供）

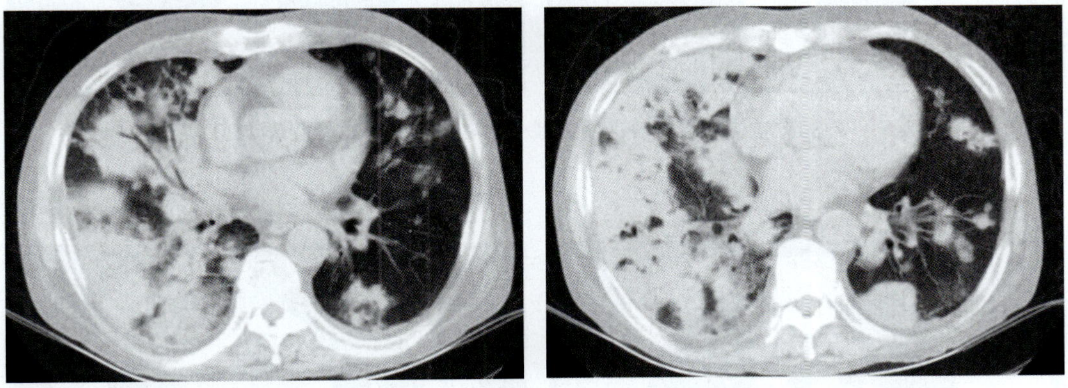

图3-7-11 男，62岁。COPD病史6年。双肺多发斑片、结节、实变影，可见支气管充气征，纵隔内可见肿大淋巴结，双侧少量胸腔积液

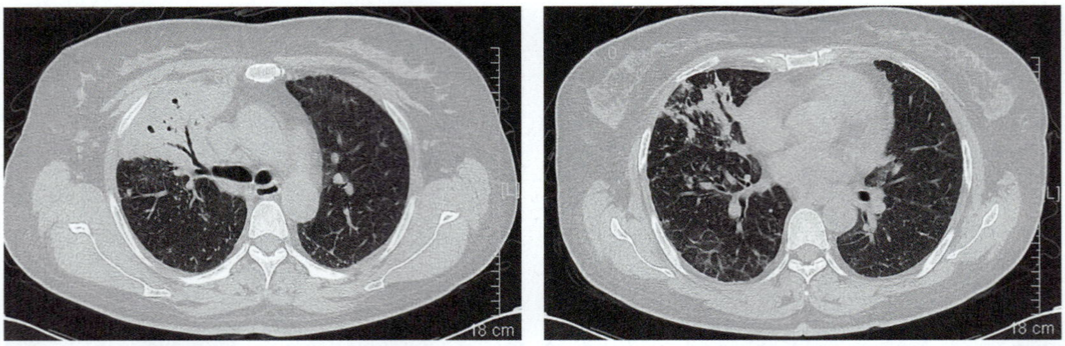

图3-7-12　女，44岁。播散性诺卡菌病（肺、肾），心功能不全。右肺上叶实变影，双肺多结节、网格影（2014.04.15）

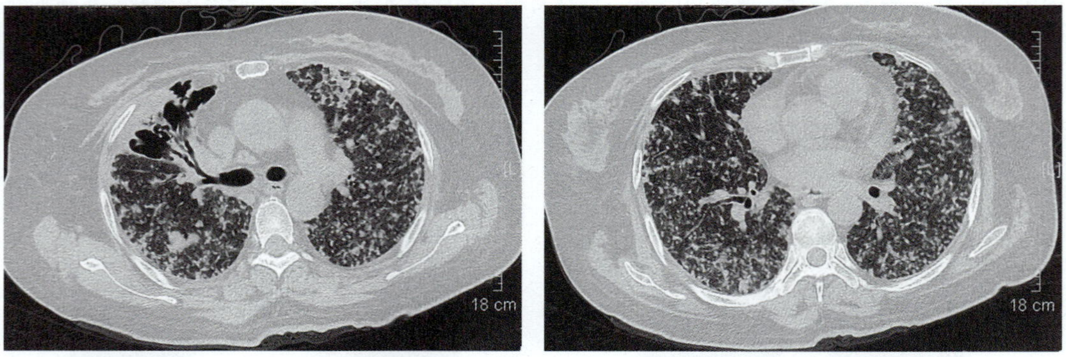

图3-7-13　病变较前进展，表现为双肺多发粟粒样结节影，右肺上叶实变区内多发坏死、空洞（2014.06.24）

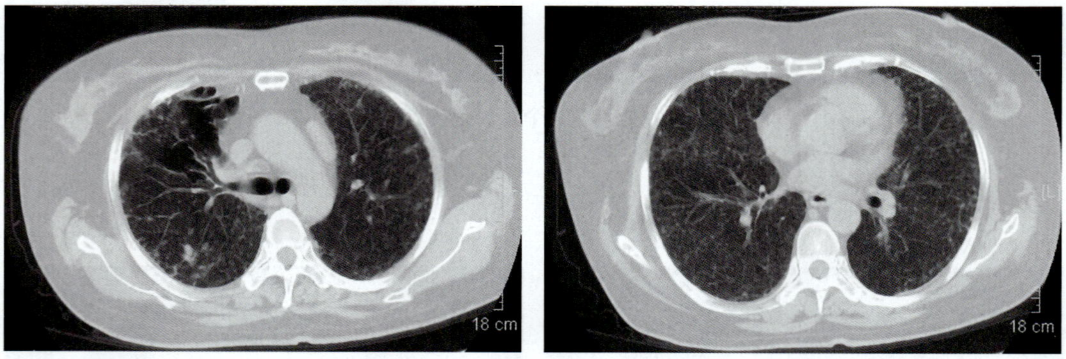

图3-7-14　双肺粟粒样结节影较前明显减少，右肺上叶多发囊腔影（2014.07.14）

（福州肺科医院影像科　王　洁　提供）

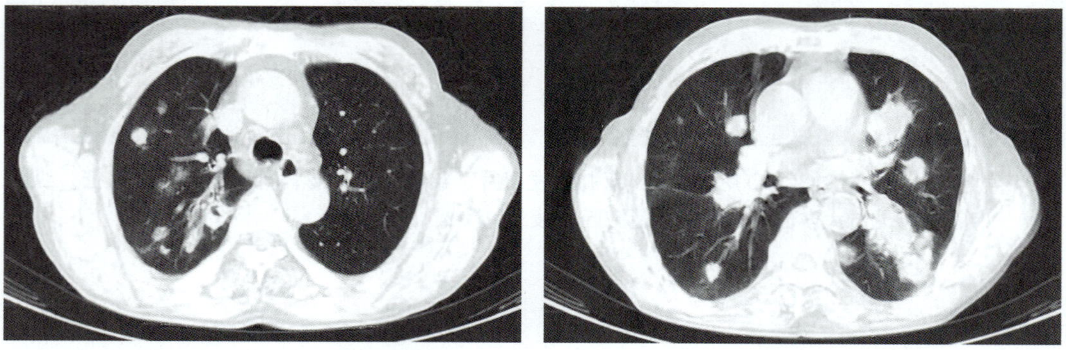

图3-7-15　男，69岁。咳嗽、咳痰伴发热4天。特发性血小板减少性紫癜病史2年余，3个月前始口服甲泼尼龙片3片qd。双肺大小不等结节、实变影（2018.10.03）

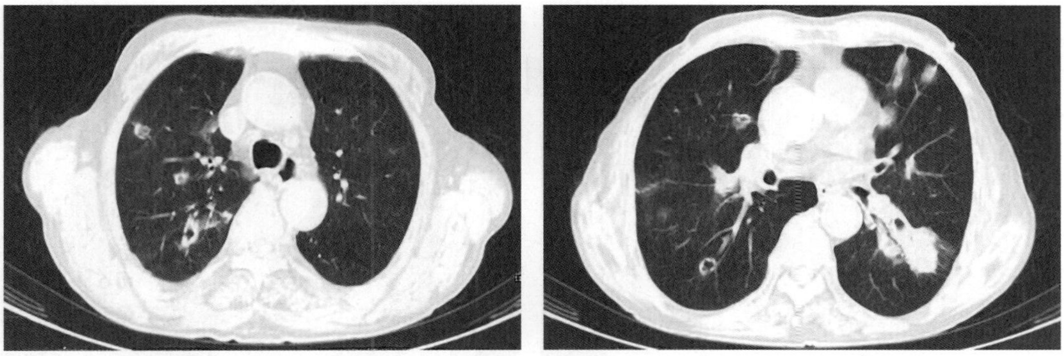

图3-7-16　病变较前吸收，双肺多发实变、结节、空洞影（2018.10.15）

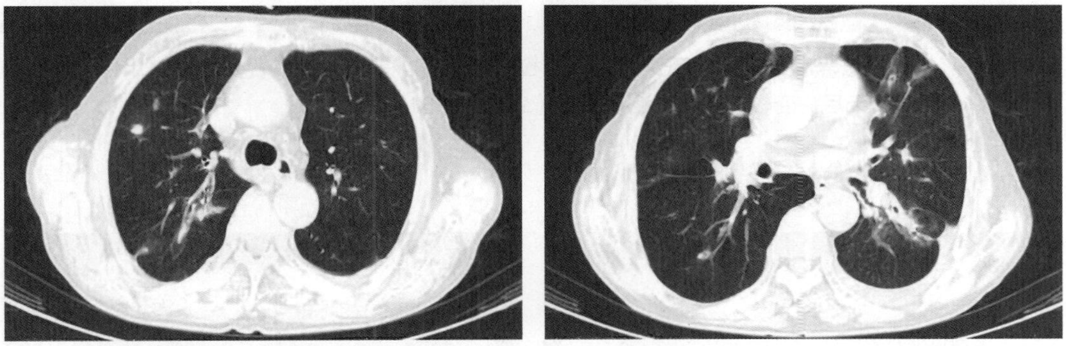

图3-7-17　病变较前进一步吸收（2018.10.27）

（杭州市余杭区中医院呼吸科　许丽佳　提供）

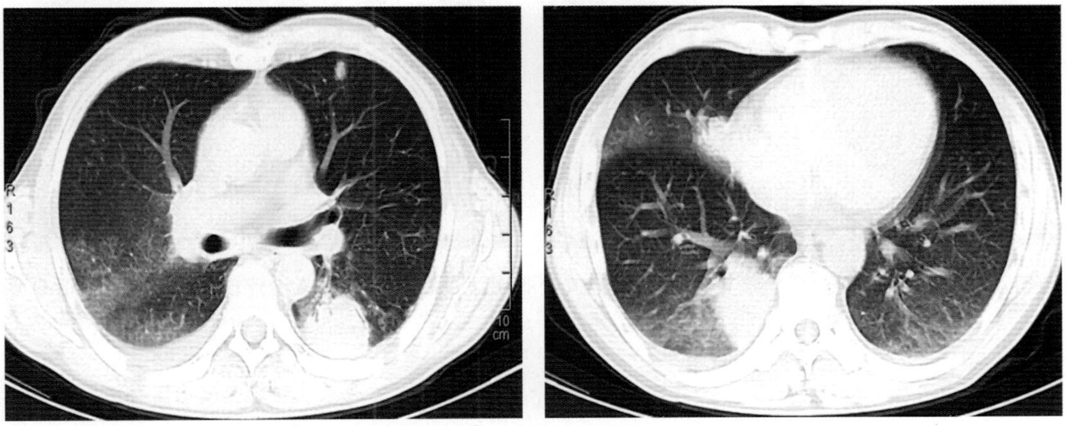

图3-7-18　男，52岁。发热、胸痛12天。双肺多发团块影，胸膜下为主，双侧少量胸腔积液，纵隔淋巴结肿大（2017.08.19）

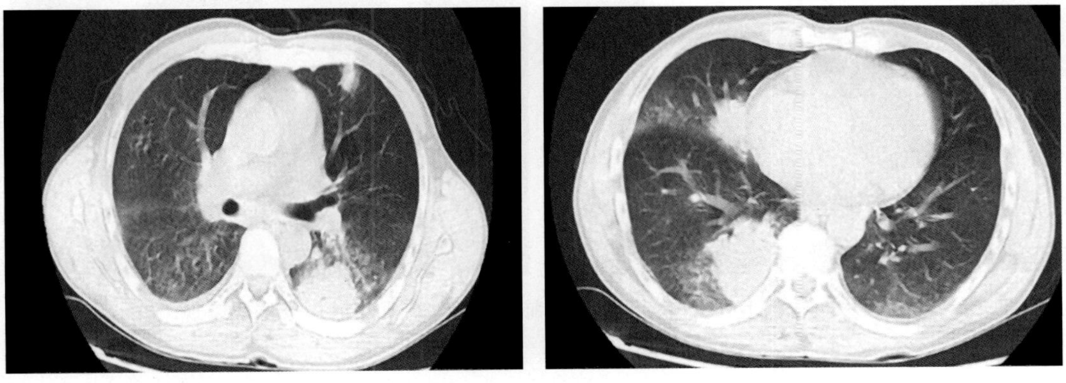

图3-7-19　病变较前略有进展（2017.08.22）

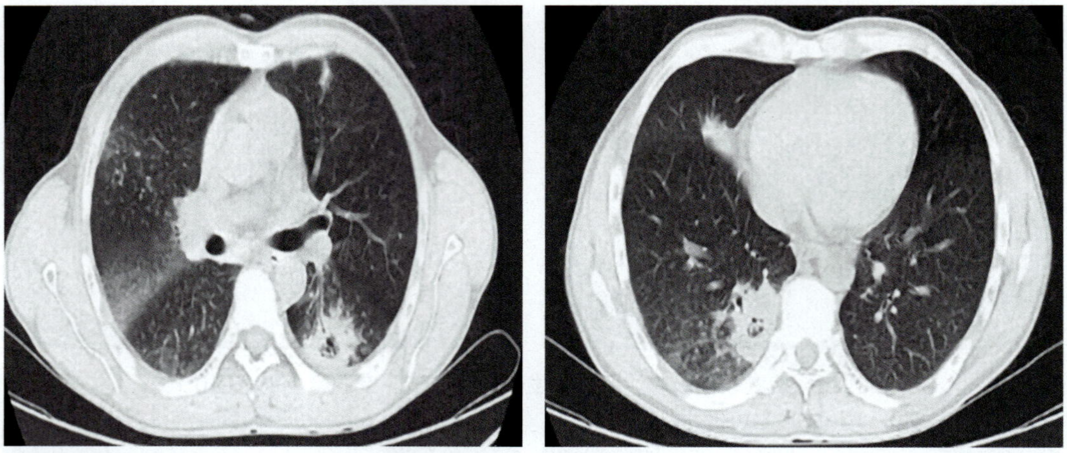

图3-7-20　患者痰培养和支气管镜灌洗液培养均检出诺卡菌，美罗培南联合复方磺胺甲噁唑抗感染治疗6天后病变较前吸收，空洞明显（2017.08.31）

（大理州人民医院RICU　赵红斌　提供）

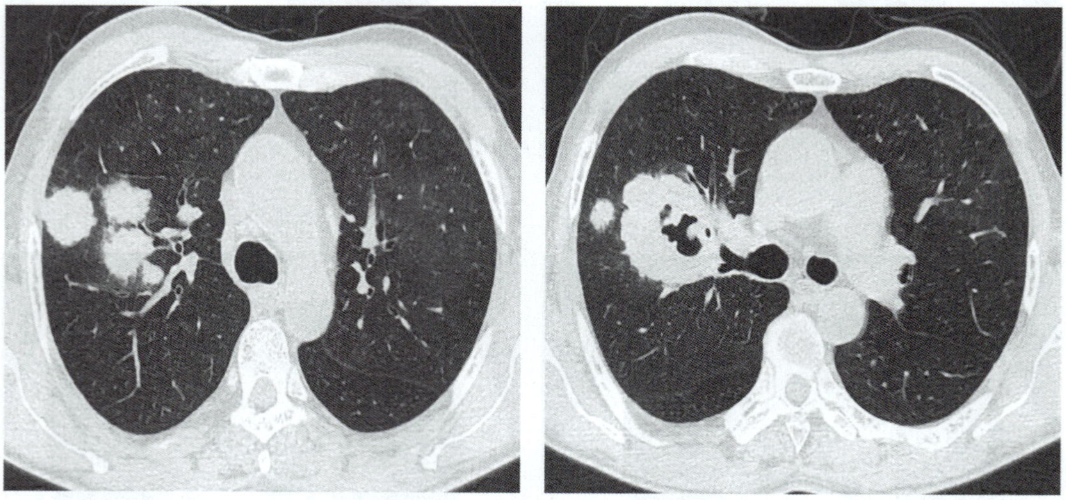

图3-7-21　男，52岁。因免疫相关性血细胞减少服用泼尼松和环孢素A治疗6个月。右肺上叶球形肿块影，内见空洞

（北京世纪坛医院影像科　孙小丽　提供）

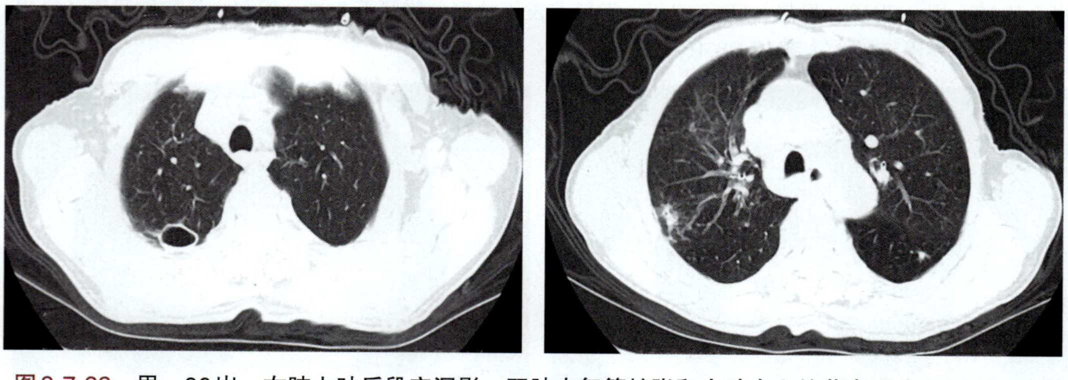

图3-7-22　男，86岁。右肺上叶后段空洞影，双肺支气管扩张和小叶中心结节表现（2014.01.13）

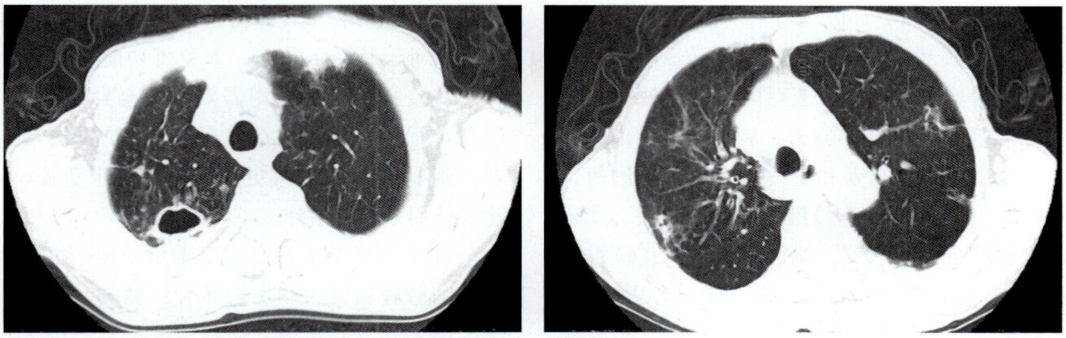

图3-7-23　16个月后复查，病变较前略有进展（2015.05.15）

（长沙市第一医院呼吸科　周志国　提供）

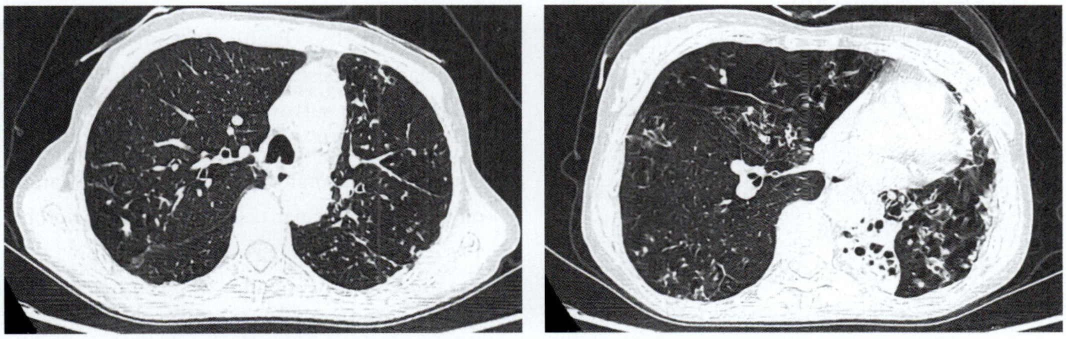

图3-7-24　女，62岁。8年前确诊为诺卡菌病，4年前确诊为非结核分枝杆菌感染，影像学示支气管扩张和小叶中心结节表现，8年来影像无明显变化

（长沙市第一医院呼吸科　周志国　提供）

七、诊断

诺卡菌属的不同物种具有其特定的耐药谱，因此，物种的准确鉴定对于药物的正确选择显得尤为重要。诺卡菌的鉴定法包括直接镜检与培养、生物化学鉴定及分子生物学鉴定等。诺卡菌不是人体的正常菌群，从血液、脓液、胸腔积液、支气管镜下刷检及肺泡灌洗液、组织等通常无菌的身体部位标本中查见诺卡菌即可考虑诺卡菌病。由于诺卡菌在环境中无处不在，这些微生物的分离可能意味着实验室污染，尤其是在呼吸道样本中，可能意味着定植，而不是侵入性感染。此外，诺卡菌可能以腐生菌的形式存在于皮肤和上呼吸道。从痰或血液中分离出诺卡菌有时代表定植、短暂感染或污染。在呼吸道定植的病例中，痰革兰染色的标本可以是阴性的，培养也多是间歇性的阳性。环境污染的临床标本虽然罕见，然而，在支气管扩张的情况下，没有“疾病”的“定植”确实会发生。无呼吸道疾病的“定植”常见于支气管扩张患者，包括囊性纤维化患者和具有鸟分枝杆菌复合体的老年妇女。组织病理检查也可诊断诺卡菌病，其病理示组织液化坏死，伴脓肿形成，常有肉芽肿形成，病灶内见大量中性粒细胞、浆细胞、组织细胞浸润，少有巨噬细胞和淋巴细胞，肺部病变表现为急、慢性化脓性病变，肺实变、坏死性肺炎、空洞等病原学检测可见诺卡菌。NGS的普及极大地提高了诺卡菌的检出率，但仍需结合临床判断其是否为致病菌。

八、治疗

诺卡菌属对磺胺类、氨基糖苷类、部分头孢菌素类、碳青霉烯类、喹诺酮类和利奈唑胺等药物敏感。诺卡菌属中最常见的种具有以下抗菌药物敏感模式：狭义的星形诺卡菌一般对复方磺胺甲噁唑、氨苄西林、利奈唑胺、第三代头孢菌素类（头孢噻肟和头孢曲松）、阿米卡星敏感，对环丙沙星、克拉霉素不敏感。已有该微生物对第三代头孢菌素耐药的报道。其对亚胺培南的耐药性不一（64%～98%的分离株对亚胺培南敏感）。皮疽诺卡菌对阿米卡星、阿莫西林/克拉维酸、亚胺培南、环丙沙星、莫西沙星、利奈唑胺和磺胺类敏感，对氨苄西林、头孢曲松、庆大霉素、红霉素、克拉霉素和妥布霉素耐药。豚鼠耳炎诺卡菌对阿米卡星、环丙沙星、利奈唑胺和磺胺类敏感，对阿莫西林/克拉维酸、头孢曲松和亚胺培南耐药。新星诺卡菌复合体成员菌对阿米卡星、头孢曲松、亚胺培南、利奈唑胺和磺胺类敏感，对阿莫西林/克拉维酸和环丙沙星耐药。脓肿诺卡菌对阿米卡星、阿莫西林/克拉维酸、头孢曲松、妥布霉素、利奈唑胺和磺胺类敏感，对环丙沙星、克拉霉素和亚胺培南耐药。巴西诺卡菌对阿米卡星、阿莫西林/克拉维酸、利奈唑胺、米诺环素、磺胺类和妥布霉素敏感，对环丙沙星、克拉霉素和亚胺培南耐药。假巴西诺卡菌对阿米卡星、环丙沙星、克拉霉素、利奈唑胺、磺胺类和妥布霉素敏感，对阿莫西林/克拉维酸、亚胺培南和米诺环素耐药。华莱士诺卡菌与南非诺卡菌复合体细菌对头孢曲松、环丙沙星、利奈唑胺和磺胺类敏感，对阿米卡星、克拉霉素和妥布霉素耐药。盖尔森基兴诺卡菌对阿米卡星、头孢曲松、亚胺培南、利奈唑胺和磺胺类敏感，对阿莫西林/克拉维酸、环丙沙星和克拉霉素耐药。

目前尚无前瞻性随机试验确定了诺卡菌病最有效的治疗方法。成功的治疗需要抗菌药物和适当的手术引流相结合。最佳的抗菌治疗取决于感染的严重程度和部位、诺卡菌的种类、宿主免疫状况、潜在的药物相互作用、与抗生素使用有关的毒性及诊断前疾病的持续时间等。大多数权威机构推荐将磺胺类作为诺卡菌病一线治疗的一部分，如果患者对磺胺类药物过敏，如有可能应进行脱敏治疗。如果不适宜进行脱敏治疗，或者患者无法耐受磺胺类药物，则应根据临床分离株的药敏试验结果（若可获得）来选择替代药物。磺胺类药物的优点是口服生物利用度好，对组织和脑脊液的渗透性好。剂量宜足，疗程宜长。该药大剂量使用可出现弥漫性皮疹、骨髓抑制、肝肾功能损伤等不良反应。目前，因磺胺类药物耐药率增加，多主张联合用药。初始治疗应采用静脉给药，至少持续3～6周和（或）直到证实有临床改善。在静脉诱导治疗后，作为口服治疗方案的推荐抗生素有：磺胺类药物和（或）米诺环素（一次100mg，每日2次）和（或）阿莫西林/克拉维酸（一次875mg，每日2次）。对于诺卡菌肺炎，《热病-桑福德抗微生物治疗指南（新译第46版）》推荐的首选方案是TMP-SMX联合亚胺培南治疗，剂量为TMP 15mg/kg和SMX 75mg/kg，每日分2～4次，口服，联合亚胺培南0.5gq6h静脉滴注，疗程3～4周后，改TMP-SMX 10mg/(kg·d)，分2～4次，疗程3～6个月。替代选用药物为亚胺培南联合阿米卡星，联合治疗3～4周后，改为TMP-SMX口服。对于血源性脓肿（脑脓肿），首选方案亦是TMP-SMX联合亚胺培南治疗，多器官受累者可加用阿米卡星7.5mg/kg q12h。备选方案为利奈唑胺联合美罗培南2.0gq8h静脉滴注。利奈唑胺几乎对所有诺卡菌属均敏感，适用于重症感染、播散性诺卡菌病及磺胺类药物过敏者。由于利奈唑胺作为口服药物的活性和有效性以及目前磺胺类药物的局限性，利奈唑胺有潜力成为治疗诺卡菌病的首选药物。对于肺诺卡菌病，如免疫功能正常，治疗3个月，对于免疫抑制患者，则需要治疗至少6个月；有中枢神经系统播散的患者，应该延长到12个月；对于AIDS患者，则要求12个月或更长时间；对于免疫抑制的患者，建议低剂量维持治疗。

在某些情况下可能需要手术干预：抗菌药物治疗无效的脑脓肿和巨大软组织脓肿；脓胸和纵隔积液；肺部诺卡菌病并发心包炎，这种情况如果不进行心包引流几乎均会致命。

参考文献

Brown-Elliott BA, Biehle J, Conville PS, et al, 2012. Sulfonamide resistance in isolates of Nocardia spp. from a US multicenter survey. J Clin Microbiol, 50: 670-672.

Brown-Elliott BA, Brown TM, Conville PS, et al, 2006. Clinical and laboratory features of the Nocardia spp. based on current molecular taxonomy. Clin Microbiol Reviews, 19: 259-282.

Cremades MJ, Menéndez R, Santos M, et al, 1998. Repeated Pulmonary Infection by Nocardia asteroides Complex in a Patient withBronchiectasis. Respiration, 65: 211-213.

Fujita T, Ikari J, Watanabe A, et al, 2016. Clinical characteristics of pulmonary nocardiosis in immunocompetent patients. J Infect Chemother, 22: 738-743.

Uhde KB, Pathak S, McCullum I Jr, et al, 2010. Antimicrobial-resistant Nocardia isolates, United States, 1995-2004. Clin Infect Dis, 12: 1445-1448.

Wallace RJ, Steele LC, Sumter G, et al, 1988. Antimicrobial susceptibility patterns of Nocardia asteroides. Antimicrob. Agents Chemother, 32: 1776-1779.

九、病例解析

1.**病例1**：女，56岁。颜面及双下肢水肿7月余，发现皮下肿块4天。患者7个月前晨起出现颜面部水肿，伴皮疹，双下肢水肿明显，小便静置后泡沫增多，伴夜尿3～4次，当地医院就诊，考虑“高血压”，予雅施达、美托洛尔等药物降压治疗，服药后出现干咳，水肿症状无明显好转。5个月前入院治疗，24小时尿蛋白5968mg/24h，2015.04.13行肾脏穿刺活检术，病理回报提示肾小球膜性病变Ⅰ期，2015.04.21起应用甲泼尼龙片（美卓乐）48mg qd口服。门诊随访，水肿渐消，自述24小时尿蛋白曾减至700mg/24h。美卓乐逐渐减量，至2015.09.22减量为16mg/d。胸部CT（2015.08.13）检查显示右肺上叶后段空洞影，右肺散在微小结节影。4天前患者无明显诱因下出现左侧小腿及右大腿根部肿块。遂至医院就诊，复查24小时尿蛋白1760mg/24h，于2015.09.21入院诊治。既往高血压病史7月余，血压最高180/100mmHg，目前口服代文降压治疗；4个月前住院期间查抗SSA（＋），眼科会诊后诊断眼干燥症；1个月前诊断阵发性心房颤动，口服美托洛尔缓释片、可达龙治疗，现心律齐；1个月前诊断2型糖尿病，目前口服倍欣片1片每日3次，血糖控制不详；有链霉素过敏史。入院查体：T 36.5℃，全身散在瘀点瘀斑，颜面部轻度水肿，双下肢凹陷性水肿，左小腿可触及一肿块，表面皮肤发红，按之疼痛，皮温升高，触之边界尚清，大小约5cm×3cm×3cm，右大腿根部可触及一肿块，触之稍韧，表面皮肤发红，按之疼痛，皮温升高，触之边界尚清，大小约5cm×3cm×4cm。辅助检查（2015.09.22）：血常规示白细胞14.6×10^9/L、中性粒细胞百分比83.6%、血红蛋白119g/L；CRP 135mg/L；降钙素原0.06ng/ml；生化：总蛋白62.0g/L、白蛋白27.3g/L、尿素6.21mmol/L、肌酐69μmol/L。浅表肿块超声检查：右会阴部皮下脓肿形成可能；左小腿皮下囊性肿块，血肿可能。

胸部CT（2015.09.22）：右肺上叶后段团块影，内见多发空洞，支气管充气征明显，左肺下舌叶结节影，纵隔淋巴结肿大（图3-7-25）。

【诊断】 肺、皮肤诺卡菌病。

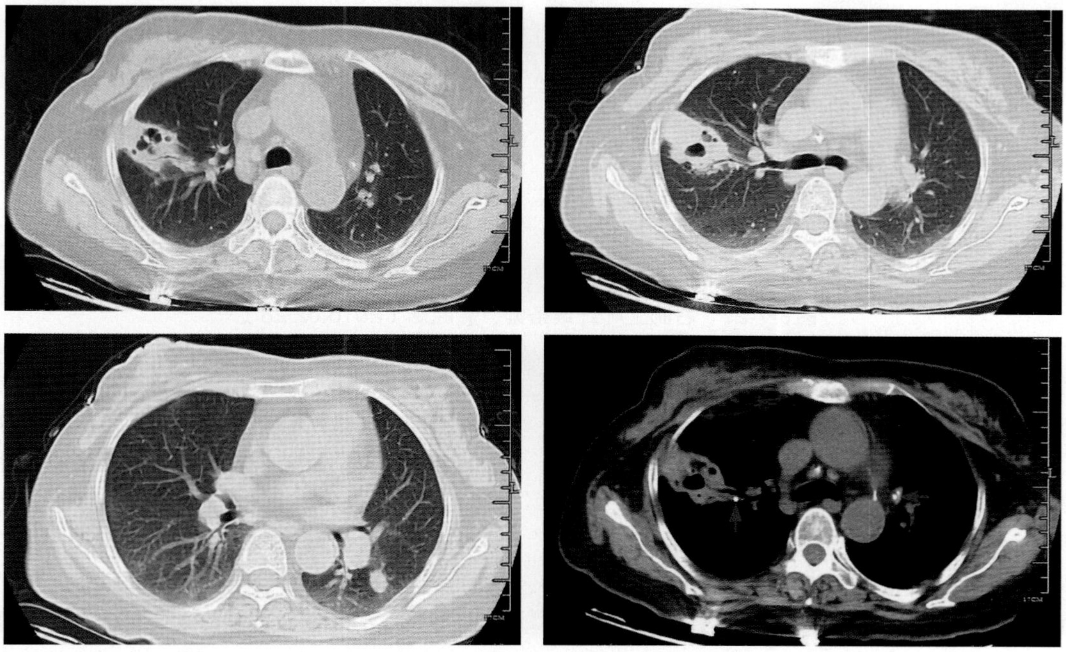

图3-7-25　胸部CT（2015.09.22）

【诊断依据】 中年女性，有膜性肾病和糖尿病等病史。1个月前胸部CT检查即见右肺上叶后段空洞影，提示为慢性化脓性病变。4天前发现左小腿及右大腿根部皮下肿块，B超检查示会阴部皮下脓肿形成，结合白细胞和CRP升高，感染性疾病诊断成立。患者无结核中毒症状，暂不考虑结核诊断。该例病情发展较慢，患者有长期口服激素病史，免疫低下，需考虑诺卡菌和隐球菌感染可能。胸部CT检查提示纵隔淋巴结和病变内均见钙化（红箭），隐球菌感染钙化少见，故首先考虑诺卡菌病可能。入院后予头孢美唑钠2.0g bid静脉滴注抗感染治疗，入院第2天出现发热，体温最高达39.3℃，入院第6天行左小腿肿块穿刺抽液，脓液培养查到诺卡菌（中量），对青霉素、头孢唑林、阿莫西林/克拉维酸、克林霉素、复方磺胺甲噁唑耐药，对哌拉西林/他唑巴坦中介，对头孢噻肟、头孢吡肟、左氧氟沙星、万古霉素、亚胺培南敏感，改用亚胺培南西司他丁1.0g q8h静脉滴注联合复方磺胺甲噁唑2片每日3次口服抗感染治疗，5天后皮下脓肿吸收，体温降至正常，复查胸部CT（2015.10.09）示右肺上叶薄壁空洞影，左肺结节吸收（图3-7-26）。患者转入外科行右侧大腿根部脓肿切排术，病理提示纤维脂肪组织伴肉芽组织增生及大量炎性渗出坏死物。术后复查下肢MR（2015.10.26）：右侧会阴部皮下脂肪层炎症性改变。住院期间激素剂量从入院时的甲泼尼龙片16mg/d减量至12mg/d，复查24小时尿蛋白684mg/24h。患者病情稳定后出院，院外继续口服复方磺胺甲噁唑2片每日3次，2个月后（2016.02.28）复查胸部CT提示感染较前进一步吸收（图3-7-27）。

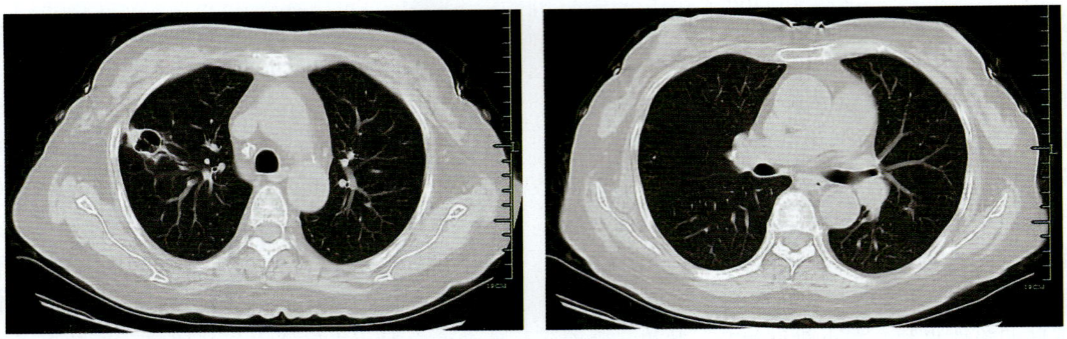

图3-7-26 病变较前吸收（2015.10.09）

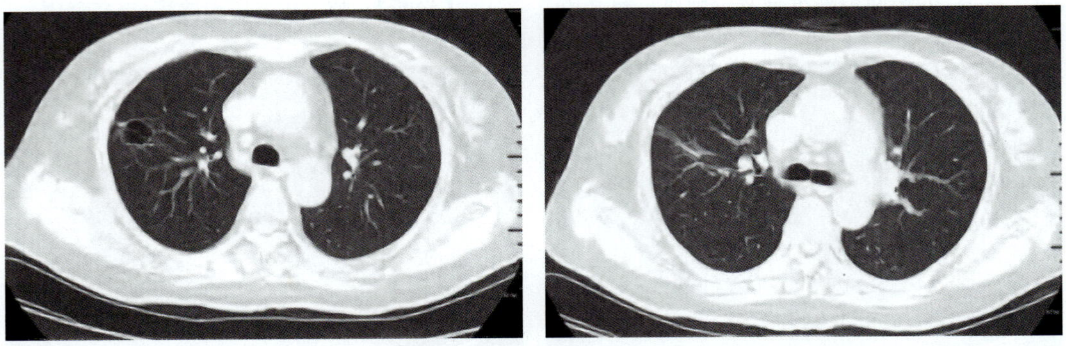

图3-7-27 右肺上叶纤维条索、囊腔影（2016.02.28）

【分析】 肺诺卡菌病多见于免疫低下宿主，包括长期应用糖皮质激素或免疫抑制剂的人群、人类免疫缺陷病毒感染、恶性肿瘤、实体器官或造血干细胞移植等。皮肤诺卡菌病表现为单个或多个皮下脓肿，质硬，瘘管形成不多见。该例因膜性肾病长期口服激素治疗，具备诺卡菌感染的危险因素，并且在疾病早期未及时发现诺卡菌感染而导致病变播散。病原学检查诺卡菌阳性是诊断诺卡菌病的重要依据，病原学标本可为痰液、脓液、胸腔积液、肺组织、血液等。

由于诺卡菌菌株对磺胺类药物长期体外敏感，剂量足够时临床效果明显，因此，磺胺类仍旧是治疗诺卡菌感染的主要抗菌药物，且经常与其他药物联合使用。随着其应用的增加，诺卡菌对磺胺类的耐药性有增加趋势。2010年Uhde等分析了1995—2004年美国疾病预防控制中心（CDC）收集的765株诺卡菌，61%的分离株对磺胺甲噁唑耐药，42%对TMP-SMX耐药。作者指出测试结果可能不能代表所有美国分离株的耐药现状，因为只有从严重感染患者或治疗失败患者分离到的菌株才提交到CDC进行药敏试验。作者也没有接收到任何可能的抗菌药物预防使用或患者临床结果的信息。来自中国台湾的一个为期11年（1998—2009年）的138株诺卡菌菌株耐药检测结果表明，只有2%的菌株对TMP-SMX耐药。由于对CDC的研究结果感到意外，Brown-Elliott等对2005—2011年美国6个实验室分离检测的552株诺卡菌菌株进行了回顾性分析，发现仅2%的菌株对TMP-SMX耐药。作者认为，耐药性报道增多可能与磺胺类药物肉汤稀释药敏试验判读困难、推荐的诺卡菌质控菌株缺乏以及确保药敏结果正确判读的能力验证计划缺失有关。Schlaberg等对2006—2011年从美国分离出来的代表39种不同物种或复合体的1299株诺卡菌菌株的药敏结果进行研究，所有菌株均对利奈唑胺敏感，除了假巴西诺卡菌（31%）和南非诺卡菌复合体（19%）菌株外，只有2%的菌株对TMP-SMX耐药。来自其他国家的研究发现TMP-SMX耐药与菌种有关。Larruskain等2011年报道，在西班牙的分离株中，皮疽诺卡菌和肉色诺卡菌对TMP-SMX耐药率分别为42%和58%，其他大多数菌种对TMP-SMX均敏感。鉴于部分分离株对TMP-SMX耐药，为确保抗生素治疗效果最佳，所有菌株均需要进行正规的抗生素药敏试验。

诺卡菌属某些种在体外药敏试验中对TMP-SMX中介或者耐药。尽管如此，仅有少数报道显示患者对TMP-SMX治疗无反应。有文献报道，一位动脉支架相关性皮疽诺卡菌感染患者采用包括TMP-SMX在内的多种抗菌药物治疗，尽管TMP-SMX体外耐药，但临床疗效显示其控制患者感染是有用的。本例药敏试验亦显示磺胺类耐药，但与亚胺培南西司他丁联用后患者病情明显缓解，提示医师应注意临床治疗的合理性和个体性。

对于在使用低剂量TMP-SMX预防肺孢子菌肺炎感染期间出现诺卡菌感染的患者，从其中获得的大多数分离株仍然对TMP-SMX敏感。例如，在一项关于感染诺卡菌的35例实体器官移植受者的研究中，24例（69%）患者当时正在接受TMP-SMX预防性治疗，除了1例突破性感染外，其余所有突破性感染病例都与对TMP-SMX敏感的分离株有关。此外，这些突破性感染病例中的多数在使用包含TMP-SMX的联合治疗方案后得到了成功治疗。在这种情况下，在药敏试验结果出来以前，使用TMP-SMX作为经验性联合治疗的一部分是合理的。

在数项体外研究中，TMP和SMX显示出有协同抗诺卡菌作用；体外试验中最佳的TMP/SMX比值为1∶10～1∶5或更大。然而，关于体内的最佳协同用药比例及在血清或组织中是否应达到该比例尚存在争议。商品制剂中TMP/SMX的比例为1∶5；给药后，在血清及脑脊液中TMP/SMX的比例通常可达1∶20，而在组织、脓液和诺卡菌性脑脓肿中该比例约为1∶7。有证据表明TMP/SMX在一个比较宽的比值范围内具有协同抗诺卡菌的作用，包括血清中达到的1∶20的比例。尚无证据表明相对于单独使用磺胺类药物，TMP成分增加了临床获益。对于具有危及生命的疾病及那些治疗失败的患者，应监测体内磺胺水平；应在给药后2小时测定磺胺水平。血药浓度在100～150μg/ml，则认为达到了充足的治疗浓度。

（杭州市第一人民医院呼吸科　叶　健　提供）

2.**病例**2：女，65岁。间断发热7年余。患者7年前无明显诱因出现发热，体温波动于37.5℃左右，伴乏力、干咳，就诊于当地医院，考虑肺结核，给予抗结核治疗5个月（具体不详），上述症状无缓解，就诊于上海华山医院，查体发现左桡动脉无脉，血管超声示左锁骨下动脉、左肱动脉内膜增厚，中度狭窄，诊断为“大动脉炎”，给予醋酸泼尼松50mg qd口服联合环磷酰胺0.6g治疗，患者上述症状好转，体温恢复正常，出院后醋酸泼尼松规律减量，间断给予环磷酰胺治疗。6年前患者醋酸泼尼松减量至12.5mg qd时再次出现发热，体温波动于37.5℃左右，伴乏力、腰部酸痛，夜间明显，活动后可缓解。调整醋酸泼尼松为30mg qd，上述症状逐渐缓解。此后患者于醋酸泼尼松减量过程中反复出现持续低热，上调醋酸泼尼松剂量后可好转。5年前患者再次因持续低热住院治疗，给予美卓乐＋硫唑嘌呤＋环磷酰胺联合治疗（具体剂量不详），同时加用阿司匹林，后因患者出现肝功能异常，停用环磷酰胺及硫唑嘌呤，环磷酰胺累积量为17.2g，给予保肝治疗后肝功能好转。就诊于北京协和医院，调整治疗方案为赛可平0.75g tid联合美卓乐（剂量不详）治疗，症状逐渐缓解，并逐渐调整赛可平及美卓乐剂量。2年前患者再次发热，停用赛可平，改用甲氨蝶呤＋美卓乐＋阿司匹林治疗（具体剂量不详），上述症状无缓解。22个月前治疗方案调整为甲氨蝶呤＋美卓乐＋雷公藤多苷＋阿司匹林（具体剂量不详），患者症状仍无明显缓解。21个月前调整治疗方案为来氟米特＋美卓乐＋雷公藤多苷＋阿司匹林（具体剂量不详），患者病情较前好转，体温逐渐恢复正常。10个月前患者再次出现持续低热，伴乏力、双下肢水肿，调整治疗方案为美卓乐13mg qd＋环磷酰胺50mg qd，因反肤黏膜出血停用阿司匹林，患者症状逐渐缓解，规律应用美卓乐及环磷酰胺。3个月前患者再次出现持续低热，体温波动于37.5℃左右，伴干咳、双下肢水肿。2个月前调整治疗方案为环孢素50mg bid＋美卓乐13mg qd，症状无明显缓解。1个月前将美卓乐加至32mg qd，上述症状仍无明显缓解。1周前上述症状进一步加重，体温最高达38.0℃，伴干咳、双下肢水肿、双下肢无力、视物模糊，左侧大腿外侧出现大小约15cm×10cm红色皮下结节，疼痛明显，皮温正常，并逐渐于颈后、右肘部出现皮下结节，为求进一步诊治，于2016.12.05入院治疗。既往有高血压病史5年，血压最高达160/80mmHg，应用络活喜5mg qd，血压控制在130/60mmHg；糖尿病病史5年，应用诺和锐治疗，空腹血糖波动于3.6～7.0mmol/L；餐后血糖10mmol/L左右；2年前双眼行白内障手术；心律不齐病史1年；对磺胺类药物过敏。查体：T 36.0℃，P 70次/分，R 18次/分，左侧血压115/82mmHg，右侧血压167/97mmHg，面部水肿，左侧大腿外侧可触及大小约15cm×10cm红色皮下结节，颈后可触及大小约4cm×4cm皮下结节2处，右肘部可触及大小约10cm×4cm皮下结节，皮肤颜色正常，均有压痛，皮温正常。左侧桡动脉搏动弱，双肺呼吸音清，右肺可闻及湿啰音。双下肢重度凹陷性水肿，双下肢肌力Ⅲ级。辅助检查：血常规示白细胞8.75×10^9/L、中性粒细胞百分比93.5%；红细胞沉降率28mm/h；降钙素原测定0.165ng/ml；G试验、GM试验阴性；巨细胞病毒DNA、EB病毒DNA、军团菌抗体、肺炎支原体抗体、T-SPOT未见异常；自身免疫抗体均为阴性。

胸部CT（2016.12.06）：双肺多发病变，右肺上叶团块影，内见多发空洞（图3-7-28）。

颅脑增强MR：双侧脑实质及颅外软组织多发病变（图3-7-29）。

【诊断】 播散型诺卡菌病。

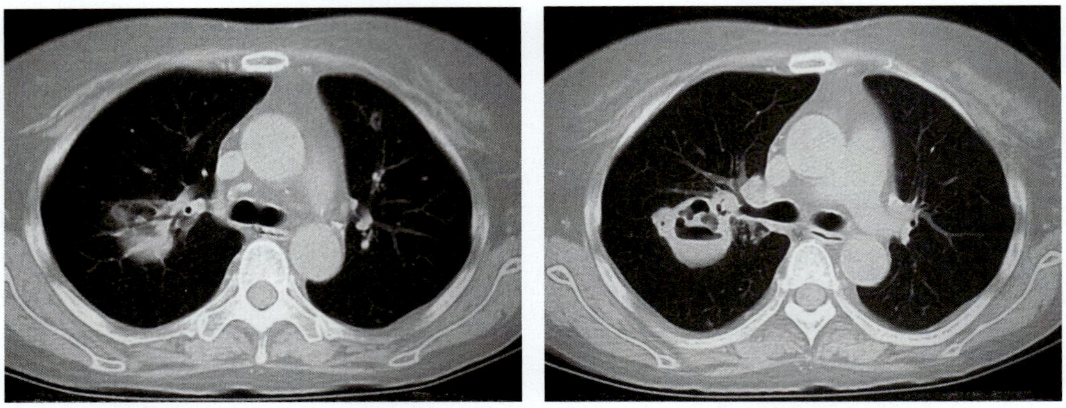

图3-7-28　胸部CT（2016.12.06）

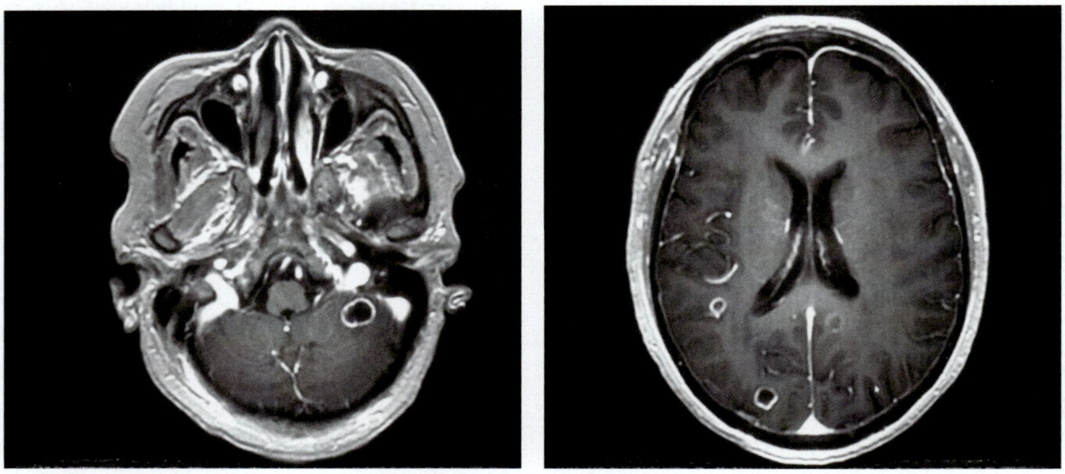

图3-7-29　颅脑增强MRI

【诊断依据】 老年女性，有大动脉炎病史7年，长期应用激素、环磷酰胺、硫唑嘌呤、赛可平、甲氨蝶呤、雷公藤多苷、来氟米特、环孢素等药物治疗，此次因发热入院，胸部CT提示双肺多发病变，右肺上叶空洞性病变，颅脑增强MRI提示多发脑脓肿，左侧大腿外侧、颈后、右肘部、皮下结节，均有压痛，结合现有实验室检查、CT检查，提示多系统感染性、化脓性肉芽肿样病变可能性大。患者有多系统受累而临床表现轻、全身中毒症状不严重，局部皮肤症状除疼痛外不明显，中毒症状亦不突出，不符合常见细菌感染的特征，患者长期应用免疫抑制剂，免疫力低下，考虑条件致病菌导致多系统化脓性感染可能性大。患者无结核中毒症状，结核感染可除外；真菌或放线菌属感染需考虑。同时引起肺、皮肤和颅脑损害的真菌主要有隐球菌和毛霉菌，两者所致颅脑损害均症状重，病情进展快，与本例不符。诺卡菌易通过血行播散，约1/3患者引起脑膜炎与脑脓肿，以上特点支持播散型诺卡菌病诊断。患者行支气管镜检查，肺泡灌洗液细胞分类：细胞数15.5×10^4/ml、嗜中性粒细胞78%、巨噬细胞10%、淋巴细胞12%。入院后予莫西沙星联合舒普深抗感染治疗，患者体温峰值由38.7℃降至38.0℃，但仍间断发热，患者肺泡灌洗液培养回报为诺卡菌，药敏提示对左氧氟沙星、亚胺培南、利奈唑胺敏感，对磺胺类药物耐药，于2016.12.19调整治疗方案为亚胺培南0.5g q6h联合利奈唑胺0.6g q12h静脉滴注，患者体温恢复正常。患者左侧大腿外侧皮下结节逐渐出现破溃流脓，行皮肤活检，病理回报抗酸染色显示组织内见单个和成团的杆状物，并有连接成丝的特点，结合临床，不除外诺卡菌感染。经治疗后，多处结节均较前明显缩小。进一步完善脊髓MR检查示腰椎退变，L_3～S_1间盘膨出，T_{12}～L_2水平左侧竖脊肌内病变，腰骶部小关节旁及皮下软组织改变，考虑炎性病变。综上所述，患者播散型诺卡菌病诊断明确，亚胺培南和利奈唑胺联合抗感染治疗有效，但患者逐渐出现幻嗅、恶心、呕吐，考虑为利奈唑胺不良反应，于2017.01.04调整为亚胺培南0.5g q6h联合依帕米星0.4g qd抗感染治疗，患者幻嗅及胃肠道反应逐渐好转，体温最高可升至37.4℃。2017.01.12复查颅脑MRI提示颅内脓肿较前增大，复查胸部CT显示肺内病变较前好转（图3-7-30）。考虑依帕米星透过血脑屏障差，调整抗生素为亚胺培南0.5g q6h联合莫西沙星0.4g qd治疗。患者体温最高仍可达到37.4℃。

2017.01.20药敏补充回报对美罗培南敏感，考虑患者亚胺培南已用1个月余，且美罗培南对颅内感染效果更好，调整抗生素为美罗培南1.0g q8h联合莫西沙星0.4g qd治疗，患者体温恢复正常。2017.02.09复查头颅MRI显示颅内脓肿较前减小，好转出院，院外口服复方磺胺甲噁唑、拜复乐和利奈唑胺治疗，患者无不良主诉。2017.03.03复查胸部CT显示肺内病变较前好转（图3-7-31）。2017.06.06复查颅脑MRI显示颅内脓肿较前明显好转（图3-7-32）。

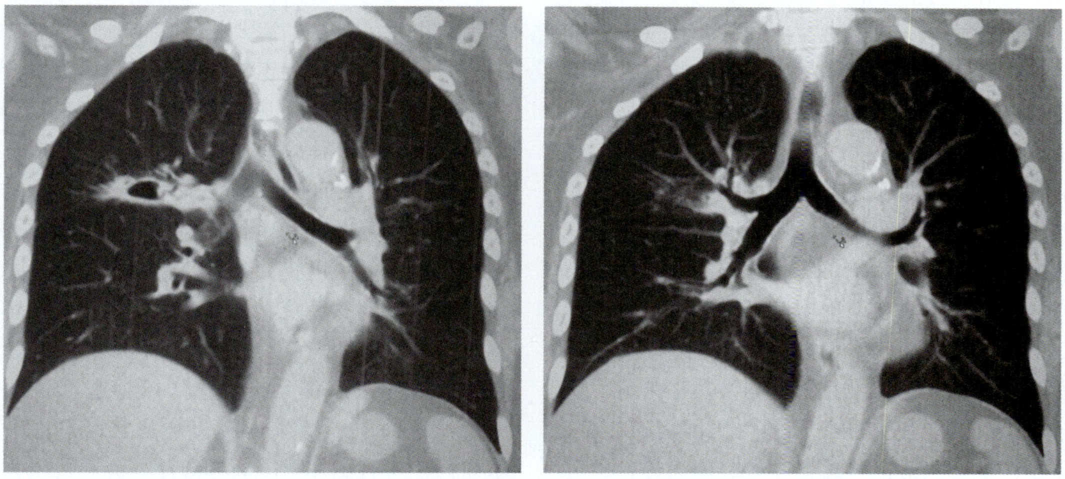

图3-7-30　病变较前缩小（2017.01.12）

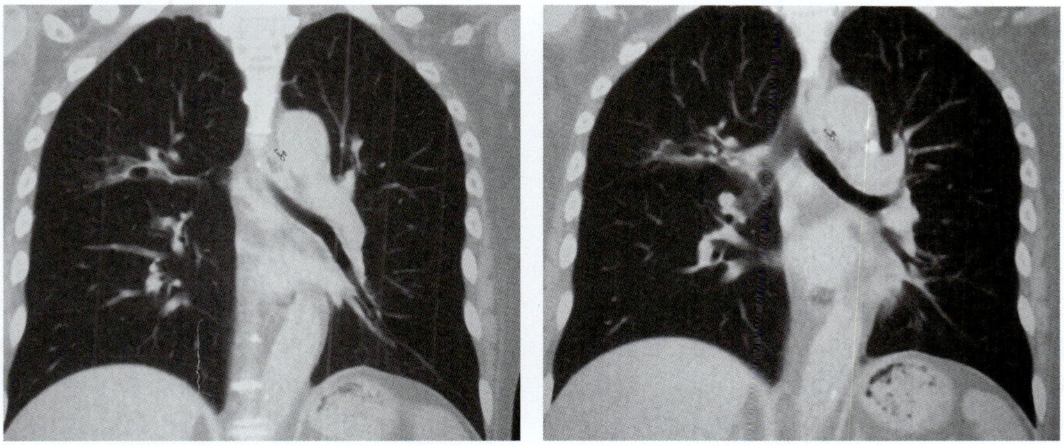

图3-7-31　病变较前进一步吸收（2017.03.03）

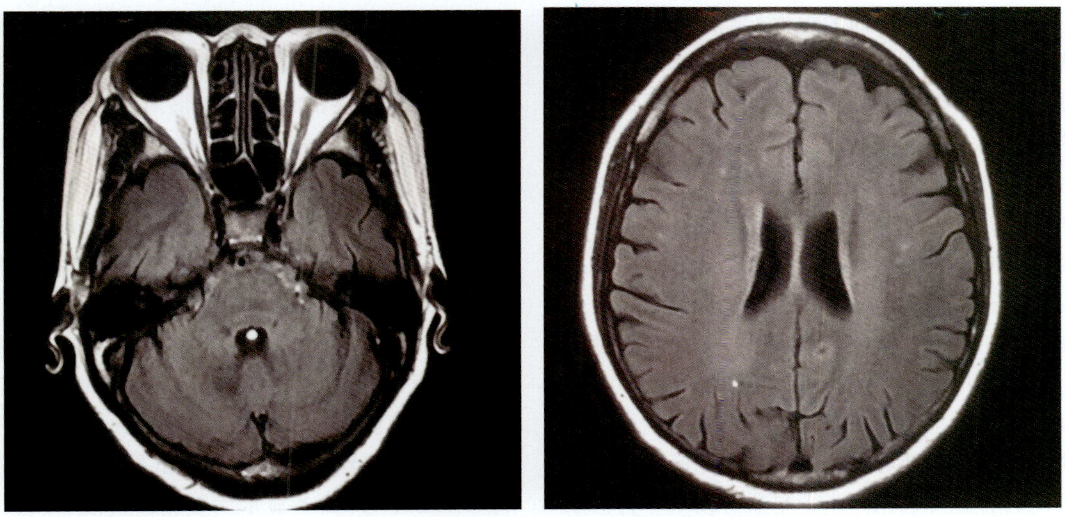

图3-7-32　脑脓肿较前明显好转（2017.06.06）

【分析】 诺卡菌病有两大特征：一是几乎能播散到所有器官，特别是中枢神经系统；二是尽管给予了适当治疗，往往仍会复发或进展。中枢神经系统诺卡菌感染最常表现为脑部脓肿，常为多发，也可表现为脑部肉芽肿或脑膜炎。脑脓肿的全球估计发病率为（0.3 ～ 1.3）/10万人年，在发展中国家约占颅内肿块的8%，在西方国家占1% ～ 2%。由诺卡菌感染所引起的脑脓肿约占所有脑脓肿的2%，但由诺卡菌感染所致脑脓肿者的病死率却是其他细菌感染致脑脓肿病死率的3倍，为30%，免疫功能正常和免疫功能低下患者的死亡率分别为20%和55%。皮疽诺卡菌脑脓肿最常见。脑诺卡菌病中，多发性脑脓肿者的病死率较单发者高2倍。中枢神经系统诺卡菌感染的常见易感因素是糖皮质激素的应用、器官移植、HIV阳性和自身免疫病等。中枢神经系统诺卡菌感染的临床表现主要有全身感染症状，如发热，乏力，食欲减退，还可呈现为脑膜刺激征和颅内压增高的症状，如头痛、恶心、呕吐、精神和意识障碍、癫痫等，也可见神经功能缺失等症状，如半侧肢体乏力及麻木，步态不稳，视物模糊，感觉异常，口齿不清等，严重者可出现昏迷、脑疝形成甚至死亡。诺卡菌所致脑脓肿表现为特征性高强化多房环形病变，周围水肿也可能出现。常规MRI很难区分脑脓肿和颅内转移性恶性肿瘤。

选择治疗中枢神经系统诺卡菌病的抗生素不仅要依据诺卡菌菌种对抗生素的敏感度，还要注意该抗生素在无毒剂量下对血脑屏障的渗透水平。临床治疗脑诺卡菌感染的首选药物是磺胺类，以复方磺胺甲噁唑最常应用，而且能达到较高的脑脊液浓度。自20世纪40年代以来，磺胺类药物一直是治疗诺卡菌病的首选药物，在引入这些药物之前，肺诺卡菌病的死亡率接近100%。在临床上应用了半个多世纪后，磺胺类药物的耐药率有所增加。尽管磺胺类药物在治疗诺卡菌引起的大多数临床疾病中发挥了作用，但并非所有患者都表现良好。仅使用磺胺类药物治疗，包括脑脓肿在内的中枢神经系统诺卡菌感染患者的死亡率接近50%，多数患者需要手术引流。此外，单纯使用磺胺类药物治疗非中枢神经系统或播散性疾病的患者死亡率亦较高。所以目前多主张以磺胺类药物为主的联合用药，推荐将磺胺类与阿米卡星、头孢曲松或亚胺培南等联合治疗，对于不能耐受磺胺类或重症患者可选择利奈唑胺作为替代药物。利奈唑胺敏感性几乎100%，且对肝肾毒性较弱，组织穿透力高，也可较好地通过血脑屏障，适用于重症感染、磺胺类药物过敏及耐药者，但长期使用需注意其所引起的骨髓抑制、神经毒性等不良反应。如果使用利奈唑胺，应避免使用阿米卡星，因为有文献记载两者的体外拮抗作用。对磺胺类药物过敏或耐药者亦可选用阿米卡星联合以下一种：亚胺培南、美罗培南、头孢曲松或头孢噻肟。碳青霉烯类药物可能比第三代头孢菌素更适合脑诺卡菌病患者。因为在30% ～ 40%的脑诺卡菌病患者中发现皮疽诺卡菌，通常对第三代头孢菌素耐药。在碳青霉烯类药物中，与美罗培南相比，亚胺培南在体外对皮疽诺卡菌更有活性，因此应优先使用，除非患者出现癫痫发作。由于诺卡菌病有复发倾向，需要较长的治疗周期，中枢神经系统感染者中免疫功能正常且无基础疾病者的疗程至少是9 ～ 12个月，合并有基础疾病需要长期使用激素及免疫抑制药物者的疗程应适当延长，以确保根除生长缓慢的细菌并降低复发的风险。

药物治疗无效的中枢神经系统诺卡菌病可能需要开颅术或抽吸术，以提高治愈率。Mamelak等总结了以往脑诺卡菌病例：免疫功能正常者，若脑脓肿＜2cm，推荐单用抗生素治疗，1个月后，症状无明显改善、逐渐加重或脓肿没有缩小，则应于脑损害部位行穿刺抽脓以证实诊断及降低颅内压缓解症状；不论患者免疫状态如何，所有脑脓肿＞2.5cm者，给予抗生素治疗的同时，应立即行穿刺抽脓，若症状加重或治疗无反应，则应行开颅脓肿切除术。脑诺卡菌病相对于其他微生物造成的脑脓肿的治疗原则更加积极。另外，不宜行开颅手术者应多次行穿刺抽脓以达治疗效果。另有报道，针对同一家医疗机构31年内治疗的11例诺卡菌脑脓肿患者的回顾性研究发现，反复脓肿抽吸与开颅手术同样有效。

（忻州市中心医院影像科　任武科　提供）

3.**病例**3：男，63岁。咳嗽、咳痰50余年，再发伴发热、气促20余天。门诊查血常规示白细胞13.56×10^9/L、N% 88.6%，胸部X线片显示双肺阴影，肺功能：重度混合性通气功能障碍，舒张试验阴性。于2017.11.15入院诊治。

【诊断】 AECOPD。

【诊断依据】 老年男性，有咳嗽、咳痰病史50年，反复发作，近日加重伴发热、气促，肺功能：重度混合性通气功能障碍，舒张试验阴性，以上特点支持AECOPD诊断。查体：T 36.7℃，双下肢对称性凹陷性中度水肿。辅助检查：血气分析示pH 7.465、PO_2 57.8mmHg、PCO_2 45mmHg；CRP 101mg/L；降钙素原0.553ng/ml；生化示白蛋白27.5g/L、血糖13.54mmol/L。予舒普深抗感染治疗，同时给予降糖、化痰、解痉平喘、吸氧、补充白蛋白等治疗。行胸部CT检查（2017.11.18）显示慢性支气管炎、肺气肿、肺大疱表现，双肺多发实变、空洞影，心包少量积液（图3-7-33）。彩超：双侧颈部、腋窝探及淋巴结。支气管镜检查（2017.11.21）显示管腔通畅，可见多量稀薄黄痰，涂片革兰染色检出革兰阳性杆菌。复查胸部CT（2017.11.22）显示病变较前进展（图3-7-34）。肺泡灌洗液培养（2017.11.27）：星形诺卡菌（＋＋＋）。改用亚胺培南、阿米卡星和复方新诺明抗感染治疗。复查胸部CT（2017.12.05）显示病变较前吸收（图3-7-35）。复查生化：白蛋白33.6g/L、血糖8.83mmol/L，患者病情稳定，于2017.12.10出院，院外继续口服复方磺胺甲噁唑治疗。1个月后咳嗽、咳白痰，左侧卧位出现胸痛，胸部CT（2018.01.04）显示左侧液气胸，肺组织被压缩约20%（图3-7-36）。患者再次入院治疗，辅助检查：血常规示白细胞10.09×10^9/L、中性粒细胞百分比64%；血气分析：pH 7.42、PO_2 64.5mmHg、PCO_2 42mmHg；CRP 13.49mg/L；ESR 29mm/h；白蛋白34.8g/L。行胸腔闭式引流术，胸腔积液常规：比重1.018、李凡他试验阳性、细胞数3600×10^6/L、单核细胞百分比55%；胸腔积液中未检测到分枝杆菌；胸腔积液液基涂片未见瘤细胞。复查胸部CT（2018.01.09）显示部分病灶较前吸收，左侧胸腔积气较前稍增多，双侧胸腔积液较前减少，患者继续治疗3天后好转出院。1个月后复查胸部CT（2018.02.05）显示炎性病变基本吸收，左侧少量胸腔积液（图3-7-37）。

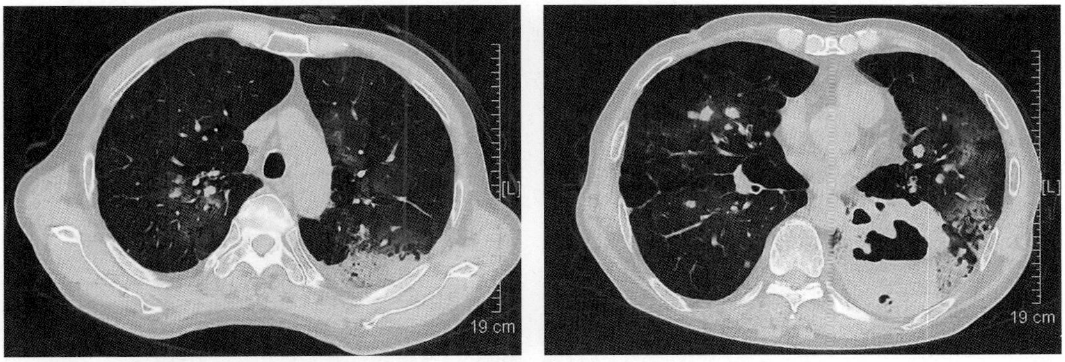

图3-7-33　双肺多发实变、空洞影，左肺下叶为主（2017.11.18）

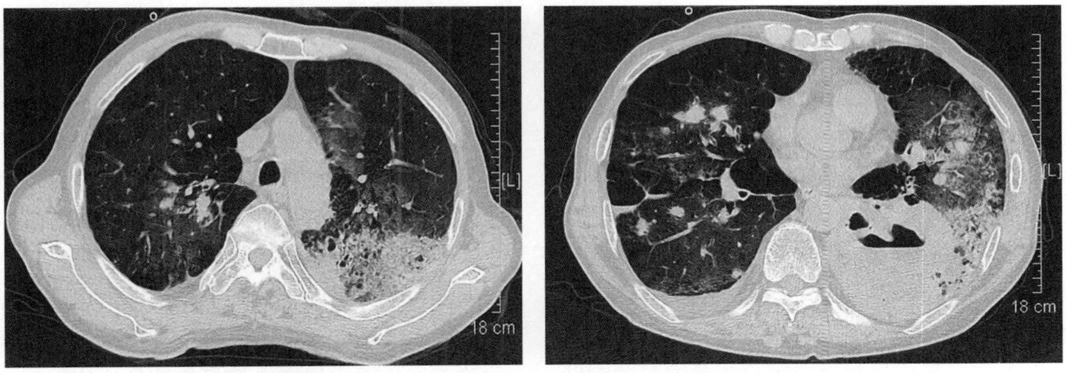

图3-7-34　病变较前进展，双侧胸腔积液，右侧明显（2017.11.22）

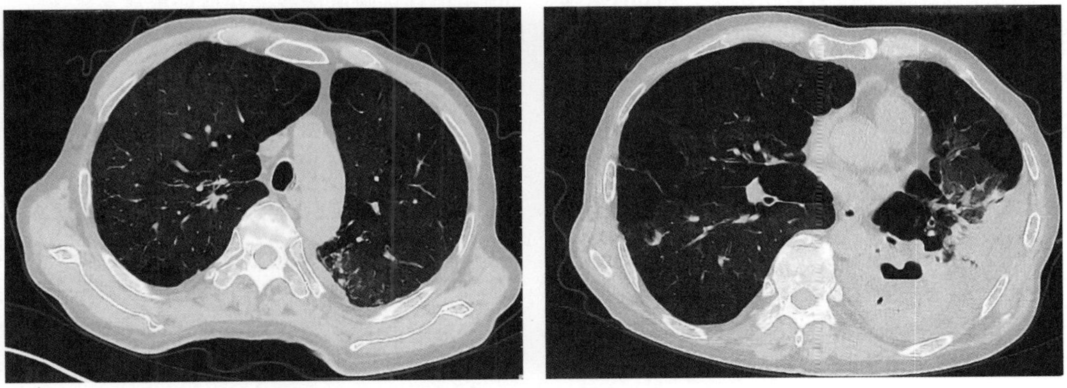

图3-7-35　病变较前明显吸收（2017.12.05）

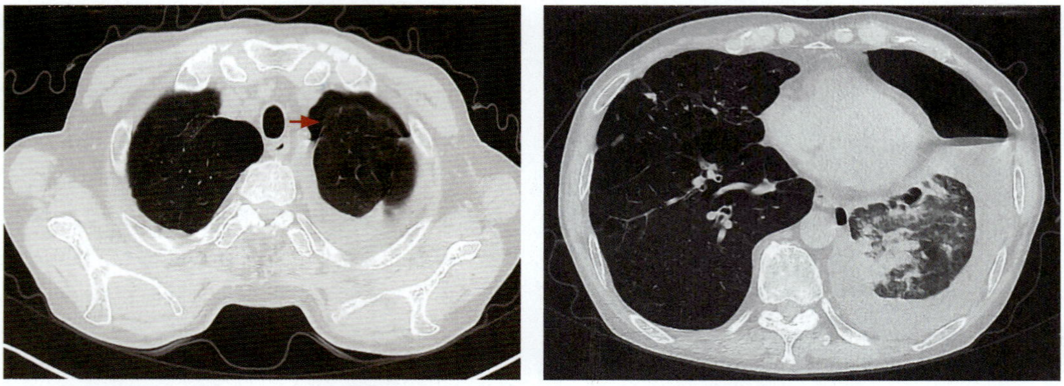

图3-7-36　左侧液气胸（红箭），右肺下叶实变影（2018.01.04）

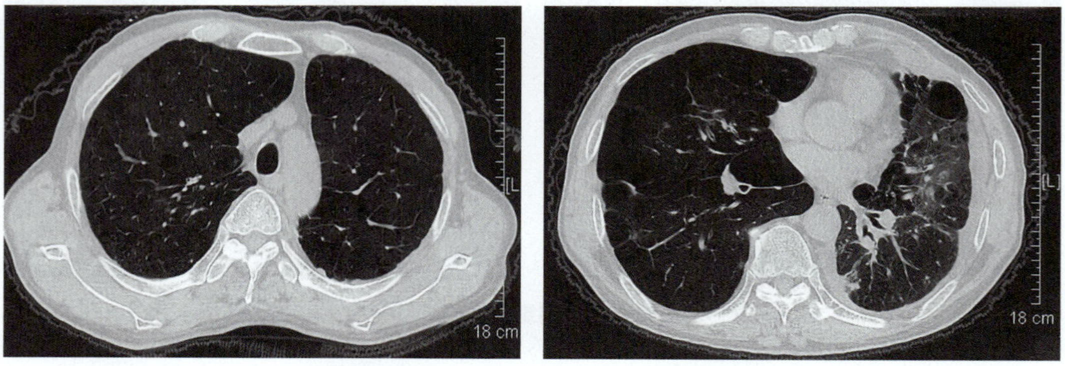

图3-7-37　炎性病变基本吸收，左侧少量胸腔积液（2018.02.05）

【分析】 近年来，慢性阻塞性肺疾病（COPD）患者感染诺卡菌的发病率逐渐增加。COPD患者局部防御功能受损，加上长期的类固醇激素治疗，促进了诺卡菌的生长。COPD被认为是诺卡菌感染的第三大最常见危险因素，仅次于类固醇激素治疗和实体器官移植。西班牙一所医院对1997—2009年30例COPD合并肺诺卡菌病患者临床特征及预后因素进行回顾性分析，51.7%患者诊断肺诺卡菌病前有糖皮质激素应用史，最常见的症状为咳嗽、呼吸困难，60%的患者出现肺泡渗出。COPD患者的预期寿命受肺诺卡菌病的影响较大，COPD患者合并肺诺卡菌病1个月内病死率为17%，1年内病死率为33%。相比之下，AFCOPD的死亡率在住院期间为8%，随访1年后为23%。Hémar等回顾性分析了1998年1月1日至2017年5月1日期间某医院发现的9例诺卡菌感染病例。危险因素包括口服糖皮质激素治疗（3例）、实体癌（2例）、血液系统肿瘤（1例）和COPD（1例），2例表现为孤立皮肤改变者无危险因素。3例表现为播散性疾病者有2例接受糖皮质激素治疗，1例为肿瘤患者。感染的诺卡菌菌种为4例新星诺卡菌、2例盖尔森基兴诺卡菌、1例脓肿诺卡菌、1例巴西诺卡菌和1例星形诺卡菌。另有2例COPD患者存在伴脓肿诺卡菌和盖尔森基兴诺卡菌的呼吸道定植。

COPD患者感染诺卡菌的危险因素有：年龄较大；COPD合并其他疾病（如肿瘤），基础免疫较低；长期使用糖皮质激素，导致免疫力低下；抗菌药物使用疗程不够等。患者年龄的增长会导致自身免疫力、机体各种功能的下降，且COPD为慢性进展性疾病，机体功能逐渐下降，促进肺部感染的发生。肺诺卡菌感染一般常见于长期使用糖皮质激素治疗的免疫功能障碍的患者，亦可发生于免疫功能正常者。短期应用糖皮质激素利于症状的改善，长期应用则会使机体的免疫应答受到抑制，诱发或加重感染，降低机体对病原微生物的抵抗力。血清白蛋白是反映机体营养状况的重要参数，尤其当低蛋白血症明显时，蛋白会被大量消耗，从而会使细胞免疫功能与呼吸机功能遭受破坏，呼吸道感染的危险增高。

在常见诺卡菌属细菌中，豚鼠耳炎诺卡菌、巴西诺卡菌和假巴西诺卡菌对碳青霉烯类药物耐药；豚鼠耳炎诺卡菌、南非诺卡菌和皮疽诺卡菌对第三代头孢菌素耐药；新星诺卡菌复合体、脓肿诺卡菌、巴西诺卡菌和盖尔森基兴诺卡菌对环丙沙星耐药。阿米卡星（华莱士诺卡菌除外）和利奈唑胺几乎不出现耐药，临床疗效好。临床医师应尽可能培养分离诺卡菌种属，并行药敏检测，按药敏结果选择治疗方案。

（福州肺科医院影像科　王　洁　提供）

4.病例4：男，60岁。反复咳嗽、咳痰3年，加重5天。患者3年前无明显诱因出现剧烈咳嗽，呈阵发性，咳黄色黏痰，量少，不易咳出，偶有少量咯血，当地医院诊断为支气管扩张，给予对症治疗，症状好转。此后上述症状反复发作，冬重夏轻，尤以食用咸食后加重，抗感染治疗后好转（具体药物不详）。5天前再次出现上述症状，查血常规示白细胞7.8×10^9/L、中性粒细胞百分比69.6%；C反应蛋白＜0.5mg/L。给予化痰处理后症状较前稍好转，于2014.04.30入院诊治。查体：T 36.9℃，颈静脉怒张，气管居中，胸廓呈桶状胸，肋间隙增宽，双侧触觉语颤减弱，双肺叩诊过清音，两肺呼吸音低，右下肺闻及散在湿啰音。

胸部CT（2014.04.28）：右肺中上叶支气管扩张，示斑片状、小片状密度增高影（图3-7-38）。

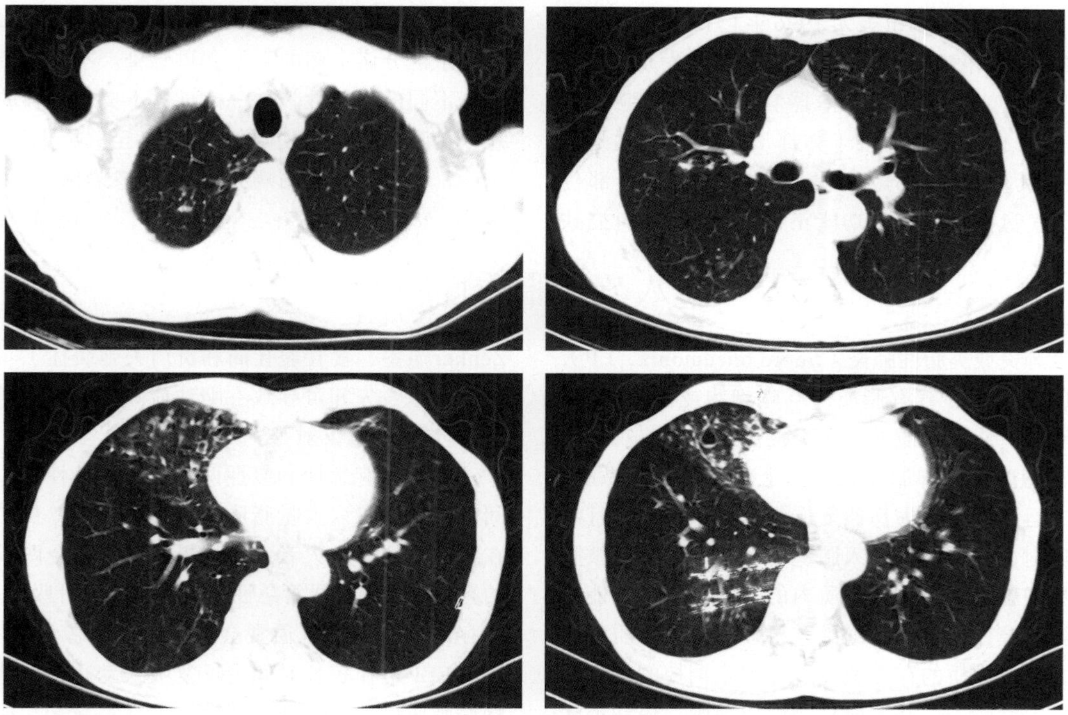

图3-7-38　胸部CT（2014.04.28）

【诊断】 支气管扩张并感染。

【诊断依据】 老年男性，既往有支气管扩张病史，结合患者病史、查体及胸部影像学检查，支气管扩张并感染诊断成立。入院后给予哌拉西林/他唑巴坦4.5g q8h静脉滴注。2014.05.04肺泡灌洗液真菌涂片未检到真菌。气管镜吸痰，痰液颜色黄色，性状脓性。2014.05.05痰结核菌涂片3次检到抗酸杆菌。肺泡灌洗液镜检示抗酸染色阴性、弱抗酸染色阳性菌（5条/300视野），并见硫磺颗粒。考虑诺卡菌感染可能性大，给予复方磺胺甲噁唑0.96g tid抗感染治疗。2014.05.09肺泡灌洗液培养、痰培养结果显示诺卡菌生长（＋＋＋）。经*16S rRNA*及*hsp65*测序，与盖尔森基兴诺卡菌的同源性达100%。3天后复查胸部CT（2014.05.12）较前无明显变化。辅助检查：血常规示白细胞3.4×10^9/L、中性粒细胞百分比59.6%；CRP 0.2mg/L。患者病情稳定，好转出院。

【分析】 肺诺卡菌病可发生于免疫功能正常者，多见于结构性肺病患者，如慢性阻塞性肺疾病、肺泡蛋白沉积症和支气管扩张等。支气管扩张合并诺卡菌感染病例报道中，大部分患者免疫功能正常，这可能与支气管扩张形成后导致局部细胞免疫功能失常有关。因此，支气管扩张也是肺诺卡菌病不容忽视的危险因素之一。

支气管扩张症由于气管结构性的改变，处于稳定期时有60%～80%存在潜在致病菌的定植，常见的气道定植菌为铜绿假单胞菌、流感嗜血杆菌等。Cremades等报道过一例患有COPD、支气管扩张但无相关的免疫抑制疾病或治疗的患者出现肺诺卡菌的感染，该患者在前期阶段的治疗过程中采用多种不同抗生素，如复方磺胺甲噁唑、米诺环素、氧氟沙星，共治疗3年，但肺部症状仍迁延不愈，反复咳嗽、咳脓痰且痰培养始终为诺卡菌阳性，最后使用亚胺培南联合阿米卡星达到了感染的根除，由此判断诺卡菌也可气道定植后引起慢性炎症。Fujita等报道了日本30例肺诺卡菌病，其中10例考虑为定植，9例免疫功能正常，1例存在免疫低下。所有患者中，12例患者免疫功能正常，18例患者存在免疫受损，50%免疫受损患者感染了新星诺卡菌，免疫功能正常患者感染了不同的诺卡菌种。12例免疫功能正常患者中有8例（67%）表现为支气管扩张，9例免疫功能正常诺卡菌定植患者中有7例表现为支气管扩张。与免疫功能受损的患者相比，免疫功能正常的患者胸部CT影像中支气管扩张（67% *vs* 6%）和小叶中心结节状阴影（包括树芽征）（67% *vs* 11%）发生率更高，此两种影像学表现均较常见于非结核分枝杆菌感染。另外，12例免疫功能正常患者中有6例分离出非结核分枝杆菌，免疫功能低下患者标本中未分离出非结核分枝杆菌，在免疫功能正常人群肺部非结核分枝杆菌感染中需谨慎鉴别肺诺卡菌病。

美国学者Woodworth等对1996年1月至2013年12月期间183例诺卡菌感染患者的回顾性研究发现，56%的患者存在免疫损害，以固体器官或造血细胞移植（30%）居多。感染通常局限于肺部（62%），其次是皮肤（10%）、其他部位（6%）、颅脑（2%）和多个部位（17%）。支气管扩张在免疫功能正常（38%）和免疫缺陷（10%）患者中均很常见。肺部诺卡菌病与支气管扩张相关的发病率有所增加，尽管他们没有试图将感染与定植区分开来，但造血干细胞或实体器官移植受体的诺卡菌发生率没有显著变化。以上数据提示该医疗中心诺卡菌感染发生率的增加似乎是由支气管扩张患者发病率的增加，而不是由免疫缺陷人群发病率的增加造成的。

诺卡菌再感染的报道很少，即使是免疫能力正常的患者也可能发生肺部诺卡菌再感染。*16S rRNA*基因测序有助于区分诺卡菌的复发和再感染。不同种类的诺卡菌具有不同的易感性，这一信息对于提供足够的抗生素治疗以及调查诺卡菌感染的流行病学至关重要。

（浙江省瑞安市人民医院影像科　张　侠　王晓阳　提供）

第八节　脂质性肺炎

脂质性肺炎或类脂性肺炎（lipoid pneumonia，LP），其特征是肺泡中存在载有脂质的巨噬细胞或游离脂质，本质是肺对一些脂类物质的一种炎症反应，这些物质进入气管和支气管后，抑制支气管壁上的纤毛运动系统，使纤毛失去运动能力，损伤假复层纤毛柱状上皮，且不刺激咳嗽反射，脂类物质进入肺泡腔后迅速乳化，被肺泡内的巨噬细胞吞噬，进入胞质内的脂类物质却不能被巨噬细胞溶解掉，最后巨噬细胞重新释放脂类物质进入肺泡腔内，脂类物质的存在激发局部细胞调控的炎症反应，引起局灶性肺炎，并形成异物性肉芽肿、慢性炎症和肺纤维化。

一、分类

脂质性肺炎分外源性、内源性和特发性3种。

1925年，Laughlen等首次在1名成人、1名婴儿和2名儿童反复使用矿物油作为泻药或滴鼻液后描述了该病变，并将其命名为外源性脂质性肺炎（exogenous LP，ELP）。1949年，McDonald等报道了第1例内源性脂质性肺炎（intrinsic LP，ILP）。在特发性LP中没有确定潜在的原因或病原体。

ELP为吸入或误吸动物性、植物性及矿物性油脂所致，例如凡士林、用作泻药的液状石蜡、油性滴鼻剂、杀虫剂、除草剂、煤油、烹饪油、家具油、工业用油、牛奶、罂粟籽油、蛋黄、电子烟、过度使用的润唇膏和调味唇彩等。职业接触导致的ELP包括纸板陶器工厂机器释放的石蜡液滴、喷漆的使用、塑料生产工厂以及清洁有石蜡保护的新车等。油的低密度将其置于其他胃内容物的顶部，摄入的油基药物或食物可能会由于胃内容物的反流和吸入而进入气道。因此，可能增加ELP风险的因素包括极端年龄、咽和食管的结构异常（例如Zenker憩室、食管裂孔疝和贲门失弛缓症）、精神疾病、反复意识丧失和可导致吞咽功能障碍的神经肌肉疾病和（或）影响咳嗽反射等。

ELP可有急性和慢性两种形式。急性ELP是在短时间内吸入或摄入大量脂质成分后发生的，例如可能发生在工业事故、食火者、意外摄入、自杀企图或含油物质的雾化过程中。尽管急性ELP可能导致呼吸衰竭和死亡，但存活下来的患者通常会在临床和影像学上完全康复。慢性ELP是在较长时间内反复吸入动物性、植物性或矿物性脂质所引起，如长期应用油性滴鼻剂、成人油性通便剂等。通常起病隐匿，尤其是经常睡前或卧位使用此类物质时易发生。

ILP又被称为胆固醇肺炎（cholesterol pneumonia），主要由细胞破坏、细胞膜脂质的释放、携带脂质的巨噬细胞的积聚和脂质代谢紊乱引起。除了肺泡和间质组织内的胆固醇颗粒外，还观察到间质组织的淋巴细胞炎症。因此，以前使用的术语“肺间质和肺泡内胆固醇肉芽肿”已被ILP或胆固醇肺炎所取代。病因和发病机制不明，可为原发性，也可继发于支气管阻塞、肺部慢性炎症、肺结核、肺脓肿、肺肿瘤、寄生虫、纤维化、胸部放疗后等多种疾病，或与粉尘刺激、重度吸烟、慢性酒精中毒、全身胆固醇代谢紊乱有关。

二、临床表现

LP在尸检系列中的发病率为1.2%～6.9%。该病可发生于任何年龄，但以40～60岁多见，男性多于女性。近50%的患者可无症状，或有咳嗽、胸痛、咳痰、咯血和发热等症状，缺乏特异性。其症状因接触时间和吸入的油脂量而异。体征一般不明显，或有实变体征。动脉血气分析可正常，活动后可出现低氧血症。重症患者可有低氧血症、低碳酸血症和轻度呼吸性碱中毒。大量吸入者可导致患者立即气道梗阻、痉挛而迅速死亡。肺功能测验为限制性通气功能障碍、肺顺应性下降。

三、影像学表现

影像学X线和CT检查缺乏特异性，可见单侧或双侧磨玻璃样密度阴影（图3-8-1）、实变（图3-8-2～图3-8-6）、小结节影及铺路石征，中下叶多见。磨玻璃影反映了巨噬细胞对肺泡的填充和炎症的程度，小叶间隔增厚和小叶中心增厚则反映了间质组织的炎症浸润。-150～-30HU提示肺内脂肪。伴有低密度改变的肺内实变或肿块影是LP最有特点的CT表现，尤其是CT或MRI发现病灶内含有近似脂肪的密度或信号有助于诊断（图3-8-7）。LP亦可表现为局限性块影，类似于肺癌，边界不清，有分叶征、毛刺征，肿块密度不均匀，脂质物质进入淋巴结可同时伴有纵隔、肺门淋巴结肿大，与肺癌很难鉴别。LP在ET-CTP中可表现为摄取增加，其机制为在巨噬细胞和淋巴细胞的干预下，继发于肺部油性物质异常存在的炎症反应，肺泡内的泊性物质可以在肺泡中聚结并被纤维组织包裹，导致结节或肿块。在同一病变中可同时存在早期炎症和晚期纤维化。

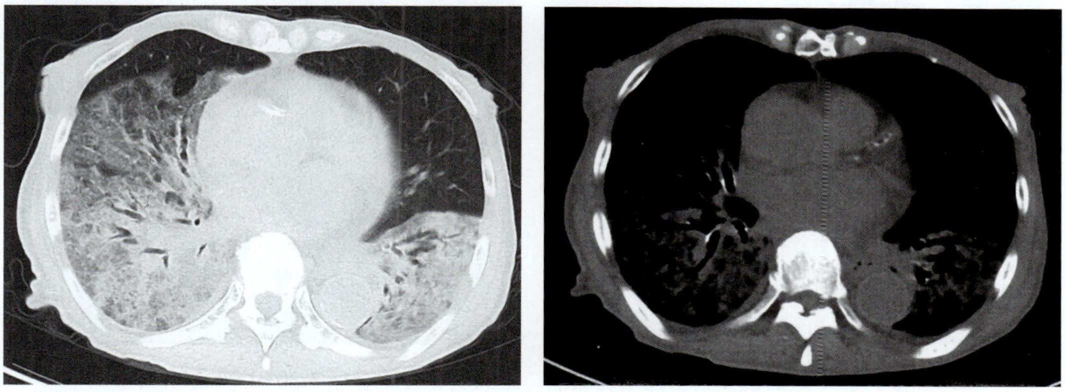

图3-8-1　女，75岁。患者有阿尔茨海默病，8天前因便秘口服液状石蜡，不慎呛入气管后出现高热，最高39℃，偶有咳嗽、咳痰。双肺弥漫性分布磨玻璃、实变影，双下肺为主，可见支气管充气征和脂肪密度影，双侧胸腔积液

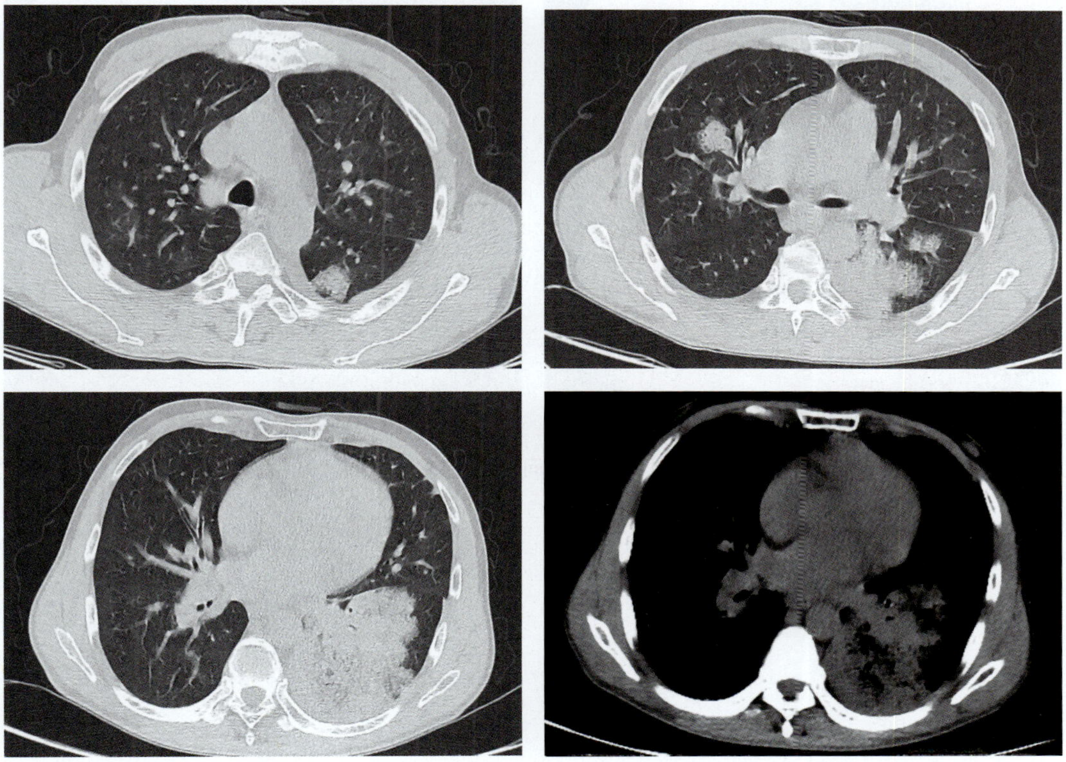

图3-8-2　男，49岁。胸闷、咳嗽2天。双肺多发磨玻璃、结节影，左下肺实变明显，内见低密度衰减（2019.06.21 05：37）

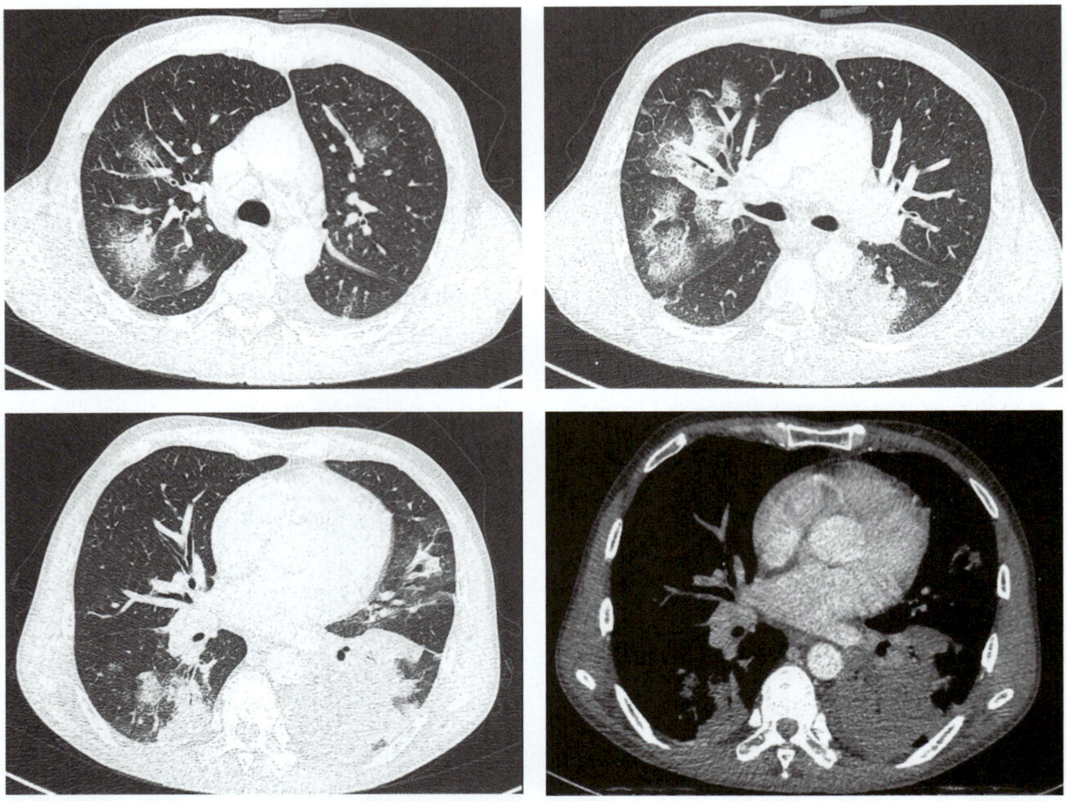

图3-8-3 11小时后复查，病变明显进展，呈实变和铺路石征（2019.06.21 16：21）

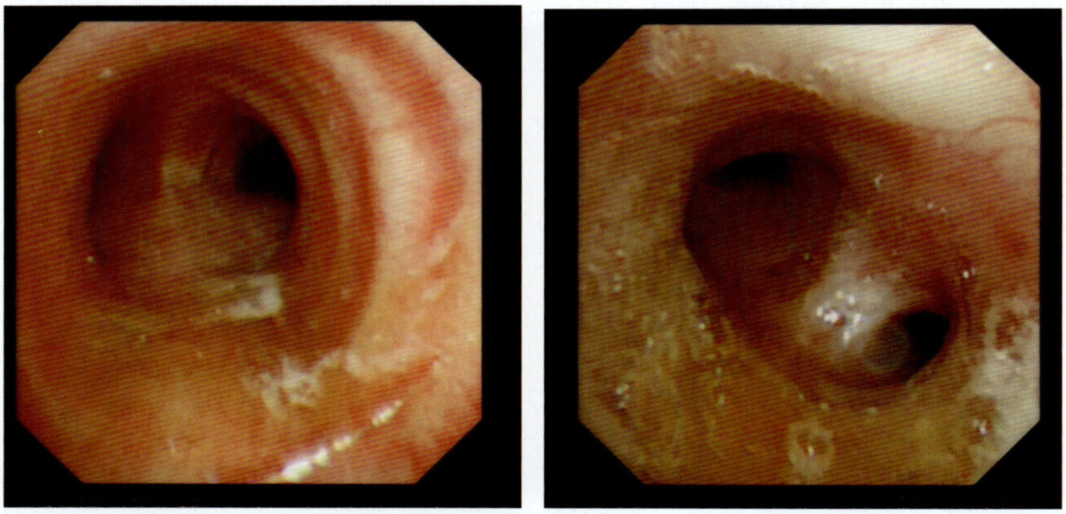

图3-8-4 气管镜下可见气管内黄色油状物，追问病史患者从事厨师职业，每日约用10kg食用油（2019.06.22）

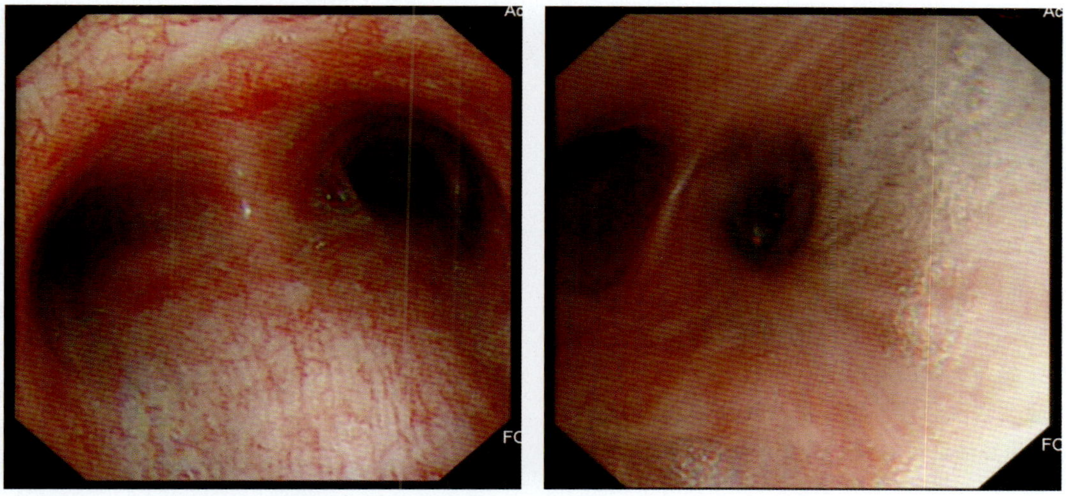

图3-8-5　患者诊断为ELP，经激素和支气管镜灌洗治疗后，气管内黄色油状物明显减少（2019.06.22）

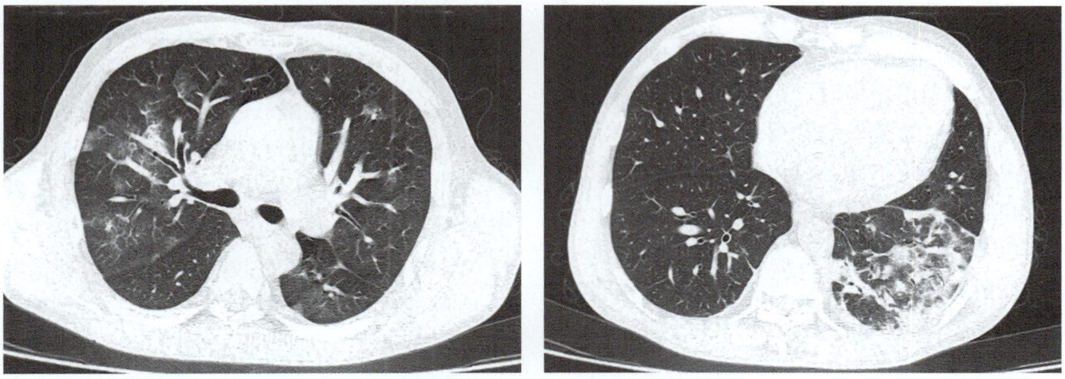

图3-8-6　病变较前明显吸收（2019.06.28）

（郑州市中心医院影像科　赵湘红　提供）

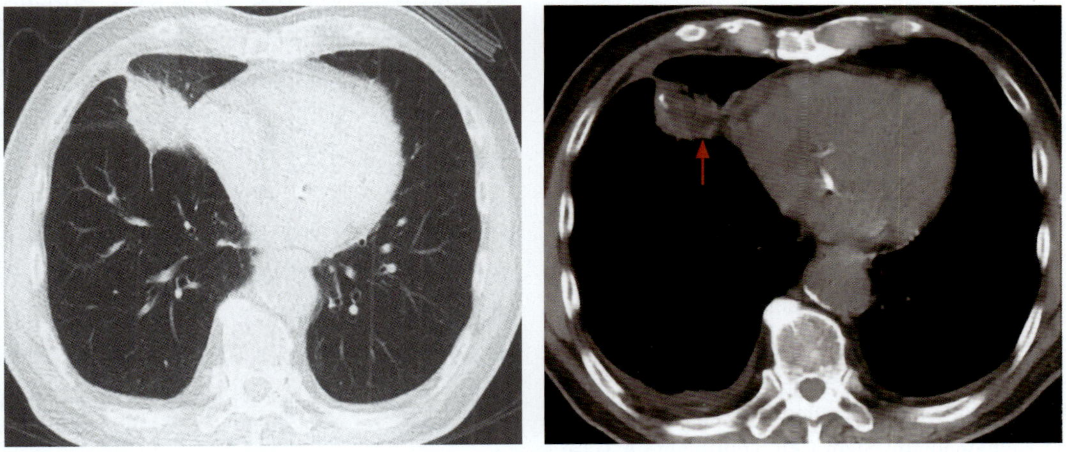

图3-8-7　男，86岁。体检发现右肺中叶病变，内见脂肪密度（红箭）和钙化，病理示ELP，追问病史，患者有过敏性鼻炎史，长期应用油剂类润鼻剂

四、诊断

LP的诊断取决于呼吸道样本（如痰、支气管肺泡灌洗液或肺病变细针穿刺细胞学/活检）中是否存在载脂巨噬细胞（即所谓的泡沫细胞）。油红O属于偶氮染料，是很强的脂溶剂和染脂剂，与三酰甘油结合呈小脂滴状，使组织内的脂滴呈橘红色。痰液检查巨噬细胞内可见直径5～50mm的空泡，集合成团，油红O染色呈阳性反应。病理组织学检查可见肺泡内和肺泡壁含有胆固醇的巨噬细胞及充盈和扩张的肺泡壁和间质，还可见类脂堆积、炎症反应细胞浸润和不同数量的纤维化及肺组织结构破坏，其胞质经油红O染色呈橘红色，有助确诊。

五、治疗

LP经单纯抗生素治疗效果不明显，除避免外源性脂质继续作用于机体外，需对症支持等综合治疗。一般支持治疗包括氧疗、化痰、解除气道痉挛，合并ARDS时使用呼吸机辅助通气，合并脏器功能不全时，加强脏器功能支持治疗。合并细菌感染时，应早期完善病原学检查，选择敏感抗生素。糖皮质激素被认为是有效的治疗方法。糖皮质激素可保持细胞微粒体膜的稳定性、减轻炎症反应、减轻组织水肿、稳定肺泡表面活性物质，但激素应用的剂量及疗程尚无定论。另外，脂肪成分可增强非结核分枝杆菌的致病性，糖皮质激素治疗必须谨慎使用。ELP以预防为主，急性误吸所致LP的主要治疗措施包括保持气道通畅、维持足够的组织氧合和支气管肺泡灌洗等。LP一般不主张手术治疗，ILP难与肺癌相鉴别时，可手术切除。ELP经长期内科治疗无效者，必要时也可手术治疗。

参考文献

Katsumi H，Tominaga M，Tajiri M，et al，2016. A case of lipoid pneumonia caused by inhalation of vaporized paraffin from burning candles. Respir Med Case Rep，19：166-168.

Kobayashi T，Tsuyuguchi K，Yoshida S，et al，2017. A case of Mycobacterium abscessus subsp. massiliense lung disease complicated by lipoid pneumonia. Int J Tuberc Lung Dis，21：124-126.

SakuraiM，KatoJ，ToyamaT，et al，2018. Successful Steroid Therapy for Lipoid Pneumonia Developing After Allogeneic Hematopoietic Stem Cell Transplant：A Case Report. Transplant Proc，50：4096-4098.

Samhouri BF，Tandon YK，Hartman TE，et al，2021. Presentingclinicoradiologic features，causes，and clinical course of exogenouslipoid pneumonia in adults. Chest，160：624-632.

Voulgareli I，Chronaiou A，Tsoukalas D，et al，2018. A rare case of lipoid pneumonia attributed to amiodarone. Pneumonia（Nathan），10：12.

六、病例解析

1.病例1：男，57岁。间断发热1周。最高体温39.5℃，伴畏寒、寒战，咳嗽、咳痰，轻微憋喘，于2014.12.12入院诊治。1个月前曾因“肠梗阻”院外药物保守治疗1周（具体不详），好转出院。辅助检查：血常规示白细胞6.30×10^9/L、N% 81.10%；红细胞沉降率78mm/h；降钙素原0.223ng/ml（0～0.05ng/ml）；D-二聚体0.72mg/L（0～0.55）。入院后给予哌拉西林舒巴坦钠3.75g q8h静脉滴注16天、左氧氟沙星0.5g qd静脉滴注14天、甲泼尼龙琥珀酸钠8天（80mg逐渐减量至停用），行支气管镜检查管腔通畅，右肺下叶肺泡灌洗液未查见异型细胞、未找到抗酸杆菌、真菌。复查胸部CT（2014.12.25）显示病变较前进展，双侧胸腔少量积液。2014年12月28日患者未再发热，咳嗽、咳痰较前减轻，出院。院外继续静脉滴注头孢哌酮舒巴坦钠7天，静脉滴注过程中无发热，2015年1月4日再次出现发热，最高体温达40.0℃，伴咳嗽、咳痰，多为白色黏痰，不易咳出。复查胸部CT（2015.01.07）显示病变较前无明显吸收，再次入院。

胸部CT（2014.12.12）：右肺斑片、实变、磨玻璃影（图3-8-8）。

胸部CT（2014.12.25）：病变较前略有进展（图3-8-9）。

【诊断】 外源性脂质性肺炎。

【诊断依据】 老年男性，右肺病变，病变边缘呈收缩趋势，病变内可见支气管充气征，周围无结节、树芽征，整体符合炎性疾病，不支持肺炎型肺腺癌诊断。多次抗生素治疗无效，细菌性肺炎不支持。病史较长，病变进展较慢，变化不大，结核和真菌感染不支持。血常规示嗜酸性粒细胞不高，嗜酸粒细胞性肺病不支持。激素治疗效果不明显，病变无明显游走性，隐源性机化性肺炎不支持。该例以斑片、实变、铺路石征为主，发病前1个月有肠梗阻病史，再次询问病史，因肠梗阻口服液状石蜡治疗，服用时曾有呛咳误吸，结合病变以中下肺为主，故考虑为ELP。患者行CT引导下肺穿刺活检，病理示：肺泡壁及肺泡腔见大量脂质性物质沉积，伴组织细胞增生，轻度慢性炎症伴局部肺组织塌陷，瘢痕形成，考虑为ELP。诊断明确后院外口服激素治疗，复查胸部CT（2015.09.16）病变明显吸收（图3-8-10）。

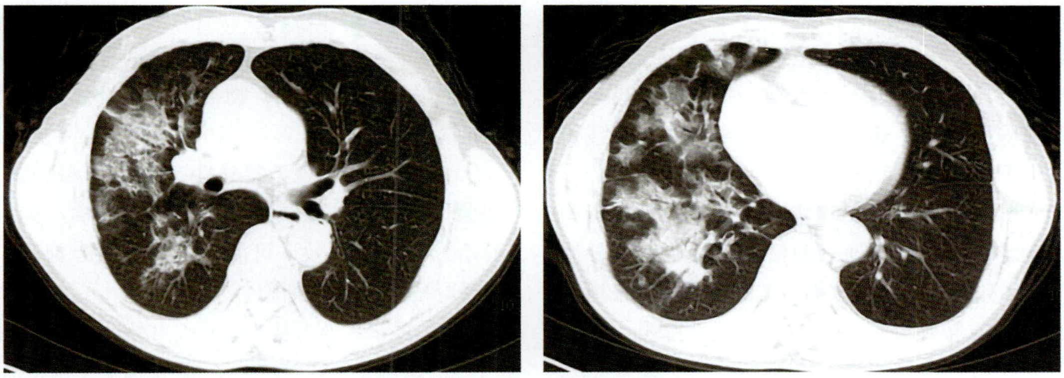

图3-8-8　胸部CT（2014.12.12）

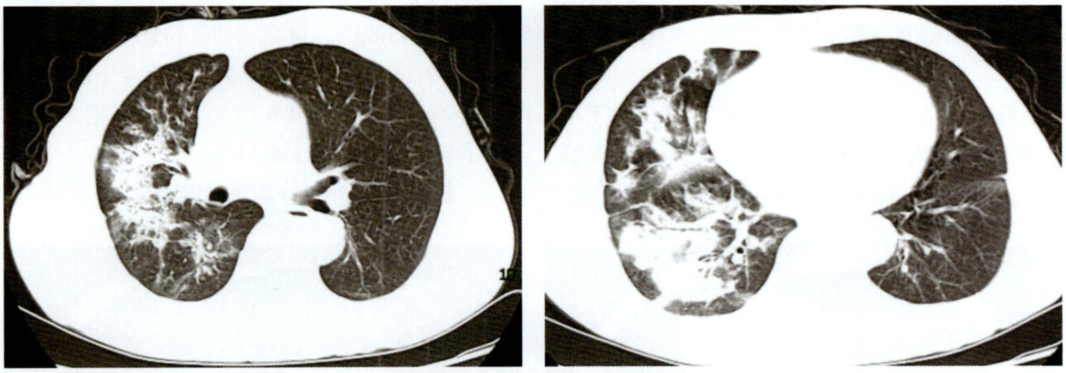

图3-8-9　胸部CT（2014.12.25）

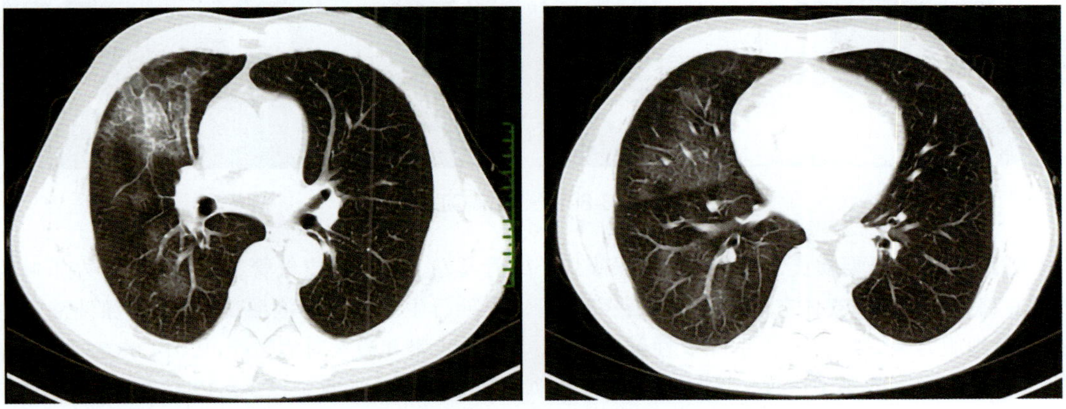

图3-8-10　右肺磨玻璃影，右肺中叶内见实变影

【分析】 ELP的诊断包括三个方面：接触及吸入油脂性物质的病史、影像学改变和肺泡灌洗液或肺组织病理找到含脂质的巨噬细胞。含脂质的巨噬细胞也可存在于被恶性肿瘤或化脓性病变损伤的肺组织中。脂肪栓塞、血栓栓塞、肉芽肿性多血管炎或肺泡蛋白沉积症是ILP的病因。因此，单独的肺泡灌洗液结果不能诊断ELP。ELP多因摄入脂类物质所致，获取患者摄入或吸入油脂性物质的病史显得尤其重要。儿童可因吸入鱼肝油和牛奶致病，成人最常见原因是使用油基泻药治疗肠梗阻、使用滴鼻液治疗慢性鼻咽疾病或由于精神状态受损或吞咽机制受损的患者的吸入相关综合征。

矿物油（机油、柴油、汽油等）导致的吸入性肺炎近年来报道日渐增多，这些矿物油的主要成分为烃类化合物，主要特征是高挥发性、低黏性、表面张力低，少量即可导致肺部广泛弥散。矿物油以液状石蜡最常见，是从原油分馏所得到的无色无味的混合物，液状石蜡滴鼻剂，常流入肺脏下垂部；用液状石蜡作缓泻剂，误吸时可吸入两肺。Katsumi等报道一例因吸入燃烧蜡烛产生的汽化石蜡引起的ELP。患者为66岁女性，大部分时间都待在神社里，总是暴露在燃烧蜡烛产生的汽化石蜡中。胸部CT显示磨玻璃衰减，间隔增厚，形成铺路石征。手术肺活检病理提示ELP。脱离环境后患者病情自然缓解。

矿物油刺激性小，经咽部进入支气管树而不引起咳嗽反射，也能阻碍气道上皮的纤毛运动对吸入油类的排除。矿物油为惰性物质，在体内不被水解，吸入肺脏迅速乳化，被巨噬细胞所吞噬，通过淋巴管运走；若留下残留物，可引起肺纤维化。

动物油（如鱼肝油、牛奶和猪油）在肺中被肺酯酶水解产生大量游离脂肪酸，通过激活淋巴细胞和诱导结缔组织增殖和坏死改变而引起炎症。Kobayashi等报道一例54男性患者患有脓肿分枝杆菌合并脂质性肺炎。患者为中餐馆厨师，15年前因胃癌行全胃切除术。职业暴露于餐厅厨房的烹饪烟雾和胃食管手术史可能导致吸入高浓度的脂肪气溶胶和慢性肺部刺激，导致ELP。据推测，油可能会阻碍巨噬细胞和吞噬细胞的功能，并有助于激活分枝杆菌。

植物油的成分为油酸、亚油酸和α-亚麻酸。由于动物不表达12-和15-脂肪酸去饱和酶，人类无法合成亚油酸和α-亚麻酸。植物油（例如橄榄油、芝麻油、菜籽油）可被乳化，但不能为肺内脂肪酶所水解，故不会损伤肺，大部分被咳出，少数形成异物性肉芽肿。植物油引起的炎症仅次于动物油，矿物油引起的炎症轻于动物油或植物油。

LP的临床表现无特异性，病变进展缓慢，易误诊为细菌性肺炎、肺结核、肺癌等肺部疾病。据报道，类固醇治疗对ELP有效，可能是因为类固醇抑制了局部由脂质诱导的活化淋巴细胞。

（济宁医学附属医院呼吸内科　梁志俊　提供）

2.病例2：男，27岁，杂耍演员。1天前表演喷火时误吸入煤油10ml，半天前出现咯血，感头晕、乏力，畏寒、发热。血常规示白细胞15.3×10^9/L，N% 89.7%，CRP118.45mg/l，血气分析：pH 7.48，$PaCO_2$ 29mmHg，PaO_2 73mmHg。查体：T 37.9℃，左下肺可闻及湿啰音。

胸部CT（2014 6.14）：右肺可见多发片状模糊影，左下肺实变影（图3-8-11）。

【诊断】 外源性脂质性肺炎。

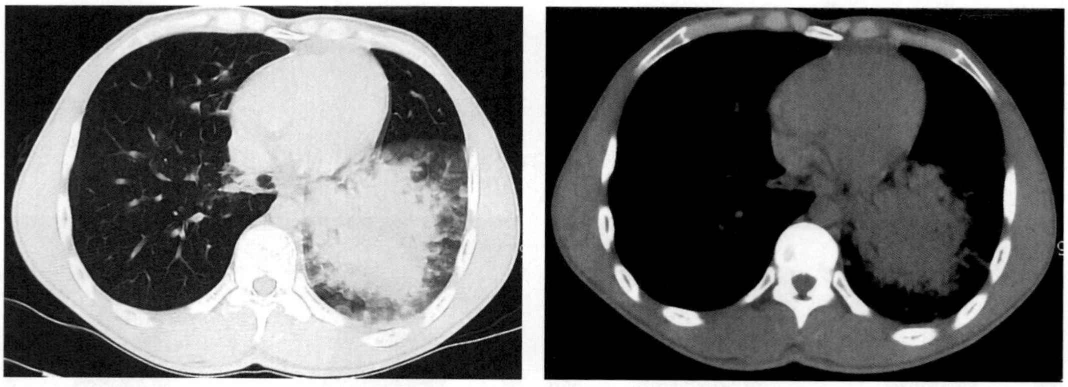

图3-8-11　胸部CT1

【诊断依据】 患者为杂耍演员，表演节目时误吸煤油并引起发热、咯血等症状，查体左下肺可闻及湿啰音，实验室检查示白细胞升高，血气分析示呼吸性碱中毒，氧分压较低，胸部CT显示双肺炎表现，诊断明确。患者支气管镜检查见左下叶背段较多黄色分泌物，左主支气管及左上叶各段支气管黏膜充血，于左下叶背段、基底段处行生理盐水肺泡灌洗350ml，灌洗液黄色浑浊。给予抗生素和激素对症治疗。2014.08.25复查胸部CT示病变较前明显吸收（图3-8-12），2015.04.10复查胸部CT病变无复发（图3-8-13）。

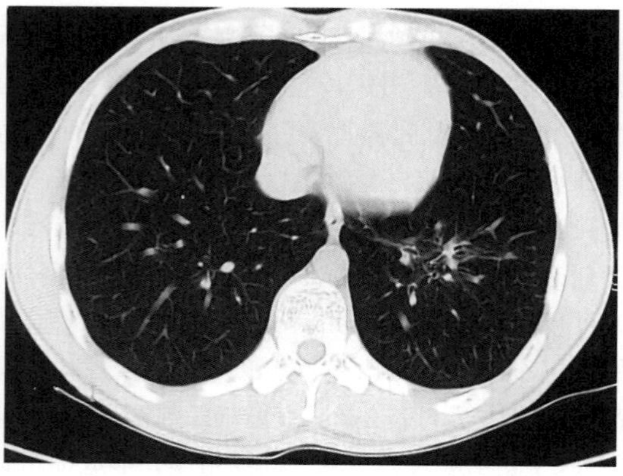

图3-8-12　左肺下叶纤维条索影

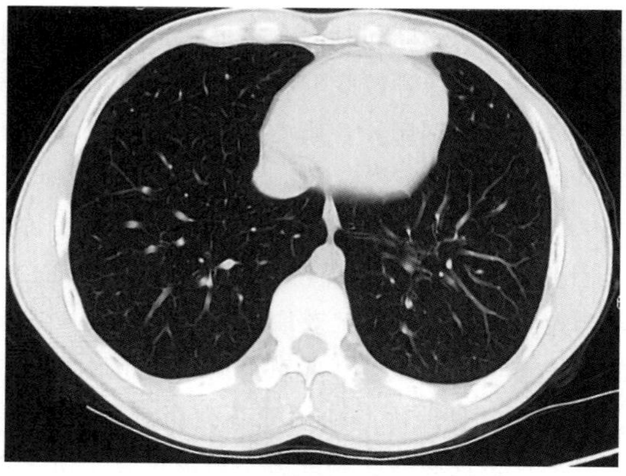

图3-8-13　病变较前进一步吸收

【分析】 ELP的病因因国家和地区的文化和生活方式差异而有所不同，多见于用液状石蜡治疗便秘和蛔虫引起的肠梗阻患者，或用植物油如橄榄油缓解鼻塞症状的患者及喷火表演等职业病例。本例即为喷火表演误吸所致，加强职业防护及减少医源性因素误吸，可减少本病的发生。急性ELP可表现为发热、咳嗽、气促、胸痛或咯血。慢性ELP多无症状，偶尔表现为咳嗽和气促。发热多于误吸发生后4～8小时出现，并伴有外周血白细胞或C反应蛋白升高，咳嗽程度不剧烈，肺部啰音可以不明显，很容易误诊为急性上呼吸道感染或败血症。急性ELP在误吸或吸入脂类物质后30分钟有影像学上的改变，大多数患者在24小时内会出现肺部阴影，表现为位于双侧中下肺野，肺段或肺叶分布的磨玻璃影和（或）实变影，其他表现包括边缘模糊的结节影、肺大疱、纵隔气肿、气胸和胸腔积液。气胸和纵隔气肿少见，出现后预后不良。慢性少量多次吸入则易形成肿块或结节影。即使肿块边缘因慢性炎症和继发性纤维化而呈不规则或针状突起，病变内脂肪的存在也是一种诊断特征。积极进行肺泡灌洗的病例在短期内即表现出肺部影像学显著改变。理论上肺泡灌洗与激素的联合治疗能缩短治疗时间，减少长期服用激素带来的不良反应。本例达到了肺部影像学的基本或完全吸收，随访6个月未出现病情反复。

Samhouri等对1998—2020年间梅奥诊所诊断的34例ELP病例进行了荟萃分析。患者平均年龄71岁，无性别优势；其中一半没有症状。71%的患者通过肺活检、24%的患者通过CT扫描和5%的患者通过BAL确诊。大多数患者表现为双侧实变，通常累及下叶；脂肪成分仅在41%的患者中可识别。在确诊后，79%的患者发现了致病物质。虽然矿物油是该队列中最常见的病因，但其使用并不像早期研究中报道的那样普遍，在本队列中为50%。随着时间的推移，预计矿物油的使用会减少，因为人们越来越认识到矿物油对健康的潜在危害，以及越来越多的报道将各种其他物质与ELP联系起来。在1.2年的中位随访中，只有20%的慢性呼吸道症状患者病情好转，而50%的患者病情恶化。在1年的中位随访时间间隔内，33%的患者的CT扫描异常得到改善或解决，39%的患者出现进展。病情恶化的患者年龄较大，胃肠道疾病的患病率高于那些病情稳定或好转的患者。

（浙江宁波二院呼吸内科　邬俊勇　提供）

3. **病例**3：男，54岁。体检发现右上肺占位。既往有吸烟史。

胸部CT：右肺上叶团块影，有长毛刺和胸膜凹陷征，周围有较多的点片状、结节样病灶，增强扫描病变强化，内有小低密度区（图3-8-14）。

【诊断】 内源性脂质性肺炎。

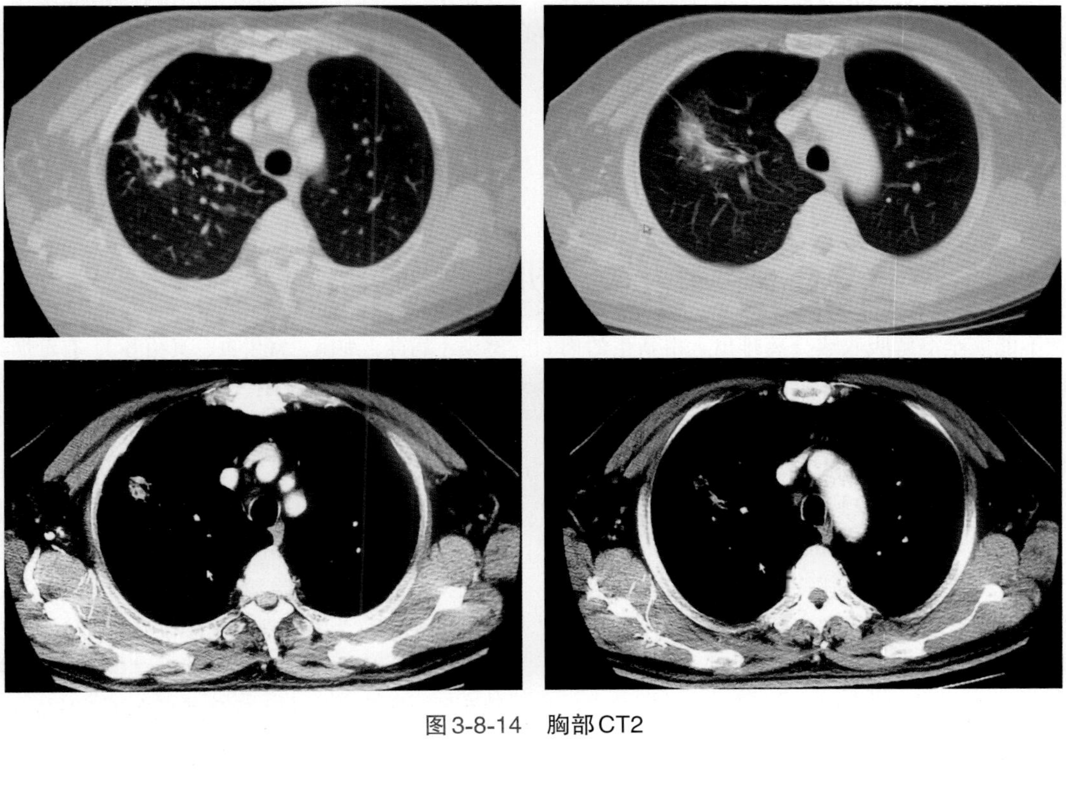

图3-8-14　胸部CT2

【诊断依据】 老年男性，右肺上叶团块影，周围可见纤维条索影和斑片、结节影，虽有胸膜凹陷征，不符合肺癌诊断。患者既往体健，无结核中毒症状，不考虑肺结核诊断。真菌有长毛刺和胸膜凹陷者少见，亦不支持。影像整体符合慢性炎症。纵隔窗可见病变内多发低密度影，需考虑脂质性肺炎诊断。患者手术切除该病变，边缘见一结节状病灶，切面灰黄，质中，大小2cm×2cm。镜下：送检肺组织内可见边界清晰的结节性病灶，其内可见部分肺泡上皮增生，肺泡腔内多量泡沫细胞聚集，肺泡间隔增宽，肺间质内弥漫炎症细胞浸润，以淋巴细胞和浆细胞为主，未见上皮细胞异型增生。病变符合间质性肺炎，胆固醇性肺炎可能性大。支气管残端见一纤维结节，内含多量尘细胞。免疫组化：纤维性细胞CD68强（＋），Vimentin（＋），Actin少量细胞（＋），CK（－）。病变符合尘细胞引起的巨细胞反应性结节，未见癌。送检肺门、隆突下、下气管旁、气管前淋巴结均呈慢性炎症改变，均未见结核，未见肿瘤。

【分析】 ILP病因尚不明确，可能与肺泡上皮组织中胆固醇代谢或分泌异常以及组织细胞摄取的脂质过度释放有关。肺组织内出现的各种代谢性或过敏性的炎症、肿瘤或中毒性反应过程都可能导致肺泡上皮细胞的大量破坏并析出类脂质，被单核细胞吞噬从而演变成含胆固醇脂质的泡沫细胞，并大量沉积在肺泡腔内或肺泡壁上，最终可导致肺纤维化。ILP常继发于肺炎、肺脓肿、支气管扩张、肺癌、放射治疗及继发于硬皮症或尘肺的纤维化等的并发症，也可以发生于脂肪栓塞、肺泡蛋白沉积症和脂质累积症等疾病。血清总胆固醇水平一般不高，亦可超出正常。

Voulgareli等报道了一例76岁白种人女性因长期使用胺碘酮治疗心房颤动（＞30年）导致ILP。患者因咳嗽、咳黏液脓痰和呼吸困难4周就诊。肺功能显示中度限制性通气障碍。支气管肺泡灌洗液中发现了富含脂肪的巨噬细胞（油红O染色）。痰细胞学检查发现细胞外油滴。由于排除了油基产品的使用史，胺碘酮被认为是ILP的最可能原因。胺碘酮作为一种双嗜性阳离子化合物，通过对溶酶体磷脂酶A2的强效抑制作用干扰磷脂在细胞膜内的运动，抑制磷脂的分解代谢。药物诱导的磷脂沉积呈“泡沫细胞”反应的形式。患者用地高辛替代胺碘酮治疗，并口服泼尼松治疗。在两年的随访期间，患者临床稳定，影像学改善。Sakurai等报道了一例32岁女性因慢性粒细胞白血病接受异基因造血干细胞移植9个月后发生ILP。支气管肺泡灌洗液呈乳状，经支气管肺活检示泡沫状巨噬细胞浸润肺泡。异基因造血干细胞移植后的异基因免疫反应可能是ILP的病因。泼尼松［1mg/（kg·d）］治疗迅速改善了症状、肺部阴影和肺功能。

ILP病变区肺泡上皮往往转化成立方上皮，显示腺样肺泡结构，在肺泡上皮的标记物中特别明显；部分病例可伴肺纤维化，嗜银纤维染色肺泡间隔保存良好。免疫组化组织细胞标记CD68阳性，上皮性标记阴性。ILP胸部CT缺乏特异性，多表现为实变或肿块影。实变影为受累肺叶实变或部分不张，主要为肺组织纤维化所致。肿块影与周围型肺癌表现相似，影像学上与肺癌的鉴别诊断要点在于：与肿瘤的短细毛刺相比，其毛刺较粗，长短不一；病灶进展缓慢，周围肺野存在斑片状和（或）索条状阴影。胆固醇肺炎胸膜粘连征象常见，纤维的收缩牵拉作用导致周围出现肺大疱。该病多有肺门或纵隔淋巴结肿大，密度均匀，轻度强化，手术后病理证实为反应性增生。ILP以手术切除为主，尤其是局限肿块型，术后患者预后良好，无须进一步辅助治疗。

第九节　机化性肺炎

坏死物不能完全溶解吸收或分离排出，由新生的肉芽组织吸收取代坏死物的过程称为机化。机化往往以成纤维细胞增殖为特征，是肺损伤常见的反应，是肺泡空气-血流屏障受损的结果。机化的成纤维细胞组织可发生在气腔、间质，以及由气腔到间质纤维化的各个阶段。

机化性肺炎（organizing pneumonia，OP）是一种临床、影像学和组织学表现，其特征是肺泡管和肺泡周围终末或呼吸性细支气管内存在肉芽组织，并伴有肺实质的慢性炎症。OP是一种肺组织修复过程，因与间质性炎症浸润有关，故被归类为间质性肺疾病。

一、病因

该病可以为特发性、病因不明，也可有很多病因，如感染（病毒、细菌、寄生虫、真菌等）、有毒烟雾、药物反应（免疫疗法、胺碘酮、呋喃妥因、甲氨蝶呤等）、肺梗死、胸膜病变、肿瘤放化疗、炎症性肠病（克罗恩病、溃疡性结肠炎）、普通可变性免疫缺陷病、结缔组织病、与其他间质性疾病相关（嗜酸性肺炎、过敏性肺炎、普通型间质性肺炎、非特异性间质性肺炎）、骨髓移植及器官移植等，前者称为隐源性机化性肺炎（cryptogenic OP，COP），后者称为继发性机化性肺炎（secondary OP，SOP）。Vieira等分析了67例OP患者的数据。呼吸困难和咳嗽是最常见的症状，约50%的患者正在接受被描述为OP潜在病因的药物治疗。约1/3的患者分离出病原微生物。已确定的其他潜在原因包括血液系统疾病、肿瘤、结缔组织疾病、骨髓增生异常综合征、免疫缺陷、放射治疗和接触鸟类。仅16例（23.8%）患者被诊断为COP。

感染后OP主要指经抗感染治疗后，病原微生物得到清除，但持续的炎症反应导致肺泡腔内纤维蛋白渗出。药物引起的OP，停用相关可疑药物后肺部病灶吸收好转是确诊的最佳手段。放疗后OP在乳腺癌患者放疗后多见，对糖皮质激素敏感，但容易复发，与一般的放射性肺炎的显著差别在于肺部浸润发生于或移行到照射野之外。SOP预后相对不如COP，SOP除用糖皮质激素治疗，同时还要进行病因治疗。

二、病理生理

OP的早期改变包括上皮基底层的局部剥落和Ⅱ型肺泡上皮细胞坏死，导致基底层出现间隙。肺泡上皮损伤后，血浆蛋白渗漏，纤维蛋白形成，炎症细胞（巨噬细胞、淋巴细胞、中性粒细胞、一些嗜酸性粒细胞，偶尔还有浆细胞和肥大细胞）迁移到肺泡间隙。成纤维细胞被募集到肺泡腔，增殖并分化成肌纤维母细胞，并形成Masson小体。Masson小体是OP的特征表现，主要由层状排列的成纤维细胞、炎症细胞和黏液基质组成。Masson小体混杂在疏松的结缔组织基质中，该基质富含胶原蛋白（尤其是Ⅰ型胶原）、纤维连接蛋白、Ⅲ型前胶原蛋白、肌腱蛋白C和蛋白聚糖。血管生成是参与疾病过程的另一种机制，由血管内皮生长因子、成纤维细胞生长因子和基质金属蛋白酶介导。尽管肺泡巨噬细胞的作用尚不完全清楚，但这些细胞释放的细胞因子（如血小板来源的生长因子-β和IL-8）参与了疾病的进展。在OP患者的血清和支气管肺泡灌洗液样本中，IL-6、IL-8、转化生长因子-β、单核细胞趋化蛋白-1、IL-10和IL-12水平升高。这些观察结果表明，许多炎症细胞参与了疾病过程。此外，IL-6和转化生长因子-β水平的降低与治疗反应和疾病消退有关。

肺泡上皮和内皮基底膜的完整性是决定肺损伤是恢复正常还是被纤维组织所替代的关键因素。如果去除损伤的刺激并且基底膜完整，则发生再上皮化和再内皮化，腔内成纤维细胞可被重塑为肺间质或被纤溶系统移除，并且重建正常肺泡结构。如果损伤持续存在且基底膜的完整性丧失，则肺泡塌陷，基底膜融合，成纤维细胞持续激活，最终进展为不可逆纤维化。当机化导致纤维化时，诸如非特异性间质性肺炎的组织学和影像学特点可作为OP的后遗症表现出来。此时，整个肺泡壁存在残留的间质炎症和纤维化，肺泡结构保存完好，蜂窝状改变不常见。

三、病理

OP的诊断依赖于典型的病理学和临床放射学特征，病理改变表现为肺泡腔内肉芽组织形成，典型的肺结构保留和有限的间质炎症。肉芽组织由成纤维细胞、肌纤维母细胞和疏松结缔组织构成，在气腔中生长的纤维母细胞球，称为Masson小体（图3-9-1）。肉芽组织中可存在炎症细胞，尤其在疾病早期。肉芽组织可通过肺泡间孔从一个肺泡延伸到另一个肺泡。在空的肺泡腔内有大量的泡沫巨噬细胞。间质淋巴细胞、浆细胞轻到中度浸润。细支气管受累时，管腔内有相似的肉芽组织栓，并与肺泡的肉芽组织相连，细支气管壁炎症反应轻微。低倍镜下，病变呈斑片状分布，形态一致，以细支气管为中心延伸到邻近的肺实质，无明显纤维化（偶然碰撞的纤维瘢痕或肺尖纤维化除外）或肺泡重构，缺乏肉芽肿、坏死、透明膜或明显气腔内纤维素性渗出、中性粒细胞浸润和明显的嗜酸性粒细胞浸润，无血管炎。COP与SOP在病理上有一定的差异。COP病变性质较SOP单一，SOP容易出现其他病理改变。一旦主要病理表现为OP，同时又有肉芽肿或坏死，则首先考虑为SOP，需积极寻找病因。在大多数情况下，OP的病理改变是完全可逆的，这与其他进行性纤维化疾病不同。

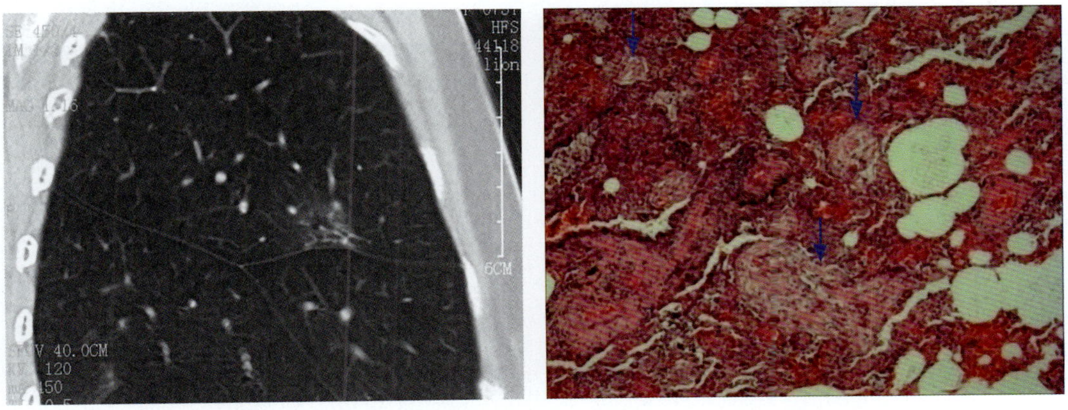

图3-9-1　女，57岁。病理示机化性肺炎，可见Masson小体（蓝箭）

（舟山肺癌研究中心　王兆宇　提供）

四、临床表现

OP通常亚急性起病，可表现为发热、咳嗽、咳痰、痰中带血、胸背痛等呼吸系统症状，严重者伴有胸闷、气短、呼吸困难，极少数患者出现盗汗及关节痛等症状；亦可以无临床症状而由常规体检发现。症状多持续4～6周，也可持续数月。该病一般好发于中老年人，年龄多在50～60岁，男女无明显差异，大多数患者都是非吸烟者，儿童发病罕见。老年人体质弱，抗病力差，易患肺炎且易机化。因此，对老年体弱患者感染后长期不消散的阴影应考虑OP的可能。

五、影像学表现

OP的CT表现多样，可表现为实变影、磨玻璃影、结节或肿块影、反晕征、各类线带状影等。

实变是本病最典型的表现（图3-9-2～图3-9-8），见于80%～95%的患者。在CT上，实变灶通常呈斑片状、双侧和不对称，倾向于胸膜下分布（图3-9-4，图3-9-5），有时也表现为支气管血管周围分布（图3-9-6～图3-9-8），支气管充气征常见。因OP病灶内有纤维母细胞增殖，所以实变内有时显示轻微的支气管扩张，可能代表对肺损伤反应的间质和肺泡内纤维增生变化，通常随着实变消退而消失。少数OP患者可出现广泛的向心性分布实变影，肺周围几乎闲置（图3-9-9，图3-9-10）。

磨玻璃影存在于60%～90%的患者中，通常作为混合模式的一部分。一般是双侧和随机分布。组织病理学上，磨玻璃影对应于肺泡间隔炎症和肺泡内细胞脱屑的区域，末端气腔间隙有少量肉芽组织（图3-9-11，图3-9-12）。磨玻璃影可以进展为实变，与铺路石征的关联在OP中罕见。

反晕征定义为局灶性磨玻璃周围环绕新月形或环形实变（图3-9-13，图3-9-14）。1996年Voloudaki等报道了2例经病理证实的COP患者的影像存在反晕征，中心的低密度区是肺泡间隔的炎性渗出和细胞碎片，周围的高密度影为肺泡管内的机化性炎症。反晕征亦见于感染（细菌、真菌、结核）、肺梗死、血管炎、结节病和肿瘤（如淋巴瘤样肉芽肿病或用射频或放疗治疗的肿瘤）等疾病。虽然反晕征不是OP特有的胸部CT征象，但其存在提示OP可能，见于20%的OP患者。

胸膜下异常改变（小叶周围密度增高影和胸膜下线影）亦是OP影像学表现。小叶周围密度增高影定义为存在多边形或拱形分布的边界模糊的条带性实变（图3-9-15），比小叶间隔增厚影更厚和更不规则，在约55%的患者中观察到，通常位于胸膜下，累及二级小叶间隔结构，支气管充气征的存在有助于将这种模式与肺不张和纤维化区分开来。胸膜下线影在OP是较少见的影像学表现，多位于两下肺，表示肺出现纤维化改变。根据是否多发又通常分为弥漫性和局灶型。

OP可表现为结节或肿块，见于38%的OP患者，可与其他OP表现伴随，或是该疾病的唯一表现。可以多发（图3-9-16，图3-9-17），也可单发。单发者称为局灶性OP，与良好的预后相关。约50%的病例可见小结节（＜10mm），通常边缘模糊，可形成空洞，可随机分布，更多的是沿支气管血管束分布，通常是混合模式的一部分。该征象更常见于免疫功能低下的患者。多发大结节（＞10mm）较少见，可出现在15%的病例。结节有两种类型：腺泡型（8mm）或微结节型（＜4mm）。腺泡型代表堵塞的细支气管周围OP的病灶区，多为支气管血管周围或外周分布。微结节型不常见，可呈支气管周围或小叶中心分布，类似于树芽征，多见于OP伴骨髓增生性疾病或感染的过程中，或吸食大麻后。OP表现为肿块时可超过5cm，通常边界不规则，呈多边形形态，有支气管充气征，偶有毛刺和胸膜尾征，有时伴有磨玻璃影。

50%～75%的病例具有游走性，约10%的患者表现为自发消退。

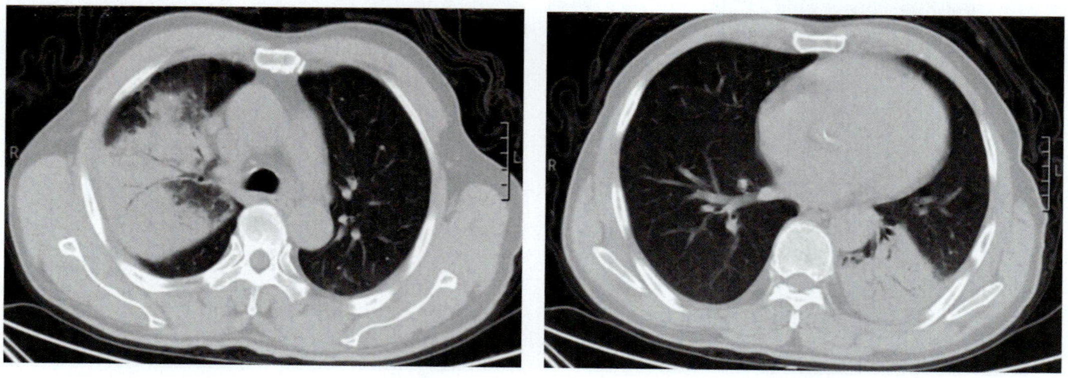

图3-9-2　男，73岁。高热、咳嗽3天。右肺上叶、左肺下叶实变影，内见支气管充气征（2021.03.20）

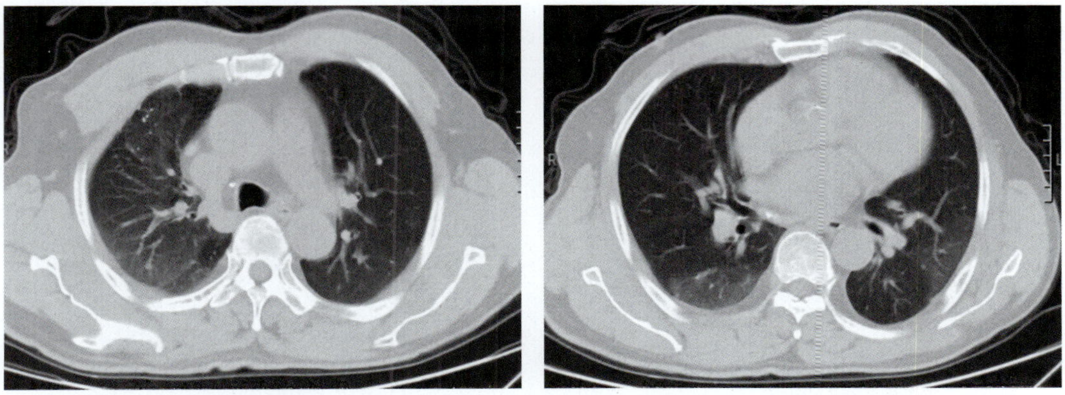

图3-9-3　患者肺组织活检病理示机化性肺炎，激素治疗2个月后病变吸收（2021.05.21）

（桓台县中医院呼吸与危重症科　田　杰　提供）

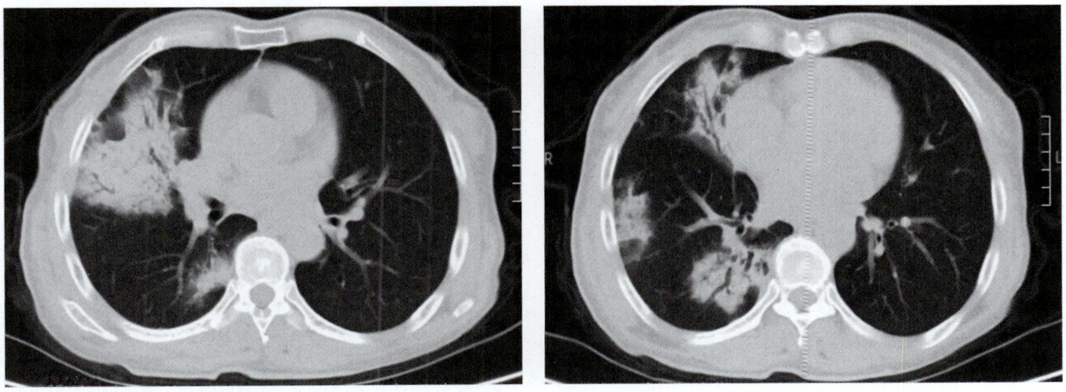

图3-9-4　女，63岁。反复咳嗽1个月余。胃癌术后2年，术后化疗6次，6个月前胸部CT未见异常。双肺多发大小不等实变影，右肺多见，多沿支气管血管束和胸膜下分布

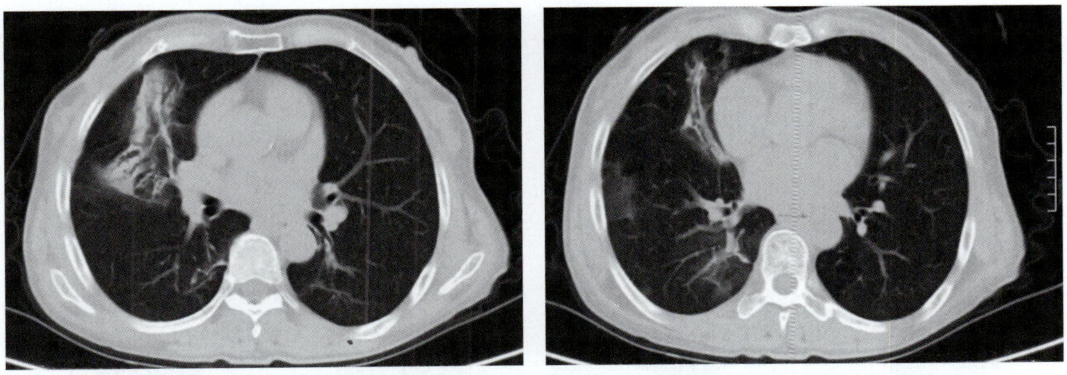

图3-9-5　患者右下肺穿刺病理示慢性炎伴机化，激素治疗2周后病变有所吸收

（桓台县中医院呼吸与危重症科　田　杰　提供）

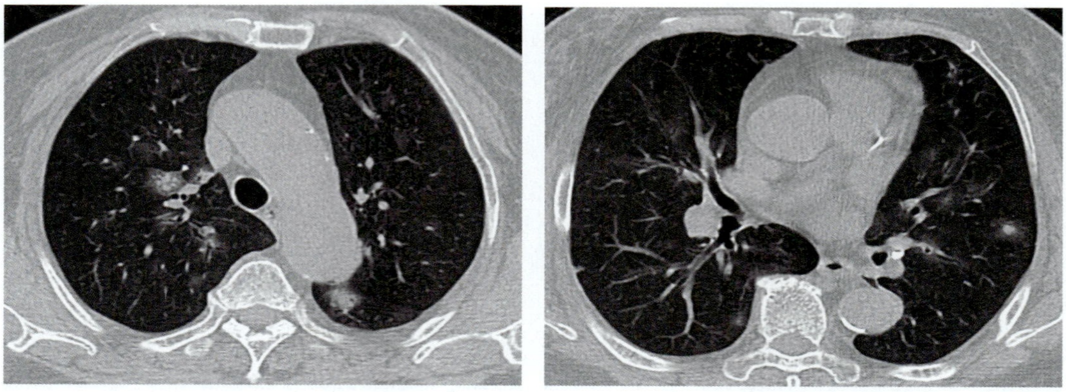

图3-9-6　女，74岁。直肠黑色素瘤术后1年余。行特瑞普利单抗＋阿帕替尼方案治疗6个周期后出现药物性肝损伤，停用阿帕替尼。2020.08.31行特瑞普利单抗方案治疗12个周期。半个月前受凉后出现发热，伴胸闷、气短、咳嗽。双肺多发结节影，周围晕征明显（2020.10.05）

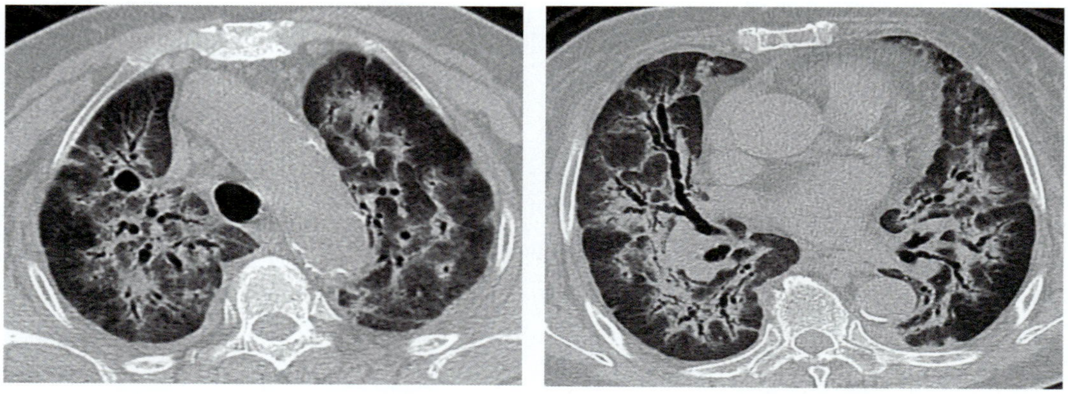

图3-9-7　2个月后复查，双肺沿支气管血管束分布实变、磨玻璃影，可见明显牵拉支扩（2020.12.07）

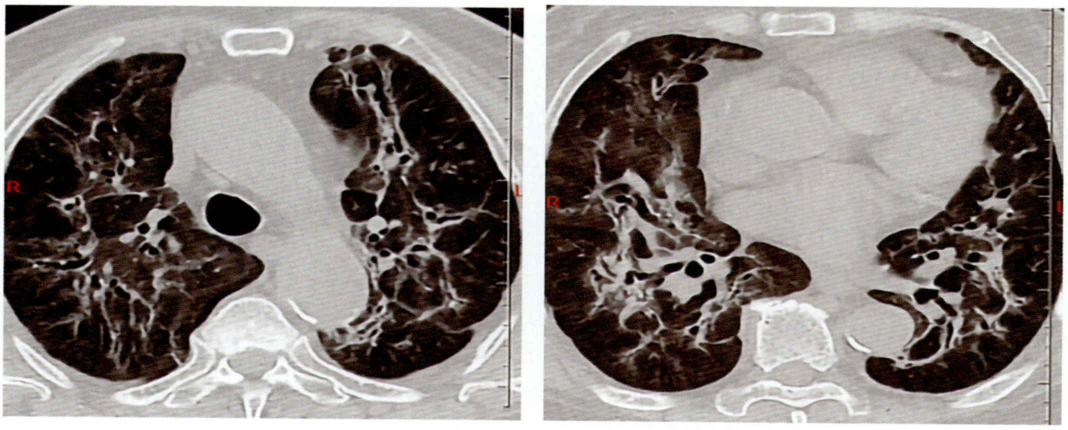

图3-9-8　激素治疗2周，病变有所吸收（2020.12.22）

（郑州市中心医院影像科　赵湘红　提供）

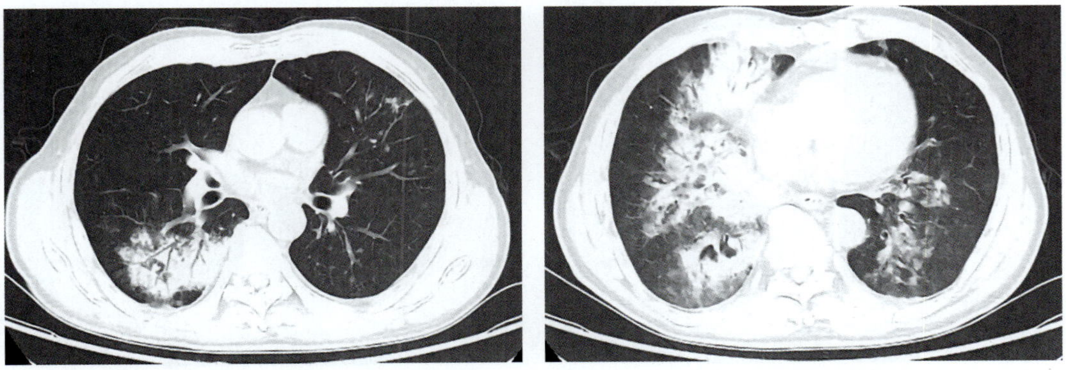

图3-9-9　男，65岁。发热、咳嗽、咳痰20天，胸闷10天。双肺向心性分布实变影，双上肺可见结节影（2018.08.30）

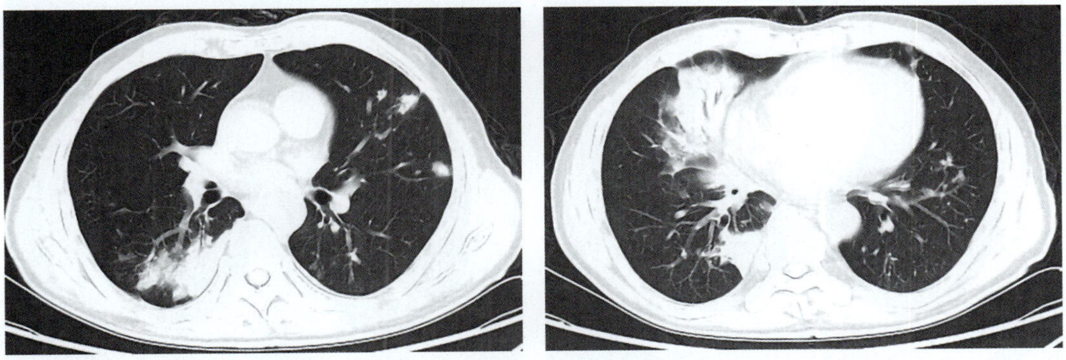

图3-9-10　右肺下叶背段盲检示支气管黏膜慢性炎，伴明显的渗出物机化表现。激素治疗6天，病变有所吸收（2018.09.10）

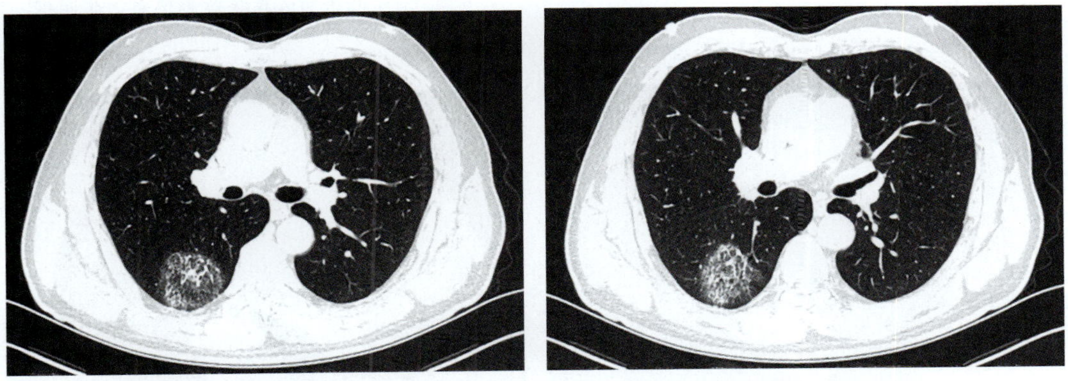

图3-9-11　女，50岁。发热2天。左肺下叶混合密度磨玻璃影

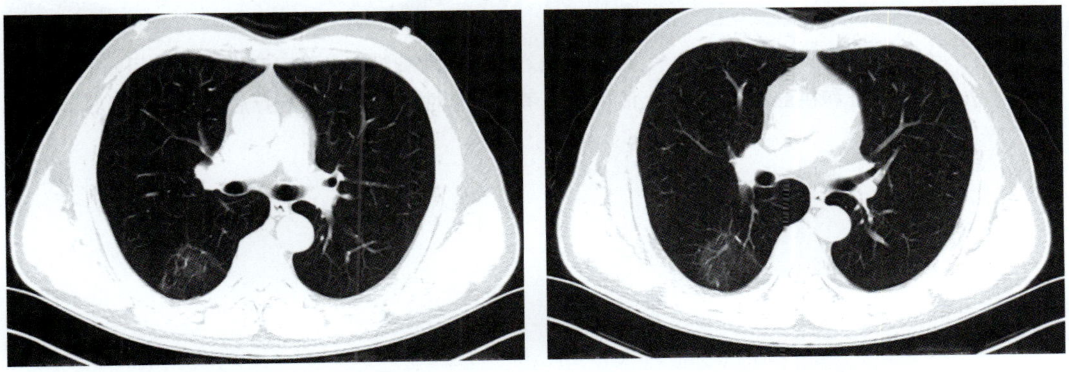

图3-9-12　患者肺活检病理为OP，激素治疗3周后病变明显吸收

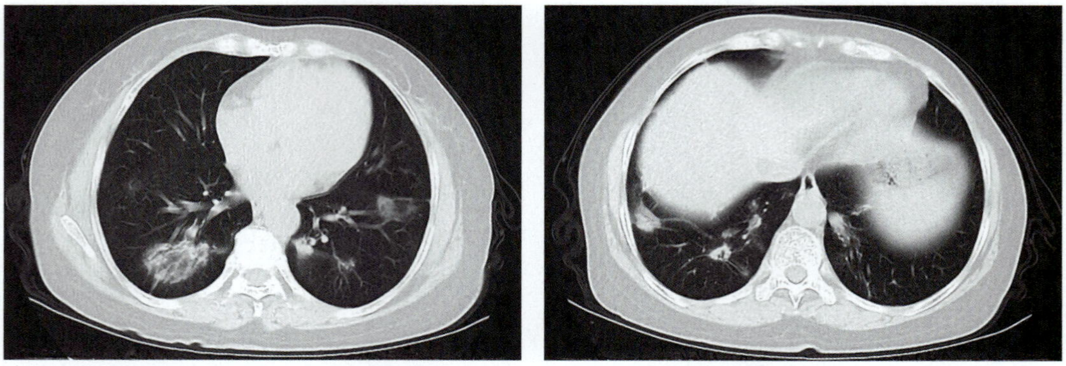

图3-9-13　女，60岁。咳嗽，胸闷2周。双肺多发病变，呈反晕征表现（2017.11.23）

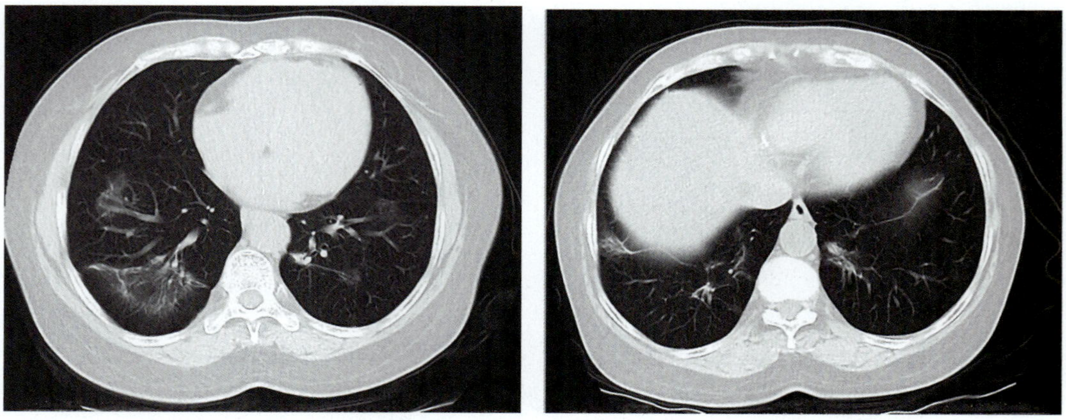

图3-9-14　激素治疗1周后，病变明显吸收（2017.11.30）

（临沂市人民医院影像科　张明辉　提供）

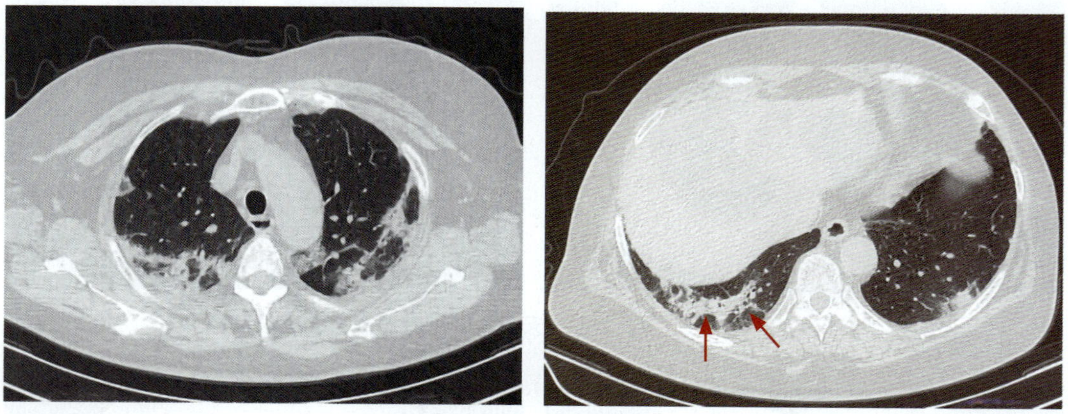

图3-9-15　女，60岁。咳嗽伴胸闷、气短20余天。双肺多发胸膜下条带形实变，小叶间隔增厚，可见反晕征和拱形征（红箭）。活检病理考虑机化性肺炎，激素治疗后病变好转吸收

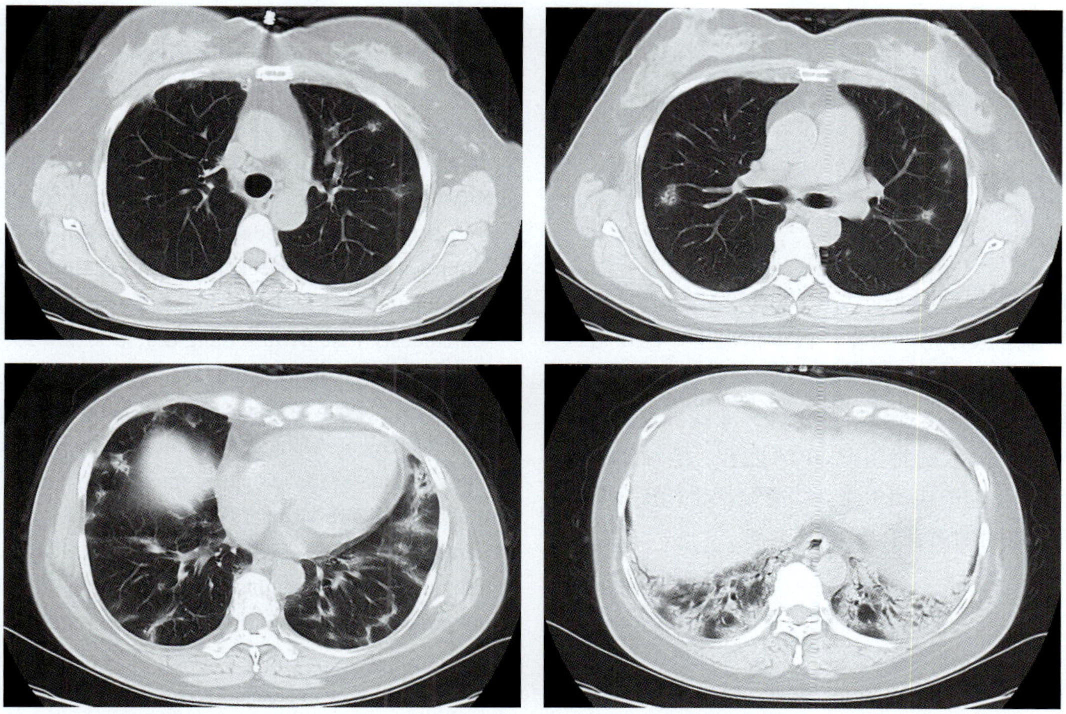

图3-9-16 女，49岁。咳嗽1个月，胸闷半个月。双肺多发结节、条索影，沿支气管血管束分布；双下肺实变影，内见牵拉支扩（2019.08.20）

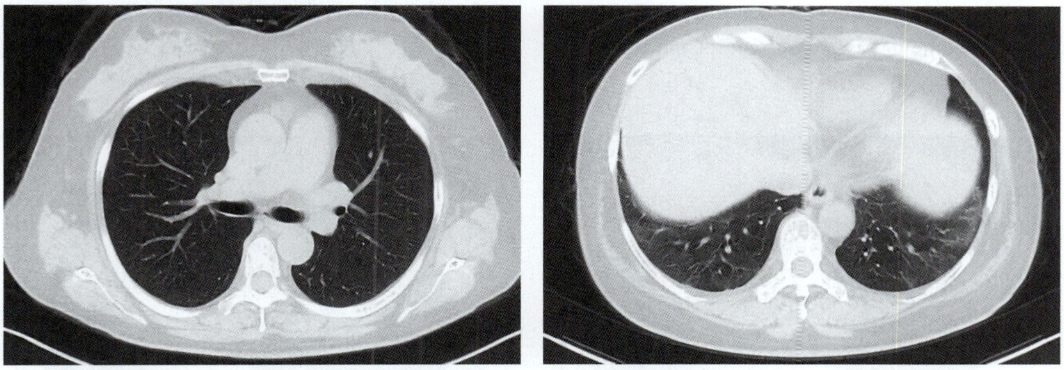

图3-9-17 患者左下叶活检示OP，激素治疗后病变明显吸收（2019.10.13）

六、诊断

支气管镜检查和支气管肺泡灌洗（BALF）用于排除观察到病变的可能原因（即感染、肿瘤、嗜酸性粒细胞性肺炎和肺泡出血）。BALF中的淋巴细胞比例通常很高（20%～40%），嗜酸性粒细胞和中性粒细胞也存在（7%～10%）。约40%的患者中检测到$CD4^+/CD8^+$淋巴细胞比例降低的淋巴细胞增多症，但这不是该疾病的病理特征。嗜酸性粒细胞百分比增加的患者可能有重叠综合征，包括OP合并慢性嗜酸性粒细胞肺炎。

经支气管肺活检获得的标本可能不足以诊断，特别是当临床和放射图像可疑时。经支气管肺活检阳性预测值和阴性预测值分别约为94%和40%。冷冻活检可能是一种有效的诊断途径。诊断的金标准是开放肺活检获得的标本的组织学评估。

七、治疗

OP的治疗以皮质类固醇为基础，大多数患者迅速出现症状改善，随后影像学检查示病变好转吸收。最佳类固醇剂量方案和治疗持续时间尚未确定。最常见的建议是泼尼松每天0.5～1mg/kg，逐渐减量，持续6～12个月。约50%的患者经历复发，约20%的患者有多次COP复发。复发主要发生在首次发作后的第1年，通常发生在泼尼松剂量减少至5～10mg期间或治疗完成后2～3个月。因此，建议在治疗完成后的第一年进行随访检查。此外，对于病变尚未完全消退的患者，以及将OP视为进展期结缔组织病的首发症状的患者，需要特别注意。与较高复发风险相关的因素有诊断延迟（＞2个月）、病情严重、胸部X线片上出现多灶性病变和牵拉支扩、肺一氧化碳弥散功能＜50%、PO_2＜70mmHg、组织学检查中出现纤维蛋白球和瘢痕性病变。复发不影响死亡率，长期类固醇治疗不能预防复发。复发通常使用较低剂量的类固醇治疗（约20mg/d，6个月）。

八、预后

典型的COP预后良好。约10%的病例发生自发消退，超过75%的患者完全康复。极少情况下，COP会导致死亡。

对治疗反应差的患者包括：OP合并非特异性间质性肺炎的患者、肺毒性药物引起OP的患者、结缔组织病（包括生物制剂引起的疾病）患者、骨髓增生性疾病患者以及肺或骨髓移植的患者。

参考文献

Beasley MB, Franks TJ, Galvin JR, et al, 2002. Acute fibrinous andorganizing pneumonia: a histological pattern of lung injury andpossible variant of diffuse alveolar damage. Arch Pathol LabMed, 126: 1064-1070.

Chen H, Kuang Y, Huang X, et al, 2021. Acute fibrinous and organizing pfneumonia: two case reports and literature review. Diagn Pathol, 16: 90.

Davison AG, Heard BE, McAllister WA, et al, 1983. Cryptogenic organizing pneumonitis. Q J Med, 52: 382-394.

Epler GR, Colby TV, 1985. Bronchiolitis Obliterans Organizing Pneumonia. N Engl J Med, 312: 152-158.

Petitpierre N, Cottin V, Marchand-Adam S, et al, 2018. A 12-week combination of clarithromycin and prednisone compared to a 24week prednisone alone treatment in cryptogenic and radiation-induced organizing pneumonia. Sarcoidosis Vasc Diffuse Lung Dis, 35: 230-238.

Travis WD, Costabel U, Hansell DM, et al, 2013. An official American Thoracic Society/European Respiratory Society statement: Update of the international multidisciplinary classification of the idiopathic interstitial pneumonias. Am J Respir Crit Care Med, 188: 733-748.

Vieira AL, Vale A, MeloN, et al, 2018. Organizing pneumonia revisited: insights and uncertainties from a series of 67 patients. Sarcoidosis Vasc Diffuse Lung Dis, 35: 129-138.

九、病例解析

1.病例1：男，61岁。咳嗽伴痰中带血2天。

胸部CT：左肺上叶前段实变影，增强扫描中等程度强化，纵隔多发肿大淋巴结（图3-9-18）。

【诊断】 慢性炎症。

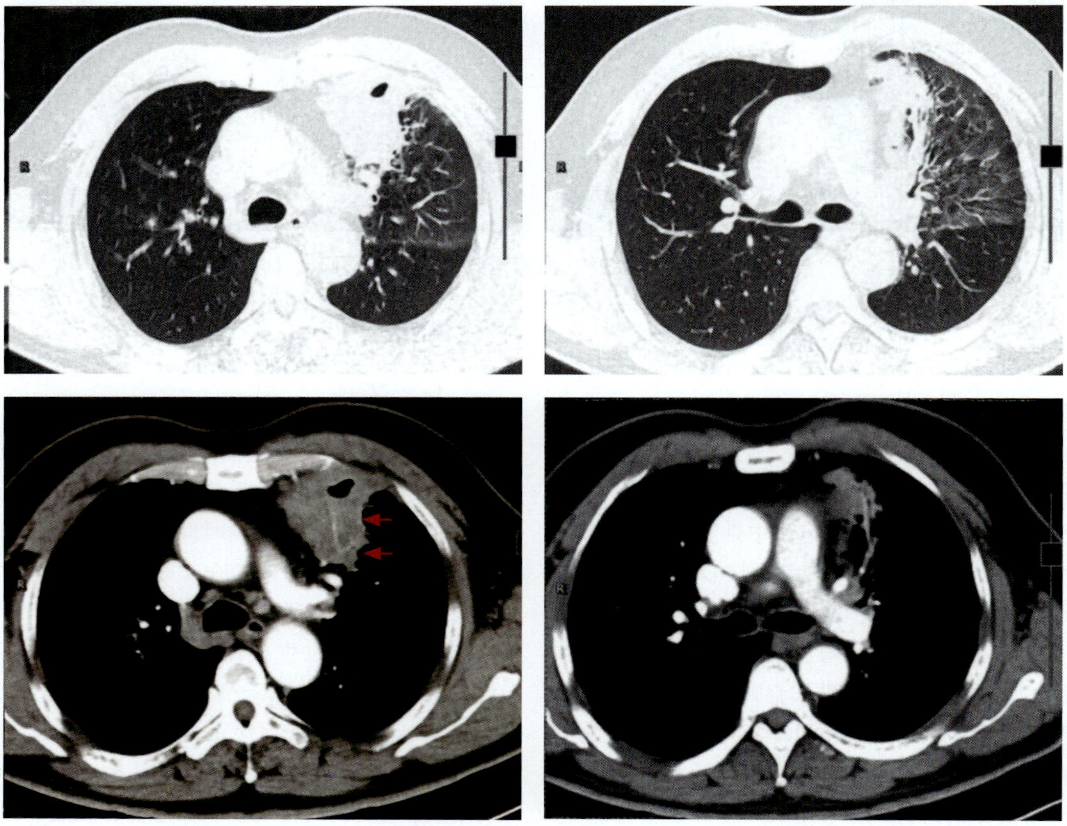

图3-9-18 胸部CT1

【诊断依据】 病变以实变为主，有支气管充气征、偏心性空洞和血管造影征等，需首先考虑肺癌并阻塞性肺炎诊断。该例肺门区未见明显肿块影，与纵隔边界清晰，邻近胸膜增厚，左侧边缘向心性弓形凹陷（红箭），空洞内壁光滑，总体不支持肺癌诊断，倾向良性病变。空洞内无液平面，不支持肺脓肿诊断，考虑慢性炎症特别是机化性肺炎可能。最终穿刺病理提示机化性肺炎。

【分析】 局灶性机化性肺炎（focal OP，FOP）的CT征象有一定特征：病灶形态多样，可为表现团块结节、斑片和楔形实变，大的病变（＞3cm）常呈多边形，边缘常不规则，小的病变（＜3cm）常呈圆形和椭圆形；病变多位于肺野外带（外1/3）、胸膜旁，病变长轴与胸膜相贴，常可见胸膜增厚粘连，胸膜增厚常见于大病灶；病灶边缘多不规则，可有长短不一毛刺或周围多有渗出；病灶内常可见支气管充气征和小泡征等征象，空洞少见；大多数病变见血管集束征，该征象以前常认为多见于肺癌；部分病变内见血管穿行病灶，无血管截断征；40%病变周围见磨玻璃密度影，为炎性渗出；大部分病变均匀或不均匀强化。强化区域常位于病灶外周部位，在病理上对应炎性肉芽组织及较多炎症细胞浸润部分。病灶中央出现灶状、片状无强化区，形态较规则，在病理上对应为脓肿形成区域，这也反映了炎性坏死的特点。

2. **病例**2：女，65岁。咳嗽、痰中带血20余天。

胸部CT：右肺上叶后段不规则团块影，边缘较清晰，病变周围见明显的长毛刺，有支气管充气征、空泡征、胸膜牵拉，增强扫描病灶不均匀强化，内见低密度无强化区（图3-9-19）。

【诊断】 机化性肺炎伴脓肿形成。

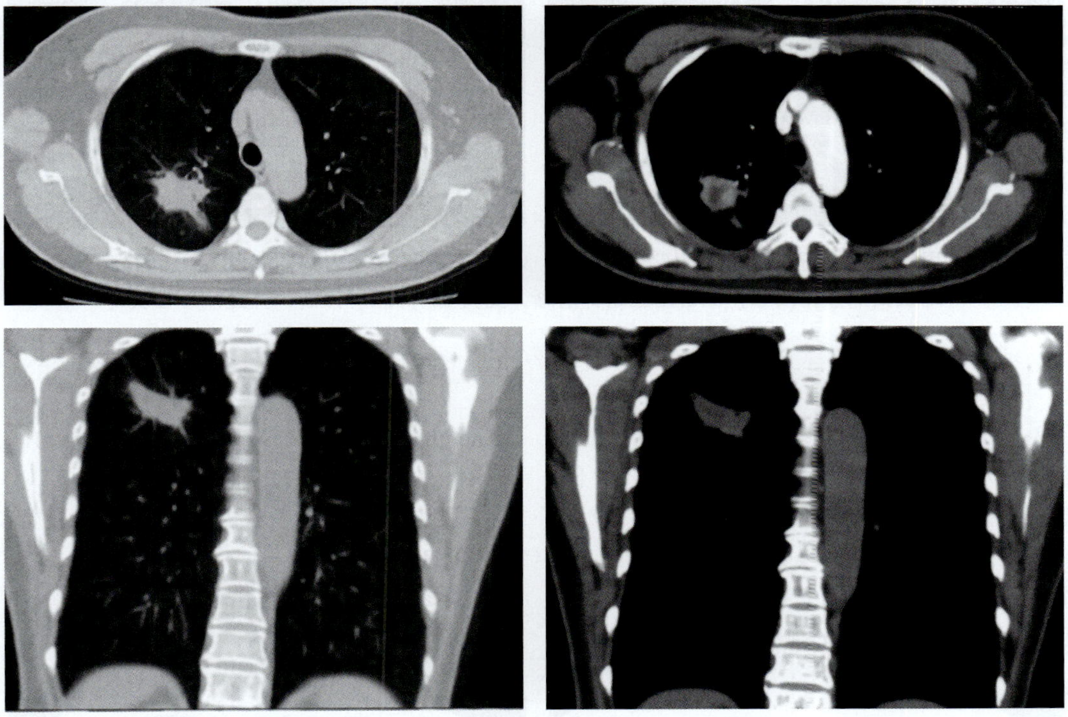

图3-9-19　胸部CT2

【诊断依据】 老年女性，有痰中带血症状，周围型肺癌需首先考虑。病变有明显长毛刺，具有向心性弓形凹陷和平直征等收缩形态特征，矢状位更加明显，增强扫描未见血管影，虽有空泡征和胸膜牵拉，整体更符合炎性病变表现。患者无发热，无咳脓痰病史，病变周围渗出不明显，内见低密度坏死区域，不符合急性肺脓肿特征，首先考虑机化性肺炎伴脓肿可能。患者穿刺病理示病变肺泡组织间大量淋巴细胞、浆细胞浸润，间质纤维组织增生，部分肺泡腔内见有纤维性母细胞灶，病变内多灶性脓肿形成，考虑为机化性肺炎伴慢性肺脓肿形成。

【分析】 OP和脓肿均是大叶性肺炎转归过程中的状态，OP伴脓肿的影像学特点是实变内出现空洞或空腔。由于病变发生机化，病灶和周围纤维组织增生，瘢痕收缩，边缘往往呈不规则、锯齿样或长短毛刺状，可累及胸膜导致胸膜粘连、牵拉（图3-9-20）。炎症细胞的浸润则导致病灶边缘模糊。OP伴脓肿需要与肺脓肿、空洞型肺结核及肺癌等相鉴别。OP伴脓肿与单纯脓肿的不同之处在于前者边缘多不规则，有条索、长短毛刺等慢性机化的征象，空洞内液-气平面也较少。空洞型肺结核病变周围易出现条索、长短毛刺，但其病变多发，病灶内易出现钙化，病变周围可见卫星灶；OP伴脓肿多以小圆形或类圆形小空洞为主，钙化和卫星灶少见。OP伴脓肿与肺癌的好发人群均为中老年人，均可出现痰中带血症状或抗感染治疗病变吸收不明显，病灶均可有分叶、毛刺、胸膜牵拉等特征。肺癌空洞内壁多不规则，可有壁结节，OP伴脓肿的空洞形态多规则，呈圆形或类圆形，内壁光滑，无壁结节，肺门、纵隔多无淋巴结肿大，有助于鉴别。

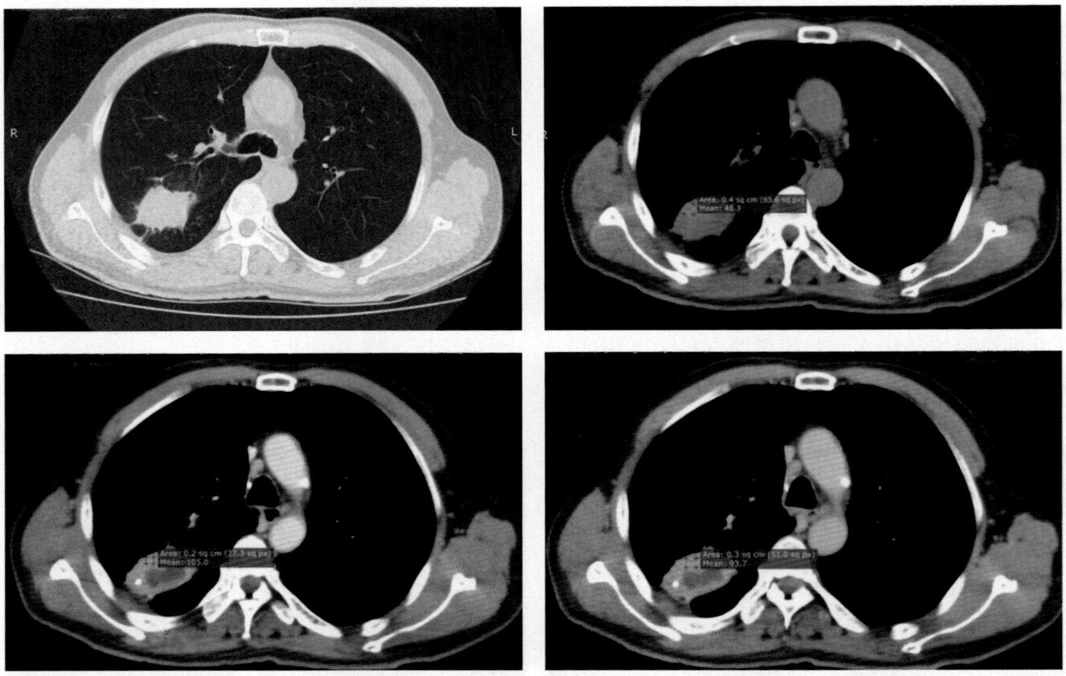

图3-9-20　男，58岁。干咳、低热（38℃左右）。病变边缘平直、内凹，有长短毛刺和胸膜牵拉，增强扫描强化明显，低密度区边界清晰，支持OP伴脓肿诊断，并经病理证实

（山西晋城市人民医院放射科　范　卡　提供）

3.**病例**3：男，73岁。发热、咳嗽、气短3天。患者3天前无明显诱因出现发热，最高体温为38.1℃，伴有咳嗽，咳白色黏痰。自服阿奇霉素及感冒清热颗粒无明显疗效。查体：双肺底可闻及爆裂音。辅助检查：血常规示白细胞计数为11.3×10^9/L，中性粒细胞0.58，嗜酸性粒细胞0.03，淋巴细胞0.23，血红蛋白127g/L；ESR 42mm/h；D-二聚体259ng/ml；血气分析：pH 7.47，PaO_2 62.1mmHg，$PaCO_2$ 32.7mmHg。

胸部CT：双肺多发结节、斑片影，外周和胸膜下为主（图3-9-21）。

【诊断】 急性纤维素性机化性肺炎。

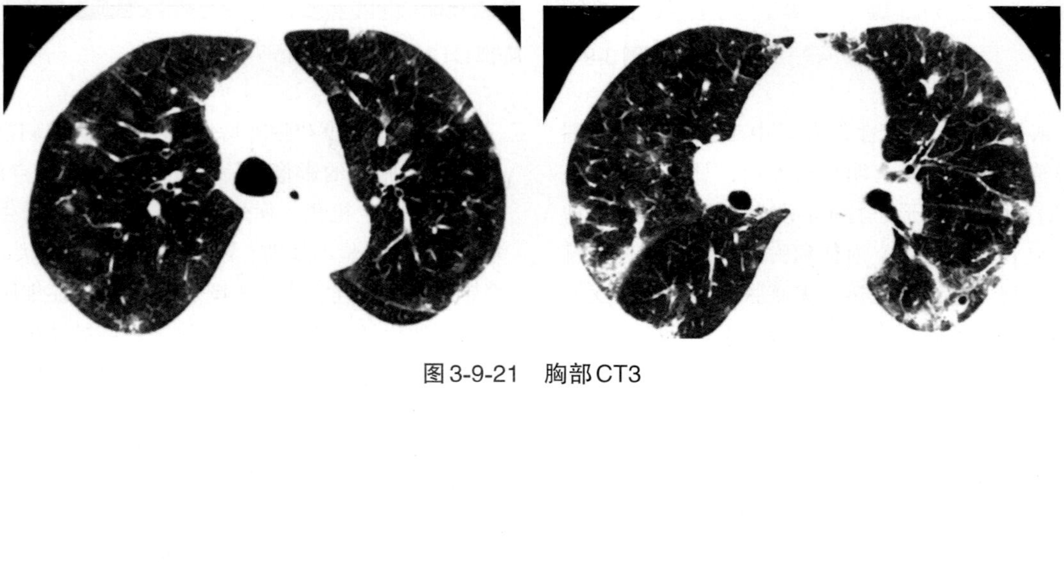

图3-9-21　胸部CT3

【诊断依据】 患者行超声引导下肺组织活检，病理组织学检查表现为肺泡间隔略增宽，散在淋巴细胞、浆细胞浸润，肺泡腔内见纤维母细胞呈息肉状延伸（机化）伴纤维素样红染物质，未见中性粒细胞及嗜酸性粒细胞浸润，病理符合AFOP。给予甲泼尼龙80mg/d治疗3天，患者呼吸困难逐渐好转，体温降至正常，血气分析恢复正常，肺部爆裂音减少。糖皮质激素减量为40mg/d，5天后改为口服甲泼尼龙24mg/d，应用糖皮质激素后10天复查胸部CT，病变较前明显好转。患者出院后1个月复查胸部CT显示肺部病变几乎完全吸收。

【分析】 2002年Beasley等在急性肺损伤患者病理研究中发现，部分急性肺损伤患者的主要病理表现为肺泡腔内纤维素形成及机化的疏松结缔组织，无弥漫性肺泡损伤（DAD）常见的典型透明膜形成，不伴明显的嗜酸性粒细胞浸润，无肉芽肿形成，病变呈片状分布，不能归入已知的急性肺损伤病理类型，称其为急性纤维素性机化性肺炎（acute fibrinous and organizing pneumonia，AFOP）。2013年美国胸科协会发布了关于特发性间质性肺炎的最新分类，AFOP被确认为特发性间质性肺炎的罕见病理类型。AFOP可以是特发的，也可以继发于结缔组织病、细菌感染、病毒感染、慢性肾功能不全、长期使用药物的不良反应、淋巴瘤、糖尿病、器官移植等，也可能与环境暴露有关。

AFOP的组织学特征为肺泡腔内多量纤维素沉积并形成均质嗜酸性的纤维素球，部分纤维素球内或周边有新生的纤维组织，类似于OP改变。受累肺泡的肺泡间隔内可见急、慢性炎症细胞或少量嗜酸性粒细胞浸润，肺泡间隔可增宽，伴Ⅱ型肺泡上皮增生。病变之间的肺组织基本正常。AFOP的均质嗜酸性纤维素球镜下较易识别，但其诊断不能仅依靠镜下表现。AFOP中纤维素球形成的机制尚不明确，可能与肺泡壁毛细血管的损伤及出血有关。肺泡损伤后，毛细血管通透性增加，导致血浆蛋白浆液（包括纤维蛋白原）渗入肺泡腔内，纤维蛋白原被促凝剂转化为纤维蛋白沉积在肺泡腔内，形成纤维素球。自身免疫病、感染、肾功能不全、血栓形成等均可引起肺泡毛细血管的损伤、出血、血浆外渗，导致气腔内纤维素球形成，这种变化可能是这些疾病某一阶段在肺部病理改变的特点之一。AFOP的诊断依赖于大块肺组织活检标本，镜下见大面积分布的典型纤维素球，且无透明膜形成，无明显的成纤维细胞活动，无明显嗜酸性粒细胞及巨噬细胞浸润或肉芽肿形成，结合临床及影像学表现充分排除DAD、OP、嗜酸性粒细胞性肺炎（EP）等其他急性肺损伤病变后，可考虑诊断为AFOP。DAD的特征性病理表现为肺泡壁出血、水肿伴透明膜形成，尤其透明膜的形成是临床出现ARDS的关键原因；OP的病理特征为肺泡和细支气管管腔内的肉芽组织，由增生的成纤维细胞和肌成纤维细胞组成，有典型的Masson小体；EP镜下可见肺泡壁和肺泡腔内大量嗜酸性粒细胞、巨噬细胞、浆细胞和少量淋巴细胞浸润，有时可见多核巨细胞、组织细胞，间质及肺泡壁水肿，可有嗜酸性粒细胞性肉芽肿、可形成夏科-莱登晶体，少数合并闭塞性细支气管炎和OP。也有学者认为AFOP只是DAD的一种变体。

AFOP的发病年龄跨度较大，婴儿、老年人均可患病。临床主要表现为发热、咳嗽、呼吸困难、气喘、胸闷等呼吸系统症状。AFOP有两种不同的临床过程：一种是急性起病，多数需要有创机械辅助通气，并快速进展到呼吸衰竭和多脏器功能不全，甚至死亡，临床表现与DAD类似；另一种是亚急性起病，病程较长，可达2个月，此类经过糖皮质激素等治疗后放射学表现和临床症状可完全恢复，预后较好，临床过程与OP类似。

影像学显示AFOP主要表现为两肺弥漫性分布且多位于靠两肺基底部的磨玻璃影、斑片状实变影、网格状影，少数可伴有晕轮的结节影，最后进展为大片实变影，伴有支气管充气征。胸腔积液、单发结节、铺路石征、反晕征等少见。

诊断AFOP的病例需要检查是否存在感染，并评估严重急性肺损伤的其他潜在原因，例如药物不良反应，或自身免疫病的急性发作和职业/环境暴露。AFOP目前尚无统一的治疗方法，糖皮质激素是主要治疗措施，多采用静脉激素冲击治疗及口服激素序贯治疗，但其剂量和疗程尚未统一，总疗程一般12～24个月。对药物的治疗反应可能与疾病的起病方式相关，急性起病患者多数死亡，亚急性起病的患者对糖皮质激素/免疫抑制剂反应良好，预后佳，但与OP一样，在激素减量的过程中容易复发。

Chen等对2002—2019年报道的150例AFOP患者的资料进行了荟萃分析。AFOP患者性别无明显差异，平均年龄为54.3岁±15.8岁（38～84岁），33%（50例）的患者为特发性。最常见的症状是呼吸困难（72%）、干咳（71%）和发热（43%），其他症状包括咯血、疲劳、寒战、盗汗和体重减轻。41例患者为急性发病，62例为亚急性，其余患者无特异性。77%的患者出现双侧实变，主要发生在双下肺和外周。实变、磨玻璃影和结节分别占54%、42%和20%。在特发性AFOP患者中，实变比继发性AFOP患者更常见（分别为70%和47%）。磨玻璃影在继发性AFOP患者中更常见。继发性AFOP患者很少发现胸腔积液（5%）和孤立结节（1.3%）。糖皮质激素是最常用的治疗方法（88%，132例）。12例患者给予皮质类固醇冲击治疗（泼尼松500～1000mg/d），4例死亡（其中1例死于其他并发症）。在类固醇逐渐减量期间可能会复发，在恢复高剂量后，症状大多可以再次缓解。

免疫抑制剂如环磷酰胺、霉酚酸酯、环孢素、硫唑嘌呤、他克莫司等已在17例患者中试用，均与皮质类固醇联合使用，疗效不同。免疫抑制剂可使继发于自身免疫病的AFOP患者获益最多。其他报道的有效药物包括抗生素（尤其是感染引起的）、依那西普、吲哚美辛和免疫球蛋白。在13例药物相关性AFOP患者中，9例患者通过停用相关药物并与皮质类固醇药物治疗后完全康复，2例患者死亡，另2例患者死于其他并发症。据报道，当病变相对局限时，部分肺叶切除/病变切除是一种成功的治疗方法。对于药物治疗无效的难治性AFOP，造血干细胞移植或肺移植可能是一种治疗选择。在150例患者中，59例（39%）患者死亡，其中10例与AFOP无关。肺移植后AFOP预后较差。

（北京世纪坛医院呼吸科　张　捷　方秋红　提供）

4. **病例4**：男，73岁。咳嗽、咳痰1个月余。患者1个月前咳嗽、咳黄白黏痰。就诊于泰安第四人民医院，查血常规正常，胸部CT（2015.09.11）提示左肺炎，经左氧氟沙星及头孢唑肟（2.0g，每日2次，静脉滴注）治疗12天后症状无缓解。

胸部CT（2015.09.11）：左肺炎表现（图3-9-22）。

胸部CT（2015.09.23）：抗感染治疗12天后部分病变吸收，出现新发病变（图3-9-23）。

胸部CT（2015.10.09）：继续治疗半个月，病变游走性明显（图3-9-24）。

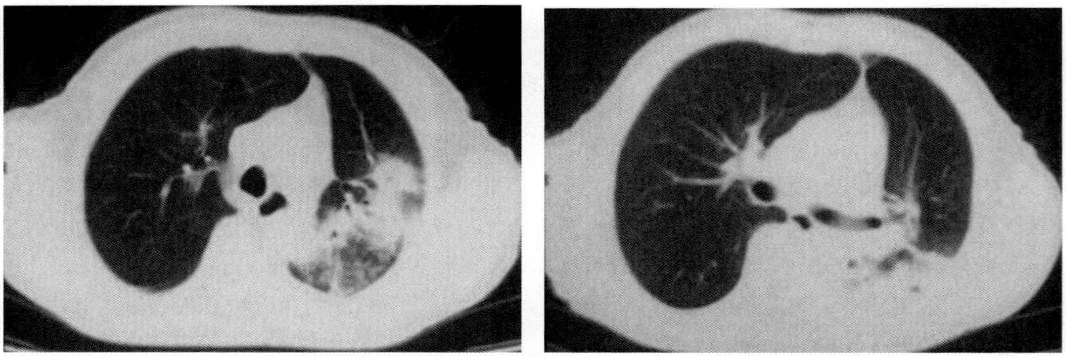

图3-9-22　胸部CT（2015.09.11）

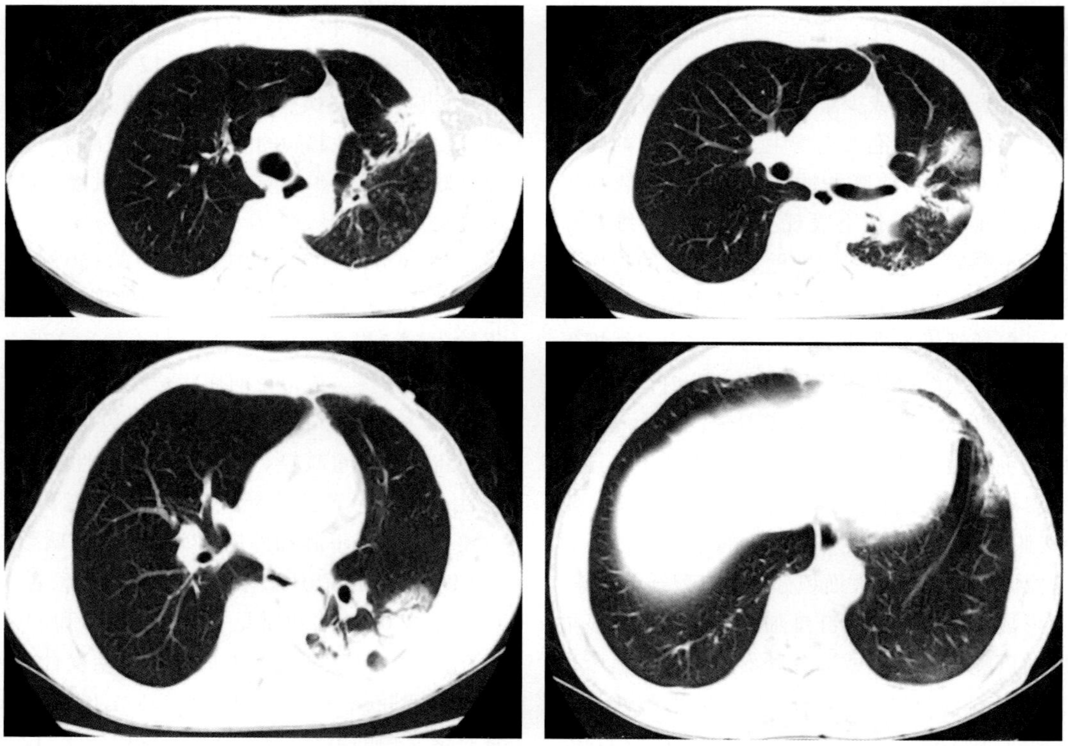

图3-9-23　胸部CT（2015.09.23）

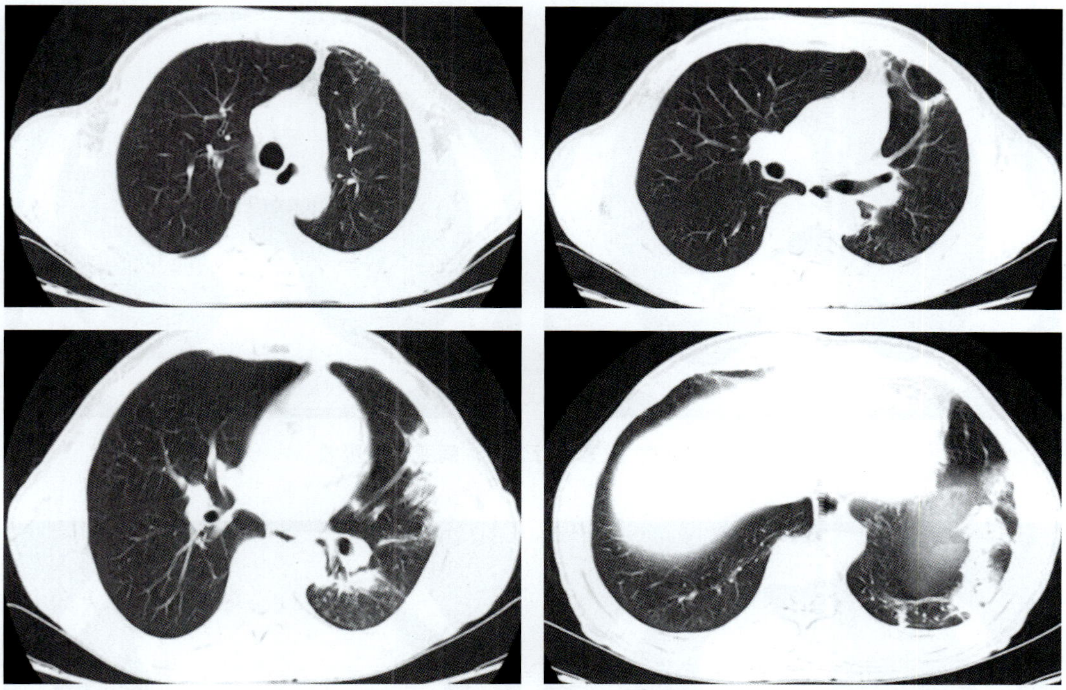

图3-9-24　胸部CT（2015.10.09）

【诊断】 隐源性机化性肺炎。

【诊断依据】 老年男性，左肺实变、渗出影，患者无发热，血白细胞计数正常，经抗炎治疗症状无明显缓解，病变较前略有吸收，但出现新发病变，提示病变具有游走性，继续抗炎治疗半个月后，游走性更加明显，病情发展与细菌性肺炎不符，亦无结核与真菌感染的证据，首先考虑COP可能。患者肺穿刺病理为肺组织急慢性炎，肺泡大小不等，多数肺泡腔内充填肉芽组织栓，部分肺泡内泡沫样组织细胞聚集、淋巴细胞、中性粒细胞及少数嗜酸性粒细胞浸润，肺泡上皮细胞增生，受累肺泡间隔增宽（图3-9-25，图3-9-26）。组织化学染色：Masson（－），网织（＋），PAS（－），抗酸染色（－）。肺功能检查提示限制性通气功能障碍。最终诊断为COP。停用抗生素，加用泼尼松30mg/d，2周后（2015.11.06）病变明显吸收（图3-9-27），45天后（2015.12.04）病变进一步吸收（图3-9-28）。

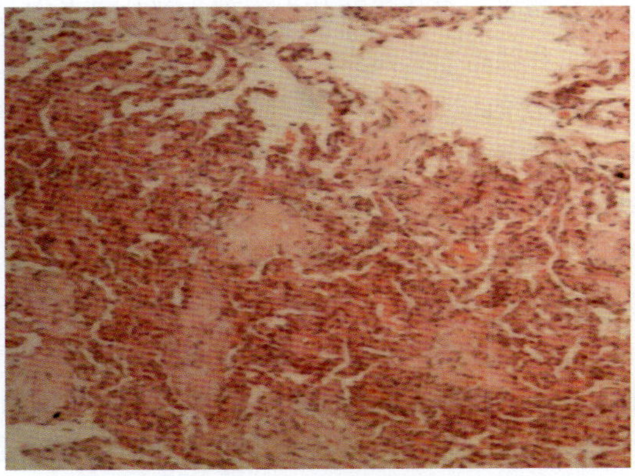

图3-9-25　肺组织急慢性炎，多数肺泡腔内充填肉芽组织栓

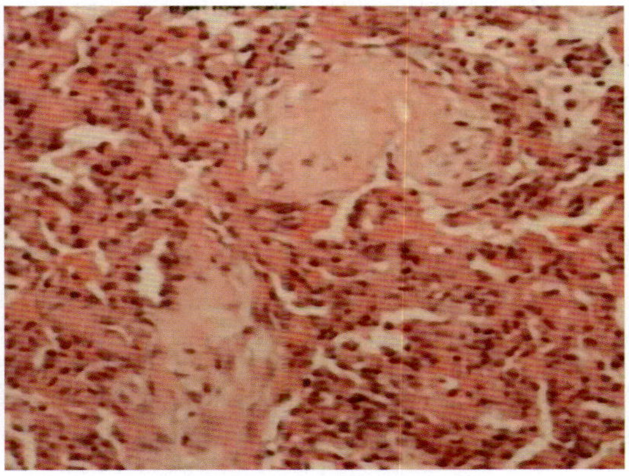

图3-9-26　蝴蝶影样表现

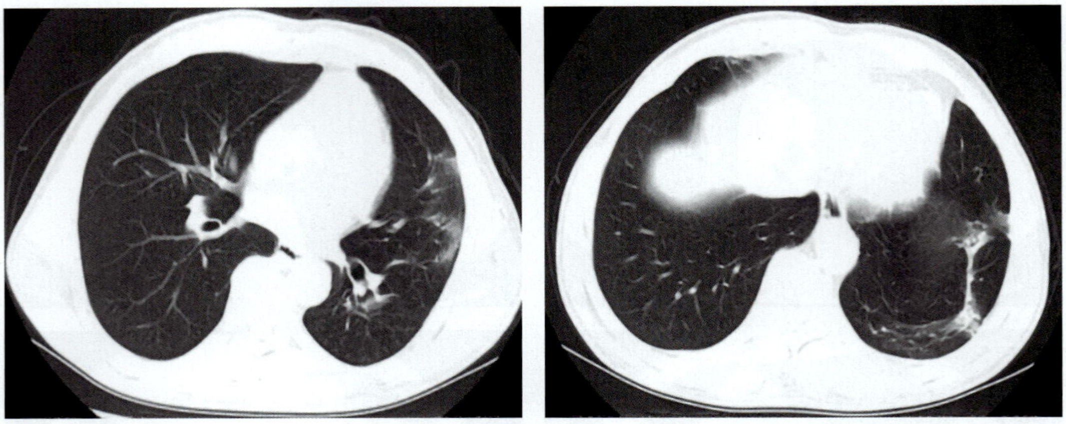

图 3-9-27　激素治疗2周，病变明显吸收

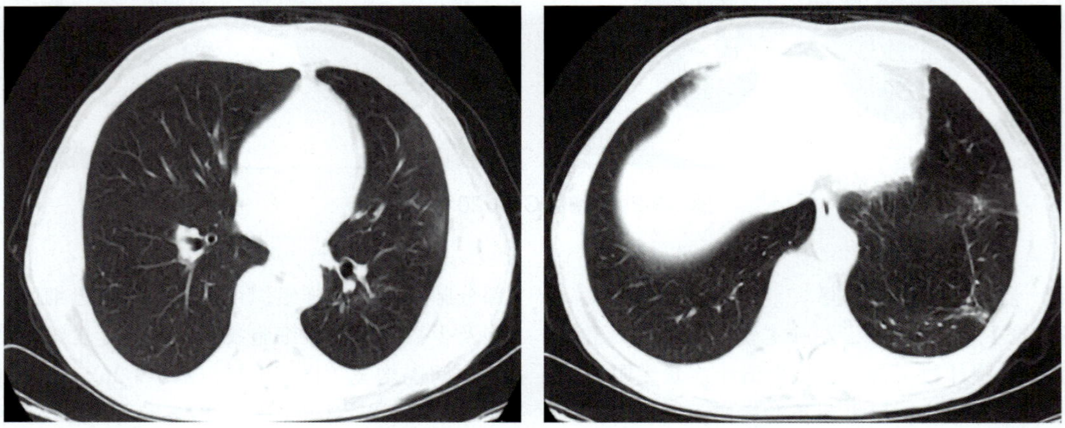

图 3-9-28　激素治疗45天，病变基本吸收

【分析】 1983年Davison等首次使用COP一词，指出其是一种临床病理综合征，用来描述没有已知原因的OP。1985年Epler等在描述相同病理改变时将其定义为闭塞性细支气管炎伴机化性肺炎（bronchiolitis obliterans organizing pneumonia，BOOP），原因不明者定义为特发性BOOP（iBOOP）。2002年美国胸科协会（ATS）和欧洲呼吸协会（ERS）发布的特发性间质性肺炎（IIP）分类共识，将iBOOP更名为COP，为无明确病因（如感染、药物、放射损伤）或其他临床伴随疾病（如结缔组织疾病、肿瘤、器官移植），病理表现以OP为特征的IIP的一个亚型，并指出COP比BOOP更符合疾病的本质，因为OP是主要的组织学特征，闭塞性细支气管炎是次要的，某些病例可能不存在，故以COP代替BOOP至今。

COP平均发病年龄为50～60岁，男女比例相当，青少年发病者少见，与吸烟无明显相关性。临床表现缺乏特异性，常为亚急性起病，病程较短（中位病期＜3个月），常见临床症状有不同程度的咳嗽（干咳为主或伴咳痰）、发热（低热多见）、乏力及呼吸困难，伴体重下降、厌食及胸闷、胸痛等不适，咯血、夜间盗汗、气胸、纵隔气肿及关节肌肉疼痛少见，伴有关节及肌肉疼痛时应首先排除结缔组织病所致。也有文献报道COP患者起病可呈暴发性，病情很快进展为呼吸衰竭，甚至需要机械通气治疗。听诊可闻及局限性或广泛性湿啰音和（或）Velcro啰音，多位于两肺中下部，部分患者亦可无任何体征，杵状指少见。

COP的病理学改变表现为肺泡腔内肉芽组织形成，并可延伸到细支气管。肉芽组织由成纤维细胞、肌成纤维细胞和疏松结缔组织构成，可通过肺泡间孔从一个肺泡延伸到另一个肺泡，形成典型的“蝴蝶影”。肉芽组织中可存在炎症细胞，尤其在疾病早期，可见单核细胞、巨噬细胞及少量的肥大细胞、嗜酸性粒细胞、中性粒细胞。在空的肺泡腔内可见肺泡巨噬细胞，部分肺泡巨噬细胞呈泡沫状，伴有Ⅱ型肺泡上皮细胞增生。受累的肺泡间隔有少量淋巴细胞和浆细胞浸润为主的轻度炎性渗出，肺泡间隔稍增厚。细支气管受累时，细支气管腔内有相似的肉芽组织栓，并与肺泡的肉芽组织相连，细支气管壁炎症反应轻微。低倍镜下，病变呈斑片状分布，形态一致，以细支气管为中心延伸到邻近的肺实质，无明显纤维化或肺泡重构。

一般认为COP病理改变经历4个过程。①损伤期：

炎症破坏肺泡上皮使血浆蛋白及炎症细胞渗漏到肺泡腔内；②增生期：肺泡腔内凝血和纤溶过程失衡并以凝血为主，凝血级联反应的启动促使纤维沉积，纤维性炎性结缔组织栓形成；③机化期：肺泡腔内结缔组织中见炎症肉芽组织和肌成纤维细胞；④消散期：肺泡腔内炎症消退（前提是肺泡基膜保留相对完整），结缔组织吸收。

COP的诊断首先是基于病理组织学上的OP，并通过多种辅助检查结合临床资料，排除结核、真菌感染、外源性过敏性肺泡炎、结节病、放射性肺损伤、结缔组织病等继发性因素，并结合临床特点如亚急性起病，抗感染治疗无效，以及胸部影像学特点方可诊断。对于临床上遇到咳嗽、咳痰、发热等症状，胸部影像学示多发斑片、实变或磨玻璃影，病变具有多变性和游走性，且抗感染疗效差的患者，要考虑COP可能，及早进行CT引导下经皮肺穿刺或支气管镜活检取得病理，有助于减少误诊，避免不合理使用抗生素。早期诊断、早期治疗、合理应用激素治疗及避免激素不良反应的发生，是影响患者预后的重要因素。

（泰安八十八医院呼吸内科　田　磊　提供）

5.**病例**5：女，39岁。干咳、气短1个月余。查体双肺底可闻及散在湿啰音。辅助检查白细胞、红细胞沉降率正常、肿瘤标志物、免疫系列均未见明显异常。气管镜检查未见异常。

胸部CT（2016.07.10）：双肺多发斑片、实变及大小不等结节影，病灶沿支气管血管束和胸膜下分布，支气管充气征明显（图3-9-29）。

胸部CT（2016.07.19）：抗炎治疗9天，病变吸收不明显（图3-9-30）。

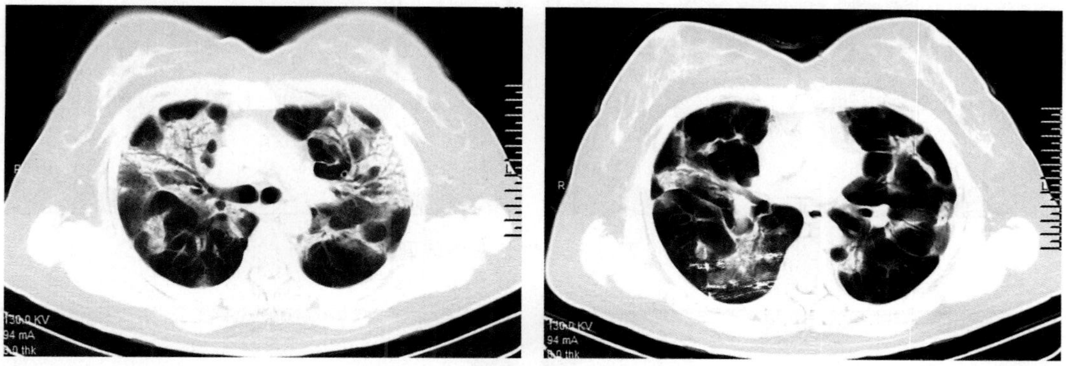

图3-9-29　胸部CT（2016.07.10）

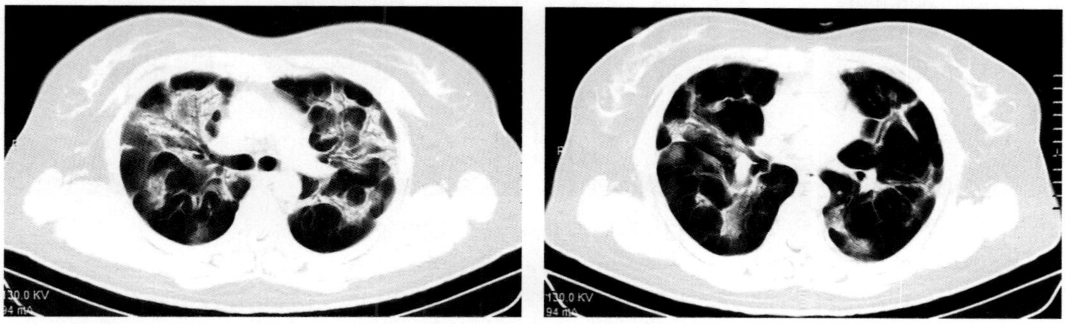

图3-9-30　胸部CT（2016.07.19）

【诊断】 隐源性机化性肺炎。

【诊断依据】 青年女性，病史较长，无明显发热症状，可除外细菌、真菌、结核等感染性疾病。病变沿支气管血管束分布，斑片、实变影为主，需考虑MALT淋巴瘤、COP和外源性过敏性肺泡炎可能。MALT淋巴瘤临床常无症状，查体一般无明显阳性体征，且病灶较少，如此弥漫散在分布，不支持该诊断。患者无明显过敏史和环境、职业接触史，外源性过敏性肺泡炎不考虑。该例抗炎治疗无效，病变边缘收缩内凹，综合年龄、症状、影像方面特点更符合COP诊断。患者肺穿刺病理提示肺组织结构破坏，主要由增生的纤维组织构成，肺泡间隙明显增宽，肺泡腔内可见肉芽组织，间质淋巴细胞、浆细胞及组织细胞散在浸润，未见明显异型细胞，未见肉芽肿病变，未见明确嗜酸性粒细胞浸润。结合患者症状、影像学和病理，最终考虑为COP，给予口服泼尼松40mg/d，4天后咳嗽、气短症状明显缓解，逐渐减少激素剂量，2个月后（2016.09.28）复查胸部CT病变较前吸收（图3-9-31）。患者自行停药，6个月后复查（2016.01.18）病变复发（图3-9-32），较前略有进展。继续激素治疗，复查胸部CT（2016.02.07），病变稳定（图3-9-33）。

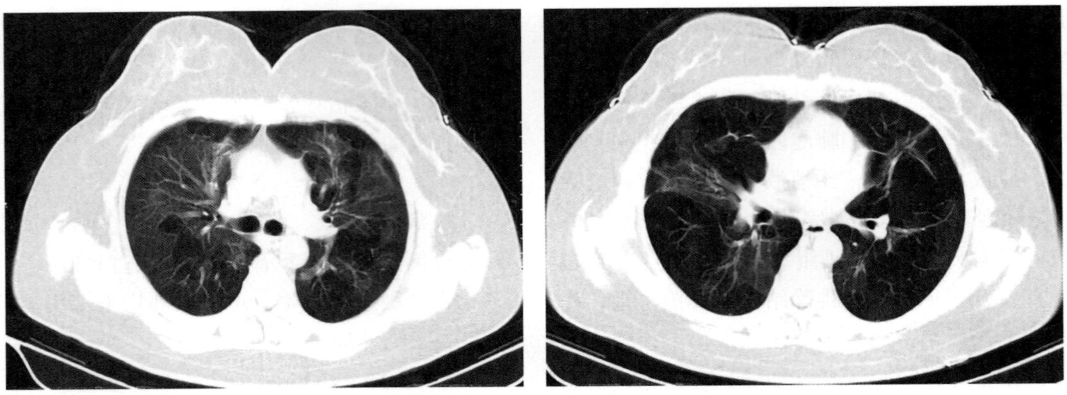

图3-9-31　病变较前明显吸收，双肺弥漫性磨玻璃影

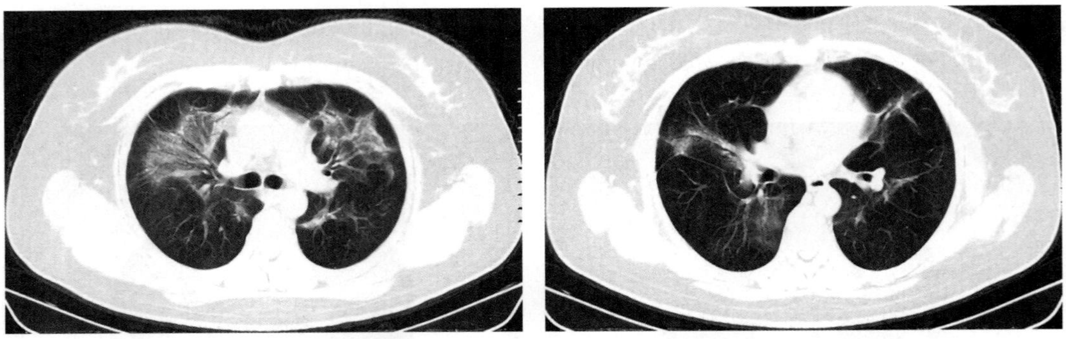

图3-9-32　双肺向心性分布磨玻璃、实变影

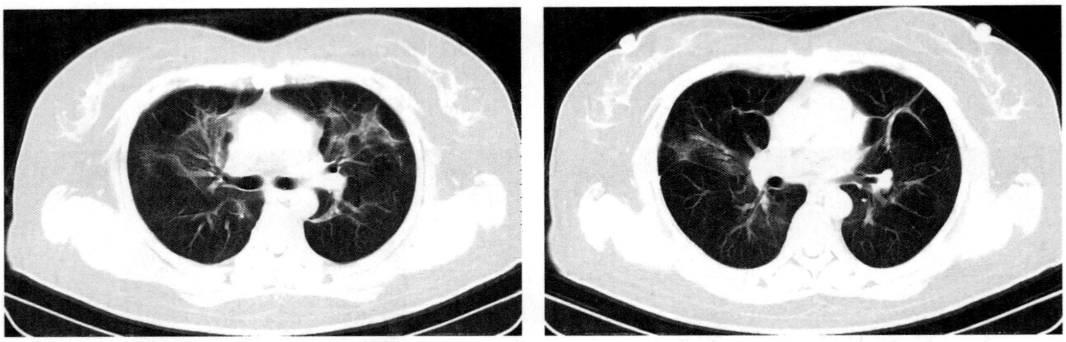

图3-9-33　继续激素治疗后，病变较前吸收

【分析】 以双肺多发斑片、实变影为主要表现的COP需与细菌性肺炎、慢性嗜酸性粒细胞性肺炎（CEP）、外源性过敏性肺泡炎、肺炎型肺癌和MALT淋巴瘤相鉴别。细菌性肺炎CT表现为多发斑片影或含气实变影，易误诊为该病，但COP病变以双下肺为主，病变有多态性、多发性、易游走等特点，肺部影像学表现较重，但临床表现较轻。在无法获得病原学依据，经抗炎无效时，需积极行肺穿取得病理明确诊断。CEP与COP临床表现相似，影像学均可见到斑片影，但CEP患者的斑片影多无游走性，复发时在原来部位出现，BALF以嗜酸性粒细胞增加为主，嗜酸性粒细胞占细胞总数的25%以上，COP以淋巴细胞增加为主，嗜酸性粒细胞一般不超过25%，病理检查CEP患者肺泡、肺间质以嗜酸性粒细胞浸润为主，无机化性渗出物和肉芽组织增生，病理学差异是两者鉴别的主要依据。外源性过敏性肺泡炎急性期大量炎症细胞浸润，表现为细支气管和肺泡壁水肿，亚急性期和慢性期可表现为肉芽肿和肺间质纤维化改变。外源性过敏性肺泡炎可出现局灶性机化性改变，其病变不但累及肺泡腔和细支气管，同时还累及肺间质和肺血管。肺炎型肺癌影像学上表现为局部或弥漫浸润或实变影，病变区空气支气管征多呈枯树枝状，表现为僵直、扭曲、串珠样改变，有不规则狭窄。临床上患者常有大量泡沫痰，痰中可查到癌细胞。MALT淋巴瘤常隐匿起病，病史较长，BALF中淋巴细胞增多，影像学表现为结节、肿块、单侧或双侧肺泡实变伴支气管充气征等。MALT淋巴瘤病理常见支气管、血管周围、小叶间隔淋

巴瘤细胞浸润，病变常沿淋巴管播散，淋巴上皮受损是其特征，此外还可见生发中心和巨大层状体。MALT淋巴瘤的细胞类型为B细胞型，在B细胞的背景中可见或多或少的反应性T细胞群。

COP偶尔可自发缓解（＜10%），糖皮质激素仍是目前COP的标准治疗方法。治疗原则是早期、足量、足疗程，以减少并发症，降低复发率和病死率。临床表现通常在48小时内改善，影像学上的完全吸收通常需要数周，大部分患者在治疗1周后有显著改善，但最佳的剂量和疗程尚未确定，推荐起始剂量为泼尼松0.5～0.75mg/（kg·d），2～4周减量为30～40mg/d，并逐渐减量维持，总的疗程通常至少12个月。也有文献报道推荐小剂量或短程治疗，旨在减轻激素副作用，效果同样良好。激素治疗后约20%的患者双肺病灶完全吸收，约75%的患者残留少许短纤维条索状影，约5%的患者对糖皮质激素治疗无效。激素减量或疗程小于1年时疾病常复发，一些患者经历数次复发，常需延长疗程，但COP的复发并不影响发病率和死亡率。

越来越多的证据表明，克拉霉素对无呼吸窘迫特征的COP患者有效。最有效的给药方案是口服克拉霉素，剂量为1000mg/d，持续3个月。显著的改善发生在治疗1个月后。治疗3个月后，80%以上的患者病灶完全消退，复发率＜10%。这种治疗的不良反应仅限于过敏反应和消化不良。克拉霉素对放疗后OP亦有效。Petitpierre等研究显示，在COP或放疗诱导的OP患者中，与仅使用泼尼松的24周方案相比，使用克拉霉素（1000mg治疗1周，500mg治疗3周，250mg治疗8周）和泼尼松12周方案不能从缓解率和复发率方面获益。

对于类固醇治疗无效的患者，建议使用环磷酰胺、硫唑嘌呤或利妥昔单抗进行更积极的治疗。

COP的死亡率不到10%，死亡原因通常与COP无关。5年生存率超过90%。

（河南省中医院放射科　梁拥辉　提供）

6. **病例6**：女，50岁。胸闷10天。

胸部CT：双肺沿支气管血管束分布斑片、磨玻璃、实变影，以实变为主，边缘欠清，内有支气管充气征，纵隔多发肿大淋巴结（图3-9-34）。

【诊断】　隐源性机化性肺炎。

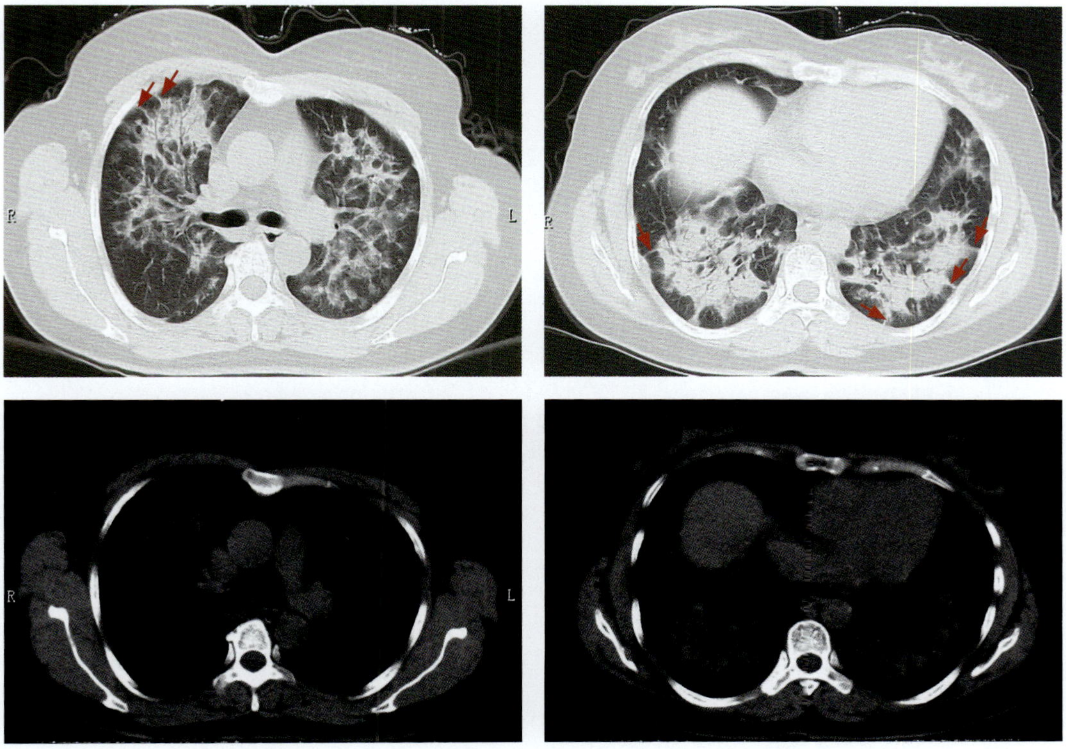

图3-9-34　胸部CT4

【诊断依据】 中年女性，以肺门为中心沿支气管血管束分布的实变及磨玻璃影，以中下肺为主，边缘凹陷、收缩，以线带状影与胸膜相连（红箭），实变影内可见支气管充气征，走行自然，首先考虑为OP。患者行支气管镜肺活检显示左肺上叶肺泡上皮增生，肺泡间隔纤维母细胞略增生伴较多炎症细胞浸润，肺泡腔内可见较多泡沫细胞，呈慢性炎性改变。结合患者既往体健，此次就诊症状轻微，无长期服药史、风湿免疫系统疾病史及粉尘接触史，血常规正常，诊断为COP，给予泼尼松40mg/d口服，治疗3天后，患者胸闷明显改善，10天后复查胸部CT显示两肺病灶明显吸收，3个月后糖皮质激素逐渐减量，总疗程12个月。停药后随访病变未复发。

【分析】 以双肺弥漫性间质改变为主的COP需与下列疾病相鉴别：①非特异间质性肺炎：主要表现为以淋巴细胞和浆细胞为主的慢性炎症细胞浸润肺泡间隔，随着疾病的进一步发展而进展为肺纤维化。②普通间质性肺炎（UIP）：UIP患者肺容积减少，常有蜂窝肺。COP患者75%肺容积正常，在间质阴影上可叠加有肺泡影，蜂窝肺罕见。病理上，UIP患者肺纤维化导致肺结构破坏和蜂窝肺形成，病变呈斑片状分布，常累及胸膜下和间隔旁，可见散在成纤维细胞灶。低倍镜下病变具异质性，即正常肺、间质炎症、纤维化、蜂窝肺交替共存，肉芽组织不明显或无。COP患者肺结构相对完整，病变时相一致，常以小气道为中心分布，病理表现肺泡和细支气管腔内肉芽组织明显，间质内成纤维细胞灶相对较少，临床上对激素敏感且预后好。③急性间质性肺炎：在渗出期表现为间质急性炎症以及弥漫性肺泡损伤，机化期表现为肺泡间隔纤维母细胞弥漫性增生。患者较多出现急性呼吸窘迫综合征，病情迅速发展，预后较差。

（山东省青岛市黄岛区人民医院放射科　刘红光　提供）

第 4 章

肺真菌性疾病

世界上已被描述的真菌至少有10万种，尚未发现的估计有100万～1000万种之多。自1842年首次发现真菌感染以来，尽管免疫紊乱和糖尿病患者等易感人群不断增加，但据报道，只有约650种真菌引起感染，只有约150种比较常见，能够感染正常个体的不足50种。越来越多的环境中的真菌成了条件致病菌，导致免疫功能不全或低下的宿主发生严重或致命性的疾病。

一、临床意义

真菌大体上可以分为酵母菌和丝状真菌。高发的致病酵母菌包括白念珠菌、新生隐球菌、阿萨希毛孢子菌等，占所有致病酵母感染的95%以上，侵犯不同的基础疾患者群。由于病原谱的不断变迁，耳道念珠菌等新兴感染的出现，也给临床诊治带来了新的挑战。

由真菌引起的疾病称真菌病，能引起人类感染的真菌分为3类，一类是亲人的，包括念珠菌、马拉色菌、亲人皮肤癣菌等；另一类是亲自然的，或称为室外真菌，平时远离人类，寄生在植物和腐败有机物上，只是偶然侵入人体，造成宿主危害，如双相真菌、毛霉目真菌和暗色真菌等；第三类为中间类，或称为室内真菌，人抵抗力低下时可能感染此类真菌，如曲霉、青霉等，有时可致过敏。

根据真菌感染的部位，通常分为4类，分别为浅表真菌病、皮肤真菌病、皮下组织真菌病和侵袭性真菌病。浅部真菌病主要是机体的皮肤和黏膜、毛发和指甲感染，主要包括浅表真菌病和皮肤真菌病；深部真菌病主要指侵袭性感染深部的组织和内脏，甚至引起全身性播散感染的真菌病。引起深部感染的主要真菌有念珠菌、隐球菌、曲霉、毛霉、双相真菌等。

每年，念珠菌、曲霉、隐球菌和肺孢子菌约造成全球200万人感染，大多数是免疫功能受损或危重患者，导致超过90%的与侵袭性真菌病有关的死亡报道。念珠菌是危重患者和腹腔器官移植受者最常见的真菌病原体。而在高危的血液肿瘤患者中，引入氟康唑和具有的真菌活性的泊沙康唑预防真菌感染导致了侵袭性念珠菌病的显著减少，并可能对侵袭性曲霉病有类似的作用。侵袭性曲霉病仍然是血液肿瘤患者和实体器官移植受者的主要侵袭性真菌病，并且在皮质类固醇治疗的COPD患者中越来越多地发现。在发达国家，由于抗反转录病毒治疗，肺孢子菌肺炎和隐球菌病在人类免疫缺陷病毒（HIV）患者中变得罕见，主要见于实体器官移植受者或免疫缺陷患者。在发展中国家，隐球菌病仍然是HIV阳性患者一种常见的高致死性疾病。侵袭性念珠菌病和侵袭性曲霉病的及时诊断仍是首要挑战。

医学的进步延长了人类的寿命，但也增加了易患真菌病的人数。免疫疗法彻底改变了癌症和自身免疫病的治疗方法。但是，它们的感染风险才刚刚开始得到充分认识。侵袭性真菌感染是这些新型免疫调节剂的重要并发症。用于治疗B细胞恶性肿瘤的布鲁顿酪氨酸激酶抑制剂依鲁替尼与严重和异常的真菌感染有关，特别是与曲霉和隐球菌感染有关。芬戈莫德，一种神经鞘氨醇1-磷酸受体调节剂，适用于复发性多发性硬化症患者的治疗，已被确定为某些隐球菌病和组织胞浆菌病患者的可能危险因素。细胞周期检查点抑制剂（例如CTLA4、PD1和PD-L1抑制剂）用于几种不同的癌症类型（尤其是黑色素瘤、非小细胞肺癌和血液系统恶性肿瘤），并且由于免疫系统的上调作用，被认为具有抗真菌特性。然而，在使用检查点抑制剂纳武单抗（nivolumab）治疗非小细胞肺癌后，已有侵袭性曲霉病和念珠菌病的报道。随着它们的使用不断增加，需要使用这些新型免疫调节剂进行更多的研究以更好地确定感染风险，尤其是机会性真菌感染。

二、形态学

念珠菌通常可以在酵母态、假菌丝态和菌丝态三种细胞形态之间相互转换，并可以相互交织存在。假菌丝指酵母菌菌种进行一连串的芽殖后，长大的子细胞仍不脱落分离，并继续出芽，产生单个、链状或小的松散成簇的圆形、卵圆形的芽生酵母细胞（芽生孢子，直径 3 ～ 6μm）。细胞成串排列，在分隔处缢缩，这种菌丝状的细胞串就称为假菌丝。假菌丝的各细胞间仅以狭小的面积相连，呈藕节状，假菌丝分枝仅发生在分隔处。酵母菌也可以有真菌丝，但假菌丝更常见（图 4-0-1）。真菌丝指菌丝顶端连续生长产生隔膜形成的菌丝称为真菌丝，隔膜处不缢缩。即相连细胞间的横膈面积与细胞直径一致，呈竹节状的细胞串。菌丝有隔或无隔，两边平行（图 4-0-2）。形成假菌丝的念珠菌是单细胞真菌，孢子和菌丝细胞壁更接近细菌，所以革兰染色效果更好。真菌丝，如曲霉和毛霉等，染色效果差，多为红色。

毛霉目为宽菌丝（直径 5 ～ 25μm，平均 12μm），菌丝壁两侧不平行；菌丝几乎无分隔（薄壁且缺乏规则的分隔，降低了宽菌丝内部的支撑，而使其呈现特征性的扭曲、塌陷或折叠成带状）；分枝间隔不规则，非双叉分枝，与母体菌丝可呈各种角度分枝，通常为直角（图 4-0-3，图 4-0-4）。

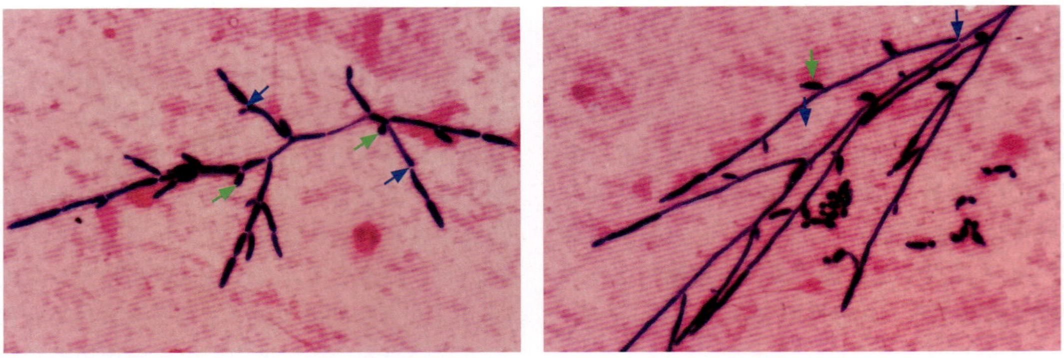

A　　　　B

图 4-0-1　酵母菌假菌丝，痰涂片，革兰染色，1000×，假菌丝呈藕节状，分隔处缢缩（图 A 蓝箭），分枝仅发生在分隔处（图 B 蓝箭），可见芽生酵母细胞（绿箭）

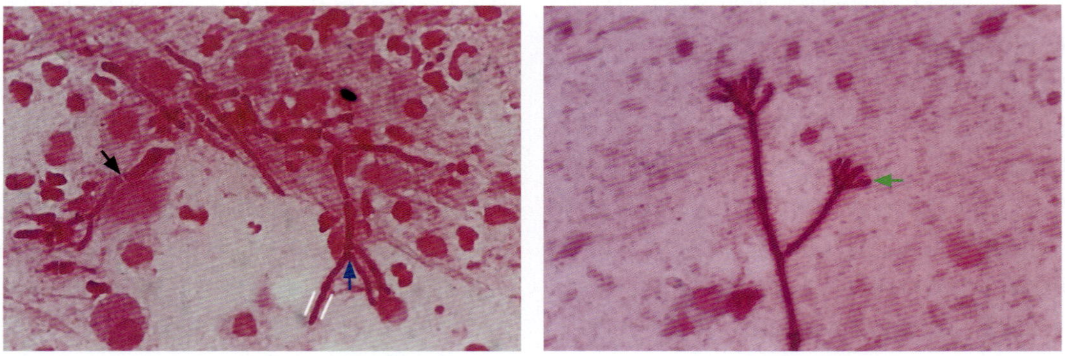

图 4-0-2　烟曲霉，痰涂片，革兰染色，1000×，有隔菌丝（黑箭），成 45° （蓝箭），双叉分枝，菌丝两侧平行（白），呈放射状生长（绿箭）

（南方医科大学珠江医院检验科　付　亮　提供）

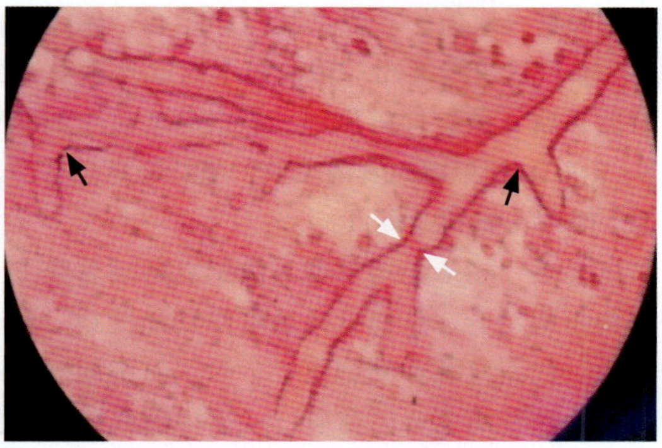

图4-0-3　**毛霉菌，肺泡灌洗液，革兰染色。宽菌丝，菌丝壁两侧不平行（白箭），菌丝几乎无分隔，分枝间隔不规则，有时成直角（黑箭）**

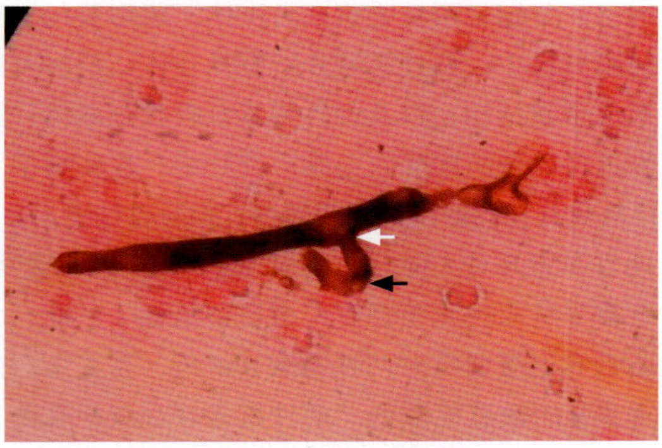

图4-0-4　**毛霉菌，肺泡灌洗液，六胺银染色。宽菌丝，直角分枝（白箭），菌丝扭曲折叠（黑箭）**

（江西省人民医院检验科　陈　会　提供）

三、诊断

侵袭性肺真菌病（invasive pulmonary fungal disease，IPFD）是指真菌直接侵犯气管、支气管和肺部，引起气道黏膜炎症和肺部炎性肉芽肿，严重者引起坏死性肺炎，甚至血行播散至其他部位。需注意的是，IPFD不包括真菌寄生和过敏所引起的肺部改变。真菌寄生是指临床上患有慢性肺部疾病的免疫功能正常者，痰液真菌培养阳性，大多为真菌在呼吸道寄生，或称为定植；真菌过敏是指真菌作为过敏原引起支气管哮喘发作，如变应性支气管肺曲霉病。

IPFD诊断必须综合考虑宿主危险因素、临床表现、影像学改变和实验室检查。诊断分为确诊、临床诊断及拟诊3个级别。确诊IPFD主要依靠肺组织活检的病理检查，有真菌侵袭和相应炎症反应与肺损害的证据（如HE、PAS、嗜银染色等），以及正常无菌腔液（如血液、胸腔积液、肺穿刺抽吸液等）真菌培养阳性。不同的真菌种类、患者机体状况及病期，其病理变化不尽相同。出现以下病理变化，提示可能有真菌感染：①中性粒细胞浸润和化脓性炎，常表现为小脓肿形成。②肉芽肿形成，其内常伴中性粒细胞、单核细胞和淋巴细胞浸润。构成肉芽肿的巨噬细胞和多核巨细胞胞质内、外可见真菌，多核巨细胞体积大、多为异物型，间质纤维化，多见于呈慢性经过的真菌病。③出血坏死性炎，可不伴有明显的炎症反应，可能是由于真菌侵犯血管致使血栓形成及局灶性梗死。少数情况下真菌病呈无反应性病变，多见于严重免疫抑制患者，如器官移植感染肺孢子菌。以上病理变化应结合临床信息，加做特殊染色减少误诊。

血清学检测常用的包括G试验、GM试验和隐球菌荚膜多糖抗原检测。β-葡聚糖为广泛分布于除了毛霉和隐球菌之外多种真菌细胞壁中的多糖，为真菌的特有成分，分为1,3-β-D-葡聚糖和1,6-β-D-葡聚糖两种，前者占了80%左右。当真菌进入人体血液或深部组织后，经吞噬细胞吞噬、消化后，1,3-β-D-葡聚糖可从胞壁中释放，使其在血液或其他体液中含量增高，从而使血清1,3-β-D-葡聚糖抗原检测（G试验）得到阳性结果。由于其普遍存在于多种真菌的细胞壁上，故其结果只能考虑存在真菌感染的可能性，对于真菌种类的鉴别缺乏特异性。血清半乳甘露聚糖抗原测定，临床称为GM试验，是曲霉菌丝细胞壁多聚糖成分，它是主要表达在曲霉和青霉细胞壁表面的一种多糖成分，感染曲霉时，在菌丝生长过程中，这种抗原成分会释放出来，在血液、脑脊液和支气管肺泡灌洗液中能够检测到，因此GM试验可作为曲霉感染的一项特异性检查，其敏感性因采用的试剂不同而有所差异。隐球菌荚膜多糖抗原检测应用包被着隐球菌荚膜抗体的乳胶颗粒进行乳胶凝集试验，以检测隐球菌抗原。目前仍然缺乏一种在早期敏感性、特异性均较高且对于临床用药有一定指导意义的诊断方法。

四、治疗

目前可用于真菌全身给药的抗真菌药物主要包括唑类、棘白菌素、多烯类和氟胞嘧啶。

1.唑类　该类药物的共同点是含有咪唑或三唑环，三唑环上具有氮-碳取代（N-carbon substitution）。唑类化合物能抑制细胞色素P-450介导的羊毛甾醇14-α去甲基化酶，该酶负责将羊毛甾醇转化为麦角甾醇，而麦角甾醇是敏感真菌细胞膜的主要甾醇。唑类药物会导致各种有毒的甲基甾醇的蓄积和麦角甾醇的缺乏，从而破坏膜结构和功能而发挥抗真菌作用。

三唑类主要有氟康唑、伊曲康唑、伏立康唑、泊沙康唑和艾沙康唑。除氟康唑外，食物对唑类抗真菌药物的吸收有显著影响。摄取富含脂类的食物会提高酮康唑、泊沙康唑和伊曲康唑胶囊剂型的吸收。相比之下，高脂肪膳食会减少伏立康唑和伊曲康口服液剂型的吸收。

氟康唑为白念珠菌的首选药物，对热带念珠菌、近平滑念珠菌、葡萄牙念珠菌等有极好的抗菌活性。对克柔念珠菌与光滑念珠菌则几乎没有抗菌作用。氟康唑被广泛用于黏膜和全身性念珠菌病、球孢子菌病和隐球菌病的治疗。同时还被广泛用于中性粒细胞减少患者念珠菌病的预防，以及预防AIDS患者隐球菌性脑膜炎的复发。氟康唑可作为治疗组织胞浆菌病和孢子丝菌病替代药，但疗效不如伊曲康唑。

伊曲康唑被广泛用于各种浅表真菌感染的治疗，包括皮肤癣菌病、甲真菌病、花斑糠疹以及黏膜和皮肤念珠菌病。伊曲康唑对副球孢子菌病、着色芽生菌病、孢子丝菌病和某些暗色丝孢霉病也有疗效。尽管存在局限性，伊曲康唑仍可选择性用于轻中度芽生菌病和组织胞浆菌病的治疗。伊曲康唑是第一个对曲霉病有抗菌活性的口服药，但是在重症患者危及生命的情况下不推荐使用。伊曲康唑是预防AIDS患者荚膜组织胞浆菌病复发而长期维持治疗的首选药物，但是对AIDS患者隐球菌病维持治疗的效果不如氟康唑。

伏立康唑最明显的优势是当治疗病重患者时，具有静脉输注和吸收良好的口服剂型可用。伏立康唑已被批准用于侵袭性曲霉病的治疗，并且已成为这些感染的首选药物。伏立康唑也被批准用于非中性粒细胞减少患者的念珠菌血症、念珠菌引起的播散感染和食管念珠菌病的治疗，此外还可用于镰刀菌和赛多孢属感染的抢救治疗。伏立康唑对毛霉无活性。伏立康唑血药浓度变化较大，很大程度上是由于不同个体间的代谢率差异，监测药物浓度可能是有益的。用于预防时，建议谷浓度＞0.5μg/ml；用于治疗时，推荐谷浓度＞1～2μg/ml。为避免中毒，伏立康唑的谷浓度不应超过6μg/ml。

泊沙康唑是广谱唑类抗真菌药，对念珠菌、曲霉、毛霉、镰刀菌体外具有活性。艾沙康唑是一种新型第二代三唑类抗真菌药，治疗侵袭性曲霉病的疗效与伏立康唑相当，且安全性和耐受性优于伏立康唑，对于肝肾功能不全的患者应用仍然安全，治疗毛霉病的疗效则与两性霉素B相近，并可用于不能耐受两性霉素B（如肾功能异常）的患者。与伏立康唑相比，艾沙康唑的主要益处在于更可预测的药代动力学、没有QTc间期延长、耐受性提高，以及更好的药物相互作用。遗憾的是，该药物在曲霉和念珠菌中仍显示出对其他唑类药物的交叉耐药性。

2.棘白菌素类　这类药物作用于真菌细胞壁，非竞争性抑制1，3-β-D-葡聚糖合成酶，破坏真菌细胞壁的葡聚糖合成，从而破坏真菌细胞壁，使细胞渗透性溶解，最终导致细胞死亡。主要包括卡泊芬净、米卡芬净、阿尼芬净。由于棘白菌素的高分子量和口服生物利用度低，该类药物只能作为静脉给药在临床使用。棘白菌素与1，3-β-D-葡聚糖合成酶的主要亚基Fksp结合，Fksp在念珠菌中由3种*FKS*基因编码。棘白菌素对念珠菌有杀菌作用，对曲霉属真菌有抑菌作用。棘白菌素对于细胞壁中缺乏1，3-β-D-葡聚糖的真菌无效，包括隐球菌属、毛孢子菌属、镰刀菌属和毛霉目。

3.多烯类　多烯类药物能与敏感真菌细胞膜上主要成分麦角甾醇结合，从而导致膜屏障功能受损、细胞内容物外溢、代谢紊乱和细胞死亡。除了对细胞膜通透性有影响外，两性霉素B还会通过一连串的氧化反应使细胞膜脂质过氧化，从而引起真菌细胞氧化性损伤。两性霉素B是结节链霉菌的一种发酵产物，可用于静脉给药。该药物传统的胶束悬浮液（两性霉素B脱氧胆酸盐）常有严重的毒副作用，尤其是肾损伤。为了减轻这种药物的毒性，在20世纪90年代，研发了3种新型两性霉素B脂类剂型，分别是两性霉素B脂质体，药物被包裹在含磷脂的脂质体中；两性霉素B脂质复合体，药物与磷脂复合形成带状结构；以及两性霉素B胶状分散体，药物被包裹进含硫酸胆固醇的小脂质圆片中。这些剂型与胶束悬浮液具有相同的广谱抗菌活性，但肾毒性更小。

两性霉素B对大部分曲霉属、念珠菌属、新生隐球菌和毛霉等病原性真菌具有广谱抗菌活性。然而，大部分土曲霉和迟缓曲霉对两性霉素B耐药，克柔念珠菌对两性霉素B的敏感度减低。两性霉素B对双相真菌（皮炎芽生菌、球孢子菌属、荚膜组织胞浆菌和巴西副球孢子菌）和许多暗色真菌具有抗菌活性。尖端赛多孢、多育赛多孢、镰刀菌属和毛孢子菌属常常对两性霉素B天然耐药。

两性霉素B获得性耐药罕见，但白念珠菌、光滑念珠菌、季也蒙念珠菌、热带念珠菌、新生隐球菌，尤其是葡萄牙念珠菌，经长期治疗后，细胞膜会发生改变，包括大量麦角甾醇的减少，从而出现两性霉素B耐药。

4.氟胞嘧啶　氟胞嘧啶（5-氟胞嘧啶）是一种合成的胞嘧啶氟化物，是抗代谢物中唯一的抗真菌剂。氟胞嘧啶干扰嘧啶代谢，从而影响敏感真菌细胞内DNA、RNA和蛋白质的合成。氟胞嘧啶通过胞嘧啶通透酶的帮助被转运进细胞内，再通过胞嘧啶脱氨酶转化为5-氟尿嘧啶。氟胞嘧啶抗真菌活性有两种机制。第一种是将5-氟尿嘧啶转换成5-氟尿苷三磷酸，5-氟尿苷三磷酸被掺入到真菌RNA中代替尿苷酸，从而抑制蛋白质合成。第二种机制是将5-氟尿嘧啶转换成5-氟-2-脱氧尿苷-5-单磷酸，5-氟-2-脱氧尿苷-5-单磷酸能抑制胸苷酸合成酶作用，从而抑制真菌DNA合成。真菌缺乏胞嘧啶脱氨酶会导致对氟胞嘧啶天然耐药。氟胞嘧啶的活性谱较窄，包括念珠菌属、新生隐球菌和某些引起着色芽生菌病的暗色真菌。念珠菌属对氟胞嘧啶原发性耐药很罕见，发生率为2%～3%。

第一节　肺曲霉病

曲霉（*Aspergillus*）属产孢丝状真菌，是条件致病菌，广泛存在于自然界中，可寄生于正常人的皮肤和上呼吸道。

曲霉的无性生命周期分为两个主要阶段，即菌丝生长阶段和分生孢子（无性孢子）形成阶段（图4-1-1）。在初始阶段，分生孢子萌发产生菌丝（hypha），菌丝通过顶端延伸而进行生长。随着菌丝的成熟，形成多细胞结构（分生孢子梗）以产生单细胞的分生孢子并再次开始新的循环。分生孢子的形成是曲霉最常见的繁殖方式，其过程有着精确的时序性及严格受基因调控的程序性，它涉及细胞的分化、基因表达的顺序及细胞间的信号传递。

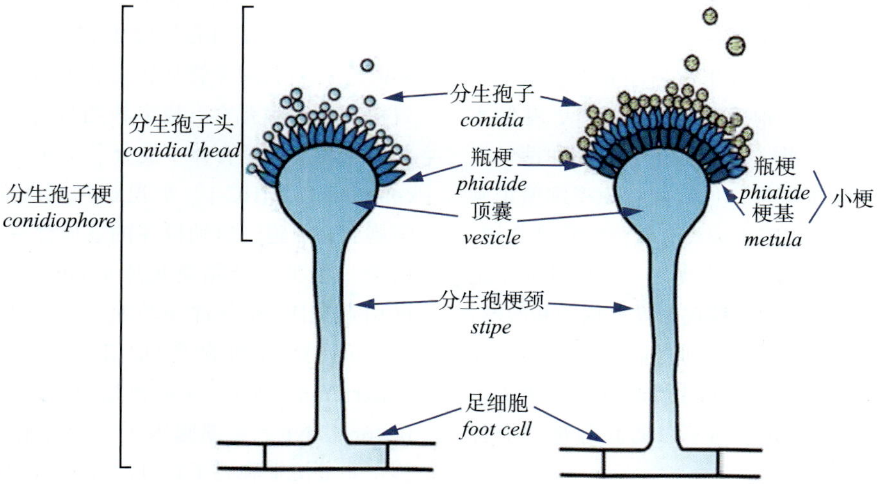

图4-1-1　曲霉结构示意图

1. 致病机制　人类感染的主要途径是吸入空气中的分生孢子。烟曲霉分布广泛，无处不在，与其强大的产孢能力有关，不论室内室外，每平方米空气孢子浓度可达1～100个，人每天吸入100～1000个孢子。烟曲霉没有精致的机制向空气中释放孢子，孢子的传播仅仅依赖环境和较大的气流的扰动。孢子会在合适的环境下生长，萌发出芽，出现极性，形成菌丝，菌丝会继续生长、延伸和分支，终又形成分生孢子结构。分生孢子大小在2～3μm，有利于在整个气道特别是在细支气管或肺泡腔中沉积。烟曲霉胞壁富含疏水蛋白，易分散于空气中，且在一定湿度范围内变化不大，较其他同等大小的孢子更易被肺泡摄取。分生孢子和菌丝都可被肺上皮细胞吞入，并在上皮细胞内生长。由于烟曲霉会分泌大量细胞外水解酶以满足营养需求，最终导致菌丝突破上皮屏障进入肺泡间隔，并穿透血管内皮细胞进入脉管系统，之后，菌丝可自由迁移至远端，引起播散性的感染。

尽管每天吸入分生孢子，绝大多数人不会因此而患病。烟曲霉主要侵入机体引起细胞免疫应答，包括先天性（固有）免疫应答（非特异性免疫应答）和适应性免疫应答（特异性免疫应答）。先天性免疫应答是机体通过肺部的巨噬细胞、中性粒细胞、单核细胞和自然杀伤细胞的直接吞噬作用来抵御烟曲霉感染的第一道防线，上述细胞亦可分泌并释放一系列细胞因子和趋化因子，从而引起相关机体炎症反应来清除烟曲霉孢子和菌丝。单核细胞源自骨髓，可分化为树突状细胞和组织中的巨噬细胞，也可直接参与抗病原体反应或间接激活细胞毒性T细胞而启动适应性免疫发挥保护作用。

在健康宿主，分生孢子可迅速被黏膜纤毛清除。纤毛上皮细胞顶部的黏液层捕获并逆转吸入的真菌和菌丝片段的方向。此外，一小部分特化上皮细胞通过分泌黏液表面活性物质和抗菌肽，吸引更多特化的免疫细胞，促进真菌清除，从而有助于肺上皮的抗菌潜力。未被黏膜纤毛清除的分生孢子可被上皮细胞或肺泡巨噬细胞吞噬。曲霉孢子被吸入机体后首先接触气道上皮细胞。它通过上调模式识别受体（pattern recognition receptors，PRRs），识别曲霉孢子，激活下游信号通路，产生活性氧（reactive oxygen species，ROS）、抗菌肽、炎症因子等发挥抗曲霉作用。一旦孢子到达肺泡，主要由肺泡巨噬细胞识别并杀伤。肺泡巨噬细胞由单核细胞迁移至肺组织发育而成，存在于宿主肺泡表面活性膜之下，约占肺部“原驻白细胞”的90%，高表达甘露糖受体及吞噬性受体，可吞噬和清除抗原，是机体抵御外来微生物侵袭肺脏的第一道防线，也参与提呈抗原和免疫调节。肺泡巨噬细胞是肺内的主要吞噬细胞，被认为是除中性粒细胞外，对抗曲霉感染的初始免疫反应的重要细胞，可吞噬和杀死分生孢子，启动促炎反应，诱导表达炎症趋化因子和细胞因子，如TNF-α、IL-12、IFN-γ、IL-18、IL-6、IL-1β、G-CSF、GM-CSF等。此类细胞因子进一步募集专职吞噬细胞，如循环中的巨噬细胞、中性粒细胞和树突状细胞等到达感染部位。当孢子逃避巨噬细胞的监测时，可由中性粒细胞吞噬并杀伤。曲霉的生长周期包括静息孢子、肿胀孢子、萌芽和菌丝4个阶段。静息孢子由于细胞壁成分被外层疏水蛋白和内层黑色素覆盖，具有免疫惰性，易逃避免疫细胞的识别。随着生长周期的进行，孢子开始肿胀，疏水蛋白层和黑色素层不断崩解，细胞壁成分暴露，孢子萌芽形成芽管，芽管不断延伸形成曲霉菌丝。因此，肿胀孢子、萌芽和菌丝三个阶段的曲霉都具有免疫原性，可被固有免疫细胞识别并发挥抗曲霉免疫功能。曲霉感染具有较强的致炎作用，大量中性粒细胞渗出是其典型的表现之一。中性粒细胞通过呼吸暴发、氧化杀伤和脱颗粒攻击发芽孢子和菌丝，从而杀灭那些逃避巨噬细胞杀伤并萌发的分生孢子。在免疫活性宿主中，肺泡巨噬细胞和中性粒细胞每天需要清除数百至上千的烟曲霉分生孢子以防止肺部的炎性损伤。

分生孢子和菌丝的杀灭通过不同的机制发生，这些机制根据先天性免疫细胞遇到的真菌形态类型和细胞大小而变化。例如，肺中性粒细胞对分生孢子的杀伤不依赖于钙结合蛋白（calprotectin），钙结合蛋白是一种来源于中性粒细胞和巨噬细胞的分子量为36kD的钙、锌结合蛋白，占细胞总蛋白质的5%，可以从真菌细胞中螯合锌和锰，有杀菌作用；相反，眼中的菌丝生长抑制取决于钙结合蛋白的存在。分生孢子和菌丝之间的大小差异诱导不同的中性粒细胞抗真菌程序。当中性粒细胞内化直径为2～4μm的分生孢子时，嗜天青颗粒与同源吞噬体融合，从细胞核中螯合中性粒细胞弹力蛋白酶，并防止组蛋白溶解以有利于吞噬溶酶体的杀伤作用。相反，当中性粒细胞遇到长度超过10μm的菌丝时，中性粒细胞弹性蛋白酶扩散到细胞质中并进入细胞核，此过程允许组蛋白蛋白水解和染色质重塑以有利于中性粒细胞胞外诱捕（neutrophil extracellular traps，NETs）形成。NETs由核酸物质组成，不含任何其他细胞骨架蛋白。核酸物质包括DNA和颗粒蛋白。DNA是NETs的主体部分，构成一个骨架结构从而固定各种蛋白颗粒。颗粒蛋白则包含由弹性蛋白酶、组织蛋白酶G、髓过氧化酶等蛋白组成的来自中性粒细胞的嗜天青颗粒（原发颗粒），由乳铁蛋白、明胶酶等蛋白组成的继发颗粒和三级颗粒。尽管NETs捕获并固定了烟曲霉菌丝，但它们在体内菌丝杀灭中的直接作用仍然存在争议，部分原因是研究人员缺乏干扰其形成的遗传工具而不影响其他中性粒细胞抗菌功能。

在烟曲霉感染的机体抵御机制中，细胞免疫起着主导地位。随着烟曲霉感染进一步发展，抗原提呈细胞将烟曲霉抗原递呈给$CD4^+T$细胞，继而引发适应性免疫应答。肺部树突状细胞能够吞噬分生孢子和菌丝，迁移到引流淋巴结并诱导辅助性T淋巴细胞将其清除。全基因组分析成熟的树突状细胞和烟曲霉之间的相互作用时发现，树突状细胞暴露于烟曲霉环境时，会诱导促炎效应。树突状细胞在直接接触烟曲霉3小时后吞噬约68%的真菌孢子，但孢子可在吞噬细胞中生存。在吞噬发生后6小时左右，真菌芽管从树突状细胞中生长出来，从而导致树突状细胞死亡。树突状细胞的功能还体现在通过主要组织相容性复合体Ⅰ类分子（major histoeompatibility complex-I，MHC-I）实现抗原提呈功能，从而激活T细胞和B细胞，启动机体的适应性免疫。许多烟曲霉蛋白类、糖类、糖脂类抗原如Pep1、Gel1、Crf-1等，均可引起MHC限制性免疫反应。抗真菌免疫应答中最重要的$CD4^+T$细胞是Th1和Th17。Th1可分泌干扰素（interferon，IFN）-γ和肿瘤坏死因子（tumor necrosis factor，TNF）等细胞因子，参与消灭病原体。Th17细胞主要分泌细胞因子IL-17，促进中性粒细胞的募集，从而对烟曲霉进行有效清除。但也有不同的研究结果认为，在曲霉感染的动物实验模型中，Th17途径激活可促进炎症反应，加剧肺组织的损害，降低抗真菌药物的疗效。在健康人和侵袭性曲霉病幸存者体内存在大量能产生IFN-γ的抗原特异性T细胞。而在免疫抑制宿主中，$CD4^+$Th1及巨噬细胞等常处于无功能状态，致使Th2型细胞因子如IL-4和IL-10等大量分泌，激活机体产生体液免疫，促进Ig亚型转换和IgE合成，肥大细胞脱颗粒，嗜酸性粒细胞增多等，导致病理性损伤，并抑制抗真菌效应细胞的活化，从而增加了机体对真菌的易感性，降低了宿主生存率。研究表明，Th1在抗曲霉免疫中起保护性效应，而Th2在抗曲霉感染中起不利作用。肺部反复暴露于曲霉分生孢子环境导致Th1、Th2和Th17反应的共同进展。在烟曲霉感染时，避免Th1或Th2免疫应答相关的高敏反应产生有害或过度的炎症反应中，调节性T细胞（regulatory T cell，Treg）起着重要的作用。Treg可削弱过度的Th1免疫应答，减轻炎症反应，增强机体抵抗再感染能力。除了$CD4^+T$辅助细胞反应，$CD8^+T$细胞也可介导抗烟曲霉感染的保护性免疫。Templeton等观察反复暴露于烟曲霉分生孢子的小鼠，发现其支气管肺泡灌洗液中分泌IFN-γ的$CD8^+T$细胞增多，且记忆$CD8^+T$细胞表型持续存在于气道。这类$CD8^+T$细胞可阻碍烟曲霉分生孢子萌发并阻止分生孢子在肺部持续存留，成为细胞毒性T细胞参与控制真菌感染的另一个重要机制。

对人类而言，曲霉是条件致病菌，人体的免疫状况及基础疾病与是否发病和发病类型密切相关。在免疫功能正常的个体，可在24～48小时清除约90%的真菌病原体。如果宿主存在肺防御功能的改变，曲霉孢子可定植在呼吸道，亦可引起过敏性或侵袭性肺疾病。此外，肺部曲霉感染病灶还可扩散到附近部位或通过血流播散到人体其他部位。

真菌孢子进入机体内环境，即启动真菌自身的适应性调节，主要由其耐热性、细胞壁组成等生物学特性来支持。这些特性能帮助真菌摄取营养、完成信号转导、新陈代谢，从而对抗机体免疫系统及环境压力。孢子内存在多种酶，使真菌能够快速适应新环境、促其萌发，并在宿主缺乏足够抗真菌防御的情况下导致感染的发生。烟曲霉能够干扰肺上皮细胞、肺泡巨噬细胞和中性粒细胞，进而阻止被这些细胞所杀死。抵抗免疫应答的基因和分子可以被称为“防御性毒力因子”，有疏水蛋白、色素、过氧化氢酶、超氧化物歧化酶、脂肪酸氧化酶和转运体等。对于空气中其他孢子而言，烟曲霉孢子仅占1%。因此，人们推测烟曲霉可能具备特殊的致病因子，而这种因子可帮助烟曲霉在宿主体内存活。到目前为止，还没有鉴定出单一的、真正的烟曲霉在肺部生长必不可少的毒力因子，因此，烟曲霉的毒力是多因素控制的，与它本身的结构、生长和适应应激环境的能力、逃避宿主免疫系统的机制及引起宿主损伤的能力有关。毒力是指能够对被感染的宿主产生损伤的一些病原体特征，这种损伤可以是直接的，如侵袭性酶类、毒素；也可以是间接的，如引起宿主的炎症反应或细胞坏死。

真菌抗原是引起过敏的主要来源之一，烟曲霉中被鉴定出的过敏原比其他真菌都多，是引起哮喘的常见因素。烟曲霉会产生一系列的过敏性分子，与宿主的IgE抗体结合。IgE对烟曲霉过敏原的结合特性可以用来鉴别诊断烟曲霉相关的肺部综合征。目前发现的烟曲霉过敏原比较多，可以简单地分为分泌性的蛋白和胞质内的蛋白两类。烟曲霉过敏原可以引起宿主组织破坏、Ⅰ型超敏反应和自身免疫病，在特异性个体表现为过敏性支气管肺曲霉病，在非特异性个体表现为过敏性肺炎。

2.诊断　对曲霉病的诊断，临床样本中曲霉培养阳性（或基于抗原或核酸检测技术）或许不能代表病理过程。诊断曲霉病最直接的证据是从肺活检组织中以及其他正常无菌部位培养出曲霉和（或）在组织病理检查中发现菌丝。然而，对于较容易获取的非无菌标本，如痰及支气管肺泡灌洗液（bronchoalveolar lavage fluid，BALF）中培养出的曲霉则可能为定植。培养结果需结合临床表现、影像学和其他诊断结果综合判断评估。

曲霉也可分离于呼吸道以外的其他部位，比如鼻窦、脑脊液、皮肤、其他组织、眼和心瓣膜。在曲霉性心内膜炎及其他侵袭性感染时，血培养通常是阴性的。尽管血培养非常有助于播散性感染的诊断，但即使在侵袭性真菌病高危人群的血培养中培养出曲霉也常被认为是污染。

3.治疗　目前，推荐用于侵袭性曲霉病治疗和预防的药物包括三唑类（伊曲康唑、伏立康唑、泊沙康唑、艾沙康唑）、多烯类（两性霉素B及脂质体）和棘白菌素类（米卡芬净或卡泊芬净）。

伏立康唑是侵袭性曲霉病的首选治疗药物，一旦药物达到稳态浓度后，建议进行治疗药物监测（therapeutic drug monitoring，TDM）。艾沙康唑在随机临床试验中显示了对于伏立康唑的非劣效性，相较于伏立康唑不良反应较小，所以被美国食品药品监督管理局批准为IPA的一线替代药物，特别适用于治疗有肝功能损害风险的患者。唑类抗真菌药物与其他药物的相互作用相对较多，使用前需经有治疗经验的临床医生充分考虑药物相互作用及相关不良反应。临床医师应当获得三唑类抗真菌药以及环孢素、他克莫司和西罗莫司（以及其他CYP3A4的底物如酪氨酸蛋白激酶抑制剂）的血药谷浓度，以优化疗效并避免两组药物的潜在毒性作用。

两性霉素B脱氧胆酸盐及其脂质衍生物是曲霉感染初始治疗及伏立康唑无法给药时补救治疗的适宜选择。对于长期中性粒细胞减少患者及肺移植受者，可考虑使用两性霉素B雾化吸入制剂进行预防性治疗。不同的两性霉素制剂之间差异主要体现在不良反应的强度上。

棘白菌素是补救治疗侵袭性曲霉病的有效药物（单用或联合用药），不建议作为侵袭性曲霉病常规单药治疗用药。多烯类或唑类药物与棘白菌素联合用药可发挥药物协同或加强作用，然而目前试验研究尚未得到确切结论。不建议在初始感染阶段对分离菌株进行常规抗真菌药敏试验，而应作为疑似唑类耐药、抗真菌药治疗无反应者，或用于流行病学研究时的参考方法。

目前研究证据均不足以最终确定侵袭性曲霉病的疗程，侵袭性肺曲霉病治疗疗程至少为6～12周；对于有明确免疫异常的患者，疗程很大程度上取决于免疫抑制程度及持续时间、病灶部位和病情改善的证据。对于成功治疗侵袭性肺曲霉病且后续仍需维持免疫抑制状态者，应当进行二级预防治疗来防止复发。侵袭性曲霉病并非是欲行化疗或HSCT者的绝对禁忌证。确诊为曲霉病后，在决策何时进行辅助化疗或HSCT时，应当综合考虑感染病专家、血液病专家和肿瘤学专家的意见。如果延迟治疗，必须权衡考虑抗肿瘤治疗期间曲霉病进展风险与因恶性肿瘤死亡风险孰轻孰重。

一、侵袭性肺曲霉病

侵袭性肺曲霉病（invasive pulmonary aspergillosis，IPA）为曲霉经呼吸道吸入或经血行播散直接侵犯（非寄生、过敏）肺或支气管引起的急、慢性组织病理损害所导致的肺部疾病。烟曲霉、黄曲霉、土曲霉和黑曲霉是引起IPA最常见的菌种。IPA可分为血管侵袭性曲霉病和气道侵袭性曲霉病，前者为曲霉侵入并阻塞中、小肺动脉，导致血栓形成和随后的肺梗死和缺血性坏死；后者为曲菌孢子的大量吸入，菌丝在支气管黏膜上生长，侵入气道基底膜外，引起急性气管-支气管炎及肺炎，根据累及的部位可分为气管支气管炎、支气管肺炎和细支气管炎型。

（一）临床表现

发生IPA的高危患者群体包括免疫功能低下、中性粒细胞减少、接受实体器官移植（特别是肺和心肺移植受者）、人类免疫缺陷病毒感染、COPD（口服或雾化使用皮质类固醇）、肝衰竭、皮质类固醇治疗和严重病毒感染（流感或COVID-19）的个体。IPA临床症状、体征缺乏特异性，患者常见症状与支气管肺炎相似，表现为发热、咳嗽、咳痰及呼吸困难等。由于免疫功能受损的患者可能无法产生适当的炎症反应，不是所有的患者都存在发热。曲霉有血管侵袭倾向，通常导致原发器官（通常是肺）的胸膜炎性胸痛（由于血管受侵而继发小的肺梗死）和咯血（通常轻微，但也可大量），有助于提示IPA的临床诊断。10%～25%的病例通过血液传播到远处器官，经常累及肾脏、肝脏、脾和中枢神经系统。

（二）诊断

IPA的诊断由宿主因素、临床依据及微生物学检查三部分所组成。在临床上诊断IPA时要充分结合宿主因素，排除其他病原体所致的肺部感染和具有类似临床表现的肺部疾病。曲霉为条件致病菌，痰标本中检出曲霉只能证明其在气道的存在，多次痰曲霉培养阳性亦不能确诊，痰培养阳性在免疫功能正常患者中很少提示IPA。另一方面，痰培养阴性也不能除外IPA诊断。血曲霉培养阳性率亦低，曲霉多不存在于血液中，其原因可能为血液中的某些物质可能会干扰曲霉的检测。也有学者认为，曲霉菌丝可以被血管内皮细胞内吞，进而导致渐进性血管内皮损伤和血栓的形成。被内吞的菌丝活力受到很大损伤，并因此降低了在血培养中复苏生长的潜能。即使阳性仍需除外污染可能。肺泡灌洗有助于诊断IPA，尤其适用于弥漫性肺病变者。血清曲霉抗原检测方法主要是G试验和GM试验，GM试验可用于IPA诊断，但有假阳性结果的存在。

肺部病灶组织行病理检查找到曲霉是诊断IPA的金标准。IPA的病理特征是曲霉属在支气管、肺组织中侵袭性生长，破坏正常的组织结构，导致急性炎症反应、坏死性血管炎、菌栓性出血及肺梗死，伴有坏死或脓肿形成，慢性期为非特异性肉芽肿。曲霉的内毒素可致组织坏死，病灶为浸润性、实变、支气管周围炎或粟粒状弥漫性病变。病理检查表现还有实质结节性损害、支气管肉芽性损害及侵入性气管、支气管炎。组织病理检查可在坏死组织中找到真菌的菌丝、孢子或菌体，HE染色可辨认，PAS（图4-1-2）和六胺银（图4-1-3）染色清晰。曲霉需与毛霉相鉴别：曲霉菌丝较细，呈锐角分支，定向排列，有分隔，似甘蔗样，可有小圆形孢子；毛霉菌丝较宽大，呈直角分支，杂乱排列，无分隔。

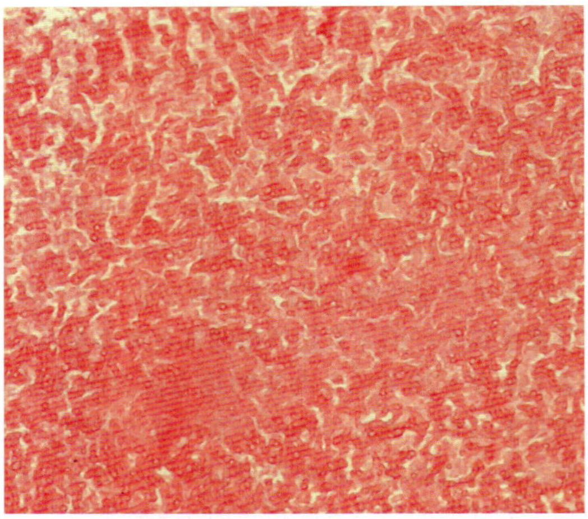

图4-1-2 PAS，400×

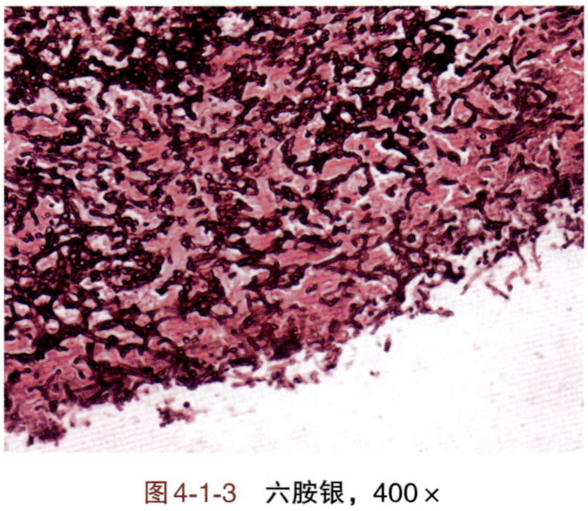

图4-1-3 六胺银，400×

（三）影像学表现

血管侵袭性肺曲霉病主要的风险因素是中性粒细胞减少（特别是当中性粒细胞计数＜500/mm^3）和严重骨髓抑制。血管侵袭性肺曲霉病好发于肺野中外带，影像学特征包括单发或多发类圆形结节影、段或亚段实变、结节周围磨玻璃影（晕征）、胸膜为基底的片状浸润（提示肺梗死）以及空洞形成。

结节影的病理基础为真菌菌丝浸润和阻塞小-中等大小的肺动脉，导致肺组织梗死或凝固性坏死。病变常多发，且常为不同类型的结节混合存在。由于肺外带的血管和支气管更为细小，更易引起梗死，因此结节病变好发于肺野外带，周围常伴有晕征，可与肺结核多发结节及结核球相鉴别。实变代表着菌丝阻塞不同管径的肺血管而在其周围形成的出血坏死性病灶，或是在支气管末端形成的肉芽肿性炎症。胸膜下楔形实变影为早期肺部真菌感染的特征性征象之一，其病理基础为真菌侵及肺小动脉时引起肺段出血性肺梗死，表现为以胸膜面为基底的节段性实变影，边缘模糊。晕征是指肺结节病灶周围有磨玻璃密度影环绕，边缘模糊，密度低于中央结节或肿块密度，但高于邻近正常肺组织。其病理基础是早期真菌侵犯肺部小血管，导致局部缺血坏死性小结节形成伴周围水肿、出血，坏死结节内含有曲霉菌丝。

晕征多在血管侵犯后的前10天出现，高峰期为病变的第5天，被认为是肺曲霉病重要的早期表现形式，在免疫缺陷患者中强烈提示肺曲霉感染。晕征不仅作为早期诊断曲霉感染的提示，也是活性曲霉存在的标志。晕征持续时间较短，有研究表明，75%以上的初次晕征可在1周内消失。虽然晕征对早期诊断曲霉感染较敏感，但特异性不是很高，还可见于结核、恶性肿瘤特别是肉瘤、肉芽肿性多血管炎等疾病。

随着病情的进展，10～15天后实变区或结节局部开始出现液化坏死，出现空气新月征（air-crescent sign）。空气新月征是指肺结节、肿块或实变中央坏死后形成的新月形裂隙。空气新月征病理学基础是由于白细胞释放蛋白分解酶使坏死物质溶解并吸收，形成由中心的坏死组织和周围的含气空腔所组成的新月形或近似环形的透亮环。50%的病例在发病2周后即患者免疫功能恢复后出现空气新月征。空气新月征可在许多情况下发现，如细菌性肺炎、空洞性肿瘤或转移、局灶性肺损伤、肺间质疾病（如BOOP）和免疫性疾病（如肉芽肿性多血管炎）等。

团块或结节中心的低密度影对IPA的诊断具有相当高的特异性，迟于晕征，但比空气新月征出现早。中心低密度影病理表现为血管阻塞造成的继发性肺梗死，周围伴出血及炎症细胞浸润。这一征象在增强CT上较易识别。

空洞则是IPA发展更晚期的表现，多发生在结节影出现2周后。空气新月征和空洞的出现往往被认为是白细胞数量和功能恢复的标志，代表感染消退期的开始，是恶性血液肿瘤患者骨髓恢复的标志，提示预后较好及免疫功能恢复，它们的缺乏通常提示难治性恶性肿瘤或移植后的粒细胞恢复不足（图4-1-4，图4-1-5）。较大的肿块性病变在治疗的过程中，不会在短期内形成典型的空气新月征，而是首先在病变内部出现少量点状气体密度影，而后气体逐渐增多，形成典型的空气新月征。因此，肿块性病变内出现少量气体，可能提示治疗有效，是病变趋于好转的一个早期的重要征象。部分空洞内会出现细线状的分隔影，有文献将其描述为鸟巢征，其产生的病理机制为病灶中心不均匀坏死，增粗紊乱的间质形成粗大网格，网格间填充液性物质或含气空腔样病变。有文献认为当肺内空洞性病灶呈鸟巢样改变时，强烈提示真菌感染。空洞及空气新月征会逐步塌陷、缩小，直至病变吸收。较小的结节在治疗过程中可不形成明显空洞，而是结节逐渐缩小，直至吸收（图4-1-6～图4-1-11）。

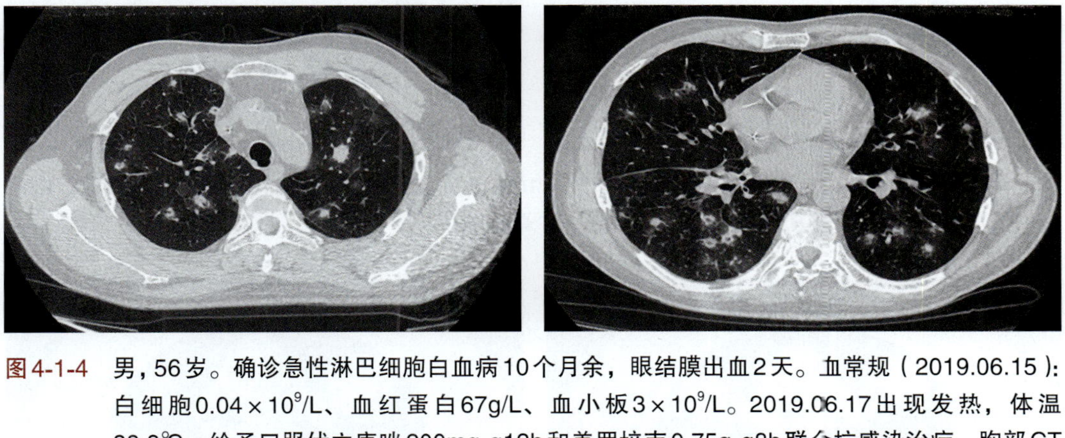

图4-1-4 男，56岁。确诊急性淋巴细胞白血病10个月余，眼结膜出血2天。血常规（2019.06.15）：白细胞0.04×10^9/L、血红蛋白67g/L、血小板3×10^9/L。2019.06.17出现发热，体温38.8℃，给予口服伏立康唑200mg q12h和美罗培南0.75g q8h联合抗感染治疗。胸部CT（2019.06.21）显示双肺多发结节伴晕征，部分结节内见小空洞影。加用两性霉素B联合伏立康唑抗真菌治疗

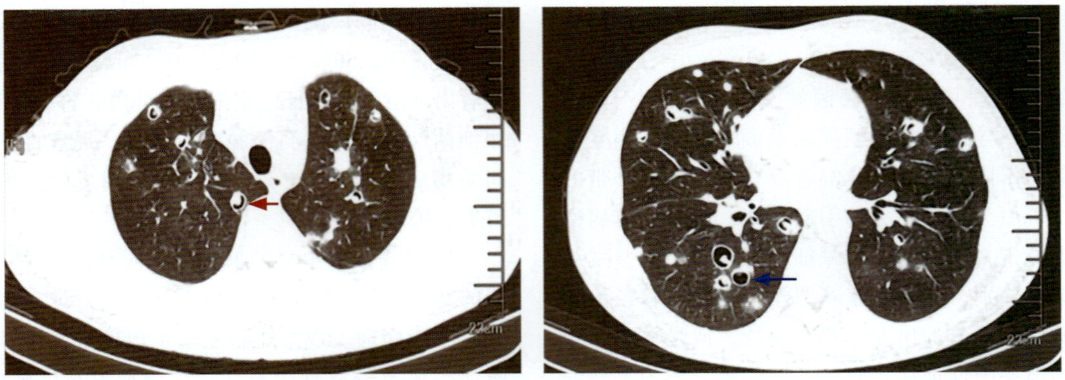

图4-1-5　复查血常规（2019.06.22）示白细胞4.74×10^9/L、血红蛋白99g/L、血小板32×10^9/L。复查胸部CT（2019.06.29）显示双肺多发结节，部分见空气新月征（红箭）和空洞影（蓝箭）

（河北省保定市第一医院呼吸内科　戎雪冰　提供）

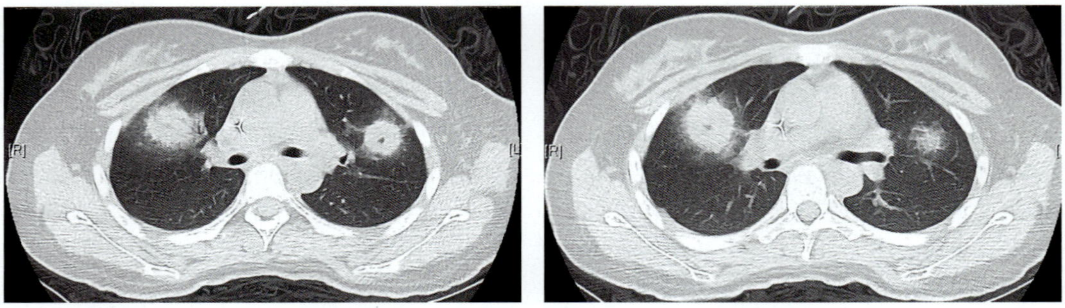

图4-1-6　女，14岁。确诊急性髓系白血病M4（高危组）3个月。于2015.10.13至2015.10.15行供者为其父亲的异基因单倍型造血干细胞移植术。术后出现发热和皮疹。血常规（2015.10.22）示白细胞0.01×10^9/L、血红蛋白88g/L、血小板25×10^9/L。胸部CT（2015.10.23）显示双肺上叶结节影伴晕征，结节中心见空洞影，给予两性霉素B抗真菌治疗

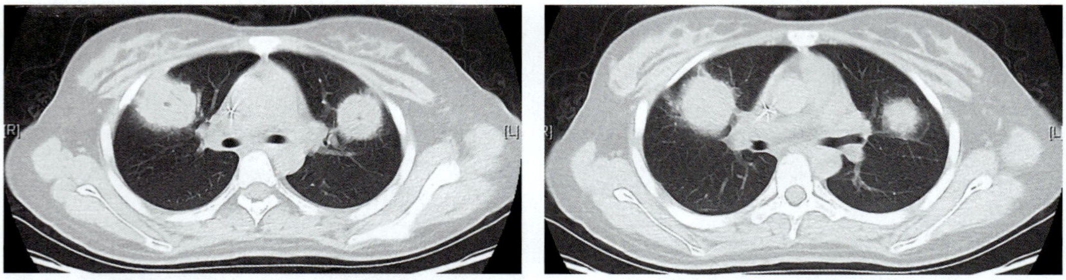

图4-1-7　血常规（2015.11.01）示白细胞3.75×10^9/L、血红蛋白101g/L、血小板20×10^9/L。胸部CT（2015.11.02）显示结节较前增大，晕征缩小

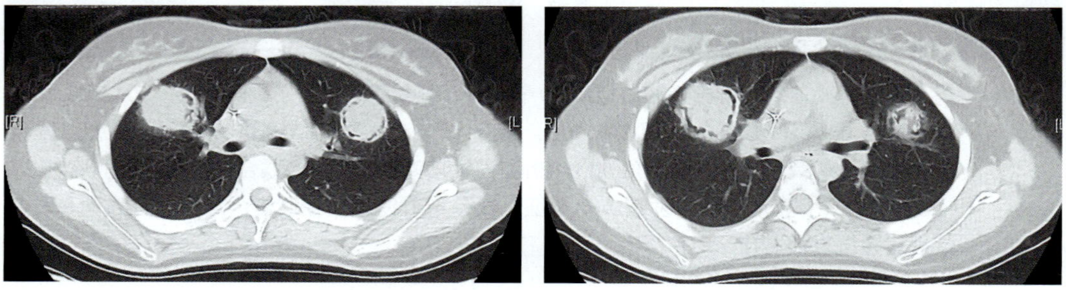

图4-1-8　结节灶外缘见新月形透亮影，晕征消失（2015.11.12）

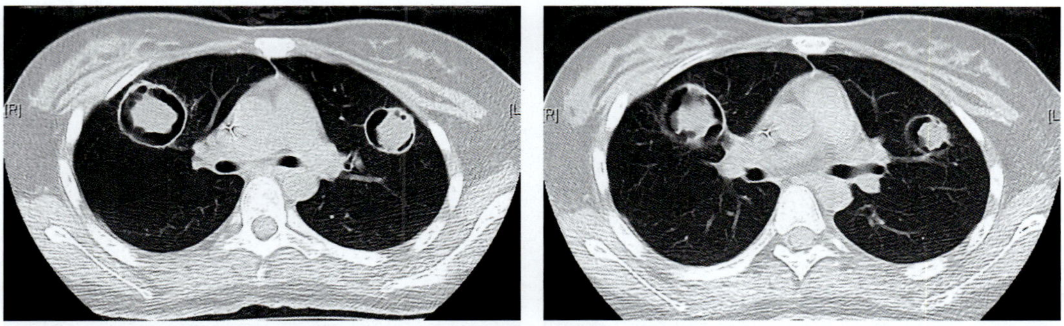

图4-1-9 病变进一步液化、坏死，形成薄壁空洞，空洞内见球形结节灶（2015.11.26）

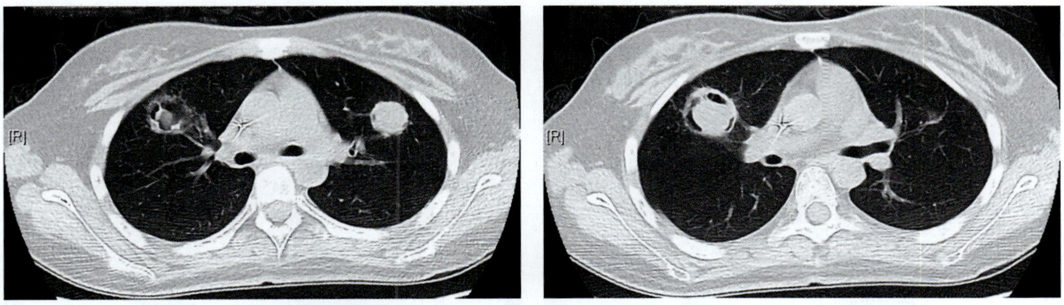

图4-1-10 病变较前吸收，左肺结节趋于闭合（2015.12.08）

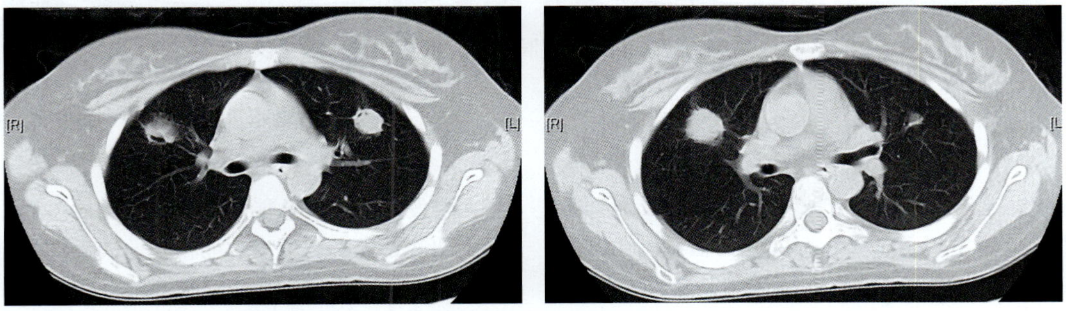

图4-1-11 病变较前缩小，结节趋于闭合（2016.02.04）

IPA的另一个特征性表现是反晕征，即中心密度减低的磨玻璃密度影，周围为新月形或环形高密度影。肺部真菌感染，包括毛霉、曲霉、副球孢子菌、隐球菌和组织胞浆菌，甚至肺孢子菌等均可出现反晕征。毛霉和曲霉最常见，约占93%。如果反晕征内部呈网格样改变且周边实变影更厚，则提示侵袭性肺毛霉和曲霉感染。反晕征易发生在侵袭性真菌性感染的早期阶段，组织病理学证实，侵袭性真菌感染中的反晕征的发生机制可能与肺梗死有关，亦可能是空洞性病变的早期阶段（图4-1-12～图4-1-14）。

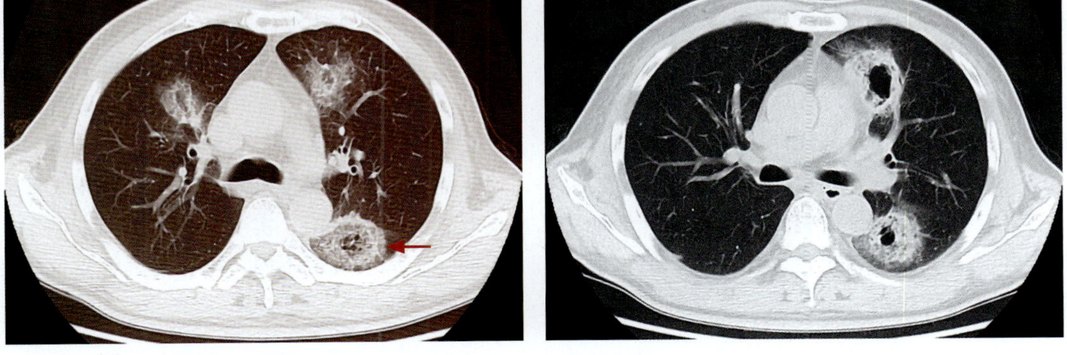

图4-1-12 男，57岁。咳嗽、痰中带血15天。有2型糖尿病病史8年。双肺多发团块状高密度影，内见空洞，部分显示反晕征表现（红箭）（2017.09.29）

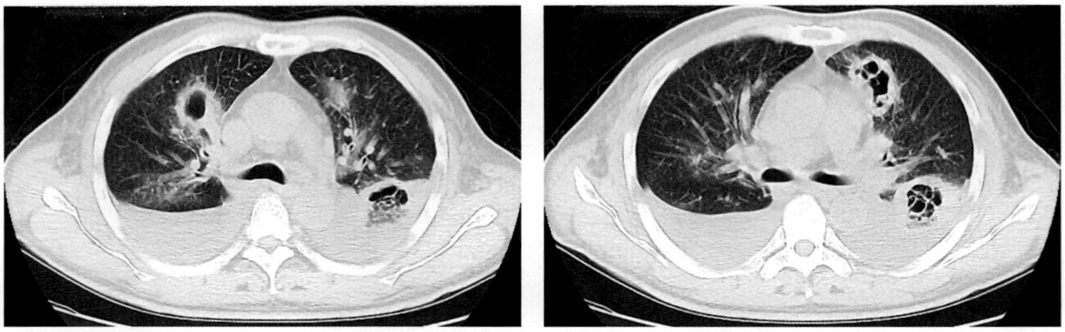

图4-1-13　10天后病变演变为厚壁空洞影，空洞内见细线状的分隔影，呈鸟巢征（2017.10.09）

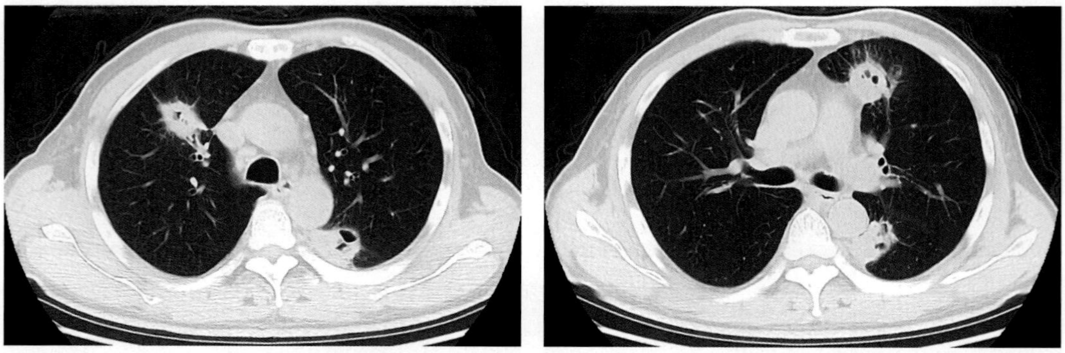

图4-1-14　伏立康唑治疗1个月，空洞缩小，病变明显吸收（2017.11.03）

（烟台毓璜顶医院呼吸科　于鹏飞　提供）

胸部CT在评价抗真菌治疗疗效方面具有较为重要的意义。Cailot等发现，IPA患者在抗真菌治疗1周后病灶往往会轻度增大，病变的中位体积从诊断当天的$11cm^3$增大至第7天$47cm^3$，增加了4倍，而从第7天至第14天保持稳定，第14天为$34cm^3$。21例（84%）患者通过抗真菌治疗和手术治疗得到改善，其中，17例患者治愈。Brodoefel等的研究表明，在IPA诊断当天，中位病变数量和大小分别为$3cm^2$和$3.1cm^2$。无论是否进行抗真菌治疗，90%的病例在9天内显示病变的大小和数量均在增加。此后1周病变的大小和数量趋于稳定。稳定期后，大多数病例（32/40）显示病变体积变小。62.5%（25/40）的病例在初次诊断IPA后31天减少至最大体积的50%。42.5%（17/40）的患者在中位时间80天内显示病变的完全缓解。因此，在对疗效进行判断时，应考虑到胸部CT的改变存在延迟效应，而不应该粗略地认为无效或效果不佳。

另一种IPA是气道侵袭性曲霉病，曲霉选择性地侵及支气管树，并沿着支气管树呈侵袭性生长，通过释放毒素及代谢产物破坏肺组织，累及或不累及肺实质。该型主要发生于免疫功能受损相对较轻的患者，部分见于免疫功能正常者。免疫功能正常的人出现气道侵袭性曲霉病多与其呼吸道结构和防御功能受损有关。以气道为中心的IPA占14%～34%，以非血液系统疾病患者多见。许多发展成气道侵袭性曲霉病的患者长期接受皮质类固醇治疗或化疗。心肺移植后的免疫抑制和肺移植后的黏液纤毛清除功能缺乏，可以导致气道侵袭性曲霉病。气道侵袭性曲霉病组织浸润多限于气道的浅表黏膜层，没有或很少出现血管浸润和凝固性坏死。

气道侵袭性曲霉病病变沿支气管血管束树分布，以中上肺野为主，冠状位重建可清晰显示（图4-1-15）。可能与中上肺野血流灌注较少，而肺泡内氧浓度相对较高，利于曲霉生长有关。气道侵袭性曲霉病可以表现为急性上、下呼吸道感染，发病初期咳嗽、咳痰、气促等呼吸道症状明显，而胸部影像学表现轻微，故容易误诊、漏诊。随着疾病进展可出现支气管壁增厚、管腔狭窄及沿支气管分布的渗出、实变、小结节和空洞影。累及部位不同，临床表现也不同，可分为气管支气管炎型、支气管肺炎型和细支气管炎型。

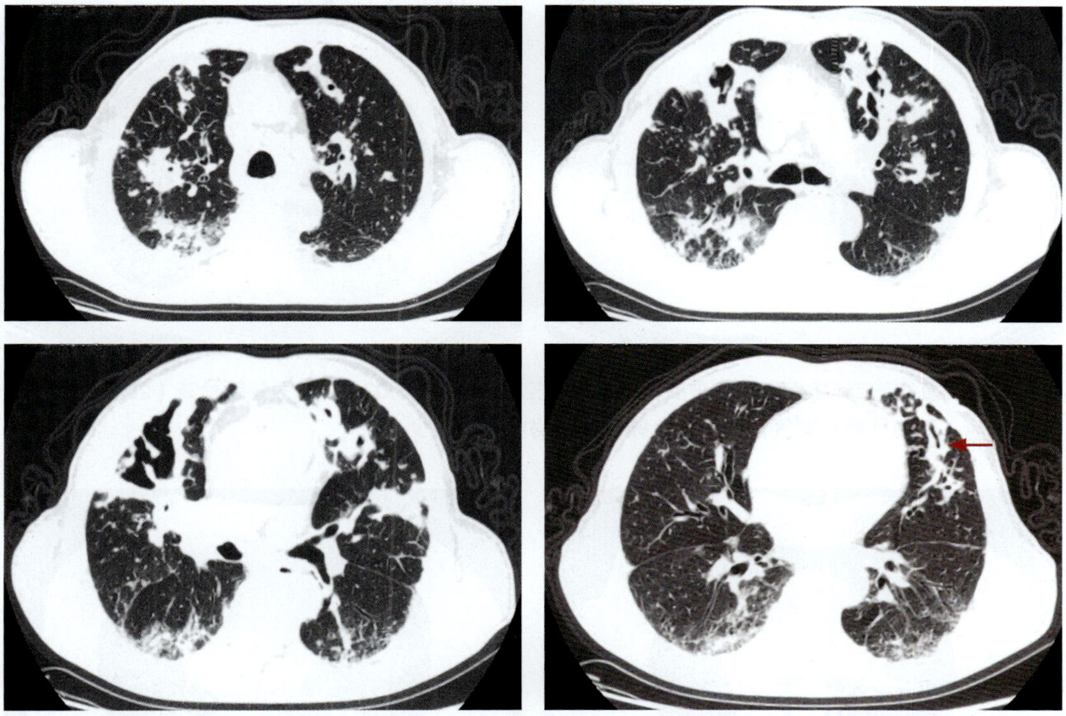

图4-1-15　男，66岁。咳嗽、咳痰、消瘦3个月余，加重10余天。既往有糖尿病病史数年。胸部CT显示双肺中、上叶沿支气管分布实变、空洞、结节影，部分支气管轻度扩张、管壁增厚（红箭）；重建提示病变分布以上、中肺野为主。气管镜检查，肺泡灌洗液培养：查见烟曲霉生长。病理：(右肺上叶前段)查见曲霉。

（四川省内江市第二人民医院呼吸内科　胡新春　提供）

气管支气管炎型患者胸部CT正常或可见支气管管壁增厚，部分管腔狭窄，伴或不伴阻塞性肺炎和肺不张，甚至可能导致支气管食管瘘和支气管动脉瘘，造成严重后果。气管镜下可见气道内较多黏稠分泌物和坏死物，气道内壁不光滑，坏死物局部呈块状突起，导致管腔不同程度的狭窄、阻塞。支气管管壁增厚及支气管扩张（气管支气管炎性改变）主要累及中央气道，这也是气道侵袭性曲霉病进展期常见征象，具有特异性（图4-1-16～图4-1-18）。支气管管壁增厚特点为支气管外壁增厚显著，支气管管腔轻度狭窄或不狭窄。支气管扩张出现在肺外围，周围大量沿支气管分布渗出灶，其病理基础为菌丝破坏支气管壁的肌肉和弹性组织，邻近炎症细胞渗出。支气管扩张除由于炎性阻塞以外，还与真菌菌丝侵袭气道基底膜，导致管腔内假膜状坏死组织形成和真菌菌丝不同程度的活瓣阻塞气道有关。

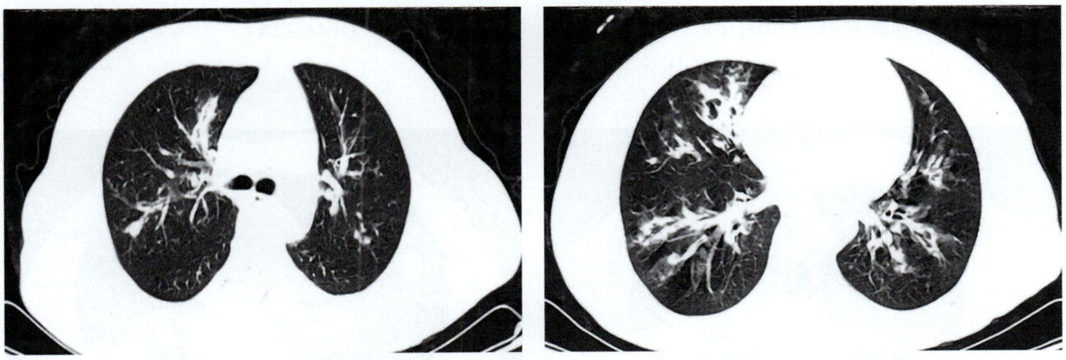

图4-1-16　女，59岁。发热、咳嗽、咳黄痰10余天。既往有糖尿病病史5年余。胸部CT显示双肺沿支气管向心性分布斑片影，支气管管壁增厚（2015.03.16）。气管镜检查（2015.03.20）：双侧气管及支气管管腔见灰白色脓苔样物附着管壁；见大量灰白色脓液样物自管腔溢出。病理：(主支气管)小块状坏死组织内可见真菌菌丝；肺泡灌洗液细菌培养：曲霉。给予伊曲康唑抗真菌治疗

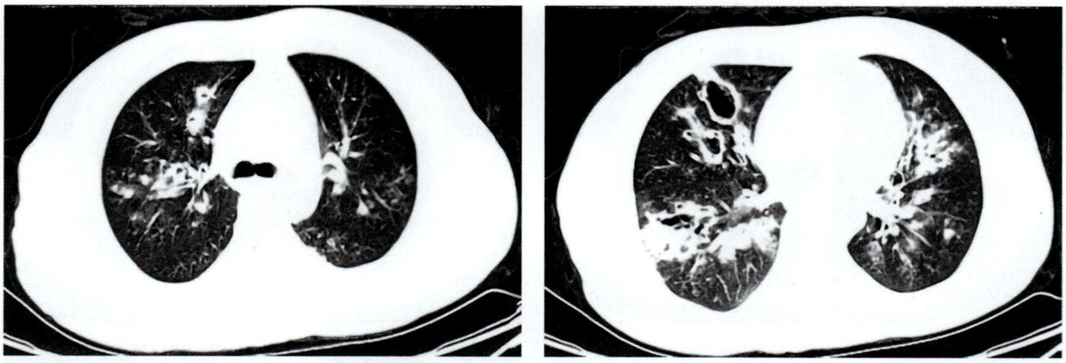

图4-1-17　复查胸部CT病变较前进展，部分可见空洞影（2015.03.24）。气管镜检查（2015.03.26）：双侧气管及支气管管腔白色黏液状分泌物较前减少

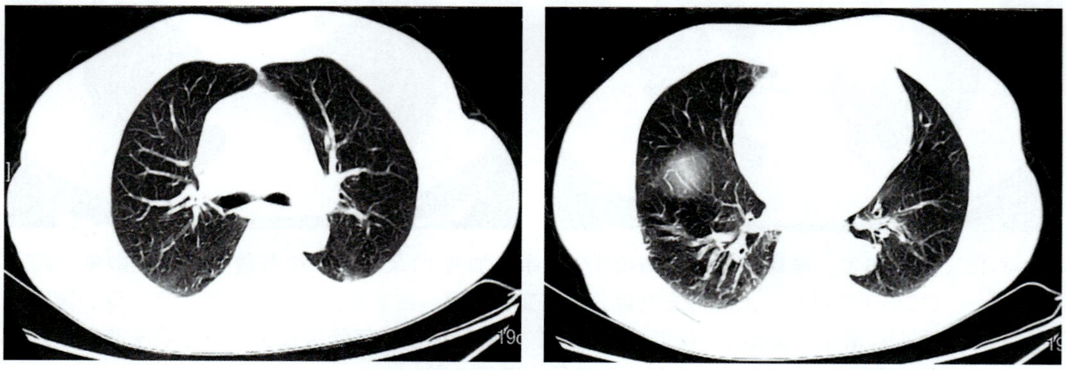

图4-1-18　5个月后复查，病变完全吸收（2015.08.20）

（安康市中医医院呼吸内科　唐　甦　提供）

支气管肺炎型主要表现为沿支气管周围分布斑片状高密度影或磨玻璃影（图4-1-19，图4-1-20），是由于病变侵及支气管全层后所致。此征象的病理基础为：被菌丝侵及气道黏膜的渗出、肿胀或形成肉芽肿性炎症；也可因气道阻塞而出现阻塞性肺炎，呈肺叶分布；或是肺外周的支气管内被大量的菌丝及孢子阻塞引起炎症。偶见大叶分布的实变影。

细支气管炎型可见呈斑片状分布的小叶中心结节和树芽征（图4-1-21，图4-1-22），病灶内常见坏死和空洞（图4-1-23，图4-1-24），支气管镜下管腔内充满大量炎性分泌物。空洞的形态类似于梭形，从肺门向肺外周走行，其原因可能为菌丝沿细支气管侵犯、病变坏死后其坏死物经支气管排出体外并引入空气所致。其他空洞性病变，如肺癌、结核及脓肿的形态很少见此征象。梭形空洞对气道侵袭性曲霉病的诊断有帮助。空洞样改变及空洞内分隔征是气道侵袭性曲霉病恢复期较具特征性的影像学表现（图4-1-25）。

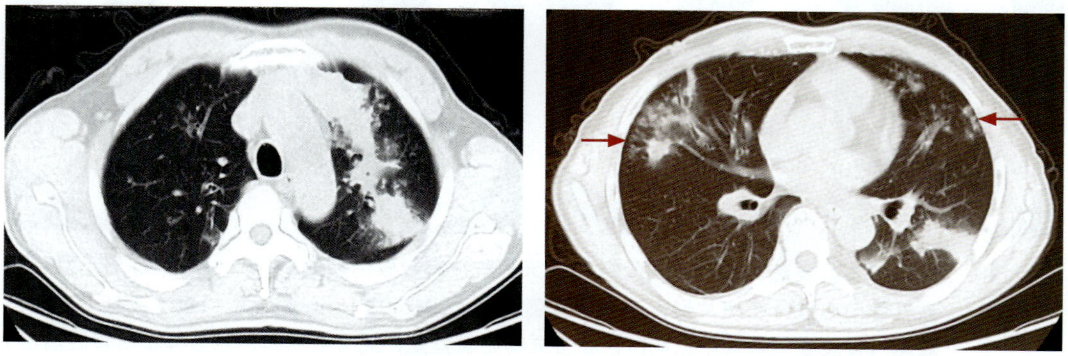

图4-1-19　男，51岁。咳嗽、发热伴胸闷1个月余。双肺多发斑片、实变、条索状密度增高影，树芽征明显（红箭）（2015.01.25）

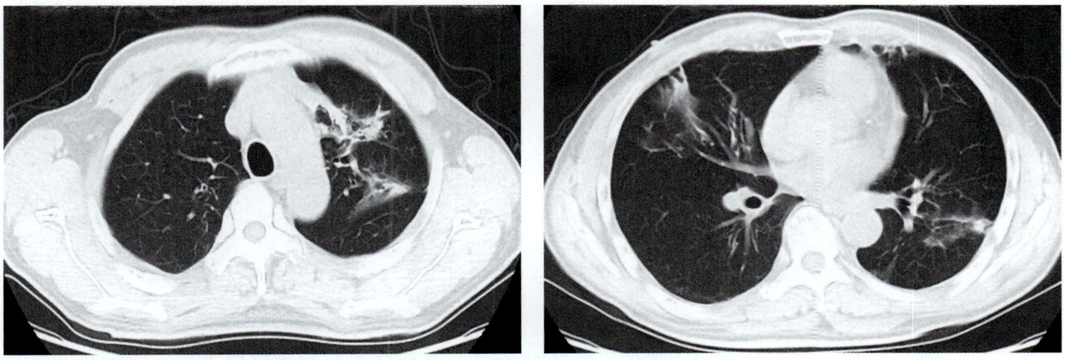

图4-1-20　气管镜检查（2015.02.09）提示左肺上叶查见大量真菌菌丝（曲菌）及孢子，支气管黏膜及肺组织呈慢性化脓性改变。给予伏立康唑抗真菌治疗2周后复查胸部CT显示病变明显吸收（2015.02.23）

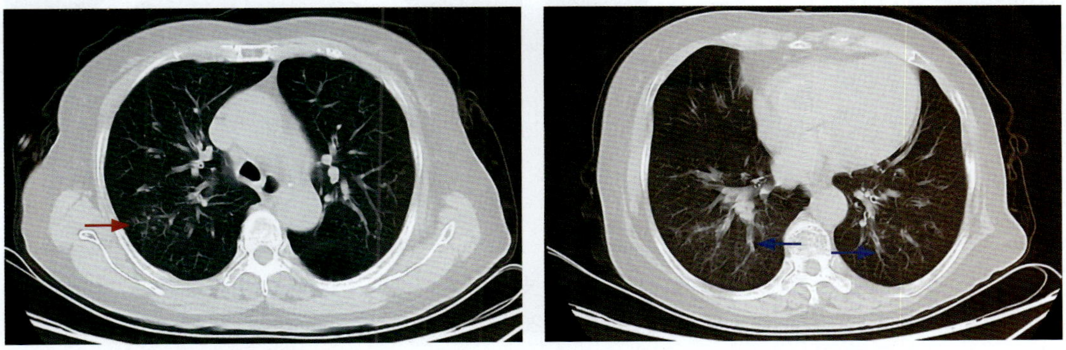

图4-1-21　女，73岁。憋喘、胸闷7天。有2型糖尿病病史20余年。双肺轻度支气管扩张和管壁增厚（蓝箭），周围可见小叶中心结节和树芽征（红箭）（2017.11 30）

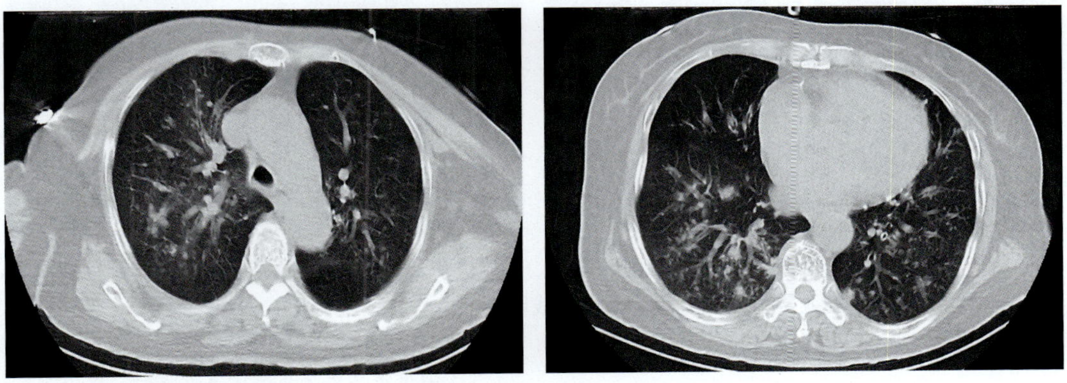

图4-1-22　病变较前进展，小叶中心结节和树芽征较前明显增多（2017.12.03）。气管镜检查（2017.12.07）：病理和肺泡灌洗液均见曲霉生长

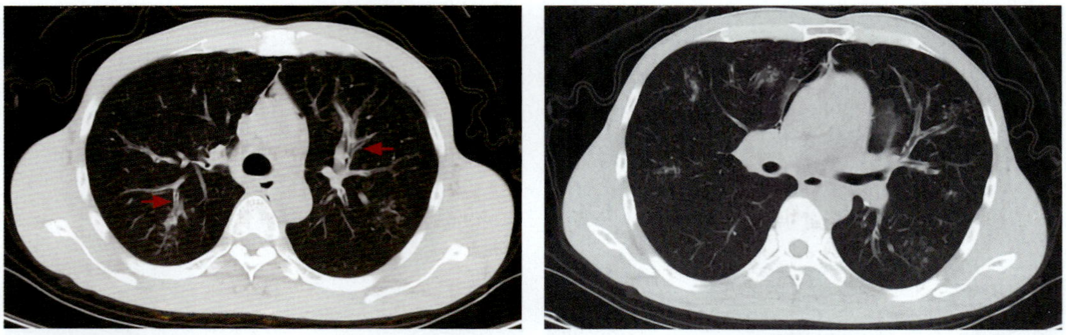

图4-1-23　男，47岁。胸闷、胸痛、咳嗽、发热10余天。家庭常年行木耳养殖工作，邻居开设养鸡场。胸部CT显示双肺支气管轻度扩张，管壁增厚（红箭），周围可见小叶中心结节和树芽征（2018.01.13）

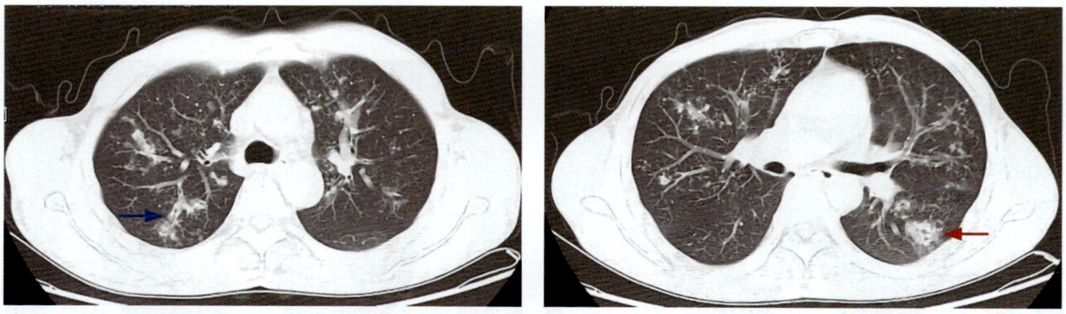

图4-1-24　伏立康唑治疗10天，病变较前进展，支气管管壁增厚（蓝箭），树芽征增多，局部可见斑片实变、空洞影（红箭）（2018.01.26）

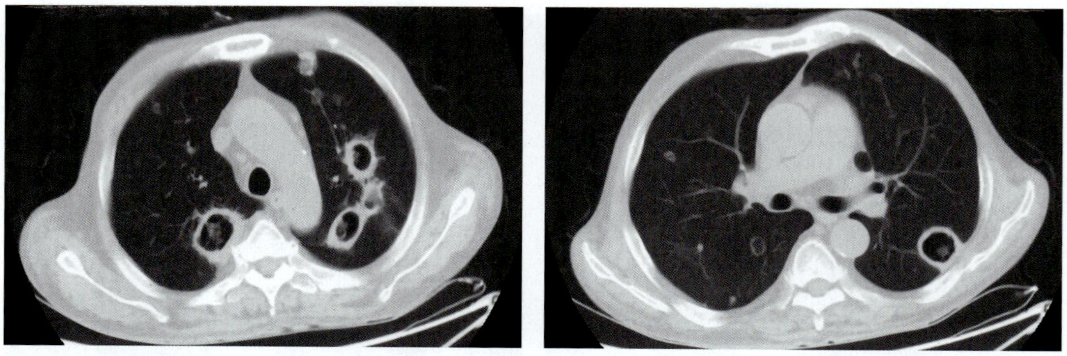

图4-1-25　男，56岁。发热、咳嗽、咳痰、胸闷、憋喘1个月。有“酒精肝”病史10年余。双肺多发结节、空洞影，内见分割，为坏死残留

（山东省立医院东院保健呼吸科　倪玉华　提供）

树芽征表现为小叶中心直径2～4mm的结节状和分支状影像，形似树枝发芽。其病理基础为肺泡导管、呼吸性细支气管、终末细支气管被黏液、脓液等阻塞而形成，并可伴有细支气管扩张、细支气管壁增厚及细支气管周围炎。树芽征在气道播散性曲霉病中较多见。恶性血液病患者继发侵袭性曲霉病，由于其血液成分的改变，白细胞和中性粒细胞发生了质和量的变化，且大剂量化疗、放疗和免疫制剂治疗等，导致机体免疫力进一步下降，使得曲霉由气道播散迅速转为血管侵袭为主，从而导致树芽征出现频率较低。树芽征在许多感染和非感染的情况下都可以看到，此征象更常见于结核菌经支气管播散的早期，与小叶内细支气管充满干酪样坏死物质、黏液等阻塞形成有关，其树芽征多位于小叶中心部位且成簇状分布，边缘多较清晰。支气管扩张合并感染者多在扩张气道远端出现树芽征，一般不融合形成局灶性实变和大结节。树芽征结合肺内结节、晕征等特征性征象，有助于鉴别诊断。

除上述影像征象外，气道侵袭性曲霉病可合并胸腔积液、气胸及气管瘘所致纵隔气肿等，主要是由于病变侵及胸膜所致。以气道为中心的侵袭性曲霉病的典型表现为支气管周围斑片状实变、包括小叶中心结节的小气道病变和支气管扩张。在活动性肺结核中，广泛的支气管周实变伴节段性或亚节段性支气管扩张并不常见。

气道侵袭性曲霉病的确诊主要依靠组织活检的病理检查，曲霉浸润至气管、支气管黏膜基层是诊断的病理依据。根据支气管镜外观将气管支气管炎型气道侵袭性曲霉病分为3种类型，即假膜型（图4-1-26～图4-1-28）、阻塞型和溃疡型，三者可同时并存，通常以假膜型改变最为严重。由于假膜状物为坏死组织，故痰检阳性率低，加之本病较少侵犯血管，真菌相关的血清学化验亦通常为阴性。因此，经支气管镜行气管、支气管黏膜活检是诊断此病的主要方法，也是早期诊断的最佳途径。镜下主要有两种表现。①炎性改变：受累支气管黏膜呈充血、水肿、糜烂、溃疡和假膜形成等炎性改变。表面覆盖黄白（褐）色脓苔、白色丝状物，经治疗后黏膜表面黄白坏死组织清除，取而代之是气管、支气管黏膜增厚。②气道内肿块或结节：新生的肉芽肿样组织阻塞支气管腔，外观呈菜花样、息肉状或胶冻状；病理学检查在慢性肉芽肿性炎症组织中发现曲霉菌丝，有文献称这种类型的气道曲霉病为“气道曲霉球”，是曲霉侵袭程度较轻的一种表现形式。治疗后新生物可完全消除，黏膜可恢复正常。支气管灌洗培养对诊断也有意义，但支气管灌洗液曲霉培养阳性无法排除曲霉污染或定植。

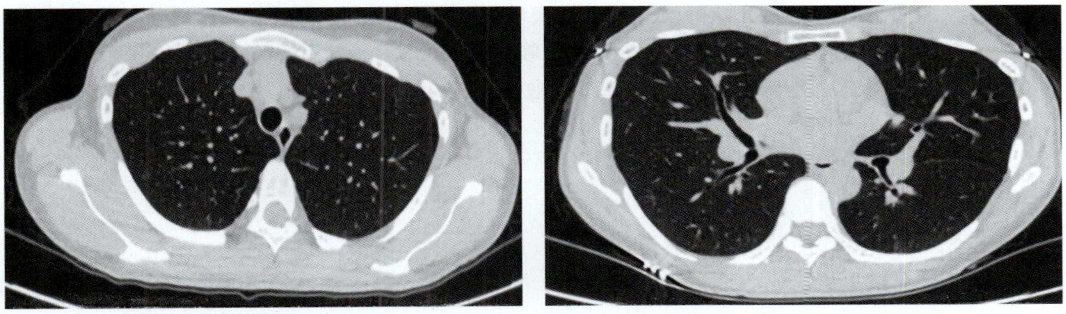

图4-1-26　女，27岁。发热5天。胸部CT未见明显异常（2019.04.26）

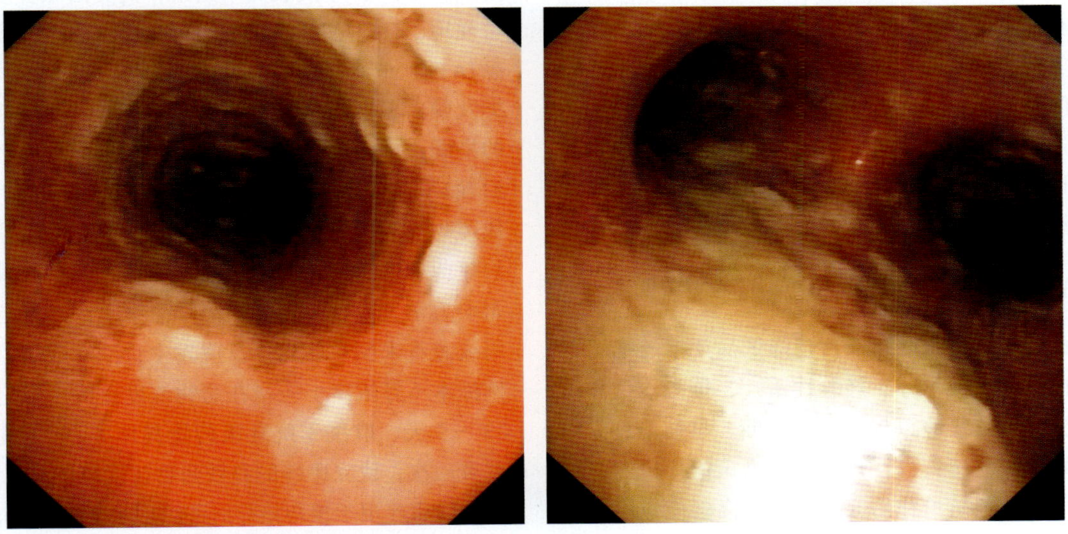

图4-1-27　行气管镜检查见各级支气管黏膜充血、水肿、糜烂，表面覆盖黄白色脓苔（2019.04.29）。病理：（气管下段黏膜）部分为炎性渗出组织，部分区域可见菌丝，形态符合曲霉

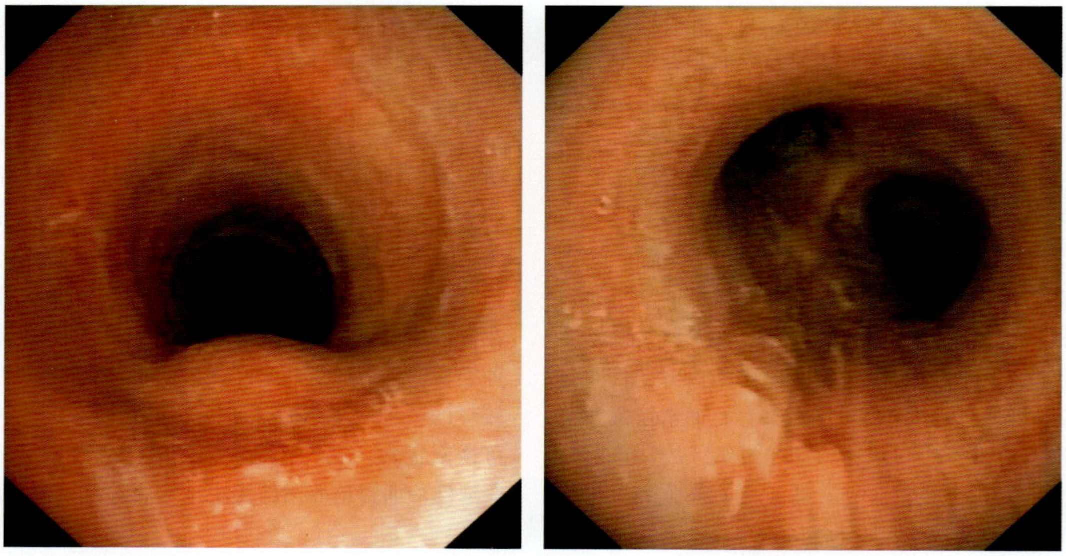

图4-1-28　患者2019.05.05开始静脉滴注伏立康唑200mg q12h，2周后改为口服伏立康唑治疗。2019.05.11应用两性霉素B 8mg雾化吸入bid至13日，其间行两次镜下滴注两性霉素B。2019.05.22复查气管镜见病变基本吸收

（广西壮族自治区钦州市第二人民医院呼吸与危重症医学科一区　曾能永　提供）

IPA还可以表现为各种形式的肺间质病变，伴局部密度较高。主要病理改变是炎性渗出、增殖，晚期可发生纤维性硬化。还有少数患者CT表现为典型的弥漫性肺泡损伤。如曲霉同时沿肺血管和气道侵袭，上述两种病变共存，病情常复杂严重。

IPA可引发淋巴结肿大，发生率约为12%。曲霉侵犯肺实质、间质的过程中，曲霉和炎性物质可经淋巴管引流至肺门及纵隔淋巴结，在淋巴结内发生细胞吞噬和炎性反应过程，淋巴结增大，若发生坏死液化则呈现低密度及环形强化。炎性淋巴结肿大是IPA病情评估的一个重要征象，提示曲霉合并肺外侵犯，需要积极治疗。

（四）治疗

IPA的病死率高，早期干预是降低病死率的唯一方法，为此提出预防性治疗、经验性治疗、抢先治疗和确诊治疗等分级治疗策略以促进早期诊断、早期治疗。对于粒细胞缺乏等易感人群，预防性抗真菌治疗依然是重要的防治手段。预防治疗的人群主要为高强度免疫抑制治疗的骨髓移植患者、急性淋巴细胞白血病诱导阶段、粒细胞缺乏的同时接受大剂量皮质激素的患者、粒细胞及淋巴细胞双重减少的患者、重症再生障碍性贫血患者及肺移植的患者等。中性粒细胞减少症患者若出现广谱抗细菌药物治疗无效的持续发热，可给予经验性抗真菌治疗（按拟诊治疗）。在高危患者中如果连续监测血GM试验、PCR呈阳性和（或）动态变化，则应在诊断评价的同时及早进行抗真菌治疗，即抢先治疗（按临床诊断治疗）。

对于抗曲霉联合治疗的药物选择和时机，来自西班牙临床微生物和传染病学会（SEIMC）的真菌研究小组（GEMICOMED）总结2016年IDSA更新的曲霉诊疗指南，于2018年发表文章指出，抗真菌联合用药不推荐常规用于IA的初始治疗，但可选择性用于部分已明确罹患IA的血液系统疾病患者；普遍推荐联合用药中含三唑类及棘白菌素类，特别是伏立康唑联合阿尼芬净是最好的搭配；尽管联合用药可个体化用于部分患者，对于难治性IA的挽救治疗，一般不推荐在初始治疗中加入其他药物。对于药物监测，常规推荐抗真菌治疗过程中行治疗药物监测，尤其是当患者依从性差、非线性药物代谢动力学、吸收不充分、治疗窗窄、怀疑有药物相互作用或者有未预料的毒性反应发生；治疗药物监测的第一例标本（谷浓度）应当在药物浓度在体内稳定同时获得（3～7天，取决于抗真菌药物具体类型），且至少一周复查一次；伏立康唑的有效药物浓度范围是1～6mg/L。当泊沙康唑用于预防治疗时谷浓度水平＞0.7mg/L，用于治疗时谷浓度＞1.0～1.25mg/L时可预测疗效。泊沙康唑新剂型需进一步明确并统一其有效浓度范围。关于伊曲康唑，其谷浓度为0.5～1mg/L。不推荐常规对艾沙康唑行治疗药物检测；当达不到谷浓度或超过说明书规定的浓度范围，应立即加药或者减药。

IPA的最短疗程为6～12周，应该根据治疗反应决定。停止抗真菌治疗的前提是影像学吸收、曲霉清除及免疫功能恢复。值得指出的是，血清GM试验结果降至

正常，并不足以作为停止抗真菌治疗的唯一标准。对于免疫缺陷患者，应在免疫缺陷时期持续治疗直至病灶消散。对于已治疗成功的IPA患者，若预期将发生免疫抑制，重新应用抗真菌治疗能预防感染复发。

参 考 文 献

Brodoefel H, Vogel M, Hebart H, et al, 2006. Long-term CT follow-up in 40 non-HIV immunocompromised patients with invasive pulmonary aspergillosis: kinetics of CT morphology and correlation with clinical findings and outcome. AJR Am J Roentgenol, 187: 404-413.

Caillot D, Couaillier JF, Bernard A, et al, 2001. Increasing volume and changing characteristics of invasive pulmonary aspergillosis on sequential thoracic computed tomography scans in patients with neutropenia. J Clin Oncol, 19: 253-259.

Hammond EE, McDonald CS, Vestbo J, et al, 2020. The global impact of Aspergillus infection on COPD. BMC Pulm Med, 20: 241.

Hope WW, Petraitis V, Petraitiene R, et al, 2010. The initial 96 hours of invasive pulmonary aspergillosis: histopathology, comparative kinetics of galactomannan and (1->3) beta-d-glucan and consequences of delayed antifungal therapy. Antimicrob Agents Chemother, 54: 4879-4886.

Huang L, He H, Ding Y, et al, Values of radiological examinations for the diagnosis and prognosis of invasive bronchial-pulmonary aspergillosis in critically ill patients with chronic obstructive pulmonary diseases. Clin Respir J, 12: 499-509.

Jung J, Hong HL, Lee SO, et al, 2015. Immune reconstitution inflammatory syndrome in neutropenic patients with invasive pulmonary aspergillosis. J Infect, 70: 1-10.

Lu LY, Lee HM, Burke A, et al, 2024. Prevalence, Risk Factors, Clinical Features, and Outcome of Influenza-Associated Pulmonary Aspergillosis in Critically Ill Patients: A Systematic Review and Meta-Analysis. Chest, 165: 540-558.

Nucci M, Nouér SA, Cappone D, et al, 2013. Early diagnosis of invasive pulmonary aspergillosis in hematologic patients: an opportunity to improve the outcome. Haematologica, 98: 1657-1660.

Shi C, Shan Q, Xia J, et al, Incidence, risk factors and mortality of invasive pulmonary aspergillosis in patients with influenza: A systematic review and meta-analysis. Mycoses, 2022; 65: 152-163.

Varughese T, Taur Y, Cohen N, et al, 2018. Serious infections in patients receiving ibrutinib for treatment of lymphoid cancer. ClinInfect Dis, 67: 687-692.

（五）病例解析

病例1：女，53岁。咳嗽、咳痰半个月，发热2天。患者半个月前受凉后出现咳嗽，咳白痰，伴鼻塞、流涕、打喷嚏，未治疗。2天前无明显诱因出现发热，伴畏寒、咽痛，于2018.12.23入院诊治。1个月前诊断为“甲状腺功能亢进”，口服甲巯咪唑片20mg bid。查体：T 39℃，P 77次/分，R 18次/分，BP 97/60mmHg，咽充血，双侧扁桃体Ⅱ度大。辅助检查：血常规示白细胞1.47×10^9/L、中性粒细胞0.06×10^9/L、血红蛋白111g/L；C反应蛋白42.03mg/L；甲状腺功能：T_4 13.67μg/dl、TSH 0.002μU/ml、FT_3 3.92pg/L、FT_4 2.04ng/ml、Anti-Tg 1077U/ml；肝功能轻度受损。患者白细胞减少明显，不除外甲巯咪唑等药物所致，停用抗甲状腺药物，告病危，给予吸氧、心电监护、保肝、莫西沙星抗感染、奥司他韦抗病毒、重组人粒细胞刺激因子及地榆升白片升白细胞、地塞米松抗炎等治疗。入院1天后复查血常规示白细胞0.22×10^9/L、中性粒细胞0.01×10^9/L、血红蛋白87g/L；C反应蛋白40.45mg/L，加用美罗培南抗感染治疗，并转入血液科继续治疗。辅助检查（2018.12.25）：血常规示白细胞0.20×10^9/L、中性粒细胞0.01×10^9/L、血红蛋白84g/L、血小板196×10^9/L；C反应蛋白24.98mg/L。颅脑CT：双侧筛窦、上颌窦及蝶窦炎症，余未见异常。胸部和全腹CT未见异常。患者粒细胞缺乏、贫血明显，于2018.12.26行骨髓穿刺检查。2018.12.29骨髓涂片细胞学示有核细胞增生减低，粒细胞系、红细胞系比例极度减低，淋巴细胞比例极度增高；流式细胞免疫荧光分析：标本可见约0.1%髓系原始细胞；另见淋巴细胞相对比例增多，主要为成熟T淋巴细胞。患者仍发热，体温达39℃，咳嗽、咳痰较前增多，停用拜复乐，加用利奈唑胺抗感染治疗。辅助检查（2018.12.30）：血常规示白细胞0.67×10^9/L、中性粒细胞0.03×10^9/L、血红蛋白92g/L；C反应蛋白＞200mg/L；G试验131.1pg/ml（正常值60～100pg/ml）。查体：双肺可闻及湿啰音。

胸部CT（2018.12.30）：双肺多发斑片、结节影（图4-1-29）。

【诊断】 侵袭性肺曲霉病。

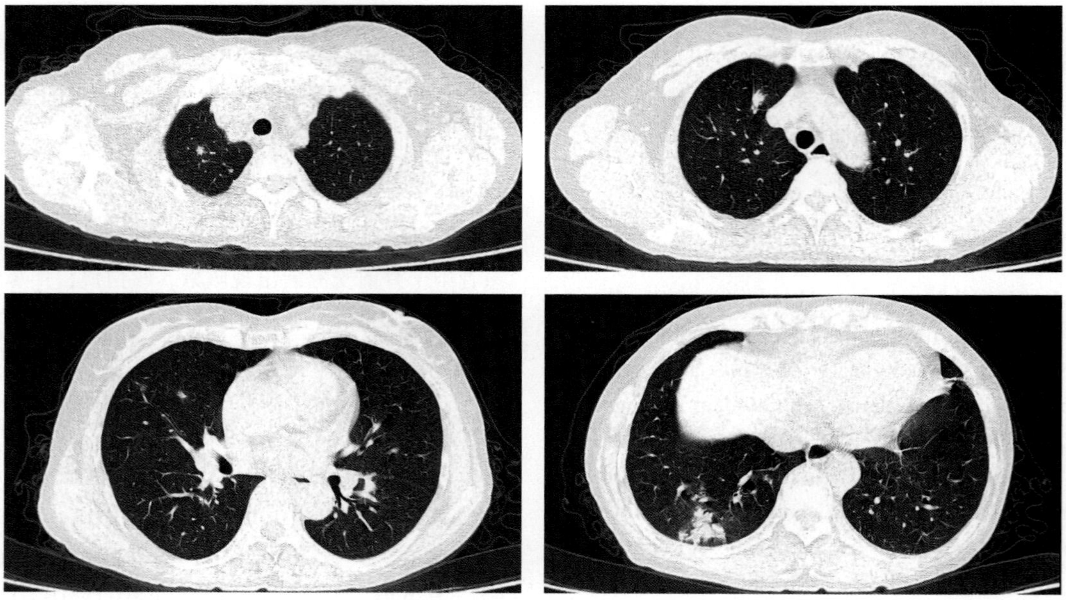

图4-1-29　胸部CT（2018.12.30）

【诊断依据】 中年女性，发热明显，既往有甲状腺功能亢进病史，应用甲巯咪唑片治疗。血常规检查示中性粒细胞减少，考虑药物所致。患者甲状腺功能指标改变不明显，且无其他脏器受累，不支持甲亢危象所致发热和中性粒细胞减少。患者虽经重组人粒细胞刺激因子及地榆升白片对症治疗，白细胞升高不明显，出现粒细胞缺乏，病情较前加重，C反应蛋白较前明显升高，查体出现湿啰音，虽经积极抗感染治疗，复查胸部CT显示双肺新发结节影，提示感染控制不佳，结合G试验阳性，不除外真菌特别是曲霉感染可能，加用伏立康唑抗真菌治疗。辅助检查（2019.01.02）：血常规示白细胞0.52×10^9/L、中性粒细胞0.02×10^9/L、血红蛋白87g/L、血小板31×10^9/L; C反应蛋白＞200mg/L；降钙素原0.01ng/ml；白蛋白28.6g/L；G试验172.2pg/ml。患者血小板降低考虑利奈唑胺所致骨髓抑制，改用替考拉宁继续抗感染治疗。复查血常规（2019.01.04）示白细胞0.5×10^9/L、中性粒细胞0.06×10^9/L、血红蛋白73g/L、血小板11×10^9/L，予输注病毒灭活血浆400ml、血小板1个治疗量。复查胸部CT（2019.01.05）：双肺多发结节、片状高密度影，较前进展，部分病变周围可见晕征（图4-1-30）。继续给予抗炎、免疫球蛋白提高免疫力、升白、升血小板、纠正低蛋白血症等对症治疗。G试验（2019.01.07）41.86pg/ml。患者偶有痰中带血，辅助检查（2019.01.09）：血常规示白细胞2.57×10^9/L、中性粒细胞1.34×10^9/L、血红蛋白70g/L、血小板19×10^9/L；C反应蛋白62.82mg/L。复查胸部CT（2019.01.10）：双肺病变较前略有缩小，右肺上叶可见空气新月征（蓝箭），左肺上叶可见空洞影（红箭）（图4-1-31）。临床结合影像学演变，符合血管侵袭性肺曲霉病。辅助检查（2019.01.11）：血常规示白细胞13.93×10^9/L、中性粒细胞11.24×10^9/L、血红蛋白78g/L、血小板39×10^9/L；白蛋白30.4g/L；C反应蛋白43.91mg/L。停用替考拉宁和美罗培南，继续应用伏立康唑抗真菌治疗。3天后将伏立康唑改为口服，院外继续治疗。1个月后复查胸部CT（2019.02.18）：病变较前明显吸收（图4-1-32）。继续治疗5周，复查胸部CT（2019.03.27）：病变进一步吸收（图4-1-33）。

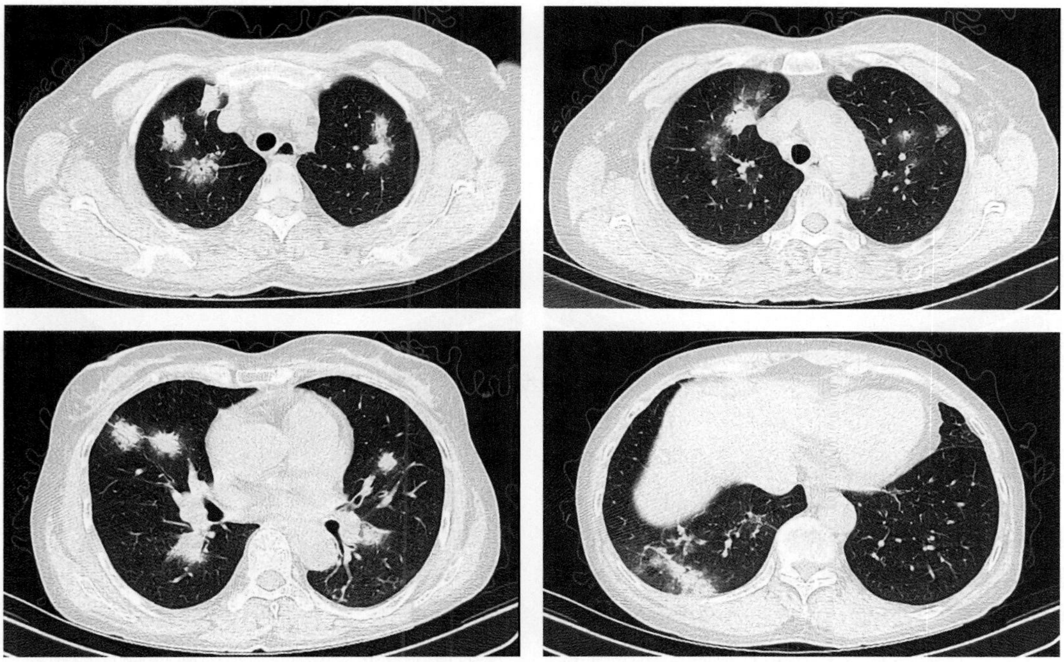

图4-1-30　双肺多发结节、片状高密度影，较前进展（2019.01.05）

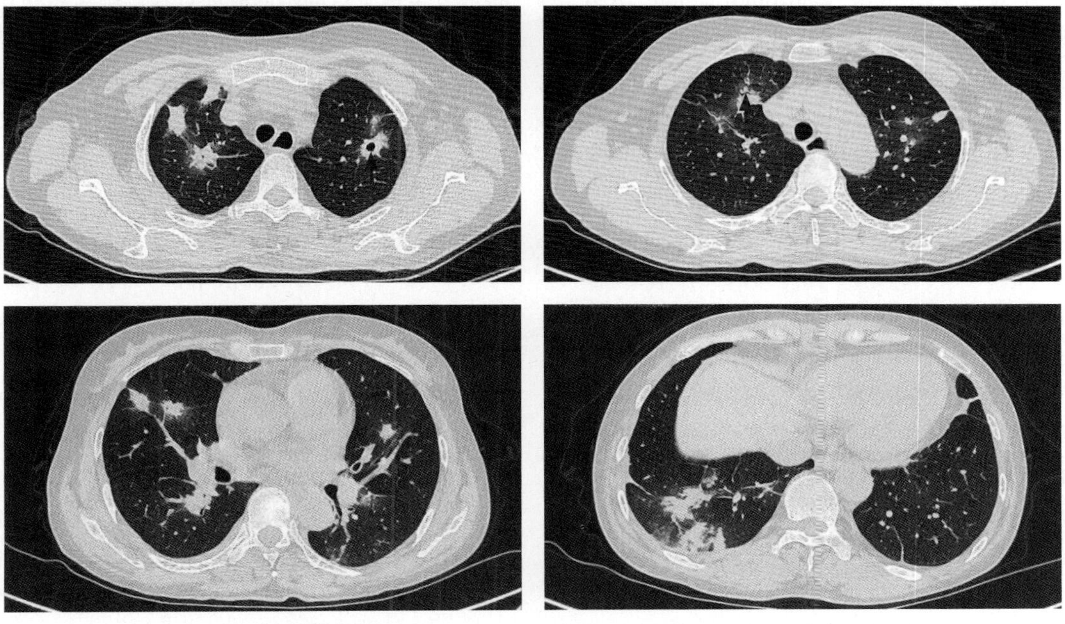

图4-1-31　病变较前略有吸收，出现空气新月征和空洞影（2019.01.10）

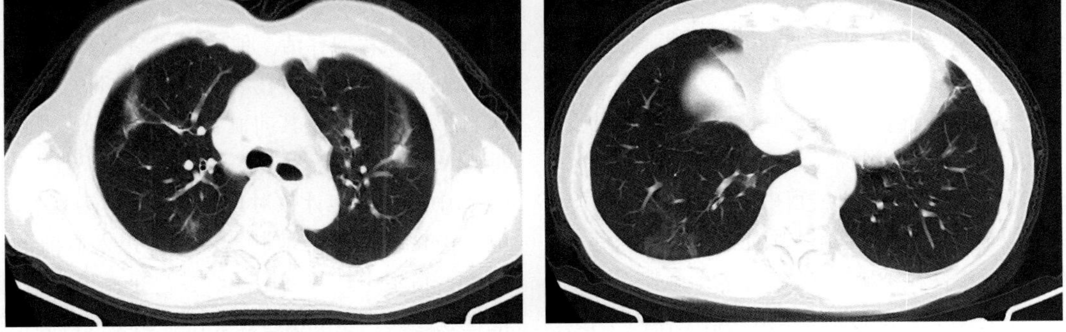

图4-1-32　病变较前明显吸收（2019.02.18）

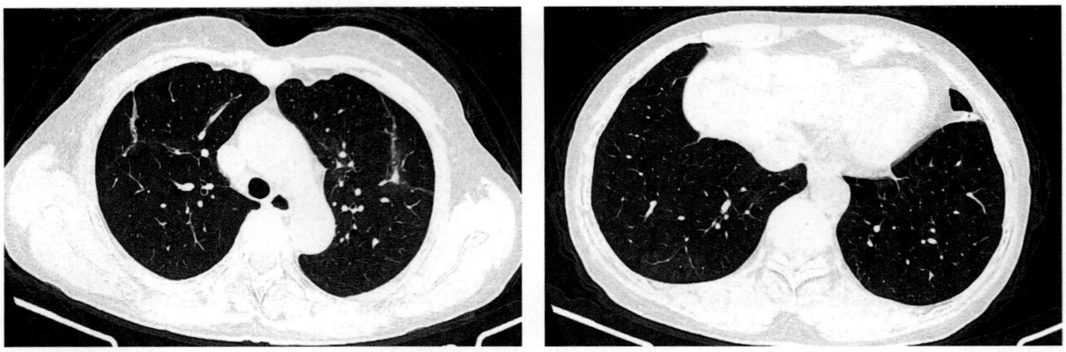

图4-1-33　病变进一步吸收（2019.03.27）

【分析】 患者白细胞减少、粒细胞缺乏过程中出现双肺多发结节影，短期内较前进展，白细胞功能恢复后出现空气新月征和空洞影，符合IPA特点。

中性粒细胞由骨髓造血干细胞分化而来，是机体最重要的防御细胞，其主要功能是吞噬和杀伤病原微生物，包括黏附、趋化、吞噬和释放作用4个方面，在免疫系统中起重要作用。中性粒细胞减少症是由于外周血中性粒细胞计数绝对值（absolute Neutrophil Count，ANC）减少而出现的一组综合征。我国中性粒细胞减少症的诊断标准为年龄＜10岁的儿童$ANC < 1.5\times10^9/L$，10～14岁儿童$< 1.8\times10^9/L$，成人$< 2.0\times10^9/L$。当粒细胞严重减少，$< 0.5\times10^9/L$时，称粒细胞缺乏症。严重中性粒细胞缺乏指$ANC < 0.1\times10^9/L$。造成中性粒细胞减少的病因很多，分类方法多种多样，一般分为先天性和后天获得性。也可根据发病机制的不同分为假性粒细胞减少、粒细胞生成减少、破坏较多、无效增生等。

获得性中性粒细胞减少症可因感染、药物、免疫等所致。中性粒细胞减少症可发生在任何药物治疗的任何时刻，常见药物包括抗生素、抗甲状腺药物、抗精神病药物和其他治疗血液病的药物，包括去铁酮和利妥昔单抗等。甲巯咪唑是治疗甲亢的常用药，常见的不良反应为瘙痒或皮疹、白细胞减少、胃肠道反应、关节痛、头痛、头晕、红斑狼疮样综合征。罕见不良反应有肝炎、肺炎、肾炎等。严重的有再生障碍性贫血、粒细胞缺乏症，日常无先兆症状，待症状发生时已较严重。诸多原因均可致骨髓造血功能停滞，其特点是：发病急，伴有高热、面色苍白、头晕乏力等贫血、出血症状，血象中一系或二系血细胞减少。本例患者其临床表现及实验室检查均符合急性造血功能停滞诊断标准，且有明显的药物史，故可诊断。

中性粒细胞在控制感染的过程中扮演着重要角色，对急性炎症反应的触发、反应，以及对真菌的清除起着非常重要的作用。中性粒细胞和单核/巨噬细胞能吞噬休眠的孢子，以呼吸暴发的方式抑制真菌在宿主体内生长。许多学者认为中性粒细胞减少维持的时间越长，中性粒细胞减少越明显，侵袭性真菌病的发生率越高。患者长时间严重的中性粒细胞减少（$< 0.1\times10^9/L$）可以引起极高的致死率。

Hope等利用持续中性粒细胞减少的兔子制造了IPA的动物模型，着重研究IPA起始96小时内的肺组织病理及影像学变化。该研究采用阿糖胞苷和甲泼尼龙免疫抑制家兔，经支气管内灌注3×10^8个烟曲霉分生孢子。在接种分生孢子后的不同时间点检测肺组织病理学。研究发现，在血管侵犯和肺梗死发生前肺实质有不同程度的改变。这些变化包括接种后4小时肺泡巨噬细胞吞噬分生孢子，8小时后炎症浸润、分生孢子萌发和菌丝形成，16小时后菌丝侵入相邻肺，导致进行性肺损伤，24小时后出现肺梗死，接种后30小时出现梗死高峰。半乳甘露聚糖在肺梗死发生前即可检测到，接种后8小时即可在支气管肺泡灌洗液中检测到，接种后12小时血清中半乳甘露聚糖阳性。所有发生在菌丝侵入血管并引起肺梗死之前的炎症变化都与IPA的“支气管肺泡”期（bronchoalveolar phase）相对应，多见于非中性粒细胞减少情况下。其影像学特征包括支气管周围实变影、小叶中心结节（＜1cm）、磨玻璃浸润、分支的线性或结节状的树芽征和支气管局灶性扩张。日本学者Kyo等分析了30例拟诊IPA的急性白血病患者，所有患者均有中性粒细胞减少，如果治疗开始阶段后患者仍存在发热或血液半乳甘露聚糖检测值高于0.4，则每3天行CT扫描1次，每位患者的平均CT扫描次数为8次。最后发现所有患者在发展为血管侵袭阶段之前都经历了支气管侵袭阶段，所有患者均存活。他们得出结论，IPA的CT异常表现首先表现为支气管侵袭，如果能够在支气管侵袭阶段实行早期治疗阻止其向血管侵袭阶段进展，则有希望降低IPA的死亡率。

中性粒细胞计数对IPA的影像学表现有决定性的影响。中性粒细胞是抑制分生孢子侵入血液的关键因素。因此，宿主中性粒细胞减少越严重，发生血管侵袭的可能性就越大，速度也越快，使早期支气管肺泡期非常短。Nucci等指出，IPA的早期阶段具有低的真菌负荷，以低水平的肺泡灌洗液半乳甘露聚糖为代表，并且由于病变发生在血管侵袭期之前，在大多数情况下血清半乳甘露聚糖为阴性。因此，对中性粒细胞减少症患者进行连续血清半乳甘露聚糖检测和积极的早期胸部CT扫描，可使临床医师在出现晕征前诊断出曲霉负担低的IPA，从而预防肺梗死的发生。

IPA患者中性粒细胞恢复过程中，有时会出现临床和影像学的加重。这种加重可由免疫重建炎症综合征（immune reconstitution inflammatory syndrome，IRIS）以及IPA的进展引起。IRIS的发生是由于促炎性T细胞（Th17和Th1）反应的过度表达，抑制了调节性T细胞（regulatory T，Treg）和Th2的产生。Th17细胞亚群与超敏反应紧密相关；Treg亚群发挥免疫反应负调控作用。Th1型细胞迅速分泌IFN-γ，激活巨噬细胞对病原微生物进行吞噬溶解；同时促进自然杀伤细胞发挥细胞毒作用杀灭病原菌；释放炎性因子诱导局部组织炎性反应。Th2型细胞则分泌IL-4和IL-10，抑制炎症反应，控制免疫反应的强度。IRIS表型主要为炎症反应，对病原微生物的超敏反应很大可能是因为炎症反应过强而引发机体损伤，从而增大了病原感染机体的概率和成功感染的可能性。

真菌IRIS的概念最初是在开始抗人类免疫缺陷病毒（HIV）感染的高效抗反转录病毒治疗（highly active anti-retroviral therapy，HAART）的患者中提出的，并且在隐球菌、组织胞浆菌和念珠菌感染的患者中得到了明确证实。IRIS系接受HAART后，艾滋病患者临床症状恶化的一种现象。在患者对HAART产生应答的同时，伴随着对已有的机会性感染、非感染性疾病或肿瘤的过度炎症反应。这种临床症状加重与新的机会性感染、HIV相关肿瘤和药物毒副作用、耐药或治疗失败无关。IRIS与多种感染性疾病有关，包括结核、鸟-胞内分枝杆菌病、带状疱疹、巨细胞病毒感染、隐球菌病、麻风病、弓形虫脑病和播散性组织胞浆菌病等。除了机会性感染，其他与IRIS有关的疾病还包括自身免疫性甲状腺疾病、结节病和卡波西肉瘤等。

在非HIV患者中，真菌IRIS病例在移植受者、中性粒细胞减少症患者和TNF-α受体抑制剂受者中均有报道。Jung等对符合EORTC/MSG定义标准的153例已确诊（10例）或临床诊断（143例）的患有IPA的成人中性粒细胞减少症患者进行回顾性研究，评估了中性粒细胞减少IPA患者IRIS的发生率、临床特征和预后。IRIS被定义为与中性粒细胞恢复有时间相关性的新发或原有肺部影像学的进展，同时，血清半乳甘露聚糖水平下降了50%，没有持续真菌培养阳性证据和曲霉病新的肺外病变（如新的皮肤病变）和其他问题（如新获得的感染、已知感染的治疗失败或药物的副作用）。中性粒细胞减少被定义为中性粒细胞绝对计数＜500个/mm^3，中性粒细胞恢复被定义为连续2天中性粒细胞计数＞500个/mm^3。皮质类固醇的使用被定义为使用平均最小剂量0.3mg/（kg·d）的泼尼松龙＞3周。免疫抑制剂的使用定义为在过去90天内用T细胞免疫抑制剂如环孢菌素、TNF-α阻断剂、特异性单克隆抗体（如阿仑单抗）或嘌呤类似物治疗。作者发现，IRIS发生在大约1/4的中性粒细胞减少的IPA患者中，2/3的IPA患者在中性粒细胞恢复期间出现了肺部影像进展。IRIS在中性粒细胞减少的IPA患者中较为常见，与伏立康唑的使用有关，预后良好。作者认为，这些患者需要进行密切监测，无须改变抗真菌治疗方法。

（郑州市中心医院影像科　赵湘红　提供）

2.**病例2**：女，24岁。确诊急性髓系白血病7个月。为行第7次化疗于2016 10.24入院。辅助检查：血常规：白细胞3.47×10^9/L、血红蛋白108g/L、血小板176×10^9/L；骨髓穿刺示骨髓细胞学、骨髓微小残留病灶均为阴性。胸部CT显示左肺下叶背段少许斑片状模糊影。结合实验室检查结果，考虑患者白血病仍处于完全缓解状态，2016.10.26行腰椎穿刺＋鞘内注射预防中枢神经系统白血病。患者及其家属拒绝行骨髓移植，于2016.10.28开始给予伊达比星＋阿糖胞苷（伊达比星10mg，qd，d1～d3；阿糖胞苷3.0g，q12h，d1～d3）方案化疗，化疗过程中恶心明显，化疗后骨髓抑制明显，血常规（2016.11.03）示白细胞1.21×10^9/L、血红蛋白80g/L、血小板46×10^9/L，给予间断输注辐照悬浮红细胞纠正贫血、辐照血小板预防出血、粒细胞巨噬细胞集落刺激因子升高白细胞、IL-11升高血小板等治疗。2016.11.07患者出现发热，体温38.4℃，血常规示白细胞0.06×10^9/L、血红蛋白71g/L、血小板7×10^9/L，患者骨髓抑制明显，考虑粒缺并感染，给予美罗培南抗感染治疗，3天后体温降至正常。血培养提示大肠埃希菌，为敏感菌，考虑脓毒血症，给予接触隔离。血常规（2016.11.11）示白细胞0.21×10^9/L、血红蛋白105g/L、血小板31×10^9/L，继续升白、升血小板治疗。2天后患者再次出现发热，诉右上臂背侧肿痛，彩超示右上臂皮下软组织水肿声像，考虑皮肤软组织感染，考虑阳性球菌感染可能，加用替考拉宁联合美罗培南继续抗感染治疗。血常规（2016.11.15）示白细胞0.46×10^9/L、血红蛋白89g/L、血小板30×10^9/L，行胸部CT检查：左肺上叶尖后段、右肺上叶后段团片状实变影（图4-1-34）。考虑真菌感染不除外，加用伏立康唑抗真菌治疗。2天后患者体温降至正常，右上臂疼痛缓解，血培养示洛菲不动杆菌，对头孢哌酮/舒巴坦敏感，停用美罗培南及替考拉宁，改用头孢哌酮/舒巴坦抗感染治疗。复查血常规（2016.11.18）示白细胞1.27×10^9/L、血红蛋白110g/L、血小板39×10^9/L，痰涂片查见真菌孢子及菌丝，痰培养：烟曲霉（＋）。血常规

（2016.11.21）示白细胞1.35×10^9/L、血红蛋白92g/L、血小板23×10^9/L；G试验、GM试验阴性，复查胸部CT：双肺上叶团片状实变影并左肺上叶空洞形成。

胸部CT（2016.11.15）：左肺上叶尖后段、右肺上叶后段结节、实变影，周围可见晕征（图4-1-34）。

胸部CT（2016.11.21）：双肺上叶结节、实变影，左肺上叶空洞影（图4-1-35）。

【诊断】 侵袭性肺曲霉病。

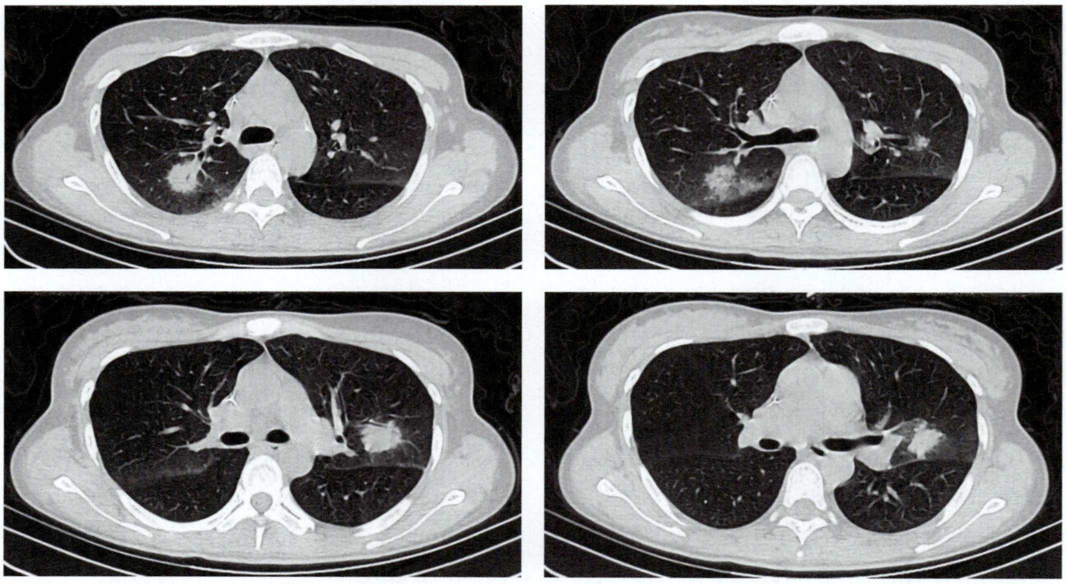

图4-1-34 胸部CT（2016.11.15）

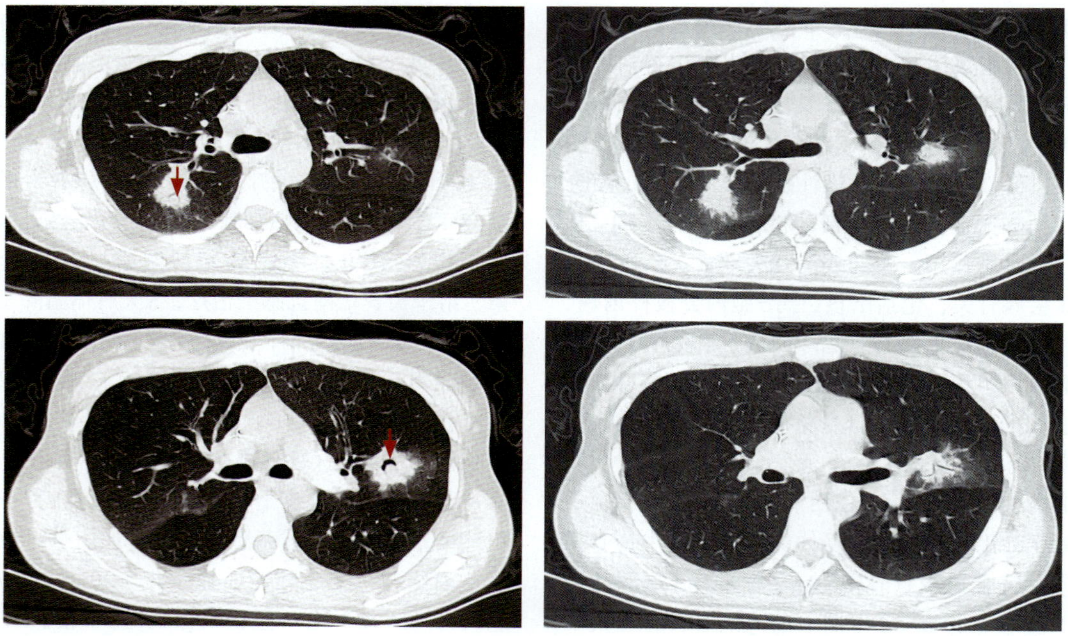

图4-1-35 胸部CT（2016.11.21）

【诊断依据】 青年女性，确诊急性髓系白血病7个月，既往胸部CT未见异常，化疗后出现骨髓抑制，粒细胞缺乏10天内行胸部CT检查显示双肺上叶结节、实变影，周围可见晕征，3天后白细胞略有升高，但仍未恢复正常，间隔6天复查胸部CT显示双肺上叶结节、实变影，内见空气新月征（红箭），影像学演变符合血管侵袭性肺曲霉病，结合痰涂片查见真菌孢子及菌丝，痰培养示烟曲霉生长，侵袭性肺曲霉病诊断成立。3天后复查血常规示白细胞2.50×10^9/L、血红蛋白91g/L、血小板25×10^9/L，提示患者处于骨髓恢复期，继续对症治疗。复查胸部CT（2016.11.29）：病变较前缩小（图4-1-36）。患者病情稳定，已静脉滴注伏立康唑2周，序贯改为口服给药，3天后自动出院。2016.12.17为评估下一步治疗方案再次入院。复查胸部CT：病变明显吸收（图4-1-37）。患者及其家属拒绝进一步行自体造血干细胞及异体造血干细胞移植，继续口服伏立康唑抗真菌治疗。复查胸部CT（2017.01.11）：左肺上叶薄壁空洞影（图4-1-38）。

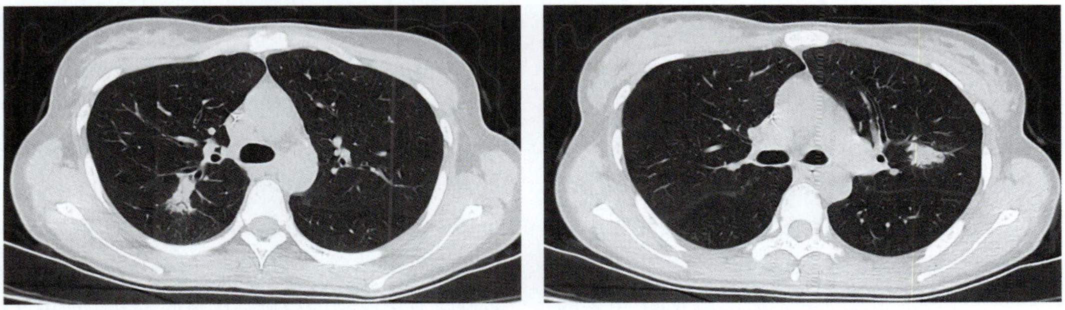

图4-1-36　病变较前吸收（2016.11.29）

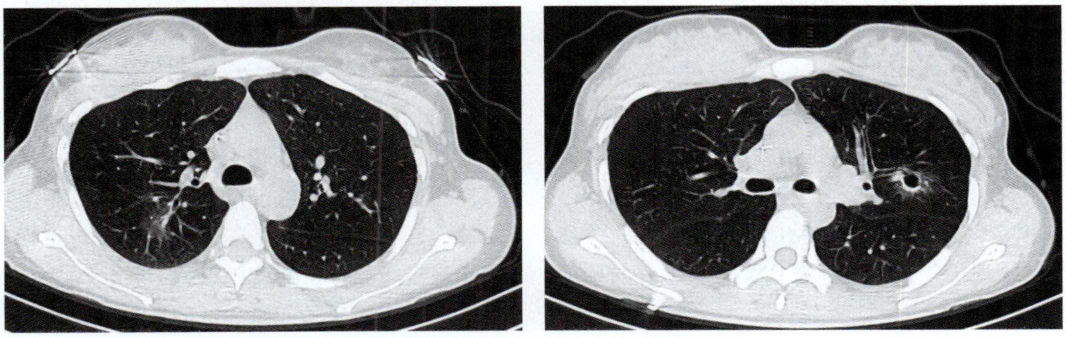

图4-1-37　右肺上叶病变吸收，左肺上叶空洞影（2016.12.17）

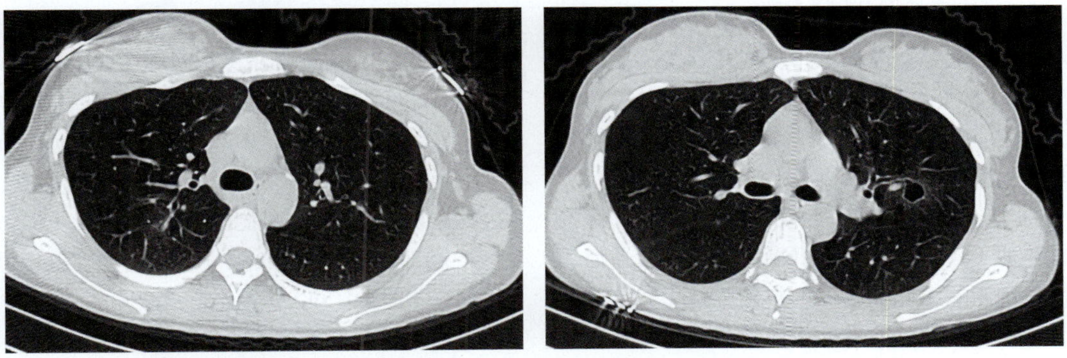

图4-1-38　病变基本吸收，左肺上叶薄壁空洞影（2017.01.11）

【分析】 血液肿瘤与非血液疾病发生IPA的根本机制不同。血液肿瘤患者化疗触发骨髓抑制、中性粒细胞减少，无法破坏曲霉菌丝，这些菌丝侵袭肺血管，导致肺泡出血和组织梗死，但较少产生炎症细胞反应。在非血液疾病，激素、免疫抑制剂等危险因素通过抑制T细胞和肺内吞噬细胞功能，造成免疫抑制，大量菌丝仍可被中性粒细胞破坏，组织学表现为中央液化性坏死，在病变周边有极少菌丝，却有明显的中性粒细胞渗出，造成急性肺损伤的病理改变。这些病理生理过程的差异是不同影像学表现的根本原因。

同种异体造血干细胞移植（HSCT）受者伴移植物抗宿主病（GVHD）和急性白血病伴化疗引起的中性粒细胞减少症患者是IPA发生率最高的患者群体，发生率为2%～8%。造血干细胞移植（HSCT）是通过大剂量放化疗、免疫抑制剂预处理，清除患者体内的肿瘤或异常细胞，再将正常的自体或异体造血干细胞植入到受者体内，重建患者正常造血与免疫系统，已成为临床治疗恶性血液病、实体瘤及自身免疫病的可靠选择。从早期中性粒细胞减少期到随后的急性和慢性移植物抗宿主病（GVHD），接受异基因HSCT的患者是众所周知的侵袭性曲霉感染的风险群体，其发生率高达23%。在异基因HSCT受者中，发生侵袭性真菌感染的3个时期为：①预处理方案后的中性粒细胞减少症；②外源性免疫抑制治疗急性GVHD；③外源性免疫抑制治疗慢性GVHD（移植后100天）。尽管进行了抗真菌预防治疗，但突破性侵袭性真菌感染仍然是血液病患者和异基因HSCT发病率和死亡率的可能并发症和原因。急性髓性白血病（acute myeloid leukemia，AML）或骨髓增生异常综合征（myelodysplastic syndromes，MDS）病程中出现重度和长期中性粒细胞减少的患者易患侵袭性曲霉病。复发和难治性疾病与侵袭性真菌病的更高风险相关。尽管MDS患者存在严重的中性粒细胞减少症，但接受去甲基化药物治疗而不是化疗诱导的MDS患者不易发生侵袭性曲霉病，这表明中性粒细胞减少并不能解释AML患者的全部风险。AML和强化治疗的MDS患者是基于泊沙康唑或伏立康唑预防性治疗的明确适应人群。然而，如果使用靶向治疗来治疗血液系统恶性肿瘤，优化管理可能会很困难，因为其中许多药物与唑类药物相互作用：例如，维奈托克（venetoclax）、FLT3抑制剂或艾伏尼布（ivosidenib）（IDH1抑制剂）在同时使用唑类药物时需要调整剂量。值得注意的是，由于主要危险因素（即中性粒细胞减少）的可逆性，在AML和化疗诱导的中性粒细胞减少的情况下，侵袭性曲霉病通常与更好的预后相关。

IPA现在在以前被认为是“低风险”的其他肿瘤-血液病人群中被诊断出来的频率越来越高，例如淋巴瘤、多发性骨髓瘤或慢性白血病患者。尽管急性淋巴细胞白血病（ALL）的治疗包括高强度化疗和高剂量皮质类固醇，其发生侵袭性曲霉病的风险低于AML，侵袭性真菌病的发病率为2.2%～15.4%，以侵袭性曲霉病最常见。有趣的是，ALL患者较少发生IPA，更多的是鼻-鼻窦感染。目前对ALL的新靶点药物知之甚少，二价抗体和偶联抗体似乎不会直接增加真菌感染的风险，但可能导致中性粒细胞减少。如果中性粒细胞减少与结节性肺炎有关，则提示侵袭性曲霉病，而不是其他感染。从历史上看，淋巴增生性疾病与侵袭性真菌病尤其是侵袭性曲霉病的高风险相关性较低。然而，最近在接受靶向治疗的患者中出现了一系列真菌感染病例。伊鲁替尼（ibrutinib）是一种布鲁顿酪氨酸激酶抑制剂，旨在靶向B细胞，用于治疗淋巴瘤，包括慢性淋巴细胞白血病、Waldenström巨球蛋白血症和套细胞淋巴瘤。高达40%的相关患者出现脑部的侵袭性曲霉病。Varughese等对378例接受伊布替尼治疗的淋巴瘤患者的纵向研究显示，84%的患者接受伊布替尼单药治疗。43例（11.4%）患者出现严重感染，主要发生在伊布替尼治疗的第一年，其中18.6%为侵袭性真菌感染，大多数侵袭性真菌感染（62.5%）患者缺乏真菌感染的经典临床风险因素（即中性粒细胞减少症、淋巴细胞减少症和接受皮质类固醇治疗）。

实体器官移植（SOT）受者中IPA的发生率估计为1%～3%。心脏和肺部的死亡率高于其他器官移植接受者。SOT中IPA的胸部CT表现并不局限于界线明确的肺部病变（如结节或肿块），还包括广泛的不能与细菌性或病毒性肺炎区分的非特异性异常，如树芽征、大叶性肺浸润或磨玻璃影。由于SOT患者血清真菌生物标志物的敏感性和特异性有限，不建议对其进行系列监测。如有临床怀疑（如提示性胸部CT病变），应进行支气管镜检查，并联合使用肺泡灌洗液的真菌学检查（培养、GM、PCR）是IPA诊断的基础。

3.**病例**3：女，49岁。咳嗽、声嘶、发热半个月。患者8天前受凉后出现咳嗽、咳少量白痰，伴气喘，间断发热，体温最高达38℃，当地诊所治疗（具体用药不详）4天，症状无明显缓解，于2018.02.17入院诊治。查体：T 36.5℃，P 93次/分，R 23次/分，BP 90/60mmHg。双肺呼吸音粗，未闻及明显干、湿啰音。辅助检查：血常规示白细胞12×10^9/L；红细胞沉降率73mm/h；CRP 62mg/L。

胸部CT（2018.02.17）：支气管管壁增厚，周围见树芽征（图4-1-39）。

【诊断】 气道侵袭性曲霉病。

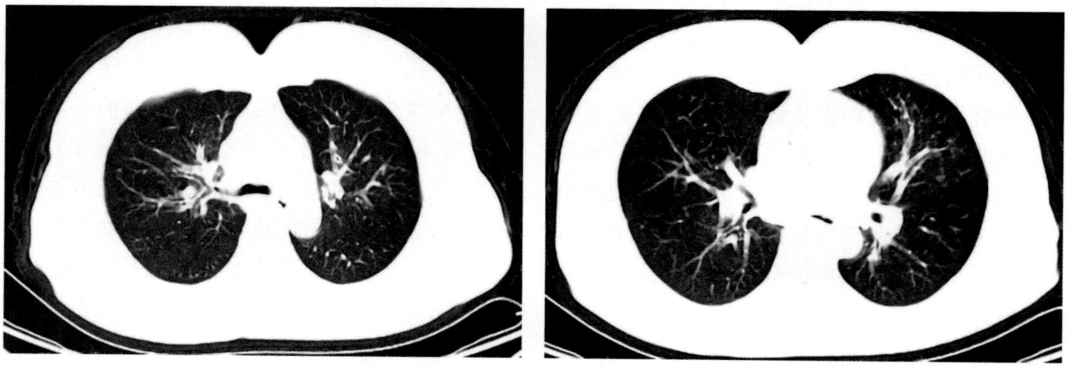

图4-1-39　胸部CT（2018.02.17）

【诊断依据】 中年女性，咳嗽、声嘶、发热半个月，抗生素治疗效果差，CRP升高幅度较低，可除外细菌感染性疾病。胸部CT显示双肺向心性分布支气管管壁增厚，周围可见树芽征，提示气道受累为主，首先考虑气管支气管炎型气道侵袭性曲霉病可能，患者声音嘶哑，不除外声带受累可能。入院给予抗感染、对症治疗半个月，咳嗽、声音嘶哑症状改善不明显，复查胸部CT（图4-1-40）显示病变较前进展（2018.02.26）。2018.03.01行气管镜检查：声带上覆黄白色脓苔（图4-1-41），支气管黏膜充血、水肿，部分黏膜表面溃疡、糜烂（图4-1-42），以左上肺为著，予刷检和活检。病理和培养均提示曲霉感染，加用伊曲康唑胶囊0.2g bid治疗后咳嗽、声嘶症状改善，1.5个月后复查气管镜检查，镜下明显好转（图4-1-43，图4-1-44）。

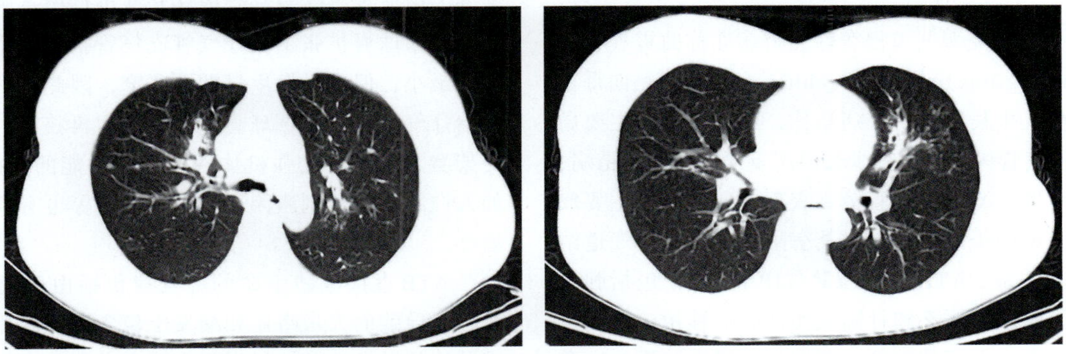

图4-1-40　病变较前进展（2018.02.26）

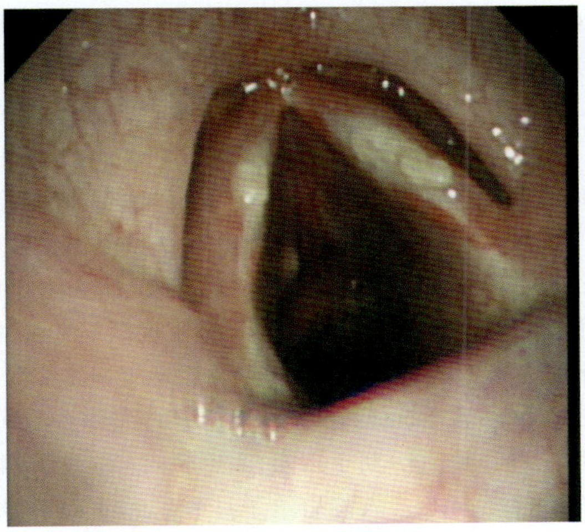

图4-1-41　双侧声带上覆黄白色脓苔

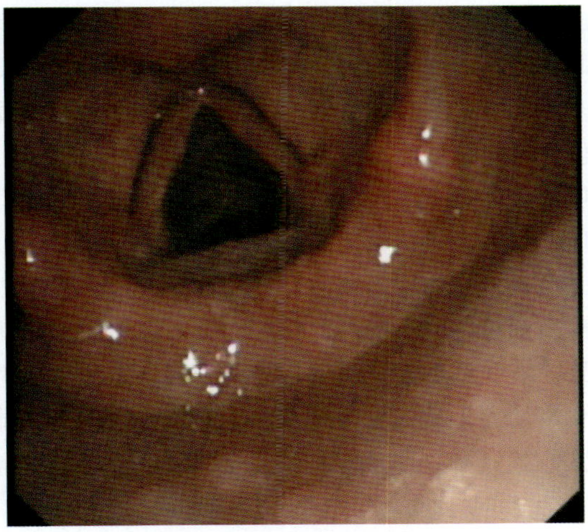

图4-1-43　声带光滑，未见新生物生长

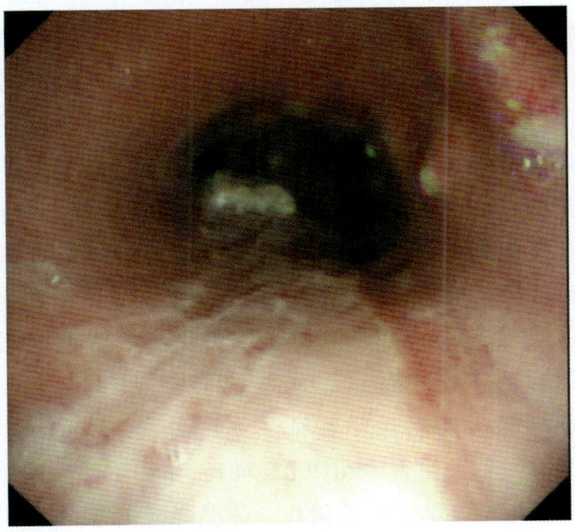

图4-1-42　气管黏膜充血、水肿，见黄白色坏死物质，局部黏膜呈结节状隆起

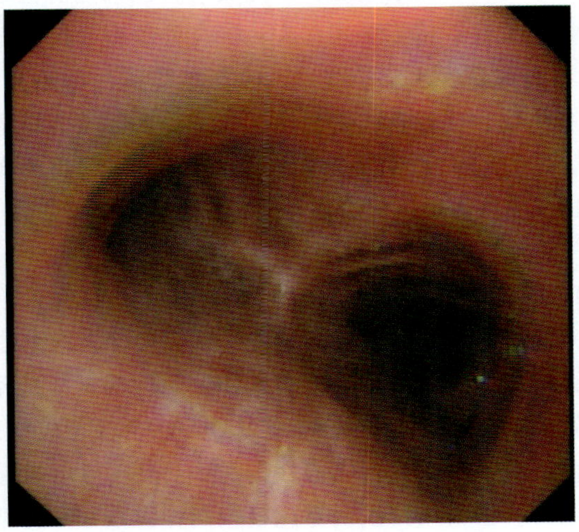

图4-1-44　黏膜光滑，管腔通畅

【分析】 气道侵袭性曲霉病的病变部位以支气管为主，单纯感染气管者较少见。病理可见急、慢性炎症细胞浸润，黏膜水肿，鳞状上皮化生，深浅不一的溃疡，溃疡表面附着坏死物质；曲霉菌丝侵袭黏膜层、黏膜下层及软骨，甚至气道壁全层，形成瘘管，侵犯邻近肺动脉及肺实质。曲霉菌丝及分生孢子与黏液、白细胞、红细胞混合形成痰栓堵塞支气管，痰栓周围气道壁黏膜坏死。

气管支气管炎型气道侵袭性曲霉病亦称曲霉气管支气管炎（aspergillus tracheobronchitis，ATB），是曲霉在气管内定植及生长所致的疾病总称，感染完全或主要局限于气管支气管树，是一种少见但严重的侵袭性曲霉病，有致命的结局。ATB支气管镜下表现为何种形式主要取决于吸入曲霉孢子的数量，以及宿主免疫状态和气道结构间的相互关系。ATB易感因素与IPA类似，包括肿瘤放化疗后、粒细胞缺乏和骨髓或实体肿瘤移植、长期服用糖皮质激素或免疫抑制剂、糖尿病、慢性肺病、广谱抗生素使用、AIDS及入住ICU的危重患者，也可见于无基础病或无免疫缺陷患者。

曲霉孢子对呼吸道的定植被认为是ATB病理生理学的第一步，随后多形核中性粒细胞和巨噬细胞的功能受损可能促进支气管黏膜随后的菌丝侵袭。气道结构破坏、气道黏膜清除能力下降及低氧血症导致气道局部抵抗力下降，使曲霉易在气道内定植，甚至感染。气道黏膜屏障破坏是曲霉侵袭气道的主因，而气管插管或切开、气道内肿瘤及细菌感染、局部放疗等均会破坏黏膜屏障功能，导致黏液和纤维素分泌增多，利于真菌定植。因患者全身免疫功能正常，故曲霉侵袭局限于气道，不向肺实质或其他脏器播散。另外，气道内手术进行丝线缝合时遗留的丝线亦是曲霉感染气道的原因之一。

ATB主要靠组织活检病理学确诊，病理提示曲霉浸润到气管、支气管黏膜基层，因此支气管镜检查活检是诊断的主要方法。镜下表现多样：①炎性改变，病变部位气道黏膜充血、水肿、糜烂，表面覆盖黄白色脓苔。②腔内新生物，气管管腔内息肉样新生物。③结节样增生改变。④气管、支气管出现狭窄或者阻塞。因为肺实质不受曲霉直接影响，可为正常无特征性的影像学表现，偶尔有气管或支气管壁增厚。

ATB的治疗包括抗曲霉药物治疗、支气管镜介入治疗和免疫增强治疗。抗曲霉药物首选伏立康唑，对烟曲霉、黄曲霉、黑曲霉等均有杀菌作用。两性霉素B因肾脏毒性较大，全身不良反应多，临床全身静脉应用较少，对不能耐受者可改用两性霉素B脂质体，但其可用于雾化吸入治疗，全身用药配合雾化吸入两性霉素B可明显提高疗效，有助于高浓度多烯类药物到达局部感染部位，但该方法尚未标准化。不能耐受抗曲霉治疗且未累及主气管及隆突的局部病变患者、肺功能良好者，或经积极的抗曲霉治疗急性症状已得到控制但仍有局部病灶者，可行手术治疗。由于气道侵袭性曲霉病导致气道阻塞、引流不畅，静脉用抗真菌药物在气道中浓度较低，抗真菌治疗疗程应延长，同时由于假膜组织生长快，造成气道严重梗阻，所以在全身应用抗真菌药物的同时，可联合支气管镜下介入治疗。通过激光、高频电刀、氩气刀、冷冻、微波等解除支气管内狭窄或炎性肉芽肿，缓解气道阻塞。球囊扩张术治疗气管支气管狭窄作用直接，伤害性最小，但容易发生早期再狭窄，因此有学者主张介入治疗气道狭窄首选球囊扩张，发生再狭窄时，再采用支架置入。一些增强机体吞噬细胞功能的免疫增强剂，如人白细胞集落刺激因子、干扰素-γ等也有利于该病的治疗。

ATB直接威胁生命的并发症包括由于菌丝侵入肺血管而导致的大量咯血和继发于包含坏死碎片的假膜形成导致的继发性急性气道阻塞。吻合部位支气管肺动脉瘘的发生是肺移植受者致命性咯血的原因。总体而言，ATB似乎比其他形式的IPA预后更好，大多数死亡被认为直接归因于IPA。

（安康市中医医院呼吸内科 唐 魁 提供）

4.**病例4**：男，60岁。双下肢水肿伴肉眼血尿3周。既往有肾炎综合征、酒精性肝硬化、脾切除、肺结节切除、右手背骨瘤手术病史。于2019.01.23以“肾炎综合征”收入院。查体：T 39.2℃，颜面轻度水肿，腹部膨隆，移动性浊音阳性，双下肢重度凹陷性水肿。辅助检查：呼吸道病毒四项快速检测提示甲型流感病毒抗原、乙型流感病毒抗原、腺病毒抗原和呼吸道合胞病毒抗原均阴性；血气分析（未吸氧）：pH 7.46、PO_2 74mmHg、PCO_2 40mmHg。入院后给予拜复乐0.4g qd静脉滴注治疗3天，体温降至38℃左右。2019.01.25甲型流感通用型核酸检测阳性，停用拜复乐，给予达菲75mg bid、美罗培南针1.0g q8h、甲泼尼龙针40mg qd治疗。行胸部CT检查（2019.01.27）显示双肺胸膜下散在斑片、磨玻璃影，双侧少量胸腔积液（图4-1-45）。2天后患者体温降至正常，辅助检查（2019.01.29）：血气分析（氧流量61%）：pH 7.42、PO_2 124mmHg、PCO_2 43mmHg、氧饱和度99%。复查胸部CT（2019.02.01）：双肺斑片、磨玻璃影，局部牵拉性支气管扩张，胸膜下分布为主，较前进展（图4-1-46）。患者甲型流感病毒检测阳性，胸部影像学为外周分布为主的间质性肺炎改变，符合病毒性肺炎的影像学特征。停用激素3天，体温复升至39℃，辅助检查（2019.02.04）：甲型流感通用型核酸检测弱阳性，继续激素治疗，体温降至正常。复查胸部CT（2019.02.07）：病变较前略有进展，胸腔积液较前减少。患者影像较前略有进展，但一般状况较前好转，停用达菲，甲泼尼龙针减为20mg qd，抗生素改用特治星针4.5g q8h继续治疗。甲型流感通用型核酸检测（2019.02.12）弱阳性。复查胸部CT（2019.02.14）：病变较前吸收。于2019.02.15出院，院外口服美卓乐24mg qd等药物治疗。辅助检查（2019.02.20）：血常规示白细胞24.4×10^9/L、血红蛋白168g/L，血小板计数179×10^9/L；咽拭子甲型流感通用型核酸RNA检测阴性。复查胸部CT显示病变较前无明显变化。2019.02.25夜间咳嗽时感右侧后背疼痛，伴活动后气促，伴有下肢水肿，给予呋塞米片口服后好转，查淋巴细胞亚群：T细胞（$CD3^+$）26.1%、CD4细胞14.8%、CD8细胞8.3%、CD4/CD8 1.78、NK细胞（$CD16^+/56^+$）6.8%、B细胞（$CD19^+$）56.3%。1周后患者再出现发热，体温最高达38℃，为进一步治疗于2019.03.04再次入院。辅助检查：血常规示白细胞12.8×10^9/L、中性粒细胞百分比87.5%、血红蛋白157g/L、血小板153×10^9/L；超敏C反应蛋白38.5mg/L；生化示白蛋白23.5g/L、丙氨酸转氨酶70U/L、谷氨酰转酞酶348U/L、葡萄糖12.64mmol/L、尿素氮9.1mmol/L、肌酐97μmol/L、尿酸500μmol/L；咽拭子甲型乙型流感通用型核酸咽拭子均阴性。复查胸部CT（2019.03.05）：双肺病变较前吸收，右肺上叶新发空洞影（图4-1-47）。

【诊断】 侵袭性肺曲霉病。

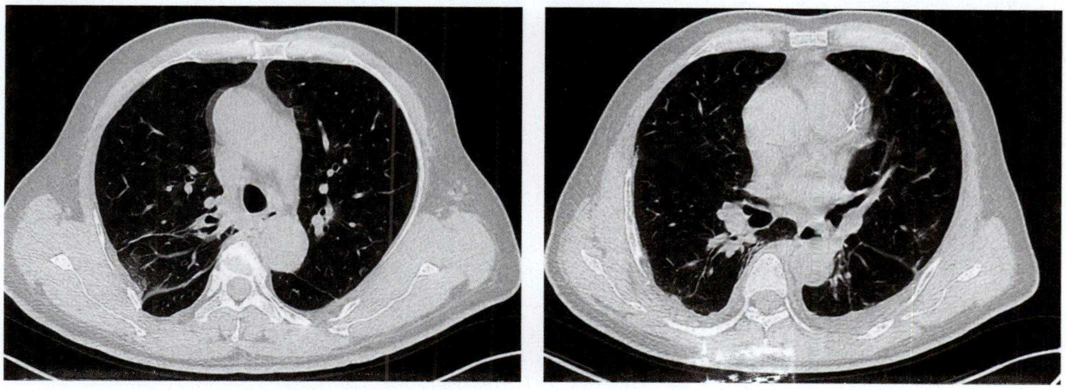

图4-1-45　胸部CT（2019.01.27）

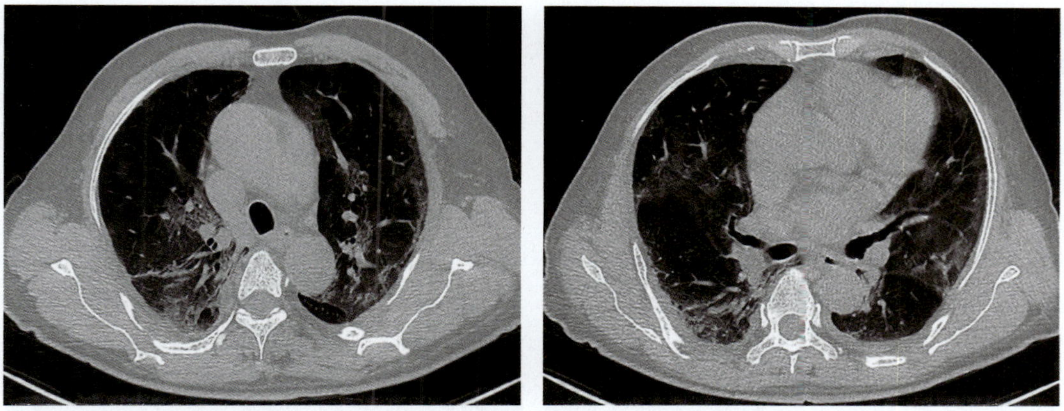

图4-1-46　胸部CT（2019.02.01）

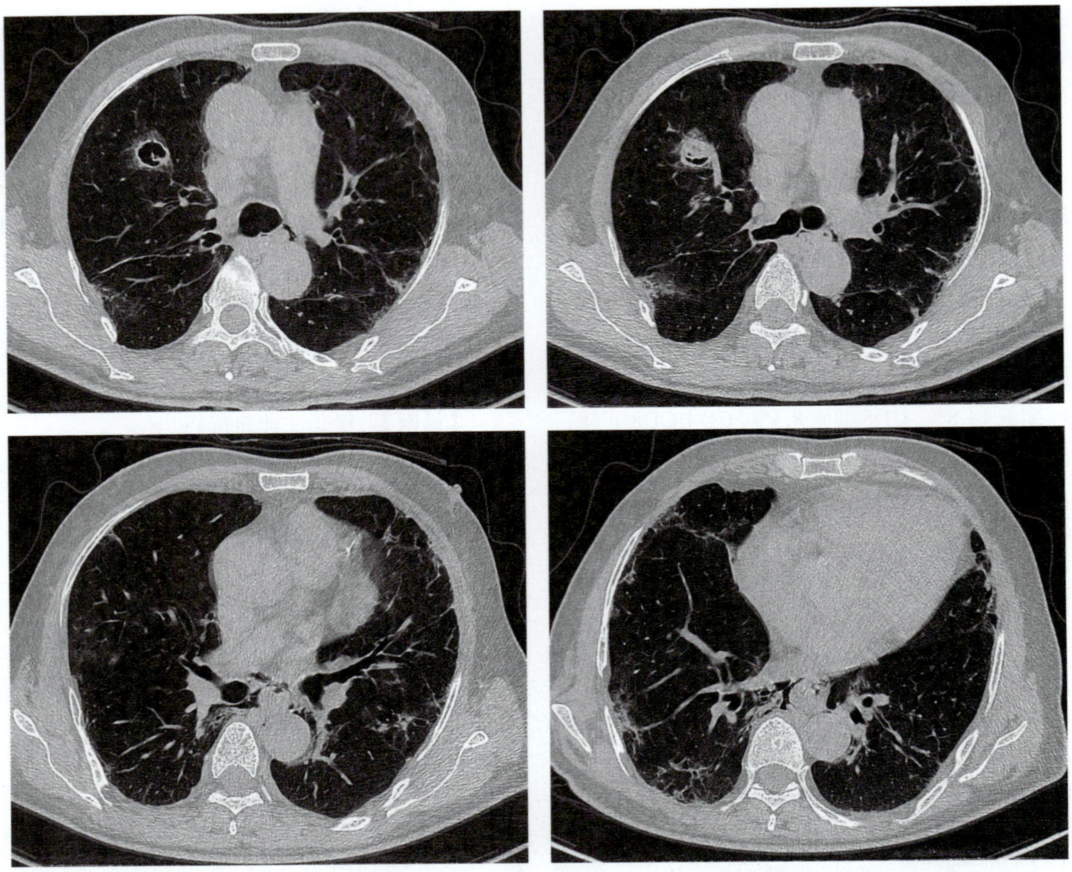

图4-1-47　胸部CT（2019.03.05）

【诊断依据】 老年男性，既往有肾炎综合征等病史，入院前2天前无明显诱因出现咳嗽、流涕，提示上呼吸道感染，病毒感染可能性大。入院后2天（40天前）诊断为病毒性肺炎，给予达菲、激素等对症支持治疗后病情好转。半个月前咽拭子病毒检测转为阴性。复查胸部CT示双肺间质性肺炎较前明显吸收，但右肺上叶出现斑片空洞影，空洞内坏死不彻底，且患者出现发热，结合病史考虑病毒感染后继发感染。病毒感染后易合并细菌和真菌感染，细菌感染多见于链球菌和葡萄球菌，真菌感染多见于曲霉，本例为单发空洞性病变，病变周围可见晕征，内部有空气新月征特点，首先考虑侵袭性肺曲霉病诊断。入院后细菌、真菌培养阴性，GM试验0.95（＜0.5μg/L），烟曲霉IgG抗体定量检测193AU/ml（＜80AU/ml），支持侵袭性肺曲霉病诊断。给予静脉滴注伏立康唑抗真菌治疗。复查胸部CT（2019.03.11）：空洞较前缩小（图4-1-48）。静脉应用伏立康唑2周后复查胸部CT：空洞内容物进一步坏死、排出。患者病情稳定，院外口服伏立康唑序贯治疗。1周后复查胸部CT（2019.03.31）：右肺上叶空洞性病变，内残存丝状影（图4-1-49）。

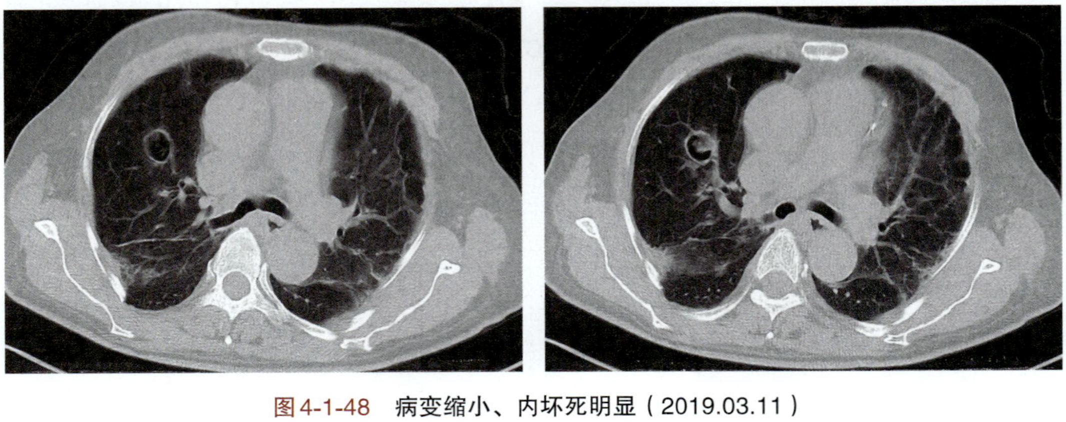

图4-1-48　病变缩小、内坏死明显（2019.03.11）

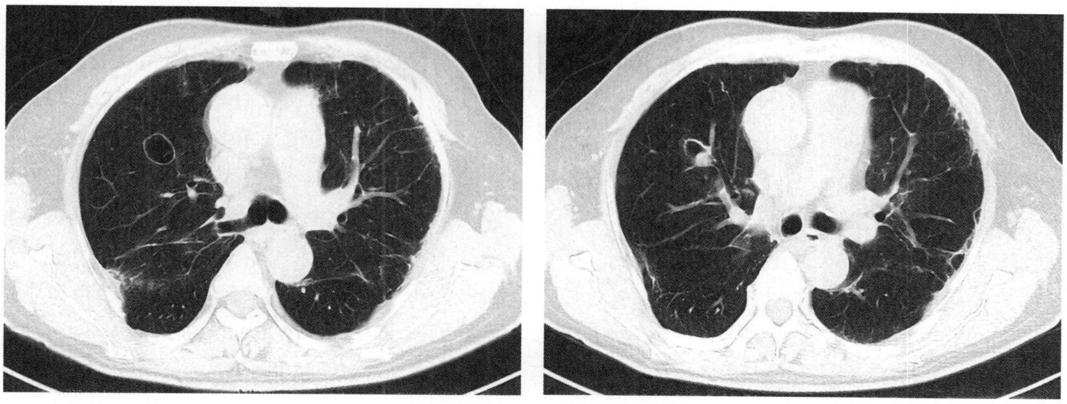

图4-1-49　右肺上叶空洞性病变，内残存丝状影（2019.03.31）

【分析】流行性感冒病毒（influenza virus）是有包膜的负向单链RNA病毒，是正黏病毒科的代表种，简称流感病毒，包括人流感病毒和动物流感病毒，人流感病毒分为甲（A）、乙（B）、丙（C）三型，是流行性感冒（流感）的病原体。甲型流感病毒常以流行形式出现，能引起世界性流感大流行，可在动物中广泛分布，也能在动物中引起流感流行和造成大量动物死亡。乙型流感病毒常引起局部暴发，不引起世界性流感大流行。丙型流感病毒主要以散在形式出现，一般不引起流行。在欧洲，在流感季节接受医疗护理的患者中，实验室确诊的流感占急性呼吸道感染的33%。在美国，2010—2020年，每年有430万～2100万人次就诊和1.4万～8.1万人次住院治疗。在流感住院患者中，15%～19%需要入住重症监护病房（ICU）。据估计，全球每年有超过29.1万例与流感相关的死亡。

流感病毒结构自外而内可分为包膜、基质蛋白及核心三部分。病毒的核心包含了存贮病毒信息的遗传物质及复制这些信息所必需的酶。流感病毒的遗传物质是单股负链RNA，简写为ss-RNA，ss-RNA与核蛋白（nuclear protein，NP）相结合，缠绕成核糖体，以密度极高的形式存在。除了核糖体，还有负责RNA转录的RNA多聚酶。甲型和乙型流感病毒具有相似的结构，包含8个不相关联的单链RNA基因片段，每个片段编码至少一种蛋白质，第1、2、3个节段编码的是RNA多聚酶，第4个节段负责编码血凝素，第5个节段负责编码核蛋白，第6个节段编码的是神经氨酸酶，第7个节段编码基质蛋白，第8个节段编码的是一种能起到拼接RNA功能的非结构蛋白，这种蛋白的其他功能尚不得而知。丙型流感病毒则比甲型和乙型流感病毒少一个节段，即第6个节段，其第4个节段编码的血凝素可以同时行使神经氨酸酶的功能。在核蛋白抗原性的基础上，流感病毒还根据血凝素（hemagglutinin，HA）和神经氨酸酶（neuraminidase，NA）的抗原性分为不同的亚型。

甲型流感病毒（influenza A virus，IAV）自然感染数百种温血动物宿主，包括鸟类和哺乳动物。野生水鸟是甲型流感的主要宿主，主要引起无明显症状的胃肠道感染。IAV最容易发生变异，流感大流行就是IAV出现新亚型或旧亚型重现引起的。一般来讲，流感病毒的抗原性变异就是指H和N抗原结构的改变，IAV的表面抗原会经常发生细小变异（量变），这种变异被称为抗原漂移（drift），从而达到躲避人体免疫系统识别的目的。IAV抗原漂移的结果是每年引发流感的毒株都有可能不同，人们每年都需要重新接种流感疫苗进行预防。转变（shift）指的是IAV发生突变，导致一种新的病毒亚型出现。因为人体内几乎没有抵御这种新生病毒的抗体，所以转变的结果往往会导致流感的全球性大暴发。流感病毒通常依靠病毒蛋白某部分同人体中特定蛋白的结合来侵入人体，通过这样的结合，流感病毒能够抑制人体本身对病毒感染的自然防御体系，为病毒有效地在人体内复制铺平道路。

IAV根据H和N抗原不同，又分为许多亚型，H可分为18个亚型（H1-H18），N有11个亚型（N1-N11）。其中，仅H1N1、H2N2、H3N2主要感染人类，其他许多亚型的自然宿主是多种禽类和动物。16种H亚型和9种N亚型以不同组合（如H1N1或H3N2）持续存在于禽类宿主中，对禽类危害最大的为H5、H7和H9亚型毒株。IAV通过交替的开放读码框、剪接或核糖体框架转移至少编码13种蛋白质。混合感染IAV和基因片段重组在野生水鸟中很常见。IAV的这种基因和抗原多样性构成了人畜共患感染、宿主转换和IAV菌株大流行的严重风险。一般情况下，禽流感病毒不会感染鸟类和猪以外的动物。禽流感（bird flu）是由禽流感病毒引起的一种急性传染病，病毒基因变异后能够感染人类，感染后的症状主要表现为高热、咳嗽、流涕、肌肉疼痛等，多数伴有严重的肺炎，严重者心脏、肾脏等多种脏器衰竭导致死亡，病死率很高。此病可通过消化道、呼吸道、皮肤损伤和眼结膜等多种途径传播。1997年，中国香港首次报道发生18例H5N1人禽流感感染病例，共有6例死亡，引起全球广泛关注。1997年以后，世界上又先后几次发生了禽流感病毒感染人的事件。自2003年以来，在16个国家650例患者中记录了高致病性禽流感H5N1病毒引起的传染病，死亡386人（病死率59%）。IAV中至今发现能直接感染人的禽流感病毒亚型有H1N1、H5N1、H7N1、H7N2、H7N3、H7N7、H7N9、H9N2和H10N8。其中H1、H5、H7亚型为高致病性，H1N1、H5N1、H7N9尤为值得关注。

流感病毒是重要的病原体，是引起人类呼吸道疾病的常见原因。在世界范围内，每年有300万～500万人罹患严重流感，导致欧盟和美国每年有5万～10万人死亡。5%～10%的住院患者需要入住ICU。临床上，流感表现为急性呼吸系统疾病，其特征是突发高热、咽痛、鼻塞、咳嗽、流涕、头痛、无力、萎靡等，还有呕吐、腹泻等症状。急性症状和发热通常持续7～10天，在大多数情况下，感染是自限性的，尽管虚弱和乏力的感觉可能会持续数周。不同流感亚型病例在临床特征上存在差异：甲型H3N2流感病例较少出现下呼吸道症状，如咳嗽、咳痰；甲型H1N1流感病例则较少出现上呼吸道症状如鼻塞、喷嚏和流涕，这些差异有助于临床流感病毒亚型的鉴别。所有年龄段均可受累，但学龄儿童中流行率最高；婴儿、老年人和有着基础疾病的患者症状最重。感染鼻咽部后近48小时（2～3天），甲型流感病毒复制达到高峰，此后开始下降，6天后几乎没有病毒散布。

流感病毒可在整个呼吸系统的上皮细胞中复制，并可导致气管炎、支气管炎、细支气管炎、弥漫性肺泡损伤伴肺水肿和出血，以及肺间质和气腔的炎症。流感并发症可在几小时内发生，包括出血性支气管炎、弥漫性肺泡损伤和肺炎。暴发性致命流感病毒性肺炎偶尔发生，但大多数肺炎是由继发细菌感染引起的。肺炎、呼吸困难、发绀、咯血、肺水肿的进一步发展会引起急性呼吸窘迫综合征，而且在症状出现后48小时内可能死亡。

流感病毒性肺炎典型病理表现为弥漫性肺泡损害或肺泡间隔水肿，病程10天后可出现机化性肺炎改变和明显的Ⅱ型肺泡细胞增生，均可出现肺泡出血和肺内透明膜形成，这与早期影像学表现为多发磨玻璃影及实变影，而晚期出现机化性肺炎的改变相对应。影像学主要表现为双肺多发磨玻璃影及实变影，以双下肺近胸膜下为主，部分患者可在磨玻璃影的基础上叠加小叶内间隔增厚，出现典型的铺路石征，小叶中心结节、树芽征、空洞及胸腔积液少见。

流感感染导致病变加重包括宿主、病毒和其他致病菌的因素。流感是导致16岁以上患者因呼吸道病毒性疾病住院的主要原因。患有包括慢性阻塞性肺疾病、免疫抑制病或糖尿病等基础疾病的患者，可能因甲型流感出现严重并发症。肥胖被确立为一个独立的危险因素，妊娠一直是高危因素。病毒因素包括与宿主转换和适应生长相关的聚合酶突变，调节免疫和抗病毒反应的病毒蛋白，以及加重病情的毒力因子等。流感病毒感染会导致呼吸道上皮细胞损伤，有利于发生细菌或真菌继发感染，导致呼吸窘迫、病情加重及死亡。

共同感染作为流感病毒感染的常见并发症，往往导致发病率和死亡率的增加。原发性流感病毒感染常与继发性细菌感染相关。虽然抗生素的使用已经对继发细菌感染产生了影响，但是原发性流感病毒感染后的细菌性肺炎仍然是对公众健康的重大威胁。在1918年流感大流行期间，全球约5000万人的死亡大多与并发或继发细菌感染有关，主要是致病菌是革兰阳性菌。在1957年H2N2和1968年H3N2大流行期间，继发的细菌感染也使得发病率和死亡率增高。即使在广泛应用抗生素的年代，2009年H1N1大流行期间，入住ICU的H1N1感染患者合并细菌感染的比例高达34%，死亡比例高达55%。流感后的继发感染最常见的细菌是肺炎链球菌、金黄色葡萄球菌和流感嗜血杆菌。

2009年甲型H1N1流感大流行之后，流感后继发曲霉感染的报道急剧增加。这是与曲霉感染的增长趋势有关，还是与诊断方法的改进有关，目前还不清楚，不过后者的可能性更大。在许多研究中，流感患者的IPA发病率超过10%。曲霉可在严重流感感染的环境中迅速导致侵袭性疾病，包括免疫功能正常的患者。这种情况下侵袭性曲霉病的发病机制可能包括病毒破坏呼吸道上皮和局部免疫功能受损，以及病毒引起的系统性Th1/Th2改变和淋巴细胞减少。研究表明，中性粒细胞的募集是由流感通过STAT1信号显著诱导的，这可能部分解释了流感宿主对IPA易感性。IPA易感性涉及多个因素，如肺泡巨噬细胞功能障碍、黏膜纤毛清除抑制、IL-10过表达T辅助细胞分化失调和肺微生物组改变。此外，抗生素的应用改变上呼吸道菌群和类固醇应用导致的免疫抑制亦是危险因素。

Shi等对14项研究，涉及6024例流感住院患者的数据进行了荟萃分析。10%的流感患者出现IPA，死亡率为52%。IPA易感性的高危因素包括男性、吸烟史、慢性肺病、甲型H1N1流感、需要支持性治疗的严重疾病、入院前使用皮质类固醇、实体器官移植和血液学恶性肿瘤。IPA患者的死亡率比未患IPA的患者高出近2.4倍。IPA诊断延迟可能导致预后不良。Lu等分析了10项观察性研究中1720例流感危重患者的数据，导致IPA的患病率为19.2%（331/1720）。接受过器官移植、患有血源性恶性肿瘤、免疫功能低下、入院前长期使用皮质类固醇的患者发生IPA的风险更高。IPA是严重流感的常见并发症，与死亡率增加有关。

严重病毒感染（流感或COVID-19）是IPA的易感因素。虽然这两种病毒感染都有一些共同的风险因素和严重的淋巴细胞减少症，但这两种疾病的发病机制似乎不同。流感病毒抑制NADPH氧化酶，导致中性粒细胞功能障碍。流感对呼吸道上皮的广泛破坏有利于烟曲霉通过破坏这种天然屏障而入侵，这可以解释气管支气管炎的高比例。虽然COVID-19通过血管紧张素转换酶Ⅱ（ACE Ⅱ）受体进入肺泡上皮细胞和Ⅱ型肺泡细胞，但其破坏性作用主要与内皮细胞损伤、肾素-血管紧张素系统的改变和导致的ARDS有关，而不是流感中观察到的呼吸道气管支气管上皮的破坏和坏死。这些事实可以解释流感相关肺曲霉病的气道侵袭形式，与COVID-19相关肺曲霉病中炎症继发的广泛肺损伤形成对比。

（浙江省立同德医院呼吸科　李国平　提供）

5.**病例5**：男，62岁。间断胸闷、气短、咳嗽、咳痰10年，加重20天。5天前住院检查：血常规示白细胞$31.9\times10^9/L$、中性粒细胞百分比95.4%、淋巴细胞百分比1.9%；血凝示纤维蛋白原5.30g/L、D-二聚体431ng/ml；N末端B型钠尿肽前体407pg/ml。痰霉菌培养：烟曲霉，无念珠菌生长。给予他唑仙、左克抗感染，米乐松40mg静脉推注等治疗5天，症状逐渐加重，复查血常规：白细胞$34.7\times10^9/L$、中性粒细胞百分比88.0%、血小板$97\times10^9/L$。肺功能：FVC降低，FEV_1降低，FEV_1/FVC降低。提示：极重度混合性通气功能障碍，支气管舒张试验阴性。血气分析：pH7.416、$PCO_2$54.4mmHg、$PO_2$55.2mmHg。于2016.04.29上级医院诊治。查体：T 36.4℃，P 94次/分，R 20次/分，BP 120/80mmHg。一般状态较差，桶状胸，双侧语颤减弱，叩诊过清音，双肺散在干、湿啰音。

胸部CT（2016.04.29）：双肺沿支气管分布斑片影，支气管扩张，肺气肿（图4-1-50）。

【诊断】 侵袭性肺曲霉病。

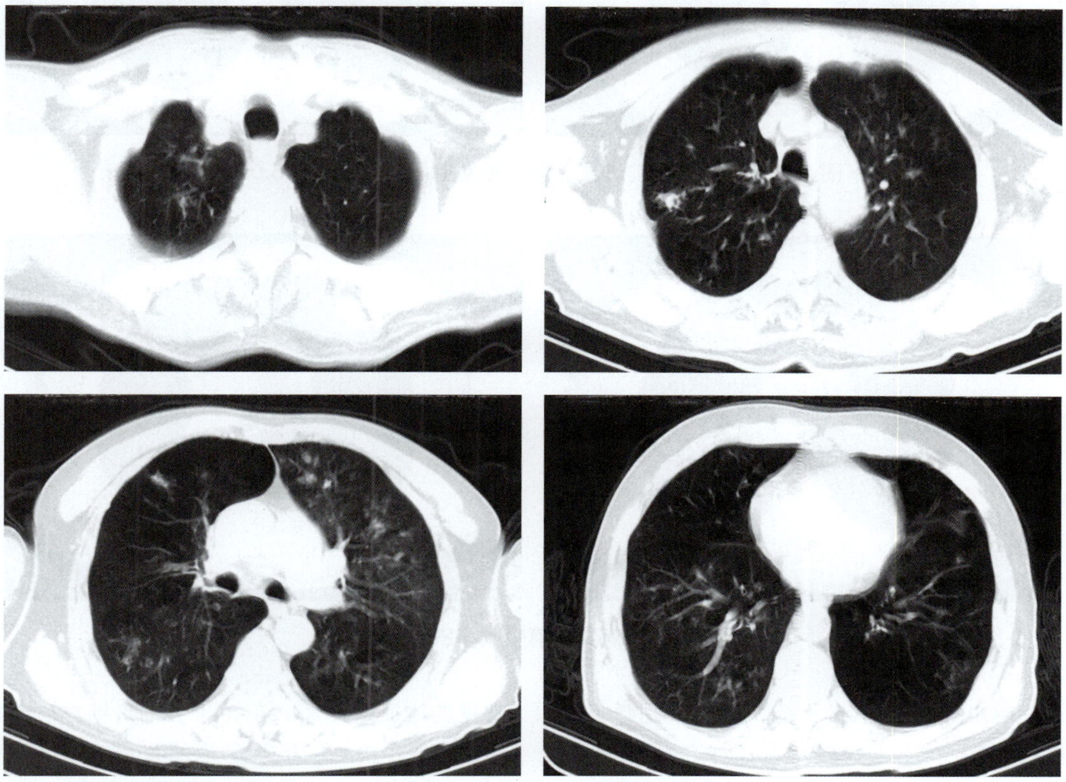

图4-1-50　胸部CT（2016.04.29）

【诊断依据】 老年男性，既往有COPD病史，本次受凉后再次发作，听诊双肺可闻及散在干、湿啰音，血气分析示Ⅱ型呼吸衰竭，考虑为AECOPD。发作前胸部CT检查未见明显感染征象，抗感染治疗症状无明显缓解，复查胸部CT显示双肺沿支气管分布斑片影，树芽征明显，局部可见小空洞影，鉴于抗感染治疗无效，病变分布符合气道侵袭性曲霉病影像学特点，外院痰培养示烟曲霉生长，首先考虑侵袭性肺曲霉病可能。入院后完善相关检查，给予伏立康唑针剂抗真菌治疗。辅助检查（2019.05.04）：血常规示白细胞$20.18\times10^9/L$、中性粒细胞比例90.3%；C反应蛋白25.2mg/L；生化提示白蛋白26.3g/L、葡萄糖8.83mmol/L；G试验＞600pg/ml；GM试验0.41μg/L；血气分析提示pH 7.471、PCO_2 46.9mmHg、PO_2 67.4mmHg。复查胸部CT（2019.05.05）：病变较前进展，双肺多发空洞影（图4-1-51）。行支气管镜检查，于左肺舌叶活检，病理回报：黏膜慢性炎并曲霉生长。患者自动出院，院外口服伏立康唑治疗，半个月后复查胸部CT（2019.05.20）显示病变较前吸收（图4-1-52）。

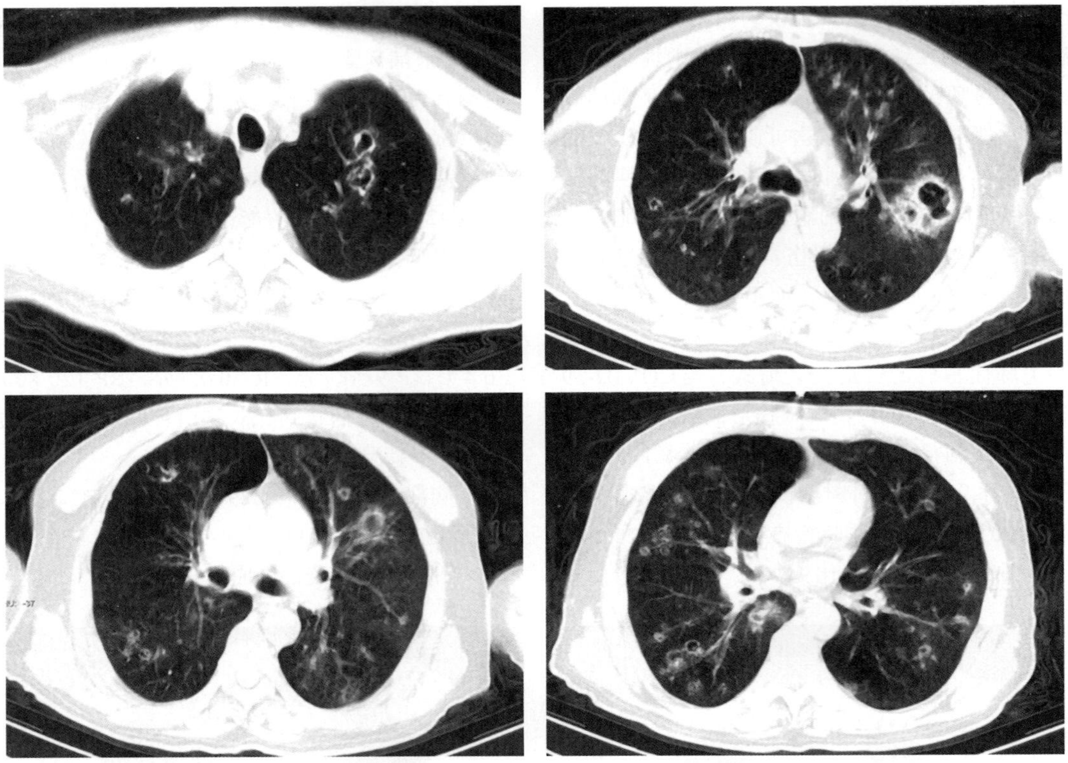

图4-1-51　病变较前进展，双肺多发空洞影（2019.05.05）

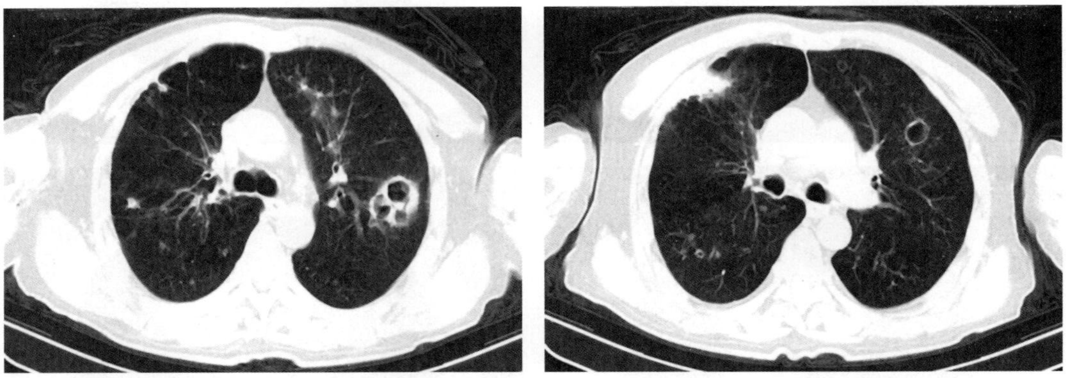

图4-1-52　病变较前吸收（2019.05.20）

【分析】 COPD合并IPA的发病机制主要是呼吸道上皮的慢性损伤和炎症、黏膜纤毛功能障碍及吸入微生物的清除受损。吸入空气中的曲霉后容易在气道定植，当免疫功能低下时导致肺部曲霉感染。既往研究显示，COPD患者IPA的发生率为1.13～3.6/1000。然而，Hammond等的荟萃分析显示，COPD患者IPA的全球发病率明显较高，占入院人数的1.3%～3.9%。几乎所有伴有IPA的COPD患者在住院前和住院期间均接受类固醇治疗。即使吸入皮质类固醇也可能使IPA易感，但证据仍然局限于病例报告。在因COPD加重而入住ICU并被诊断为IPA的患者中，死亡率估计为30%～60%，是对照组的2倍。

有文献报道，发热是血液系统疾病合并IPA患者最常见的体征（87%），但由于大剂量糖皮质激素的使用，COPD合并IPA患者中发热的比例仅为38.5%。COPD合并IPA患者中胸痛及咯血的发生率亦低于血液系统疾病合并IPA患者。实验室检查常提示外周血白细胞计数升高（$>12.0\times10^9$/L）；同时，C反应蛋白、纤维蛋白原及乳酸脱氢酶也可能轻度升高；血小板计数下降（$<100\times10^9$/L）常出现于较晚期患者。因此，当激素依赖的重度或极重度COPD患者接受大剂量激素和广谱抗生素治疗时仍存在严重呼吸困难，尤其是胸部影像出现新发病灶和（或）痰液检查发现曲霉者，应高度警惕IPA。COPD合并IPA的诊断需结合临床表现、微生物检查、影像学、病理学等指标综合判断。取自COPD患者下呼吸道标本曲霉培养阳性，但无呼吸困难急性加重、

气道痉挛或新发肺部浸润，考虑曲霉定植可能。

早期IPA患者的胸部影像学可无异常表现。随着疾病的进展，IPA患者可出现实变、结节、晕征、空气新月征等典型影像学表现。虽然晕征和空气半月征在粒细胞缺乏患者中有很高的诊断价值，但COPD合并IPA患者中晕征及空气新月征出现的频率较低，常表现为非特异的实变影。Huang等研究表明，COPD合并IPA患者常见的影像学表现包括斑片影（76.2%）、多发结节影（33.3%）、血管侵犯表现（包括晕征19.0%、楔形实变影19.0%、空气新月征28.5%），其中，沿支气管分布的多发结节影的特异度高达92.5%。这些影像学差异与患者免疫反应的强度、基础肺疾病造成的肺实质改变、CT检查的时机等相关。

6.**病例6**：男，29岁。发热、咳嗽、咳痰、憋喘半个月余。2019.01.18就诊于当地卫生院，行胸部CT检查显示双肺炎表现。辅助检查：血常规示白细胞11.85×10^9/L、N% 85.64%；C反应蛋白57.2mg/L。给予相应药物诊疗（具体用药不详），效果欠佳。2019.01.22就诊于当地市人民医院，辅助检查：血常规示白细胞20.51×10^9/L、N% 86.6%；C反应蛋白81.4mg/L；血生化提示AST 197.0U/L、ALT 332.0U/L、GLU 8.93mmol/L；D-二聚体3.28mg/L。2019.01.24于济南市市中区人民医院住院治疗，行胸部CT检查符合双肺炎症，纵隔淋巴结肿大。给予“拜复乐、克林霉素、奥司他韦”等药物诊疗，效果一般。辅助检查（2019.01.30）：血常规示白细胞16.13×10^9/L、N% 79.6%；C反应蛋白69.22mg/L，于2019.02.01入本科治疗。查体：T 35.7℃，P 98次/分，R 23次/分，BP 128/69mmHg，SpO_2 95%。双肺呼吸音清，未闻及干、湿啰音。

胸部CT（2019.01.24）：双肺沿支气管分布斑片、实变影，支气管管壁增厚、树芽征明显，双下肺胸膜下磨玻璃样高密度影（图4-1-53）。

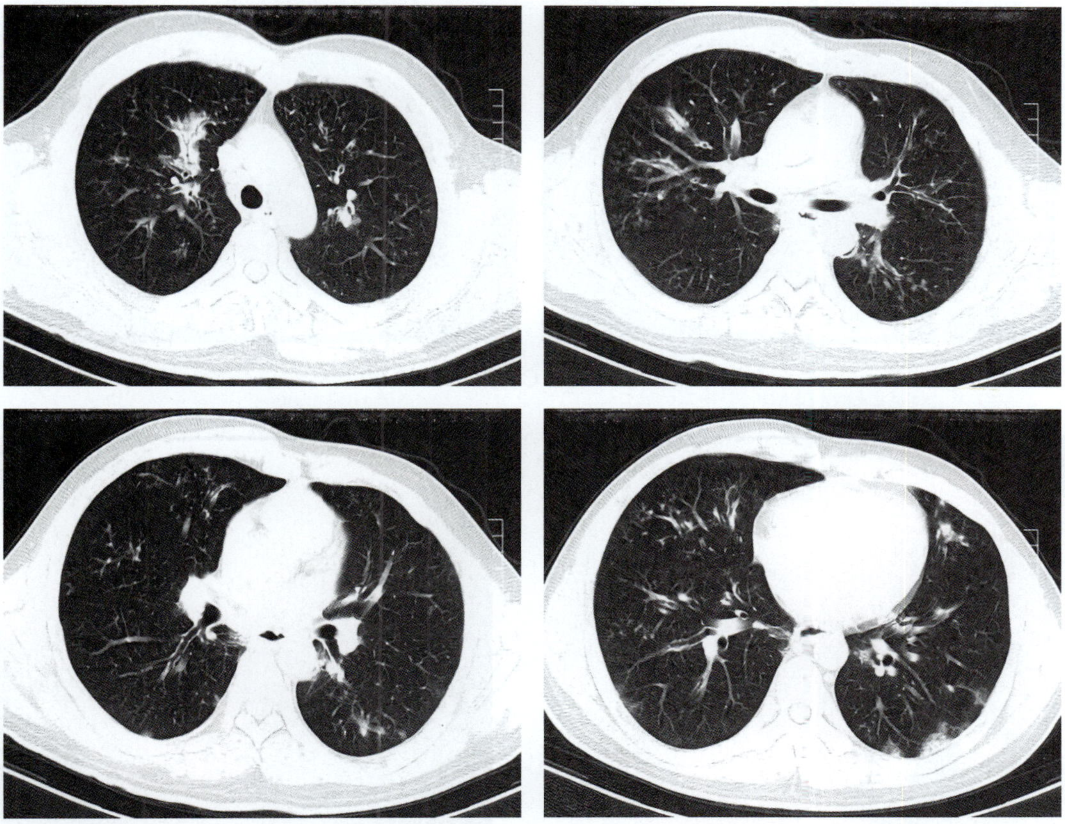

图4-1-53　胸部CT（2019.01.24）

【诊断】　侵袭性肺曲霉病。

【诊断依据】　青年男性，既往体健，急性起病，白细胞升高明显，考虑感染性疾病。患者C反应蛋白略有升高，抗感染治疗疗效差，不支持细菌感染。患者血糖偏高，胸部CT显示双肺沿支气管对称性分布斑片、实变影，支气管管壁增厚、局部可见空洞影，树芽征明显，提示支气管受累，首先考虑气道侵袭性肺曲霉病。患者诉声音嘶哑，咳嗽、咳痰，辅助检查：肝功能+血生化：谷草转氨酶94U/L、丙氨酸转氨酶260U/L、谷氨酰转酞酶121U/L、白蛋白28.7g/L；C反应蛋白39.25mg/L；D-二聚体3.75mg/L；降钙素原0.13ng/ml，红细胞沉降率62mm/h，予伏立康唑200mg q12h静脉滴注治疗，并给予复方甘草酸（美能）和天晴甘平保肝治疗。入院第2天，痰涂片回报革兰染色镜检检出真菌菌丝，G、GM试验阴性。入院3天后咳嗽、咳痰较前减轻，症状明显缓解。复查胸部CT（2019.02.09）：双肺多发斑片状、结节状高密度影，部分实变（图4-1-54）。患者自觉症状明显减轻，但复查胸部CT部分区域病变较前加重，考虑为影像的延迟效应，继续单药抗真菌治疗。2019.02.12痰涂片回报革兰染色镜检检出真菌菌丝，行气管镜检查，镜下见声带黄白斑，隆突处及右肺中叶均见一息肉样新生物（图4-1-55，图4-1-56）。2019.02.13复查血常规、降钙素原均正常；肝功能：丙氨酸转氨酶73U/L。患者转氨酶较前明显降低，停用美能，单用天晴甘平口服改善肝功能；伏立康唑静脉滴注2周后序贯改为口服治疗。2019.02.15患者声音嘶哑、咳嗽、咳痰均明显改善，病理回报：（左上叶后段）肺组织急慢性炎伴纤维组织增生；（声带）送检为曲霉。结合病理，患者声带、肺曲霉病诊断明确，好转出院，院外继续口服伏立康唑治疗。1个月后复查，病变基本吸收（图4-1-57）。

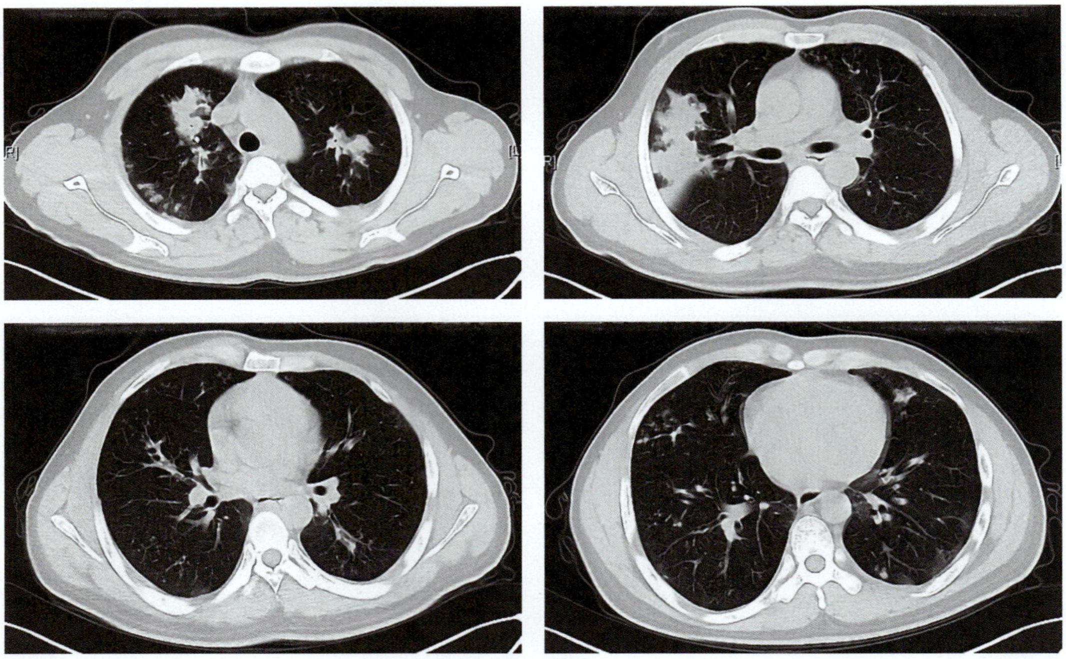

图4-1-54 胸部CT（2019.02.09）

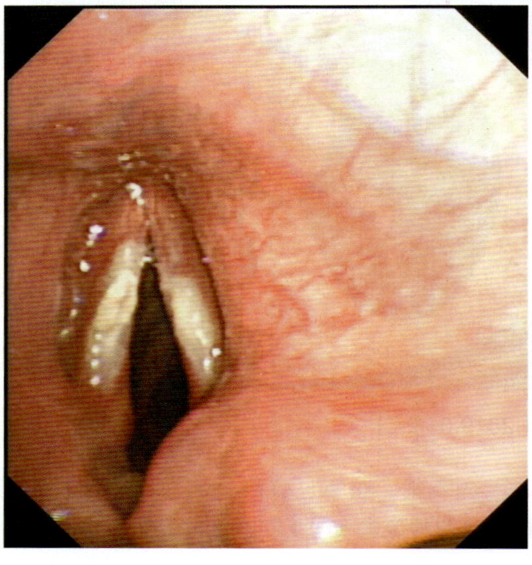

图4-1-55 声带黄斑

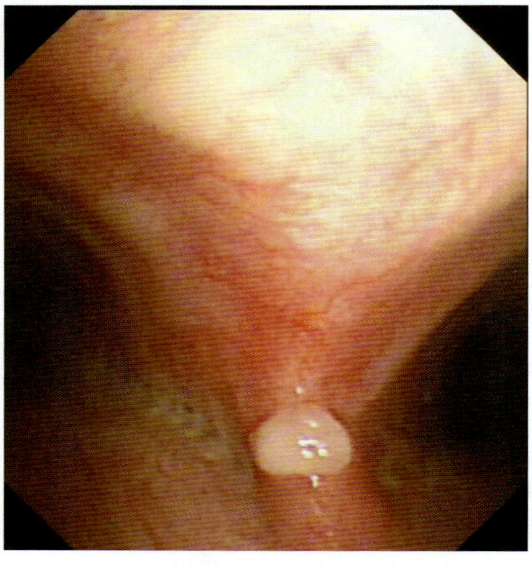

图4-1-56 隆突息肉

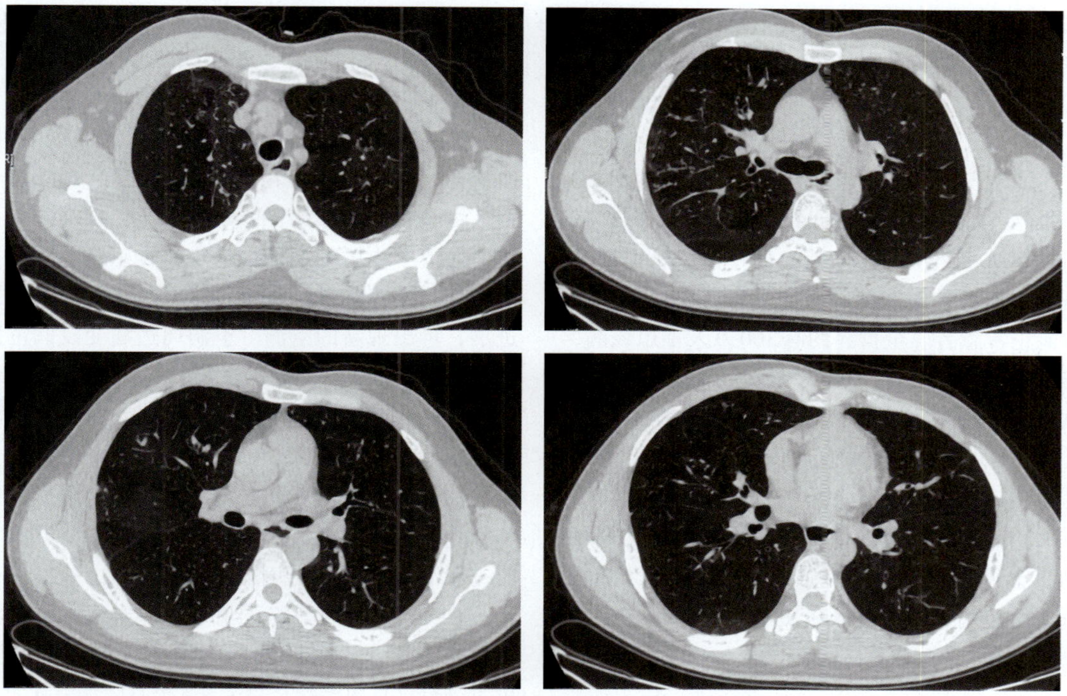

图4-1-57　病变基本吸收（2019.03.18）

【分析】　曲霉是条件致病性真菌，广泛存在于自然界。常见感染部位为肺部、支气管及鼻窦，较少见于声带。声带曲霉病属于深部真菌病，常见于免疫受损人群，多为系统性真菌感染的局部表现。若曲霉感染宿主声带，并导致声带组织损害和功能障碍，而无声带外感染灶，即为侵袭性声带曲霉病。正常人体免疫状态下，由于鼻毛过滤、鼻甲阻拦、鼻黏液痰的吸附排出、喷嚏反射、声带运动等保护机制，真菌的孢子经空气直接进入声带导致的原发性声带曲霉病较为少见；呼吸道感染、用声过度、咽喉反流、月经期等因素均可导致声带充血水肿，局部黏膜物理屏障受损，增加局部真菌感染和定植的机会。继发性声带曲霉病则多由口咽、鼻部、肺部、支气管真菌感染发展而来，常见原因为免疫低下或缺陷（如艾滋病、骨髓移植后患者）、长期使用糖皮质激素（如治疗哮喘时）、滥用抗生素引起菌群失调、某些基础疾病（如COPD、糖尿病、Felty综合征等）。农民、木匠等长期接触霉菌环境的职业亦可增加声带曲霉病发病风险。本例既往体健，声带曲霉病考虑为气道侵袭性曲霉病继发感染所致。

声带曲霉病患者可急性发病，进展缓慢，病程长，多见于青壮年。最常见症状为声音嘶哑，还可能伴或不伴咽异物感、咽喉痛、咽痒、干咳、胸闷等，发热较为少见。可为单侧或双侧声带受累，以双侧多见；发病部位多为声带前中部表面及游离缘，亦可见于声带后部，少数发生于声带或声门下。镜检可发现声带表面灰白色或灰黄色苔膜隆起，呈豆渣样或斑块状，边界清晰，表面不平，周围黏膜充血肿胀。因早期症状不典型，故而极易误诊为急性喉炎；待白膜形成后不易与声带白斑区分，病变累及声门下严重者可导致喉梗阻；亦有报道将声带曲霉病误诊为喉癌者。

声带曲霉病若得到及时治疗，一般预后好，复发率较低。治疗方法包括系统治疗、局部治疗、手术治疗或联合治疗。系统抗真菌药物多采用伏立康唑或伊曲康唑，患者多在用药1～2周症状好转。手术主要包括激光或低温等离子射频消融病灶。鉴于单纯药物治疗即可获得痊愈，且考虑到曲霉感染期间采取手术可能会使声带黏膜的物理屏障作用进一步受损，导致真菌播散，引发真菌血症，故手术不作为首选。对于伪膜较厚或肉芽肿形成的可采用手术加系统抗真菌药物的联合治疗。

声带曲霉病可发生于无免疫受损疾病的宿主，广谱抗生素和糖皮质激素的使用是常见危险因素，确诊依赖于镜下组织活检及培养，抗真菌药物治疗效果好，复发率低，并发症少。声带曲霉病治疗的药物选择、给药途径及治疗疗程差别较大，需要更多临床观察，以制定切实可行的相关指南。

伏立康唑的不良反应主要为视觉异常、肝损害和皮疹，其中肝毒性可能与其主要在肝脏中通过细胞色素P450同工酶CYP2C19进行代谢有关。伏立康唑在成年人体内呈非线性药动学特征，当口服给药时，给予负荷剂量，第1天即接近于稳态血药浓度，给药后1～2小时达到峰浓度。急性肝损害者（ALT、AST增高）无须调整剂量，但应继续监测肝功能以观察是否有进一步升高。

该患者发病后肝功能异常，入院后给予保肝治疗后肝功能指标明显降低，定期监测肝功能，肝功能各项指标无进一步恶化。

二、慢性肺曲霉病

慢性肺曲霉病（chronic pulmonary aspergillosis，CPA）是一种逐渐破坏肺部组织的感染性疾病，往往发生在没有明显免疫缺陷但合并潜在肺部疾病的患者中，也可发生于免疫功能正常患者。全世界约有300万人罹患该病，根据2011年全球70亿人口，全球患病率为42/10万，但在美国和欧洲，患病率不到1/10万（0.6例），提示该疾病多见于风险因素更为普遍的中低收入国家。

全球范围内，既往结核感染是CPA最常见的危险因素，估计有120万例为肺结核并发症；其他相关危险因素包括非结核分枝杆菌（NTM）感染、ABPA、COPD、支气管扩张、结节病、既往肺癌病史和气胸等。许多患者往往同时存在数个危险因素。

（一）分类

2015年12月23日欧洲呼吸学会（European Respiratory Society，ERS）和欧洲临床微生物与感染学会（European Society for Clinical Microbiology and Infectious Diseases，ECCMID）联合发布首个CPA联合指南，《慢性肺曲霉病：诊断和治疗的理论基础和临床指南》，在线发表于《欧洲呼吸杂志》。根据该指南，CPA可具体分为或单纯性肺曲霉球（simple pulmonary aspergilloma）、慢性空洞性肺曲霉病（chronic cavitary pulmonary aspergillosis，CCPA）、慢性纤维化性肺曲霉病（chronic fibrosing pulmonary aspergillosis，CFPA）、亚急性侵袭性曲霉病（subacute invasive aspergillosis，SAIA）和曲霉结节。

需注意的是，几种亚型并非独立的疾病，彼此相互之间可有交叉，且随着机体免疫状态的变化及病情的进展可相互转变。例如：接受免疫抑制治疗时，CCPA可进展为SAIA；SAIA接受抗真菌治疗后最终可演化为CCPA。

（二）定义

1.曲霉球　曲霉球是真菌球的形态学表现，由曲霉菌丝、纤维蛋白、黏液和其他细胞碎片组成。曲霉球是CPA的最具特征性的影像学表现，位于肺内、胸膜腔或扩张的支气管中。曲霉球是沿空洞表面生长的真菌突入空洞腔内而形成的，几乎可见于所有形式的CPA。单发肺曲霉球是指在单个肺空洞中含有一个单发真菌球，血清或微生物学证据提示曲霉感染，多见于非免疫功能低下的患者，症状轻微或没有症状，但也可出现轻至重度不等的咯血，随访至少3个月影像学无进展。鉴于单发肺曲霉球的病程较为“良性”，其是否被纳入CPA亚群一直存在争议。但由于其与CCPA/CFPA关系密切，目前仍属于CPA范畴。

2. CCPA　是CPA最常见的形式，既往称为复杂曲霉球，通常表现为1个或多个肺空洞，可为薄壁或厚壁，可包含1个或多个曲霉球，或空洞内含有不规则物质，血清学或微生物证据提示曲霉感染，具有显著的肺和（或）全身症状，炎症因子增高，随访3个月影像学进展，可出现新的空洞、空洞周边病变浸润范围扩大或肺纤维化增多。CCPA发展缓慢，可持续数月，即使手术切除后也易出现复发。若不进行治疗，随着时间的推移，这些空洞会逐渐变大、融合，会出现曲霉球，也可能原有的曲霉球消失。若此时仍不治疗，肺部形成慢性瘢痕和肺纤维化范围扩大，最终出现纤维化，变为CFPA，此时进行治疗并不能使病情得到改善。

CCPA患者若无以下情形，即未合并肺部症状、无体重减轻或明显疲劳、肺功能无重大损伤或渐进性减弱，可不进行抗真菌治疗，每3～6个月随访一次。具有全身症状或肺部症状者、肺功能进行性减弱或影像学检查病变进展者，应当进行至少6个月的抗真菌治疗。

3. CFPA　往往是CCPA未经治疗逐渐发展而来，广泛的肺纤维化累及至少2个肺叶伴有CCPA导致肺功能严重受损，通常是整个半侧胸腔，并且是不可逆的。严重的纤维化累及1个肺叶伴有1个空洞只能称为CCPA侵及该肺叶。纤维化通常主要表现为肺实变，但可看到周围纤维化的大空洞。虽然CFPA是从CCPA进展而来，但曲霉球在与CFPA相关的腔内罕见。

4. SAIA　既往称为慢性坏死性肺曲霉病，见于轻微免疫功能低下或非常虚弱的患者，如糖尿病、营养不良、酗酒、高龄、长期使用激素或其他免疫抑制药物、COPD、结缔组织病、放射治疗、NTM感染或HIV感染者。SAIA与CCPA具有相似的临床和影像学特征，但进展相对更快，病程通常在1～3个月。SAIA临床表现多为慢性咳嗽、咳痰、发热等非特异性症状，影像学特点包括空洞、结节、进展性实变伴有脓肿形成，组织学活检可见菌丝侵及肺组织，微生物学证实为侵袭性曲霉感染，血液或支气管肺泡灌洗液半乳甘露聚糖抗原试验明显阳性。虽然SAIA通常归入CPA，但其诊断和治疗与IPA类似。

SAIA临床上需与曲霉球和CCPA相鉴别，组织病理检查是鉴别金标准，并更好地观察曲霉感染后组织的反应。SAIA病理特点为局部肺组织的曲霉侵袭，组织坏死，肉芽肿形成或纤维包裹的出血坏死。曲霉球的特点是空腔内曲霉生长，但不侵袭周围空洞壁及肺组织。CCPA在切除的空洞内可发现有隔膜的菌丝，有时将空洞填充或使其闭塞，同时伴有慢性炎症反应，偶尔可见肉芽肿，周围可伴有纤维化或混有炎症细胞浸润。相反，SAIA组织学表现为菌丝侵入肺实质，伴有急性炎症反应或坏死。

5.曲霉结节　为单个或多个结节，可有或没有空洞，是CPA不常见类型。其与结核球、肺癌、肺转移癌、隐球菌结节、球孢子菌病或其他罕见病原体相似，只能用组织学才能明确诊断。尽管常出现坏死，但不表现为组织侵袭。类风湿关节炎患者的肺部结节可以是单纯的风湿结节，也可以含有曲霉，并且这两种病变可以同时存在于同一患者中。如曲霉感染病变直径＞3cm，伴中心坏死，这时称之为“曲霉所致团块样病变”更为贴切。

（三）临床表现

咳嗽是CPA患者最常见的症状，常为慢性进行性咳嗽。其他症状包括呼吸短促、咳痰和胸痛。可能危及生命的咯血在超过50%的CPA患者中被观察到，并且被认为是由于相关区域的支气管动脉丰富的血管形成所致。部分CPA患者，特别是曲霉结节患者，可能无症状。全身症状包括体重减轻和疲劳。由于出现的症状可能是合并症的结果，因此仅凭症状不能将CPA与其他疾病区分开来。

CPA患者的红细胞沉降率和C反应蛋白等炎症因子可能升高，尤其是CCPA、CFPA和SAIA患者。

（四）影像学表现

CPA的影像学特征主要包括CPA本身的表现和与CPA同时存在的相关基础肺疾病的表现。CPA本身的影像学特征主要包括单发或多发肺曲霉球、新的和（或）不断进展的洞壁薄厚不一的空洞样病变，常伴有空洞周边肺实质破坏和（或）纤维化，以及明显的胸膜增厚，也可见曲霉脓胸。CPA的典型表现多无血管侵犯，最多会出现菌丝对空洞壁的中度侵犯。有学者认为，影像学特征为肺部因接触曲霉属真菌而产生的肺部免疫/炎症反应，引起已有的结构性肺实质病变而出现的多种影像学改变，而非真菌直接侵犯所致。

在形成曲霉球之前，一团真菌常沿空洞内表面生长，使空洞内壁凹凸不平，呈现出不规则的独特的外观。典型的曲霉球开始为表面感染，继之定植在肺（图4-1-58）或支气管扩张（图4-1-59）的空洞中。曲霉球是CPA的晚期表现，典型的多位于上叶，为实性、圆形或椭圆形的腔内团块，部分围绕着新月形的空气，称之为空气新月征（图4-1-60），可随体位变换而移动（图4-1-61，图4-1-62），也可表现为固定的、不规则的海绵样物质填充于含有空气的空洞内。从空洞内表面脱离的真菌团簇也可形成粗糙的、不规则的带有空隙的松散的网络，最终形成成熟的真菌球。在真菌球内也可看到钙化，可为斑片样、结节样或遍布曲霉球。曲霉球在静脉注射造影剂后不被强化（图4-1-63），可分为单发性（图4-1-64）或复杂性（图4-1-65），后者见于CCPA。曲霉球的存在对CPA的诊断不是必需的，多达50%的CPA空洞不含真菌球。

CCPA的典型表现为单侧或双侧实变与多发进展厚壁空洞，可含有一个或多个曲霉球，周围致密实变区伴有不同程度的胸膜增厚（图4-1-66～图4-1-69）。胸膜外脂肪异常增强，实质破坏程度较轻。这些病变往往是非对称性的，主要分布于既往存在的基础肺疾病对应的肺部病变区域。影像学演变通常较SAIA缓慢，可能历经数年也没有明显的进展，如不经治疗，空洞将逐渐增大并融合，曲霉球可能消失或再次出现。

CFPA是CCPA终末期进展为纤维化的结果。纤维化可局限于一个或两个上肺叶，也可累及整个半侧胸腔。除了周边可见空洞和真菌球外，CPA相关肺纤维化无显著特征。

曲霉结节在外观上与肿瘤、球孢子菌结节、NTM、放线菌病及类风湿结节非常相似。大多数结节为圆形、中心可有密度减低区（图4-1-70）或空洞（图4-1-71），有些边缘有毛刺（图4-1-72）。结节可为单发也可为多发。曲霉结节可大可小，偶可见大的团块样病变，常常具有空洞。

SAIA病变进展较快，既往肺部可没有空洞样病变，起病最初常表现为上叶单发实变，经数天或数周逐渐进展为空洞，典型的为薄壁空洞，经1～3个月逐渐扩大，同时可伴有胸膜增厚、曲霉球、气胸和胸腔积液。可见空气新月征，可能是发展为坏死的征象，常提示疾病的进展。

Godet等通过对36例CPA患者在接受适当的抗真菌治疗后6个月后CT扫描结果的系统分析，评价CT影像学改变的意义。洞壁和胸壁厚度的变化可能是评价治疗反应最相关的CT影像学变量。真菌球的消失与临床和影像学的改善密切相关，但空洞大小的改变与CPA的演变无关。这些发现使客观的放射学标准首次应用于临床实践，以评估治疗的反应并促进长期监测。

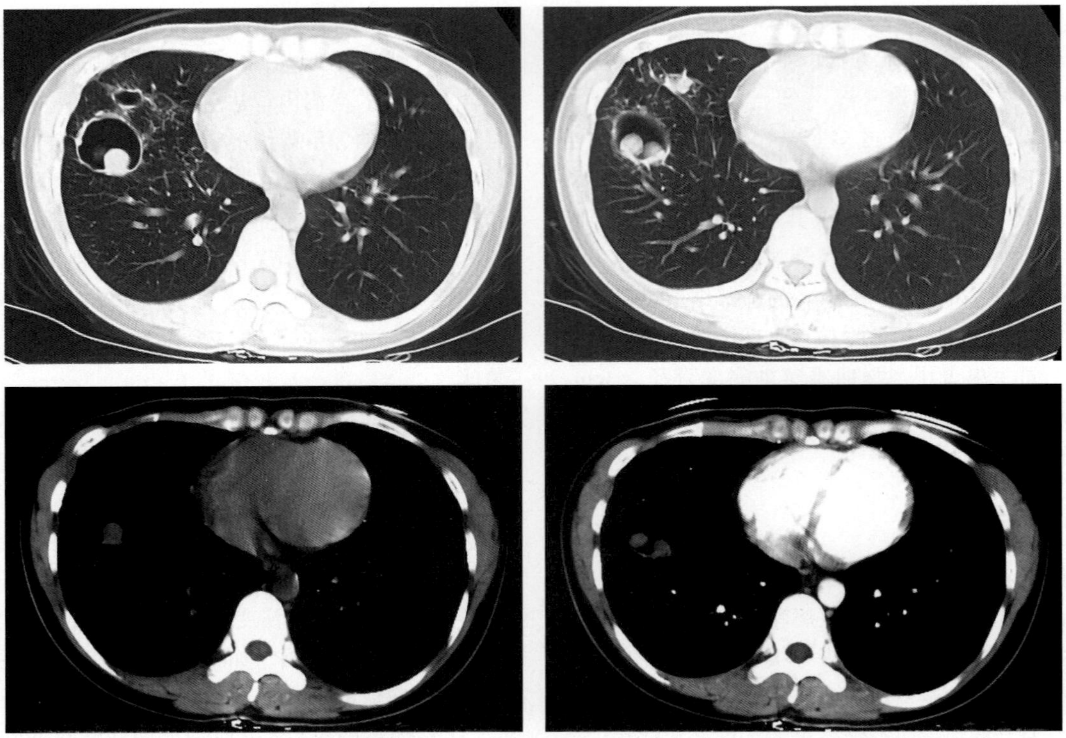

图4-1-58　女，27岁。反复咳嗽伴咯血5个月余。右肺中叶外基底段和右肺下叶前基底段多发囊腔影，腔内见两个边缘光滑球状物，增强扫描不强化。手术病理：肺支气管源性囊肿伴曲霉感染

（郴州市第一人民医院呼吸科　谭　辉　提供）

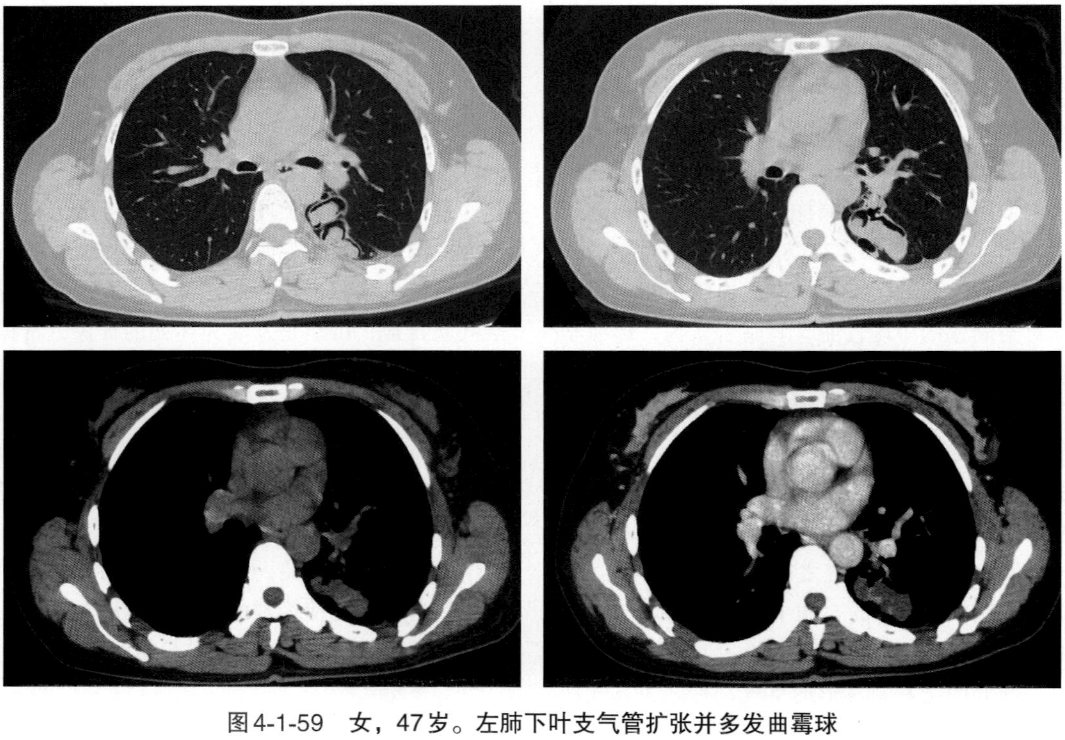

图4-1-59　女，47岁。左肺下叶支气管扩张并多发曲霉球

（福州肺科医院影像科　王　洁　提供）

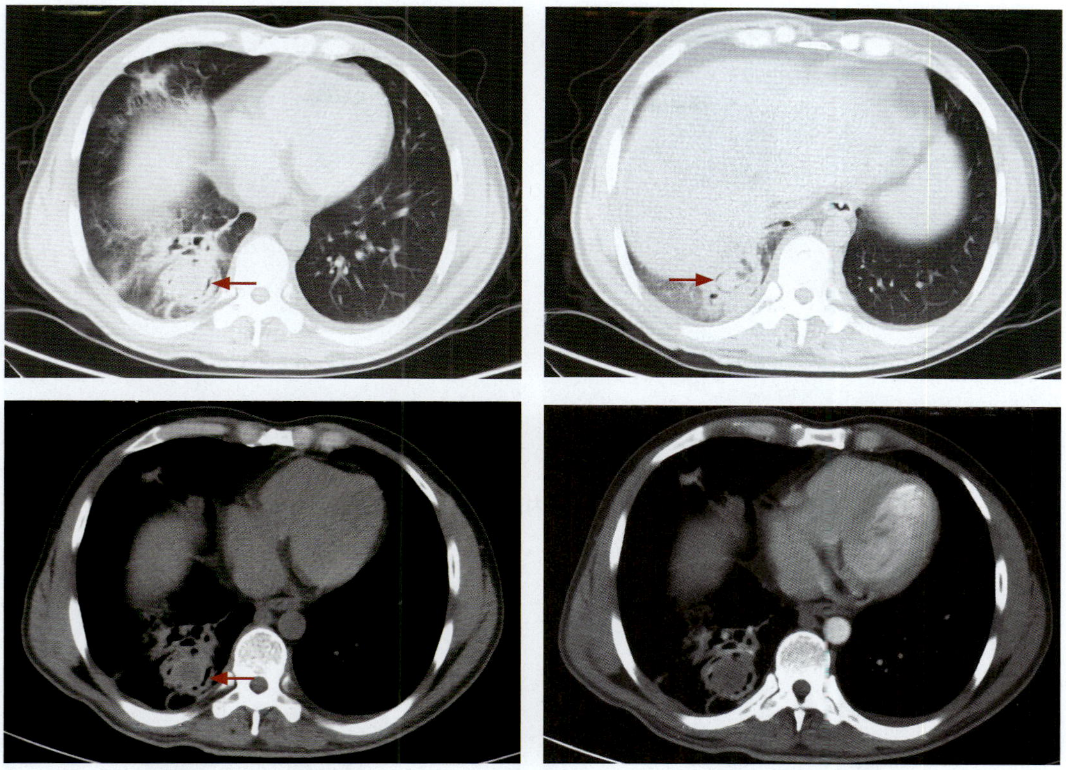

图4-1-60　男，31岁。间断咯血3年余。右肺下叶后基底段较大空洞形成，洞壁厚薄不均，内壁尚光整，腔内可见结节样密度增高影并形成新月样含气间隙（红箭），增强扫描强化不明显。术后病理：游离结节样组织为黄染无结构物，内见曲霉菌丝

（阳煤集团总医院影像科CT室　高彦平　提供）

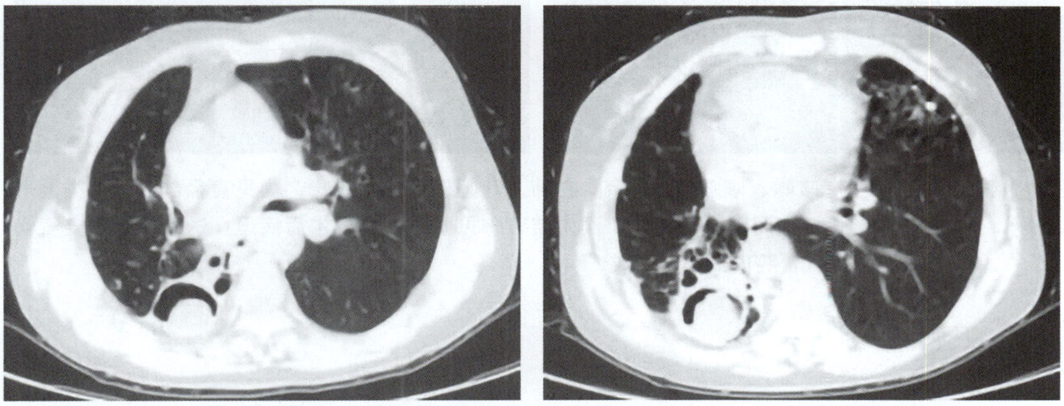

图4-1-61　女，53岁。咯血1天。既往有肺结核病史20余年。右肺下叶背段空洞影，空洞内有球形结节

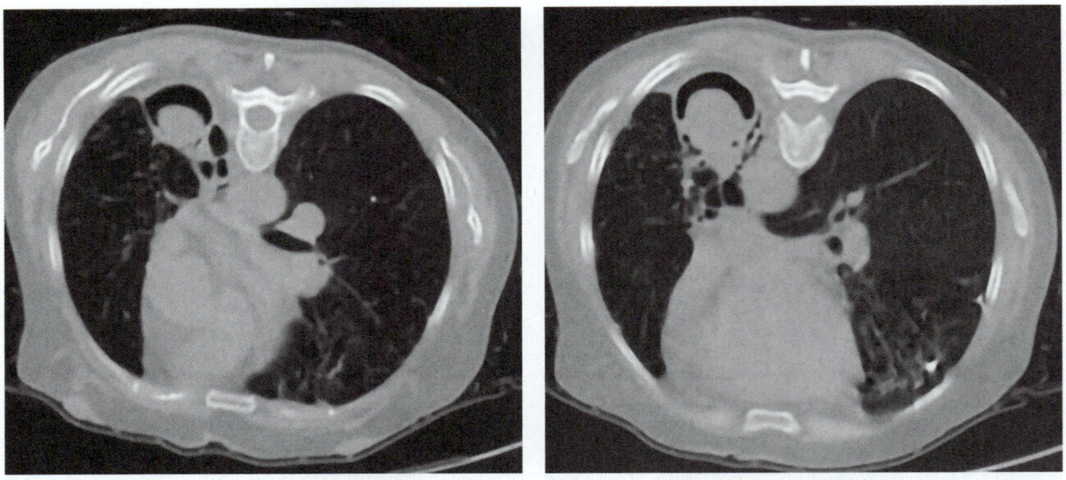

图4-1-62　俯卧位复查CT显示空洞内球形病灶与仰卧位比较位置发生变动

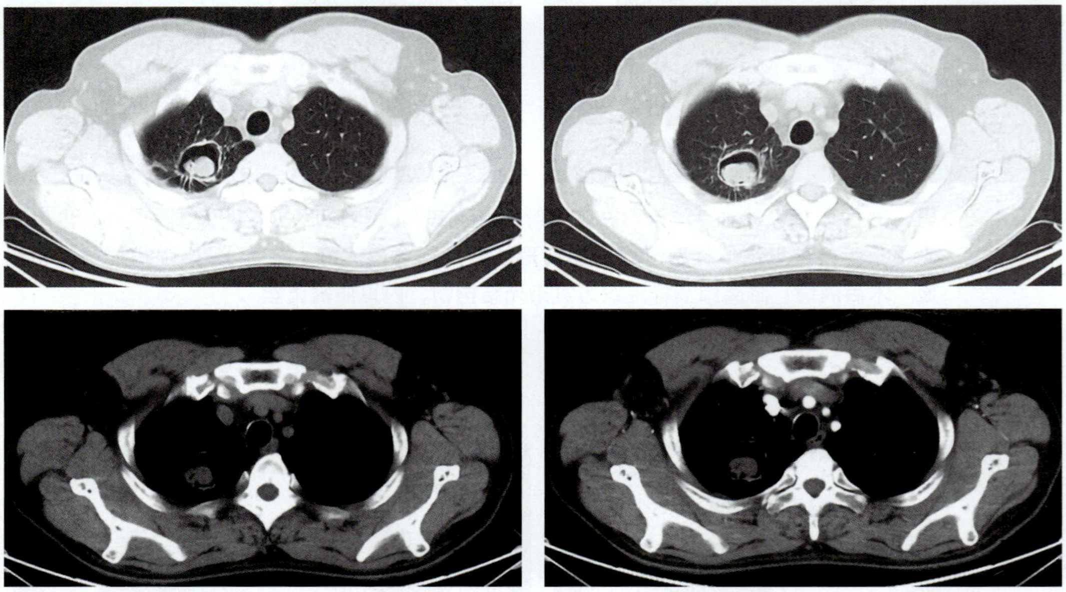

图4-1-63　男，48岁。咳嗽、咳痰3个月余。右肺上叶圆形薄壁空洞影，内见直径约2.2cm类圆形结节，增强扫描洞壁轻度强化，洞内结节未见明显强化。术后病理：送检肺组织支气管扩张，伴支气管腔内曲霉球形成

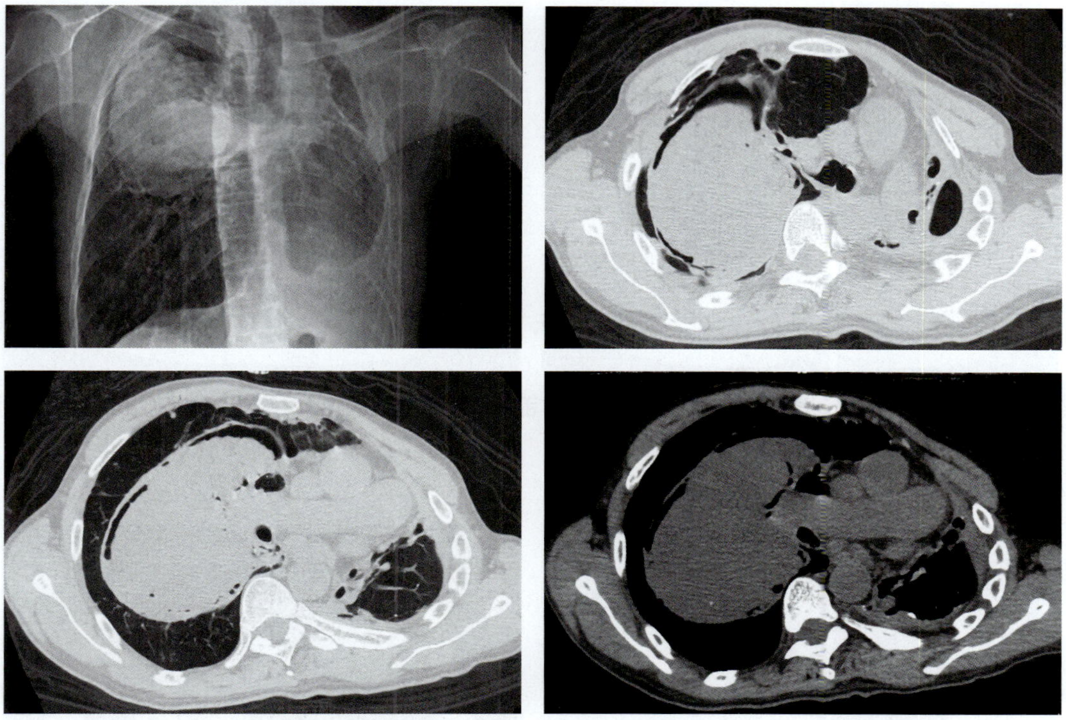

图4-1-64　男，56岁。右肺上叶巨大曲霉球

（福州肺科医院影像科　王　洁　提供）

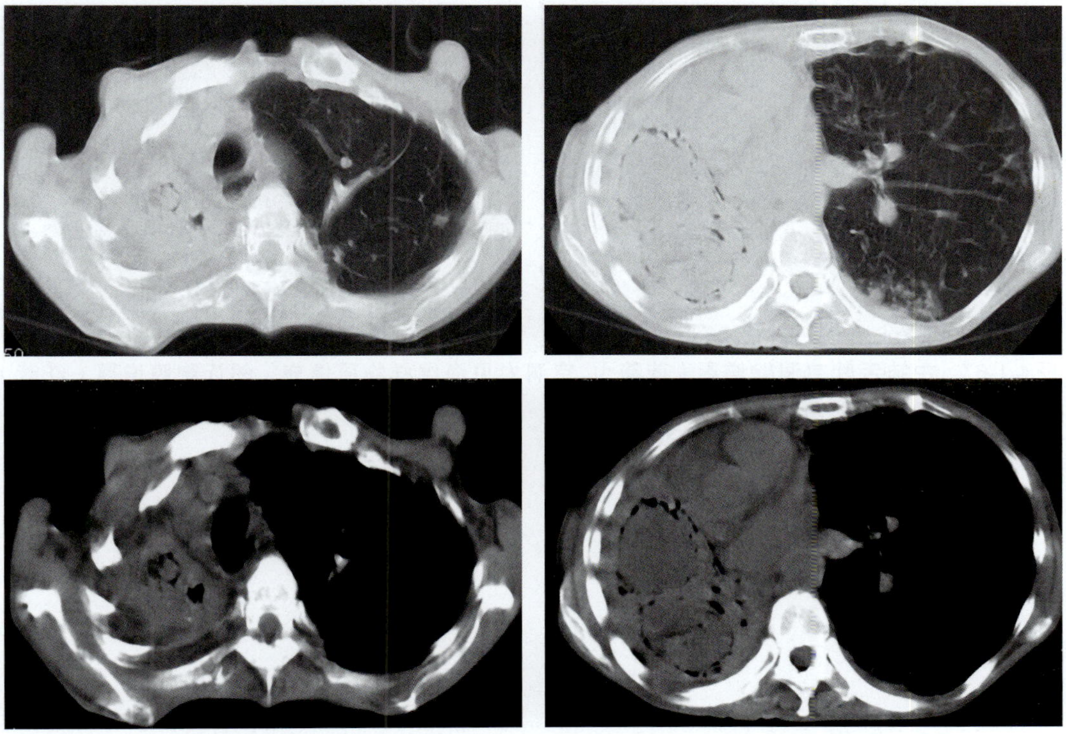

图4-1-65　女，59岁。右侧胸廓塌陷，右肺多发曲霉球，充满右侧胸腔

（福州肺科医院影像科　王　洁　提供）

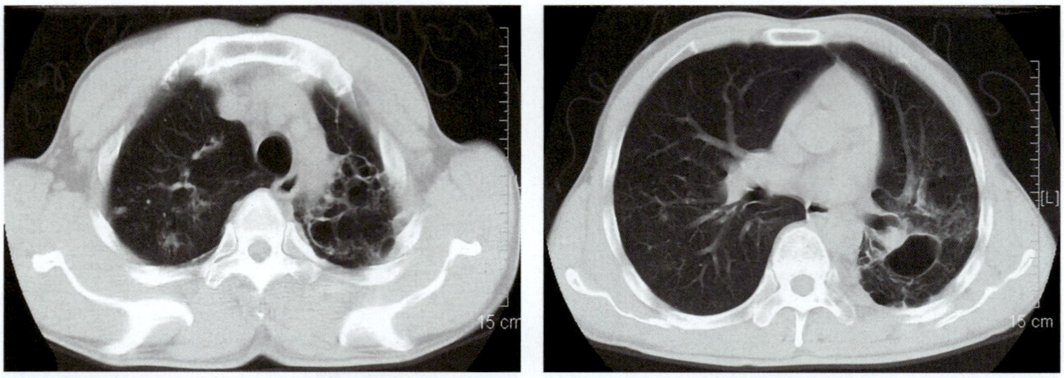

图4-1-66　男，44岁。既往有肺结核病史。左肺舌叶多发薄壁空洞影，右肺上叶多发结节、纤维条索影（2007.06.11）

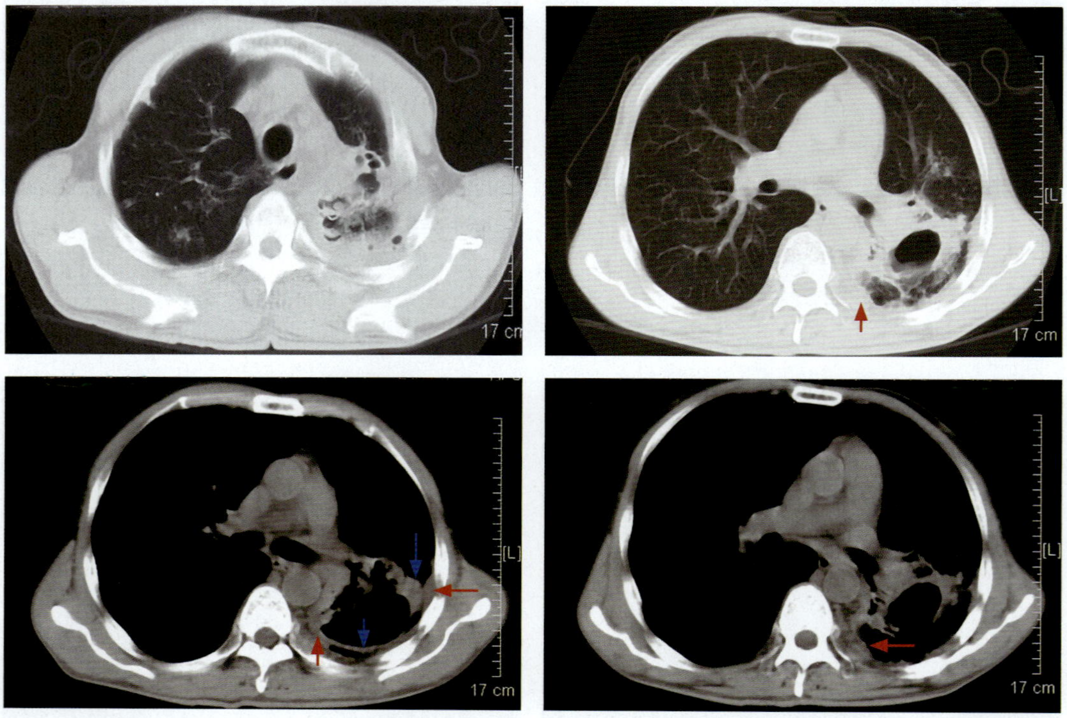

图4-1-67　左肺舌叶空洞壁增厚（蓝箭），空洞内见海绵样物质填充，邻近胸膜增厚（红箭）（2007.11.19）

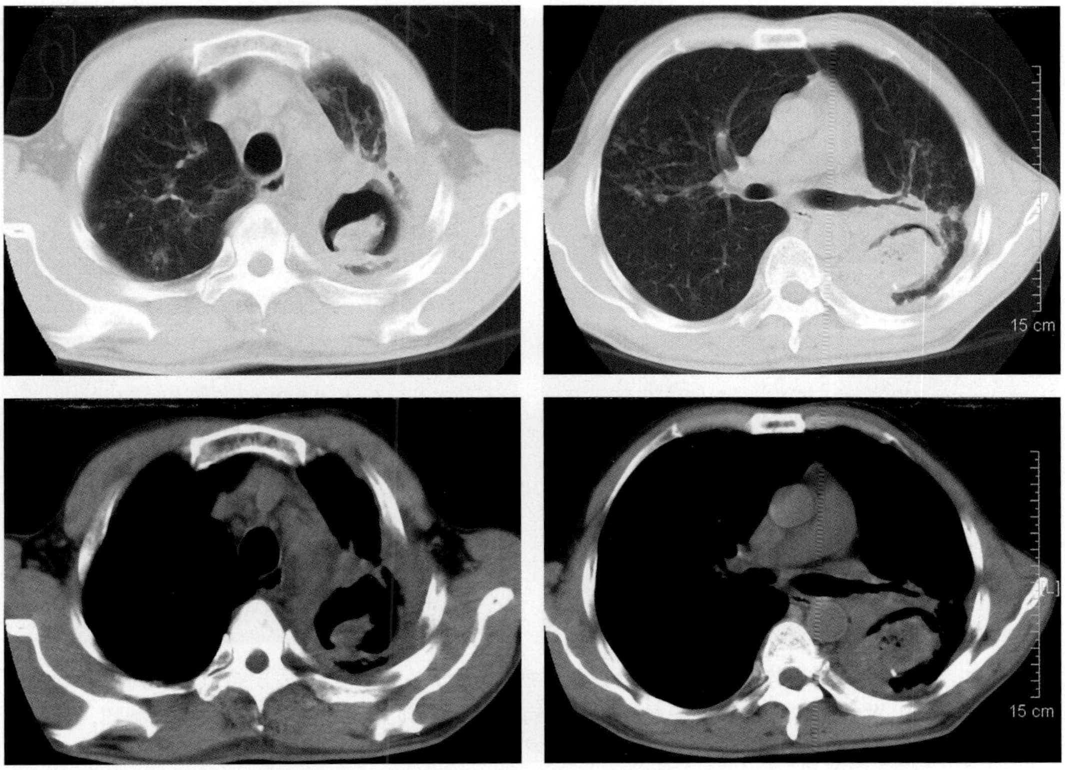

图4-1-68　左肺舌叶空洞内曲霉球形成，空洞壁、邻近胸膜增厚明显（2007.12.29）

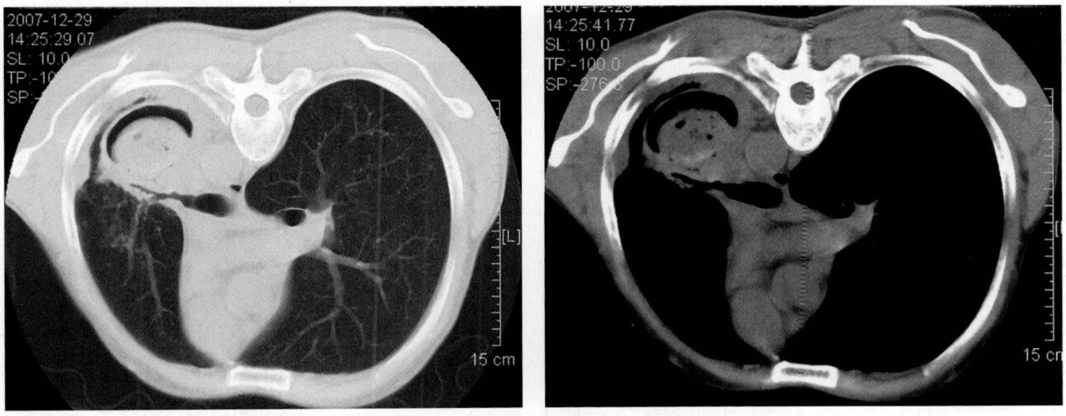

图4-1-69　俯卧位CT显示曲霉球滚动

（福州肺科医院影像科　王　洁　提供）

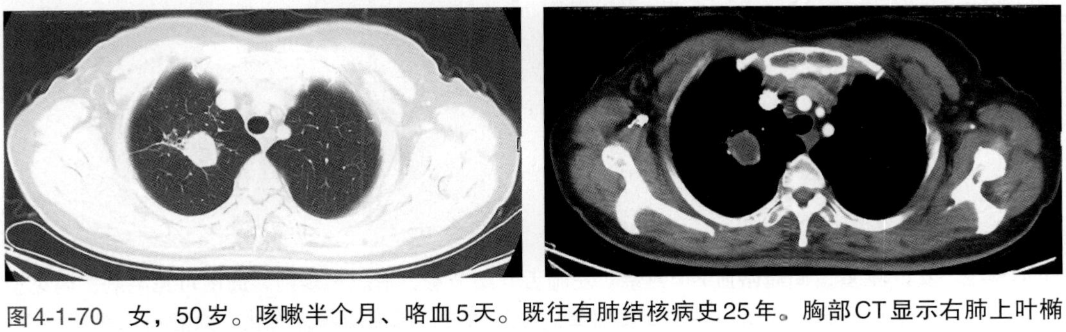

图4-1-70　女，50岁。咳嗽半个月、咯血5天。既往有肺结核病史25年。胸部CT显示右肺上叶椭圆形结节影，内见低密度影，增强扫描无明显强化。病理：（肺穿刺活检）送检少许肺组织和支气管壁，呈慢性炎，局灶肺泡上皮增生；组织边缘查见数片真菌菌丝和孢子，考虑曲霉感染

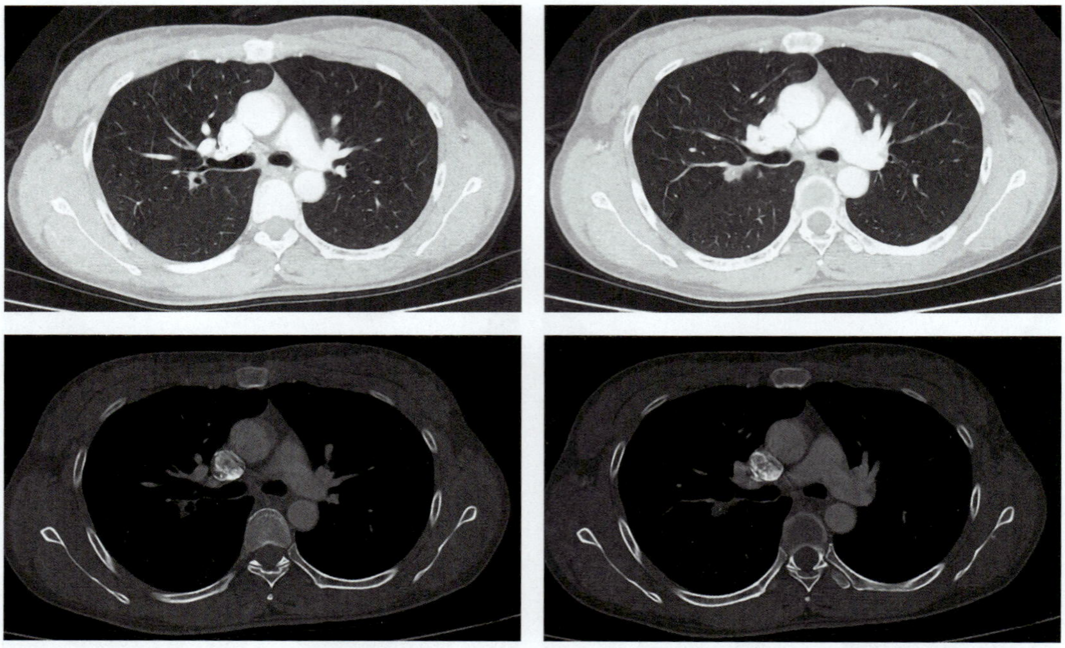

图4-1-71　女，40岁。查体发现右肺上叶占位性病变1个月。右肺上叶后段结节影，内见空洞和钙化。术中见右肺上叶与壁层胸膜部分有粘连，右肺上叶与中叶交界处有一肿物，大小约2.0cm，质地中等，边界尚清，与周围血管、气管紧密粘连。病理：右肺上叶、中叶肺曲霉病伴肉芽肿性炎改变，间质内可见腺体增生稍乱

（贵港市中西医结合骨科医院放射科　冼　成　提供）

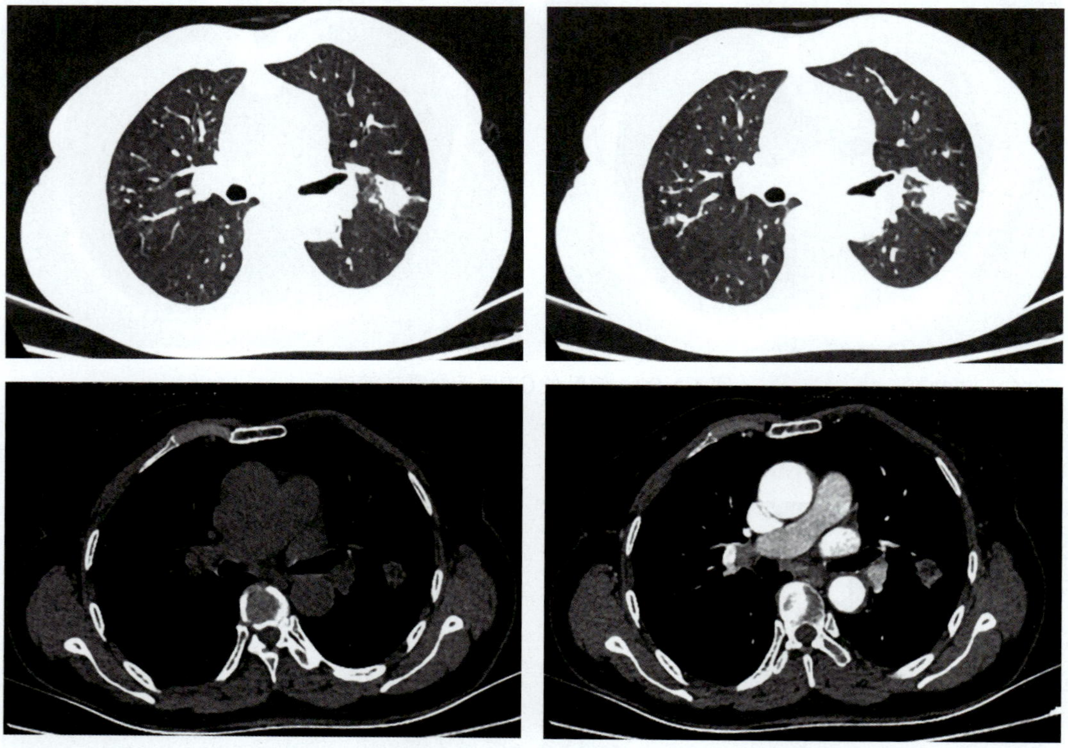

图4-1-72　女，72岁，间断咯血7个月余。左肺舌叶结节影，形态不规则，周围可见毛刺，内见多发小空洞影，增强扫描壁强化明显。穿刺病理：肺泡间隔纤维化，大量淋巴细胞浸润，见曲霉菌团

（上海市同济医院呼吸科　梁四维　提供）

（五）诊断

2016年ESCMID/ERS联合发布的指南指出，CPA的诊断需同时满足以下条件：①胸部影像学的特征性表现；②显微镜、活检培养发现曲霉感染的直接证据或针对曲霉的免疫反应阳性；③除外其他疾病；④病程至少3个月。若影像学显示1个或多个空洞，且排除其他疾病，符合以下任何一条可确诊本病：①呼吸道引流液中曲霉IgG或沉淀素阳性、曲霉抗原强阳性或DNA阳性；②经皮或切除活检在空洞内发现真菌菌丝或培养出曲霉。如镜下显示真菌菌丝侵入肺实质，则诊断为急性或亚急性侵袭性肺曲霉病。除少数患者外，通常不存在因HIV感染、肿瘤化疗或免疫抑制剂治疗所导致的免疫功能低下。

如果怀疑是CPA，曲霉IgG抗体检测对于确认曲霉感染是必不可少的，并且结合真菌球的存在，在90%的病例中可表现为高滴度。滴度高低虽不能反映疾病严重程度，但滴度急剧升高往往提示治疗失败或复发。此外，曲霉IgG阳性对被感染和定植个体的鉴别也具有100%的阳性预测值，与其他诊断模式联合使用时，是一种强大的诊断工具。然而，曲霉IgG阳性并不仅见于CPA，也可以在多种其他条件下发现，比如无症状的个体、曲霉支气管炎、急性侵袭性曲霉病、亚急性侵袭性曲霉病、ABPA/真菌致敏和近期原发性社区获得性肺曲霉病。另外，使用曲霉IgG抗体作为诊断工具要远远优于使用曲霉沉淀素，后者明显比现有的自动化曲霉IgG抗体检测灵敏度低。2016年ESCMID/ERS发布的CPA指南建议所有怀疑CPA或SAIA者均应检测曲霉IgG抗体或沉淀素；临床高度怀疑曲霉感染者，特别是哮喘、ABPA和囊性纤维化患者，应检测曲霉IgE或IgG，同时考虑其他方法（痰培养、PCR、曲霉抗原、经皮肺活检或针吸活检等）获得更多依据。使用纯化的抗体对烟曲霉的培养提取物或重组抗原进行检测，最初是为了检测烟曲霉。抗体检测方法在某些地区诊断非烟曲霉引起的CPA可能存在局限性。还应注意的是，在小部分CPA患者中，即使存在提示疾病的症状、放射学和实验室诊断，曲霉IgG仍可能阴性。造成这种情况的原因可能包括低丙种球蛋白血症、对曲霉没有产生适当的抗体反应，或者感染了除烟曲霉以外的其他物种。因此，曲霉IgG或沉淀素阴性不能作为排除诊断的决定性工具。单一、稳定的曲霉球或曲霉结节可出现曲霉IgG阴性。在抗体检测不确定但怀疑是CPA的情况下，应使用其他技术寻找支持诊断的证据。

（六）治疗

CPA患者抗真菌治疗的目的在于控制感染、阻止肺纤维化的进行性发展，预防咯血、改善生活质量。CPA是慢性感染，对治疗反应亦较慢，往往需要治疗数月后才取得临床获益。最优化的CPA治疗疗程尚未确定。

目前，全身应用抗真菌药物为CPA治疗的基石。多种抗真菌药物中，三唑类抗真菌药物几乎对所有类型的CPA均有较好的疗效。患者较能够耐受三唑类抗真菌药物的副作用。因CPA常为慢性或亚急性过程，大多数患者并不需要静脉用药。静脉注射抗真菌药物治疗CPA可用于疾病进展和治疗失败、对唑类药物不耐受或耐药的患者。此外，一些研究提出了诱导期静脉注射继之给予口服维持治疗的抗真菌治疗策略。棘白菌素类抗真菌药物因其安全性得到改善，被认为是伏立康唑的替代药物。静脉应用棘白菌素类抗真菌药物的疗效并不优于伏立康唑，且棘白菌素类药物仅能静脉用药，这一缺点使得该药物的长期使用变得困难。有研究认为，静脉注射两性霉素B治疗CPA的有效率为80%。但是，这一疗效的维持期短，且两性霉素B具有多种毒性，长期治疗的疗效不甚理想。尽管两性霉素脂质复合物的安全性得到了改善，但尚无证据证明其疗效有所增强。

口服三唑类（伊曲康唑、伏立康唑、泊沙康唑和艾沙康唑）治疗CCPA现在被认为是标准治疗。口服伊曲康唑治疗在稳定CCPA患者临床和影像学表现优于保守治疗，治疗风险较低，耐受性较好。CFPA一般是未经治疗的CCPA的终末表现，与继发形成广泛肺纤维化有关。伊曲康唑长期治疗可能稳定患者的一般情况，对呼吸困难的改善有限。伏立康唑的结构不同于伊曲康唑，从而具有不同的特性，包括抗菌谱更广，涵盖少见的真菌菌种，不同的药代动力学特性、不同的药物相互作用和不良反应，可用于CCPA的原发治疗及伊曲康唑治疗无效或不耐受伊曲康唑治疗患者的替代治疗药物。大多数CPA患者都需要长期用药治疗，副作用可能会成为限制治疗的一个关键因素。伊曲康唑可引起外周水肿、高血压和心力衰竭。肝毒性使得伏立康唑的应用受到限制，用药期间应定期行肝功能检测。药物的光毒性和可能的致癌作用（鳞状细胞癌）均已见报道。对出现光毒性的患者停止用药，并定期行皮肤病相关检测。泊沙康唑是对于不能耐受或对伊曲康唑和伏立康唑治疗失败的又一个选择。

常用口服治疗CPA抗真菌药物包括：伊曲康唑200mg，每日2次，根据药物监测调整剂量；伏立康唑150～200mg，每日2次，根据药物监测调整剂量，建议年龄＞70岁者减量，低体质量、严重肝病和东北亚血统的人药物代谢减慢。泊沙康唑400mg（口服悬液剂），每日2次或300mg（片剂），每日1次。

长期使用抗真菌药物往往导致耐药的发生。对于使用唑类药物失败或不能耐受唑类药物的患者，可考虑使用棘白菌素或两性霉素B治疗。棘白菌素或两性霉素B

治疗疗程一般为3～4周，可以根据临床症状和反应来决定是否需要重复疗程。2个疗程中可以使用唑类药物进行维持治疗。吸入两性霉素B并不推荐使用，因为尚无研究证实其治疗有效，使用两性霉素B可能导致支气管痉挛的发生。对于那些干扰素介导免疫缺陷/受损患者，当使用唑类药物无效时，可考虑给予干扰素治疗。

CCPA对抗真菌治疗的反应通常较为缓慢，多数患者治疗6个月后才会有疗效反应，因此，CCPA患者初始抗真菌疗程推荐最低4～6个月的口服三唑类治疗。若初始治疗无效或患者无法耐受，应停止治疗，考虑其他的治疗手段。若对治疗反应一般，初始治疗可延长至9个月。若反应良好，仍建议继续长期治疗（甚至终身），并根据患者肺功能、药物耐受性、经济状况等进一步权衡。由于CPA抗真菌治疗疗程十分漫长，治疗药物监测（therapeutic drug monitoring，TDM）显得十分重要，通过密切监测抗真菌药物血药浓度可帮助临床医师有效调整药物剂量，减少药物潜在不良反应，避免药物相互作用，以及预防耐药的发生。停止治疗后，疾病反复是常见的，但不是普遍存在的。SAIA/CNPA治疗的目的是治愈，推荐的疗程为6个月，对持续性免疫抑制的患者需要延长治疗时间。

大部分的CPA患者都会出现咯血，26%的患者死于咯血。曲霉感染引起的咯血可能的原因之一为真菌球和空洞壁血管间的机械性摩擦。轻中度咯血通常对氨甲环酸（500mg，每日3次）有疗效。氨甲环酸可抑制纤溶，阻止血块溶解，促进血栓形成。应用氨甲环酸时有些患者可发生卒中，但发生率较低，有时患者不能耐受，最常见的副作用是胃肠道不适。对于中重度咯血，支气管动脉栓塞术作为一种术前暂时性措施或作为一种确定性治疗非常必要。CPA患者的出血通常来自于接近病变部位的异常的体循环小血管和新生的血管连接。血管通常来自于支气管循环，但也可来源于其他动脉，如肋间、锁骨下或乳内动脉。存在多个异常连接很常见。支气管动脉栓塞术能够阻断向出血部位供血的血管。成功的栓塞可半永久性地闭塞这些血管。肋间和脊髓前动脉之间存在交通支，只能在保证导管安全地绕过脊髓前动脉时方可进行栓塞。3年以上患者再咯血发生率为30%～50%，这可能与仅对部分血管进行栓塞、CPA进展和弥漫性的肺部病变相关。成功的长期抗真菌治疗能够减少咯血复发。

局部的抗真菌药物疗效已经得到证实，对于没有咯血倾向的患者可在曲霉球空洞内灌注抗真菌药。用于灌注的药物包括两性霉素B、唑类药物、碘化钠和制霉菌素。报道的短期有效率在70%～100%。两性霉素B是首选药物（5%葡萄糖溶液20ml含50mg两性霉素），灌注量取决于空洞的可用空间。需要避免药物直接漏入支气管树。并发症包括咳嗽、胸痛、气胸或支气管内反流。如治疗成功，患者咯血停止、疼痛缓解、痰培养曲霉转阴、曲霉抗体滴度下降、偶尔曲霉球缩小甚至消失。

无症状单一曲霉球患者，以及空洞大小在既往6～24个月无进展者，应当继续进行病情观察。有症状者特别是严重咯血者，应当在没有禁忌证的情况下将其切除。CPA手术治疗主要适用于单纯性肺曲霉球及经抗真菌药治疗无效和（或）存在威胁生命的咯血的患者。对于肺功能良好的患者，曲霉球切除术是最终治疗选择。对于大量咯血患者术前应用支气管动脉导管栓塞术很少完全有效，因此，支气管动脉导管栓塞术通常只作为最终手术治疗的前期工作。电视辅助胸腔镜手术（video-assisted thoracic surgery，VATS）可减少手术并发症，缩短住院时间，对于无胸膜粘连、未累及纵隔的患者推荐VATS。手术成功取决于能否完全切除曲霉球而没有把真菌物质溢漏在胸膜腔。单纯曲霉球很少出现疾病和咯血复发，而CCPA成功率则较低。当不能完全切除曲霉球时，应抗真菌治疗以预防曲霉脓胸或避免疾病复发。被切除的单纯曲霉球且没有真菌物质溢出不需要辅助抗真菌治疗。如果因为手术操作复杂可能会导致真菌物质溢出而造成感染，则术前应用抗真菌治疗数周。指南指出，术后抗真菌治疗可以遵循以下原则：术前或术后真菌培养是否阳性，或在切除的肺实质内是否可见真菌菌丝（相对于空洞内）；围手术期病变清除困难，具有病变波及邻近肺段和（或）胸膜的风险；次优手术（suboptimal surgery，遗有残留病灶）。关于未能完全切除曲霉菌球的抗真菌治疗的疗程没有做出建议，治疗方案应个体化。

停用抗真菌药物治疗后，CPA复发很常见，尤其是那些不止一叶受累的患者，很可能是由于潜在的肺部疾病以及遗传易感性联合作用所导致。因此，CPA的治疗目标不是治愈，而是达到长期控制。

（七）预后

总体而言，CPA的预后较差。对多个系列的总结发现，约20%的患者在CPA诊断后的第1年死亡，5年死亡率约为50%，10年死亡率可高达67%。如果不进行治疗，5年死亡率可能高达80%。影响病程的因素包括年龄、低体重指数（BMI）（＜18.5kg/m^2）、CRP升高（＞5mg/L）和合并症，如糖尿病、免疫抑制和营养不良。使用皮质类固醇可使预后恶化。Li等的荟萃分析显示，口服类固醇治疗的患者死亡率增加了274%。那些患有严重肝病及可能是代谢缓慢的东北亚后裔的患者，出现副作用风险更大，因此导致治疗中断的风险也更大。

Bongomin等的回顾性研究显示，停止治疗后复发的可能性在双侧疾病的病例中更常见，尽管治疗大多是由于不良反应而不是由于达到临床治愈/稳定而停止的。42%的患者复发，先前治疗的持续时间不能预测复发。在印度，38%的患者在伊曲康唑治疗6个月后复发，在12个月后复发的患者为10%。Koyama等分析了39例CPA患者的数据，14例复发。与非复发组相比，复发组表现出年龄更小；多个肺叶受CPA影响的频率更高；需要更长的时间达到影像缓解；更长的抗真菌治疗时间。

参考文献

Bongomin F，Out A，Harris C，et al，2020．Risk factors for relapse of chronic pulmonary aspergillosis after discontinuation of antifungal therapy．Clin Infect Pract，5：100015．

Denning DW，Pleuvry A，Cole DC，2013．Global burden of chronic pulmonary aspergillosis complicating sarcoidosis．Eur Respir J，41：621-626．

Godet C，Laurent F，Bergeron A，et al，2016．CT imaging assessment of response to treatment in chronic pulmonary aspergillosis．Ch，150：139-147．

Guimaraes MD，Marchiori E，de Souza Portes Meirelles G，et al，2013．Fungal infection mimicking pulmonary malignancy：clinical and radiological characteristics．Lung，191：655-662．

Kang EY，Kim DH，Woo OH，et al，2002．Pulmonary aspergillosis in immunocompetent hosts without underlying lesions of the lung：radiologic and pathologic findings．AJR Am J Roentgenol，178：1395-1399．

Koyama K，Ohshima N，Suzuki J，et al，2014．Recurrence of chronic pulmonary aspergillosis after discontinuation of maintenance treatment by antifungal triazoles．J Infect Chemother，20：375-379．

Li Z，Denning DW，2023．The impact of corticosteroids on the outcome of fungal disease：a systematic review and meta-analysis．Curr Fungal Infect Rep，17：54-70．

Muldoon EG，Sharman A，Page I，et al，2016．Aspergillus nodules；another presentation of Chronic Pulmonary Aspergillosis．BMC Pulm Med，16：123．

Rolston KV，Rodriguez S，Dholakia N，et al，1997．Pulmonary infections mimicking cancer：a retrospective，three-year review．Support Care Cancer，5：90-93．

（八）病例解析

1.**病例1**：男，45岁。咳嗽、咯血、消瘦1年余。3年前患肺结核，痰涂（+），抗结核治疗好转，残留空洞。既往有糖尿病病史1年。

胸部CT：左肺上叶多发空洞，空洞周边可见纤维条索和结节影，空洞内见光滑结节，上方见空气新月征（图4-1-73）。

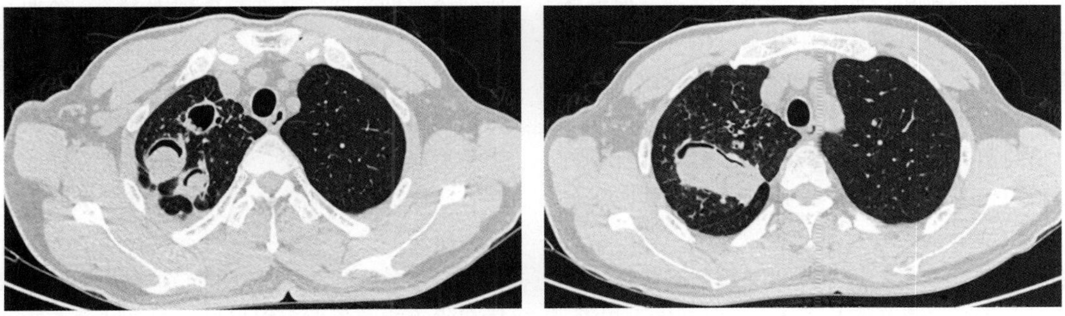

图4-1-73　**胸部CT1**

【诊断】 空洞型肺结核并多发曲霉球。

【诊断依据】 中年男性，既往有空洞型肺结核和糖尿病病史，空洞下方边缘光滑结节影，上缘可见空气新月征，无明显壁结节，结合咯血症状，支持该诊断。患者行俯卧位CT检查，可见病变滚动（图4-1-74），诊断明确。手术切除病变（图4-1-75），病理显示曲霉感染。

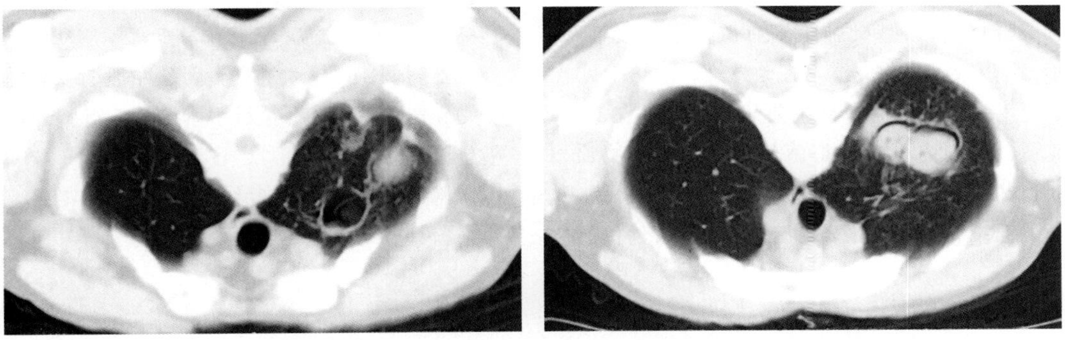

图4-1-74　**俯卧位CT检查见病变滚动**

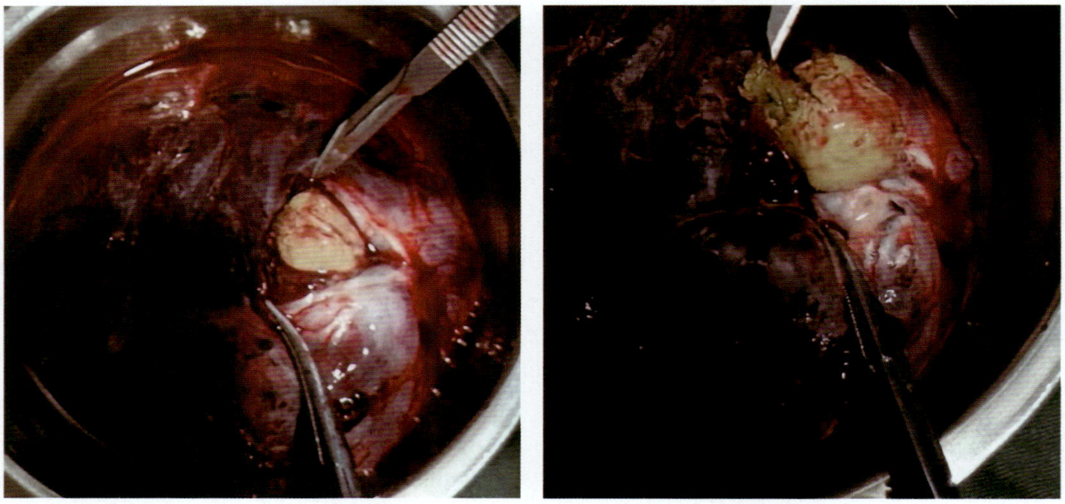

图4-1-75 曲霉球大体标本

【分析】 当人体免疫力低下时，曲霉可进入肺内并在空洞（腔）内寄生繁殖，曲霉菌丝、菌体、黏液、细胞碎片及纤维蛋白聚集成的球形团块即曲霉球。虽然其他的真菌也可以形成真菌球（例如毛霉和廉孢菌属），但曲霉属（特别是烟曲霉）更加常见。根据空洞（腔）来源分为原发性和继发性，继发者多见，常继发于结核性空洞、先天性肺囊肿、慢性肺脓肿、癌性空洞和支气管扩张等慢性空洞或空腔性疾病，以结核性空洞多见。原发者为曲霉直接造成肺组织的梗死并形成空洞。曲霉球通常是曲霉在肺内的良性腐物寄生状态，但可在此基础上发展为IPA。引流不畅可促进曲霉在空洞内的生长，通常不会侵犯周围肺实质或血管。曲菌球可分为单纯型和复杂型。单纯型的特征是单个孤立的空洞病变，壁薄，周围有正常的肺实质。复杂型发生于壁厚的腔内，被纤维化肺组织、血管粘连和增厚的胸膜包围。单纯型患者通常无症状，复合型患者通常有更严重的症状，如咯血、支气管漏、胸痛、营养状况不佳、呼吸功能受损等。曲霉球可以不引起临床症状而存在多年，大部分患者会经历轻微的咯血，严重咯血多见于有结核病基础的患者。咯血原因包括曲霉局部侵犯空洞壁上的血管、曲霉释放有溶血性质的内毒素和蛋白溶解酶导致组织溶解及曲霉球与空洞壁血管的机械摩擦，咯血引起的病死率为2%～14%。其他症状与基础肺疾病有关，包括慢性咳嗽、胸痛和呼吸困难等，除非继发细菌感染，发热少见。

免疫功能正常宿主肺曲霉球主要病变部位是在支气管或细支气管，空洞内可见曲霉菌丝组成的致密物质，空洞壁多为上皮组织或慢性炎性肉芽组织，周围肺组织可表现为间质纤维化或机化性肺炎，可没有菌丝侵犯。免疫功能轻度降低的宿主，可能进展为CPA。

由于大多数曲菌球患者无症状，他们可能不需要治疗，可以保守观察，7%～10%的曲霉球病例不经治疗自行消退。肺曲霉球无论咯血症状轻重，只要无手术禁忌证，外科手术应为首选。曲霉球的手术切除标本肉眼检查可见灰黄、糟脆、易脱落的曲霉球。镜下，扩张的支气管腔内可见曲霉菌丝密集生长。一些学者主张对无症状患者进行手术干预，因为曲霉球仍有发展为危及生命的咯血的风险，其死亡率约为38%。然而，手术本身并非没有风险；在2000年以后进行的研究中，报告的术后死亡率和发病率分别约为4%和33%。潜在的并发症包括出血、脓肿、伤口感染、气管支气管炎、支气管胸膜瘘形成和曲霉感染。对于有手术禁忌证或拒绝手术的患者，存在非手术选择。肺曲霉球多继发于肺部慢性空洞性疾病，抗真菌药物很难透过较厚的空洞壁达到药物浓度，且多数患者长期使用抗结核药物、抗生素或激素，故药物治疗效果差。据报道，全身唑类药物，如伊曲康唑和伏立康唑，治疗成功率为53%～85%，被IDSA推荐作为手术的替代方法。如果全身性唑类药物治疗失败，支气管内和直接腔内滴注抗真菌药物以及直接经支气管切除曲菌球是可考虑的挽救治疗。这些方法的有效性需要进一步调查。

（萍乡市人民医院呼吸科　李为洲　提供）

2.病例2：男，56岁。因“左股骨头缺血性坏死并髋关节骨性关节炎”拟行手术治疗，行胸部CT检查发现左上肺占位。

胸部CT：左肺上叶结节影（图4-1-76）。

【诊断】 曲霉结节。

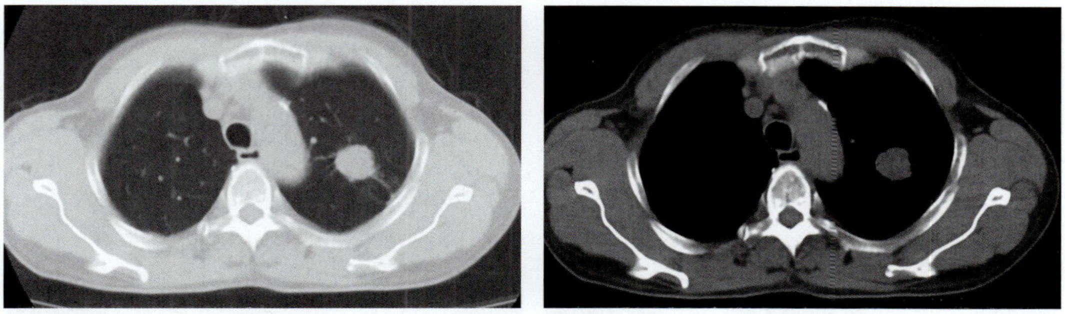

图4-1-76　胸部CT2

【诊断依据】 患者胸腔镜下行左上肺叶切除术，病理：(左上肺）慢性炎症细胞浸润，纤维组织增生，一细支气管内见真菌菌丝，考虑曲霉。免疫组化：PAS（＋），六胺银染色（＋）。

【分析】 在免疫功能正常的宿主中，CPA表现为单发或多发结节，即曲霉结节。曲霉结节较易误诊，诊断通常是在切除或活检后明确。Kang等对韩国11例孤立性肺曲霉结节进行了回顾性分析，所有患者均经组织病理学证实为曲霉感染，共有3例在胸部CT上有空洞表现。许多其他感染也可能伴有肺结节，仅凭影像学特征很难区分。鉴别诊断因地理位置的不同而有很大差异。Rolston等对美国德克萨斯州的一个医疗中心的肺结节病例的研究显示，2098例肺结节患者中有17例最终诊断为组织胞浆菌病、隐球菌病或球孢子菌病，而不是恶性肿瘤。Guimaraes等对美国德克萨斯州和巴西圣保罗的两个医疗中心的27例表现为肺结节或肿块的肺部真菌感染病例进行了回顾性分析，所有病例最初均疑似恶性肿瘤。诊断包括组织胞浆菌病（26%）、球孢子菌病（22%）、隐球菌病（22%）、曲霉病（15%）、芽生菌病（7%）、毛霉病（4%）和副球孢子菌病（4%）。14例（52%）有过恶性肿瘤治疗史。15例（56%）患者有临床症状，13例（48%）患者出现咳嗽，7例（26%）出现胸痛，7例（26%）体重减轻。所有患者PET检查均显示代谢活性，并在适当的抗真菌治疗下均表现出放射学的改善或消退。

曲霉结节的诊断具有挑战性。Muldoon等对组织病理学和（或）实验室检查确诊的33例曲霉结节病例进行了回顾性分析。所有患者至少出现呼吸困难、咳嗽、咯血或体重减轻等1项症状，所有患者均无发热。对32例患者进行曲霉IgG抗体检测，10例（31%）患者曲霉IgG在正常范围内（≤40mg/L)，只有4例患者曲霉沉淀素检查阳性（12.5%）。32例患者中有9例（31%）从痰标本中分离出烟曲霉。22例患者痰标本进行曲霉PCR检测，10例（45%）阳性。PCR检测4例（4/14）曲霉DNA阳性，培养未见曲霉生长。病变最常累及上叶，未见结节空洞。12例（36%）为单发结节，6例（18%）为2～5个结节，2例（6%）为6～10个结节，13例（39%）为10个以上结节。结节大小在5～50mm，平均大小为21mm。只有一例有多个结节的患者在一些结节内有钙化迹象。对13例患者进行组织病理学检查，7例（54%）查见真菌菌丝，其余患者组织学观察到肉芽肿性炎症和（或）坏死。9例患者接受了肺结节的手术切除，1例术后4年复发。在这项研究中，咳嗽是最常见的临床表现。曲霉结节的特征与肺部恶性病变相似。该系列有8人接受PET扫描，所有病例均为阳性，但FDG摄取较低（SUV_{max}＜5.4）。

曲霉结节是免疫功能正常的CPA较少见的表现。仅凭CT表现很难将曲霉结节与其他疾病区别开来，PET成像鉴别意义有限。此外，该类患者中有很大一部分没有检测到曲霉IgG，这意味着活检是排除恶性疾病的必要手段。

（郴州市第一人民医院呼吸内科　邓　莉　提供）

3.**病例3**：男，51岁。反复咳嗽、咳黄脓痰伴咯血6年，发热4天。患者6年前反复咳嗽、咳黄脓痰，多次诊断为“支气管扩张、2型糖尿病、肺曲霉球”，近两年病情逐渐加重，发作次数频繁，多次因支气管扩张咯血反复住院治疗，一直拒绝抗真菌治疗。4天前受凉后出现发热，最高体温37.8℃，咳嗽、咳痰较前加重，痰中带血，于2016.03.04入院治疗。

胸部CT（2011.12.07）：支气管扩张并左肺上叶曲霉球表现（图4-1-77）。

胸部CT(2011.12.21)：曲霉球较前增大（图4-1-78）。

胸部CT（2014.02.28）：曲霉球较前增多，邻近胸膜增厚（图4-1-79）。

胸部CT（2016.03.08）：左肺上叶巨大空洞，内有液平（图4-1-80）。

【诊断】 慢性肺曲霉病。

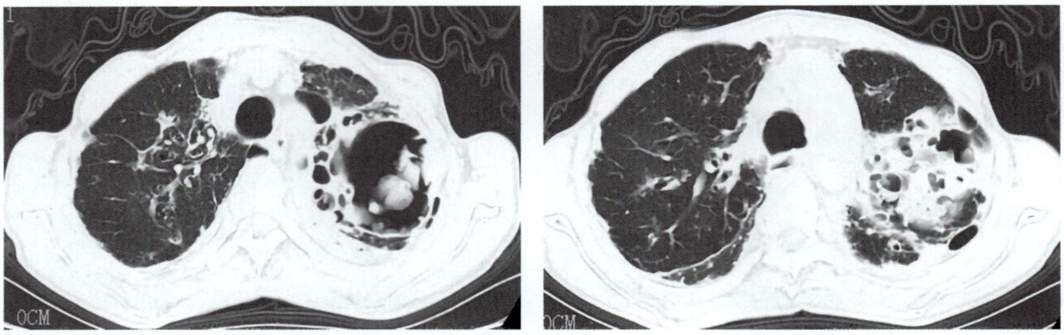

图4-1-77 胸部CT（2011.12.07）

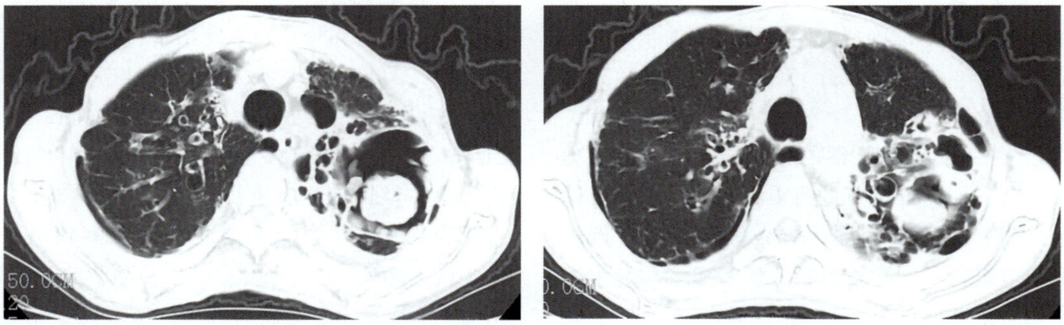

图4-1-78 胸部CT（2011.12.21）

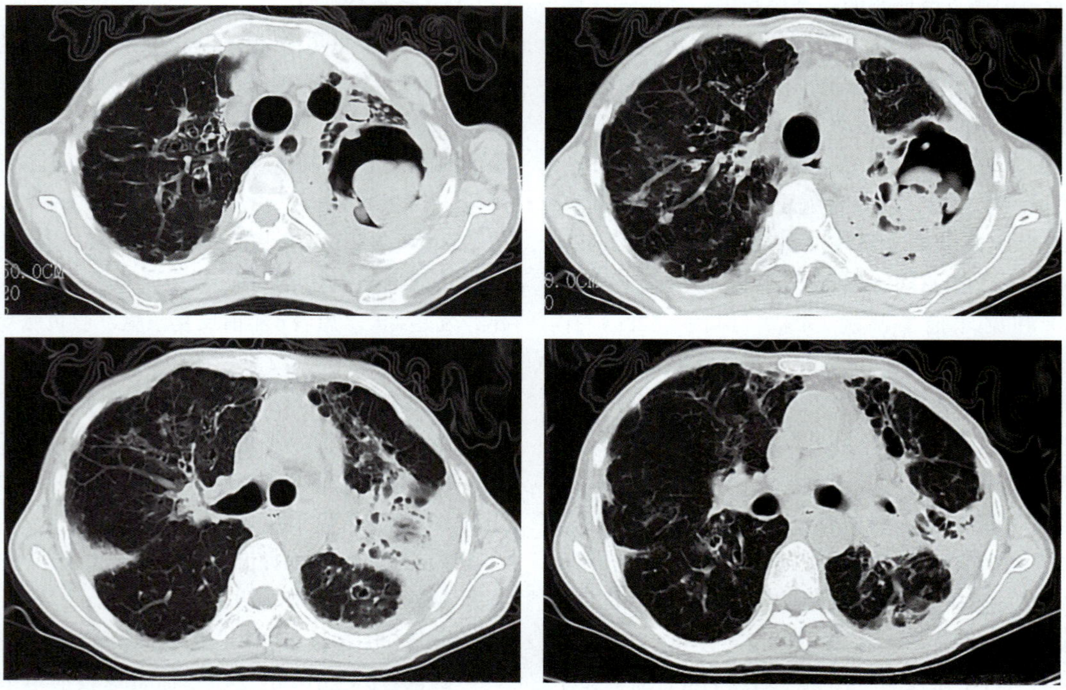

图4-1-79 胸部CT（2014.02.28）

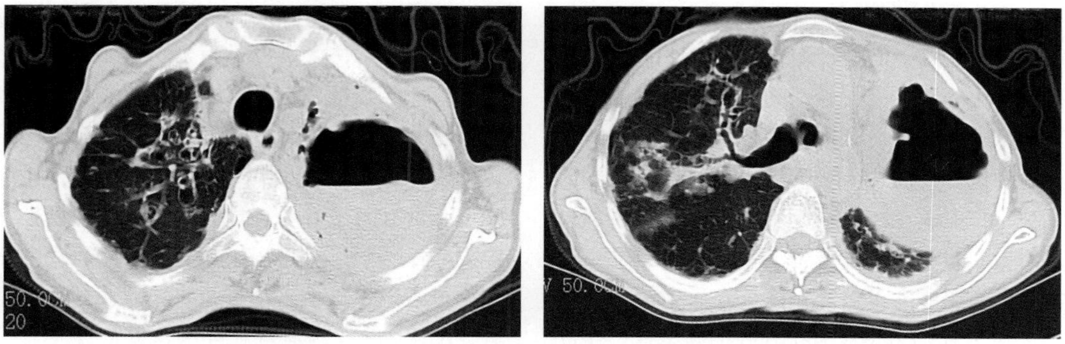

图4-1-80　胸部CT（2016.03.08）

【诊断依据】 老年男性，病史6年，反复感染，支气管扩张合并左肺上叶曲霉球，曲霉球由小到大，由少到多，双肺纤维化明显，体现了CCPA的演变过程。患者拒绝抗真菌治疗，1年前曲霉球由大变小，纤维化程度却逐渐加重，临床症状亦相应加重。此次再次出现发热、咯血，左肺上叶空洞较前增大，出现液平面，考虑合并感染，给予亚胺培南西司他丁联合头孢哌酮/舒巴坦钠积极抗感染治疗14天 患者无发热，症状好转，复查胸部CT（2016.03.22）液平消失（图4-1-81）。3个月后（2016.06.14）复查胸部CT曲霉球较前明显增大（图4-1-82）。2016.11.12患者症状突然加重，行胸部X线片检查显示双肺斑片实变影，当天死亡。

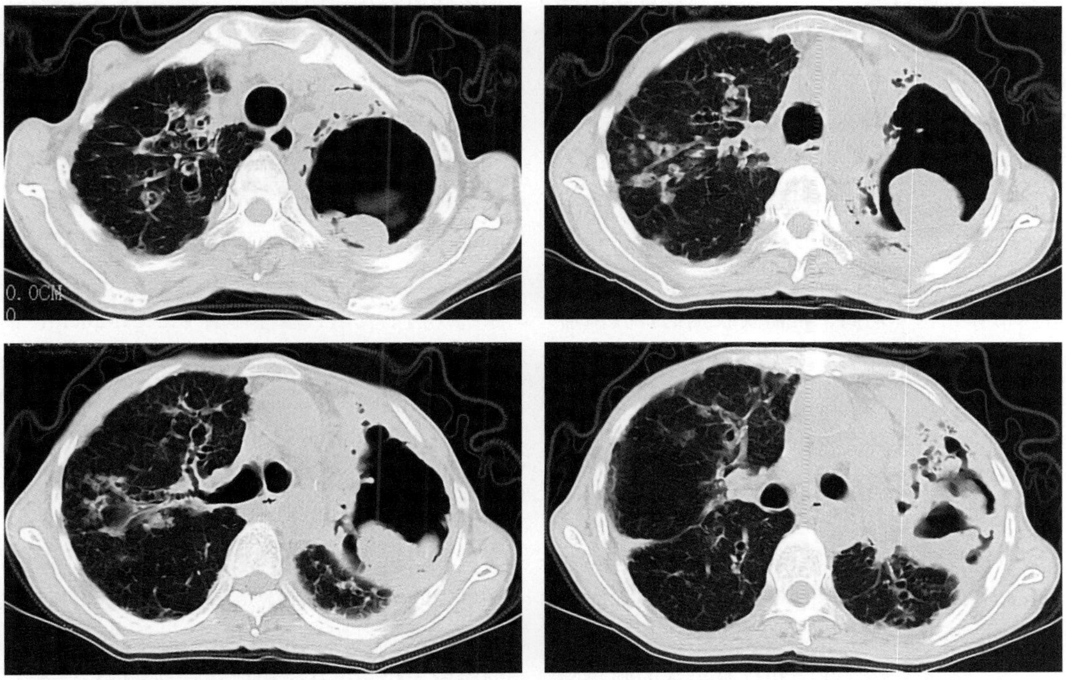

图4-1-81　左肺上叶空洞内液平较前吸收，内见曲霉球（2016.03.22）

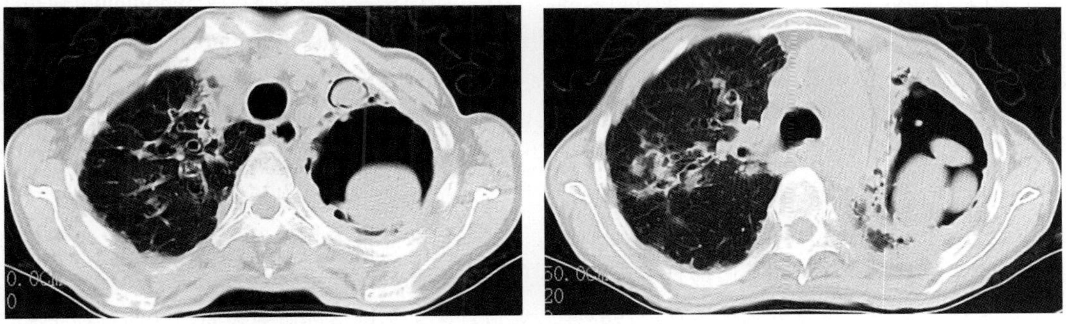

图4-1-82　空洞内曲霉球较前增大（2016.06.14）

【分析】 CPA发生于已有基础肺部疾病的患者中，胸部CT影像学及动态变化对病程大于3个月的CPA有重要提示意义。从全球范围来看，既往的肺结核感染远远超过其他原因成为CPA发展的主要诱发因素。在结核病发病率较低的地区，COPD似乎是发生CPA的主要危险因素，报道的发生率在33.3%～42%。这些数字是根据确诊病例的数目计算的，鉴于诊断不足的比率很高，实际的疾病负担可能要高得多。在结核发病率较低的国家，NTM感染与患有CPA的患者中存在的肺结核一样常见。支气管扩张和NTM感染的患者患曲霉相关肺部疾病的风险更高，曲霉血清学阳性水平更高。空洞性疾病和长期使用类固醇被认为是NTM患者发生CPA的独立危险因素。Denning等2013年的研究显示，3%～12%的结节病病例合并CPA。据估算，全球并发于结节病的CPA为71 907例，主要分布在非洲次大陆和美洲，美国和非洲分别占24%和37%。CPA主要发生在有严重纤维空洞的结节病患者，主要以上叶分布为主，单侧和双侧受累。这组患者的预后似乎特别差，反映了潜在肺纤维化的严重程度，通常需要长期应用皮质类固醇或二线免疫抑制治疗。已有文献报道恶性和非恶性病变胸外科术后CPA的发展情况，恶性肿瘤手术时CPA的发生率为3.6%，随着术后生存时间的延长，CPA的发生率不断增加。化疗/放疗和射频消融术治疗的肺恶性肿瘤与曲霉球和CPA的发生独立相关。CPA还见于支气管扩张、肺囊肿、肺囊性纤维化、强直性脊柱炎等许多疾病。

CPA患病率和死亡率均高，常需要长期的抗真菌治疗。本例患者拒绝抗真菌治疗，病情反复，逐渐进展，直至死亡。

（南通第三人民医院呼吸科　朱立成　提供）

三、变应性支气管肺曲霉病

变应性支气管肺曲霉病（allergic bronchopulmonary aspergillosis，ABPA）是由于人体对寄生于支气管内的曲霉发生变态反应所引起的支气管肺部疾病，是最常见的过敏性真菌病，表现为慢性哮喘和反复出现的肺部阴影，伴或不伴有支气管扩张等。ABPA在国外主要见于哮喘和囊性纤维化，在我国主要见于支气管哮喘和支气管扩张。ABPA的过敏原主要为曲菌属，其中，烟曲霉最常见，偶可见于黄曲霉、黑曲霉、棒曲霉等其他曲霉。

（一）流行病学

本病最早于1952年由英国学者Hinson等在哮喘患者中发现并命名，当时他报道并回顾了8例ABPA病例，患者出现发热、肺部浸润、外周血嗜酸性粒细胞增多、痰中可见黏液栓和烟曲霉菌丝等临床表现。1968年Patterson等在美国首次报道了ABPA，之后才在全球范围内得到认可。全球实际的成人ABPA患者超过480万。ABPA在支气管哮喘患者中发病率为1%～3.5%，在连续就诊的哮喘患者中发生率约为2.5%，在哮喘专科或是呼吸专科就诊的哮喘患者中发生率约为12.9%，在激素依赖性哮喘患者中发病率为7%～14%，在患有严重哮喘发作的ICU患者中可高达39%，在肺囊性纤维化患者中发病率为1%～15%。由于囊性纤维化在北美洲白种人中最常见，其他人种极少见，故我国主要见于哮喘患者。ABPA的发病通常在哮喘诊断后多年发生，但亦可发生在新发哮喘中。与儿童期更常见的其他特应性疾病不同，ABPA的发病率在成人中最高。ABPA也可发生于其他基础疾病患者，如COPD、结节病、高IgE综合征、支气管中心性肉芽肿病、慢性肉芽肿性疾病及以往患肺结核的个体。

ABPA发展的第一步是对烟曲霉致敏。曲霉致敏（aspergillus sensitization，AS）可定义为针对烟曲霉抗原的即时皮肤超敏反应（或IgE水平升高）的存在。许多哮喘患者在随访期间会发展为AS，尽管在较早的时间点未致敏。Agarwal等回顾性分析了25 770例哮喘患者的数据。哮喘患者ABPA的患病率为11.3%。AS在哮喘中的患病率为25.1%，而ABPA在AS中的患病率为37.0%。

除曲霉外，其他真菌也可引起与ABPA相似的临床症状，称之为变应性支气管肺真菌病（allergic bronchopulmonary mycosis，ABPM），与ABPA相比，其发病率很低。此外，真菌的长期存在亦会导致一些致敏性的呼吸系统疾病如真菌致敏性哮喘（fungal-allergic asthma）、真菌致敏性严重哮喘（severe asthma with fungal sensitization，SAFS）。2006年英国学者Denning首次提出SAFS，由互格链格孢或烟曲霉等真菌过敏原诱发，与ABPA的临床表现与辅助检查有相似之处，不易鉴别。SAFS的诊断标准包括：①难以控制的重症哮喘；②真菌致敏，真菌变应原皮试阳性或真菌特异性IgE增高，但血清总IgE水平＜1000U/ml。SAFS患者无肺部浸润和支气管扩张等影像表现。目前认为这两种疾病可能是同一种疾病的不同阶段，代表了从过敏性哮喘到SAFS及最终发生ABPA的演变过程，但仍需要进行进一步研究探讨两者的关联性。2015年英国学者Kerry Woolnough提出了过敏性真菌性气道疾病（allergic fungal airway disease，AFAD），其标准是IgE对与气道疾病相关的真菌的敏感性，所涉及的主要真菌是烟曲霉。统一机制涉及在IgE致敏的情况下吸入的真菌孢子在肺中出芽，导致与真菌蛋白酶释放相关的持续和强烈的嗜酸性炎症反应。大多数致敏真菌，包括链格孢和枝孢，都不耐热，不能在呼吸道中出芽，因此只能作为空气过敏原，不会引起AFAD。对气道真菌生物群落的研究表明，烟曲霉在正常气道和哮喘气道中的定植量一样多，这表明IgE敏感的趋势是AFAD

的关键触发因素，而不是定植本身。

一些报道描述了患有ABPA而没有其他相关合并症的患者。Allmers等报道了一例没有任何呼吸系统疾病的29岁男性因从事垃圾收集和处理工作，出现呼吸困难、发热和类似流感的症状，最终确诊为由烟曲霉引起的ABPA，这种疾病可能是由于持续暴露于发霉的生活垃圾。在Akiyama等报道的另一个案例中，一名19岁女学生因米曲霉引起ABPA。在她父亲的作坊里，这种微生物被用作发酵剂，用来制作豆瓣酱。在某些情况下，ABPA可能被认为是一种职业病。

（二）发病机制

ABPA的发病机制尚不完全清楚，与遗传因素和机体对曲霉的过敏反应有关。曲霉广泛分布于自然界中，特别是潮湿的环境适合曲霉生长，过敏体质和免疫低下的人吸入曲霉孢子后，孢子会定植在支气管壁，在合适的环境下增殖生长为菌丝，释放出抗原激活免疫反应和炎症反应。人类宿主对曲霉的免疫反应是Th1型$CD4^+$T细胞反应。然而，AS和ABPA中的免疫应答是Th2型免疫反应，继而产生IL-4、IL-5、IL-13等细胞因子，作用于肥大细胞、嗜酸性粒细胞及肺泡巨噬细胞等，导致血清总IgE和曲霉特异性抗体升高及局部嗜酸性粒细胞浸润，引起气道壁及周围肺组织炎症反应。因此，ABPA是由多种炎症细胞、炎症介质和细胞因子参与的免疫反应，主要包括速发型和迟发型超敏（或变态）反应。

ABPA主要与曲霉特异性IgE介导的Ⅰ型超敏反应及特异性IgG介导的Ⅲ型超敏反应有关。Ⅰ型和Ⅲ型超敏反应密切相关。超敏反应（hypersensitivity），即异常的、过高的免疫应答，是机体与抗原性物质在一定条件下相互作用，产生致敏淋巴细胞或特异性抗体，如与再次进入的抗原结合，可导致机体生理功能紊乱和组织损害的免疫病理反应。又称变态反应。Ⅰ型超敏反应又称过敏性反应（anaphylaxis）或速发型超敏反应，是指机体受到某些抗原刺激时，引起的由特异性IgE抗体介导产生的一种发生快消退亦快的免疫应答，表现为局部或全身的生理功能紊乱，具有明显个体差异和遗传倾向。凡进入机体能诱导产生特异性IgE类抗体，导致超敏反应的抗原称为过敏原（allergen）。有些过敏原为完全抗原，也有些为半抗原。一般过敏原均属外源性抗原。Ⅲ型超敏反应又称免疫复合物型超敏反应或血管炎型超敏反应，是由可溶性免疫复合物沉积于局部或全身多处毛细血管基底膜后，通过激活补体，并在中性粒细胞、血小板、嗜碱性粒细胞等效应细胞参与下，引起的以充血水肿、局部坏死和中性粒细胞浸润为主要特征的炎症反应和组织损伤。曲霉特异性IgE介导的Ⅰ型超敏反应可引起支气管痉挛，腺体分泌增加，肥大细胞脱颗粒，嗜酸性粒细胞升高，血清IgE和烟曲霉特异性IgE增高，速发型皮肤试验呈阳性；特异性IgG介导的Ⅲ型变态反应则引起气道损伤，导致中心性支气管扩张和肺纤维化，烟曲霉和血清沉淀素试验阳性，血清烟曲霉特异性IgG水平增高。同时，曲霉能释放各种蛋白，促进各种促炎因子的释放，这些蛋白能直接损伤气道内皮，造成细胞膜损伤和细胞死亡。后期肉芽肿的形成提示了Ⅳ型超敏反应（迟发性超敏反应）在ABPA发生机制中的作用。

ABPA的发生也与某些遗传因素有关。众所周知，哮喘具有家族遗传，而ABPA主要发生在哮喘患者。Shah等分析了某医疗单位22年来164例确诊为ABPA患者的家族性发生率。164例ABPA患者中，共有4对一级亲属有家族性发病，其中2对为亲子关系，2对为兄弟姐妹关系。家族性ABPA占全部患者的4.9%。另有研究表明，ZNF77是曲霉菌定殖的关键控制因素，其基因变体rs35699176导致支气管上皮中转录因子ZNF77的表达受损，从而导致支气管上皮细胞完整性缺陷和促进分生孢子黏附、出芽和生长的细胞外基质蛋白上调。

高达60%的囊性纤维化患者存在特应性。尽管其他因素可能也起作用，但CF的气道清除特征可能直接导致ABPA。囊性纤维跨膜转导调节因子（cystic fibrosis transmembrane regulator，CFTR）的基因突变和ABPA的发病机制之间被证明存在关联。Agarwal等2012年研究表明ABPA患者CFTR基因突变率高于一般人群及非真菌变应性哮喘患者。

另一种与ABPA有关的基因机制是人类白细胞抗原-DR（human leukocyte antigen，HLA-DR）。在哮喘和囊性纤维化患者中，HLA-DR2和HIA-DR5特别是DRB1-1501和DRB1-1503基因型的表达与暴露于烟曲霉后ABPA的风险增加相关。HLA-DQ2等位基因可作为保护基因，尤其携带DQB1-0201基因患ABPA的风险会较低。

此外，有研究表明IL-10启动子多态性、IL-4α链受体基因多态性、表面活性蛋白A2（SP-A2）基因多态性也与ABAP的发病存在密切关系。其中一些多态性与ABPA患者中总IgE和嗜酸性粒细胞增多水平升高有关。基于胶原区域中SP-A2的构象或亲和力的变化可能影响肺泡巨噬细胞的功能并损害宿主防御。

（三）临床表现

本病20～40岁多见，无明显性别差异。湿润、温暖气候或冬季室内条件下高发。多数患者有特异性体质，对多种食物及药物过敏。本病缺乏特征性临床表现，高达1/3的ABPA和哮喘控制患者可能相对无症状，并在常规检查中被诊断出。常见症状有喘息、咳嗽、咳痰、咯血、胸痛、低热及消瘦等，31%～69%患者可咳出褐色或黑色黏液痰栓，这种痰栓中易查见真菌菌丝，故对诊断该病临床意义较大。如果哮喘患者伴有咯血、棕黑色痰栓和肺部浸润影，则高度提示ABPA的可能。少数患者可无哮喘病史，因肺部阴影和急性呼吸衰竭而诊断。如果诊治不及时，持续的气道炎症过程可导致支气管扩张和肺纤维化。

发作时患者双肺可闻及散在或广泛哮鸣音，肺局部浸润可闻及细湿啰音。病程较长者可出现肺气肿体征和杵状指/趾。重症患者可出现肺实变、肺不张及肺动脉高压、呼吸衰竭等并发症。

（四）影像学表现

胸部CT表现有游走性的肺部浸润影（图4-1-83～图4-1-88）、均匀实变影、支气管壁增厚、局限肺不张（图4-1-89，图4-1-90）、呼吸相气体潴留成马赛克衰减及中心型支气管扩张等。中央型支气管扩张是ABPA的重要特征，指扩张的支气管局限在中线内侧2/3肺野内，表现为近端支气管呈柱状或囊性扩张，远端支气管可无病变（图4-1-91）。扩张的支气管内充满牙膏样、指套样、树芽样的黏液栓，特别是褐色痰栓可作为ABPA次要诊断标准。部分病例黏液栓消失后扩张的支气管可逐渐恢复，这与通常的支气管扩张有所不同。ABPA的支气管扩张以双肺上叶多见，与普通支气管扩张多发生于肺下叶的外周支气管明显不同。26%～39%的ABPA只有周围性支气管扩张（图4-1-92），因此，目前认为支气管扩张只是ABPA的表现之一，而非诊断所必需。

28%～36%的ABPA病例黏液栓的密度较软组织高（图4-1-93，图4-1-94）。高密度黏液栓（high attenuation mucus，HAM）是指在胸部CT检查测量中，黏液密度高于正常骨骼肌肉的密度，测量CT值可超过70HU。支气管内的黏液栓呈现高密度是由于菌丝生长聚集导致黏液栓干燥黏稠，或黏液栓发生出血及钙盐或金属物质沉积（包含铁和锰元素）所致。有研究表明，高密度黏液栓与外周血嗜酸性粒细胞计数及烟曲霉特异总IgE相关，更容易发生支气管的嵌塞，局部炎症更为严重，且容易复发（图4-1-95～图4-1-97）。树芽征和小叶中心结节多位于支气管黏液栓的远端外周，代表小叶中心性细支气管管腔被黏液、脓液或其他炎性物质等填塞，为细支气管炎症的表现，无特异性。绝大多数的ABPA患者周围气道表现正常。

ABPA患者胸部CT还可表现为多发粟粒样或磨玻璃样结节，但十分少见。ABPA累及胸膜少见，部分患者胸膜可局限性肥厚，胸膜腔内少量积液。肺门及纵隔淋巴结肿大少见。病程进入纤维化期后，高分辨率CT可见小叶间隔增厚，胸膜下纹理呈网织状、蜂窝状改变；肺间质纤维化，肺体积缩小（图4-1-98）。部分患者可出现肺部空洞、曲霉球形成及上肺纤维化，提示并发慢性肺曲霉病。

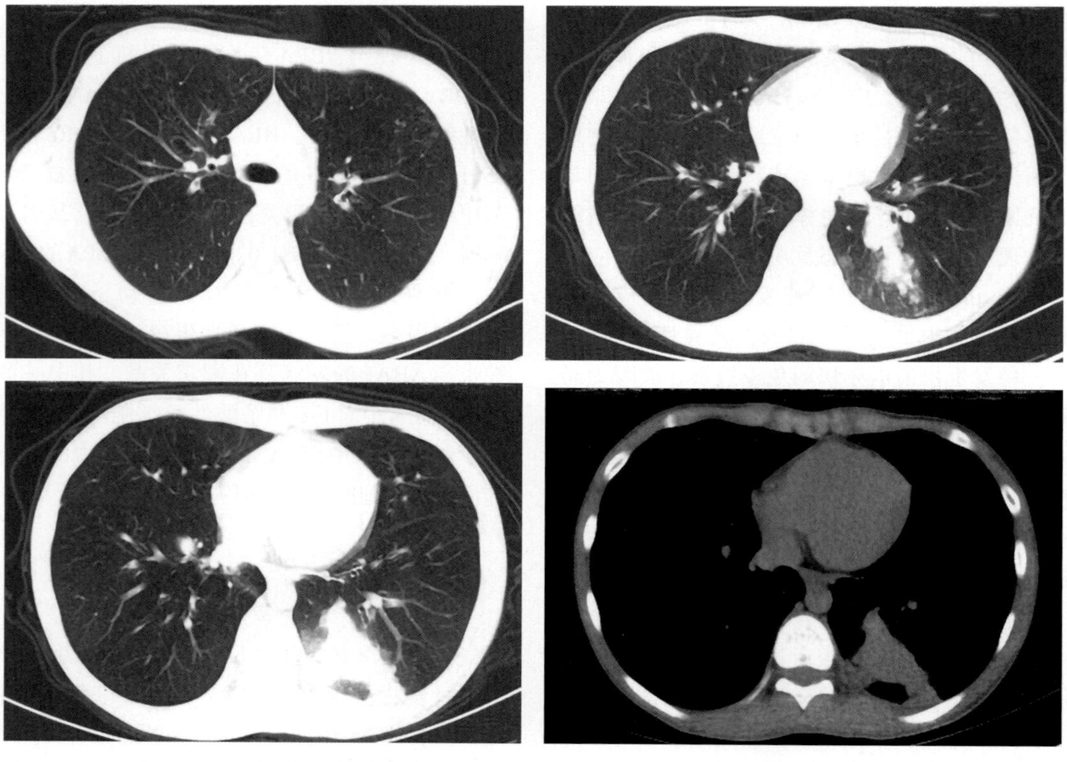

图4-1-83　男，14岁。发热、咳嗽、咳痰3天。既往有支气管扩张和支气管哮喘病史。胸部CT显示双肺支气管扩张，左肺下叶实变影（2017.12.19）

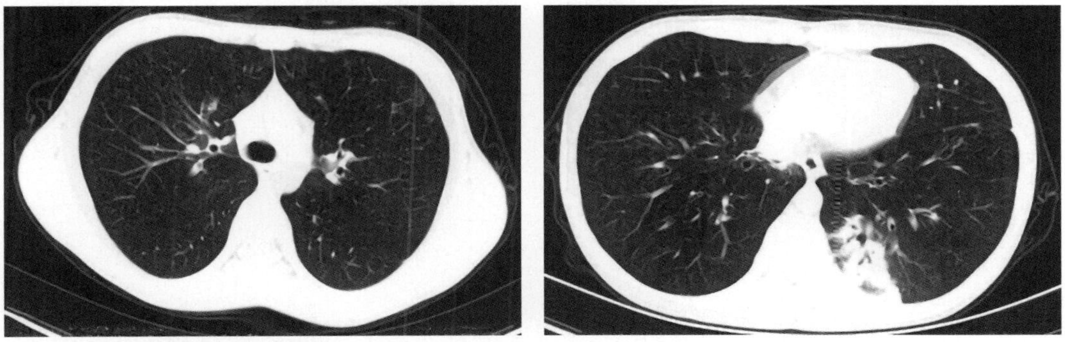

图4-1-84　患者烟曲霉皮试速发反应阳性，血清总IgE＞2500U/ml，ABPA诊断明确。给予激素和伊曲康唑治疗后，病变较前吸收（2017.12.27）

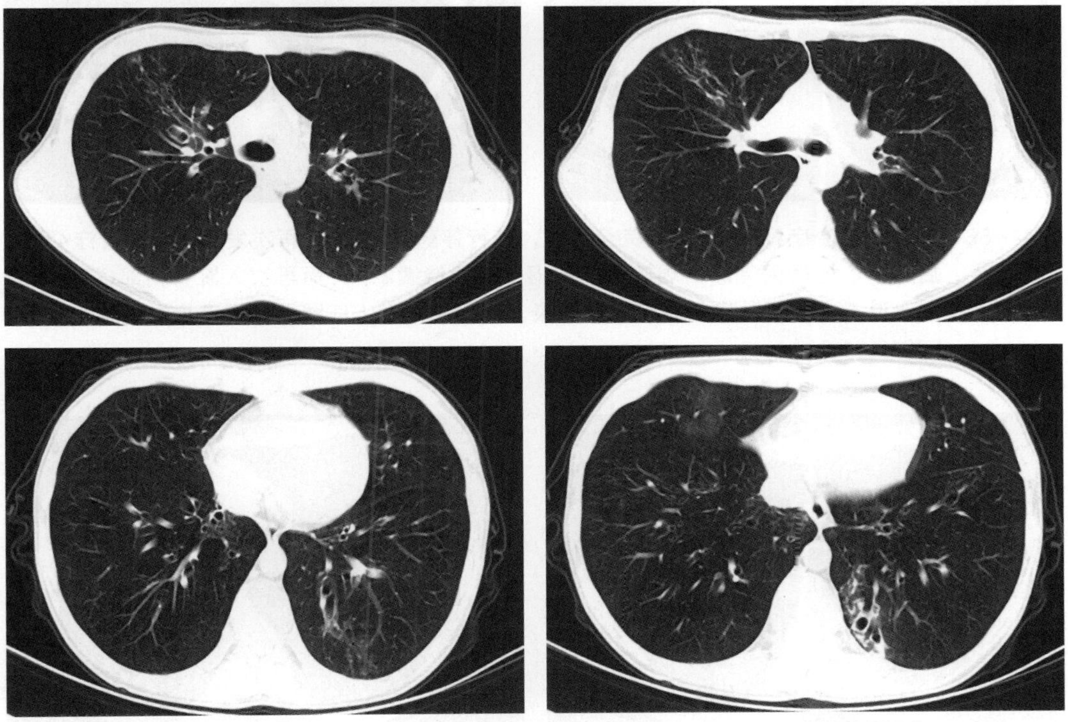

图4-1-85　继续治疗20天，左肺下叶病变吸收，右肺上叶病变较前进展（2018.01.16）

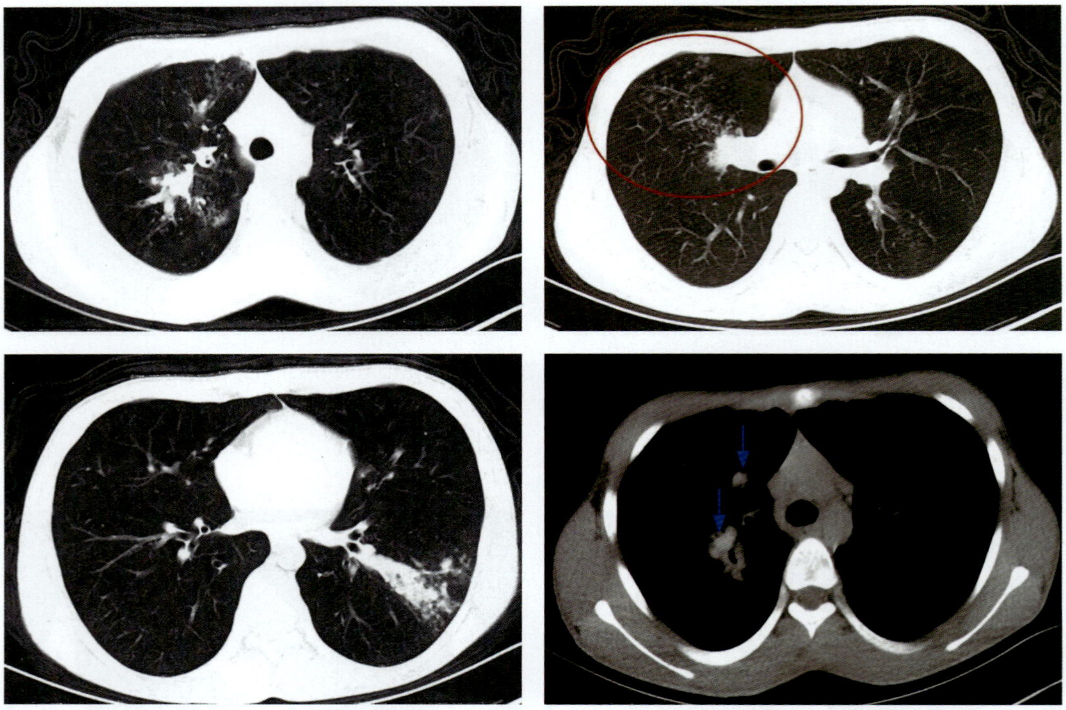

图4-1-86　患者继续治疗1个月后病变完全吸收，自行停药。2018.06再次发作，规律治疗4个月后停药。此后因受凉出现咳嗽、胸闷，症状持续2个月而再次入院。胸部CT显示右肺上叶、左肺下叶支扩管扩张并感染，可见树芽征（红圈）和高密度黏液栓（蓝箭）（2019.01.01）

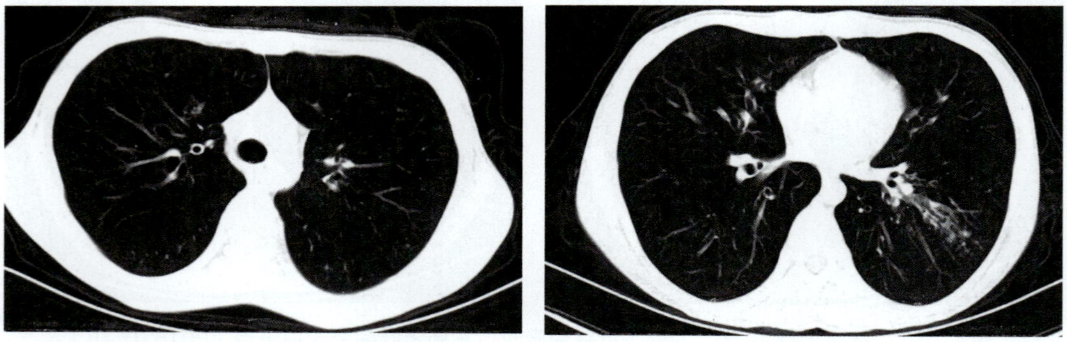

图4-1-87　激素和伊曲康唑规律治疗4个月后病变明显吸收（2019.04.29）

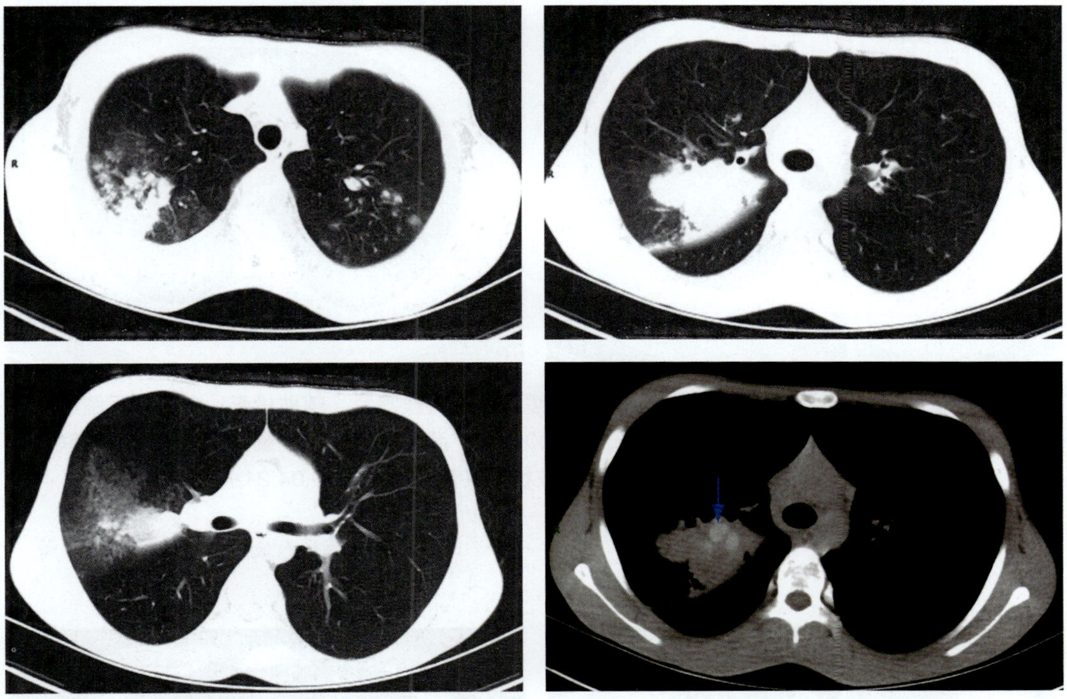

图4-1-88　患者继续治疗1个月后停药。因发热3天再次入院。胸部CT显示双肺上叶斑片、实变影，可见树芽征和黏液栓（蓝箭）（2019.08.02）

（济宁市第一人民医院呼吸科　边翠霞　提供）

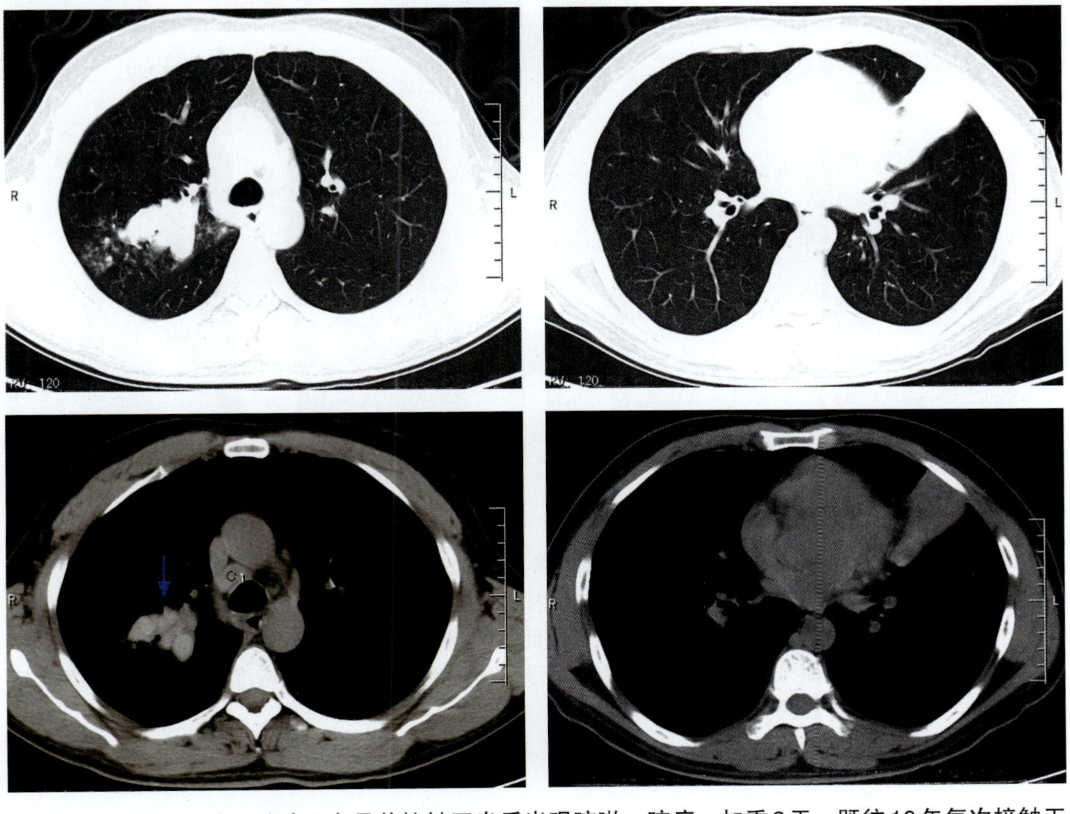

图4-1-89　男，43岁。患者3个月前接触玉米后出现咳嗽、咳痰，加重2天。既往10年每次接触玉米后均有咳嗽不适症状。双肺支气管扩张，高密度黏液栓嵌塞（蓝箭），左肺舌叶不张，上腔静脉后淋巴结肿大（2019.01.13）

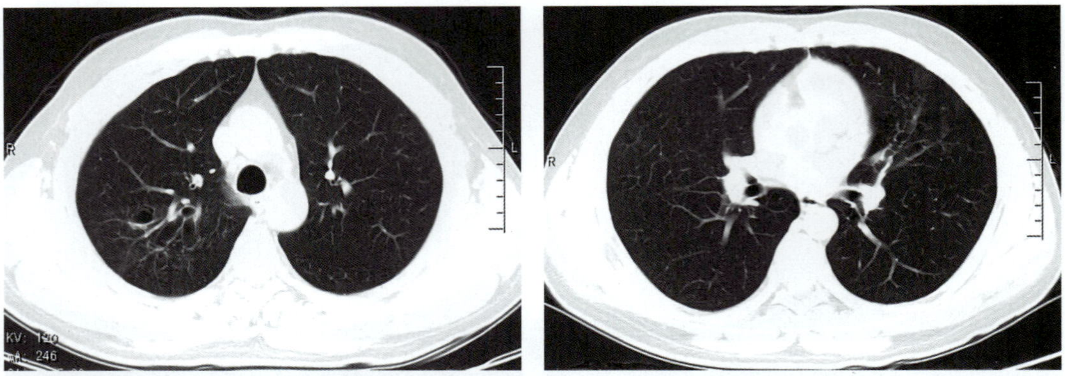

图4-1-90 入院查体：双肺呼吸音粗，可闻及干啰音及少量痰鸣音。辅助检查：血常规示嗜酸性粒细胞绝对计数1.41 × 10^9/L；IgE > 2500U/ml；灌洗液培养见少量曲霉生长。激素联合伊曲康唑治疗3个月后黏液栓消失，见柱状支气管扩张（2019.04.21）

（枣庄市峄城区人民医院呼吸科　张　蕾　提供）

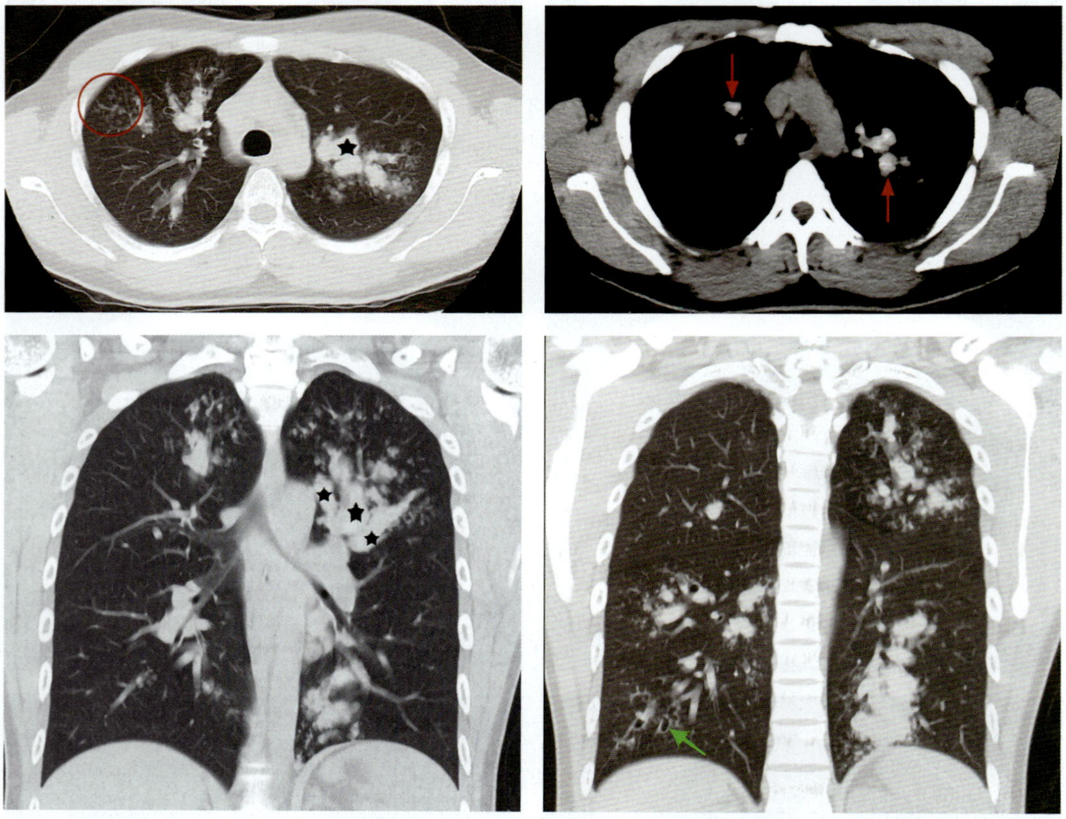

图4-1-91 男，21岁。反复咳嗽、咳痰伴喘息1年，发热2周。既往有支气管哮喘病史。气管镜活检病理镜下见小灶支气管壁组织，其内见大量嗜酸性粒细胞浸润及小血管增生，另见凝固性坏死灶，未见明确真菌菌团。胸部CT：双肺均可见中心型支气管扩张合并指套样黏液栓（黑星），部分扩张支气管内无黏液栓（绿箭），黏液栓密度高于周围软组织（红箭），病变周围树芽征明显（红圈）

（广东陆丰市人民医院放射科　陈华文　提供）

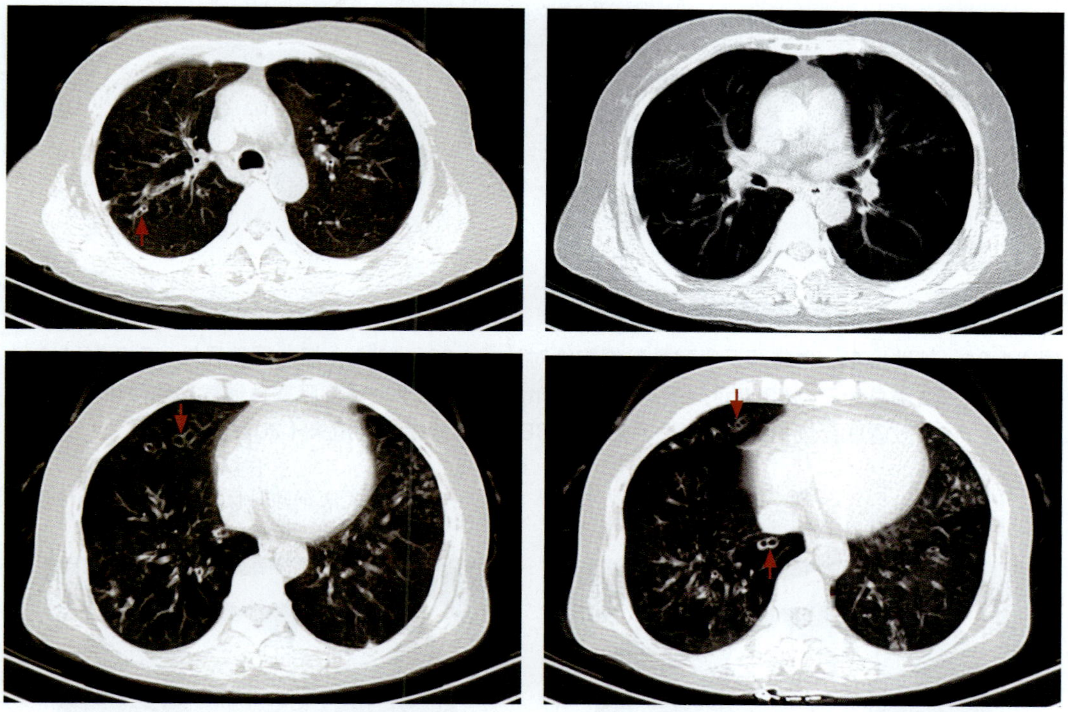

图 4-1-92　女，50岁。咳嗽、咳痰、憋喘5年，加重5天。双肺支气管扩张并感染，外周肺部为主（红箭），双肺局限性肺气肿，双肺多发小结节灶。查体：双肺散在干啰音。辅助检查：血常规示嗜酸性粒细胞绝对计数 1.15×10^9/L；烟曲霉特异性IgE 1.52kUA/L；血清总IgE 1387U/ml；肺功能示重度阻塞性通气功能障碍，支气管舒张试验阳性

（济宁市人民医院呼吸科　付　甜　提供）

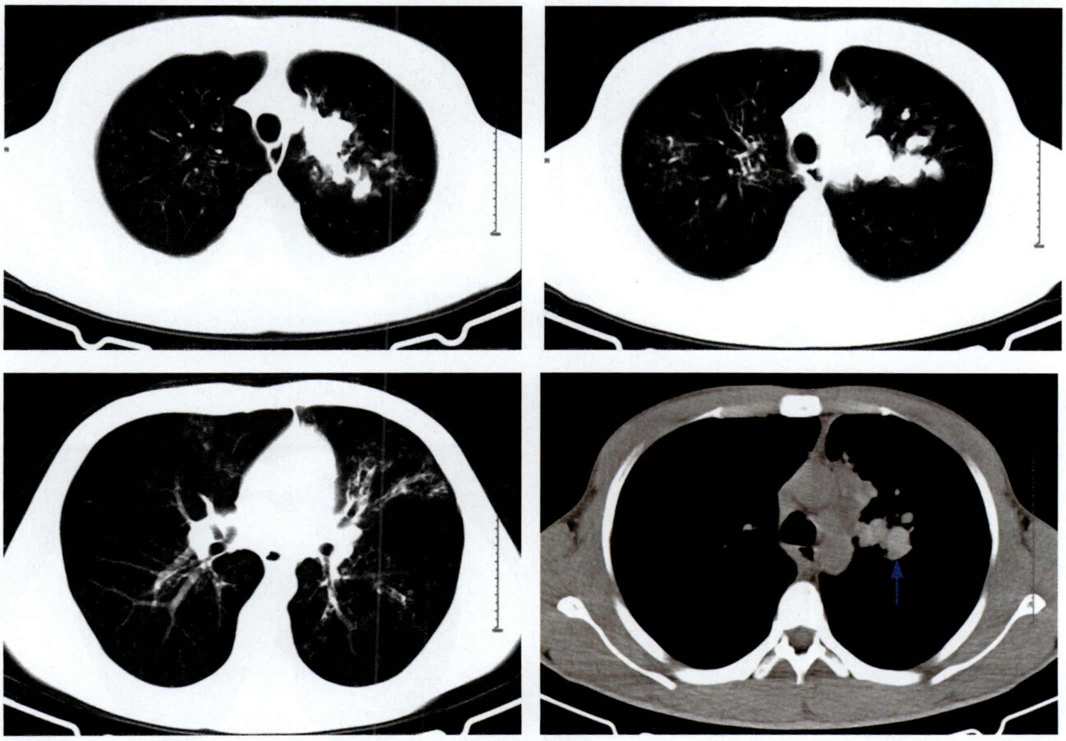

图 4-1-93　男，38岁。咳嗽、咳痰伴憋喘2年余。双肺支气管扩张，左上叶尖段可见团块、结节状影，病灶中可见高密度影（蓝箭）（2019.03.19）

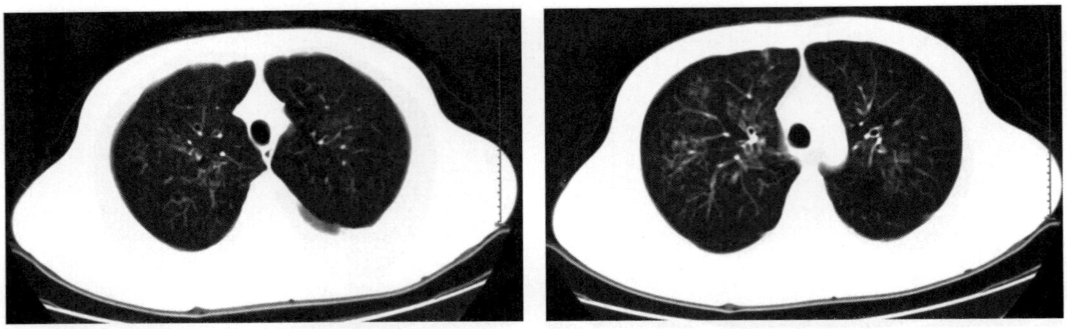

图4-1-94　辅助检查：血常规示嗜酸性粒细胞绝对计数1.65×10^9/L；烟曲霉特异性IgE 7.51kUA/L；血清总IgE 4153U/ml；CEA 19.75ng/ml；肺功能示中重度阻塞性通气功能障碍。伏立康唑胶囊联合泼尼松治疗4个月后复查CEA正常，黏液栓消失（2019.07.13）

（武汉市肺科医院呼吸科　杨澄清　提供）

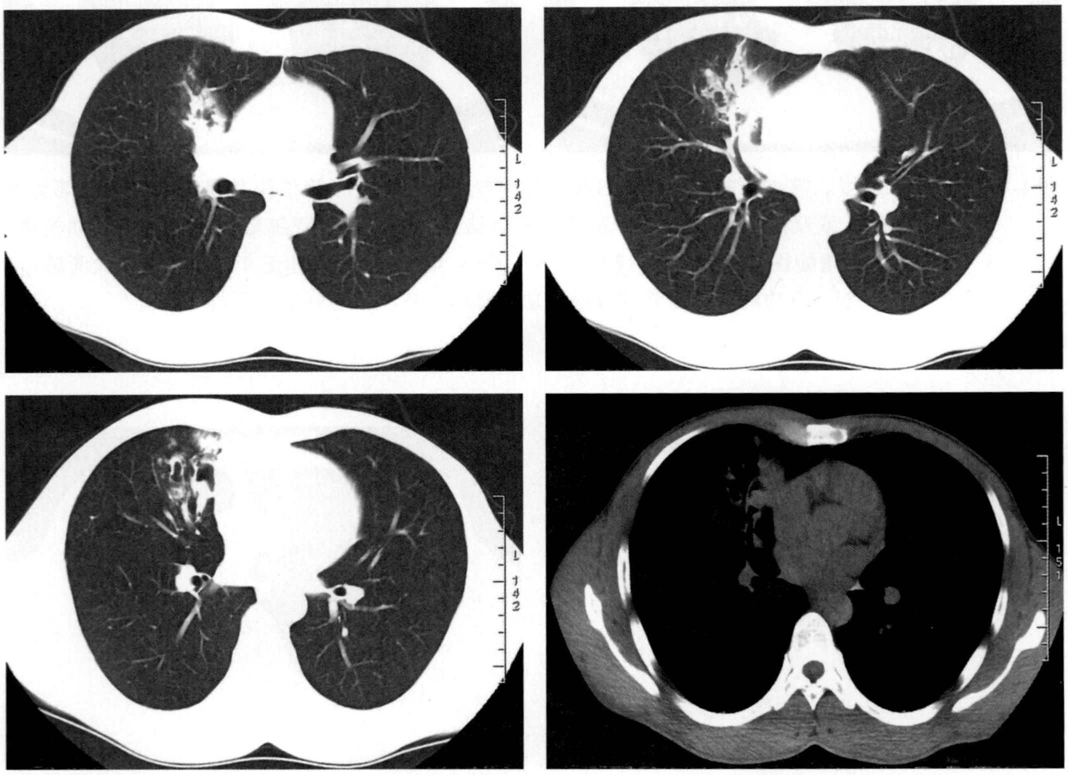

图4-1-95　男，27岁。咳嗽、咳痰5年，加重1个月，咯血1天。右肺中叶高密度影（2017.10.31）

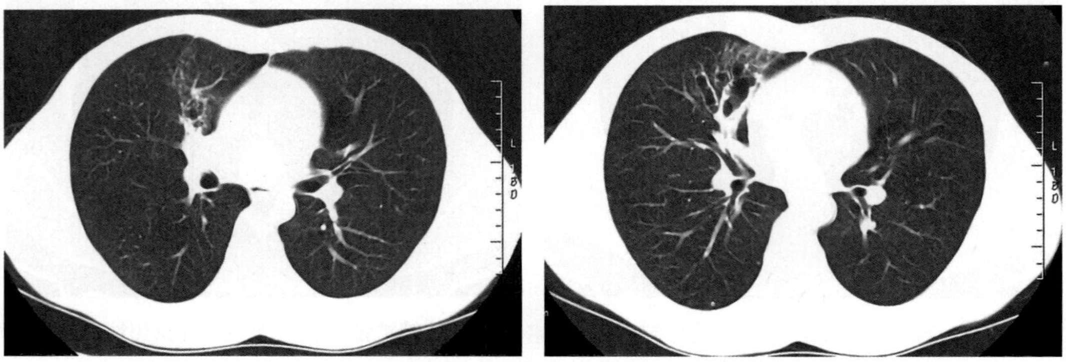

图4-1-96　抗炎治疗9天，病变吸收，右肺中叶支气管扩张表现（2017.11.19）

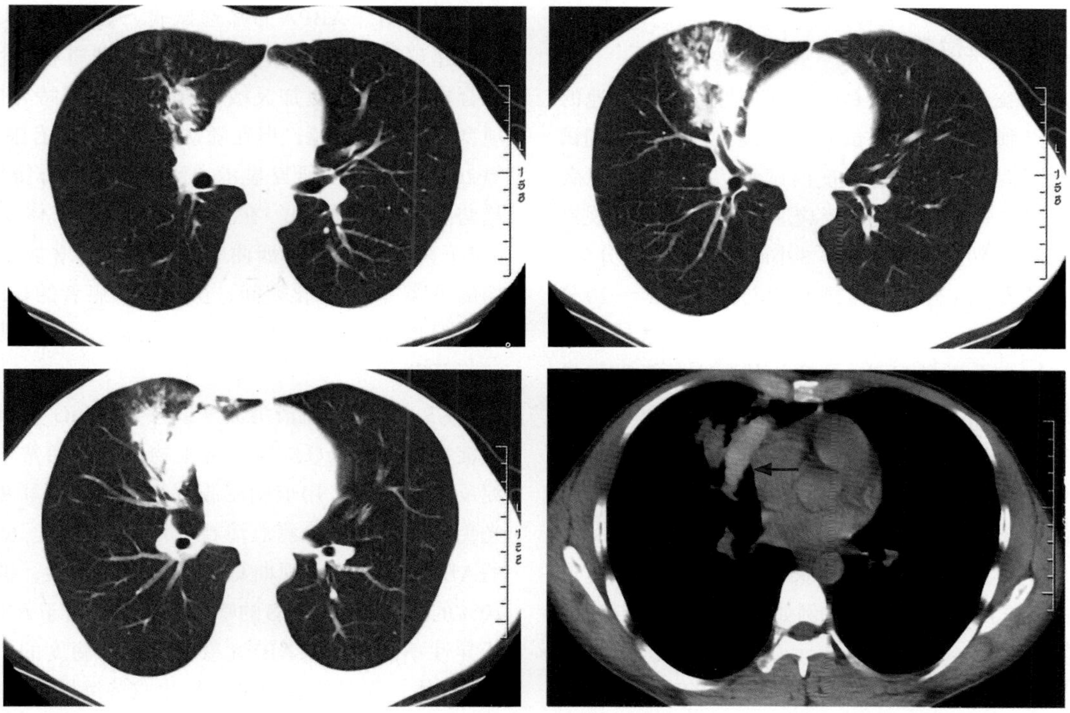

图4-1-97　10天后患者咳嗽、咳痰较前加重，胸部CT显示右肺中叶高密度影，局部高于软组织密度（蓝箭）（2018.11.22）。辅助检查：血常规示嗜酸性粒细胞绝对计数0.54×10^9/L；烟曲霉IgM、IgG抗体阳性；血清总IgE＞2500U/ml；气管镜检查见右肺中叶内侧段黏液嵌塞

（冠县中心医院呼吸科　马立珍　提供）

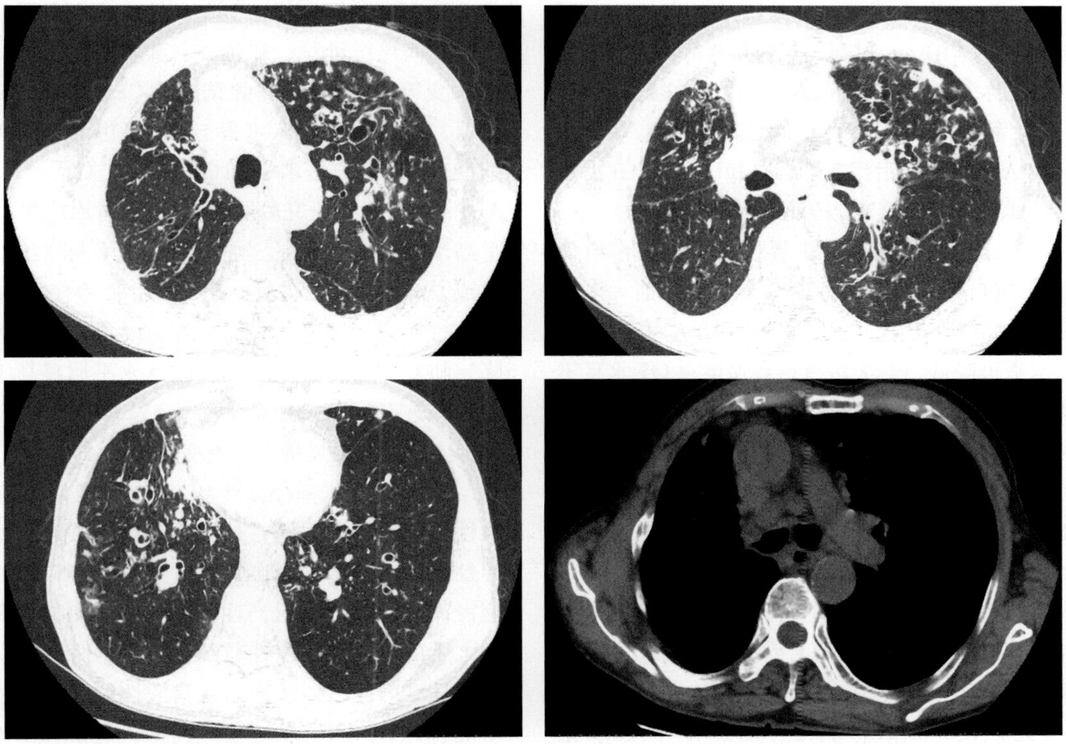

图4-1-98　男，75岁。反复咳、痰、喘30余年，加重半个月。双侧支气管扩张伴感染、纤维增殖钙化灶，左肺下叶肺气肿，纵隔多发肿大淋巴结。辅助检查：总 gE＞2500U/ml，烟曲霉特异性IgE四级；烟曲霉IgG抗体＞500Au/ml（正常＜80Au/ml）

（浙江省立同德医院呼吸科　李国平　提供）

（五）实验室检查

1.皮肤试验　皮肤试验是检测变应原简单、快速的方法，包括点刺试验和皮内试验。建议首选皮肤点刺试验，若结果阴性，可继续进行皮内试验，因为有的患者可能仅在皮内试验时出现变态反应。皮试每15分钟观察1次，共1小时，然后再观察6～8小时。阳性反应分为：Ⅰ型超敏反应是在1分钟内出现水疱与红斑，1～20分钟后达反应高峰，在1～2小时消退，是ABPA的特征性表现，代表烟曲霉特异性IgE抗体的存在；Ⅲ型超敏反应在皮试后5小时出现，任何程度的皮肤水肿均为阳性反应，很可能代表免疫复合物过敏反应，其确切的意义仍不清楚。针对烟曲霉的阳性速发型皮肤反应是诊断ABPA的必备条件之一。但由于其他真菌也可致病，当烟曲霉皮试呈阴性反应，而临床又高度疑诊时，则应进行其他曲菌或真菌的皮肤试验，例如白念珠菌、链格孢、特异青霉等。

需要注意的是，受试者的受试部位、年龄、性别、试验时间，尤其是服用H_1受体阻滞剂等药物均可影响皮试结果。

2.血清学检查

（1）血清总IgE（total IgE，TIgE）测定：血清总IgE水平是ABPA诊断及随访中最重要的免疫学指标之一。正常的血清IgE值（没有经过系统的激素治疗）通常可排除活动性的ABPA。健康人、过敏性哮喘及ABPA患者血清总IgE水平均存在较大波动。就诊前接受治疗，尤其是全身激素治疗，可导致血清总IgE下降。因此，一旦怀疑ABPA应尽早在治疗前进行总IgE测定，在治疗过程中应动态监测总IgE的变化以指导药物调整。

关于诊断ABPA的血清总IgE界值，一些工作组使用417U/ml（1000ng/ml）作为诊断临界值，目前大多数学者建议为＞1000U/ml（2400ng/ml）。ABPA经治疗后，血清总IgE水平可降低，但大多数患者血清总IgE水平不会降至正常，因此需要多次随访并确定其个人的基线值。Natarajan等2014年的研究显示，24例被诊断为ABPA的患者中，总IgE＞1000U/ml的患者有22例（91.7%）。血清总IgE水平1个月平均下降26.1%，2个月平均下降58.9%。血清IgE监测可在2个月和6个月后进行。如果总IgE水平出现明显回升，提示疾病复发。如果在未经全身激素治疗时血清总IgE处于正常水平，一般可除外活动性ABPA。

（2）特异性IgE（sIgE）测定：曲霉特异性IgE是ABPA特征性的诊断指标，一般认为应高于曲霉致敏性哮喘患者曲霉特异性IgE抗体水平的2倍以上，目前用于诊断ABPA的界值为＞0.35kUA/L（A指的是变应原）。烟曲霉特异性IgE＜0.35kUA/L是一个很好的“排除”测试，可用作ABPA的筛选试验。在诊断ABPA的过程中，建议进行曲霉变应原皮试和烟曲霉特异性IgE水平联合检测（后者更加灵敏）。虽然烟曲霉特异性IgE是一项良好的筛查试验，但在随访期间的效用有限。Agarwal等2016年的一项研究显示，治疗后烟曲霉特异性IgE的趋势是不可预测的。在治疗后50%的个体中，血清总IgE下降了52%，而烟曲霉特异性IgE增加（而不是预期的下降）。在恶化期间，虽然所有患者的IgE水平均升高，但烟曲霉特异性IgE仅增加38%，这使其在随访期间不可靠。

（3）烟曲霉血清沉淀素或特异性IgG（sIgG）测定：沉淀素指的是IgG抗体与微生物结合，通常使用免疫沉淀反应检测。采用琼脂凝胶双扩散法、酶联免疫法、荧光免疫法等均可检测血清特异性沉淀抗体。69%～90%的ABPA患者可出现曲霉血清沉淀素阳性，但也存在于10%的有或没有SAFS的哮喘患者中，对于ABPA的诊断特异性不高。如果ABPA患者出现高滴度的曲霉特异性IgG抗体，同时伴有胸膜纤维化或持续性肺部空洞形成，则提示为慢性肺曲霉病。烟曲霉特异性IgG在诊断和鉴别诊断ABPA时是一个非常有用的测试，但在监测该疾病的治疗反应方面不可靠。

（4）血清癌胚抗原（CEA）：血清CEA增高常见于肺、消化道恶性肿瘤，是这些肿瘤特异性较高的标志物，是恶性疾病的标志物，但在良性疾病中也可升高，如特发性肺间质纤维化、肺脓肿、肺实变性肺炎、肺肉芽肿性病变等。Noguchi等尝试探索CEA在ABPA中的诊断价值，评估血清CEA水平与ABPA患者外周血嗜酸性粒细胞计数、IgE总水平和CT结果的关系。通过对13例ABPA患者进行研究后发现，7例患者治疗前血清CEA水平高于正常值的上限。血清CEA水平与嗜酸性粒细胞计数或总IgE值无相关性。对9例患者治疗后血清CEA水平进行检测，发现随着肺实变的改善，CEA水平显著下降。肺实变患者治疗前血清CEA水平明显高于非肺实变患者，进而推测ABPA患者中血清CEA水平升高可能与肺部实变及肺内局部存在炎症有关。

3.血嗜酸性粒细胞计数　ABPA患者常有外周血嗜酸性粒细胞计数升高，但对于诊断ABPA的敏感性和特异性不高；由于外周血嗜酸性粒细胞与肺部嗜酸性粒细胞浸润程度并不平行，且肺嗜酸性粒细胞增多的程度远远大于的外周血嗜酸性粒细胞增多，两者之间几乎没有相关性。因此，即使外周血嗜酸性粒细胞计数正常，亦不能排除ABPA。在一项研究中，近60%的ABPA患者外周血嗜酸性粒细胞计数＜1.0×10^9/L，近25%的患者计数＜0.5×10^9/L。目前建议外周血嗜酸性粒细胞增多作为ABPA辅助诊断指标，诊断界值为＞0.5×10^9/L。

4.痰液检查　痰液（特别是痰栓）显微镜检查可发

现曲霉菌丝，偶可见到分生孢子，嗜酸粒细胞常见，有时可见夏科-莱登（Charcol-Leyden）结晶。痰培养中曲霉易于造成污染，必须重复进行，多次出现同一真菌才有意义。ABPA患者痰曲霉培养阳性率为39%～60%，但对于ABPA的诊断并非必需。但考虑到耐药问题，建议对需要使用抗曲霉药物的患者，在治疗前进行痰培养，可根据药敏试验结果选择用药。

5. 肺功能检查　对有反复呼吸道症状的患者，肺通气功能和支气管舒张（或激发）试验有助于诊断哮喘，评价肺功能受损状况。ABPA急性期表现为可逆性阻塞性通气功能障碍，慢性期则可表现为混合性通气功能障碍和弥散功能降低。不推荐采用曲霉抗原进行支气管激发试验，因为可能引起致死性支气管痉挛。肺功能检查可作为治疗效果的评价指标。

6. 气管镜检查　通过气管镜收集下呼吸道分泌物可发现病原体，对诊断ABPA有重要意义。对于胸部CT不能发现的大气道黏液栓，气管镜可直观地了解黏液栓的黏稠度及颜色，对诊断有参考价值。对于临床表现不典型者，应尽早行支气管镜检查，通过支气管镜采集标本，进行分泌物或支气管肺泡灌洗液涂片、培养，从而提高ABPA的确诊率。此外，对于存在黏液栓的患者可经气管镜取出黏液栓，起到改善肺不张的治疗作用。

（六）病理

ABPA的诊断一般不需要进行肺组织活检，但对于不典型的病例，肺活检有助于除外其他疾病例如肺结核、肺部肿瘤等。ABPA的病理学特征包括：①支气管腔内黏液栓塞，嗜酸性粒细胞等炎症细胞浸润，可见夏科-莱登结晶；②富含嗜酸性粒细胞的非干酪性肉芽肿，主要累及支气管和细支气管；③嗜酸粒细胞性肺炎；④支气管扩张。

早期阶段病理可见支气管壁单核细胞和嗜酸性粒细胞的浸润，随着疾病的进展病理可见黏液嵌塞和嗜酸性粒细胞肺炎，随后可见到闭塞性细支气管炎、肉芽肿性支气管炎和肺间质纤维化等病理改变（图4-1-99，图4-1-100）。患者支气管内有大量稠厚的黏液和纤维，管腔内可见曲霉菌丝，菌丝一般不侵入气道壁及肺组织。

（七）诊断标准

第1个ABPA诊断标准由Rosenberg和Pattemson于1977年建立，分为主要标准和次要标准。主要标准：①发作性支气管哮喘；②血清总IgE升高；③曲霉抗原皮内试验呈速发型阳性反应；④外周血嗜酸性粒细胞增多；⑤曲霉变应原沉淀素抗体（IgG）阳性；⑥中心性支气管扩张；⑦肺部游走性或固定浸润影。次要标准：

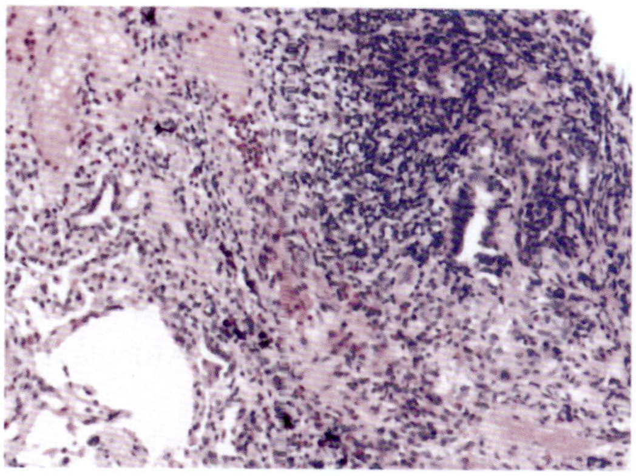

图4-1-99　支气管黏膜慢性炎，较多淋巴细胞及少量嗜酸性粒细胞浸润。周围肺泡组织未见显著变化

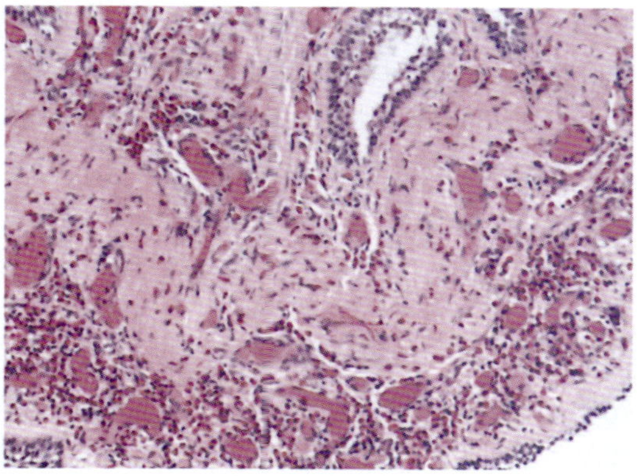

图4-1-100　间质可见小血管增生及大量嗜酸性粒细胞浸润

①咳黄褐色黏液痰；②痰培养曲霉阳性；③烟曲霉迟发型皮肤试验阳性。具备其中任意5条或以上主要标准均可诊断。研究表明，只有在同时满足6条主要诊断标准时此方法诊断ABPA才具有较高灵敏度和特异度，但是，该标准不能体现各个条件在诊断中价值的区别。

2013年国际人类和动物真菌学学会（International Society for Human & Animal Mycology，ISHAM）修订了ABPA的诊断标准，将支气管哮喘和囊性纤维化作为ABPA的易患疾病。诊断的两条必需的条件是：①Ⅰ型曲霉皮试阳性（针对曲霉变应原的速发型皮肤超敏反应）或针对烟曲霉的IgE水平升高；②总IgE水平＞1000U/ml。还需至少符合以下3条其他条件中的2条：血清曲霉沉淀素或特异性IgG抗体阳性；影像学与ABPA一致的肺部阴影：包括一过性病变，如肺实变、小叶中心结节、牙膏征、指套征、游走性片状高密度影，或持续性病变，如双轨征、印戒征、支气管扩张和胸膜肺纤维化等；在未使用糖皮质激素的患者血嗜酸性粒细胞计数＞

$0.5\times10^9/L$。如果患者满足其他所有的诊断标准，而血清总IgE值＜1000U/ml亦可诊断为ABPA。临床实践中，疑诊为ABPA的患者可能未满足诊断标准，可初步诊断为“ABPA可能”，并密切监测和随访。该标准更加全面，同时体现不同条件在诊断价值中的差异。咳棕褐色痰栓、曲霉抗原迟发型皮试阳性、痰培养或纤维支气管镜冲洗液培养出曲霉等更支持诊断。曲霉特异性IgE及胸部CT上高衰减黏液嵌塞分别是诊断ABPA最具敏感性及最特异性的指标。

Saxena等前瞻性地纳入了543例支气管哮喘患者，用于评估ABPA的各种标准的诊断性能。338例（62.2%）和205例（37.8%）分别被标记为“轻度至中度”和“重度”哮喘病例。使用烟曲霉特异性IgE和皮肤试验，烟曲霉致敏的患病率分别为41%和30%。根据Rosenberg-Patterson和ISHAM-ABPA工作组的标准，ABPA的患病率为16%。与Patterson标准相比，ISHAM标准的敏感度（89% *vs* 81%）和特异度（99% *vs* 98%）略高。他们通过改变现有的ISHAM标准（血清总IgE＞500U/ml，不包括皮肤试验，并使用胸部CT代替胸部X线）获得了最佳诊断性能，但成本增加。

（八）分期

根据临床表现、血清学和影像学检查，1982年Patterson等将ABPA的自然病程分为Ⅰ～Ⅴ期，这有助于指导疾病的管理。Ⅰ期（急性期）：主要特点为哮喘急性发作，影像学可出现肺部浸润影或表现正常。血清总IgE常＞1000U/ml，血清曲霉特异性IgG/IgE或者沉淀抗体升高，激素治疗敏感；Ⅱ期（缓解期）：治疗后病情和血清学缓解，通常无症状，影像学正常或者肺部浸润影显著吸收，6周内IgE水平下降35%～75%；Ⅲ期（复发加重期）：有25%～50%的患者可出现复发，可表现为急性发作的症状，伴有新的肺部游走性或固定的浸润影，血清IgE水平升高到基线值的2倍以上，激素治疗反应仍良好；Ⅳ期（激素依赖期）：是不受控制的症状阶段，除常有的症状及肺部浸润影外，患者必须依靠口服糖皮质激素控制哮喘症状或ABPA的活动性，血清学在这个阶段通常是阴性的；Ⅴ期（终末期）：发展为肺纤维化（以上叶纤维化为主），引起不可逆的肺损害。这个阶段患者可能会出现呼吸困难、发绀、啰音和肺源性心脏病，杵状指，血清IgE水平和嗜酸性粒细胞计数降低或升高，该期患者预后较差。

临床发现ABPA的这5个阶段并非该病的必然过程，提示我们在具体工作中要采用个体化的原则。早期诊断和治疗被认为与未来晚期疾病风险较低有关。值得注意的是，ABPA血清学最有可能在Ⅰ期和Ⅲ期呈阳性。在急性或恶化阶段（Ⅰ或Ⅲ期）开始应用激素之前是送检ABPA血清学的理想时间。

2013年EISHAM临床分期：①0期（无症状期）：符合ABPA诊断标准，既往未诊断ABPA，哮喘控制好。②1期（急性期）：符合ABPA诊断标准，既往未诊断ABPA，哮喘控制不佳。1a期（伴有黏液嵌塞）：有黏液嵌塞的肺部影像和支气管镜表现；1b（无黏液嵌塞）：无黏液嵌塞的证据。③2期（敏感期）：临床症状及影像学改善，治疗8周时，血清总IgE下降≥25%。④3期（复发加重期）：临床症状及影像学加重，血清总IgE较前升高≥50%。⑤4期（缓解期）：停用激素后，IgE波动＜50%，维持6个月以上。⑥5a期（ABPA治疗依赖期）：停止治疗6个月内，患者出现2次以上复发，或药物治疗过程中临床、影像、免疫学指标再次加重；5b期（哮喘伴激素依赖期）：ABPA已控制，仍需口服激素控制难治性哮喘。⑦6期（晚期）：合并Ⅱ型呼吸衰竭或（和）肺源性心脏病，伴有肺纤维化影像。

（九）治疗

治疗ABPA的基本原则包括控制由真菌引起的超免疫反应，目标包括：控制肺部炎症；治疗急性期ABPA；预防恶化；最小化治疗相关不良反应；减轻支气管扩张的发生或进展。

1.避免接触变应原　ABPA患者应尽量避免接触曲霉等变应原，脱离过敏环境对于控制患者症状、减少急性发作非常重要。

2.药物治疗

（1）激素：糖皮质激素可以抑制炎症反应和机体对烟曲霉抗原的免疫反应。抗真菌治疗可以清除气道内定植的曲霉，抑制烟曲霉抗原引起的变态反应，减轻气道的损伤，降低激素的用量及改善肺功能。鉴于此，目前ABPA的治疗常为口服糖皮质激素联合抗真菌药物的治疗。对传统治疗反应差的患者可短期内静脉使用甲泼尼龙。口服糖皮质激素是目前ABPA的治疗首选。激素可通过抑制机体对曲霉抗原的免疫反应，从而缓解哮喘症状，降低血清IgE水平，清除肺部浸润影，防止肺组织破坏和病情恶化。早期应用口服激素治疗，可防止或减轻支气管扩张及肺纤维化造成的慢性肺损伤。绝大多数ABPA患者对口服激素治疗反应良好，短时间内症状缓解、肺部阴影吸收。口服激素的剂量及疗程取决于临床分期。有研究提示，中等剂量激素与高剂量激素在治疗效果上相当，同时不良反应更少。高剂量激素治疗方案：泼尼松0.75mg/（kg·d），持续6周，然后0.5mg/（kg·d），持续6周，之后每隔6周减量5mg，持续治疗总疗程至少6～12个月。治疗过程中每6周检测血总IgE、胸部CT等以评价疗效及调整用药。该方案多用于激素相对敏感或初治患者。对于Ⅰ期和Ⅲ期患者，有学者提出的中等剂量激素治疗方案：泼尼松起始剂量为0.5mg/（kg·d），1～2周；继以0.5mg/kg，隔日1次，共6～8周。然后根据病情试行减量，一般每2周减5～10mg，直至停药。每6～8周复查血清总IgE，每4～8周复查胸部X线片或胸部CT以评价疗效。治疗时间依据疾病严重程度不同而有所差异，总疗程通常在6个月以上。对于Ⅳ期患者，可能需要长期口服小剂量激素维持治疗。

为减少口服激素的全身不良反应，并达到同等疗效，许多学者尝试吸入中到大剂量的激素，但研究未能证明吸入糖皮质激素能预防ABPA的肺损伤。单一吸入糖皮质激素不应作为ABPA的一线治疗方案，其主要用于泼尼松口服剂量减量至≤10mg/d时哮喘的控制。

（2）抗真菌药物：抗真菌药物可能通过减少真菌定植、减轻炎症反应而发挥治疗作用。对于激素依赖患者、激素治疗后复发患者，建议使用。目前应用于ABPA的抗真菌药物主要有三唑类及两性霉素B，其中三唑类抗真菌药在临床上使用更为广泛。

研究发现口服伊曲康唑可通过降低患者气道内真菌负荷来降低抗原刺激引发的免疫反应，缓解哮喘症状，并能减少或避免激素的使用，同时降低血清总IgE水平、减少痰嗜酸性粒细胞数目。成年患者通常的用量为200mg，口服，每日2次，疗程4～6个月；如需继续用药，亦可考虑减至200mg，每日1次，持续4～6个月。伊曲康唑有口服胶囊和口服液两种剂型。服用胶囊制剂需要胃酸以利吸收，可与食物或酸性饮料一起服用，应避免同时服用质子泵抑制剂和抗酸药；口服液则需要空腹时服用。由于口服伊曲康唑生物利用度个体差异大，有条件者建议进行血药浓度监测。伊曲康唑在肝脏代谢，肝功能不全者慎用。总体而言，伊曲康唑不良反应少见，包括皮疹、腹泻、恶心、肝毒性等。建议用药期间监测肝功能。值得注意的是，伊曲康唑与几种糖皮质激素之间存在药物之间相互作用，因此，建议临床上进行血液药物浓度监测。伊曲康唑通过抑制细胞色素P450依赖性CYP3A来抑制糖皮质激素的代谢，这种作用能导致医源性皮质醇增多症和下丘脑-垂体轴的长期抑制。

近年研究发现其他唑类如伏立康唑也具有同样的疗效，临床改善可见于68%～78%的患者，不良反应少见，包括肝功能损害、肢端水肿、皮疹、恶心、呕吐。视觉异常相对多见，停药后可很快恢复。对于伊曲康唑治疗无改善的患者，换用伏立康唑仍可见疗效。伏立康唑的用法用量：200mg，口服，1次/12小时（体质量≥40kg），或100mg，口服，1次/12小时（体质量＜40kg）。疗程同伊曲康唑。

对于合并囊性纤维化的ABPA患者，如果囊性纤维化频繁发病和（或）1秒用力呼气容积下降者，建议在治疗药物监测下采用口服伊曲康唑治疗，并尽量减少使用糖皮质激素。如果血药浓度不能达到治疗水平，要考虑使用其他抗真菌唑类药物。另外，雾化吸入两性霉素B已应用于该病治疗。雾化吸入两性霉素B虽有诱发支气管痉挛的风险，但对激素依赖及唑类抗曲霉治疗无效者，可以尝试。

抗真菌治疗可以提高患者的整体疗效，降低血清IgE水平，但仍需要更多高质量的随机对照研究选择最适治疗方式。

（3）其他药物：曲霉作为变应原可活化机体的B细胞分化为浆细胞，合成并分泌IgE。IgE通过速发相和迟发相反应，一方面使效应细胞释放促炎介质，导致气道平滑肌收缩及黏液分泌等；另一方面促进炎症细胞的附着和浸润，级联扩大IgE生成，导致慢性炎症、气道收缩、组织损伤及气道重塑。ABPA的诊断标准中，血清IgE升高始终是一项重要的诊断依据。近年来，抗IgE单克隆抗体奥马珠单抗受到许多学者广泛关注，已被批准用于治疗严重过敏性哮喘和慢性特发型荨麻疹，并成功地运用在部分ABPA合并囊性纤维化患者中。奥马珠单抗是一种针对IgE的免疫制剂，结合血液循环中游离的IgE，并下调炎症细胞表面IgE受体的表达。应用奥马珠单抗治疗过敏性哮喘患者，患者气道中嗜酸性粒细胞和IL-4^{+}细胞减少，这可能是治疗ABPA患者的作用机制。奥马珠单抗对于不能耐受激素副作用、激素依赖的患者及进行系统激素和抗真菌治疗后临床症状及肺功能恶化的ABPA患者，治疗后可明显改善临床症状，减少激素用量，是否能够改善患者肺功能目前尚无定论。

目前在ABPA患者中，奥马珠单抗的使用剂量尚无统一标准，但可借鉴奥马珠单抗治疗过敏性哮喘的中国专家共识中的相关剂量推荐，每次给药剂量为75～600mg，若剂量≤150mg，则于一个部位皮下注射；若剂量＞150mg，则按需分1～4个部位分别皮下注射。奥马珠单抗每次给药的最大推荐剂量为600mg，每2周1次。我国奥马珠单抗说明书中，用于计算剂量的基线血清总IgE水平的范围为30～1500U/ml。患者总IgE＜30U/ml或＞1500U/ml均超出奥马珠单抗适应证，不建议使用奥马珠单抗。其严重过敏反应发生频率为0.2%，大多数过敏反应发生于给药后2小时以内，因此推荐前3次注射后观察2小时，3次以后注射可观察30分钟，以及时发现过敏反应。奥马珠单抗治疗应至少使用12～16周以判断其有效性。

抗IgE治疗ABPA的有效性、安全性及适应证仍缺乏足够证据，需要更多随机对照研究证实。此外，奥马珠单抗制剂的费用较高，这可能成为限制其应用的一个重要原因。

3.支气管镜治疗　气管镜不仅为一种检查手段，对于存在黏液栓或脓性气道分泌物的ABPA患者，可经气管镜取出黏液栓或反复冲洗回吸，发挥局部治疗作用，控制局部炎症，使患者的肺功能得到显著改善。

（十）病情监测和预后

ABPA患者接受治疗后，最初每6～8周随访1次，评估症状、血清总IgE水平、胸部X线片、肺功能等。症状缓解，肺部阴影消失，外周血嗜酸性粒细胞降低，血清总IgE降低并稳定，可视为病情缓解。经过激素治疗持续6～9个月并停用激素3个月以上无急性加重者，称之为“完全缓解”。复发时血清总IgE增高早于临床症状复发，故完全缓解以后均要随访测定总IgE。总IgE水平是反映疾病活动性的重要指标，治疗目标是使总IgE水平下降35%～50%以上；在ABPA患者总IgE水平很难恢复到正常范围。一般Ⅰ期或Ⅲ期患者每6～8周监测总IgE，以后每2个月复查一次；完全缓解后，每6个月至1年复查一次。在这一过程中，根据临床缓解情况，确定每一患者个人的总IgE基线值；若总IgE较基线水平升高＞2倍，即使没有出现临床症状及肺部浸润影等改变，也提示疾病复发。肺功能检查可以评估患者肺通气功能受损程度，建议每年至少复查一次。

ABPA如能早期诊断并规范治疗，病情可缓解并长期控制，预后较好。即使大多数Ⅴ期患者，其病情也可以稳定数年，但肺功能受损严重（第1秒用力呼气容积＜0.8L）的患者预后较差。ABPA远期并发症包括严重气流受限、肺不张、侵袭性肺曲霉病及肺纤维化。

参考文献

Agarwal R，Muthu V，Sehgal IS，et al，2023. Prevalence of aspergillus sensitization and allergic bronchopulmonary aspergillosis in adults with bronchial asthma：a systematic review of global data. J Allergy Clin Immunol Pract，11：1734-1751.

Akiyama K，Takizawa H，Suzuki M，et al，1987. Allergic bronchopulmonary aspergillosis due to Aspergillus oryzae. Chest，91：285-286.

Allmers H，Huber H，Baur X，2000. Two year follow-up of a garbage collector with allergic bronchopulmonary aspergillosis（ABPA）. Am J Ind Med，37：438-442.

Hinson KF，Moon AJ，Plummer NS，1952. Bronchopulmonary aspergillosis：a review and a report of eight new cases. Thorax，7：317-333.

Noguchi T，Yamamoto K，Moriyama G，et al，2013. Evaluation of serum levels of carcinoembryonic antigen in allergic bronchopulmonary aspergillosis. J Nippon Med Sch，80：404-409.

Patterson R，Golbert TM，1968. Hypersensitivity disease of the lung. Univ Mich Med Cent J，34：8-11.

Radin RC，Greenberger PA，Patterson R，et al，1983. Mold counts and exacerbations of allergic bronchopulmonary aspergillosis. Clin Allergy，13：271-275.

Saxena P，Choudhary H，Muthu V，et al，2021. Which are the optimal criteria for the diagnosis of allergic bronchopulmonary aspergillosis? A latent class Analysis. J Allergy Clin Immunol Pract，9：328-335.

Shah A，Kala J，Sahay S，et al，2008. Frequency of familial occurrence in 164 patients with allergic bronchopulmonary aspergillosis. Ann Allergy Asthma Immunol，101：363-369.

Viegas S，Veiga L，Verissimo C，et al，2013. Occupational exposure to aflatoxin B1：the case of poultry and swine production. World Mycotoxin J，6：309-315.

（十一）病例解析

病例1：男，61岁。咳嗽、胸闷1个月。患者1个月前感冒后出现咳嗽，干咳为主，较频繁，伴胸闷，于当地诊所抗炎治疗6天（具体用药不详）无好转，行胸部X线片检查考虑肺炎，给予头孢唑肟、依替米星抗炎治疗8天，无好转，于2018.10.03入院诊治。既往有糖尿病史10余年，应用诺和灵30R治疗。在粮库工作30余年，有时接触发霉作物。辅助检查：血常规示嗜酸性粒细胞绝对计数1.43×10^9/L、嗜酸性粒细胞百分比18.7%；红细胞沉降率20mm/h；C反应蛋白、D-二聚体正常。

胸部CT（2018.10.03）：段以下支气管管壁增厚，管腔不同程度扩张，双肺见沿纹理分布散在多发的结节、斑片灶，以右肺上叶为著（图4-1-101）。

【诊断】 ABPA。

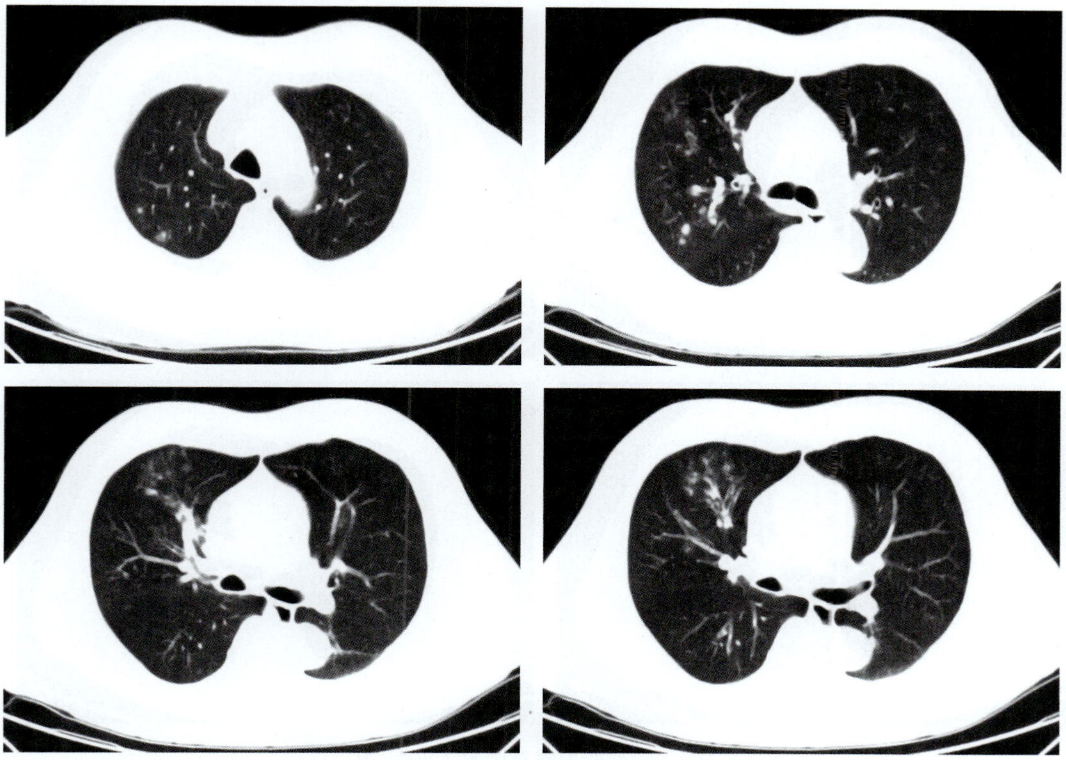

图4-1-101　胸部CT（2018.10.03）

【诊断依据】 老年男性，既往无肺部疾病，有粮库工作史30余年，近1个月有咳嗽、胸闷症状，查体无阳性体征，抗感染治疗疗效差，胸部CT显示支气管扩张表现，血嗜酸性粒细胞计数及百分比均增高，需考虑ABPA可能。辅助检查（2018.10.08）：sIgE阳性；血清总IgE＞1200U/ml；曲霉半乳甘露聚糖抗原1.24μg/L；痰真菌培养示黄曲霉（图4-1-102，图4-1-103）。患者ABPA诊断明确，给予甲泼尼龙40mg静脉滴注qd联合伏立康唑0.2g q12h口服治疗。2天后复查胸部CT，病变较前略有吸收（图4-1-104）。行气管镜检查：左肺上叶舌支、右肺上叶前段支气管及中叶、下叶各基底段支气管管腔内可见大量淡黄色胶冻样黏稠痰栓，给予反复生理盐水灌洗吸除。气管镜刷检涂片未查见癌细胞，其中见真菌菌丝。患者病情缓解，咳嗽减轻，咳少量白黏痰，5天后再次行气管镜检查：双肺各支段可见较多黄色黏稠痰栓，给予充分吸引后各支段管腔通畅，可见黏膜充血水肿，未见新生物。3天后复查血常规（2018.10.18）：白细胞$20.81 \times 10^9/L$、嗜酸性粒细胞绝对计数$0.00 \times 10^9/L$、中性粒细胞百分比85.9%，患者病情好转，出院。

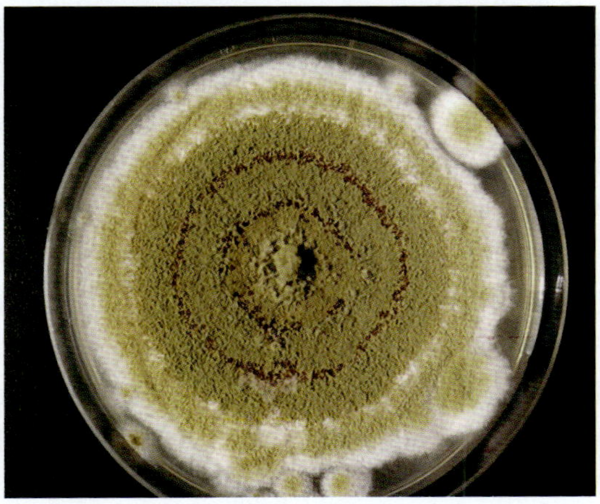

图4-1-102　黄曲霉，PDA，28℃，7天

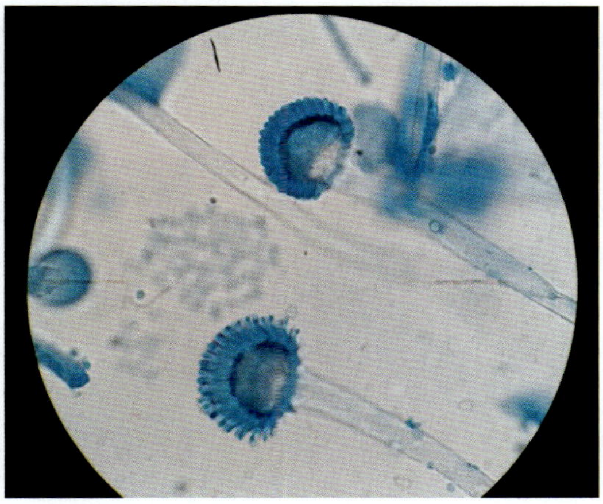

图4-1-103　黄曲霉，棉兰染色，1000×

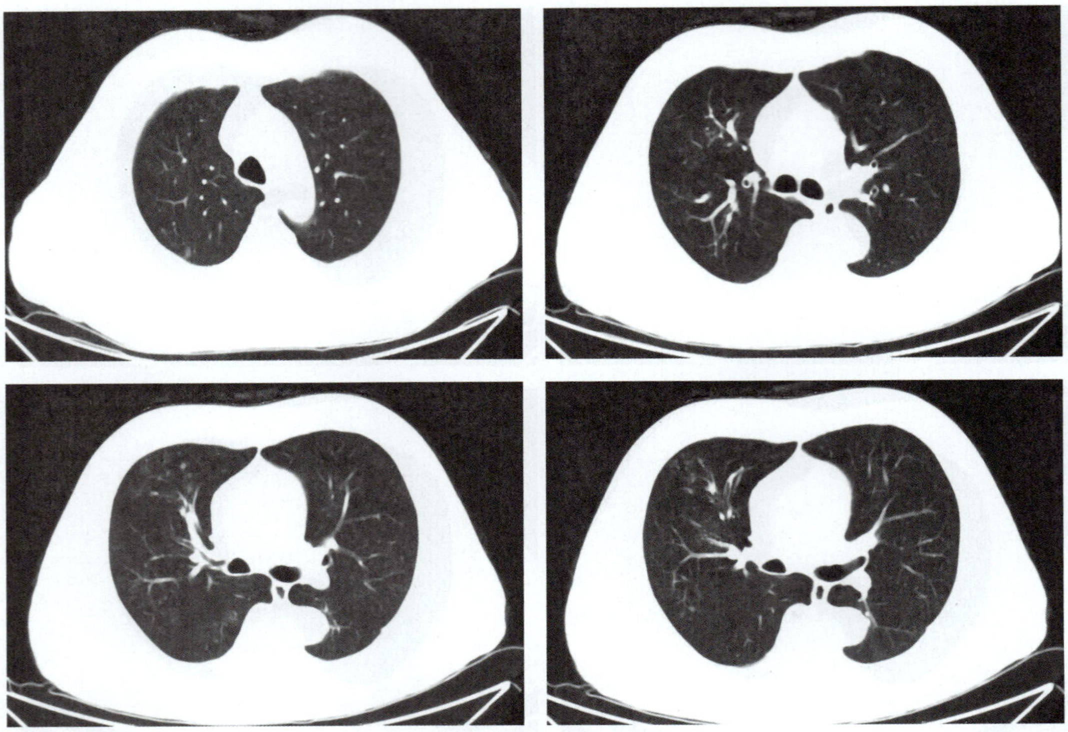

图4-1-104 病变较前略有吸收（2018.10.10）

【分析】 鼻窦炎、鼻炎、SAFS和ABPA是与曲霉职业接触相关的疾病。处理、分拣或加工有机材料的工人，例如农民、锯木厂工人、废物收集者、蘑菇加工工人或处理谷物、干草或稻草的工人，均可能接触高浓度的真菌颗粒，高达10^8CFU/m^3。除了农业、木材和食品工业，屠宰场（家禽、猪和牛）和酿酒厂、废物处理工厂（如焚烧、堆肥厂和废物分类厂）和其他涉及污染有机材料的职业环境也被描述为真菌高负荷环境。

真菌感染取决于宿主易感性与病原微生物之间的相互作用。肺部暴露的症状可从轻微（流涕、打喷嚏、咳嗽、充血、咽喉痛、眼睛发痒）到严重（鼻窦感染、哮喘、ABPA、SAFS、鼻窦炎、过敏性肺炎、癌症甚至死亡）。这些症状的严重程度取决于环境质量，而环境质量取决于空气中真菌的数量及某些真菌物种甚至菌株的存在。其他因素，如温度、湿度、通风及大量灰尘和其他颗粒的存在，将影响室内环境的微生物质量，因为缺乏通风有利于真菌生长和高浓度孢子的存在。这些对工人或接触者的不利健康的程度也取决于他们的免疫系统、遗传背景和其他个人特征，如性别、吸烟、药物摄入或以前的呼吸状况。

真菌毒素可以抵抗诸如高温或低温等不利环境因素，并且可以在生产其的真菌物种死亡和解体后仍持续很长时间。这就解释了为什么真菌毒素即使在没有任何可见真菌的情况下也能存在于环境中。真菌毒素通常存在于空气中的粉尘以及真菌生长的孢子和碎片中，两者都可以作为真菌毒素载体进入工人的呼吸系统。Huttunen等研究了几种职业环境中室内空气中真菌毒素的流行情况，发现动物饲养和食品、饲料工业较易检测到黄曲霉毒素和赭曲霉毒素A。在Viegas等进行的一项研究中，在34名猪饲养和13名家禽饲养工人中，分别在53%和56%的血清中检测到黄曲霉毒素B_1，而对照组均为阴性。这表明可检测水平是由于从这些职业环境吸入受污染的颗粒所致。

在没有事先暴露于药物的情况下，在某些曲霉属物种中天然存在初级（内在）耐药性。这些物种在其基因组中编码耐药基因，使它们能够在抗真菌制剂存在的环境下生长。最初易感微生物可在生物体暴露于药物后产生次级耐药性，即获得性耐药性。在整个欧洲、美国、亚洲国家和拉丁美洲，在不同的环境中发现了耐三唑类的烟曲霉分离株。其原因可能与从农业、动物饲养、水产养殖及医院来源的抗真菌药应用有关。例如，在农业中，三唑类农药（也称为DMI-甾醇去甲基化抑制剂）用于保护作物并保护材料免受真菌腐烂。它们具有与临床药物非常相似的化学结构。另外，暴露于具有高曲霉负荷的特定环境及对抗真菌剂较不敏感的物种（或菌株）将增加患者/暴露工人获得难以治疗的感染的机会。因此，人们担心三唑类药物耐药性可能成为全球公共卫生威胁。

ABPA是一种炎症性疾病，由于呼吸道分泌物清除不良，经常出现在哮喘或囊性纤维化患者中。在某些情况下，患有哮喘或ABPA的患者会在暴露于真菌较多的环境后出现哮喘的急性加重或发生ABPA患者的肺嗜酸性粒细胞增多症。Radin等发现，在芝加哥地区，5年的时间里，75%的ABPA急性加重发生在6～11月份，此时室外真菌总数最高，曲霉暴露水平与ABPA急性加重之间存在正相关。一些报道也描述了患有ABPA而没有其他相关合并症的患者，本例既无肺部疾病，其工作环境为其诱发因素。因此，认识到可能在室内和职业环境中接触真菌而致病是至关重要的，因为它将允许适当的卫生干预措施，例如实施暴露监测计划，采用适当的预防和保护措施，以及为可能暴露的工人实施适当的健康监测计划。例如：应避免可能导致吸入大量曲霉分生孢子的活动，如园艺、农业和农场相关活动、家庭或其他建筑物翻新、靠近堆肥场地的住房，以及清洁陈旧的尘土环境（如酒窖、阁楼空间、旧书和其他档案馆）。如果活动不可避免，使用外科口罩可以最大限度地减少孢子吸入。

2.**病例2**：男，35岁。发热、咳嗽、憋闷3天。平素制酒厂工作，长期接触酒糟。既往有哮喘病史1年。查体：T 37.3℃，双肺广布哮鸣音。辅助检查（2016.10.19）：血常规示白细胞15×10^9/L，嗜酸性粒细胞0.84×10^9/L；IgE 2256U/ml；自身抗体、ANCA、风湿免疫指标均阴性；血气分析：pH 7.42、PCO_2 38mmHg、PO_2 75mmHg。

胸部CT（2016.10.17）：双肺沿支气管走行向心性分布斑片状条索影（图4-1-105）。

胸部CT（2016.10.21）：病变较前进展（图4-1-106）。

【诊断】 血清阳性型ABPA。

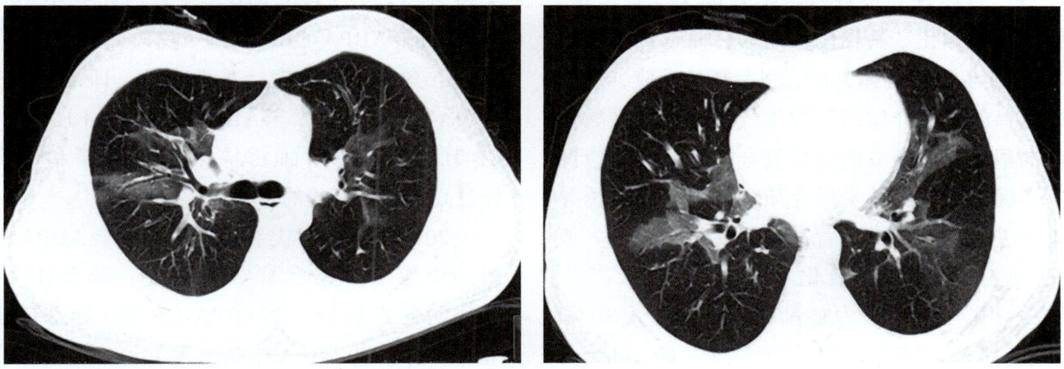

图4-1-105　胸部CT（2016.10.17）

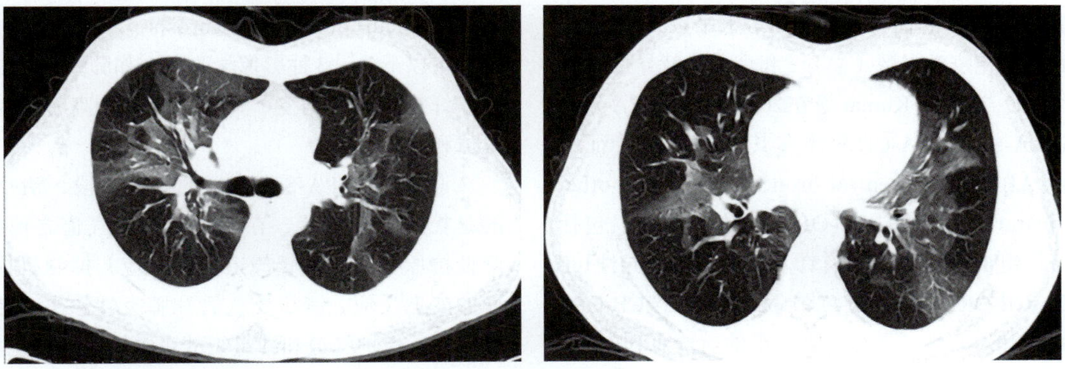

图4-1-106　胸部CT（2016.10.21）

【诊断依据】 青年男性，有哮喘病史，长期接触酒糟，有曲霉接触史，血清IgE和嗜酸性粒细胞均升高，胸部CT显示双肺沿支气管走行向心性分布斑片状条索影，4天后进展明显，首先考虑该诊断。患者入院后给予甲泼尼龙80mg，每日2次，静脉滴注，症状仍日益恶化，呼吸困难明显加重，甲泼尼龙160mg，每日2次，静脉滴注，症状稍缓解。复查血清IgE 6270U/ml（2016.10.20），烟曲霉速发试验阳性，血清阳性型ABPA诊断明确。加用伏立康唑治疗后喘憋症状迅速缓解，2周后复查胸部CT病变明显吸收（图4-1-107），血清IgE 366U/ml（2016.11.06）。

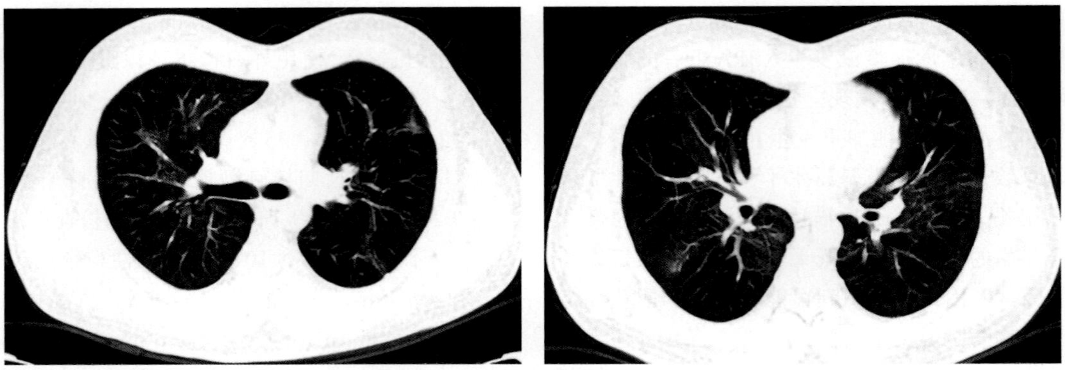

图4-1-107　病变明显吸收（2016.11.06）

【分析】 ABPA是机体对寄生在支气管内曲霉发生的超敏反应，早期主要表现为支气管壁大量单核细胞和嗜酸性粒细胞浸润等血清指标阳性，为可逆性病变期，随着病情发展，可出现黏液嵌塞、中心性支气管扩张，晚期出现广泛肺纤维化。其作用机制为：曲霉抗原刺激人体产生大量IgE和IgG抗体，进而引起超敏反应，造成致敏肥大细胞释放炎性介质而导致支气管痉挛及嗜酸性粒细胞大量堆积，继而形成的免疫复合物与补体反应性结合并进一步促进机体释放炎性介质，而炎性介质诱导的炎症反应可进一步破坏支气管并引起支气管扩张，最终导致肺间质炎症反应和肺纤维化。

ABPA在放射学上主要分为血清阳性型（ABPA-S）和中心性支气管扩张型（ABPA-CB）两种类型。Greenberger等1993年研究认为，ABPA-S作为ABPA的早期阶段，与ABPA-CB相比，具有不太严重的免疫学发现。然而，在他们的研究中，只有烟曲霉特异性IgG水平在ABPA-CB中更高，而其他免疫学参数（总IgE和烟曲霉特异性IgE）在两组中相似。此后，Kumar等在2003年将ABPA分为3组，即ABPA-S、ABPA-CB和伴有其他放射学特征的ABPA-CB（ABPA with central bronchiectasis and other radiologic features，ABPA-CB-ORF）。这项研究仅包括18例患者（每组6例），各组均有针对烟曲霉的特异性IgE升高，ABPA-CB-ORF最高，为47.91U/ml。ABPA-CB-ORF是最严重的ABPA形式，具有最高水平的血清总IgE，曲霉菌特异性IgE，具有肺纤维化、肺气肿、肺大疱、气囊、气胸、实质瘢痕、纤维空洞病变、胸腔积液、胸膜增厚和伴中央支气管扩张的放射学特征。最好在疾病的早期阶段（轻度形式）诊断疾病（即ABPA-S），并开始可能预防疾病进展的必要治疗。Agarwal等2010年在一项涉及234例ABPA患者的研究中将ABPA分为ABPA-S、ABPA-CB和ABPA-CB-HAM。基于HAM的分类方案始终与免疫严重性相关，即ABPA-S（轻度），ABPA-CB（中度）至ABPA-CB-HAM（严重）。ABPA-CB-HAM易复发，曲霉特异性IgE水平和嗜酸性粒细胞计数高于其他形式的ABPA。

2013年国际人类和动物真菌学会ABPA专家组提出新的影像学分类。①ABPA-S型：胸部HRCT无ABPA导致的异常病变；②ABPA-CB型：胸部HRCT可见支气管扩张；③ABPA伴高密度黏液嵌塞（ABPA-HAM）型：胸部HRCT可见高密度黏液嵌塞征象，病情最严重，易复发；④ABPA伴慢性胸膜肺纤维化（ABPA with chronic pleuropulmonary fibrosis，ABPA-CPF）型：至少具备以下2～3种影像学改变，如肺纤维化、肺实质瘢痕、纤维空洞性病变、无黏液嵌塞和高密度黏液栓的曲霉球和胸膜增厚。

总之，ABPA-S为疾病的早期阶段，治疗的主要目的是控制急性症状，在曲霉定植于气道之前将其清除，降低抗原负荷，减轻气道炎症反应，抑制机体对曲霉抗原的变态反应，减少支气管和肺炎性渗出，缓解气道高反应性，保护气道和肺组织的正常结构和功能。

（临沂市中心医院呼吸科　邢士刚　提供）

第二节　肺毛霉病

毛霉病（Muconnycosis）由毛霉目（*Mucorales*）真菌感染所致，通常在免疫功能低下和高血糖的情况下发生。毛霉目真菌大多为腐生菌，很多种类可以从土壤、动物粪便、动植物、食品上分离出来。少数种类为其他真菌、动植物及人的寄生菌。本目通常菌丝体发达，气生菌丝往往生长繁茂，呈毛状，中文的名字即由此而来。

一、生殖方式

毛霉目真菌有无性生殖和有性生殖两种生殖方式。在自然界中，毛霉目主要通过无性生殖传代，有性生殖很少发生。无性生殖形成各种孢子，如厚垣孢子、节孢子、酵母状细胞、芽生细胞等。最重要的是形成在孢子囊内的孢囊孢子。孢囊孢子无鞭毛，不能游动。孢子囊有大小两种类型：孢子数目很多，一般有发达囊轴的为大型孢子囊（通常即称作孢子囊）；孢子数目很少而无囊轴的为小型孢子囊，只有单个孢子的为单孢孢子囊。孢子囊成熟后破裂，孢子随风散布，在适宜条件下再萌发长成菌丝。在环境不利时期，有性生殖“+”“-”菌丝靠近，前端膨大形成配子囊，配子囊接触，前端破裂，原生质体融合，形成接合孢子（合子），此为异宗配合。接合孢子在环境中很少播散和产孢，因此在发病机制中不发挥任何作用。成熟的接合孢子通常是厚壁，经过一个时期的休眠后萌发芽管，芽管顶端形成芽孢子囊，芽孢子囊内为孢囊孢子。在少数情况下，芽管也可直接形成菌丝体。减数分裂一般发生在接合孢子萌发前或萌发过程中，形成“+”“-”菌丝。有的种类可在同一菌丝的不同部位产生配子囊，形成接合孢子，为同宗配合。

毛霉目特征性结构包括假根、匍匐菌丝、孢囊梗、孢子囊、囊轴、囊托、囊领和孢囊孢子。假根是与根类似的短分枝菌丝。匍匐菌丝是沿培养基表面细长匍行的或水平的菌丝。孢囊梗是一种特化的菌丝，其上面形成孢子囊。孢子囊是内部可分裂产生孢子的囊状结构。囊轴是孢囊梗末端膨大部分，伸入囊内，常在孢子囊消解后方明显露出，有球形、卵球形等各种形状。囊托是孢子囊的漏斗状基部，孢子囊壁和囊轴在该处连合。囊领是孢囊梗顶端孢囊壁残余的环状结构。孢囊孢子是孢子囊内产生的无性孢子。

二、致病机制

毛霉目真菌对人类感染的途径可以是经鼻吸入、经口腔摄入或真菌孢子经破损的伤口植入。其发病机制主要为吸入真菌孢子引起，孢子进入机体后可以停留在鼻窦或上呼吸道，也可以直接进入肺泡内。毛霉的毒力较弱，机体对其有很强的免疫力，正常情况下人体肺泡巨噬细胞可以有效阻止孢子发芽形成菌丝，并且可有效杀死活动的孢子，但肺泡巨噬细胞和中性粒细胞却不易杀死休眠的孢子。吞噬细胞，特别是中性粒细胞和肺泡巨噬细胞，对于控制孢子增殖至关重要。这些细胞通过产生和释放活性氧代谢产物、阳离子多肽（如防御素）、穿孔素和其他抗微生物酶，直接引起孢子和菌丝的破坏并吞噬。此外，它们还产生促炎性细胞因子，例如TNF-α，IFN-γ和IL-1b，促进其他免疫细胞的激活和募集。这种早期炎症反应的缺乏或延迟会迅速导致组织破坏和疾病扩散。通过与病原体相关的分子模式或模式识别受体结合，引起细胞内信号的激活和转导。在这些受体中，Toll样受体（Toll-like Receptors，TLRs），特别是TLR2在这种早期的促炎反应中起着重要的作用。毛霉与TLR2结合，导致NK-κB信号通路的激活并释放细胞因子，例如IL-6、IL-8和TNF-α。曲霉属则被TLR2和TLR4识别，导致较少的IL-6和TNF-α释放。高血糖、酸中毒和类固醇会损害肺泡巨噬细胞和吞噬功能，从而降低宿主防御毛霉能力。例如，实验研究发现，暴露于皮质类固醇使小鼠肺泡巨噬细胞无法阻止孢囊孢子萌发。在另一项研究中，模拟的酮症酸中毒条件阻止了吞噬细胞的细胞毒性作用并增强了米根霉的生长，这种作用在酸中毒纠正后被完全逆转。当机体免疫功能下降或功能紊乱时，吸入的孢子或体内休眠的孢子会发芽生长繁殖，然后形成菌丝，导致发病。向上侵袭入眼眶入脑，向下侵袭气管入肺，因此鼻-眶-脑型和肺脏型毛霉病最为常见。毛霉和烟曲霉是真菌病的重要病原体。毛霉病病例少于烟曲霉的原因之一可能是孢子的大小。毛霉的孢子比烟曲霉的孢子大6倍，故烟曲霉孢子更容易沉积在肺泡腔中（平均孢子大小2～3μm）。胃肠型毛霉病常因直接摄入含毛霉孢子的食物所致，如发酵的牛奶和谷物酿制的酒精饮品。皮肤型毛霉病则常常因为皮肤黏膜破损，导致真菌直接种植而感染。

个体的正常生理功能（血清pH 7.35～7.45）会抑制毛霉生长。早在1982年，Artis等就发现在4例糖尿病酮症酸中毒患者中（pH 6.74～7.27），毛霉大量生长，当pH控制到7.4时，它的生长被抑制。然而，在酸性和高血糖状态（如糖尿病酮症酸中毒）下可促进其生长。毛霉目真菌含有一种称为酮还原酶（ketone reductase）的酶，可以使微生物在酸性高血糖的环境中快速生长。毛霉是一种嗜血管性真菌，菌丝进入血管后可以沿血液播散感染，其侵犯血管后导致血栓形成，血管栓塞可以引起局部组织酸中毒，导致远端肺组织缺血、缺氧、坏死，又有利于毛霉的繁殖、扩散，形成恶性循环。

1.毛霉的毒力因子　病原菌的毒力因子在其破坏过程中起着关键的作用。在真菌感染的一般致病因素中，高温、渗透压、缺氧和双相生长能力是相似的。毛霉的毒力因子主要包括：铁摄取相关因子；血管侵袭因子；双相型控制因子：钙调磷酸酶，主要控制毛霉目中的卷枝毛霉在厌氧条件下以酵母形式生长，在需氧条件下以菌丝的形式生长，当该酶功能受到抑制时，卷枝毛霉转变为毒性较小的酵母生长形式；宿主屏障破坏因子：血小板衍生生长因子受体B（platelet-derived growth factor receptor B，PDGFRB），毛霉孢子通过层黏蛋白和Ⅳ型胶原蛋白黏附于上皮细胞基底膜，通过PDGFRB信号破坏宿主细胞屏障。

铁超载和去铁胺治疗在毛霉病的发病机制中起主要作用。毛霉生长需要铁，但人体血清和黏膜表面可供使用的铁非常少，而毛霉自身仅可分泌极少量携铁物质以促进铁吸收。毛霉通过两种主要机制从宿主生物体中获取铁：铁载体或高亲和力的铁离子渗透酶。米根霉的基因组测序表明其存在两个拷贝的血红素氧合酶，这暗示了从血红蛋白摄取铁的第3个机制，与其他真菌中的观察结果相似。临床观察表明，微生物从宿主处获取铁的能力与毛霉的主要毒力因子密切相关。例如，高血糖、糖尿病酮症酸中毒和其他形式的酸中毒，血清pH下降，转铁蛋白螯合铁的能力受损，使血清中的游离铁增多，毛霉可以利用游离铁促进自身的生长，使宿主易患毛霉病。高亲和性铁离子渗透酶由FTR1基因编码，具有三价铁结合位点Glu-Xaa-Xaa-Glu的结构单元，承担的作用主要是将胞外的铁转入细胞，供生物进一步改造利用，在毛霉体中起着铁吸收和转运的作用，特别是在环境缺铁的情况下。FTR1基因在米根霉感染免疫缺陷小鼠时高表达，FTR1基因的敲除降低了米根霉的毒力和铁吸收。

既往，因输血而导致铁超载的慢性肾衰竭透析患者也曾使用细菌铁载体，即去铁胺进行治疗。这些患者对致命形式的毛霉感染特别敏感。去铁胺（deferoxamine）是一种携铁物质，主要从革兰阳性菌（如链霉菌和诺卡菌）以及革兰阴性肠杆菌科中分离出来。虽然从人类宿主的角度来看，去铁胺是一种铁螯合剂，可通过有效地螯合来自宿主的铁来防止铁超载毒性，但真菌可利用这种铁载体获取铁，包括毛霉、曲霉、隐球菌和酿酒酵母。其他铁螯合剂不充当铁载体，因此不会增加感染风险。铁草胺结合（ferrioxamine binding，Fob）细胞表面蛋白（Fob1和Fob2）是毛霉目表面铁吸收的受体，主要由铁草胺诱导产生，在铁草胺存在的情况下高表达，促进真菌通过还原酶/渗透酶途径摄取铁，而不会使铁载体-铁复合体内化。Fob1/Fob2表达降低的米根霉菌株在以铁草胺为唯一铁源的培养基上发芽、生长和铁的吸收受抑制。这些受体在用铁螯合剂去铁胺治疗米根霉感染小鼠中起关键作用。

毛霉病的标志是广泛的血管浸润，导致血管血栓形成和组织坏死。感染组织的缺血性坏死可阻止白细胞和抗真菌药物向感染灶的传递。毛霉和血管内皮细胞上表达的葡萄糖调节蛋白78（glucose-regulated protein 78，GRP78）之间的相互作用与其易侵袭血管这一特性相关。GRP78又称为免疫球蛋白重链结合蛋白，属于热休克蛋白70家族中的一员，一般存在于内质网中，是发现最早的一类内质网伴侣蛋白，在维持内质网蛋白质合成及正确折叠和细胞钙稳态方面起着重要的作用。GRP78不仅表达于内质网，也可表达于细胞膜、细胞质、细胞核、线粒体等。各类诱因导致内质网应激，刺激GRP78过表达，并将其由内质网转运到细胞膜成为细胞表面受体。毛霉与GRP78相结合后引发了内皮细胞对毛霉的内吞作用，毛霉进入细胞内进行复制，进而造成对内皮细胞的损伤，导致宿主细胞死亡。与正常小鼠相比，糖尿病酮症酸中毒小鼠在靶器官中表达更多GRP78，当给予抗GRP78抗体时，可以保护糖尿病酮症酸中毒小鼠不受毛霉病的侵袭。GRP78不与白念珠菌或烟曲霉结合并且抗GRP78抗体不影响这两种真菌的内皮细胞入侵这一事实清楚地表明，存在着由毛霉目真菌介导的内皮细胞入侵和损伤的独特机制。此外，当GRP78被阻滞或抑制时，根霉介导的内皮细胞的侵袭和损伤没有完全消除，这表明根霉与内皮细胞相互作用还涉及其他因素，比如表明血小板衍生生长因子（Platelet-derived growth factor，PDGF）途径被激活。

毛霉孢子壳蛋白同源物（coat protein homologs，CotH）家族是真菌入侵宿主细胞过程中介导与GRP78结合的配体，是另一种能在所有毛霉表面检测到的毒力因子，但在其他物种如烟曲霉上没有检测到。CotH共有8种不同的亚型，其中6种（CotH1 ～ 3和CotH6 ～ 8）所呈现的氨基酸序列对宿主上皮细胞具有特异性黏附、侵袭和损伤作用。通过使用抗CotH抗体在生物化学上阻止CotH蛋白的功能，或通过减弱CotH的表达在遗传学上阻断CotH蛋白的功能，降低了戴尔根霉在体外侵袭和伤害内皮细胞的能力，并降低了小鼠疾病的严重性。个体中的GRP78可能存在单核苷酸多态性，使得其与某些CotH序列更易结合。CotH3对GRP78的亲和力最高，其次是CotH2，两者密切相关，在氨基酸水平上的同源性约为77%。与CotH2和CotH3具有20% ～ 24%氨基酸同源性的CotH1则不与GRP78结合。CotH3蛋白也与鼻上皮细胞上的GRP78相互作用。正常情况下，吸入到鼻窦或远端气道的毛霉孢子可以被黏膜纤毛上皮清除系统清除。但是，在糖尿病酮症酸中毒时，一方面，高糖、富铁、酸中毒、高β-羟基丁酸等因素，均会导致CotH3、GRP78蛋白表达显著升高，促使毛霉的黏附及侵袭能力显著增强；另一方面，呼吸道纤毛上皮清除功能减退，大大增加糖尿病酮症酸中毒患者对毛霉的易感性。毛霉还可以通过CotH7与肺泡上皮细胞整合素β_1受体特异性结合并激活EGF信号转导，促使这些患者更易患肺毛霉病。此外，毛霉孢子通过高血糖导致的上皮-内皮屏障功能障碍、细胞外基质暴露增加而增强对呼吸道黏膜上皮的黏附性，重组人上皮细胞有丝分裂蛋白可以抑制上皮细胞暴露，从而显著降低毛霉对宿主的侵袭能力。感染COVID-19后GRP78表达的上调增加了毛霉的侵袭性。此外，COVID-19感染还可引起高血糖、高铁血症、酮体升高等生理变化，进一步增加继发毛霉感染的风险。总之，在高血糖症和酮症酸中毒下，GRP78和CotH蛋白的独特相互作用及其增强的表达解释了糖尿病酮症酸中毒患者对毛霉病的特异性易感性。靶向CotH /GRP78相互作用的策略可作为毛霉病患者的辅助治疗方法。

研究表明，人类单核细胞与热灭活的根霉孢子共培养可强烈诱导IL-6和TNF-α分泌。少根根霉和其他人类致病性毛霉目真菌的灭活芽管和休眠孢子均显著促进促炎细胞因子的mRNA合成和分泌。此外，少根根霉孢子诱导单核细胞来源树突状细胞共刺激分子表达的上调和一种特异的T辅助细胞反应。烟曲霉和其他空气传播的真菌孢子的休眠分生孢子几乎不引起炎症反应。真菌细胞壁主要由β-葡聚糖、半乳甘露聚糖和几丁质组成，暴露于先天免疫细胞，导致人和鼠吞噬细胞发生炎性反应。毛霉孢子的免疫原性可以通过细胞外壁组成的差异来解释。烟曲霉休眠孢子的细胞壁被含黑色素的棒状疏水蛋白层覆盖。这些分生孢子的疏水蛋白在细胞壁最外层形成高度不溶的疏水层，促进了真菌孢子以气溶胶方式播散且在气液界面的生长。在成熟过程中，烟曲霉和其他子囊孢子的分生孢子膨胀并失去其疏水蛋白层。用氢氟酸处理烟曲霉分生孢子以去除棒状疏水蛋白，提高了免疫原性，而单核细胞对休眠少根根霉的细胞因子反应不受氢氟酸影响。人类单核细胞对子囊菌门和毛霉目休眠期的反应的显著性差异可能是由于毛霉目孢子中缺乏具有免疫保护作用的疏水蛋白层所致。

在许多病原真菌中，形态转化与致病性密切相关。许多致病真菌是双相的，在酵母和丝状体之间转换。毛霉属真菌属双相真菌，根据不同的生长条件表现出菌丝或酵母的生长方式。致病性毛霉在有氧条件下呈菌丝生长，而在厌氧/高CO_2条件下则转变为多芽酵母生长。虽然在形态发生变化的过程中，双相毛霉种类对环境的反应各不相同，但诱导酵母生长的常见关键因素包括氧浓度、CO_2浓度和碳源。此外，几种抑制线粒体功能的化学物质，包括氰化钾和抗霉素A（阻断电子传递）或寡霉素和苯醇（抑制氧化磷酸化），在毛霉中诱导酵母生长，即使在有氧条件下也是如此。氯霉素抑制细胞色素b和其他线粒体成分的合成，也会导致毛霉酵母相生长。脂肪酸合成酶抑制剂浅蓝菌素和s-腺苷蛋氨酸合成酶抑制剂环亮氨酸都能阻止酵母在有氧条件下向菌丝生长过渡。值得注意的是，在培养基中加入cAMP可以诱导毛霉属的酵母相生长。cAMP激活cAMP依赖的蛋白激酶A（protein kinase A，PKA），提示PKA在毛霉双相转变中的作用。PKA在毛霉的萌发、分枝和极化生长等多种形态发生过程中也起着关键作用。钙调磷酸酶（CaN）是钙和钙调蛋白依赖性的丝氨酸/苏氨酸蛋白磷酸酶，并且是毛霉目关键的毒力因子，因为它在卷枝毛霉由酵母向菌丝的转化过程中起着切实的作用。卷枝毛霉编码三个钙调蛋白催化A亚基（CnaA、CnaB和CnaC）和一个钙调蛋白调节B亚基（CnbR）。在钙调磷酸酶抑制剂FK506和环孢素A存在的情况下，卷枝毛霉只出现多芽酵母生长。毛霉cnbR突变体缺乏钙调蛋白调节亚基的必要的钙调蛋白活性，被永久锁定在酵母相生长，表明菌丝生长需要钙调蛋白。该研究进一步证明，这些突变体的毒性减弱，说明菌丝或酵母菌丝转化与毒性有关。PKA活性在FK506存在或酵母锁定的cnbR突变体中升高，表明PKA活性与钙调磷酸酶密切相关。钙调磷酸酶编码基因的紊乱产生的孢子也比野生型大，而孢子大小与毒力大小有关。钙调磷酸酶途径协调了酵母菌丝和孢子大小的双相转变，有助于增强这种常见毛霉病原体的毒力。

2.毛霉与免疫系统的相互作用　支气管肺泡巨噬细胞是先天免疫系统的最重要组成之一，是机体第一道防线。在正常宿主中，巨噬细胞通过吞噬和氧化抑制孢子萌发，中性粒细胞通过释放活性氧代谢物、阳离子肽和穿孔素攻击孢子和菌丝。大鼠和人肺泡巨噬细胞均能抑制根霉孢子的萌发。然而，这两种细胞类型的抑菌活性发生的条件是不同的。Jorens等1995年的研究发现，大鼠肺泡巨噬细胞对根霉孢子萌发的抑制作用需要巨噬细胞的激活、血清和L-精氨酸的存在。L-精氨酸氧化为亚硝酸盐是抑制大鼠肺泡巨噬细胞中米根霉孢子萌发的关键。人巨噬细胞介导的抗真菌活性与大鼠巨噬细胞介导的血清需求量相似，但不需要L-精氨酸，而IFN-γ和内毒素的结合则是抑制人巨噬细胞中米根霉孢子萌发的关键。在免疫抑制或糖尿病的宿主中，单核/巨噬细胞和中性粒细胞功能失调，无法抑制孢子萌发。逃避巨噬细胞和中性粒细胞免疫作用的孢子萌发成幼殖体，再由幼殖体不断生长成菌丝。

孢子壁的组成似乎决定了吞噬细胞的识别和胞内杀伤。从免疫活性小鼠肺中获得的支气管肺泡巨噬细胞在体外能够摄取和抑制米根霉孢子的萌发，但不致其死亡。Andrianaki等研究表明，巨噬细胞不能杀死根霉是由于一种被称作LC3相关吞噬（LC3-associated phagocytosis，LAP）过程的抑制。LAP确保死亡细胞被巨噬细胞吞噬后正确地消化和处理，是吞噬体发生的一个特殊途径，在调节免疫稳态和抗真菌宿主防御中起中心作用。这些早期的抑制作用导致吞噬体成熟停滞，并解释了根霉对巨噬细胞杀伤的抵抗性。根霉和曲霉吞噬体在生物发生上的一个根本区别是根霉分生孢子的胞内肿胀消失，这是导致细胞壁黑色素的长时间保留以及随后对LAP和吞噬体反应的抑制的原因。此外，黑色素通过持续激活Akt/PI3K信号通路抑制巨噬细胞凋亡的能力有助于细胞内长时间的休眠。总之，根霉通过孢子表面黑色素诱导的吞噬体成熟停滞来建立细胞内的长时间休眠。此外，抑制巨噬细胞内的根霉生长是依赖于铁饥饿的营养免疫的宿主防御机制。

上皮细胞是位于皮肤或腔道表层的细胞，因此提供了与真菌病原体的第一线接触。在肺毛霉病中，吸入的孢子必须黏附并侵入气道上皮细胞，从而引起感染。毛霉目真菌通常以相同的比例破坏上皮细胞，没有任何明显的差异。PDGFRB信号是宿主对不同病原真菌核心反应的一部分。阻断PDGFRB可以减少毛霉对A549细胞的损害。基底膜主要由层粘连蛋白和Ⅳ型胶原蛋白组成的细胞外蛋白基质构成，将上皮或内皮细胞与间质分开。由于上皮细胞损伤（例如，由于糖尿病或化学疗法），细胞外基质蛋白暴露，与吸入或摄入的孢子直接相互作用。毛霉孢子同等地附着于细胞外基质（如层粘连蛋白或Ⅳ型胶原），但在添加纤连蛋白或葡聚糖的情况下附着失败。该结果表明，凝集素在毛霉目真菌与免疫细胞的相互作用中不发挥关键作用，并提示孢子黏附在上皮基底膜上。真菌孢子与细胞外基质的附着是特异性的，因为抗层粘连蛋白和抗胶原蛋白抗体以及受体竞争实验阻止了其对细胞外蛋白质的黏附。Watkins等通过转录组学分析显示，表皮生长因子受体（EGFR）在戴尔根霉和肺上皮细胞相互作用期间表达上调，这种激活介导了真菌对肺上皮细胞的入侵。EGFR抑制剂西妥昔单抗或吉非替尼在体外降低了毛霉侵袭上皮细胞并对其造成损害的能力，消除了真菌的负担，并减弱了毛霉在体内的毒性。

血小板不仅在止血中起着关键作用，而且在病原体的识别和杀伤中也起着关键作用。接触入侵的病原体后，它们的抗微生物和抗真菌功能包括：分泌含有促炎和抗炎细胞因子和趋化因子的颗粒，例如转化生长因子-β和具有杀真菌特性的凝血酶抑制素；膜结合分子（例如CD154和血小板Toll样受体）的表达，促进血小板的结合和各种细胞的激活（例如，与内皮细胞的结合激活细胞间黏附分子1和血管细胞黏附分子1途径，与单核细胞的结合导致巨噬细胞的活化或分化，与树突状细胞的结合诱导其成熟，而与B和T淋巴细胞的结合则诱导活化）；黏附在毛霉孢子和菌丝上，导致血小板活化、血小板聚集和血块形成的趋势增加，并通过抑制菌丝生长而引起真菌破坏，增强血块形成，并导致血小板消耗。此外，血小板聚集和黏附在真菌壁上可能会阻止真菌的血源性传播。血小板黏附在毛霉目真菌的孢子和菌丝上，对菌丝的损伤呈时间依赖性，并且显著降低了菌丝伸长。血小板具有基于颗粒依赖机制的对毛霉的抗真菌能力，并显著降低了毛霉的生长和传播，这两者在侵袭性疾病的发生过程中都具有重要意义。

树突状细胞（dendritic cell，DC）是机体功能最强的专职抗原提呈细胞（antigen presenting cells，APC），它能高效地摄取、加工处理和提呈抗原，未成熟DC具有较强的迁移能力，成熟DC能有效激活初始T细胞，处于启动、调控、并维持免疫应答的中心环节。人体内大部分DC处于非成熟状态，表达低水平的共刺激因子和黏附因子，体外激发同种混合淋巴细胞增殖反应的能力较低，但未成熟DC具有极强的抗原吞噬能力，在摄取抗原（包括体外加工）或受到某些因素刺激时即分化为成熟DC，成熟的DC表达高水平的共刺激因子和黏附因子。DC在成熟的过程中，由接触抗原的外周组织迁移进入次级淋巴器官，与T细胞接触并激发免疫应答，能够诱导特异性的细胞毒性T淋巴细胞（cytotoxic T lymphocyte，CTL）生成。毛霉目真菌的静止（休眠）孢子和芽管刺激DC的成熟。相比之下，烟曲霉的静止孢子不影响DC的成熟。

总之，先天性免疫系统对毛霉病的防御作用取决于对吞噬细胞和肉芽肿中的孢子的控制，以抑制孢子萌发。在易感个体中，失去了这种控制，导致丝状真菌生长。单核细胞、巨噬细胞和NK细胞可以识别和破坏菌丝，但不能杀死菌丝。在体外，人多形核白细胞可有效杀死菌丝。

三、流行病学

毛霉目隶属毛霉门、毛霉纲，下设7个科：横梗霉科、毛霉科、根霉科、枝霉科、共头霉科、小克银汉霉科和*Saksenaeaceae*。毛霉目下的11属和27个种与人类感染有关。少根根霉（即米根霉）是全球最常见的引起毛霉病的病原菌，其次是横梗霉属、毛霉属、鳞质霉属、根毛霉属和小克银汉霉属。对毛霉病病例的荟萃分析显示，根霉属物种通常与鼻-眶-脑毛霉病有关；小克银汉霉属物种与肺部疾病或播散性疾病有关；鳞质霉属和*Saksenaea*物种通常从皮肤毛霉病中分离；酮症酸中毒倾向于根霉物种而不是横梗霉属物种，皮质类固醇倾向于横梗霉物种。Schulze等的动物实验表明，链脲佐菌素（streptozotocin）诱发的酮症酸中毒虽然能促进小鼠根霉感染，但不易使小鼠感染伞枝横梗霉和分枝横梗霉。这一发现可能部分解释了在酮症酸中毒高发国家，根霉作为毛霉病优势病原体的原因。小克银汉霉物种相关的死亡率显著高于毛霉目下任何其他物种。

季节变化会影响毛霉病的发生，大多数感染发生在8～11月份。印度热带和亚热带气候区秋季毛霉病的发病率特别高，表明气候条件可能影响感染率；在这些气候条件下，不受控制的糖尿病被认为是一个主要的危险因素。毛霉在中东秋季也常与不受控制的糖尿病一起被报道，这可能是因为空气中孢子浓度秋季最高，夏季最低。有证据表明，季节性温度和湿度的变化会影响空气中颗粒物的浓度和毛霉的生长，从而导致毛霉病的发病率增加。

毛霉病好发于有基础疾病和免疫功能低下的患者，常见于糖尿病或合并酮症酸中毒、长期应用糖皮质激素、中性粒细胞减少、接受实体器官或造血干细胞移植后、创伤、艾滋病、去铁胺治疗、铁超负荷、营养不良、注射药物的使用等人群。据报道，西方国家和亚洲国家之间毛霉病的风险因素/基础疾病存在差异。在发达国家，毛霉感染主要发生于化疗中的血液系统恶性疾病、实体器官或骨髓移植的患者，以肺部感染为主要表现。血液系统恶性肿瘤是欧洲和美国毛霉病最常见的潜在疾病。Coste等回顾性分析了2008—2019年来自6家法国教学医院的所有114例肺毛霉病病例。主要的潜在疾病是血液系统恶性肿瘤（49%）、异基因造血干细胞移植（21%）和实体器官移植（17%）。实体器官移植（SOT）是肺毛霉病的第二常见危险因素。大多数病例发生在移植后的第一年。各种研究报道SOT是2%～15%毛霉病的潜在病因。在发展中国家，糖尿病患者（尤其是未经控制的糖尿病、酮症酸中毒）则是毛霉感染的高发人群，糖尿病失控的鼻-眶-脑毛霉病占主导地位。糖尿病患者继发毛霉病的原因如下：①糖尿病患者免疫功能发生改变，表现为多形核白细胞趋化性降低，血管内皮细胞迁移受损以及产生的超氧化物减少；②发生酮症酸中毒时能破坏血清转铁蛋白结合铁的能力，释放的游离铁增加了真菌的繁殖力；③真菌体内的酮还原酶还能使毛霉在新陈代谢过程中利用宿主体内的酮体，从而增加了宿主对真菌的易感性；④高血糖和血清pH低下减弱了中性粒细胞对菌丝的趋化性和黏附性，也减弱了肺泡巨噬细胞对芽孢和菌丝的抑制作用。

COVID-19是糖尿病患者毛霉病的一个危险因素，特别是在印度。不受控制的糖尿病和使用激素是COVID-19相关毛霉病的主要附加危险因素。在印度，毛霉病的发病率是全世界毛霉病总发病率的70倍。2019年COVID-19暴发流行以来，全球至少有18个国家报告了COVID-19相关毛霉病，截至2021年7月31日，印度共报告20 908例毛霉菌病，超过80%的病例均有因COVID-19接受糖皮质激素治疗的病史。

四、临床表现

毛霉病分为鼻-眶-脑型、肺型、皮肤型、胃肠型、肾型和播散型，骨骼、心脏、耳、腮腺、子宫、膀胱和淋巴结亦可受累。

鼻-眶-脑型是最常见的类型，在临床上占25%～39%，多见于糖尿病酮症酸中毒或血糖控制欠佳的糖尿病患者，以及静脉吸毒者。最初，患者表现为发热、头痛、鼻涕、充血和鼻窦疼痛等鼻窦炎症状，类似于病毒/细菌性鼻窦炎，然后扩散到相邻的结构。典型的临床表现为上腭坏死、腭骨裂、鼻甲骨破坏、周围肿胀、面部皮肤红斑或发绀。如果眼眶受累，可能导致眼眶周围水肿、眼球突出和失明。如果发生颅内扩散，普遍存在精神状态的改变，同时伴有脑神经麻痹。对于有危险因素和鼻窦炎的患者，需要对鼻、口咽、腭部和脑神经进行全面检查。

肺型在血液恶性疾病中列首位，在糖尿病患者中仅次于鼻-眶-脑型，在临床上占24%～30%。血液系统恶性肿瘤是主要的危险因素（32%～40%），其次是糖尿病（32%～56%）、造血干细胞移植（1%～9.8%）、实体器官移植（6.5%～9%）和肾脏疾病（13%～18%）。有报道肺结核（21%）亦是肺毛霉病的危险因素之一。毛霉具有极强的组织穿透能力，释放的弹力酶样蛋白水解酶极易侵犯血管。浸润、血栓形成和坏死是毛霉病特征性的改变，当肺实质受到毛霉侵蚀后可在局部形成空洞并产生咯血症状（16%～28%），当大血管受侵蚀后可能发生危及生命的大咯血。发热（38%～70%）、咳嗽（50%～61%）、咳痰、呼吸困难（19%～34%）和胸痛（22%～37%）等症状也较常见，但无诊断特异性。毛霉具有侵袭性，容易侵袭肺外组织，如横膈、胸壁和胸膜。糖尿病患者毛霉感染更倾向于支气管的管腔内病变，甚至可造成气道阻塞进而引起肺不张。

皮肤毛霉病最常见的诱因是局部创伤或烧伤导致皮肤的完整性破坏或皮下组织损伤。同时机会性接种大量孢囊孢子，可以发生在免疫受损或免疫健全患者。43%～67%的皮肤毛霉病患者免疫功能正常。糖尿病（10%～15%）和SOT受者（5%～16%）偶尔可能患皮肤毛霉病。皮肤毛霉病的主要诱发因素是穿透性创伤（23%～88%）。其他风险因素包括医疗机构肌内注射（42%）、开放性创伤（21%）、机动车事故（3%～33%）、手术（8%～30%）、污染敷料（8%～15%）、烧伤（5%～11%）、自然灾害（5%）、动物咬伤和划痕（9%）。在32%～56%的患者中观察到局部感染，通常限于皮肤和皮下组织而不侵入相邻部位。深度延伸指的是肌肉、骨骼和肌腱的侵入，发生于24%～52%的患者。在这些患者中，感染通常表现为坏死性筋膜炎和红斑性坏死性焦痂。作为播散性感染的一部分的皮肤毛霉病是指除了皮肤部位之外涉及其他非邻近部位的感染，并且在16%～20%的皮肤感染中可见。相比而言，皮肤感染很少从其他部位播散而来。

胃肠型毛霉病较少见，生前最难诊断，约占7%，常见于低出生体重儿、营养不良或腹膜透析患者。孤立的肾毛霉病多见于印度和中国的健康个体中。来自印度的各项研究表明，在所有毛霉病病例中，孤立性肾毛霉病的比例从5.4%增加到14%。在中国和印度，33%～100%的孤立性肾毛霉病患者没有潜在的疾病。这些患者通常有静脉导管、静脉内药物使用或艾滋病作为危险因素。患者通常出现发热、腰痛、血尿或无尿。计算机断层扫描和超声波有助于肾毛霉病的早期诊断。腹部CT显示双侧肾脏肿大，肾盂增厚，实质梗死。孤立的中枢神经系统受累是由鼻旁窦感染引起的，类似于肾脏受累。静脉吸毒者和HIV患者最有可能患中枢神经系统毛霉病。患者经常出现反应迟钝、意识模糊和局灶性神经功能缺损。病原体倾向于累及基底神经节。播散型相对罕见，多见于严重免疫缺陷患者、烧伤患者、接受去铁胺治疗患者。Skiada等荟萃分析报道，13%的毛霉病病例存在播散性疾病。肺（91.2%）是最常见的播散部位，其次是中枢神经系统（53%）、鼻窦（32.4%）、肝脏（17.6%）和肾脏（14.7%）。实体器官移植受者和血液系统恶性肿瘤患者发生播散性毛霉病的风险增加，播散型的死亡率达到96%。

五、影像学表现

肺毛霉病的影像学表现有渗出、实变（58%～96%）（图4-2-1）、单个（图4-2-2）或多发性结节或肿块、气道狭窄（图4-2-3，图4-2-4）、空洞或楔形梗死样阴影（图4-2-5，图4-2-6）、胸腔积液（6%～21%）、晕征、反晕征（图4-2-7，图4-2-8）等，亦可见肺门或纵隔淋巴结肿大（3.3%）、空气新月征（1.1%～8%）和气胸（1%～3%）。晕征或反晕征通常是由肺毛霉病的血管侵袭引起的出血或梗死所致。在免疫功能低下的患者中，初次或随访CT出现反晕征更支持肺毛霉病而不是侵袭性肺曲霉病。尽早进行胸部CT扫描可能为区分毛霉病和曲霉病提供重要信息。肺毛霉病发病初期病变中心多为实变，周围磨玻璃影，表现为晕征，随后毛霉侵袭血管引起出血，出现反晕征。病变周围可形成肉芽组织为主的机化性肺炎。病变进一步发展表现为中央坏死、周围实变，到病程后期，坏死性空洞或脓肿形成，伴液平面（图4-2-9～图4-2-11）。这种顺序变化与侵袭性肺曲霉病的病理变化相似。此外，有研究证实胸腔积液是肺毛霉病的独立危险因素，毛霉侵蚀肺实质可在局部形成空洞，多呈光滑厚壁空洞（6%～37%），短期内发展为空洞型病变为肺毛霉感染共同特点。增强扫描呈不均匀强化或不规则环形强化，侵犯血管可能发生危及生命的大咯血。肺毛霉病通常是单侧（62%～75%），偶尔双侧（16%～25%）。在单侧肺部疾病中，通常涉及上叶（40%～45%），其次是下叶（16%～21%）和中叶（1%～3%）；6%～12%的肺毛霉病患者可见多叶受累。病变以双上肺多见，大气道闭塞可致肺实变不张（图4-2-12），少数可有假性动脉瘤。

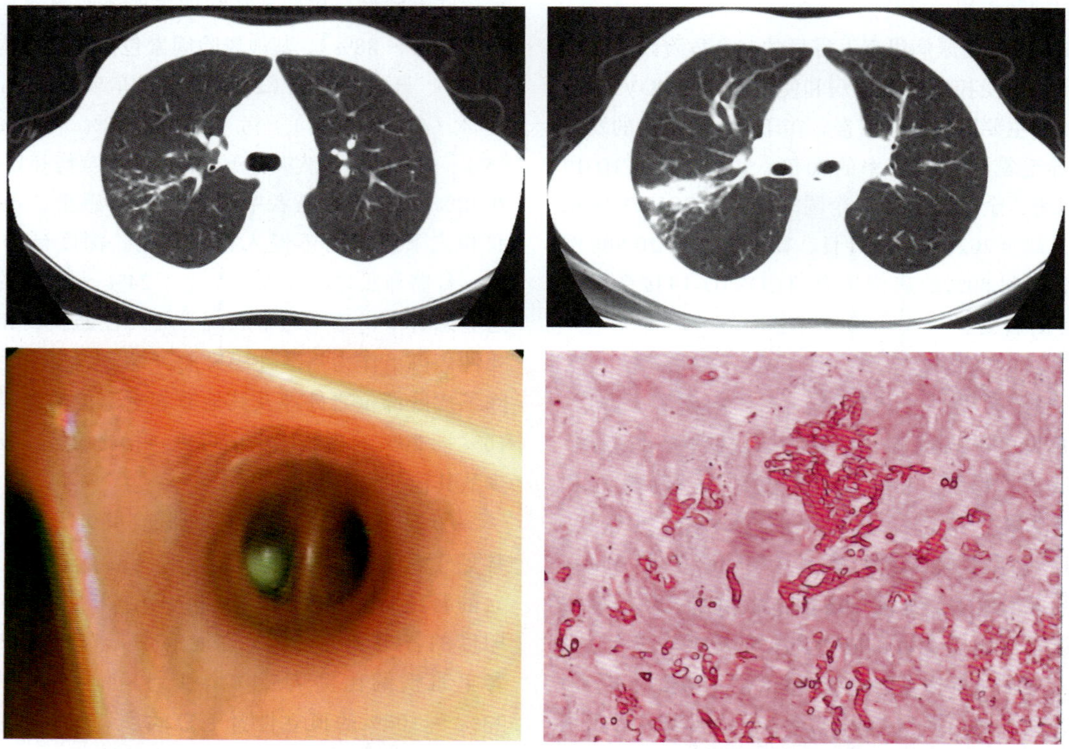

图4-2-1 男，23岁。咳嗽6个月，间断发热半个月。有1型糖尿病病史5年。右肺上叶后段实变影，内见空洞，病变周围树芽征明显。行支气管镜检查：右肺上叶后段黏膜充血，亚段开口处见坏死物质阻塞管腔。气管镜刷检涂片（右肺下叶）：未查见癌细胞，其中见真菌菌丝，形态符合毛霉。气管镜活检：炎性坏死组织伴霉菌感染，考虑毛霉

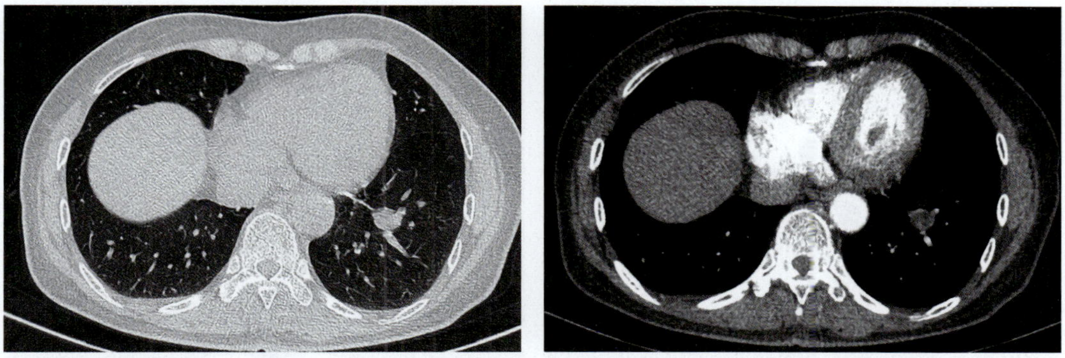

图4-2-2 女，59岁。咳嗽、咯血半个月余。左肺下叶结节影，增强扫描内见坏死，边缘环形强化。肺穿刺活检：送检肺组织急慢性炎症伴纤维组织增生，并见大量真菌菌丝团（倾向毛霉）

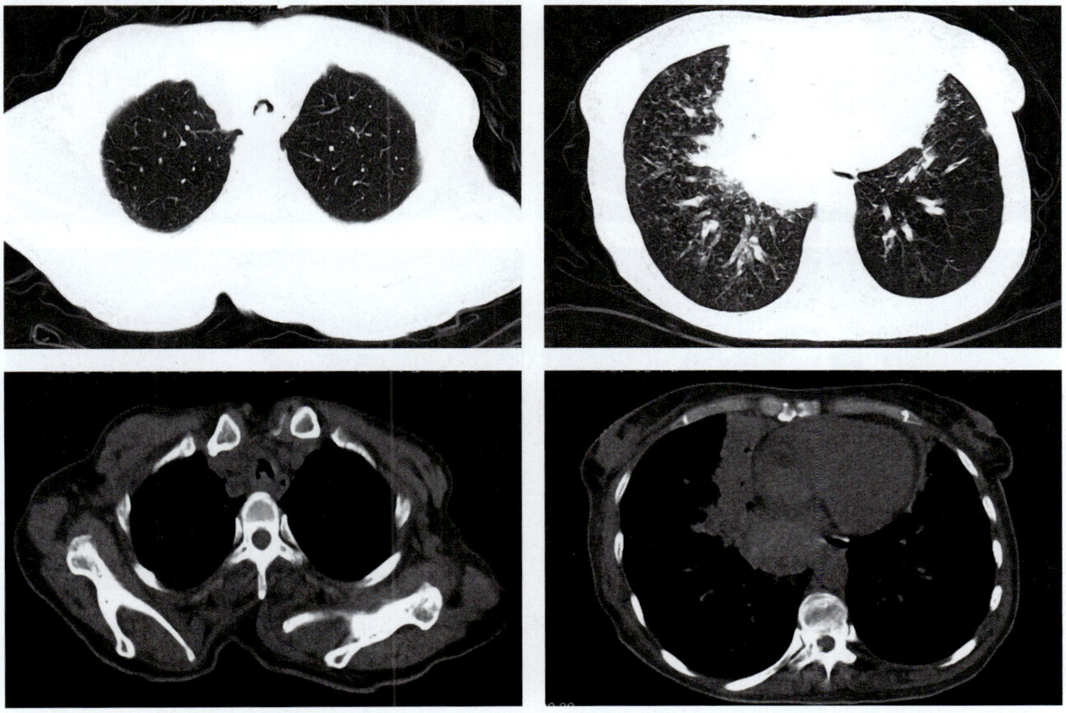

图4-2-3 女，58岁。咳嗽、胸闷20余天。既往有糖尿病病史10余年。气管膜部见不规则新生物，双肺中、下叶实变、树芽征（2018.03.11）。支气管镜检查：气管狭窄，声门下1cm膜部见长约4cm新生物隆起，上覆白苔。左肺下叶、右肺中叶见大量白色脓液溢出。病理：（气管下段）支气管黏膜组织慢性炎症，另见少量坏死渗出物，可见毛霉菌丝

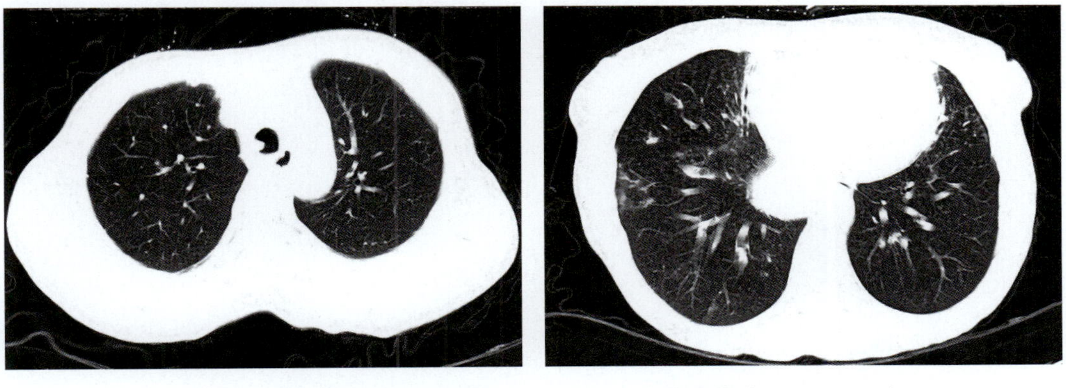

图4-2-4 两性霉素B脂质体治疗1个月后，病变吸收（2018.04.15）

（临沂市中心医院呼吸科 邢士刚 提供）

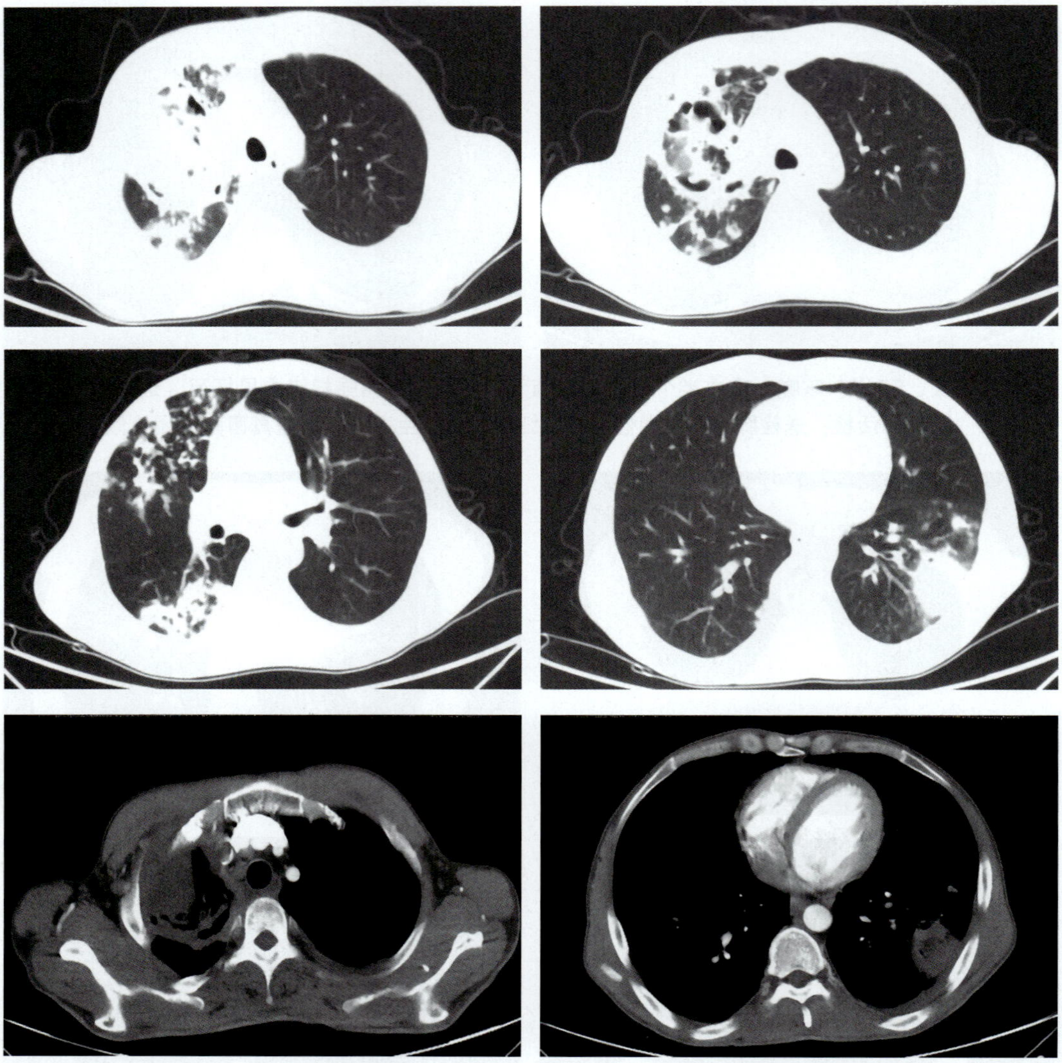

图4-2-5 男，43岁。发热伴乏力20余天。既往有糖尿病病史3年余。双肺多发实变、结节、空洞影，树芽征明显（2019.03.06）

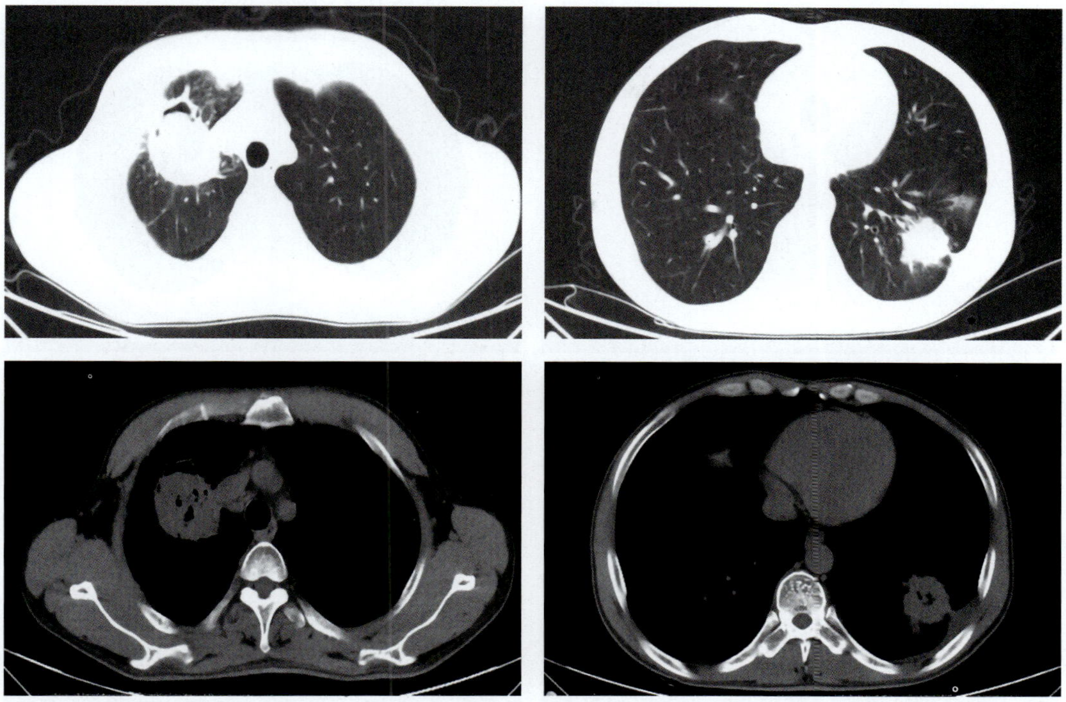

图4-2-6　患者行气管镜检查，病理示支气管黏膜呈急、慢性炎，鳞状上皮及炎性渗出物中可见多量霉菌菌团，形态符合毛霉。给予两性霉素B脂质体治疗1个月后复查，病变明显吸收（2019.04.25）

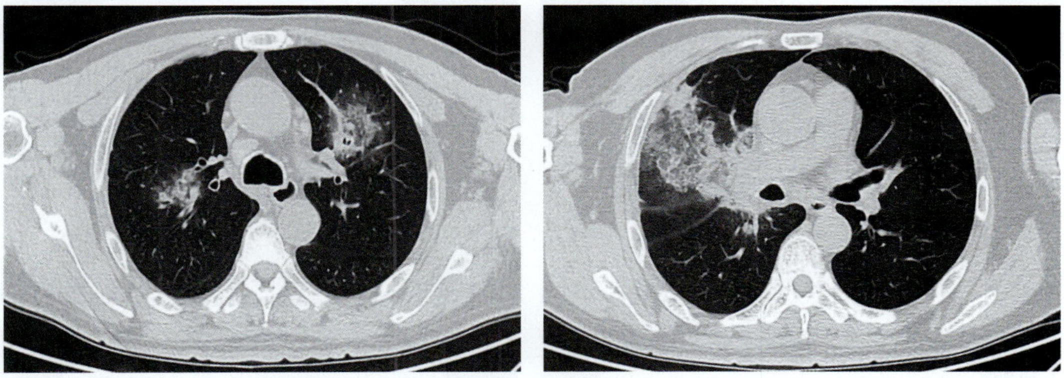

图4-2-7　男，55岁。咳嗽、咳痰2周，发热、耳痛5天。既往有2型糖尿病病史，血糖控制不佳。双上肺斑片、实变、磨玻璃影（2019.01.29）

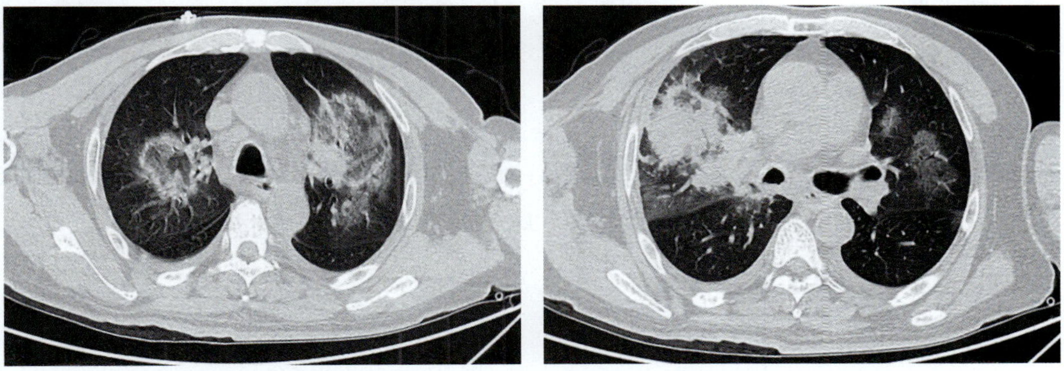

图4-2-8　4天后复查，病变较前进展，部分呈反晕征表现（2019.02.02）。行气管镜检查，病理：送检组织可见纤维素样渗出物中散布真菌菌丝，考虑毛霉。2019.02.13临床死亡

（北京老年医院呼吸二科　吴海玲　提供）

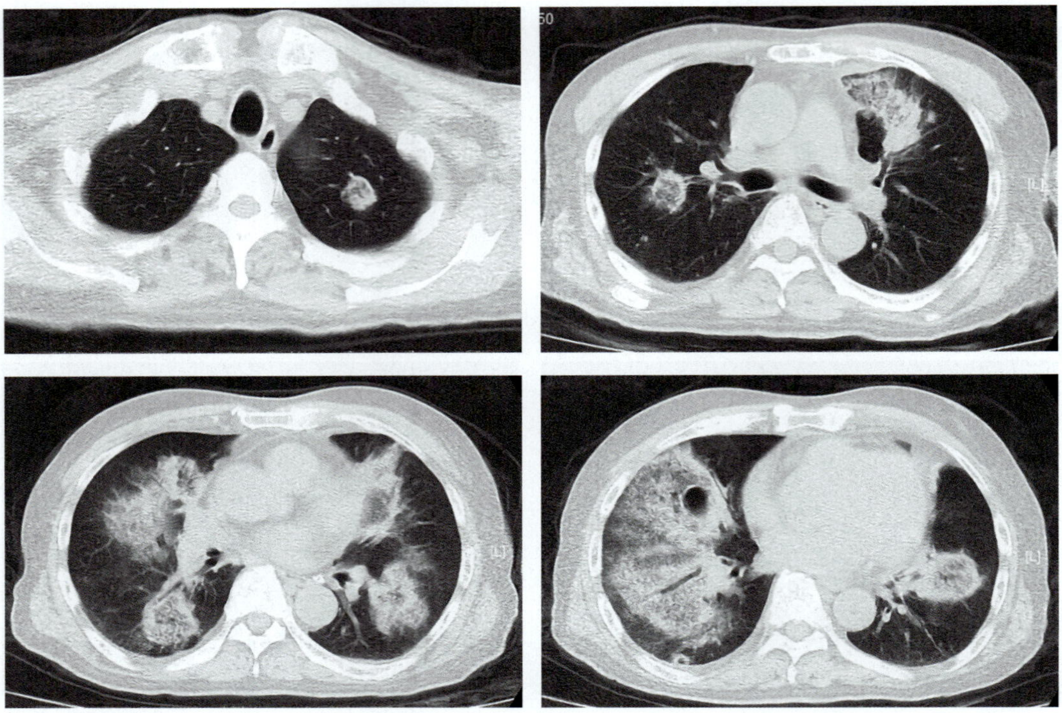

图4-2-9　男，68岁。发热3天。双肺多发病变，以反晕征为主（2018.04.20）

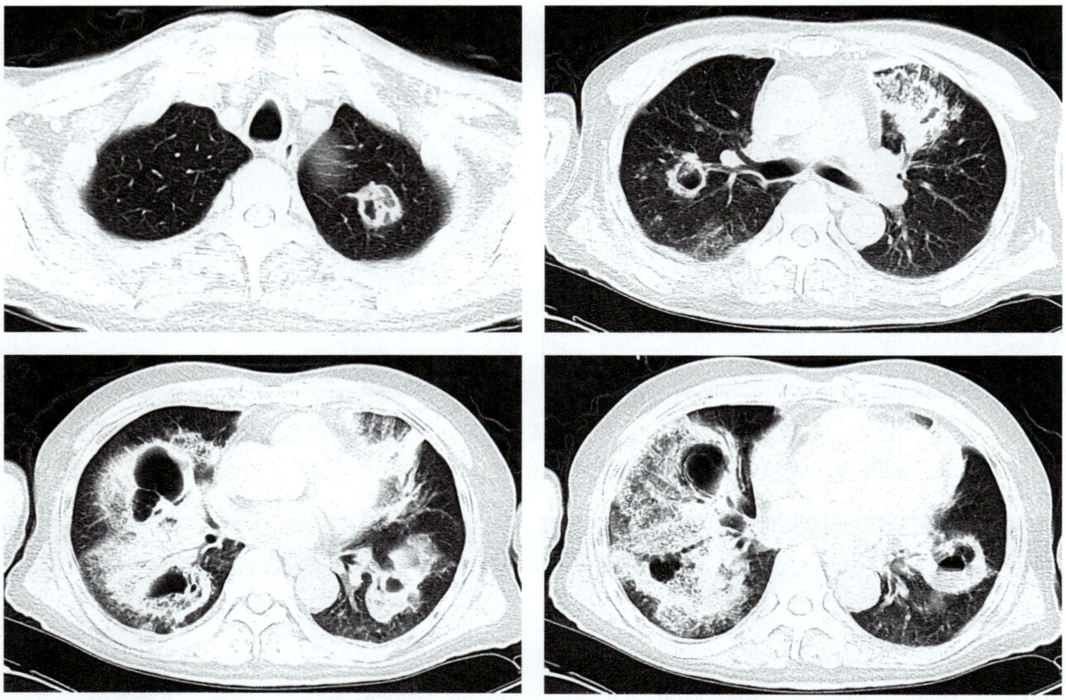

图4-2-10　病变较前进展，以空洞影为主（2018.04.26）

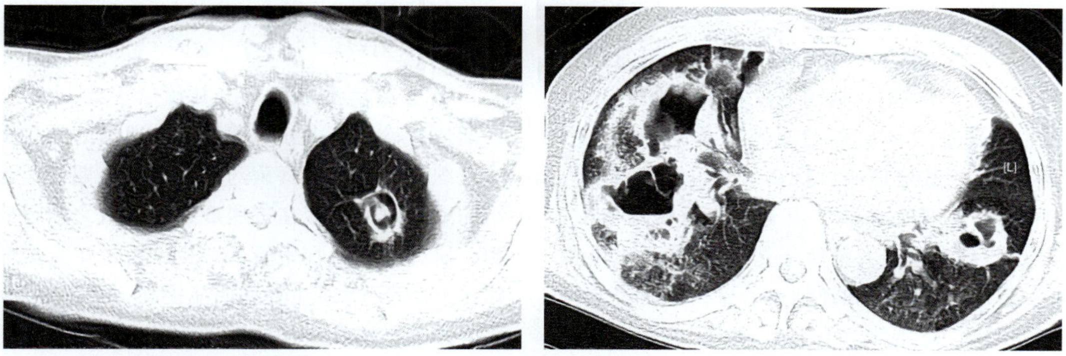

图4-2-11　病变进一步液化、坏死（2018.05.08）。肺泡灌洗液培养见毛霉

（延边大学附属医院呼吸科　朴红梅　提供）

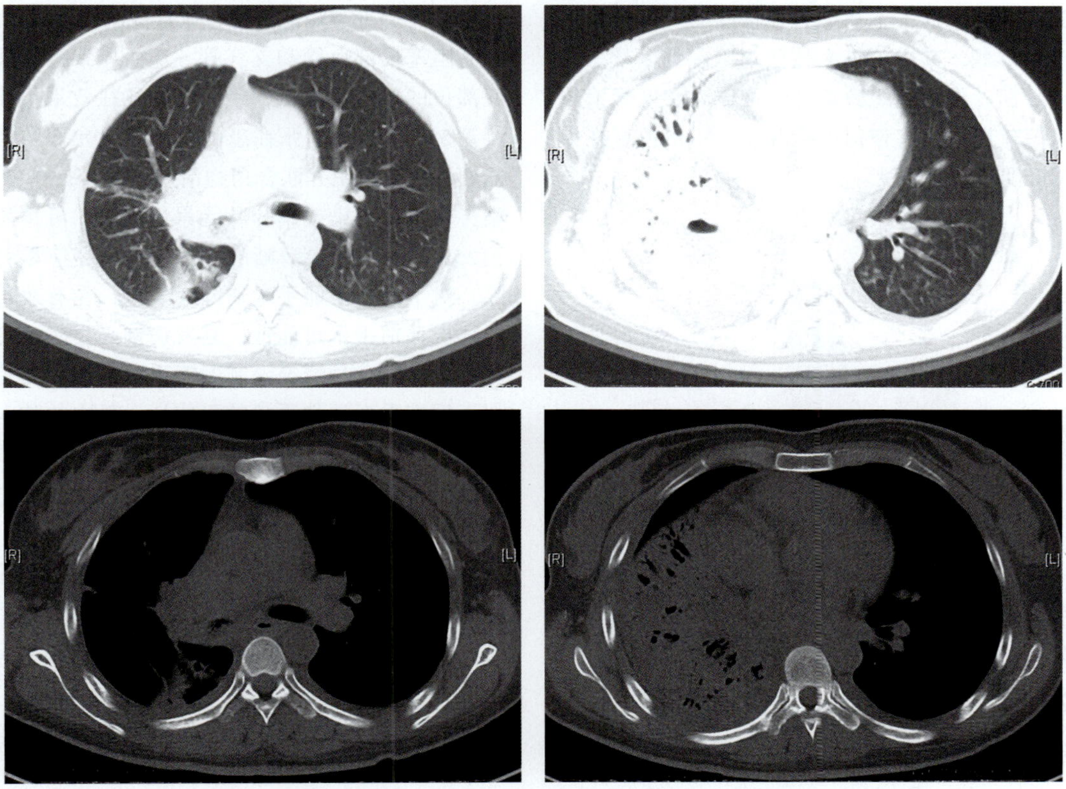

图4-2-12　女，36岁。右主支气管阻塞并右肺下叶不张。病理：（右主支气管）主要为坏死、退变组织及炎性渗出，可见真菌菌丝，形态学考虑为毛霉

六、诊断

肺毛霉病诊断困难，因为环境中的毛霉有可能会污染送检标本或在口腔、气管等黏膜表面定植，所以通过痰或支气管肺泡灌洗液来诊断肺毛霉病特异性较差。大多数毛霉在选择性和非选择性培养基中均生长良好。菌落形态呈纤维样或棉花糖样。菌落颜色变化较大，可从白色（Saksenaea）至黄色（毛霉属）、褐色（鳞质霉属）或灰色（横梗霉属、根毛霉属）。培养基的背面通常没有颜色，这和菌丝无色、透明有关。

G试验和GM试验在毛霉感染时多为阴性。尽管存在与未鉴定的产葡聚糖的真菌共感染导致阳性测试的可能性。米根霉具有β-葡聚糖合酶，该酶可导致β-葡聚糖的合成，并在小范围的毛霉病病例中提出了毛霉特异性阳性的问题。

通过取自无菌部位的标本进行病原学和组织病理检查是确诊肺毛霉病的金标准。矛盾的是，即使在组织病理学分析中发现了真菌菌丝，真菌培养仅在50%的病例中是阳性的。鉴于临床标本的培养常为阴性，且组织病理学需要多个步骤，诊断时间相对较长，这些样品的直

接显微镜检查可以立即检测到菌丝并导致快速治疗。由于毛霉菌丝很脆弱，因此必须仔细处理样品。毛霉菌丝粗大（5～25μm）、不规则、透明、没有或者少量分隔、薄壁带状形态，经常表现出扭曲或者折叠的外观（图4-2-13，图4-2-14）。其他透明丝状真菌的组织学表现与毛霉病有相似性，但菌丝较细，有分隔，呈锐角分支。相比于曲霉的45°分支，宽大菌丝分支角≥90°提示毛霉目真菌。通常毛霉侵犯静脉和动脉血管壁，同时经常伴随周围组织的梗死。梗死部位由于出血多，有利于真菌生长。镜下显示病变呈急性炎症过程，组织坏死、化脓，其中可见较多巨噬细胞、中性粒细胞和嗜酸性粒细胞浸润，间质纤维组织增生，毛细血管壁增厚。病变区域内包括坏死区、血管壁、血管腔和血栓内均可见大量菌丝，但极少见到肉芽肿，这是本病的特征性改变。部分病例表现为肉芽肿形成，其中可见多核巨细胞包裹菌丝，并侵犯血管壁。菌丝侵入组织致坏死，可侵入支气管壁软骨内，有时菌丝周围没有任何炎症改变。NGS的存在为毛霉的诊断提供了新的手段。

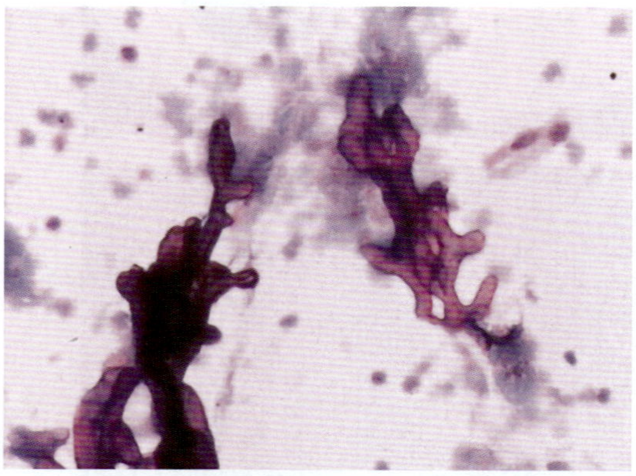

图4-2-13　灌洗液标本见宽大、透明、无分隔菌丝

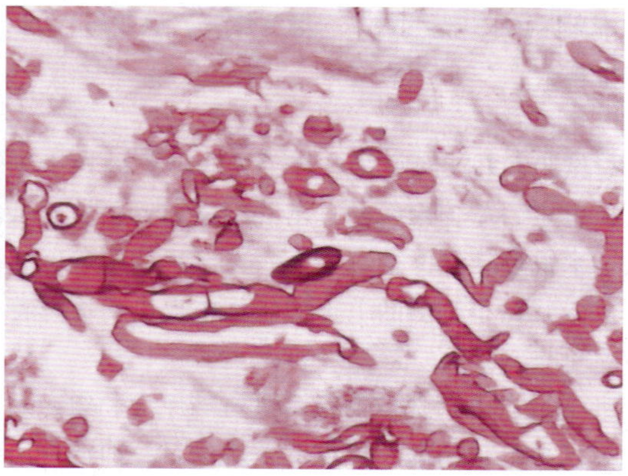

图4-2-14　病理标本见宽菌丝，菌丝壁两侧不平行，分枝直角

七、治疗

肺毛霉病治疗困难，其预后主要取决于4个方面：早期快速诊断，去除易感因素，适当的外科手术切除病变组织及恰当的抗真菌药物治疗。早期快速诊断可以使小的或局限的病变在进展或远处播散之前得到有效的控制。研究表明，在毛霉病诊断5天内开始多烯类药物治疗比5天后开始者生存率明显提高（83% *vs* 49%）。去除危险因素是治疗成功的基础。合并肺毛霉病的糖尿病酮症酸中毒患者，应尽快将血糖控制在正常范围内，快速补液达到酸碱平衡。接受免疫抑制剂尤其是糖皮质激素治疗的患者，在内科医师对病情充分评估的基础上，可考虑减药甚至停药。

由于肺毛霉病能够使肺血管内血栓形成及组织坏死，极易阻塞局部血管和支气管，从而导致抗真菌药物在病变部位的通透性降低，单用药物往往效果不佳，死亡率接近55%。现多主张在患者身体状况允许的情况下尽可能切除病变组织并联合药物治疗，尤其是在鼻-眶-脑感染、软组织感染或单肺叶受累情况时，可将死亡率降低至25%。对于边界清晰的肺部感染病变应尽可能手术清除。对于最初不能手术切除的病变，在有效药物治疗后应再次评估手术可能性，复发病例必要时也可以考虑再次手术。因全身情况限制不能手术的患者在手术禁忌证纠正后应重新评估手术的可能性。孤立的肺内病变或仅累及单叶的肺内病变，应优先考虑手术切除的可能性，有助于改善患者的长期预后，减少治疗过程中因大出血而被迫急诊手术的风险。

目前针对肺毛霉病有确切疗效的抗真菌药物是两性霉素B，仅对少数小克银汉霉属和鳞质霉属物种无效，及早应用会显著降低肺毛霉病的病死率，推荐总量为75mg/kg（3～5g），疗程至少8～10周，当尿素氮＞40mg/dl或血肌酐超过3mg/dl需停药或隔日给药。两性霉素B应避光输注，输注时间应＞6小时。由于两性霉素B肝肾功能毒性较大，临床现常用两性霉素B脂质体，每日剂量为5～10mg/kg。每天摄入10mg/kg的患者血清肌酐明显升高，且大多是可逆的。如果出现明显的肾毒性，可以根据需要减少剂量，建议每日剂量＜5mg/kg。剂量不应缓慢增加；相反，应该从第1个治疗日开始就应用全日剂量。不推荐氟胞嘧啶、利福平、四环素等药物和两性霉素B的联合应用，因其能导致不良的药物相互作用。

艾沙康唑的疗效与两性霉素B制剂相似，可以口服和静脉内给药，在美国已被获准作为治疗毛霉病的一线药物。艾沙康唑与其他唑类不同，它不是细胞色素P450酶的抑制剂，因此只有很少的药物与之有相互作用。其口服生物利用度为极好（98%），与胃酸度和食物摄入无关。艾沙康唑虽然可以缩短QT间隔时间，但肝毒性较低。

泊沙康唑对肺毛霉病也有一定疗效，可作为两性霉素B无效或不能耐受时的替代药物，或作为两性霉素B的降级治疗，其口服混悬液已成功应用于一线治疗，推荐剂量200mg q6h或400mg bid。泊沙康唑与全脂肪膳食和较低的胃酸pH一起服用时，口服生物利用度增强。因此，泊沙康唑必须在进餐期间或进餐后（20分钟内）后立即服用，特别是与脂肪类食物、液体营养补充剂或酸性碳酸饮料一起服用。泊沙康唑在机体内不通过肝细胞色素酶代谢，主要以化合物原形通过粪便排出，不良反应明显低于两性霉素B。泊沙康唑对于轻度到重度肾功能不全均无须调整剂量，毒副作用较小。由于泊沙康唑不稳定的吸收导致不可预测的水平，且需要达到治疗窗浓度才能有效治疗，因此使用泊沙康唑期间需要监测药物浓度。有研究报道，联合应用两性霉素B脂质体及口服泊沙康唑并不比单独应用两性霉素B脂质体更加有效。然而，联合治疗组的大多数患者有播散性疾病，因此在基线检查时病情更重。鉴于泊沙康唑具有更高的血药浓度（plasma concentration），其最小浓度（Cmin）> 1mg/L，泊沙康唑缓释片或静脉用泊沙康唑制剂可能是泊沙康唑口服混悬液的有用替代品。由于泊沙康唑亦抑制细胞色素P450 3A4酶（简称CYP3A4）的活性，可引起他克莫司、环孢素A等药物的血药浓度增高，因此应用泊沙康唑时，应监测上述药物的血药浓度，确保药物在有效安全的范围内。应用格列吡嗪降糖时应监测血糖变化。泊沙康唑的疗程应个体化，根据感染控制的情况及免疫缺陷程度而定。如果患者治愈后再次应用糖皮质激素或免疫抑制剂，应考虑应用泊沙康唑作为预防性用药。

治疗毛霉病所需的治疗持续时间未知。通常给予数周至数月的治疗。如果免疫缺陷得到解决（例如，糖尿病得到控制，中性粒细胞减少症得到明确解决，免疫抑制作用可能逐渐减弱或停止），则可以继续治疗直至感染所致症状、体征消失和影像学表现缓解或者稳定。艾沙康唑一线或挽救性治疗的中位持续时间为静脉或口服治疗84天。在几项泊沙康唑口服混悬液研究中，治疗持续时间从1周到3年不等，平均持续时间约为6个月。长期存活者的晚期复发已有文献记载。

八、预后

毛霉病与血管侵犯和高死亡率有关，毛霉病的全因死亡率为40%～80%，具体取决于受感染影响的器官、病原真菌种类和患者的医疗状况。肺毛霉病和播散型毛霉病死亡率高于其他类型。死亡率根据潜在疾病而有所不同。血液系统恶性肿瘤、糖尿病和创伤后患者的死亡率分别为60%、32%和11%。在接受干细胞和实体器官移植的患者中，死亡率分别为8%和2%。具有至少两种危险因素患者的死亡率高于一种或没有危险因素的患者。通常，存活率的提高与早期诊断和采用积极的外科手术的多学科早期治疗方法有关。与死亡率增加相关的因素包括中性粒细胞减少、感染部位和播散性感染、治疗延迟、小克银汉霉感染和老龄等。

参考文献

Andrianaki AM，Kyrmizi I，Thanopoulou K，et al，2018. Iron restriction inside macrophages regulates pulmonary host defense against Rhizopus species. Nat Commun，9：3333.

Bellanger AP，Reboux G，Botterel F，et al，2010. New evidence of the involvement of Lichtheimia corymbifera in farmer's lung disease. Med Mycol，48：981-987.

Bourcier J，Heudes PM，Morio F，et al，2017. Prevalence of the reversed halo sign in neutropenic patients compared with non-neutropenic patients：Data from a single-centre study involving 27 patients with pulmonary mucormycosis（2003-2016）. Mycoses，60：526-533.

Chamilos G，Marom EM，Lewis RE，et al，2005. Predictors of pulmonary zygomycosis versus invasive pulmonary aspergillosis in patients with cancer. Clin Infect Dis，41：60-66.

Coste A，Conrad A，Porcher R，et al，2023. Improving Diagnosis of Pulmonary Mucormycosis：Leads From a Contemporary National Study of 114 Cases. Chest，164：1097-1107.

Damaraju V，Agarwal R，Dhooria S，et al，2023. Isolated tracheobronchial mucormycosis：Report of a case and systematic review of literature. Mycoses，66：5-12.

Jorens PG，Boelaert JR，Halloy V，et al，1995. Human and rat macrophages mediate fungistatic activity against Rhizopus species differently：in vitro and ex vivo studies. Infect Immun，63：4489-4494.

Jung J，Kim MY，Lee HJ，et al，2015. Comparison of computed tomographic findings in pulmonary mucormycosis and invasive pulmonary aspergillosis. Clin Microbiol Infect，21：684. e11-e18.

Legouge C，Caillot D，Chrétien ML，et al，2014. The reversed halo sign：pathognomonic pattern of pulmonary mucormycosis in leukemic patients with neutropenia? Clin Infect Dis，58：672-678.

Okubo Y，Ishiwatari T，Izumi H，et al，2013. Pathophysiological implication of reversed CT halo sign in invasive pulmonary mucormycosis：a rare case report. Diagn Pathol，8：82.

Patiño-Medina JA，Maldonado-Herrera G，Pérez-Arques C，et al，2018. Control of morphology and virulence by ADP-ribosylation factors（Arf）in Mucor circinelloides. Curr Genet，64：853-869.

Rognon B, Barrera C, Monod M, et al, 2016. Identification of Antigenic Proteins from Lichtheimia corymbifera for Farmer's Lung Disease Diagnosis. PLoS One, 11: e0160888.

Schulze B, Rambach G, Schwartze VU, et al, 2017. Ketoacidosis alone does not predispose to mucormycosis by Lichtheimia in a murine pulmonary infection model. Virulence, 8: 1657-1667.

Skiada A, Pagano L, Groll A, et al, 2011. Zygomycosis in Europe: analysis of 230 cases accrued by the registry of the European Confederation of Medical Mycology (ECMM) Working Group on Zygomycosis between 2005 and 2007. Clin Microbiol Infect, 17 (12): 1859-1867.

Wahba H, Truong MT, Lei X, et al, 2008. Reversed halo sign in invasive pulmonary fungal infections. Clin Infect Dis, 46: 1733-1737.

Watkins TN, Gebremariam T, Swidergall M, et al, 2018. Inhibition of EGFR Signaling Protects from Mucormycosis. MBio, 9: e01384-18.

九、病例解析

1.**病例1**：女，72岁。发热、咳嗽、咳痰10天。患者10天前受凉后出现发热，体温38℃，伴咳嗽，咳白色黏痰，夜间较重，憋喘较为明显。在当地诊所行相关药物治疗（具体不详），效果欠佳，于2018.01.12入院诊治。既往有糖尿病、高血压病史，血糖控制欠佳。查体：T 37.5℃，BP 112/74mmHg。双肺呼吸音粗，左下肺可闻及湿啰音，双下肢轻度水肿。辅助检查：血常规示白细胞计数30.06×10^9/L；超敏C反应蛋白＞200mg/L；红细胞沉降率93mm/h；血糖8mmol/L。

胸部CT（2018.01.15）：左肺舌叶反晕征（图4-2-15）。

【诊断】 肺毛霉病。

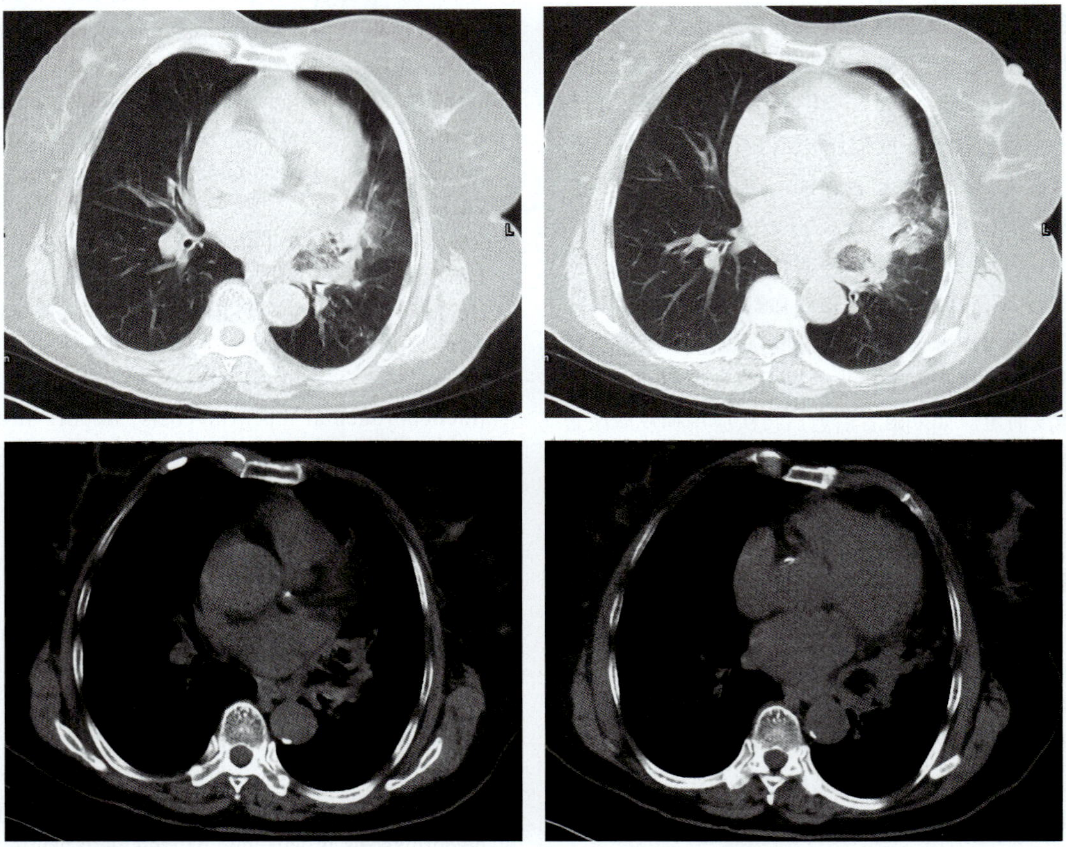

图4-2-15 胸部CT（2018.01.15）

【诊断依据】 老年女性，既往有糖尿病病史，血糖控制欠佳。急性起病，查体左肺下叶可闻及湿啰音，影像学检查示左肺舌叶可见明显反晕征，结合白细胞计数、C反应蛋白和红细胞沉降率等炎性指标明显升高，首先考虑感染性疾病，肺毛霉病可能性大。入院后给予莫西沙星抗感染、祛痰以及控制血糖（胰岛素）等治疗。复查CT（2018.01.23）：病变进展，符合左肺大叶性肺炎，左肺舌段支气管管壁增厚表现（图4-2-16）。行支气管镜检查（2018.01.26）：左上叶舌支黏膜充血、肿胀，管口完全堵塞，左下叶内前段管口外压性狭窄。病理：支气管黏膜组织慢性炎伴真菌感染，形态符合毛霉。活检脱落细胞：查见炎性细胞及纤毛柱状上皮细胞，未查见癌细胞，见真菌菌丝，形态符合毛霉。患者肺毛霉病诊断明确，外院治疗。7个月后复查，病变基本吸收。

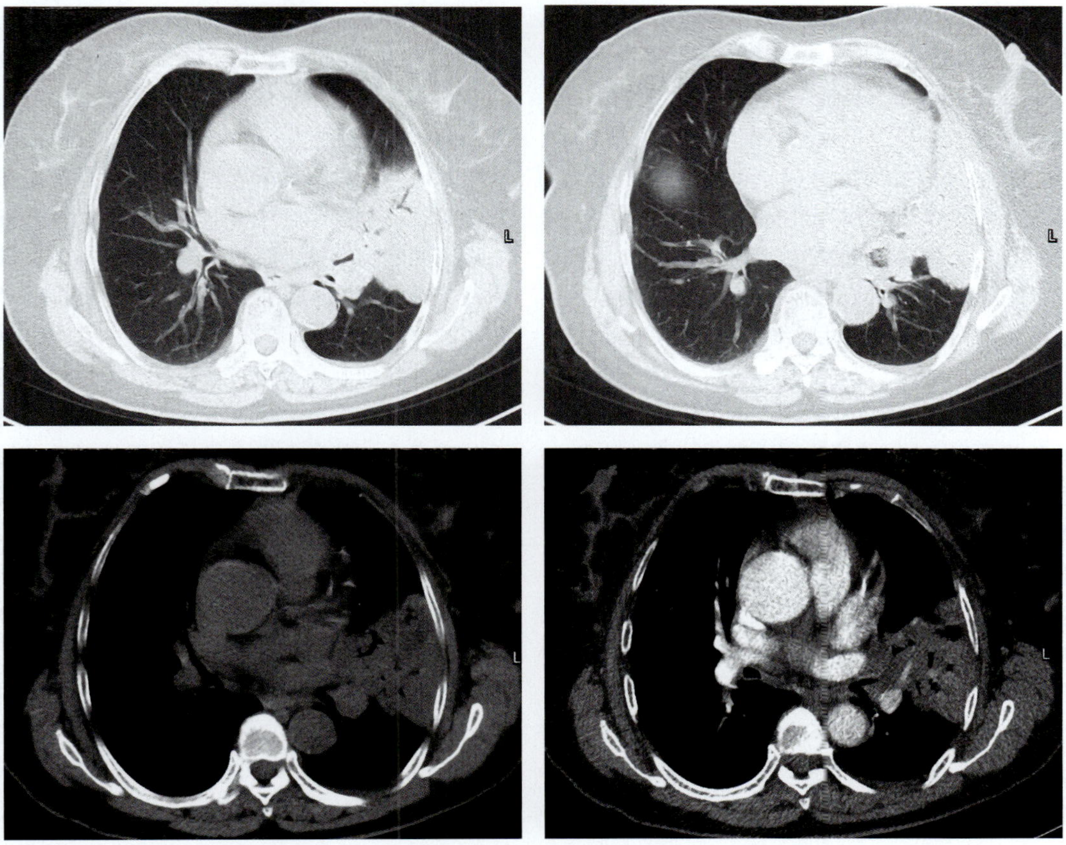

图4-2-16　病变进展，实变明显（2018.01.23）

【分析】 肺毛霉病临床表现与侵袭性肺曲霉病（IPA）相似，鉴别较难。Chamilos等回顾性分析了2002—2004年16例合并肺毛霉病和29例合并IPA的癌症患者的临床特征和CT结果。几乎所有肺毛霉病患者（16例中的15例）和IPA患者（29例中的28例）都有潜在的血液系统恶性肿瘤和侵袭性霉菌感染的典型危险因素。在临床特征的Logistic回归分析中，并发鼻窦炎和伏立康唑预防治疗与肺毛霉病显著相关。在放射参数的Logistic回归分析中，多发结节（＞10个）和胸腔积液是肺毛霉病的独立预测因子。肺部真菌感染的其他征象（例如肿块、空洞、晕征或新月征）在两者之间没有明显差异。

Wahba等首次对189例肺真菌感染患者的CT影像进行回顾性分析。反晕征出现在疾病过程的早期，在189例患者中，有8例（4%）出现反晕征，7例患有肺毛霉病（7/37，19%），1例患有IPA（1/132，0.7%），20例镰刀菌病患者均未发现反晕征。8例反晕征患者中有7例患有白血病，另1例患者患有糖尿病。患者出现的症状为发热（7例）、咳嗽（3例）、咯血（2例）和呼吸急促（1例）。5例（71%）患者在随后的CT研究中出现空洞，出现在反晕征初次出现后的23～55天（平均32.6天）。在观察到空洞时，患者的中性粒细胞减少已恢复正常。对3例患者进行了包括反晕征在内的整个病变的组织病理学评估。反晕征可归因于梗死的肺组织，其周围的出血量大于中心的出血量。作者推测反晕征在肺毛霉病中比IPA中更为常见的原因是毛霉比曲霉更具侵袭性，血管侵袭能力更强。

Okubo等报道一例64岁日本男性因急性淋巴母细胞白血病接受化疗，在骨髓功能恢复时，临床上发现反晕征。手术切除的肺组织学检查显示侵袭性毛霉感染。反晕征病灶中心由局灶凝固性坏死和含气肺组织所组成，外缘由三层结构组成，从内层到外层为液化、实变和机化。作者认为反晕征可能是一种免疫重建炎症综合征，是空气新月征的初始和早期状态。作者发现，IPA致密结节的中心由肺泡腔渗出物组成，而肺毛霉病肺泡腔不充满渗出物。曲霉在肺中的广泛渗透能够引起血浆渗出，而毛霉则穿过毛细血管或小血管的管腔（lumen）进入间隔（septal wall）。因此，毛霉和曲霉在渗透强度和血管侵袭性上的差异可能是肺毛霉病和IPA之间反晕征差异的基础。

Legouge等回顾性分析了合并肺毛霉病的急性白血病患者临床记录、实验室结果和CT资料，以评估反晕征在早期诊断和治疗肺毛霉病方面的临床效用。在2003—2012年，752例接受化疗的急性粒细胞性或淋巴细胞白血病患者中共有16例确诊为合并肺毛霉病。在诊断出肺毛霉病时，除1例患者外所有患者均有中性粒细胞减少。连续胸部CT扫描的研究表明，在疾病的第1周内，在16例患者中有15例（94%）观察到了反晕征。最初，多发结节和胸腔积液较少见，但在病程后期出现（第1周内分别为6%和12%，第1周后为64%和55%）。确诊为肺毛霉病后，总体中位生存期为25周（范围为3～193周），有6例（38%）患者在90天内死亡。早期CT扫描中的反晕征可能对肺毛霉病的诊断和管理产生重大影响，从而对特定的急性白血病和中性粒细胞减少症患者的结局产生重大影响。

Jung等进一步比较了肺毛霉病和IPA的影像学特征，几乎50%的肺毛霉病或IPA患者患有血液系统恶性肿瘤。肺毛霉病患者（54%）比IPA患者（6%）更易出现反晕征，IPA患者更易出现小叶中心结节、支气管周围实变和支气管管壁增厚等气道侵袭特征（52% *vs* 29%；49% *vs* 21%；34% *vs* 4%）。Legouge等研究已证明，在中性粒细胞减少的状态下，反晕征可能会更频繁出现。该研究也发现，在症状出现后的11天内，在5例中性粒细胞减少症患者中有4例出现了反晕征。

Bourcier等回顾性分析了2003年9月至2016年4月该中心27例肺毛霉病患者的反晕征及其与中性粒细胞减少的关系。反晕征在中性粒细胞减少组中的检出率为78%（11/14），在非中性粒细胞减少组中的检出率为31%（4/13）。当中性粒细胞减少组患者的基础疾病为急性白血病或骨髓增生异常综合征时，反晕征的比例高达82%（9/11）。两组均未发现其他放射学征象在统计学上有差异。15例反晕征中有13例（87%）在磨玻璃密度影中有网状结构。中心网状结构是肺毛霉病反晕征的特征表现，有助于其他原因所致反晕征区分开来。另外，有6例（22%）患者伴有临床诊断的IPA（每组3例）。总之，与非中性粒细胞减少症患者相比，中性粒细胞减少症患者发生肺毛霉病时反晕征表现更为频繁。在免疫功能低下的患者中，其存在提示尽早应用针对毛霉的抗真菌药物治疗，而在非中性粒细胞减少的情况下，其不存在不足以排除肺毛霉病诊断。

（曲阜市人民医院呼吸科　陈　琳　提供）

2.病例2：男，55岁。反复咳嗽、咳痰40余天。于2017.03.09入院。既往有糖尿病病史10余年，最近应用优思灵30R控制血糖，空腹血糖在8mmol/L左右。

胸部CT（2017.03.09）：右肺上叶大片实变，密度不均，中心密度低，内可见空洞形成（图4-2-17）。

【诊断】 肺毛霉病。

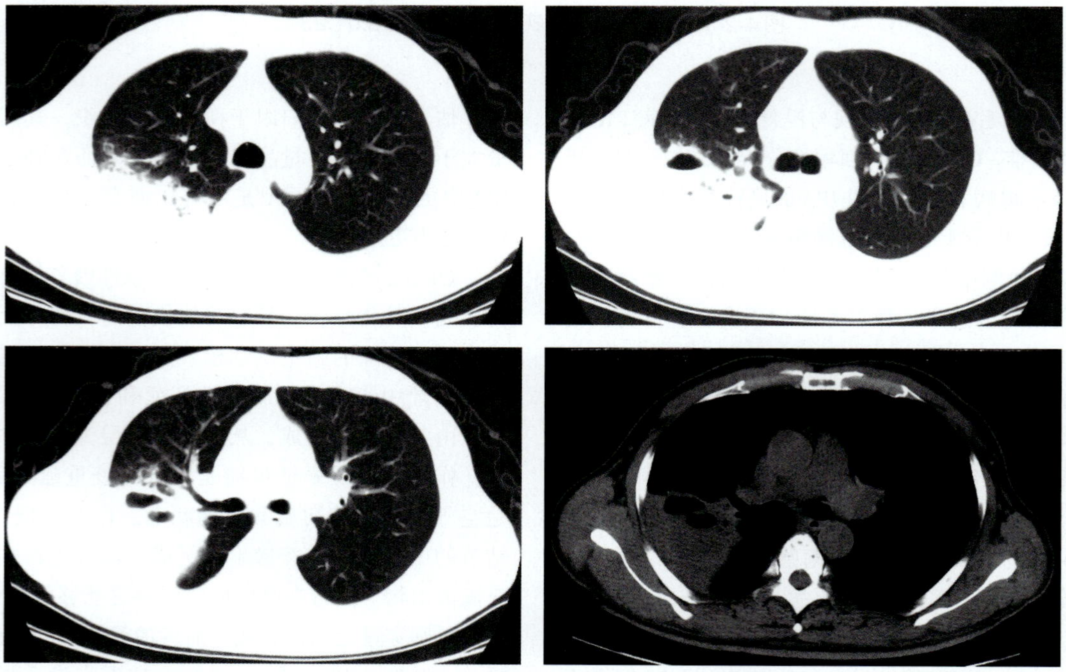

图4-2-17　胸部CT（2017.03.09）

【诊断依据】 中年男性，既往有糖尿病病史，咳嗽、咳痰40余天，呈慢性过程。胸部CT显示右肺上叶实变、空洞影，考虑脓肿可能。辅助检查：血常规示白细胞7.25×10^9/L、中性粒细胞百分比65.4%、血红蛋白106g/L；降钙素原0.1ng/ml。入院后给予抗感染、化痰、控制血糖等治疗。于2017.03.13行支气管镜检查，病理：（右上肺尖后段）活检组织为小片炎变的支气管黏膜，见真菌，考虑毛霉感染。患者一般情况尚可，拒绝应用两性霉素B及其脂质体，给予泊沙康唑10ml bid口服，6天自动出院。继续口服治疗2个月后复查（2017.05.19），病变较前吸收（图4-2-18）。6个月后复查（2018.01.14）：病变明显吸收（图4-2-19）。

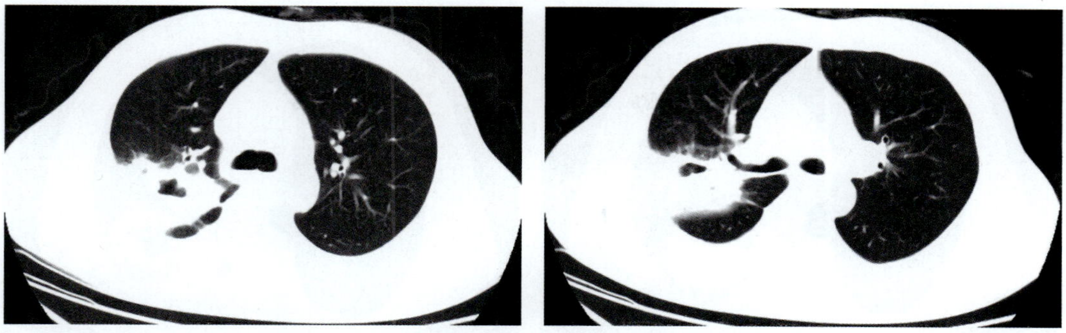

图4-2-18　病变较前吸收（2017.05.19）

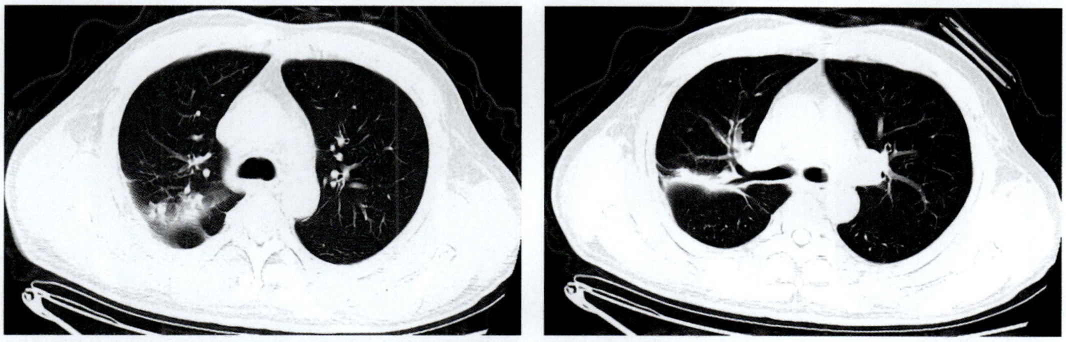

图4-2-19　病变明显吸收（2018.01.14）

【分析】毛霉是在环境中普遍存在的快速生长的耐热真菌，37℃以上生长良好，在环境中和宿主体内均以菌丝形式生长；在大多数常规培养基上2～5天即可快速生长并形成孢囊孢子，后者可以播散。真菌孢子易于雾化，并可通过吸入、局部接种（例如皮肤病变）或通过胃肠道摄入而进入人体。无论切入点如何，毛霉病的发生都需要某些关键步骤，包括将孢子接种到宿主组织中（例如皮肤或肺泡，取决于进入部位）；逃避巨噬细胞和中性粒细胞的吞噬作用并发芽成菌丝（真菌的血管侵入形式）；通过利用个体宿主条件（例如高血糖症、酮症酸中毒、铁超负荷、中性粒细胞减少症）提高其生长和毒力；通过特定的受体附着于内皮，随后诱导内吞作用并引起内皮损伤；通过出血、血栓形成和组织坏死引起临床上明显的疾病；最终进入循环并通过血行传播导致系统性疾病和多器官受累。

近年来，许多大的临床中心报道毛霉病的发病率增加，这可能与干细胞和实体器官移植的增多、强力的免疫抑制药物和大剂量皮质类固醇的使用等有关。在免疫抑制人群中广泛使用抗真菌药物预防常见的真菌（念珠菌属和曲霉属）感染也可能造成毛霉病的发病率增高。由于存在混合霉菌感染，毛霉病的诊断变得更加困难。在一项研究中，690例侵袭性曲霉病患者中有25例（4%）伴有毛霉病。在另一项研究中，40例毛霉病患者中有32%合并曲霉感染。随着诊断和治疗手段的进步，毛霉病的预后有所改善。然而，肺毛霉病患者的预后普遍较差，死亡率仍然很高。

毛霉病感染的特征是广泛的血管浸润，导致血管血栓形成和随后的组织坏死。感染组织的缺血性坏死可以阻止白细胞和抗真菌药物向感染灶的传递。这种血管浸润可能有助于生物体通过血源性传播播散到其他靶器官。患有肺毛霉病的患者通常死于播散而不是死于肺部疾病的后遗症。在中性粒细胞减少症患者中，肺部感染似乎具有最高的播散性。与其他真菌（如曲霉或念珠菌）相比，某些毛霉目真菌（例如米根霉）对先天宿主防御的敏感性降低，从而使其更难治疗，与死亡率增加相关。

3.**病例3**：男，57岁。发热、咳嗽、咳痰10天，咯血2天。于当地医院住院诊断肺部感染、糖尿病，给予哌拉西林/他唑巴坦联合莫西沙星抗感染治疗8天，发热好转，症状减轻出院。出院后间断咯血，鲜红色，最多一次量约100ml，于2017.12.25入院诊治。既往有糖尿病病史7～8年，平时口服二甲双胍、格列本脲控制血糖，血糖控制欠佳。

胸部CT（2017.12.25）：左肺下叶反晕征，左侧胸腔积液（图4-2-20）。

【诊断】肺毛霉病。

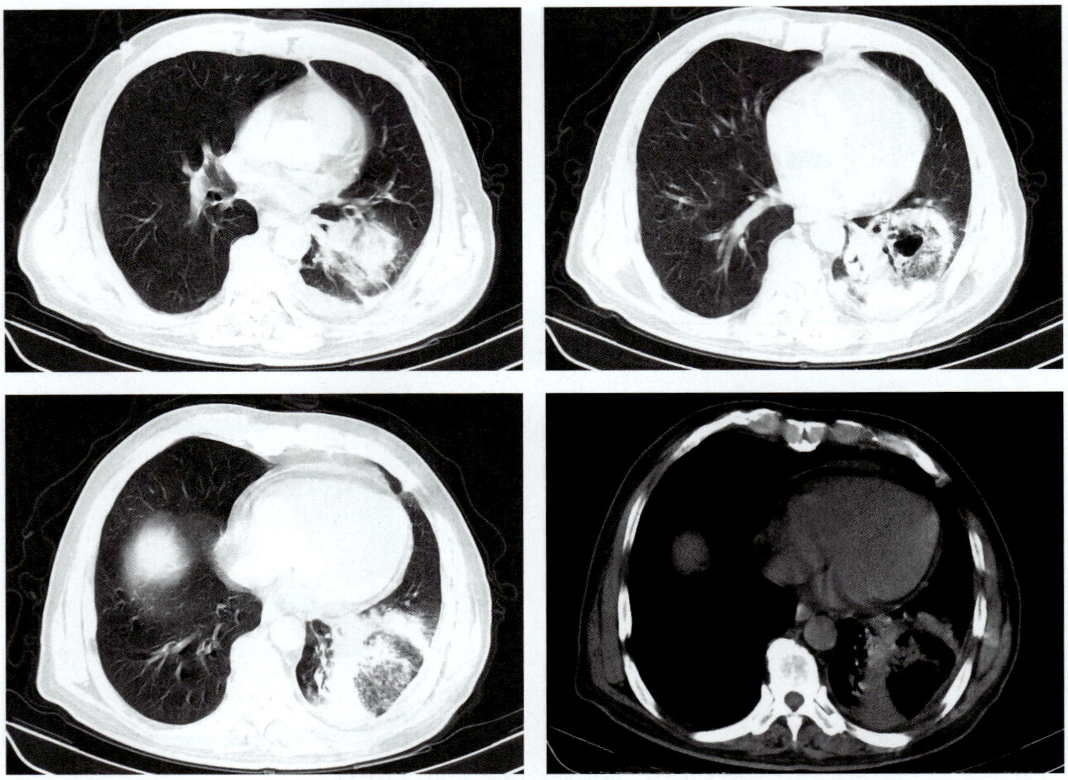

图4-2-20 胸部CT（2017.12.25）

【诊断依据】中年男性，既往有糖尿病病史，血糖控制不佳，急性起病，发热、咳嗽、咳痰，抗生素治疗后症状有所减轻，但出现咯血，胸部CT显示右肺下叶病变，反晕征为主，同侧胸腔积液，以上特点支持肺毛霉病诊断。行气管镜检查示左肺下叶基底段管腔狭窄，坏死物覆盖整个管腔。病理：（左肺下叶基底段开口）肺毛霉病。给予两性霉素B脂质体治疗，3个月后复查胸部CT（2018.03.26）：病变较前吸收（图4-2-21）。继续治疗4个月（2018.07.22），病变明显吸收（图4-2-22）。

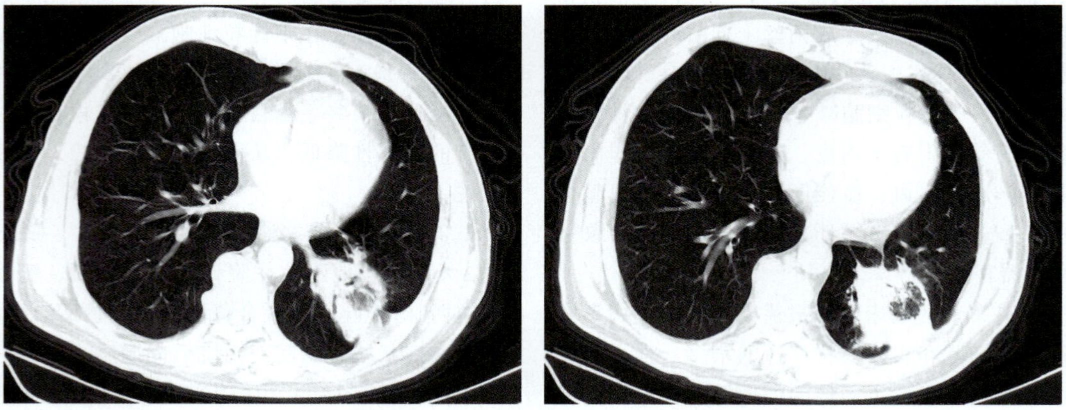

图4-2-21 病变较前吸收（2018.03.26）

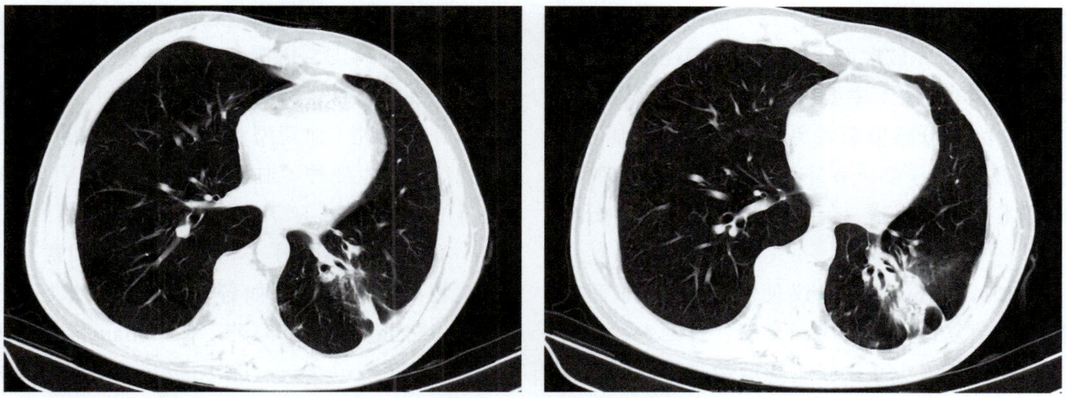

图4-2-22　病变明显吸收（2018.07.22）

【分析】 肺毛霉病以坏死性肺炎为主要特征，亦可累及气道、纵隔和脉管系统。肺毛霉病的气道受累通常继发于肺实质疾病的直接延伸，或罕见地来自其他结构（如喉、咽、食管、纵隔结构或血管动脉瘤破裂进入气管）。罕见情况下，患者可能表现为孤立的中央气道受累（气管和主支气管），而无实质或节段性支气管受累。气管镜下检查及活检是确诊肺毛霉病的重要手段，镜下常见表现为黏膜红斑、肉芽组织增生、凝胶状或黏液状分泌物、管腔狭窄或阻塞、真菌性或息肉状肿块、坏死伪膜和黏膜溃疡等，难以与支气管结核相鉴别。

肺毛霉病患者中有1/3发现支气管内病变。支气管内毛霉病（endobronchial mucormycosis，EBM）患者主要表现为呼吸困难和咯血。EBM有时会导致主要气道阻塞，导致肺萎陷或主要肺血管侵入，从而导致致命性咯血。在支气管镜检查中，该病变通常表现为块状或灰白色的纤维状栓塞阻塞支气管。EBM的其他表现是黏膜脱落、颗粒状病变、溃疡、狭窄和假膜形成。此外，在这些患者中，肺毛霉病的病程倾向于更亚急性和进展缓慢。该例最初表现类似于对细菌治疗有部分反应的急性细菌性肺部感染，随后表现出EBM的常见特征——咯血。继发性细菌感染可能会改变肺毛霉病的临床和影像学表现，从而进一步延迟诊断。

气管支气管毛霉病（tracheobronchial mucormycosis，TM）是一种罕见但严重的肺部毛霉病形式，其中真菌感染完全或主要限于气管支气管树。1876年描述了第1例肺毛霉病，1958年报道了其支气管内形态。由于病原体侵入气道和肺门血管而引起严重的并发症，可导致肺不张、脓肿形成和出血。病原体还可以导致气道壁和肺门血管浸润，并伴有梗死或严重咯血。Damaraju等回顾性分析了26例孤立性TM。糖尿病（79.2%）是最常见的危险因素，其他为吻合部位毛霉菌病（2例肺移植受者）、病毒性疾病后（3例COVID-19和1例流感）和插管后毛霉菌病（1例）。3例患者在治疗开始前死亡。大多数患者使用了系统性抗真菌药物（通常为两性霉素B）。病死率为50%，主要归因于大量咯血。糖尿病在肺毛霉病中的比例远低于TM，这可能表明糖尿病患者倾向于局部感染气管支气管树而不是肺实质。

（保定市第二中心医院呼吸科　牛建明　提供）

第三节　肺隐球菌病

隐球菌（*Cryptococcus*）由Otto Busse（病理学家）和Abraham Buschke（外科医生）在1894年从一位患有骨骼感染的年轻女性身上首次分离，并将其描述为一种类似酵母菌的人类病原体。同年，意大利学者Francesco Sanfelice报道了从发酵的桃汁中发现了同样的酵母，由于其独特的菌落形成，被命名为Saccharomyces neoformans。1991年，Jean-Paul Vuillemin鉴定并命名为*Cryptococcus*.neoformans。

隐球菌是一种广泛存在于自然界的无菌丝的单细胞芽生的酵母型真菌，孢子无子囊，位于细胞内和间质中，菌体被宽厚的荚膜包裹，在组织中呈圆形或卵圆形，常存在于鸟粪、土壤、空气、水果、蔬菜中，也可以从健康人的皮肤、黏膜和粪便中分离出来。

一、病原学

隐球菌种类多达70种，新生隐球菌（Cryptococcus neoformans）和格特隐球菌（Cryptococcus gattii）是人隐球菌病的主要致病原，可引发90%以上的隐球菌病。基于结构变异、分子特征和遗传序列，新生隐球菌和格特隐球菌均可细分为变种、血清型、分子类型和谱系。

根据荚膜多糖成分葡萄糖醛酸木糖甘露聚糖（glucuronoxylomannan，GXM）的结构变化，用免疫学方法可将隐球菌分为A、B、C、D、AD五种血清型，此外有少量为不确定型。根据荚膜抗原不同，分为格鲁比变种（血清型A）、新生变种（血清型D）及混合变种（血清型A/D），格鲁比变种最常见。格特隐球菌（以前新生隐球菌变种血清型B和C）主要分布在热带、亚热带和温带气候地区，大部分感染患者免疫功能正常。血清型B格特隐球菌普遍存在于临床和环境样本中，C型格特隐球菌在临床样本中有所报道，但很少从环境样本中分离出来。

2017年，Kwon-Chung等建议使用新生隐球菌复合体和格特隐球菌复合体作为中间步骤，直到生物学和临床相关差异变得清晰为止。新生隐球菌复合体和格特隐球菌复合体分离株之间存在广泛的遗传多样性。依据分子生物学方法分类，新生隐球菌和格特隐球菌各分为VNI-VNⅣ和VGI-VGⅣ4种主要的基因型。此外，2005年在非洲博茨瓦纳发现了一个独特的血清型A种群，25%的种群携带罕见的MATa等位基因。该群体被赋予分子类型VNB，并被确定为高度重组。VNB菌株最初被认为是博茨瓦纳特有的，此后已从南非和南美其他地区分离出来。2019年，一种新的格特隐球菌谱系被鉴定并命名为VGV，为B血清型。

国内外研究显示，隐球菌临床分离株主要为新型隐球菌格鲁比变种，A血清型，VNI基因型，a配型，在AIDS患者中该型别分离率高于99%。其他类型的隐球菌，如浅白隐球菌、弯曲隐球菌、土生隐球菌和罗伦特隐球菌等较少在人类中致病。

二、生态学

新生隐球菌在全球自然界中分布，主要存在于土壤、腐烂的蔬菜中，特别是鸽粪中最多。欧洲、亚洲和非洲的大多数临床和环境分离株（分别为59%、81%和68%）属于新生隐球菌格鲁比变种。新生隐球菌新生变种也具有全球分布，但更常见于温带气候中，尤其是在欧洲，在欧洲约占所有报道的隐球菌感染的30%。在北极地带和极端pH条件下亦发现了隐球菌。隐球菌不是土壤的正常菌群，对新生隐球菌呈阳性反应的样本大多来自鸽子、鸡、火鸡经常出没的地区，偶尔也来自其他鸟类。该菌种也已从一系列鸟类的粪便中发现，包括金丝雀、鹦鹉、文鸟和虎皮鹦鹉。鸽子粪便的酸性pH、高浓度的尿酸和葡萄糖，新生隐球菌抵抗干燥的能力以及与其他动物排泄物相比，新生隐球菌与细菌物种的竞争最小等因素促进了新生隐球菌在鸽粪中的存活和生长。许多鸟类的全球迁徙是新生隐球菌无处不在的传播因素。虽然新生隐球菌与鸟类之间的生态关系在全球范围内是一致的，但鸟类与隐球菌自然栖息地之间的确切联系尚未确定。鸽子很少被感染，因为它们的体温（41～42℃）高于新生隐球菌的生长温度范围。新生隐球菌在长尾猴、狐狸、袋鼠和绵羊等动物中也有报道。近年来，世界各地对乔木来源的新生隐球菌的报道越来越多，已从超过36个乔木属物种的树皮、树洞和腐木中分离出新生隐球菌。绝大多数环境菌株，无论地理来源如何，都属于新生隐球菌格鲁比变种（血清型A，分子型VNI）。来自环境的新生隐球菌新生变种（血清型D，分子型VNⅣ）菌株主要来自中欧。

新生隐球菌的另一个重要的生态因素是与土壤中其他生物的相互作用，如各种细菌、阿米巴原虫、螨虫、潮虫和蠕虫。早在1931年，Castellani等首次报道了卡氏棘阿米巴（*Acanthamoeba castellani*）作为隐球菌培养物的污染物。新生隐球菌与土壤阿米巴的相互作用被认为是新生隐球菌作为一种兼性胞内病原体进化的重要因素。新生隐球菌可以在阿米巴原虫中存活，人类巨噬细胞在某种程度上提供了类似的环境，故新生隐球菌亦可在人类巨噬细胞中利用相同的致病策略存活，有助于人类宿主发病。

格特隐球菌主要存在于桉树中。1990年，Ellis在澳大利亚首次报道从赤桉树中分离出格特隐球菌血清型B分子型VGI菌株之后，越来越多的树木被鉴定为该物种的环境来源。桉树原生于澳大利亚及其周边地区，现有800多种，常聚集生长形成独特的森林地理景观。自桉树发现以来的200多年间，由于其重要的经济、环境与文化价值，被广泛引种至许多国家与地区。至2008年，全球共约100个国家和地区引种栽培桉树，人工林面积约2000万公顷，其中印度、巴西约400万公顷，我国约260万公顷，且种植地区比较集中，主要分布于华南、东南沿海及我国西南地区。近年来，报道能够分离出格特隐球菌的桉树及其他树种的数量逐渐增加，其在某些树种中的定植是周期性的，也可以是永久性的。这些特征性树木的种类不同地区之间差异较大，但与格特隐球菌基因型之间存在一些关联，如桉树与VGI型菌株的关联较其他B血清型的格特隐球菌更强。实际上，格特隐球菌在世界上不同地区不同树种之间的密切关系不能反映其在树木中的定植情况，还有其他因素与特殊树种的定植相关。在非洲及南美洲的桉树中还没有报道格特隐球菌环境分离菌株的报告。廖万清等于2013年6月30日首次从我国昆明海埂公园内的一颗粗大的蓝桉的树洞腐生物中分离出格特隐球菌，验证了我国格特隐球菌患者感染源来自国内自然环境的假说。来自印度、加拿大等地的研究还显示，夏季及秋季采样的阳性率最高，冬季则最低，提示较高的温度对于格特隐球菌保持活力的必要性。另外，格特隐球菌（B血清型）曾有报道从巴西圣保罗地区的鹦鹉粪便中被分离出来。

在20世纪80年代，新生隐球菌是北美和南美洲的主要种类，占人类病例的85%，但加利福尼亚州南部（41%）和巴西（35.5%）格特隐球菌流行率较高。在同一项研究中，格特隐球菌在澳大利亚和东南亚的比例过高（41.2%）。格特隐球菌在巴布亚新几内亚流行（发病率为42.8/百万人年），在澳大利亚（特别是北部地区）的发病率为8.5/百万人年。宿主遗传因素、免疫状态、地理和环境暴露可能都会导致隐球菌感染风险，因为澳大利亚原住民的发病率为10.4 /百万人年，而非原住民的比率为0.7/百万人年，最常见的分子基因型是VGI，死亡率在0 ～ 15%。上述研究表明该物种更可能发生在澳大利亚、巴布亚新几内亚、非洲部分地区、地中海地区、印度、东南亚地区等热带和亚热带气候中。然而，1999年以来，加拿大不列颠哥伦比亚省和美国西北太平洋地区发生了格特隐球菌暴发，其他温带地区也有案例报道，证明格特隐球菌可以发生在寒带及寒温带地区。近年来在欧洲、美国东部出现格特隐球菌确诊病例，均表明格特隐球菌感染正在扩大流行范围。相关原因可能与气候变化及易感人群暴露在格特隐球菌定植的环境增多有关。在澳大利亚和新西兰，虽然15%的隐球菌病由格特隐球菌引起，但即使在这些流行地区，新生隐球菌仍然是主要的物种。

在某些情况下，新生隐球菌和格特隐球菌已被报道来自相同的来源，如鸟粪或树木。原因可能是这些树木上的鸟类粪便支持这两个物种。南美城市地区的粪便样本以及加拿大和荷兰的临床样本均呈杂交隐球菌菌株阳性。这表明在世界某些地区，新生隐球菌和格特隐球菌具有重叠的生态位。

三、致病机制

真菌想要寄生于人体，必须满足4项严格条件：①人体体温（37℃以上）条件下能够生长；②突破宿主各项屏障到达寄生处组织或能够跟随风媒直接被吸入肺部或鼻窦中；③能够吸收利用人体内物质；④逃逸宿主免疫系统的识别。为了达到这4项标准，环境致病真菌不断调整其对环境的适应能力。

新生隐球菌能够在高温、高浓度CO_2及低氧条件下正常生长。隐球菌的毒力因子主要包括荚膜、细胞壁中的黑色素、在宿主体温环境下（37℃）生长的能力，其他毒力因子包括产生侵袭素（例如脲酶、磷脂酶、金属蛋白酶）和抗氧化剂（例如超氧化物歧化酶）等。隐球菌进入宿主体内后温度的改变、pH的改变、氧化酶、周围渗透压的改变等情况都威胁着病原菌的生存，真菌病原体必须感受外周环境的变化并做出相应的自身的生长分化、繁殖方式的调整。体温是哺乳动物抵挡环境真菌侵染的第一道生理壁垒。隐球菌病往往高发于热带地区，如南亚和非洲，可能正是在热带地区的生活史帮助隐球菌跨越了温度屏障，进而发展成人类致病真菌。当隐球菌暴露在哺乳动物的体温下时，它的基因表达会显著改变。这些温度相关基因影响了一系列过程，包括信号通路、能量代谢、多糖荚膜的结构组分、氨基酸代谢和线粒体解毒功能，如超氧化物歧化酶。浅白隐球菌及罗伦特隐球菌具有在37℃环境中生长及侵袭性的特点，与新生隐球菌相比较，两者的荚膜厚度较薄，在37℃条件下生长能力较弱，产生磷脂酶的比例较低，故其致病能力较新生隐球菌弱。

哺乳动物的免疫系统主要分为两个部分：先天免疫系统和获得性免疫系统。当微生物侵染宿主时，天然免疫系统依赖于巨噬细胞、树突状细胞和中性粒细胞等免疫细胞的吞噬作用发挥机体对抗外来物的第一道屏障作用。免疫吞噬是吞噬细胞在受体介导作用下将外源性物质内吞入胞的过程。通过这些受体，吞噬细胞可识别、结合并激活对病原体、细胞碎片及凋亡细胞的内吞。获得性免疫主要通过T细胞、B细胞的基因重排和克隆选择而产生的表面特异性抗原受体来清除病原体并且产生免疫记忆效应来发挥作用。

孢子被认为是绝大多数致病真菌的感染繁殖体，隐球菌也不例外。隐球菌主要通过呼吸道吸入环境适应力较强的孢子（直径1 ～ 2μm）感染宿主。隐球菌的孢子和小的干燥酵母细胞（直径＜5μm）可到达下呼吸道和肺泡，迅速启动机体的固有免疫系统，包括补体系统，以及固有免疫细胞（如树突状细胞、上皮细胞、内皮细胞和肺泡巨噬细胞），通过模式识别受体识别隐球菌的荚膜、细胞壁及核酸，启动免疫应答。模式识别受体（PRRs）是一类主要表达于宿主固有免疫细胞表面非克隆性分布的分子。当微生物侵入机体后，宿主免疫细胞利用其PRRs识别病原相关分子模式（PAMPs），进而引发宿主的免疫防御反应。目前发现参与隐球菌识别的PRRs主要有识别核酸的Toll样受体（Toll-likereceptors，TLRs），识别多糖的C型凝集素受体（C-type lectin receptors，CLRs），还有核酸的结合寡聚化结构域（NOD-like receptors，NLRs）及视黄酸诱导基因-I样受体（RIG-I-like receptors，RLRs）。在宿主识别新生隐球菌的过程中，TLRs、CLRs和NLRs起主要作用，RLRs的作用尚不明确。TLR9通过识别隐球菌CpG DNA，通过MyD88依赖型信号传导通路激活NF-κB，进而启动下游免疫反应；CLRs识别隐球菌细胞壁上多糖配体，经过一系列信号传递后激活CARD9复合物，最终活化MAP激酶、NF-κB以及促进促炎症因子的产生；NLRs识别吞噬后的病原体PAMPs后，激活NLRP3炎症小体，导致caspase-1的成熟，最终分泌成熟IL-1β、IL-18；其他PRRs协同发挥抗真菌作用。

吞噬细胞作为宿主的第一道免疫防线，吞噬和杀死侵入机体的病原体，并提呈抗原激活T细胞，介导适应性免疫应答。补体受体（complement receptor，CR）和

Fc受体均可介导吞噬作用。补体介导的新生隐球菌吞噬作用是通过补体受体CRl、CR3和CR4对补体调理酵母的识别而产生的。巨噬细胞、中性粒细胞、树突状细胞上的Fcγ受体能结合并介导抗体诱导的新生隐球菌的吞噬作用。此外，巨噬细胞和树突状细胞上的甘露糖受体可以与隐球菌甘露蛋白结合，并介导对新生隐球菌的吞噬作用。肺表面活性物质和嗜酸性粒细胞也参与机体对隐球菌的免疫应答。嗜酸性粒细胞对隐球菌具有吞噬作用。肺表面活性物质含有SP-D蛋白，可与隐球菌结合并吸引嗜酸性粒细胞。

病原菌与中性粒细胞接触时，后者的细胞膜向内陷入，病原菌被渐渐陷进中性粒细胞内，形成吞噬空泡，称为吞噬体。吞噬细胞内含有溶酶体，溶酶体与吞噬体融合成吞噬溶酶体，溶酶体中的溶菌酶、髓过氧化物酶、乳铁蛋白、防御素、活性氧物质、活性氮物质等能杀死病菌，而蛋白酶、多糖酶、核酸酶、脂酶等则可将菌体降解。最后，不能消化的菌体残渣，将被排到吞噬细胞外。树突状细胞和巨噬细胞在机体抵抗隐球菌过程中发挥了重要作用。巨噬细胞吞噬隐球菌后，可以成为先天性免疫和适应性免疫的枢纽。巨噬细胞通过甘露糖受体高效吞噬隐球菌，新生隐球菌通过dectin-1和dectin-2摄取，而格特隐球菌摄取主要通过dectin-1，证明了巨噬细胞在增强抵抗隐球菌的重要作用。树突状细胞作为专职的抗原提呈细胞，主要作用是根据接触到抗原的多态性进行调节并激活适应性免疫系统，对感染产生特异性免疫应答。树突状细胞在天然免疫和适应性免疫防御中抗隐球菌病都有重要作用。成熟的树突状细胞能有效地提呈抗原启动T淋巴细胞并介导Thl、Thl7免疫应答，而未成熟的树突状细胞诱导免疫耐受，介导Th2非保护性免疫应答。但隐球菌具有多种毒力因子抗吞噬或增强其在吞噬体内的繁殖能力，并通过非裂解机制胞吐作用逃逸到细胞外环境，逃避了吞噬细胞的清除作用。破坏吞噬体的成熟是许多微生物病原体（如结核分枝杆菌和荚膜组织胞浆菌）采用的策略。隐球菌在细胞内生长期间，清除了吞噬体成熟标记Rab5和Rab11，抑制吞噬体的成熟，并且吞噬体的酸化（酸化通常是完全成熟的吞噬体的标志）、钙通道和酶活性受阻，使隐球菌在胞内增殖。新生隐球菌具有在低pH环境中存活的能力。这种能力可能是由于新生隐球菌进化过程中适应环境所致：鸟粪是酸性的，且富含氮。含有新生隐球菌细胞的吞噬溶酶体显示初始pH为4.7，然后升至pH5.3。这种维持低pH而不是完全阻断吞噬溶酶体酸化的策略可以维持新生隐球菌对铁的获取，因为铁在中性pH下与转铁蛋白结合并且不能被入侵的微生物利用。支持新生隐球菌对低pH环境的亲和力的重要性的其他证据是新生隐球菌分泌的磷脂修饰酶磷脂酶B1（Plb1）。Plb1可以锚定在细胞壁上或分泌到细胞外环境中，并且在吞噬体的酸性pH范围内具有最佳活性。Plb1促进新生隐球菌在巨噬细胞的存活，并且是其从肺部有效传播所必需。

细胞介导的免疫反应包括直接的细胞毒作用和细胞因子产生的调节，对于募集和激活巨噬细胞、控制疾病十分重要，可清除潜伏感染。巨噬细胞作为抗原提呈细胞促进T淋巴细胞活化，根据其激活状态，通过帮助真菌清除或传播来调节疾病的结果。当巨噬细胞暴露在某些刺激下，如IFN-γ和（或）微生物产物如脂多糖（LPS）时，分化为经典激活的巨噬细胞，也称作M1型巨噬细胞。M1巨噬细胞可产生高水平活性氧和氮类物质，以及诸如TNF-α和IL-12等促炎细胞因子。当暴露于Th2型细胞因子和（或）寄生产物和过敏原时，分化为交替激活的巨噬细胞，也称为M2型巨噬细胞，这些巨噬细胞具有抗寄生作用，并可在组织修复中发挥其作用。M1型巨噬细胞通过诱导型一氧化氮合酶代谢精氨酸产生一氧化氮和瓜氨酸，而M2型巨噬细胞产生尿素和鸟氨酸。在病原体入侵早期，巨噬细胞主要被活化为M1型，而当存在慢性感染或肿瘤时则主要活化为M2型。M1型巨噬细胞对于通过产生活性氧和活性氮消除隐球菌至关重要。相反，M2型巨噬细胞支持隐球菌细胞内存活和增殖，导致感染持续存在。M1/ M2型巨噬细胞的极化取决于感染过程中的细胞因子微环境。$CD4^+T$细胞是调控免疫应答类型的关键。幼稚的$CD4^+T$细胞被激活后分化成Thl、Th2和Thl7不同的亚群，产生细胞因子。保护性Th1型$CD4^+T$细胞免疫应答及其产物IFN-γ、TNF-α、IL-2、IL-12、IL-18对降低真菌感染、诱导巨噬细胞分化为经典激活的M1型表型、诱导中性粒细胞和树突状细胞的摄取和杀伤增强、防止疾病播散有着重要的作用。Thl刺激也可以通过降低吞噬细胞水解酶活性来增加主要组织相容性复合体（MHC-I或MHC-Ⅱ）的提呈和介导适应性免疫。Th17型反应与IL-6、IL-17、IL-21、IL-22、IL-23和转化生长因子（TGF）-β的产生有关，并与抗隐球菌免疫反应有关。Th2型细胞免疫应答与IL-4、IL-5和IL-13等细胞因子的产生有关，诱导巨噬细胞分化为交替激活的M2型巨噬细胞，并参与嗜酸性粒细胞的募集和疾病的恶化。致病隐球菌菌株中存在的毒力因子，如脲酶和漆酶，能够在鼠类研究中调节其环境，使其趋向非保护性的Th2型应答。参与宿主对新生隐球菌反应的T淋巴细胞包括$CD4^+T$细胞、$CD8^+T$细胞和自然杀伤T细胞。$CD4^+$和$CD8^+T$细胞释放的颗粒溶素和自然杀伤细胞释放的穿孔素在对隐球菌的有效杀伤中发挥作用。

隐球菌可经过呼吸道、消化道和创伤性皮肤黏膜等途径侵袭宿主。最初吸入人体肺部的隐球菌，是马上被清除或被肉芽肿包裹作为潜伏感染或发病致全身播散，取决于宿主免疫反应、病原体的数量和毒力。宿主免疫因素对发病与否起到重要作用。正常人吸入新生隐球菌孢子后，孢子常很快被消灭，如吸入孢子较多，则可发病，或者病原体在肺内存活较长时间而不致病，当机体免疫力低下时才引起感染。此外，隐球菌可以在没有任何症状的情况下在呼吸道定植，表明巨噬细胞不能完全消除隐球菌。免疫功能受损者，隐球菌能够快速繁殖，易引起严重肺部感染甚至全身血行播散。在许多情况下，隐球菌会在吞噬溶酶体内建立潜伏感染，在胸廓淋巴结内休眠（但仍存活），或在肺内形成肉芽肿，在无症状个体中持续数年。当局部免疫受到抑制时，隐球菌可在这些肺淋巴结复合物外生长和播散，这与复发性结核病或组织胞浆菌病的病理生理学相似。对于免疫功能不全的宿主，潜伏感染的重新激活是继发性隐球菌病的机制。AIDS患者，$CD4^+$T细胞的减少殆尽，损害了原本可控制隐球菌感染的免疫应答功能。HIV感染可导致Th1细胞因子表型转变为以Th2表型为主，加剧了隐球菌病的播散。而且，HIV可侵袭肺泡巨噬细胞，削弱了它们控制隐球菌感染的能力。

在新生隐球菌引起的肺隐球菌病中，隐球菌泰坦细胞（titan cell）或巨型细胞（gigantic cell）可能在宿主免疫逃避中发挥重要作用。与典型新生隐球菌细胞直径为5～7μm相比，泰坦细胞直径＞10μm，多为25～30μm，有些直径近100μm。Okagaki等的小鼠感染实验显示，在肺部感染后1天就观察到了泰坦细胞，到感染后3天，泰坦细胞占到隐球菌感染细胞总数的20%以上，并且在其余感染过程中保持相对恒定。相对于普通隐球菌酵母细胞，泰坦细胞具有更高的氧、氮自由基抵抗性，对巨噬细胞的吞噬完全免疫，不能有效地从肺部扩散到其他脏器，暗示了泰坦细胞可能特异性地参与到隐球菌的特定感染阶段，使一部分种群在感染早期存活下来。Zaragoza等通过小鼠肺隐球菌病模型发现，在感染3周后，隐球菌泰坦细胞可见于肺泡中。泰坦细胞占肺部真菌总负担的比例从10%到80%不等，这取决于感染时间、小鼠个体及免疫反应的类型。其比例与接种量、炎症反应、临床症状成反比。泰坦细胞的形成可以使真菌在宿主的局部环境中存活较长的时间。尽管对泰坦细胞形态的发现始于人类感染病灶的组织学观察，环境压力同样能够激发该类细胞形态形成。在营养缺乏的条件下，隐球菌同样能够形成一定比例的泰坦形态细胞，这说明在自然界中，泰坦细胞的形成可能应答于特定营养物质的缺乏。负责感受营养信号的重要信号通路cAMP/PKA途径调节了泰坦细胞的形态形成，为以上推论提供了重要的分子佐证。

四、流行病学

20世纪中叶以前隐球菌病报道都是零散的。到20世纪中叶为止，共报道了约300个隐球菌病病例，这种疾病才逐渐引起了人们的注意。70年代后全球隐球菌病的发病率开始明显上升，1977年Kaufman等研究指出隐球菌感染的发病率在上升，将隐球菌病称为深部真菌病中“苏醒的巨人”。

1981年以前，美国每年报道500～1000例隐球菌病病例，随着艾滋病毒的流行，仅1991年在纽约市就观察到1200例隐球菌病。在美国，HAART（高效抗反转录病毒疗法）时代以前，86%的隐球菌病见于HIV感染患者；每年HIV患者的隐球菌发病率（66/1000）显著高于非HIV患者（0.9/10万）。全球范围内，隐球菌性脑膜炎主要好发于HIV感染者，撒哈拉沙漠以南是隐球菌性脑膜炎高发地区，那里有超过2500万人患有艾滋病。每年因隐球菌性脑膜炎死亡的HIV感染者超过18万例。相反，我国日渐增多报道的隐球菌性脑膜炎病例主要以非HIV感染人群为主。

非洲国家隐球菌病的高发病率与暴露在隐球菌环境中的AIDS患者的比例显著增加密切相关，且非洲地区缺少足够且合理配置的医疗资源。随着HAART及氟康唑等在非洲地区的不断普及，部分非洲国家AIDS患者并发隐球菌病的发病率、病死率也呈下降趋势。另外，非洲还是全球致病隐球菌遗传多样性最丰富的地区，隐球菌8个主要的基因型（VNⅠ-VNⅣ，VGⅠ-VGⅣ）在该地区都有分离报道，而且博兹瓦纳还分离出一种独特基因型的隐球菌（VNB，血清型A）。非洲地区最常见的隐球菌临床分离菌株仍然是新生隐球菌格鲁比变种。2011年，Fisher与Litvintseva分别独立应用多位点序列分析（MLST）、微卫星分型等技术对来自全球的新生隐球菌格鲁比变种菌株进行了系统发育学分析，发现全球的格鲁比变种菌株均起源于非洲，这一研究结果圆满地解释了世界其他地区如中国、泰国新生隐球菌格鲁比变种遗传背景高度同一性的奇怪现象，因为家鸽是新生隐球菌格鲁比变种最主要的宿主，家鸽的祖先即起源于非洲，人类的祖先从非洲迁徙到世界各地的过程中新生隐球菌格鲁比变种可能也随着家鸽迁徙到世界各地。

新生隐球菌除了容易感染HIV个体外，还易感染其他免疫功能低下的个体，包括长期使用皮质类固醇、器官移植、晚期恶性肿瘤、糖尿病、结节病、特发性$CD4^+$T淋巴细胞减少症和患有肝、肾衰竭等慢性病的患者。始于20世纪60—70年代的实体器官移植、恶性肿瘤放化疗治疗、长时间激素治疗及抗TNF-α单克隆抗体应用等细胞介导的免疫功能疗法等多种原因导致肺隐球菌病的增加。全球范围内，由格特隐球菌引起的隐球菌病的发生率（＜20%）明显低新生隐球菌（80%），导致格特隐球菌感染的主要危险因素仍不清楚。格特隐球菌主要侵犯免疫功能正常的个体，但最近的研究表明，超过50%的格特隐球菌感染患者（基因型VGⅠ、VGⅡ和VGⅢ）存在抗粒细胞-巨噬细胞集落刺激因子（GM-CSF）的自身抗体，后者也与肺泡蛋白沉积症有关。尽管格特隐球菌可以通过血脑屏障，但较少导致致命的脑膜炎，而是导致致命的肺部感染。感染新生隐球菌的小鼠多死于中枢神经系统感染，而感染格特隐球菌的小鼠多死于肺部感染。在极少数情况下，隐球菌病是由于先天性免疫缺陷引起，包括由GATA2锌指转录因子突变引起的常染色体显性散发性单核细胞减少症的突变，该突变导致单核细胞减少症、分枝杆菌感染综合征、Emberger综合征、高IgE综合征和X连锁高IgM免疫缺陷。

隐球菌属于条件致病菌，但在没有基础疾病的免疫功能正常患者发病的概率亦不在少数，也可能发生播散型感染。研究报道，50%肺隐球菌病患者为免疫功能正常的宿主，且多数患者肺为单一受累器官。我国1998—2007年大规模回顾性调查显示34%肺隐球菌病患者无基础疾病。

来自全球众多研究报告表明，隐球菌病患者中男性占优势，大体比例约为2∶1。这种性别比例的不平衡与男性HIV感染的发生率高关系不大。与免疫抑制患者相比，免疫功能正常的肺隐球菌病患者以男性、中青年多见，因为其是参加工作的主要人群，社会活动频繁，相较于老年人、孩童和女性有更大的机会能够在公共场所接触到包含来自泥土、腐朽木材、有机材料及鸽粪等的隐球菌酵母或孢子，感染肺隐球菌病可能性更大。但是，在还不清楚感染的实际途径和时间选择的情况下，很难将隐球菌病例在性别比例上的差异单独归因于暴露过程的不同。有研究提示，雌激素能抑制巴西副球孢子菌菌丝相到酵母相的转化，该发现解释了女性不易患此病的原因之一。男女宿主免疫系统和生理学上的微妙差异可能是导致隐球菌病患者中男性占优势的主要原因。

虽然隐球菌病在全世界免疫功能受损的人群中仍在不断暴发，但迄今为止，只有格特隐球菌被报道可产生地理上确定的疾病暴发。1999年格特隐球菌在加拿大不列颠哥伦比亚省温哥华岛温带地区暴发，与温带树木，如冷杉和橡树有关。但是，其他隐球菌病流行地区，例如加拿大不列颠哥伦比亚省、中部非洲和巴布亚新几内亚，对来自桉树属的真菌采样显示阴性。在没有人为干扰和桉树树种的巴西热带雨林中亦发现了格特隐球菌。其他研究也指出，在格特隐球菌的环境分离株呈阳性的地区，没有桉树树种；或者发现即使存在桉树树种，格特隐球菌也在研究区域的其他特有树种上分离出来。在热闹的城市中心的树木上以及几乎没有人为干扰或引入植被的环境中也发现了格特隐球菌。而且，超过60%（37/56）的文章是从非桉树中分离出格特隐球菌。这表明格特隐球菌和桉树物种之间的联系并不代表真菌物种的总环境生态位，全世界有更多的栖息地可供定植。

研究表明，格特隐球菌更喜欢暖冬、低海拔和干燥的环境。研究人员认为气候变化可能是格特隐球菌感染暴发一个原因。温哥华岛的平均温度在过去40年间上升了1～2℃，而喜欢温暖环境的病原真菌可能会将栖息地延伸到先前并不适宜的环境中。同时，更炎热的气候可能会促使其他真菌演化出耐受更高温度的能力，从而以更快的速度适应人体的体温并生存、繁殖。真菌基因组的规模通常远大于细菌和病毒，从而赋予真菌比病毒和细菌更强的适应高温的能力。耐热能力的轻微增加就可以让致病性真菌入侵人体后，以更快的速度适应人体的体温，然后生存、繁殖，而不是被杀死。除了气候变暖，20世纪90年代温哥华岛东部开始快速发展，大量砍伐森林，修建高速公路，翻挖土壤，兴建住宅。这些人类活动使得微生物从先前很小的生活空间扩散到更广阔的世界中。Kidd等在公共场所的水、泥土和树标本中分离到致病菌，提示致病菌的播散可能与人类活动介导传播有关。另外，从车轮、环境采样人员的鞋上亦分离到VGⅡa和VGⅡb亚型，甚至在与鞋接触过的物体表面分离到致病菌，说明致病菌能被动播散。与静态状况相比，动态情况下，树周围空气中菌浓度将增高10～140倍。以上研究结果说明，车轮、鞋、木屑等物体均可成为介导格特隐球菌VGⅡ基因型播散的媒介物。

综上所述，隐球菌具有不同的毒力和区域分布。例如，VGⅠ在澳大利亚和亚洲流行，VGⅡ北美多见，VGⅢ在美国免疫功能低下的个体中比例增加，VGⅣ主要发现于非洲。

五、临床表现

隐球菌是单倍体雌雄异株的担子菌类条件致病菌，可以感染人体的任何组织和脏器，最常见的部位是中枢神经系统或肺部，其次为皮肤。血流感染发生在33%～55%的病例中，皮肤受累占病例报道的10%～15%。肺隐球菌病在整个肺部真菌病变中，仅次于肺曲霉病，约占20%，由Sheppe于1924年首先报道，国内首例于1981年报道。由于宿主的免疫功能状态不同，吸入隐球菌孢子导致隐球菌感染可以仅局限于肺部，也可以向肺外播散，可以表现为无症状肺隐球菌病，也可表现为危及生命的隐球菌性脑膜炎。偶尔还可导致局灶性颅内肉芽肿，称为隐球菌瘤。

大多数肺隐球菌病患者（＞50%）没有危险因素或免疫疾病。肺隐球菌病临床表现上无特异性，可以分为下列3种情况。①无症状：常见于免疫健全患者，大多数病例是在体检时偶然发现的。部分患者不经过治疗可以自愈。②慢性型：常为隐匿性起病，表现为咳嗽、咳痰、胸痛、发热、夜间盗汗、气急、体重减轻、全身乏力和咯血等，查体一般无阳性发现。③急性型：表现为急性严重下呼吸道感染，可导致急性呼吸衰竭，这种情况尤其多见于AIDS患者，临床上表现为高热、显著的气促和低氧血症。

AIDS患者在接受HAART后，免疫功能恢复或抗原滴度下降时可出现临床症状恶化的现象，称为免疫重建炎症综合征（immune reconstitution inflammatory syndrome，IRIS），表现包括脑膜炎相关症状的出现、纵隔淋巴结肿大及呈空洞坏死样进展的肺炎。免疫正常患者也有出现急性呼吸衰竭的报道。在温哥华地区格特隐球菌流行时，免疫正常成人可发生严重肺部感染并导致呼吸功能衰竭。相对于免疫抑制者，免疫健全者肺隐球菌病治疗后的住院时间更短，侵袭中枢神经系统更少，病死率极低。

六、影像学表现

肺隐球菌病多分布在肺野外带或胸膜下区域，下叶多见，可能与隐球菌孢子更容易在胸膜下腺泡中定植或蔓延有关。主要CT表现如下。

1.结节或肿块影　可为单个（图4-3-1，图4-3-2）或多个（图4-3-3），胸膜下分布（图4-3-4）为主，多见于免疫功能正常者。结节边界多较清晰，可见分叶和毛刺（图4-3-5）。单发结节病灶中，结节常呈混杂密度，可见支气管充气征（图4-3-6），部分病灶周围有晕征（图4-3-7）。部分结节内可见椭圆形、形态较规则、洞壁较厚的单发空洞（图4-3-8）；亦可见成串或成簇性多发空洞，内见分隔带（图4-3-9）；部分空洞壁薄，洞壁不规则（图4-3-10）。结节病灶基底常与局限性增厚的胸膜相连，或伴有微量胸腔积液形成，但发生胸膜凹陷征者少见（图4-3-11），易误诊为肺结核及肺癌。多结节病灶可以相距较近（图4-3-12），部分呈聚合趋势（图4-3-13～图4-3-15），亦可出现多发空洞影（图4-3-16），部分与转移瘤不易鉴别（图4-3-17）。

肿块影病灶直径≥3cm以上，表现为实性块影（图4-3-18～图4-3-20）、质地均匀、可伴有不规则空洞形成（图4-3-21），病灶周围常伴有分叶、毛刺、棘突、血管集束征、晕征等征象，不易与周围型肺癌相鉴别。位于肺门的肿块可包绕支气管生长，可见支气管截断征等（图4-3-22），似中央型肺癌。部分可表现为巨大肿块影（图4-3-23），较难诊断。

2.斑片实变影　呈大叶（图4-3-24）或节段性（图4-3-25）排列，边界模糊，密度不均，可见支气管充气征或空泡征（图4-3-26），空泡征为充气的支气管轴位像或未受累及的残留正常肺组织，近端支气管充气征对肺隐球菌病的诊断具有特征性（图4-3-27）。病变与胸膜广基底相连，部分实变病灶在吸收过程中可形成坏死空洞（图4-3-28）。部分大叶性实变因为边界清晰，外缘膨隆，内有典型血管造影征及支气管充气征而可能误诊为肺癌或淋巴瘤。

3.弥漫性粟粒影　表现为弥漫多发的腺泡结节影（图4-3-29），直径3～5mm，边界较模糊，肺尖多不受累，短期内变化快，可以融合成片状，儿童或青年女性多出现此型改变。

4.间质性肺炎型　表现磨玻璃样改变和微小结节性损害，临床较罕见，AIDS患者多见，与粟粒性肺结核很相似，但以中下肺分布为主。

5.混合型　表现为多发结节、团块、实变及斑片状阴影多种病灶共存（图4-3-30）。

少见的CT表现包括：胸腔积液（图4-3-31，图4-3-32），更易见于免疫抑制宿主；钙化（图4-3-33）和树芽征（图4-3-34，图4-3-35）；弥漫性网格样改变；支气管腔内结节，可阻塞气道导致肺不张等。

增强扫描结节（图4-3-36）、团块（图4-3-37）或片状实变（图4-3-38）均匀或不均匀轻-中度强化，部分结节或肿块可见坏死，空洞壁可强化或强化不明显（图4-3-39）。不均匀强化可能与其后期病理改变呈慢性肉芽肿、以凝固性坏死为主有关。儿童患者多伴有胸腹部淋巴结肿大，这是与免疫正常成人隐球菌病较为重要的鉴别，可能与儿童免疫机制尚未发育完善，病原体易沿淋巴结播散，引起淋巴结肿大有关。

肺隐球菌病影像学的多样性与病程及机体的免疫状况相关。急性早期病变以炎性渗出、脓肿形成及凝固性坏死为主，CT表现为片状、斑片状或大片实变影，可伴空洞。随着病程的迁延，其炎性渗出及凝固性坏死病灶部分胶样变并逐步发展为非干酪性肉芽肿，在CT上表现为结节和（或）肿块影。免疫功能健全者在影像学上表现为边界清晰的结节或肿块，病变的大小与患者就诊时间有关。免疫缺陷者，病变在中晚期胶样变后不易形成肉芽肿，多为肺内播散的渗出性病灶。实变和结节影经治疗后可演变为空洞、纤维化病灶或支气管扩张，这种特殊的影像学变化反映了肺隐球菌病病灶从炎性渗出、肉芽肿性增生到坏死液化的病理演变过程。

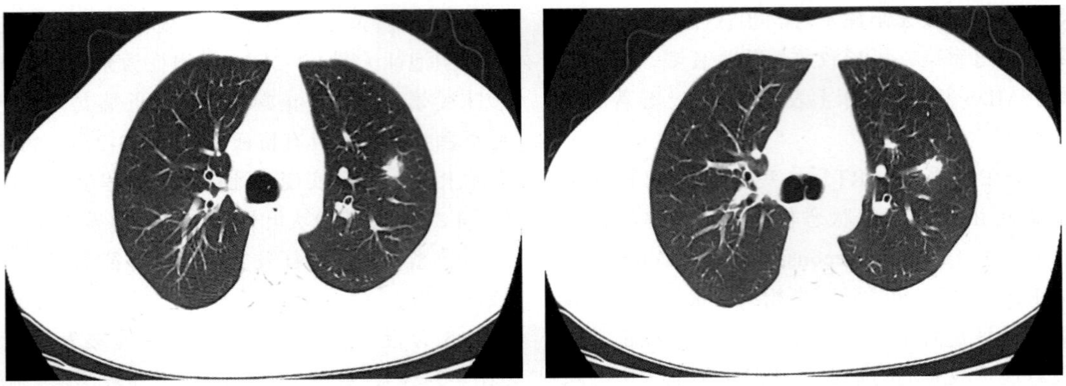

图4-3-1　男，53岁。查体发现左肺上叶结节影，增强扫描CT值增加18～25HU（2018.09.14）

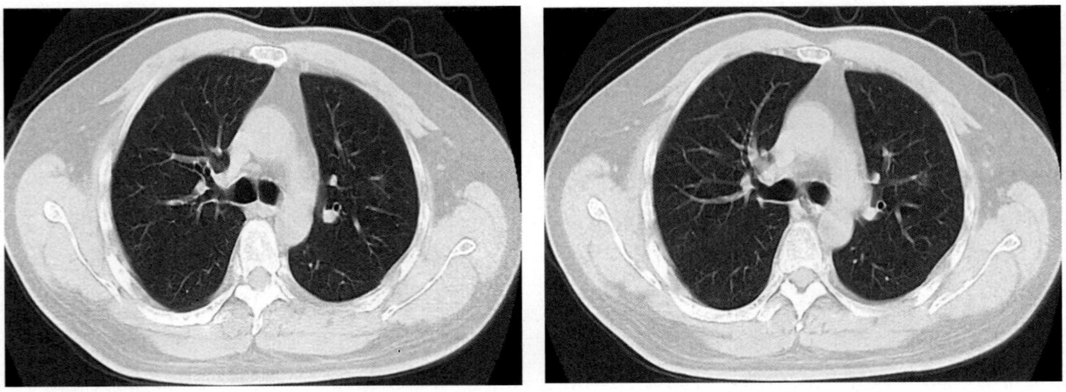

图4-3-2　患者行经皮肺穿刺活检诊断为肺隐球菌病，给予氟康唑300mg/d口服治疗，3个月后复查病变吸收（2018.12.02）

（四川省夹江县中医院放射科　徐　刚　提供）

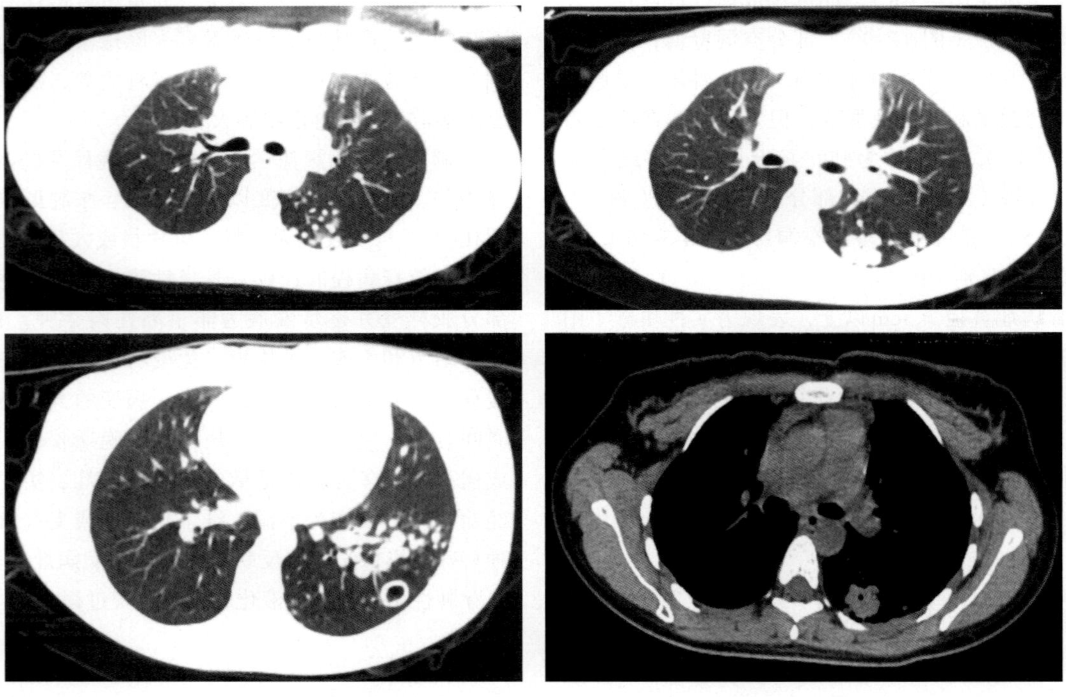

图4-3-3　女，30岁。体检发现左下肺结节1个月余。左下肺大小不等多发结节影，部分可见厚壁、光滑空洞。穿刺活检示肺隐球菌感染

（福州肺科医院影像科　王　洁　提供）

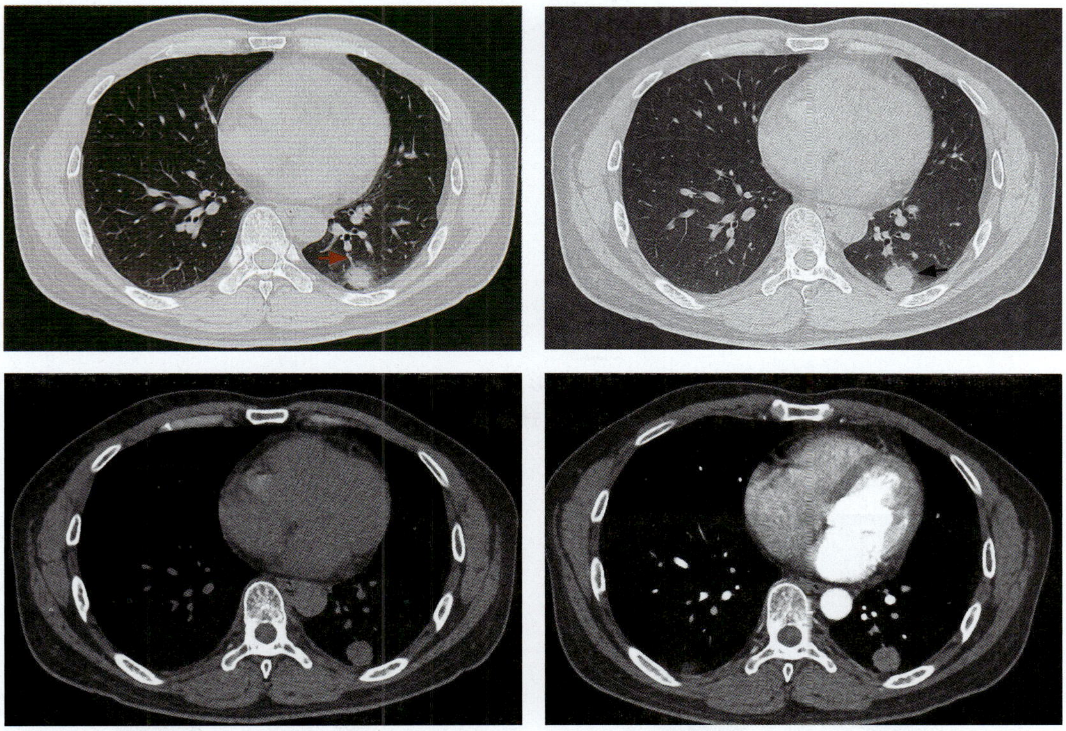

图4-3-4　男，42岁。右肺下叶近胸膜结节影，近端与血管相连（红箭），周围晕征明显（黑箭），增强扫描可见强化

（福州肺科医院影像科　王　洁　提供）

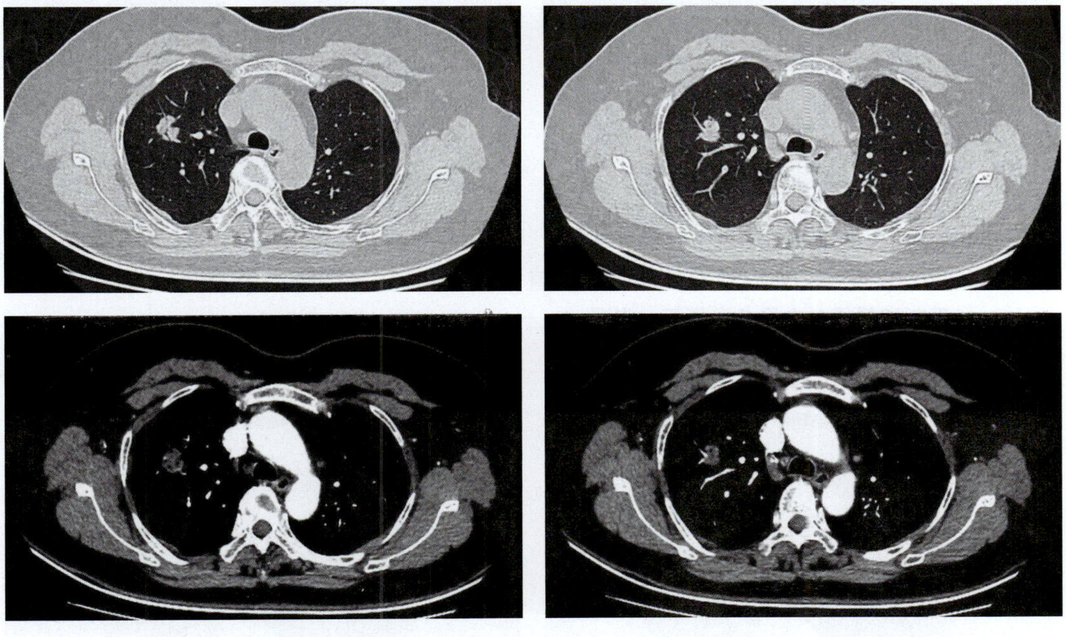

图4-3-5　女，54岁。右肺上叶结节影，周围可见分叶、毛刺、血管影，内可见支气管充气征和空泡影。活检病理：（右上肺）肉芽肿性炎，考虑隐球菌感染，支气管淋巴结4枚均为慢性炎症

（嵊州市人民医院影像科　孙少良　提供）

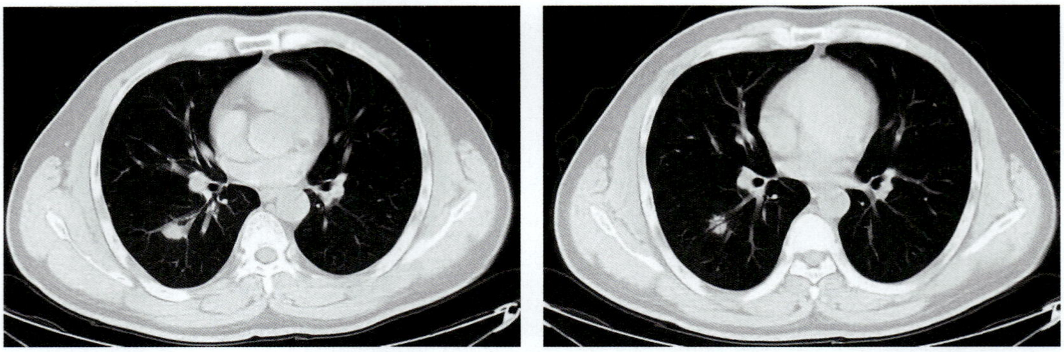

图4-3-6　男，40岁。饲养鸽子。右肺下叶结节影，内见支气管穿行。穿刺病理：（右肺下叶）肉芽肿性病变，结合特殊染色，首先考虑隐球菌病

（费县人民医院呼吸科　赵　统　提供）

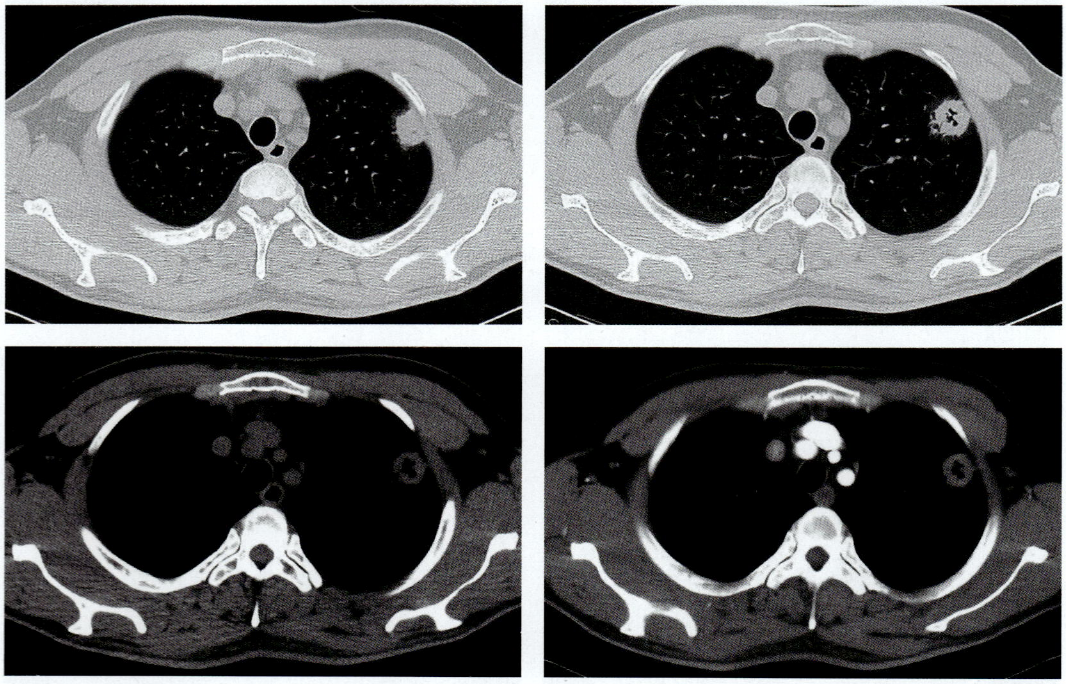

图4-3-7　男，27岁。右肺上叶结节影，边缘平直，与胸膜相贴，邻近胸膜略增厚，病变周围可见毛刺和晕征，内见多发坏死、空洞

（福州肺科医院影像科　王　洁　提供）

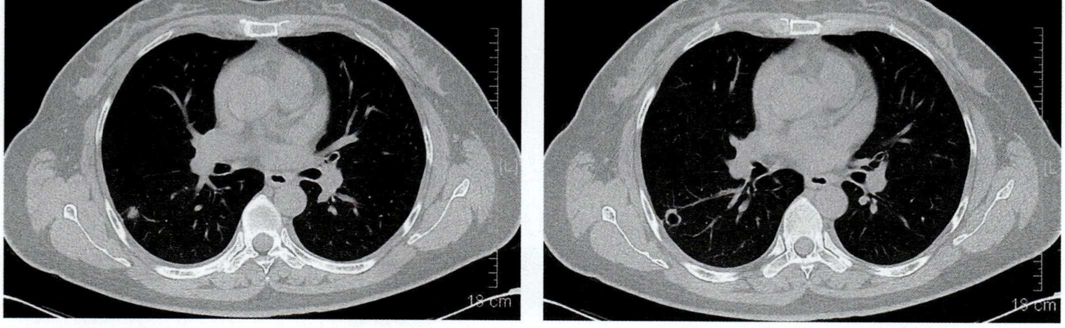

图4-3-8　女，46岁。右肺下叶空洞影，内、外壁光滑，可见胸膜牵拉和血管影相连。手术病理提示隐球菌感染

（福州肺科医院影像科　王　洁　提供）

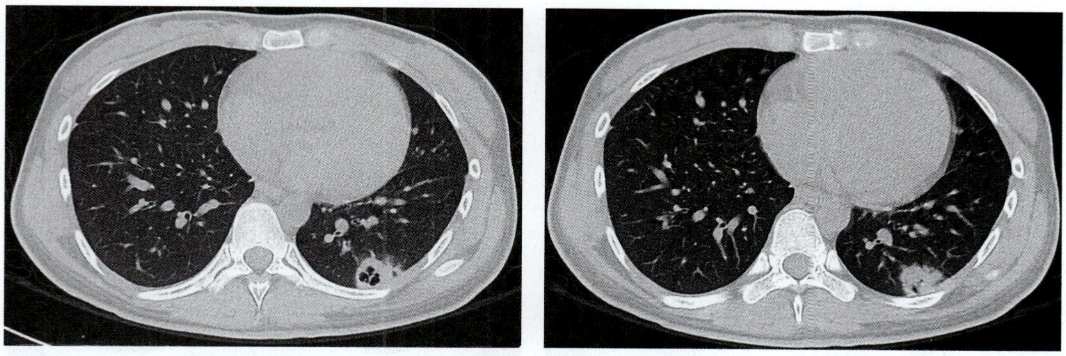

图4-3-9　女，24岁。左肺下叶结节影，内多发空洞，可见分隔带

（福州肺科医院影像科　王　洁　提供）

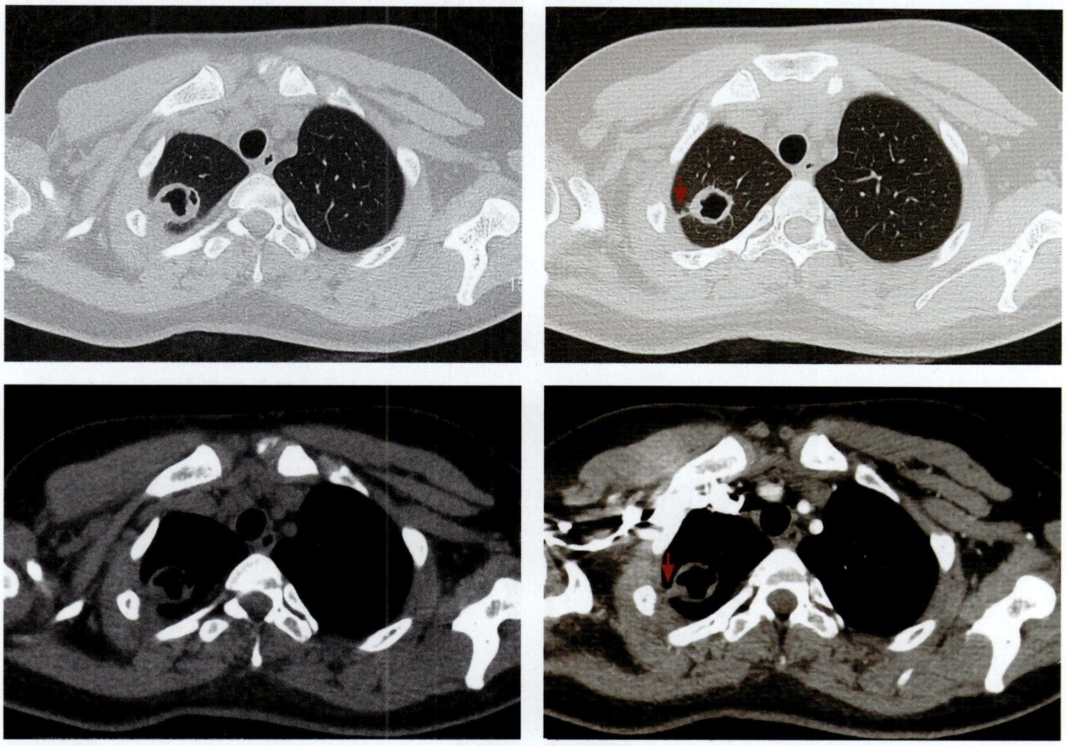

图4-3-10　女，20岁。右肺上叶空洞影，内壁不规整，邻近胸膜增厚、牵拉（红箭）

（福州肺科医院影像科　王　洁　提供）

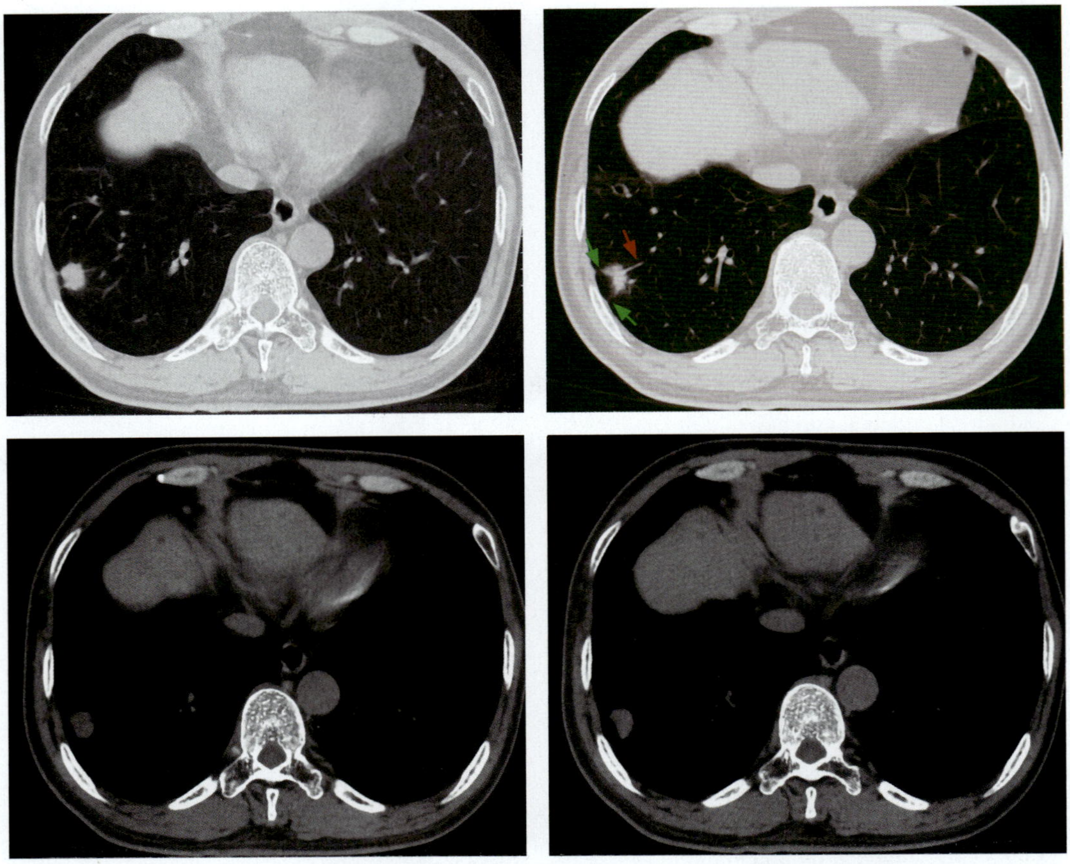

图4-3-11　男，62岁。右肺下叶结节影，可见胸膜凹陷征（绿箭）和相连血管影（红箭）

（福州肺科医院影像科　王　洁　提供）

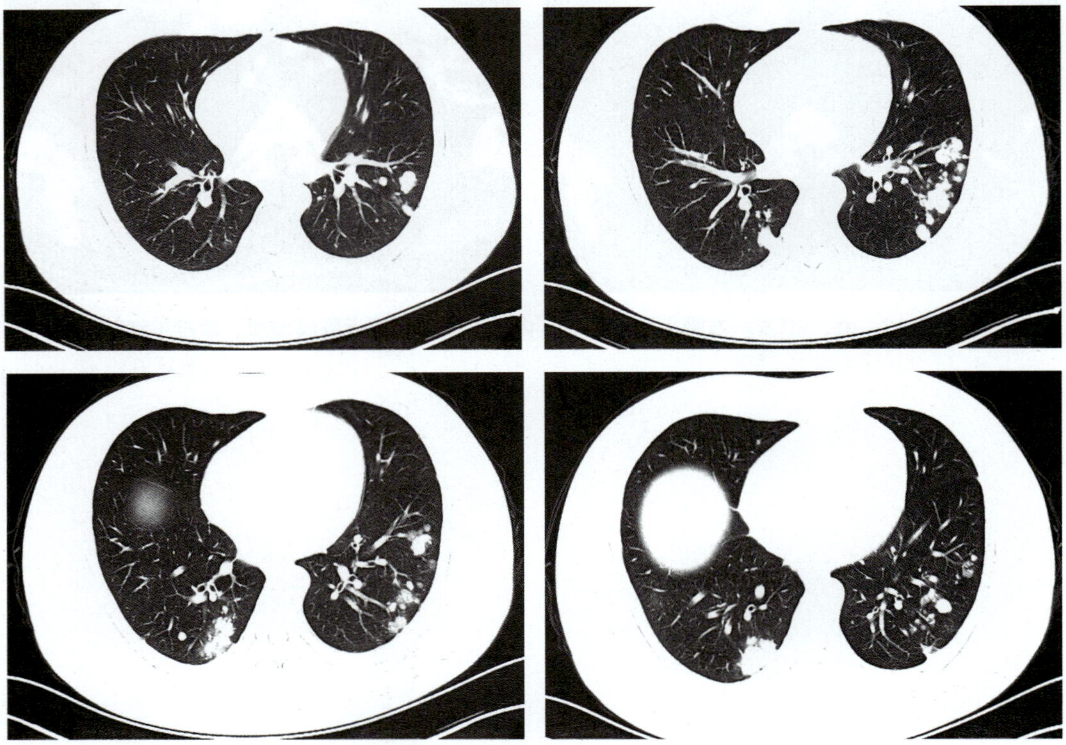

图4-3-12　男，35岁。查体发现双肺下叶大小不等结节影

（日照市中心医院呼吸科　辛全娟　提供）

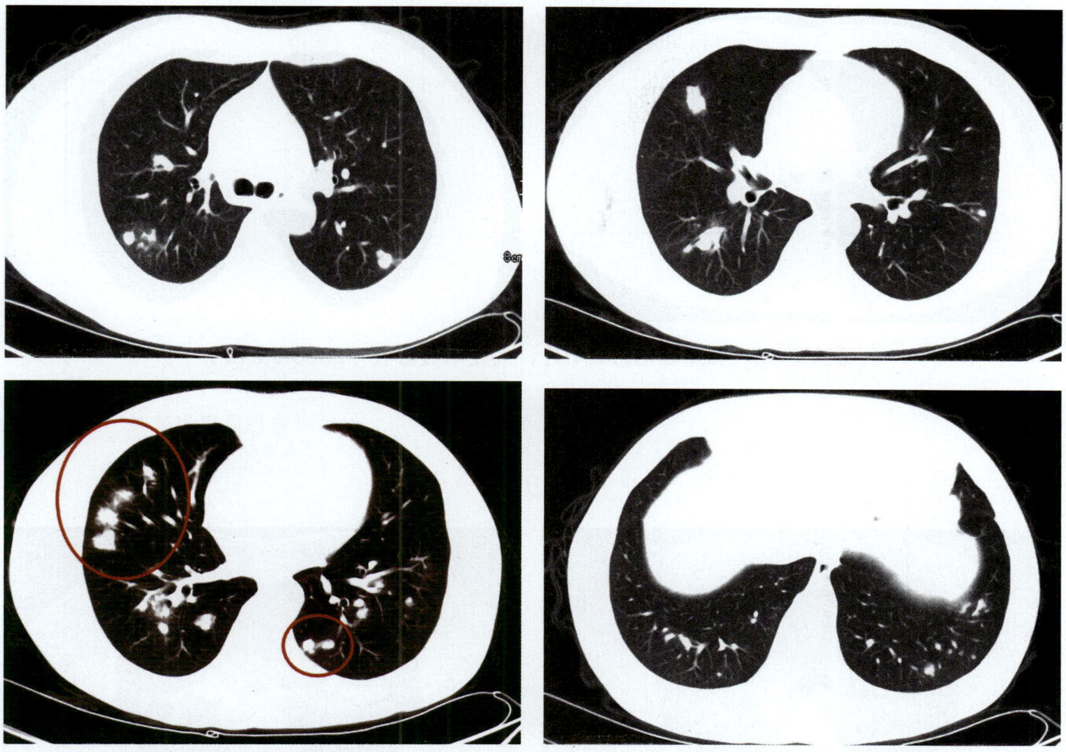

图4-3-13 男，43岁。有长期吸烟史、饮酒史。查体发现肺部结节。双肺多发大小不等，形态不一结节影，右肺中叶、左肺下叶多发结节有聚拢趋势（红圈）(2008.01.25)

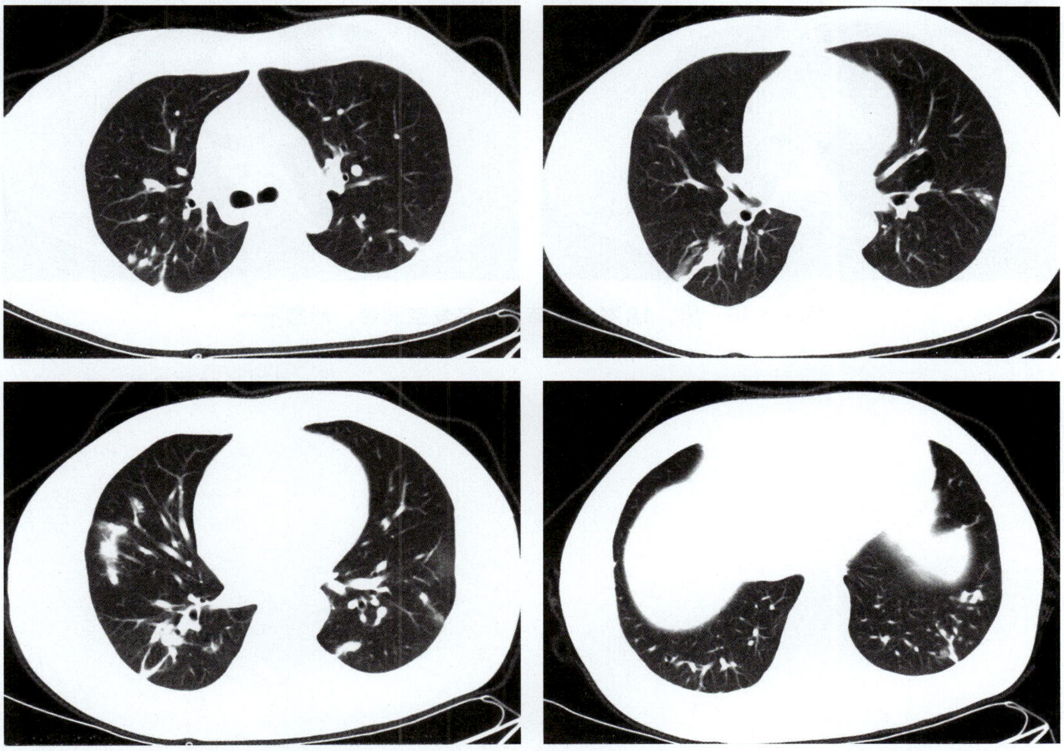

图4-3-14 患者行经皮肺穿刺活检，病理：真菌性肉芽肿（隐球菌感染）。1个月后复查胸部CT显示结节较前略有缩小，部分融合，部分呈索条样改变（2008.02.25）

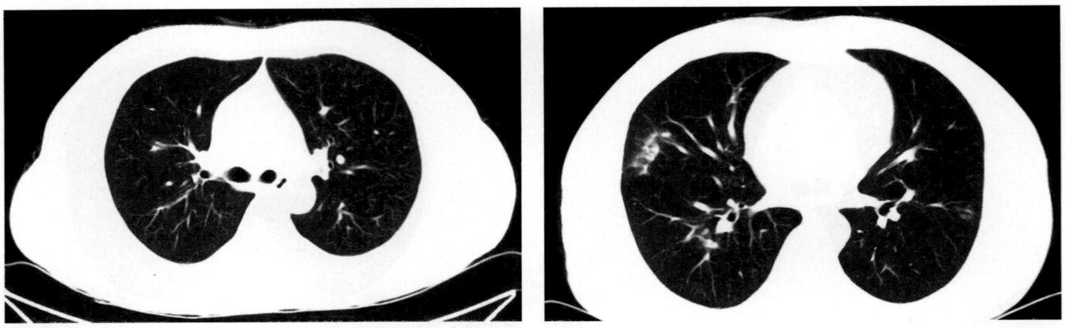

图4-3-15　氟康唑治疗3个月，病变明显吸收（2008.05.13）

（福州肺科医院影像科　王　洁　提供）

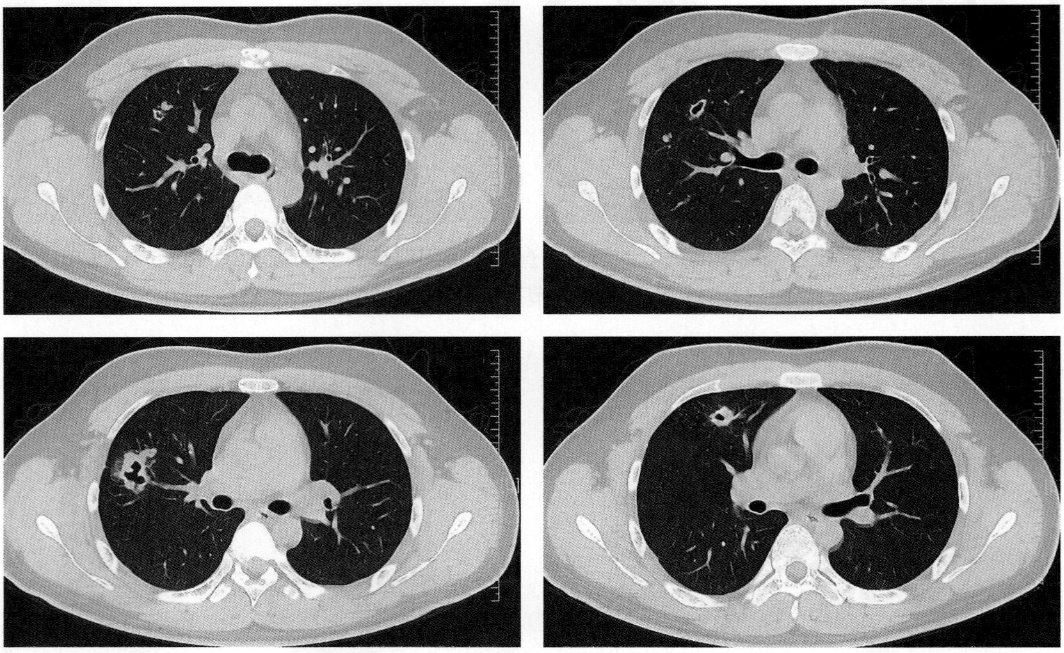

图4-3-16　男，18岁。右肺上叶多发空洞影，形态不一

（福州肺科医院影像科　王　洁　提供）

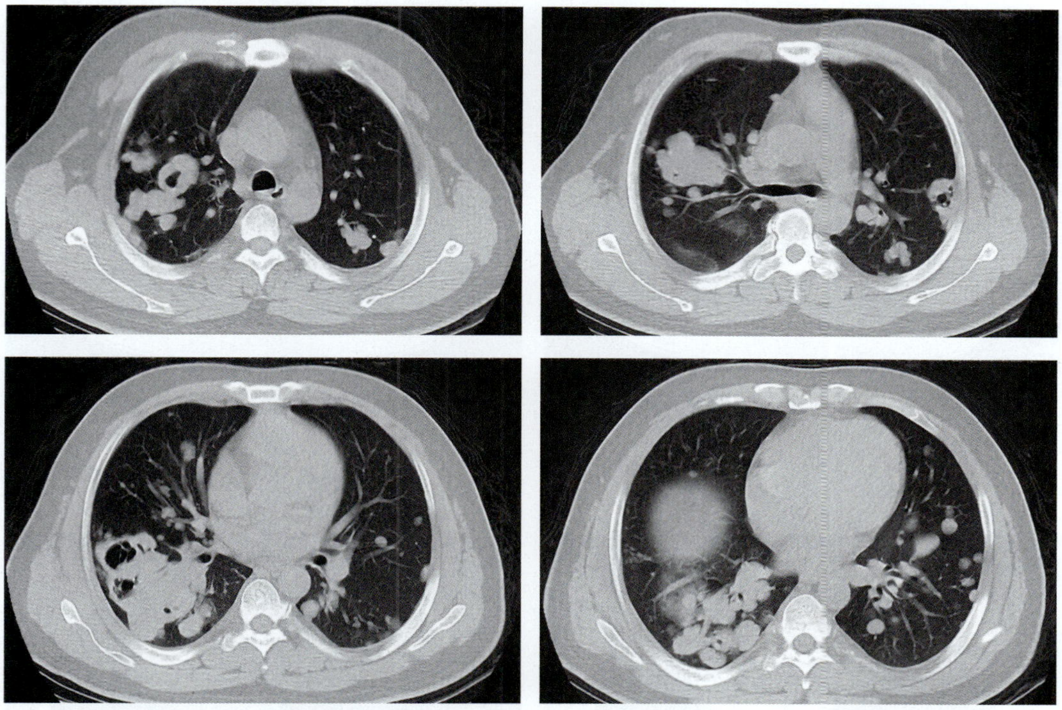

图4-3-17　男，30岁。双肺多发结节、团块影，部分内见空洞影。右肺下叶穿刺活检病理：肉芽肿性炎，结合特殊染色，考虑隐球菌感染

（临沂市人民医院影像科　张明辉　提供）

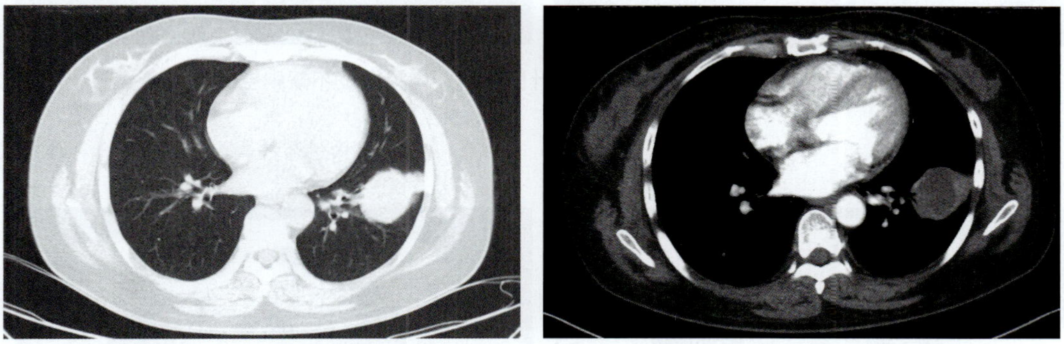

图4-3-18　女，42岁。确诊自身免疫性溶血性贫血2个月余。左肺下叶椭圆形光滑肿块影，内见坏死，增强扫描非坏死区可见强化（2017.04.11）

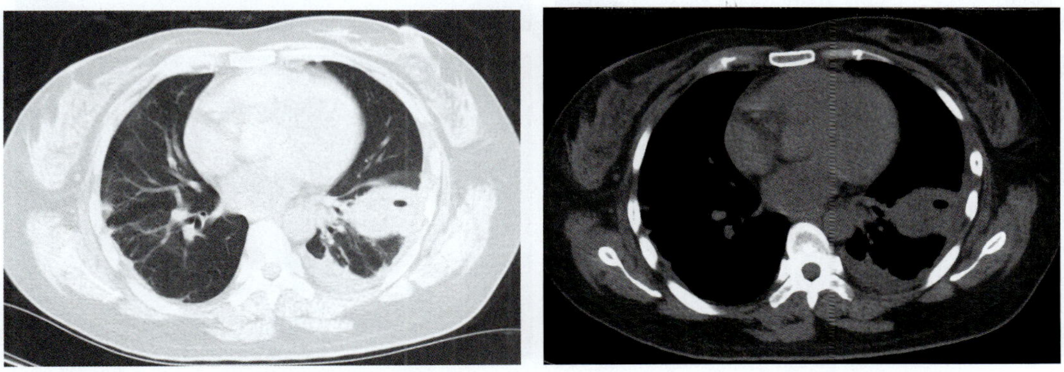

图4-3-19　患者经皮肺穿刺活检，病理:（左肺）送检穿刺肺组织，Ⅱ型肺泡上皮增生，部分区域肺泡间隔增宽，肺泡腔可见组织细胞及泡沫细胞。部分区域肺组织结构破坏，可见组织坏死及炎性渗出，其中查见大量球状真菌，结合形态学特点及特殊染色结果，考虑隐球菌感染（2017.04.20）。复查胸部CT显示病变较前略有增大，内见坏死、空洞（2017.04.22）

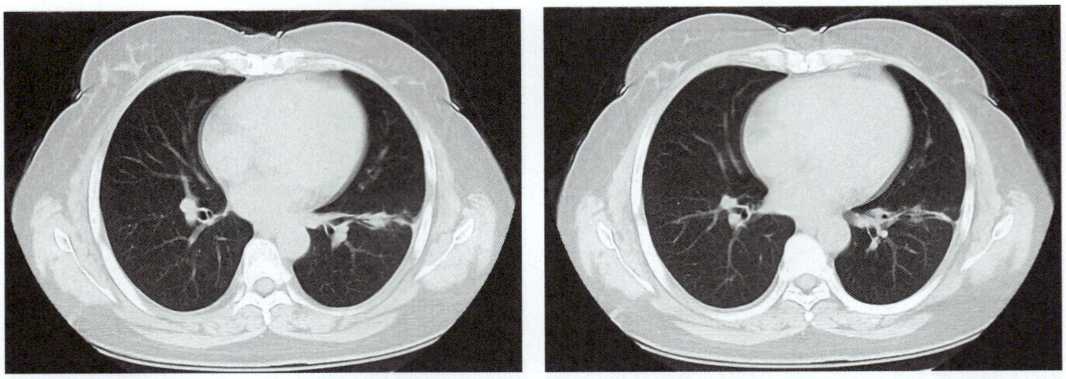

图4-3-20　氟康唑治疗4个月，病变基本吸收（2017.08.28）

（滨州医学院附属医院呼吸科　刘伟丽　提供）

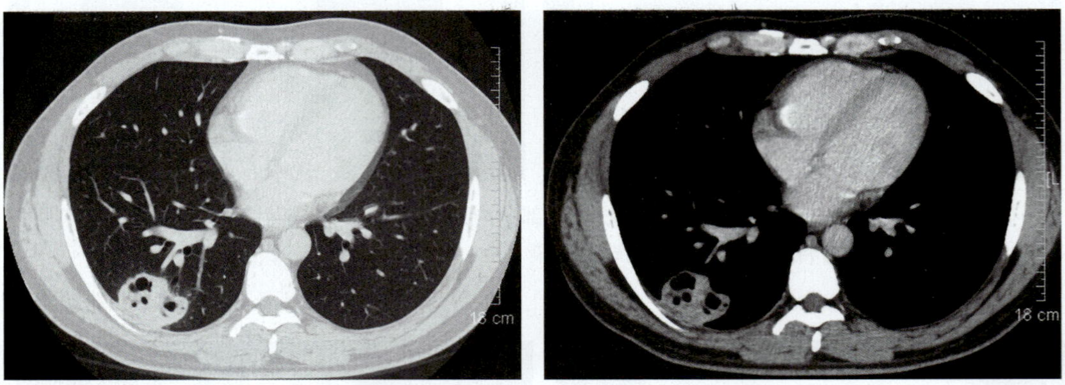

图4-3-21　男，40岁。右肺下叶团块影，内见多发不规则空洞

（福州肺科医院影像科　王　洁　提供）

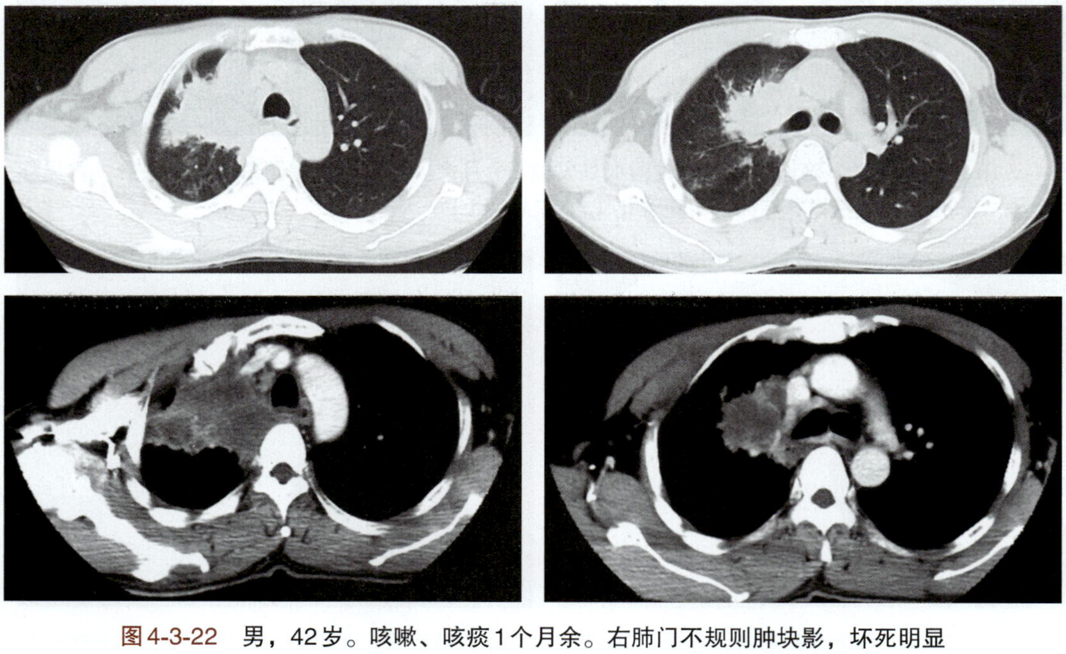

图4-3-22　男，42岁。咳嗽、咳痰1个月余。右肺门不规则肿块影，坏死明显

（海南医学院第一附属医院放射科　陈　红　提供）

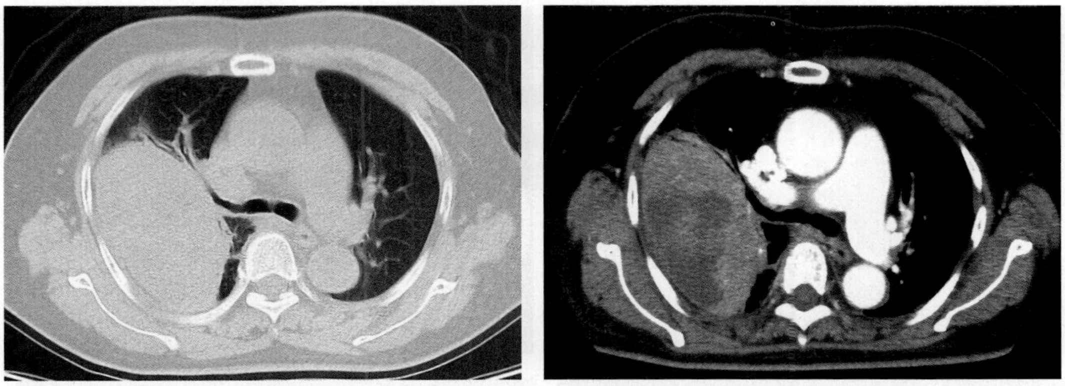

图4-3-23　女，75岁。咳嗽、痰中带血5天。右肺上叶巨大肿块影，邻近气管受压移位，病变内坏死明显

（福州肺科医院影像科　王　洁　提供）

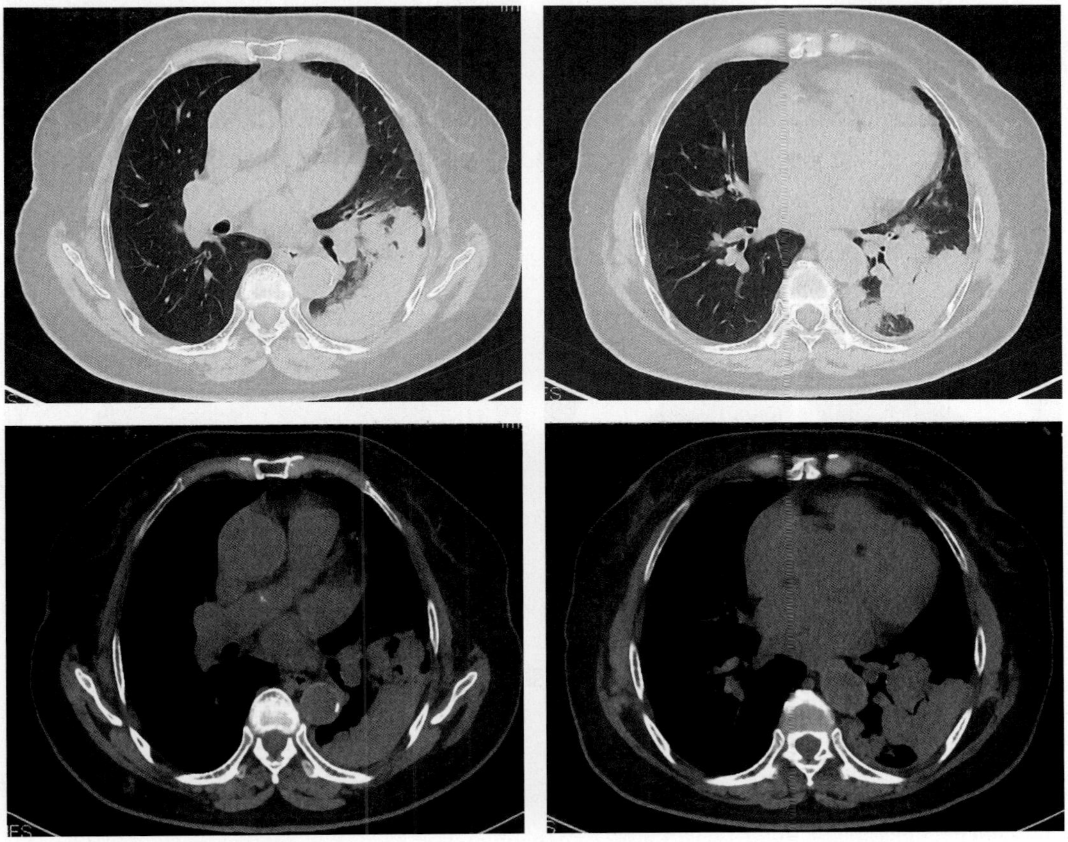

图4-3-24　女，79岁。左肺下叶实变影，边缘模糊，近端见支气管充气征。穿刺活检病理：隐球菌性肉芽肿

（福州肺科医院影像科　王　洁　提供）

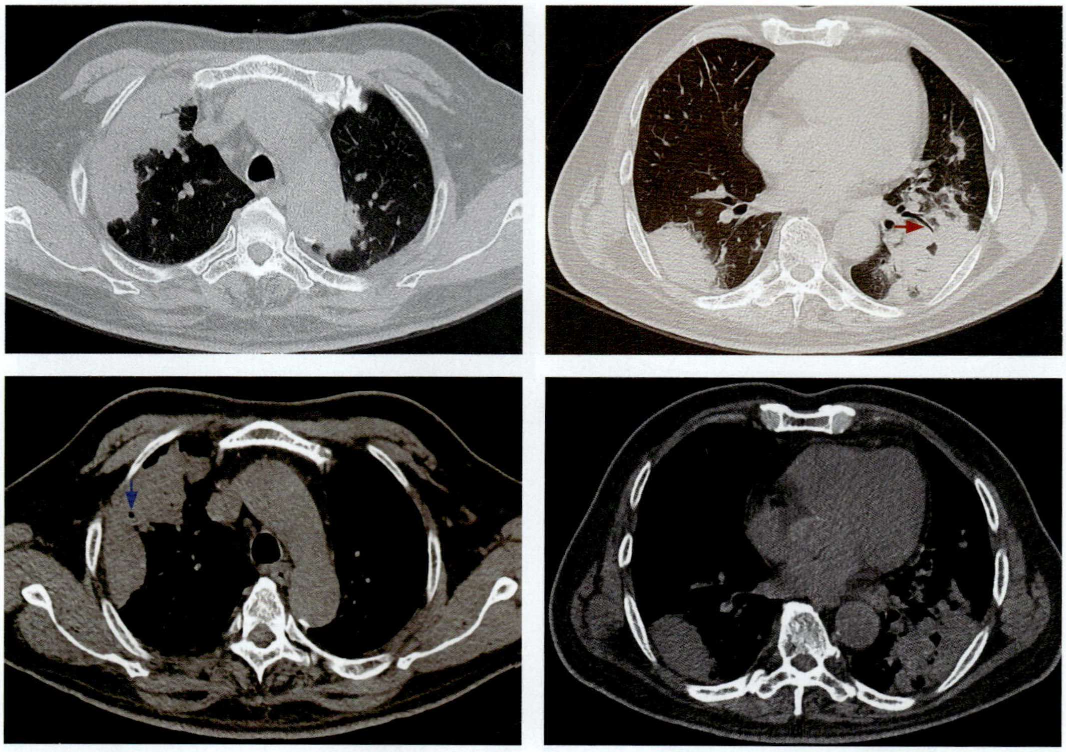

图 4-3-25　男，64 岁。双肺多发斑片、实变影，近端支气管充气征（红箭）和空泡影（蓝箭）

（福州肺科医院影像科　王　洁　提供）

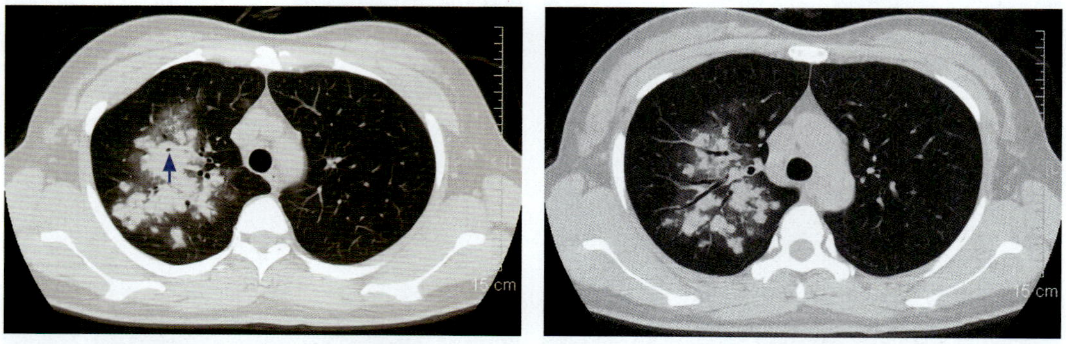

图 4-3-26　女，42 岁。右肺上叶结节、斑片、实变影，结节有融合趋势，实变影中可见支气管充气征和空泡征（蓝箭）

（福州肺科医院影像科　王　洁　提供）

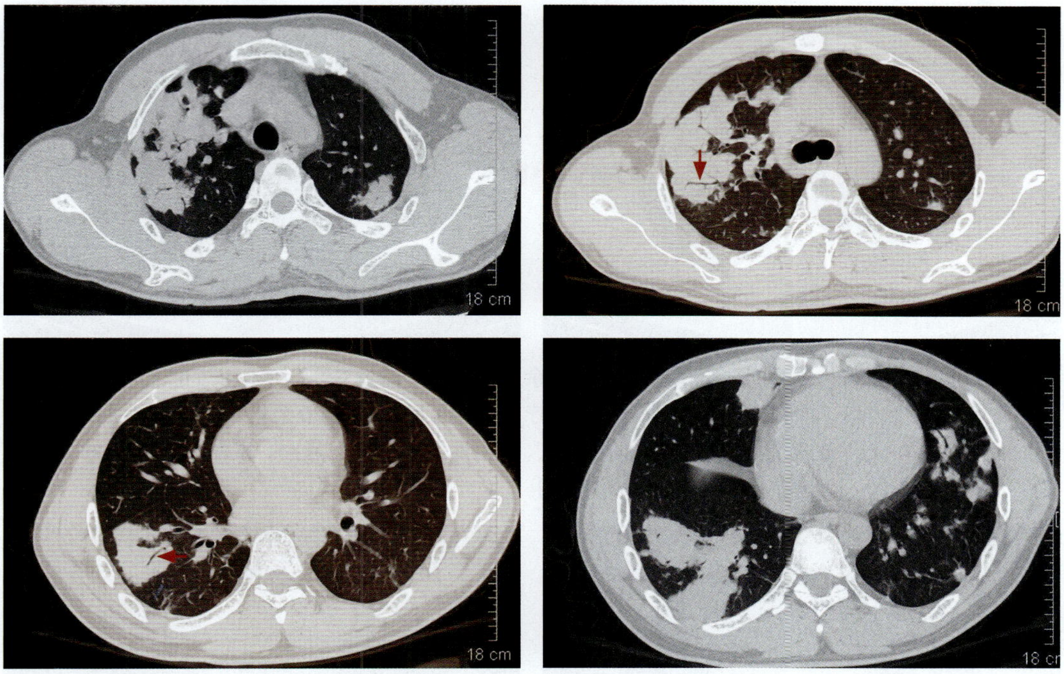

图4-3-27　男，35岁。双肺多发斑片、实变影，支气管充气征（红箭）明显

（福州肺科医院影像科　王　洁　提供）

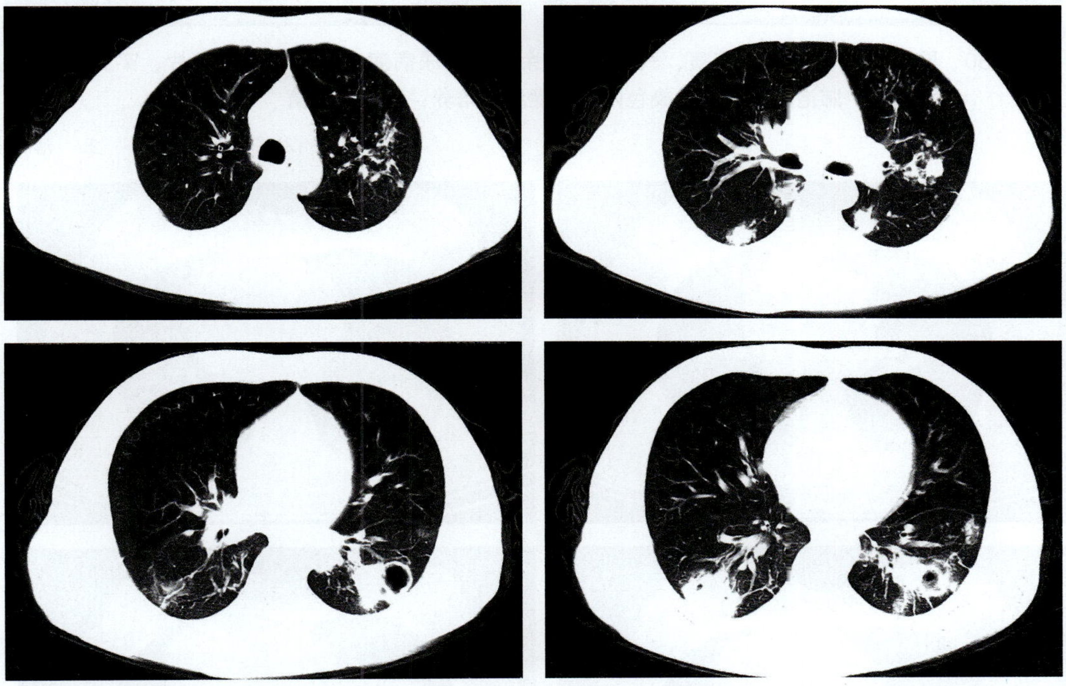

图4-3-28　男，37岁。咳嗽1个月余。两肺多发斑块、结节及实变影，部分病灶内见空洞。血隐球菌荚膜抗原检测阳性。行CT引导下经皮肺穿刺活检术，肺穿刺涂片提示类上皮细胞，大量炎症细胞，少数多核巨细胞。病理：条索状肺组织内见多量上皮样肉芽肿形成及多核巨细胞反应，巨细胞内见较多量圆球形病原体，结合特殊染色符合隐球菌感染。特深染色：抗酸（－），GMS（＋），PAS（＋）

（南京市胸科医院呼吸科　孙思庆　提供）

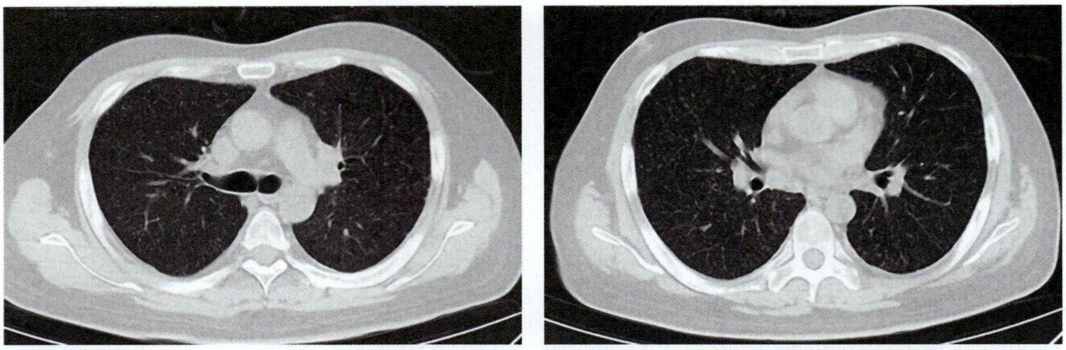

图4-3-29　男，38岁。反复口腔、会厌溃疡3年余。曾诊断“白塞病”，给予甲泼尼龙针40mg抗炎及雷公藤、沙利度胺、秋水仙碱等治疗；有“乙肝”病史20余年，近期规律服用恩替卡韦0.1g，每日1次；有“肾功能不全、蛋白尿”病史8个月余。双肺弥漫性分布粟粒样结节影。血培养：隐球菌（++++）

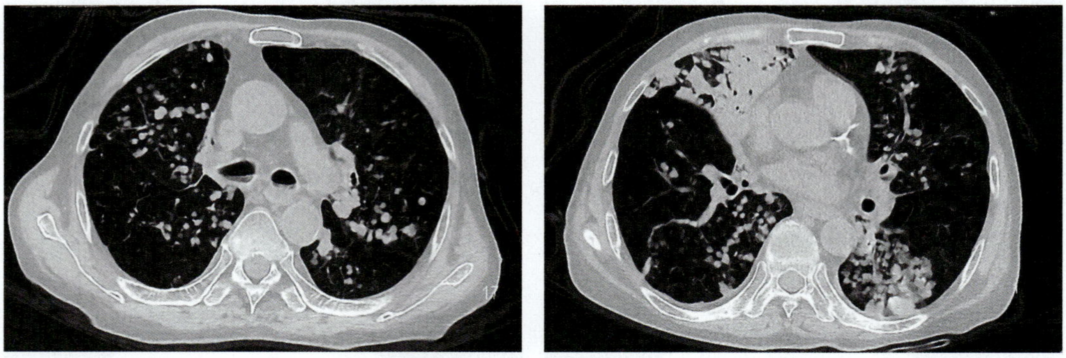

图4-3-30　男，64岁。咳嗽、咳痰、气促3个月余。有糖尿病病史。双肺多发斑片、实变、结节、空洞影。肺泡灌洗液墨汁染色阳性，灌洗液培养：新生隐球菌

（福州肺科医院影像科　王　洁　提供）

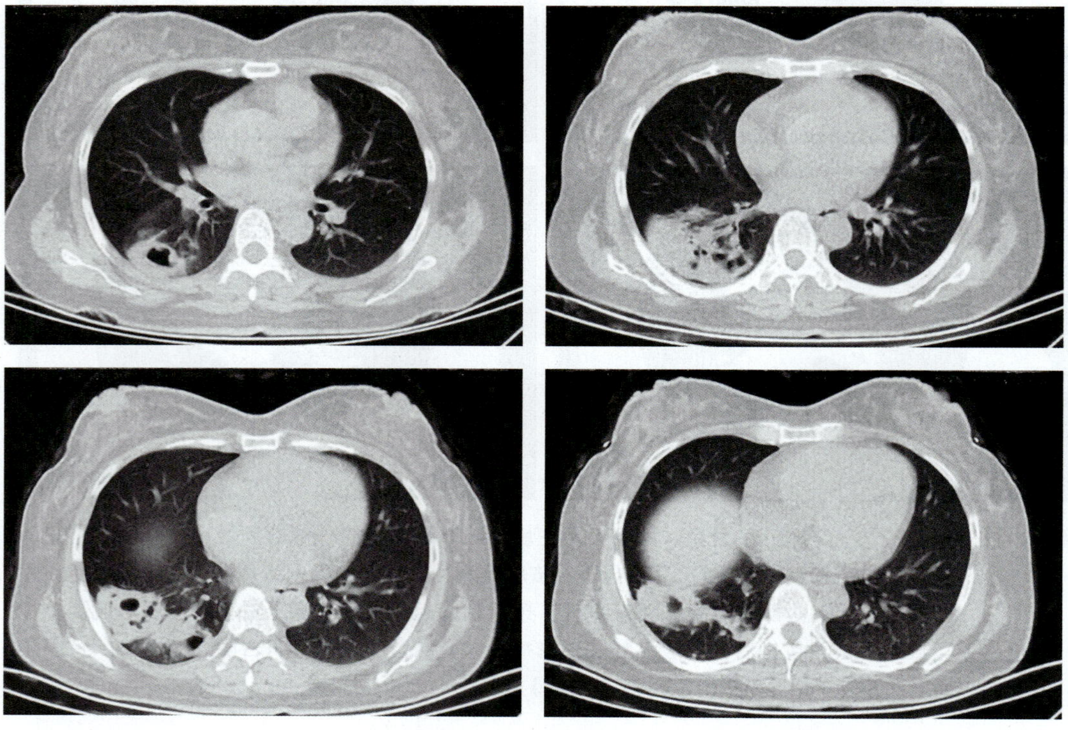

图4-3-31　女，40岁。发热7天，咯血1天。有糖尿病3年余。右肺下叶团块影，内见支气管充气征和多发空洞影（2018.10.09）

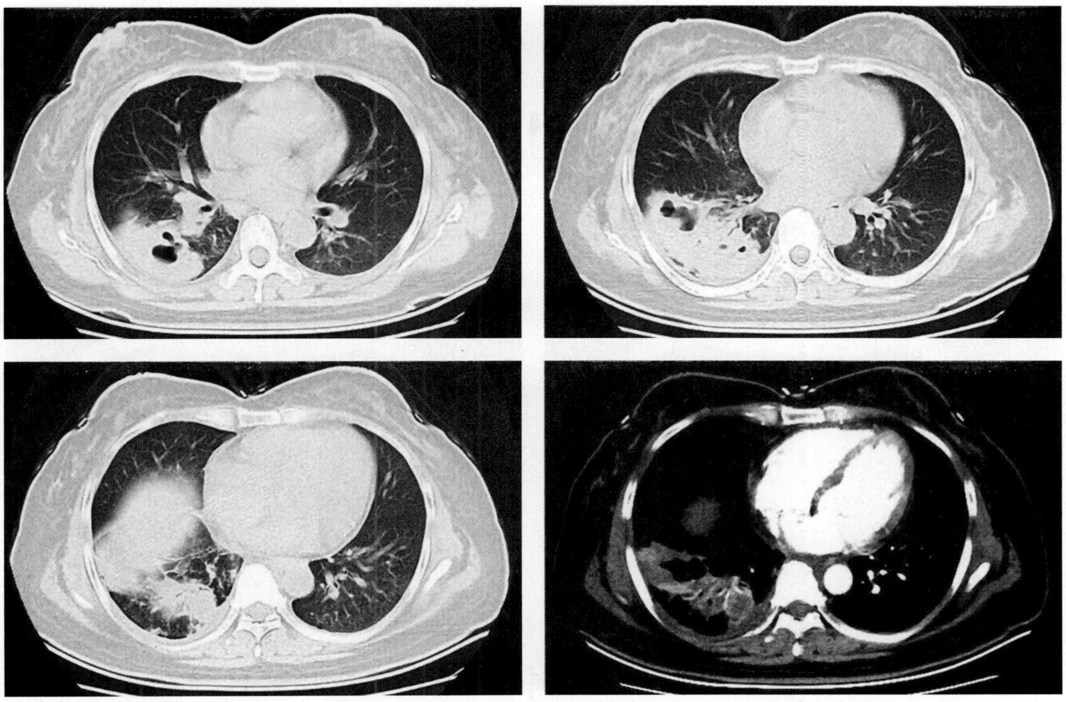

图4-3-32　抗感染治疗2周，病变较前进展，增强扫描强化明显，右侧少量胸腔积液（2018.10.22）。穿刺病理：隐球菌性肉芽肿

（嵊州市人民医院影像科　孙少良　提供）

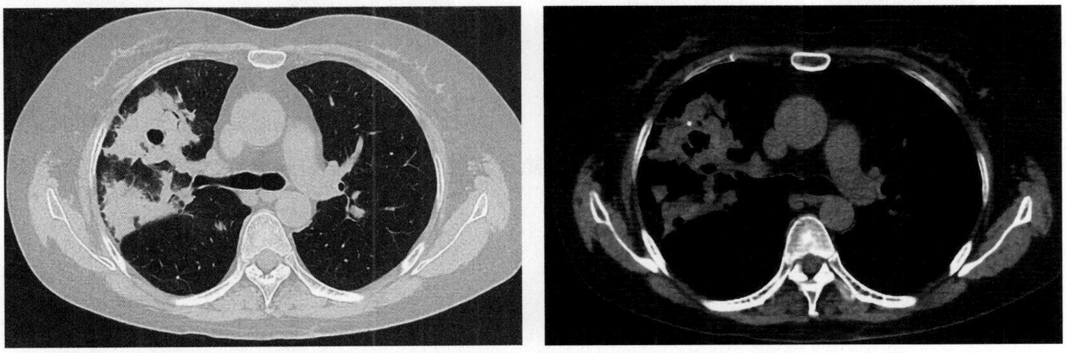

图4-3-33　女，54岁。右肺上叶实变影，内见支气管充气征、空洞和点状钙化（红箭）

（福州肺科医院影像科　王　洁　提供）

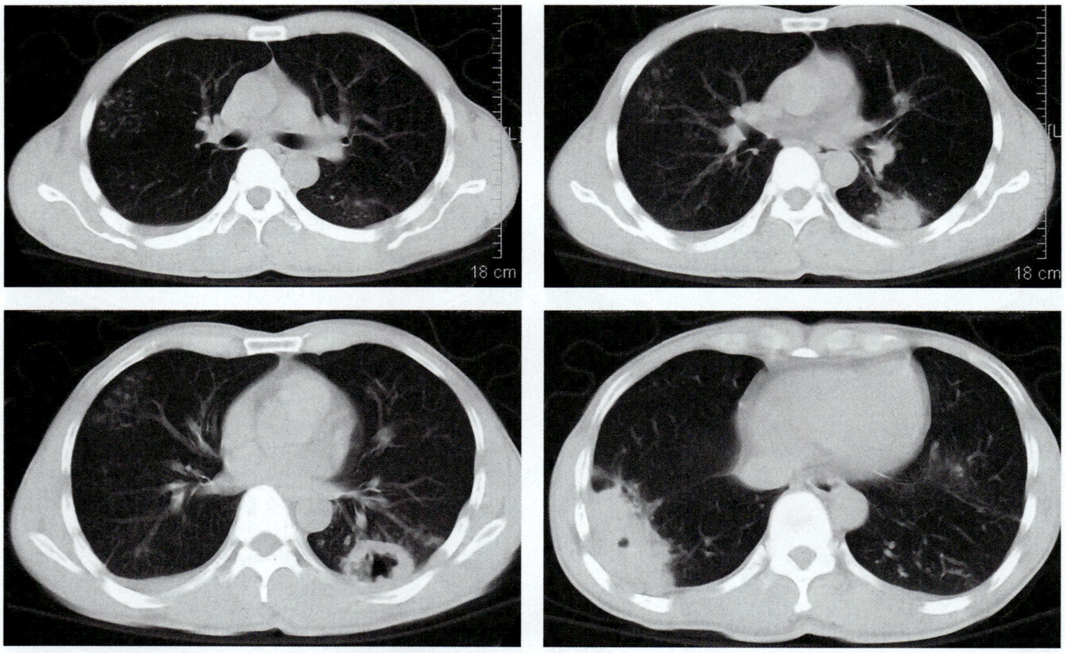

图4-3-34　男，45岁。双肺多发实变、结节、空洞影，树芽征明显（2008.01.30）

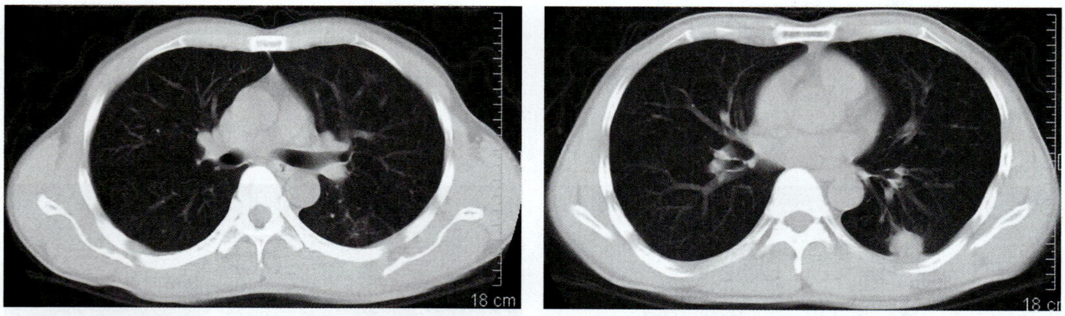

图4-3-35　左下肺支气管镜活检：肺组织见较多隐球菌性肉芽肿。氟康唑治疗2个月，病变明显吸收（2008.03.25）

（福州肺科医院影像科　王　洁　提供）

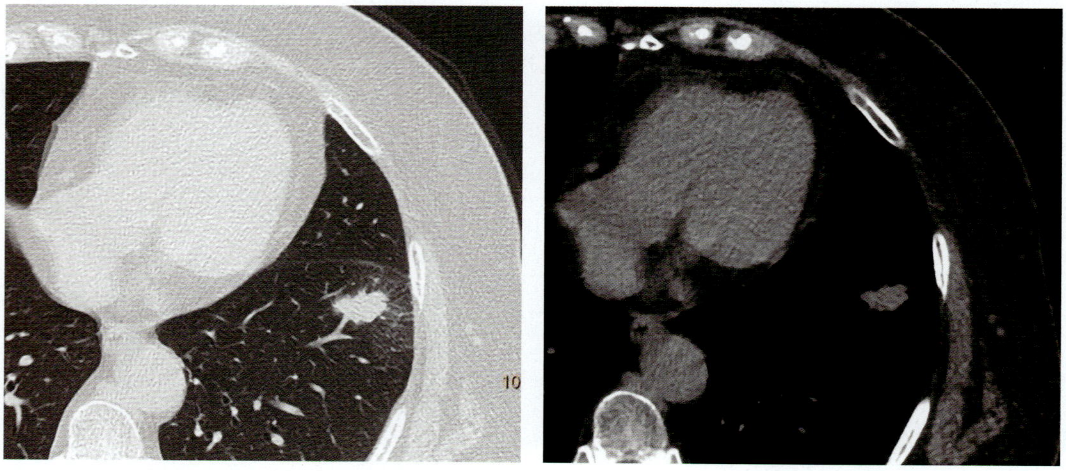

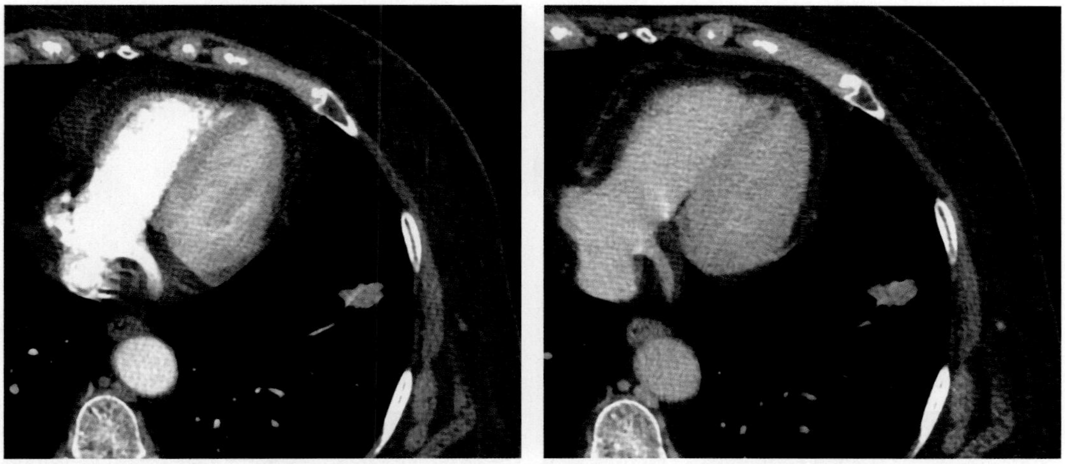

图4-3-36　女，63岁。左肺下叶结节影，牵拉脏层胸膜，大小约2.1cm×1.5cm，边缘不整，呈轻度强化，平扫、动脉期、静脉期CT值分别为28.7HU、40.4HU、42.1HU

（山东省肿瘤医院影像科　黄　勇　提供）

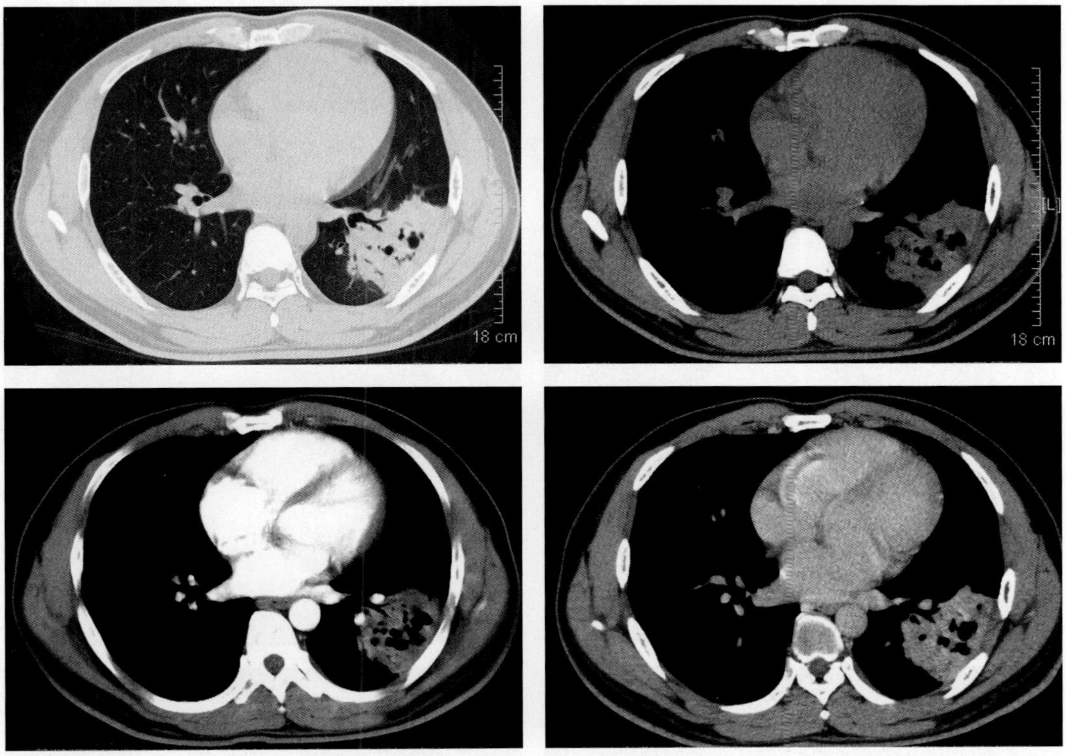

图4-3-37　男，34岁。左肺下叶团块影，内见空洞和支气管充气征，增强扫描见强化和延迟强化

（福州肺科医院影像科　王　洁　提供）

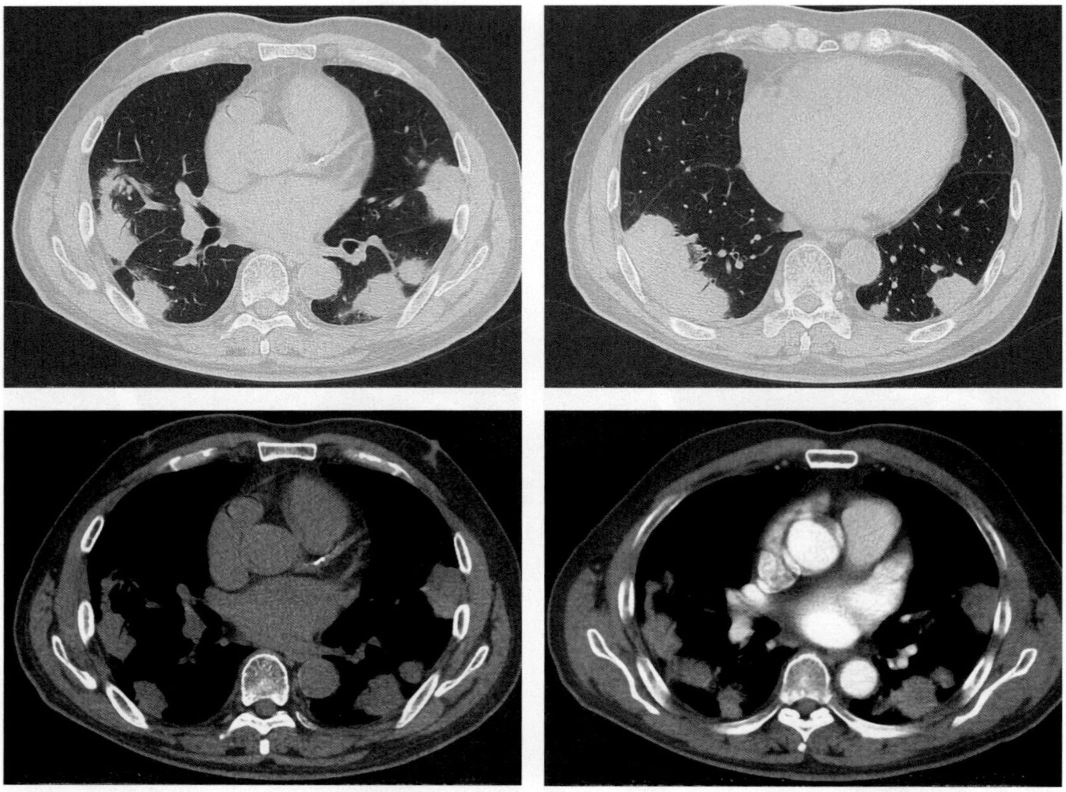

图4-3-38　男，67岁。双肺多发结节、实变影，下肺胸膜下分布为主，增强扫描轻度强化

（福州肺科医院影像科　王　洁　提供）

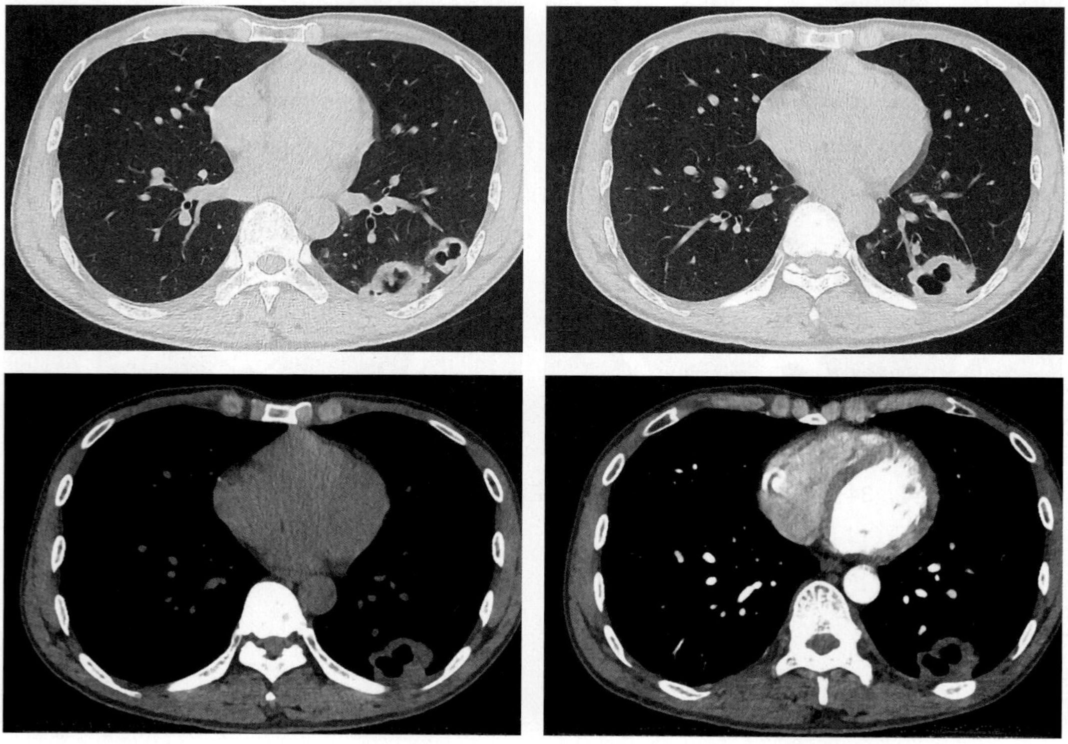

图4-3-39　男，34岁。左肺下叶胸膜下多发结节、空洞影，强化不明显

（福州肺科医院影像科　王　洁　提供）

七、病理

病理学检查是诊断隐球菌病的金标准。常见的组织标本有肺组织、淋巴结、皮肤及消化道组织等。典型的病理学特征为：可见小脓肿和凝固性坏死的非干酪性肉芽肿形成或形成趋势，或胶样病变。肺隐球菌病病理改变取决于机体免疫状况，常见的病理改变类型有3种：孤立性肉芽肿型、粟粒性肉芽肿型及肺炎型。免疫健全者常形成孤立性肉芽肿，即非干酪性肉芽肿性病变，病变早期产生的大量荚膜物质具有抑制中性粒细胞趋化作用和吞噬作用，故浸润的炎性细胞是单核细胞、淋巴细胞和浆细胞。早期病理变化主要是菌落的积聚并形成凝胶样物质，周围肺组织炎症反应轻，病灶内可见聚集成堆的大量隐球菌菌体（图4-3-40），后期病理改变以形成肉芽肿为主，主要由单核细胞、上皮细胞和多核巨细胞等构成，可见巨噬细胞和多核巨细胞胞质内含有大量被吞噬的隐球菌（图4-3-41）。免疫缺陷者粟粒性肉芽肿型及肺炎型多见，在病原体周围发生炎症反应、肺泡实变，在肺泡腔内充满隐球菌孢子，不易见到肉芽肿。对肺隐球菌感染的HIV患者的尸检研究显示，在扩张的肺泡、黏膜下层和支气管周围组织中存在大量的活性隐球菌，没有任何炎症反应的迹象，而典型的肉芽肿和其他炎症细胞则构成了免疫能力健全患者的大部分组织病理学发现。

新生隐球菌菌体呈圆形或卵圆形，大小差异较大。菌体周围有一层宽阔的具有折光性的胶质样荚膜包绕，荚膜厚3～5μm，为酸性黏多糖物质组成。在肉芽肿或胶冻样病灶见到典型的有荚膜、窄颈、芽生但无菌丝的酵母型菌有确诊意义。在10%的肺隐球菌病病例中鉴定出泰坦细胞。常规HE染色中大部分真菌着色不良，需用特殊染色方法显示。HE染色下见巨噬细胞和多核巨细胞胞质、小血管及细支气管壁内有明显圆形或椭圆形隐球菌菌体，周围可见因甲醛固定致使菌体荚膜收缩而形成空晕，病灶内PAS、六胺银（GMS）等特殊染色阳性，并找到隐球菌菌体为确诊依据。新生隐球菌HE染色呈淡蓝或淡红色的圆形小体，有时不显色，荚膜多不着色或稍呈隐约的淡红色（图4-3-42）；吉姆萨染色紫蓝色，仅能染到部分生物体，因此并非常用；PAS染色见菌体红色，荚膜呈紫红色，胞质浅红（图4-3-43）；六胺银染色可与真菌菌壁上的醛基

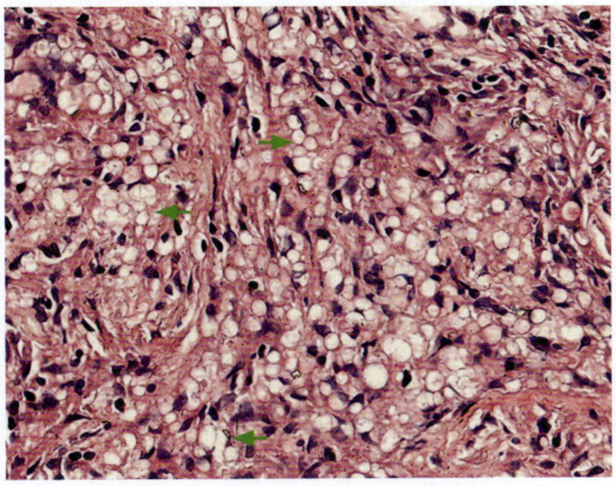

图4-3-40　病灶内可见聚集成堆的大量隐球菌菌体（绿箭）

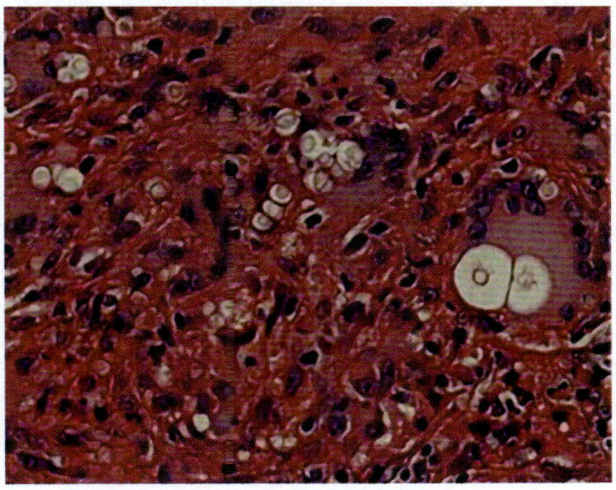

图4-3-42　HE染色，荚膜浅红色

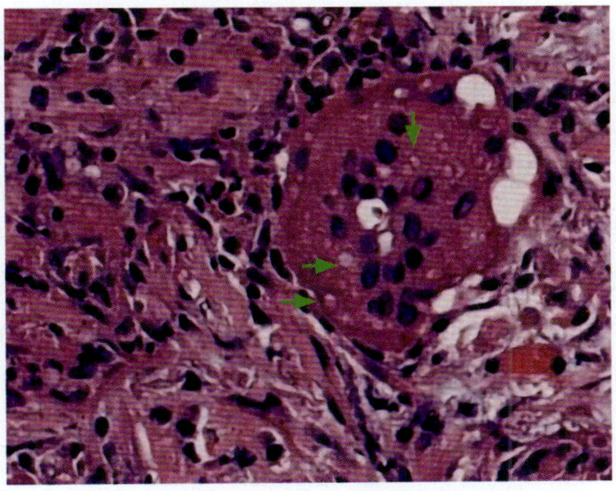

图4-3-41　多核巨细胞内含有大量被吞噬的隐球菌（绿箭）

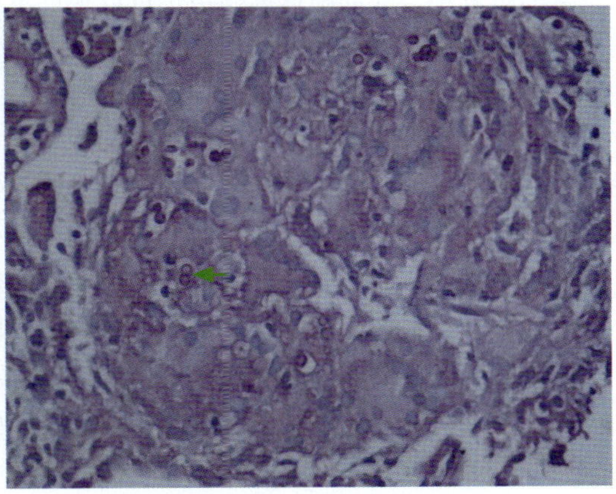

图4-3-43　PAS染色，荚膜呈紫红色（绿箭）

（上海衡道医学病理中心　王兆宇　提供）

结合，可见黑色圆形或卵圆形隐球菌菌体，荚膜不染色；黏液卡红或阿尔辛蓝染色可将含黏多糖的荚膜分别染成红色或蓝色，而其他真菌无含黏多糖的荚膜，因此具有特征性诊断意义。目前认为六胺银法显示的新生隐球菌最为清晰，其他依次是PAS、阿尔辛蓝及HE法。黏液卡红法可更清晰地显示荚膜成分。

八、诊断

肺隐球菌病的诊断通常基于临床、放射学和实验室确认的结合。用于确认感染的方法是病原学涂片和培养、血清学、组织病理学和分子生物学等。确诊主要依靠组织病理检查和病灶内脓液穿刺标本的病原学涂片和培养。阳性组织病理学并不总是与培养结果相关。阴性培养可能是由样品中失活的微生物引起。肺部的免疫反应，特别是肉芽肿的形成，可能使隐球菌无法存活。通常，取自无菌部位如经皮肺组织穿刺活检标本等真菌涂片、培养阳性，有确诊意义；取自痰、咽拭子或支气管肺泡灌洗液的标本涂片或培养阳性，以及血清隐球菌荚膜多糖抗原乳胶凝集试验阳性有临床疑似诊断价值。血清乳胶凝集试验检测新生隐球菌特异性高，创伤小，是检测新生隐球菌荚膜抗原的有效手段。荚膜多糖抗原检测在感染早期经常会假阴性，但通常会在培养阳性出现前就出现抗原检测阳性，因此可将其作为肺隐球菌病的初筛手段。隐球菌细胞壁中含有的1，3-β-D-葡聚糖较念珠菌和曲霉菌少，且其外面包裹较厚的荚膜，很难将1，3-β-D-葡聚糖释放到血液中，所以G试验阳性率低。血半乳甘露聚糖试验（GM试验）阳性率也很低，只有在隐球菌抗原滴度很高时，才易检出。

九、治疗

隐球菌感染的治疗方案包括药物和手术治疗，需要根据宿主免疫状况和病变累及范围来制订。即使在免疫功能正常的患者中，肺部隐球菌病情仍可以很严重而且进展迅速，因此需要系统性抗真菌治疗。不管选择何种方案，所有肺部感染（除无症状、非弥漫性病变的免疫正常宿主，且血清隐球菌抗原阴性或低滴度者外）及肺外隐球菌病的患者均建议进行腰椎穿刺检查以排除伴发中枢神经系统感染的可能。

2010年美国感染病学会制定了肺隐球菌病治疗指南：①免疫功能正常、无症状，肺组织隐球菌培养阳性者，可不用药，密切观察；或氟康唑200～400mg/d治疗3～6个月。②免疫功能正常、症状轻到中度，可使用氟康唑或伊曲康唑200～400mg/d治疗6～12个月；免疫缺陷患者，无症状或症状轻至中度患者，首选氟康唑至少400mg/d治疗6～12个月。血清隐球菌抗原持续阳性不能作为维持治疗指标。③无论免疫功能正常与否，对于重症或合并中枢神经系统感染的肺隐球菌病患者，采用隐球菌性脑膜炎的治疗方案，首选药物则为两性霉素B联合5-氟胞嘧啶，病变好转后，使用氟康唑序贯治疗。④无论患者免疫功能正常与否，若肺部病灶经内科规范抗真菌治疗3～6个月后，症状、影像学表现无改善或进行性增大者，有必要行手术治疗。术后仍需辅以抗真菌药治疗，以免出现术后播散。近年亦有研究将伏立康唑或泊沙康唑作为替代药物。此外，糖皮质激素仅推荐用于免疫重建炎症综合征（IRIS）或格特隐球菌所致的脑膜炎。IRIS应与病情未得到控制（耐药或并发症）仔细鉴别。IRIS时的糖皮质激素用量为40～60mg/d或0.5～1.0mg/（kg·d），1～2周，也有主张用到6周。对于内科疗效不确切的隐球菌病灶可考虑采取外科手术切除的方法，迅速、彻底解决病灶。

隐球菌耐药问题同样引起临床关注，在体内高浓度氟康唑血药浓度的环境下，隐球菌可通过基因变异改变麦角固醇作用位点或外排泵机制对氟康唑产生耐药，但当临床株分离到体外环境下培养，能恢复对氟康唑的敏感性，因而在体外药敏试验中无法确定唑类药物耐药的准确折点。隐球菌的药敏试验主要采用美国临床和实验室标准协会（CLSI）M27-A3的方案，但CLSI目前尚没有制定抗真菌药对隐球菌的相关折点标准，现主要参照念珠菌的相关折点：氟康唑≥8～64mg/L，伊曲康唑及伏立康唑≥1mg/L；两性霉素B≥2mg/L均判定为耐药。

综上所述，免疫功能正常肺隐球菌病患者的临床诊治与免疫抑制者有一定差别，不能因免疫功能正常或血清隐球菌荚膜多糖抗原阴性而放松对肺隐球菌病的警惕，导致误诊或延迟诊断，影响治疗效果。早期积极开展经皮肺穿刺活检是此类患者及时诊断的重要方法。同时，抗真菌治疗中给予充分的剂量和足够的疗程对提高治愈率、降低复发率极为重要。

十、管理原则

任何诊断为肺隐球菌病的患者都应接受播散疾病和潜在的免疫缺陷的调查。常规推荐血培养、血清隐球菌抗原检测和腰椎穿刺（包括测量脑脊液开放压力、细胞计数、生物化学、培养和脑脊液隐球菌荚膜抗原检测），并根据临床表现进行额外检查。阳性血培养的存在提示播散性疾病和中枢神经系统受累的风险增加。反过来，隐球菌性脑膜炎或脑脊液隐球菌的存在显著改变了治疗时间，包括抗真菌治疗的时间延长和药物的升级。

参考文献

Abadi J，Pirofski La. 1999. Antibodies reactive with the cryptococcal capsular polysaccharide glucuronoxylomannan are present in sera from children with and without human immunodeficiency virus infection. J Infect Dis, 180: 915-919.

Abdulkareem AF, Lee HH, Ahmadi M, et al. 2015. Fungal serotype-specific differences in bacterial-yeast interactions. Virulence, 6: 652-657.

Abou-Gabal M, Atia M, 1978. Study of the role of pigeons in the dissemination of Cryptococcus neoformans in nature. Sabouraudia, 16: 63-68.

Aghazadeh K, Nadji SA, Shokouhi S, et al, 2016. Concurrent presence of Cryptococcal meningitis and neoplastic meningitis in a recipient of hematopoietic stem cell transplantation: a case report. Arch Clin Infect Dis, 11: e31067.

Akilimali NA, Chang CC, Muema DM, et al, 2017. Plasma but not cerebrospinal fluid interleukin 7 and interleukin 5 levels pre-antiretroviral therapy commencement predict cryptococcosis-associated immune reconstitution inflammatory syndrome. Clin Infect Dis, 65: 1555-1559.

Ashbee HR, Evans EG, Viviani MA, et al, 2008. Histoplasmosis in Europe: report on an epidemiological survey from the European Confederation of Medical Mycology Working Group. Med Mycol, 46: 57-65.

Barber DL, Andrade BB, Sereti I, et al. 2012. Immune reconstitution inflammatory syndrome: the trouble with immunity when you had none. Nat Rev Microbiol, 10: 150.

Boulware DR, Meya DB, Muzoora C, et al. 2014. Timing of antiretroviral therapy after diagnosis of cryptococcal meningitis. N Engl J Med, 370: 2487-2498.

Bratton EW, El Husseini N, Chastain CA, et al. 2012. Comparison and temporaltrends of three groups with cryptococcosis: HIV-infected, solid organ transplant, and HIV-negative/non-transplant. PLoS One, 7: e43582.

Brunet K, Alanio A, Lortholary O, et al, 2018. Reactivation of dormant/latent fungal infection. J Infect, 77: 463-468.

Camargo JF, Simkins J, Schain DC, et al, 2018. A cluster of donor-derived Cryptococcus neoformans infection affecting lung, liver, and kidney transplant recipients: Case report and review of literature. Transpl Infect Dis, 20: e12836.

Chaaban S, Wheat LJ, Assi M, 2014. Cryptococcal meningitis post autologous stem cell transplantation. Transpl Infect Dis, 16: 473-476.

Chang CC, Sheikh V, Sereti I, et al. 2014. Immune reconstitution disorders in patients with HIV infection: from pathogenesis to prevention and treatment. Curr HIV/AIDS Rep, 11: 223-232.

Chen SC, Slavin MA, Heath CH, et al. 2012. Clinical manifestations of Cryptococcus gattii infection: determinants of neurological sequelae and death. Clin Infect Dis, 55: 789-798.

Dambuza IM, Drake T, Chapuis A, et al, 2018. The Cryptococcus neoformans Titan cell is an inducible and regulated morphotype underlying pathogenesis. PLoS Pathog, 14: e1006978.

de Almeida SM, de Souza CV, Pletsch L, et al. 2019. Diagnostic importance of eosinophilic meningitis in HIV-positive and HIV-negative patients. J Neurovirol: 25.

Deok-jong Yoo S, Worodria W, Davis JL, et al. 2010. The prevalence and clinical course of HIV-associated pulmonary cryptococcosis in Uganda. J Acquir Immune Defic Syndr, 54: 269-274.

Fisher AM, 1954. Inhibition of growth of Cryptococcus neoformans by cultures of Pseudomonas aeruginosa. Bull Johns Hopkins Hosp, 95: 157-161.

Forrest GN, Bhalla P, DeBess EE, et al, 2015. Cryptococcus gattii infection in solid organ transplant recipients: description of Oregon outbreak cases. Transpl Infect Dis, 17: 467-476.

Frases S, Chaskes S, Dadachova E, et al, 2006. Induction by Klebsiella aerogenes of a melanin-like pigment in Cryptococcus neoformans. Appl Environ Microbiol, 72: 1542-1550.

French N, Gray K, Watera C, et al, 2002. Cryptococcal infection in a cohort of HIV-1-infected Ugandan adults. AIDS, 16: 1031-1038.

Ganiem AR, Indrati AR, Wisaksana R, et al, 2014. Asymptomatic cryptococcal antigenemia is associated with mortality among HIV-positive patients in Indonesia. J Int AIDS Soc, 17: 18821.

Garcia-Hermoso D, Janbon G, Dromer F, 1999. Epidemiological evidence for dormant Cryptococcus neoformans infection. J Clin Microbiol, 37: 3204-3209.

George IA, Santos CAQ Olsen MA, et al, 2017. Epidemiology of Cryptococcosis and Cryptococcal Meningitis in a Large Retrospective Cohort of Patients After Solid Organ Transplantation. Open Forum Infect Dis, 4: ofx004.

George V, Harrison L, Roach M, et al, 2017. Associations of plasma cytokine and microbial translocation biomarkers with immune reconstitution inflammatory syndrome. J Infect Dis, 216: 1159-1163.

Goldman DL, Khine H, Abadi J, et al, 2001. Serologic evidence for Cryptococcus neoformans infection in early childhood. Pediatrics, 107: e66.

Hagen F, Colom MF, Swinne D, et al, 2012. Autochthonous and dormant Cryptococcus gattii infections in Europe. Emerg Infect Dis, 18: 1618-1624.

Hevey MA, George IA, Raval K, et al. 2019. Presentation and Mortality of Cryptococcal Infection Varies by Predisposing Illness: A Retrospective Cohort Study. Am J Med, 132: 977-983.

Hu Z, Chen J, Wang J, et al. 2017. Radiological characteristics of pulmonary cryptococcosis in HIV-infected patients. Plos One, 12: e0173858.

Inada T, Imamura H, Kawamoto M, et al. 2014. Cryptococcus Neoformans Var. Gattii meningoencephalitis with cryptococcoma in an immunocompetent patient successfully treated by surgical resection. No Shinkei Geka, 42: 123-127.

Kawamoto K, Miyoshi H, Suzuki T, et al, 2017. Clinicopathological features of cryptococcal lymphadenitis and a review of literature. J Clin Exp Hematop, 57: 26-30.

Kidd SE, Hagen F, Tseharke RL, et al, 2004. A rare genotype of Cryptococcus gattii caused the cryptococcosis outbreak on Vancouver Island (British Columbia, Canada). Proc Natl Acad Sci USA, 101: 17258-17263.

Lahiri S, Manjunath N, Bhat M, et al. 2019. Clinical insights and epidemiology of central nervous system infection due to Cryptococcus neoformans/gattii species complexes: A prospective study from South India. Med Mycol.

Mayer FL, Kronstad JW, 2017. Disarming Fungal Pathogens: Inhibits Virulence Factor Production and Biofilm Formation by Cryptococcus neoformans and Candida albicans. MBio, 8: e01537-17.

Mendpara SD, Ustun C, Kallab AM, 2002. Cryptococcal meningitis following autologous stem cell transplantation in a patient with multiple myeloma. Bone Marrow Transplant, 30: 259-260.

Miniero R, Nesi F, Vai S, et al, 1997. Cryptococcal meningitis following a thrombotic microangiopathy in an unrelated donor bone marrow transplant recipient. Pediatr Hematol Oncol, 14: 469-474.

Mitchell H, Sorrell C, Allworth M, et al. 1995. Cryptococcal disease of the CNS in immunocompetent hosts: influence of cryptococcal variety on clinical manifestations and outcome. Clin Infect Dis, 20: 611-616.

Morgan J, Mccarthy M, Gould S, et al. 2006. Cryptococcus gattii infection: characteristics and epidemiology of cases identified in a South African province with high HIV seroprevalence, 2002-2004. Clin Infect Dis, 43: 1077-1080.

Nakamura S, Izumikawa K, Seki M, et al, 2009. Pulmonary cryptococcosis in late pregnancy and review of published literature. Mycopathologia, 167: 125-131.

Okagaki LH, Strain AK, Nielsen JN, et al, 2010. Cryptococcal cell morphology affects host cell interactions and pathogenicity. PLoS Pathog, 6: e1000953.

Oliver N, Luong T, Tchakarov A, et al, 2016. Disseminated cryptococcal infection in allogeneic stem cell transplant patients: a rare cause of acute kidney injury. Bone Marrow Transplant, 51: 1301-1304.

Pappas PG, Alexander BD, Andes DR, et al, 2010. Invasive fungal infections among organ transplant recipients: results of the Transplant-Associated Infection Surveillance Network (TRANSNET). Clin Infect Dis, 50: 1101-1111.

Park BJ, Wannemuehler KA, Marston BJ, et al. 2009. Estimation of the current global burden of cryptococcal meningitis among persons living with HIV/AIDS. AIDS, 23: 525-530.

Park SS, Lee H, Park WS, et al, 2017. A case of disseminated in fection with skin manifestation due to non-neoformans and non-gattii Cryptococcus in a patient with refractory acute myeloid leukemia. Infect Chemother, 49: 142-145.

Ponzio V, Fernando L, José C, et al, 2018. Outcomes of cryptococcosis in renal transplant recipients in a less-resourced health care system. Transpl Infect Dis, 20: e12910.

Rajasingham R, Smith RM, Park BJ, et al. 2017. Global burden of disease of HIV-associated cryptococcal meningitis: an updated analysis. Lancet Infect Dis, 17: 873-881.

Rateni L, Lupo S, Racca L, et al. 2018. Assessing endocrine and immune parameters in human immunodeficiency virus-infected patients before and after the immune reconstitution inflammatory syndrome. Arch Endocrinol Metab, 62: 64-71.

Reber H. 2016. Cerebrospinal fluid data compilation and knowledge based interpretation of bacterial, viral, parasitic, on cological, chronicinflammatory and demyelinating diseases. Diagnostic patterns not to be missed in neurology and psychiatry. Arq Neuropsiquiatr, 74: 337-350.

Rella A, Yang MW, Gruber J, et al, 2012. Pseudomonas aeruginosa inhibits the growth of Cryptococcus species. Mycopathologia, 173: 451-461.

Rimek D, Haase G, Lück A, et al, 2004. First report of a case of meningitis caused by Cryptococcus adeliensis in a patient with acute myeloid leukemia. J Clin Microbiol, 42: 481-483.

Ruiz A, Neilson JB, Bulmer GS, 1982. Control of Cryptococcus neoformans in nature by biotic factors. Sabouraudia, 20: 21-29.

Saha DC, Goldman DL, Shao X, et al, 2007. Serologic evidence for reactivation of cryptococcosis in solid-organ transplant recipients. Clin Vaccine Immunol, 14: 1550-1554.

Salahuddin M, Karanth S, Ocazionez D, et al, 2019. Clinical Characteristics and Etiologies of Miliary Nodules in the US: A Single-Center Study. Am J Med: 132.

Silveira FP, Husain S, Kwak EJ, et al, 2007. Cryptococcosis in liver and kidney transplant recipients receiving anti-thymocyte globulin or alemtuzumab. Transpl Infect Dis, 9: 22-27.

Singh N, 2012. How I treat cryptococcosis in organ transplant recipients. Transplantation, 93: 17-21.

Speed B, Dunt D, 1995. Clinical and host differences

between infections with the two varieties of Cryptococcus neoformans. Clin Infect Dis, 21: 28-34.

Steele KT, Thakur R, Nthobatsang R, et al, 2010. In-hospital mortality of HIV-infected cryptococcal meningitis patients with C. gattii and C. neoformans infection in Gaborone, Botswana. Med Mycol, 48: 1112-1115.

Sun HY, Wagener MM, Singh N, 2009. Cryptococcosis in solid-organ, hematopoietic stem cell, and tissue transplant recipients: evidencebased evolving trends. Clin Infect Dis, 48: 1566-1576.

Teoh-Chan H, Chau PY, Ng MH, et al, 1975. Inhibition of Cryptococcus neoformans by Pseudomonas aeruginosa. J Med Microbiol, 8: 77-81.

Walsh NM, Botts MR, McDermott AJ, et al. 2019. Infectious particle identity determines dissemination and disease outcome for the inhaled human fungal pathogen Cryptococcus. PLoS Pathog, 27; 15: e1007777.

Wilson E MP, Sereti I. 2013. Immune restoration after antiretroviral therapy: the pitfalls of hasty or incomplete repairs. Immunological Reviews, 254: 343.

Wong ML, Back P, Candy G, et al. 2007. Cryptococcal pneumonia in African miners at autopsy. Int J Tuberc Lung Dis, 11: 528-533.

Zaragoza O, García-Rocas R, Nosanchuk JD, et al, 2010. Fungal cell gigantism during mammalian infection. PLoS Pathog, 6: e1000945.

十一、病例解析

1. 病例1： 男，27岁。咳嗽、咳痰20余天。有慢性乙型肝炎病史。

胸部CT（2019.05.07）：右肺下叶多发结节影（图4-3-44）。

【诊断】 肺隐球菌病。

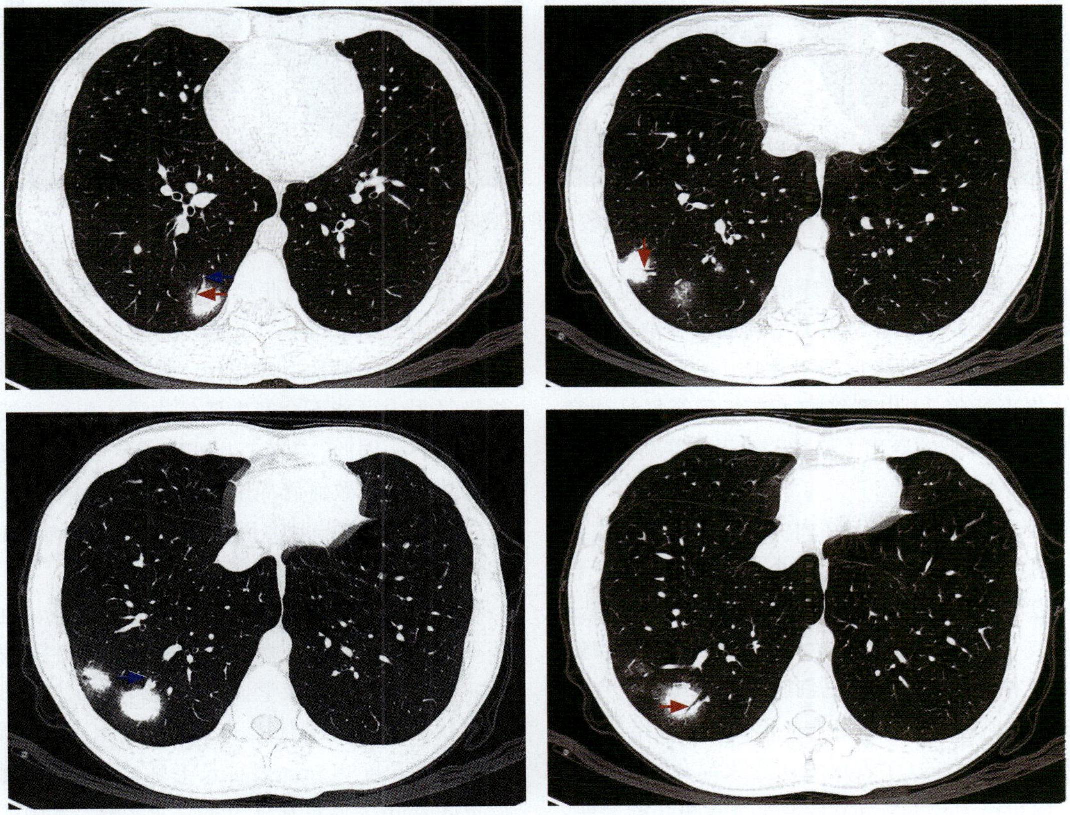

图4-3-44　胸部CT（2019.05.07）

【诊断依据】 青年男性，右肺下叶多发结节影，胸膜下分布为主，可见支气管充气征（红箭）和血管进入（蓝箭），周围晕征明显，首先考虑肺隐球菌病。复查胸部CT（2019.05.24）：右肺下叶病灶均较前增大，右肺下叶后基底段两个病灶内新见空洞形成（图4-3-45）。患者行CT引导下经皮肺穿刺活检，病理：肺组织慢性炎并活动性炎，伴炎性肉芽肿形成，结合特殊染色符合隐球菌感染。特殊染色：抗酸（－）、PAS隐球菌（＋）。给予氟康唑治疗，2个月后复查胸部CT（2019.08.01）显示肺部病灶吸收（图4-3-46）。

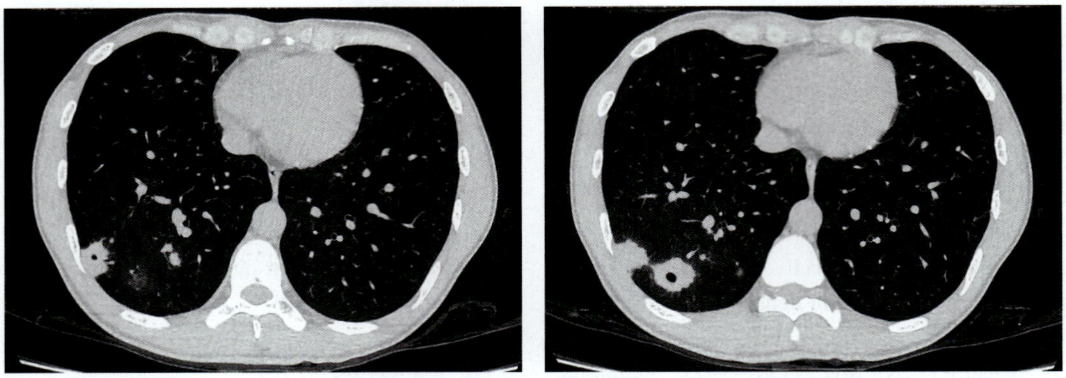

图4-3-45　病变较前进展，部分病灶见新发空洞（2019.05.24）

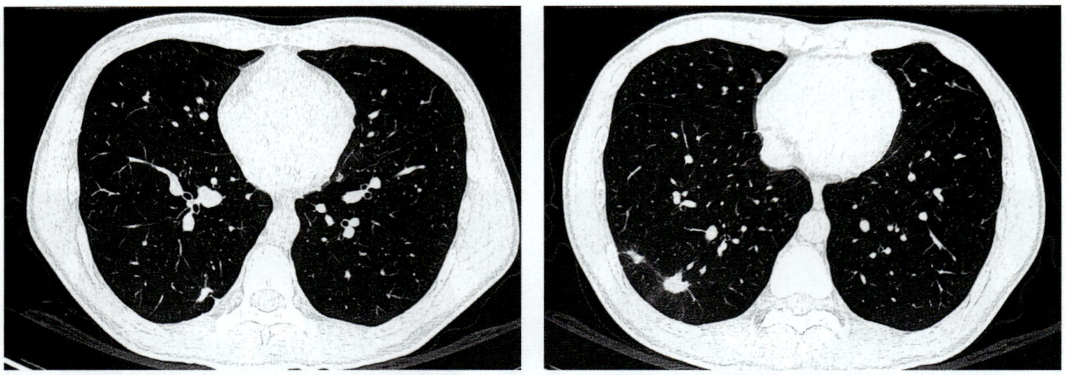

图4-3-46　病变较前明显吸收（2019.08.01）

【分析】结节/肿块型肺隐球菌病多见于免疫功能正常者，可单发或多发，常与周围型肺癌及肺结核球混淆。病灶的位置、肿块边缘形态（分叶、毛刺、胸膜凹陷征、血管集束征等）、内部结构（支气管充气征或穿行、空洞）、邻近肺野的变化（晕征）对于其鉴别具有一定的意义。

人体呼吸系统与包括真菌在内的空气传播的微生物持续接触，每次呼吸都吸入1～10个真菌孢子。由于新生隐球菌的孢子直径较小（1～2μm），故很容易被吸入，到达末端细支气管和肺泡，并被大量巨噬细胞所吞噬，巨噬细胞周围有大量浸润的淋巴细胞和纤维组织，在胸膜下方形成多核巨噬细胞或肉芽肿。因此，多发结节/肿块型肺隐球菌病典型的CT表现为病变大部分位于胸膜下方2cm之内。由于右主支气管较左支气管粗、短、直，故易吸入右肺而引起感染，故结节性肺隐球菌病以胸膜下，特别是右肺下叶分布多见。

新生隐球菌最初被吸入肺部时，可在肺部的多个部位栖息，导致沿支气管分布的多发病变。新生隐球菌进入人体后，其荚膜迅速增大，直径达到4～10μm，以抵抗巨噬细胞的吞噬作用。其在肺泡和末端细支气管中自由传播，并可能在呼吸过程中以流动空气的形式到达肺的其他部位，从而引起支气管播散。此外，新生隐球菌被巨噬细胞吞噬后，形成炎性肉芽肿和纤维组织，纤维组织具有收缩力，因此病变在CT上呈圆形，由于不均匀的收缩力，结节可呈分叶状。新生隐球菌可以形成荚膜来逃逸巨噬细胞的吞噬作用，渗出性炎症反应轻微，在感染过程中可能不会产生任何物质（包括黏液）来阻塞细支气管，因此，在CT上树芽征罕见，临床症状隐匿。隐球菌感染导致血管周围大量炎性细胞聚集，其浸润导致血管炎，最终导致凝固性坏死，因此，在CT上可以观察到空洞形成。

结节周边的分叶、毛刺、胸膜凹陷征、血管集束征等征象多出现在恶性病变中，对良、恶性疾病有鉴别意义。毛刺征是指影像学上表现为病灶周边或部分边缘的放射状的条索或线状影，不与胸膜相连，远端无分支。有学者将长度＞5mm者称长毛刺，≤5mm者称短毛刺，以宽度2mm为界将其分为粗或细毛刺。毛刺征多见于恶性肿瘤，亦可见于纤维化和肉芽肿性病变。肺隐球菌病与结核球病灶周围的毛刺为炎性浸润所致的反应性改变，由增生的结缔组织组成，以长毛刺及索条为主，较柔软。周围型肺癌典型的毛刺征表现为肿瘤周围呈放射状排列的无分支的细短毛刺，周围可见到不同程度的气肿带。病理基础可能为肿瘤细胞沿肺泡、腺泡或小叶间隔向各个方向浸润性生长、蔓延形成，或肿瘤刺激引起周围结缔组织增生及肿瘤周围的毛细淋巴管炎所致。也有学者认为毛刺征是肿瘤内部纤维化（上皮间质转化）对周围肺组织牵拉所致。

胸膜凹陷征的主要病理基础是病变方向的牵拉和局部胸膜无增厚粘连。肿瘤牵拉的动力来自肿瘤组织内部炭末沉积和胶原纤维增生引起的瘢痕收缩，通过肺的纤维支架结构传导到游离的脏层胸膜而引起凹陷。肺癌病灶边缘的典型胸膜凹陷征表现为兔耳状或喇叭口状，支架结构为肿瘤与胸膜凹陷之间连线的主要构成，走行僵直，边缘清晰。肺隐球菌病属于急性或慢性感染性病变，炎症刺激邻近胸膜，使之反应性增生，故邻近胸膜增厚较常见，但发生胸膜凹陷征者少见，多表现为不典型胸膜凹陷征，与胸膜间多呈条状牵拉改变。

血管集束征指肺内病灶周围可见一支或多支血管结构，受病灶的牵拉向病灶方向集中，或通过病灶，或在病灶边缘截断，主要由肺动脉和（或）肺静脉构成。血管集束征并非肿瘤的供血血管或肿瘤血管，而是肿瘤瘤体内纤维化和肿瘤增殖破坏致使肺支架结构的塌陷皱缩对周围血管的牵拉，或肿瘤对穿过血管的包绕。对于良性和浸润前病变，血管多在其内穿行或在其旁边绕行，不伴有形态学改变。

支气管充气征提示病灶近段的气道通畅、无阻塞，病变区肺泡内的空气被替代（炎性渗出或肿瘤组织）或肺泡塌陷（肺不张）。该征象主要见于肺炎、肺水肿和非阻塞性肺不张，但在少数病例中，亦可见于肺腺癌和淋巴瘤。CT影像上结节内支气管充气征是结节内含气的支气管走行，其原因是周围组织的气体含量减少或缺如对比使得通常不可见的支气管变得可见。支气管充气征可分为四种形态：正常、扭曲、扩张和截断，其中扭曲、扩张和截断多见于恶性病变。肺隐球菌病支气管充气征较常见，这可能与其很少引起支气管内阻塞有关。肺隐球菌病结节内支气管多走行自然，未见明显管腔狭窄、扩张、中断等，部分可穿过结节，可见分叉。结核球及肺癌病灶内支气管充气征较少全程穿过病灶，结核球支气管充气征均与空洞及近端引流支气管相连，局部稍显扩张。周围型肺癌的实性结节中很少伴有支气管充气征，且末端未达病灶中心点即出现管腔狭窄并阻塞截断，为癌性组织充填浸润所致。

晕征是指胸部CT上表现为围绕结节或肿块周围的略低于肿块密度而又高于肺实质密度的环形磨玻璃影。任何使肺实变、远端气腔内空气含量减少而又不使肺泡全部闭塞的因素都可产生磨玻璃影。晕征中磨玻璃影通常和结节出血相关，这些结节出血的机制包括出血性梗死、血管炎、新生血管脆性增加、支气管动脉瘘以及坏死等。磨玻璃影还可由肿瘤或炎症成分浸润周围肺实质引起。肺隐球菌病结节周围晕征的出现多是肉芽肿周围炎性浸润的表现，亦可是多种原因造成的肺泡出血所致。由于隐球菌荚膜物质能够抑制中性粒细胞的趋化性和吞噬作用，因此，这种炎性反应出现较少，导致晕征在肺隐球菌病中的出现率较低。对应的临床症状较轻，甚至可无任何临床症状。结节伴晕征可代表肿瘤细胞浸润，多见于肺腺癌、其他原发肺癌、淋巴瘤和转移性肺肿瘤。早期肺腺癌常表现为单发结节伴晕征，其形成是由于肿瘤细胞呈伏壁式生长，肿瘤通过肺泡壁扩散到远端气腔，肺泡壁增厚，但肺泡腔未完全闭塞，被黏液和细胞碎片充填。肺腺癌的晕征也可由出血所致。淋巴瘤或移植后淋巴细胞增生性疾病的晕征代表周围间质被较低密度的肿瘤细胞浸润。肿块性病变周围的晕征及支气管充气征有助于肺淋巴瘤与其他肺内肿块的鉴别。来自于富血管肿瘤的转移瘤如血管肉瘤、绒毛膜癌、Kaposi肉瘤、骨肉瘤和黑色素瘤等亦能显示晕征，主要是由于肿瘤周围的新生组织的脆性增加所导致的出血。肺血管肉瘤原发罕见，转移性多见，多数表现为咯血症状，少数可出现自发性气胸、纵隔积气或肺出血。原发性肿瘤可以是孤立性单结节，也可是多结节性病变，转移性肺血管肉瘤最常见的CT表现为多结节性实性病变，病灶中央密度高，边缘呈磨玻璃样改变，病变大小不定，可以呈较小的结节，也可以见到较大的结节累及纵隔或胸壁。

CT增强扫描病灶密度差别亦能为鉴别诊断提供帮助。结节性肺隐球菌病病灶多呈轻-中度不均匀强化，内见斑片状低密度区，可伴有分隔状强化稍高密度影，可能与其病理改变呈慢性肉芽肿、以凝固性坏死为主有关。

总之，肺内结节/肿块位于下叶胸膜下、邻近胸膜增厚、CT增强扫描呈轻至中度强化、病灶周围出现晕征时，即使患者无免疫力低下等基础疾病，亦应考虑到肺隐球菌病的可能。分叶、毛刺、胸膜凹陷征、血管集束征、支气管充气征、空洞等征象虽具有提示作用，但与结核球、周围型肺癌等仍有重叠之处，需密切结合临床及相关检查，必要时积极行穿刺活检，以达到最后确诊的目的。

（佛山市顺德区第一人民医院呼吸科　刘　斌　提供）

2. 病例2：男，39岁。咳嗽2周。患者2周前无明显诱因出现咳嗽，干咳，咳嗽剧烈时有胸痛，偶有胸闷气急，自服“清咽滴丸”，效果欠佳。后咳嗽逐渐加重，咳少许黄痰，伴胸闷气急，行胸部CT检查提示左肺感染，于2019.03.22入院诊治。查体：T 37.1℃，P 76次/分，R 20次/分，BP 129/89mmHg。双肺呼吸音粗，左下肺可闻及少许湿啰音。辅助检查：血常规示白细胞7.9×10^9/L、中性粒细胞百分比73.2%、血红蛋白130g/L、血小板373×10^9/L；C反应蛋白49.88mg/L；肿瘤标志物系列、肺炎支原体抗体均阴性。

胸部CT（2019.03.22）：左肺下叶实变影（图4-3-47）。

【诊断】 肺隐球菌病。

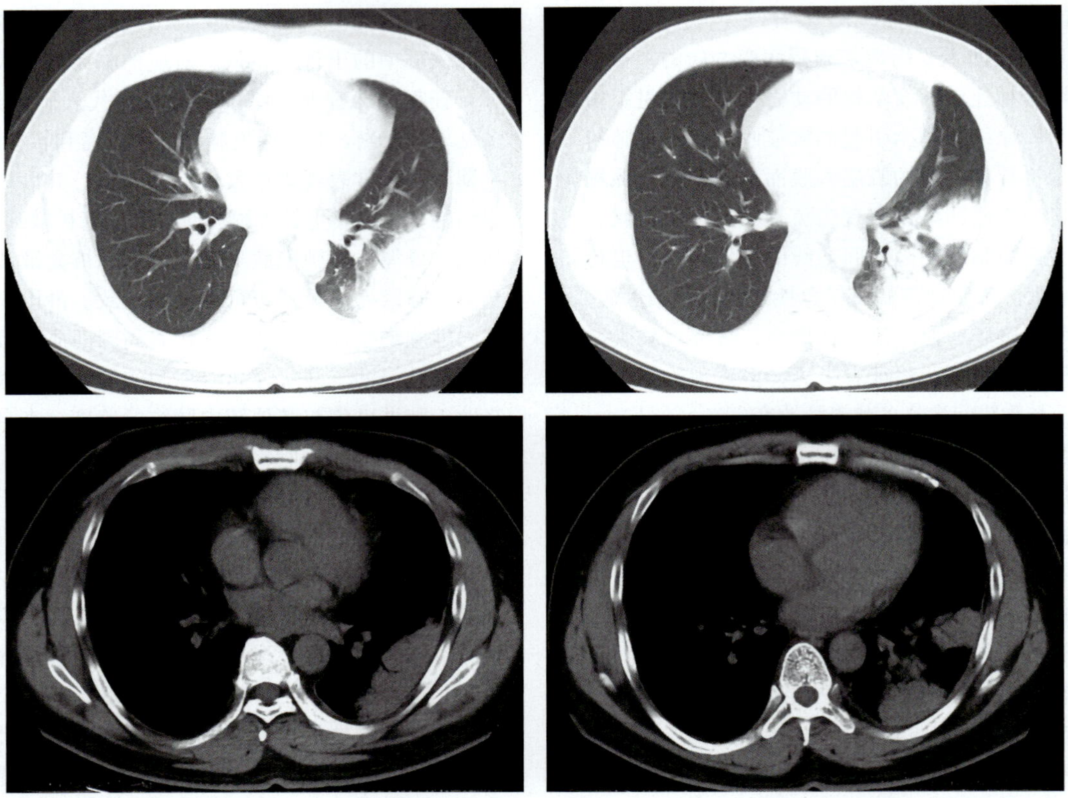

图 4-3-47　胸部CT（2019.03.22）

【诊断依据】 青年男性，既往体健。右肺下叶实变影，周围晕征明显，内见支气管充气征，首先考虑感染性疾病。患者无发热，临床症状仅为咳嗽，影像表现重，症状轻，结合辅助检查，暂不考虑细菌性肺炎和非典型肺炎，需考虑肺隐球菌病可能。追问病史，邻居饲养鸽子。血清隐球菌荚膜抗原检测阳性，脑脊液：墨汁染色未找到新生隐球菌、抗酸染色未找到抗酸杆菌。行经皮肺活检，病理:（左下肺穿刺标本）肉芽肿性炎（图4-3-48），结合临床及特殊染色（图4-3-49），符合真菌感染，首先考虑隐球菌病。于2019.03.29应用氟康唑0.4g qd静脉滴注2周，复查胸部CT（2019.04.12）：病变较前吸收（图4-3-50）。改用氟康唑胶囊0.4g qd口服，2个月后复查（2019.06.07），病变明显吸收（图4-3-51）。

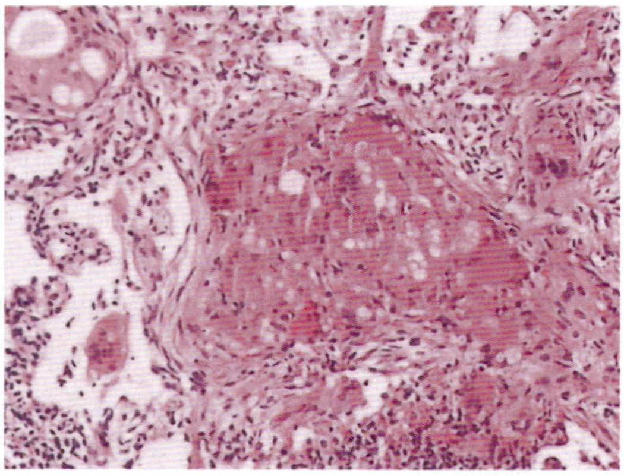

图 4-3-48　肉芽肿性炎，内见大量隐球菌孢子

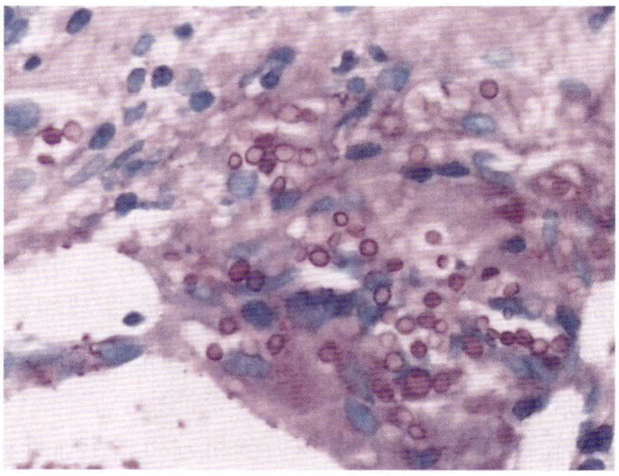

图 4-3-49　PAS染色阳性

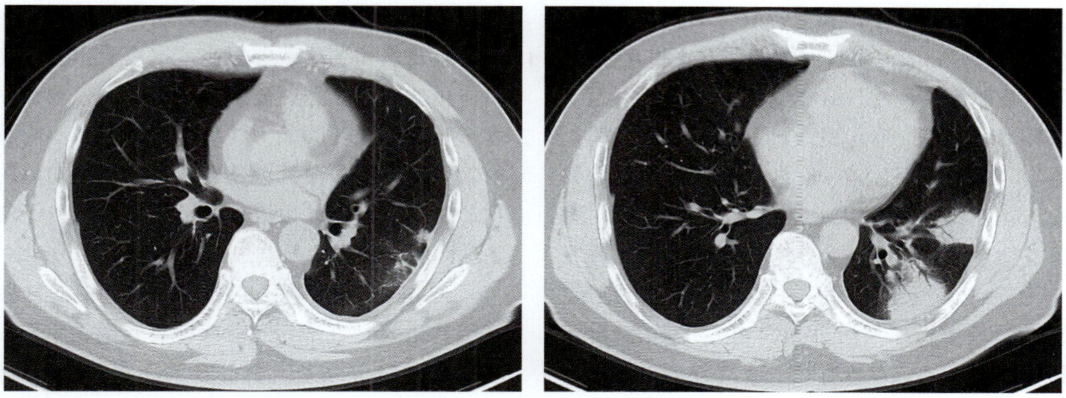

图4-3-50 病变较前吸收（2019.04.12）

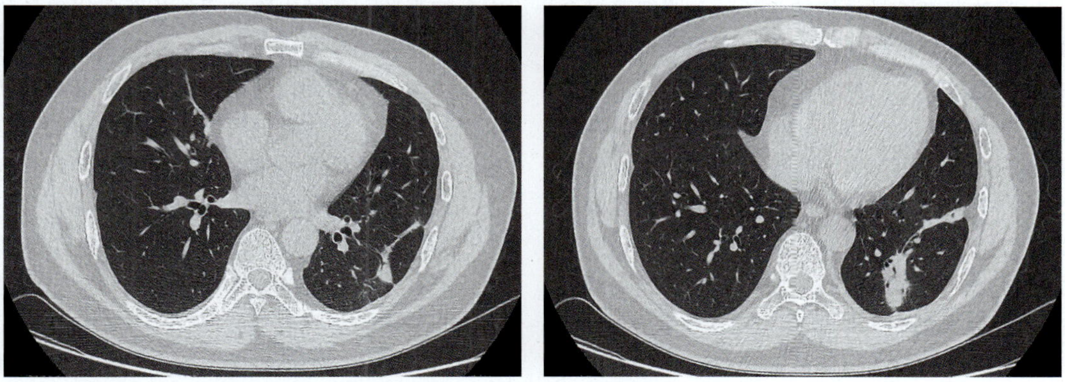

图4-3-51 病变较前明显吸收（2019.06.07）

【分析】 隐球菌广泛存在于自然环境中，其生长与土壤、鸽粪密切相关，城市广场上鸽子、掉落在窗台的鸽粪及把鸽子粪便磨成粉末做成的土壤肥料常成为城市患者的传染源，但近几年的研究显示越来越多的肺隐球菌病患者没有鸟粪、土壤及各种发霉物品相关接触史。频繁的人类活动加剧了隐球菌的播散，污染的供暖、通风和空调系统也扩大了隐球菌的流行范围。这提醒我们应警惕公共卫生问题，即使在隐球菌不流行的地区，也应提防隐球菌感染。

环境中的新生隐球菌直径＜10μm，易随空气吸入呼吸道，当其沉积在呼吸道中，在较高浓度的二氧化碳诱导下，形成荚膜多糖。荚膜多糖是主要致病物质，有抑制吞噬、诱使宿主免疫无反应性、降低机体抵抗力作用。健康人群感染可自愈或局限于肺部病变，但在免疫功能受损者，新生隐球菌能够快速繁殖，易引起严重肺部感染甚至全身血行播散。隐球菌主要经呼吸系统感染的证据较多，但在感染发生周围环境的空气中发现致病颗粒病原体并不意味着这些颗粒能够到达肺泡和（或）引起肺部感染。同样，播散性隐球菌病患者存在肺部损害也不能说明感染由呼吸道途径而来，因为血源性感染同样可以引起肺内感染。

除了肺部感染的途径，有关其他感染途径的证据相对较少。不同食物包括水果和牛奶中能分离出隐球菌，提示隐球菌病可能存在胃肠道感染途径。动物研究亦支持经胃肠道感染的可能，给猴子喂食含高浓度隐球菌的食物会使其出现播散性隐球菌病，同样的结果也可在小鼠实验中观察到。拥有宽大荚膜的隐球菌菌体可黏附于消化道上皮细胞。直肠溃疡被认为是播散性感染患者的一个入口。这些结果提示胃肠道可能是隐球菌的门户之一。人体鼻咽部的感染也有报道，有报道在合并AIDS感染的一例血友病患者出现鼻赘样隐球菌感染，在某些AIDS患者的口疮中也分离到隐球菌。咽喉部的原发性隐球菌感染也有报道。另外，皮肤也可能是起始感染部位，皮肤受累通常表现为各种非特异性表现（丘疹、脓疱、结节、脓肿、水肿、蜂窝织炎、脂膜炎和溃疡等）。一些文献也报道了可能的皮肤原发性隐球菌病。在对患有原发性皮肤隐球菌病的患者进行的大量回顾中，大多数患者有职业或娱乐爱好，使他们有遭受皮肤损伤的风险，并且大多数患者曾暴露于土壤、木屑或鸟粪。然而，诊断明确的皮肤原发隐球菌感染十分罕见，通常认为皮肤感染是播散性感染的症状之一。鉴于在多达15%的弥漫性隐球菌病患者中可以看到隐球菌的皮肤病变，因此对有皮肤受累的患者进行脑膜炎和其他脏器受累评估至关重要。

地球上大多数微生物不是孤立存在，而是与其他微生物相互作用。真菌和细菌可以通过多种方式相互作用。新生隐球菌可在鸽子粪便中发现，这表明鸽子胃肠道至少暂时被这种真菌定植。有趣的是，鸽子以及其他鸟类对隐球菌感染不敏感，真菌在4周内完全从排泄物中清除。该观察结果表明胃肠道内具有杀灭真菌的物质。为了研究鸽肠道微生物群对隐球菌影响，Abou-Gabal等在20世纪70年代后期从健康鸽的肠内容物中分离出细菌，并研究了它们对新生隐球菌活力的影响。分离出7种不同的细菌物种，包括枯草芽孢杆菌、大肠埃希菌、产气克雷伯菌、奇异变形杆菌、铜绿假单胞菌、白色葡萄球菌和粪肠球菌。引人注目的是，这7种细菌的混合物完全抑制了新生隐球菌细胞悬浮液的生长，表明细菌混合物具有有效的抗隐球菌活性。因此，人们得出结论：除了升高的禽类体温外，专门的禽类微生物菌群可以保护鸟类免受新生隐球菌感染。Ruiz等20世纪80年代早期的一项研究重新分析了上述细菌-隐球菌共培养物中的大多数细菌，并发现对隐球菌的生长抑制主要由铜绿假单胞菌和枯草芽孢杆菌完成。

早在20世纪50年代中期，Fisher等就观察到铜绿假单胞菌具有通过未知机制抑制新生隐球菌生长的能力。20世纪70年代中期Teoh-Chan等的一项后续研究分析了44株不同的铜绿假单胞菌临床菌株对14株不同的临床新生隐球菌菌株的抑制能力。值得注意的是，所有的假单胞菌菌株都抑制了14株新生隐球菌菌株在固体培养基上的生长，尽管它们的效率各不相同。作者指出，黏液样真菌菌株的增多，对铜绿假单胞菌介导的抑制作用的敏感性增加。通常，新生隐球菌中的黏液性表明正常的多糖荚膜形成，而具有干燥菌落外观的菌株具有减少的荚膜。该观察结果提出了铜绿假单胞菌可能优先靶向有荚膜的隐球菌细胞的可能性。虽然在分离导致抗真菌活性的精确细菌因子方面不成功，但作者排除了假单胞菌绿脓素参与的可能性。与上述研究结果相反，Rella等2012年对铜绿假单胞菌与新生隐球菌相互作用的研究表明，直接的细菌-真菌细胞间的接触会引发绿脓素和其他因子的产生，从而抑制隐球菌生长。关于绿脓素作用的两项研究中的差异可能是由于用于培养的培养基不同所致。铜绿假单胞菌对新生隐球菌的杀灭作用依赖于铜绿假单胞菌的浓度和真菌与细菌的相对比例。由于外源性绿脓素仅对新生隐球菌具有抑菌作用，其他细菌因子（如蛋白酶和鼠李糖脂）也可能有抗真菌活性。值得注意的是，新生隐球菌不会影响铜绿假单胞菌的生长，表明细菌具有抗真菌活性，而真菌在这种相互作用过程中保持中立。

与铜绿假单胞菌相似，金黄色葡萄球菌与新生隐球菌共培养时也显示出对新生隐球菌的杀灭活性。同样，细菌生长不受新生隐球菌影响，表现为单向相互作用。有趣的是，另一个对照实验显示白念珠菌的生长和存活不受金黄色葡萄球菌的影响。这表明隐球菌存在细菌靶向作用的特异性蛋白质或因子。金黄色葡萄球菌优先附着于具有形成荚膜能力的新生隐球菌，不附着于无荚膜的新生隐球菌。金黄色葡萄球菌对荚膜多糖的附着可能性非常高，因为外源添加的荚膜多糖减少了细菌与新生隐球菌的结合和杀灭。

Abdulkareem等研究发现，鲍曼不动杆菌与新生隐球菌共培养时可诱导隐球菌荚膜和生物膜形成。这种相互作用的确切分子机制仍有待确定，然而，作者发现，至少对于生物膜诱导而言，两者不需要相互接触。这表明鲍曼不动杆菌可能分泌特定因子，在细胞表面或细胞内影响真菌。两种生物之间的相互作用也导致了相互杀灭。共培养实验表明，40% ～ 75%的新生隐球菌细胞被鲍曼不动杆菌杀死，而约65%的细菌细胞被新生隐球菌杀死。然而，正如其他研究人员所指出的，鲍曼不动杆菌不是一种常见的土壤细菌，尚不清楚观察到的影响是否具有临床或生物学意义。

Mayer等研究发现无处不在的土壤细菌沙福芽孢杆菌（Bacillus safensis）具有强大的抗荚膜活性，部分是细菌几丁质酶对真菌细胞壁几丁质作用所致。沙福芽孢杆菌是一种革兰阳性细菌，首先从美国喷气推进实验室的航天器装配设施中分离出来，并从该地点获得了它的名字（SAFensis）。沙福芽孢杆菌也被证明依赖几丁质酶活性抑制新生隐球菌的黑色素形成。抗毒力因子活动需要物理接触，作者假设细菌细胞在与真菌接触时可能产生与细胞表面相关的几丁质酶，或者这种接触可能引发酶的近距离分泌。细菌蛋白酶和脂肽可能是沙福芽孢杆菌与新生隐球菌相互作用过程中涉及的其他因素。该细菌还抑制隐球菌生物膜的形成，但对已形成的生物膜或浮游细胞生长只有有限的抑制作用。沙福芽孢杆菌特异性地抑制了隐球菌毒力因子的产生而没有显著影响整体真菌生长，因此，推测该细菌或类似杆菌可能具有开发成抗真菌益生菌的潜力。令人鼓舞的是，一些芽孢杆菌属，包括枯草芽孢杆菌和短小芽孢杆菌，后者与沙福芽孢杆菌密切相关，已被证明具有有效的抗病原体活性，并已在某些国家用作益生菌。

虽然沙福芽孢杆菌抑制隐球菌黑色素的产生，但Frases等的研究证实，机会性细菌病原体产气克雷伯菌显示在共培养期间促进新生隐球菌细胞黑色素的产生。通过对产气克雷伯菌上清液的分析，发现了多巴胺的存在，可作为新生隐球菌合成黑色素的底物。Frases等的另一项研究证实，细菌尿黑酸（Homogentisic acid）是酪氨酸和苯丙氨酸分解代谢的中间产物，可以作为细菌和新生隐球菌相互作用形成黑色素的前体。

Dambuza等研究表明，小鼠微生物群具有诱导新生隐球菌形成泰坦细胞的能力。泰坦细胞具有巨大的尺寸，抑制人体免疫细胞的吞噬作用。微生物群在促进泰坦细胞形成中的体内意义通过以下发现确定：与无抗生素预处理小鼠相比，在新生隐球菌感染之前用抗生素预处理的小鼠具有更少的具有泰坦形态的真菌细胞。对泰坦细胞诱导机制的进一步分析表明，大肠埃希菌和肺炎链球菌等细菌通过细菌细胞壁成分肽聚糖的脱落引发隐球菌泰坦化。

上述研究表明，不同的细菌对新生隐球菌可能有不同的影响，可促进或阻止其生长和存活，亦可增强或阻止其毒性因子的产生。细胞间的直接接触对于细菌间的相互作用是非常重要的。例如，大肠埃希菌具有依赖于接触的抑制系统，以阻止竞争细菌的生长。细菌与真菌之间的直接细胞与细胞之间的接触在相互作用过程中是常见的，真菌-细菌相互作用的研究可能为发现新的抗真菌药物靶标和新的抗真菌化合物开辟道路。

（浙江省立同德医院呼吸科　李国平　提供）

3. **病例**3：女，3[illegible]岁。发现肺部阴影3周。患者3周前（产后1周）因“发热3天”在感染科门诊就诊，行胸部CT检查提示右肺下叶炎症，静脉滴注头孢类药物联合阿奇霉素抗感染治疗后，症状好转。复查胸部CT发现右肺下叶病灶较前增大，于2019.05.06收入院。

胸部CT（2019.04.14）：右肺下叶结节、磨玻璃影（图4-3-52）。

胸部CT（2019.04.24）：右肺下叶结节较前增大、磨玻璃影进展为实变影，内见支气管充气征（图4-3-53）。

胸部CT（2019.05.06）：病变较前进展（图4-3-54）。

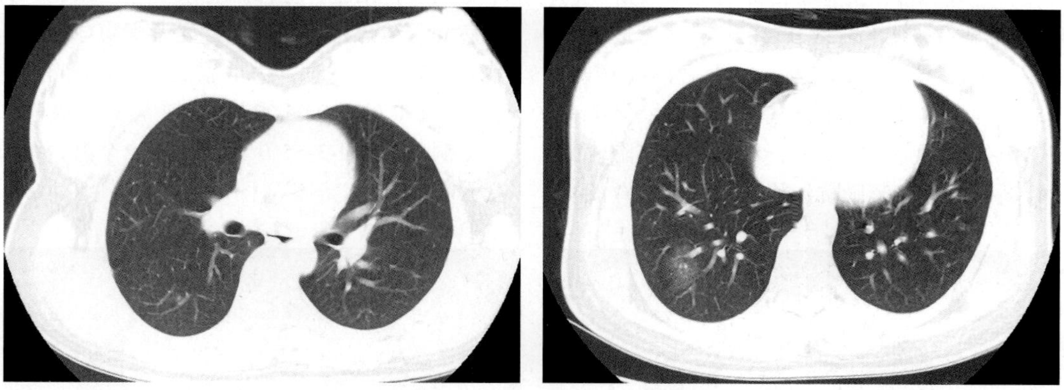

图4-3-52　胸部CT（2019.04.14）

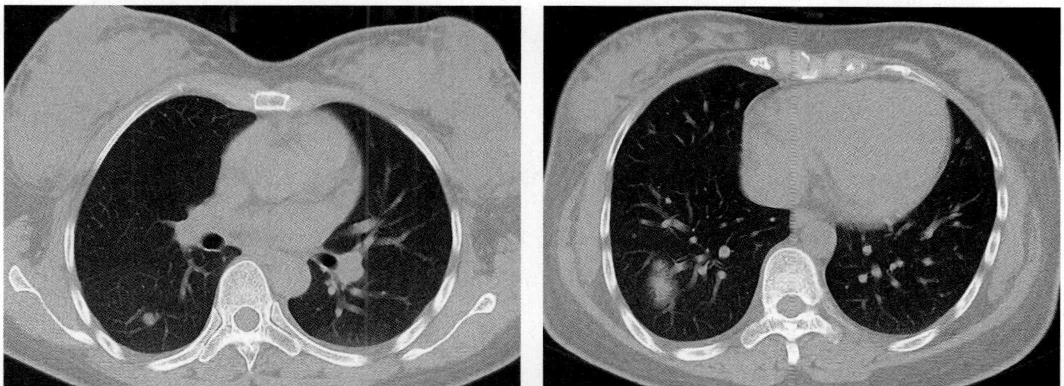

图4-3-53　胸部CT（2019.04.24）

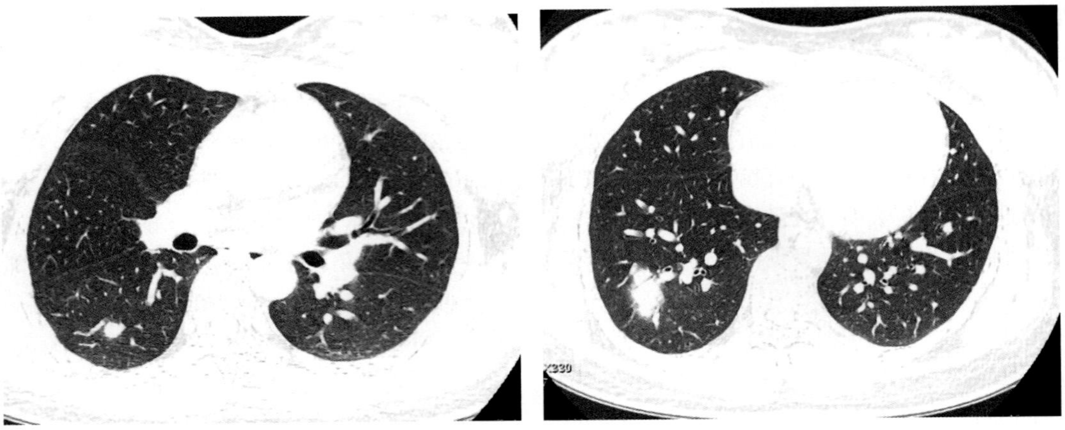

图4-3-54　胸部CT（2019.05.06）

【诊断】 肺隐球菌病。

【诊断依据】 青年女性，产后1周因发热查体发现右肺下叶结节、磨玻璃影，抗感染治疗后症状缓解。10天后复查胸部CT显示右肺下叶结节较前增大、磨玻璃影进展为实变影，内见支气管充气征。12天后再次复查，病变继续进展，内见血管穿行和支气管充气征，但患者无临床表现，影像表现重，症状轻，首先考虑肺隐球菌病。入院后行新生隐球菌荚膜抗原检测阳性，脑脊液检查：潘氏试验弱阳性，墨汁染色未找到新生隐球菌；脑脊液生化正常。穿刺病理：（右肺下叶）增生的纤维组织中见上皮样细胞、泡沫细胞及多核巨细胞，符合肉芽肿性病变，结合特殊染色，首先考虑隐球菌病；穿刺组织培养：新生隐球菌，为敏感菌株。氟康唑治疗2周后复查胸部CT（2019.05.22）：实变影有所吸收，结节缩小为空洞影（图4-3-55）。继续治疗2个月，结节闭合，实变影吸收为小空洞影（图4-3-56）。

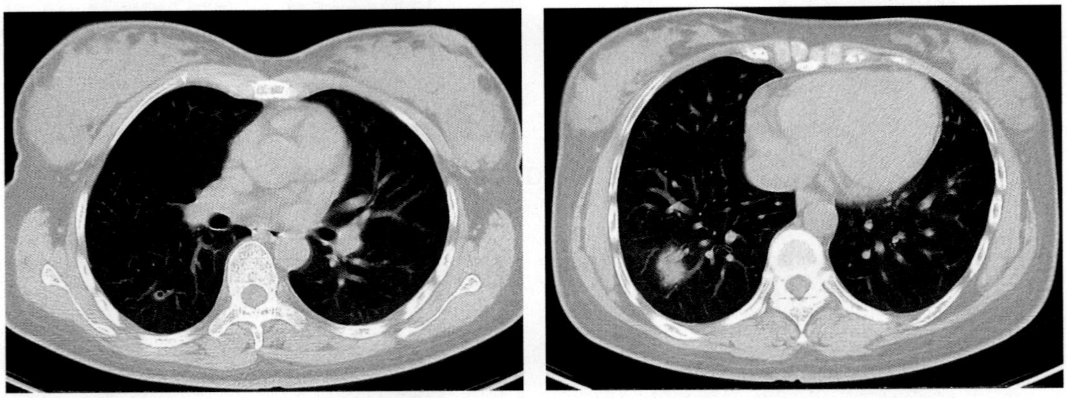

图4-3-55　病变吸收，结节缩小为空洞影（2019.05.22）

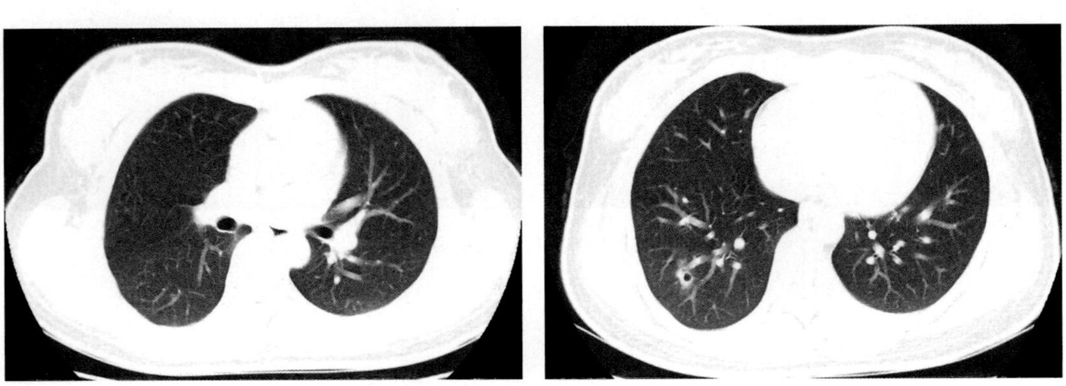

图4-3-56　原有空洞影闭合、吸收，实变影明显吸收，残存小空洞影（2019.07.20）

【分析】 人类隐球菌病的传染性颗粒是酵母（其营养生长形式）和孢子（性发育的产物）。在没有调理作用的情况下，酵母不能被吞噬细胞有效地吞噬，这主要是由于其细胞表面上存在多糖荚膜，有效地掩盖免疫反应性表位，从而阻止有效宿主免疫细胞的吞噬作用。然而，一旦被吞噬，隐球菌酵母可以在酸化的吞噬溶酶体内存在并生长，可能会避免额外的免疫监视。最后，酵母可以通过引起吞噬细胞破裂或通过胞吐作用通过非溶解性出口逃逸吞噬细胞。这些特征（吞噬作用抗性、细胞内存活和有效逃逸）都与隐球菌引起疾病的能力有关。孢子也被证明在小鼠鼻内感染模型中引起小鼠疾病。与酵母不同，孢子在没有调理作用的情况下在体外快速有效地被吞噬。孢子表面含有暴露的1，3-β-D-葡聚糖、甘露糖、几丁质和其他免疫反应性碳水化合物，可能促进吞噬细胞的识别和摄取。一旦进入吞噬细胞，孢子就会萌发成酵母并无性繁殖。这些孢子衍生的酵母复制，存在于吞噬溶酶体内，并以与吞噬酵母无法区分的方式逃逸吞噬细胞。

有证据表明，正常妊娠可能伴随着免疫应答的改变，妊娠期间的免疫抑制已有详细记录。妊娠的宿主进行了几种生理免疫系统调节，这些调节主要是为了防止抗原性不同的胎儿排斥。可以检测到从Th1应答到Th2应答的比例增加的微妙变化。这些反应尚未得到明确解释，但很可能是由于细胞因子的产生发生了变化，削弱了对某些感染的防御。妊娠的重要激素变化（例如，人绒毛膜促性腺激素、孕激素、雌激素、皮质类固醇、α-甲胎蛋白、催乳素和α-球蛋白的分泌增加）也可能导致抵抗力下降。自然发生的母体免疫抑制增加了妊娠期和产后感染各种病原体的风险。虽然很难发现明显的免疫缺陷，但一些病毒感染的增加已被记录在案，这可能表明一种温和形式的免疫抑制反应。这种生理补偿会导致其他需要保护性Th1反应的感染（例如肺结核、疟疾、美国锥虫病、利什曼病、弓形虫病和肺孢子菌肺炎）的发病和死亡增加。此外，在产后免疫抑制消退后，Th2到Th1反应的逆转可导致先前潜伏感染的明显临床表现，类似免疫重建炎症综合征。

妊娠期肺部隐球菌病相对少见。隐球菌和其他感染的最重要的诱发因素是母亲T细胞活性的改变。据报道，妊娠期间$CD4^+$T淋巴细胞的绝对数量和CD4/CD8比值均降低，自然杀伤细胞介导的细胞毒性也有所降低。而且，IgG水平下降，多形核白细胞在妊娠期间表现出降低的趋化反应。Nakamura等报道2例妊娠期和产褥期肺部隐球菌病。两例均在分娩后口服氟康唑成功避免了胎儿毒性。对这两名患者的胎盘进行了检查，发现病理正常，两名婴儿的隐球菌血清抗原均为阴性。妊娠期间，可使用两性霉素B治疗隐球菌病。由于致畸性，氟胞嘧啶和氟康唑禁止在妊娠早期使用。为了获得成功的母体和胎儿结局，应在妊娠期间仔细观察隐球菌病，并可将抗真菌治疗推迟至分娩后。

隐球菌的隐性感染在人类中普遍存在。来自美国纽约的研究显示，几乎所有生活在纽约市的成人抗隐球菌抗体均为阳性，这一现象提示健康人群暴露于隐球菌并感染非常普遍，但是鲜有发病，提示人类隐球菌病可能是隐球菌潜伏感染后的再次激活所致。而且，来自热带地区的患者在离开本国很久之后仍可被诊断为格特隐球菌感染。Garcia-Hermoso等通过随机扩增多态性DNA（RAPD）和限制性片段长度多态性（RFLP），分别对来自不同地理来源的新生隐球菌格鲁比变种环境分离株的对照样品进行了重组。然后使用这两种分型技术分析了来自法国29例诊断为隐球菌病患者的103株分离株。29例患者中，17例出生在欧洲，9例出生在非洲。在诊断出隐球菌病之前，这些非洲患者在法国平均生活了110个月，并且至少13年没有接触过非洲环境。该研究发现在法国诊断为隐球菌病的9例非洲患者的临床分离株与17例欧洲患者的临床分离株的分布存在显著差异，感染是由非洲表型而不是法国表型所致。这些患者存在较长时间隐球菌的潜伏感染，隐球菌在体内一直处于休眠状态。隐球菌可以在体内持续数年而没有临床症状，当发生免疫功能减退时，如实体器官移植或艾滋病，休眠的隐球菌可能会重新激活、繁殖、传播并引起感染。

从呼吸道中分离出的隐球菌不一定都需要抗真菌治疗。在某些个体，隐球菌可能只是在气道中定植，而患者仍无症状。有时，如果受累轻微且患者没有症状，隐球菌性肺结节也可能不需要治疗。但是，某些具有免疫能力的个体将来可能会削弱免疫力，因此，必须对具有先前诊断的隐球菌的患者进行仔细随访，以发现其重新激活和主动感染的迹象。

（浙江省立同德医院呼吸科　李国平　提供）

4.**病例4**：男，41岁。肝移植术后2年余，咳嗽1周。胸部CT（2019.07.09）：右肺上叶多发感染灶。附见：肝移植术后改变，脾大。于2019.07.11入院诊治。

胸部CT（2019.07 09）：右肺上叶结节、实变影（图4-3-57）。

【诊断】 肺隐球菌病。

【诊断依据】 青年男性，右肺上叶结节、实变影，胸膜下分布为主，结节周围可见晕征，实变内可见支气管充气征，结合患者肝移植术后2年，服用免疫抑制药物，存在免疫缺陷，首先考虑肺隐球菌病。入院后行隐球菌乳胶凝集试验（定量）检查：1∶320（阳性），给予氟康唑治疗10天后复查，病变有所吸收（图4-3-58）。

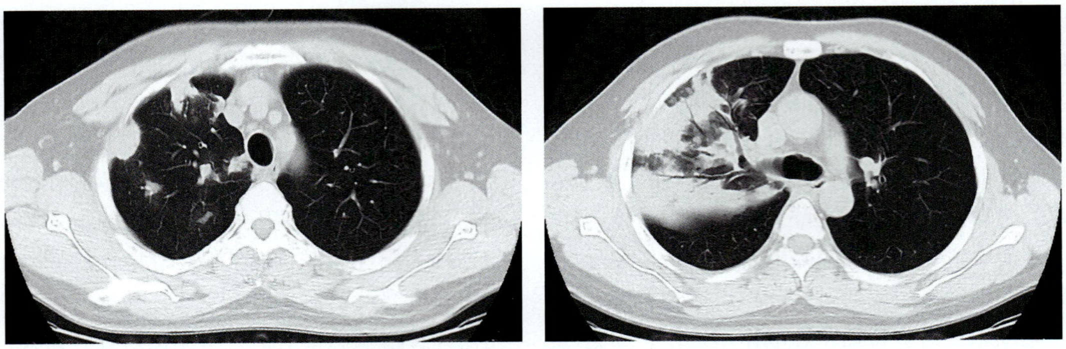

图4-3-57　胸部CT（2019.07.09）

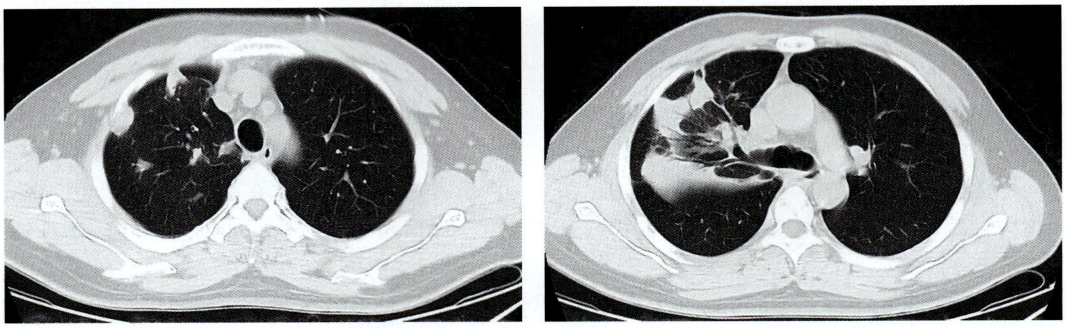

图4-3-58　病变较前略有吸收（2019.07.22）

【分析】 侵袭性真菌感染仍然是实体器官移植（SOT）受者发病率和死亡率的主要原因。根据美国移植相关感染监测网络联盟15个移植中心提供的5年监测数据，在1063例器官移植受者中确定了1208种真菌感染。SOT后受者第1次侵袭性真菌感染的1年累积发生率为小肠（11.6%）、肺（8.6%）、肝脏（4.7%）、心脏（4.0%）、胰腺（3.4%）和肾脏。最常见的侵袭性真菌感染是侵袭性念珠菌病，占53%，其次是侵袭性曲霉病（19%）、隐球菌病（8%）、非曲霉霉菌病（8%）、地方性真菌病（5%）和毛霉病（2%）。SOT受者隐球菌病的总发病率在0.2%～5%。隐球菌病通常是一种迟发性感染，中位发病时间为移植后16～21个月。与肾移植受体相比，肝和肺的发病时间通常更早（＜12个月）。

器官移植术后应用大量免疫抑制药物导致免疫功能降低，是发生隐球菌病的高危因素。新生隐球菌格鲁比变种（血清型A）没有特定的地理偏好，并且导致SOT受者中的大多数感染。新生隐球菌新生变种（血清型D）在北欧普遍存在。格特隐球菌主要感染非免疫功能低下的宿主，并且可能需要长时间的抗真菌治疗。俄勒冈亚型（VGⅡc）目前在SOT受者中与70%的死亡率相关，并且发现氟康唑最低抑制浓度（MIC）很高。

在大多数情况下，感染是由于免疫抑制状态引发的宿主体内潜伏感染的重新激活，亦可以是移植后的原发感染或术前未发现的隐球菌病。极少数情况下，可通过移植供体感染受者。当存在以下任何一点时，需排除供体来源的隐球菌病：①微生物学或组织学检查证实手术部位或移植物存在隐球菌。②移植术后30天内发生的隐球菌病，尤其是在肺、中枢神经系统以外的不典型感染部位，优先发生在肝移植受者中。③接受同一供体捐献器官的不同移植受者均发生隐球菌病。虽然供体衍生感染通常被描述为在移植后早期（＜30天）发生，但亦有例外。早期识别潜在的供体衍生感染可以治疗/预防同一捐赠者的其他受者。一旦获得阳性血培养结果，应立即将此信息传达给所涉及的移植团队，以便对移植器官受者进行适当的管理。是否常规对供体进行血清隐球菌抗原检测目前仍无定论，但接受未治愈的隐球菌病患者捐献器官，术后感染率较高。故而对一些不明病因的脑炎、肺部结节及发热的潜在供体，若具有隐球菌病危险因素（长时间使用激素等免疫抑制剂、血液系统肿瘤、细胞免疫功能抑制），应行血清隐球菌抗原检测，不明病因的脑炎患者还应进行脑脊液检查、抗原检测、真菌培养、影像学检查等，排除隐球菌感染。若在捐献后才发现供体存在隐球菌感染，应及时报告并对受者进行预防性治疗。

目前，钙调磷酸酶抑制剂仍然是SOT受者免疫抑制的主要支柱。钙调磷酸酶抑制剂主要有环孢素和他克莫司。环孢素A是1969年从真菌培养液中提取出来的一种含11个氨基酸的环状多肽。1978年英国首次将环孢素A应用于临床肾移植，此后在胰腺、肝脏、心脏、骨髓、肺等的移植手术中，环孢素A的应用使得患者存活率明显提高。他克莫司1984年首次在日本从土壤真菌的肉汤培养基中提取出来，实验室命名为FK506，其化学结构属23元大环内酯类抗生素。Kino等于1987年发现了他克莫司无论在体外试验还是在移植物（皮肤、心脏、肾脏）实验模型上均表现出了强烈的免疫抑制活性，自1988年起他克莫司在临床上广泛推广。环孢素与靶细胞内环孢素亲和素（cyclophilin，Cyp）结合形成CsA-Cyp复合体以及他克莫司与T淋巴细胞内的FK506受体结合蛋白-12（FKBP-12）结合，形成Tac-FKBP-12复合体，均能与钙调磷酸酶结合并抑制其活性，通过抑制活化T细胞核因子活性，在分子水平上干扰、抑制IL-2等基因的转录，进而抑制细胞毒性T淋巴细胞向移植物的浸润，产生免疫抑制作用，从而达到预防和（或）治疗排斥反应的目的。他克莫司全面抑制T淋巴细胞的作用，作用较环孢素强100倍。他克莫司通过血脑屏障的能力强于环孢素。两者的不良反应比较类似，应用他克莫司或环孢素的患者应该定期监测血药谷浓度。

移植术后发生隐球菌感染，首先应该考虑减少免疫抑制药物的应用。但有研究认为钙调磷酸酶抑制剂对于隐球菌感染患者具有一定的保护作用。钙调磷酸酶（calcinurin）是受Ca^{2+}和钙调蛋白（Calmodulin，CaM）调节的丝/苏氨酸蛋白磷酸酶。近年来的研究发现，钙调磷酸酶是多种病原真菌调节细胞内钙离子稳态的重要调节蛋白，Ca^{2+}/钙调磷酸酶信号途径调节酵母菌和丝状真菌的多种重要细胞内应答反应。对病原真菌的基础研究发现，钙调磷酸酶在细胞生长、形态转换、阳离子稳态和应激应答中发挥重要作用。钙调磷酸酶抑制剂通过与该信号通路蛋白的相互作用，从而抑制细胞内钙调磷酸酶活性，例如：环孢素A与亲环蛋白A结合后，抑制CaM与钙调磷酸酶的作用，从而阻断该信号通路。他克莫司或环孢素对新生隐球菌具有毒性并抑制其生长，其应用不会减少隐球菌感染率，但可以降低病死率，减少细菌播散及中枢神经系统感染风险，可能是药物和隐球菌钙调磷酸酶相互作用导致。同时，钙调磷酸酶抑制剂体外实验表现出与氟康唑协同抗新生隐球菌的作用。他克莫司可将氟康唑对新生隐球菌的平均抑制浓度降低至1/4。隐球菌可以通过多重耐药泵机制主动将胞内唑类药物泵出胞外，产生药物抵抗，而钙调磷酸酶抑制剂具有抑制泵功能的作用，从而具有协同抗菌能力。根据这些结果，钙调神经磷酸酶抑制剂可以抑制包括隐球菌在内的真菌的生长和毒力。因此，移植术后采用非钙调磷酸酶抑制剂进行抗排斥治疗者，更易发生隐球菌感染。此外，环孢素或他克莫司主要通过肝脏细胞色素P450酶系（CYP）中的CYP3A4和CYP3A5代谢，氟康唑、伏立康唑等作为较强的CYP3A4抑制剂，可增加移植术后环孢素或他克莫司血药浓度，联用期间要适当下调两者剂量。大环内酯类抗菌药（红霉素、克拉霉素）、钙拮抗剂（地尔硫䓬）等肝药酶抑制剂均可显著升高他克莫司的血药浓度；利福平、糖皮质激素等肝药酶诱导剂则会使他克莫司的血药浓度明显降低。雷帕霉素靶蛋白（mammalian target of rapamycin，mTOR）抑制剂也具有一定抗菌作用。隐球菌的TOR激酶在细胞增殖过程中起重要作用，而mTOR抑制剂有潜在的酶抑制能力。需要指出的是，如果过于快速地减少或停用上述免疫抑制药物，有可能出现免疫重建炎症综合征，导致中枢神经系统症状恶化。

阿仑单抗（一种用于肾脏或其他实体移植物诱导方案的抗CD52抗体）和抗胸腺细胞球蛋白等T细胞耗损抗体可导致$CD4^+$T细胞淋巴细胞大量耗损，与隐球菌病风险增加有关。Silveira等研究表明，未接受阿仑单抗或抗胸腺细胞球蛋白治疗的SOT受者隐球菌病的累积发生率为0.3%，接受单次剂量治疗的患者为1.2%，接受超过1个剂量治疗的患者为3.5%。与诱导治疗相比，接受阿仑单抗抗排斥治疗的SOT受者发生侵袭性真菌感染的频率更高。其他免疫抑制治疗，包括抗肿瘤坏死因子α（英夫利昔单抗），抗布鲁顿酪氨酸激酶抑制剂（依鲁替尼），以及最近针对鞘氨醇-1-磷酸受体（芬戈莫德）的药物亦可在SOT受者中诱发隐球菌病，但较少发生在干细胞受者中，原因复杂，其中可能包括在后者人群中经常预防性应用唑类药物。

文献报道，肺隐球菌病的CT表现按出现频率的高低依次为肺部单发或多发结节状肿块、斑片状实变、空洞、磨玻璃样变、网格状改变。一般说来，SOT受者肺隐球菌病逐渐呈现肺广泛侵犯和浸润的影像学征象，例如肺实变、肺结节内空洞形成等；极少数患者缺乏临床症状，在偶然行胸部影像学检查时发现患有肺隐球菌病；发热、肺间质浸润、胸腔积液征象常提示疾病播散。当患者免疫功能严重抑制时感染有可能侵犯多个器官。

2017年，George等评估了美国42 634例SOT受者中隐球菌病的危险因素。在多变量分析中，年龄较大、糖尿病或医疗补助/自费患者增加隐球菌感染的风险。与其他器官类型相比，接受肺移植与隐球菌病的风险增加独立相关。一般而言，男性被认为是一个风险因素，可能与接触鸟粪和腐烂的木材和土壤导致更高的环境暴露有关。一项针对美国东南部州（田纳西州、佐治亚州和南卡罗来纳州）非HIV相关性隐匿性脑膜炎住院患者的回顾性研究发现，与其他地区相比，住院率更高，突出了地理环境暴露的重要性。其他影响因素包括贫血、低蛋白血症、高胆红素血症、肝病（病毒性肝炎、肝衰竭、肝硬化）、粒细胞减少、广谱抗菌药物的使用、肾功能不全或肾衰竭等。

目前，伴有隐球菌病的SOT患者的总死亡率为

5% ~ 20%。在28例接受SOT治疗的隐球菌脑膜炎患者中，死亡率增加与精神状态改变、无头痛和肝衰竭有关；后者是死亡的独立预测因子。脑脊液检查无炎症、低糖和高隐球菌抗原与死亡率增加有关。相反，接受钙调磷酸酶抑制剂与较低的死亡率独立相关，基线时肾功能衰竭与较高的死亡率相关。与钙调磷酸酶抑制剂的使用相关的改善结果可能部分归因于它们与抗真菌药物的协同相互作用。

（杭州树兰医院呼吸科　陆　明　提供）

5.**病例5**：男，48岁。发热、咳嗽20余天。患者20天前无明诱因出现发热，体温最高达39.9℃，伴畏寒，无明显寒战，发热无明显规律性，咳嗽，咳少量白痰，偶咳少许血痰，咳嗽明显时感憋喘。当地医院行胸部CT检查提示肺炎、肺空洞，未给予特殊治疗，后于2016.09.27就诊于市人民医院，给予“头孢西丁”等药物治疗静脉滴注2天，效果欠佳，于2016.09.30入院诊治。近6个月体重下降约15kg。既往有“反复口腔溃疡”病史2年，未系统诊治；“声音嘶哑”病史2年。辅助检查：血常规、CRP、肝肾功能、电解质、心肌酶谱、肿瘤标志物等均无特殊异常；HIV抗体阳性；$CD4^{+}T$淋巴细胞绝对计数100/μl。

胸部CT（2016.09.30）：左肺上叶空洞影（图4-3-59）。

【诊断】 肺隐球菌病。

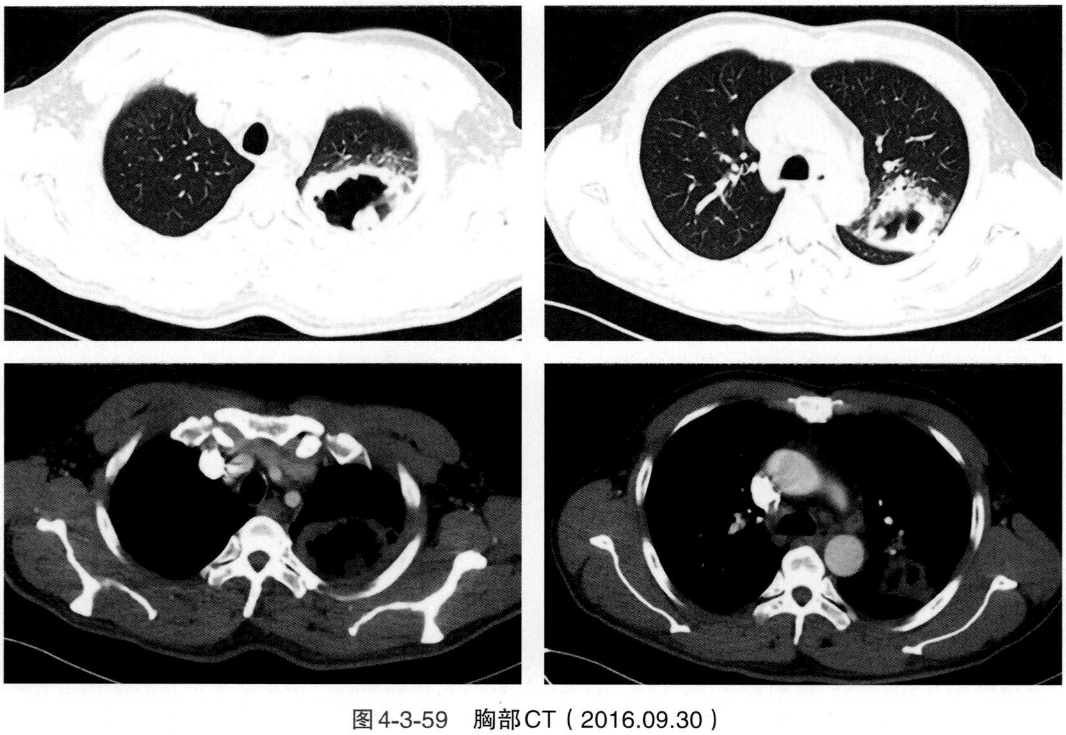

图4-3-59　胸部CT（2016.09.30）

【诊断依据】 中年男性，HIV抗体阳性，左肺上叶后段空洞影，周围可见晕征，洞壁可见小空洞影，内见坏死、分隔，首先考虑感染性疾病。抗生素治疗无效，细菌感染暂不考虑；病变周围无卫星灶，结核不考虑；病变影像学特点支持真菌感染。入院后行经皮肺穿刺，病理：（左肺）肺组织增生伴周围肉芽组织形成并淋巴细胞浸润，局部坏死组织内查见真菌，考虑为隐球菌。给予氟康唑口服治疗，1个月后复查（2016.11.02）：病变吸收，空洞壁变薄（图4-3-60）。继续治疗半年（2017.03.18）：空洞吸收、缩小（图4-3-61）。

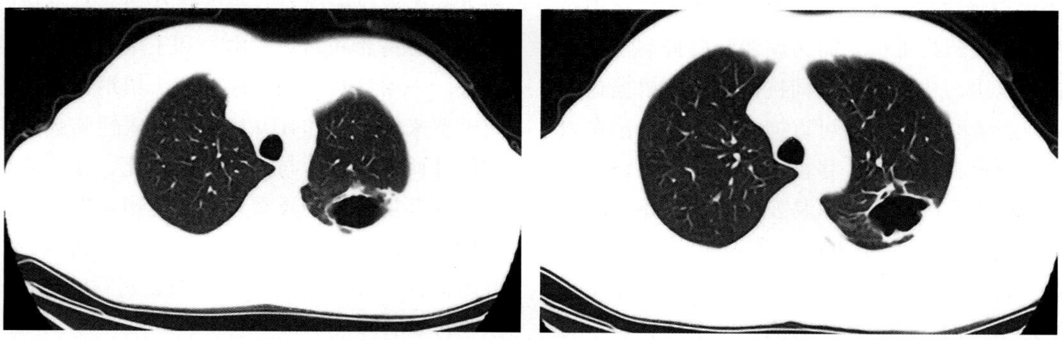

图4-3-60　病变较前吸收，薄壁空洞影（2016.11.02）

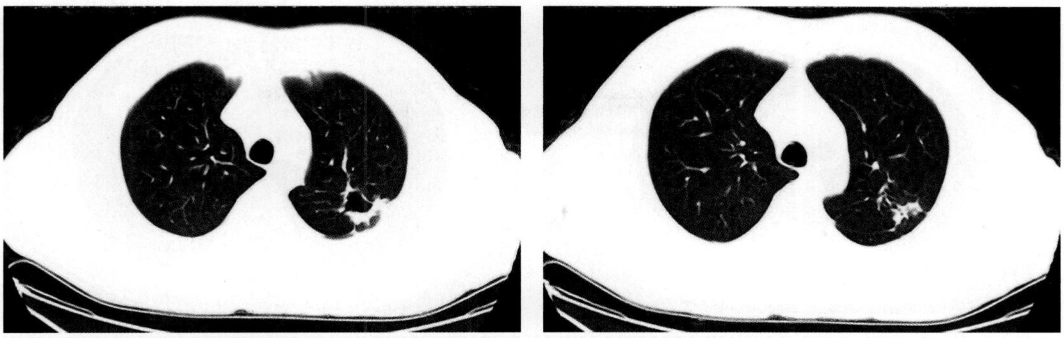

图4-3-61　空洞吸收、缩小（2017.03.18）

【分析】　隐球菌病已成为艾滋病患者的主要并发症和死亡原因之一。2022年，隐球菌病仍占所有艾滋病相关死亡人数的13%～24%。$CD4^+T$淋巴细胞是HIV感染最主要的靶细胞，HIV感染人体后，出现$CD4^+T$淋巴细胞进行性减少，损害了原本可控制隐球菌感染的免疫应答功能。HIV感染可导致Th1细胞因子表型转变为以Th2表型为主，加剧了隐球菌病的播散。此外，HIV可侵袭肺泡巨噬细胞，削弱了它们控制隐球菌感染的能力。同时，隐球菌抗原减弱了细胞介导的免疫作用，使得隐球菌病在艾滋病患者中的发病率显著上升。当$CD4^+T$淋巴细胞计数＜100个/μl时，隐球菌性脑膜炎的发病明显增加。故艾滋病患者中隐球菌的发病率远高于普通人群。艾滋病患者并发隐球菌病时全身性症状较非艾滋病患者更明显，呼吸道症状则相对较轻，更易出现肺外尤其是中枢神经系统感染，部分患者甚至无任何呼吸道症状。

肺隐球菌病患者肺部影像学表现多样，通常分为结节肿块影、片状浸润影和混合病变三种类型。有研究显示结节肿块影最多，然后是片状浸润影，混合病变最少见。胸部CT上有HIV感染的肺结节患者应特别筛查隐球菌感染。艾滋病合并肺隐球菌病时肺内结节为最常见CT表现，而结节内空洞病灶是肺隐球菌病常见的特征性影像学表现，空洞壁相对较薄，这种差别可能与艾滋病的免疫受损状态有关。艾滋患者群出现肺部薄壁空洞性结节时需要高度警惕肺隐球菌病。在既往研究中，HIV相关的肺隐球菌病引起的弥漫性间质浸润的频率很高。值得注意的是，那些弥漫性磨玻璃影中至少有一些可能与肺孢子菌肺炎有关。少数病例可见胸腔积液或心包积液。需要引起注意的是，当艾滋病患者出现肺部空洞性结节和（或）胸腔积液，特别是肺空洞位于结核好发部位时，较容易被误诊为菌阴肺结核和（或）结核性胸膜炎。若同时合并肺外病变，如脑膜炎、淋巴结炎及心包炎则容易被误诊为播散性结核分枝杆菌感染。因此，对于合并空洞性结节和（或）胸腔积液的艾滋病患者，若未能找到抗酸杆菌，不可轻易诊断为菌阴肺结核，需要排除肺隐球菌病的可能。

新生隐球菌主要引起HIV患者中枢神经系统感染，同时也能够血行播散，并且在同时送脑脊液和血培养情况下，脑脊液报阳性时间更早，原因可能是脑脊液中菌量更多。墨汁染色镜检显示，所有菌株可见完整较厚荚膜，可以帮助菌体逃避宿主免疫细胞的吞噬。新生隐球菌性脑膜炎患者的脑脊液常规检查往往提示白细胞轻度升高，一般为（10～500）$\times10^6$/L，但在艾滋病患者中，因其细胞免疫功能受损，脑脊液中的白细胞升高多不明显，甚至有部分白细胞测值为0的报道，这可能与HIV进展期患者的免疫状态差，表现为温和的炎性反应有关。所以在HIV感染患者中，脑脊液常规、生化结果正常并不能排除隐球菌性脑膜炎。

艾滋病合并隐球菌性脑膜炎的治疗主要包括抗真菌治疗、HAART、颅内高压处理及一般支持治疗。抗真菌治疗后（2～10周），感染基本得到控制，患者病情稳定时可开始HAART。如果进行HAART的患者$CD4^+T$细胞计数＞100个/μl并且连续3个月HIV病毒载量低于检测下限，可以停止维持治疗（抗真菌疗程至少12个月）；如果$CD4^+T$细胞计数＜100个/μl，需重新开始维持治疗。对于无症状的隐球菌抗原检测阳性患者，进行腰椎穿刺检查脑脊液和血培养。如果结果阳性，可按症状性脑膜脑炎治疗。如果没有脑膜脑炎的依据，采取维持治疗，如氟康唑（400mg/d口服），直到免疫功能恢复。在HAART尚未普及、病毒耐药水平高或HIV感染发病率高的地区，需常规进行隐球菌的抗原检测，以便尽早对无症状抗原检测阳性的患者进行治疗。

（济宁医学院附属医院呼吸科　吕高超　提供）

6.**病例6**：男，28岁。反复咳嗽、咳痰5个月余，再发伴加重1周。查体：无明显阳性体征。

胸部CT（2018.07.24）：双肺多发结节影，增强扫描强化不明显（图4-3-62）。

【诊断】　肺隐球菌病。

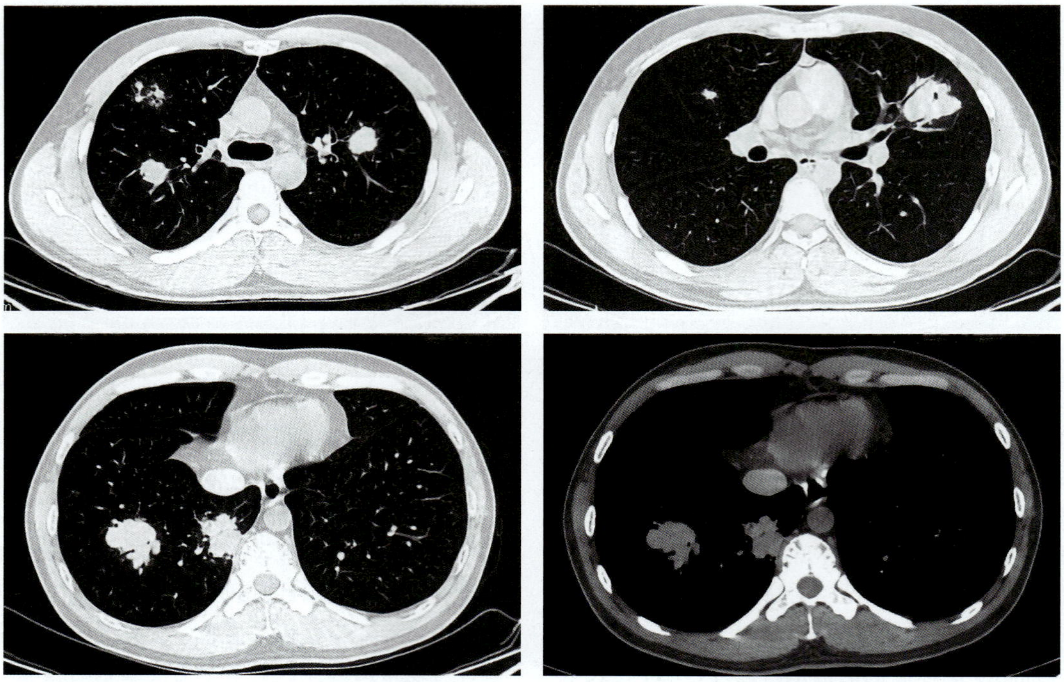

图4-3-62　胸部CT（2018.07.24）

【诊断依据】 青年男性，既往体健，病史较长，双肺多发结节，部分可见支气管充气征和空洞，首先考虑肉芽肿性疾病。病变周围无卫星灶，结核暂不考虑，周围可见晕征，首先考虑真菌性疾病，隐球菌感染可能性大。患者血清隐球菌荚膜抗原检测阳性，经皮穿刺肺活检，病理:（右肺穿刺物）真菌感染，考虑隐球菌。特殊染色：PAS（＋）、GSM（＋）、抗酸（－）。给予氟康唑治疗，3个月后复查（2018.11.05）：病变明显吸收，部分为空洞影（图4-3-63）。

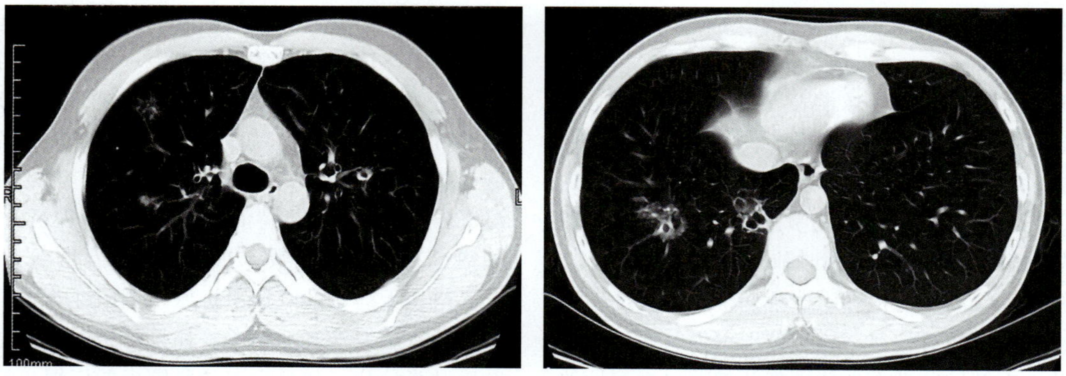

图4-3-63　病变明显吸收（2018.11.05）

【分析】 一些病原微生物具有逃避宿主免疫反应的潜能。如果出现严重的免疫缺陷，这些病原体可能会被重新激活，导致症状。这种机制对于细菌（如结核分枝杆菌）、寄生虫（如弓形虫或利什曼原虫）和病毒（如疱疹病毒）是众所周知的。该机制也见于一些真菌。与潜伏性结核定义相关，潜伏性真菌感染可以定义为个体感染真菌但目前没有活动性疾病的状况。潜伏感染意味着有重新激活的风险。重新激活的定义是在有症状或无症状的原发性感染在数周、数月或数年之后发生，并且可能已经得到治疗或未得到治疗的新出现的症状。重新激活与复发的区别在于：①感染和复发之间的时间间隔通常较短；②复发通常是由于治疗失败造成的，复发并不特别涉及患者基础疾病的改变，例如发生免疫反应受损的发生。

真菌能引起肉芽肿的形成。肉芽肿是宿主和病原体之间的一种局部结构，是由于先天免疫系统和适应性免疫系统无法清除病原体造成的。肉芽肿包含炎症细胞和被细胞外基质包围的病原体。有些霉菌利用肉芽肿慢性感染真皮、眼睛、鼻窦或骨骼。在这些病例中，肉芽肿增强了慢性活动性疾病，患者有临床有症状，因此与再激活现象完全不同。在再激活过程中，肉芽肿的主要作用是局限感染，但矛盾的是，它们也提供了病原体休眠的保护环境。在组织胞浆菌感染模型中，Th1最直接导致肉芽肿形成。T细胞和巨噬细胞分别产生高水平IFN-γ和TNF-α。这些细胞因子对于维持肉芽肿结构完整性至关重要。在肉芽肿的环境中也大量发现IL-1和IL-6。T细胞通过IFN-γ激活巨噬细胞以控制感染。Th2通路被激活通过产生IL-5调节炎症。在肉芽肿中发现高水平的抗炎细胞因子IL-10和TGF-β。此外，高水平的IL-17信号表明Th17途径参与了组织胞浆菌肉芽肿形成。隐球菌动物模型也得出了相同的结论。已经确定，具有被Th2途径平衡的Th1途径在肉芽肿的形成和维持中起主要作用。巨噬细胞、组织细胞和巨大的多形核细胞代表隐球菌肉芽肿的主要成分，其炎症反应低于分枝杆菌肉芽肿，并可能导致免疫反应差，与休眠感染一致。组织病理学数据表明，与肉芽肿中的结核分枝杆菌相比，隐球菌产生的坏死少。中性粒细胞反应低和无化脓性疾病导致炎症反应减少。肉芽肿中存在的巨噬细胞可增强隐球菌的持久性。当宿主的免疫反应受损时，巨噬细胞将不再能够使隐球菌内化或处于休眠状态，可能导致疾病发生。除肉芽肿形成外，巨噬细胞或其他吞噬细胞内的存活可能有助于解释真菌的持久性。巨噬细胞在隐球菌病中起着自相矛盾的作用。尽管它们能够通过吞噬作用杀死隐球菌，但它们也可加剧隐球菌的毒力和持久性，并成为隐球菌传播的载体。与其他病原体相反，隐球菌不妨碍吞噬溶酶体酸化。隐球菌多糖荚膜和漆酶活性/黑色素生成增加了对活性氧和抗菌肽的抵抗力。此外，大量酶、蛋白质或碳水化合物（包括超氧化物歧化酶、磷脂酶和鞘脂）有助于避免酸化、亚硝基活性和氧化应激，并防止降解。最后，膜相关的营养物、铁和铜的转运蛋白及获取系统可能会被上调，从而使真菌能够在巨噬细胞内存活。

重新激活和休眠清楚地描述了隐球菌和某些双相真菌的致病机制。尽管肉芽肿与慢性病密切相关，但它可能会增加潜伏期。目前，越来越多的证据表明巨噬细胞内部的生存和休眠是真菌逃避免疫系统的策略。基于重新激活的概念，应从降低真菌感染发生率的角度研究高度免疫受损患者的抗真菌药物预防的适应证和时机。

（吉安市第一人民医院呼吸科　邓年根　提供）

第四节　肺孢子菌肺炎

肺孢子菌（*Pneumocystis*）是一种普遍存在的单细胞酵母样真菌，分布于世界各地。最初被认为是一种感染多种哺乳动物宿主的原生动物物种，现已被认为是真菌的一个属。尽管曾有过肺外临床表现的报道，通常认为局限于哺乳动物的肺部组织。肺孢子菌曾经被统称为单一种属的“卡氏肺孢子菌”，现在已经明确不同种的肺孢子菌会感染不同类型的哺乳动物宿主。所有肺孢子菌均不能在哺乳动物的肺外传代培养，这也阻碍了人们对其的诊断能力和基础科学研究。

一、分类

肺孢子菌的发现最早源于对狨猴和豚鼠等多种哺乳动物体内锥虫感染的研究。1908年，在巴西里约热内卢的实验病理学研究所，医师兼研究员Carlos Chagas通过向大鼠和豚鼠注射锥虫寄生虫，进行了复制锥虫病（也称为Chagas病）的实验。在肺的组织学准备中，Chagas看到了一些形式的“囊肿”（cyst），其中包含八个子细胞（schizogónicas），这些形态被Chagas错误地归类为克氏锥虫生命周期的各个阶段。1910年，位于圣保罗的巴斯德研究所主任意大利学者Antonio Carinii研究锥虫另一宿主褐家鼠，自发感染第二种锥虫，路氏锥虫，并注意到Chaga在肺组织中描述的“eschizogonia（肺孢子虫包囊）”的存在，对包囊和克氏锥虫之间的特殊联系提出怀疑，并对寄生于大鼠肺组织中的虫体作了基本描述，认为这些是寄生于鼠本的一种新寄生虫，并将组织学样本寄给了他在巴黎巴斯德研究所的同事Felix Mesuil。1912年，巴黎巴斯德研究所的Delanoë夫妇证实了Carini的观察结果，但进一步指出，未感染路氏锥虫的幼鼠也感染了包囊，该类生物获得了独立的身份并赋予了学名，属名为*Pneumocystis*，“pneumo”体现了其嗜肺的特性，“cyst”体现了其典型的形态学（pneumo＝lung，cyst＝cyst-like structures）。为纪念为组织学研究提供样本的Antonio Carinii，该病原体种名被命名为卡氏肺孢子虫（*Pneumocystis Carinii*），归为原生动物门、单孢子虫纲、弓形虫目。1914年，Delanoë夫妇在巴黎报道了在豚鼠身上发现卡氏肺孢子虫，并提供了一个简短的描述，将该生物体描述为局限于肺的包囊（cyst）。

1938年，德国研究人员Ammich和Benecke描述了一种病因不明的肺炎，主要影响早产儿和营养不良儿童，后来称为浆细胞间质性肺炎。1942年，Van Der Meer和Brug在英国儿童保健院首次在2名死于浆细胞间质性肺炎的荷兰婴儿的肺组织中发现肺孢子菌，但不确定是否是致病菌。该病在德国和邻近的欧洲国家流行，可能与第二次世界大战及其直接后果导致普遍存在的营养不良有关。1952年，捷克研究人员Vanek和Jirovec证明了导致这种肺炎的病因是肺孢子菌，并首次从人类肺炎患者尸检的肺组织中分离到该病原体，并将该疾病命名为卡氏肺孢子虫肺炎（Pneumocystis carinii pneumonia，PCP）。之后的几十年里，PCP一直是一种很少见的疾病。长期以来一直认为肺孢子虫仅此一种，并可寄生于多种动物体内，但1970年Vavra等通过相差显微镜和电子显微镜发现，感染鼠和人的肺孢子虫形态特点不同。1976年Frenkel等报道感染人与鼠的肺孢子虫在形态和免疫原性等方面均有所不同。为与感染鼠的肺孢子虫相区分，Frenkel提议将导致人类肺炎的肺孢子虫命名为耶氏肺孢子虫（*Pneumocystis jeroveci*），以纪念首次发现人体感染肺孢子虫肺炎的捷克寄生虫病学家Otto jerovec，当时其观点并未引起广泛的认可。直到20世纪80年代艾滋病（AIDS）流行之前，它一直是相对较少的致病原因。1981年以来，PCP被发现是AIDS的标志性疾病之后，临床病例报告不断增多，从而引起广泛重视。

肺孢子菌在分类学上兼有原虫和真菌两者的特点，长期以来其分类地位一直存在争议。1988年以前，由于其形态和生活史与原虫相似；生活周期有包囊和滋养体这两种虫体形态；滋养体具有类似原虫伪足结构及其活动方式；胞膜上富含胆固醇，缺乏真菌胞膜上普遍存在的麦角甾醇，广谱抗真菌药物对其无效；在真菌培养基上不能连续生长；对治疗原虫的药物如喷他脒（戊烷脒）、磺胺类药物敏感等特点，将其归属于一种致病力较弱的孢子虫纲原虫。随着现代分子生物学技术的不断发展和应用，人们对肺孢子菌的认识不断深化。1988年，Edman等对肺孢子菌16S rRNA基因序列分析表明其与酿酒酵母具有很高的相似性，远大于任何一种已知原虫，故将其归为不典型真菌。1989年，Stringer等关于rRNA基因序列的研究进一步证明肺孢子菌与真菌（酿酒酵母、链孢霉、白念珠菌和隐球菌）关系密切。同年，Edman等的基因定位研究结果显示，肺孢子菌的二氢叶酸还原酶（dihydrofolate reductase，DHFR）基因和胸腺嘧啶合成酶（thymidylate synthetase，TS）基因分别位于两条不同染色体上，这与真菌相符，而在原虫中这两者由同一基因即DHFR基因编码。并且，其TS与其他生物体的TS相似，与酿酒酵母的TS关系最为密切，同源性为65%。1992年，Ypma-wong等报道卡氏肺孢子菌和真菌一样，均具有合成蛋白质必需的转录延伸因子3（elongation factor，EF-3），卡氏肺孢子菌该基因的蛋白产物与酿酒酵母有57%的序列同源性，而原虫则缺乏此种因子。该因子是真菌蛋白质合成所必需的可溶性翻译组分，在其他真核生物中不需要。Dyer和Edlind等的研究显示，卡氏肺孢子菌含有一个编码β-微管蛋白的基因，与丝状真菌的同源性为89%～91%。Banerji等1993年从卡氏肺孢子菌中克隆了arom基因，该基因编码一个单一的多肽，可催化芳香族氨基酸生物合成途径的第二步到第六步五个连续步骤。所有真菌AROM蛋白高度同源，该研究支持卡氏肺孢子菌是一种真菌的观点。肌动蛋白、β-微管蛋白和钙调素是生物进化中最保守的一类蛋白质，Fletcher等1994年将肺孢子菌肌动蛋白基因与其他30多种生物的序列进行比对，表明其与多数真菌相近，且与粟酒裂殖酵母最为接近。随后的研究表明，肺孢子菌胞膜富含1，3-β-D-葡聚糖等真菌中存在的特异物质，某些超微结构与真菌也相似。上述一系列研究结果从囊壁超微结构、基因序列、蛋白质功能等层面均证实肺孢子菌应归为真菌范畴。基于Hibbett等的研究和分类系统，肺孢子菌归类为真菌界、双核菌亚界、子囊菌门、外囊菌亚门、肺孢子菌纲、肺孢子菌目、肺孢子菌科、肺孢子菌属。

最开始人们认为感染不同动物的肺孢子菌是同一种，引起PCP的病原菌是卡氏肺孢子菌，但是后来发现感染不同动物的肺孢子菌有不同的特点，并且具有较严格的宿主物种特异性，这可能由于肺孢子菌和宿主长期共同进化适应相关。1976年，Frenkel正确地描述了人源肺孢子菌和鼠源肺孢子菌的血清学差异，并认为它们属于不同的种。迄今为止，几乎所有被检测的哺乳动物身上都寄生至少一种在其他哺乳动物中不存在的肺孢子菌菌种。因此，在1997年召开的肺孢子菌国际研讨会上，根据其宿主特异性特征，决定予以新的命名，但鉴于各肺孢子菌之间是否存在遗传差异性还未得到最后证实，故各种肺孢子菌暂定为型间差异，将其归属于卡氏肺孢子菌，并根据宿主的拉丁名字，采用三项式命名法命名，如感染人的肺孢子菌称为*P.carinii f.sp.hominis*，感染大鼠的肺孢子菌为*P.carinii f.sp.carinii*，感染小鼠的肺孢子菌为*P.carinii f.sp.muris*，感染马的肺孢子菌为*P.carinii f.sp.equi*等。其中，f.sp.（formae specialis）为型的含义。至此，正式确定了致病的肺孢子菌不仅仅是一个，而是一组。随后数年的研究进一步证实，各种肺孢子菌基因型和表型特征的确存在生物学多样性：即存在宿主特异性、抗原差异性，各种肺孢子菌间基因组、核型、同工酶和形态学也都存在显著性差异，即肺孢子菌具有种间的遗传特性。根据生物学概念，如果各种肺孢子菌存在种间差异，那么肺孢子菌分类上应归为属。因此，Frenkel等1999年建议将其定义为独立种，由三名制改为两名制，并再次提议将寄生于人体的肺孢子菌定名为耶氏肺孢子菌，以代替卡氏肺孢子菌这一名称，得到很多学者的赞同。迄今为止，根据国际植物命名法规，有5种肺孢子菌已被正式命名：寄生于人体的耶氏肺孢子菌（*Pneumocystis jiroveci Frenkel*），寄生于大鼠的卡氏肺孢子菌（*Pneumocystis carinii Delanoë and Delanoë*）和瓦氏肺孢子菌（*Pneumocystis wakefieldiae Cushion*），寄生于小鼠的鼠肺孢子菌（*Pneumocystis murina Keely*）和寄生于兔的兔肺孢子菌（*Pneumocystis oryctolagi Dei-Cas*）。这样就更明确地区分了感染人体和其他哺乳动物的肺孢子菌。通过单基因和多基因分析确定，两个感染啮齿动物的物种卡氏肺孢子菌和鼠肺孢子菌的种系在进化上彼此之间的距离比耶氏肺孢子菌更接近。来自其他动物的肺孢子菌没有明确的可感染人体的证据，有少量研究报道了卡氏肺孢子菌可感染人类。耶氏肺孢子菌这个名字最初虽然被一些群体反对，但最终取得了科研和临床学术界的广泛认可。更名后最大的问题是，名称改变可能导致医学文献的混乱，即由耶氏肺孢子菌导致的疾病是否仍称为PCP，还是称为耶氏肺孢子菌肺炎（Pneumocystis jirovecii pneumonia，PJP）。在原名中去掉种名（pneumocystis pneumonia，PCP）可避免此问题。此时PCP应泛指肺孢子菌肺炎，而不仅仅是由卡氏肺孢子菌引起的肺炎。

二、生命周期

由于研究人员无法在肺外长期培养肺孢子菌，目前对肺孢子菌的生命周期仍知之甚少，组织化学和超微结构研究构成了目前对肺孢子菌生命周期认知的基础。尽管由于宿主对感染的反应，经常可以在巨噬细胞中观察到该微生物，但目前仍没有其在细胞内生长的证据。寻找肺孢子菌的环境循环或者外部储存库经过无数次尝试均未成功。越来越多的证据表明，肺孢子菌的储存地就是它的哺乳动物宿主，与其他宿主依赖型的病原体类似，如痢疾阿米巴或结核分枝杆菌。对人和动物模型的研究证实，新生儿和免疫健全的宿主都有可能成为肺孢子菌一过性或长期定植的潜在储存库。

肺孢子菌的不同生命周期阶段通常可观察到大的互相黏附的聚集，类似体内的生物膜。鼠肺孢子菌和卡氏肺孢子菌在体外形成的生物膜证实了这种结构的存在，并可能与对现有疗法不敏感的顽固感染有关。通常提出的生命周期包括无性和有性生命周期，并且不同的肺孢子菌种类之间没有差异。尽管已经认识到许多中间阶段，在感染过程中发现了两种主要的细胞形式：营养型（滋养体）和子囊型（包囊）。作为胞外寄生菌，肺孢子菌几乎只在哺乳动物的肺泡腔中发现，仅在细胞外存在，很少有细胞内定位（intracellular localization）报道。实际上，包囊（cyst）或滋养体（trophozoite）均未用于描述其他真菌的任何阶段。由于原本被归类为原生动物，因此两者都用于肺孢子虫。滋养体是宿主中活跃的复制阶段，通常与发病有关，而包囊通常是指休眠阶段，带有厚厚的保护性细胞壁，使寄生生物能够在外部环境中生存，是其在宿主间传播的感染形式。由于认识到肺孢子菌是真菌，因此营养型（the trophic form）被认为等同于酵母，而包囊等同于子囊菌真菌的子囊（asci）。

营养型直径2～5μm，具有薄而灵活的细胞壁（20～30nm），为可变多形体，类似阿米巴，并且是生命周期中最丰富的形式（90%～98%）。每个营养型都包含单个核，其周围被胞质细胞器包围，包括线粒体、粗糙且光滑的内质网、高尔基囊泡和胞质液泡。在营养型的表面有许多突起，称为管状延伸或丝状伪足，它们通常朝宿主细胞突出或内陷入宿主细胞。这些结构的功能仍是未知的，但推测它们通过与宿主细胞膜相互交叉（嵌合）而在养分吸收中发挥作用。营养型在电子显微镜下显示出阿米巴样的结构，但其在新鲜标本中是椭圆形的，并且通常会与其他营养型或其他发育阶段的微生物形成群落。标本经快速瑞氏-吉姆萨染色后，可通过光学显微镜观察到细胞核和线粒体。利用与细胞壁形成络合物实现染色的真菌染色剂如六胺银无法对营养型进行染色。

囊前期比成熟的子囊要小，大小5～6μm，而且通常呈卵形。这一阶段肺孢子菌具有营养型时期不具有的坚硬的细胞壁，因此可以被六胺银及其他真菌壁染色液染色。在囊前期阶段细胞核的数目随着细胞核分裂的不同阶段而变化（2～8个细胞核），但是仍然不能区分成单独的孢子结构。在该阶段，仍能观察到线粒体的聚集。

子囊呈球形，直径5～8μm，细胞壁厚而光滑（100～160nm），富含β-葡聚糖，通常丰度（abundance）较低（2%～10%）。囊壁内含有囊内小体（或称孢子），完全成熟的子囊内一般为8个，每个囊内小体均包含一个核、线粒体和丰富的内质网。与营养型相比，子囊型具有罕见的管状延伸，通常仅附着在细胞表面，而不会内陷到宿主细胞内。细胞壁在细胞壁络合物染色法如六胺银中可见，而某些染色法如瑞氏-吉姆萨染色法则无效。包囊/子囊结构被认为是特征的形态学结构。在临床标本中所有的发育阶段通常都呈现为大的、多层的、紧密黏附的聚集或簇，增加了鉴别区分各个阶段的难度。

真菌细胞壁富含糖蛋白、甘露聚糖、葡聚糖、几丁质和壳聚糖。肺孢子菌细胞壁中含有丰富的糖蛋白，并且仅在子囊中含有β-葡聚糖，包括1，3-β-葡聚糖和1，6-β-葡聚糖，1，3-β-葡聚糖含量最高，是主要的促炎因子。基因组分析实验表明，肺孢子菌中不存在其他真菌细胞壁的特征成分，包括外链N-甘露聚糖和几丁质。因此，肺孢子菌是目前唯一在其细胞壁中缺乏几丁质的真菌。肺孢子菌具有生物合成和降解1，3-β-葡聚糖和1，6-β-葡聚糖所需的所有酶，但丢失了在许多其他真菌中存在的α-葡聚糖生物合成和降解所需的基因。与其他真菌相比，肺孢子菌细胞壁的组成、厚度和刚度明显降低。这种减少反映了它对哺乳动物宿主环境的适应性。鉴于几丁质、甘露聚糖和β-葡聚糖都是已知的病原体相关分子模式（PAMPs），它们通过包括DC-SIGN、dectin-1和dectin-2在内的宿主模式识别受体（PRRs）触发宿主先天免疫，其丢失或掩藏可能代表了肺孢子菌（尤其是营养型）适应的一种有效机制，可以逃避宿主的先天免疫。这些PAMPs的缺失与肺孢子菌基因组中LysM效应基因的缺失是一致的，LysM效应基因在真菌中广泛保守并且具有抑制PAMPs触发的宿主固有免疫反应的功能。β-葡聚糖在子囊中的保留表明它们是生物体必不可少的，可能通过提供空气动力学有效的细胞壁，使其能够通过空气传播到其他宿主和（或）有助于形成保护性的带有主要表面糖蛋白的生物膜。营养型很脆弱（呈“无壁”状态），细胞壁中既没有β-葡聚糖也没有几丁质，可能无法承受宿主肺部环境以外的更苛刻的环境条件。这可能反映了肺孢子菌对宿主肺部稳定环境的适应。营养型β-葡聚糖和几丁质的缺失也可能赋予肺孢子菌某些优势，包括具有更大可塑性的细胞壁，这可能允许其与宿主细胞更紧密地联系以获得营养。

肺孢子菌寄生于正常人的肺泡内，多通过吸入空气中子囊而感染，成熟子囊进入肺泡后破裂，囊内小体脱囊后发育为营养型并再次开始生命周期。囊内小体释放的机制是：内切1，3-β-葡聚糖酶水解子囊的致密层，使囊内小体“逸出”，即溶解释放，而不是将囊内小体发散出囊。营养型通常聚集在一起或紧密附着在Ⅰ型肺泡上皮上寄生、增殖，子囊多位于肺泡腔中。营养型被认为是肺孢子菌的生长期，与多数酵母菌的出芽生殖方式不同，它是通过二分裂方式繁殖（无性繁殖），为单倍体，部分营养型（单倍体配子）以接合方式形成双倍体（有性繁殖），后者经有丝分裂和减数分裂形成囊前体，进一步发育成内含4～8个单倍体孢子的成熟子囊，减数分裂时可发生同源重组，丰富子代肺孢子菌的表型多样性。在肺部感染过程中，以营养型为主，其与子囊的比例约为9∶1。

三、传播途径

在认识到肺孢子菌引起人类肺炎后，最初人们认为PCP是一种人畜共患病，这主要是因为该病原体在哺乳动物中的形态相似且分布广泛。此外，一些研究表明，通过对大鼠和人的肺孢子菌进行呼吸道内接种，可对裸鼠或严重联合免疫缺陷鼠进行交叉感染，这种观点得到了支持。然而，越来越多的报告显示，无法通过实验方法在不同哺乳动物物种之间传播肺孢子菌，以及不同动物物种的肺孢子菌之间存在显著的遗传差异，导致人们认识到肺孢子菌是宿主物种特异性的。在人类身上发现的耶氏肺孢子菌从未在任何其他哺乳动物物种中发现，包括非人类灵长类动物。动物的肺孢子菌从未在人类身上被可靠地发现；在患者样本中发现的卡氏肺孢子菌或瓦氏肺孢子菌DNA（通过PCR鉴定）的罕见报告可能代表实验性污染。综上所述，高宿主物种特异性和全基因组序列分析结果排除了人类肺孢子菌感染是人畜共患病的可能性。

肺孢子菌是否存在于环境中（在哺乳动物宿主之外）是值得关注的问题。现有研究认为，水和土壤均不是肺孢子菌感染的环境来源。早期的动物学研究显示，肺孢子菌感染可能通过空气途径传播。1982年，Hughes等对卡氏肺孢子菌在自然环境中的获得方式进行了鉴定。无菌隔离器中保存的无菌大鼠在地塞米松免疫抑制3个月后被发现没有感染卡氏肺孢子菌。以选择性的方式将无菌鼠暴露于潜在的卡氏肺孢子菌源，包括空气、水和食物。动物暴露在带有过滤（无菌）空气和常规（未灭菌）水和食物的隔离装置中，没有获得卡氏肺孢子菌。大鼠在开放的笼子里暴露在室内空气中，但保持在无菌的水和食物环境中，获得了感染。喂食受卡氏肺孢子菌感染的肺组织的动物没有感染。这些发现表明，无菌免疫抑制大鼠可因住在感染肺孢子菌大鼠的房间里或笼子里因空气传播自然获得感染。Choukri等对2008年1月9日至2009年7月21日登记的PCP患者进行分析。在PCP患者病房和室外采集空气对照样品。通过定量PCR对PCP患者周围的空气标本进行研究显示，距离患者头部1m内病原菌检出水平最高。尽管随着与患者距离的增加，病原菌浓度不断下降，但是在患者病房外的走廊中采集的空气标本依然呈阳性。更为重要的是，患者感染近期的耶氏肺孢子菌的基因型与病区外的病原菌基因型相同，证实这些患者就是潜在的传播源。

根据对人和啮齿动物肺孢子菌菌种的基因组分析，肺孢子菌已经适应了作为专性肺部病原体的生长，依赖肺稳定地供应气体和营养，以及无压力的环境（包括稳定的pH、温度和渗透压）。肺孢子菌，特别是其营养型，似乎无法在二氧化碳浓度低和其他潜在有害因素的恶劣环境中生存。从这个角度来看，土壤、水和周围的空气都不利于肺孢子菌生长，因为存在着过多的压力，缺乏可利用的养分和足够的CO_2浓度（与肺中的5%相比，土壤中为0.25%、地表水中为0.001%和周围空气中为0.04%）。此外，肺孢子菌缺乏碳酸酐酶（carbonic anhydrase），碳酸酐酶能将CO_2和H_2O转换成碳酸氢根，也能逆向转换，是调节pH的关键酶。缺乏这种酶的酿酒酵母菌株能够在5%的CO_2中正常生长，但在环境空气中显示出严重的生长限制，因此推断肺孢子菌在宿主外很难进行营养生长。然而，考虑到存在相对较硬的含有β-葡聚糖的细胞壁，以及在空气中对DNA的一致检测，从呼气中呼出后，子囊很可能在空气中存活，至少是暂时的，或者在被感染宿主呼气后处于休眠状态。空气是传播的媒介，而不是储存地。

目前的证据，包括对宿主的高度依赖、严格的宿主物种特异性，以及与宿主的潜在共同进化，都强烈地表明，肺孢子菌只能在其特定的哺乳动物宿主体内繁殖，而哺乳动物宿主也是其感染的天然宿主。这与通常居住在环境中而不需要特定哺乳动物宿主进行繁殖和发育的其他真菌病原体的情况明显不同。

肺孢子菌的传播介质可能是子囊，因为子囊可能是唯一可以在哺乳动物宿主外短暂存活的形式，小鼠动物实验表明营养型肺孢子菌不具有传染性。子囊（而不是营养型）表达1，3-β-D-葡聚糖合成酶，并含有丰富的1，3-β-D-葡聚糖。尽管至少从20世纪80年代起就已经假设了这种可能性，但直到2010年，对免疫抑制的大鼠和小鼠PCP模型的研究才支持这种可能性。Cushion等应用棘白菌素（抑制1，3-β-D-葡聚糖合成）治疗和预防PCP，在PCP的啮齿类动物模型中消除子囊，同时保留大量的营养型。棘白菌素治疗组小鼠的存活率增加，可能是由于治疗组小鼠和大鼠肺中1，3-β-D-葡聚糖含量降低，同时子囊数量减少，以及病原菌形态的显著重塑。经棘白菌素治疗的小鼠不能将肺孢子菌传播给共同饲养的免疫抑制的无肺孢子菌感染的小鼠，而未经治疗的受感染小鼠则能够传播感染，为子囊作为传播媒介提供了有力证据。使用裸鼠和细胞分选的肺孢子菌子囊型和营养型的一项研究进一步证实了这一发现。Martinez等通过建立一个新的裸鼠模型，试图描述哪种形式的肺孢子菌可以自然地从宿主到宿主传播。结果表明，在无菌培养条件下，子囊型可以分化为营养型，而营养型不能分化为子囊型。相比之下，接种纯营养型的裸鼠能够产生子囊形态，反之亦然。传代实验表明，接种12小时后，仅感染了子囊型的裸鼠能够将感染传播给受者，单独感染了营养型的裸鼠则不能。

从理论上讲，子囊可以有效地引发感染，因为每个子囊包含8个孢子，这些孢子被释放并发展为营养型，并附着在Ⅰ型肺细胞上。此外，假设其以颗粒形式从受感染的肺中呼出，则子囊的大小（5～8μm）处于可在吸入后直接沉积在肺泡腔中的范围内。感染的宿主可能会通过喘息、咳嗽或打喷嚏排出含有子囊的感染性颗粒，随后这些颗粒会被易感宿主吸入。随着与PCP患者距离的增加，空气样本中肺孢子菌的发生率和生物负荷降低，这一发现表明，近距离的人与人接触（如在同一个房间内）可以促进传播。各种动物研究均证实，具有免疫能力和免疫缺陷的宿主都可以成为肺孢子菌的宿主，并通过空气传播。同笼饲养12～24小时足以在动物模型中传播。另有研究表明，只需要很少的微生物就可以启动肺孢子菌感染，而且传播效率非常高。少于10个卡氏肺孢子菌已经足够引起免疫抑制的大鼠感染。对于人类而言，在不同的环境下，包括实体器官移植室、血液科病房、儿科肿瘤科病房和其他医学专科病房出现的聚集性病例或PCP暴发表明存在空气传播。

肺孢子菌的传播机制具有重要的临床和公共卫生意义。例如，如果潜伏感染的再激活是PCP的主要原因，那么在医院中就没有理由将PCP患者隔离出来，因为人与人之间传播的风险很低。如果人与人之间的传播是疾病过程的关键组成部分，那么避免接触被感染的人，尤其是免疫缺陷患者尤其重要。同样，如果检测到了特定的肺孢子菌环境来源，则应建议高危患者避免这些暴露。

四、定植

在无免疫抑制人群中检测到耶氏肺孢子菌的报道越来越多，同时也有许多长期慢性疾病的患者存在耶氏肺孢子菌但不致病，这可能提示定植或宿主范围的扩张。定植、携带、无症状感染和亚临床感染等术语被用来描述未感染PCP时肺孢子菌微生物或DNA存在的情况。宿主携带少量肺孢子菌的后果尚不清楚，它在轻微呼吸道感染、慢性肺部疾病发展成PCP过程中起到的作用也是目前研究的一个热点。最常见的携带耶氏肺孢子菌的非HIV阳性人群包括哮喘、慢性阻塞性肺病、囊性纤维化、人类疱疹病毒感染、红斑狼疮、高剂量皮质类固醇治疗、抗肿瘤坏死因子-α治疗风湿性关节炎、甲状腺炎、溃疡性结肠炎以及怀孕者。

大多数人似乎暴露于肺孢子菌，并在生命早期对其产生抗体反应。儿童的定植率比成人更高。在健康儿童中肺孢子菌抗体的比例为70%～100%。Totet等通过二氢蝶酸合酶（dihydropteroate synthase，DHPS）位点分子分型研究表明，居住在同一地区的患有PCP的儿童和成人具有相同的*DHFS*基因型。这一发现清楚地表明了定植婴儿在病原体传播中的作用。在大多数研究中，健康成年人中对耶氏肺孢子菌定植的患病率为0～20%。Medrano等在西班牙进行了一项前瞻性研究，通过检测在研究前一年内未曾在医院环境中暴露过，未诊断或怀疑患有慢性肺病、肿瘤或免疫抑制的50名志愿者的口咽洗液样本中特异性肺孢子菌DNA，检查健康成人中是否存在肺孢子菌定植。在20%的病例中，通过巢式PCR检测肺孢子菌DNA，确定了肺孢子菌定植。所有携带者均无症状，未感染艾滋病毒且总淋巴细胞和$CD4^+$细胞计数正常。基因型分析显示不同的多态性，以85A/248C（40%）和85C/248C（30%）最常见。这项研究提供了第一个证据，证明耶氏肺孢子菌基因可在免疫能力正常的成人呼吸道中频繁检测到，这与一般人群可能是这种感染的宿主和来源的假设是一致的。Vargas等对110例具有免疫能力老年人（年龄＞65岁）的口咽冲洗液和鼻拭子样本进行耶氏肺孢子菌DNA检测。在13%的口咽冲洗液和11%的鼻拭子样本中检测到了耶氏肺孢子菌DNA，将口咽冲洗液和鼻拭子样本一起采集，检出率上升到22%。有趣的是，随访显示，没有一个参与者在研究完成后一年内发展成PCP。

妊娠是无症状感染耶氏肺孢子菌的危险因素。一种可能的解释是，正常妊娠可能伴随着免疫应答的改变。在这种状态下，除了参与先天和体液反应的某些细胞因子，如IL-4、IL-6和IL-10外，还会发生几种免疫变化，如Th1型细胞反应减少，Th2型反应成比例地增加。Vargas等对33例妊娠晚期、无症状的健康妇女和28例健康的妇女（月经期15天内）进行了一项前瞻性试验研究。33例孕妇中有5例（15.5%）的鼻拭子样本中含有耶氏肺孢子菌DNA，而28例未妊娠的对照组中均未发现。耶氏肺孢子菌阳性妇女均为多胎，既往怀孕次数分别为1（2例）、2（2例）或3（1例）次。这些结果表明，妊娠有利于无症状鼻腔耶氏肺孢子菌定植。在动物模型中，鼻腔和口腔样品中卡氏肺孢子菌DNA的检测是PCP的良好指示。这些结果也支持这样的假设，即鼻腔携带耶氏肺孢子菌的孕妇可能是易感人群特别是免疫功能不全的新生儿的传染源。原发性感染是在生命早期广泛获得的事实也似乎支持母婴传播可能。Montes Cano等分析了20例28周±8周流产胎儿的胎盘和肺。从7例（35%）胎儿的肺组织样本和1例（5%）胎盘样品中观察到耶氏肺孢子菌，从而证实了人类经胎盘传播的可能性。Vera等根据对鼻咽拭子的PCR研究发现，健康孕妇的妊娠中晚期定植率为16.3%。其团队进一步对母亲和子女出生后17天、2个月、4个月和6月4个不同时间段收集鼻咽拭子检测耶氏肺孢子菌的定植。分娩后母亲的定植率分别为16%、6%、16%和5%，其子女的定植率分别为28%、43%、42%和25%。在孕妇中，53%的人在整个随访过程中保持阴性，91%的子女在至少一个样本中呈阳性。母亲和儿童的定植是暂时的，然而，新生儿的母亲不一定是原发感染的来源。Rojas等研究了128例早产婴儿中耶氏肺孢子菌定植的情况及其可能与医学并发症的相关性。在25.7%的新生儿中发现了耶氏肺孢子菌DNA。即使校正了混杂因素，定植组的呼吸窘迫综合征也显著增加，提示耶氏肺孢子菌定植可能是早产儿发生呼吸窘迫综合征的危险因素。

Miller等研究发现，与PCP患者密切接触的医护人员（health care workers，HCW）与非接触HCW（1/9，11%）相比，具有较高的定植风险（4/27，24%）。该观察结果与接触型HCW比非接触型HCW具有更高的耶氏肺孢子菌抗体效价相符。Durand-Joly等调查了里尔第二大学医院3个部门的164例HCW（其中90例来自血液科，39例来自急诊儿科，35例来自肺科），10例（6%）耶氏肺孢子菌DNA阳性。在免疫力低下患者较多的血液病房（8%，7/90）和儿科病房（8%，3/39）的HCW定植率较高，与其患者多为儿童有关。相比之下，在肺科，未检测到耶氏肺孢子菌携带者（0/35），该科室患者多为有免疫能力的成人。HCW带菌时间可长达10周。大多数耶氏肺孢子菌携带者具有特异性血清抗体。在70%的血液科工作人员中也检测到了抗耶氏肺孢子菌抗体滴度。传统科室（80%）比无菌科室（60%）多，差异显著。Nevez等在法国同一医院中比较6例定植者和11例PCP患者的基因型，鉴定出14个不同的基因型，1个基因型仅在定植者中发现，10个基因型仅在PCP患者中发现，3个基因型在两个群体中发现。6例定植患者中2例诊断为混合感染，11例PCP患者中6例诊断为混合感染。结果表明，相似的基因型可能与PCP和肺定植有关。定植患者和PCP患者的基因型具有高度的多样性，提示两个群体之间互相传播的可能，但是也不排除有其他传染源感染的可能。

与具有免疫能力的个体相比，免疫受损的患者通常具有较高的定植率。据报道，HIV感染患者定植率存在显著差异，为6%～68%，这种差异反映了研究人群、生物学样品和微生物学测试的差异。在非HIV感染但患有其他免疫功能低下的疾病（包括癌症、免疫抑制剂治疗、自身免疫性疾病和慢性肺部疾病，尤其是慢性阻塞性肺疾病）的患者中也常见到定植。这些定植的患者可能是耶氏肺孢子菌向HCW和其他易感个体传播的来源。几项研究报道了在慢性肺部疾病（慢性阻塞性肺疾病、囊性纤维化、慢性支气管炎和哮喘）患者中肺孢子菌的定植。这些研究中的一些还发现了肺部疾病进展与肺孢子菌定植之间的关联。COPD患者中，耶氏肺孢子菌的定植率很高（10%～55%）。耶氏肺孢子菌定植与COPD急性加重风险增加有关。这种关联尚未完全阐明，可能与耶氏肺孢子菌在COPD病理生理中诱导的炎症反应明显增加有关，这是由于肺部金属蛋白酶12水平升高和一些免疫分子的调节。另有研究表明，皮质类固醇激素的使用是耶氏肺孢子菌定植的独立危险因素。

了解感染的来源、传播方式和宿主的易感性对实践和制定感染控制策略具有重要意义。除了艾滋病毒感染者外，没有明确的指导方针规定应无限期地检测耶氏肺孢子菌定植。建议对长期乳酸脱氢酶升高和（或）$CD4^+$淋巴细胞计数低的服用皮质类固醇治疗的患者进行筛查。其他可以筛查的包括那些接触过已知的PCP患者的免疫功能低下人群。

五、致病机制

该菌大多呈隐性感染，当机体免疫功能正常时可通过固有免疫（巨噬细胞、中性粒细胞）、适应性免疫（T淋巴细胞及其细胞因子）及体液免疫（B淋巴细胞）清除肺孢子菌，机体抵抗力下降时处于潜伏状态的菌体进行大量繁殖，才可能发生显性感染。

肺孢子菌子囊的细胞壁含有β-葡聚糖，可被肺泡巨噬细胞、树突状细胞和肺上皮细胞识别，并引发T细胞反应。这些细胞在识别、结合和启动宿主$CD4^+$T细胞对肺孢子菌的反应中起着至关重要的作用。由于缺乏β-葡聚糖，营养型不能被吞噬细胞识别，从而导致$CD4^+$T细胞反应不足。越来越多的证据表明，肺孢子菌的生命周期形式也影响宿主的免疫反应。肺孢子菌的营养型生命周期阶段通过降低MHC Ⅱ、共刺激分子和促炎细胞因子的表达，广泛地抑制树突状细胞发挥抗原递呈细胞作用的能力，限制了树突状细胞刺激$CD4^+$T细胞极化和增殖的能力。营养型被证明能积极抑制由子囊引发的促炎症反应，从而有可能提高它们的存活率。营养型对免疫反应的抑制促进了肺孢子菌在免疫活性宿主中的定植。

$CD4^+$T细胞并无直接杀伤肺孢子菌的作用，而是通过其分泌的细胞因子起调节作用。$CD4^+$T细胞经抗原识别、活化和克隆增殖可合成和分泌各种免疫细胞因子，其中重要的有IL-1、IL-2、IL-6、IL-8、TNF-α和IFN-γ等。这些细胞因子在促进巨噬细胞及T细胞活化、调节其他细胞因子的产生及受体的表达、促进B细胞的增生和分化等方面发挥着重要作用。$CD8^+$T细胞也参与了肺孢子菌感染的防御，可以直接杀伤肺孢子菌，但也有研究发现$CD8^+$T细胞亦可以引起肺组织炎症损伤，$CD8^+$T细胞的双重特性可能部分解释了临床PCP感染程度的多样性。$CD8^+$T细胞被认为与$CD4^+$T细胞有协同工作，以引发针对肺孢子菌的有效免疫应答。在没有$CD4^+$T细胞的情况下，$CD8^+$T细胞可能提供有限的宿主防御。体液免疫也参与肺孢子菌感染后的免疫，被感染的宿主血浆抗体滴度明显上升。B细胞在$CD4^+$T细胞启动中起作用，并可作为效应细胞。

一般认为，机体吸入空气中的肺孢子菌子囊而感染，条件适宜时子囊转为营养型，后者寄生于Ⅰ型肺泡上皮细胞和肺泡间隔内，随肺泡中肺孢子菌的大量繁殖并在肺组织内扩散，纤维连接素在菌体和宿主细胞受体之间起桥梁作用，促使其附着在肺泡表面。黏附刺激宿主的免疫反应，这可能会导致免疫受损的宿主发生肺部损伤。在非免疫功能低下的宿主中，发生平衡的$CD4^+$和$CD8^+$T细胞反应，肺中的促炎细胞因子、趋化因子和细胞浸润消除了感染，并伴有轻度炎症，对肺几乎没有过多损害。在免疫功能低下的宿主中，由于缺乏$CD4^+$T细胞，$CD8^+$T细胞失去正常的调控，从而引起过度的免疫和炎症反应，损害了肺部并且无法消除感染。Ⅰ型肺泡上皮细胞与肺泡毛细血管和肺泡腔之间的气体交换有关。对肺泡上皮的黏附也会损害气体交换，进一步加重病情。除了附着在Ⅰ型肺泡上皮细胞外，病原体在不同发育阶段的彼此黏附，形成大的聚集并向外扩展进入肺泡腔。在未经治疗的严重感染中肺泡几乎会被病原体占满。随着菌体增殖，释放氧自由基及炎症介质，肺泡毛细血管通透性增加、肺间质增宽、肺泡上皮细胞脱落，肺泡内出现以营养型、子囊和炎症细胞为主的渗出物，渗出物阻塞肺泡腔和细支气管造成肺换气功能障碍，且表面活性物质减少，肺弥散功能降低，导致肺泡-毛细血管血气交换功能障碍，进而引起低氧血症甚至出现呼吸衰竭而死亡。

近年来关于肺孢子菌感染与宿主免疫应答、免疫调节及影响因素等方面的问题成为该领域的研究热点。营养型和子囊壁上含有多种抗原类物质，如主要表面糖蛋白（MSG）、P55蛋白、A12蛋白、PRT1蛋白、MSG相关抗原等，这些蛋白与机体感染PCP的过程密切相关，激发宿主产生特异性细胞免疫、体液免疫及非特异性免疫反应，产生包括TNF-α、IL-2、调理素和特异性抗体等一系列细胞和体液因子，使菌体迅速被活化的巨噬细胞吞噬杀灭。但是在免疫功能缺陷的宿主体内，菌体却能逃脱巨噬细胞的吞噬而不断繁殖并充满肺泡腔。

六、流行病学

肺孢子菌呈世界性分布，第二次世界大战期间在欧洲的孤儿院中报告了第一批PCP临床病例。这些“浆细胞性肺炎”病例在营养不良的儿童中很常见，后来在伊朗孤儿院的儿童中亦有报告。在20世纪70年代，Hughes等研究发现，肺孢子菌感染是血液恶性肿瘤细胞毒性化疗方案的重要并发症。在该人群中，抗生素甲氧苄氨嘧啶-磺胺甲基异噁唑（TMP-SMX）的组合显示出预防和治疗的益处。此后不久，PCP被认为是各种医源性或天然疾病免疫抑制的人的机会病原体，包括恶性肿瘤（例如，淋巴瘤、慢性粒细胞性或淋巴细胞性白血病、实体瘤），风湿性疾病的皮质类固醇疗法，实体器官或骨髓移植之前由医源性诱导的免疫抑制，先天性免疫力下降（例如，低球蛋白血症），库欣综合征（皮质激素过多），营养不良和老年人等。

1981年，在与男性发生性关系的男性和静脉吸毒者中报告了首例预示着AIDS流行的PCP病例。1981年以来，作为AIDS最常见的并发症，在流行的最初阶段，在$CD4^+$T细胞计数＜200/μl的患者中，PCP发病率高达20/100人年，有65%～80%的AIDS患者至少患一次PCP，PCP也成为AIDS患者最常见的机会性感染及致死的主要原因。在这些患者中，PCP的特征是肺孢子菌增殖水平显著，而炎症反应较弱。自1989年起，在艾滋病毒感染的$CD4^+$T细胞计数＜200/μl的患者中引入了复方新诺明（TMP-SMX）进行预防后，PCP发病率首次出现实质性下降。尽管在1989—1992年，由于AIDS的发病率增加，PCP作为AIDS定义疾病的绝对病例数保持稳定，但AIDS患者患PCP的百分比从1989年的53%下降到了1990年的49%、1991年的46%和1992年的42%。

美国疾病预防控制中心（CDC）的成人和青少年疾病谱（ASD）项目显示，采用高效抗反转录病毒疗法（highly active antiretroviral therapy，HAART）明显降低了包括PCP在内的机会性感染的发病率和死亡率。自2000年以来，AIDS患者中PCP的发病率＜1/100人年。HAART依从性好的患者的长期生存率很高。先天性、获得性或特发性CD4^{+}T细胞淋巴减少是PCP的已知危险因素。当CD4^{+}T细胞计数＜200/μl时，PCP的风险呈指数增加。当接受HAART的患者CD4^{+}T细胞计数持续增加＞200/μl时，PCP的风险降低到足以安全终止一级和二级预防。

与HIV阳性人群相反，自21世纪以来，因恶性肿瘤、器官移植、免疫抑制治疗（包括各种消耗免疫细胞的单克隆抗体）或先天性免疫缺陷等免疫受损的患者中PCP感染的数量一直在增加。长期使用皮质类固醇激素也会增加PCP风险。高剂量（＞30mg/d）或低剂量（15～30mg/d）持续较长时间（≥4周）与PCP相关。HIV阴性的PCP患者的死亡率通常高于HIV阳性患者。

最初，人们认为当宿主免疫抑制时，PCP是潜伏感染的重新激活。根据再激活理论，在儿童时期，环境中经常会遇到肺孢子菌。该生物体不会引起临床疾病，但会在宿主体内定植，如果宿主的免疫功能下降，则可随后重新激活以引起PCP。健康儿童在生命早期阶段抗肺孢子菌抗体的血清阳性率较高、通过PCR检测到免疫功能正常的婴儿和新生大鼠中肺孢子菌的定植率很高、免疫缺陷或营养不良儿童的PCP患病率较高以及正常宿主中肺孢子菌的检测均支持该理论。尽管潜伏感染的重新激活可能是PCP感染的机制之一，但人类和动物研究表明，PCP主要来源于新的感染。例如，对患有PCP的免疫抑制啮齿动物的研究表明，大多数动物在免疫重建后没有通过PCR检测到肺孢子菌，在反复免疫抑制后也没有发生PCP。支持新发感染的其他证据是观察到感染后肺孢子菌得到清除；基于高度区分性的msg-RFLP或MLST，由一个或多个器官移植中心内的单一菌株引起的PCP暴发；在未事先接触过磺胺药物的患者中发生的与磺胺耐药相关的DHPS基因突变，多菌株合并感染的高流行进一步支持了最近的感染。这些合并感染，特别是涉及3～7个菌株的混合感染，可能代表随着时间的推移，不断从不同的感染或定植个体中获得新菌株；在PCP再次发作中存在基因型转换。

现有观点认为：PCP患者或者耶氏肺孢子菌携带者向环境中不断释放耶氏肺孢子菌，当免疫力低下人群，如癌症、器官移植和自身免疫病患者，尤其是长期使用皮质类固醇药物或其他免疫抑制药物（如利妥昔单抗、依那西普、曲妥珠单抗、阿达木单抗等）患者接触到环境中耶氏肺孢子菌，由于存在免疫缺陷，个体免疫反应速度赶不上耶氏肺孢子菌表面抗原转换速度，免疫清除速度赶不上耶氏肺孢子菌繁殖速度，因而导致PCP的发生。

七、临床表现

PCP的临床特征一方面取决于个体的免疫状态，另一方面取决于炎症反应情况。PCP的临床表现无特异性，主要症状包括发热、呼吸困难和咳嗽，咳嗽常为干咳。少见症状有咳痰、咯血、盗汗和胸痛等，脓性痰很少见，如果存在，通常表示伴随细菌感染。查体通常显示呼吸加快、心动过速、肺部啰音较少，部分患者肺部体征正常。肺部体征少与呼吸窘迫症状的严重不成比例为本病特点之一。HIV阳性的患者通常表现为亚急性感染，症状持续时间较长（3周），病情较轻，多达7%的患者可能无症状，死亡率为10%～20%。HIV阴性的PCP患者病情往往起病急、症状持续时间较短（4～7天），进展更快，低氧血症更重，更可能需要入住ICU，这可能是由于肺部对肺孢子菌的免疫反应比HIV阳性患者更强烈，死亡率为30%～60%。HIV阳性者支气管肺泡灌洗液与非HIV感染者的相比有更高的微生物和更少的中性粒细胞，同时氧合功能相对更好。非HIV PCP患者肺泡灌洗液中炎症介质水平更高且与氧合功能呈负相关。不同的临床表现与肺部真菌负荷无关，与肺炎的严重程度和肺部炎症程度有关。

PCP患者往往因免疫功能损害可能还合并其他机会性感染，患者CD4^{+}T细胞计数越低，发生机会性感染概率就越大。尽管肺是感染或定植的主要部位，但肺外肺孢子菌病的罕见病例已被报道，通常累及的肺外部位包括眼、耳、淋巴结、肝脏、脾和骨髓，同时也有全身播散的报道，超过50%的患者合并PCP。

实验室检查白细胞计数多在正常范围或稍增高，约半数病例淋巴细胞减少，嗜酸粒细胞轻度增高。对长期应用免疫抑制剂治疗者，白细胞计数常较低。血气分析示显著的低氧血症和肺泡动脉血氧分压差加大，肺功能测试可见进行性减退。血清乳酸脱氢酶（LDH）升高是一个提示性标志物，其水平＞500ml/dl与PCP相关。细胞外LDH指示细胞损伤或细胞死亡，其水平升高与肺组织损伤相关，能够反映PCP患者肺部炎症的严重程度，与患者氧合指数的下降呈正相关，但并非肺孢子菌感染的特异性标志物，正常的LDH水平不能排除诊断。肺孢子菌子囊的细胞壁主要由1，3-β-D-葡聚糖构成，与念珠菌属和曲霉属相同，因此检测血浆中1，3-β-D-葡聚糖对PCP虽无特异性，但有助于诊断，与肺损伤程度及肺孢子菌的携带量密切相关。

八、影像学表现

PCP的影像学表现主要以两肺间质性和肺泡性改变为主，肺尖及肺底少有累及。

早期为渗出期，病变由肺门区向肺野辐射发展，表现为两肺多发对称性的弥漫斑点状、粟粒状阴影（图4-4-1），边界清晰。粟粒结节影系肺孢子菌破坏Ⅰ型肺泡上皮细胞，使细胞坏死及毛细血管通透性增加，液体渗出到肺泡腔所致。病情进展，可出现斑片磨玻璃影及腺泡结节影，形成以肺门为中心双侧对称的弥漫性磨玻璃样改变（图4-4-2，图4-4-3），与肺水肿相似，但心脏大小正常。部分病例可在磨玻璃影的基础上并发小叶间隔增厚或斑片状实变影（图4-4-4，图4-4-5）。磨玻璃影肺上叶分布多见，其形成机制：肺泡腔的部分填充；肺间质成分增厚累及肺泡的充气状态；肺毛细血管床血流量增加。相应的病理基础为肺泡内泡沫样分泌物填充，包括表面活性物质、细胞残骸、纤维蛋白、病原体等；而小叶间隔增厚或小叶线状阴影病理基础为间质水肿或细胞渗出；结节影则提示肉芽肿性炎症的形成，由上皮样细胞和多核巨细胞组成。肉芽肿可继发坏死或空洞形成。肉芽肿性炎症发生在约5%的患者中，在HRCT中可表现为孤立性结节、多个结节或肿块影，大小从几毫米到1cm以上（图4-4-6，图4-4-7）。病灶自中肺向下肺发展，周围透亮度增加。两肺外周可呈典型的月弓征（图4-4-8，图4-4-9）。月弓征是由于病变处于进展期，外周胸膜下肺组织未受累，而形成新月形清晰区。在不到20%的病例中，PCP可表现为磨玻璃影的非典型分布，以局灶性或下叶分布为主。Fujii等一项涉及32例AIDS相关PCP患者的研究显示，41%的患者出现中心分布的磨玻璃影，周围相对正常，29%显示马赛征，24%弥漫性分布。磨玻璃影的伴随征象包括：气腔实变（21%），囊腔形成（21%），线性网状影（18%），斑片状和不规则分布（15%），单发或多发结节（9%），实质空洞性病变（6%）。在非HIV患者中，磨玻璃样阴影范围往往更大。

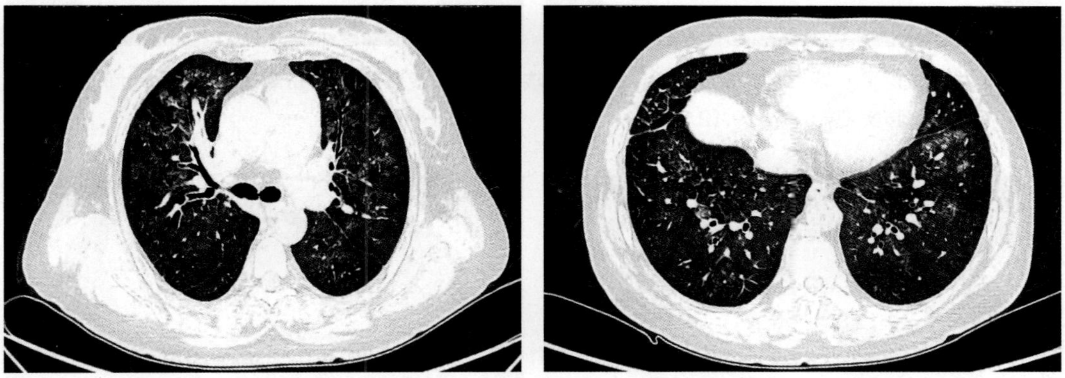

图4-4-1　女，45岁。确诊弥漫大B细胞淋巴瘤4个月余，化疗5个疗程。发热、咳嗽、呼吸困难3天。双肺见多发斑点、片状、结节状高密度灶，可见小叶间隔增厚

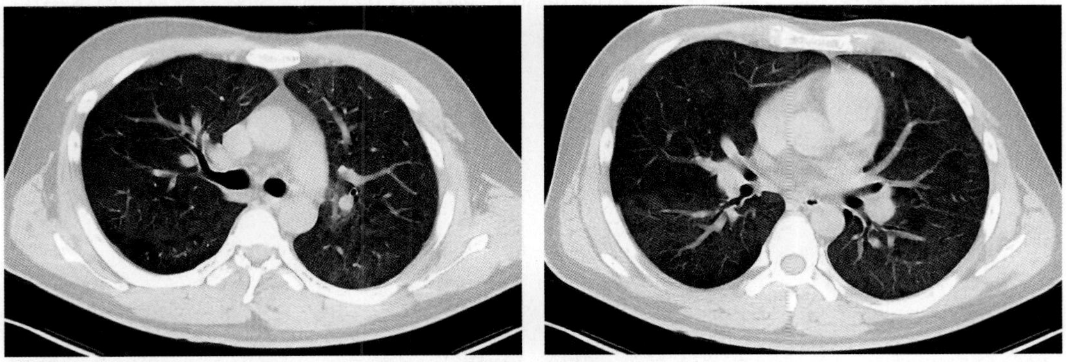

图4-4-2　男，32岁。发热1周。HIV（＋）。双肺弥漫性分布磨玻璃影（2019.06.07）

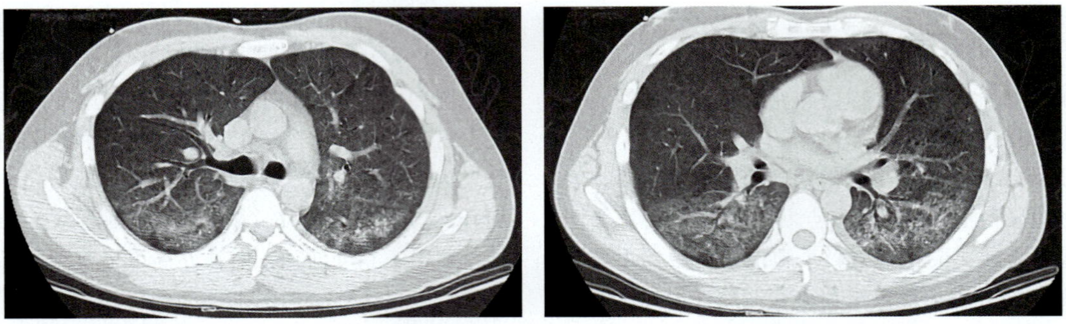

图4-4-3　3天后复查，病变较前进展，密度较前增高

（烟台毓璜顶医院影像科　王　萍　提供）

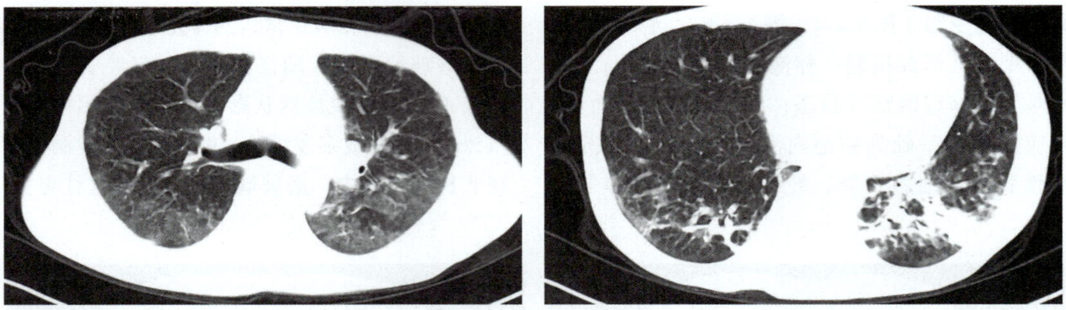

图4-4-4　男，32岁。肾移植术后8年余，胸闷、咳嗽3天。双肺外周分布磨玻璃影，小叶间隔增厚，双下肺实变影（2019.12.26）

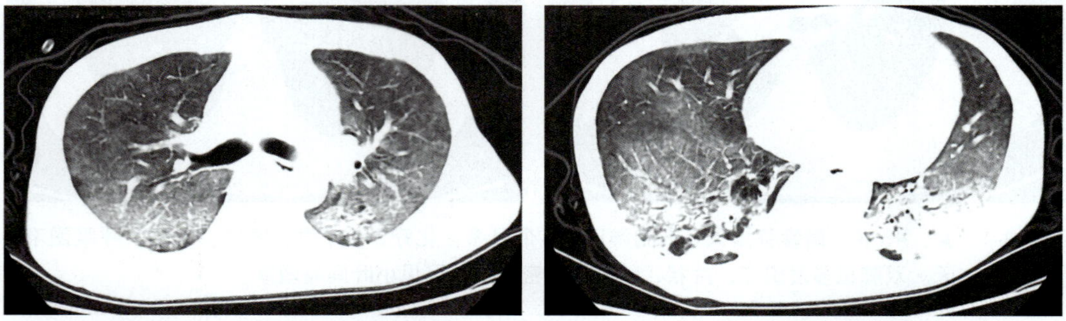

图4-4-5　4天后复查，病变较前进展（2019.12.30）。2020.01.02肺泡灌洗液查到耶氏肺孢子菌。2020.01.13临床死亡

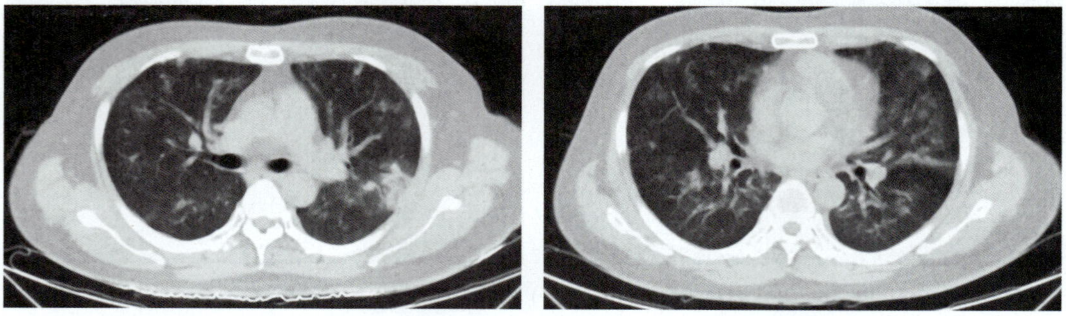

图4-4-6　男，30岁。发热6天。既往有慢性肾功能不全病史。双肺多发斑片、结节、实变、磨玻璃影（2019.07.12）

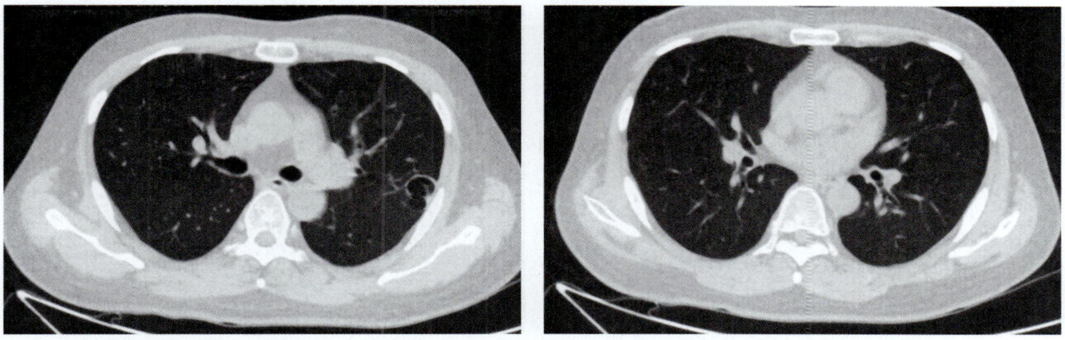

图4-4-7　肺泡灌洗液NGS回报查到耶氏肺孢子菌，给予复方磺胺甲噁唑治疗26天复查，病变基本吸收，右肺上叶薄壁空洞影（2019.08.15）

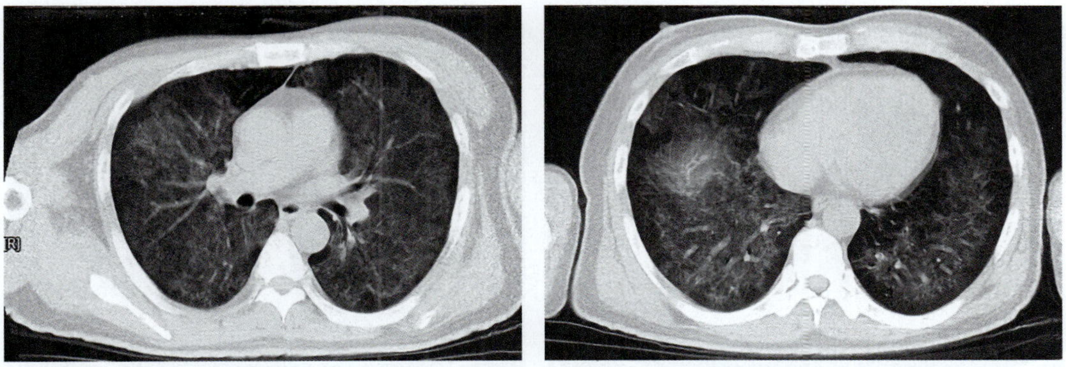

图4-4-8　男，42岁。HIV阳性。双肺向心性分布磨玻璃影，月弓征明显（2017.08.29）

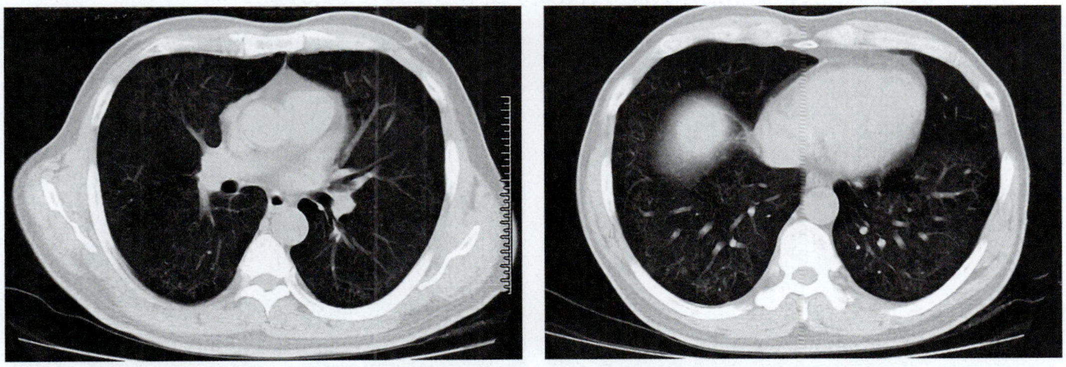

图4-4-9　复方磺胺甲噁唑治疗2周，病变有所吸收（2017.09.14）

中晚期为实变期，实变影以肺段、亚段分布，可见明显的支气管充气征（图4-4-10）。实变型病理基础为肺泡内炎性渗出增多、范围扩大，细胞坏死物等有形成分聚积，对肺组织损害程度更重。肺实变在非HIV感染的患者中更为常见，并且往往发展得更快，反映了宿主免疫反应造成的肺损伤。晚期为肺纤维化期，小叶间隔明显增厚，肺叶呈纤维状、条索状、网格状改变（图4-4-11～图4-4-13），HRCT病灶显示为铺路石征改变，是PCP的特征表现之一，该征象出现表示肺泡、肺间质同时受累，是病变进展的重要表现。磨玻璃样影、网织结节影、斑片实变影、铺路征和小叶间隔增厚是PCP常见的影像学改变，多表现为一种影像为主、多种影像并存的弥漫性肺浸润（图4-4-14）。

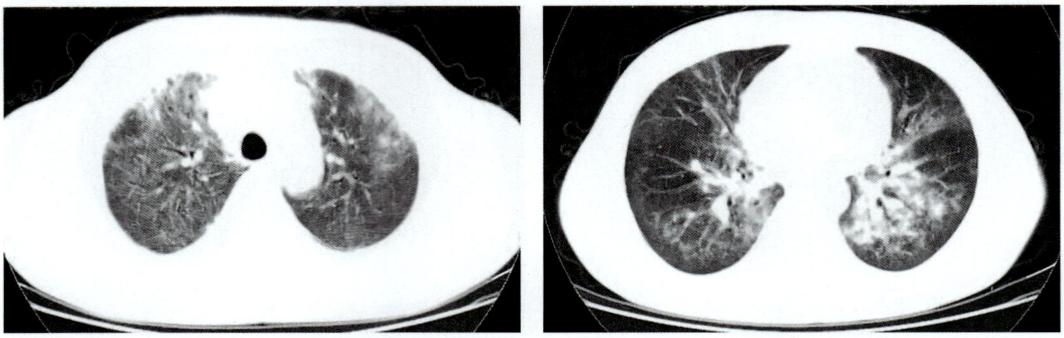

图4-4-10　男，31岁。咳嗽、咳痰2个月余，发热、胸闷8天。有肾病综合征病史6个月。双肺向心性分布磨玻璃、实变影，可见支气管充气征，月弓征明显（2015.10.07）。2015.10.13肺泡灌洗液查到耶氏肺孢子菌，当天死亡

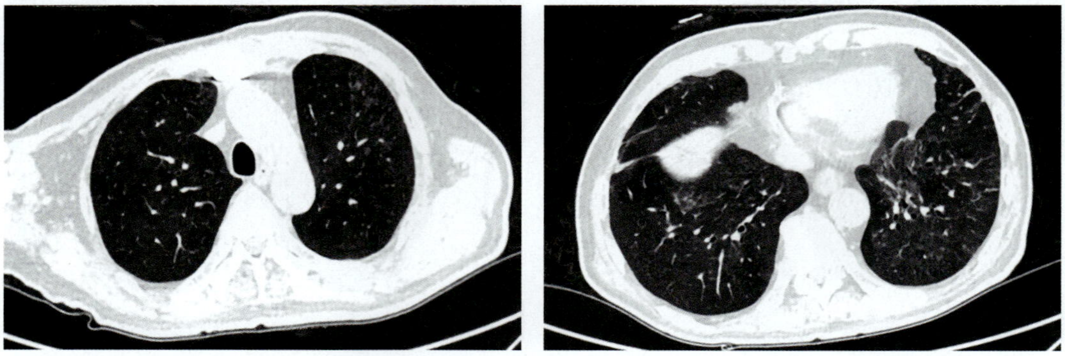

图4-4-11　男，65岁。肢体麻木无力3个月余。既往有视神经脊髓炎病史，长期应用激素、吗替麦考酚酯等免疫抑制剂治疗。双肺磨玻璃、结节影（2019.05.31）

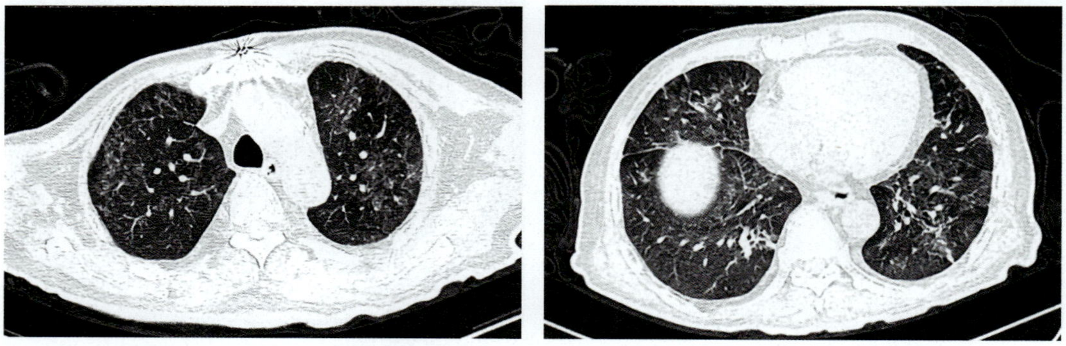

图4-4-12　病变较前进展，小叶间隔增厚（2019.06.10）

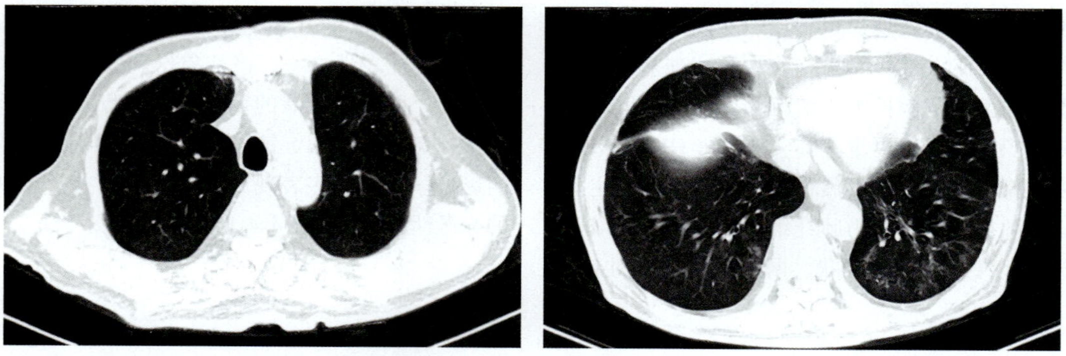

图4-4-13　2019.06.11支气管肺泡灌洗液NGS回报查见耶氏肺孢子菌，给予复方磺胺甲噁唑2片q6h治疗，1周后复查，病变吸收（2019.06.18）

（湘雅常德医院呼吸科　李儒鹏　提供）

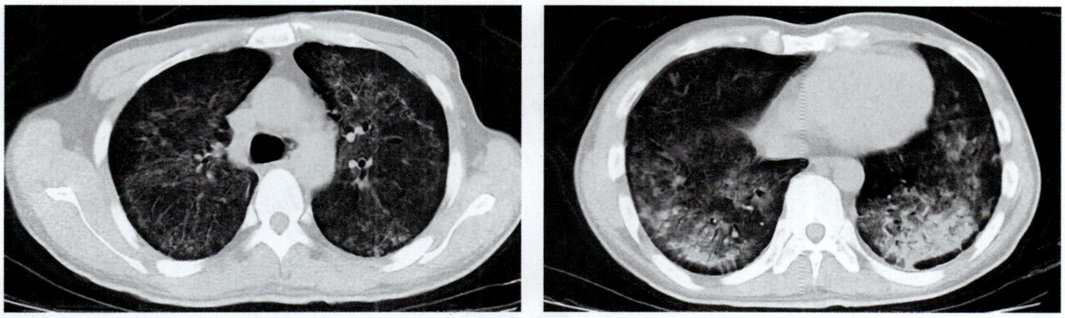

图4-4-14　男，47岁。HIV阳性。双肺向心性分布磨玻璃、结节、实变、网格影，小叶间隔增厚，月弓征明显

部分肺组织代偿性肺气肿，甚至出现肺气囊（图4-4-15），囊壁薄而清晰，内无气-液平面。肺气囊是PCP较常见的影像学特征，多见于晚期，多分布于肺上叶或肺周边，也可发展到整个肺实质，其形成是由于炎性改变、纤维化等病理改变造成肺组织结构重塑的结果。在肺内磨玻璃密度影中出现大小不等、数量不一的肺气囊或气胸强烈提示PCP。肺气囊更常见于AIDS患者，很少见于其他免疫功能不全的患者。Hardak等研究发现，非AIDS患者胸部CT上肺气囊表现的发生率仅为3%左右，低于AIDS患者56%的发生率。肺气囊需与肺大疱区别：肺大疱呈肺尖或胸膜下分布，肺气囊偏向于随机分布；肺大疱壁薄，形态规则，肺气囊形态及壁厚薄不一；肺大疱一般孤立出现，肺气囊多伴随磨玻璃影改变。当咳嗽等引起肺内压增高时，肺气囊破裂引起自发性气胸，引起纵隔及皮下气肿（图4-4-16）。与普通人群相比，AIDS患者中气胸的发生频率高450倍。自1984年首次描述以来，自发性气胸已被认为是PCP患者的并发症。Metersky等研究发现，在1988年1月1日至1991年12月31日期间发生的35例AIDS伴自发性气胸患者中，27例（77.1%）发生于PCP。吸烟史、雾化喷他脒、皮质类固醇全身应用及肺部伴肺气囊是自发性气胸的危险因素。曾接受过喷他脒干预的PCP患者，出现气胸的风险最高。Chow等对100例PCP患者研究发现，伴囊性病灶的患者约35%出现气胸，而无囊性病灶的患者约7%出现气胸，两者对比显示出明显的统计学差异。肺气囊最常发生在肺部的上部，在感染的急性期后往往会缩小或消失。PCP自发性气胸的出现可能与胸膜下肺气囊病灶破裂有关。对于HIV阳性患者，如果出现的肺气囊分布于胸膜下，需要警惕自发性气胸的出现。纵隔气肿、心包气肿病例亦有报道，产生的原因可能为肺泡与肺间质之间存在压力梯度，导致肺泡破裂，间隙中的空气沿着肺周围与纵隔之间的压力梯度流向纵隔。

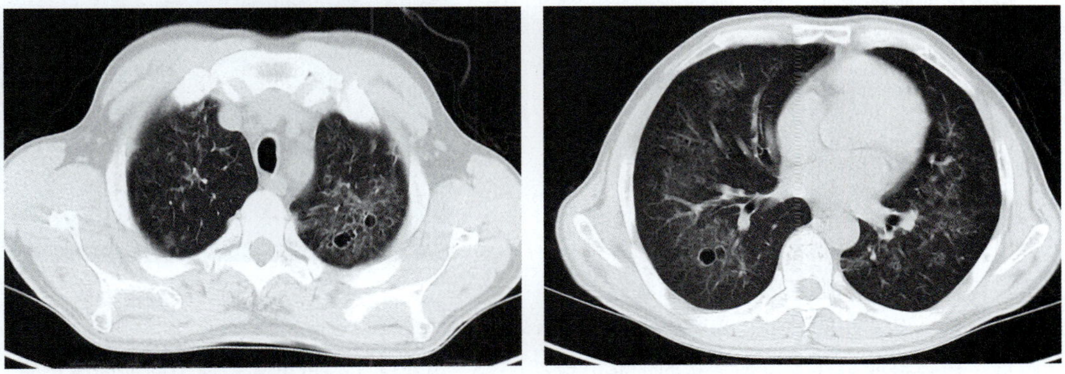

图4-4-15　男，47岁。反复咳嗽、咳痰伴气促2年，加重1周。确诊HIV阳性2年。双肺向心性分布磨玻璃、气囊影

（石门县中医院CT室　赵延亳　提供）

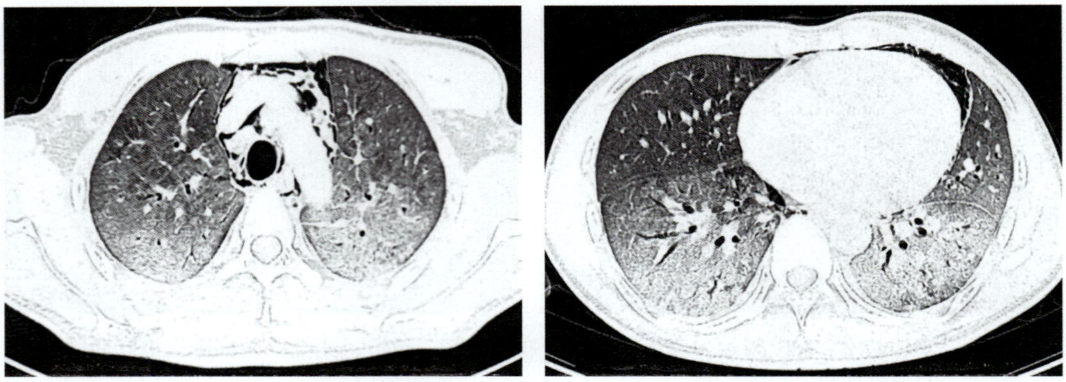

图4-4-16 男，30岁。咳嗽、咳痰20天，发热4天。双肺弥漫性分布磨玻璃、实变影，小叶内间质增厚，纵隔气肿

（东平县中医院内科 彭 平 提供）

部分患者可见单发或多发小结节或空洞影，结节及团块影通常出现在HIV阳性PCP患者的相对早期阶段或见于非HIV感染患者，此时患者有能力产生肉芽肿性炎症反应。小结节和树芽征在AIDS合并PCP患者中并不常见，通常表明存在来自其他病原体感染性细支气管炎。亦可有胸腔积液及心包积液、肺门和纵隔淋巴结肿大等。PCP感染很少累及胸膜腔，胸腔积液的出现更常见于肿瘤、肾病、低蛋白血症或其他感染的情况下，如细菌、结核等。

九、诊断

目前肺孢子菌的体外培养技术尚不成熟，PCP诊断方法大致分3类：病原学染色、血清学检测及分子生物学诊断方法。PCP患者咳嗽多为干咳，深部痰液少，通过痰液查到肺孢子菌的概率低，采用3%NaCl溶液超声雾化诱导痰能提高检出率。BALF或肺活检查到肺孢子菌的阳性率可高达90%。

病原学染色主要是利用特殊染色将肺孢子菌子囊及营养型着色，以鉴别出病原体。与其他真菌不同，耶氏肺孢子菌不会出芽，这一特征被用来区别其他在肺部发现的出芽真菌，比如荚膜组织胞浆菌。常用方法有六胺银染色、吉姆萨染色、甲苯胺蓝染色。六胺银染色示肺泡内有黑色圆形、椭圆形或呈杯（头盔）状的子囊，与绿色的宿主细胞大不相同（图4-4-17）。子囊多呈塌陷形空壳或乒乓球样外观，囊内可见圆形的核状物。在某些染色反应中，子囊细胞壁增厚形成“双逗号”的形态。子囊内的次级形态无法通过此染色观察。细胞学染色检测肺孢子菌的特异性可达90%～100%，是诊断PCP的金标准。但它们只能对肺孢子菌子囊或者营养型染色，很大程度影响了（特别是已接受针对肺孢子菌治疗的患者）检测的敏感性；另一方面，细胞学染色通常只检测到BAL或诱导痰等深部组织中的病原菌，这些标本的获取比较困难，且质量取决于操作医师水平的高低，限制了其应用。免疫荧光染色利用针对肺孢子菌的抗体，如肺孢子菌的子囊、营养型及某些特殊的细胞成分，对病原菌染色。敏感性高于细胞学染色；但由于形态学特征不够明显，易造成假阳性。另外，免疫荧光染色可检测到咳出痰等相对易获得的标本中的病原菌，推荐有咳痰症状的免疫抑制患者常规行免疫荧光染色检查。

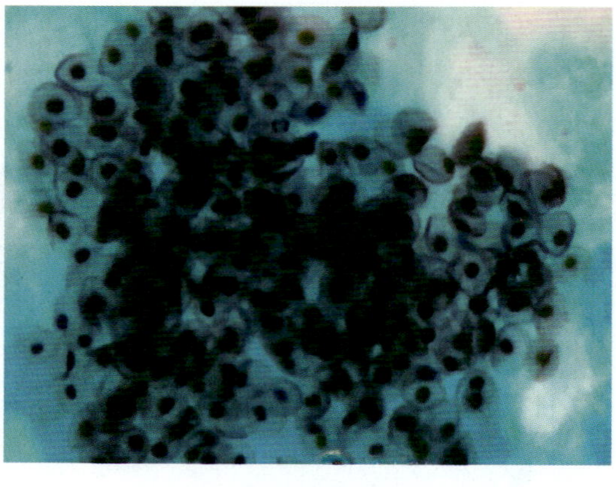

图4-4-17 六胺银染色

组织学上，PCP常表现为肺泡间隔增宽、纤维组织增生甚至纤维化，有淋巴细胞、单核细胞或浆细胞浸润。肺泡腔扩张，部分肺泡上皮增生，肺泡腔内充满泡沫状、无定形的粉红色蛋白水肿液样物质（图4-4-18）。在艾滋病患者中，这种泡沫状的渗出液是非常特征性的改变；在非艾滋病患者中，肺部病变很像弥漫性肺泡损伤伴透明膜形成。PCP偶见有肉芽肿、巨细胞反应。由于BAL的诊断率很高，因此很少需要进行活检来确认或排除PCP的诊断。

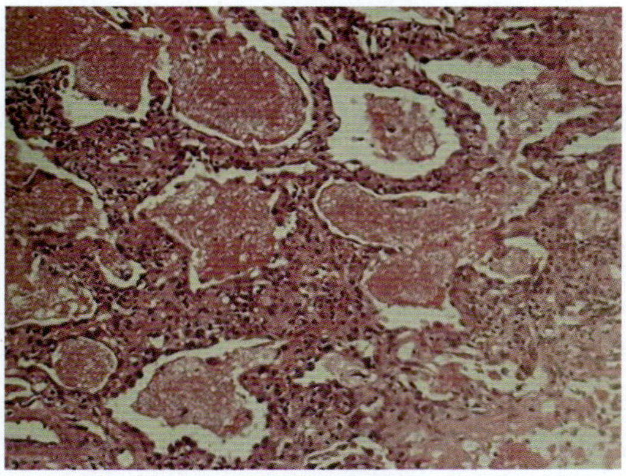

图4-4-18　肺泡结构完整，腔内充填粉红色渗出物。渗出物包含水肿液、蛋白质、肺孢子菌及坏死的巨噬细胞

常见的血清学标志物包括1,3-β-D-葡聚糖（G试验）、Ⅱ型肺泡细胞表面抗原（KL-6）、S-腺苷甲硫氨酸（S-adenosylmethionine，SAM）和乳酸脱氢酶（LDH）等。1,3-β-D-葡聚糖广泛存在于除隐球菌及毛霉目之外的真菌细胞壁中，其他微生物及人体细胞均无该成分。1,3-β-D-葡聚糖是子囊壁的一部分，在感染PCP时会大量产生，是目前诊断肺孢子菌敏感性最高的血清学标志物。正常人血清包含有低浓度的1,3-β-D-葡聚糖，通常浓度在10～40pg/ml，推测来自于定植于消化道或胃肠道的真菌。因为真菌感染是一个动态的过程，重复检查（通常一周2～3次）可以提高敏感度。低于60pg/ml认为真菌感染阴性，60～79pg/ml认为可疑，＞80pg/ml认为真菌感染阳性。诊断耶氏肺孢子菌肺炎的临界值变化较小，研究推荐＞80pg/ml。G试验数值的高低可鉴别肺孢子菌的定植和感染，数值越高，感染可能性越大。G试验数值高低对评估PCP的预后没有太大意义，但病程中数值下降，提示病情好转。KL-6为Ⅱ型肺泡细胞分泌的黏蛋白样糖蛋白，是间质性肺疾病和急性肺损伤的标志物。KL-6联合G试验是目前诊断免疫抑制患者肺孢子菌感染敏感性和特异性最高的血清学方法。LDH为糖酵解酶，是组织损伤敏感性高而特异性较低的指标，在肺孢子菌感染早期，LDH浓度就开始升高。在HIV阳性患者中当血清LDH＞450U/L时应考虑PCP可能。SAM为参与甲基化反应和多胺合成的关键分子，是蛋白质和核酸甲基化、叶酸代谢和多胺合成的重要中间体。肺孢子菌无法单独合成SAM，需要大量消耗血浆内SAM。在HIV患者中，SAM水平下降诊断PCP敏感性和特异性均超过90%，但在判断非HIV患者有无肺孢子菌感染方面意义不大。血清生物学敏感性高，价格低廉，血清标本获取简单，适用于PCP筛查。但其特异性较低，诊断PCP时，需结合患者基础情况、临床表现、病原学及影像学检查等，做综合判断。

自1990年Wakefield等首次采用PCR方法从患者肺泡灌洗液中检出肺孢子菌DNA以来，PCR方法因具备特异、敏感和简便等优势在肺孢子菌检测中具有广阔的应用前景。检测的标本可为支气管肺泡灌洗液、呼吸道分泌物、外周血单核细胞、血清、环境样本等。PCR包括常规PCR（巢式或半巢式）和定量PCR。常规的PCR有较高的敏感度，但无法区分定植和感染，限制了它在临床中的应用。定量PCR技术根据肺孢子菌的负荷量可以从感染中区分定植，但也要结合临床来判断。二代测序（NGS）也称为高通量测序，该技术可以对DNA及RNA进行测序，彻底改变了现有研究对基因组和分子生物学的认识，同时也对疾病的诊断做出了巨大的贡献，可以用于遗传疾病、肿瘤以及感染性疾病的诊断。

即往认为，肺孢子菌无法在体外培养。最近有文献报道肺孢子菌在CuFi-8细胞中培养成功。CuFi-8细胞系人分化的呼吸道上皮细胞，可在气-液界面空气侧生长。将PCP患者的肺泡灌洗液接种至CuFi-8，可培养出肺孢子菌。尽管肺孢子菌的体外培养目前仍处在起步阶段，但培养的成功无疑可将人们对肺孢子菌的认识上升到一个新的台阶。

十、治疗

肺孢子菌独有的特征使其有别于其他真菌，其依赖宿主生存环境的共生形式是因其缺乏麦角甾醇产物，但具有胆固醇生物合成的全部途径。因为缺少麦角甾醇，依赖于与麦角固醇结合（两性霉素B）或抑制麦角固醇合成（咪唑和三唑抗真菌剂）的常用抗真菌药物对肺孢子菌无效。

复方新诺明（甲氧苄氨嘧啶-磺胺甲基异噁唑，TMP-SMX）是目前临床预防和治疗PCP的首选药物，SMX系二氢蝶酸合酶（DHPS）抑制剂，TMP系二氢叶酸还原酶（dihydrofclate reductase，DHFR）抑制剂，可大幅度提高SMX抗菌作用，为SMX增敏剂，二者双重阻断叶酸合成，干扰蛋白质合成，从而起到杀灭病原体作用。TMP-SMX的优点在于抗菌活性高，耐药率低、副作用相对较小。标准剂量为TMP 15～20mg/（kg·d）和SMX 75～100mg/（kg·d）按1∶5固定剂量组合，分3次或4次静脉给药或口服给药，由于TMP-SMX具有极好的生物利用度，所以对于所有胃肠道功能正常患者口服给药是恰当的。对于轻度至中度感染，可以接受TMP-SMX的静脉或口服制剂。如果患者患有严重的PCP（急性呼吸衰竭、血流动力学不稳定、需要呼吸机支持），则应使用静脉内TMP-SMX进行治疗，因为重症患者可能会减少药物的吸收。HIV合并PCP疗程为3周，非HIV患者为2周。在开始治疗之前，必须权衡对PCP患者服用TMP-SMX的风险与益处。TMP-SMX的使用可能受到不良反应的限制，这些不良反应包括皮疹、发热、转氨酶升高、肾炎、高钾血症和血细胞减少症。如果患者先前接受过TMP-SMX治疗时出现轻度皮疹，则应首先考虑脱敏。脱敏的一种选择是将市售片剂溶于水中制成口服溶液，然后在2周内逐渐将给药剂量增加至160mg/800mg。如果不能采用口服脱敏方法，也可以选择使用静脉制剂进行TMP-SMX脱敏的方法。

近年来随着DHPS和DHFR基因突变使得TMP-SMX耐药的情况越来越多，但肺孢子菌对TMP-SMX耐药与治疗失败是否有关尚存在争议。对TMP-SMX耐药或过敏可选用喷他脒（戊烷脒）、氨苯砜、阿托伐醌或伯氨喹联合克林霉素治疗。喷他脒是最早用于治疗PCP的药物，其治疗机制尚不清楚，推测是通过抑制核苷酸合成脱氧核糖核酸和核糖核酸及抑制氧化磷酸化过程，干扰核苷酸代谢，4mg/（kg·d），静脉滴注，疗程为14～21天，因其不良反应较严重且发生率高达50%，因而临床应用受限。氨苯砜作用于二氢叶酸合成酶，干扰叶酸代谢，对轻中度PCP患者有效，但对重度PCP无效。与乙胺嘧啶合用预防PCP的疗效与喷他脒相近但不如TMP-SMX，用量超过200mg/d有发生溶血性贫血的风险，其他副作用同TMP-SMX。其剂量为100mg/d，葡萄糖-6-磷酸脱氢酶缺陷患者（G6PD缺乏症）禁用。阿托伐醌是一种羟萘萘醌，通过抑制肺孢子菌电子传递链及嘧啶合成等途径发挥抗菌作用。其剂量为750mg，每日2次口服，疗程21天，适用于轻中度患者，尤其是G6PD缺乏症缺乏症（又称蚕豆病）患者。阿托伐醌不能与利福平、利福布汀、阿扎那韦和依非韦仑合用，因为这些药物可降低阿托伐醌血药浓度。克林霉素为林可霉素衍生物，对革兰阳性菌、革兰阴性厌氧菌有良好抗菌活性；伯氨喹主要用于根治间日疟和控制疟疾传播。伯氨喹30mg/d联合克林霉素900mg每日静脉滴注3次或600mg每日口服3次，可用于杀灭肺孢子菌。针对艾滋病合并PCP患者，克林霉素联合伯氨喹方案临床疗效同TMP-SMX相似，为所有替代治疗方案中的首选。针对非HIV感染PCP患者，该方案临床疗效似乎不如TMP-SMX，但仍可作为补救方案。

对病情重，缺氧明显的患者可给予激素治疗。尽管长期使用皮质类固醇激素会导致免疫抑制，并且是PCP的危险因素，但皮质类固醇与TMP-SMX联合使用可减少呼吸衰竭和死亡的可能性。其机制为皮质类固醇可以抑制与急性耶氏肺孢子菌感染相关的急性炎症过程。耶氏肺孢子菌的抗微生物降解可通过产生严重的炎症反应而在肺部产生炎症，使其呼吸困难。据推测，皮质类固醇可以减轻这种炎症，从而减少氧合的恶化并预防呼吸衰竭，且可减轻磺胺药物的副反应，改善预后，可使中重度PCP的病死率降低近50%。目前普遍推荐在PaO_2 ＜70mmHg、P（A-a）O_2＞35mmHg或BALF中性粒细胞＞10%时，均应使用激素作为辅助治疗，并主张在TMP-SMX前15～30分钟给药，应于诊断72小时内开始使用，在PaO_2＞70mmHg的PCP患者应用激素亦可获益，但不主张常规使用。建议的给药方案为：泼尼松（或等剂量的静脉用甲泼尼龙）40mg，每日2次，持续5天，然后40mg，每日1次，持续5天，20mg，每日1次，直至治疗结束。没有证据表明辅助性皮质类固醇对HIV阴性患者有益。因此，在非AIDS患者，不推荐常规使用激素治疗。对于合并严重呼吸衰竭，经磺胺及激素治疗症状无缓解需考虑呼吸支持治疗。Inoue等对2010年4月至2016年3月间的成年HIV阴性PCP患者进行观察研究。共确诊1299例符合条件的HIV阴性PCP患者。737例为严重呼吸状态（PaO_2≤60mmHg），562例为中度（PaO_2＞60mmHg）。在严重呼吸系统疾病患者中，辅助性皮质类固醇应用与降低60天死亡率相关，显著降低死亡率（24.7% *vs* 36.6%）。相比之下，中度呼吸状态患者无显著差异。

棘白菌素类抗真菌药物抑制真菌细胞壁主要成分1，3-β-D-葡聚糖的合成，从而清除宿主肺内的病原体。由于肺孢子菌只有子囊表达1，3-β-D-葡聚糖，而营养型不表达，因此棘白菌素类只能抑制子囊，但不能抑制营养型的增殖，故不能根治PCP，其应用受到了限制。棘白菌素类药物可与磺胺类药物联合应用治疗PCP，两者作用机制不同，可起到协同作用，从而取得良好的治疗效果。推荐卡泊芬净的首剂量为70mg，维持量为50mg，静脉滴注，疗程14天。对TMP-SMX耐药或出现严重不良反应的PCP患者，可以卡泊芬净为基础联合其他二线药物进行治疗。

ART可改善免疫功能，是HIV阳性PCP治疗的重要环节。常用方案为替诺福韦/齐多夫定＋拉米夫定＋依非韦仑。然而部分患者在免疫重建过程中发生免疫重建炎症综合征，加重了病情。HIV阳性PCP的ART时机并不明确，指南推荐在PCP治疗2周内开始ART。

通过治疗，HIV感染患者中PCP的总体死亡率约为15%。非HIV感染PCP预后较HIV感染者差，某些非HIV感染患者死亡率为50%。如果经过至少5天的治疗后临床症状仍无改善或进一步下降，则有可能发生治疗失败。基础疾病控制不理想、休克、出现ARDS、需要机械通气等提示预后不佳。当患者存在低蛋白血症、合并有巨细胞病毒或者单纯疱疹病毒感染时，可能增加死亡的风险。

十一、预防

HIV/AIDS患者$CD4^+$细胞计数＜200/μl时预防性用药已成共识，PCP预防性化疗药物仍推荐使用低剂量

TMP-SMX。每日1次，每次2片（160mg TMP和800mg SMX）是一种选择方案，每日1次，每次1片（80mg TMP和400mg SMX）也有效。另外，每周3次，每次2片亦是一种选择。也有学者认为预防性治疗可能导致肺孢子菌对磺胺耐药。在非HIV的免疫功能抑制患者预防性应用磺胺治疗尚缺乏临床经验。对于非HIV感染所致的免疫缺陷人群，桑福德热病指南推荐造血干细胞异体移植者，在术前2周左右开始应使用复方新诺明，其疗程不应少于6个月。心、肾脏、肝脏等移植者预防性用药疗程至少1年甚至终身预防用药。

如果由于不良反应而不能使用TMP-SMX，则其他预防方法包括每月一次雾化喷他脒300mg；氨苯砜100mg/d每日1次；氨苯砜50mg每日1次，乙胺嘧啶50mg每周1次；阿托伐醌混悬液1500mg，每日1次。这些方案不如用TMP-SMX预防有效。

如果ART治疗后$CD4^{+}$T细胞计数≥200/μl至少3个月，或CD4计数为100～200 /μl，HIV病毒负荷被抑制时，则可以停止PCP的一级预防。在HIV感染者中，当CD4计数从＜200/μl增加到≥200/μl至少3个月，HIV病毒载量在3个月内检测不到时，应停止二级预防。尽管当$CD4^{+}$T细胞计数＞200/μl时可能会发生PCP，但是进行化学预防的益处有所减少，并且可能被药物毒性的风险增加所抵消。

参考文献

Chagas C，1908. Trypanosoma minasense：Nota preliminar. BrazilMedico，22：471.

Choukri F，Menotti J，Sarfati C，et al，2010. Quantification and spread of Pneumocystis jirovecii in the surrounding air of patients with Pneumocystis pneumonia. Clin Infect Dis，51：259-265.

Chow C，Templeton PA，White CS，1993. Lung cysts associated with Pneumocystis carinii pneumonia：radiographic characteristics，natural history，and complications. AJR Am J Roentgenol，161：527-531.

Cushion MT，Linke MJ，Ashbaugh A，et al，2010. Echinocandin treatment of pneumocystis pneumonia in rodent models depletes cysts leaving trophic burdens that cannot transmit the infection. PLoS One，5：e8524.

Delanoë P，Delanoë E，1912. Sur les rapports des kytes de carinii du poumon des rats avec le Trypanosoma lewisi. CR Acad Sci，155：658-660.

Durand-Joly I，Soula F，Chabé M，et al，2003. Long-term colonization with Pneumocystis jirovecii in hospital staffs：a challenge to prevent nosocomial pneumocystosis. J Eukaryot Microbiol，50 Suppl：614-615.

Edman JC，Kovacs JA，Masur H，et al，1988. Ribosomal RNA sequence shows Pneumocystis carinii to be a member of the fungi. Nature，334：519-522.

Edman U，Edman JC，Lundgren B，et al，1989. Isolation and expression of the Pneumocystis carinii thymidylate synthase gene. Proc Natl Acad Sci U S A；86：6503-6507.

Frenkel JK，1976. Pneumocystis jeroveci n. sp. from man：morphology，physiology，and immunology in relation to pathology，Natl Cancer Inst Monogr，43：13-30.

Fujii T，Nakamura T，Iwamoto A，2007. Pneumocystis pneumonia in patients with HIV infection：clinical manifestations，laboratory findings，and radiological features. J Infect Chemother，13：1-7.

Hardak E，Brook O，Yigla M，2010. Radiological features of Pneumocystis jirovecii Pneumonia in immunocompromised patients with and without AIDS. Lung，188：159-163.

Hartel PH，Shilo K，Klassen-Fischer M，et al，2010. Granulomatous reaction to pneumocystis jirovecii：clinicopathologic review of 20 cases. Am J Surg Pathol，34：730-734.

Hughes WT，Bartley DL，Smith BM，1983. A natural source of infection due to Pneumocystis carinii. J Infect Dis，147：595.

Kunihiro Y，Tanaka N，Matsumoto T，et al，2015. The usefulness of a diagnostic method combining high-resolution CT findings and serum markers for cytomegalovirus pneumonia and pneumocystis pneumonia in non-AIDS patients. Acta Radiol，56：806-813.

Martinez A，Halliez MC，Aliouat EM，et al，2013. Growth and airborne transmission of cell-sorted life cycle stages of Pneumocystis carinii. PLoS One，8：e79958.

Medrano FJ，Montes-Cano M，Conde M，et al，2005. Pneumocystis jirovecii in general population. Emerging Infect Dis，11：245-250.

Metersky ML，Colt HG，Olson LK，et al，1995. AIDS-related spontaneous pneumothorax. Risk factors and treatment. Chest，108：946-951.

Miller RF，Ambrose HE，Wakefield AE，2001. Pneumocystis carinii f. sp. hominis DNA in immunocompetent health care workers in contact with patients with P. carinii pneumonia. J Clin Microbiol，39：3877-3882.

Montes-Cano MA，Chabe M，Fontillon-Alberdi M，et al，2009. Vertical transmission of Pneumocystis jirovecii in humans. Emerging Infect Dis，15：125-127.

Nevez G，Totet A，Jounieaux V，et al，2003. Pneumocystis jiroveci internal transcribed spacer types in patients colonized by the fungus and in patients with pneumocystosis from the same French geographic region. J Clin Microbiol，41：181-186.

Rojas P，Friaza V，García E，et al，2017. Early Acquisition of Pneumocystis jirovecii Colonization and Potential Association With Respiratory Distress Syndrome in Preterm

Newborn Infants. Clin Infect Dis, 65: 976-981.
Stringer SL, Stringer JR, Blase MA, et al, 1989. Pneumocystis carinii: sequence from ribosomal RNA implies a close relationship with fungi. Exp Parasitol, 8: 450-461.
Totet A, Duwat H, Daste G, et al, 2006. Pneumocystis jirovecii genotypes and granulomatous pneumocystosis. Med Mal Infect, 36: 229-231.
Totet A, Latouche S, Lacube P, et al, 2004. Pneumocystis jirovecii dihydropteroate synthase genotypes in immunocompetent infants and immunosuppressed adults, Amiens, France. Emerg Infect Dis, 10: 667-673.
van der Meer G, Brug SL, 1942. Infection par Pneumocystis chez l'homme et chez les animaux. Ann Soc Belge Med Trop, 22: 301-307.
Vanek J, Jirovec O, 1952. Parasitic pneumonia. Interstitial plasma cell pneumonia of premature infants, caused by Pneumocystis carinii. Zentralbl Bakteriol Parasitenkd Infektionskr Hyg, 158: 120-127.
Vargas SL, Pizarro P, López-Vieyra M, et al, 2010. Pneumocystis colonization in older adults and diagnostic yield of single versus paired noninvasive respiratory sampling. Clin Infect Dis, 50: e19-e21.
Vargas SL, Ponce CA, Sanchez CA, et al, 2003. Pregnancy and asymptomatic carriage of Pneumocystis jiroveci. Emerg Infect Dis, 9: 605-606.
Vera C, Aguilar YA, Velez LA, et al, 2017. High transient colonization by Pneumocystis jirovecii between mothers and newborn. Eur J Pediatr, 176: 1619-1627.
Vogel MN, Brodoefel H, Hierl T, et al, 2007. Differences and similarities of cytomegalovirus and pneumocystis pneumonia in HIV-negative immunocompromised patients thin section CT morphology in the early phase of the disease. Br J Radiol, 80: 516-523.
Ypma-Wong MF, Fonzi WA, Sypherd PS, 1992. Fungus-specific translation elongation factor 3 gene present in Pneumocystis carinii. Infect Immun, 60: 4140-4145.
Yu Q, Jia P, Su L, et al, 2017. Outcomes and prognostic factors of non-HIV patients with pneumocystis jirovecii pneumonia and pulmonary CMV co-infection: a retrospective cohort study. BMC Infect Dis, 17: 392.

十二、病例解析

1.**病例1**：男，20岁。间断咳嗽3周。患者3周前无明显诱因出现咳嗽，干咳，自服中药治疗，无明显好转。1天前胸部正位片显示右下肺野局限性高密度影。于2017.06.22入院诊治。辅助检查：血常规示白细胞 8.93×10^9/L、N% 57.8%、L% 32.9%、血红蛋白165g/L、血小板 247×10^9/L；血气分析：pH 7.414、PCO_2 37.6mmHg、PO_2 81.9mmHg；CRP 5.8mg/L；HIV（-）。

胸部CT（2017.06.26）：右肺下叶实变、结节影（图4-4-19）。

【诊断】 肺孢子菌肺炎。

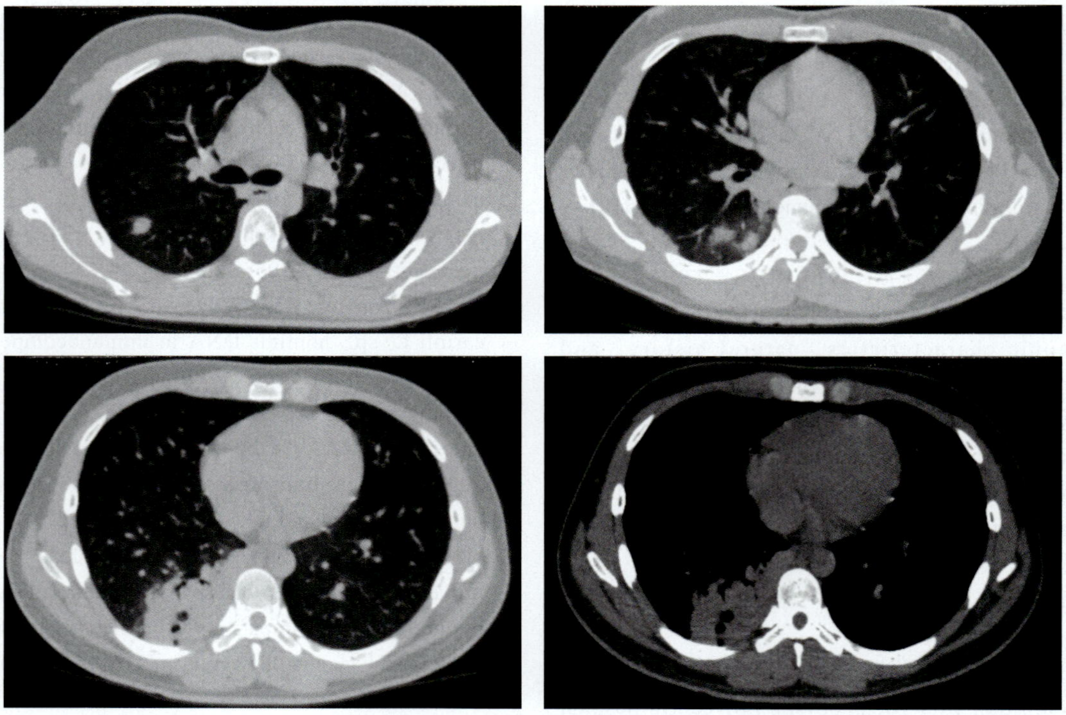

图4-4-19 胸部CT（2017.06.26）

【诊断依据】 青年男性，既往体健。咳嗽，干咳为主，查体无阳性体征，胸部CT显示右肺下叶实变、结节影，病变周围可见晕征，实变影中可见空洞影，内无液平，首先考虑肉芽肿性病变。鉴于患者病史3周，无发热，白细胞及CRP等炎性指标升高不明显，血气分析示低氧血症，暂不考虑常见细菌感染；病变周围无卫星灶，结核不考虑。患者影像重，体征轻，首先考虑真菌感染可能。入院后给予阿奇霉素、头孢美唑抗感染治疗2周，复查胸部CT（2017.07.06）：病变较前略有吸收（图4-4-20）。改用拜复乐继续抗感染治疗，于2017.07.14行CT引导下穿刺活检，病理：（左肺下叶）肺组织内可见多核巨细胞肉芽肿性炎，部分多核巨细胞及肺间质内可见含薄膜的大小不等的透明小泡状结构，部分圆形，部分不规则，有折光性，结合组织化学染色，考虑肺孢子菌感染。特殊染色：PAS（＋），六胺银（＋），抗酸染色（－）。G试验154.2pg/ml。诊断明确后给予复方磺胺甲噁唑治疗，2周后复查（2017.08.01）：病变较前明显吸收（图4-4-21），好转出院。

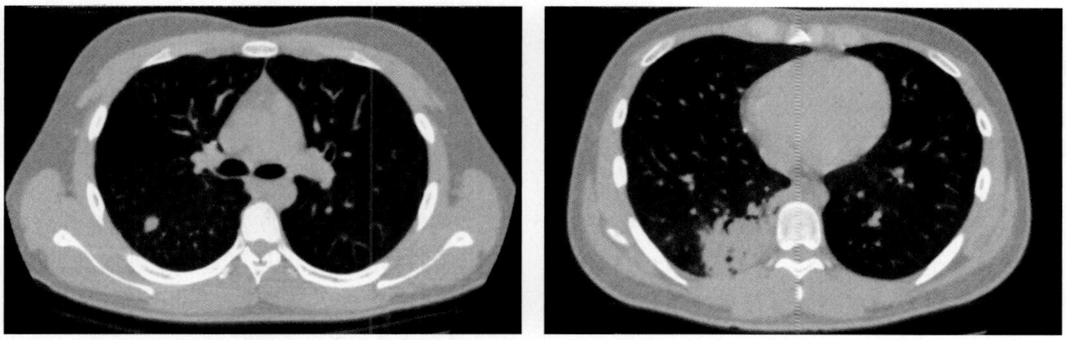

图4-4-20　病变较前略有吸收（2017.07.06）

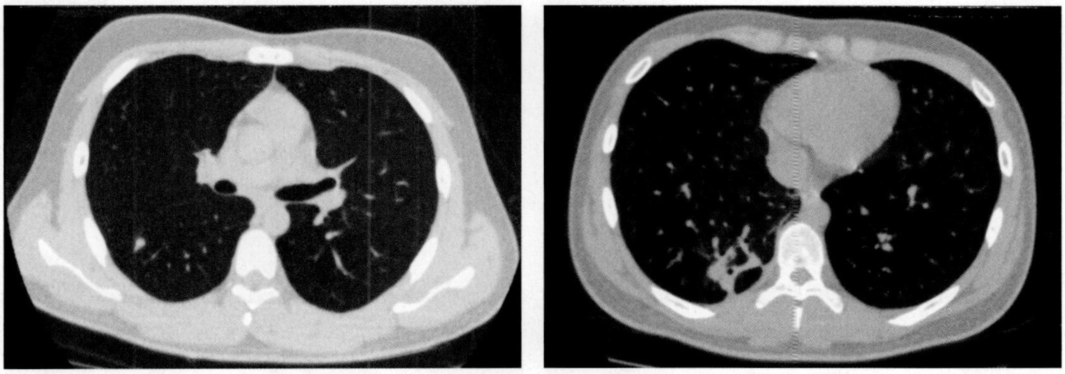

图4-4-21　病变较前吸收（2017.08.01）

【分析】 典型的PCP在HRCT上表现为磨玻璃影伴或不伴气囊形成。一小部分PCP患者有非典型影像学表现，如肿块和结节，表现为肺孢子菌感染的肉芽肿反应，称为肉芽肿性PCP（granulomatous PCP，GPCP），占病例的3%～5%。Hartel等回顾了20例GPCP的临床和病理特征。GPCP男性多见，最常见的症状是呼吸困难（5/14），基础疾病包括HIV/AIDS（7/20）、血液系统恶性肿瘤（6/20）和实体恶性肿瘤（4/20）。影像学表现包括结节（8/16）、弥漫性结节（5/16）和孤立性结节（3/16）。所有病例中均发现六胺银染色阳性的肺孢子菌，肉芽肿为多发（18/20）或单一性（2/20），可见巨细胞（11/20）、纤维化（8/20）和嗜酸性粒细胞（6/20）。泡沫状嗜酸性渗出物出现在一些肉芽肿的中央（5/20）。囊性间隙（1/20）和钙化（1/20）很少见。仅1例表现为典型的肺泡内泡沫样渗出物，内含肺孢子菌。Totet等研究显示，PCP肉芽肿反应的发生与宿主因素有关，包括恶性肿瘤、最近的皮质类固醇使用、免疫重建炎症综合征、预防应用喷他脒，而与PCP基因型无关。HIV患者具有T细胞缺乏症，因此难以产生肉芽肿反应。在这种情况下，相对较低的免疫缺陷（CD4计数＞220/μl）可能导致肉芽肿反应的发生。当结节是唯一表现时，HRCT和BAL均可能忽略了PCP的诊断，因此需要仔细检查活检标本中的微生物。

Hartel等报道，多达81%的GPCP病例在影像学上表现为肺结节，通常是多个并且随机分布，结节直径从几毫米到5cm不等。孤立的肺结节和肿块影亦有报道。多项研究显示，在未经充分治疗的患者中，结节可在数日至数月内增大。结节亦可以在几天内出现空洞，但空洞较少见。一些研究表明，经过治疗和症状缓解，结节会缩小或持续存在。

目前，GPCP形成的机制尚不清楚，有报道称，B淋巴细胞缺陷也可引起对PCP的高易感性和随后的GPCP的发展。B细胞可能是清除肺孢子菌所必需的，因此，免疫抑制治疗后B细胞的缺乏可能导致对肺孢子菌的免疫保护减弱，随后诱导巨噬细胞的肉芽肿反应，取代病原体的清除。

GPCP诊断需要肉芽肿内存在肺孢子菌，并且不存在其他病原体，例如细菌、分枝杆菌或真菌。肉芽肿更常见为坏死性和多发性，其形成可能会影响传统诊断程序（如可能为阴性的支气管肺泡灌洗）检测肺孢子菌能力。据推测，这是肉芽肿包裹肺孢子菌的结果，与典型的肺孢子菌感染不同，后者在肺泡内发现大量的肺孢子菌。

电视胸腔镜手术和开胸肺活检是诊断GPCP更可靠的方法。其治疗通常是TMP-SMX，与典型的PCP相比，患者通常经历更长的疗程、更高的治疗失败率和需要多种药物联合治疗。

本例无基础疾病，影像学以实变和结节为主，抗生素治疗疗效差，经穿刺活检病理明确后给予TMP-SMX治疗，病变吸收明显，符合GPCP演变过程。

（首都医科大学附属北京安贞医院影像科　李　宇　提供）

2.病例2：男，50岁。咳嗽、憋喘半个月，加重8天，发热6天。患者半个月前无明显诱因出现咳嗽、憋喘，呈阵发性，干咳为主，遂前往当地社区医院经抗炎治疗（具体不详）后病情未见好转。8天前上述症状加重，前往市第一人民医院就诊，经抗感染治疗，上述症状缓解，6天前出现发热，最高温度39.3℃。为求进一步诊治，遂来本院急诊就诊，经莫西沙星、依替米星抗感染等治疗，患者体温降至正常，咳嗽、憋喘症状较前缓解，于2017.09.29收入本科。发病以睡眠、饮食较差，体重减轻7kg。自述1年前患“肺炎”，与当地诊所经抗炎治疗后治愈。

胸部CT（2017.09.23）：双肺向心性分布高密度影，呈铺路石样改变，内见气囊影，外周肺野清晰，可见结节、空洞影（图4-4-22）。

【诊断】 肺孢子菌肺炎。

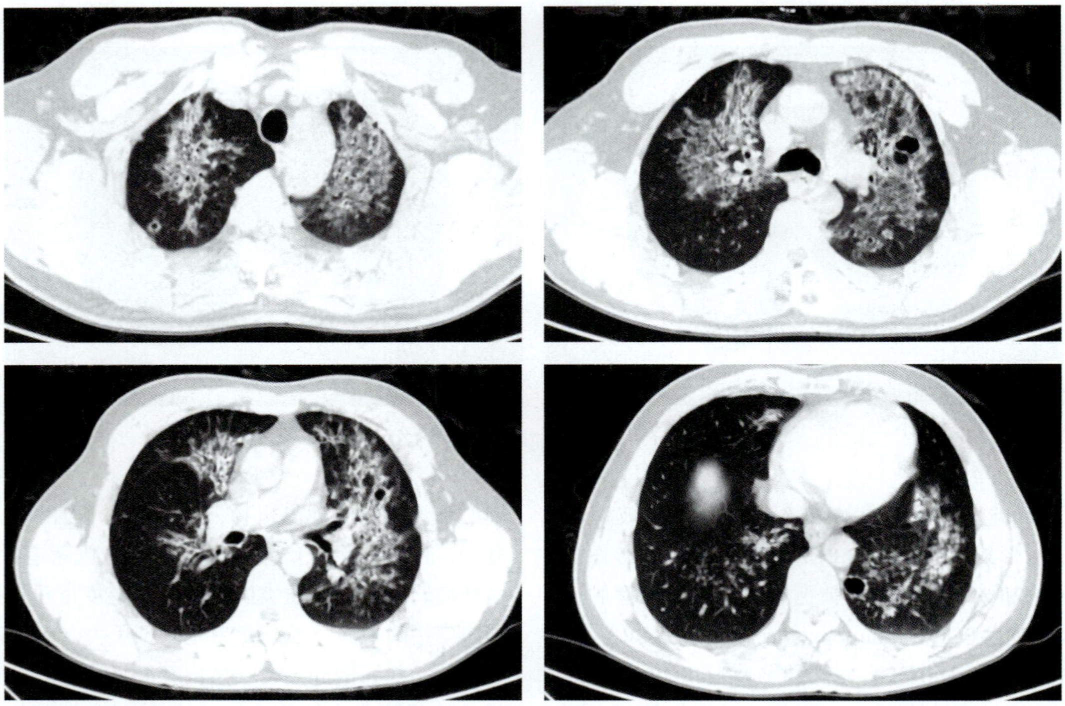

图4-4-22　胸部CT（2017.09.23）

【诊断依据】 中年男性，1年前曾有“肺炎”病史，本次咳嗽、呼吸困难、发热，抗生素治疗疗效差，胸部CT显示肺门为中心分布高密度影，铺路石征、气囊影和月弓征明显，首先考虑肺孢子菌肺炎。入院后给予复方新诺明联合激素治疗。辅助检查：血常规示白细胞7.44×10^9/L、中性粒细胞百分比80.5%、血红蛋白130g/L、血小板309×10^9/L；G试验255.40pg/ml；细胞免疫功能：$CD3^+$ 62.82%、$CD3^+CD4^+$5.24%、$CD3^+CD8^+$ 51.84%；红细胞沉降率20.00mm/h。支气管镜检查，肺泡灌洗液查见耶氏肺孢子菌。治疗10天后复查胸部CT（2017.10.09）：病变较前吸收，气囊影明显（图4-4-23）。2017.10.11 HIV抗体检测回报阳性。继续治疗1周，复查胸部CT（2017.11.17）：病变进一步吸收（图4-4-24），好转出院。

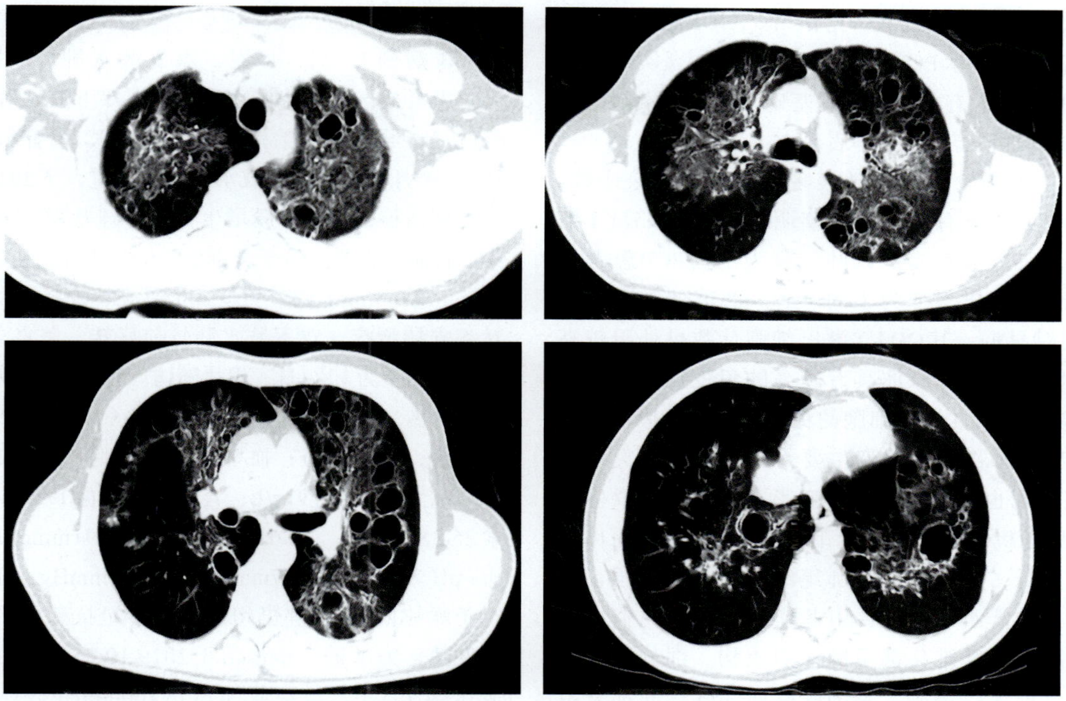

图4-4-23　病变吸收，气囊影明显（2017.10.09）

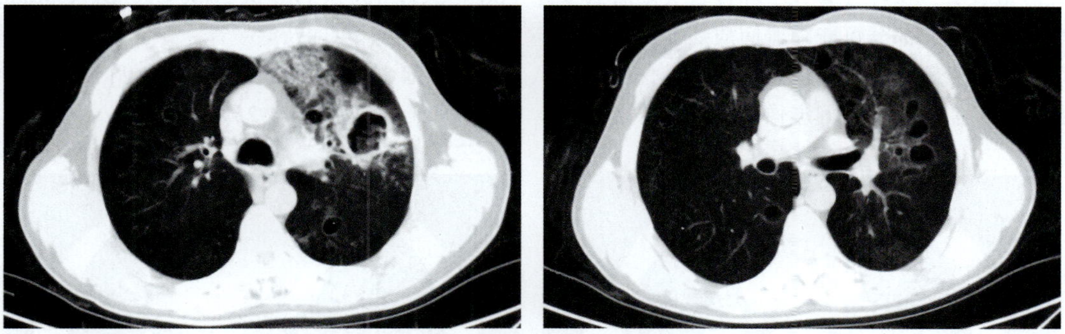

图4-4-24　病变进一步吸收（2017.11.17）

【分析】 PCP发病不仅是由于该菌在肺组织内生长发育和繁殖对肺组织的机械性损伤，而且炎性反应会发生于Ⅰ型肺泡上皮细胞膜，后者被耶氏肺孢子菌的营养型破坏，使含有营养型的嗜酸性渗出物、脱落的上皮细胞等充盈于肺泡内，同时Ⅱ型肺泡上皮细胞增殖修复受损导致间质改变，这是PCP发病的病理生理学基础。

PCP的主要病理改变为弥漫性肺泡内炎性渗出、肺间质广泛增生以及肺泡壁的变性坏死，病程反复迁延可导致肺组织纤维化，引起低氧血症或呼吸衰竭。有学者根据PCP的发展进程分为早期（渗出）、中期（融合、实变）、晚期（吸收、纤维化）3个时期。磨玻璃影见于病变早期，表现为肺的密度升高，但没有掩盖肺血管的轮廓，代表肺泡及含气腔隙受累，病变以肺门为中心呈对称分布，磨玻璃影可与正常肺实质或过度充气肺组织交界存在，呈地图样改变或马赛克征。病理基础为肺泡腔内的渗出和相邻间质内淋巴细胞和浆细胞的浸润，间质和实质的累及都会形成磨玻璃密度影。随着病变的进一步发展，出现肺实变样密度，其病理基础为肺泡内炎性渗出明显增多、细胞坏死物等有形成分积聚，渗出性病变范围扩大。PCP中网格影最常见的就是小叶内间隔和肺泡间隔内炎细胞渗出引起的间隔增厚，当在弥漫的磨玻璃密度影基础上发生时则可能会形成铺路石征。网格影也可能是轻度扩张的支气管伴周围管壁的炎性渗出引起，扩张在不同层面相互融合形成网格样改变，双下肺多见，此表现会随着病变的吸收而缓解。肺气囊形成机制尚未明确，可能的理论为：急性炎症刺激巨噬细胞活化，使其释放使蛋白水解的弹性蛋白酶、肿瘤坏死因子和其他促使囊性病灶形成的毒素；由于局部缺血性坏死或肉芽肿性反应的形成，导致气囊形成；小气道、支气管狭窄、水肿，形成单向球阀的支气管阻塞，导致局部肺气肿；细支气管腔与间质相通，引起肺间质性肺气肿；在部分AIDS患者中，吸烟、静脉注射毒品、反复感染对于囊性病灶的形成也可能有一定作用。AIDS患者中肺气囊的出现，高度提示PCP。因此，磨玻璃影、实变、铺路石征和肺气囊既有共同的病理基础，又反映了肺组织不同程度的病理损害和影像学表现。

AIDS合并PCP的影像学表现与$CD4^+$T细胞计数、血浆HIV病毒载量有关。磨玻璃阴影患者的$CD4^+$T细胞计数高于肺气囊患者。以肺气囊为主的PCP患者血浆病毒载量高于以实变为主的患者。磨玻璃影出现在AIDS的相对早期，其$CD4^+$T淋巴细胞计数也处于较高水平，说明机体对病原体具有较高的免疫能力，巨噬细胞的吞噬作用及T淋巴细胞的免疫反应对病原体的清除能力较强，肺部病理改变主要为肺泡水肿和炎细胞渗出，CT表现也相对轻微。实变影和肺气囊则发生在较晚期，患者机体免疫水平低下，T细胞清除病原体的功能显著降低，肺孢子菌对肺组织的侵袭性增强，肺组织遭受到较严重的损害，引起广泛的肺泡内炎性渗出和间质增生、纤维化甚至肺组织重构。部分肺气囊因细支气管壁淋巴细胞、浆细胞浸润导致管腔部分阻塞，远端含气间隙过度膨胀所致，即与继发于细支气管狭窄的空气滞留有关，这种气囊大小和位置会随着病变发展而发生多种变化，部分可能随着间质病变的吸收而彻底吸收。部分气囊因肺泡破裂后融合形成，这些改变不可逆，肺气囊不能吸收。本例影像演变过程符合上述特点。

3.**病例**3：男，49岁。双下肢水肿5个月，发热3天。患者5个月前无明显诱因出现双下肢水肿，当地医院就诊，给予中药治疗（具体不详），患者水肿较前好转。3个月前患者双下肢水肿较前加重，于2019.07.18行肾穿刺活检，病理：膜增生性肾小球肾炎。诊断肺部感染、肾病综合征，给予美卓乐（8片/日）、他克莫司（早1mg、晚0.5mg）调节免疫，抗感染、护肾、利尿消肿等对症支持治疗，双下肢水肿较前好转。美卓乐应用8周后剂量调整为4片/日，规律随访。3天前患者无明显诱因出现发热，咳嗽、咳黄痰，胸部CT（2019-10-23）显示双肺感染，辅助检查：血常规示白细胞12.91×10^9/L、N% 90.7%、血红蛋白91g/L；肾功能：肌酐175.6μmol/L、尿素25.38mmol/L、LDH 415U/L、钾5.91mmol/L；血气分析：pH 7.45、PCO_2 27mmHg、PO_2 66mmHg；CRP 3mg/L。给予哌拉西林/他唑巴坦及莫西沙星抗感染治疗，患者仍发热，为求进一步诊治于2019.10.25入院。既往有高血压病史5年，最高收缩压达160mmHg，现服用欣然控制血压，血压控制可。有痛风病史5个月余。查体：T 38.4 ℃，P 130次/分，R 20次/分，BP 139/88mmHg。双肺呼吸音粗，可闻及湿啰音。

胸部CT（2019.10.27）：双肺弥漫性分布磨玻璃影，铺路石征明显（图4-4-25）。

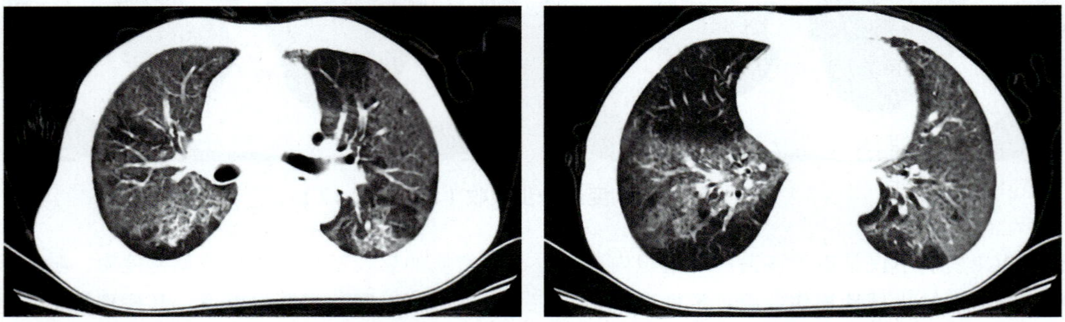

图4-4-25　胸部CT（2019.10.27）

【诊断】 肺孢子菌肺炎。

【诊断依据】 中年男性，有肾病综合征病史5个月，长期服用激素治疗。3天前患者出现发热，咳嗽、咳黄痰，查体双肺可闻及湿啰音，血气分析示低氧血症，2019.10.27胸部CT显示双肺向心性分布磨玻璃影，铺路石征、马赛克征、月弓征明显，较前（2019.10.23）明显进展，首先考虑肺孢子菌肺炎可能。入院后给予舒普深联合复方新诺明抗感染治疗，患者仍发热，体温最高达39.2℃，指脉氧70%，血气分析示代谢性酸中毒，病情危重，给予美罗培南抗感染、纠酸、心电监护、无创呼吸机辅助呼吸。辅助检查（2019.10.27）：白蛋白18g/L；G试验342.40pg/ml。2019.10.29行气管镜检查，2019.11.03肺泡灌洗液NGS回报查到耶氏肺孢子菌和巨细胞病毒，加用激素治疗免疫性疾病、更昔洛韦抗病毒治疗。淋巴细胞亚群检测：$CD4^+$T细胞计数101/μl。2019.11.07两次痰涂片见真菌菌丝，给予伏立康唑抗真菌治疗。复查胸部CT（2019.11.12）：病变较前略有进展，左肺可见气囊影，双侧胸腔积液（图4-4-26）。患者病情相对稳定，因高血钾及尿少症状，行血液透析治疗。2019.11.22复查胸部CT左肺上叶病变较前进展，双侧胸腔积液较前增多。复方磺胺甲噁唑已应用3周，调整为预防剂量。2019.11.24再次出现呼吸困难加重，咳痰增多，2019.11.25气管镜肺泡灌洗液NGS回报查见粪肠球菌、棒状杆菌，加用利耐唑胺抗感染，患者仍呼吸困难加重，呼吸衰竭明显，2019.11.28加用多黏菌素抗感染治疗。2019.11.29患者神志不清，气管插管，血细胞三系减少，血压下降，考虑脓毒性休克，急性肾衰竭，2019.12.01临床死亡。

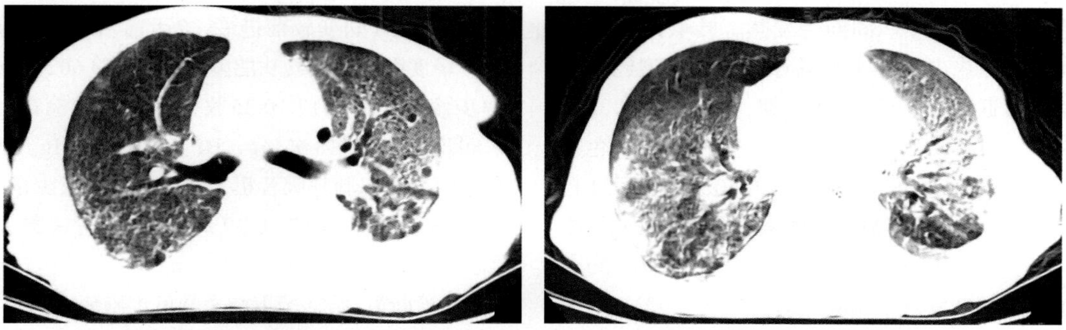

图4-4-26　病变较前略有进展，左肺可见气囊影，双侧胸腔积液（2019.11.12）

【分析】 在非HIV感染者中，PCP正在成为一种重要的传染病。一项研究表明，在不到10年的时间里，患有PCP的非HIV和HIV患者的比例从1.7急剧增加到5.6。与PCP风险增加最常相关的状况是：①血液系统恶性肿瘤（尤其是白血病和淋巴瘤）：在该人群中，与PCP相关的危险因素包括使用皮质类固醇、单克隆抗体治疗或与基础疾病或治疗相关的T细胞功能障碍。②实体瘤（例如，脑、乳腺、肺和肾）：据报道，该人群的主要危险因素是大剂量化学疗法和骨髓移植以及长期使用皮质类固醇疗法。③器官移植：在该人群中，肺孢子菌感染的主要风险是$CD4^+$淋巴细胞减少，主要见于肾或肺移植者。④自身免疫病（例如类风湿关节炎、炎症性肠病和强直性脊柱炎）：在该人群中，$CD4^+$T细胞计数低以及使用抗TNF-α、利妥昔单抗或环磷酰胺可能会增加患病风险。⑤皮质类固醇治疗是非HIV感染患者中PCP的众所周知的危险因素。皮质类固醇会干扰免疫系统内的许多途径，会减少不同细胞群体（例如单核细胞和巨噬细胞）以及外周血$CD4^+$T淋巴细胞的数量和功能。接受免疫抑制或生物疗法（抗TNF-α、抗IL-6、抗IL-1、抗CD52或抗CD20）的患者也处于增加的风险中。⑥儿童和青少年也有发生PCP感染的风险，特别是那些基因突变影响T细胞功能的患者，最常见于患有严重的联合免疫缺陷和腺苷氨基酶突变疾病的患者。

PCP表现出非特异性的体征和症状，例如发热、干咳和呼吸困难，分别高达86%、76%和81%。在某些情况下，感染可能诱发急性呼吸窘迫综合征，需要机械通气。相对于HIV患者，非HIV患者肺孢子菌感染有如下特点：①病灶中病原菌的含菌量较低，实验室指标更加不敏感，增加了非HIV患者的误诊率。②早期症状更不典型：由于糖皮质激素等药物的使用，非HIV患者呼吸道症状易被掩盖。部分患者可仅表现为低氧血症，而无其他症状及影像学改变。③病情进展迅速：HIV患者潜伏期较长，而非HIV患者潜伏期较短。④总体死亡率更高，如果处理不当且不易治疗，可高达100%。受年龄、患者合并症、肠道生态失调和巨噬细胞极化向M1转化等因素影响，非HIV PCP的病情严重程度与宿主对PCP的免疫有关。衰老和潜在疾病改变了肠道微生物群，Th1优势，导致巨噬细胞极化从M2转移到M1。M1和M2巨噬细胞极化均能消灭肺孢子菌。然而，Th1优势和M1巨噬细胞极化可诱导严重的肺损伤，导致非HIV PCP的高死亡率。

在非HIV患者中，影像学的主要特征是磨玻璃影，表现为肺泡炎，伴有肺泡内纤维蛋白、碎屑和病原体的积累。磨玻璃影的分布通常是对称的，主要分布在肺门周围区域，周围较少受累。Vogel等回顾性分析84例HIV阴性PCP患者的连续CT扫描，平均随访76天（37～506天）。在急性（初始）PCP期，最常见影像学表现是对称的、上叶分布的磨玻璃影，43%（36例）可见月弓征，57%（48例）可见马赛克征，只有9例患者不能完全治愈。针对性治疗（中位数13天）后复查胸部CT可见放射学快速改善。Kumagai等回顾了2006—2015年来自5家机构的HIV阴性PCP患者的HRCT。61例患者被纳入研究，19例在医院死亡。所有患者在诊断为HIV阴性PCP时均在HRCT影像上显示磨玻璃影。HRCT结果包括铺路石征（29例，47.5%）、实变（23例，37.7%）、支气管扩张（14例，23.0%）和小叶中心结节（30例，49.2%）。在任何患者中均未观察到气囊影。多变量分析显示，铺路石征和低血清白蛋白水平是导致死亡的独立危险因素。

巨细胞病毒对免疫系统具有抑制作用，患AIDS时间愈长，巨细胞病毒引起疾病进展的风险愈高，免疫抑制程度与疾病风险的相关性愈显著，这也提示PCP预后欠佳的患者应考虑PCP合并巨细胞病毒肺炎等混合感染的可能。发生感染时人体因血浆白蛋白的丢失引起低蛋白血症，进而病情加重。研究表明，白蛋白是评价疾病严重程度的重要指标，低蛋白血症与AIDS病情快速进展和死亡有关。本例即合并巨细胞病毒感染，且因肾病综合征出现低蛋白血症，影像进展迅速，表现为铺路石征，虽病情一度稳定，终因疾病进展而死亡。

4.**病例4**：女，33岁。间断性发热、咳嗽2个月余，活动后气喘4天。患者两年半前确诊结节硬化型经典霍奇金淋巴瘤（AⅢ期），行化疗10周期，放疗20次，2个月前出现咳嗽、咳痰，咳嗽呈阵发性，痰少，为白色黏痰，发热，体温最高达38.9℃，2017.09.02行胸部CT检查考虑放射性肺炎，以右肺上叶为著，给予甲泼尼龙、头孢哌酮/舒巴坦等药物治疗50余天，病情反复。20余天前症状加重，间断发热，体温波动在38～39℃，阵发性咳嗽，痰少色白，4天前出现活动后气短，伴心慌、胸闷，偶有剑突后疼痛不适，给予氟康唑、加大甲泼尼龙剂量治疗后，发热及咳嗽症状减轻，3天前（2017.10.22）复查胸部CT病变较前进展，2天前当地医院行肺功能检查：轻度限制性通气功能障碍，G试验602.3pg/ml，为进一步诊治，于2017.10.25收入院。辅助检查：T 36.1℃，P 89次/分，R 18次/分，BP 111/76mmHg。照射野皮肤色素沉着，双肺呼吸音粗，双肺底可闻及少量湿啰音。

胸部CT（2017.10.29）：双肺斑片、磨玻璃、实变影，双下肺明显（图4-4-27）。

【诊断】 肺孢子菌肺炎并巨细胞病毒肺炎。

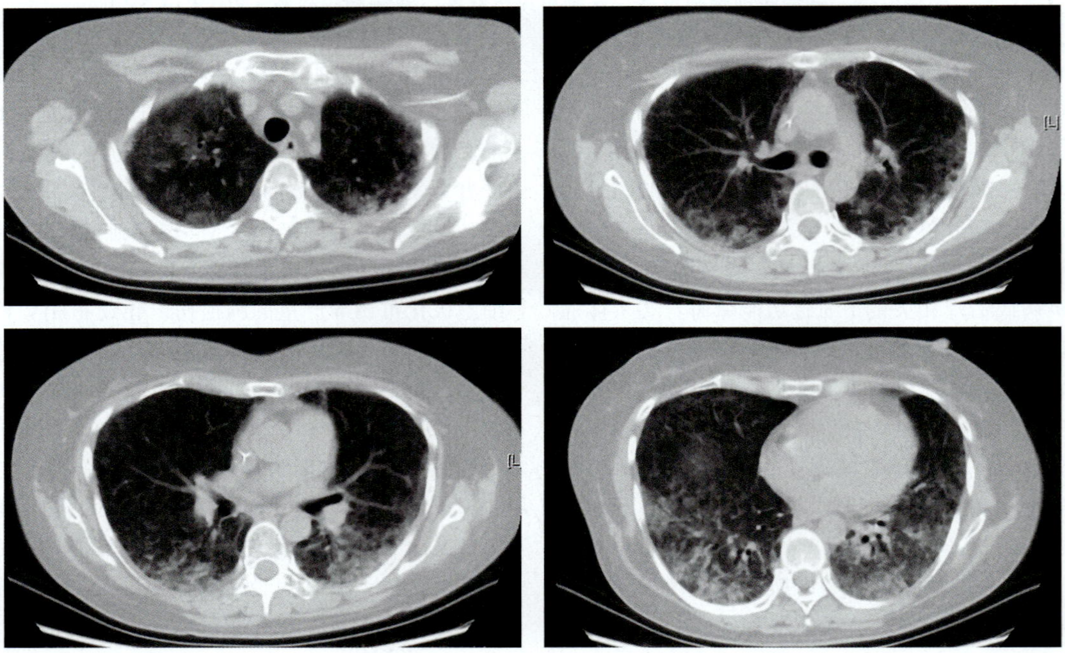

图4-4-27　胸部CT（2017.10.29）

【诊断依据】 青年女性，有结节硬化型经典霍奇金淋巴瘤（AⅢ期）病史，长期放化疗，因放射性肺炎大剂量应用激素治疗，存在免疫抑制，治疗期间病情反复，肺部病变吸收后进展，提示合并继发感染，患者症状以发热、咳嗽、呼吸困难为主，G试验阳性，胸部CT显示双肺多发病变，以上特点支持肺孢子菌肺炎诊断。病变以双下肺、外周为主，不除外合并巨细胞病毒感染可能。入院完善相关检查：红细胞沉降率25mm/h；CMV-DNA：1.19E＋05 copies/ml；细胞免疫功能：$CD3^+CD4^+$8.16%、$CD3^+CD8^+$57.84%。入院后患者反复发热，给予复方磺胺甲噁唑2片tid抗肺孢子菌、倍能联合甲泼尼龙40mg qd抗炎治疗，患者巨细胞病毒感染诊断明确，给予更昔洛韦抗病毒治疗。2017.10.30患者仍发热，血气分析示Ⅰ型呼吸衰竭，肺泡灌洗液回报：查见耶氏肺孢子菌，遂将复方磺胺甲噁唑加至3片tid。治疗2周后，患者病情明显好转，复查胸部CT（2017.11.17）：病变吸收，双肺多发粟粒样结节影（图4-4-28）。患者出院，院外继续口服复方磺胺甲噁唑治疗，1个月后复查（2017.12.24）：病变基本吸收（图4-4-29）。

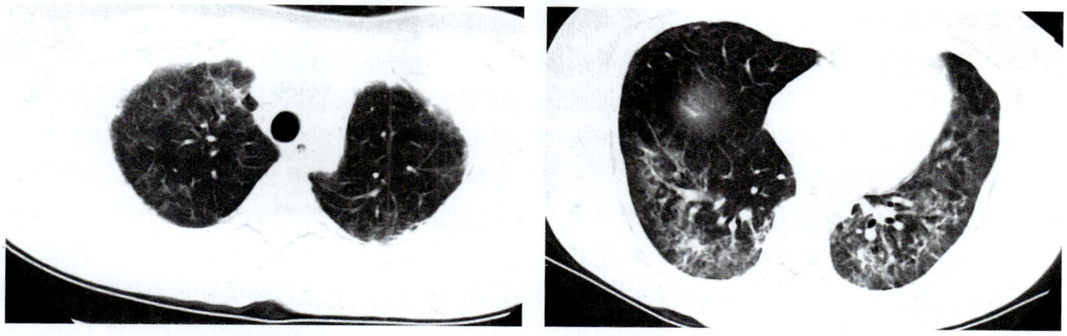

图4-4-28　病变较前吸收（2017.11.17）

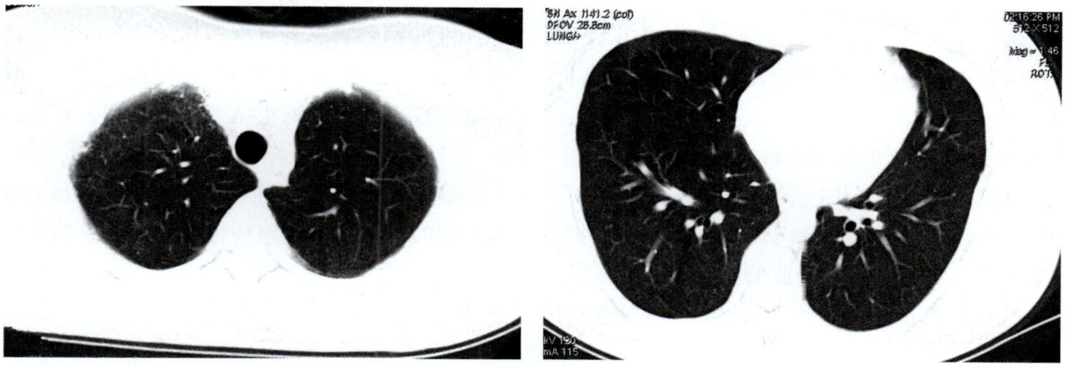

图4-4-29　病变基本吸收（2017.12.24）

【分析】 耶氏肺孢子菌和巨细胞病毒（cytomegalovirus，CMV）是免疫抑制状态下最常见的两种机会性感染病原体。人巨细胞病毒是疱疹病毒科的一员，正式被国际病毒分类学委员会确定为人疱疹病毒5型（HHV5）。疱疹病毒科还包括单纯疱疹病毒1型（HHV-1）和2型（HHV2）、水痘带状疱疹病毒（HHV3）、EB病毒（HHV4）和人疱疹病毒6、7和8型。跟其他动物种类的巨细胞病毒一起，CMV被归类于β疱疹病毒亚科，依据是其靶向作用于唾液腺，在细胞培养生长缓慢，以及严格的种属特异性。人巨细胞病毒是巨细胞病毒属的类型种，它的命名源自被该病毒感染的细胞变大（cyto＝细胞，mega＝大）。巨细胞病毒为双链DNA病毒，可通过体液传播，传播形式包括垂直传播、性接触、输血、器官移植及院内交叉感染等。人巨细胞病毒只能感染人及在人纤维细胞中增殖，感染可累及肺、肾脏、肝脏、肠道、视网膜等组织器官。巨细胞病毒可以通过多种机制改变宿主的免疫反应，抑制辅助性T细胞和抗原提呈细胞的功能。巨细胞病毒感染既是免疫功能低下的标志，又具有免疫抑制作用。人群中巨细胞病毒感染率较高，健康成人血清巨细胞病毒IgG抗体阳性率可达50%以上，但大多呈无症状的隐性感染。初次感染后可终身携带，当机体免疫力低下时，巨细胞病毒可被激活从而导致严重疾病。

巨细胞病毒肺炎的主要病理表现为弥漫性肺泡损伤及局灶性间质性肺炎。弥漫性肺泡损伤时仅侵犯成纤维细胞，该细胞为肺泡壁结构的重要组成部分，病毒在其内生长可导致细胞巨化、变性，从而使肺泡壁结构的完整性破坏及通透性增加，肺泡透明膜形成及肺泡内出血。局灶性间质性肺炎为炎症沿支气管、细支气管壁分布，侵犯小叶间隔及肺泡间隔，导致肺泡间隔增宽，间质血管充血、水肿及炎细胞浸润。在巨细胞病毒肺炎的演变过程中，由于上述两种病变的分布与严重程度不同，而使巨细胞病毒肺炎的病理改变呈多样性，从而致使其影像学也呈多样化表现。

巨细胞病毒肺炎的CT表现主要包括磨玻璃影、多发性微小结节、气腔样实变等。磨玻璃影为巨细胞病毒肺炎最常见的CT表现，90%以上的巨细胞病毒肺炎胸部CT可表现为双肺多发、呈片状或弥漫分布的磨玻璃影，边界不清，可累及上、中、下肺野中至少2个肺野，多以下肺为著，因其密度介于正常肺组织与支气管血管束密度之间，故其内仍可见肺纹理。60%以上巨细胞病毒肺炎可出现多发性微小结节，结节直径通常＜10mm，以1～5mm者居多，边缘光滑或不规则，多位于两肺下野中内带，根据其分布特点可分为小叶中心型、支气管血管周围型、胸膜下型及随机型。气腔样实变发生率＞50%，下肺多见，范围大小不等，多呈小叶或亚段分布，小部分可呈肺段分布，其内可见支气管含气征。其他CT征象包括小叶间隔增厚、胸腔积液（少量）、胸膜增厚等，一般无肺门及纵隔淋巴结肿大。巨细胞病毒肺炎影像学表现主要以病理学改变为基础。磨玻璃及气腔样实变对应病理上的弥漫性肺泡损伤、肺泡腔内渗出及透明膜形成；微小结节则为间质性肺炎的表现，主要为细支气管及其周围巨噬细胞、红细胞及纤维素的积聚。

巨细胞病毒感染在非HIV免疫力低下的PCP患者中很常见。Yu等在70例非HIV感染的PCP患者中发现38例（54.3%）合并肺巨细胞病毒感染。两组死亡率无显著性差异。皮质类固醇和其他免疫抑制剂联合治疗可能是PCP患者并发肺部巨细胞病毒感染的危险因素。此外，在非HIV感染的PCP患者中观察到小叶中心结节和（或）严重低氧血症时，应考虑巨细胞病毒肺炎。对于BALF中CMV-DNA含量高的患者，应根据其不良预后，及时进行抗病毒治疗。

巨细胞病毒肺炎和PCP的临床和放射学发现相似。两者CT均存在磨玻璃影，但其进展的分布部位有所不同，PCP的磨玻璃影最初起源于肺门周围，而后逐渐扩展至全肺；而巨细胞病毒肺炎的磨玻璃影则多自中下肺向上肺蔓延从而最终累及全肺。此外，PCP可有气囊样病变、马赛克征及自发性气胸等相对特异的CT表现，而巨细胞病毒肺炎典型的微小结节样病变在PCP中则较为罕见。Vogel等对31例巨细胞病毒肺炎和27例PCP的CT形态学特征、相似性和差异性进行分析。所有巨细胞病毒肺炎患者均为血液恶性肿瘤患者，主要通过造血干细胞移植治疗（26例）。PCP患者中17例恶性血液病患者中有6例进行造血干细胞移植治疗，实体瘤5例，皮质类固醇治疗5例。PCP以肺尖分布、马赛克征和磨玻璃影多见，巨细胞病毒肺炎以小结节或边界不清的磨玻璃影和实变为典型表现。Kunihiro等回顾性分析21例巨细胞病毒肺炎和70例PCP的HRCT表现。8例巨细胞病毒肺炎患者和32例PCP患者根据病理学证据确诊，13例巨细胞病毒肺炎患者和38例PCP患者根据血清标志物确诊。巨细胞病毒肺炎组多见小结节、树芽型、晕征。在PCP组中，广泛的磨玻璃衰减、马赛克征和弥散分布更为常见。不同确诊方式的影像学无明显差异，提示HRCT和血清标志物的结合对巨细胞病毒肺炎和PCP的诊断具有重要的价值。

第五节　马尔尼菲篮状菌病

马尔尼菲篮状菌（*Talaromyces marneffei*），原名马尔尼菲青霉菌，是一种罕见的致病真菌，主要见于东南亚（泰国、老挝、越南等）、印度东北部和中国南部。

一、分类

马尔尼菲篮状菌由Capponi等于1956年在越南巴斯德研究所从中华竹鼠（*Rhizomys sinensis*）肝脏中首次分离，但没有对其正式的描述，该鼠死于网状内皮细胞真菌病。1959年，实验室研究员Gabriel Segretain不小心被本应该接种给仓鼠的装满马尔尼菲篮状菌的针头刺破了自己的手指，感染后第9天，在接种部位出现了一个小结节，随后出现腋窝淋巴结肿大，尽管使用制霉菌素治疗，炎症仍然存在并局限于局部，感染30天后治愈，他的康复可能是自发的，归因于自身的免疫力，因为制霉菌素的口服生物利用度可忽略不计，这是首次出现的后天感染的马尔尼菲篮状菌病。他首先描述了马尔尼菲篮状菌的真菌学特征，将其描述为青霉状的真菌，并鉴定为新物种。为了纪念该所主任Hubert Marneffe，该真菌被命名为马尔尼菲青霉（*Penicillium marneffei*）。该研究发表在1959年的《霉菌病》（Mycopathologia）中。根据形态特征，按Biourge分类法将其分类为半知菌亚门、丝孢纲、丝孢目、丛梗孢科、青霉属和双轮亚属，或按照Raper和Thom的分类法将其分类为子囊菌亚门、不整囊菌纲、散囊菌目、散囊菌科、青霉属。2011年，根据种系遗传学分析和表型分析，Samson等将马尔尼菲青霉与青霉属双轮亚属的其他成员一起转移到了篮状菌属中，并获得了现名马尔尼菲篮状菌。基于线粒体基因组的系统发育分析也支持这种转移。马尔尼菲篮状菌属真菌界、双核菌亚界、子囊菌门、子囊菌亚门、散囊菌纲、散囊菌亚纲、散囊菌目、发菌科。该微生物是200多种篮状菌中唯一的温度依赖型双相真菌，在25℃环境下呈菌丝相（传播相），在37℃则表现为酵母相（致病相）。酵母相和菌丝相的转换与温度、营养、O_2和CO_2浓度等有关。根据相位转换与温度的关系将双相菌分为温度诱导型双相真菌和非温度诱导型双相真菌。温度诱导型双相真菌能够在土壤或室温培养环境中以菌丝方式生长，并产生感染性孢子；在宿主体内或37℃培养环境中则转换成酵母细胞。

早在1955年美国真菌学家Chester Ray Benjamin就描述了篮状菌属的菌种，在有性期能形成柔软的棉质样子囊果，子囊果细胞壁由紧密交织的菌丝组成，类似篮子，篮状菌属的名称也由此命名而来。*Talaromyces*由“Talaros”和“myces”组成：希腊文“Talaros”英文词义为“basket”，即篮子；“myces”，即“真菌”。

篮状菌属是由青霉属的个别种重新分类而来，区分这两个菌属主要依靠子囊果。狭义的青霉属具有菌核样的子囊果，为壁厚、等径的细胞，成熟需几个月的时间，多数不形成子囊孢子，而篮状菌属子囊果的特征是较软的细胞壁中含有多层交织的菌丝，可在数周内成熟。篮状菌属与青霉属其他区别包括：①篮状菌属致病性更强，可引起人的致病，青霉属通常不对人致病；②篮状菌属中的菌种常有深绿色分生孢子，气生菌丝产色素且被包绕，菌落背面为黄色、橙色或红色到紫色，青霉属通常不产生色素；③篮状菌属有性期形成裸囊壳，青霉属为闭囊壳；④篮状菌属有性期形成椭球形子囊孢子，青霉属有性期形成扁豆形子囊孢子。

二、生态学

竹鼠和人类是马尔尼菲篮状菌最普遍的动物宿主，在犬科动物中也发现了这种真菌。致病性马尔尼菲篮状菌向人类的传播途径尚不清楚。人类从环境中（如土壤）吸入空气传播的分生孢子，然后传播到身体的其他部位。多种证据表明，从感染到在患者中传播的速度很快。播散性感染的临床表现可能在短短几周内出现，尽管也有长期潜伏感染患者。

从20世纪80年代开始的研究确定了许多竹鼠物种，包括中华竹鼠、银星竹鼠、大竹鼠和小竹鼠，是马尔尼菲篮状菌的自然宿主。在中国广西壮族自治区的两份报告中，Deng等在捕获的19只银星竹鼠中，有18只从其一个或多个内脏器官中培养出马尔尼菲篮状菌；Li等在捕获的16只银星竹鼠中，有15只携带马尔尼菲篮状菌，在接受培养的内脏器官中，肺的阳性率最高，为87.5%，其次为肝脏（56.3%）、脾脏（56.3%）和肠系膜淋巴结（50%）。这些动物感染了这种真菌，但没有生病的迹象。此外，在怀孕竹鼠的胎儿中没有发现分离株，这表明没有垂直传播发生，至少在竹鼠之间没有。Wei等对广西地区的进一步调查显示，该真菌从179只银星竹鼠中的114只（63.7%）中分离出来。多位点基因型显示，来自人类和感染竹鼠的马尔尼菲篮状菌分离株具有相似或相同的基因型，提示人类是由竹鼠感染的，或者两者是通过共同的环境感染的。

在不同物种的竹鼠中，感染的流行性存在区域差异，或者在感染的易感性方面存在地理差异。Gugnani等对印度东北部曼尼普尔邦竹林中的六种啮齿动物（小板齿鼠、褐家鼠、屋顶鼠、*Rattus niditus*、小家鼠和本土红棕色小竹鼠）进行了全面调查。仅从110只小竹鼠中的10只（9.1%）的内脏中分离到马尔尼菲篮状菌，在其他5种72只啮齿动物的组织中没有发现马尔尼菲篮状菌感染的迹象。由于该地区的所有啮齿动物的暴露率大概相似，因此这项研究有力地支持了马尔尼菲篮状菌易感性存在种特异性差异的假设。Li等研究也发现，23只竹鼠中有16只（70%）携带马尔尼菲篮状菌，而田鼠和疫区家鼠等其他种鼠类和土壤中并没有分离出马尔尼菲篮状菌。Chariyalertsak等的一项研究发现，在竹鼠的亚种之间也发现了感染率的种内差异。在泰国的清迈地区，51只小竹鼠灰黑色亚种均不携带马尔尼菲篮状菌，而13只（92.8%，13/14）大竹鼠和3只（30%，1/10）红棕色小竹鼠的内脏中分离出马尔尼菲篮状菌。综上所述，啮齿类动物中马尔尼菲篮状菌分布具有宿主因素和地理因素。马尔尼菲篮状菌还见于野生竹鼠的粪便以及洞穴中的土壤中，但在人工的竹鼠饲养场中没有发现。除了竹鼠及其相关的土壤样品外，Chaiwun等通过两种不同的PCR方法在泰国清迈13%的户外犬的鼻拭子中也检测到了马尔尼菲篮状菌，但培养结果是阴性的。Pryce-Miller等2008年一项环境研究使用分子方法从竹鼠栖息地以外收集的土壤样品中检测到马尔尼菲篮状菌，包括蝙蝠洞、大象营地和有马尔尼菲篮状菌感染历史的佛教寺庙周围环境。大象营地多年来均检测到了马尔尼菲篮状菌，大象可能是除竹鼠和犬以外另一个与马尔尼菲篮状菌关联的动物。但是，仍无法从这些阳性土壤样品中获得马尔尼菲篮状菌的可行培养物。

在泰国，该国北部地区的马尔尼菲篮状菌感染比其他地方更为普遍。实际上，在北部省份以外很少见到马尔尼菲篮状菌。在北部地区已报道的艾滋病患者中，有6.8%患有马尔尼菲篮状菌病，而在该国其他地方的艾滋病患者中，仅有1%患有这种感染。Chariyalertsak等比较了80例马尔尼菲篮状菌感染的艾滋病患者和160例未感染马尔尼菲篮状菌的艾滋病患者的风险相关行为和暴露情况。所有受试者均于1993年12月至1995年10月进入清迈大学医院接受治疗。接触或食用竹鼠并不构成马尔尼菲篮状菌病的危险因素，啮齿类动物所居住的竹丛或森林与马尔尼菲篮状菌感染之间也没有显著关联。但是，近期有职业或其他原因土壤接触史，特别是雨季（5～10月份），与马尔尼菲篮状菌病有关。该研究表明，泰国北部艾滋病患者中最近暴露于土壤中潜在的环境有机物可能与散播的马尔尼菲篮状菌感染有关。上述流行病学数据表明，人类和竹鼠暴露于尚未发现的常见环境感染源中，马尔尼菲篮状菌可能利用竹鼠来扩大其生物量（biomass）和地理分布。泰国和越南进行的研究表明，马尔尼菲篮状菌感染在雨季有所增加。越南学者Le等发现马尔尼菲篮状菌病雨季发病率与其他季节比较增加了27%。雨季有利于马尔尼菲篮状菌在土壤或其他非人类环境中维持腐生生活。Bulterys等随后在越南进行的一项研究发现，马尔尼菲篮状菌病与环境湿度有关，而与降雨、温度或风无关。湿度可能会促进马尔尼菲篮状菌生长或帮助分生孢子释放到环境中。

以上研究提示马尔尼菲篮状菌病不是人畜共患病，马尔尼菲篮状菌来源于自然生态环境。有研究者试图从土壤中获得马尔尼菲篮状菌来证明这一结论，但是很多研究结果都得到了甚微的效果。Vanittanakom等在无菌土壤中接种马尔尼菲篮状菌（100个分生孢子/1.5g土壤），获得80%～85%的尔尼菲篮状菌，而接种在有菌土壤中，只能获得6%的马尔尼菲篮状菌。马尔尼菲篮状菌能够在无菌土壤中生存几周，但是在有菌土壤中却只能生存几天。这都表明马尔尼菲篮状菌在土壤中与其他菌种的生存竞争能力较低，在自然环境中不易于生存。在泰国，Chariyalertsak等从马尔尼菲篮状菌病患者居住环境里取得的67份土壤中均没有培养出马尔尼菲篮状菌，从大竹鼠洞穴中取得的28份土壤中只有一份培养出了马尔尼菲篮状菌。2012年，Huang等在广东省共采集到270份样本，竹鼠洞穴周边地区的样本（8.2%，15/184）中马尔尼菲篮状菌的比率远高于距离竹鼠洞穴距离超过1千米的非鼠类相关场所（2%，1/50）和竹鼠人工养殖场（0，0/36）。一个可能的解释是，人工繁殖农场的竹鼠活动范围有限。

马尔尼菲篮状菌在17～28℃、偏酸性条件下菌落生长最快。中国南方的广西、广东地区，以及泰国北部、越南、老挝、柬埔寨、印度北部等均属于温暖、湿润热带/亚热带季风气候，为偏酸性的红土地，年平均气温为16～23℃。雨季为每年4～9月份，年降水量为1500～2000mm，非常适合该菌的生长，为疾病在这些地区滋生蔓延提供了环境条件。需要进一步的努力来确定这种真菌的环境来源，并将这些环境因素与动物宿主和人类联系起来，以便确定感染的途径。

三、致病机制

马尔尼菲篮状菌是兼性的细胞内病原体，其致病机制与其真菌学特征、流行病学特征、外分泌酶、宿主免疫状况、双相性转变过程中的基因、蛋白表达差异有关。已经鉴定了许多马尔尼菲篮状菌的毒力因子，这些毒力机制包括产生黑色素、天冬氨酰蛋白酶、过氧化氢酶-过氧化物酶、漆酶和超氧化物歧化酶，在宿主体温下诱导乙醛酸循环，在宿主体内利用非优选氮源，利用柠檬酸甲酯循环降解丙酰辅酶A，以及隔离宿主的促炎脂质。机体抵抗马尔尼菲篮状菌以细胞免疫为主，主要涉及巨噬细胞对真菌的吞噬和致敏T细胞介导的杀伤作用。马尔尼菲篮状菌主要侵犯单核-巨噬细胞网状内皮系统，故在富含单核巨噬细胞的组织、器官如淋巴结、肝、脾、肺、皮肤等发生病变。

尽管如上所述，马尔尼菲篮状菌的感染途径仍不清楚，通常认为患者可通过吸入获得病原性分生孢子。菌丝相分生孢子是病原传播体，具有极强的抗非特异性吞噬杀灭作用的功能，可经呼吸道吸入、消化道食入、皮肤破损侵入及血源播散等途径传播。马尔尼菲篮状菌感染的第一个重要机制是分生孢子向酵母相的转化。双相真菌由菌丝相向酵母相转换的同时除了真菌的形态发生改变，其细胞壁的组成成分、抗原分子及其毒力因子的表达也发生了改变。酵母相细胞是致病体，为胞内寄生感染。尽管两个生长阶段涉及的基因和途径可能存在重叠，但某些基因可能对于一个或另一个阶段是唯一的。从2000年开始，已鉴定出许多与形态发生和相变有关的基因，包括*abaA*、*brlA*、*cflA*、*cflB*、*drkA*、*gasA*、*gasC*、*hgrA*、*madsA*、*myoB*、*pakA*、*pakB*、*PmHHK1*、*rasA*、*rfxA*、*rttA*、*sadA*、*sakA*、*slnA*、*stuA*、*tupA*和*yakA*等。这些基因中的大多数与转录调控、G蛋白信号传导通路及其编码蛋白有关。

马尔尼菲篮状菌进入宿主的气道后，分生孢子与细胞外基质结合，后者由甘油醛-3-磷酸脱氢酶（GAPDH）介导，并黏附在宿主的支气管肺泡上皮上，导致分生孢子与呼吸道组织紧密结合，不易被支气管黏液或纤毛系统排出。在那里，真菌与上皮细胞相互作用，并被肺巨噬细胞吞噬。巨噬细胞的主要抗菌机制是氧化剂的产生和吞噬体的酸化。巨噬细胞通过创造难以正常代谢的恶劣环境以及活化降解病原体的水解酶来破坏真菌病原体。作为一种细胞内病原体，马尔尼菲篮状菌如何被巨噬细胞识别不仅是其致病的关键，也是宿主启动抗感染免疫的前提。分生孢子被常驻肺泡巨噬细胞和多形核中性粒细胞吞噬。在巨噬细胞中，它们迅速经历形态发生转变为酵母形式并在细胞内繁殖。对小鼠巨噬细胞系（J774A.1）和THP-1人巨噬细胞系的体外研究表明，分生孢子在吞噬后24小时内通过二分裂在细胞内复制，并表达酵母期特异性抗原。在感染马尔尼菲篮状菌的不同宿主体内，巨噬细胞对马尔尼菲篮状菌的杀伤活性并不相同。免疫正常小鼠在感染马尔尼菲篮状菌后巨噬细胞可自行清除胞内菌体，小鼠能长期存活；免疫抑制或IFN-γ基因敲除小鼠则出现播散性感染，导致大部分小鼠两周内死亡。对马尔尼菲篮状菌患者病变组织的免疫病理及细胞免疫反应的研究发现，在不合并HIV感染，细胞免疫功能未见异常的患者中，免疫反应存在个体差异。免疫反应强的“肉芽肿性炎”患者，组织中淋巴细胞增生明显，巨噬细胞内仅见少量的菌体，组织中炎症因子IFN-γ、TNF-α、IL-2表达增高；而在“无反应/坏死性炎”患者组织中淋巴细胞少，IFN-γ、TNF-α、IL-2表达明显降低，巨噬细胞吞噬马尔尼菲篮状菌后不能将其杀灭，反而成为马尔尼菲篮状菌大量繁殖的场所。

许多致病微生物可以寄居于宿主的吞噬细胞并最大限度地逃避宿主的适应性免疫应答。胞内寄生是马尔尼菲篮状菌一个重要的组织病理学特点，其被吞噬细胞吞噬后仍然可以继续生长，并可随吞噬细胞在体内游走播散，其致病性也取决于此。马尔尼菲篮状菌可以抑制吞噬体-溶酶体融合，亦可分泌抗氧化剂分子以中和活性氧/活性氮自由基毒性。病原体的经典毒力因子之一是耐受人体温度的能力。马尔尼菲篮状菌通过启动酵母形态发生来适应人体温度，而酵母形态发生与生物体的毒力紧密相关。

除巨噬细胞外，多形核中性粒细胞也具有杀灭马尔尼菲篮状菌的活性。中性粒细胞通过两种机制发挥其抗真菌作用。其一是通过由髓过氧化物酶介导的活性氧物质（如过氧化氢和超氧阴离子等）的作用；其二是由其颗粒中排出的抗微生物酶（如溶菌酶、乳铁蛋白、酸性磷酸酶蛋白、β-葡萄糖醛酸酶和弹性蛋白酶等）的作用。尽管多形核中性粒细胞对马尔尼菲篮状菌具有很强的杀伤活性，但在体内多形核中性粒细胞主要被巨噬细胞吞噬，且马尔尼菲篮状菌孢子在多形核中性粒细胞内存在向巨噬细胞间的穿梭运动，逃避多形核中性粒细胞的杀伤。

除巨噬细胞等先天性（非特异性）免疫反应外，$CD4^+$T细胞也是抗马尔尼菲篮状菌的关键介质。适应性免疫应答具有特异性、获得性、多样性、记忆性、耐受性等特点，贯穿于整个抗真菌免疫反应的过程中。T淋巴细胞是一个功能高度特异性细胞群体，在疾病的发生发展过程中发挥重要的作用。初始$CD4^+$T淋巴细胞在接受相应的激活信号后，可以选择性分化成Thl、Th2、Thl7及调节性T细胞（regulatory cells，Tregs）。Th1细胞以介导细胞免疫反应为主，在清除胞内病原体中发挥重要作用。Th2细胞介导体液免疫，仅在清除胞外病原体发挥较弱的作用。Th1/Th2两型免疫反应存在平衡，Th1细胞可活化杀伤性细胞毒T细胞和NKT细胞发挥细胞毒作用直接杀伤抗原细胞，其分泌的IFN-γ、TNF-α和IL-12诱导$CD4^+$T细胞向Th1分化，对真菌产生抑制作用；Th2细胞诱导单核细胞向吞噬细胞转化，对细胞毒T细胞、NKT细胞产生抑制作用。

总之，马尔尼菲篮状菌在人体内以酵母相生长，其大小适宜于巨噬细胞吞噬，巨噬细胞提呈真菌抗原至致敏$CD4^+$T细胞淋巴细胞，致其在体内被马尔尼菲篮状菌激活，致敏的$CD4^+$T细胞可合成和释放多种细胞因子，吸引巨噬细胞聚集于马尔尼菲篮状菌感染灶，并使之活化。活化的巨噬细胞吞噬杀伤功能明显增强，达到杀菌作用。由于AIDS晚期患者细胞免疫功能明显低下，机体内$CD4^+$T细胞减少，巨噬细胞不能及时吞噬杀灭入侵的马尔尼菲篮状菌孢子，马尔尼菲篮状菌在体内迅速繁殖，从而造成该菌在体内广泛播散，而引发播散性马尔尼菲篮状菌病。

近年来，与HIV无关的免疫缺陷患者中的马尔尼菲篮状菌病例数量不断增加，有关发病机制需要进一步研究。

四、流行病学

马尔尼菲篮状菌在自然界主要存在于土壤中，其孢子易随风播散，该菌也可以在水中长期存活。马尔尼菲篮状菌是一种地方性条件致病菌，其流行地区包括泰国北部、老挝、柬埔寨、马来西亚、越南、缅甸、印度东北部、中国南方。东南亚和我国南部地区特点为温暖、潮湿，适合竹林和甘蔗生长，有竹鼠出没。春夏季南方雨水较多，真菌生长迅速，因此也是马尔尼菲篮状菌病多发的季节。在非流行地区，例如澳大利亚、比利时、法国、德国、日本、荷兰、阿曼、瑞典、瑞士、多哥、英国和美国，多与流行地区旅行有关。

Disalvo等于1973年报道了人类首例自然感染，来源于一位曾居住于越南的61岁霍奇金病合并脾局部感染的美国牧师。1984年Pautler等在佛罗里达州报道的第2例也是在东南亚旅行的美国人。该患者因支气管炎和支气管扩张而反复出现咯血。尽管应用各种抗生素治疗肺结核，左肺上叶肉芽肿性病变仍然存在。肺切除术后的病理组织学特征包括中央坏死区的肉芽肿和嗜中性粒细胞浸润，并有许多酵母样细胞，真菌培养证实为马尔尼菲篮状菌。

在人类免疫缺陷病毒（HIV）流行之前，总计报道了40例左右马尔尼菲篮状菌病。当全球艾滋病大流行波及东南亚时，人类马尔尼菲篮状菌病的罕见性发生了变化。从1988年开始，在晚期HIV感染患者中开始观察到马尔尼菲篮状菌感染病例。首例由Piehl等报道，为一例患有肺结核且曾到东南亚流行地区旅行的艾滋病患者。Peto等随后报道了一例在泰国流行地区感染的本地艾滋病患者。在东南亚艾滋病患者中，具有特征性丘疹性皮肤病变的弥漫性马尔尼菲篮状菌病很快成为疾病末期最常见的机会性感染之一。自20世纪90年代以来，随着HIV感染者日见增多，马尔尼菲篮状菌病报道也逐年增加，为艾滋病患者重要的死因之一。到2022年年中，34个国家报道了超过28.8万例马尔尼菲篮状菌病病例，艾滋病毒感染者的总患病率为3.6%，死亡率为8%～40%。据报道，中国约99%的马尔尼菲篮状菌感染发生在南方地区：广西43%，广东省41%。其中，88%是在HIV感染者中发现的。广西共有16.1%的HIV阳性患者合并感染了马尔尼菲篮状菌，其死亡率（25.0%）远远高于未感染马尔尼菲篮状菌者（13.8%）。广东省HIV感染者感染马尔尼菲篮状菌的比例为9.5%～18.8%，死亡率为14.00%～25.09%。

在HIV阴性的细胞介导的免疫系统受损的患者中，马尔尼菲篮状菌感染的数量不断增加，多继发于血液恶性肿瘤、糖尿病、结核、系统性红斑狼疮、器官移植受者、新型靶向疗法的应用（例如抗CD20的单克隆抗体和激酶抑制剂）、抗IFN-自身抗体引起的免疫缺陷或有糖皮质激素、细胞毒性药物用药史的患者。

另外，Hilmarsdottir等于1994年报道了第2例实验室获得性感染。患者是一名HIV阳性的刚果男子，他在巴黎巴斯德研究所参加了为期4个月的热带微生物学课程，并在课程结束后不久被诊断出患有马尔尼菲篮状菌病。该患者从未去过亚洲，在他参加巴斯德研究所课程的大楼里，正在教授一门真菌学课程。课程的一部分涉及马尔尼菲篮状菌的形态学鉴定。患者两次进入真菌学教室看望一位朋友。从患者住所或巴斯德研究所大楼采集的空气样本中均未培养出马尔尼菲篮状菌。该作者建议将马尔尼菲篮状菌培养视为3级生物危害病原体。另一例非洲患者是一名38岁异性恋加纳男子，他一直在非洲从事水果采摘工作，于1997年4月到达德国，在他抵达德国后不久被诊断出艾滋病毒感染。1997年8月，出现肠炎沙门菌血症，应用环丙沙星治疗。几周后，发热反复发作，并出现连续性溃疡。1997年10月，因高热、体重减轻和严重贫血而入院。CD4细胞计数为27/μl。腹部超声检查显示肝脾大和少量腹水。胸部X线检查未发现任何疾病证据。由于怀疑有弥漫性沙门菌感染和疱疹性唇炎，因此应用抗生素和抗病毒治疗，但体温仍波动在40℃左右。在入院的第6天，血液、尿液、溃疡和鼻部涂片均培养出马尔尼菲篮状菌，并通过测序确认。应用伊曲康唑200mg bid治疗后，临床迅速改善。本病例的不同寻常之处在于该患者从未去过亚洲，亦未与任何东南亚人的接触，否认与东南亚的动物或进口材料接触，从未去过医学实验室，也没有发现接触任何其他感染源。他于1997年4月和1997年7月入住汉堡的监狱医院，该医院未报告类似病情的患者。除了缺乏明显的暴露史以外，该患者没有典型的感染性软疣样皮肤病变。这两个案例提示马尔尼菲篮状菌在地理上并不局限于东南亚和印度尼西亚。

在已报道的马尔尼菲篮状菌病病例中，6%～7.5%患者的年龄从3个月到16岁不等。大多数儿科患者均为HIV阴性。近年来，免疫学和遗传学研究确定了与儿童马尔尼菲篮状菌感染相关的各种与免疫相关的基础疾病和原发性免疫缺陷（primary immunodeficiency，PID），包括XCID/γC缺陷（IL2RG基因突变）、腺苷脱氨酶缺乏症（ADA基因突变）、高IgM综合征（CD40LG基因突变）、常染色体显性遗传性高IgE综合征/Job综合征（STAT3基因突变）、STAT1功能获得性突变、IFN-γ受体1缺陷（*IFNGR1*基因突变）等。潜在的PID应成为散发的马尔尼菲篮状菌病的排除原因。

五、临床表现

马尔尼菲篮状菌病（Talaromycosis Mameffei，TSM）是马尔尼菲篮状菌感染后引起的一种深部真菌病，其潜伏期是高度可变的，在急性疾病中可能为1～3周，也可潜伏数年后才发病。马尔尼菲篮状菌主要侵犯单核巨噬细胞系统，可表现为局限型和播散型感染。非HIV感染者及免疫功能尚在正常水平的患者全身症状轻微，临床症状多符合局限型感染表现，HIV感染后免疫功能不全者，全身症状较为严重，临床症状多符合播散型感染。局限型多见于皮肤及皮下组织感染，表现为局部皮下结节、皮下脓肿或淋巴结肿大。病变局限于肺者，其临床表现很容易误诊为其他感染，比如肺结核、组织胞浆菌、隐球菌和恶性肿瘤等，血培养多阴性。播散型多见，首先由上呼吸道侵入肺部引起肺部感染，然后通过淋巴和血液循环扩散到肝脏、脾脏、骨髓、淋巴结、皮肤等各个部位，导致多系统损害而出现相应临床症状。临床上可表现为发热、咳嗽、消瘦、皮疹、淋巴结和肝脏、脾大等，并伴有局部脓肿和溶骨性病变。皮肤出现传染性软疣样中央坏死的脐窝样损害（图4-5-1），咽喉部和（或）上腭丘疹、溃疡和假膜对诊断均有提示意义。皮肤病变可以是马尔尼菲篮状菌感染的单一或首发症状。在感染了HIV的个体中，皮肤病变通常是类似于软疣的脐状丘疹，而在未感染HIV的个体中，脓肿是皮肤受累的更常见表现。中央坏死的丘疹主要位于头部和上胸部，有时涉及上肢、躯干和下肢，见于70%的HIV感染者和40%的非HIV感染者，有助于快速诊断。另外，丘疹、脓疱、结节、皮下脓肿、囊肿或溃疡也可能发生（图4-5-2）。在因抗IFN-γ自身抗体而患有成人发作的免疫缺陷综合征的非HIV感染患者中，可能会发生反应性皮疹，例如Sweet综合征。Sweet综合征又名急性发热性嗜中性皮病，以发热，四肢、面、颈部有疼痛性红色丘疹、斑块或结节，组织病理见真皮有密集的中性粒细胞浸润，末梢血中性粒细胞增多为最突出的特点，女性较为多发。播散型主要侵袭呼吸系统，临床症状为咳嗽、咳痰、咯血、胸痛、气喘，听诊呼吸音减弱，可闻及湿啰音，影像学检查示肺部炎症改变。消化系统临床症状为腹痛、腹胀、腹泻、稀便或脓血便，多发于AIDS儿童，腹腔淋巴结肿大亦常见。贫血是血液系统主要表现。骨关节系统表现为受累骨密度下降，可见虫蚀状溶骨性破坏，也可有骨质增生、骨关节病变。中枢神经系统损害鲜见报道，但发病率逐渐增加，在越南677例HIV阳性患者中，21例（3%）患有中枢神经系统疾病。但目前尚不清楚马尔尼菲篮状菌穿越人血脑屏障的基本机制。其主要表现为脑水肿或微循环障碍，造成不可逆转脑损害。

马尔尼菲篮状菌感染患者多有白细胞、淋巴细胞下降，伴有贫血及血小板减少，这除了与感染、疾病消耗因素有关，还与马尔尼菲篮状菌可侵犯骨髓有关。大部分患者有肝损害，以天冬氨酸转氨酶升高为特点，尤以重症患者明显。

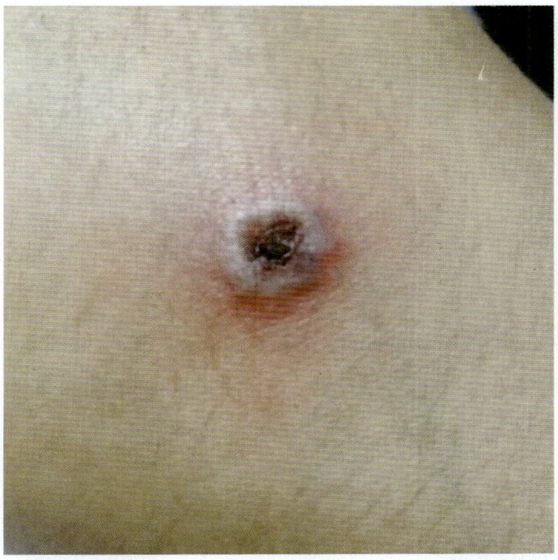

图4-5-1　中央脐凹状丘疹

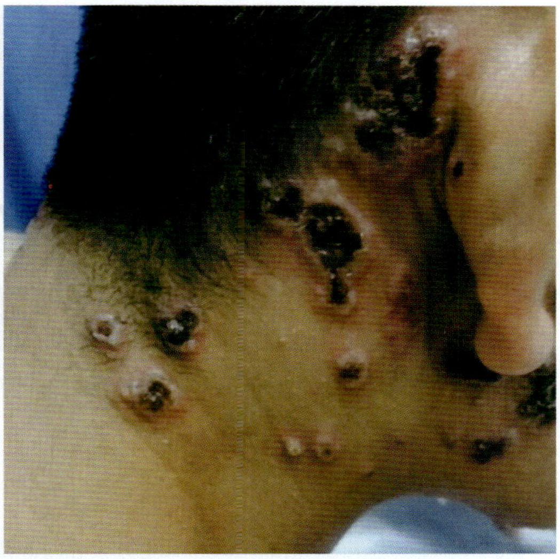

图4-5-2　颈面部大小深浅不一的溃疡，部分深达肌层，周边皮肤硬肿，部分溃疡表面覆黑色痂皮，伴有脓性分泌物

六、影像学表现

马尔尼菲篮状菌病无特征性影像学改变，病变多样化，与其病理过程相关。同一患者可以同时具有多种病变类型，或以其中一种为主。常见以下几种类型：①肺间质病变及肺内浸润性为主病变（图4-5-3，图4-5-4）：支气管肺纹理增多、增粗，网织状纹理，纹理间夹杂点片状、小片状病灶，常见于HIV阳性患者；②弥漫性点状、结节状为主病变：两肺弥漫性分布粟粒状（图4-5-5）、结节状（图4-5-5）密度增高影，同时可见点片状、小片状肺内浸润病灶；③弥漫性斑片状（图4-5-7）、磨玻璃状（图4-5-8，图4-5-9）为主病灶；④团块状病灶：较少见，单侧多见（图4-5-10～图4-5-12），多为肉芽肿病变；⑤肺内实变影（图4-5-13，图4-5-14）；⑥单发/多发肺脓肿或空洞影（图4-5-15，图4-5-16）；⑦肺门、纵隔淋巴结肿大；⑧胸腔积液：主要表现为少量或中等量胸腔积液，多为渗出性胸腔积液。

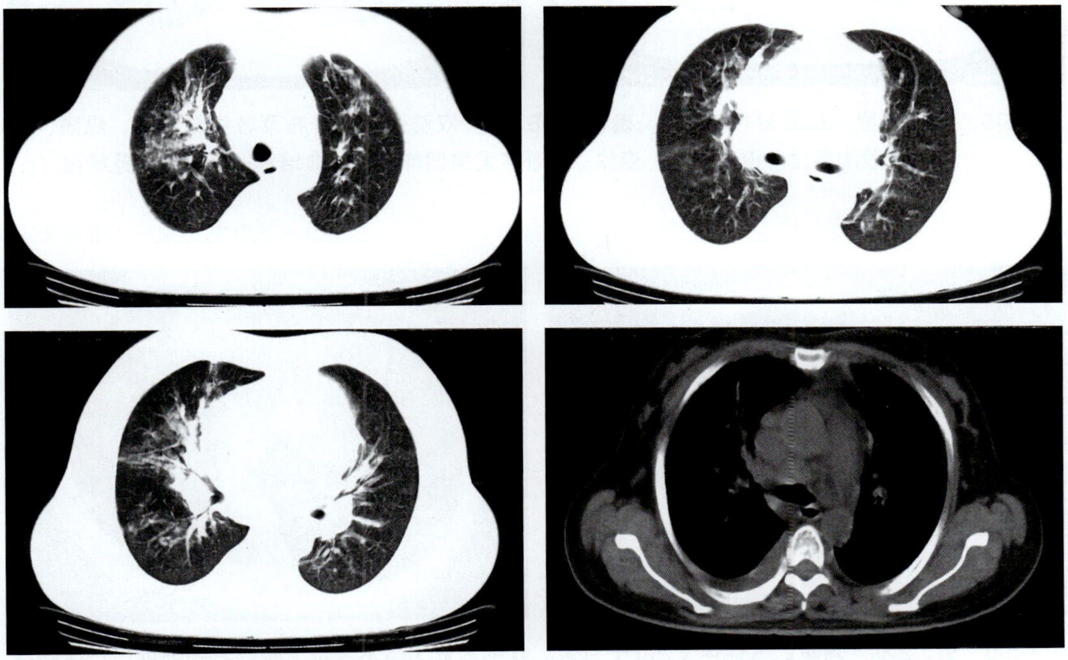

图4-5-3　女，48岁。HIV抗体阳性。发热、气促10余天。血常规及血生化提示重度贫血、血小板减少、低蛋白血症、电解质紊乱、中毒性肝炎。胸部CT显示双肺沿支气管、血管束分布斑片、磨玻璃、结节影，纵隔淋巴结肿大，双侧胸腔积液（2016.09.05）

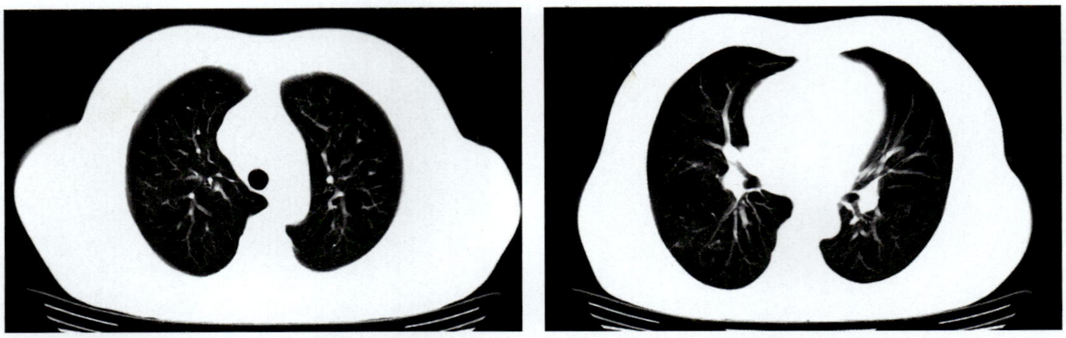

图4-5-4　患者血培养示马尔尼菲篮状菌，予两性霉素B联合伊曲康唑治疗2周，病变明显吸收（2016.09.20）

（长沙市第一医院呼吸科　周志国　提供）

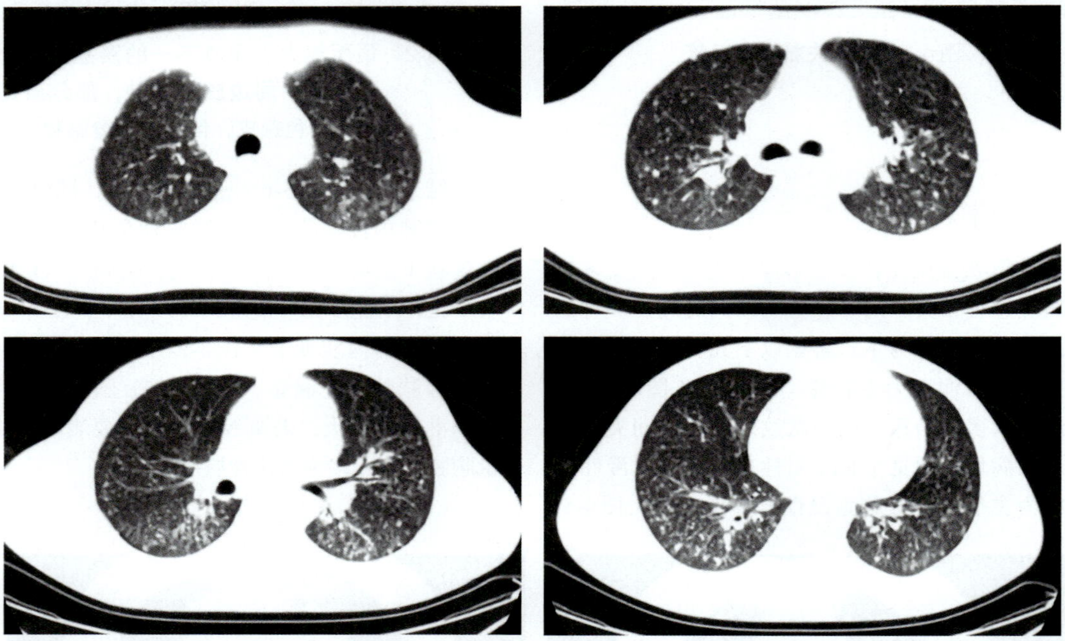

图4-5-5　男，25岁。反复发热2个月，确诊AIDS1周。双肺弥漫性分布粟粒样结节影，纵隔、腹腔、腹股沟多发淋巴结肿大。查体：面部多发脐凹样皮疹。血培养：马尔尼菲篮状菌

（永嘉县人民医院感染科　黄有全　提供）

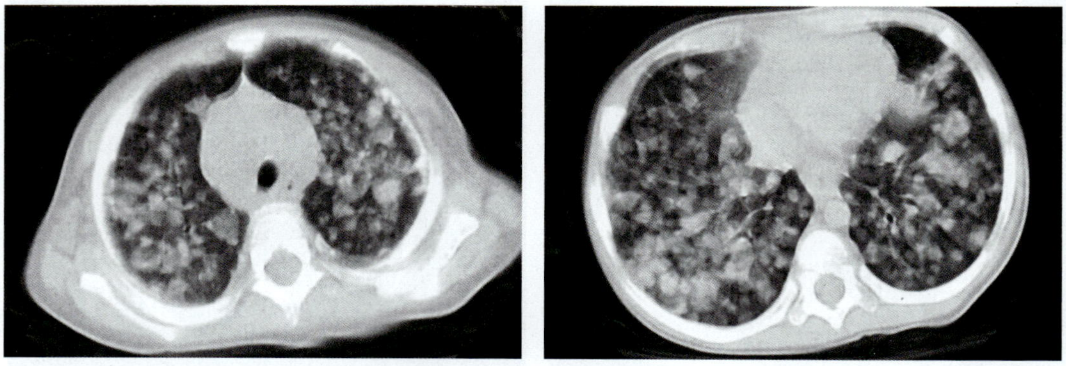

图4-5-6　男，2岁。咳嗽、气促伴发热1个月余。双肺多发大小不等结节影。右颈部淋巴结活检病理：马尔尼菲篮状菌肉芽肿性炎

（福州肺科医院影像科　王　洁　提供）

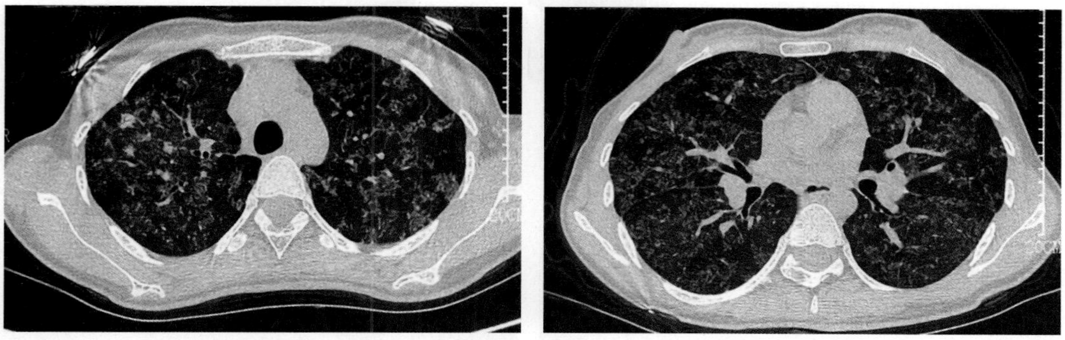

图4-5-7　女，24岁。发现颈部淋巴结肿大1个月。发病前2个月有福建厦门旅游史。双肺弥漫性分布斑片、结节影，树芽征明显。TBLB病理：肉芽肿性炎。肺泡灌洗液、咽拭子、颈部淋巴结真菌培养：马尔尼菲篮状菌

（宁波市第二医院呼吸科　胡之琳　提供）

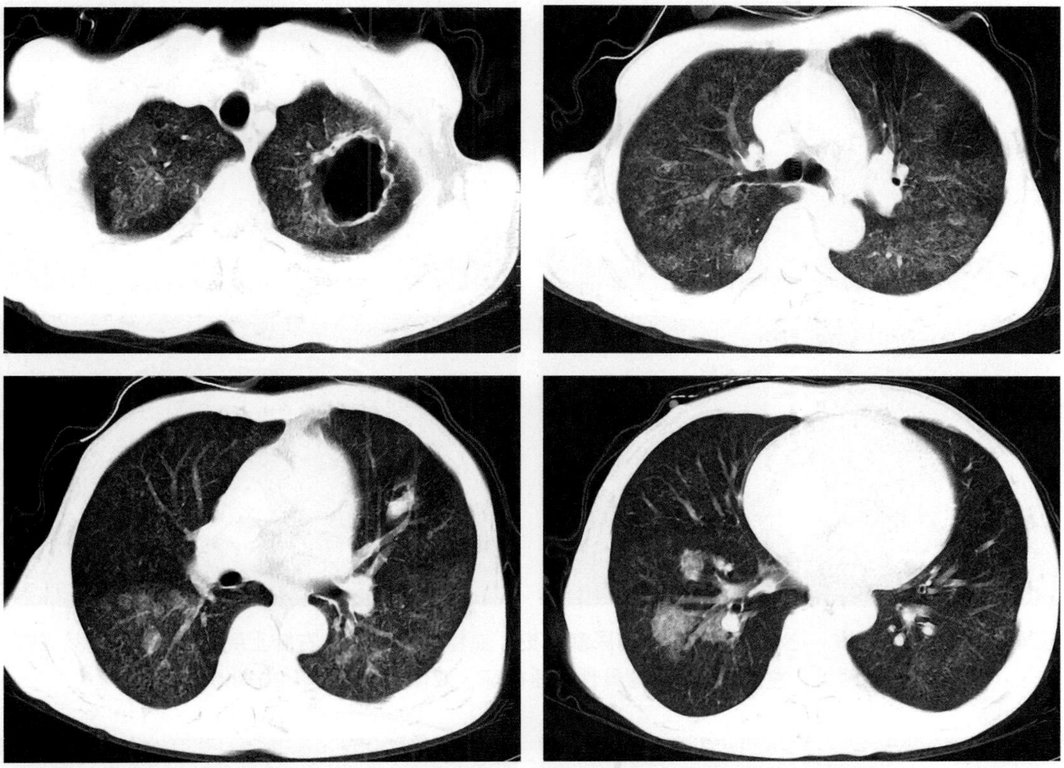

图4-5-8　男，45岁。咽痛5个月余，咳嗽、咳痰、发热3个月。双肺弥漫性分布磨玻璃、结节影，左肺上叶薄壁空洞影（2017.11.02）

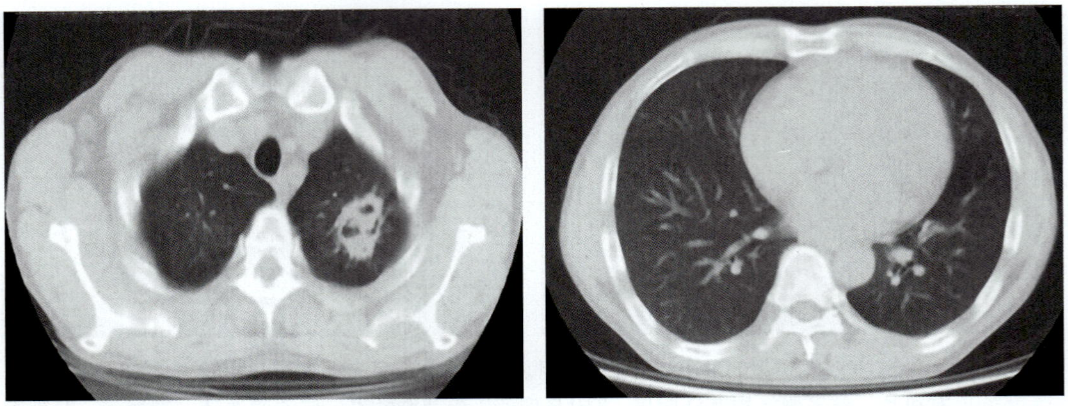

图4-5-9　患者痰培养查到马尔尼菲篮状菌，抗真菌治疗6个月，病变吸收，左肺上叶空洞缩小，内见坏死（2018.05.04）

（南平市第一医院呼吸科　张洋斌　提供）

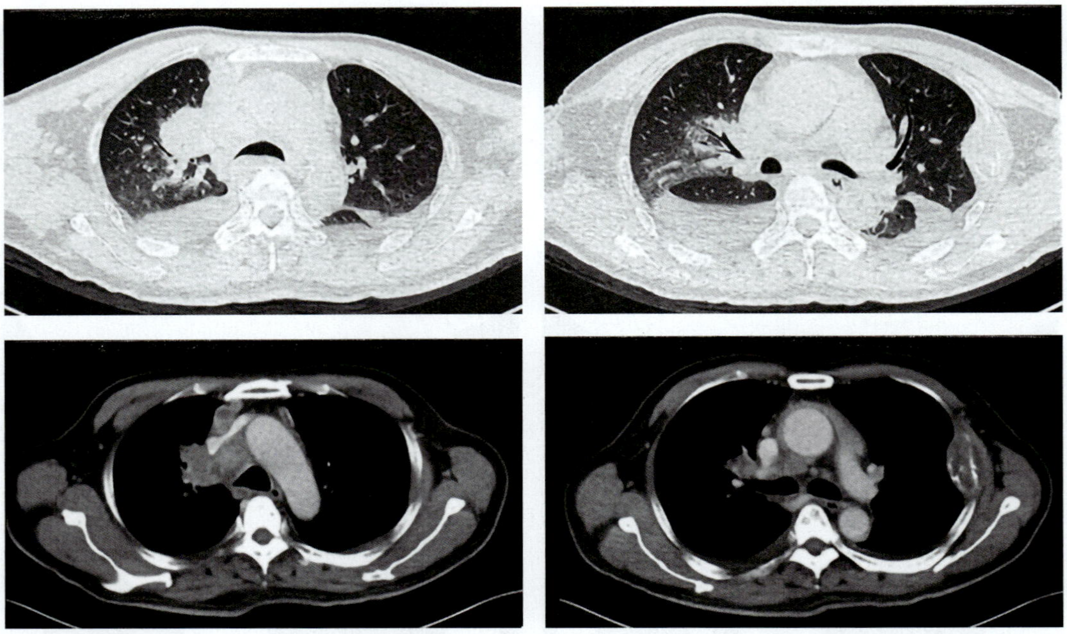

图4-5-10　男，62岁。心悸3天。既往糖尿病病史，血糖控制欠佳。右肺上叶纵隔旁肿块影、纵隔淋巴结肿大，左侧第5肋骨溶骨性骨质破坏，双侧胸腔积液（2019.04.07）

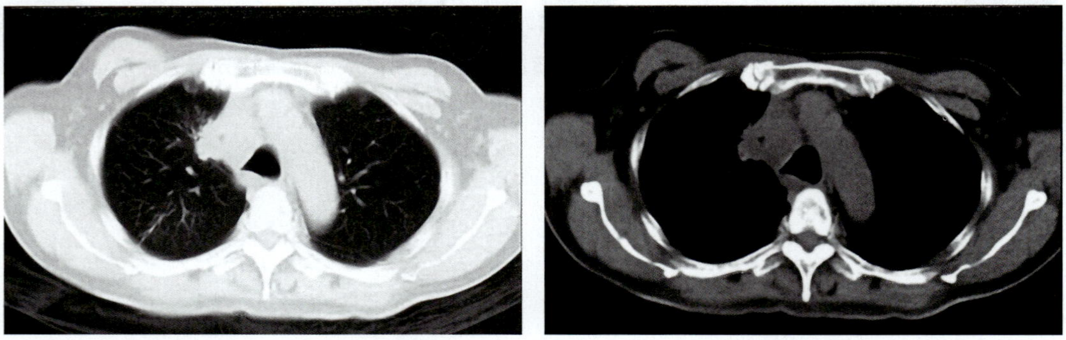

图4-5-11　患者经皮肺穿刺标本培养示马尔尼菲篮状菌，抗真菌治疗1个月，病变有所吸收（2019.05.30）

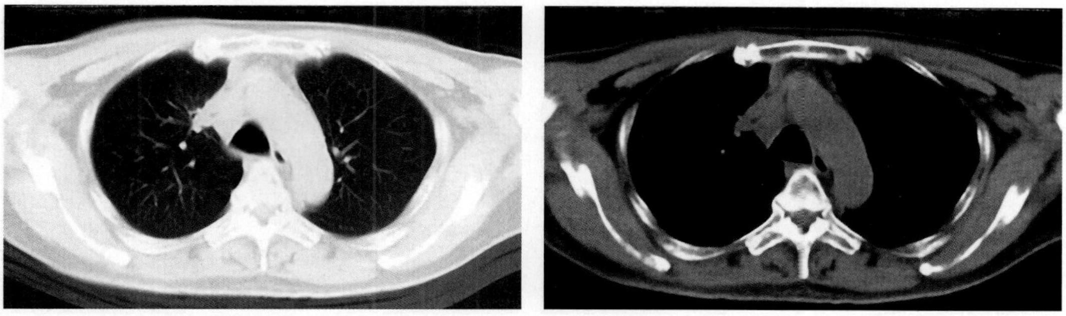

图4-5-12　继续治疗45天，病变明显吸收（2019.07.16）

（广西壮族自治区南溪山医院呼吸科　屈东明　提供）

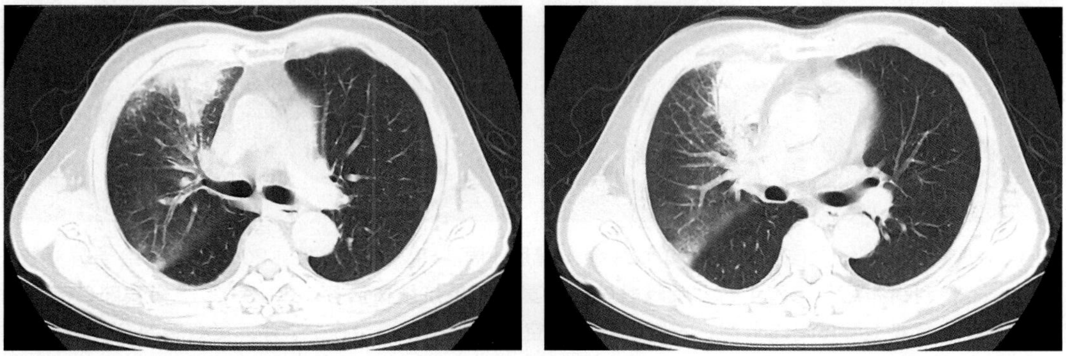

图4-5-13　男，68岁。发现颈部、腋下、腹股沟淋巴结肿大1年，发热半个月。右肺上叶前段实变影（2019.12.03）

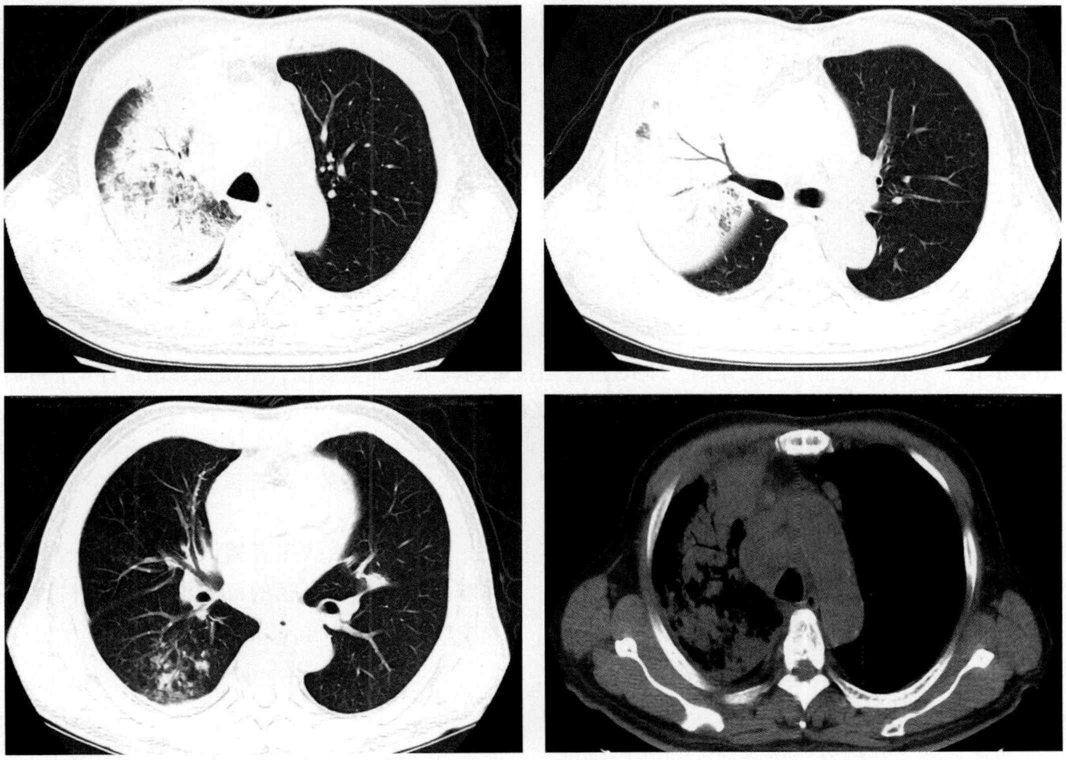

图4-5-14　肺泡灌洗液NGS检查和培养均示马尔尼菲篮状菌（2019.12.16），复查胸部CT显示病变较前进展，右肺下叶斑片、结节影，树芽征明显，右侧胸腔积液，纵隔淋巴结肿大（2019.12.17）

（杭州市第一人民医院呼吸科　叶　健　提供）

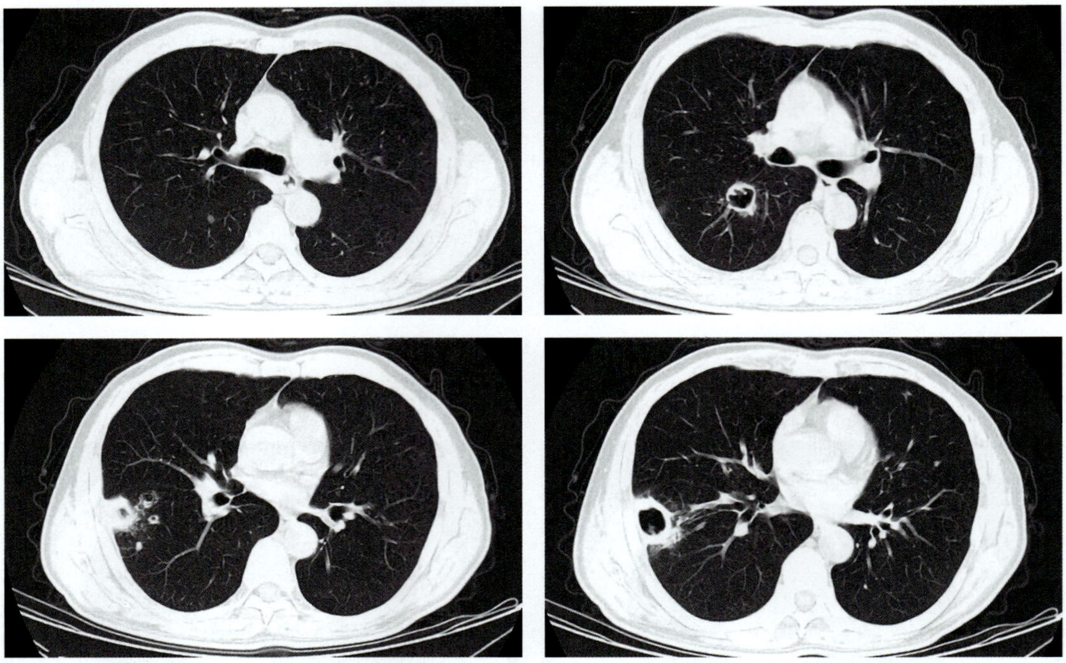

图4-5-15　男，58岁。咳嗽、咳痰3个月余，胃胀1周。HIV抗体阳性。2019.02.05给予异烟肼、利福布汀、乙胺丁醇、吡嗪酰胺联合莫西沙星抗结核治疗。2019.02.13行胸部C检查显示双上肺多发结节影，右肺下叶多发空洞影。抗结核治疗1个月，复查胸部CT病变吸收不明显（2019.03.06）

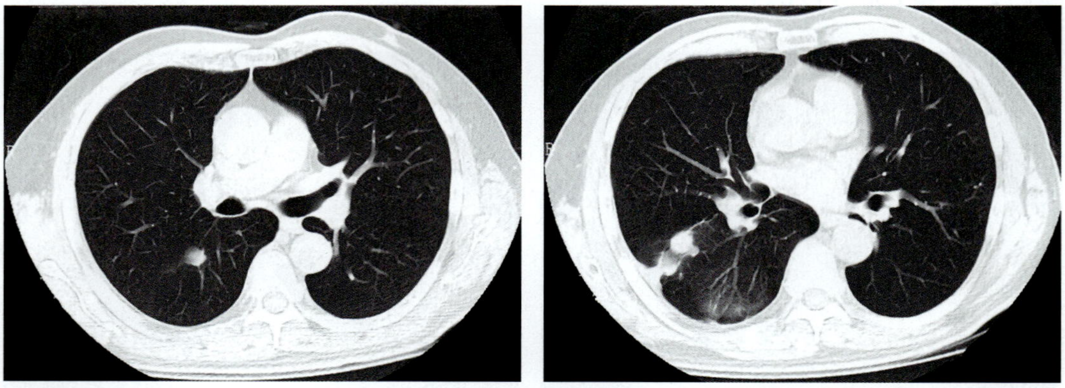

图4-5-16　患者行颈部淋巴结穿刺，NGS检查回报查到马尔尼菲篮状菌，系统抗真菌治疗4个月后复查，病变吸收，结节闭合（2019.07.03）

（南通市第三人民医院呼吸科　朱立成　提供）

七、组织病理学

马尔尼菲篮状菌感染造成的病理改变主要有3种类型：免疫正常人群中，多为肉芽肿改变或呈化脓性炎症；免疫缺陷人群中，多表现为伴巨噬细胞、组织细胞浸润的无反应性坏死性炎症。在肉芽肿病变中，可见巨噬细胞吞噬直径3～8μm，形态一致的圆形或椭圆形酵母样孢子，周围绕以淋巴细胞及浆细胞。随着肉芽肿病变扩大，其中央可见坏死，中性粒细胞大量浸润和纤维素沉积，演变为化脓性病变。坏死性病变常见于免疫功能低下，主要是艾滋病患者播散型病变中，常见灶性坏死及吞噬大量酵母样真菌的巨噬细胞，无淋巴细胞、浆细胞及中性粒细胞浸润。

八、诊断

组织或体液的真菌学培养是诊断马尔尼菲篮状菌感染的金标准，标本常来自皮损、淋巴结、骨髓、支气管肺泡灌洗液、尿液、痰液、血液等。最经典的方法是培养出双相性马尔尼菲篮状菌，25℃时长成菌丝相有帚状枝，并产生红色色素渗入培养基中；37℃时培养为酵母相，无色素产生（图4-5-17～图4-5-20）。但其耗时长（3～14天），不利于早期诊断治疗，特别是对于没有皮肤病变的患者。马尔尼菲篮状菌极易侵犯血液及骨髓，故血液和骨髓真菌培养是检测马尔尼菲篮状菌的有效方法。骨髓培养阳性率最高，接近100%。马尔尼菲篮状菌播散性感染早期先进入血液循环，当血液中的马尔尼菲篮状菌尚未侵犯骨髓时可出现血液培养阳性而骨髓真菌阴性的结果。当马尔尼菲篮状菌侵犯骨髓后，由于骨髓中的网状细胞吞噬活跃，常常将马尔尼菲篮状菌吞噬使之聚集于细胞内。AIDS患者因为细胞免疫功能低下，使依赖于T细胞激活的网状细胞不能将吞噬于细胞内的马尔尼菲篮状菌杀灭，反而对药物起屏障作用，这些因素可能是一些患者骨髓真菌培养阳性而血液培养阴性的原因。

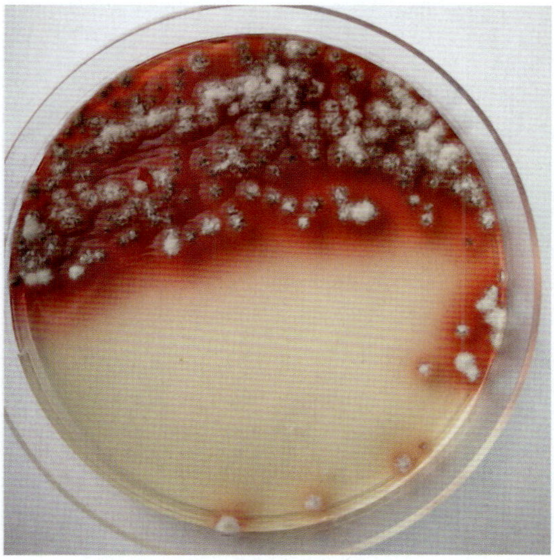

图4-5-17　SDA，28℃，2天，产生红色色素并渗入基质，培养基被染成玫瑰红色

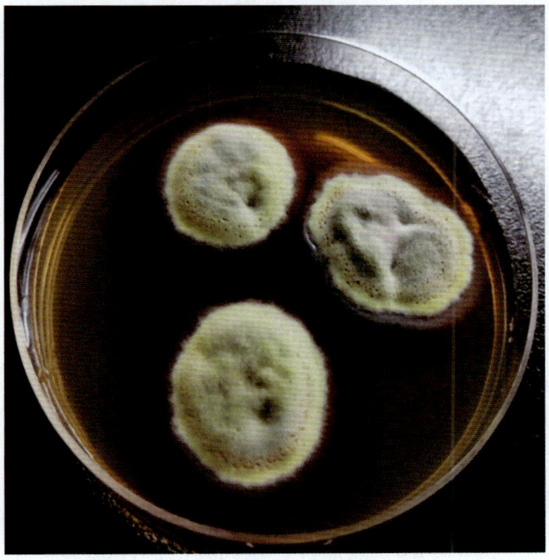

图4-5-18　SDA，28℃，6天，菌落呈白色绒毛状带有淡黄绿色，边缘有扩散的酒红色色素

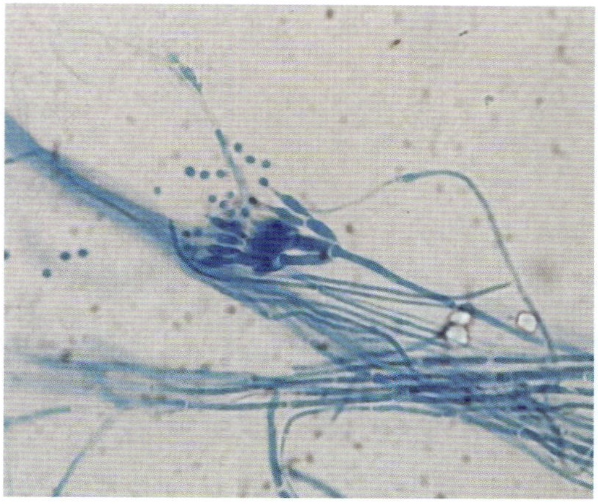

图4-5-19　SDA，28℃，2天，棉蓝染色，200×，镜下可见“帚状枝”、双轮生、梗基上3～6个瓶梗，顶端变窄，分生孢子光滑，卵圆形或球形，有明显的孢间连体

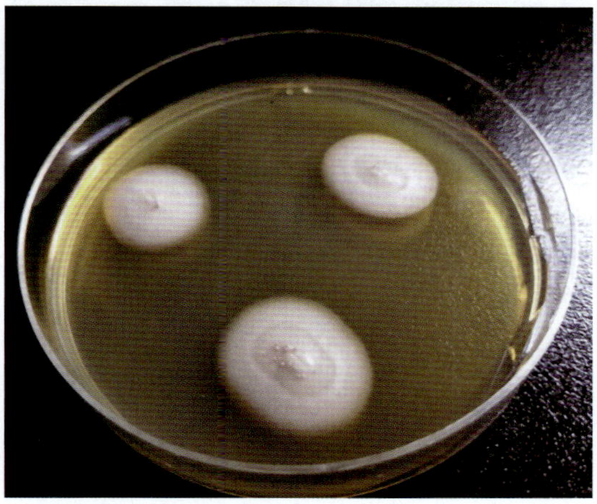

图4-5-20　SDA，35℃，6天，可见白色酵母样菌落

另一种方法是组织切片或涂片。马尔尼菲篮状菌的病理镜检为淋巴细胞显著减少甚至消失，取而代之的是大量增生的巨噬细胞，组织切片经HE染色，马尔尼菲篮状菌不着色（图4-5-21），当病原体较多时，可见巨噬细胞胞质内有淡蓝色颗粒（马尔尼菲篮状菌的核），但在病原体数量少时，HE染色无法鉴定病原体。经过碘酸雪夫染色（PAS），胞质内见大量成堆聚集或弥漫分布的淡紫色圆形酵母状真菌及孢子（图4-5-22）。涂片检查可采用患者的皮损刮取物、溃疡分泌物、脓液、骨髓穿刺物及血液、痰等标本进行直接镜检，但由于孢子形态较小（2～8μm），需采用特殊染色。常用的染色方法包括瑞氏染色、姬姆萨染色、PAS及六胺银染色（图4-5-23～图4-5-26）。涂片中可见病原体多位于巨噬细胞内，只有少数分布于巨噬细胞外，呈圆形、类圆形或带横膈的腊肠

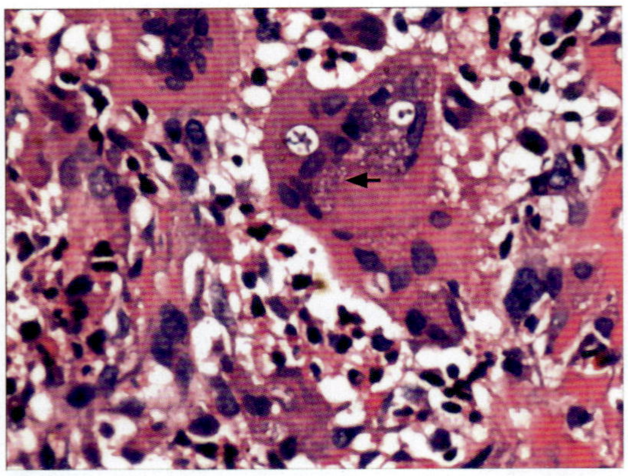

图4-5-21　组织细胞内可见2～4μm无色球形孢子（黑箭），400×

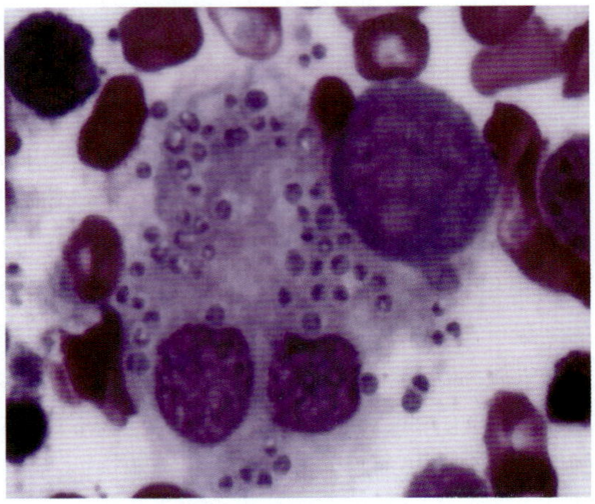

图4-5-24　骨髓，PAS染色，1000×

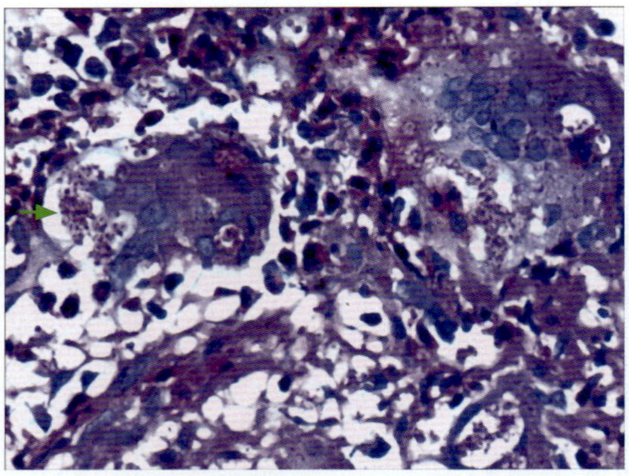

图4-5-22　PAS染色为紫色（绿箭），400×

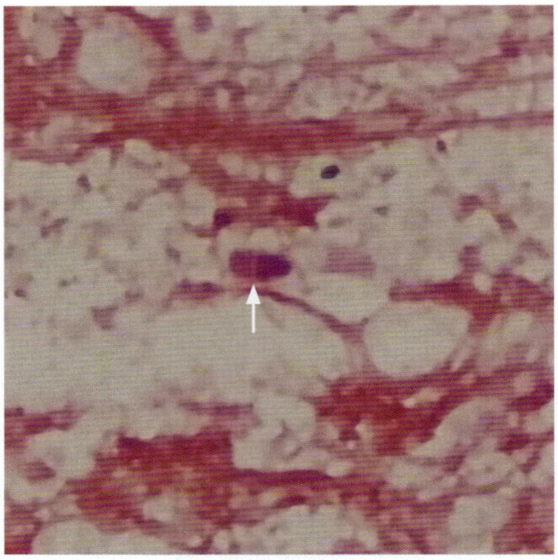

图4-5-25　痰涂片，革兰染色，1000×

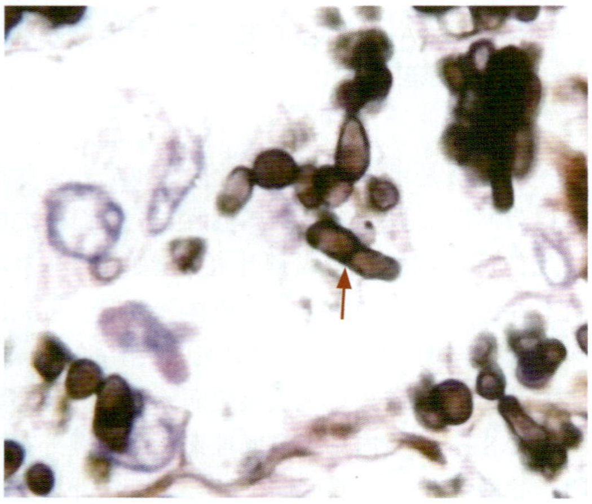

图4-5-23　淋巴结，六胺银染色，1000×

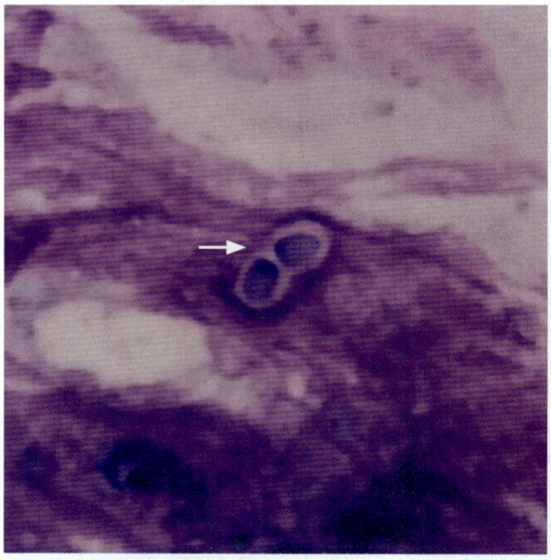

图4-5-26　痰涂片，瑞氏染色，1000×

（南方医科大学珠江医院检验科　付　亮　提供）

形，这是与其他真菌相鉴别的要点。桑葚状细胞团、腊肠状细胞和横膈3大特点是马尔尼菲篮状菌的主要组织形态学改变。

非基于培养的检测方法的发展可用于快速检测马尔尼菲篮状菌感染。基于单克隆的免疫测定法已用于检测患者血浆中的马尔尼菲篮状菌甘露糖蛋白（Mp1p）抗原。Mp1p是马尔尼菲篮状菌细胞壁特异性的多糖抗原，是马尔尼菲篮状菌感染巨噬细胞的重要致病因子。近年来，基于宏基因组学的二代测序（NGS）提供了一种快速病因诊断的新技术。

九、治疗

体外药敏试验证明多种抗真菌治疗对马尔尼菲篮状菌感染有效，伏立康唑和其他唑类药物对马尔尼菲篮状菌具有很高的活性（氟康唑除外），两性霉素B表现出中等的抗真菌活性，棘白菌素则显示出中等的耐药性。美国疾病预防控制中心推荐HIV阳性患者采用2周两性霉素B［0.5～1mg/（kg·d）］诱导后序贯伊曲康唑（400mg/d）方案治疗10周。然后200mg/d作为二级预防，维持至CD4细胞上升至100/μl持续6个月。每天3～5mg/kg的两性霉素B脂质体比两性霉素B脱氧胆酸盐有效且耐受性更好。感染较轻时可直接应用伊曲康唑治疗10～12周。伏立康唑是播散性马尔尼菲篮状菌的一种有效的治疗选择，在HIV患者中给予6mg/kg bid 1天，4mg/kg bid 10～14天，然后口服伏立康唑200mg bid 12周。据报道伏立康唑对两性霉素B初始治疗无反应的患者有效。马尔尼菲篮状菌合并艾滋病患者的治疗应同时接受高效抗反转录病毒治疗。马尔尼菲篮状菌可能作为一种细胞内病原体保持潜伏状态，并在免疫防御减弱期间被激活。为预防起见，在流行地区生活或旅行的艾滋病毒感染者当CD4细胞计数＜100/μl时，建议使用伊曲康唑每天口服200mg治疗，直至CD4细胞计数＞100/μl并超过6个月。

目前，尚无关于未感染艾滋病毒的患者适当治疗和预防马尔尼菲篮状菌的标准建议。由于潜在的免疫缺陷和治疗延迟，儿童马尔尼菲篮状菌病患者的死亡率可能高达55%，明显高于成人患者。死亡的病例多与年龄大、发现较晚、病情重、症状持续时间短、呼吸困难、无发热或皮肤病变、血小板减少、乳酸脱氢酶浓度升高、合并症多、严重贫血、肝肾功能损害和未能有效治疗有关。

在艾滋病马尔尼菲篮状菌感染患者治疗过程中，应警惕免疫重建炎症综合征（imumune reconstitution inflammatory syndrome，IRIS）的发生。其表现为有效的抗病毒治疗后不久，机体免疫功能逐渐恢复，抗炎反应能力增强，现有的机会性感染症状恶化。目前对IRIS的治疗尚无特别有效的办法，鉴于其发病机制是一种炎症相关的疾病，可给予非甾体抗炎药和（或）激素治疗，可能缓解症状。

参考文献

Browne SK，Burbelo PD，Chetchotisakd P，et al，2012. Adult-onset immunodeficiency in Thailand and Taiwan. N Engl J Med，367：725-734.

Bulterys PL，Le T，Quang VM，et al，2013. Environmental predictors and incubation period of AIDS-associated Penicillium marneffei infection in Ho Chi Minh City，Vietnam. Clin Infect Dis，56：1273-1279.

Capponi M，Sureau P，Segretain G，1956. Pénicilliose de Rhi-zomys sinensis. Bull Soc Pathol Exot，49：418-421.

Chaiwun B，Vanittanakom N，Jiviriyawat Y，et al，2011. Investigation of dogs as a reservoir of Penicillium marneffei in northern Thailand. Int J Infect Dis，15：e236-e239.

Chariyalertsak S，Sirisanthana T，Khuanchai S，et al，1997. Case-control study of risk factors for Penicillium marneffei infection in human immunodeficiency virus-infected patients in northern Thailand. Clin Infect Dis，24：1080-1086.

Chariyalertsak SP，Vanittanakom KE，Nelson T，et al，1996. Rhizomys sumatrensis and Cannomys badius，new natural animal hosts of Penicillium marneffei. J Med Vet Mycol，34：105-110.

Deng ZL，Yun M，Ajello L，1986. Human penicilliosis marneffei and its relation to the bamboo rat（Rhizomys pruinosus）. J Med Vet Mycol，24：383-389.

DiSalvo AF，Fickling AM，Ajello L，1973. Infection caused by Penicillium marneffei：description of first natural infection in man. Am JClin Pathol，60：259-263.

Gugnani H，Fisher MC　Paliwal-Johsi A，et al，2004. Role of Cannomys badius as a natural animal host of Penicillium marneffei in India. J Clin Microbiol，42：5070-5075.

Hilmarsdottir I，Coutellier A，Elbaz J，et al，1994. A French case of laboratory-acquired disseminated Penicillium marneffei infection in a patient with AIDS. Clin Infect Dis，19：357-358.

Huang X，He G，Lu S，et al，2015. Role of Rhizomys pruinosus as a natural animal host of Penicillium marneffei in Guangdong，China. Microb Biotechnol，8：659-664.

Kawila R，Chaiwarith R，Supparatpinyo K，2013. Clinical and laboratory characteristics of penicilliosis marneffei among patients with and without HIV infection in Northern Thailand：a retrospective study. BMC Infect Dis，13：464.

Le T，lbers M，Chi NH，et al，2011. Epidemiology，seasonality，and predictors of outcome of AIDS-associated Penicillium marneffei infection in Ho Chi Minh City，Viet Nam. Clin Infect Dis，52：945-952.

Li JC，Pan LQ，Wu SX，1989. Mycologic investigation on

Rhizomys pruinous senex in Guangxi as natural carrier with Penicillium marneffei. Chin Med J (Engl), 102: 477-485.

Li X, Yang Y, Zhang X, et al, 2011. Isolation of Penicillium marneffei from soil and wild rodents in Guangdong, SE China. Mycopathologia, 172: 447-451.

Pautler KB, Padhye AA, Ajello L, 1984. Imported penicilliosis marneffei in the United States: report of a second human infection. Sabouraudia, 22: 433-438.

Peto TE, Bull R, Millard PR, et al, 1988. Systemic mycosis due to Penicillium marneffei in a patient with antibody to human immunodeficiency virus. J Infect, 16: 285-290.

Piehl MR, Kaplan RL, Haber MH, 1988. Disseminated penicilliosis in a patient with acquired immunodeficiency syndrome. Arch Pathol Lab Med, 112: 1262-1264.

Pryce-Miller E, Aanensen D, Vanittanakom N, et al, 2008. Environmental detection of Penicillium marneffei and growth in soil microcosms in competition with Talaromyces stipitatus. Fungal Ecol, 1: 49-56.

Vanittanakom N, Mekaprateep M, Sriburee P, et al, 1995. Efficiency of the flotation method in the isolation of Penicillium marneffei from seeded soil. J Med Vet Mycol, 33: 271-273.

Wei XG, Ling YM, Li C, et al, 1987. Study of 179 bamboo rats carrying Penicillium marneffei (in Chinese). Chin J Zoonoses, 3: 34-35.

十、病例解析

1.病例1: 男，33岁。反复皮疹、发热、咽痛1个月余，加重4天。于2018.10.15入院诊治。既往确诊AIDS 2个月余，规律抗病毒治疗。查体：T 39.6℃，P 110次/分，R 22次/分，BP 115/68mmHg。面部及躯干散在分布红色丘疹，突起于皮面，疹间皮肤正常。

胸部CT（2018.10.16）：双肺多发粟粒状、斑片状高密度影，双肺下叶为著；左肺下叶外基底段胸膜下见一厚壁空洞，病灶大小约44mm×25mm，壁厚约12mm，空洞内壁光整，病灶边缘毛糙；纵隔内见多发肿大淋巴结（图4-5-27）。

【诊断】 艾滋病并马尔尼菲篮状菌病。

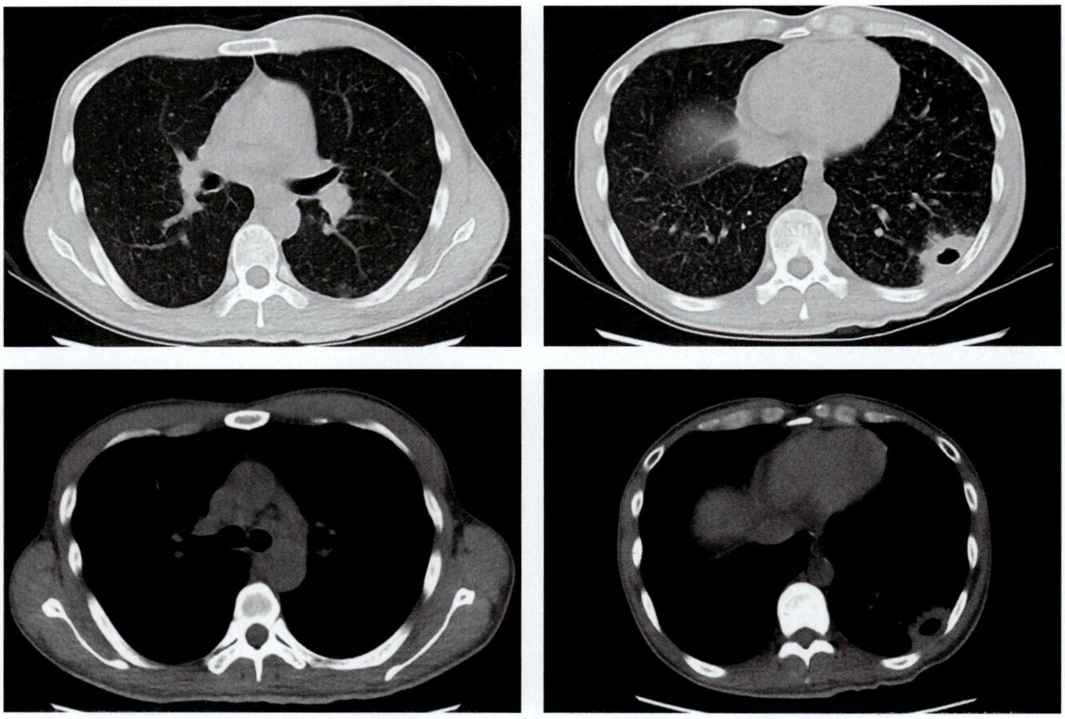

图4-5-27　胸部CT（2018.10.16）

【诊断依据】 青年男性，有AIDS病史2个月余。发热、咽痛、面部及躯干特征性皮疹，结合双肺多发粟粒状、斑点状、小结节状、斑片状高密度影，首先考虑马尔尼菲篮状菌病。入院后血培养（2瓶）4天报阳，查见马尔尼菲篮状菌，CD4细胞计数74.82/μl。

【分析】 马尔尼菲篮状菌病是由马尔尼菲篮状菌感染引起的一种致死性深部真菌病，主要感染免疫功能低下的患者，尤其是HIV/AIDS患者。马尔尼菲篮状菌病是东南亚国家艾滋病患者继结核和隐球菌感染后的第三大机会性感染和主要死亡原因之一，发病率4%～14%，相关死亡率为10%～30%，如果治疗延迟，死亡率甚至高达97%。在雨季发病率最高，而其他机会性感染没有季节性倾向。在中国HIV阳性患者中，各省马尔尼菲篮状菌感染率差异较大：广东26.5%、广西12.5%、上海1.8%、台湾1.1%、云南1.0%、北京0.9%、重庆0.2%、四川0.2%。总体而言，华南地区马尔尼菲篮状菌感染率显著高于其他地区。这与中国南方月最低气温在10℃以上，年降水量在1400～2000mm，利于马尔尼菲篮状菌生存有关。

在HIV阳性患者中，马尔尼菲篮状菌病的常见表现包括发热、皮肤病变、肝脾大、淋巴结病和咳嗽。超过70%的病例出现皮肤损伤，通常描述为坏死性丘疹。多发淋巴结病变主要发生在纵隔和肠系膜，可表现为融合和坏死，轻度和中度强化，呈异质性。实验室异常包括贫血和血小板减少症、转氨酶和碱性磷酸酶增高。

马尔尼菲篮状菌病胸部影像学缺乏特异性，呈棉絮状、结节状、团块状、粟粒状、斑片状改变，形态各异，亦可出现空洞，累及两肺，并伴有纵隔淋巴结肿大及胸腔积液。两肺粟粒状改变的影像特征，排除血播型粟粒性肺结核外，结合其他相关检查可早期诊断马尔尼菲篮状菌病。AIDS并马尔尼菲篮状菌病时肺部空洞形成的发生率较低。空洞主要存在于单侧肺部，双侧均有相对较少，多表现为规则或不规则的厚壁空洞，洞壁未见钙化，内壁多光整，外壁多模糊，呈渗出性改变。另外，AIDS在不同发病阶段可合并多种病原微生物的混合感染，可掩盖马尔尼菲篮状菌病本身的表现特征。

AIDS并马尔尼菲篮状菌病与其免疫功能状态具有明显相关性，对于$CD4^{+}T$淋巴细胞计数＜50/μl的艾滋病患者，特征性脐凹状皮疹具有诊断意义；即使没有皮疹，若同时出现发热（或伴有腹痛、消化道出血）、贫血、血小板减少、肝或肾功能异常、超声示肝脾大及腹腔或腹主动脉旁淋巴结增大（或两肺粟粒状改变）等多系统改变时均应想到本病的可能，行马尔尼菲篮状菌培养的同时，及早给予经验用药，降低AIDS并马尔尼菲篮状菌病的病死率，提高患者生存质量。

（汕头大学医学院第一附属医院呼吸科　蒋超文　提供）

2.**病例2**：男，52岁。右颈部淋巴结肿大1个月余，发热、咳嗽、咳痰1周。患者1个月前无明显诱因发现右颈部淋巴结肿大，破溃流脓，蚕豆大小，边界清晰，不易滑动，无压痛，就诊于浙江大学医学院附属第四医院，颈部淋巴结穿刺活检示：慢性肉芽肿性炎，首先考虑结核。胸部CT（2017.05.26）显示双肺散在多发小结节影。1周前患者出现咳嗽、咳痰，为少量黄白色黏痰，发热，体温最高达40℃，伴头痛、头晕，乏力、食欲缺乏，给予头孢地嗪、亚胺培南抗感染治疗未见好转，于2017.06.02入院。既往有肝硬化病史8年，2012年行脾切除术，长期服用拉米夫定1片qd和阿德福韦1片qd抗病毒治疗。查体：T 38.3℃，左侧上唇、颌下、胸壁可见肿大淋巴结，部分结节破溃（图4-5-28）。中腹部可见一7cm左右手术瘢痕，移动性浊音阳性。辅助检查：血常规示白细胞9.07×10^{9}/L、N% 75.2%、血红蛋白90g/L、血小板243×10^{9}/L；超敏C反应蛋白102.82mg/L；红细胞沉降率84mm/h；降钙素原PCT 0.34ng/ml；结核杆菌涂片、结核杆菌抗体阴性；HIV（-）。颈部CT显示多发淋巴结肿大（图4-5-29）。

胸部CT（2017.06.06）：双肺多发结节影，左侧腋下、纵隔淋巴结肿大，双侧胸腔积液伴双肺下叶膨胀不全（图4-5-30）。

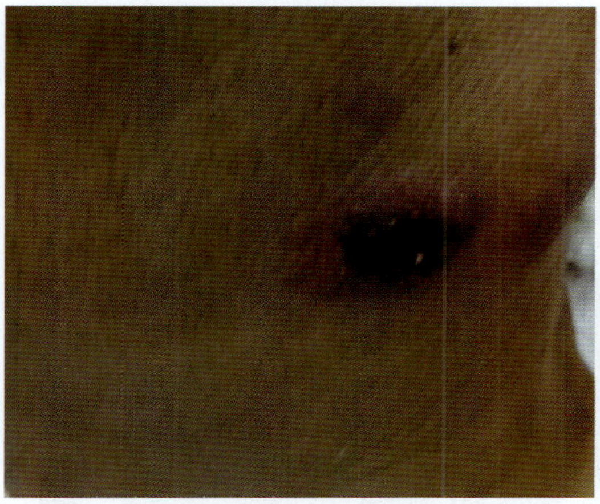

图4-5-28　颈部皮疹

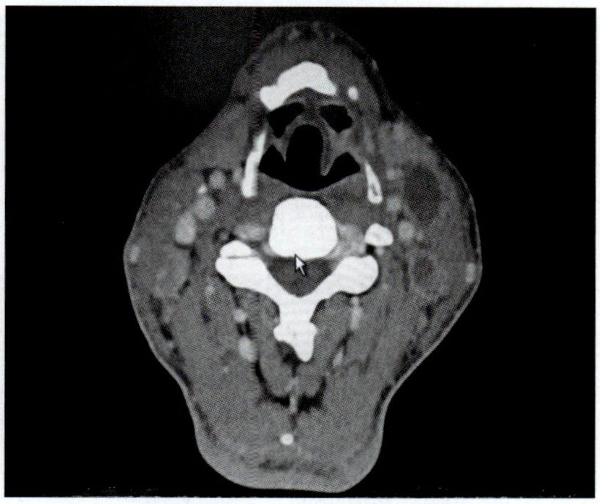

图4-5-29　颈部多发淋巴结肿大

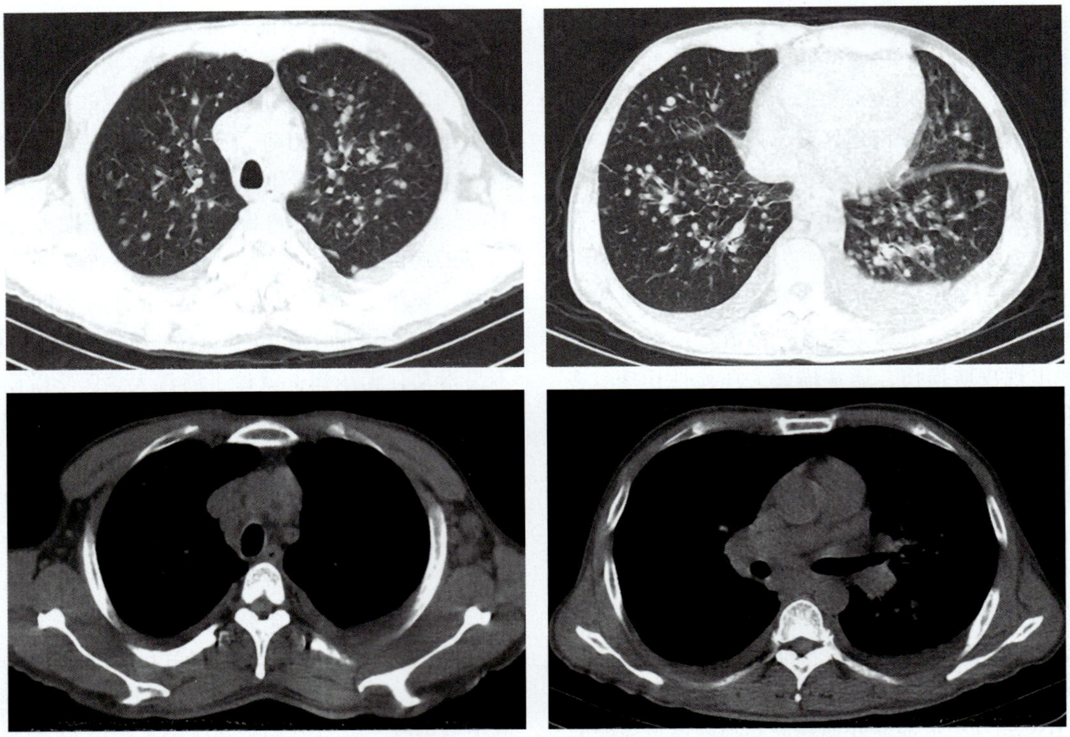

图4-5-30　胸部CT（2017.06.06）

【诊断】 马尔尼菲篮状菌病。

【诊断依据】 中年男性，既往有肝硬化、脾切除术病史，以颈部淋巴结肿大、破溃为首发症状，后出现咳嗽、咳痰、发热，双肺病变以结节、空洞为主，抗感染治疗病变较前进展，不支持社区获得性肺炎诊断。淋巴结活检示肉芽肿性炎，可除外肿瘤特别是淋巴瘤诊断；患者无结核中毒症状，结核杆菌涂片、结核杆菌抗体阴性，结核待除外。该例以颈部、腋窝、纵隔淋巴结肿大，皮疹，双肺多发结节、空洞影为主要表现，血常规示贫血，结合患者居住环境潮湿，需考虑马尔尼菲篮状菌病可能。辅助检查：胸腔积液、腹水常规（2017.06.08）：李凡他试验弱阳性；双侧4瓶血培养（2017.06.10）阴性；结核菌涂片、Xpert MTB/RIF阴性；胃镜检查（2017.06.15）：（胃窦）慢性轻度萎缩性胃炎伴轻度肠化，表面糜烂，局部淋巴组织增生，HP（－）。肝肾功能（2017.06.19）：总胆红素6.0μmol/L、直接胆红素3.0μmol/L、间接胆红素3.0μmol/L、白蛋白16.5g/L、丙氨酸转氨酶11U/L、天冬氨酸转氨酶34U/L、尿素4.85mmol/L、肌酐47.3μmol/L、尿酸110μmol/L。复查胸部CT（2017.06.22）：双肺病变较前进展，部分结节内见空洞影；双侧胸腔积液伴双肺下叶膨胀不全，较前进展；左侧腋下及纵隔多发肿大淋巴结（图4-5-31）。血培养（2017.06.20，2017.06.27）：马尔尼菲篮状菌（图4-5-32）。患者再次行淋巴结活检，病理（2017.06.28）：左颈部慢性肉芽肿性炎伴大片坏死，内见大量嗜碱性小球，考虑特殊感染，马尔尼菲篮状菌可能性大（图4-5-33）。诊断明确后予伏立康唑治疗，复查胸部CT（2017.07.01）病变进展（图4-5-34）。继续治疗4周，复查胸部CT（2017.07.28）：病变较前吸收（图4-5-35）。

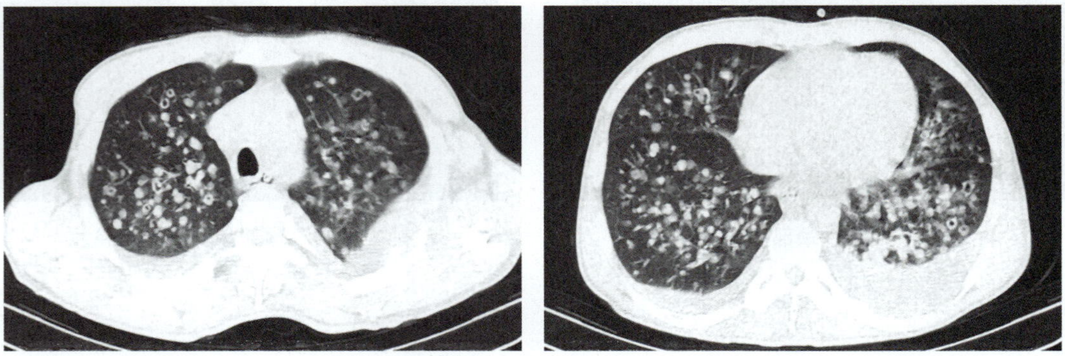

图4-5-31　病变较前进展（2017.06.22）

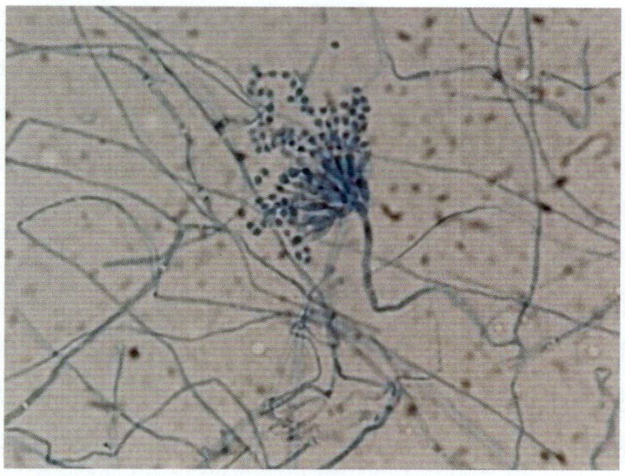

图4-5-32　SDA，28℃培养12天，棉蓝染色

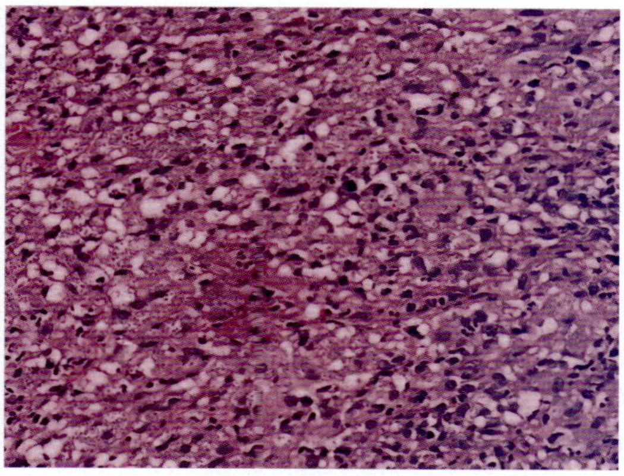

图4-5-33　组织细胞大片状增生，片状坏死，胞质内、外均可见大量成团或散在的菌体，菌体大部分呈圆形、卵圆形、杆状或腊肠样，两端钝圆，横膈不明显。杂有少量浆细胞

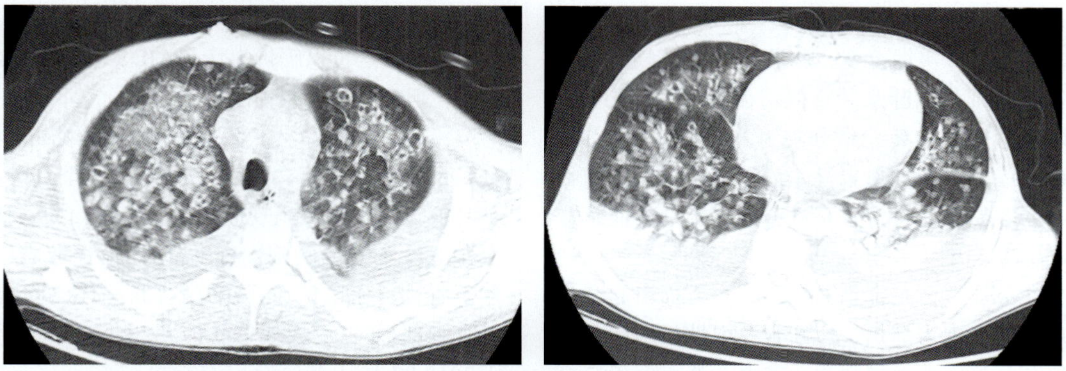

图4-5-34　病变较前进展（2017.07.01）

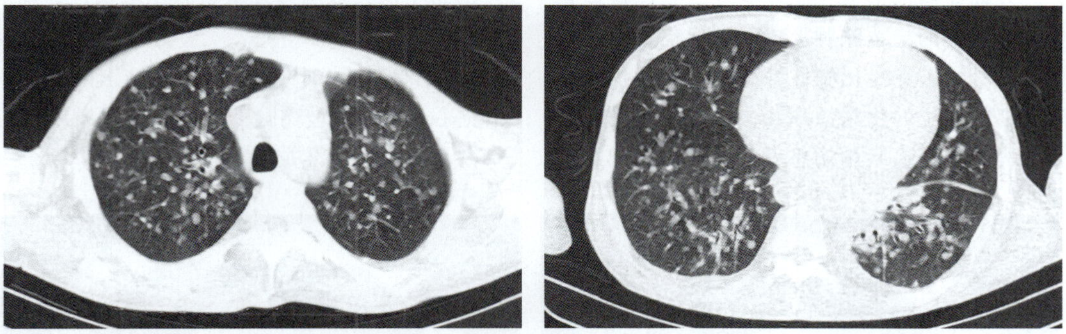

图4-5-35　病变较前吸收（2017.07.28）

【分析】 机体发生真菌感染与T细胞缺陷、吞噬细胞功能缺陷及固有免疫相关的病原模式识别和下游信号通路缺陷有关。马尔尼菲篮状菌病是东南亚艾滋病患者中常见但严重的机会性真菌感染，在HIV阴性个体中发病率亦越来越高。Kawila等对2007年1月1日至2011年12月31日在泰国清迈大学医院所有年龄≥15岁、经培养证实的马尔尼菲篮状菌感染者进行了回顾性队列研究。共纳入116例HIV阳性感染者和34例HIV阴性感染者。42例HIV阳性感染患者（36.2%）既往有机会感染史，最常见的机会性感染是结核病（23例，占54.8%）和肺孢子菌肺炎（12例，占28.5%）。在34例HIV阴性患者中，有12例患有基础疾病，其他22例患者（64.7%）无基础疾病或免疫功能低下的状况。2011年3月至2012年3月，对其中9例患者的血清样本进行了ELISA法检测，所有患者IFN-γ自身抗体阳性。31例（91.2%）HIV阴性患者曾有过既往感染或伴随机会感染的病史；最常见的是

非结核分枝杆菌（15例，占48.4%），其次是沙门菌病（8例，占25.8%）。所有患者中常见的临床表现包括发热（123例，占82%）、皮肤病变（61例，40.7%）、肝大（48例，占32%）和淋巴结肿大（50例，占33.3%）。HIV阳性患者更容易出现发热和脾大，HIV阴性的个体则更容易发生骨和关节感染，例如关节炎、椎间盘炎和骨髓炎。非HIV感染的马尔尼菲篮状菌感染患者的重要临床特征之一是骨痛和溶骨性破坏，占发病的1/4以上。溶骨性病变的发生机制可能与患者在细胞免疫功能正常的情况下，炎症反应强烈，导致白细胞积聚，白细胞水解酶大量释放有关。此酶既能溶解马尔尼菲篮状菌，也可溶解骨组织，引起的局部症状，如皮下结节或脓肿、骨痛及溶骨性破坏等。与HIV阴性感染者相比，HIV阳性患者更容易出现白细胞减少、血小板计数降低、转氨酶升高和血培养阳性。19例HIV阴性的患者进行了CD4细胞计数检查，CD4细胞计数中位数为640/μl，明显高于HIV阳性感染患者。HIV阴性个体常见的胸部CT表现为：间质浸润、结节、肺不张、实性改变、胸腔积液或液气胸、支气管扩张、肺纤维化和肺水肿，但均无特异性。HIV阳性和HIV阴性感染者的死亡率分别为20.7%（24例）和29.4%（10例）。HIV阴性患者马尔尼菲篮状菌感染的临床表现复杂，容易误诊且常常是混合的感染，可能是造成死亡率较高的原因。

健康宿主感染马尔尼菲篮状菌后，一方面引起全身严重炎症反应，表现为高热、白细胞及中性粒细胞显著增高，导致全身严重消耗如消瘦、贫血及严重低蛋白血症，伴ESR、C反应蛋白显著增高，甚至出现多器官功能衰竭；另一方面在局部形成化脓性病灶，中性粒细胞在病变聚集并释放溶酶导致脓肿形成，引起皮下结节或脓肿、骨痛及溶骨性破坏、化脓性肺炎和炎症旁积液及肝、脾、淋巴结等部位的化脓性病灶；这些改变是免疫功能正常合并马尔尼菲篮状菌病患者的特征。研究发现HIV阴性的成年马尔尼菲篮状菌病患者常有特异性IgG抗体（Mp1p-Ab）出现，而HIV阳性患者的Mp1p-Ab的浓度极低。免疫组织化学研究也证实患者病变组织中有IgG和C3沉积，IgG在病变处的巨噬细胞膜上检出。在抗真菌免疫中，特异性IgG具有免疫调理作用，即通过其Fab段与Fc段分别与真菌抗原和巨噬细胞膜上的Fc受体结合，促进巨噬细胞的吞噬活动。正常健康宿主体内针对马尔尼菲篮状菌产生特异性体液免疫，发挥免疫防护作用。马尔尼菲篮状菌侵入骨髓后，在免疫功能正常的宿主，吞噬了病原菌的巨噬细胞形成组织细胞性肉芽肿，体内特异性抗体与真菌抗原形成抗原抗体复合物，激活补体，趋化中性粒细胞向病变处集中，而中性粒细胞的“酶性溶解”导致脓肿形成。在HIV抗体阳性的宿主，特异性体液免疫能力下降，因而难以趋化中性粒细胞向病变处集中，无法形成化脓病灶而清除病原菌，大量胞质中吞噬无数病原体的巨噬细胞呈弥漫性增生性炎症改变，充塞骨髓腔，但并不引起溶骨病变，临床亦无骨痛症状，这可以解析为什么AIDS患者骨髓检查阳性率极高，但较少出现溶骨性病变。

（杭州市第二人民医院结核科　全龙娟　提供）

3.**病例**3：男，34岁。反复咳嗽8个月余。患者于8个月前无明显诱因出现咳嗽，咳少量白痰，偶有痰中带血，就诊于当地医院，行胸部CT检查考虑“肺结核”，遂至省胸科医院就诊，HRZE 4联＋HR2联治疗6个月，复查胸部CT提示病灶较前扩大，患者仍咳嗽、咳白痰，于2019.07.12入院诊治。

胸部CT（2018.11.12）：左肺上叶支气管扩张并多发薄壁空洞，双肺多发粟粒状结节影，纵隔淋巴结肿大（图4-5-36）。

胸部CT（2019.07.15）：左肺上叶薄壁空洞影，双肺向心性分布磨玻璃影（图4-5-37）。

【诊断】 马尔尼菲篮状菌病。

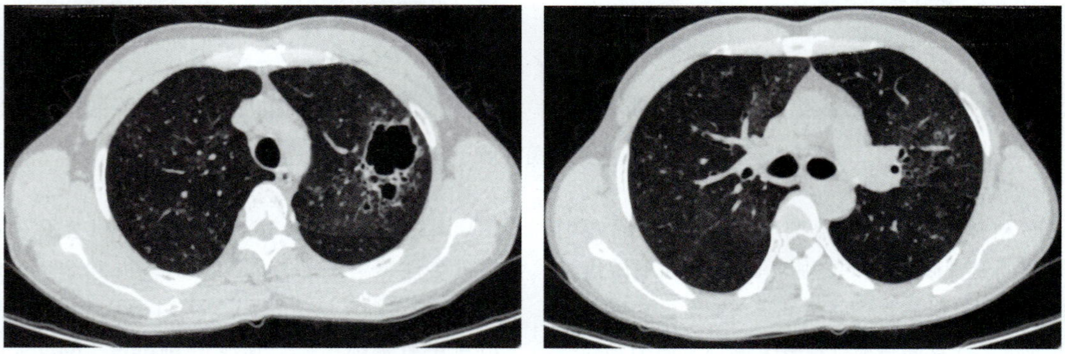

图4-5-36　胸部CT（2018.11.12）

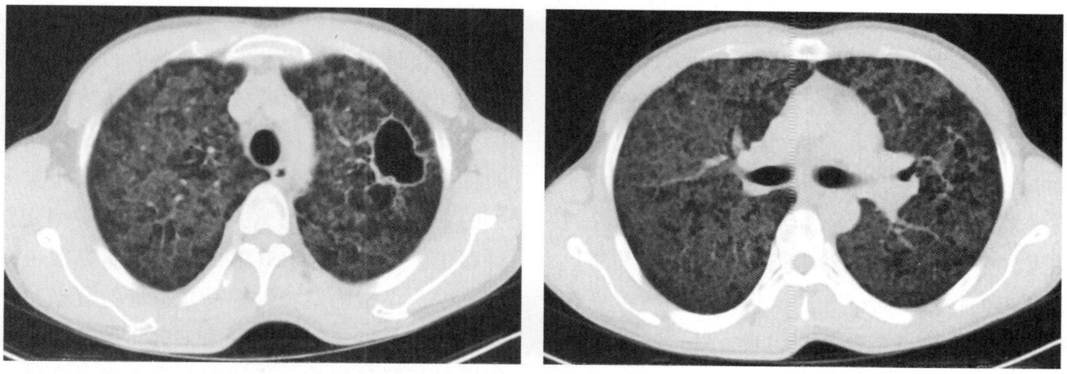

图4-5-37　胸部CT（2019.07.15）

【诊断依据】 青年男性，既往体健。反复咳嗽8个月余，系统抗结核治疗6个月，肺部病变仍较前进展，以向心性磨玻璃影和左肺上叶薄壁空洞影为主，首先考虑真菌感染可能。辅助检查：血常规示白细胞7.31×10^9/L、N% 56.3%、HGB 112g/L、PLT 482×10^9/L；隐球菌荚膜试验阴性。行气管镜检查（2019.07.15）：左上肺可见脓性分泌物，于此处行刷检、肺泡灌洗，送检NGS。2019.07.16行经皮肺穿刺活检。病理（2019.07.20）:（肺）肉芽肿性炎。NGS：马尔尼菲篮状菌。给予两性霉素B联合泊沙康唑治疗，逐步增加两性霉素B剂量。2019.07.30两性霉素B剂量增加至35mg后出现恶心症状，减为30mg继续治疗。复查胸部CT（2019.08.01）：左肺上叶空洞较前缩小，纵隔淋巴结略缩小，双侧少量胸腔积液（图4-5-38）。患者于2019.08.11自动出院，出院后口服泊沙康唑混悬液10ml bid治疗。1个月后复查：病变较前吸收。继续治疗1个月（2019.11.14），病变明显吸收（图4-5-39）。

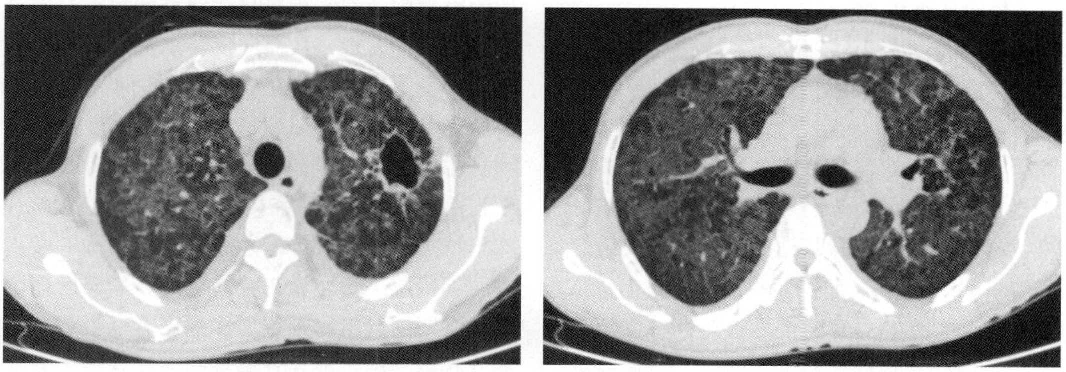

图4-5-38　病变较前略有吸收（2019.08.01）

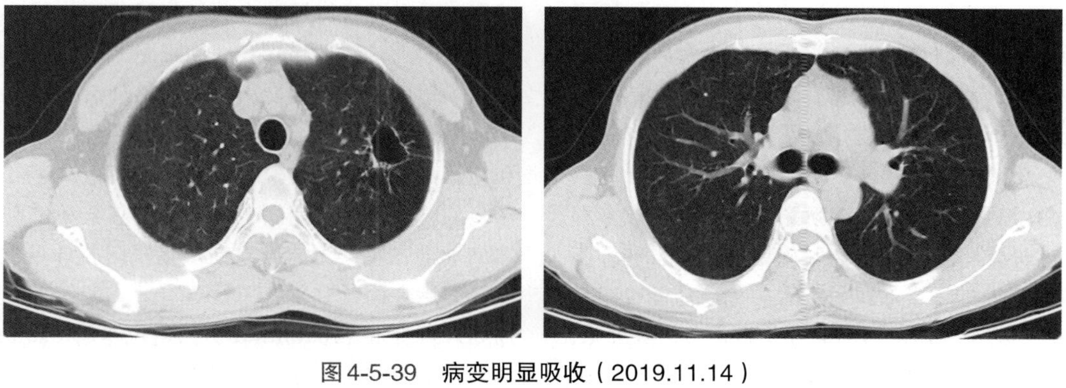

图4-5-39　病变明显吸收（2019.11.14）

【分析】 许多患有马尔尼菲篮状菌感染的HIV阴性患者最初被误诊肺结核，并经验性治疗，因为这两种感染在东南亚都属于地方性流行病，具有相似的易感因素和重叠的临床表现。这些患者诊断通常在数周至数月之后确定，此时临床病症经经验性抗结核治疗未能改善。对于临床表现及影像学检查提示肺结核但抗结核治疗效果差甚至加重，合并其他组织器官损害时需考虑马尔尼菲篮状菌病可能。此外，居住在非流行地区的一些患者在从流行地区返回后数月至数年才出现症状，这些因素可能导致适当的抗真菌治疗的延迟。

近年来，HIV阴性人群马尔尼菲篮状菌病的病例报道逐年增加，马尔尼菲篮状菌可能存在的免疫耐受机制为通过多个基因如YAP1、SAKA、ATFA、SKN7、SLN1、DRK1等促进还原酶相关基因表达，抵抗氧化应激；通过产生黑色素有助于抗氧化和耐热性；增加热休克蛋白的表达来适应人体的温度变化；MAPK信号传导通路的激活，在应对各种形式的应激如氧化应激、热休克、渗透和营养缺乏中发挥作用；减少糖酵解，诱导乙醛酸循环和糖异生来补偿能量的产生等。其高危因素包括成年起病的抗IFN-γ自身抗体介导的免疫缺陷综合征、其他自身免疫性疾病、血液恶性肿瘤和新型抗癌靶向治疗、实体器官移植和其他基础疾病。

系统性红斑狼疮（SLE）、混合性结缔组织病、Sjögren综合征、原发性胆汁性肝硬化、原发性免疫性（特发性）血小板减少症和自身免疫性、溶血性贫血等自身免疫性疾病合并马尔尼菲篮状菌感染均有报道。虽然这些自身免疫性疾病的免疫缺陷是可变的，但是马尔尼菲篮状菌感染的易感因素可能与基础疾病和基础疾病的治疗相关。在Sjögren综合征、原发性胆汁性肝硬化、原发性免疫性血小板减少症和自身免疫性溶血性贫血等疾病中，患者全身免疫抑制的程度通常不严重。当这些患者接受T淋巴细胞耗竭药物（包括皮质类固醇、环孢素、硫唑嘌呤、他克莫司和吗替麦考酚酯）的高剂量或长期治疗时，通常会发生马尔尼菲篮状菌感染。在这些患者中，治疗马尔尼菲篮状菌感染通常需要减少免疫抑制药物并应用抗真菌药物治疗。在患有SLE或混合性结缔组织病的患者中，即使应用免疫抑制治疗较少，也可能发生马尔尼菲篮状菌感染。SLE患者本身就存在淋巴细胞、巨噬细胞、NK细胞功能异常，以及补体成分异常、多种淋巴因子表达异常等，同时长期服用糖皮质激素和细胞毒性免疫抑制剂等进一步削弱了患者的免疫功能，容易并发多种机会性感染。SLE活动期合并脂膜炎、菌血症、结核病时，均可出现发热、贫血、皮疹、肝脾淋巴结肿大，累及多个系统出现相应的多脏器损害，关节肿痛及浆膜腔积液等，与HIV阴性宿主的播散性马尔尼菲篮状菌病难以鉴别。

在实体器官移植和造血干细胞移植（HSCT）受者中偶尔报道了马尔尼菲篮状菌感染。当免疫抑制药物剂量增加用于治疗移植物排斥时，这些患者中的大多数可患有马尔尼菲篮状菌感染。在应用最小维持抗排斥疗法的移植受者中，马尔尼菲篮状菌感染是不常见的。最常见的与尔尼菲篮状菌感染相关的移植类型是肾移植，在肝移植、肺移植和HSCT受者中也偶有报道。由于病例数较少，很难确定肾脏中马尔尼菲篮状菌感染发生率明显高于其他实体器官移植和HSCT受者的原因。可能的原因包括肾移植技术应用最早和更高的移植数量，而不是马尔尼菲篮状菌流行区的其他类型的移植，以及这些移植受者使用的不同的抗真菌预防方案。虽然HSCT受者通常被认为具有比实体器官移植受者更严重的免疫抑制并因此具有更高的发生侵袭性真菌感染的风险，但是他们倾向于接受更有效和长期的抗真菌预防和（或）经验性抗真菌治疗，包括马尔尼菲篮状菌感染的预防治疗，例如应用伊曲康唑、伏立康唑、泊沙康唑和两性霉素B等药物。相比之下，氟康唑和制霉菌素常用于实体器官移植（包括肾移植）患者的抗真菌预防，因此不能有效的预防马尔尼菲篮状菌感染感染。

血液系统恶性肿瘤和新型抗癌靶向治疗药物可对机体的白细胞功能产生直接或间接的损害，使得患者形成免疫缺陷样表现，从而继发马尔尼菲篮状菌病等机会性感染。我国香港报道了2例此类病例，第1例为IgA骨髓瘤患者，在接受骨髓移植后，先后继发金黄色葡萄球菌和马尔尼菲篮状菌感染，最终死亡；第2例为慢性淋巴细胞性白血病患者，在接受抗CD20单克隆抗体药物阿托珠单抗（obinutuzumab）后出现包含马尔尼菲篮状菌在内的真菌感染。非霍奇金淋巴瘤、华氏巨球蛋白血症和朗格汉斯细胞组织细胞增多症患者也报道了合并马尔尼菲篮状菌感染。利妥昔单抗和阿托珠单抗分别是Ⅰ型和Ⅱ型抗CD20单克隆抗体，主要靶向B淋巴细胞。基因组测序、蛋白质组分析和其他下游研究中发现，B淋巴细胞功能障碍患者可能导致中和马尔尼菲篮状菌重要毒素的抗体的减少，并且随着B细胞细胞因子分泌的减少，而影响T辅助细胞的功能。利妥昔单抗治疗导致持久性的B淋巴细胞消耗。治疗完成后因未成熟的B淋巴细胞扩增和记忆B淋巴细胞减少所需的淋巴细胞重建可能需要一年多的时间。在此期间，乙型肝炎甚至马尔尼菲篮状菌感染等潜在感染可能会重新激活。阿托珠单抗在消耗B淋巴细胞方面比利妥昔单抗更有效。近年来，激酶抑制剂如芦可替尼（ruxolitinib）和索拉非尼（sorafenib）已越来越多地用于治疗血液和实体器官恶性肿瘤。芦可替尼是一种选择性Janus激酶（JAK）1和2抑制剂，JAK属于细胞因子受体相关的酪氨酸激酶家族，其介导的信号通路被不同细胞因子激活，在人体的生理活动中扮演着重要角色。该通路中蛋白的失活、突变以及过度表达会导致严重的疾病，包括自身免疫性疾病、肿瘤和血液疾病。芦可替尼可干扰包括IFN-γ和JAK-STAT途径在内的细胞因子信号转导。除了马尔尼菲篮状菌感染外，在接受芦可替尼治疗的患者中还报道了其他细胞内生物引起的机会性感染和再激活，包括结核分枝杆菌、新生隐球菌、单纯疱疹病毒和乙型肝炎病毒。索拉非尼是一种多激酶抑制剂，能同时抑制多种存在于细胞内和细胞表面的激酶，包括RAF激酶、血管内皮生长因子受体-2（VEGR-2）、血管内皮生长因子受体-3（VEGFR-3）、血小板生长因子受体（PDGFR）、KIT和FLT-3，具有多种免疫调节作用，包括阻滞T细胞应答和增殖，减少IFN-γ的产生，抑制自然杀伤细胞、树突状细胞功能和促炎细胞因子的分泌。随着靶向疗法的广泛应用，临床医师必须保持高度关注接受这些药物治疗患者的继发感染，以免延误诊断和治疗。

其他HIV阴性患者中报道了散发性马尔尼菲篮状菌感染病例，包括特发性$CD4^+$T淋巴细胞减少症、高IgE综合征、糖尿病、脾切除术和实体肿瘤等。此外，儿童和青少年马尔尼菲篮状菌病，在排除HIV感染之后，需进一步检查是否患有先天性免疫缺陷或免疫功能紊乱性疾病，例如重症联合性免疫缺陷病、先天性中性粒细胞减少、普通多变型免疫缺陷病、高IgM或高IgE综合征等。

4.病例4：女，34岁。反复咳嗽、咳痰6个月，加重伴气促1个月。患者5个月前患者无明显诱因出现咳嗽、咳白痰，间断发热，体温最高38.5℃，当地医院抗生素治疗后体温正常，但仍有咳嗽。1个月前患者咳嗽、咳痰加重，咳黄褐色痰。同时出现活动后气促伴夜间盗汗，于2019.01.07入院诊治。查体：T 37.2℃，P 82次/分，R 18次/分，BP 120/75mmHg。两肺呼吸音粗，可闻及散在湿啰音。辅助检查：血常规示白细胞4.0×10^9/L、N% 59.5%、E 3.8%、HGB 91g/L、PLT 209×10^9/L；CRP 4.8mg/L；ESR 33mm/h；PCT 0.07ng/ml；免疫五项：IgG 13.0g/L、IgA 1.06g/L、IgM 1.39g/L、补体C3 0.805g/L、补体C4 0.262g/L；IgE 77.8KIU/L；淋巴细胞亚群：总T 601.2×10^6/L、总B 273.6×10^6/L、CD4 379.8×10^6/L、CD8 186.3×10^6/L。

胸部CT（2019.01.09）：双肺向心性分布磨玻璃影，多发大小不等薄壁空洞影，肺门、纵隔淋巴结肿大（图4-5-40）。

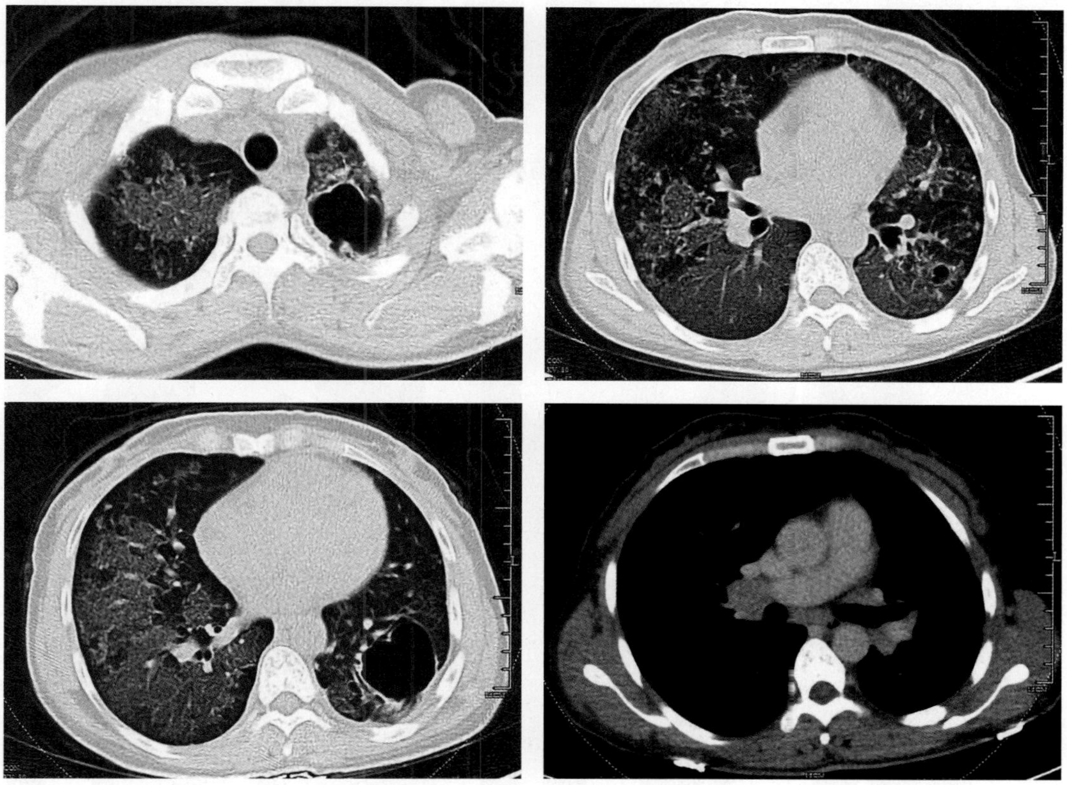

图4-5-40　胸部CT（2019.01.09）

【诊断】 马尔尼菲篮状菌病。

【诊断依据】 青年女性，病史较长，以咳嗽、咳痰为主，胸部CT显示双肺多发空洞、磨玻璃影，纵隔淋巴结肿大，首先考虑感染性疾病。患者白细胞计数、CRP、ESR和PCT等炎性指标升高不明显，不支持细菌感染诊断；患者无低热、盗汗等结核中毒症状，结核暂不考虑，需考虑真菌感染可能。患者行气管镜检查，病理:（右肺下叶背段）肉芽肿性炎。EBUS-TBNA组织培养: 27℃ PDA培养7天见酒红色色素菌落，35℃ PDA培养3天见酵母菌落，考虑马尔尼菲篮状菌。EBUS-TBNA组织NGS测序马尔尼菲篮状菌，微生物18S rRNA测序马尔尼菲篮状菌。患者马尔尼菲篮状菌病诊断明确，虽肺内病灶广泛，但无发热，CRP正常，给予伊曲康唑胶囊400mg/d治疗。2周后复查（2019.01.26）：磨玻璃影吸收，空洞缩小（图4-5-41）。行全外显子高通量测序示*STAT3*基因外显子区域发现一处杂合突变：c.92G＞A（鸟嘌呤＞腺嘌呤），导致氨基酸改变p.R31Q（精氨酸＞谷氨酰胺）。3个月后复查胸部CT（2019.04.27）：病变明显吸收（图4-5-42）。

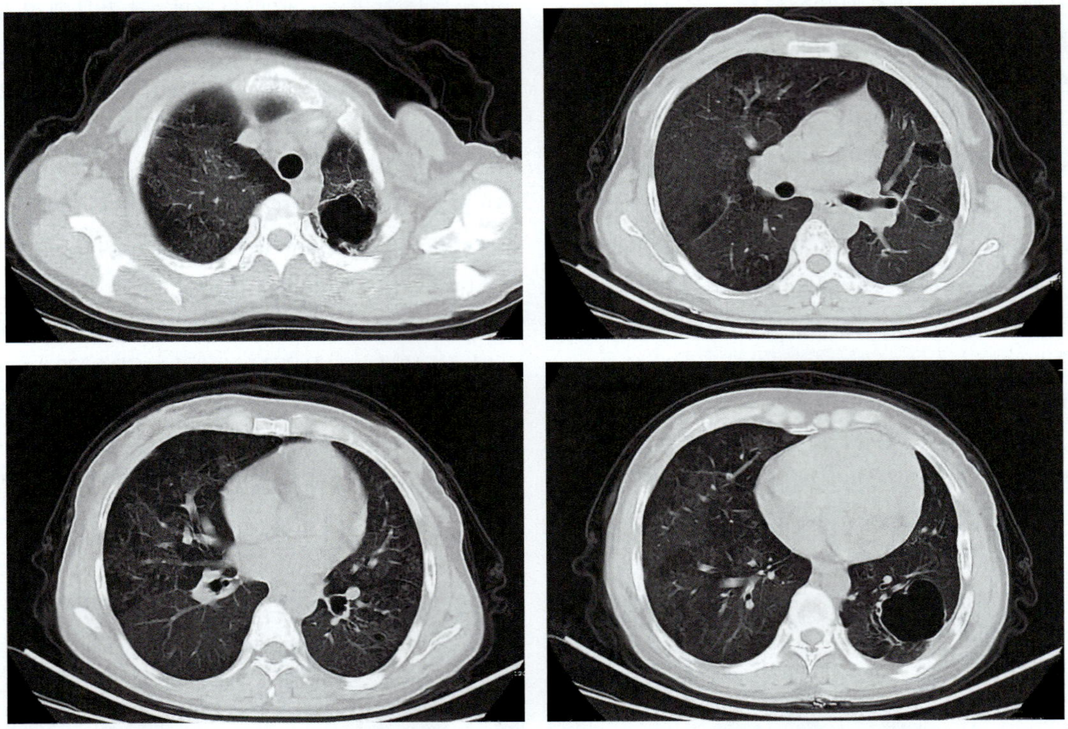

图4-5-41　病变较前吸收（2019.01.26）

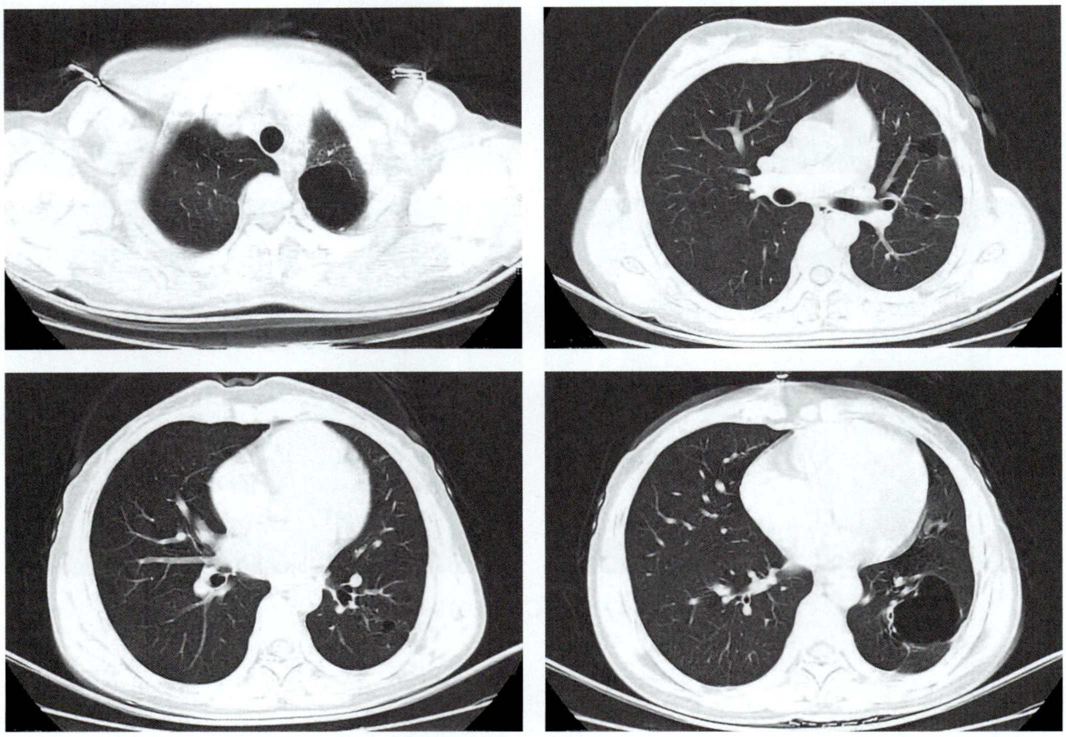

图4-5-42　病变较前明显吸收（2019.04.27）

【分析】 遗传易感性导致的免疫缺陷在真菌病的发生发展中起到了重要作用。国内外学者采用二代测序技术的全外显子组测序（whole exome sequencing，WES）技术对真菌病的遗传易感性进行了探索性的研究。WES是利用序列捕获技术将全基因组外显子区域DNA捕捉并富集后进行高通量测序的基因组分析方法。该技术具有对常见和罕见变异高灵敏度，能发现外显子区绝大部分疾病相关变异，以及仅需要对约1%的基因组进行测序等优点，促使全基因组外显子测序成为鉴定孟德尔遗传病的致病基因最有效的策略，也被运用于复杂疾病易感基因的研究和临床诊断。

免疫学调查和基因研究表明，多种原发性免疫缺陷与马尔尼菲篮状菌感染相关，包括IgA、IgG、IgM、IgE、CYBB、CD40L、TSC2、STAT1、STAT3、IFNGR1、CARD9、RELB、IL12RB1、IL-2RG等基因的突变，导致细胞和（或）体液免疫应答的功能缺陷。CD40L缺陷虽然T细胞数量正常，但T细胞分化和活化功能不足，使Th1细胞释放IFN-γ减少，可导致真菌易感。由TSC2基因失活导致TSC2突变介导的mTOR信号通路异常，可能诱发支气管肺发育不良，增加患者对肺部微生物感染的易感性。信号转导和转录激活因子1（Signal transducer and activator of transcription 1，STAT1）是一种潜在的细胞质转录因子，被多种刺激激活，包括Ⅰ、Ⅱ和Ⅲ型干扰素和白细胞介素-27。人类STAT1免疫的先天性错误导致4种不同的疾病：常染色体隐性完全性STAT1缺陷、常染色体隐性部分性STAT1缺乏、常染色体显性STAT1缺陷和常染色体显性STAT1功能增强性突变。前三种疾病发病机制主要与IFN-γ、IFN-α/β信号通路受损有关，最后一种疾病发病机制可能与IFN-α/β信号通路增强有关。发生在STAT1的功能性卷曲结构域或DNA结合结构域的突变可导致Th1和Th17型炎症细胞因子反应降低，可能提高宿主对马尔尼菲篮状菌的易感性。STAT3是一种胞质蛋白，介导JAK-STAT信号通路。多种细胞因子与膜受体结合可活化JAK蛋白，进一步使STAT3蛋白磷酸化，磷酸化的STAT3蛋白形成二聚体，移进细胞核，与DNA的特异性位点结合，进而诱导靶基因表达。STAT3突变导致的PID遗传模式复杂，导致JAK-STAT信号通路缺陷，使Th17的分化功能受损（Th17细胞减少或缺如），Th17分泌IL-17减少影响INF-γ的分泌，致机体抗马尔尼菲篮状菌能力降低。本例行WES测序示STAT3基因外显子区域发现一处杂合突变：c.92G＞A（鸟嘌呤＞腺嘌呤），导致氨基酸改变p.R31Q（精氨酸＞谷氨酰胺）。家系验证结果显示此杂合突变其父母均未携带，如此突变为致病性突变，理论上有可能致病。

IFN-γ是人类宿主防御细胞内病原体感染的重要细胞因子，也是抵御马尔尼菲篮状菌感染的细胞因子。IFN-γ由活化的T和NK细胞合成，可以刺激单核/巨噬细胞，提高其杀菌活性，提高抗原提呈功能，促进炎性细胞因子的生成。当病原体侵入人体后，通过刺激T细胞产生的细胞因子激活巨噬细胞介导的Th1通路，如IL-12、IFN-γ和TNF-α，使其更有效地吞噬和杀死病原体。IFN-γ产生的减少与先天性和适应性免疫反应的异常有关，增加了感染的易感性，特别是细胞内微生物。在过去的20年中，抗IFN-γ自身抗体引起的免疫缺陷被描述，目前该自身抗体引起的相关疾病只见于成年人，故称成年起病的抗IFN-γ自身抗体介导的免疫缺陷综合征，与非结核分枝杆菌、非伤寒性沙门菌、伯克霍尔德菌、马尔尼菲篮状菌、新生隐球菌、荚膜组织胞浆菌和水痘带状疱疹病毒引起的严重或播散性感染有关。据报道，这些患者血清中存在IFN-γ自身抗体。抗IFN-γ自身抗体能中和体内的IFN-γ活性，导致免疫缺陷。

2004年德国报道了世界范围内第一例抗IFN-γ自身抗体所致的成人免疫缺陷综合征的患者合并非结核分枝杆菌感染的病例。从2004年1月至2016年11月，共鉴定出111例抗IFN-γ自身抗体阳性的非结核分枝杆菌感染病例。Browne等研究表明，88%的亚洲成人多发性机会性感染患者检测到抗IFN-γ自身抗体，并与成人早期免疫缺陷症（类似于晚期HIV感染）有关。直到2010年，中国香港第1次报道了抗IFN-γ自身抗体所致的成人免疫缺陷合并马尔尼菲篮状菌的病例。一项研究发现小鼠感染马尔尼菲篮状菌时，表现为高水平IL-12、IFN-γ和TNF-α的Th1途径，说明Th1通路是小鼠的保护性免疫应答。患者血清中高滴度的抗IFN-γ抗体会中和IFN-γ，抑制下游STAT1磷酸化和IL-12的产生，从而导致Th1/Th2的失衡。阻断IFN-γ可能会导致较低水平的IL-12，从而使IFN-γ和IL-12之间的正反馈丢失。这些证据表明有缺陷的细胞免疫患者可能有感染马尔尼菲篮状菌的危险。抗IFN-γ自身抗体阳性马尔尼菲篮状菌感染患者通常表现为不明原因的发热、颈部淋巴结炎和（或）血清学阳性的轻度症状性感染，部分表现为严重的播散性机会感染或Sweet综合征。抗IFN-γ自身抗体引起的免疫缺陷患者病有明显的家族群发性，提示该病与遗传因素有关；该病集中在亚洲，特别是东南亚及我国南方，而在其他种族中较少见。该自身抗体的产生与患者携带的人类白细胞抗原（HLA）Ⅱ类等位基因DRB1*16：02-DQB1*05：02和DRB1*15：02-DQB1*05：01高度相关。人口遗传学研究显示，泰国、越南和其他东南亚国家的一些现代人口可能起源于我国广西地区古代壮族原住民百越族的西瓯和骆越部落。由此推测，马尔尼菲篮状菌病之所以成为地方性真菌病，除环境因素外，还存在人种易感性，是环境与遗传因素共同作用的结果，但仍需更多的基因关联研究来验证这种假设。对于非HIV的马尔尼菲篮状菌病的患者，建议筛查IFN-γ抗体，如果患者为IFN-γ抗体阳性患者，建议长期随访，必要时可以监测患者抗体滴度，帮助临床医师提高这些高危患者感染的临床管理。

抗IFN-γ自身抗体阳性马尔尼菲篮状菌感染患者的治疗包括有效的抗真菌药物治疗和免疫调节以控制潜在的免疫缺陷，这些患者在单独抗真菌治疗时往往反应不良或发展为复发性感染。目前可用的最有效的免疫调节剂是利妥昔单抗，它是以B淋巴细胞为靶点的抗CD20抗体，可以中和血清中抗IFN-γ自身抗体。由于利妥昔单抗最近被认为是马尔尼菲篮状菌感染的潜在危险因素，因此需要建立一种微妙的平衡，以使抗IFN-γ自身抗体水平最小化，而不抑制免疫系统。抗IFN-γ自身抗体患者给予利妥昔单抗的给药方案和时间间隔应在临床试验中进一步评估。

（杭州市第一人民医院呼吸科　叶　健　提供）

第 5 章

ANCA相关性血管炎

系统性血管炎是指以血管壁的免疫性炎症和纤维素样坏死为病理特征的一组系统性疾病。血管炎可以发生在动脉、静脉和毛细血管，病变中常不止一种类型血管受累，主要是血管慢性炎症反应，指血管壁全层有淋巴细胞和浆细胞为主的炎细胞浸润，弹力纤维染色可见血管壁弹力纤维破坏；也可以是急性炎性反应，指血管壁全层有以中性粒细胞为主的炎症细胞浸润。

一、血管炎分类

2012年Chapel Hill血管炎分类通过评估受影响血管的大小、临床特征、病因学（感染、药物等）、免疫致病机制（IgA免疫复合物、抗基底膜抗体、ANCA）、人口学特征（年龄、性别、种族、地理分布等）、其他（基因易感性、脏器、亲和力等）因素后分为以下类别。①大血管炎：大动脉炎（主要累及主动脉及其主要分支）和巨细胞动脉炎（常累及颞动脉）。②中血管炎：主要影响中等动脉，与ANCA无关，包括结节性多动脉炎和川崎病。③小血管炎：a. ANCA相关性血管炎，显微镜下多血管炎（microscorpic polyangiitis，MPA）、肉芽肿性多血管炎（granulomatosis with polyangiitis，GPA）和嗜酸性肉芽肿性多血管炎（eosinophilic granulomatosis with polyangiitis，EGPA）。b.免疫复合物性小血管炎，抗肾小球基底膜病、冷球蛋白性血管炎、IgA性血管炎（又称过敏性紫癜）和低补体血症性荨麻疹性血管炎。④变异性血管炎：无主导血管类型，可以累及任何大小血管和类型（动静脉、毛细血管），包括白塞病和Cogan综合征。⑤单器官性血管炎：累及单一器官血管，为系统性血管炎局限性表现，包括皮肤白细胞破碎性血管炎、皮肤动脉炎、原发性中枢神经系统性血管炎及孤立性主动脉炎。⑥与系统性疾病相关的血管炎：与系统性疾病相关，可能继发于某病因或系统性疾病，诊断需加上明确的系统性疾病的前缀，如狼疮性血管炎、类风湿性血管炎和结节病性血管炎等。⑦与可能病因相关的血管炎：包括丙肝病毒相关性冷球蛋白血症性血管炎、乙肝病毒相关性血管炎、梅毒相关性主动脉炎、血清病相关性免疫复合物性血管炎、药物相关性免疫复合物性血管炎、药物相关性ANCA相关性血管炎和肿瘤相关性血管炎等。

二、ANCA与AAV

抗中性粒细胞胞质抗体（antineutrophil cytoplasmic antibody，ANCA）是B细胞被异常激活后所产生的一组自身抗体，以中性粒细胞胞质和单核细胞胞质成分为靶抗原，造成全身多系统损害。中性粒细胞初级颗粒含有一系列抗菌蛋白，包括溶菌酶、髓过氧化物酶（myeloperoxidase，MPO）、中性丝氨酸蛋白酶（蛋白酶3、弹力蛋白酶和组织蛋白酶G）和酸性水解酶（组织蛋白酶B和D）。常用的ANCA检测方法有间接免疫荧光法（IIF）、酶联免疫吸附法（ELISA）、免疫印迹法、免疫沉淀法和放射免疫法等。IIF法可将ANCA分为胞质型ANCA（C-ANCA）、核周型ANCA（P-ANCA）和介于两者之间的非典型性ANCA，该方法有一定局限性，更适用于疑似AAV患者的初筛；ELISA法作为特异性抗原检测方法，常见的靶抗原有蛋白酶3（proteinase 3，PR3）和MPO。2017年关于ANCA检测的国际共识声明建议对疑似AAV进行初步检测，采用PR3-ANCA和MPO-ANCA免疫测定，而不是IIF。非典型ANCA既不针对PR3也不针对MPO（IIF阳性，ELISA阴性），可在一系列非血管疾病（炎症性肠病、自身免疫病和恶性肿瘤）中发现。PR3-ANCA或MPO-ANCA也可在慢性感染（心内膜炎、结核病、人类免疫缺陷病毒、丙型肝炎和巴尔通体病）中发现。在疾病的活动性阶段，ANCA通常是免疫球蛋白G（IgG），但也有其他免疫球蛋白（IgM和IgA）。

与ANCA相关的原发性小血管炎称之为ANCA相关性血管炎（ANCA-associated vasculitis，AAV）。AAV的特征是血管壁很少或没有免疫沉积，通常存在针对PR3-ANCA或MPO-ANCA的循环自身抗体，这些抗体可以激活中性粒细胞和补体系统，导致血管壁炎症和损伤。目前尚不清楚中性粒细胞自身抗原产生自身抗体的原因，因为MPO和PR3在初级颗粒中被免疫系统隔离，并且在组织损伤部位的中性粒细胞脱粒后，被特异性抑制剂α_1-抗胰蛋白酶（针对PR3）和铜蓝蛋白（针对MPO）迅速消除。中性粒细胞凋亡缺陷，或凋亡细胞片段清除受损，可能导致这些抗原长期暴露于免疫系统。感染也可能通过分子模仿发挥作用，其中针对微生物抗原的抗体与中性粒细胞抗原交叉反应，或者可能通过针对互补肽的抗体的发展以及随后对这些抗互补PR3抗体的宿主免疫反应。AAV发病机制的关键因素是B细胞和T细胞对PR3和MPO抗原的耐受性丧失，导致ANCA的产生，随后中性粒细胞活化。中性粒细胞是血管损伤的主要介质。MPO和PR3在炎性细胞因子和补体的作用下从初级颗粒移动到中性粒细胞表面。ANCA与“引物”中性粒细胞结合，导致中性粒细胞活化。活化的中性粒细胞定位于造成损伤的微血管床，并释放自身抗原提呈到抗原提呈细胞，从而促进进一步的损伤。另一种损伤机制是中性粒细胞胞外诱捕网（neutrophil extracellular traps，NETs）的形成。NETs是由组蛋白和细胞质颗粒蛋白组成的细胞外DNA网状结构。NETs的主要蛋白质成分是组蛋白，占NETs相关蛋白质的70%，其次是颗粒酶和多肽，包括中性粒细胞弹性蛋白酶、MPO、组织蛋白酶G、PR3等。NETs可将MPO/PR3转移到血管内皮进行抗原呈递，直接引起内皮损伤，或激活替代补体途径。当MPO和PR3沉积在组织中时，它们会导致自身反应性T细胞和单核细胞的募集，从而加重组织损伤。

AAV最常受累的器官是肺和肾脏。ANCA是AAV的特征性血清学标记之一，C-ANCA多见于GPA，其靶抗原为PR3-ANCA，P-ANCA主要见于MPA和EGPA，主要靶抗原为MPO-ANCA。MPA患者中，60%为MPO-ANCA阳性，40%为PR3-ANCA阳性；GPA患者中，78%为PR3-ANCA阳性，28%为MPO-ANCA阳性。真正的双阳性少见，一旦出现双阳性应怀疑药物诱导的血管炎。也有学者建议将AAV分为MPO-ANCA阳性和PR3-ANCA阳性血管炎。

AAV患者在急性期常有明显的炎症反应，如红细胞沉降率快、C反应蛋白升高，二者与病情活动相关，常有血白细胞和血小板计数增高。贫血可由慢性炎症、肾脏疾病或肺泡出血引起的急性失血引起。在没有感染的情况下，降钙素原浓度通常在正常范围内。

活检显示坏死性血管炎能够证实AAV。GPA和EGPA均有肉芽肿形成为其特点，MPA无肉芽肿形成。肉芽肿形成被认为是由坏死区周围的中性粒细胞聚集所发起的。在PR3-ANCA和MPO-ANCA阳性的GPA患者中均可发现肉芽肿形成。因此，肉芽肿形成不能区分PR3-AAV和MPO-AAV。

ANCA阳性除了与血管炎相关外，还与狼疮、类风湿关节炎、干燥综合征、皮肌炎、炎性肠病、原发性胆管炎、慢性感染、某些药物使用等相关，主要源于ANCA的靶抗原差异。ANCA除了可作为诊断性标记外，还存在致病性，可激活中性粒细胞、参与疾病活动。尽管如此，AAV也可出现ANCA阴性。

部分新月体肾小球肾炎患者ANCA和抗肾小球基底膜（GBM）抗体均阳性。有10%～40%的抗GBM病患者的ANCA检测呈阳性，几乎全部为MPO，5%～14%的AAV患者有循环抗GBM抗体。这种关联的机制尚不明确，有研究表明，ANCA可能首先被检测到，ANCA诱导的肾小球炎症可以暴露GBM中隔离的表位，触发抗GBM抗体。临床上，这些患者在发病时病情严重，早期发病率和死亡率与抗GBM病患者相似，其长期病程的特点是与AAV患者相似的疾病复发。

三、流行病学

AAV在欧洲和北美的年发病率约为20/百万人，男性略占优势。发病率随年龄增长而增加，在60～70岁达到高峰。GPA、MPA、EGPA的年发病率分别为（0.4～11.9）/100万、（0.5～24）/100万、（0.5～2.3）/100万。与年轻患者相比，老年患者更容易罹患MPA而不是GPA，肺受累更常见更严重。AAV在白种人和亚洲人群中更为常见，在非裔美国人群中较少见。AAV存在显著的地理差异，GPA在北欧和澳大利亚/新西兰更为常见，MPA在南欧和亚洲更为常见。MPO-ANCA和MPA的优势是中国AAV患者的流行病学特征，这些差异可能由遗传或环境因素造成。与经典的PR3-ANCA阳性的GPA患者相比，MPO-ANCA阳性的GPA患者眼和耳受累率较低，初始血清肌酐升高的比例较高，肾组织病理学上慢性损害更多见。

四、病因

AAV在不同纬度地区的发病率和患病率不同。地理格局的不同可以用遗传背景或环境因素来解释。国外流行病学研究发现，硅、石英和硅化物粉尘等空气污染与AAV的发病密切相关，22%～46% AAV患者既往有二氧化硅接触史，经常暴露于二氧化硅的血清ANCA阳性的患者明显多于对照组，这可能与二氧化硅粉尘激活T、B细胞，促进炎症介质的释放和诱导中性粒细胞的凋亡，在易感的患者中触发自身免疫反应有关。二氧化硅与P-ANCA的联系较C-ANCA更加密切，更易诱导MPO-AAV的发生，而且AAV的发生与二氧化硅的浓度呈正相关，与二氧化硅的接触暴露时间相关性不大。日本神户地震后MPO-AAV的发病率较高可能与二氧化硅暴露有关。在荷兰关闭了马斯特里赫特地区的煤矿后，MPO-

AAV的诊断率相较于PR3-AAV的诊断率有所下降，但这一现象是否能支持二氧化硅暴露的病因贡献还值得思考。

细菌感染被认为是AAV发病的一项重要因素。金黄色葡萄球菌感染与AAV的发病密切相关，携带鼻腔金黄色葡萄球菌的PR3-ANCA阳性的患者有较高的疾病复发风险。对GPA患者予以复方磺胺甲噁唑维持治疗可大大降低呼吸道感染的风险，并且GPA复发风险也可减少60%。金黄色葡萄球菌在AAV中的作用机制可能与其超抗原刺激B、T细胞，促进ANCA产生有关，金黄色葡萄球菌也可直接作用中性粒细胞从而诱导PR3的表达，进一步促进PR3-ANCA的产生。另外，有研究发现金黄色葡萄球菌存在一段多肽序列与互补PR3（cPR3）的多肽序列具备高度同源性，金黄色葡萄球菌可通过分子拟态诱导抗cPR3抗体产生，进而诱导抗PR3抗体产生，引起PR3-AAV发病。抗人溶酶体相关膜蛋白2（hLAMP-2）抗体同样与革兰阴性菌的Fim H（大肠埃希菌Ⅰ型菌毛黏附素Fim H）存在100%的同源性。因此金葡菌与大肠埃希菌可能参与疾病的诱导和表达。

遗传因素在AAV的发病过程中起着重要作用。HLA-DP、PRTN3（编码PR3）和SERPINA1（编码α_1-抗胰蛋白酶，一种作为PR3主要抑制剂的蛋白酶）与PR3-ANCA血清型相关；HLA-DQ的变异与MPO-ANCA血清型相关。MHC Ⅱ类等位基因HLA DRB1* 15增加非裔美国人PR3-AAV的风险，同时也给美国白人带来风险。HLA B55与亚洲患者的AAV有关。HLA DPB1*0401与PR3-AAV复发风险增加相关。与临床表型（GPA或MPA）相比，这些遗传关联的强度更多地与ANCA血清型（PR3或MPO）相关。

总之，AAV的发病受环境、基因与表观、细胞因子、补体、ANCA、免疫细胞（B、T细胞）等多种因素影响，环境因素诸如药物（丙基硫氧嘧啶、肼屈嗪等）、空气污染（硅、石英和硅作物粉尘等）、微生物感染（尤其是金黄色葡萄球菌和革兰阴性菌）等可能是AAV发病的重要诱因之一，基因与表观则可能是AAV发病的基础，细胞因子、ANCA、补体及免疫细胞等相互作用形成一个复杂而关系紧密的网络，共同引导疾病的发生、发展和预后。

五、治疗

AAV在治疗上分诱导缓解、维持缓解和复发的治疗。诱导缓解治疗应力求达到完全缓解，维持缓解治疗的目标则为长期控制复发。诱导缓解治疗最为重要，20世纪50年代开始使用糖皮质激素进行的诱导治疗显著改善了患者预后，5年生存率达到48%。对于活动性AAV，目前的治疗指南建议从高剂量开始使用糖皮质激素，然后逐渐减少激素用量。伴有快速进展的肾小球肾炎或肺泡出血的AAV患者通常接受甲泼尼龙冲击治疗，500～1000mg/d，连用3天后改为口服泼尼松，剂量为每天1mg/kg，最大剂量为每天60～80mg，持续2～4周，之后逐渐减量。20世纪60年代开始使用糖皮质激素联合环磷酰胺作为诱导缓解治疗方案进一步改善了患者的预后，2年生存率从20%显著提高到超过80%。目前，激素联合环磷酰胺仍是AAV特别是伴有肾脏损害的诱导缓解期治疗的首选方法，但由于环磷酰胺的毒性作用且存在一定的复发率，因此，新的药物不断在研究和进入临床使用。利妥昔单抗是一种靶向$CD20^+$细胞的嵌合单克隆抗体，于2001年首次报道成功用于治疗AAV。利妥昔单抗与环磷酰按在初始治疗中具有等效性，不产生更多的不良反应。在病情不严重的患者或者有环磷酰胺使用禁忌证的患者中推荐使用利妥昔单抗和糖皮质激素。对于新发的危及器官和生命的AAV患者诱导缓解，推荐使用糖皮质激素联合环磷酰胺或利妥昔单抗（环磷酰胺的推荐等级较利妥昔单抗高），诱导缓解治疗时间为3～6个月。在一定限制条件下，对于无器官累及的AAV患者诱导缓解，推荐使用糖皮质激素联合甲氨蝶呤或者吗替麦考酚酯。Avacopan是一种口服小分子，是补体C5a受体C5aR1的选择性抑制剂，通过精确地阻断破坏性炎症细胞如中性粒细胞表面存在的促炎性补体系统片段C5a的受体（C5aR），可阻止这些细胞对C5a激活做出损害的能力，而C5a激活是AAV的驱动因素。数据表明，avacopan治疗AAV患者26周的缓解效果与泼尼松相似，治疗52周的持续缓解效果优于泼尼松。2021年，该药被多国批准用于治疗AAV。

在环磷酰胺诱导缓解后，应该使用毒性较小的药物来替代环磷酰胺作为维持治疗，比如硫唑嘌呤、甲氨蝶呤、来氟米特、吗替麦考酚酯或利妥昔单抗等。2016年指南推荐在诱导缓解后应进行至少24个月的维持治疗，推荐使用小剂量糖皮质激素联合硫唑嘌呤、利妥昔单抗、甲氨蝶呤或吗替麦考酚酯来维持AAV患者的缓解，其中硫唑嘌呤为最佳选择。自2021年以来，美国风湿病学会/血管炎基金会和欧洲风湿病协会联盟发布的指南和建议推荐使用利妥昔单抗作为维持缓解的一线药物。如果患者有利妥昔单抗禁忌证，硫唑嘌呤仍然是维持缓解的二线方法。硫唑嘌呤在治疗妊娠期AAV中也起着核心作用，因为该药物被认为对孕妇是安全的。REMAIN试验比较了继续使用硫唑嘌呤联合糖皮质激素48个月和24个月后疗效差异。在接受较短治疗时间组中，总复发和主要疾病复发的频率较高，突出了延长硫唑嘌呤加糖皮质激素维持缓解的有效性。

六、复发与预后

随着诱导治疗的进行，ANCA水平会降低，在一些病例中甚至变为阴性。伴有肾脏损伤的AAV患者，ANCA升高与疾病复发相关，而不伴有肾脏损伤的患者，相关性较弱。PR3-ANCA患者比MPO-ANCA患者更容易复发。GPA患者比MPA患者更容易复发。上呼吸道或肺部受累的患者、鼻腔金黄色葡萄球菌携带者和（或）既往有复发史的患者比无肺部受累、无葡萄球菌定植和既往无复发的患者更容易复发

在免疫抑制诱导治疗出现之前，AAV的预后很差，血管炎活动是最常见的死亡原因。环磷酰胺和糖皮质激素极大地改善了AAV的预后，但是继发感染代替血管炎活动成为死亡的主要原因。感染常是诱导缓解治疗前3个月的主要死因，最常见的致病菌是细菌，如肺炎链球菌和流感嗜血杆菌，其次是病毒和真菌，如耶氏肺孢子菌。已确定的感染危险因素有年龄较大、女性、肺部受累、糖尿病、肾功能受损、透析依赖、低丙球蛋白血症、淋巴细胞减少和免疫抑制治疗。临床上一般采取T细胞计数来评估患者免疫状况，如果$CD4^+$T细胞数＜200/μl，考虑慎用激素、免疫抑制剂。在高危人群中接种肺炎链球菌、流感病毒等疫苗至关重要。在开始治疗之前，必须进行结核和乙型肝炎常规筛查。明确诊断1年后，心血管事件成为AAV患者死亡的主要原因，其次是恶性肿瘤和感染。

自从引入利妥昔单抗治疗以来，低丙球蛋白血症一直是AAV感染的一个危险因素，因为在76%的患者中观察到IgG和IgM存在一定程度的缺乏。如果在低丙球蛋白血症的情况下发生复发感染，则使用免疫球蛋白替代治疗。由于存在骨髓抑制、肝脏和肾脏毒性的风险，大多数用于治疗AAV的药物都需要常规血液监测。在接受环磷酰胺治疗的患者中，应考虑监测恶性肿瘤，特别是骨髓和泌尿生殖系统。

参考文献

Dolman KM，Gans RO，Vervaat TJ，et al，1993．Vasculitis and antineutrophil cytoplasmic autoantibodies associated with propylthiouracil therapy．Lancet，342：651-652．

StankusSJ，JohnsonNT，1992．Propylthiouracil-induced hypersensitivity vasculitis presenting as respiratory failure．Chest，102：1595-1596．

七、病例解析

病例：男，73岁。反复咳嗽、咳痰30年，气喘伴咯血4年，加重10天。胸部CT（2016.06.08）：双肺多发斑片影，支气管扩张。给予抗感染、止血治疗，疗效不明显。既往甲亢病史30年，服用丙基硫氧嘧啶50mg/d，4年前改为他巴唑。入院查体：T37.4℃，口唇发绀，桶状胸，双肺呼吸音低，可闻及呼气相哮鸣音，双下肢轻度凹陷性水肿。辅助检查：血气分析示pH 7.46，PCO_2 37mmHg，PaO_2 55mmHg；BNP＞15 000pg/ml；生化提示尿素氮9.9mmol/L，葡萄糖14.45mmol/L。诊断考虑为AECOPD并支气管扩张、肺源性心脏病，给予莫西沙星0.4g静脉滴注qd、甲泼尼龙40mg静脉滴注qd、低分子肝素4100U皮下qd、利尿剂等对症治疗3天，活动后气喘明显加重，感胸闷，进行性加重，血痰量较前明显增多，小便色红，双肺仍可闻及呼气相哮鸣音。复查胸部CT（2016.06.12）病变较前进展。改用亚胺培南西司他丁1.0g静脉滴注q8h、甲泼尼龙增量至240mg静脉滴注bid。治疗5天后，患者气喘症状渐好转，血痰量有所减少，指脉氧逐渐由90%上升95%，小便颜色渐改善至正常，双肺哮鸣音渐消失。复查胸部CT（2016.06.17）病变较前好转。抗生素降级为哌拉西林他唑巴坦，甲泼尼龙每3日减量一次，2016.06.20减至每日口服泼尼松30mg，复查胸部CT（2016.06.27）较前有所加重。仔细询问病史，患者诉其因惧怕血糖升高，自行停用口服激素。重新调整激素剂量，胰岛素泵控制血糖，1周后复查胸部CT病变较前吸收。

胸部CT（2016.06.08）：双肺多发斑片影，支气管扩张（图5-0-1）。

胸部CT（2016.06.12）：右肺上叶实变、磨玻璃影（图5-0-2）。

胸部CT（2016.06.17）：病变较前吸收（图5-0-3）。

胸部CT（2016.06.27）：病变较前有所加重（图5-0-4）。

胸部CT（2016.07.04）：病变较前吸收（图5-0-5）。

【诊断】 药物相关性ANCA相关性血管炎。

【诊断依据】 老年男性，既往有AECOPD病史30年、咯血病史4年，胸部CT显示支气管扩张，但该患者支气管扩张轻微，不足以用来解释患者反复咯血。本次患者病变进展较快，双肺弥漫性分布，以磨玻璃影和铺路石征为主要表现，提示肺内弥漫性肺泡出血，结合患者有肾损害（尿素氮升高、血尿），激素治疗有效，首先考虑血管炎可能。患者有甲状腺功能亢进症病史，长期服用丙基硫氧嘧啶和他巴唑，需考虑药物相关性ANCA相关性血管炎可能。行ANCA检查提示P-ANCA阳性，诊断明确。

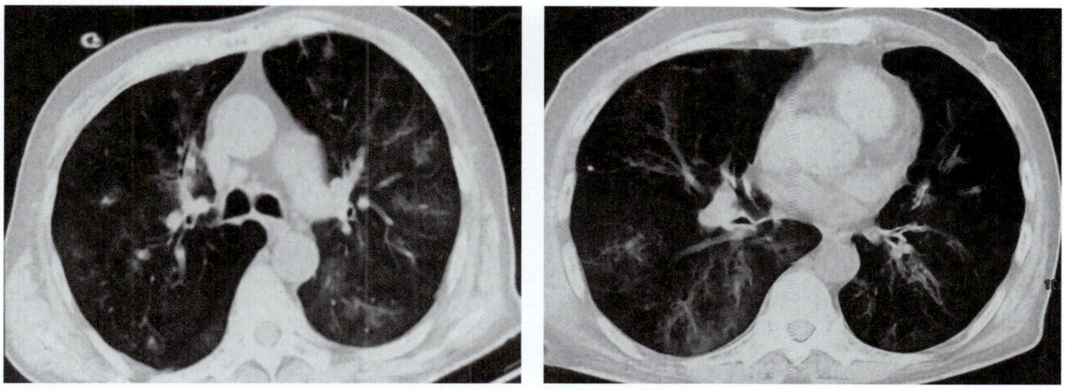

图5-0-1　胸部CT1

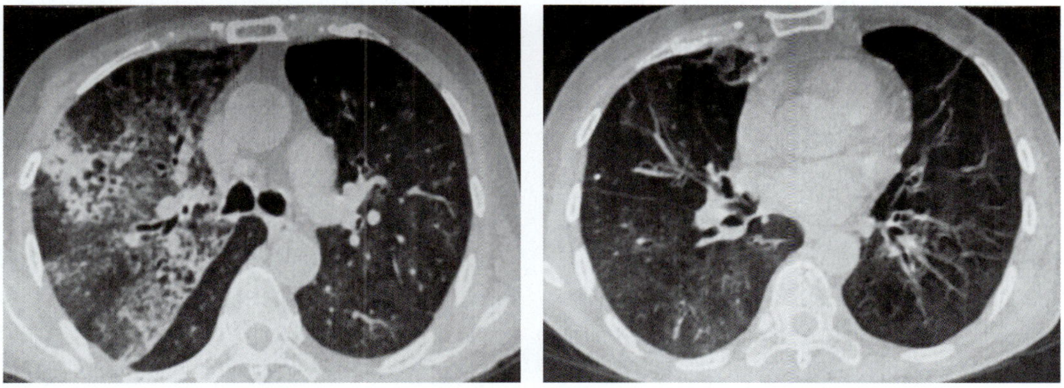

图5-0-2　胸部CT2

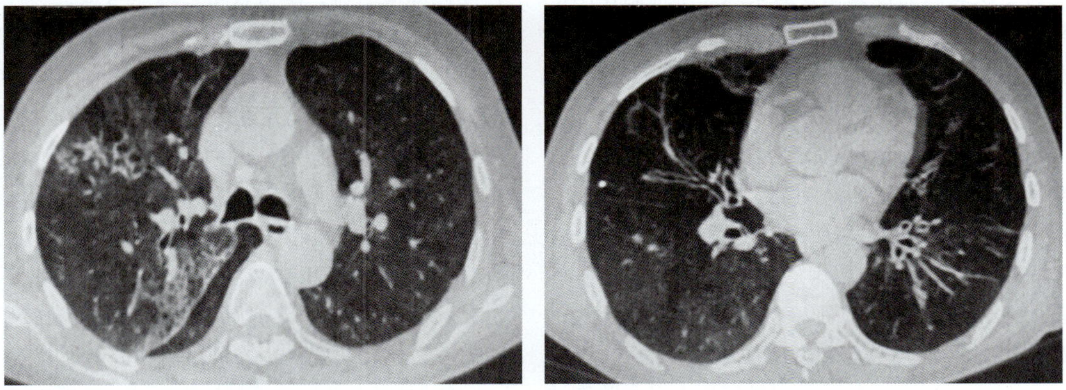

图5-0-3　胸部CT3

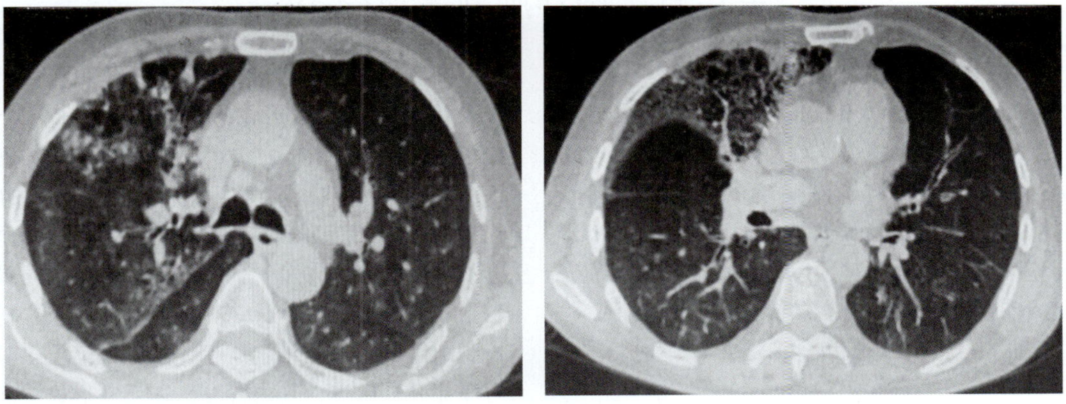

图5-0-4　胸部CT4

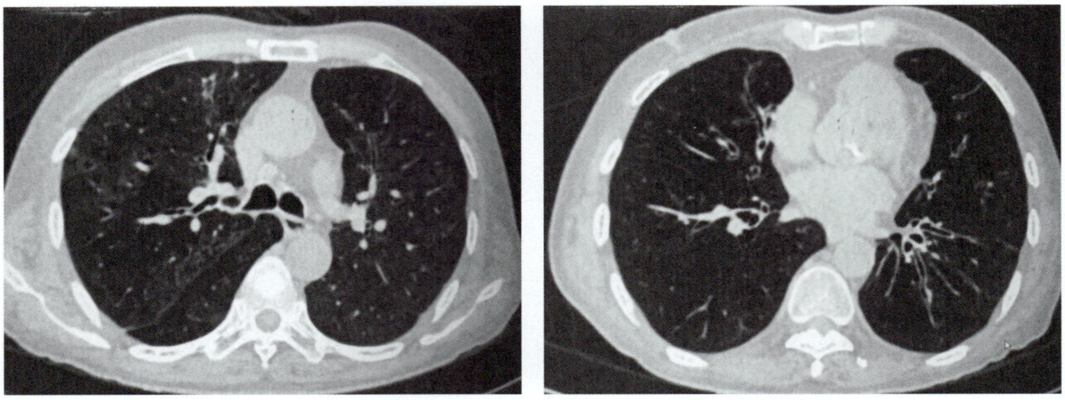

图5-0-5　胸部CT5

【分析】　血管炎根据疾病产生的原因可分为原发血管炎和继发血管炎。继发血管炎主要包括结缔组织相关血管炎、肿瘤相关血管炎和药物性血管炎。有研究表明，多种药物与AAV的发病密切相关，如丙基硫氧嘧啶、肼屈嗪、含左旋咪唑的可卡因、米诺环素、异烟肼和肿瘤坏死因子-α抑制剂等。药物性AAV通常以高滴度MPO-ANCA和其他自身抗体（如抗核抗体）的存在为特征。以丙基硫氧嘧啶（PTU）和他巴唑（MMI）为代表的抗甲状腺药物是导致药物相关血管炎最常见的原因之一，苯甲硫氧嘧啶、卡比马唑也有报道。

PTU可对甲状腺内的过氧化物酶系统产生抑制作用，阻止甲状腺内酪氨酸的碘化及碘化酪氨酸的缩合反应，从而可抑制甲状腺激素的合成。Stankus等于1992年报道了首例PTU诱导的AAV，患者因Graves病接受PTU治疗。1993年，Dolman等报道了6例PTU治疗甲状腺功能亢进症期间引起的AAV，停药后，ANCA浓度下降，临床症状完全缓解。该类患者中，肾脏为最易受累的器官，肾外表现主要有发热、皮疹、关节肌肉疼痛和肺受累，也有血液系统受累、双侧听力丧失、心脏传导阻滞、中枢神经系统血管炎致脑出血等个案报道，临床症状相差悬殊，严重者可致死亡。PTU诱发AAV的作用机理尚未完全明确，目前认为PTU可能潜在地诱导NETs异常，引起中性粒细胞凋亡或增加ANCA的产生，触发自身免疫，导致AAV。

PTU诱发AAV的患者主要是女性，甲状腺功能亢进症患者也以女性比例居多。多表现为P-ANCA阳性，少数表现为C-ANCA阳性。长期服用PTU引发AAV的概率更大，临床数据表明发病概率与药物的用量和时间正相关。PTU诱发AAV的病情程度多数情况下要比原发性血管炎轻，停止服用PTU后，或通过免疫抑制剂的治疗，症状能够得到很快的减轻，预后良好，应用免疫抑制剂的治疗时间也较原发性血管炎短。本例患者表现为肺部弥漫性肺泡出血，病情较重，可能与患者病程较长有关。服用MMI的患者ANCA阳性率显著低于服用PTU的患者，PTU在体外可抑制MPO的氧化活性，而MMI不能。应用PTU治疗甲状腺功能亢进症时应该注意观察临床上出现的药物后的不良反应并应及时停药，控制PTU的用量和使用时间是防止并发症产生的关键。常用口服抗甲状腺药物PTU、MMI、卡比马唑均含有硫代物，可引起交叉反应，因此出现服用PTU引起的AAV的患者不建议使用MMI及卡比马唑片等抗甲状腺药物替换治疗甲状腺功能亢进症，比较适宜采用外科手术和放射性核素治疗方法。

（南京市胸科医院呼吸科　徐　婷　孙思庆　提供）

第一节　肉芽肿性多血管炎

肉芽肿性多血管炎（GPA）即韦格纳肉芽肿病（Wegener’s granulomatosis，WG），于1931年由德国病理学家Heinz Klinger首先报道。德国病理学家Friedrich Wegener在1936年和1939年详细阐述了本病的病理表现。1954年，Godman和Churg首次将该病命名为WG，并一直沿用至1990年，后由美国风湿病学会、美国肾脏病学会及欧洲风湿病学会联合提议将该病命名为GPA。

一、病理

经典的GPA组织病理学特征表现为肉芽肿、局灶性坏死和血管炎三联征，其主要病变部位包括小动脉、静脉及毛细血管，偶亦可累及大动脉。GPA肉芽肿与传统意义上的肉芽肿不同，后者主要由巨噬细胞及其衍生细胞局限性浸润和增生所形成的边界清晰的结节状病灶，而GPA肉芽肿则是有多种细胞浸润的异质性炎性反应，其中心常存在血管壁纤维素样坏死，周围以巨噬细胞聚集为主，亦有单核细胞浸润，并有上皮样细胞、多核巨细胞及成纤维细胞增生，细胞聚集较多时，即被称为肉芽肿性结节，其内常发生坏死并形成空洞。由巨噬细胞和单核细胞形成的多核巨细胞是肉芽肿性结节的组成部分，但对于诊断GPA并非必需。GPA早期阶段的主要病理特征是以中性粒细胞浸润、坏死为突出表现的微脓肿形成，之后可继发多核巨细胞浸润形成非典型肉芽肿性炎症反应，并进一步导致自身免疫介导的血管炎。

二、临床表现

GPA的平均发病年龄为45岁，最常见于45～65岁的老年男性。GPA的发病率受到地理位置和种族的影响，据报道，在较冷的地区和白人中，GPA的发病率较高。儿童期发病的GPA表现为女性优势，成年期发病的GPA表现为男性轻微优势。

临床上将GPA分为只有呼吸道受累而无其他系统受累的局限型和包括肾脏在内的多系统受累的系统型。发病初期大部分为局限型，此后可发展为系统型，也有部分患者开始即表现为系统型。GPA临床表现复杂多样，典型患者表现为鼻和鼻旁窦炎、肺部病变及肾炎三联征，还可累及关节、眼、耳、皮肤，亦可侵及心脏、神经系统等。GPA的全身症状为发热、乏力、体重下降、厌食、贫血和头晕等，无特异性。上呼吸道病变常为首发症状，通常表现为持续性流涕，而且不断加重，多伴有鼻黏膜溃疡和结痂，鼻出血，唾液中带血丝。鼻窦炎可较轻，严重者鼻中隔穿孔，鼻骨破坏，出现鞍鼻。咽鼓管的阻塞能引发中耳炎导致听力丧失。部分患者可因声门下狭窄出现声音嘶哑及呼吸喘鸣。肺部受累是GPA基本特征之一，约50%的患者在起病时即有肺部异常表现，总计80%以上的患者将在整个过程出现肺部病变，以胸闷、气短、咳嗽、咯血及胸膜炎最为常见。40%的GPA患者在初始阶段出现肾脏受累，但随后可能高达80%～90%。累及肾脏时表现为蛋白尿、血尿、红细胞管型，严重者伴有高血压和肾病综合征，最终可导致肾衰竭。累及皮肤时常出现紫癜，好发于下肢，也见于躯干、上肢和面部，结节和皮肤溃疡亦可见。累及关节时表现为关节痛，大小关节均可累及，以大关节为主，缓解后不遗留关节残疾，一般与疾病活动相平行。累及眼时表现为视物模糊、视力下降。累及心脏时心电图心率增快，T波改变，表现为心包炎、心肌炎等。约1/3患者在病程中出现神经系统病变，以外周神经病变最常见。胃肠道受累时可出现腹痛、腹泻及出血；尸检时可发现脾脏受损（包括坏死、血管炎及肉芽肿形成）。

三、ANCA与GPA

ANCA为目前诊断GPA最敏感、最特异的方法，80%～95%急性活动期的患者会出现ANCA阳性。在非活动期病变中，敏感度稍下降，但特异度仍能达到90%以上。大部分GPA病例出现特异性的C-ANCA抗体，只有5%～10%病例呈现P-ANCA抗体阳性。文献报道抗MPO抗体阳性的GPA患者女性占多数，受累器官较少，肾脏、眼、周围神经、关节、皮肤、耳受累的发生率显著低于抗PR3抗体阳性者，临床表现更为隐袭，导致患者就医较晚，容易误诊。ANCA的应用显著提高了GPA的诊断正确率，ANCA阳性结合典型临床表现可以诊断为GPA，但ANCA阴性不能排除GPA。

四、诊断

1990年版美国风湿病协会GPA分类标准：①鼻或口腔炎症。痛性或无痛性口腔溃疡，脓性或血性鼻腔分泌物。②X线胸片异常。X线胸片显示结节、固定浸润病灶或空洞。③尿沉渣异常。镜下血尿（红细胞＞5个/高倍视野）或出现红细胞管型。④病理性肉芽肿性炎性改变。动脉壁或动脉周围，或血管（动脉或微动脉）外区域有中性粒细胞浸润形成肉芽肿性炎症改变。符合2条或2条以上时可诊断为GPA，诊断的敏感度和特异度分别为88.2%和92.0%。

随着ANCA检查的普及和对诊断重要性的认识，中华医学会风湿病学分会GPA诊治指南（草案）提出：无症状患者通过血清学检查ANCA及鼻窦和肺部的CT扫描有助于诊断；上呼吸道、支气管内膜及肾脏活体组织检查是诊断的重要依据。

2022年版美国风湿病协会/欧洲抗风湿病联盟GPA分类标准。①临床标准。a.鼻腔出血、溃疡、结痂、充血或堵塞，或鼻中隔缺损/穿孔，＋3分；b.软骨受累（耳或鼻软骨炎症、声音嘶哑或喘鸣、支气管受累或鞍鼻畸形），＋2分；c.传导性或感音神经性听力受损，＋1分。②实验室、影像和活检标准。a.C-ANCA或抗PR3阳性，＋5分；b.胸部影像学：肺结节、包块或空洞，＋2分；c.其他影像学检查：鼻腔/鼻窦炎症、实变或积液，或乳突炎，＋1分；d.活检可见肉芽肿、血管外肉芽肿性炎症或巨细胞，＋2分；e.活检可见寡免疫复合物肾小球肾炎，＋1分；f.P-ANCA或抗MPO阳性，-1分；g.血清嗜酸性粒细胞计数≥1×10^9/L，-4分。确诊标准：得分≥5分可诊断为GPA。

五、影像学表现

GPA患者肺部病理诊断可出现病灶实质性坏死、小血管炎症、伴随炎症浸润的感染性的肉芽肿、间质纤维化、肺泡出血及肺炎、支气管炎和细支气管炎症等。肺部GPA病理改变决定了其影像表现多样，炎性肉芽肿在影像上表现为结节或肿块，肉芽肿易坏死形成空洞；血管周围出血或炎细胞浸润在肺部形成斑片状浸润灶、在结节周围出现晕征等；小动静脉血管炎引起胸膜下的出血性肺梗死，累及支气管时可引起管壁增厚狭窄；病程较长者出现间质纤维化；病变累及胸膜或出现肾功能损害可出现胸腔积液。以上表现可以单一出现，但多数因病变反复进展而呈混合存在，经激素和免疫抑制剂治疗后病变吸收好转、甚至消失，在此过程中，肺内其他部位易出现与原有病灶相似的新病灶。因此，“三多一洞”为GPA胸部影像学主要表现特征，即多形性、多发性、多变性、空洞形成。

肺部单发或多发结节（图5-1-1）、肿块是GPA最常见的影像学表现，以双下肺、胸膜下多见，多以小叶中心性分布，呈圆形或类圆形，一般无深分叶，边缘清晰或模糊，部分可见长短毛刺、晕征和滋养血管征。滋养血管征征即见血管影穿行进入结节内，提示病变以血管为中心生长，此征有助于GPA的诊断，但多发结节伴滋养血管征亦可见于脓毒性栓子及恶性肿瘤的肺部转移。病灶密度均匀，钙化罕见，增强扫描因结节易坏死多呈周边强化。结节或肿块在治疗的过程中可逐渐缩小或完全消失，局部可遗留纤维条索影，伴或不伴周围牵拉性支气管扩张。部分患者胸部CT可见伴或不伴有气液平的单发或多发空洞（图5-1-2），空洞形成的病理基础为肿块中心部位的液化性坏死或者小动脉阻塞后继发的肺实质梗死，可以表现为薄壁或厚壁空洞，极易误诊为肺癌、肺脓肿，如果伴有气-液平面，一般认为是合并感染所致。早期为厚壁空洞，随病程发展洞壁逐渐变薄，在此变化过程中空洞可呈小泡状、蜂窝状及薄壁空洞等，空洞内壁可不规则，随病变发展洞腔由小变大，洞壁由厚变薄，洞腔随结节缩小而逐渐缩小以至闭塞，变为星芒状纤维灶（图5-1-3）。部分病例可见环形空洞，即坏死空洞内见残留结节影，呈孤岛征（图5-1-4），为GPA的特征性表现。

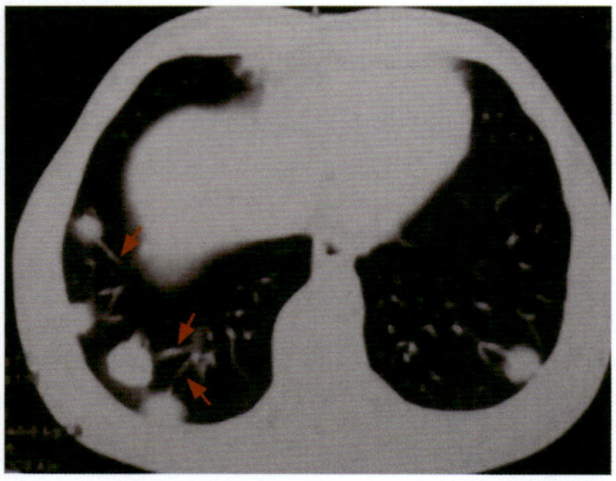

图5-1-1　多发结节影，周围可见晕征和滋养血管征（红箭）

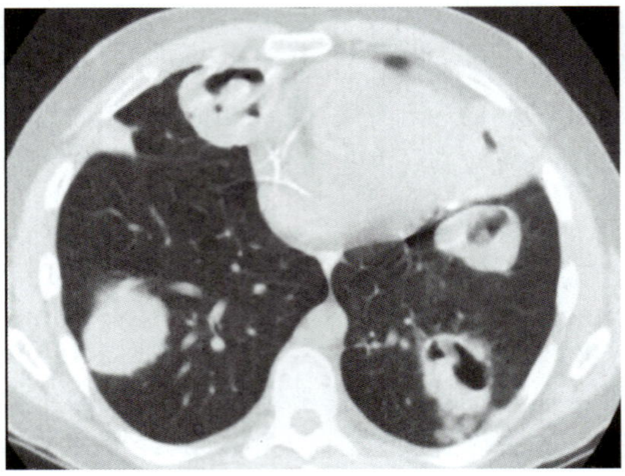

图5-1-2　多发空洞影

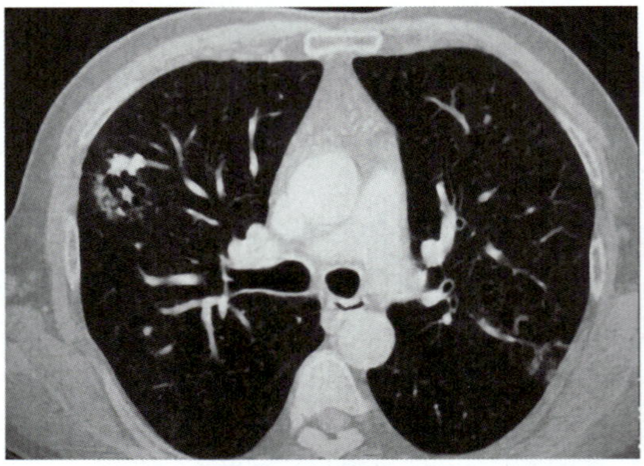

图5-1-3　星芒状纤维灶

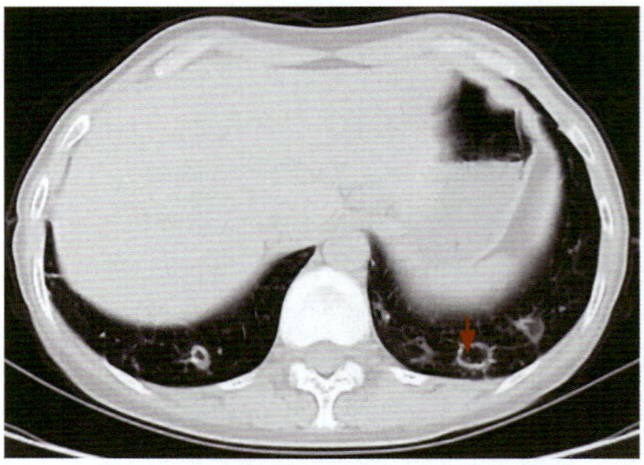

图5-1-4　孤岛征（红箭）

浸润性阴影亦较为常见，常与结节或肿块影同时出现，包括实变影及磨玻璃影（图5-1-5）。实变影内可见支气管充气征，常呈游走性改变，按形态分为：①楔形实变影。表现为胸膜下楔形影（图5-1-6），宽基底与胸膜相邻，尖端指向肺门，类似肺梗死的表现，可看到血管进入征象及胸膜增厚，当楔形影周围出现毛刺时可与肺梗死鉴别。②局灶性实变影。表现为团块状或不规则密度影，边缘可见晕征，可见支气管气相及空洞。③斑片状实变影。多沿支气管血管束周围分布（图5-1-7）。出血是GPA常见的临床表现，肺CT上可见结节周围的磨玻璃影或晕征，少数病例可见反晕征（图5-1-8），即局灶性磨玻璃影伴周围环形实变影，这可能与局灶性出

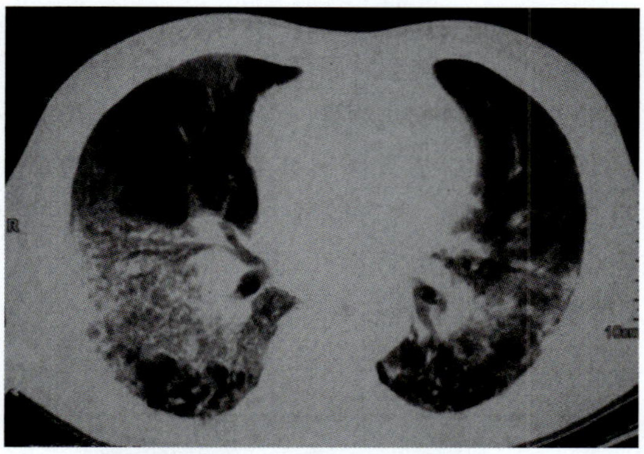

图5-1-5 双肺磨玻璃影

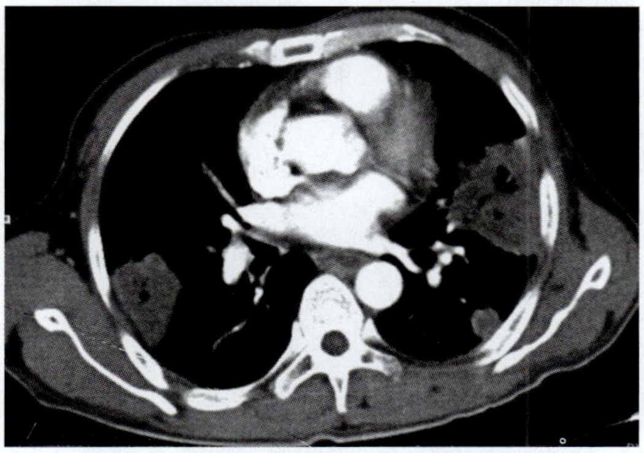

图5-1-6 胸膜下楔形影

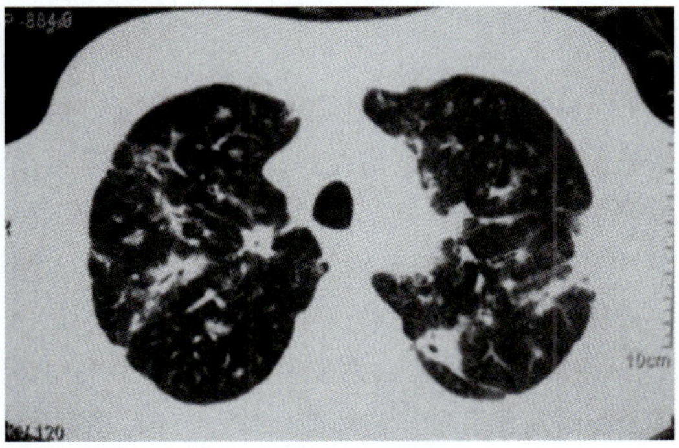

图5-1-7 斑片状实变影

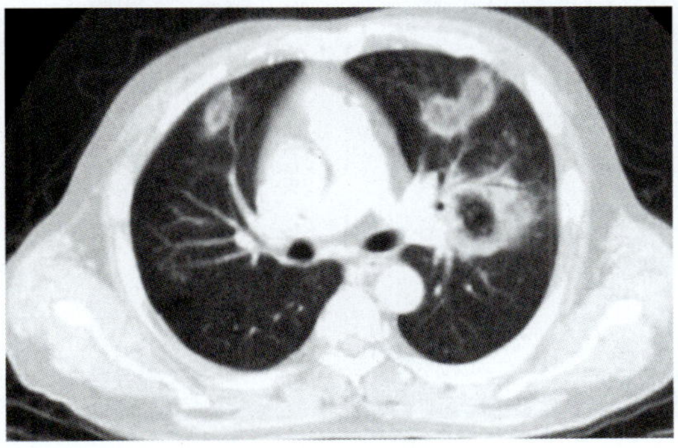

图5-1-8 反晕征

血周围机化性肺炎反应有关。少数病例肺小动脉受累时，磨玻璃影分布不均，可形成马赛克样灌注或树芽征表现。浸润性阴影中也可见钙化形成，主要出现在治疗后肿块的边缘，属于少见表现。

GPA亦可导致患者气道受累，气管可呈弥漫性均匀增厚或局限性结节状增厚，也可多节段跳跃性分布，严重时可导致气道狭窄甚至闭塞。患者可表现为呼吸困难、声音嘶哑、喘鸣等。部分患者可形成气管黏膜溃疡，导致咯血症状。部分患者有单侧或双侧胸腔积液、胸膜增厚，与病变累及胸膜及引起肾功能损害有关。纵隔及肺门淋巴结肿大少见，多认为属于反应性增生。

六、治疗

未经治疗的GPA患者的预后很差，1年死亡率约为70%，死因通常是呼吸衰竭和（或）肾衰竭。通过早期诊断和及时治疗，超过80%的病例得到缓解。GPA的治疗基于皮质类固醇和免疫抑制剂的联合治疗，分为两个阶段：第一个阶段是初始诱导阶段，目的是迅速抑制炎症过程，尽量减少组织损伤，绝大多数患者在3～6个月达到缓解。第二个阶段是维持期（24～48个月），旨在预防疾病复发。泼尼松初始剂量为1mg/（kg·d），在最初的3周疗程后，剂量逐渐减少。皮质类固醇治疗的主要靶点约为3个月时20mg/d，6个月时10mg/d，1年时5mg/d。单独使用皮质类固醇并不能改善预后，不建议单独使用。环磷酰胺联合皮质类固醇治疗可延长缓解期。环磷酰胺一般推荐1.5～2.0mg/（kg·d），需注意该药物的毒副作用。在较早的长期口服环磷酰胺治疗方案中，膀胱癌的风险增加33倍，淋巴瘤的风险增加11倍，实体瘤的风险增加2.4倍。急性髓系白血病和膀胱癌的风险增加主要是由于环磷酰胺暴露及其致癌作用，以及有毒代谢物丙烯醛在尿液中高度集中。使用环磷酰胺后恶性肿瘤的发展与环磷酰胺暴露的持续时间和累积剂量有关。已有研究表明，累积环磷酰胺剂量超过36g或治疗时间超过1年的AAV患者的癌症患病率较高。另外还有甲氨蝶呤、硫唑嘌呤、环孢素等可以选用，疗程至少18个月。应用硫唑嘌呤替代环磷酰胺进行维持治疗可降低AAV患者癌症风险。严重患者可酌情应用抗CD20的单克隆抗体利妥昔单抗或抗TNF-α的英夫利昔单抗等生物制剂，不仅可以降低激素及免疫抑制剂的不良反应，还可以有效缓解症状。对于那些已发生肾衰竭的患者，除应用强有力的联合治疗外，还应采用血液透析或肾移植治疗。

治疗的进步已经将GPA转变为一种慢性病。然而，超过50%的病例会复发。尽管如此，10年生存率为75%。在诊断时，与复发相关的因素是抗PR3阳性、心脏受累和肌酐清除率＞60ml/min。在病程中，持续的ANCA阳性也与复发风险增加相关。然而，即使ANCA水平升高，29%～60%的患者在1年内不会复发。因此，单凭ANCA水平不能作为调整治疗的依据。ANCA滴度升高是更密切监测患者的原因，而不是增加治疗。

七、病例解析

1.病例1：男，27岁。低热、头痛2周。近2个月常诉鼻塞、鼻出血、鼻流脓性分泌物。实验室检查：血常规示白细胞$13.85\times10^9/L$，N% 86.7%；尿常规：尿蛋白（＋），隐血（＋）；24小时尿蛋白定量88mg/24h；结核菌素试验和结核抗体3次均阴性。颅脑CT显示上颌窦炎。

胸部CT：右肺多发圆形结节、肿块影，边缘规整，周边有少许浸润影，内有空洞，内壁不规则，左侧少量胸腔积液，纵隔淋巴结不大（图5-1-9）。

【诊断】 肉芽肿性多血管炎。

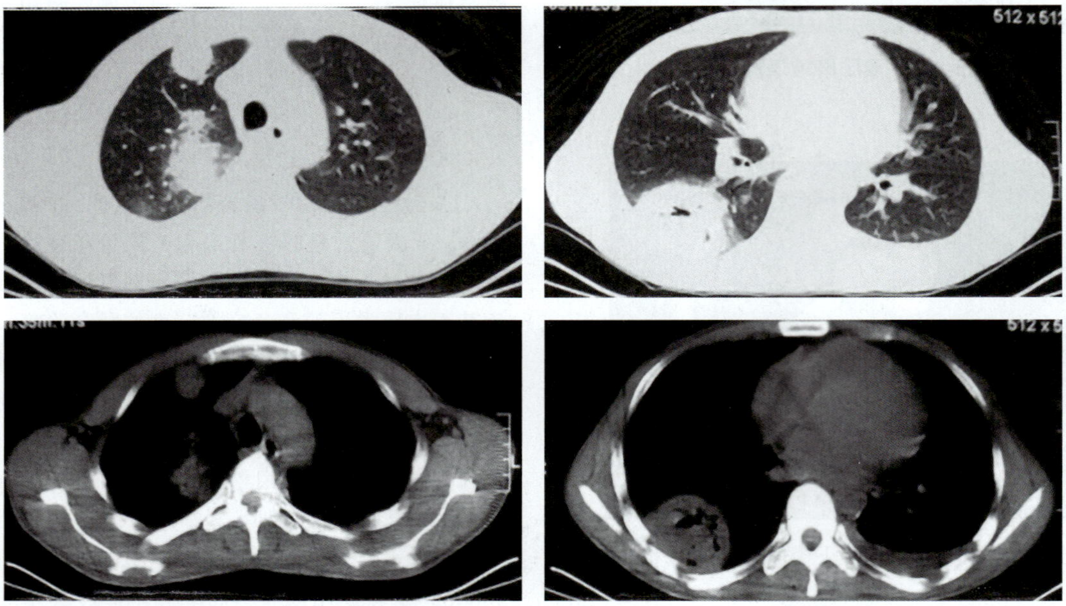

图5-1-9 胸部CT1

【诊断依据】 青年男性，有低热、头痛、鼻塞、鼻出血症状，抗生素治疗无效，社区获得性肺炎不考虑。患者有上颌窦炎，尿蛋白、尿隐血阳性，胸部CT示右肺结节、肿块影，倾向于胸膜下、外周分布，病灶边缘光滑，无明显毛刺，邻近胸膜增厚，病灶内可见坏死、空洞形成，无卫星灶和支气管播散灶，患者上下呼吸道和肾脏均受累，为GPA典型三联征，故首先考虑该诊断。患者入院后查C-ANCA阳性，穿刺病理证实该诊断。给予激素和环磷酰胺联合治疗后病情缓解，维持治疗两年半后鼻窦炎较前明显缓解，复查胸部CT肺部空洞、肿块明显缩小，但右肺中叶外侧段出现新发结节（图5-1-10），左眼视力下降，查体左眼无对光反射，视盘充血、水肿、渗出（图5-1-11），住院当天左眼视力失明。左眼视力失明考虑眼球周围及眼球后肉芽肿压迫坏死所致。2年后患者死亡。

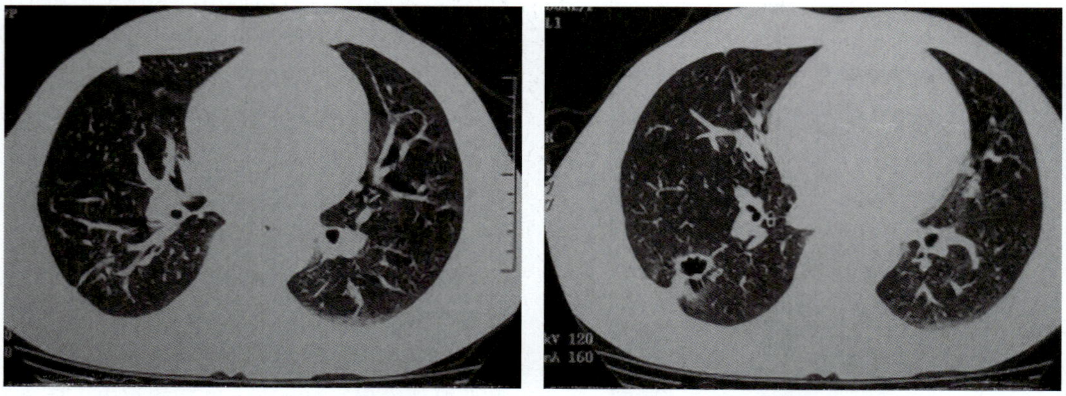

图5-1-10 肺部空洞、肿块明显缩小，右肺中叶外侧段出现新发结节

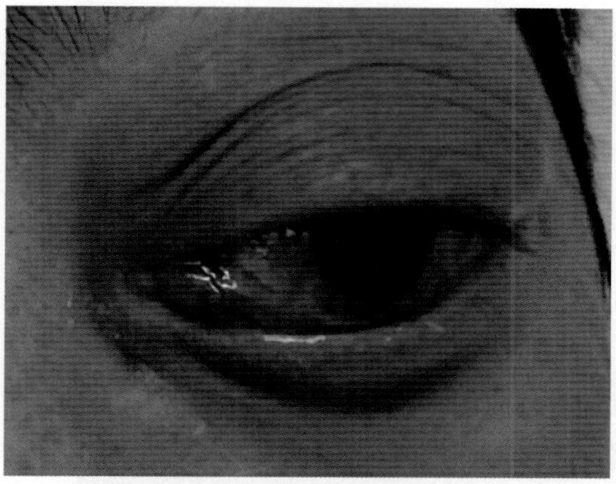

图5-1-11　眼部损害

【分析】 中性粒细胞在疾病的发病机制中起着关键作用。GPA患者在中性粒细胞中有针对PR3的自身抗体。PR3自身抗原在凋亡的中性粒细胞膜上表达，破坏巨噬细胞对它们的清除。PR3在活化的中性粒细胞膜上的表达阻止炎症的消退，是GPA发病的一个主要因素。虽然生理条件下凋亡细胞的吞噬具有抗炎作用，但PR3被巨噬细胞视为一种危险信号，有助于自身免疫反应的发展。

组织学上，GPA始于中性粒细胞微脓肿的形成。这些肉芽肿不如肺结核那样形态良好，由被淋巴细胞、浆细胞和树突状细胞包围的巨细胞组成。它们损害周围组织、黏膜、骨和软骨，导致坏死和邻近组织的永久性损伤。在肺部，这些炎症细胞引起液化性坏死，类似脓肿。肾活检显示局灶性坏死性肾小球肾炎伴细胞新月形、肾小球血栓，很少见肉芽肿。

85% ～ 90%的GPA患者在病程中累及肺部。MPA的肺部发生率略低，为25% ～ 55%。在这两种疾病中，肺部受累都与不良结果相关。GPA临床上可分为局限型和系统型。系统型表现为肾受累和（或）明显的进行性肺泡出血和（或）累及一个或多个其他器官，特别是重要器官，有全身性体征。局限型主要是呼吸道［耳鼻喉科和（或）肺，无肺泡出血］，不累及肾脏，虽然有时皮肤受累，但不影响患者的整体健康或危及生命，约占30%的GPA病例。GPA一般有正细胞正色素性贫血、白细胞中度升高、血小板增多、红细胞沉降率加快、RF升高、C反应蛋白、免疫球蛋白升高及血尿、蛋白尿及尿沉渣异常等。实验室检查中最有意义的为ANCA阳性。活动性局限型患者C-ANCA阳性率为70% ～ 80%，活动性系统型患者C-ANCA阳性率几乎达100%。

本例诊断明确后虽系统治疗，但肺部原有病变吸收后出现新的病变，鼻窦炎缓解但出现眼部症状。外伤、感染、过劳、饮酒及局部炎症等可能改变角膜与结膜的抗原稳定性，诱发抗体产生，是本病自身免疫反应的触发因素。眼受累的最高比例可至50%以上，其中约15%的患者为首发症状。GPA可累及眼的任何区域，眼部表现最常见的是眼球突出，以及角膜巩膜炎。眼球突出可由眼球原发受累引起，其次是广泛的鼻窦炎引起。其他常见的眼部表现包括结膜炎、表层巩膜炎、视网膜和视神经血管炎、结膜炎、角膜溃疡、虹膜炎、视力障碍、鼻泪管阻塞及泪囊炎等。本例诊断明确后总生存期5年，充分说明GPA预后较差。

GPA需与下列疾病相鉴别。①肺癌伴肺内多发转移：肺癌伴肺内多发转移亦多位于胸膜下，但其转移灶以多发结节为主，多边界清晰，空洞、毛刺、晕征少见，同时肺癌的纵隔及肺门淋巴结肿大较GPA常见。②肺隐球菌病：CT表现亦多样，可表现为多发结节、肿块、空洞影，病灶周围可见毛刺及晕症，有时两者很难鉴别。但肺隐球菌病患者多起病隐匿，多无症状或仅有轻微的咳嗽、发热、胸痛等；GPA多伴有鼻、肾脏等多系统受累，可出现相应气道受累表现。③侵袭性曲霉病：该病亦有结节、实变、空洞影，病灶周围常见晕征，但其多发于免疫受损的患者，ANCA多阴性。④肺结核：结核病灶多发于上叶尖后段及下叶背段，树芽征、钙化常见，病变周围可见卫星灶，较易鉴别。⑤肺多发脓肿或金黄色葡萄球菌肺炎：两者多以肺部病变为主，肺部症状明显，多为小空洞，实验室检查白细胞明显增高。⑥肺淋巴瘤样肉芽肿病：肺淋巴瘤样肉芽肿病是一种少见的淋巴增生性疾病，其病理特征为以淋巴细胞浸润为主的血管中心性和血管破坏性肉芽肿性病变，多见于器官移植、HIV感染及原发免疫缺陷患者。其CT表现常为双肺下叶周边多发的团片、结节及肿块病灶，酷似GPA，但其常缺乏上呼吸道病变及病灶周围晕征，可与GPA鉴别，其病灶的易变性也不及GPA。

2. **病例**2：女，54岁。咳嗽、胸闷1个月，呼吸困难，气管切开。辅助检查：血常规及肿瘤标志物正常，红细胞沉降率快。

胸部CT：左肺尖结节和肿块影，右肺下叶空洞影。气管增厚、狭窄（图5-1-12）。

【诊断】 肉芽肿性多血管炎。

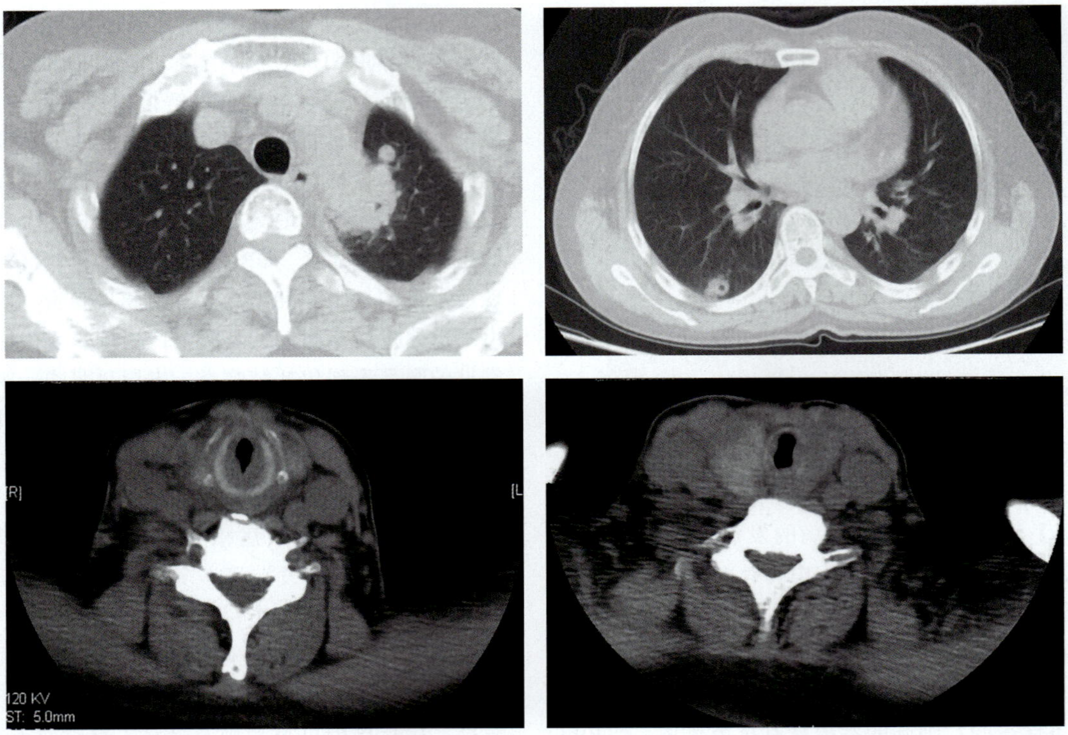

图5-1-12　胸部CT2

【诊断依据】 中年女性，有呼吸困难病史。肺部病变以实变、结节和空洞为主，实变病灶内可见空泡征，病变多发，多形，患者气管明显不规则增厚，气管变形和狭窄，结合肺内病变，首先考虑GPA。患者行气管镜检查，病理示肉芽肿性改变，部分区域机化性肺炎改变，部分区域血管炎症和小气道阻塞改变；特殊染色：PAS（-），抗酸染色（-），GMS（-），病理诊断为GPA。

【分析】 喉气管狭窄是临床上棘手的问题，引起喉气管狭窄的病因有很多，如外伤、喉结核、恶性肿瘤、手术损伤、长期带气管套管等。与GPA有关的喉气管狭窄临床上多表现为进行性呼吸困难、喘鸣，必要时需紧急行气管切开。喉和支气管内受侵经常是GPA晚期并发症，所致气道狭窄通常局限于声门下或近端气管，也可扩展到远端气管及支气管。气道受侵可以是局灶性或弥散性，气管的病变部分周围黏膜增厚，不规则，软骨环受侵不常见，但可能导致气管变形和狭窄，支气管壁受侵可以引起气道阻塞和不张。CT多表现为声门下狭窄，不对称性环形组织引起气管管腔光滑狭窄。该例需与复发性多软骨炎相鉴别。后者以软骨受累为主要表现，临床表现也可有鼻塌陷、听力障碍、气管狭窄，但该病一般均有耳郭受累，而无鼻窦受累，实验室检查ANCA多阴性，活动期抗Ⅱ型胶原抗体阳性。

（济宁医学院附属医院呼吸内科　李　钊　提供）

3. **病例3**：男，35岁。间断胸痛、咳嗽、咳痰55天。辅助检查：血常规、肝功能、生化、尿常规均无异常；抗M2型线粒体抗体阳性；C反应蛋白9.54mg/L（↑）；红细胞沉降率18mm/h（↑）；抗核抗体阴性；肿瘤标志物正常；结核菌素试验阴性；真菌D葡聚糖检测阴性；ANCA、MPO、PR3、GBM均阴性。副鼻窦CT：左侧上颌窦炎。

胸部CT（2013.08.29）：双肺多发大小不等的类圆形结节影，边界清晰，部分空洞形成，空洞内外壁光滑（图5-1-13）。

胸部CT（2013.10.08）：结节影较前增多，纵隔内可见多个直径0.5～1.0cm的淋巴结影（图5-1-14）。

【诊断】 肉芽肿性多血管炎。

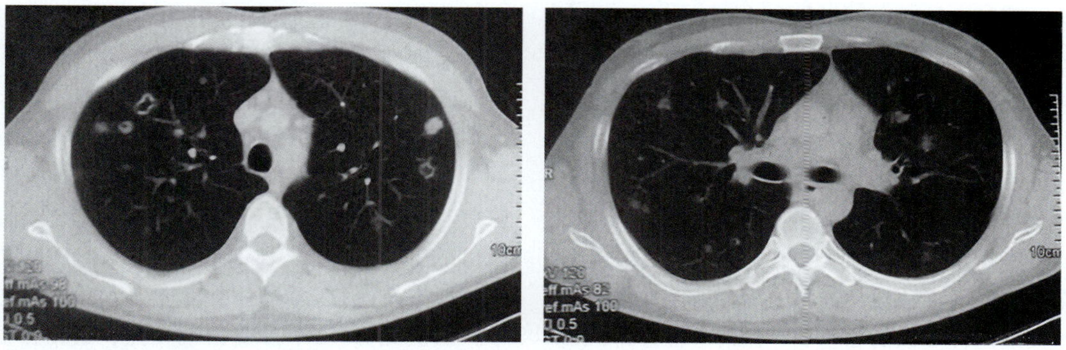

图5-1-13　胸部CT3

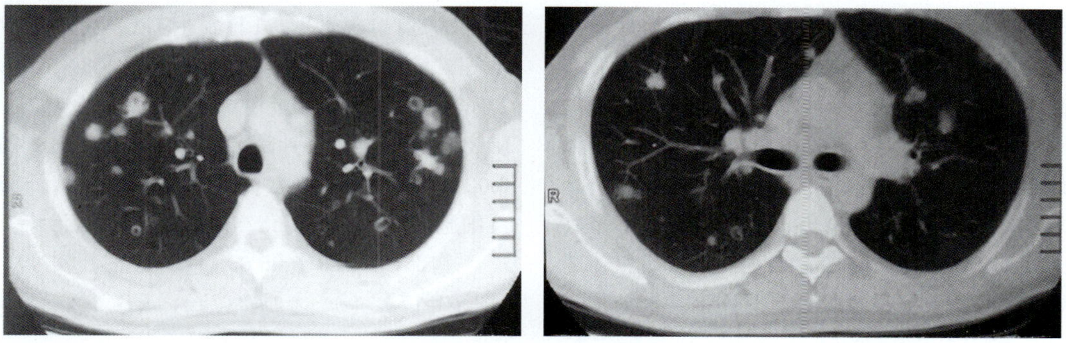

图5-1-14　胸部CT4

【诊断依据】 青年男性，病史较长，病变以结节、空洞为主，患者无发热，可除外感染性疾病；病变较前增大、增多，空洞变实，整体影像特点符合ANCA阴性的GPA。患者行胸腔镜检查，右肺上叶可见数个大小不等结节，最大直径约1cm（图5-1-15）。用卵圆钳将上叶后段一结节提起，见肺结节呈类圆形，钳夹质韧，与周围组织界限清晰，用腔镜下直线切割缝合器切除（图5-1-16）。所取组织切面呈灰白色，病理：肺组织内血管内皮增生，管壁增厚，多量嗜酸性粒细胞浸润伴周围大量组织细胞反应，符合GPA病理改变。

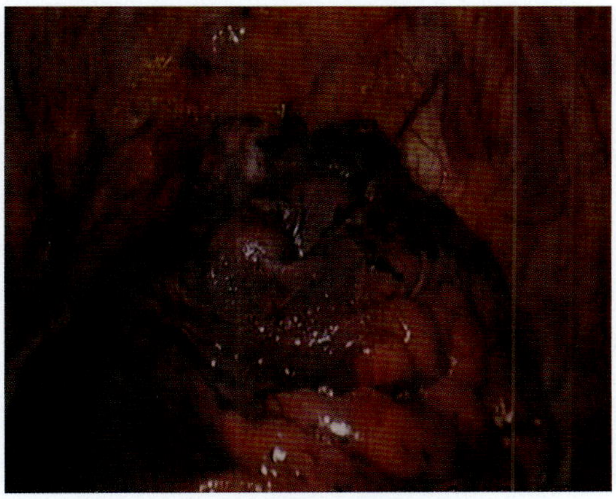

图5-1-15　**右肺上叶见数个大小不等结节，最大直径约1cm**

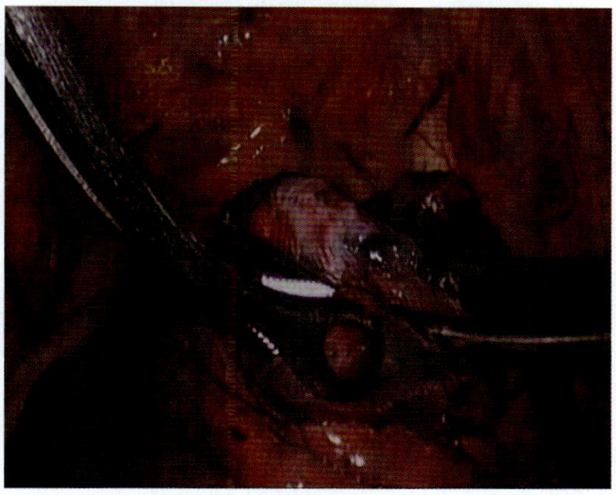

图5-1-16　**肺结节呈类圆形，钳夹质韧，与周围组织界限清晰**

【分析】 GPA肺部主要CT征象有结节、空洞、炎症、肺梗死等。本例患者双肺可见多个大小不等的类圆形密度增高影，边界清晰，有空洞形成，内外壁光滑，符合GPA影像学表现。但是，以上征象在很多肺部疾病如肺癌伴肺内多发转移、肺隐球菌病、侵袭性肺曲霉病及肺结核中均可出现，其敏感性和特异性并不高。活动期ANCA阳性逐渐成为近年来GPA实验室诊断标准之一。处于早期或缓解期的GPA患者ANCA可呈阴性。此例患者C-ANCA、P-ANCA、MPO、PR3均阴性较为少见。GPA大体标本病变质地较硬，切面多为灰白色，边界较清晰。肉眼直视下很难与一般肉芽肿相区别。GPA的病理改变复杂，需要与相关疾病相鉴别。①感染性肉芽肿：很多感染均可形成坏死和肉芽肿性炎性反应，在坏死灶内或周围常有血管炎，可进行特殊染色病原体培养和结合临床生化检查进行鉴别。②嗜酸性肉芽肿性多血管炎（EGPA）：病理特点为大量的嗜酸性粒细胞渗出、血管外的肉芽肿性炎症反应和中小血管的坏死性炎性反应，在肺部主要与哮喘和嗜酸性粒细胞增多相关，在GPA组织中常有多少不等的嗜酸性粒细胞浸润，当伴有明显嗜酸性粒细胞浸润时应和该病相鉴别，血清学检查约50% EGPA病例ANCA阳性，主要为MPO-ANCA阳性，而GPA多为C-ANCA阳性。③支气管中心性肉芽肿病：病理表现的突出特征为富含嗜酸性粒细胞的非干酪性肉芽肿，肉芽肿周围可见有血管炎的表现，与GPA血管炎不同的是无血管中心破坏，无血ANCA升高。④淋巴瘤样肉芽肿病：明显的组织改变是血管中心性淋巴组织浸润，当伴有组织坏死时易与GPA混淆，淋巴瘤样肉芽肿缺乏肉芽肿性炎症反应，无血ANCA升高。⑤显微镜下多血管炎（MPA）：GPA和MPA临床表现相似，起病急、进展快，常侵犯肺和肾脏等重要脏器，总体预后较差，病死率高。MPA的病理特征为小血管节段性纤维素样坏死，无肉芽肿形成，无或仅有少量免疫复合物沉积；GPA则为坏死性肉芽肿性血管炎。

（济南军区总医院胸外科　李传海　邹志强　提供）

4.病例4：女，41岁。流涕伴鼻梁塌陷2年，咳嗽、咳痰、口腔溃疡2个月，晕厥1天。患者2年前无明显诱因出现反复流脓涕，涕中带血，逐渐出现鼻梁塌陷，未系统检查及治疗。3个月前出现乏力、食欲缺乏，伴头晕、四肢无力。2个月前出现发热，最高体温达39℃，咳嗽、咳黄痰，偶痰中带血，伴反复痛性口腔溃疡，给予头孢等抗感染治疗，效果欠佳。1周前出现咯血，量不详。1天前出现晕厥，1日发生4次，持续数秒至数分钟不等，辅助检查：血常规示白细胞8.8×10^9/L，红细胞2.16×10^{12}/L，血红蛋白62g/L，血小板500×10^9/L；颅脑MRI未见异常；骨髓穿刺示缺铁性贫血；网织红细胞0.021；血生化：尿素氮14.7mmol/L、肌酐251μmol/L；红细胞沉降率88mm/h。给予输血等对症治疗。

胸部CT（2016.06.03）：右肺下叶实变、磨玻璃影（图5-1-17）。

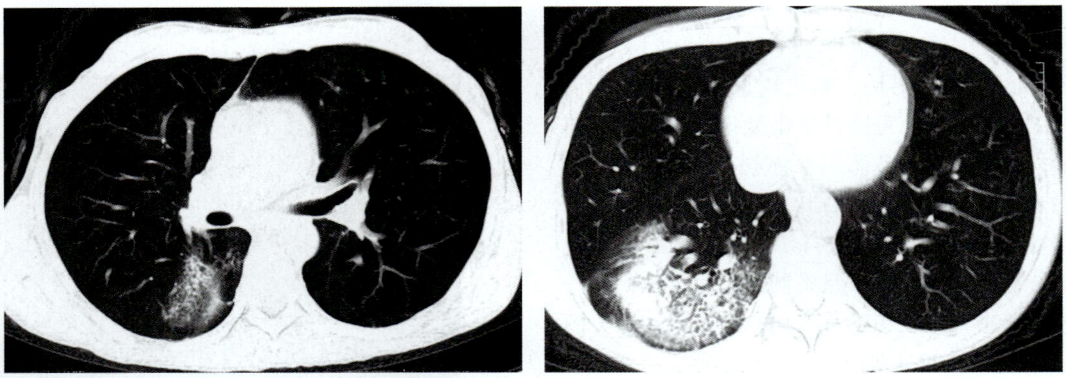

图5-1-17　胸部CT5

【诊断】 肉芽肿性多血管炎。

【诊断依据】 青年女性，流脓涕、鼻梁塌陷、咳嗽、咳痰、痰中带血、口腔溃疡、咯血、晕厥，胸部CT显示实变、磨玻璃影，考虑为肺泡出血，结合患者贫血、肾损害，考虑为典型GPA表现。行相关检查：自身抗体谱阴性；血管炎抗体：MPO（-），PR3（+++），C-ANCA阳性；降钙素原0.24ng/ml。诊断明确后予甲泼尼龙80mg qd（共9天），羟氯喹0.2g bid，环磷酰胺0.6g和0.4g治疗2天。患者仍咯血，较前加重。复查胸部CT（2016.06.14）：右肺上叶新发实变影，下叶病变较前吸收，呈典型游走性表现（图5-1-18）。血常规示白细胞8.2×0^9/L，红细胞2.90×10^{12}/L，血红蛋白81g/L，血小板502×10^9/L；尿常规隐血（++），蛋白（-）；给予免疫球蛋白5g静脉注射qd，3天，甲泼尼龙500mg静脉滴注qd，3天，患者未再出现发热，咳嗽、咳痰症状缓解，咯血逐渐消失，出院后泼尼松40mg qd（半个月减1片），羟氯喹0.2g bid，保肾、补钙等对症治疗，病情稳定。1个月后（2016.07.20）复查胸部CT，病变较前明显吸收（图5-1-19）。

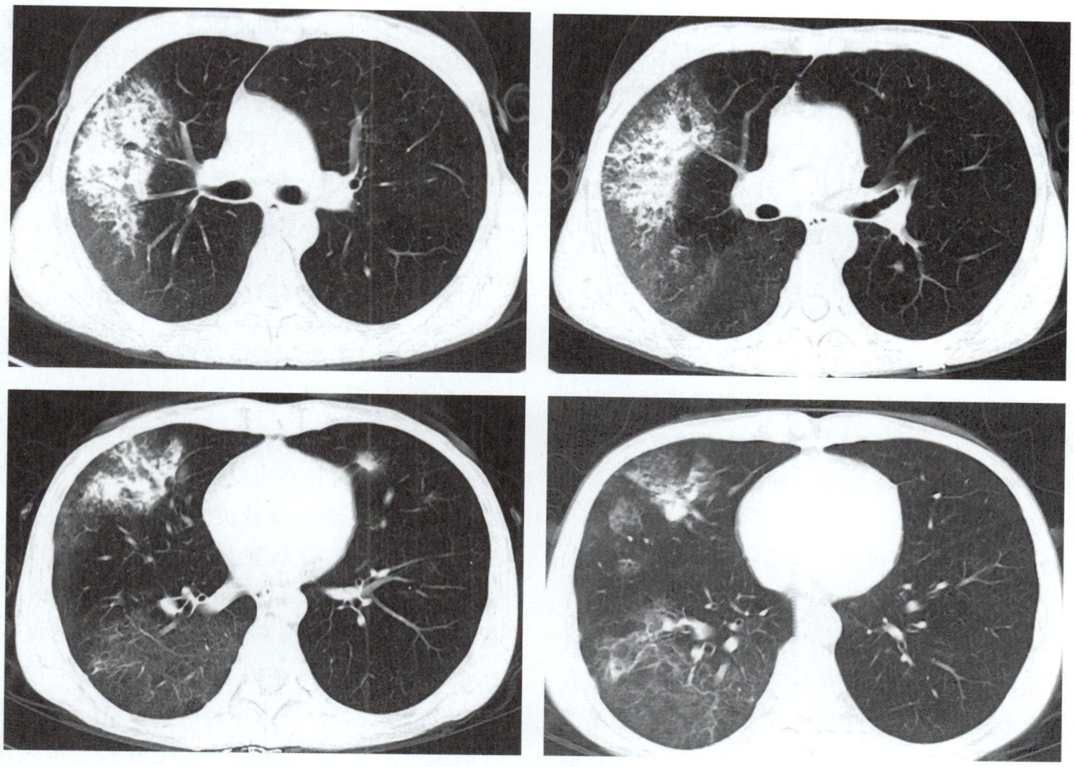

图5-1-18　胸部CT6

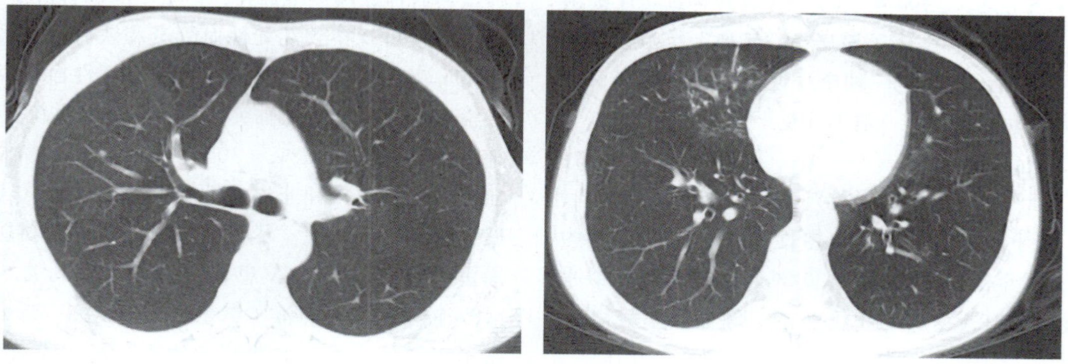

图5-1-19　胸部CT7

【分析】 本例起病急，进展迅速，主要临床表现：①上呼吸道症状，流脓涕，涕中带血，鼻梁塌陷；②皮肤黏膜，反复口腔溃疡；③肺部，咳嗽，痰中带血，咯血；④肾脏，血尿，肾功损害。患者有多系统受累，肺部病变有游走性，PR3抗体高滴度阳性，全身炎症指标升高明显，激素和环磷酰胺治疗有效，GPA诊断成立。

本例肺内表现为弥漫性肺泡出血（diffuse alveolar hemorrhage，DAH），是一种以肺泡毛细血管基底膜广泛破坏，终末细支气管及肺腺泡内广泛出血，充满含铁血黄素的巨噬细胞在间质内堆积为特征的临床综合征。DAH多进展迅速、病死率高，主要临床表现为咯血、贫血及进行性的低氧血症，约1/3的患者可无咯血，胸部影像学呈片状或弥漫性的肺部浸润，浸润可呈对称性或单侧浸润。DAH常合并其他系统如皮肤黏膜或者肾脏的损伤，多数患者还伴有发热，常被误诊为肺部感染、肺结核、肺癌或肺转移癌。DAH的原因各异，系统性血管炎、结缔组织疾病，以及造血干细胞骨髓移植、感染、中毒、药物、化学性、细胞毒制剂等疾病或致病因素均能够以不同的发病机制造成肺损害而呈现DAH。

DAH的病因多为血管炎，最常见的病因是AAV，占56%～77.5%，Goodpasture综合征占12.5%～17.5%，系统性红斑狼疮、IgA血管炎等不到10%。AAV引起DAH最常见的是MPA，其次为GPA、EGPA。支气管肺泡灌洗是确认肺泡出血的金标准。在支气管肺泡灌洗液中存在含铁血黄素的巨噬细胞（噬铁细胞）有助于DAH的诊断，通常在DAH开始后24～48小时出现，并可能在肺泡腔中持续数周，当存在≥20%的噬铁细胞则可诊断

DAH。DAH在血管炎中的复发的比例为10%～30%。发生在小血管炎、结缔组织病等免疫系统疾病比非免疫系统疾病所致的DAH预后差。

DAH总体预后较差，住院死亡率为20%～50%。在DAH的诊治过程中，寻找病因、针对病因选择合适的治疗方案尤为关键。对于血管炎等自身免疫病引起的DAH，应早期使用大剂量激素和免疫抑制治疗。严重病例可采用机械通气和体外膜肺氧合治疗。而非免疫原因引起的DAH，需要通过纠正病因来改善病情。建议在抗肾小球基底膜疾病和与系统性红斑狼疮相关的严重DAH中使用血浆置换。

（枣庄市立医院风湿免疫科　刘利鹏　提供）

第二节　显微镜下多血管炎

显微镜下多血管炎（MPA）是一种主要累及小血管的系统性非肉芽肿性坏死性血管炎，可侵犯肾脏、肺和皮肤等脏器的小动脉、微小动脉、毛细血管和微小静脉。常表现为坏死性肾小球肾炎和肺毛细血管炎，很少或无免疫复合物沉积于血管壁。

MPA最初被描述为显微镜下多动脉炎（microscopic polyarteritis），由Davson等于1948年首次提出，他们在9例符合结节性多动脉炎的患者中发现原发性全身性血管炎与节段性坏死性肾小球肾炎存在关联，表明这些患者是一种“显微形式”的多动脉炎，因不同于典型的结节性多动脉炎，故被归为结节性多动脉炎患者中观察到的肾小球肾炎模式。1990年美国风湿病学会的血管炎分类标准没有区分二者。1994年，Chapel Hill共识会议提出了MPA一词，新名称强调了该病与“经典”结节性多动脉炎之间的区别，后者是一种全身性坏死性血管炎，以累及中等大小动脉为主，一般不涉及小血管。

一、流行病学

MPA国外发病率1/10万，男性稍多（男女比例为1.8∶1），发病年龄50～60岁。欧洲人群的患病率似乎更高，南欧的MPA发病率高于北欧，例如，挪威MPA的发病率为0.27/10万，但在西班牙上升到1.16/10万。

二、临床表现

MPA可呈急性起病，表现为快速进展性肾小球肾炎和肺出血，有些也可隐匿起病数年，以间断紫癜、轻度肾脏损害、间歇的咯血等为表现。肺是MPA常见受累器官之一，典型的临床表现是肺毛细血管炎引起的弥漫性肺泡出血（12%～55%），可有咯血、痰中带血，部分患者可有肺部大出血。大量肺泡出血是导致MPA死亡的重要原因。患者咯血量少，但症状严重，常诉胸闷，呼吸困难，有窒息感。另外，咯血量与贫血程度不一，虽为少量咯血，但可出现中重度贫血。亦有部分患者无明显呼吸系统临床表现。肺间质纤维化是肺部受累的另一常见表现，在MPA患者中比GPA患者更常见，可能与抗MPO-ANCA的特异性促纤维化作用有关。80%～100%的MPA患者有肾脏损害，从无症状尿沉渣到需要透析的终末期肾病。累及肾脏最常见的临床表现为蛋白尿、血尿（包括镜下血尿）、肾衰竭等。30%～60%的患者存在皮肤病变，15%～30%的患者最初表现为皮肤病变。皮肤损害以紫癜和高出皮面的充血性斑丘疹多见，病理多为白细胞破碎性血管炎。除皮疹外，MPA患者还可出现网状青斑、皮肤溃疡、皮肤坏死、坏疽以及肢端缺血、坏死性结节和荨麻疹等。MPA中最常见的胃肠道症状是腹痛（30%～58%），胃肠道出血发生率高达21%～29%，大出血较为罕见。37%～72%的MPA患者神经系统受累。周围神经病变在MPA中尤为常见，血管损伤通常累及运动神经和感觉神经，可表现为多发单神经炎或远端对称多神经病变。最常见的受累部位是腓神经、肘神经和正中神经，但很少有脑神经受累的报道。神经活检可观察到坏死性血管炎和缺血性血管闭塞，高达80%患者的腓肠神经活检存在坏死性血管炎；神经传导检查通常显示急性轴突病。中枢神经系统受累占MPA神经系统受累的17%～30%，表现多种多样，包括脑出血、硬脑脊膜炎和非出血性脑梗死。超过50%的患者发展为慢性神经病变。尽管经常出现严重的功能障碍，但周围神经病变与AAV患者的总死亡率无关。既往认为MPA较少累及耳鼻喉（鼻窦炎、鼻结痂、听力丧失）和眼（巩膜外层炎、虹膜睫状体炎、视网膜血管炎）。然而，在三项独立的研究中，MPA患者耳鼻喉受累的比例分别为9%、20%和30%。

三、影像学表现

MPA的胸部影像学以两肺斑片状阴影、磨玻璃样影为主（图5-2-1～图5-2-3）。肺泡出血、小叶间隔炎症渗出是肺磨玻璃样改变、肺实变和散在斑片状影的病理基础，且这些影像学改变在活动期患者更多见。亦有以蜂窝、牵拉性支气管扩张、网格影等肺纤维化表现为主的影像学特点（图5-2-4）。肺纤维化特别是蜂窝样改变多提示预后差，其发生机制可能为：肺纤维化与反复发作的肺小血管炎引起慢性、亚临床性肺泡出血、肺泡间隔慢性炎性改变有关；MPO抗原在致炎细胞因子的作用下异位到中性粒细胞膜表面，在循环ANCA作用下，诱导中性粒细胞脱颗粒产生氧自由基。高水平的氧自由基有细胞毒性作用，造成血管内皮损伤，而低水平氧自由基可诱导成纤维细胞增殖，引起肺纤维化。少数病例可表现为肺内多发结节（图5-2-5）和薄壁空洞，甚或单纯胸膜增厚、胸腔积液，肺气肿也占一定比例，发生的部位主要在小叶中心和胸膜下区。多数不能及时确诊，易被误诊为肺部感染、肺结核和肿瘤等。经支气管肺活检病理中能够发现肺小血管炎的概率很小。但肺泡灌洗液中发现大量红细胞或含铁血黄素细胞的概率较高，有助于早期诊断肺泡出血。作为MPA最常累及的脏器，肺、肾可以同时起病，也可以续贯受累。肺纤维化可以是MPA早期重要的临床表现，可先于急进性肾炎、肺出血长期隐匿存在。

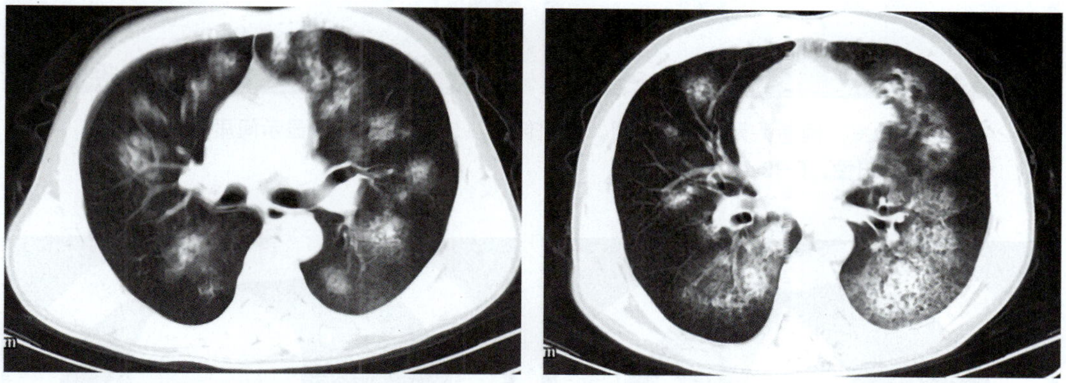

图5-2-1　男，57岁。胸闷6个月，痰中带血1周。双肺向心性分布多发斑片、结节、磨玻璃、实变影（2020.03.19）

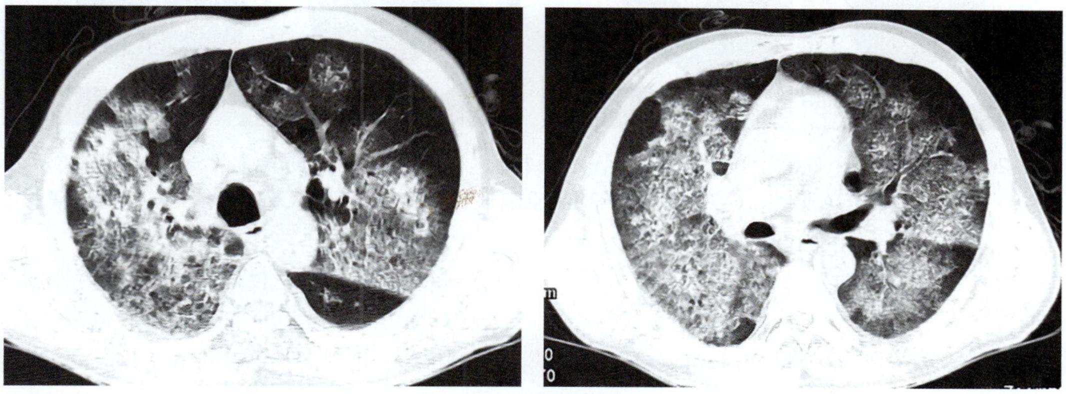

图5-2-2　4天后复查，病变较前明显进展（2020.03.23）

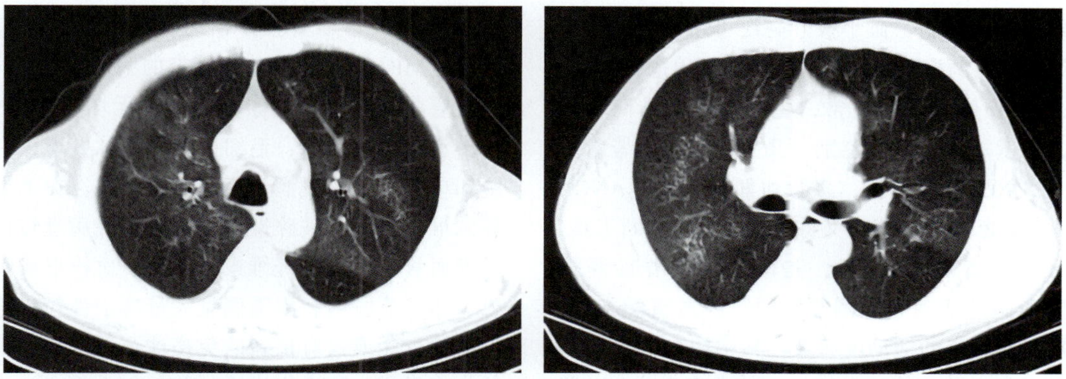

图5-2-3　患者P-ANCA和MPO-ANCA阳性，C-ANCA和PR3-ANCA阴性，激素治疗1周后复查胸部CT病变较前明显吸收（2020.03.30）

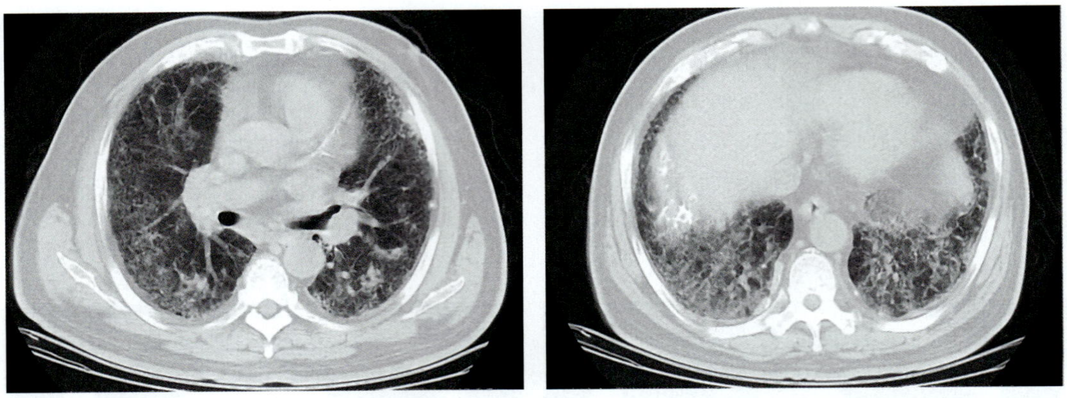

图5-2-4　男，65岁。间断头晕、恶心1周，加重伴发热5天。胸部CT显示间质性肺炎表现。MPO-ANCA阳性，PR3-ANCA阴性

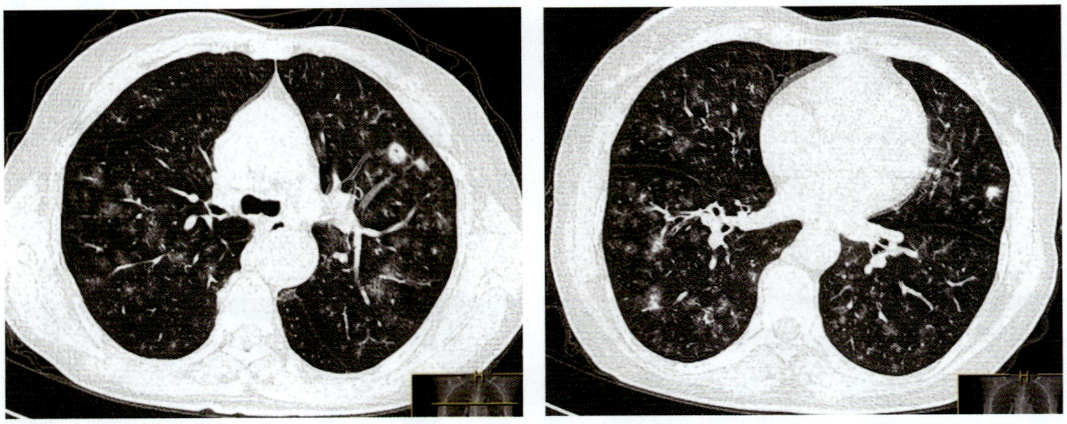

图5-2-5　女，53岁。咳嗽、咳痰1个月余，发热1周，Ⅰ型呼吸衰竭，尿隐血（++），P-ANCA和MPO-ANCA阳性，C-ANCA和PR3-ANCA阴性。胸部CT显示双肺多发结节和磨玻璃影

四、辅助检查

MPA实验室检查常有贫血，且贫血与出血或肾功能下降不平行是其一大特点，同时多有白细胞、血小板增多，纤维蛋白原升高，C反应蛋白升高和红细胞沉降率明显增快，白蛋白降低。这些表现虽非特异，但均可为诊断提供线索，且白细胞、血小板升高还可帮助与系统性红斑狼疮等类似疾病相鉴别。与系统性红斑狼疮等不同，MPA患者血中补体水平多正常，免疫球蛋白升高者的比例不高，幅度不大，可资鉴别。几乎所有患者皆有显微镜下血尿，90%有蛋白尿，多数血肌酐增高。ANCA检测被公认为诊断本病敏感而又特异的血清学诊断工具。约80%的MPA患者ANCA阳性，是MPA的重要诊断依据，也是监测病情活动和预测复发的重要血清学指标，其滴度通常与血管炎的活动度有关。其中约60%MPO阳性，肺受累者常有此抗体，另有约15%的患者为PR3阳性。约40%的患者可查到抗心磷脂抗体，少部分患者抗核抗体、类风湿因子阳性。P-ANCA在各种形式的血管炎尤其MPA、结缔组织病、某些自身免疫性疾病和感染性疾病中均可检出，仅用间接免疫荧光法检测P-ANCA对诊断MPA价值有限，同时用酶联免疫吸附试验检测抗MPO抗体，可显著提高其诊断价值。≤20%患者ANCA阴性，ANCA阴性不能作为排除MPA的指标。

五、病理

MPA的诊断有赖于活组织检查证实，尤其是肾组织，是MPA区别于其他血管炎的鉴别要点。病理特征为小血管的节段性纤维素样坏死，无坏死性肉芽肿性炎，在小动脉、微动脉、毛细血管和静脉壁上，有多核白细胞和单核细胞的浸润，可有血栓形成。在毛细血管后微静脉可见白细胞破碎性血管炎。肾脏病理特征为肾小球毛细血管丛节段性纤维素样坏死、血栓形成和新月体形成，坏死节段内和周围偶见大量嗜中性粒细胞浸润。免疫学检查无或仅有稀疏的免疫球蛋白沉积。极少有免疫复合物沉积。肺组织活检示肺毛细血管炎、纤维化，无或极少免疫复合物沉积。肌肉和腓肠神经活检可见小到中等动脉的坏死性血管炎。

六、诊断

本病诊断尚无统一标准，如出现系统性损害并有肺、肾脏受累及出现可触及的皮肤紫癜应考虑MPA的诊断，尤其是MPO-ANCA阳性者。血管炎的组织学证实仍然是诊断MPA的金标准。2022年ACR/EULAR MPA分类标准：P-ANCA或抗MPO阳性，＋6分；活检：可见寡免疫复合物肾小球肾炎，＋3分；胸部影像学检查：纤维化或间质性肺病，＋3分；鼻部累及：鼻腔出血、溃疡、结痂、充血或堵塞，或鼻中隔缺损/穿孔，-3分；C-ANCA或抗PR3阳性，-1分；血嗜酸性粒细胞计数≥1×10^9/L，-4分。在排除类似血管炎的情况后，诊断为小血管或中血管炎的累积评分≥5分的患者可归类为MPA。采用验证环节的患者及对照验证该标准时，敏感度为91%，特异度为94%。采用分类标准时需注意以下两方面：该分类标准应用的前提是患者已经被确诊为小血管或中血管血管炎；应用该分类标准前，需排除类似血管炎的其他诊断。

七、治疗

该病自然病程进展较快，死亡率高于EGPA和GPA。国外报道MPA死亡高峰集中在1年内或更集中在1～3个月。因此，在MPA患者的诊治过程中，病程前3个月内密切观察及随诊尤其关键，发现病情变化及时处理对预后非常重要。高疾病活动度、肾衰竭、继发感染和心血管受累是MPA患者的主要死亡原因。MPA患者治疗后的1年、5年生存率分别为66%～100%和45%～95%，合并肺泡出血时，分别为54%～82%和38%～74%。

MPA的治疗包括诱导期、维持期及复发的治疗。诱导治疗主要采用糖皮质激素联合细胞毒药物，后者以环磷酰胺应用最为广泛。重症患者必要时需采取大剂量甲泼尼龙冲击疗法、连续性血液净化及血浆置换等，开始治疗的时机与肾功能预后密切相关。血浆置换的适应证主要为合并抗GBM抗体、严重肺出血或急性肾功能不全患者。据报道，单用皮质激素存活率50%，加用环磷酰胺可高达80%。目前，临床上经过糖皮质激素和环磷酰胺联合应用治疗，约有90%的肾脏受累患者能达到完全缓解或部分缓解，但无论如何积极治疗，仍有约20%的患者最终进展为终末期肾病，需要接受长期血液透析或肾移植治疗。诱导缓解通常需要2～6个月。一旦获得缓解，建议再进行18个月的维持治疗。维持治疗方案较多，最常用的是小剂量糖皮质激素联合环磷酰胺，硫唑嘌呤、霉酚酸酯及来氟米特等免疫抑制剂也有用于维持治疗的报道。硫唑嘌呤是首选的维持治疗药物，因为它与环磷酰胺一样有效，但毒性更小。约有30%MPA患者会在治疗缓解后1～2年复发，疾病复发的治疗尚缺乏循证医学依据，病情轻度反复时可增加糖皮质激素或免疫抑制剂用量，复发时需重新进行诱导治疗。CD20单抗在难治型或危重症MPA治疗中的作用也逐渐被认可。

参考文献

Davson J, Ball J, Platt R, 1948. The kidney in penarteritis nodosa. Q J Med, 17: 175-202.

Jennette J, Falk RJ, Andrassy K, et al, 1994. Nomenclature of systemic vasculitides. Proposal of an international consensus conference. Arthritis Rheum, 37: 187-192.

Kagiyama N, Takayanagi N, Kanauchi T, et al, 2015. Antineutrophil cytoplasmic antibody-positive conversion and microscopic polyangiitis development in patients with idiopathic pulmonary fibrosis. BMJ Open Respir Res, 2: e000058.

八、病例解析

1.病例1：女，62岁。患者20天前无明显诱因出现发热，伴畏寒，无寒战，以午后为主，最高体温达39℃，至当地医院就诊，查血常规示白细胞14.2×10^9/L、红细胞3.67×10^{12}/L、血红蛋白107g/L、血小板375×10^9/L。胸部CT（2016.02.20）显示双肺少许慢性炎症（图5-2-6）。给予左氧氟沙星、头孢哌酮舒巴坦抗感染治疗，患者症状无缓解，仍有发热。辅助检查（2016.03.02）：尿常规：红细胞696个/μl，白细胞43个/μl，尿蛋白（＋＋），隐血（＋＋）；CRP 213.48mg/L；ESR 124mm/h；PCT 1.02ng/ml；ANA阴性，MPO 150.93RU/ml，PR3 2.71RU/ml，GBM 8.80U/ml；结核抗体阴性，t-spot阴性。门诊给予罗氏芬2.0g静脉滴注2天，发热症状无好转，于2016.03.03入院治疗。入院查体：T 39℃，肺部查体未见阳性体征，双下肢轻度凹陷性水肿。既往有糖尿病病史8年，平素应用诺和灵30R早14U、晚14U皮下注射，血糖控制差。

【诊断】显微镜下多血管炎。

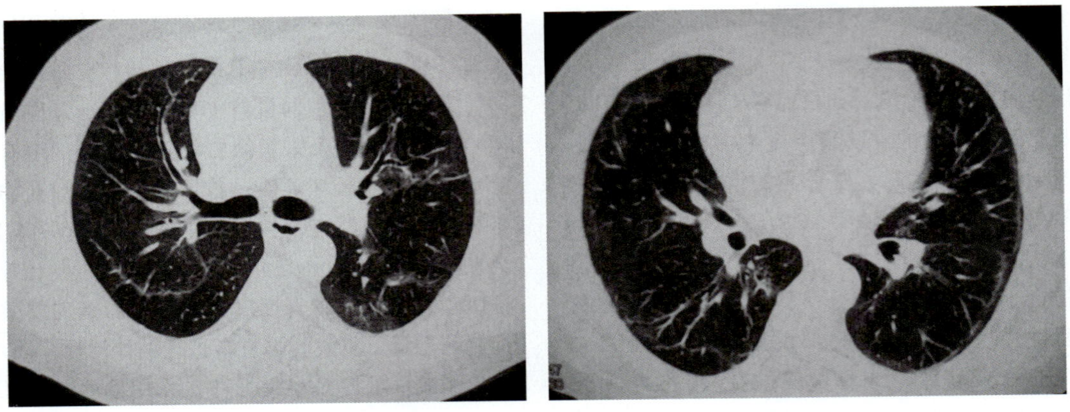

图5-2-6　胸部CT1

【诊断依据】 老年女性，有上呼吸道感染病史，无咯血病史但有贫血，尿隐血阳性且有蛋白尿，MPO-ANCA升高明显，故首先考虑MPA诊断。患者虽肺部病变不明显，肾脏损害亦不严重，且有糖尿病病史，但鉴于该病预后较差，入院后向家属反复交代该病严重性，建议应用激素和环磷酰胺治疗，家属拒绝应用环磷酰胺，予甲泼尼龙40mg静脉滴注bid。辅助检查（2016.03.04）：血常规示白细胞11.50×10^9/L、红细胞2.72×10^{12}/L、血红蛋白81g/L、N% 92.4%；肝肾功能、生化：天冬氨酸转氨酶67U/L、丙氨酸转氨酶74U/L、谷氨酰转酞酶127U/L、白蛋白25.5g/L、葡萄糖19.82mmol/L、糖化白蛋白26.4%、尿素氮13.4mmol/L（2.8～7.14）、肌酐198.30μmol/L（40～105）、补体C1q 306mg/L（159～233）；C反应蛋白184.26mg/L；D-二聚体5.12mg/L，纤维蛋白原6.65g/L（1.75～4.35）。患者治疗1周后，体温控制良好，转入风湿免疫科继续治疗。患者转科1天后（2016.03.11）再次出现发热，咯鲜血约3ml，行肺部CT检查显示双肺弥漫性病变，较前明显加重（图5-2-7）。查体双肺可闻及干、湿啰音，双下肢无水肿。辅助检查（2016.03.11）：血常规示白细胞18.70×10^9/L、红细胞2.52×10^{12}/L、血红蛋白74g/L、N% 84.3%；肝肾功能、生化：谷草转氨酶12U/L、丙氨酸转氨酶27U/L、谷氨酰转酞酶74U/L、白蛋白26.8g/L、葡萄糖11.40mmol/L、糖化白蛋白26.3%、尿素氮12.1mmol/L、肌酐153.40μmol/L、补体C1q 244mg/L；补体3和补体4正常；C反应蛋白107.4mg/L；D-二聚体3.45mg/L，纤维蛋白原4.43g/L。拟激素冲击治疗，家属拒绝并自动出院。外院甲泼尼龙500mg治疗2天，2016.03.17因肾衰竭死亡。

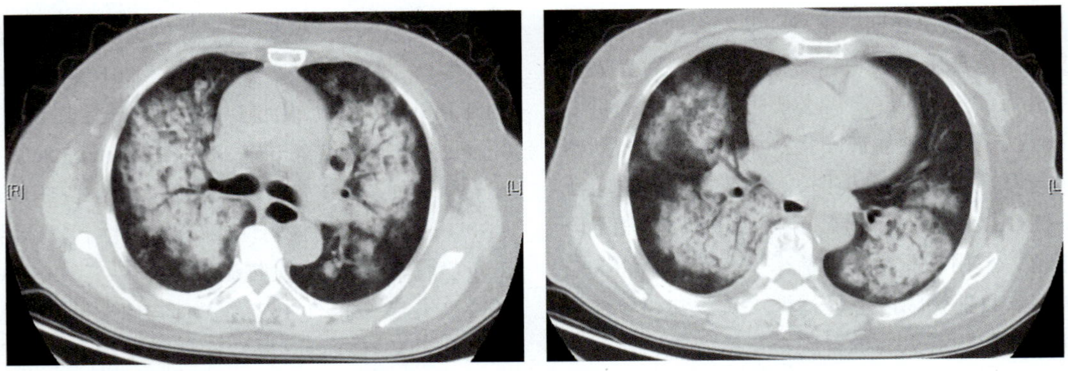

图5-2-7　双肺向心性分布实变影，与正常肺组织界线清晰

【分析】 本例早期仅有发热症状，胸部影像为少许慢性炎症表现，病程中发现患者贫血明显，血尿、蛋白尿，肝功损害。激素治疗后病情一度好转，后病情反复，出现咯血，胸部影像迅速发展为肺门为中心向外分布斑片状高密度影，很快进展到肺、肾衰竭而死亡。MPA肺部受累患者临床表现无特异性，由于弥漫性的肺间质改变和炎症细胞浸润，约1/3的患者出现咳嗽、咯血、贫血，大量的肺出血可导致呼吸困难。本例病程中无明显咯血，考虑存在隐性出血，可以解释该患者与临床咯血量及肾损不相匹配的进行性加重的贫血现象。咯血和贫血不一致为MPA典型特征。贫血特点为持续性、难纠正，程度与病情呈正相关，本例符合。该患者后期出现肺实变阴影伴有发热，需要与患者原发病基础上继发感染相鉴别。该患者病变呈向心性分布，病变周围边界较

清，渗出不明显，不符合继发感染表现。本例尚有白细胞、血小板增多，纤维蛋白原升高，C反应蛋白升高，白蛋白降低等非特异表现，符合MPA表现。由于MPA患者ANCA靶抗原主要为MPO，MPO-ANCA阳性可以作为MPA诊断依据。ANCA被公认为诊断本病敏感而又特异的血清学诊断工具，常在病变尚未严重影响肝、肾功能之前出现，在早期疑诊时，ANCA检测阳性有利于早期诊断。MPA死亡率较高，本例从起病到死亡仅1个月余，从死亡危险因素角度看，高龄、高疾病活动度和低蛋白血症是预后不良的重要危险因素。

2.**病例2**：男，63岁。发热、咳嗽、咳痰、呼吸困难3个月，关节疼痛2个月，痰中带血1周。患者3个月前受凉后出现发热，体温最高达39℃，咳嗽，咳白色泡沫样痰，伴活动后气短，于当地医院抗感染治疗20天后无发热，但咳嗽、咳痰、气短症状缓解不明显，胸部CT（2016.01.13）：肺间质纤维化表现（图5-2-8），未给予特殊治疗。2个月前患者关节疼痛。1周前患者出现痰中带血，为鲜红或暗红色。复查胸部CT（2016.03.19）病变较前进展（图5-2-9）。查体：双肺呼吸音粗，双下肺可闻及爆裂音。实验室检查：血常规示白细胞7.71×10^9/L、RBC 3.04×10^{12}/L、HGB 87g/L、PLT 396×10^9/L；尿常规示尿隐血250/μl（＋＋＋＋）、尿蛋白（＋）、尿糖（＋）；肾功能尿素氮21.65mmol/L、肌酐528.8μmol/L；D-二聚体3190.75ng/ml；红细胞沉降率105mm/h；自身免疫疾病检查：IgG 13.3g/L、IgA 3.29g/L、IgM 0.79g/L、IgE 153.00U/ml（↑）、C3 96.80mg/dl、C4 34.00mg/dl、RF 27.90U/ml（↑）、ASO 75.50U/ml、CRP 1.18mg/dl（↑）、ANA阳性、自身抗体11项阴性、ANCA：MPO（＋）、PR3（－）；抗心磷脂抗体（－）。支气管镜检查：支气管镜下未见明显异常。BALF：巨噬细胞44%，淋巴细胞百分比20%，嗜中性粒细胞百分比35%，嗜酸性粒细胞百分比1%，无肿瘤细胞，含铁血黄素细胞阳性。

胸部CT（2016.01.13）：双下肺蜂窝样改变（图5-2-8）。

胸部CT（2016.03.19）：病变较前进展（图5-2-9）。

【诊断】 显微镜下多血管炎。

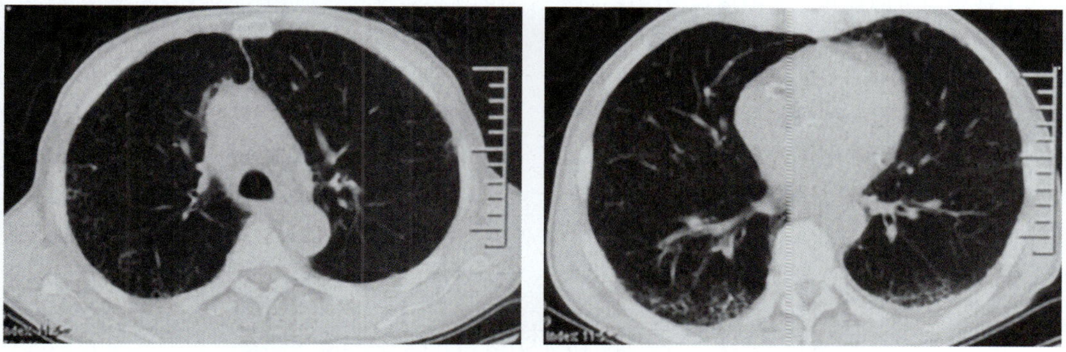

图5-2-8　胸部CT2

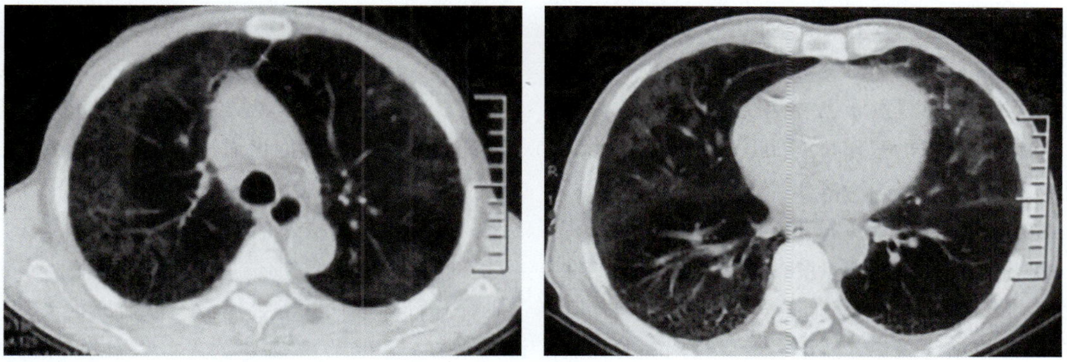

图5-2-9　胸部CT3

【诊断依据】 老年男性，有发热、咳嗽、咳痰、痰中带血、关节痛病史；白细胞、血小板、CRP升高，免疫球蛋白升高不明显，补体正常、免疫指标阴性，贫血明显，与咯血量不一致；胸部CT显示肺间质纤维化表现；肺泡灌洗液见含铁血黄素细胞，提示肺泡出血；肾脏损害明显，见血尿、蛋白尿，尿素氮、肌酐均升高；ANA阳性，MPO-ANCA阳性，以上特点均支持MPA诊断，患者肾穿刺病理活检证实该诊断。给予甲泼尼龙500mg/d静脉滴注3天后逐渐减量，环磷酰胺0.6g/d静脉滴注2天，患者病情缓解不明显，复查胸部CT（2016.04.07）病变进一步进展，右侧气胸，纵隔气肿（图5-2-10）。

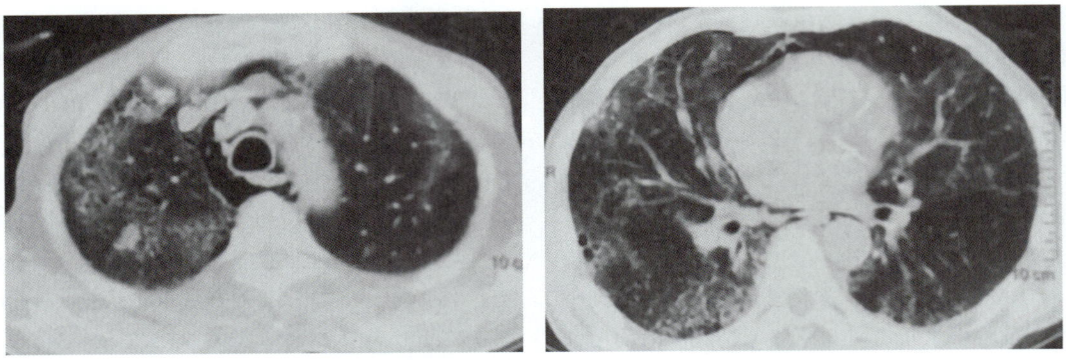

图5-2-10 病变进一步进展，右侧气胸，纵隔气肿

【分析】 越来越多的证据表明，MPA是一种自身免疫病，其中ANCA，特别是MPO-ANCA具有致病性。MPO-ANCA和PR3-ANCA能够在体外激活中性粒细胞产生活性氧并释放裂解酶。在内皮细胞存在的情况下，导致内皮脱离和溶解。动物模型支持MPO-ANCA在MPA发病机制中的潜在作用，表明MPO-ANCA在正常的生物环境下足以诱导肺毛细血管炎和肾小球肾炎。血管炎的发展可能需要几个辅助因素的存在，包括遗传易感性，以使ANCA具有致病性。有趣的是，并非所有活动性血管炎患者都是ANCA阳性，ANCA并不是所有MPA患者发病的必要因素；或者，不止一种机制可能导致相同的临床诊断。MPA相关肺间质纤维化并不少见，欧洲MPA患者弥漫性肺泡出血发生率较高，日本MPA患者则以间质性肺炎及肺纤维化更为常见。MPA导致的肺纤维化并不局限于下肺，中上肺亦有累及，表现为沿支气管血管束分布的网格影、条索影；MPA导致的肺纤维化易合并肺泡出血，表现为沿支气管分布的小斑片影，有时临床并不出现咯血表现，称之为隐性出血，此时的支气管镜肺泡灌洗液可见到出血。

Kagiyama等对日本504例IPF患者进行了回顾性分析。首次评估时，20例（4.0%）MPO-ANCA阳性，16例（3.2%）PR3-ANCA阳性。264例患者反复测量了ANCA，15例（5.7%）和14例（5.3%）患者分别发生了MPO-ANCA和PR3-ANCA血清转化。35例MPO-ANCA阳性患者中有9例进展为MPA。应考虑进行临床试验，以确定皮质类固醇治疗是否可以减少MPO-ANCA阳性IPF患者的MPA发展并延长生存期。肺纤维化是MPA的常见表现，因此，对临床疑似间质性肺炎特别是肺纤维化的患者，应常规做ANCA检查，并注意肾功能监测，以避免MPA漏诊。ANCA即使阴性，仍需动态追踪随访。

第三节 嗜酸性肉芽肿性多血管炎

嗜酸性肉芽肿性多血管炎（EGPA）是一种以支气管哮喘、血管外坏死性肉芽肿、外周血和组织嗜酸性粒细胞增多为特征的系统性小血管炎，主要累及小动脉和小静脉，冠状动脉等中等血管也可受侵犯，大血管受累者少见。1951年，美国病理学家Jacob Churg和Lotte Strauss根据13例患者的临床和病理特征首先报道该病，称为Churg-Strauss综合征。1994年，Chapel Hill会议将其定义为一种累及呼吸道的大量嗜酸性粒细胞浸润的肉芽肿性炎症和累及中等大小血管的坏死性血管炎，伴有哮喘和高嗜酸性粒细胞血症，故又名变应性肉芽肿性血管炎。2012年，Chapel Hill会议依据上述病理特征将其更名为EGPA。

一、发病机制

EGPA临床表现复杂，根据患者外周血中是否能够检测到ANCA，分为ANCA阳性和ANCA阴性EGPA。目前认为，EGPA的发病机制为ANCA介导的血管壁损伤和嗜酸性粒细胞浸润。ANCA阳性者为血管炎型，ANCA诱导中性粒细胞激活、脱颗粒，导致血管内皮细胞损伤，并诱导B淋巴细胞凋亡，使疾病反复发作，临床上以紫癜样皮疹、多发性单神经炎、快速进展的肾小球肾炎和罕见的肺泡出血等为突出临床特点；ANCA阴性者为非血管炎型，嗜酸性粒细胞在外周及病变区聚集，激活后释放大量嗜酸颗粒蛋白，各种细胞因子及毒素直接或间接导致组织损伤，临床上多表现为肺部受累、心肌病和胃肠道症状等。遗传关联研究也支持上述观点：HLA-DQ变异已被描述为ANCA阳性EGPA的危险因素，而干扰素调节因子1（interferon regulatory factor 1，IRF1）/IL-5、糖蛋白A33（glycoprotein A33，GPA33）和IL-10基因变异与ANCA阴性EGPA相关。GPA33编码一种有助于支气管和胃肠道黏膜稳态的表面糖蛋白，这表明它可能在ANCA阴性EGPA发病机制中的黏膜/屏障功能障碍中起作用。在EGPA中检测到与ANCA状态无关的其他易感性变异，其中许多也与哮喘和嗜酸性粒细胞增多症有关（特别是TSLP基因变异）。胸腺基质淋巴细胞生成素（thymic stromal lymphopoietin，TSLP）是一种上皮细胞因子，其信号通路位于其他靶点的上游，如IL-4、IL-5、IL-13和IgE。TSLP在过敏原、病毒和其他因素的刺激下释放，并驱动Th2和嗜酸性粒细胞反应。最近被批准用于治疗严重哮喘的抗TSLP药物可能成为治疗EGPA的一种有价值的药物。另有研究表明，职业暴露于有机溶剂、二氧化硅和农业与EGPA风险之间存在关联，而烟草暴露通过在黏膜水平抑制免疫系统，对EGPA产生保护作用，特别是对ANCA阴性EGPA患者。黏膜功能障碍在EGPA中的作用也得到了肠道病原体富集后继发的肠道黏膜免疫反应失衡的证据的支持。

证据支持Th1和Th17细胞（IL-17A表达上调）在EGPA晚期的作用。Th1介导的途径似乎是肉芽肿病、炎症和血管炎及这些病变中发现的中性粒细胞炎症的原因。EGPA通常被认为是Th2介导的疾病，其特点是辅助性T淋巴细胞向Th2表型大量极化，嗜酸粒细胞特异性趋化因子eotaxin（特别是eotaxin-3）表达上调，Th2细胞因子（IL-4、IL-5、IL-9和IL-13）分泌增加，促进嗜酸性粒细胞活性。IL-5对嗜酸性粒细胞的成熟、激活和存活至关重要，也参与了EGPA的发病。IL-5主要由Th2细胞和2型先天性淋巴细胞产生。IL-5与嗜酸性粒细胞上的IL-5受体结合不仅可诱导骨髓中的嗜酸性粒细胞增殖，还能诱导组织中嗜酸性粒细胞的活化，延长其存活时间。活化的嗜酸性粒细胞通过释放细胞毒性颗粒蛋白和脂质介质发挥促炎作用，诱导组织损伤和炎症。人嗜酸性粒细胞主要含有4种颗粒蛋白：主要碱性蛋白（major basic protein，MBP）、嗜酸性粒细胞阳离子蛋白（eosinophil cationic protein，ECP）、嗜酸性粒细胞过氧化物酶（eosinophil peroxidase，EPO）和嗜酸性粒细胞来源神经毒素（eosinophil derived neurotoxin，EDN）。EPO和MBP发挥促炎作用，破坏细胞外基质，并通过触发肥大细胞和嗜碱粒细胞释放组胺进而激活中性粒细胞和血小板，引起气道高反应。MBP通过抑制内皮血管血栓调节蛋白及EPO来激活血小板共同促进血栓形成。心脏受累是EGPA死亡和发病的主要原因。体外证据表明，心脏毒性主要是由ECP通过改变心肌细胞膜钠通透性和抑制线粒体呼吸介导的。ECP还通过诱导TGF-β、IL-1α和IL-1β的释放参与组织纤维化过程。EDN不仅可通过激活树突状细胞促进过敏反应，还可直接损伤神经。有研究表明，EDN的减少与患者神经病变的改善之间有一定的相关性，尤其与急性期的周围神经损伤相关，目前还没有证据表明EDN的释放与长期的慢性周围神经病变有关。总体而言，IL-5是嗜酸性粒细胞成熟、活化和存活的主要细胞因子，在EGPA的发病机制中占有重要地位，是治疗EGPA的重要靶点。

二、临床表现

EGPA发病高峰年龄为30～40岁，无明显性别差异、家族聚集性及种族倾向。

EGPA临床可分为3期，包括前驱期或变态反应期（以哮喘和慢性鼻窦炎为特征）、嗜酸性粒细胞组织浸润期（主要表现为外周血嗜酸性粒细胞增多及嗜酸性粒细胞浸润器官如肺、心脏和胃肠道）和系统性血管炎期（主要是坏死性血管炎表现如紫癜、周围性神经病变和血管内外肉芽肿形成等）。3个阶段可重叠，但并非所有的患者均出现上述3个阶段。

EGPA可累及鼻窦、肺、神经系统、皮肤、心脏、胃肠道、肾脏等多个脏器，早期多表现为变应性鼻炎、鼻窦炎及哮喘。90%以上的患者有哮喘症状，通常在成年后发生，缺乏经典哮喘典型的季节性变化，并随着时间的推移而恶化。哮喘常伴有耳鼻喉科症状，包括慢性鼻窦炎伴鼻息肉（鼻息肉常在手术切除后复发）和其他表现，如中耳炎。40%～50%的患者会出现游走性或一过性肺浸润，并对全身糖皮质激素的治疗有反应。部分患者可出现胸腔积液，可继发于嗜酸性胸膜炎或嗜酸性心肌病相关的充血性心力衰竭。胸部CT改变可早于典型支气管哮喘表现，甚至影像学检查发现肺部病变而无呼吸系统症状。50%～70%的患者会发生周围神经病变，可有多发性单神经炎或感觉运动混合性外周神经病变。典型的多发性单神经炎表现为垂腕或足下垂，可经神经传导检查或神经活检确诊。25%的患者有中枢神经系统受累，表现为脑部弥漫性病变及脑血管事件。任何合并神经系统症状的哮喘患者均需除外EGPA。70%的患者可出现皮肤受累，是血管炎期的主要表现之一，常表现为分布在四肢和头皮的紫癜、结节及丘疹等。多发的斑丘疹、多形性红斑、网状青斑、水疱、无菌性脓疱、瘀点、瘀斑和荨麻疹等均可在疾病的不同阶段出现，丘疹和结节状病变可能会发生坏死或破溃。27%～47%的患者可出现心脏受累，表现为扩张型心肌病、嗜酸性粒细胞性心内膜炎、嗜酸性粒细胞性心肌炎、冠状动脉血管炎、心脏瓣膜病、充血性心力衰竭、心包炎及心包积液等。37%～62%的患者可出现腹痛、腹泻、消化道出血甚至肠道穿孔等胃肠道症状。活检可发现胃肠壁嗜酸性粒细胞浸润。少部分可见肉芽肿形成或结节性肿块，导致肠梗阻。若病变侵犯浆膜，可导致腹膜炎、腹水。此外，胃肠道血管炎可引起胃肠道缺血性改变。约1/3患者发生肾血管炎，虽严重程度较GPA和MPA低，但可迅速从单纯尿检异常发展为急性进展性肾小球肾炎。有些患者确诊时即出现慢性肾衰竭，其中寡免疫复合物局灶性、节段性、坏死性伴或不伴新月体形成的肾小球肾炎是最具特征性的表现。偶见嗜酸性粒细胞明显浸润的肾小管间质性肾炎，部分患者出现系膜增生性肾小球肾炎或局灶性、节段性肾小球硬化。

三、实验室检查

实验室检查中，与疾病活动性相关的指标包括外周血嗜酸性粒细胞、ANCA、部分炎症指标和免疫球蛋白。在临床上，这些实验室指标的变化可能会因激素的应用而被掩盖。

外周血嗜酸性粒细胞增多是EGPA的特征之一，比例常高于10%，是EGPA诊断依据之一。长期口服激素可影响外周血嗜酸性粒细胞的实际水平。EGPA喘息症状出现时常伴有外周血嗜酸性粒细胞比例增高。此外，诱导痰或支气管肺泡灌洗液中嗜酸性粒细胞明显增高也是重要特征之一。38%～50%的EGPA患者P-ANCA阳性，其中，92%～100%为MPO-ANCA阳性，约9%的EGPA患者为C-ANCA阳性，ANCA阴性时不能排除EGPA的可能性。EGPA血管炎期血清IgE和IgG水平升高，其水平与EGPA病情相关。高达90%的患者的IgE升高，IgG4在75%左右的活动期患者中表达升高，比IgE更能反映疾病的活动性。血沉和C反应蛋白可呈中度升高，与疾病活动性相关。γ-球蛋白及α-球蛋白均可升高；类风湿因子滴度阳性，补体可升高。多数EGPA患者可出现轻至中度贫血。部分患者血癌胚抗原轻度升高。一项研究发现，活动性EGPA患者血清eotaxin-3显著升高，超过80pg/ml的水平具有较高的敏感性和特异性（分别为87.5%和98.6%）。与非活性疾病和其他形式的AAV和嗜酸性粒细胞增多症相比，胸腺激活调节趋化因子（TARC/CCL17）也被发现在活动性EGPA中升高。

EGPA患者的肺功能变化可与哮喘类似，存在可逆的气流受限和气道高反应性，但气道高反应性检查阴性时不能排除EGPA的可能。EGPA出现肺部浸润时，常伴有肺弥散功能下降。肺功能检查是指导治疗和评估疗效的重要参考指标之一。

四、诊断

EGPA的病理学特点是节段性坏死性血管炎；血管壁周围有大量嗜酸性粒细胞浸润；血管周围肉芽肿形成。但并非每例患者均会出现这3种病理特征。

EGPA尚无明确的诊断标准，其诊断应基于高度提示性的临床特征、血管炎的客观证据（如组织学证据）和ANCA。1990年美国风湿病协会（ACR）制定的分类标准如下：①哮喘样症状（或喘息发作）；②外周血嗜酸性粒细胞增多（≥10%或绝对值≥1.5×10^9/L）；③单发性或多发性神经炎；④非固定性肺浸润；⑤鼻旁窦炎；⑥组织活检证实有血管外嗜酸性粒细胞增多性浸润。该6条标准中，只要符合其中4条，除外其他血管炎、肉芽肿性疾病，即可诊断为EGPA。2017年，欧洲呼吸学会和欧洲内科医学发展基金会提出了EGPA的全新诊断标准，指出患有哮喘、嗜酸性粒细胞增多和全身表现，但无血管炎病理证据且ANCA阴性的患者，称为伴有全身表现的高嗜酸性粒细胞性哮喘（hypereosinophilic asthma with systemic manifestations，HASM），而非EGPA。其将EGPA限定在患有多血管炎［即明确的血管炎、血管炎替代物、多发性单神经炎和（或）具有全身表现的ANCA阳性］患者，这种暂定的命名法避免了实际上无真正血管炎甚至血管炎替代的患者被诊断为EGPA，消除了“无血管炎/无多血管炎的EGPA”替代混淆术语，但此种命名法尚未被广泛应用。2022年ACR和欧洲风湿病协会联盟（EULAR）EGPA新版分类标准：阻塞性气道疾病，＋3分；鼻息肉，＋3分；多发性单神经炎，＋1分；外周血嗜酸性粒细胞计数≥1×10^9/L，＋5分；病理结果显示血管外嗜酸性粒细胞为主的炎症或骨髓嗜酸性粒细胞增加，＋2分；C-ANCA/抗PR3抗体阳性，-3分；血尿，-1分。该标准仅在诊断为中小血管炎的基础上使用；以上7个项目总分≥6分，可分类为EGPA，敏感度为85%，特异度为99%。

对疑似EGPA的患者需进行多学科诊断评估，确诊前要排除其他嗜酸性和嗜碱性疾病，并检查是否发生并发症，特别是心脏、呼吸、皮肤、肾脏和神经系统受累，以及ANCA和嗜酸性粒细胞。诊断过程建议进行组织学活检，但活检结果对诊断EGPA帮助不大。

五、治疗

EGPA的治疗取决于疾病的严重程度、受累的器官、病情是否活动等因素，而非根据血清学ANCA状态选择治疗药物。疾病严重程度分级可以通过法国血管炎研究组织的5因素评分标准（five-factor score，FFS）来判断，以下5项中如果存在1项即计1分：胃肠道受累；心脏受累；肾功能不全（血肌酐＞150μmol/L）；年龄＞65岁；缺乏耳鼻喉部位受累的证据。每项计1分，总分5分。分数越高，预后越差。当FFS＝0，预后好，可单用激素治疗，93%可获得缓解，但35%的患者在治疗第1年复发，长期糖皮质激素治疗有减小EGPA复发风险的可能；FFS≥1，可使用激素加免疫抑制剂治疗；FFS≥2分死亡率高。

随着生物制剂的研发及临床广泛应用，EGPA相关药物研发主要分为两个方向，即针对血管炎的治疗和针对嗜酸性粒细胞增多的治疗，但目前尚无任何一种药物可完全控制EGPA。总体治疗方案分为诱导缓解和维持治疗两个阶段。EGPA缓解定义为每天服用≤7.5mg泼尼松龙后无临床表现（不包括哮喘和耳鼻喉科特征）。诱导缓解治疗应根据与预后相关的临床表现进行定制。在选择缓解诱导策略时，应考虑FFS中包含的器官损害表现（肾功能不全、蛋白尿、心肌病、胃肠道和中枢神经系统受累）以及周围神经病变和其他罕见表现（例如肺泡出血）。诱导缓解治疗方案主要包括激素和（或）免疫抑制剂；病情达到缓解后，维持治疗推荐使用硫唑嘌呤或甲氨蝶呤。诱导缓解后理想的维持治疗时间目前仍无定论，但诱导缓解和维持治疗的时间应不少于18～24个月。对于具有血管炎特征的亚型，特别是血清ANCA阳性的EGPA患者，临床医师更倾向于在使用糖皮质激素的基础上加用CD20单抗；而对于ANCA阴性的EGPA患者，倾向于糖皮质激素联合IL-5单抗，该治疗选择与靶向药物的作用机制更相近。

2023年欧洲专家小组根据文献综述和适当的专家意见制定了EGPA诊断和管理的最新指南。该指南建议有严重并发症的患者应使用糖皮质激素冲击治疗（连续3天，500～1000mg/d甲泼尼龙，最大总剂量3g），然后口服高剂量糖皮质激素［0.75～1.0mg/（kd·d）］。联用环磷酰胺可缓解患者的症状。重症EGPA患者可使用利妥昔单抗、IL-5抑制剂美泊利珠单抗或传统合成改善病情抗风湿药物（csDMARDs）与糖皮质激素联合使用。美泊利珠单抗通过与IL-5结合，阻断IL-5与嗜酸性粒细胞表面受体结合，抑制嗜酸性粒细胞的生物活性并使其数量持续降低至正常水平，从而减少嗜酸性粒细胞所介导的炎症和组织损伤。对于非重症EGPA患者，建议单独使用糖皮质激素或与美泊利珠单抗联合。糖皮质激素应逐渐减少到最低有效剂量，以减少毒性。EGPA复发的定义为缓解期后重新出现活动性疾病的临床体征或症状。系统性血管炎的复发或新发（系统性复发）应与哮喘和耳鼻喉科表现（呼吸道症状复发）的单独恶化区分。没有伴随临床表现的嗜酸性粒细胞计数的增加不应被视为复发。应根据不同类型（系统性与呼吸性）和疾病严重程度治疗复发患者。系统性复发可分为严重和非严重，前者表现为FFS所包括的表现，或表现为危及生命或器官的表现。例如，复发的周围神经病变、肾小球肾炎、心肌病或胃肠炎通常被认为是严重的复发，而皮肤表现（如荨麻疹）、关节痛或全身症状（如疲劳或体重减轻）通常被认为是非严重的复发。对于严重的系统性复发患者，建议利妥昔单抗/环磷酰胺联合糖皮质激素治疗。对于非严重的系统性和呼吸道症状复发，建议增加糖皮质激素剂量和（或）添加美泊利珠单抗。呼吸道症状复发，建议循序渐进治疗。第一，优化局部治疗（例如支气管扩张剂）。第二，可以增加口服糖皮质激素的剂量，并且可以给予短疗程的高剂量糖皮质激素［0.5～1.0mg/（kg·d），持续5～7天］。第三，添加美泊利珠单抗。对于对上述治疗症状仍未改善的复发性耳鼻喉科疾病，可以考虑功能性内镜鼻窦手术。难治性EGPA的定义是在进行相应诱导缓解治疗4周后，疾病活动度不变或增加。应将系统性症状的持续/恶化与呼吸道症状的持续/恶化区分开来。建议将美泊利珠单抗与糖皮质激素联合使用，来诱导缓解无器官受损或生命威胁症状的复发性难治性EGPA患者。美泊利珠单抗也可用于维持缓解，特别是对于需要泼尼松≥7.5mg/d来控制其呼吸道表现的患者。对于患有哮喘活动期或耳鼻喉科的EGPA患者，必须优化局部治疗和（或）雾化吸入治疗。特殊人群中，如儿童、老年人、育龄女性和患有合并症的患者等，应根据相应需求调整治疗方案。没有证据表明不同的表型（如ANCA阳性与ANCA阴性）需要不同的方法。尽管一些实验室参数有指导意义（例如，嗜酸性粒细胞计数或ANCA），但没有关键的生物标志物来监测EGPA的疾病活动度。建议对EGPA相关并发症进行常规监测，特别是肺功能、心血管病变和神经并发症。建议对合并症（如癌症、感染和骨质疏松症）进行长期监测。

六、预后

EGPA的预后取决于是否得到早期诊断和及时治疗。早诊断、早治疗可改善预后，提高患者的生存质量。应用激素或必要时联用免疫抑制剂，可明显改善EGPA患者的预后。EGPA的5年生存率为68%～100%，10年生存率约为79.4%。EGPA首位死亡原因是心力衰竭或心肌梗死，其次是肾衰竭和中枢神经系统病变。哮喘频繁发作及全身血管炎进展迅速者预后不佳。

参考文献

EmmiG，Bettiol A，Gelain E，et al，2023. Evidence-Based Guideline for the diagnosis and management of eosinophilic granulomatosis with polyangiitis. Nat Rev Rheumatol，19：378-393.

七、病例解析

1.病例1：男，25岁。反复发作性喘息2年，加重伴胸闷、痰中带血1周。患者2年前在当地院诊断为“支气管哮喘急性发作”。此后每年发作4～5次，伴活动后气短，进行性加重，反复住院治疗。曾诊断为“过敏性鼻炎，鼻窦炎”，曾行鼻窦手术治疗，治疗后仍有气喘、气短发作，较前无明显好转，住院后静脉使用糖皮质激素治疗后症状可控制，平时坚持使用沙美特罗替卡松50/500μg每日2次、噻托溴铵粉18μg每日1次等吸入剂治疗，效果不佳。1周前患者出现咳嗽、气喘加重，伴有痰中带血，咳少量鲜红色血痰，约5口/天，发热，体温波动在38.0℃左右，全身肌肉酸痛无力，静脉滴注抗生素治疗后体温恢复正常，痰中带血无好转，伴胸闷，心悸，呼吸困难。辅助检查：血常规示白细胞（17.2 ～ 26.3）$\times 10^9$/L，中性粒细胞（7.8 ～ 10.9）$\times 10^9$/L，血红蛋白、血小板正常，嗜酸性粒细胞计数（2.51 ～ 12.65）$\times 10^9$/L，E% 15.4% ～ 54.7%；痰涂片见大量嗜酸细胞；红细胞沉降率27mm/h；ENA七项、ANA、抗双链DNA、ANCA均为阴性。

胸部CT：双肺多发斑片实变影，分布以中上肺外周为主（图5-3-1）。

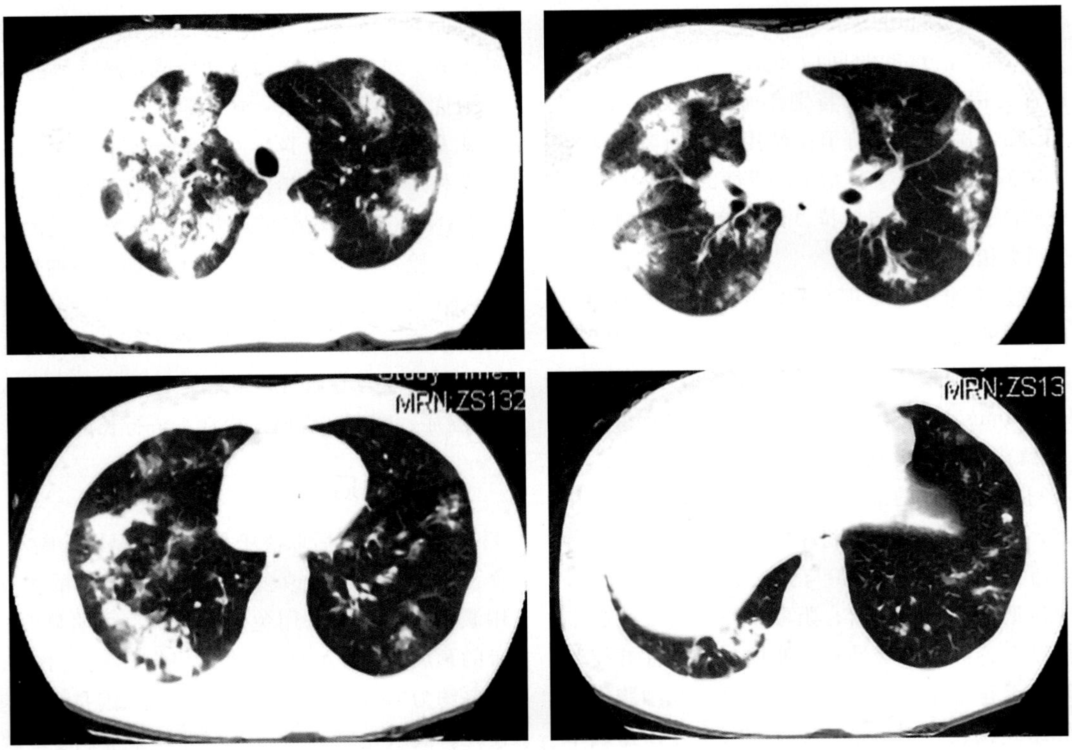

图5-3-1　胸部CT1

【诊断】 嗜酸性肉芽肿性多血管炎。

【诊断依据】 青年男性，有支气管哮喘病史2年，药物治疗效果差；有过敏性鼻炎、鼻窦炎病史且行手术治疗；外周血嗜酸性粒细胞＞10%，痰涂片见大量嗜酸细胞；有呼吸道症状且胸部CT显示双肺多发斑片、实变影；全身肌肉酸痛无力；心悸；以上特点支持EGPA诊断。入院后完善相关检查：心肌肌钙蛋白T 0.275ng/ml（正常值＜0.03），肌酸激酶10.60ng/ml（0 ～ 4.94），肌红蛋白85.8ng/ml（28 ～ 72）；尿常规：蛋白（＋）；右上肺经皮肺穿刺病理：镜下为肺泡组织，多数肺泡腔内见机化性肺炎改变，肺泡间隔内散在淋巴细胞、浆细胞浸润，肺组织内散在灶性分布肉芽肿结节，结节内可见凝固性坏死及中性粒细胞、嗜酸性粒细胞浸润，其周围为组织细胞及多核巨细胞反应，部分增生纤维组织中散在可疑纤维素样坏死，为急、慢性炎性病变，倾向EGPA。予激素和环磷酰胺治疗，效果良好，复查胸部CT双肺病变大部分吸收。

【分析】 EGPA患者临床表现多种多样，其中呼吸系统受累最常见，几乎均有哮喘及嗜酸性粒细胞增多，其次为神经系统，表现为周围神经病变，可为单神经病变、多发性神经病变，脑神经受累少见。本例患者全身肌肉酸痛无力，不除外神经系统受累可能。ANCA阳性者多表现为小血管炎，包括坏死性肾小球肾炎、单发或多发周围神经病、肺泡出血、紫癜等，ANCA阴性者多累及心脏、肺及胃肠道。本例即为ANCA阴性，心脏受累。EGPA的ANCA阳性率较低，在前驱期或嗜酸性粒细胞期患者中，很难发现血管炎的病理证据。对于ANCA阴性且无血管炎病理证据的患者，外周血嗜酸性粒细胞增高伴脏器浸润是否归类于EGPA，还是归入HASM或高嗜酸性粒细胞综合征，有待于进一步研究。

EGPA需与GPA、结节性多动脉炎、特发性嗜酸性粒细胞增多症、ABPA，以及急、慢性嗜酸性粒细胞性肺炎等疾病相鉴别。GPA可形成鞍鼻，不会出现哮喘症状，肺内病变多为多发结节或肿块、浸润实变影和空洞形成，外周血嗜酸性粒细胞正常。结节性多动脉炎常无呼吸道表现，也不会出现明显的嗜酸性粒细胞增多，肾脏受损明显，可很快出现肾脏功能不全。特发性嗜酸性粒细胞增多症表现为动静脉血栓形成、嗜酸性粒细胞增多和多系统受累，但其嗜酸性粒细胞往往较EGPA更高，其多系统受累的原因为嗜酸性粒细胞的浸润，故病理上几乎无血管炎及肉芽肿改变，且少有迟发型哮喘的发生。ABPA表现为哮喘、外周血嗜酸性粒细胞增多，血清总IgE升高，曲霉菌速发型皮肤试验阳性，肺部CT特征性表现为中心性支气管扩张，指套征、牙膏征多见，但无其他肺外系统改变。急性嗜酸性粒细胞性肺炎表现咳嗽、气促、低氧血症，血清总IgE升高，影像学示肺部浸润，痰或BALF嗜酸性粒细胞明显增高，外周血迟发性嗜酸性粒细胞增高是其重要特征之一，早期外周血检查中白细胞升高，以中性粒细胞升高为主，嗜酸性粒细胞比例仅轻度升高或正常。后期多数患者可出现血嗜酸性粒细胞比例轻到中度增高。慢性嗜酸性粒细胞性肺炎很多患者有过敏（63%～75%）或哮喘病史，一般不会累及肺外器官且无肉芽肿形成。可隐匿起病，症状持续数月，表现为咳嗽、发热、乏力、体重下降和呼吸困难等。肺外表现常不典型，关节痛、神经病变、皮肤荨麻疹及胃肠道病变也有报道。BALF和（或）外周血中嗜酸性粒细胞增高，影像学具有特征意义的是肺水肿反转形状浸润阴影。临床医师应加强对EGPA的认识，当有鼻窦炎、哮喘病史、外周血嗜酸性粒细胞增多、肺部浸润合并有其他器官受累的系统性疾病时应高度怀疑EGPA可能。

2.**病例2**：女，42岁，酒厂工作。间断咳嗽、气喘2个月。患者2个月前无明显诱因出现干咳，伴气喘，活动后明显。半个月前外院就诊查胸部CT（2013.09.20）显示右肺下叶及左舌叶斑片影，部分呈结节灶，考虑感染可能性大。给予抗感染、平喘治疗半个月后气喘症状明显好转，仍间断咳嗽。复查胸部CT（2013.10.03）显示双肺团块影，病灶较前片进展。既往有支气管哮喘病史1年余，鼻窦炎病史2年。辅助检查：血常规示白细胞5.03×10^9/L，血红蛋白90g/L，中性粒细胞百分比51.8%，淋巴细胞百分比22.1%，嗜酸性粒细胞百分比17.9%；红细胞沉降率43mm/h；尿常规示红细胞906.60cells/μl；肝肾功能、血脂、心肌酶谱、凝血功能、大便常规大致正常；寄生虫全套阴性；ENA多肽抗体全阴性。肺功能示中至重度以阻塞为主的混合性通气功能障碍，支气管舒张试验阳性。心脏彩超示静息状态未见异常。

胸部CT（2013.10.03）：双下肺基底段团块影，病灶轻度强化（图5-3-2）。

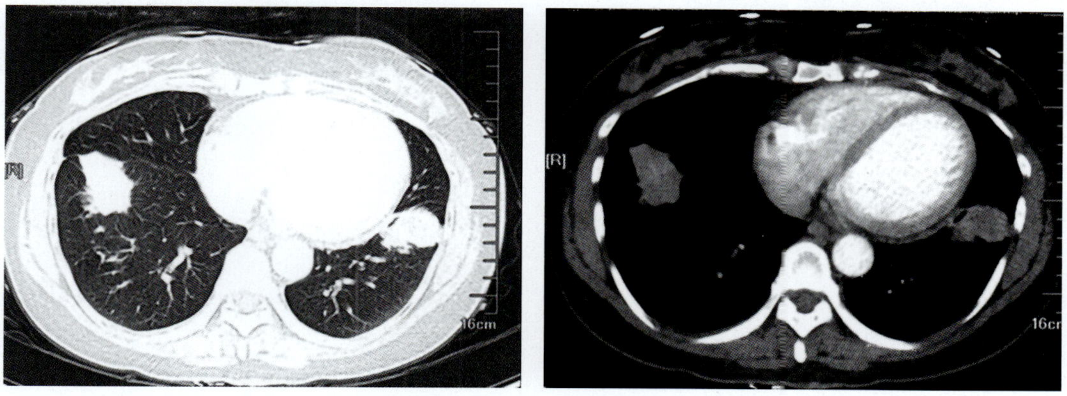

图5-3-2　胸部CT2

【诊断】　嗜酸性肉芽肿性多血管炎。

【诊断依据】　青年女性，支气管哮喘；鼻窦炎；外周血嗜酸性粒细胞＞10%；双肺实变影，抗生素诊疗无效；寄生虫检查阴性。以上特点支持该诊断。行CT引导下经皮左下肺穿刺活检示细支气管黏膜上皮下、肺间质血管周、部分血管壁及肺泡间隔广泛嗜酸性粒细胞浸润，肺泡Ⅱ型上皮细胞增生，肺泡腔内嗜酸性粒细胞及巨噬细胞聚集，肺泡腔内可见纤维素性渗出及较多肺泡内机化（图5-3-3）。ANCA检查：P-ANCA阳性，C-ANCA阴性。抗GBM抗体阴性。鼻窦CT显示鼻中隔偏曲，双下鼻甲肥厚，副鼻窦炎症。最终诊断为EGPA。予泼尼松片50mg qd口服，依次递减，1个月后复查血常规嗜酸性粒细胞计数正常，复查胸部CT（2013.10.30）显示肺内病灶明显吸收（图5-3-4），2个月后复查肺部病灶完全

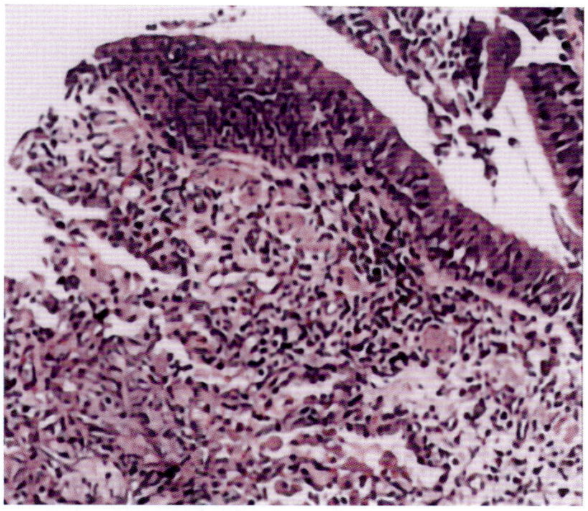

图5-3-3　血管壁、肺泡间隔、肺泡腔内广泛嗜酸性粒细胞浸润

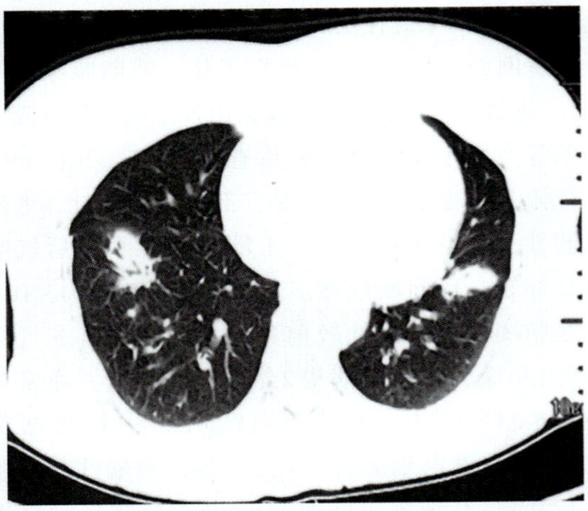

图5-3-4 病灶较前吸收

吸收，6个月后停药。随访1年患者无活动后气喘及哮喘发作。

【分析】 EGPA累及肺部的典型病理表现为：①肺嗜酸性粒细胞浸润。多早期出现，肺泡腔内可见大量嗜酸性粒细胞和巨噬细胞聚集，肺泡间隔可因嗜酸性粒细胞慢性炎性浸润而增厚。②坏死性中小血管炎。血管外周嗜酸性粒细胞、淋巴细胞成套状浸润至血管全层、伴坏死，可累及中等动脉、小动脉及静脉。③血管外肉芽肿。多发生于血管炎相邻的肺实质内，可发生纤维素样坏死，坏死灶中可见嗜酸性粒细胞及其坏死碎片，周围有多核巨细胞、淋巴细胞呈栅栏样排列包绕，肺泡壁内或肺间质内也可见非坏死性肉芽肿。这三种病理改变可单独或同时存在。本例病理符合EGPA诊断。

EGPA胸部影像学表现多种多样，EGPA累及肺气腔时，主要表现为肺实变、肺磨玻璃密度影、结节影等，呈双侧多灶性、非节段性、游走性，常位于肺外周或散在分布。累及气道时可见支气管壁增厚、支气管扩张、小叶中心结节、树芽征、马赛克征等征象。约86%的活动期EGPA患者可出现肺部磨玻璃影，25%可发现肺外周小结节影，66%的患者表现为气道壁增厚和支气管扩张。气腔受累为主的EGPA患者对激素治疗反应好于气道受累为主者。影像上的气腔病变病理上主要表现为嗜酸性粒细胞性肺炎和机化性肺炎，气道病变表现为气道平滑肌增生肥大、大气道壁坏死及嗜酸性粒细胞的浸润。

糖皮质激素及免疫抑制剂可明显改善EGPA患者预后，前者多用于早期或症状较轻患者，后者用于症状重及易复发患者。本例临床症状较轻，受累脏器较少，仅加用糖皮质激素口服，经治疗后患者症状缓解，病灶完全吸收。

（宜昌市中心人民医院呼吸科　熊晓琦　提供）

第 6 章

嗜酸性粒细胞性肺疾病

嗜酸性粒细胞性肺疾病（eosinophilic lung diseases，ELD）是指以气道和（或）肺（实质、间质、肺泡）嗜酸性粒细胞增多为特征的一组异质性临床疾病，伴或不伴有外周血嗜酸性粒细胞增多。以前与ELD相关的名称较多，如嗜酸性粒细胞性肺炎、嗜酸性粒细胞肺浸润、肺嗜酸性粒细胞增多症和肺嗜酸性粒细胞综合征等，目前多以ELD代替。ELD以广义的概念为主，嗜酸性粒细胞性肺炎则更具体，指伴有肺部弥漫性病变为特点的一类疾病。

一、诊断标准

嗜酸性粒细胞增多定义为血嗜酸性粒细胞计数＞0.5×10^9/L或支气管肺泡灌洗液（BALF）中嗜酸性粒细胞百分比＞5%。出现以下任何一项都可以诊断为ELD：肺部阴影伴外周血嗜酸性粒细胞增多；外科手术或经支气管肺活检证实组织中嗜酸性粒细胞增多；BALF嗜酸性粒细胞比例增高。嗜酸性粒细胞是胞质内有嗜酸性蛋白的多形核白细胞，有时它会产生特异性蛋白对机体产生损伤，这些蛋白可以产生夏科-莱登晶体，组织中出现这些晶体是嗜酸性粒细胞性疾病的标志。

二、发病机制

血液和组织嗜酸性粒细胞一直被认为是寄生虫和过敏性疾病发病机制的主要参与者。在包括IL-5、IL-3和粒细胞-巨噬细胞集落刺激因子（GM-CSF）在内的多种细胞因子的作用下，骨髓前体细胞分化后，血液和组织（包括肺）响应循环中的IL-5、eotaxins和CC趋化因子受体3（CCR-3），募集嗜酸性粒细胞。因为嗜酸性粒细胞向组织的募集是器官特异性的，所以组织和血液中嗜酸性粒细胞并不一定相关。IL-5在嗜酸性粒细胞分化和募集中的突出作用导致了抗IL-5和抗IL-5受体单克隆抗体的发展，以选择性地靶向人类嗜酸性粒细胞谱系。尽管这些药物是针对嗜酸性粒细胞表型哮喘患者开发的，但它们现在越来越多地用于各种嗜酸性粒细胞性疾病。

嗜酸性粒细胞参与宿主防御反应、组织再生、损伤后组织修复、代谢稳态、免疫稳态、血管生成、纤维化、肠和乳腺的稳态发育及肿瘤排斥反应。嗜酸性粒细胞肺炎的组织病理病变是由活化的嗜酸性粒细胞和其他炎症细胞向组织募集，以及嗜酸性粒细胞释放多种介质形成的，包括促炎细胞因子、花生四烯酸衍生的介质、酶、活性氧、补体蛋白、趋化因子、趋化剂、金属蛋白酶和阳离子蛋白。虽然嗜酸性粒细胞性肺炎的大多数组织病理学异常在很大程度上可通过皮质类固醇逆转，但支气管黏膜可能发生一些组织损伤和纤维化重塑，如ABPA和EGPA，或嗜酸性粒细胞增多综合征或热带嗜酸性粒细胞增多症中发生的心脏病变。嗜酸性阳离子蛋白在很大程度上被认为是造成组织损伤的原因，因为它们对肺上皮施加直接的细胞毒性，并通过上调化学吸引、黏附分子的表达、血管通透性和平滑肌细胞的收缩来增强炎症。

三、分类

1932年，Löffler等报道了第1例短暂性肺浸润和外周血嗜酸性粒细胞增多。术语嗜酸性粒细胞肺浸润最早由Reeder和Goodrich于1952年提出。同年，Crotten等以此为基础将ELD分为5个类型，即单纯型肺嗜酸性粒细胞增多症、迁延型肺嗜酸性粒细胞增多症、哮喘型肺嗜酸性粒细胞增多症、热带型肺嗜酸性粒细胞增多症和伴有结节性多动脉炎（PNA）的嗜酸性粒细胞增多症。随着对新的疾病的发现和认识，许多新的病种加入ELD之列。Liebow和Carrington在1969年提出了嗜酸性粒细胞性肺炎（eosinophilic pneumonia，EP）的术语，作为一种表现为嗜酸性粒细胞浸润到肺组织并伴有或不伴有外周嗜酸性粒细胞增多的疾病。随后，Carrington等和Allen等分别报道了慢性嗜酸性粒细胞性肺炎（chronic EP，CEP）和急性嗜酸性粒细胞性肺炎（acute EP，AEP）病例。许多学者也提出了不同分类方法，目前多采用Allen和Davis所提出的ELD分类法，包括10种疾病：单纯型肺嗜酸性粒细胞增多症（或称Löffler综合征）、AEP、CEP、特发性高嗜酸性粒细胞综合征（idiopathic hypereosinophilic syndrme，IHES）、EGPA、支气管哮喘、ABPA、支气管中心性肉芽肿、寄生虫感染（包括单纯型肺嗜酸性粒细胞增多症、热带型嗜酸性粒细胞增多症、内脏幼虫移行症）及药源性嗜酸性粒细胞性肺炎等。在上述分类中，ABPA即为Crofton分类中的哮喘型肺嗜酸性粒细胞增多症，CEP即为迁延型肺嗜酸性粒细胞增多症。热带型嗜酸性粒细胞增多症主要由寄生虫（如班氏线虫、马来丝虫）感染所致，归为寄生虫感染。过去所谓伴有PNA的嗜酸性粒细胞增多症已从PNA中分离出来，称为EGPA，而PNA是指以中小动脉节段性炎症与坏死为特征的非肉芽肿性血管炎，无肺脏受累，无外周血嗜酸性粒细胞增多，故不归为ELD之列。

有作者将ELD分为气道病变和肺实质病变两大类，也有作者将其分为未知病因（原发性或特发性）、已知病因（继发性）及嗜酸性粒细胞性血管炎三大类（表6-0-1），也有学者把ELD分类为未知病因、已知病因，以及伴有嗜酸性粒细胞增高的其他疾病（表6-0-2）。其中以未知病因的ELD诊断较为困难，又被称作特发性嗜酸性粒细胞性肺炎，包括特发性AEP、特发性CEP和单纯性肺嗜酸性粒细胞增多症。AEP和CEP主要累及肺，肺外脏器少有受累。IHES和EGPA多累及包括肺在内的多个脏器，属于系统性疾病的范畴。在已知致病因素中主要包含ABPA、支气管中心性肉芽肿、寄生虫、真菌感染、药源性和毒素引起的ELD。单纯型肺嗜酸性粒细胞增多症约2/3病例为寄生虫（如蛔虫）感染或药物反应所致；1/3病因不明，多数学者将其分类在未知病因的ELD中。

许多肺部疾病在其发病过程中有时可伴有轻度嗜酸性粒细胞增多，如嗜酸性粒细胞性支气管炎、肺部感染（如肺孢子菌肺炎、球孢子菌病、分枝杆菌感染）、某些肺部肿瘤（如非小细胞肺癌、淋巴瘤、淋巴细胞性白血病）、结缔组织疾病（如类风湿关节炎）、GPA、特发性肺纤维化和肺朗格汉斯细胞组织细胞增多症等，但这些疾病外周血或BALF中嗜酸性粒细胞增多有限，大多无病理学意义上的肺组织嗜酸性粒细胞浸润，没有突出的嗜酸性肺组织损害，其嗜酸性粒细胞增高并无特异性，对疾病的进程无明显影响，因而多数学者并不将其列为ELD范围。

绝大多数ELD常伴有外周血嗜酸性粒细胞增多，较容易考虑到该诊断。但应当注意，外周血嗜酸性粒细胞可因糖皮质激素的应用促使嗜酸性粒细胞转存到组织或凋亡，在几小时内从血流中消失，因此在外周血常规及细胞分类检查前应用糖皮质激素可能会导致ELD的漏诊。此外，AEP病初外周血嗜酸性粒细胞多不增高，这与其他EP不同，应当特别注意以避免漏诊。

四、治疗

糖皮质激素仍然是治疗ELD的主要手段。单纯型嗜酸性粒细胞增多症和部分AEP患者病情呈自限性、可自行缓解。大多数ELD对激素治疗敏感，但对于激素使用的剂量、疗程和减量停药指征目前尚无统一标准，治疗方案需要个体化。AEP患者对激素非常敏感，且停药后很少复发，通常也作为AEP的诊断的依据。CEP和EGPA激素减量阶段或停药后病情复发较为常见，因此激素减量不宜过快，疗程较长。有学者尝试短程激素治疗AEP和CEP，可有效缓解临床症状，且没有增加病情复发风险，但还需更大样本的临床研究进一步明确其安全性和有效性。需要指出的是，AEP和CEP对激素治疗敏感、无不良预后，尝试短程激素治疗的风险相对较低。CEP患者复发后对激素仍然敏感，单纯由CEP致死者罕见。对于合并肾脏、心脏等重要脏器受累的EGPA患者，需联用环磷酰胺或免疫抑制剂治疗。药源性ELD多在停用致病药物后病情缓解，病情较重者需应用糖皮质激素。

表6-0-1　ELD的临床分类

未知原因的ELD
单纯型肺嗜酸性粒细胞增多症
急性嗜酸性粒细胞性肺炎
慢性嗜酸性粒细胞性肺炎
高嗜酸性粒细胞综合征
嗜酸性粒细胞性支气管炎
已知原因的ELD
变应性支气管肺曲霉病
支气管中心性肉芽肿
寄生虫来源
真菌感染
药物或毒素反应
血管炎
嗜酸性肉芽肿性多血管炎

表6-0-2　ELD的临床分类

未知原因的ELD
孤立性特发性嗜酸性粒细胞性肺炎
特发性慢性嗜酸性粒细胞性肺炎
特发性急性嗜酸性粒细胞性肺炎
系统性嗜酸性粒细胞性肺炎综合征
嗜酸性肉芽肿性多血管炎
特发性高嗜酸性粒细胞综合征（淋巴细胞或骨髓增生性变异）

续表

已知原因的ELD
变应性支气管肺曲霉病及相关综合征
寄生虫来源的嗜酸性粒细胞性肺炎
其他感染导致的嗜酸性粒细胞性肺炎
药物性嗜酸性粒细胞性肺炎
嗜酸性粒细胞性气道性疾病
嗜酸性粒细胞性哮喘
高嗜酸性粒细胞性哮喘
特发性高嗜酸性粒细胞性缩窄性细支气管炎
其他可能出现嗜酸性粒细胞增多症的肺部疾病
机化性肺炎、特发性肺纤维化、朗格汉斯细胞组织细胞增生症、恶性肿瘤等

参考文献

Allen JN, Davis WE, 1994. Eosinophilic lung diseases. Am J Respir Crit Care Med, 150: 1423-1438.

Crofton JW, Livingstone JL, Oswald NC, et al, 1952. Pulmonary eosinophilia. Thorax, 7: 1-35.

Reeder WH, Goodrich BE, 1952. Pulmonary infiltration with eosinophilia (PIE syndrome). Ann Intern Med, 36: 1217-1240.

第一节 急性嗜酸性粒细胞性肺炎

急性嗜酸性粒细胞性肺炎（AEP）1989年首先由Allen等和Badesh等发现并命名，以肺泡、肺间质嗜酸性粒细胞浸润，并伴快速进行性呼吸衰竭为特点的呼吸系统疾病。

一、病因

AEP的病因尚不明确，可能与吸入或接触某种抗原引起的变态反应有关。有报道和吸烟、接触粉尘、药物、吸毒（可卡因、冰毒、大麻、海洛因）、放射线、寄生虫、真菌等暴露因素相关。AEP也可能发生在同种异体造血干细胞移植或AIDS的情况下。

AEP好发于吸烟者，约占2/3，其中一些患者是初次吸烟者。吸烟习惯的改变（吸烟量增加、更换品牌）、吸雪茄或电子烟、戒烟后再吸烟，甚至短期二手烟暴露，也能引发AEP。开始或恢复吸烟与AEP发作的中位间隔时间通常＜1个月。有研究显示，有吸烟史的AEP患者暴露于烟草烟雾会诱发肺嗜酸性粒细胞增多（在BALF和经支气管活检中均有证实），伴或不伴呼吸道症状或影像学或肺功能检查异常。随着时间的推移，一些先前经历过吸烟相关的AEP的受试者似乎产生了耐受性，即使继续吸烟也不会再发生AEP。

已知超过300种药物会造成AEP，以常用抗生素、非甾体抗炎药和选择性血清素再摄取抑制剂多见。抗菌药物有头孢他啶、克拉霉素、达托霉素、氨苯砜、亚胺培南、西司他汀、吸入黏菌素、左氧氟沙星、米诺环素、罗红霉素、甲氟喹、二氢叶酸还原酶抑制剂Proguanil等；抗抑郁药有阿米替林、度洛西汀、文拉法辛；非甾体抗炎药有巴柳氮（抗溃疡性结肠炎药）、吲哚美辛、美沙拉嗪、柳氮磺吡啶；化疗药物有阿扎胞苷、顺铂、氟达拉滨、吉西他滨、沙利度胺；其他有胺碘酮、苯溴马隆、甲磺酸卡莫司他、肌肉内的孕激素、美西律、吡非尼酮、利培酮。Solomon和Schwarz提出了5个诊断药物（或毒素）引起的EP的标准：①根据诊断标准存在单纯性、急性或慢性EP；②在适当的时间范围内存在潜在候选药物或毒素；③排除其他引起EP的原因，如真菌性或寄生性肺炎；④药物或毒素停药后临床好转；⑤药物或毒素再次应用引起复发。在临床中，停止接触可疑病原体后的临床改善通常足以用于诊断。某些感染也与AEP有关，包括寄生虫感染（如蛔虫、粪类圆线虫、蝇蛆病和弓形虫）和真菌感染（如黑曲霉、白念珠菌和球孢子菌）。旅行和暴露史（包括食物和动物）可能为诊断感染相关的AEP提供重要线索。另外，烟火粉尘、美国世界贸易中心倒塌或伊拉克军事人员接触的灰尘、洞穴探索、空气中细小的沙尘、室内装修、汽油罐清洗、催泪弹爆炸、烟雾、房屋清洁、植物重新盆栽和移动柴堆均与AEP相关。

二、流行病学

AEP发病率和流行率的数据很少。一项对2003年3月至2004年3月部署在伊拉克或伊拉克附近的183 000名美国军事人员进行的流行病学研究共发现了18例AEP病例，年发病率为9.1/10万。所有患者都吸烟，78%的患者最近开始吸烟。除1人外，所有人都报道了严重暴露于细空气中的沙子或灰尘。没有证据表明存在共同来源的暴露、时间或地理聚集、人际传播或与最近的疫苗接种有关。67%的患者需要机械通气，中位时间为7天。两名士兵死亡；其余患者对皮质类固醇和（或）支持性护理有反应。在诊断后的中位3个月内，对12例患者进行了重新评估。此时，3例患者报告轻度呼吸困难，1名患者报告喘息。所有患者均已完成治疗，肺活量测定结果正常或接近正常。无复发性嗜酸性粒细胞增多症。对韩国军人进行的一项研究估计，年发病率高达11.0/10万，多与吸烟有关。

AEP多发生于健康人，无哮喘病史，男女均可发病，不同年龄均可受累，更常见于20～40岁的年轻男性，这与文献中吸烟相关AEP病例占主导地位有关。美国一家三级转诊中心报道了36例AEP患者，11例（31%）与吸烟有关，6例（17%）与药物有关，19例为特发性。与药物相关和特发性AEP相比，吸烟相关AEP患者更年轻，在发病时不太可能与外周嗜酸性粒细胞增多症相关，但有更严重的疾病表现，包括更长的ICU住院时间。

据报道，AEP的发生有季节变化，夏季病例数达到高峰，且与更严重的病情有关。其原因可能为在温暖的月份，吸入不明抗原的可能性增加，从而引起肺部炎症。

三、发病机制

AEP的发病机制尚不完全清楚。AEP可能是一种急性Ⅰ型超敏反应，由肺泡巨噬细胞提呈不良物质（如香烟烟雾或感染性病原体）引发。某些感染性病原体可通过直接入侵或与气道和肺实质中的不同细胞相互作用引起EP，这些细胞具有产生细胞因子和趋化因子的能力，使嗜酸性粒细胞募集。例如，某些真菌或寄生虫与气道或肺泡上皮细胞的结合可能会引发炎症信号的激活，从而导致IL-33和胸腺基质淋巴生成素的分泌，这是下游2型免疫的强效启动剂，通常以嗜酸性粒细胞和分泌典型Th2细胞因子（如IL-5和IL-13）的T淋巴细胞的募集为特征。同样，吸入香烟烟雾后激活的上皮细胞释放IL-18可能导致中性粒细胞、巨噬细胞和树突状细胞的活化。活化的抗原提呈细胞可能调节并促成下游Th2极化因子的产生，为最终的炎症级联提供条件，并导致嗜酸性粒细胞向肺实质聚集。嗜酸性粒细胞释放的有毒颗粒蛋白可导致肺组织损伤及肺功能失调。由于嗜酸性粒细胞释放的蛋白水解酶活性较中性粒细胞蛋白水解酶活性低，所以嗜酸性粒细胞导致的急性肺损伤通常是可逆的，在治疗后可以完全恢复并且无明显后遗症。

药物诱导AEP的致病机制可能通过与肺表面活性物质结合，在肺泡中积聚，浓度高到足以引起上皮损伤和炎症，从而引起AEP。药物与肺泡间隙表面活性物质或其他分泌蛋白结合，并随后被肺泡巨噬细胞清除这些药物蛋白偶联物，可能是导致嗜酸性粒细胞和其他炎症细胞激活和下游募集的关键刺激事件。

值得注意的是，与普通人群中吸烟或其他接触的患病率相比，AEP的发病率非常低，因此表明潜在的遗传易感性可能在AEP的发病机制中起作用。

四、临床表现

AEP患者通常在7天内急性发作，最长者可达30天。常见症状为发热、呼吸困难、咳嗽、胸痛，少数患者有肌肉痛、关节痛和腹部不适，常伴有单侧或双侧胸腔积液。患者可表现为数小时内从轻微的呼吸困难到致命性呼吸衰竭。大多数患者肺部可闻及湿啰音。

五、辅助检查

早期外周血检查中白细胞升高，以中性粒细胞升高为主，嗜酸性粒细胞比例仅轻度升高或正常，后期多数患者可出现血嗜酸性粒细胞比例轻到中度增高，外周血迟发性嗜酸性粒细胞增高是AEP重要特征之一。AEP患者在疾病初期即出现外周血嗜酸性粒细胞增高者，其氧疗时间或入住ICU时间均较少，说明AEP早期出现外周血嗜酸性粒细胞肺增高预示病情较轻。大多数患者红细胞沉降率、C反应蛋白升高，IgE可以正常，也可以明显升高。患者肺功能通常显示轻度限制性通气障碍，可以表现为小气道阻塞、肺活量下降、弥散能力下降，经治疗后肺功能可完全恢复正常。血氧下降见于所有AEP患者，类似急性肺损伤（ALI）和成人呼吸窘迫综合征（ARDS）。与ALI、ARDS不同，AEP患者并不出现其他器官功能障碍。BALF嗜酸性粒细胞明显增多（＞25%），可能伴有不同程度的淋巴细胞增多和中性粒细胞增多。相反，在ARDS中，BALF通常表现为中性粒细胞增多。在疑似AEP患者的BALF分析中，细胞学家需要注意嗜酸性粒细胞可以脱粒，并表现为多个核叶，类似中性粒细胞。随着疾病的消退，BALF嗜酸性粒细胞水平恢复正常。

六、影像学表现

AEP患者的胸部X线表现为双肺浸润影，呈肺泡实变或间质网格状结节影或两种兼有，双侧胸腔积液和Kerleys B线常见，类似肺水肿，肺部阴影无游走性表现。高分辨率CT最常见的特征是出现磨玻璃样阴影和肺泡腔内实变，大多数患者有边界不清的结节、小叶间隔增厚和淋巴结肿大。病灶多为弥漫性分布，50%以上位于外周肺野，30%位于上肺，胸腔积液常见，多为双侧，但无心腔增大。

七、诊断

AEP病理改变为肺泡和肺间质嗜酸性粒细胞浸润以及肺泡和肺间质水肿，经常可以看到间质性水肿、纤维蛋白沉积、Ⅱ型上皮细胞脱失，但气道上皮结构通常完好。在严重的病例中可见弥漫性肺泡损伤。活检前糖皮质激素治疗可能改变组织病理学特征。因肺活检可能加重急性呼吸衰竭的风险，AEP患者的诊断一般不需要做肺活检，肺活检主要用于排除其他与AEP表现相似的肺间质性疾病及肺部感染性疾病，如免疫缺陷患者的肺部真菌感染等。

AEP的诊断标准尚未达成共识。Allen等于1989年提出了以下8条诊断标准：持续时间＜7天的急性发热性疾病；重度低氧血症（定义为室内空气中动脉血氧分压＜60mmHg）；胸部X线片上肺弥漫性浸润；肺嗜酸性粒细胞增多（BALF细胞计数＞25%或肺活检显示EP）；排除感染；排除哮喘或其他特应性疾病；对皮质类固醇治疗反应迅速；肺嗜酸性粒细胞增多症随即消退，无长期后遗症。

在随后的几年里，对最初的诊断标准进行了修改。哮喘或特应性疾病不被视为排除标准，因为有证据表明特应性疾病或哮喘可诱发AEP。2002年，Philit等提出，症状持续时间应延长至≤1个月，并且由于一些患者出现AEP自发消退，对皮质类固醇治疗的反应不再被视为诊断标准。没有低氧性呼吸衰竭的轻度AEP病例已被报道，建议将严重低氧血症从诊断标准中删除。修正的Philit标准被用于诊断AEP：急性呼吸道疾病病程≤1个月；胸部X线片或CT显示肺部浸润；BALF嗜酸性粒细胞＞25%或肺活检显示EP；无其他肺嗜酸性粒细胞增多的原因。

八、治疗

AEP的治疗取决于潜在的病因，对于那些与暴露于外源性因素（包括烟草烟雾和药物）有关的病例，停止暴露于致病因子和全身糖皮质激素治疗是主要的治疗方法。特发性AEP患者也可接受全身糖皮质激素治疗。与感染相关的AEP患者需要识别致病微生物和适当的抗菌治疗。病情较重的患者可能需要辅助治疗，包括吸氧，甚至需要接受机械通气治疗。

迄今为止，对于AEP（非感染引起）的糖皮质激素治疗的最佳剂量和时长尚无明确的共识。在临床实践中，糖皮质激素的初始剂量通常取决于疾病的严重程度。Rhee等研究显示，激素治疗2周疗程与4周疗程疗效相当，建议将疗程缩短至2周。初始剂量口服泼尼松30mg/d或对呼吸衰竭的患者甲泼尼龙1～2mg/（kg·d），静脉注射。部分患者视症状和血氧饱和度不给予激素治疗可自行好转。

在开始糖皮质激素治疗后，呼吸系统和体征在24～48小时减轻。影像学方面，肺部浸润病灶通常在1个月内完全消失，无长期肺部后遗症。

参考文献

Allen JN，Pacht ER，Gadek JE，et al，1989. Acute eosinophilic pneumonia as a reversible cause of noninfectious respiratory failure. N Engl J Med，321：569-574.

Badesch DB，King TE Jr，Schwarz MI，1989. Acute eosinophilic pneumonia：a hypersensitivity phenomenon? Am Rev Respir Dis，139：249-252.

De Giacomi F，Decker PA，Vassallo R，et al，2017. Acute eosinophilic pneumonia：correlation of clinical characteristics with underlying cause. Chest，152：379-385.

Philit F，Etienne-Mastroianni B，Parrot A，et al，2002. Idiopathic acute eosinophilic pneumonia：a study of 22 patients. Am J Respir Crit Care Med，166：1235-1239.

Rhee CK，Min KH，Yim NY，et al，2013. Clinical characteristics and corticosteroid treatment of acute eosinophilic pneumonia. Eur Respir J，41：402-409.

Shorr AF，Scoville SL，Cersovsky SB，et al，2004. Acute eosinophilic pneumonia among US Military personnel deployed in or near Iraq. JAMA，292：2997-3005.

Solomon J，Schwarz M，2006. Drug-，toxin-，and radiation therapy-induced eosinophilic pneumonia. Semin Respir Crit Care Med，27：192-197.

Yoon CG，Kim SJ，Kim K，et al，2016. Clinical Characteristics and Factors Influencing the Occurrence of Acute Eosinophilic Pneumonia in Korean Military Personnel. J Korean Med Sci，31：247-253.

九、病例解析

1.病例1：男，18岁，消防员。因咳嗽、咳痰10余天，胸闷、胸痛8天，加重伴发热4天于2010年7月28日收入院。患者10天前无明显诱因出现咳嗽、咳痰，为黄白痰，未治疗。8天前患者因执行任务时在柴油罐旁站立4～5小时，当时天气炎热，柴油挥发，患者未戴任何防护用具，吸入较多挥发气体后上述症状加重，伴有胸闷、胸痛、乏力、气促。4天前患者病情无明显诱因胸闷、胸痛加重，吸气及平卧受限，并出现发热，最高体温40.0℃，但咳嗽、咳痰减轻，咳少量灰白痰。外院抗生素治疗效果差而入院。既往体健，吸烟史5年，无寄生虫接触史，否认药物过敏史。入院查体：T 38.8℃，呼吸浅快，口唇轻微发绀，双肺呼吸音低，可闻及少许湿啰音。胸部CT：双下肺炎，双侧少量胸腔积液（图6-1-1）。辅助检查：血气分析示pH 7.491，PCO_2 26.5mmHg，PO_2 55mmHg；血常规示白细胞11.42×10^9/L，N% 70%，E% 0.4%；ESR 40mm/h；肝功能：ALT 80U/L，AST 51U/L，CK 258U/L；尿常规示尿隐血（＋＋＋），尿白细胞弱阳性；胸腔积液常规：渗出液，白细胞10.24×10^9/L，多核占90%；D-二聚体1207ng/ml，诊断为重症肺炎，Ⅰ型呼吸衰竭，给予莫西沙星联合头孢他啶治疗，3天后病情无好转，改用万古霉素、头孢哌酮/舒巴坦、阿奇霉素联合抗感染治疗，体温逐渐下降，2010.08.02体温已下降至正常，但胸闷、憋气、胸痛仍较明显，复查胸部CT示病灶进展，双下肺弥漫肺浸润影，心包积液，双侧少量胸腔积液（引流后）（图6-1-2）。胸膜活检结果为非特异性炎，胸腔积液中嗜酸细胞计数60%，淋巴细胞40%；IgE 388U/ml；胸腔积液及痰中均未找到抗酸杆菌及真菌；PPD试验阴性；风湿系列和ANCA检查正常；血培养阴性。

胸部CT（2010.07.28）：双下肺炎，双侧少量胸腔积液（图6-1-1）。

胸部CT（2010.08.02）：双下肺浸润影进展，双侧胸腔积液、心包积液（图图6-1-2）。

【诊断】 急性嗜酸性粒细胞性肺炎。

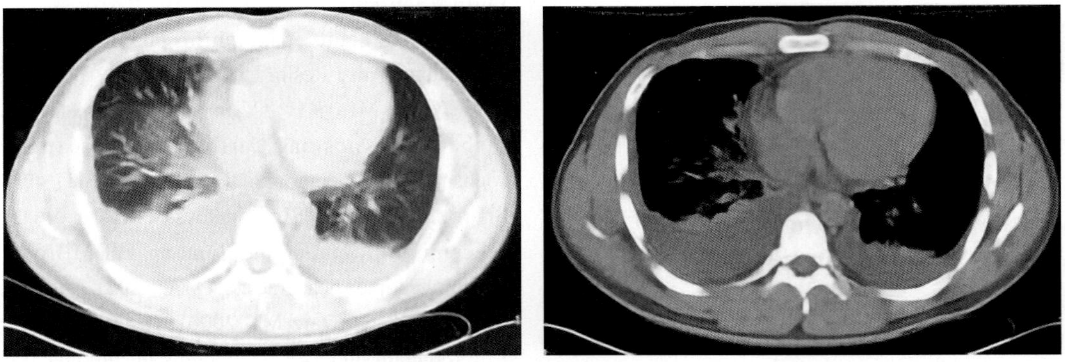

图6-1-1　胸部CT1

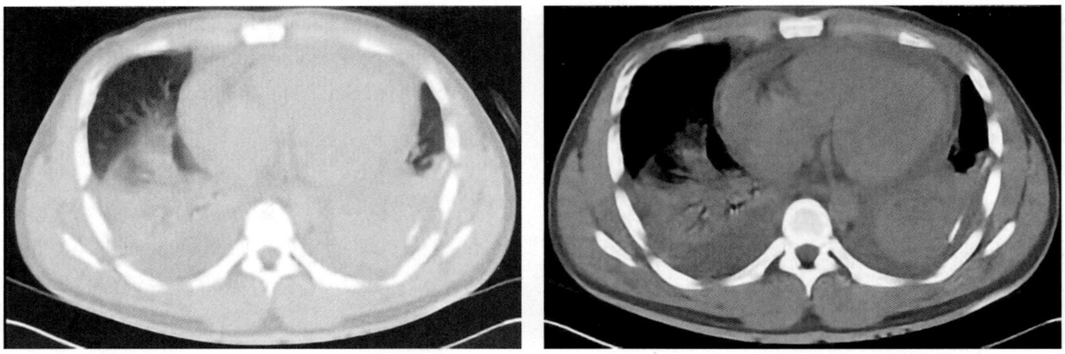

图6-1-2　胸部CT2

【诊断依据】 青年男性，急性起病，有柴油挥发气体吸入史，有发热、胸痛、呼吸困难等症状，胸部CT显示双侧胸腔积液，双肺磨玻璃实变影，影像进展较快，病情迅速进展为Ⅰ型呼吸衰竭，抗感染治疗疗效差，外周血嗜酸性粒细胞正常，胸腔积液中嗜酸性粒细胞计数明显升高，首先考虑AEP。行BALF检查，嗜酸性粒细胞占48%，AEP诊断明确。给予甲泼尼龙40mg bid静脉滴注，临床症状逐渐好转，2010.08.05复查血气分析PO_2仍为50mmHg，甲泼尼龙加量至80mg bid静脉滴注，连用6天，胸痛、胸闷、憋气症状完全缓解，体温正常，复查胸部CT（2010.08.10）显示病变较前明显吸收，心包积液、胸腔积液完全吸收（图6-1-3）。血气分析：PO_2 83mmHg，甲泼尼龙减至40mg bid静脉滴注，并逐渐递减至口服出院。

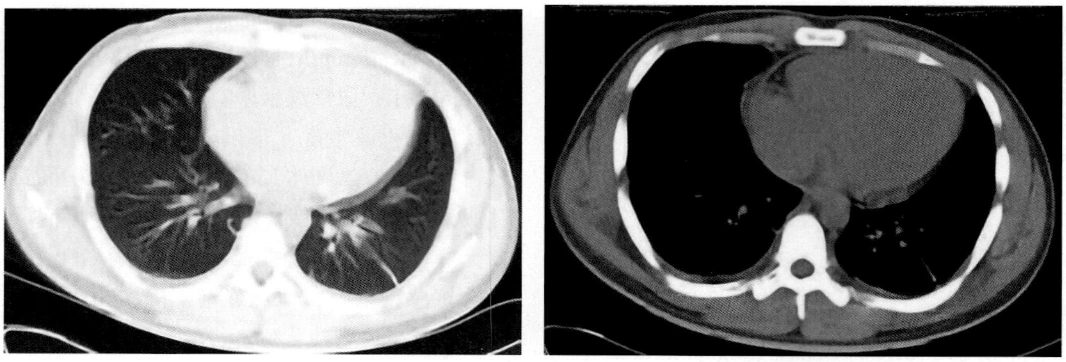

图6-1-3　双侧胸腔积液、心包积液吸收，左下肺可见条索影（2010.08.10）

【分析】 AEP是可引起急性呼吸衰竭的一类少见疾病，但预后良好，临床上易被误诊为重症肺炎、ALI或ARDS。本例患者为青年男性，既往体健，有吸烟史，无哮喘病史，与文献报道一致。AEP病因尚不明确，可能与吸烟和吸入过敏原后引起的超敏反应有关，本例即有柴油挥发气体吸入史。AEP影像上可表现为双肺弥漫性斑片状影，有时为呈网格样改变，可伴有单侧或双侧的胸腔积液、纵隔淋巴结肿大，本例胸部CT主要表现为双侧胸腔积液，为典型表现。大多数AEP患者可表现为红细胞沉降率升高，CRP阳性，IGE升高，合并胸腔积液时嗜酸性粒细胞多＞50%。在吸入空气时PaO_2＜60mmHg，嗜酸性粒细胞（BALF）＞25%为诊断AFP最可靠的依据。本例激素治疗有效，随访1年未复发。目前的研究表明，AEP患者在康复后可能会复发。大多数报告的AEP患者复发病例与初次戒烟后的复燃有关，其原因是吸烟与AEP的发病密切相关。

（青岛市市立医院呼吸科　刘学东　提供）

2.病例2：女，30岁。发热1周、咳嗽1天。患者1周前无明显诱因出现发热，体温波动于38℃左右，抗生素治疗无效。1天前出现咳嗽，干咳为主。查体：双肺呼吸音粗，未闻及湿啰音。血常规示白细胞24.4×10^9/L，E% 48%。血气分析：pH 7.447，PCO_2 25.60mmHg，PO_2 73mmHg。红细胞沉降率15mm/h。

胸部CT（2012.04.26）：双肺多发斑片、磨玻璃影（图6-1-4）。

【诊断】 急性嗜酸性粒细胞性肺炎。

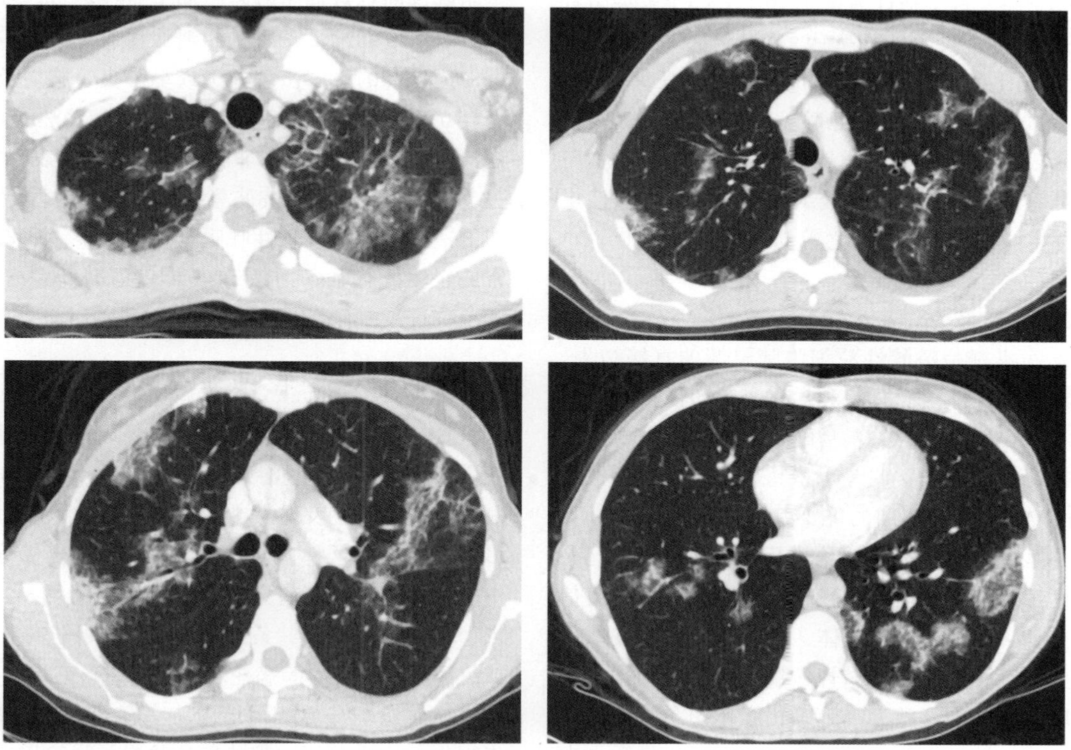

图6-1-4　胸部CT3

【诊断依据】 青年女性，既往体健，无支气管哮喘和其他变应性疾病史，急性起病，发热、咳嗽，抗生素治疗无效，血常规嗜酸性粒细胞升高明显，血气分析示氧分压低于正常值，胸部CT显示双肺沿支气管血管束分布的斑片、磨玻璃影，上中肺野外带为主，部分呈网格样、铺路石样、反晕征等改变，支持AEP诊断。患者行BALF，嗜酸性粒细胞比例为50%，证实该诊断。给予激素治疗6天后复查胸部X线片病变明显吸收。复查血常规示白细胞11.3×10^9/L，嗜酸性粒细胞百分比1.6%。

【分析】 AEP好发于以往健康的儿童和成年人，症状持续时间多短暂，有自愈倾向，但亦可迅速恶化，出现急性呼吸衰竭。AEP患者外周血白细胞一般均升高，可达（15～20）$\times10^9$/L或以上，以中性粒细胞为主，多数患者症状明显时外周血嗜酸性粒细胞正常或降低（嗜酸性粒细胞向肺聚集），在病后5～10天外周血嗜酸性粒细胞可增多，这种现象是AEP重要的临床特点，本例患病1周时外周血嗜酸性粒细胞明显增多，符合该特征。AEP的影像改变出现较早，一项回顾性研究显示，AEP患者最常见的CT表现为磨玻璃影（97%），其次是双侧胸腔积液（88%）和小叶间隔增厚（68%）。40%～60%的病例可见气腔实变，30%～50%的病例可见边缘模糊的小叶中心结节。一些报道表明，CT上双侧胸腔积液和小叶间隔增厚是特发性AEP的显著特征。对于急性发病，临床症状不明显，但胸部X线片或胸部CT呈浸润实变影的疑似患者应多次复查外周血细胞，行支气管镜检查，结合支气管肺泡灌洗液嗜酸性粒细胞计数或活检病理及早确诊。另外，临床经糖皮质激素治疗或诊断性治疗时，影像是判断其疗效和转归直观的方式，往往肺内病变1周内消失和吸收，本例符合。

第二节　慢性嗜酸性粒细胞性肺炎

慢性嗜酸性粒细胞性肺炎（CEP）是1969年由Carrington等首次报道的一种病因不明的嗜酸性粒细胞肺疾病，以肺部嗜酸性粒细胞浸润伴或不伴外周血嗜酸性粒细胞增高为特点。

一、流行病学

CEP发病率及流行率仍不清楚。一项小型回顾性研究报告的CEP年发病率估计为0.23/10万。CEP吸烟患者不常见（＜10%），大多数患者（＞60%）从未吸烟。女性多见，男女比例约1∶2。CEP可以发生在任何年龄，高峰年龄为30～50岁，发病无明显遗传倾向。2/3的患者既往有哮喘的病史，1/2的患者有特应性病史，包括药物过敏、鼻息肉、荨麻疹和（或）湿疹。这些过敏性疾病可以发展在CEP发作之前和之后。

二、发病机制

CEP发病机制是嗜酸性粒细胞肺浸润的直接结果，与嗜酸性粒细胞在肺组织募集和活化、嗜酸性粒细胞的自然免疫和获得性免疫有关。嗜酸性粒细胞一方面被认为是参与抗寄生虫感染、调节Ⅰ型超敏反应、选择性吞噬抗原抗体复合物等过程中的重要免疫细胞；另一方面，嗜酸性粒细胞可释放多种毒性颗粒及炎症介质，引起一系列病理生理反应。其次，嗜酸性粒细胞表达细胞膜信号分子及受体，包括Toll样受体、细胞因子、免疫球蛋白及补体受体等，进而与嗜碱性粒细胞、内皮细胞、巨噬细胞、成纤维细胞、肥大细胞等相互作用参与自然免疫。活化的嗜酸性粒细胞脱颗粒并释放花生四烯酸衍生介质、金属蛋白酶、氧自由基、补体蛋白及阳离子蛋白等因子，进而通过细胞毒作用、上调趋化因子、表达黏附分子、调节血管通透性、收缩平滑肌细胞等多路径促炎症发生。嗜酸性粒细胞也可与T淋巴细胞等多种细胞相互作用，参与对抗细菌、病毒、肿瘤的获得性免疫。

三、临床表现

CEP以慢性或亚急性起病，可隐匿起病，出现症状至明确诊断约数周至数月，偶呈急性经过。呼吸道症状以咳嗽（约90%）、轻至中度呼吸困难（60%～90%）为主，约20%的患者出现鼻炎或鼻窦炎，胸痛及咯血少见（＜10%）。多伴随乏力、全身不适、发热、食欲减退、盗汗、体重减轻等全身非特异症状。肺外表现常不典型，关节痛、神经病变、皮肤荨麻疹及胃肠道病变也有报道。CEP一般不会导致急性呼吸窘迫综合征，通常表现为正常或轻度低氧血症。有50%以上患者表现为双肺哮鸣音及湿啰音，可有淋巴结及肝脾大，但均不常见。

四、影像学表现

CEP胸部影像主要特点为以外周近胸膜处为主的实变影或斑片影，可呈游走性，可以单侧（约25%），但双侧多见，特征性表现为“反肺水肿征”（图6-2-1），但大多数CEP少见这种典型改变，近30%实变影分布以肺野中心为主。少数患者还可见磨玻璃影（图6-2-2）、结节影、小叶间隔增厚、条索影、段性或叶性肺不张、肺门或纵隔淋巴结肿大等病变。各种浸润影可相互交织并存，与正常肺组织分界相对清晰。病程超过2个月的患者可表现出与胸膜平行的带状斑片状影。胸腔积液在CEP中少见（＜10%～20%），反晕征和空洞样病变非常罕见。

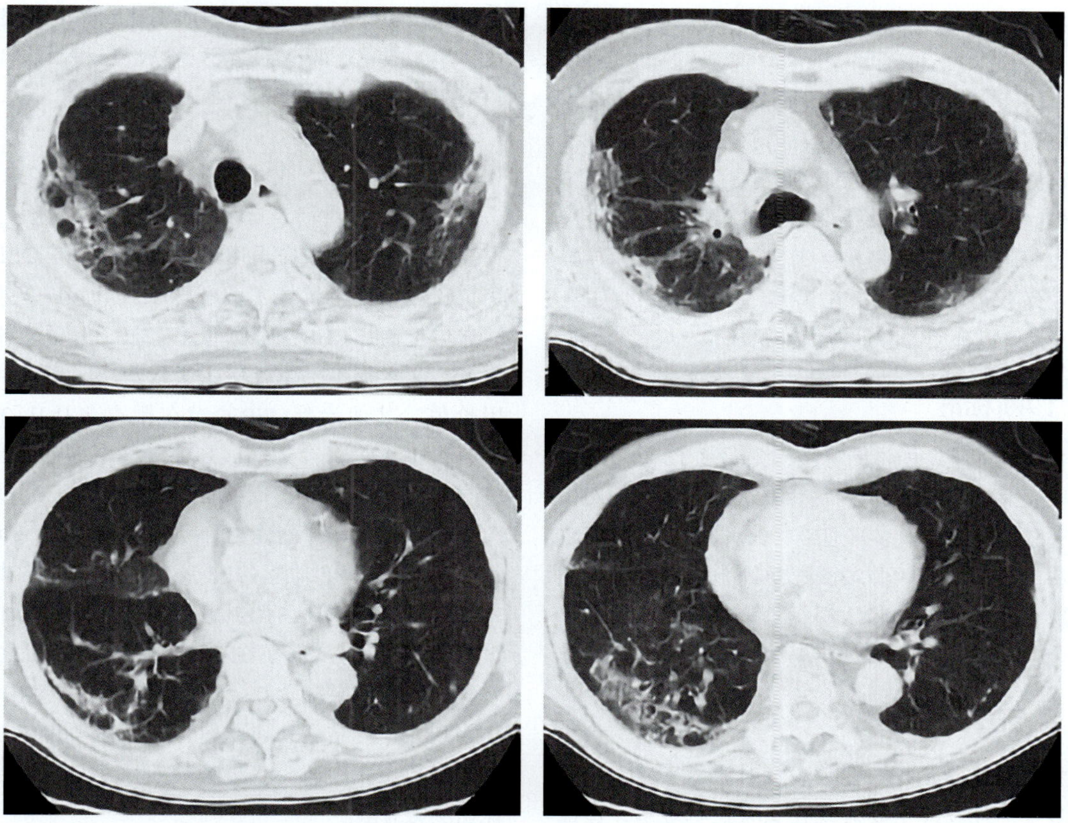

图6-2-1　女，50岁。干咳、进行性呼吸困难、发热、体重减轻1个月。双肺外周为主斑片磨玻璃影，呈反肺水肿征表现

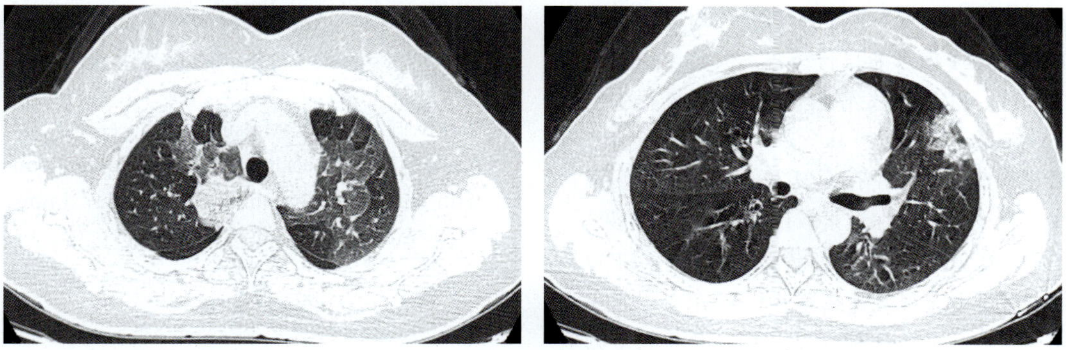

图6-2-2　女，36岁。咳嗽1个月余，加重伴气促10天。双肺磨玻璃和实变影

五、辅助检查

超过90%CEP患者接受治疗前外周血嗜酸性粒细胞增高，占白细胞总数的20%～30%。所有患者未使用糖皮质激素治疗前均可见BALF中嗜酸性粒细胞增高（高达40%～60%）。痰嗜酸性粒细胞可增多，但诊断价值不高。约有1/2患者红细胞沉降率增快；约50%的病例血清总IgE升高，15%的病例血清总IgE＞1000U/ml，并随着疾病的好转而下降。在CEP患者中，类风湿因子升高比较明显，其升高比嗜酸性粒细胞升高及影像学X线表现均早，且降低均晚于嗜酸性粒细胞降低及影像学吸收，提示类风湿因子水平可能会在一定程度上反映疾病的活动。

六、肺功能

多达1/3的CEP患者肺活量测定正常，但可表现为限制性或阻塞性功能障碍，后者多见于有潜在哮喘的患者；经治疗后肺功能多迅速改善。几乎所有患者均存在血氧饱和度降低；一氧化碳转运因子、肺CO弥散量（DLCO）和单位肺泡容积的CO弥散量（KCO）减少。研究发现DLCO和（或）KCO明显降低者表现为持续轻度呼气性呼吸困难；DLCO是疾病亚临床活动和复发的预测因素。

七、病理

CEP病理主要表现为肺泡腔及间质嗜酸性细胞、组织细胞和淋巴结细胞浸润实变伴纤维蛋白渗出为特征，肺组织结构完好。可见间质纤维化、机化性肺炎、嗜酸性粒细胞性微脓肿，偶见多核巨细胞（但非肉芽肿）聚集，少数可有小支气管受累。在EP位置，免疫组化和电子显微镜研究可以证明嗜酸性粒细胞脱颗粒。

八、诊断标准

CEP目前尚无统一的诊断标准，主要基于以下几点：①咳嗽及呼吸困难等呼吸道症状持续2周以上；②BALF中检测到嗜酸性粒细胞增多（通常＞25%），血嗜酸性粒细胞增多和（或）明显的肺嗜酸性粒细胞浸润；③胸部影像学表现为外周为主的肺浸润；④排除其他原因引起的ELD。

九、治疗

CEP主要是激素治疗，多数患者对激素敏感，预后良好。对激素治疗反应主要表现在患者症状缓解，影像学吸收和外周血嗜酸性粒细胞数量下降。CEP患者的症状在激素治疗的2周内可以得到缓解，80%的病例临床症状在使用激素后的48小时内缓解，70%的病例X线胸片的浸润在1周内吸收，几乎所有患者均可以吸收完全。约有10%的CEP患者能自行缓解，但CEP也有进展为纤维化的风险，甚至导致死亡。多数学者推荐泼尼松的起始剂量为0.5～1.0mg/（kg·d），症状好转和肺内病灶吸收后逐渐减量。CEP存在复发的可能，复发率为44%～58%，复发多发生在激素减量阶段或治疗结束后，有报道称当激素减量至15mg时容易复发。由于CEP容易复发，有学者推荐激素减量应持续6～12个月以减少其复发。即使复发，患者再次应用激素仍可获得较好的效果。研究发现，3个月与6个月治疗方案比较，复发率无显著性差异。疗程缩短可减少激素总量，使处于生长发育期的儿童获益。

也有研究表明，吸烟是CEP复发的一个唯一独立风险因素，有助于CEP的发展和维持，通过戒烟可能终止CEP的复发。合并哮喘的CEP患者接受吸入糖皮质激素治疗，可减少口服用量，可能通过抑制防御素等刺激气道表皮细胞释放炎症因子等途径而发挥作用。得益于长期吸入激素的保护作用，CEP复发率较低。但吸入激素仅能缓解哮喘时气管痉挛而不能到达外周细小支气管及肺泡，故单一吸入激素不足以治疗和预防合并哮喘的CEP。

十、生物制剂

基于目前对严重哮喘、嗜酸性粒细胞生物学和T2炎症的了解，已经提出用单克隆抗体治疗CEP。支持使用抗IL-5单克隆抗体美泊利珠单抗和IgE单克隆抗体奥马珠单抗治疗CEP的证据程度有限，但对于频繁复发的患者、激素依赖个体或使用激素禁忌的患者，有一定应用价值。其他治疗CEP的潜在靶点包括IL-25、IL-33、IL-4和IL-13。IL-25和IL-33主要由气道上皮细胞产生，诱导嗜酸性粒细胞产生Th2型细胞因子，包括IL-5和IL-13。Katoh等检测了20例AEP患者、22例CEP患者、20例特发性肺纤维化（IPF）患者和20例结节病患者的BALF。IL-25水平在CEP患者中升高，而在AEP患者中没有升高。IL-33水平在EP与结节病和IPF之间无显著差异。研究结果提示IL-25可能是CEP的潜在治疗靶点。度普利尤单抗结合IL-4受体，阻断IL-4和IL-13的作用，在大多数患者中减少气道嗜酸性粒细胞，其治疗CEP的证据更为有限。

参考文献

Carrington CB，Addington WW，Goff AM，et al，1969. Chronic eosinophilic pneumonia. N Engl J Med，280：787-798.

Katoh S，Ikeda M，Matsumoto N，et al，2017. Possible role of IL-25 in eosinophilic lung inflammation in patients with chronic eosinophilic pneumonia. Lung，195：707-712.

十一、病例解析

1.病例1：女，73岁。咳嗽2个月，加重10天。患者2个月前无明显诱因出现咳嗽，干咳为主，抗炎、止咳治疗症状无明显缓解。10天前咳嗽症状加重，咳少量白痰，偶有黄痰。辅助检查：血常规示WBC 10.85×10^9/L，E% 29.31%；血清总IgE 451.60U/ml；风湿系列全套及ANCA检测均为阴性。

胸部CT：左肺上叶、下叶，右肺上叶团块、斑片影，内见支气管充气征（图6-2-3）。

【诊断】 慢性嗜酸性粒细胞性肺炎。

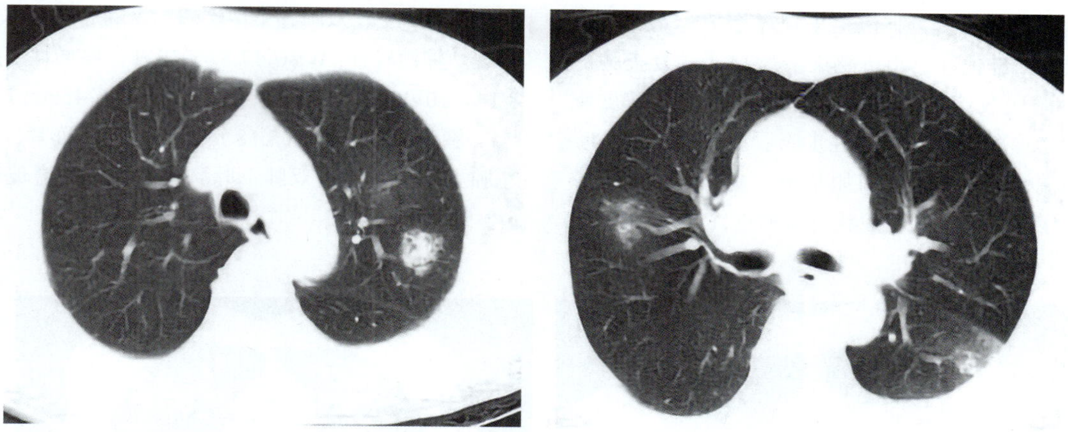

图6-2-3　胸部CT1

【诊断依据】 老年女性，既往体健，无哮喘、寄生虫感染病史及药物过敏史，咳嗽2个月。胸部CT显示双肺多发病变，外周和胸膜下为主，外周血中嗜酸性粒细胞增高，血清学检查IgE升高，首先考虑CEP可能。患者于左肺上叶后段行TBLB及支气管肺泡灌洗，病理回报：支气管黏膜慢性炎，伴多量嗜酸性粒细胞浸润；灌洗液结果：未见虫卵，嗜酸性粒细胞百分比52%、中性粒细胞百分比45%。患者明确诊断为CEP，予甲泼尼龙40mg qd静脉滴注1周后复查胸部CT病变明显吸收（图6-2-4）。复查血常规示白细胞9.9×10^9/L，E% 13.02%。

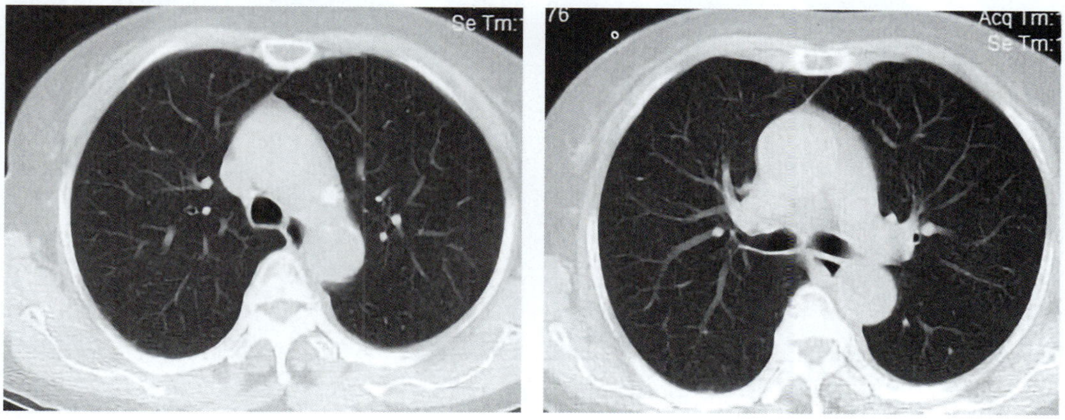

图6-2-4　病变基本吸收

【分析】 本例患者结合其临床表现、胸部影像学表现、BALF和外周血嗜酸性粒细胞升高、病理学改变，其他相关检查排除其他原因引起的嗜酸性粒细胞性肺病，同时糖皮质激素治疗效果佳，考虑为CEP。CEP患者需与以下疾病相鉴别。①单纯型肺嗜酸性粒细胞增多症：呼吸系统症状少或无，以短暂的游走性肺部阴影和外周血嗜酸性粒细胞升高为特点，预后良好，可在1个月内自愈。②AEP：起病急，多以急性发热、呼吸困难和低氧血症为主要表现，对糖皮质激素具有良好的快速反应，停用糖皮质激素后多无复发。③ABPA：多有哮喘或囊性纤维化病史、中央型支气管扩张、痰涂片和（或）培养反复找到曲霉、血清曲霉特异性IgE抗体增高等曲霉感染证据。④EGPA：多合并有哮喘史，有单发或多发神经炎、鼻窦炎、肺外脏器中小动静脉炎及坏死性肉芽肿等表现。⑤IHES：仅40%累及呼吸系统，主要累及心脏和中枢神经系统等多个系统，诊断依赖持续6个月以上的高嗜酸性粒细胞血症。⑥机化性肺炎：可表现为咳嗽、气促、发热等，但一般无哮喘发作症状。肺部多发肺实质和（或）肺间质浸润性阴影，可为游走性，抗生素治疗无效，糖皮质激素治疗效果显著。BALF中淋巴细胞及中性粒细胞比例增多，有时嗜酸性粒细胞可能略有增加。与机化性肺炎相比，CEP的实变较少发生在支气管血管周围，也较少出现反晕征。

2.**病例2**：男，66岁。反复咳嗽、咳痰3年余。辅助检查（2017.03.18）：肺功能示轻度阻塞性通气功能障碍；血常规示白细胞17.45×10^9/L、嗜酸性粒细胞绝对值1.88×10^9/L、E% 10.8%、N% 57.7%；结核抗体示弱阳性；红细胞沉降率2mm/h。胸部CT显示右肺炎表现。气管镜盲检病理：肺组织慢性炎伴纤维组织增生，局部黏液细胞增生。MR引导下肺穿刺病理：肺组织慢性炎，肺间隔增宽，局灶肺泡腔实变，肺泡上皮轻度增生。先后应用拜复乐、哌拉西林他唑巴坦抗感染治疗14天，复查胸部CT病变无明显吸收。入院期间因皮肤瘙痒、双下肢皮疹请皮肤科会诊诊断为慢性肥厚性皮炎。患者仍咳嗽、咳痰，时有憋喘，自动出院，口服抗炎、止咳、化痰、平喘等药物治疗。10天前上述症状较前加重，复查胸部CT（2017.04.21）：双肺感染性疾病，纵隔、腋窝淋巴结肿大表现。辅助检查：WBC 17.81×10^9/L、嗜酸性细胞绝对值8.14×10^9/L、E% 45.7%；红细胞沉降率45mm/h。

胸部CT（2017.03.18）：右肺上叶斑片、实变影，左肺上叶结节影，双肺下叶胸膜下结节、磨玻璃影（图6-2-5）。

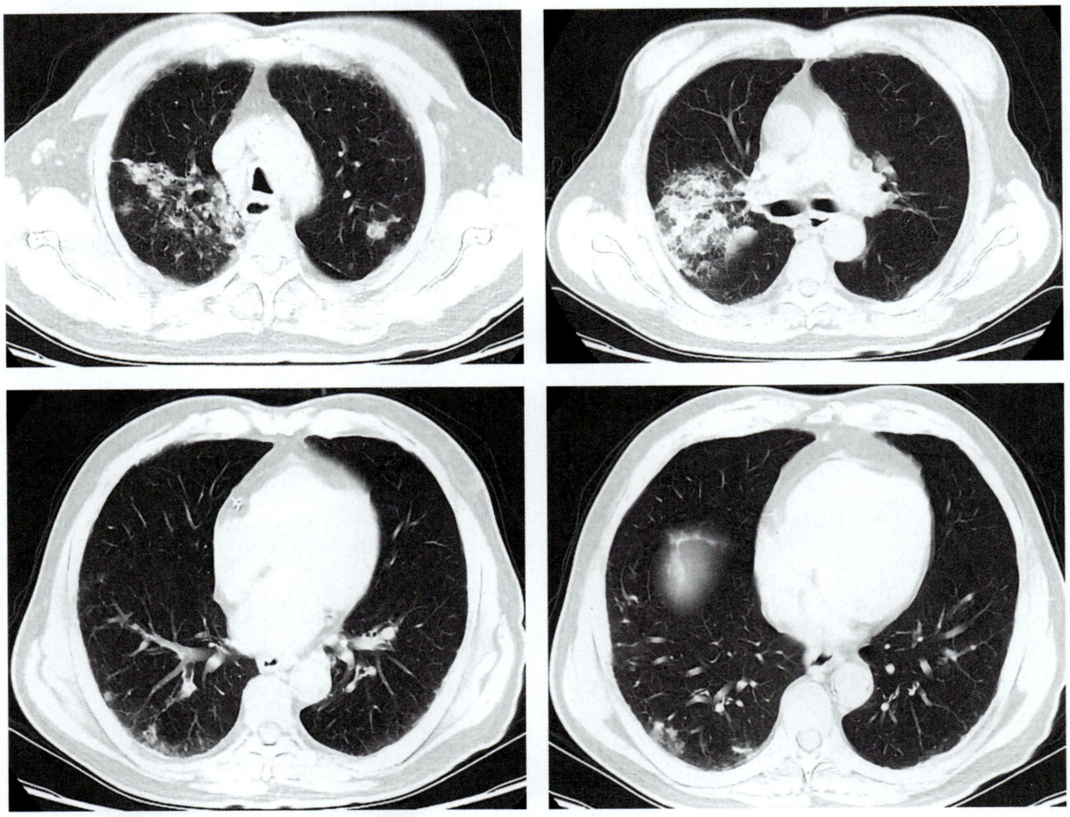

图6-2-5 胸部CT2

胸部CT（2017.04.21）：病变较前进展（图6-2-6）。

【诊断】 慢性嗜酸性粒细胞性肺炎。

【诊断依据】 老年男性，病史较长，症状较轻，胸部CT显示右上肺炎为主，双下肺少许斑片、结节影，抗生素治疗无效，病变变化不大，不支持社区获得性肺炎、肺结核、真菌感染等诊断。患者肺功能示轻度阻塞性通气功能障碍，有慢性肥厚性皮炎，外周血嗜酸性粒细胞绝对值和百分比均高于正常，抗感染治疗过程中症状和影像学表现均较前加重，红细胞沉降率升高，外周血嗜酸性粒细胞绝对值和百分比较前明显升高，患者无寄生虫、药物过敏和毒素接触史，首先考虑CEP。患者行支气管肺泡灌洗：组织细胞百分比5%，成熟淋巴细胞百分比30%，中性分叶核粒细胞百分比23%，纤毛柱状上皮细胞百分比2%，嗜酸性粒细胞百分比40%。患者外周血和BALF中嗜酸性粒细胞均明显增高，EP诊断明确，给予甲泼尼龙40mg qd静脉滴注，并会诊既往病理，会诊结果：肺组织慢性炎，可见嗜酸性粒细胞浸润（蓝箭），肺间隔增宽，局灶肺泡腔实变，肺泡上皮轻度增生（图6-2-7，图6-2-8）。激素治疗10天后复查胸部CT（2017.05.08）病变较前明显吸收（图6-2-9）。辅助检查（2017.05.09）：血常规示白细胞17.5×10^9/L、嗜酸性粒细胞绝对值0.21×10^9/L、E% 1.2%、N% 60.3%；红细胞沉降率4mm/h。

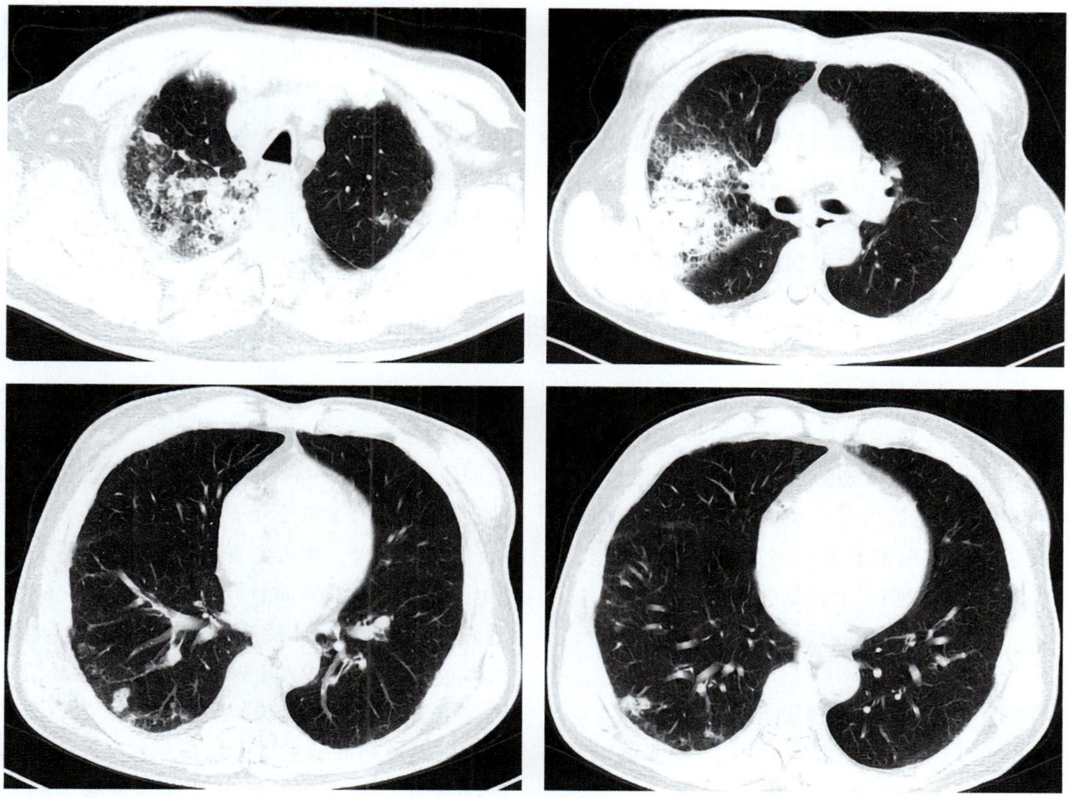

图6-2-6　胸部CT3

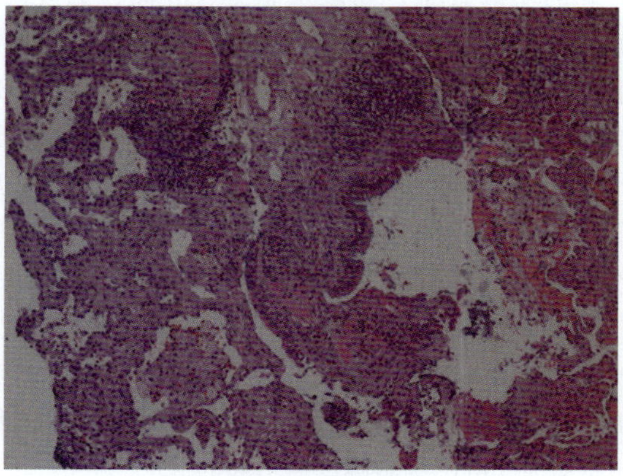

图6-2-7　HE染色，100×

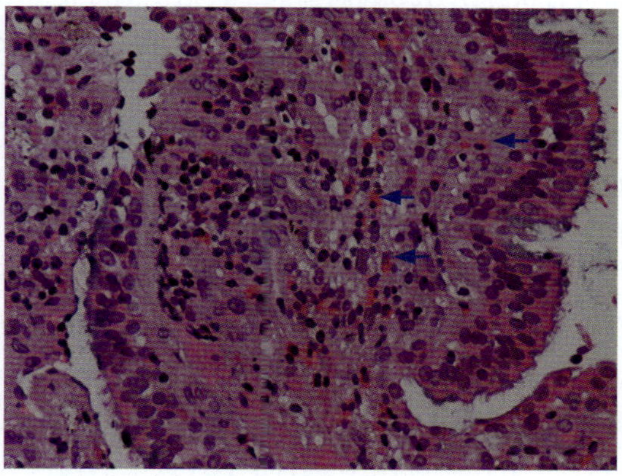

图6-2-8　HE染色，400×

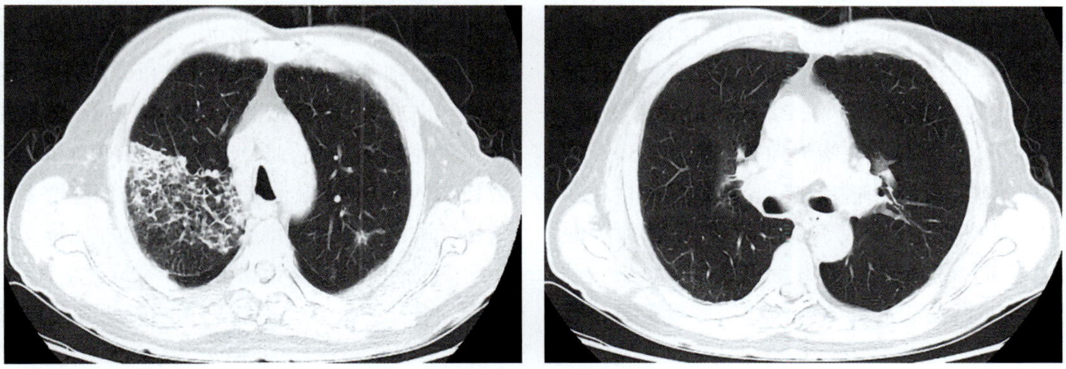

图6-2-9　右肺上叶小叶间隔增厚并边缘实变影，病变较前明显吸收

【分析】 尽管CEP的发病机制尚不清楚，但CEP患者BALF中IL-5、IL-13、eotaxin和IL-25水平升高，提示CEP与支气管哮喘之间存在共同机制。CEP临床表现缺乏特异性，易误诊为肺炎、肺结核、肺癌等。影像学以外周肺组织浸润为主，对于非典型病例，外周血及肺泡灌洗液中嗜酸性粒细胞明显增高对诊断和鉴别诊断尤为重要，可减少误诊误治。及时行气管镜检查获取肺泡灌洗液及肺组织病理活检等可明确诊断。本例初诊忽略了外周血嗜酸性粒细胞增高，首次气管镜检查未行肺泡灌洗，抗生素治疗无效及外周血嗜酸性粒细胞较前明显增高提示了该诊断，再次证明肺泡灌洗对诊断的重要性，无病理亦可诊断CEP，并尽早行经验性激素治疗。CEP预后良好，死亡率非常低。服用激素的副作用及其他非相关因素是导致死亡的潜在原因。

第三节　高嗜酸性粒细胞综合征

高嗜酸性粒细胞综合征（hypereosinophilic syndrome，HES）是一组以嗜酸性粒细胞持续增多为特征的疾病，嗜酸性粒细胞浸润和介质释放会对多个器官造成损害。特发性高嗜酸性粒细胞综合征（IHES）是一种病因不明，以外周血嗜酸性粒细胞显著增多及嗜酸性粒细胞侵犯组织并造成多器官功能损害为特征的疾病。

一、定义和分类

外周血嗜酸性粒细胞增多分为轻度增高［（0.5～1.5）×10^9/L］、中度增高［（1.5～5.0）×10^9/L］和重度增高（＞5.0×10^9/L）。1968年由Hardy和Anderson首先提出高嗜酸性粒细胞增多症（hypereosinophilia，HE），1975年Chusid等首次提出HES诊断标准，包括：①持续的嗜酸性粒细胞增多≥1.5×10^9/L，超过6个月或6个月内死亡；②缺乏寄生虫、过敏或其他已知原因所引起嗜酸性粒细胞增多的证据；③多器官受累及多系统功能不全的证据，如心力衰竭、胃肠功能障碍、中枢神经系统异常、发热或体重减轻等。

鉴于有效的治疗方法可以在不可逆损伤发生之前减少嗜酸性粒细胞，有症状的HES患者不太可能持续治疗6个月，因此，2011年嗜酸性粒细胞疾病和综合征工作会议更新和完善了嗜酸性粒细胞疾病的诊断和分类标准。①HE的诊断。a.外周血HE：间隔1个月以上的两次外周血嗜酸粒性细胞计数＞1.5×10^9/L。b.组织HE（满足以下1项即可）：骨髓涂片中嗜酸性粒细胞百分比＞有核细胞的20%；病理学检查示嗜酸性粒细胞广泛浸润组织；嗜酸性粒细胞颗粒蛋白显著沉积（在有或没有较明显的组织嗜酸性粒细胞浸润情况下）。②HES的诊断标准。a.至少2次（间隔＞1个月）血嗜酸性粒细胞＞1.5×10^9/L或有明显的组织嗜酸性粒细胞增多；b.组织嗜酸性粒细胞增多引起的器官损伤和（或）功能障碍；c.排除嗜酸性粒细胞增多症的继发原因，如寄生虫或病毒感染、过敏性疾病、药物或化学引起的嗜酸性粒细胞增多症、肾上腺素减退和肿瘤。③按病因将HES分为3种亚型，即原发性（克隆性/肿瘤性）HES、继发性（反应性）HES及IHES。原发性HES可通过FISH或PCR方法分析有无4q12PDGFRA、5q31-33PDGFRB、8p11-12FGFR1或9p24JAK2基因重排或缺失来确诊，淋巴细胞变异性HES是原发性HES的一种亚型，以异常的T淋巴细胞群为特征。继发性HES多见于药物或食物过敏、感染性疾病（寄生虫、细菌、病毒、真菌等感染）、自身免疫病等。

HES是一组异质性疾病，包括以下6种临床亚型：①髓性HE/HES（怀疑或证实的嗜酸性粒细胞性髓性肿瘤，包括与PDGFRA重排和其他复发性分子异常相关的肿瘤）；②淋巴细胞变异型HE/HES；③重叠型HES（单器官限制性嗜酸性粒细胞疾病和临床定义的嗜酸性粒细胞综合征，其表现与特发性HES重叠。例如，嗜酸性粒细胞性胃肠道疾病、EGPA）；④相关型HE/HES（有明确的疾病背景，如蠕虫感染、肿瘤、免疫缺陷或超敏反应）；⑤家族性HE/HES（发生在＞1个家庭成员中，不包括相关性HE/HES）；⑥特发性HE/HES（原因不明，排除其他亚型）。25%～33%的HES为髓性HE/HES和淋巴细胞变异型HE/HES。髓性HE/HES包括一组以染色体4q12缺失为特征的患者，该缺失导致FIP1L1-PDGFRA（FIP1L1/血小板衍生生长因子受体α）融合蛋白的发展，导致克隆性嗜酸性粒细胞扩增。淋巴细胞变异型HE/HES存在克隆或表型异常的T细胞群，产生驱动嗜酸性粒细胞的细胞因子。在一些患者中，HES可能是由低级别T淋巴细胞淋巴瘤引起的。

2016年WHO提出IHES新的定义标准：外周血嗜酸性粒细胞计数＞1.5×10^9/L持续6个月以上，且必须伴有组织受损，并除外以下情况：反应性嗜酸性粒细胞增多症、淋巴细胞变异型嗜酸性粒细胞增多症、慢性嗜酸性粒细胞白血病-非特指型（CEL-NOS）、髓系肿瘤伴嗜酸性粒细胞增多、伴有PDGFRA、PDGFRB、FGFR1重排或伴PCM1-JAK2融合基因嗜酸性粒细胞增多相关的骨髓增殖性肿瘤或急性粒细胞/淋巴细胞白血病。

目前可将HE分为遗传性（家族性）HE（发病机制不明，常见于儿童，有些患者同时伴有免疫缺陷，无原发性HE和继发性HE证据）、继发性（反应性）HE、原发性（克隆性/肿瘤性）HE和意义未定（特发性）HE四大类。原发性HE是指嗜酸性粒细胞起源于血液肿瘤克隆，定名为髓系和淋系肿瘤伴嗜酸性粒细胞增多症和酪氨酸激酶基因融合（myeloid/lymphoid neoplasms with eosinophilia and tyrosine kinase gene fusions，M/LN-eo-TK）。根据受累基因不同，分为MLN伴PDGFRA重排、MLN伴PDGFRB重排、MLN伴FGFR1重排、MLN伴JAK2重排、MLN伴FLT3重排和MLN伴ETV6-ABL1等6个亚型。HE相关的器官受损指伴显著的组织嗜酸性粒细胞浸润和（或）发现嗜酸性粒细胞颗粒蛋白广泛沉积（在有或没有较显著的组织嗜酸性粒细胞浸润情况下）且有以下1条及1条以上：①纤维化（肺、心脏、消化道、皮肤和其他脏器组织）；②血栓形成伴或不伴栓塞；③皮肤（包括黏膜）红斑、水肿/血管性水肿、溃疡、瘙痒和湿疹；④外周或中枢神经病变伴或不伴慢性或反复神经功能障碍。HES诊断标准：符合HE诊断标准，同时有HE相关的器官受损且需除外其他可作为主因导致器官受损的疾病。HES包括：①IHES，其中包括可独立诊断的淋巴细胞变异性HES（L-HES）（流式细胞术免疫表型分型证实$CD3^+$、$CD4^-$、$CD8^-$或$CD3^-$、$CD4^+$或$CD3^+$、$CD4^+$、$CD7^-$的异常T淋巴细胞）；②原发性（肿瘤性）HES；③继发性（反应性）HES。IHES诊断标准：①除外以下情况：反应性嗜酸性粒细胞增多症；淋巴细胞变异型嗜酸性粒细胞增多症（产生细胞因子，免疫表型异常的T细胞亚群）；CEL-NOS；WHO标准可确诊的髓系肿瘤（如MDS、MPN、MDS/MPN、AML）伴嗜酸性粒细胞增多；M/LN-eo-TK。②嗜酸性粒细胞绝对计数＞1.5×10^9/L，必须至少持续6个月，且必须有组织受损。如果没有组织受损，则诊断特发性HE。

二、临床表现

本病好发年龄为20～50岁，男性多见，男女比例约7:1，可累及全身几乎所有器官，但心血管系统和中枢神经系统最容易受累。60%～75%的患者心脏受累，临床表现为心绞痛、心肌梗死、心肌病变、瓣膜病变、冠脉痉挛和闭塞、房室传导阻滞和猝死，是IHES致死的主要原因。神经系统功能受损很广泛，包括意识模糊、谵妄、昏迷、痴呆，以及视物模糊，言语不清或周围神经炎。肺部受累约占40%，呼吸道症状一般轻微，通常表现为干咳，夜间明显。可有呼吸困难和哮喘症状，长期肺嗜酸性粒细胞浸润可引起纤维化或肺栓塞。影像学异常表现包括实质浸润（37%）、胸腔积液（14%）、胸内淋巴结病（12%）和肺栓塞（4%），偶见磨玻璃影，主要分布在肺周围。部分患者可出现皮肤红斑或丘疹以及动、静脉血栓形成。

外周血嗜酸性粒细胞明显增多，通常为30%～70%。骨髓活检嗜酸性粒细胞达25%～75%。髓性HE/HES患者可能有维生素B_{12}升高、胰蛋白酶升高、贫血、血小板减少症和骨髓细胞增多。BALF可显示非常高的嗜酸性粒细胞百分比，可高达73%，部分患者（主要是肺脏未受累者）BALF中的嗜酸性粒细胞有可能仅轻度增高。

三、治疗

由于本病罕见，临床表现又缺乏特异性，考虑本病必须首先排除其他ELD的可能，并认真评价各器官系统的功能，才能做出确定诊断。本病治疗的关键是控制靶器官损伤，减少并发症，而不是单纯的控制或清除过多的嗜酸性粒细胞。治疗的指征是有进行性器官受累或出现相应的症状，如无器官侵犯证据，不需要进行特殊治疗。一旦治疗开始，疗程宜长，在症状控制后仍需长期维持治疗。糖皮质激素仍是IHES治疗的首选药物，2～3个月减量至最少维持剂量。若减量过程中病情反复，至少应恢复至减量前用药量。完全和部分缓解率为65%～85%。治疗1个月后如果嗜酸性粒细胞计数＞1.5×10^9/L或最低维持剂量＞10mg/d，应改用二线治疗。二线治疗药物选择包括：①伊马替尼400mg/d，可抑制酪氨酸激酶，对于FIP1L1-PDGFRA阳性患者是最佳选择，4～6周后无效则停用；②干扰素-α，是一种免疫调节因子，可抑制嗜酸性粒细胞的某些效应功能，并可直接诱导嗜酸性粒细胞凋亡，100～500IU/（m^2·d），一般需数周后方可起效；③环孢素A，可选择性抑制T细胞的激活，150～500mg/d；④硫唑嘌呤，推荐起始剂量为1～3mg/（kg·d），肝、肾功能不全患者应选用较低起始剂量，依患者临床和血液学反应调整剂量；⑤羟基脲0.5～3.0g/d，可单用或与干扰素联合使用；⑥单克隆抗体，如美泊利珠单抗、瑞利珠单抗和阿仑单抗等。

参考文献

Anderson RE，Hardy WR，1968. Hypereosinophilia. Ann Intern Med，69：1331-1332.

Chusid MJ，Dale DC，West BC，et al，1975. The hypereosinophilic syndrome：analysis of fourteen cases with review of the literature. Medicine，54：1-27.

Klion AD，2015. Eosinophilia：a pragmatic approach to diagnosis and treatment. Hematology Am Soc Hematol Educ Program，2015：92-97.

Valent P，Klion AD，Horny HP，et al，2012. Contemporary consensus proposal on criteria and classification of eosinophilic disorders and related syndromes. J Allergy Clin Immunol，130：607-612.

四、病例解析

男，36岁。腹胀、腹痛2周，咯血5天。患者2周前出现腹部胀痛不适，伴恶心、呕吐数次，呕吐物为胃内容物，伴胸闷、发热，体温在38℃左右，当地诊所给予对症治疗（具体不详），腹痛稍缓解，体温降至正常。偶有头晕、右侧肢体运动障碍。5天前出现咯血，5～8次/天，5～10ml/次，为暗红色，于当地诊所静脉滴注左氧氟沙星，症状稍缓解后入院。既往有左上肢皮肤硬肿并破损病史2个月。查体：全身皮肤散在斑丘疹，左上肢可见15cm×10cm皮肤破溃结痂，无渗血渗液。心脏听诊闻及奔马律。辅助检查：血常规示白细胞28.71×10^9/L，N% 51%，L% 8.17%，E% 36.1%，HGB 153g/L，PLT 105×10^9/L；尿常规示尿蛋白（＋）；生化示白蛋白29g/L，ALT578U/L，AST808U/L；心功能示CK1009U/L，CK-MB正常；凝血功能示D-二聚体2000U/L；红细胞沉降率、CRP稍升高；血BNP1326U/L。腹部CT提示胰腺饱满，入院后查血淀粉酶正常，尿淀粉酶稍高，脂肪酶456U/L。

胸部CT：双下肺纤维条索影（图6-3-1）。

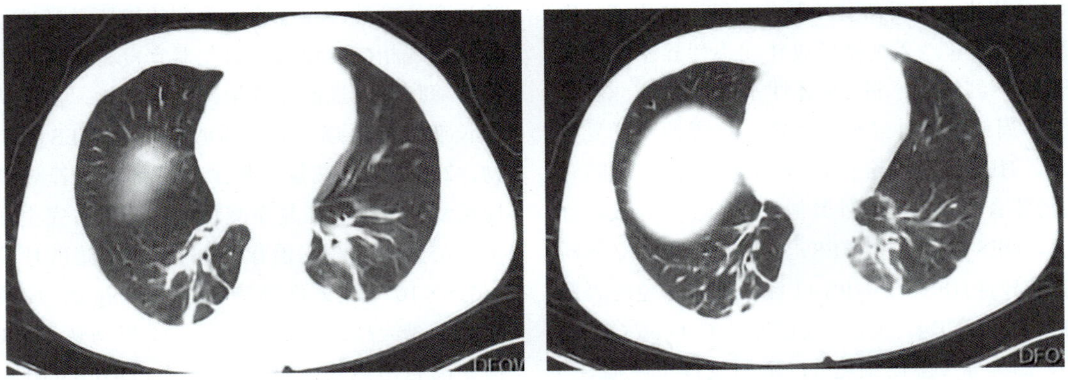

图6-3-1　胸部CT

【诊断】 高嗜酸性粒细胞综合征。

【诊断依据】 青年男性，无疫区居住史，有腹胀、腹痛、头晕、咯血症状，查体有皮损、奔马律，实验室检查有肝肾功能、心功能异常。患者血嗜酸性粒细胞明显升高，结合有皮肤、心脏、肺、肝脏、肾脏、颅脑等多脏器损害，首先考虑HES可能。患者行胃镜检查，胃及十二指肠球部黏膜充血水肿，散在溃疡及出血糜烂性胃炎，病理:（胃窦）黏膜呈急、慢性炎，见大量嗜酸性粒细胞（图6-3-2）。骨髓细胞学示嗜酸性粒细胞增生活跃，占24%，形态大致正常（图6-3-3），FIP1L1-PDGFRA及BCR/ABL P210融合基因检测均阴性。诱导痰：嗜酸性粒细胞增多。风免相关检查和ANCA（-）。入院第5天：患者出现右侧肢体无力、嘴角歪斜；颅脑CT：多发脑低密度影，梗死可能，加用营养神经药物治疗。入院第8天：患者出现失语、双侧肢体活动不灵；后患者反复发作左侧及右侧肢体一过性活动不灵。颅脑MRI：右侧小脑半球及双侧大脑半球多发脑梗死，磁共振血管成像未见异常。入院第9天，查体：言语不利，右侧Babinski（＋），右上肢肌力0级，右下肢肌力2级，左上、下肢肌力V级，转入神经内科。该患者完善实质脏器彩色超声未发现实体肿瘤，风免和ANCA阴性，不支持EGPA、结缔组织病、自身免疫系统疾病；骨髓穿刺未见基因突变及染色体核型异常，不支持克隆性HE，临床诊断IHES，给予糖皮质激素、营养神经、抗血小板等治疗，嗜酸性粒细胞降至正常，无咯血、发热及腹痛等症状，神经系统症状稳定，入院第31天出院。

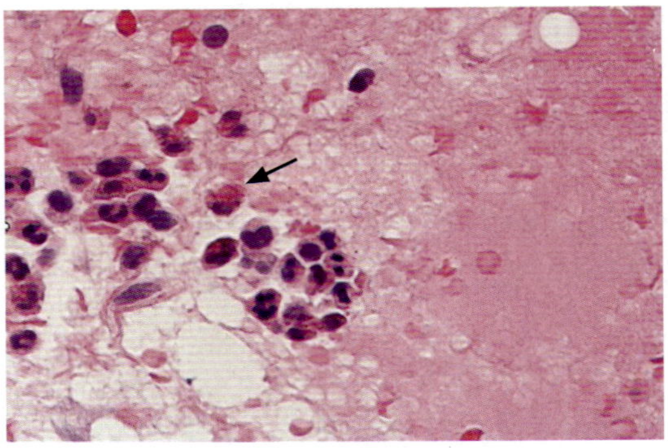

图6-3-2　胃镜检查：嗜酸性粒细胞

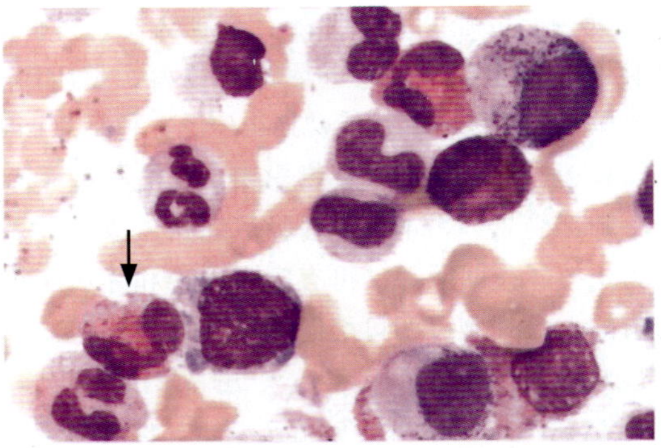

图6-3-3　骨髓细胞学检查：嗜酸性粒细胞

【分析】 HES组织损伤可由单纯的嗜酸性粒细胞浸润、嗜酸性粒细胞诱导的纤维化、过敏机制或嗜酸性粒